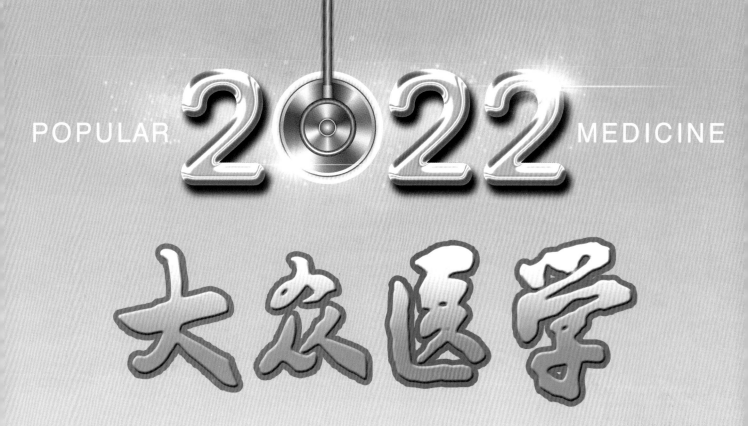

POPULAR **2022** MEDICINE

大众医学

合订本

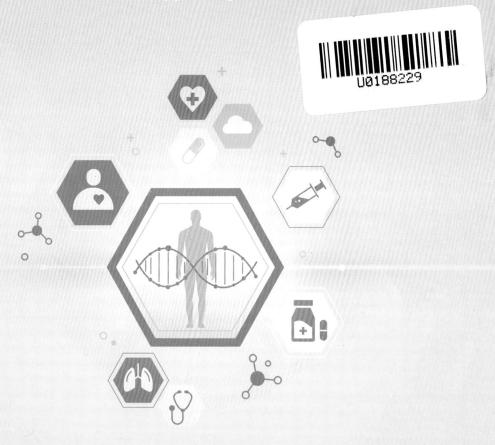

上海科学技术出版社

图书在版编目（CIP）数据

《大众医学》2022年合订本 / 《大众医学》编辑部
编. -- 上海：上海科学技术出版社，2022.12
    ISBN 978-7-5478-5984-1

    Ⅰ．①大… Ⅱ．①大… Ⅲ．①医学－基本知识 Ⅳ.
①R

    中国版本图书馆CIP数据核字(2022)第207546号

《大众医学》2022年合订本

上海世纪出版（集团）有限公司
上海科学技术出版社　　出版、发行

（上海市闵行区号景路159弄A座9F-10F）
邮政编码201101　www.sstp.cn

杭州日报报业集团盛元印务有限公司
开本889×1194　1/16　印张66　插页1
字数：1800千字
2022年12月第1版
2022年12月第1次印刷
ISBN 978-7-5478-5984-1/R·2647
定价：135.00元

让医学归于大众
用科普护佑民生

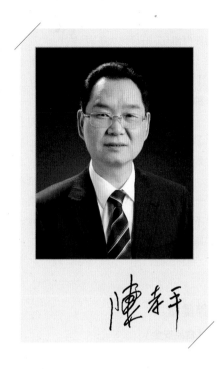

陈孝平，中国科学院院士，肝胆胰外科专家，《大众医学》顾问委员会主任委员，华中科技大学同济医学院附属同济医院外科学系主任、肝胆胰外科研究所所长、器官移植教育部重点实验室主任，国家卫生健康委员会器官移植重点实验室主任，中国医学科学院器官移植重点实验室主任，中华医学会外科学分会常委兼肝脏学组组长，中国医师协会外科医师分会副会长、器官移植分会副会长。

我非常有幸师从我国医学大师裘法祖院士。在与恩师的相处过程中，他刻苦钻研、追求卓越、勇于创新、勇攀高峰的科学家精神影响了我一生的事业追求。

2020年，武汉遭受了突如其来的新冠肺炎疫情，让我们医务工作者一下子有些措手不及。因为大家对这种新冠病毒导致的肺炎认知不足，缺乏现成的诊疗方案。这期间，我多次深入重症病区，对疑难重症病人进行会诊，和专家们开展讨论。当时，我提出两个要点：一是要给疾病定性，指出新冠病毒不仅可引起肺部炎症，还会影响心、肝、肾，甚至神经系统；二是提出"四个平衡、四个维持"的治疗原则，就是要保持免疫平衡、营养平衡、内分泌平衡、水电解质平衡，维持好病人的心、肺、肝、肾等重要器官功能，必要时进行气管插管或应用人工心肺机（ECOM）。事实证明效果显著，病人病死率明显下降。当时，不少来自全国各地的专家私下里问："陈孝平不是肝胆外科专家吗？怎么内科、传染科知识也这么专业？"我想通过这个事例告诉大家"三基"的重要性，即基本知识、基本技术和基础理论，要培养一个合格的医生，这是最重要的。很多东西是举一反三的，逻辑思维很重要，道理讲得通，医疗上的难题就迎刃而解了。

我愿意致力于健康科普这项工作的动力，源于我恩师裘法祖院士的传承和我个人的工作经历。早在1948年，裘老和过晋源教授共同创办了中国第一本综合性医学科普期刊——《大众医学》，用通俗易懂的语言向大众传播健康科普知识。这种精神潜移默化地影响着我，让我感到有责任致力于大众健康科普知识的传播工作。

实现"让医学归于大众"这个目标，做好健康科普教育，必须从大众最为关心的健康问题、公众热议的健康话题入手，把医学知识准确地转化为通俗易懂的语言，要用深入浅出的词句表达出来。既要有贴近生活、轻松而趣味化的形式，也要有不失科学性和严谨性的内容。这意味着要遵循新时代、社会化的特征，对科学精神、科学知识和技术进行准确理解与重新诠释，帮助民众共享信息、弥合信息差，掌握较多的医学知识，让医学逐步成为整个社会能够理解和广泛接受的科学。PM

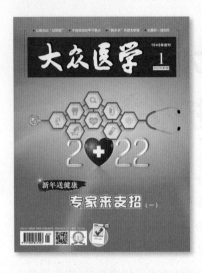

有声杂志

健康锦囊

扫描二维码，立即收听

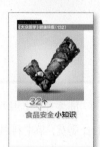

大众医学
官方微信公众号

特别关注

新年送健康 专家来支招（一）

新年伊始，本刊编辑部从《大众医学》第四届专家顾问团成员中特别遴选了40余位各学科领域的顶尖专家，邀请他们分别就"健康生活""疾病预防""远离误区""寻医问药"四个大众最为关心的健康话题发表感言、提出建议。希望大家能认真阅读、细心领悟、付诸行动，为自己和家人的健康"保驾护航"！

本期封面、内文部分图片由图虫创意提供

轻松订阅

★ 邮局订阅：邮发代号 4-11
★ 网上订阅：www.popumed.com（《大众医学》网站）/ http://item.zazhipu.com/2000399.html（杂志铺网站）
★ 上门收订：11185（中国邮政集团全国统一客户服务）
★ 本社邮购：021-53203260 / 021-64845191
★ 网上零售：shkxjscbs.tmall.com（上海科学技术出版社天猫旗舰店）
★ 微信订阅：扫描右侧二维码，在线订阅

微信订阅

首届国家期刊奖　第三届中国出版政府奖期刊奖提名奖　新中国60年有影响力的期刊
华东地区优秀期刊　中国百强报刊　上海市健康科普品牌　中国优秀科普期刊

大众医学®（月刊）

2022年第1期 Dazhong Yixue

特别提醒 第2期上市时间：2022年2月14日

顾问委员会
主任委员　王陇德　陈孝平
委　员（按姓氏拼音排序）
陈君石　陈可冀　曹雪涛　戴尅戎
樊嘉　顾玉东　郭应禄　黄荷凤
廖万清　陆道培　刘允怡　郎景和
宁光　邱贵兴　邱蔚六　阮长耿
沈渔邨　孙燕　汤钊猷　王正国
王正敏　汪忠镐　吴咸中　项坤三
曾溢滔　曾益新　张金哲　赵玉沛
钟南山　周良辅　庄辉

名誉主编　胡锦华
主　编　温泽远
执行主编　贾永兴

编辑部
主任/副主编　黄蕙
副主任　王丽云
文字编辑　刘利　张磊　莫丹丹
　　　　　蒋美琴　曹阳
美术编辑　李成俭　陈洁

主　管　上海世纪出版（集团）有限公司
主　办　上海科学技术出版社有限公司

编辑、出版　《大众医学》编辑部
编辑部　（021）53203131
网　址　www.popumed.com
电子信箱　popularmedicine@sstp.cn

邮购部　（021）53203260

营销部
副总监　夏叶玲
客户经理　潘峥 马骏
　　　　　张志坚 李海萍
订阅咨询　（021）53203103
　　　　　13816800360
广告总代理　上海高精广告有限公司
电　话　（021）53203105

编辑部、邮购部、营销部地址
上海市闵行区号景路159弄A座9F-10F
邮政编码　201101

发行范围　公开发行
国内发行　上海市报刊发行局、陕西省邮政
　　　　　报刊发行局、重庆市报刊发行局、
　　　　　深圳市报刊发行局等
国内邮发代号　4-11
国内统一连续出版物号　CN 31-1369/R
国际标准连续出版物号　ISSN 1000-8470
国内订购　全国各地邮局
国外发行　中国国际图书贸易总公司
　　　　　（北京邮政399信箱）
国外发行代号　M158

印　刷　杭州日报报业集团盛元印务有限公司
出版日期　1月14日
定　价　15.00元

88页（附赠32开小册子16页）

杂志如有印订质量问题，请寄给编辑部调换

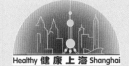
大众医学—— Healthy 健康上海行动 Shanghai 指定杂志合作媒体
《健康上海行动（2019—2030年）》提出18个重大专项行动、100条举措，将为上海2400多万市民筑牢织密一张"生命健康网"，全方位、全周期、全领域维护与保障市民健康。市民健康水平和健康城市能级的不断提升，需要全社会、全体市民共同参与和努力。《大众医学》作为健康上海行动指定杂志合作媒体，邀您与健康结伴同"行"。

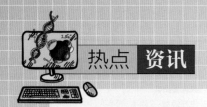

糖尿病患者福音，无创连续监测血糖可期

近期，HAGAR 公司宣布，美国 FDA（食品药品管理局）已授予 GWave 突破性医疗器械认定。GWave 是世界首款使用射频波测量血液中葡萄糖水平的无创连续血糖监测技术，还可监测血糖水平早期升高，帮助高危人群提前采取措施预防 2 型糖尿病。

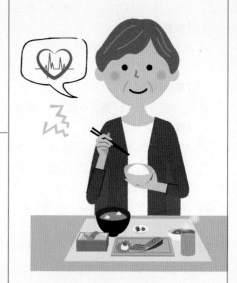

9 类营销被严打，医美广告须"悠着点吹"

国家市场监督管理总局近期发布《医疗美容广告执法指南》公告，指出将依法整治各类医疗美容广告乱象，对制造"容貌焦虑"、虚假宣传、忽视安全和质量等九类非法营销行为予以重点打击。

外骨骼机器人亮相，未来可为养老助力

中国电子科技集团公司第二十一研究所研发的外骨骼机器人"白虹"近期亮相，它可对使用者的运动状态进行实时检测、自动跟随，同时提供有效助力，未来可应用于登山、徒步、搬运、养老、救援等领域。

独自吃饭或增加老年女性患心脏病风险

近期，发表于北美更年期学会《更年期》杂志上的一项研究结果报道，独自吃饭或会增加老年妇女患心脏病的风险。研究显示，独自进食的老年妇女患心绞痛的可能性是其他人的 2.58 倍，且碳水化合物、膳食纤维、钠和钾摄入量明显较少。

食品添加剂"添加"9 位合法"新成员"

国家卫生健康委员会近期发布公告：9 种食品添加剂新品种（蛋白酶、谷氨酰胺酶、木聚糖酶、非洲竹芋提取物、爱德万甜、可得然胶、辣椒红、辣椒油树脂及蔗糖脂肪酸酯）、食叶草新食品原料及 5 种新品种食品相关产品通过安全审查。

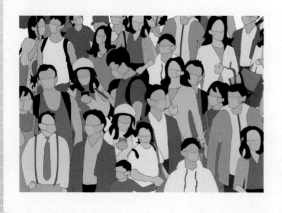

疫情之下，关注情绪健康

国际 COVID-19（2019 冠状病毒病）心理健康协作组织近期对 2020 年 1 月 1 日—2021 年 1 月 29 日 COVID-19 疫情期间数据进行了系统回顾，数据分析显示，严重抑郁症患病率增加与每日感染率、人员减少流动有关，且女性比男性、年轻群体比老年群体受影响更大。受疫情影响，全球将增加 5300 万例重度抑郁症患者（增加 27.6%）、76 万~200 万焦虑症病例（增加了 25.6%）。

男性也可接种 HPV 疫苗

近日，一项发表在《柳叶刀·传染病》杂志上的研究结果显示，在男性中，四价人乳头瘤病毒（HPV）疫苗可以预防 HPV 6、11、16 和 18 相关的感染和病变，且安全可靠。因此，男性可通过接种四价 HPV 疫苗，或补种疫苗（既往接种过），预防 HPV 感染。

奥密克戎"现身"，防疫之心不可松懈

2021 年 11 月 9 日，南非首次从病例样本中检测到一种新冠病毒 B.1.1.529 变异株，该毒株突变位点数量明显多于近两年流行的所有新冠病毒变异株。中国疾控中心病毒病所已针对奥密克戎变异株建立了特异性核酸检测方法，并持续针对可能的输入病例开展病毒基因组监测，有利于及时发现可能输入我国的奥密克戎变异株。

WHO 建议个人采取的有效预防感染措施，包括在公共场所至少保持 1 米社交距离、佩戴口罩、开窗通风、保持手清洁、对着肘部或纸巾咳嗽或打喷嚏、接种疫苗等，同时避免去通风不良或拥挤的地方。

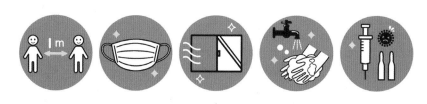

过度刷手机，小心幸福感降低

有研究报道，青少年幸福感降低、焦虑抑郁水平增高与过度使用手机有关。近期，美国麻省总医院研究团队通过对不同年龄阶段的手机使用者进行调查后发现，过度使用社交媒体与抑郁症状增加密切相关；过度使用手机会降低幸福感，且这一影响不仅限于青少年。

晚上 10~11 时或为最佳入睡时间

一项发表于《欧洲心脏杂志·数字健康》的研究发现，晚上 10 ~ 11 时入睡者患心脏病的风险更低。数据显示，晚上 10 时前入睡，患心脏病的风险高出 24%；晚上 11 ~ 12 时入睡，患心脏病风险高出 12%；凌晨或更晚入睡，患心血管疾病风险高出 25%。

高血压患者应警惕结直肠癌

东京大学等机构研究人员通过对 25 项观察性研究进行分析发现，与血压正常者相比，高血压患者患结直肠癌的风险高 15%。高血压患者应参与结直肠癌早筛。

孩子情感脆弱，或因"出厂自带"

华侨大学精准医疗研究中心孙涛教授团队发表研究成果显示，孩子性格与母亲孕期情绪状况密切相关。母亲孕期情绪保持较佳者，孩子性格、学习能力等方面均有较好表现；若母亲在孕期持续受负面情绪干扰，孩子患精神类疾病的比例可能较高，其学习能力、人际交往等表现均会受影响。

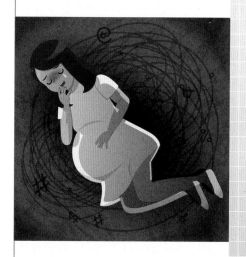

（本版内容由本刊编辑部综合摘编）

大众医学

第四届专家顾问团成立！

作为国内办刊历史最悠久的医学科普期刊，《大众医学》自1948年创刊至今，已走过近73个春秋。70多年来，《大众医学》始终秉承创刊人裘法祖院士提出的"让医学归于大众"的崇高宗旨，努力将科学的健康理念、实用的保健知识传播给大众，让更多的人享有健康、远离疾病。

《大众医学》见证并亲历了中国医学科普事业从星星之火到百花齐放的辉煌历程，也收获了亿万读者的信任和喜爱。经过几代人的努力，如今的《大众医学》已不只是一本纸质期刊，而是一个集期刊、图书、新媒体矩阵、线上线下活动于一体的医学科普全媒体。

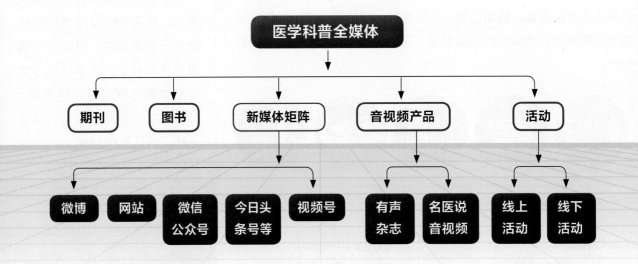

《大众医学》是中国健康科普领域的著名品牌，曾荣获首届国家期刊奖、第二届国家期刊奖提名奖、第三届出版政府奖期刊奖提名奖、"新中国60年有影响力的期刊"、上海市科普教育创新奖科普传媒奖、中国百强报刊、中国期刊数字影响力百强、华东地区优秀期刊、中国优秀科普期刊、上海市健康科普品牌等重量级奖项。这些成绩的获得，离不开读者们的支持、编辑们的努力，更离不开广大作者们的帮助和支持。科学、权威、专业、严谨，是《大众医学》自创刊以来一直坚持的原则。也正因为这份执着，这本已经进入耄耋之年的老刊在新时代依然能焕发无限活力和生命力！

亲爱的读者朋友们，当您翻开本期杂志，一定已经发现了她的"不同"。2022年，《大众医学》全新"换装"，栏目更丰富、作者更权威、阅读更轻松！

新年伊始，本刊编辑部从《大众医学》第四届专家顾问团成员中特别遴选了40余位各学科领域的顶尖专家，邀请他们分别就"健康生活""疾病预防""远离误区""寻医问药"四个大众最为关心的健康话题发表感言、提出建议（本期刊出第一部分）。希望大家能认真阅读、细心领悟、付诸行动，为自己和家人的健康"保驾护航"！

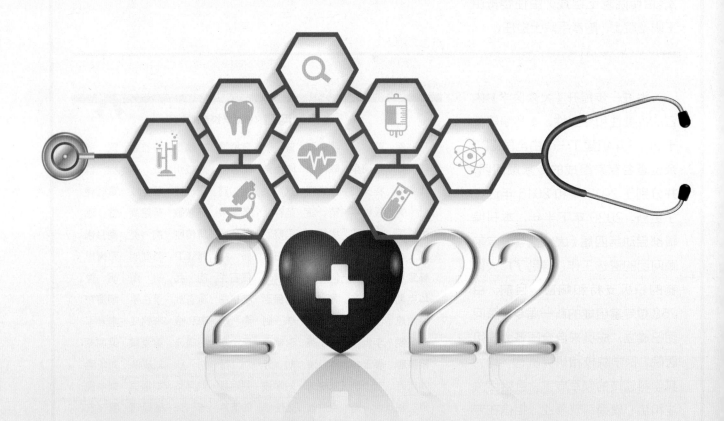

新年送健康 专家来支招（一）

策划　本刊编辑部

执行　黄　慧

支持专家　马冠生　郭红卫　刘　欣　许　良　阚海东
　　　　　董　健　刘月华　章振林　郑　捷　何乐人
　　　　　陈津津　李宏军　王文君　王忠壮　梅　丹
　　　　　王继光　符伟国　邹大进　郑　莹　石克华
　　　　　许树长　倪兆慧　范建高

健康饮食"三部曲"

北京大学公共卫生学院教授　马冠生

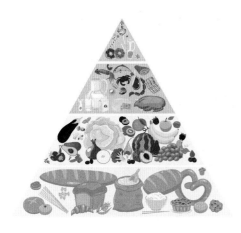

营养是生命和健康的物质基础，没有营养，生命将不复存在，也就无从谈及健康。人体所需能量和营养素要从食物中获取。

讲究营养，最重要的是适量、均衡，也就是平衡膳食。不同食物所含的营养素种类和含量不同，除供6月龄内婴儿的母乳外，没有任何一种食物可以满足人体所需的全部营养素。因此，只有多种食物组成的平衡膳食才能满足人体对各种营养素的需要。

科学的饮食涉及食物的选择、烹调、进食这3个关键环节，大家在日常生活中只要在这些环节多加留意并付诸行动，合理膳食、均衡营养就不难实现。

健康饮食第 ❶ 步："选"

"巧妇难为无米之炊"，日常饮食的第一步是食物选择。现在的食物供应充足、品种丰富，令人眼花缭乱，甚至"选择困难"。做到智慧地选择和搭配食物，应注意以下4个关键点：

❶ 选择新鲜、干净、卫生的食材，确保来源可靠，远离"三无"食品和原料。

❷ 选择多样的食物，注意不同种类、颜色、口味食物的搭配。

❸ 去餐馆就餐或点外卖时，选择食品安全信誉好的餐馆。

❹ 选择预包装食品时，注意阅读营养标签。

健康饮食第 ❷ 步："做"

选择好了食物，接下来就是"做"（烹调）。一个家庭中，谁负责食物的选购和烹调，谁就在家中起着"健康守门员"的作用。如果不会科学烹调，选用食材所花的心思就会前功尽弃。科学烹调，应注意以下3个关键点：

❶ 根据就餐人数准备适当的食物量，品种宜多，量不宜多，避免浪费。

❷ 多用蒸、煮、煎，少用油炸、爆炒，尽量保留食物的营养价值，避免产生有害物质。

❸ 少用油、盐、糖，重口味饭菜虽然吃起来可口，但长期如此，损害的是家人的健康。其实，口味清淡一点，保留食材原有的滋味，也可以做出美味佳肴。兼顾美味与健康，何乐而不为？

健康饮食第 ❸ 步："吃"

做好搭配合理、色香味俱佳的饭菜，并不意味着就能完全实现科学饮食，还有关键的一步，那就是"吃"。有3点需要注意：

❶ 每样食物都要吃点，保证食物多样、营养均衡。

❷ 如果需要控制体重，可以适当减少主食的量，而不是一点都不吃。

❸ 吃八分饱即可，不要吃撑，不做餐桌上的"清道夫"。

专家简介

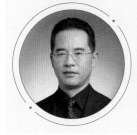

马冠生 《大众医学》专家顾问团成员，北京大学公共卫生学院营养与食品卫生系主任、教授、博士生导师，中国营养学会副理事长、饮水与健康分会主任委员，国家食物与营养咨询委员会委员，中国科协首席科学传播专家。

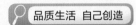

食品安全，关乎每个人

复旦大学公共卫生学院营养与食品卫生学教研室教授　郭红卫

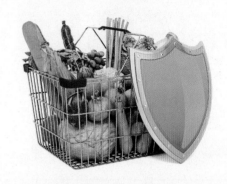

"民以食为天，食以安为先"，食品安全与人民的生活、健康息息相关。我国政府对食品安全十分重视，制定了《中华人民共和国食品安全法》等一系列法律法规，加强对食品安全的监管。虽然我国食品安全问题总体处于可控状态，但食品安全形势仍旧十分严峻，食品安全事件仍时有发生，值得大家警惕。

食品安全问题仍值得警惕

当前，我国食品安全主要存在以下问题：①微生物引起的食源性疾病及其代谢毒素对健康的潜在威胁；②过度使用化肥、农药等，导致农作物或畜产品体内农兽药残留超标；③肉制品或水产品中残留激素；④工厂排放的废水和废气中的环境污染物通过水体、大气等途径污染农副产品。⑤食品生产企业超范围、超量使用食品添加剂，甚至违法使用非食用添加剂。

保障食品安全，需全方位发力

食品安全的责任方不只是食品生产者，食品原料的生产、加工处理，成品的包装、储藏、运输、销售及食用等，任何一个环节出现疏漏，都可能导致食品安全问题。保证食品安全，关键在于早发现、早预警，重点在于监管和控制，防患于未然。我国食品安全的法律体系及相关标准需要进一步完善，食品安全监测、监管与评估也有待进一步加强。当然，控制食品安全问题还涉及我国农业发展、环境污染控制等众多层面，是一场需要社会各界共同发力的"持久战"。

关注食品安全，需警惕也需理性

作为消费者，为保护自己免受食品安全问题侵害，应注意以下几点：

首先，大众需要增强食品安全意识，积极了解食品安全知识，有意识地关注相关部门发布的食品安全信息。

其次，大家在生活中要坚持健康、卫生的饮食行为习惯，比如：通过正规渠道购买食材和食品，餐具生熟分开，食物烧熟煮透后再食用，等等。

第三，随着大众对食品安全的日益关注，网络上也涌现了很多不实信息和谣言，令不少群众产生恐慌心理。其实，大家对食品安全的关注应保持理性，通过权威部门、专业机构或平台，了解科学、客观、专业的信息，学会辨别谣言，避免传播不实信息。

专家简介

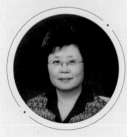

郭红卫　《大众医学》专家顾问团成员，复旦大学公共卫生学院营养与食品卫生学教研室教授、博士生导师，中国营养学会常务理事，上海市营养学会理事长，上海市学生营养与健康促进会副会长。

让体育"生活化"

上海体育科学研究所研究员 刘 欣

说起运动，大多数人都认同其对健康的好处，但真正能坚持运动的人却不多。调查发现，上海市成年居民中有 80% 的人在过去一年中至少参加过 1 次体育活动，但仅有 1/3 的人能坚持经常参加体育锻炼（即每周至少锻炼 3 次，每次至少 30 分钟，锻炼强度达到中等及以上）。坚持运动的最大障碍是工作忙、家务忙、没时间，最终形成了两种现象：一是知而不动、动而不足，也就是道理都懂，但没有行动；另一种是"周末运动家"，平时不练，周末猛练。从科学健身的角度来看，这两种都是不好的。因为一次运动的健康效应是短暂的（如运动改善胰岛素敏感性的效应最长不超过 72 小时），偶尔为之，健康效应很难积累，运动促进健康也就无从说起。而一次周末猛练，非但不能把缺少的运动补回来，反而可能会出现运动过度、运动损伤等问题。

那我们该如何实现坚持运动的目标呢？不妨尝试一下"体育生活化"。通俗地讲，就是把体育锻炼碎片化，并融入日常生活中，积少成多，聚沙成塔。

对于大多数人而言，最具有操作性的就是充分利用交通出行时间，少开车、少坐几站车，代之以走路、骑自行车等有氧运动。

运动达标"三标准"

世界卫生组织推荐成年人每周至少进行 150 分钟中等强度有氧运动，或 75 分钟较大强度有氧运动，或中等和较大强度两种运动的组合。简单来说，有氧运动的要求是"每天、中等强度、30 分钟"。在这三条锻炼标准中，频率、时间都比较好掌握，运动强度可以通过步频、运动中的心率、呼吸局促的程度等来加以判断。

① 步频 体质较好的人可以采用 120 ～ 140 步 / 分钟的步频，体质较弱者可以采用 90 ～ 120 步 / 分钟的步频。

② 心率 可以采用（170 − 年龄）的标准，如 50 岁的人运动时的心率应该在 120 次 / 分钟左右。

③ 呼吸 判断呼吸局促程度的方法叫"说话法"。即在锻炼时，如果可以说完整的话，但不能唱歌，说明是中等强度。如果锻炼时既能说话还能唱歌，说明强度偏低；而如果连一句完整的话也说不出来，就说明强度太大了。

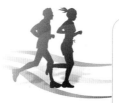

延伸阅读

什么是有氧运动

有氧运动，也称为有氧代谢运动，是指人体在氧气供应充分的情况下进行能量代谢的体育活动。有氧运动是全身性运动，动作具有周期性和韵律性，可持续较长时间，且运动强度容易控制。走路、慢跑、骑自行车、游泳等都是典型的有氧运动。有氧运动对健康有许多好处，它可以提高心肺功能、减肥降脂、防治心血管疾病、防治糖尿病、强健骨骼、改善心理、改善认知和睡眠等。

专家简介

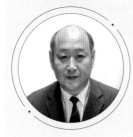

刘 欣 《大众医学》专家顾问团成员，上海体育科学研究所研究员，上海市市民体质监测指导中心原主任，中国体育科学学会体质与健康分会委员，上海市体育科学学会理事、体育健身研究专业委员会主任委员，上海市健康教育协会副会长，上海市社区体育协会副会长。

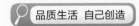
品质生活 自己创造

舒适环境，享受睡眠

上海中医药大学附属市中医医院内科主任医师　许 良

中国睡眠研究会发布的睡眠调查报告显示，我国有3亿人存在睡眠障碍，人们的整体睡眠时间延迟了2~3小时。营造良好的睡眠环境对保证优质睡眠尤为重要，浅睡期的光感与噪声、深睡期的风感与温度，都是引发睡眠障碍的诱因。

保持安静

人在入睡、浅睡、快速眼动睡眠阶段，往往容易受到噪声和光的刺激，声音刺激可以引起保持人觉醒状态的脑干网状结构神经细胞兴奋。一般来说，人在安静的环境中容易入睡，也睡得安稳。声音对睡眠的影响是双重的。突发、嘈杂的声音会影响人入睡，甚至使人从睡梦中惊醒；持续、单调、有节奏的声音，柔和的音乐等，可以催人入睡。要学会"趋利避害"，避免在嘈杂的环境中睡觉；睡不着时，可以听一些舒缓柔和的轻音乐帮助入眠。

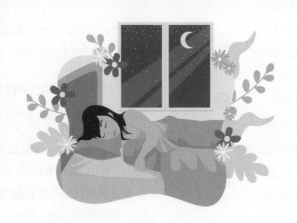

光线昏暗

强烈的光线可穿透眼皮刺激视网膜，引起脑干网状结构神经细胞兴奋。所以，即使闭上眼睛，人在光线强烈的环境中也难以入睡。入睡前，应制造适宜睡眠的黑暗环境，如拉上窗帘、戴上眼罩，避免光线刺激。

空气怡人

睡前最好打开窗户通风换气，因为在二氧化碳浓度较高的环境中睡觉，会影响睡眠质量，醒后可出现头昏痛、身疲乏。进入"黄金睡眠"阶段——深睡期后，人会怕凉风、易感冒，所以睡觉时尽量不要窗户大开，不宜在空调、风扇的风口下睡觉。

空气的温湿度对睡眠也有影响，过低或过高都会使人睡眠变浅甚至醒转。一般卧室温度保持在20℃左右为宜；空气湿度保持在40%~60%为宜，开空调时尤其要注意湿度，必要时可使用加湿器。

寝具舒适

为了提高睡眠质量，选择合适的寝具也很重要。床垫应有一定弹性，太硬或太软会使脊柱僵直或弯曲，长此以往会影响血液循环，使人疲劳，还容易诱发脊柱关节病。床单、被褥等床上用品应选择柔软、透气的产品，尽量选择棉、麻、丝等天然材质，并保持干燥、清洁。枕头不宜太软、太高，要有合适的硬度和高度。

专家简介

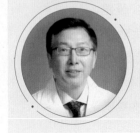

许 良　《大众医学》专家顾问团成员，上海中医药大学附属市中医医院内科主任医师，中国医师协会睡眠医学专业委员会中医学科组副主任委员，中华中医药学会神志病分会常委，上海市中医药学会神志病分会副主任委员。

空气污染：
不容忽视的健康"杀手"

复旦大学公共卫生学院教授　阚海东

空气污染危害不容小觑

空气质量与人的健康息息相关。大量研究表明，暴露于空气污染物可使居民的住院率、门急诊量及死亡风险显著升高。权威机构发布的全球疾病负担研究估计，大气细颗粒物（PM$_{2.5}$）污染导致全球每年约 420 万人死亡，占全部死因的 7.6%。我国是空气污染危害最严重的国家之一，每年大气 PM$_{2.5}$ 污染约造成 140 万人死亡。目前，空气污染是我国排名第 4 的健康风险因素，仅次于吸烟、不良饮食习惯和高血压。值得警惕的是，空气污染不仅会影响呼吸系统健康，引起慢性阻塞性肺疾病（COPD）、下呼吸道感染、哮喘等疾病，更会增加冠心病、脑卒中等心脑血管疾病，以及糖尿病等代谢性疾病的发生风险。

2013 年，我国政府颁布了严格的《大气污染防治行动计划》，即大气"国十条"。经过全社会的共同努力，我国大气中主要污染物浓度有所下降，但仍

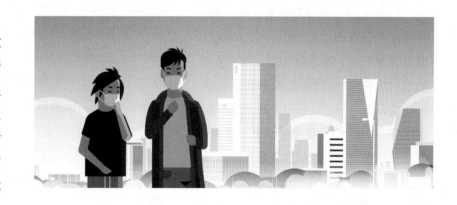

处于较高水平。2021 年 9 月，世界卫生组织发布了最新修订的《全球空气质量指导值》，将 PM$_{2.5}$ 年均目标值由 10 微克／立方米下调至 5 微克／立方米；而 2020 年我国平均 PM$_{2.5}$ 浓度为 33 微克／立方米，是该目标值的 6 倍以上。可见，我国空气污染的防治工作依然任重道远。

应对空气污染的3条建议

面对空气污染，居民在日常生活中应注意以下几点：

首先，大家应留心天气预报中的空气污染指数，当空气污染较为严重时，应尽量待在室内，紧闭门窗。如果外出，应尽量减少室外活动的时间，并佩戴有防霾作用的合格口罩。对 PM$_{2.5}$ 污染较为敏感的人群（如因雾霾引起呼吸道不适者），尤其应注意自我防护。慢性心肺疾病患者需要加强健康监护，以预防重度空气污染可能导致的心肺症状加重。

其次，在办公和家庭室内，尽量使用空气净化器或带有净化功能的新风装置。目前已有充分的研究证据表明，净化室内空气对居民健康有明确的保护作用。

第三，由于氧化应激是空气污染的主要致病机制之一，故在污染较严重时可适当补充具有抗氧化作用的食物或营养品，如含 n-3 不饱和脂肪酸的食物等。

专家简介

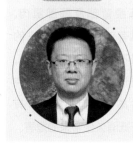

阚海东　《大众医学》专家顾问团成员，复旦大学公共卫生学院副院长、教授、博士生导师，教育部"长江学者"特聘教授，国家环境与健康专家咨询委员会委员。长期从事空气污染、全球气候变化与人体健康相关研究。

品质生活 自己创造

"慧"坐善动，为脊柱减负

复旦大学附属中山医院骨科　胡安南　董健（教授）

被忽视的久坐

现代人的生活似乎总是在电脑屏、手机屏和电视屏之间切换，与之相伴的便是久坐行为。有人把久坐比作"温柔的慢性自杀"，一时舒适换来的是健康的缓慢瓦解。然而，很多人并未意识到自己在"久坐"。到底坐多久才算久坐，答案并不统一。通常视为久坐：每天保持坐姿大于8小时，一周内超过5天；或持续2小时未起身活动。

久坐、不良坐姿，让脊柱受伤

久坐会导致腰背部肌肉长期处于疲劳状态，进而导致肌肉劳损和慢性筋膜炎，主要表现为颈肩腰背痛，常常让人觉得"20岁的人有了60岁的腰"。

除了"坐"的时间，人们也常常忽略"坐"的姿势。不良坐姿改变了脊柱的生理弯曲，使颈椎和腰椎承受的压力明显增加，经年累月，最终发展为腰椎病、颈椎病。

身体前倾弓背坐、跷二郎腿、半躺是最常见的不良坐姿。坐姿端正时，腰椎负重为站立时的1.4倍；若前倾弓背坐，腰椎负重可达1.85倍；低头时，颈椎的负荷也会明显增加，如同在脖子上吊着重物。跷二郎腿会导致骨盆和髋关节受压，腰椎与胸椎压力不均，出现肌肉劳损。结束一天忙碌的工作后，瘫在沙发上放松片刻未尝不可，但切忌时间过长，因为这种半躺姿势会让肌肉、韧带处于松弛状态，失去应有的固定作用，使脊柱生理曲度变直，久而久之，易造成腰椎间盘突出。

三条妙计，减少久坐危害

❶ 保持正确坐姿

良好的坐姿应该让脊柱保持正常生理曲线。坐时，踝关节、膝关节均应呈90°，颈部和腰部最好有靠垫支撑。操作电脑或看手机时，收颌、头顶后移，避免低头、趴着。

❷ 常做"YTW"动作

首先，双臂向上伸，仰头，手掌相对维持一段时间，身体形似"Y"；然后，手臂向两侧平放，手掌向下，形成"T"形；最后，手掌朝前，屈曲肘关节，后伸肩关节，类似于扩胸的动作，呈"W"形，伸到极限后维持一段时间。每次可以做3~4个循环。

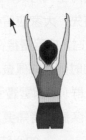
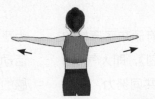
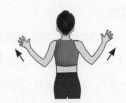

董健教授说
"避免久坐危害"

❸ 适当增加体育锻炼

坚持练习脊柱健身操，锻炼腰背部及颈部肌肉，可以有效改善久坐带来的脊柱不适症状。研究表明，每周进行150~300分钟的中高强度有氧运动，有利于抵消久坐带来的危害。

专家简介

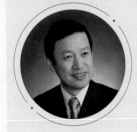

董健　《大众医学》专家顾问团成员，复旦大学附属中山医院骨科主任、脊柱外科主任、教授、博士生导师，中华医学会结核病学分会骨科专业委员会副主任委员，中国医师协会疼痛科医师分会腰椎疼痛委员会主任委员，中国中西医结合学会骨伤科分会副主任委员，上海市医师协会骨科医师分会副会长，复旦大学医学科普研究所所长。

保护牙齿，你做对这四件事了吗

上海市口腔医院（复旦大学附属口腔医院）教授　刘月华

❶ 最重要的事：刷牙

怎样刷牙才算有效刷牙呢？掌握正确的刷牙方法很关键。水平颤动拂刷法是一种能有效清除龈沟内牙菌斑的刷牙方法，能帮助清除各个牙面、牙颈部及龈沟内的菌斑。每天应至少刷牙2次，每次至少3分钟，最重要的是每天晚上睡觉前刷牙。刷牙后，可以用舌头有顺序地舔舐牙面和牙龈边缘，检查是否有刷得不干净的地方。

需要注意的是，冲牙器、漱口水不可以替代刷牙。冲牙器是一种清洁口腔的辅助性工具，利用脉冲水流冲击的方式来清洁牙齿和牙缝，但无法有效去除牙菌斑；使用漱口水后，会有短暂的口气清新感，但也不能代替刷牙。

❷ 容易忽视的事：使用牙线

牙线能有效清除牙齿邻面的牙菌斑，预防牙周疾病和邻面龋。然而，很多人都没有使用牙线的习惯，认为刷牙就足够了。其实不然，在正确刷牙的基础上加上使用牙线等方法，可以去除约90%的牙菌斑。

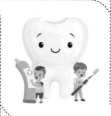

使用牙线时，可先将牙线置于牙缝接触点，轻轻加力，使牙线到达接触点以下的牙面并进入龈沟底，以清洁龈沟区；随后将牙线紧贴牙颈部牙面，上下牵动，刮除邻面菌斑及软垢；再将牙线自下而上取出，按上述方法进入相邻牙间隙，逐个清洁全口牙的邻面。注意：牙线位于龈沟底时，用力不宜过大；如果接触点较紧、不易通过，可牵动牙线在接触点以上做水平方向拉锯式动作，以便牙线逐渐通过接触点。牙缝紧的人可以使用扁形带蜡牙线。

❸ 容易误解的事：洗牙

洗牙是治疗牙周炎、防止"老掉牙"的重要方法，大家应坚持每年洗一次牙。

洗牙不会损伤牙齿。健康牙齿的硬度超过钢铁，仅次于金刚石，而牙结石相对脆弱、松散多了。临床一般使用超声波将牙结石震碎，对牙齿没有损伤。

洗牙后，牙齿不会变白。洗牙就像洗苹果，只能去掉表面的结石、色素，不会改变牙齿本身的颜色。

洗牙后，牙缝可能会变大。这是由于原来牙缝被牙结石和肿胀的牙龈所填塞，牙结石被清除之后，肿胀的牙龈会消肿，牙缝就会显现。

洗牙后，牙齿不会松动。牙齿的牢固依靠健康的牙槽骨支持，洗去附着在牙齿表面的结石可以防止牙槽骨进一步受损，有助于防止牙齿松动。

❹ 必须做的事：定期口腔检查

现在很多人都会进行年度体检，但能做到年度口腔检查的人却并不多。定期进行口腔检查，能及时发现和处理早期龋病、牙周病、阻生智齿、错𬌗畸形和口腔黏膜病等口腔疾病，有效保障口腔健康。比如：定期进行口腔检查，能发现很多没有症状的龋齿，并及时进行充填治疗，既简单又经济。如果等到牙痛了才去医院做检查，牙齿的损害已比较严重，治疗费用也会大大增加。

专家简介

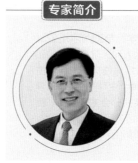

刘月华　《大众医学》专家顾问团成员，上海市口腔医院（复旦大学附属口腔医院）院长、主任医师、教授、博士生导师，中华口腔医学会常务理事、正畸专业委员会副主任委员，中国牙病防治基金会副理事长，中国医师协会口腔医师分会常委，上海市口腔医学会副理事长，上海市医师协会口腔医师分会副理事长。

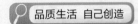 品质生活 自己创造

你的"骨量账户"充裕吗

上海交通大学附属第六人民医院骨质疏松和骨病科　章振林（主任医师）　赵 骄

> 骨质疏松是常见病，常见于绝经后妇女和老年男性，易导致脆性骨折。骨质疏松的发生与峰值骨量高低、老年时期骨量丢失速度等因素有关。

骨量，骨健康的"晴雨表"

峰值骨量又称骨峰值，是人一生中所达到的最大骨量，即骨骼不断生长和骨矿含量不断积累达到稳定时的骨量。峰值骨量在不同个体中存在差异，主要由遗传因素和环境因素决定。遗传因素决定了峰值骨量70%～80%。环境因素，包括饮食习惯、运动强度等，决定了峰值骨量的20%～30%。此外，充足的钙和维生素 D 摄入，适量的负重和抗阻运动，有助于提高峰值骨量。一般来说，中国人群在25～35岁时达到峰值骨量。低峰值骨量会增加骨质疏松症的发生风险，高峰值骨量可为老年时期提供更高的骨量储备，有助于减少或延缓骨质疏松症的发生。

40岁以后，无论男性或女性，骨量均缓慢丢失。女性在50岁左右受绝经影响，体内雌激素迅速下降，骨量（尤其是脊柱部位）快速丢失；绝经后8～10年，骨量丢失速度减慢，代之以缓慢的年龄相关性骨量丢失，并持续终身。男性在50岁时，尽管没有类似女性绝经期的快速骨量丢失，但已出现缓慢的年龄相关性骨量丢失；当骨量低至一定程度时，便会发生骨质疏松症，甚至骨质疏松性骨折，应引起重视。

骨峰值

骨生长　　**正常骨质**　　**骨质疏松**

40岁以后，骨量逐渐下降

骨密度，骨量账户"估算器"

临床上将骨骼矿物质密度（简称"骨密度"）测量作为诊断骨质疏松症、预测骨质疏松性骨折风险、监测自然病程及评价药物干预疗效的定量标准，通常用双能 X 线吸收仪（DXA）测定骨密度。40岁以上人群应检测骨密度，以了解自己的骨量状态；50岁后，应每年检测一次；患有特殊疾病者，可每半年检测一次。

骨密度通常以 T 值表示。根据 WHO 的诊断标准，腰椎（L1～L4）、股骨颈、全髋部这3个部位中任意部位的骨密度 T 值≤－2.5，即可诊断为骨质疏松症。T 值＞-1，提示骨量正常；-2.5＜T 值≤－1，为骨量减少。

专家简介

章振林　《大众医学》专家顾问团成员，上海交通大学附属第六人民医院骨质疏松和骨病科主任、上海市骨疾病临床研究中心主任、主任医师、教授、博士生导师，中华医学会骨质疏松和骨矿盐疾病分会主任委员。擅长疑难代谢性骨病，包括原发性骨质疏松症、骨和关节复杂病变等的诊治。

健康皮肤，健康身体

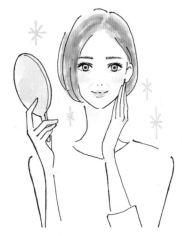

上海交通大学医学院附属瑞金医院皮肤科　金 融　郑 捷（主任医师）

简单来说，健康皮肤就是结构完整、功能正常的皮肤。表皮的微观结构就像"水泥砖墙"，细胞为"砖"，细胞间脂质为"水泥"，紧密地保护着表皮完整。此外，皮肤也是神经器官、内分泌器官、免疫器官，当神经－内分泌－免疫系统均处于稳态时，皮肤就健康了。

"完整"是皮肤健康与美丽的前提

《诗经》中用"手如柔荑，肤如凝脂"描述美丽的皮肤。实际上，美丽皮肤是健康皮肤的外观，两者具有统一性。完整的皮肤屏障与神经－内分泌－免疫系统的稳态是美丽皮肤的基础。皮肤科医生常告诫患者，洗澡后全身涂抹润肤剂不仅是为了维持皮肤外观美丽，还可使润肤剂通过填充皮肤细胞间的脂质，加强"水泥砖墙"结构，修复皮肤屏障，使皮肤免受外界侵袭，减少皮肤炎症发生。

皮肤健康与身体健康互为因果

皮肤是内脏的"镜影"，当内脏器官发生病变时，可有皮肤表现。免疫学上有个现象叫"归巢"，指的是血循环中与皮肤病相关的致病性细胞会"游走"到皮肤并停留，导致皮肤病发生。那么，皮肤疾病是否可以反过来影响内脏，引起内脏疾病呢？早在先秦时，人们就注意到疾病从皮肤发展至内脏器官的自然规律。黄帝内经记载："善治者治皮毛，其次治肌肤，其次治筋脉，其次治六腑，其次治五脏。"确实，皮肤与内脏之间存在"双通道"，即导致皮肤疾病的致病性细胞或其细胞因子可以"游走"到内脏器官，出现"皮肤病在前，内脏疾病在后"的现象。也就是说，内脏疾病与皮肤疾病可以互相反映、互相影响。可见，维持皮肤健康十分重要。皮肤维持稳态，身体就健康。以最常见的皮肤病银屑病为例：反复的皮肤炎症与皮肤屏障破坏密切相关。当人体免疫系统持续被激活，白介素－17等炎症性细胞因子与T细胞等致病性免疫活性细胞从皮肤"游走"入体内，进展为"系统性炎症"，累及心脏后表现为冠心病，又称"银屑病性心血管疾病"。国外学者形象地将银屑病性心血管疾病称为"一种系统炎症，两处炎症斑块"，即先在皮肤上"长斑块"，后在冠状动脉上"长斑块"。还有"特应性进程"，即在婴儿期表现为皮炎，进入儿童期甚至青少年期后出现过敏性哮喘、鼻炎及结膜炎等表现。若在婴儿期做好皮肤保湿等"功课"，保护好皮肤屏障，便有可能阻断疾病由皮肤向呼吸系统进展。

专家简介

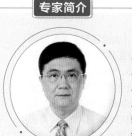

郑 捷 《大众医学》专家顾问团成员，上海交通大学医学院附属瑞金医院皮肤科主任医师、教授、博士生导师，上海交通大学皮肤病学重点学科带头人，中华医学会皮肤性病学分会前主任委员，上海市医学会皮肤性病学专科分会主任委员。

品质生活 自己创造

"容貌焦虑"背后的"美丽风险"

◎ 中国医学科学院整形外科医院主任医师　何乐人

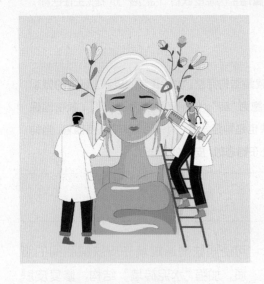

> 近年来,"颜值至上"的风气悄然兴起,越来越多的人逐渐产生"容貌焦虑"。当身高、容貌上的一点点不足可以通过后天"弥补"时,你会怎么做?作为一个以"修修补补"为日常工作的整形外科医生,我以"断骨增高"和"小腿神经离断瘦腿术"为例,谈一谈"美丽"背后的风险。

此,断骨增高已被叫停。目前,骨延长术只能用于先天性或获得性骨缺损的病人,已不被允许用于增加身高。

断骨增高,美容禁用

曾有很多不满意自己身高的爱美者对骨延长手术(断骨增高)跃跃欲试,但却对治疗过程与时间代价知之甚少。这一手术需在肢体上安装金属架延长器,每天最多拉长1毫米。一般情况下,拉长5厘米约耗时2年。手术期间,患者无法正常行走,术后,患者还会面临延长期的持续疼痛,甚至是延长结束后的长期疼痛。

此外,断骨增高手术还可能伴有感染、骨髓炎、关节僵硬、肢体神经及血管损伤导致的肢体功能丧失等风险。因

神经阻断,或会致残

部分小腿形态不够纤细的求美者希望通过"小腿神经离断瘦腿术"来"一劳永逸"。这种手术曾被热炒,但如今也已被禁用。

小腿后肌肉群所包含的7块肌肉是站立、行走的生理基础。出于使某块肌肉形态变得纤细的目的去永久破坏其支配神经,就要承受这块肌肉失去功能的代价。如果手术阻断支配腓肠肌外侧头的运动神经,会因肌肉失能而行走无力,甚至行走困难、步态怪异。而当其他肌肉代偿了失能肌肉的功能后,腿部线条也会变化,甚至比术前更不美观。神经阻断范围过度或不足,轻则瘦腿效果不满意,重则可能致残。

容貌焦虑,正确面对

"美"极难定义,无法度量。有谁能够知道"增一分则太长,减一分则太短"的身高究竟是多高?有谁能够确定"著粉则太白,施朱则太赤"的肤色究竟是什么色度?又有谁能预测,当这阵"大长腿""高颅顶""直角肩"的风潮转瞬即逝后,让大众再一次趋之若鹜的是怎样的审美风向标呢?

"美貌"若有标准,也并非永恒。正因如此,又如何能通过修改身体的物理参数来达成呢?对于这类既无明确标准,又无确实把握,甚至风险不可预知的项目,一旦实施就永无回头之可能,不管是"求美者",还是实施手术的医生,都须慎重思考。

专家简介

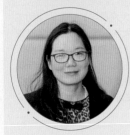

何乐人《大众医学》专家顾问团成员,中国医学科学院整形外科医院主任医师、教授、博士生导师,中国女医师协会整形美容专委会主任委员,《中华整形外科杂志》编辑部主任、副总编。在耳整形再造及美容外科方面有丰富经验。

养育"五好"儿童

上海交通大学附属儿童医院儿童保健科主任医师　陈津津

随着时代的发展，儿童健康有了更丰富的内涵。概括起来，儿童成长过程中要争取实现五方面的良好发展，即体格发育好、营养状态好、行为发育好、社交功能好、五官保健好。那么，家长该如何养育"五好"儿童呢？

❶ 体格发育好

体格发育受遗传、内分泌、营养、环境、疾病、心理等诸多因素影响，家长应该重视孩子的身高、体重及生长曲线是否处于正常范围。家长们应学会使用儿童生长曲线图，以便更好地监测孩子的体格发育情况，发现异常后及时带孩子就诊。

❷ 营养状态好

膳食平衡非常重要。与营养不良相比，如今更多儿童面临发生超重、肥胖的风险。家长要警惕三类"伪科学喂养"造成的超重和肥胖：第一，虽然不给孩子吃垃圾食品，但是给孩子吃过多的鱼、禽、蛋、肉类，导致蛋白质摄入过多；第二，虽然不让孩子喝碳酸饮料，但是忽略了乳酸类饮料、果汁或果汁饮料，导致糖摄入量过多；第三，米饭、面食等精细碳水化合物摄入过多。

❸ 行为发育好

通过儿童的行为发育，可以初步判断其脑功能发展情况。家长应关注孩子的行为发育"里程碑"，比如：躯体大运动方面的"二抬四翻六会坐，七坐八爬周岁走"，手部精细动作方面的"四握五抓七换手，九对食指周岁画"，语言发育方面的"二哦四呀六描妈，周岁单词 2 岁句"，等等。脑功能发育是有关键窗口期的，年龄越小，恢复能力越好，可塑性越强。家长如果发现孩子的行为发育存在可疑情况，一定要及早就医。

❹ 社交功能好

社交能力也属于早期脑功能发育范畴，但在很大程度上受环境特别是养育方式的影响。网络时代，很多孩子早早接触电子产品，过早脱离了传统的基于语言、表情、肢体动作等在内的社交方式，以致一些儿童因过度依赖电子产品而社交、语言等功能发育落后。2 岁以下婴幼儿不宜接触电子产品；2 ~ 5 岁儿童每天接触电子产品的时间不宜超过 1 小时，且应在家长陪伴下观看适龄内容。培养孩子的社交功能，家长应多陪伴，别把孩子扔给"电子保姆"。

❺ 五官保健好

在五官保健中，家长最焦虑的莫过于近视问题。养成良好的生活习惯对预防近视的发生、发展有着不可忽视的作用，如读写姿势规范、科学使用电子产品等。此外，每天日间在户外活动 2 小时是预防近视的有效方法，家长应充分重视。

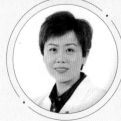

专家简介

陈津津　《大众医学》专家顾问团成员，上海交通大学附属儿童医院儿童保健科主任、营养科主任、主任医师、博士生导师，中国医师协会儿童健康专业委员会副主任委员，中华医学会儿科学分会儿童保健学组秘书，中华预防医学会儿童保健分会委员，上海市医学会儿科专科分会儿童保健学组组长，上海市营养学会理事。

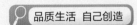 **品质生活 自己创造**

保护生育力，男性应做到这些

北京协和医院泌尿外科主任医师　李宏军

近年来，受不良生活方式等因素的影响，中国男性的生育能力呈下降趋势。作为"生育半边天"的男性，应采取积极有效的措施，保护自己的生育能力。

 从小重视

婴幼儿、儿童及青少年时期是生长发育的关键时期，也是睾丸生长发育的关键阶段。孩子一旦发生睾丸位置异常（隐睾）、扭转、肿瘤，以及精索静脉曲张等问题，又未得到及时处理，就有可能对成年后的生育功能造成影响，甚至是无可挽回的严重影响。

 远离危害

男性应加强对"弹丸之地"的重视，远离可能影响或破坏睾丸生精能力的不良因素，防患于未然。为保护生育力，男性应做到：不洗桑拿浴、不穿紧身裤、不吸烟、不酗酒、不久坐、不长时间骑车、避免接触重金属（如铅、铬、镉等）、避免服用对生殖功能有影响的药物等等。

 健康生活

坚持健康的饮食习惯，平衡膳食，不偏食，多吃粗粮、坚果、新鲜蔬菜。可适当增加维生素E和维生素C等抗氧化剂的摄入，以维护生殖健康。微量元素锌、硒等对男性生殖健康具有特殊意义，男性可适当多吃富含锌和硒的食物。过度肥胖对男性的生殖功能具有潜在危害，男性应通过控制饮食、加强运动等方式维持正常体重。

 调整不良情绪

紧张、焦虑、忧愁等不良情绪可造成神经中枢功能紊乱，也会对男性性功能造成影响，严重者可出现不射精、勃起功能障碍、睾丸生精能力下降等一系列问题。

 经常自检

男性外生殖器容易进行自我检查。洗澡时"瞧一眼、摸一把"，一旦发现某些地方"不对劲"，就要及时就医，早期采取干预措施，保护生育能力。

 慎用保健品

目前市场上各类宣称能提高男性性功能和生育能力的保健品很多，其主要成分为具有滋补作用的中药和各类动物的"鞭"，夸大功效的情况比比皆是。

实际上，生育保健品并非绝对不可以使用，而是必须在医生指导下使用。切记：不要将改善和提高生育功能的"重任"单纯交给保健品，不要对保健品寄予它们所不能承受的"信任"。

 专家简介

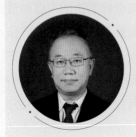

李宏军 《大众医学》专家顾问团成员，北京协和医院泌尿外科主任医师、教授、博士生导师，中华医学会男科学分会常委，北京医学会身心医学分会委员。

注意细节，呵护女性健康

复旦大学附属妇产科医院中西医结合科　李君　王文君（主任医师）

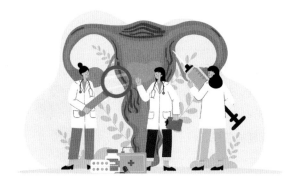

注意生活点滴，关注一些细节，有助于女性朋友呵护健康、防治妇科疾病。

❶ 定期妇科体检

大家都知道要定期体检，但很多女性朋友会忽视妇科体检。其实，妇科疾病，尤其是宫颈、子宫、卵巢肿瘤早期，往往无特殊表现，不易被察觉，定期进行妇科体检有利于疾病的早发现、早治疗。妇科体检主要有哪些项目呢？白带常规检查、宫颈细胞学检查及HPV（人乳头瘤病毒）检测、妇科超声检查是基本项目，女性朋友还可结合自身情况，在医生指导下加做肿瘤标志物检测、阴道镜检查、盆腔磁共振检查等。

❷ 注意月经情况

月经是反映妇科健康的"晴雨表"。女性第一次来月经（初潮）的年龄为11～16岁，正常月经周期为21～35天，经期3～7天，经量适中。初潮年龄、月经周期、经期、经量中任何一项有异常，都要引起重视，必要时应及时就医，查明原因。即使没有性生活史，出现月经紊乱者也应听从医生建议，进行必要的相关检查。绝经后女性发现阴道流血更要提高警惕，及时就医，排查妇科肿瘤。

❸ 观察白带情况

女性在日常生活中还要养成观察白带（阴道分泌物）的习惯。正常情况下，女性可能会有些白带，无异味；在月经周期中期会有较多蛋清样白带（排卵后渐消失）。若白带有异味，或呈豆渣样、脓性，或伴外阴瘙痒等，需要进行相关检查，排查阴道炎症，确诊后对症下药，必要时性伴侣要同时治疗。若整个月经周期都有蛋清样或水样白带，或间断有血性白带，需要排查卵巢排卵功能异常及某些生殖道肿瘤。

❹ 关注特殊时期

女性一生中会经历各种特殊时期，如月经期、孕产期、围绝经期、绝经后期等。在这些特殊时期，女性要特别关注。在月经期，要保持清洁，避免寒凉，劳逸结合。在妊娠期，要动静结合，定期产检，慎戒房事，谨慎用药。围绝经期及绝经后期是女性一生中的"多事之秋"，不仅容易发生肿瘤，大部分女性还会因性激素减少而出现轻重不等的绝经综合征表现，可在医生指导下适当采用性激素或中医药治疗，防治绝经综合征、骨质疏松症、心血管病等疾病。需要提醒的是，围绝经期女性虽然生育能力下降，但仍应避孕至月经停止12个月以后，预防意外妊娠及妊娠相关疾病。

专家简介

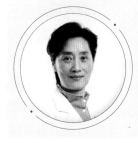

王文君　《大众医学》专家顾问团成员，复旦大学附属妇产科医院中西医结合科主任医师、博士生导师，世界中医药学会联合会生殖医学专业委员会常务理事，中国优生优育协会助孕与优生专业委员会常委，上海市中西医结合学会理事、不孕不育专业委员会副主任委员、心身医学专业委员会副主任委员。

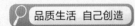
品质生活 自己创造

别把中药当保健品

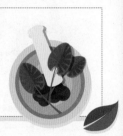海军军医大学第一附属医院药学部教授　王忠壮

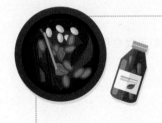

中药应用历史悠久，只要在中医理论指导下辨证使用，不良反应发生率相对较低，较少造成严重不良反应。一些人据此认为中药安全，无副作用，再加上某些药品、保健品广告的推波助澜，常用"中药纯天然，无副作用""纯中药，有病治病，无病强身"等语言误导大众，造成中药不良反应问题被忽视。

中药也有不良反应

中药是在中医药理论指导下使用的，临床使用中药以复方为主，成分复杂，含多种生理活性物质。从理论上讲，任何中药都可能引发不良反应。一般认为，中药在治疗某种特定病证时，其他活性可能表现为副作用或不良反应，如当归养血、活血、润肠，用其养血、活血时，润肠的功能便成为不良反应，可引起患者腹泻或使慢性腹泻加重。

中药的不良反应包括过敏、腹痛、腹泻、头痛、发热，严重时可致突变、致畸、致癌，甚至发生急性或慢性中毒。2003年龙胆泻肝丸事件后，国家药品监督管理部门取消关木通、广防己、青木香的药品标准，这三种植物失去作为药品角色的资格。国家药监部门发布的药品不良反应年度报告和信息通报显示，可以引起肝、肾损害的单味中药有雷公藤、马兜铃、天花粉、何首乌、艾叶、大黄、泽泻、山慈姑、白果、蓖麻子、益母草、番泻叶、芦荟、肉桂、肉豆蔻、丁香、麝香、胖大海、天麻、蛇胆等数十种，成药有维C银翘片、感冒灵、珍菊降压片、地奥心血康、冠心苏合丸、朱砂养心丸、养血生发胶囊、首乌丸（片）、华佗再造丸、大活络丹等。因此，使用中药前，必须先看中医，在专业人员的指导下应用。

杜绝滥用中药行为

中药材可以在市场上以农产品出现，药店里的大部分中药饮片、很多中成药，公众可以按需购买。不少人道听途说，跟风买中药使用，还美其名曰进补、保健。殊不知，药品本身既有预防、诊断、治疗等能让患者获益的作用，也有为害的偏性，这是药品的自然属性，中药也不例外。没有中医药专业知识的人，盲目使用中药，隐患重重。

比如：有些女性本身经频量多，却在生理期和家人一起吃含活血化瘀中药（如川芎、当归等）的火锅或药膳；有些老年人听说丹参片能活血化瘀，听亲友说三七好，都买来吃，然而这两味药一个性偏寒，一个温热，是否适合自己，需要辨证论治；还有人把地黄丸、活络丹、山楂丸等药物当保健品，经常购买服用。类似的还有全家冬季吃核桃、阿胶、人参等补品，甚至全家吃同一种膏方。儿童、中青年、老年人的体质情况不一样，怎么能全家吃同一种药膳？公众很难辨别自己是气虚、血虚，还是阴虚、阳虚，或是夹杂五脏六腑之虚，盲目用补药，可能适得其反。**PM**

专家简介

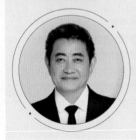

王忠壮　《大众医学》专家顾问团成员，海军军医大学第一附属医院药学部教授、主任药师，上海市药学会中药学专委会委员，上海市执业药师协会理事。

家庭用药，安全为先

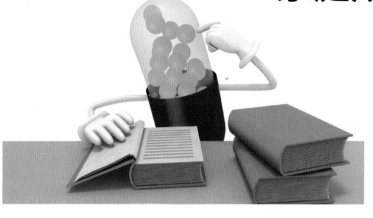

北京协和医院药剂科主任药师　梅 丹

每个家庭都有或多或少的存药，有治疗慢性病的药品，也有应急的药品。当我们从药房取药，知道用药的基本要求后，是否关注过家庭用药如何注意安全问题呢？

安全用药原则 ❶：正确存放

首先，药品应归类存放，将每一种药按有效期的时间由近及远排列，按序取药，以免出现有部分药过期的情况。其次，应注意药品保存温度，比如：双歧杆菌三联活菌散或胶囊需要冷藏保存；未开封的各种胰岛素注射液和笔芯要冷藏，但不能放到靠近冰箱后壁带冰霜处，否则可能因被冰冻而失去药效。

安全用药原则 ❷：科学使用

家庭用药时，应遵医嘱科学、规范地使用。医师和药师一般会在处方、用法用量签上对患者进行提示，如每日3次、每次1片，每日晨起空腹服1片，服2周停1周，等等，有时还会多几句叮嘱。患者及家属应格外关注上述提示信息，回家后再梳理一下相关药品，看看底方、标签和说明书，以减少差错的发生。必要时，可按要求制定用药计划，并做好用药记录。

日常生活中，漏服药较为常见，相对也比较好处理，而该停药未停或需要间歇用药则是个新问题。随着现代治疗学的发展，越来越多的口服抗肿瘤药可以居家使用，但这些药既不同于需要长期按时服用的降压药、降糖药等常见慢性病的治疗药物，也不同于经典的抗肿瘤药，有其独特的间歇用药治疗方案，患者应格外注意。比如：广泛用于治疗结直肠癌、胃癌或乳腺癌的卡培他滨片，不少患者只记住了每日2次餐后半小时内口服，却忘了此药往往需要服2周停1周，3周为一个疗程；治疗多发性骨髓瘤的来那度胺胶囊，需要服3周停1周；治疗非小细胞肺癌的安罗替尼胶囊，也是服2周停1周。

为便于防控新冠肺炎疫情，各地已允许慢性病患者一次从医疗机构取3个月的药量。我们发现，即便是医生在处方中有标注，药师在用药标签上也加注了，仍有患者忘记停药或不知道需要停药，导致不良反应增加，由此带来的潜在风险还可因未及时随诊而被放大。对此，患者及家属也应特别注意。现在，很多医院开通了线上咨询，患者如有用药方面的疑惑，不妨一试。

专家简介

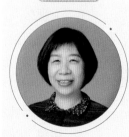

梅 丹　《大众医学》专家顾问团成员，北京协和医院药剂科主任药师，中国药师协会副会长，国家药典委员会委员，中国医院协会药事专委会副主任委员，中国药理学会药源性疾病专委会副主任委员，中国医药创新促进会医药政策专委会副主任委员，中国药品监督管理研究会仿制药一致性评价监管研究专委会副主任委员。

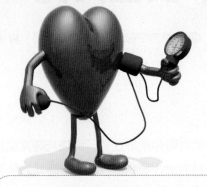

关注血压，人人有责

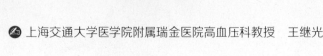
上海交通大学医学院附属瑞金医院高血压科教授　王继光

> 心脏搏动时，将血液输送到血管，血液流经血管时对血管壁形成的侧压力，为血压。心脏周期性地收缩和舒张，通常测量的是一个心动周期的最高血压（即收缩压）和最低血压（即舒张压）。

知晓自己的血压

血压是血液流动的动力，是维持所有脏器血液灌注的重要条件，也是重要的生命指标，必须维持在正常范围内，才能充分保证生命健康，如成年人理想的血压应该介于 90/60 ～ 120/80 毫米汞柱。当血压升高时，血管壁的环形张力与纵向的剪切力都会升高，会损害血管，导致动脉血管的弹性功能下降（即动脉硬化）或动脉血管斑块形成（即动脉粥样硬化）。这两种硬化都会影响脏器的血液供应，导致这些器官因为缺血

或出血而出现严重损害，如脑卒中、心肌梗死、心力衰竭、肾功能不全、眼底出血等。因此，每个人都必须知晓自己的血压。

学会正确测量血压

早在一百多年前，人类已掌握了无创的血压测量技术，也就是用汞柱血压计测量血压。近年来，电子血压计问世，测量更方便，也更准确。通常，家庭自测血压应选择电子血压计。大家在购买血压计时，应选择那些经过准确性验证的电子血压计，并根据上臂周径选择大小合适的袖带。一般选择标准袖带，若上臂周径大于 32 厘米，则应选择大袖带。绑袖带时，袖带的下缘应在肘窝上 2 横指，松紧合适，既不要太紧，也不能太松。测量血压前，应坐位休息至少 5 分钟。测量时应保持安静，不说话，也不阅读，双脚着地。每次应测量 2 ～ 3 遍，间隔 30 ～ 60 秒，取平均值。测量完成后，应将测量值记录下来。

定期测量血压

每个人都应定期测量血压。如果上一次测量的血压在 90/60 ～ 120/80 毫米汞柱，说明血压完全正常，可以每年测量一次；如果血压在 120/80 毫米汞柱以上，但不超过 130/80 毫米汞柱，属于正常高值，应增加血压测量的次数，每半年或 3 个月测量一次；如果血压在 130/80 毫米汞柱以上，但低于 140/90 毫米汞柱，属于更加严重的正常高值，需要进一步增加血压测量次数，最好能连续测量 5 ～ 7 天的血压，如果其平均值在 135/85 毫米汞柱以上，应尽早去医院就诊。老年人的高血压患病率高，应注意经常测量血压；儿童和青少年高血压的患病率虽然不像老年人那么高，但危害很大，最好也能每年测量一次血压。

目前正在接受降压治疗的高血压患者应进行家庭血压监测，每天早上起床后、夜晚上床睡觉前应测量血压，每次测量 2 ～ 3 遍，取平均值。需要提醒的是，患者不能根据偶尔一次血压测量结果擅自增加或减少降压药物用量，以免人为导致血压波动。

专家简介

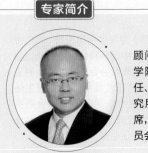

王继光　《大众医学》专家顾问团成员，上海交通大学医学院附属瑞金医院高血压科主任、主任医师，上海市高血压研究所所长，中国高血压联盟主席，中国医师协会高血压专业委员会副主任委员。

让"血管健康"理念深入人心

复旦大学附属中山医院血管外科　符伟国（主任医师）　高 斌（副主任医师）

> 近年来，随着人们生活习惯和饮食结构的改变，疾病谱也在悄然改变，下肢动脉硬化闭塞症、下肢深静脉血栓等周围血管病的发病率不断升高。

血管外科作为新兴学科，发展十分迅速，诊疗手段日新月异。但也正因为"新"，所以大多数人对血管疾病了解甚少，常因此延误诊断和治疗。以下肢动脉硬化闭塞症为例，其起病时多无明显症状，即便进展到间歇性跛行期（也就是通常所说的"腿梗"），患者也常以为是腰椎间盘突出、神经痛等其他疾病，很难想到是因为动脉堵塞所致；而一旦延误诊治，常可导致肢体坏疽等严重后果。因此，大家需要对血管疾病和血管健康有一些基本认知，才能防患于未然。

血管病变是如何发生的

血管是人体的输送管道，动脉为各个脏器输送氧气和营养，毛细血管负责滋养脏器，静脉带走代谢产物，只有三者健康运行，才能保证人体器官正常工作。血管为什么会发生病变？除先天原因外，更多是由于各种后天因素导致血管壁结构被破坏或血液因素导致的血栓和栓塞事件。血管发生病变后，会导致一系列后果——动脉狭窄和闭塞会引起缺血和梗死，静脉血栓形成或回流受阻会导致肿胀和瘀血。

以动脉病变为例：动脉壁虽然看起来很薄，实际上可分为外膜、中膜和内膜3层，外膜为血管提供营养；中膜保持血管弹性；内膜需要保持光滑，便于血液流动，避免血栓形成。当动脉内膜发生粥样硬化，局部形成粥样硬化斑块后，就可能诱发血栓形成；若斑块进一步发展，可造成动脉狭窄，导致心肌缺血、脑缺血、下肢缺血等；若动脉狭窄进一步发展到闭塞，则病情会进一步加重，导致心梗、脑梗、"腿梗"等；如果斑块处形成溃疡，则既可能在局部形成血栓，也可能因斑块内的碎屑脱落而导致远处脏器梗死。此外，主动脉和内脏动脉的病变除了会导致血管狭窄和闭塞外，还可能导致动脉瘤形成。若主动脉因溃疡、高血压等原因导致内膜破裂，血液经内膜破口冲入本来严丝合缝的内膜和外膜之间，就会发生凶险的"主动脉夹层"。患者不仅会出现剧烈胸痛，还可能因此出现截瘫、内脏梗死、下肢缺血，甚至猝死。

保护血管，从健康生活开始

现代社会生活节奏快、工作压力大，人们常常是运动少了，烟酒多了，睡眠少了，熬夜多了，再加上饮食不节制等，高血压、血脂异常、高血糖等慢性病的发病率越来越高，这些都是对血管健康的"慢性打击"。保护血管首先要从远离危险因素、养成良好生活习惯开始。

大家要有"健康的身体需要健康的血管"的意识，只有血管"年轻"了，身体才会健康。要杜绝吸烟，纠正高盐、高脂饮食，久坐少动等不健康的生活习惯，保持合理作息和良好生活状态。

专家简介

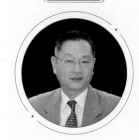

符伟国 《大众医学》专家顾问团成员，复旦大学附属中山医院血管外科主任，复旦大学血管外科研究所所长，上海市医学会血管外科专科分会主任委员，中华医学会外科学分会血管外科学组副组长，中国医师协会外科医师分会血管外科专业委员会副主任委员、腔内血管学专业委员会副主任委员和主动脉夹层专家委员会主任委员。

远离疾病 其实不难

远离糖尿病，预防并发症

同济大学医学院肥胖研究所主任医师　邹大进

中国有一亿多糖尿病患者，更可怕的是，糖尿病"后备军"（糖尿病前期）的队伍非常庞大。远离糖尿病及其并发症，需要做好以下十大健康管理。

❶ 健康教育管理

全民都应认识糖尿病，明白糖尿病从何而来、走向何方，知晓糖尿病防治知识，承担起促进自身健康的责任。

❷ 饮食营养管理

走出"光靠吃药控制血糖"的误区，饮食营养管理是防治糖尿病的重要手段。

❸ 运动增肌管理

将有氧运动和抗阻运动相结合，规划实施合适的运动计划，包括频率、方式和强度。

❹ 戒烟戒酒管理

吸烟可加重胰岛素抵抗，增加糖尿病足和心脑血管病的发生风险，吸烟者应逐渐减少吸烟并最终戒烟。酒精伤肝、伤胰，增加血糖波动，应尽量少饮酒、不饮酒。

❺ 体重健康管理

过胖与过瘦都会增加糖尿病患者的死亡率。瘦者（BMI低于19千克/米²）要增肌增重，体重正常的腹型肥胖者要减脂增肌，超重者要减重10%，肥胖者要减重15%，特别胖的人可进行代谢手术治疗。

❻ 严格血脂管理

血脂异常的糖尿病患者应在医生指导下根据具体情况进行治疗，将血脂控制在比较理想的范围。比如：低密度脂蛋白胆固醇（LDL-C）的控制目标，无明确动脉粥样硬化性心血管疾病史（高危）者应<2.6毫摩/升，有明确动脉粥样硬化性心血管疾病史（极高危）者应<1.8毫摩/升。

❼ 血压达标管理

健康状况良好的患者，血压控制的基本目标是低于130/80毫米汞柱；在能够良好耐受的前提下，降到更低水平（收缩压<120毫米汞柱）也是合理的。60～80岁、身体状况较好的老年患者，把收缩压（高压）控制在110～130毫米汞柱，可更有效地降低心脑血管病发生风险。

❽ 血糖波动管理

血糖管理，应管好四个维度——空腹血糖、餐后血糖、糖化血红蛋白和血糖目标范围内时间（TIR）。患者应在医生指导下根据年龄、病程、并发症、用药、预计寿命等情况，设定合理的血糖控制目标。

❾ 抗血小板管理

确诊动脉粥样硬化性心血管疾病的糖尿病患者，合理应用抗血小板药物可降低心血管事件的发生风险。

❿ 器官功能管理

预防慢性心衰、慢性肾病，及早发现相关危险因素并及时处理；早期发现非酒精性脂肪肝，积极治疗；等等。

专家简介

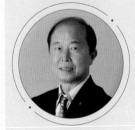

邹大进　《大众医学》专家顾问团成员，同济大学医学院肥胖研究所主任医师、教授、博士生导师，上海市代谢与甲状腺疾病研究中心主任，中华医学会糖尿病学分会第六、七、八届委员会副主任委员，中国医师协会内分泌代谢科医师分会第一、二、三、四届委员会副会长。

远离癌症，从"小事"做起

复旦大学附属肿瘤医院肿瘤预防部主任医师 郑 莹

健康就像空气，当它存在的时候，人们一般感觉不到；而当失去它之后，人们就会时时体会到健康的可贵。癌症是诸多健康危害中最为严重的，令很多人感到害怕，唯恐避之不及。不过，现代医学实践已证实，癌症是可防可治的，只要做正确的选择，癌症并不可怕。

对人类健康产生影响的大部分疾病，都与生活习惯和生活方式有关，包括每顿饭吃什么、每天喝什么、体力活动多不多、睡眠充不充足、有没有吸烟和酗酒的坏习惯、有了身体不适是不是及时就医、有没有定期体检等等。癌症与诸多风险因素有关，要远离癌症，大家不妨先做好以下5件简单易行的"小事"。

第 ❶ 件事：吃

一日三餐与癌症的发生、发展有密切关系。科学研究表明，20%的癌症发生与不健康的膳食营养状况有关，"癌从口入"是有一定科学道理的。每顿饭吃什么，看起来是小事，但要认真对待。

建议： 养成健康的饮食习惯，多蔬菜水果、多膳食纤维，少盐、少油、少糖，适量优质蛋白质，控制脂肪摄入量，烟酒不沾。

第 ❷ 件事：动

规律运动可以降低20多种癌症的发病率，也可以在癌症患者的康复阶段降低复发、转移和死亡的风险。

建议： 适量锻炼，可以选择快走、慢跑、游泳、舞蹈、打球、骑车等，以中等强度运动半小时以上，量力而行，持之以恒。如果无法坚持锻炼，也要保持一定的体力活动，能坐不躺，能站不坐，能走就走。

第 ❸ 件事：评

癌症是遗传背景和所处环境交互作用的结果，要降低癌症风险，关键要了解自己的癌症风险状况，包括家族史、风险因素暴露史、疾病史、生活方式因素等。

建议： 可以去专业机构进行癌症风险评估。复旦大学附属肿瘤医院微信公众号上有"癌症风险评估"功能，大家可以自测一下，以获得防癌行动指导。

第 ❹ 件事：观

乳腺癌、宫颈癌、结直肠癌、皮肤癌、口腔癌等恶性肿瘤通常会有一些早期症状，学会识别这些异常"信号"，有助于早期发现疾病。

建议： 积极了解癌症相关症状，观察和留意自己和家人可能存在的相关症状。出现乳房肿块、绝经期异常出血、大便带血等症状者，应提高警惕，及时就医，进行规范的筛查和诊治。

第 ❺ 件事：查

癌症筛查是早期发现癌症的重要手段。全球癌症控制策略指出，在无法预防的癌症中，半数可以通过筛查得以早期诊断、早期治疗，甚至获得治愈机会。

建议： 各个年龄段人群应根据权威推荐，结合自身情况，接受有针对性的癌症筛查，以便早期发现异常，尽早治疗，最大限度地避免晚期癌症的发生。

专家简介

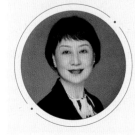

郑 莹 《大众医学》专家顾问团成员，复旦大学附属肿瘤医院肿瘤预防部主任、主任医师、教授，上海市抗癌协会常务理事、癌症预防与筛查专业委员会主任委员、乳腺癌专业委员会康复学组组长、中国临床肿瘤学会（CSCO）肿瘤大数据专家委员会常委、多原发和不明原因肿瘤专业委员会常委、中国控烟协会控烟与肺癌防治专业委员会常委。

远离疾病 其实不难

减"炎"减"阻"，畅快呼吸

上海中医药大学附属市中医医院肺病科主任医师　石克华

慢性阻塞性肺疾病（简称"慢阻肺"）以气道炎症、阻塞为特征，主要表现为呼吸困难或气短、胸部胀满，或伴有咳嗽、咯痰，常反复发作。每次急性发作都会让本已受损的肺功能雪上加霜，而减"炎"减"阻"可使患者病情稳定，畅快呼吸。

❶ 慎起居，避风寒

在季节更换、气候转变时，尤其是寒冷的冬季，慢阻肺患者更容易出现急性发作或病情加重。患者应注意起居，避免感受风寒。"伤于风者，上先受之""寒从脚下起"，气温下降时要注意头颈部和足部的保暖，出门应戴口罩，常用热水泡脚，常喝姜枣汤，等等。

❷ 强身体，耐寒凉

中医学认为，邪之所凑，其气必虚；正气存内，邪不可干。患者应适当进行体育锻炼，增强体质，提高抗病能力。根据自身情况选择适宜的运动方式，如散步、慢跑、健身操、游泳等。一些传统功法，如太极拳、八段锦、六字诀等全身运动，配合缩唇呼吸、腹式呼吸等锻炼，可改善呼吸功能，增强运动耐量，有效控制疾病进展，减少疾病发作。增加户外运动，可提高耐寒能力，增强人体对气候变化的适应性。

❸ 调饮食，养肺阴

注意饮食调养，多食富含维生素的蔬菜和水果，少食辛燥、油腻食物。多食具有滋阴养肺作用的食物，如梨、藕、荸荠、银耳、百合、山药等白色食物。可适当滋补，如增加肉类、鱼类、蛋、牛奶、核桃、芝麻等食物的摄入，也可选用山药红枣粥、黄芪枸杞炖乳鸽、北虫草炖鸭等食疗养肺。

❹ 有节制，不过劳

生活失调、过度劳累，会降低呼吸道防御能力，引起疾病发作。慢阻肺患者生活要有规律，凡事有节制，劳逸结合，避免过度用嗓、熬夜、疲劳，还需戒烟。

❺ 畅情志，顺呼吸

慢性病患者大多情绪不佳，慢阻肺常与焦虑、抑郁情绪相伴。患者应注重情志养生，精神内守，多参与集体活动，多与人交流，保持心情舒畅，则呼吸顺畅，有利于疾病康复。

❻ 中医药，防治调

慢阻肺患者可进行中西医结合综合治疗，在规范使用吸入性支气管舒张剂等药物的基础上，配合中医药治疗，可以使患者获益更大，尤其是在稳定期。中医药扶正固本可以改善患者的体质状态，预防或减轻疾病；中医药对症治疗可以改善患者咳嗽、咯痰、气喘等症状，提高生活质量。膏方调理、穴位敷贴、口服中药等，可扶助机体阳气，驱除体内阴寒之气，以防为治，调治结合，事半功倍。

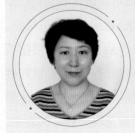

专家简介

石克华　《大众医学》专家顾问团成员，上海中医药大学附属市中医医院肺病科主任、主任医师，上海市中西医结合学会呼吸病专业委员会副主任委员，上海市中医药学会呼吸病分会副主任委员，中国民族医药学会热病分会副会长。

保胃护肠，功夫在日常

同济大学附属同济医院消化内科　许树长（教授）　姜元喜

胃肠道是消化系统的重要组成部分，可以分为3段：上段为食管和胃，位于胸骨后及中上腹部；中段为小肠，主要位于脐周，全长4～6米，是胃肠道中最长的部分；下段为结肠和直肠，也就是人们俗称的"大肠"，长度约1.5米，主要位于脐周及下腹部。

胃肠道与食物的摄入、转运、消化、吸收息息相关。我们吃下的食物在胃肠道内被逐步分解，转化成可以被身体吸收的物质，从而保证身体各器官的健康运行。如果胃肠道功能出现异常，就会影响食物的消化和吸收，从而引发一系列症状。一般地说，食管和胃的疾病，主要表现为胸骨后或上腹部不适、疼痛，以及吞咽困难、反酸、烧心、嗳气、恶心等；小肠和结肠的疾病主要表现为脐周或下腹部不适、疼痛，且常有大便习惯或性状改变，如便秘、大便次数增多、大便不成形、大便变细、大便有黏液或脓血等。

呵护胃肠道，健康生活很关键

饮食与胃肠道健康密切相关。日常饮食应保证食物的多样性，不偏食，不挑食，保持营养均衡；多吃富含膳食纤维的蔬菜、水果、谷类等食物；适当摄入鱼、瘦肉、蛋等高蛋白质食物；少吃高油、高盐、高糖、酸辣刺激性的食物。胃酸分泌过多者，如胃食管反流病患者，应限制甜食的摄入，以免刺激胃酸分泌，加重反流症状；一日三餐应定时定量，避免过饥、过饱，尽量不要漏餐，如不吃早餐等。

健康的生活方式也是维护胃肠功能的重要因素。养成良好的生活习惯，保持规律作息，注意饮食卫生，坚持适当的体育锻炼，保持愉悦心情，等等，均有助于胃肠道健康。值得一提的是，烟酒对胃肠道的影响不可忽视。很多人都知道饮酒对胃肠道有害，却不知道吸烟对胃肠道也有害。吸烟不仅危害呼吸系统，还能诱发胃食管反流病、消化性溃疡、肠易激综合征、消化道肿瘤等多种疾病。从维护胃肠道健康的角度，建议大家戒烟、戒酒。

病变"信号"要留意，定期体检很重要

胃肠道疾病的一大特点是很难单凭症状来判断疾病的严重程度。同样的症状，可能出现于完全不同的疾病或不同的病变阶段。存在以下情况者应及时就医，以免延误疾病的诊治：①胃肠道不适症状反复发作、迁延不愈，尤其是高龄患者；②短期内出现不明原因体重明显减轻；③出现进行性吞咽困难、呕血、黑便、血便等异常情况。

与出现症状后再就医相比，定期体检更有利于早期发现疾病、早期治疗。有胃肠道息肉、炎症性肠病史，以及有胃肠道疾病或肿瘤家族史者，尤应重视定期体检。胃肠镜检查是早期诊断胃肠道疾病的重要方法。很多人对进行胃肠镜检查有较大的心理负担。实际上，随着消化内镜技术的发展，胃肠镜检查的舒适度已有很大提高，且现在还有无痛胃肠镜、胶囊内镜检查，可以满足不同患者的需求。

专家简介

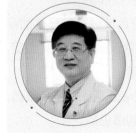

许树长　《大众医学》专家顾问团成员，同济大学附属同济医院党委书记、教授、主任医师、博士生（后）导师，中华医学会消化内镜学分会第八届委员会委员、食管疾病协作组副组长、大肠镜学组委员，中国医师协会内镜医师分会常委、消化内镜专委会常委，国家消化道早癌防治中心联盟成员单位首席专家，上海市医学会消化科专科分会动力学组委员。

读懂"劳模"肾脏的"求救信号"

上海交通大学医学院附属仁济医院肾内科教授 倪兆慧

> 正常人有两个形如"蚕豆"的肾脏，它们是人体的重要器官，为维护人体健康不间断地工作，堪称器官中的"劳模"。

任务繁重，"轻伤不下火线"

除了人们熟知的分泌尿液外，肾脏还"肩负"着一系列繁杂和辛苦的"工作"。首先，作为人体中的"滤网"，肾脏能过滤血中的各种代谢产物，并使它们随尿液排出体外，以维持血容量和酸碱平衡等内环境的稳定。其次，肾脏具有内分泌功能，可生成肾素、前列腺素等多种收缩和舒张血管的因子，从而起到调节血压的作用，这种平衡一旦被打破，就会发生难治性肾性高血压；肾脏还能分泌促红细胞生成素，参与骨髓造血，如果肾脏严重受损，就会出现肾性贫血；肾脏还负责维生素 D 的活化，在调控钙磷代谢方面发挥重要作用。第三，肾脏也是某些激素的降解场所和部分肾外激素作用的靶器官，参与人体多种激素的调节。

肾脏具有强大的代偿能力，往往"轻伤不下火线"。当肾脏病变尚不严重时，患者一般不会感到不适；只有当肾功能恶化到一定程度后，才会导致贫血、高血压、胸闷、恶心、呕吐等不适症状。也就是说，等患者察觉到异常时，病情往往已经比较严重了。因此，肾病又被称为"沉默的杀手"。

读懂"求救信号"，需要做个有心人

早发现、早诊断、早治疗是改善肾病患者预后的关键。想要早期发现肾病，必须学会从蛛丝马迹中"读懂"肾脏的"求救"信号。

尿中泡沫增多、尿色加深、颜面部或双下肢水肿、腰酸、乏力、反复尿路感染、尿量异常、夜尿次数增多、血压升高（尤其是年轻患者）、高尿酸血症或痛风，以及不明原因贫血、恶心、呕吐、皮肤瘙痒等，均可能是肾脏发出的"求救信号"，患者应提高警惕，尽早去医院进行相关检查。

除注意观察是否存在上述症状外，定期进行尿常规、肾功能和肾脏超声检查，也有助于早期发现肾脏病。有肾脏疾病家族史者更应定期接受肾病筛查。

保护肾脏，5点须牢记

肾脏病重在预防，保护肾脏、避免肾脏受伤，须做到以下5点：

❶ 生活方式要改善，坚持清淡饮食（避免高盐、高糖、高脂、高嘌呤饮食）、适量饮水、不吸烟、不酗酒、不憋尿、控制体重、坚持体育锻炼、保持规律作息等。

❷ 避免滥用对肾脏有损害的药物，如镇痛剂、氨基糖苷类抗菌药、造影剂等。

❸ 避免感染，细菌、病毒等感染可引起或加重肾脏疾病。

❹ 积极治疗易造成肾脏损害的疾病，如高血压、糖尿病、高尿酸血症、风湿免疫性疾病等。

❺ 肾脏病患者应遵医嘱坚持服药、定期复诊，延缓病情进展。

专家简介

倪兆慧 《大众医学》专家顾问团成员，上海交通大学医学院附属仁济医院首席专家、肾脏科主任医师、教授、博士生导师、大内科主任，上海市医学会肾脏病专科分会前任主委、腹透学组组长，上海市中西医结合学会肾脏病学分会主委，中华医学会肾脏病学分会常委，中国医师协会肾脏病医师分会常委。

爱肝护肝五要素

上海交通大学医学院附属新华医院消化内科主任医师　范建高

我国在遏制病毒性肝炎方面的长期不懈努力已见成效，甲型肝炎和戊型肝炎呈散发态势，乙肝病毒、丙肝病毒感染率在普通人群中降至6.0%和0.8%左右。然而，随着现代化、都市化、老龄化，以及饮食结构和生活方式的改变，我国成人非酒精性脂肪性肝病患病率已高达32.9%，酒精性肝病在男性成人中的患病率亦高达12.9%。因此，我国至今仍是肝病（特别是肝硬化和肝癌）的高发地区，每年仅死于肝癌的就有40万人左右（占全球肝癌病死人数的47%）。只有全民参与、共同行动、防治结合，才能全面遏制肝病危害。

1 接种疫苗

病毒性肝炎至今仍是我国常见传染病之一，接种疫苗是最经济、有效的预防方法。甲肝疫苗、戊肝疫苗可用于预防甲肝和戊肝，而乙肝疫苗则可同时预防乙肝和丁肝，因为丁肝病毒与乙肝病毒是一种"狼狈为奸"的关系。遗憾的是，至今仍无有效预防丙肝的疫苗。

2 洁身自好

不共用剃须刀、牙刷、指甲钳，不去不正规的场所文身、穿耳洞、美容，采用一次性医疗用品，拒绝毒品和滥交，有多个性伴侣者性生活时规范使用安全套，等等，可以有效预防通过血液、性和母婴途径传播的乙肝、丙肝、丁肝。戒酒或避免长期过量饮酒可有效防治酒精性肝病。

3 饮食卫生

养成良好的卫生习惯，把好"入口"关，可以有效预防甲肝和戊肝，如勤洗手，不喝生水，蔬菜、水果要洗净，肉类、海产品等动物性食品要煮熟烧透，等等。

4 少吃多动

为预防肥胖、肌少症及相关代谢紊乱和脂肪肝，应做到以下几方面：节制饮食，每餐只吃七八成饱；平衡膳食，种类多样，粗细搭配，多吃蔬菜，适量吃水果，少吃富含饱和脂肪酸、胆固醇及嘌呤的食物；不喝可乐、奶茶等含糖饮料，不吃夜宵；避免久坐，每周坚持150分钟以上的中等强度有氧运动；等等。

5 合理用药

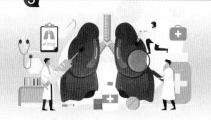

一方面，肝病患者应科学治疗，"挽救"受伤的肝脏：及时就医，规范治疗，丙肝已可治愈，乙肝亦可通过长期治疗得到有效控制；脂肪肝患者应在医生指导下进行科学的运动、饮食和药物治疗。另一方面，"是药三分毒"，无论用什么药都要遵照医嘱，并定期随访，以免引起药物性肝损伤。

专家简介

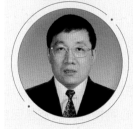

范建高　《大众医学》专家顾问团成员，上海交通大学医学院附属新华医院消化内科主任、二级教授、博士生导师，中国医师协会医学科普分会肝病科普专业委员会主任委员，中国医药生物技术协会理事兼慢病管理分会主任委员，中国肝炎防治基金会理事，上海市医学会肝病专科分会名誉主任委员。

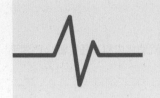
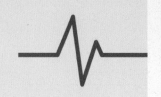

生活节奏日益加快的今天，人们对于自身的健康情况愈加重视，减肥已成为不少人关注的话题。当看到心超检查单上出现"心肌肥厚"这个词时，不少人疑问陡升：心脏也会肥胖吗？身材走样令人担忧，心脏肥胖又该怎么办呢？

心脏也会"过劳肥"

上海交通大学附属第六人民医院心内科　陈　昱　沈成兴（主任医师）

扫描二维码，立即收听

心肌"肥大"非好事

心肌肥厚是指心肌在各种生理或病理因素作用下出现肥大。与躯体肥胖、脂肪肝等脂肪细胞增大所致的"肥"不同，它是肌细胞增大所致。

心脏源源不断地向外周泵出血液，保证全身组织、器官的血液供应。与健身类似，力量的刺激使肌肉得以增长，心肌肥厚便是心脏在长期负荷增加的情况下发生的反应。当人们剧烈运动、熬夜时，机体耗氧量增加，需要更多的血液供应。为了在负荷增加的情况下完成任务，心肌细胞会代偿性增大，增强收缩力，使心脏得以维持正常的血液循环。

通过运动锻炼增长肌肉是一种健身方式，但增加心脏负荷致使心肌肥厚并不是好事，而是心脏疲劳过度发出的"呼救信号"。另一方面，肥厚的心肌对血液的需求量会增加，冠状动脉的供血量不能满足心肌增长的需求时会导致心肌缺血，进一步加重心脏负荷，甚至引起心肌细胞死亡、心肌纤维化等病理变化。轻者无明显表现，重者进展为心力衰竭，出现胸闷、心慌、疲乏无力、动则气促等症状。

心肌肥厚可控制

心肌肥厚分为生理性和病理性两种类型，尽管都涉及单个心肌细胞的增大，但各有不同的特点，其预后、转归差别较大。

● 生理性肥厚可以"瘦"回去

生理性心肌肥厚者的心脏质量、单个心肌细胞长度和宽度有轻微增加（10%～20%），但没有间质性纤维化改变。这种心肌肥厚是可逆的，绝大多数患者不会进展为心力衰竭。其常见原因是怀孕、长期高强度运动及贫血等，对因处理可以使心肌"瘦"回去，如：注意休息、减少运动、积极治疗和改善贫血状态等。

● 病理性肥厚可延缓"变形"

与生理性肥厚不同，病理性心肌肥厚的常见原因有：高血压、主动脉狭窄、二尖瓣或主动脉瓣关闭不全、心肌梗死，以及基因突

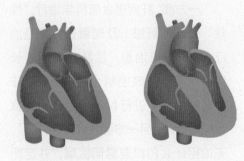

正常心脏　　　　　心肌肥厚

变所致的遗传性心肌病等，会引发不恰当的心脏重构（形态、结构发生变化）和功能障碍，若病情得不到有效控制，最终导致心律失常、心力衰竭，甚至引起死亡。

不同病因引起的心肌肥厚，防治措施不尽相同。常见的高血压、主动脉狭窄等引起的心肌肥厚，应尽早对症治疗，控制原发病，可以延缓心脏"变形"的步伐。

特殊的心肌肥厚
——肥厚型心肌病

肥厚型心肌病（HCM）是常见的心肌病类型，目前认为它是一种与遗传因素相关的进展性心脏病。50%的患者存在家族史，是青少年和运动员猝死的主要原因。全球每500人中就有1人患此病，其中2/3是梗阻性的。

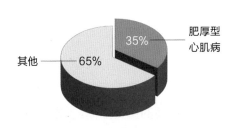

肥厚型心肌病 35%

其他 65%

年轻人猝死原因分析

当有胸闷、晕厥或劳力性呼吸困难等症状时，特别是家族中有猝死先例者，都应尽早进行排查。可通过定期超声、心电图、磁共振成像、冠脉造影、心肺运动功能试验、心源性猝死危险因素筛查及基因筛查，以确定是否患有肥厚型心肌病，并评估、制定后续的诊疗措施。

健康生活，为心脏"减负"

不良生活方式会增加心脏负荷，使其过度"疲劳"，日常生活中要学会给心脏"减负"。

忌 熬夜过劳

近些年来，熬夜现象在中青年甚至青少年中越来越普遍，由此引发了一系列健康问题。熬夜会引起交感神经兴奋，增加心肌耗氧量，心脏的供血、供氧增加，会增加心脏负荷。因此，应规律生活，合理作息，劳逸结合，保证充足的睡眠时间。

忌 剧烈运动

健身已成为现代人的新"时尚"，但剧烈运动、长期高强度运动会增加心脏负担。剧烈运动时，心肌耗氧量急剧上升，心跳明显加快，心脏超负荷"工作"，长此以往，易积"劳"成疾。运动应循序渐进，选择适合自己的运动方式和时间。

忌 暴饮暴食

暴饮暴食不会直接影响心脏，但消化系统耗氧量急剧增加会间接增加心脏负荷；短时间内大量钠盐、脂肪等物质进入体内会导致血压、血脂升高，从而加重心脏负荷；饮用浓茶、咖啡、酒饮料等会使心跳加快，也会增加心脏负荷。**PM**

专家简介

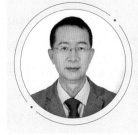

沈成兴 上海交通大学附属第六人民医院心内科主任、主任医师、博士生导师，中国医师协会心血管内科医师分会代谢性心血管病学组副组长，上海市医学会心血管病专科分会心脏介入组副组长，上海市医师协会心血管内科医师分会心脏预防与康复中心工作组组长。擅长心血管疑难危重症的诊治，尤其是复杂冠脉病变的介入治疗。

血糖监测是糖尿病管理的重中之重，其结果有助于评估糖尿病患者糖代谢异常的程度，反映降糖治疗的效果，并为医生制定或调整合理的降糖方案提供客观依据。不过，血糖监测分多个时间段，不同时间段的血糖监测值代表不同阶段的血糖控制情况，时常让患者感到一头雾水。而正确把握血糖监测的时机，是每位糖尿病患者的"必修课"，例如：空腹血糖已经获得良好控制，但糖化血红蛋白仍不达标时，应监测餐后2小时血糖；每日注射两次预混胰岛素的患者必须监测空腹血糖和晚餐前血糖；晚餐前注射胰岛素的患者需要监测睡前血糖；怀疑夜间低血糖者，应监测夜间血糖；等等。

扫描二维码，立即收听

糖尿病患者须有"时间观念"

上海交通大学附属第一人民医院内分泌代谢科主任医师　黄云鸿

[空腹血糖]：须兼顾"空腹"和"检测时间"

空腹血糖代表人体经夜间休息后的基础血糖，反映机体在静息状态下，维护基础生理活动时，胰岛细胞分泌胰岛素的能力，即基础胰岛功能。正常人的空腹血糖值为3.9～6.1毫摩/升，全天血糖以此为基础呈现波动。

许多人知道，空腹血糖要求患者至少8小时无热量摄入，或者禁食过夜10～14小时，即患者在检测前一日晚上10时后不再进食。那么，只要满足这一要求，就算空腹血糖检测吗？其实，这种认识并不准确。因为即使在禁食状态下，血糖也并非恒定不变。到了上午10时左右，血糖水平比上午8时要高。因此，为避免检测时间对血糖检测结果产生影响，一般规定在上午6～8时测定的血糖为"空腹血糖"。

另外，检测空腹血糖前，患者不吃早餐，也不要运动，保持情绪稳定，不可口服降糖药或注射胰岛素。

[餐前血糖]：常于午、晚餐前测得

餐前血糖主要反映上一餐的进餐量、餐后运动量及降糖药物效果，并间接反映餐时的胰岛功能，即人体胰岛细胞对餐后血糖升高的反应能力。餐前血糖是判断降糖药物剂量是否合适的重要指标。此外，测定餐前血糖还可用于发现低血糖，因为餐前是最容易出现低血糖的时间段，尤其当患者在餐前出现心慌、饥饿感等症状时，应注意测血糖。餐前血糖的正常值为3.9～6.1毫摩/升，对于糖尿病患者来说，餐前血糖应控制在4.4～7.0毫摩/升。

餐前血糖，即三餐前的血糖。如果早餐安排在8时前，那么早餐前血糖即为空腹血糖。通常，餐前血糖指午、晚餐前测定的血糖值，即上一次进餐后至再次进餐前，人体处于相对空腹状态的血糖值。也就是说，午餐前和晚餐前的血糖不完全等同于空腹血糖。

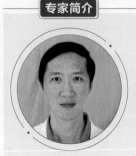

专家简介

黄云鸿　上海交通大学附属第一人民医院内分泌代谢科主任医师、硕士生导师。擅长糖尿病及其并发症，以及甲状腺结节、甲亢、甲减等疾病的治疗。

餐前血糖的监测时间没有严格界限，可于餐前20～30分钟进行，也可以在进餐前测定。如果餐前血糖高于空腹血糖，通常表示上一餐摄入量过多、餐后运动不足或降糖药用量不足。反之，若餐前血糖低于空腹血糖，则反映用餐量过少、餐后运动过多、降糖药用量过大，或存在胰岛素分泌延迟的现象。此时，患者应注意预防低血糖，及时调整饮食和运动，必要时在医生指导下减少降糖药物的用量。

[餐后血糖]：每日血糖"高峰"

餐后2小时血糖可以反映胰岛素分泌能力，尤其是进食后早期胰岛素分泌能力是否良好、降糖药物剂量是否合适。餐后2小时血糖正常值为4.4～7.8毫摩/升；若介于7.8～11.1毫摩/升，则为糖耐量异常；高于11.1毫摩/升，可作为糖尿病的重要诊断依据之一。

所谓"餐后2小时"，是从进食第一口食物开始计时，而非进食完成后。餐后2小时血糖监测的时间误差应控制在5分钟内，超过10分钟即会影响监测结果。

许多患者不解：餐后血糖测定为什么必须是"餐后2小时"？原因有二：一是大多数研究结果都是建立在餐后2小时血糖测定方法基础上的，二是餐后2小时常为血糖值"高峰"。临床上，不少糖尿病患者餐前血糖控制良好，便擅自省去了餐后2小时血糖监测的"麻烦"。而事实上，我国糖尿病患者餐后血糖控制并不理想，仅靠空腹血糖或餐前血糖并不能全面反映血糖控制情况，广大糖尿病患者应加以重视。

[睡前血糖]：临睡前测得的血糖

睡前血糖是反映胰岛细胞对晚餐后血糖升高的控制能力。正常人睡前血糖为4.4～6.1毫摩/升。睡前血糖是指导夜间用药或注射胰岛素剂量的依据，也是衡量晚餐前降糖药剂量是否合适的依据。睡前血糖低于3.9毫摩/升，表示已经有低血糖发生，应适量加餐，并调整治疗方案；睡前血糖低于4.5毫摩/升，提示存在发生夜间低血糖的风险，应在半夜加测血糖或适当加餐，以防止发生夜间低血糖。

正常作息者的睡前血糖一般于21～22时测定。若吃晚餐的时间较晚，应以晚餐3～4个小时后的血糖作为睡前血糖。睡前高血糖，说明晚餐前降糖药或胰岛素剂量不足、晚餐前血糖过高、晚餐量过大。

[夜间血糖]：每日血糖"低谷"

夜间血糖监测主要用于及时发现夜间低血糖，同时有助于鉴别清晨高血糖的原因。经治疗血糖已接近达标但清晨血糖高者，可能是降糖药剂量不足，也可能降糖药超量导致的反应性高血糖，此时须通过监测夜间血糖情况进行判断。

夜间血糖一般是指凌晨2～3时的血糖，是一天人体血糖的低谷。夜间血糖的正常值为4.4～6.1毫摩/升，一般每月监测1～2次即可。ＰＭ

 专家提醒   除了解每日不同时间段血糖监测的意义和正确方法外，患者还需要有血糖"年检"的观念。每周至少测3～6次血糖，包括空腹血糖和餐后2小时血糖；每3～4个月检测1次糖化血红蛋白，了解近2～3个月血糖控制情况；每6～12个月检测1次血清胰岛素、C肽，了解胰岛细胞功能。

肝纤维化、肝硬化 大不同

上海交通大学附属第一人民医院消化科
张启迪 陆伦根（主任医师）

消化科门诊有很多慢性肝病患者。一天，我们坐诊时遇到2位慢性乙肝患者。

先来的是一位40岁的男性，发现乙肝病毒感染10余年，此次检查显示"乙肝小三阳"，HBV DNA中度升高，转氨酶轻度升高，肝脏弹性超声（瞬时弹性成像）检查提示进展期肝纤维化，血常规、甲胎蛋白和腹部彩超检查未见异常。我们建议患者进行抗病毒治疗：首先，随着治疗的推进，肝纤维化会减轻甚至逆转；其次，在这个阶段开始进行积极治疗，一般不会对生活质量及寿命产生太大影响。

后面又来了位50岁的男性患者，发现乙肝病毒感染30余年，一直未重视，此次因呕血到我院急诊科就诊。急诊医生给予初步治疗后，建议其至消化科进一步诊治。患者在急诊做了一些初步检查，发现肝硬化、脾大、大量腹水，血常规检查提示重度贫血、血小板减少。我们一边安排患者住院，一边告知家属：患者已进入肝硬化失代偿期，生活质量及预后均不佳，当前先进行抗病毒治疗和针对呕血、腹水的治疗；待病情稳定后，可考虑进行肝移植相关评估。

为什么同一种疾病会出现如此大的差别？这与疾病处于不同阶段有关。那么，肝纤维化和肝硬化有哪些不同呢？

阶段不同

肝纤维化和肝硬化处于同一病理过程的不同阶段。

肝纤维化是指肝脏细胞外基质（即胶原、糖蛋白和蛋白多糖等）的弥漫性过度沉积与异常分布，是肝脏对慢性损伤的病理性修复反应，是各种慢性肝病向肝硬化发展过程中的关键步骤，也是影响慢性肝病预后的重要环节。肝纤维化进一步发展，可引起肝小叶结构紊乱，肝细胞结节性再生，形成假小叶结构，即肝硬化。

目前，肝活检组织病理学检查是肝纤维化诊断的"金标准"。按组织学分期，肝纤维化分为S0～S4：S0为无纤维化；S1为轻度纤维化；S2为中度纤维化；S3为进展期纤维化；S4为肝硬化。根据有无并发症，肝硬化又可分为两期：代偿期和失代偿期。由此可见，从肝纤维化发展到肝硬化是一个连续的从"量变"到"质变"的过程。

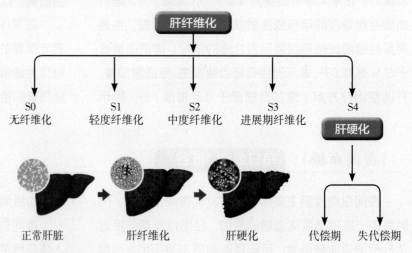

特征不同

由于肝脏具有强大的再生和代偿能力，所以肝纤维化和代偿期肝硬化患者一般无明显症状。部分患者可有右上腹不适、乏力、食欲减退、消化不良、腹泻等症状，常于劳累或精神紧张后出现。

延伸阅读：各期肝硬化的临床特征

分期	代偿期肝硬化			失代偿期肝硬化		
	1a期	1b期	2期	3期	4期	5期
特征	无显著门静脉高压，无消化道静脉曲张	有显著门静脉高压，无消化道静脉曲张	有消化道静脉曲张，无消化道出血及腹水	有腹水，无消化道出血	有消化道出血，伴或不伴腹水、肝性脑病	出现脓毒症，消化道出血难以控制或顽固性腹水，发生肝肾综合征、肝性脑病等多器官功能损伤

随着疾病的进展，肝脏无法代偿，即进入失代偿期肝硬化阶段，以肝功能损害、门静脉高压及相关并发症为特征。患者常表现为腹水、消化道静脉曲张及出血、肝性脑病、肝肾综合征等。

诊断不同

肝纤维化及代偿期肝硬化无特异性症状，容易被忽视。血清学指标、超声、CT及磁共振等常用检查方法，诊断肝纤维化及代偿期肝硬化的敏感性和特异性不强；而肝穿刺活检有创伤，不宜大规模开展。瞬时弹性成像技术可直接检测肝脏硬度，弥补了上述检查方法的不足，是诊断肝纤维化较好的无创技术。

失代偿期肝硬化患者往往伴有腹水、消化道静脉曲张及出血、肝性脑病等并发症，较易做出临床诊断。

治疗不同

肝纤维化及代偿期肝硬化的治疗目标是阻止与逆转肝纤维化，改善患者的肝脏功能和结构，提高生活质量，延长寿命。目前尚无批准用于治疗肝纤维化的西药，有些中成药有一定作用，但尚需要积累更多的证据。

病因治疗是肝纤维化和代偿期肝硬化治疗的基础，比如：慢性病毒性肝炎患者应进行抗病毒治疗；非酒精性脂肪性肝病患者应控制体重，改善相关代谢紊乱；酒精性肝病患者应戒酒；自身免疫性肝病患者应采用激素和免疫抑制剂治疗；等等。此外，慢性炎症反应是纤维化形成及进展的驱动力，抑制肝脏炎症、保护肝细胞和抗氧化是抗肝纤维化的重要措施，一些抗炎保肝药物有一定疗效。

对失代偿期肝硬化，主要措施是对症治疗，处理相关并发症，同时进行病因治疗。

需要提醒的是，肝纤维化和肝硬化患者的肝癌发生风险都明显增加，应及时进行肝癌的筛查。

预后不同

肝纤维化及部分代偿期肝硬化患者经过积极治疗，病情可以减轻或逆转，预后较好。失代偿期肝硬化患者预后相对较差，生活质量较低，5年生存率不超过50%；一旦出现消化道出血、肝性脑病等并发症，5年生存率将低于10%。因此，早期发现肝纤维化及代偿期肝硬化并及时治疗，具有重要意义。**PM**

专家简介

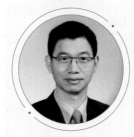
陆伦根 《大众医学》专家顾问团成员，上海交通大学附属第一人民医院消化科主任、主任医师、教授、博士生导师，中华医学会肝病学分会副主任委员，中国医疗保健国际交流促进会消化病学分会常委，上海市医学会肝病专科分会副主任委员。擅长肝脏、食管、胃肠道疾病等消化系统疾病的诊治。

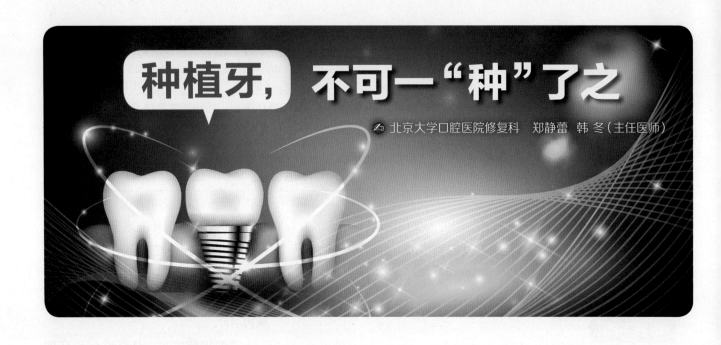

种植牙，不可一"种"了之

北京大学口腔医院修复科　郑静蕾　韩　冬（主任医师）

种植牙成缺牙"好帮手"

第四次全国口腔健康流行病学调查显示，我国中老年人牙周健康率不足15%，65～74岁的老年人缺牙率约为86%，平均存留牙数为22.5颗/人，即人均缺失9.5颗牙齿。此外，外伤造成的牙齿脱位或牙齿折断也是牙齿缺失的常见原因，患者多为中青年人。

近年来，种植牙已成为牙齿缺失的重要治疗方式，我国种植牙数目呈高速增长趋势，从2011年约13万颗升至2020年约406万颗。不过，装了种植牙也并非一劳永逸，需要定期复查和维护。

种植牙"延年益寿"的前提：正规治疗与规律随访

据统计，种植牙在保护得当的情况下，5年治疗成功率在85%以上，10年治疗成功率在80%以上。这意味着，80%以上的种植牙可正常使用10年以上。

种植牙的寿命长短，与其自身品质、表面性状、直径、长度，以及患者牙齿周围骨质和骨量、全身情况、饮食习惯、是否吸烟等息息相关。做好种植术前设计及准备、规范术中操作、术后定期复查，是提高种植成功率的关键。因此，患者应选择正规医院进行种植牙修复治疗。

此外，种植修复治疗以后，定期复查很关键。种植牙由多个结构组成，不同结构间依靠螺丝或黏接剂固位。外界不良因素可导致种植牙内部结构出现轻微移动，逐渐产生缝隙，此时若处理不及时，可能导致种植牙松动、折断、感染，甚至脱落等。

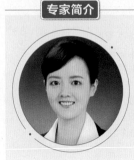

专家简介

韩　冬　北京大学口腔医院修复科主任医师、副教授、博士生导师，中华口腔医学会口腔遗传病与罕见病专委会常委。擅长微创美学修复、前牙美学修复、种植固定修复等。

发现"故障"，及时"报修"

● 牙缝变大，进食时塞牙

原因：种植牙邻接触消失，原本紧贴在一起的种植牙与相邻牙齿之间产生了间隙。此情况多为与种植牙相邻的天然牙齿发生移位造成。

● 种植牙"变短"

原因：与种植牙相邻的天然牙发生生理性萌出，导致两者高度不协调，常发生于处在生长发育阶段的青少年患者。

● 种植牙"变长"

原因：发生了种植牙周围牙龈萎缩。该情况与种植时机、患者牙龈薄厚、牙龈类型等相关。一般来说，较厚、较韧的牙龈出现种植牙牙龈退缩的风险较低。

● 种植牙周围牙龈红肿、流脓、松动

原因：发生了种植体周围炎与种植体周围黏膜炎，即种植牙周围牙龈或牙槽骨感染。常见于口腔卫生状况不佳、长期吸烟、有牙周病史和糖尿病史的患者，是导致种植失败的主要原因之一。

● 种植牙内部螺丝松动

原因：种植牙内部螺丝与其周围相关结构长期存在微小的位移，引起"螺丝疲劳"，可能出现螺丝松动。

● 种植牙崩瓷、"扎舌头"

原因：目前，种植牙牙体大多由氧化锆全瓷修复材料制成，并使用树脂材料封闭种植牙的中央螺丝孔。若患者咬合力过大、咀嚼过硬食物或出现异常咬合力时，种植牙存在崩瓷风险；螺丝孔封闭树脂处为咬合较为薄弱的位置，存在脱落风险。患者常因种植牙"有洞"、崩瓷边缘锐利"扎舌头"而就诊。

以上常见"故障"均可通过定期就医复查而避免或解决。

特 别 提 醒 **种植修复后，不忘4点注意**

1 重视口腔卫生

接受种植牙治疗的患者应每半年至一年进行一次全面的口腔检查，必要时进行牙周治疗。掌握正确的刷牙方法，每次配合使用牙线、牙缝刷或冲牙器，避免食物残渣残留，保持口腔卫生。

2 尽量避免咬硬物

由于种植牙与牙槽骨有一个生理结合的过程，因此种植牙治疗后初期，应以较软的食物为主，逐渐负重。以后也应避免咬坚硬、较韧的食物，如螃蟹壳、坚果壳、牛肉干等。

3 养成良好的咬合习惯

进餐时，应使用双侧后牙同时咀嚼，避免单侧咀嚼。咬合力较大的男性患者，或存在夜间磨牙等异常咬合力患者，应配合佩戴软牙合垫，减轻种植牙的异常受力。

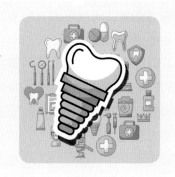

4 定期复查

种植牙治疗后1个月、3个月、6个月，各复查一次，之后每年定期复查。一旦种植牙出现松动、崩瓷、感染等异常情况时，患者应及时就医。**PM**

骨折后， "静养"还是"动养"

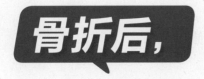

同济大学附属东方医院急诊创伤外科　刘 林　王 韬（主任医师）
上海交通大学医学院附属精神卫生中心主管护师　马春燕

骨折康复，要"动""静"结合

"伤筋动骨一百天"这句俗语常让人们认为，骨折后需要长期"静养"，才有利于康复。但事实上，长期卧床可使骨折患者出现肢体水肿、疼痛、关节僵硬，甚至骨折延迟愈合或不愈合等后果，老年患者还可能发生褥疮、坠积性肺炎等问题。骨折的治疗须兼顾"平衡、稳定、功能、形态"四方面。除早期的外科手术治疗外，术后康复不容忽视。

骨折的愈合期分三阶段：血肿炎症机化期（约 2 周）、骨痂形成期（4～8 周）与骨板形成塑形期（8～12 周）。在骨折康复过程中，"静养"与"动养"应贯穿康复全过程。

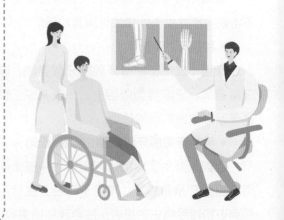

早期：以"静养"为主

骨折康复早期（即血肿炎症机化期和骨痂形成期），应以"静养"为主，"动养"为辅。此时若过度运动，可能导致已复位的骨折断端再次移位，造成骨折延迟愈合、畸形愈合甚至不愈合。在这个阶段，应避免受伤肢体负重，让"受伤"骨骼有充分的时间愈合，也就是所谓的"静养"。值得注意的是，"静养"并不代表让伤处保持长期静止状态，可以适当尝试不负重的训练项目，以改善肢体血供和肌肉力量，消除肿胀，防止肌肉萎缩。

以小腿骨折内固定术为例，患者在术后第二天就可以进行"踝泵"训练，即以踝关节为中心进行有规律的跖屈（绷脚尖）、背伸（勾脚背）动作，以促进下肢血液循环和淋巴回流。还可在患肢膝盖下方垫一块软毛巾，通过膝盖向床面按压的方式紧绷股四头肌，进行主动的静力性等长收缩练习。此外，患者还可在医生指导下使用持续性被动运动装置，防止关节功能受限。

后期：循序渐进地进行负重训练

骨折康复后期（即骨板形成塑形期），骨痂不断地被板层骨代替。在这一阶段，随着肢体活动和负重增加，骨痂会随着生物力学的应力作用不断修正，达到骨骼重新塑形的作用，以恢复骨折前状态。相对于之前的"静养"，此时宜侧重于患肢负重后的活动和锻炼，即"动养"。负重起始时间主要依据骨折部位、治疗方式、固定后稳定程度，以及患者年龄、骨质情况等综合考量。

以下肢骨折为例，患肢负重应从患者体重的 10％开始，逐渐增加至 20％、30％等，康复过程可借助支撑工具完成。高龄者，以及高血压、冠心病等疾病患者，应注意避免过分用力或憋气等情况，遵循"循序渐进、强度适宜"的原则。PM

刘大爷患帕金森病多年，有时吃饭会发生呛咳，通常多咳嗽几下就好了。但前几天发生呛咳后，刘大爷断断续续地一直咳嗽，后来又出现胸闷、胸痛，还发起了低热，家人赶紧送他到医院。医生仔细询问病史并进行了检查，最终诊断刘大爷患有吸入性肺炎，需住院治疗。呛咳怎么会引发肺炎呢？

一发不可收拾的 呛咳

上海交通大学附属第一人民医院呼吸与危重症医学科副主任医师　包登平

"误吸"可引发肺炎

吸入性肺炎是指意外吸入口咽部的物质（如食物、化学剂及其他刺激性异物）引起的化学性肺炎，以及吸入含有致病菌的口咽内容物后发生的细菌性肺炎。胃内容物反流到口腔或喉部，再被吸入气道和肺，也会引起吸入性肺炎。发生误吸后，患者会出现刺激性呛咳、气急甚至喘息。但长期反复发生误吸者可能没有刺激性呛咳或气急症状，容易被漏诊。

吸入性肺炎会引起明显的感染症状，患者会出现咳嗽、胸闷、胸痛、发热等不适。发生吸入性肺炎后，主要采取抗感染和其他支持治疗。通常情况下，吸入性肺炎比普通肺炎更严重，部分患者抗生素使用时间更长，而且存在需要气管插管及机械通气的风险。

四类人易发生"误吸"

很多人都发生过呛咳，但咳一会儿就好了。不过，以下人群发生误吸后，则可能引起吸入性肺炎。

❶ **儿童和老人**　幼儿吞咽功能尚未发育完全，儿童缺乏安全意识，老年人吞咽功能下降、反应较迟钝，这些人容易发生进食后呛咳，甚至引起吸入性肺炎。

❷ **某些疾病患者**　肿瘤、癫痫、帕金森病、脑卒中等慢性病患者，以及食管狭窄、智力障碍等人群会出现吞咽功能障碍，误吸风险明显增加。

❸ **醉酒者**　人在醉酒后，咳嗽反射减弱，加上胃内容物增加、反流加剧，容易发生误吸，甚至引发吸入性肺炎。

❹ **其他**　口腔卫生条件差，残留食物或产生异常分泌物，也是误吸的高危因素；营养不良、肺功能下降或血糖控制不佳等因素都会造成机体抵抗力下降，也是发生吸入性肺炎的危险因素。

上述高危人群，尤其是高龄者、有心脑血管和肺部基础疾病者，应警惕生活中的不良习惯带来的误吸风险。进餐时应注意：要小口进食，不要仰卧、仰头进食，吞咽时不要急于讲话或大笑，等等。

大量"误吸"应及时就医

有些人在发生呛咳时，希望通过喝水将其"压制"。其实这种做法是错误的，反而可能加重呛咳，甚至造成水液误吸。引起吸入性肺炎的往往是液体或小颗粒物质。一旦发生呛咳，采取恰当的处理措施能够减轻症状，避免吸入性肺炎的发生。

如果误吸量较少，机体会启动自然防御功能，如声门闭合、启动咳嗽反射等，帮助排出、清除异物。有意识地加强主动咳嗽，可进一步清除误吸物。

如果发生大量误吸或反复多次误吸，患者应禁食，保持气道通畅，并及时求医。行为能力下降的老年人发生误吸时，家属应使其侧卧，头低脚高，由下而上地扣拍其背部，促进吸入物排出。若患者出现呼吸困难、气促、不能言语、脸色苍白甚至青紫，应立即呼叫救护车，将其送至医院急救。**PM**

┫生活实例┣

半年前，小李无意间发现自己右手大拇指的指甲下有一米粒大小的黑点。由于没有疼痛等不适感，他对此并不在意。最近，小李突然发现甲下黑点变大了，急忙去医院就诊。医生为小李进行了手术治疗，术后病理结果提示为：甲母痣。医生告诉小李，甲下黑点逐渐变大须引起重视，否则一旦恶变为黑色素瘤，后果不堪设想。

不容忽视的甲下黑点

✍ 山东省立医院手足外科　刘焕龙　王增涛（主任医师）

【 "凶狠"的甲下黑色素瘤 】

黑色素瘤是黑色素细胞恶变而来的肿瘤，恶性程度非常高。2018年全球癌症统计数据显示，估计全球新发皮肤黑色素瘤病例数超过28万，死亡病例数超过6万。近年来，黑色素瘤的发病呈增长趋势，我国每年新发黑色素瘤病例约2万人，死亡率也呈逐年上升趋势。

在我国，黑色素瘤好发于肢端皮肤（如足底、足趾、手指末端和甲下等部位）。甲下黑色素瘤生长于指甲、甲床部位，好发于中老年及女性，主要表现为局部黑褐色斑点、丘疹或小肿物，往往会"挤压"其上方的指甲，引起指甲破损，表现为局部出血、疼痛等。黑色素瘤恶性程度高，发现越早，治愈可能性越大，预后越好。

黑色素瘤

【 甲下黑点，还有5种可能 】

当然，并非所有甲下黑点都是甲下黑色素瘤，还有以下几种情况：

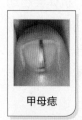

❶ **甲母痣**　甲母痣是由含有色素的痣细胞所构成的皮肤良性肿瘤，类型众多，多呈深褐或墨黑色，也有没有颜色的无色痣。甲母痣多为良性，一旦发生恶变，恶性程度极高，治疗效果不理想。因此，一旦发现甲下黑点变大、颜色变深，患者须尽早就诊。

甲母痣

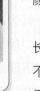

❷ **甲下积血**　甲下黑点随指甲生长向指甲远端移动，一般没有疼痛等不适感，黑点的大小无明显变化，一般无需处理。当甲下黑点逐渐变大或出现搏动性疼痛时，患者须就医治疗。

甲下积血

❸ **化脓性肉芽肿**　表现为穿透指甲的红色或暗红色圆形隆起的肉芽组织，有逐渐增大趋势，多由创伤引起。化脓性肉芽肿可在数周或数月内迅速增长，易破溃、出血和溃烂，疼痛不明显，患者须及时就医处理。

化脓性肉芽肿

❹ **血管球瘤**　血管球瘤是一种少见的良性血管肿瘤，起源于神经肌动脉球（血管球）。血管球的直径约1毫米，血管球瘤的直径多为2~5毫米，剖开瘤体可有血液流出。甲下是血管球瘤的好发部位（占75%），常表现为典型的"三联征"：阵发性烧灼样疼痛、定位精确的触痛、对冷刺激非常敏感。手术切除是治疗甲下血管球瘤的最佳方法。

血管球瘤

❺ **甲下异物**　异物嵌入指甲中可表现为甲下黑点，常伴有疼痛，需及时取出。**PM**

甲下异物

得了脂肪瘤，患者常被医生告知：良性肿瘤不要紧，不用治疗。但不少患者仍担心：脂肪瘤越长越大、越长越多怎么办？会不会恶变？还有不少患者心存疑惑：为什么会越切越多？能否预防复发？

脂肪瘤虽"不要紧"，但不能置"脂"不理

上海交通大学医学院附属第九人民医院皮肤科　陈 骏　徐 慧（主任医师）

有多有少，可深可浅

脂肪瘤是一种比较常见的软组织良性肿瘤，由成熟脂肪细胞构成，质地柔软，边界清楚，可推动。好发于肩、背、颈、乳房和腹部，其次为四肢近端（如上臂、大腿、臀部）。脂肪瘤多见于 30～60 岁中年人，儿童少见，男性发病率高于女性，这与男女脂肪分布特点不同有关。

根据数量多少，脂肪瘤可分为单发性和多发性。根据发生部位，脂肪瘤可分为浅表脂肪瘤和深部脂肪瘤。浅表脂肪瘤位于皮下，可触及，较易发现。深部脂肪瘤可见于肢体深部和肌腹之间，一般沿肌肉生长，可深达骨膜，但很少侵犯邻近骨骼，无明显症状者不易被发现。

本性"温和"，不必处理

大多数脂肪瘤本性"温和"，患者不必惊慌，及时去医院皮肤科或普外科就诊，排除其他病变可能。浅表脂肪瘤常可通过体检结合影像学检查（如 B 超、CT、磁共振）明确诊断。超声检查可以了解肿物的位置、大小、质地，以及周围血运情况。若经上述检查后怀疑为恶性病变时，可进一步做病理检查。

脂肪瘤大多生长缓慢，很少恶变。大多数患者无不适症状，不影响健康，不需要处理。浅表脂肪瘤患者可以观察，深部脂肪瘤患者可以定期去医院复查。

表现"不乖"，需要切除

当原本"温和"的脂肪瘤表现"不乖"时，需要提高警惕，必要时可进行外科手术切除。如：脂肪瘤体积较大（直径超过 5 厘米）、生长速度过快；伴疼痛、破溃、表面出血等其他症状；脂肪瘤生长部位特殊，影响患者正常生活、工作或劳动；深部脂肪瘤压迫周围器官或神经，引起不适症状。此外，有美观需求者也可以考虑手术。

多发性脂肪瘤通常瘤体较小，随着病情进展，有的患者可逐渐出现几十个甚至上百个脂肪瘤，造成严重困扰。这种情况一般难以一次性切除干净，切除后也可能会复发，所以首选较大或者导致不适症状的脂肪瘤进行手术治疗，其余的可以选择保守治疗。

目前针对脂肪瘤的治疗方法并不多，没有特效药物，最有效的治疗方案依然是手术。尤其是当脂肪瘤自发萎缩，发生钙化、液化，或短期内生长较快时，首选外科手术切除。PM

延伸阅读

脂肪瘤会越切越多吗？

有传言称，脂肪瘤会越切越多。虽然确有患者在单个脂肪瘤切除后，又长出多个脂肪瘤，但这是疾病本身的特性，即使不切除，脂肪瘤也可能增大或增多。脂肪瘤切除后复发，是困扰医生和患者的一大难题。对医生而言，术中干净、彻底地清除瘤体，保证脂肪瘤包膜的完整性可以有效降低术后复发率；对患者而言，应养成良好的生活习惯，减少诱发因素的刺激，如肥胖、糖尿病、高胆固醇血症等。

追求"生鲜"，当心布鲁菌病

上海市疾病预防控制中心食品安全科　宋 夏　罗宝章（副主任医师）

近日有新闻报道，福建一名8岁男孩反复发热两个月，经过排查，医生确认病因为布鲁菌感染，而根源是家长认为生羊奶更新鲜、更营养，给孩子喝了现挤的羊奶。

布鲁菌病是世界范围内分布最广的人畜共患病之一。当绵羊、山羊、奶牛或骆驼等动物被布鲁菌感染时，它们的奶也会被细菌污染。食用未经高温杀菌或加工的奶及其制品，是人感染布鲁菌最常见的方式。

布鲁菌病易误诊，可致残

布鲁菌病的症状可在初次接触布鲁菌后 5 天至 5 个月内出现，可持续数天至数年，主要表现为发热、出汗、乏力、厌食、头痛、关节痛、肌肉痛等。成人和儿童感染后的症状不同，儿童患者中以皮疹、睾丸炎、附睾炎，以及呼吸系统和心脏并发症常见。

由于布鲁菌感染后症状广泛，缺乏特异性，故难以通过症状判断，很容易被误诊为其他疾病。人感染布鲁菌后的病死率低于 2%，但如果未得到及时诊断和治疗而发展至布鲁菌病慢性期，则有很高的残疾率，需引起重视。食用过未煮熟的肉类或未经高温消毒的奶制品后出现相关症状者，应尽快就诊，并如实告知医生相关饮食史，以便医生准确地判断病情。

动物制品均应烧熟煮透，"以绝后患"

接触感染动物和食用未经彻底杀菌的动物制品也是布鲁菌的主要传播途径。据报道，我国布鲁菌感染病例中，有 79.4% 的患者与患病动物有过密切接触，11.5% 的病例食用了生肉或奶制品。除奶制品外，感染布鲁菌牲畜的肉和内脏都有布鲁菌存在，且布鲁菌在生肉中可存活 4 个月，在腌肉和冻肉中可存活 15 ~ 45 天。2020 年，湖南曾报道一位居民在剁羊肉时因羊血溅入眼睛而感染了布鲁菌。因此，大家在食用动物制品时，需注意以下几点，以免感染。

① 消费者应在正规商场、超市或管理制度较健全的农贸市场购买经国家相关部门检疫合格的肉制品。

② 大家在切割、清洗和接触肉类等动物制品的过程中应注意防护，防止致病菌经眼睛或手部伤口感染人。

③ 烹饪动物制品时应烧熟煮透，切勿生食，并注意厨具和餐具生熟分开。

④ 如果居民想享用新鲜、天然的生乳，在没有巴氏杀菌设施的情况下，加热可作为一种有效的杀菌方式。将生乳煮沸几分钟后再饮用，可有效预防布鲁菌感染。**PM**

有些人每到冬季就会手脚冰冷。为抵御寒冷侵袭，除添衣加被和适度运动外，是否可以吃些暖身的食物呢？若热量摄入过多，发胖了怎么办？

"暖身"食物热量高?

吃对不怕胖

✍ 上海交通大学医学院附属瑞金医院临床营养科
顾晓寒　施咏梅（副主任医师）

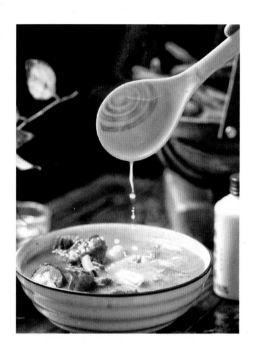

增加产热营养素供给

人类通过摄取食物获得维持生命活动所需的热量和营养素。一般情况下，人体供能会优先利用碳水化合物，其次是脂肪和蛋白质。而在寒冷环境下，人体的能量消耗增加，脂肪成为供能的"主力军"。很多人对脂肪唯恐避之不及，其实脂肪也是人体必需营养素，摄入不足，膳食供能不够，人就会怕冷。只要保证适宜的摄入量，吃点"脂肪"不会增加心脑血管负担和肥胖风险。

此外，蛋白质也具有很高的"食物热效应"，在人体消化吸收过程中会产生更多的热量，故高蛋白质饮食后会有身体"暖热"感。

在令人瑟瑟发抖的冬季，"暖身"首先要满足每日膳食能量需求，可增加 10%～15% 的能量供给，宜选择含有优质脂肪和优质蛋白质的食物，如禽肉类、蛋类、鱼虾类、大豆类及其制品、坚果和植物油等。

补充温热性食物

中医学认为，食物与药物一样具有寒、热、温、凉"四性"。温热性食物大多具有温里助阳、散寒通脉等作用，是冬季进补的上佳之选，如鸡肉、羊肉、猪肝、鳝鱼、韭菜、洋葱、核桃仁等。相应地，冬季应少吃生冷食物，尤其是胃病患者。

专家提醒

饮酒取暖不可取

酒是温热性食物，传统观念认为其有暖身作用。不过，当血液中的酒精达到一定浓度时，会降低人体对外界温度的敏感性，反而更易着凉，且酒的能量密度和营养密度不高，无法给身体提供足够热量，故不宜选择饮酒暖身。

维生素不能少

在人体三大供能营养素代谢供能过程中，维生素发挥了不可或缺的协同作用。低温条件下，人体对各种维生素的需求增加。增加维生素的摄入，可提高人体对寒冷的适应能力。

冬天虽是大口吃肉的好时机，但也要摄入新鲜的蔬菜、水果，以保证维生素的摄入量。

保证含碘丰富的食物

在寒冷的刺激下，大脑会发出增加产热的指令，而甲状腺素就是"传令官"。碘是合成甲状腺素的重要成分，主要来源于食物。冬季气温下降，碘的消耗量增加，如果饮食摄入不足，容易缺碘，导致甲状腺素合成不足，引起体温偏低，御寒能力下降。因此，冬季应适当增加碘的摄入量（成人每日 120 微克）。富含碘的食物包括海带、紫菜、海参、海蜇、加碘盐等。甲状腺疾病患者是否需要补充碘，应咨询医生。**PM**

预防老年痴呆，
饮食来帮忙

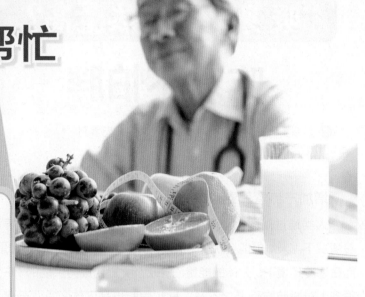

阿尔茨海默病（AD），俗称"老年痴呆"，是一种以认知功能减退为主要表现的神经系统退行性疾病。它不仅严重影响老年人的生活质量，也给家庭和社会带来沉重负担。研究表明，膳食模式及营养状况与老年痴呆的发病率有密切关系。有针对性地调整饮食，有助于保护大脑认知功能、预防和改善老年痴呆。

海军军医大学第一附属医院临床营养科
王冠丹　郑　璇（副主任医师）

大量研究证实，某些膳食因素与老年痴呆发病风险存在关联。美国营养流行病学家 Morris 以公认的健康饮食模式——地中海饮食和终止高血压膳食疗法（DASH 饮食）为基础，对研究证实与脑部健康相关的食物进行调整，设计出了 MIND 饮食。研究发现，坚持 MIND 饮食可以降低老年痴呆的发生风险。MIND 饮食发挥作用与降低人体内氧化应激和炎症反应，以及减少有害的 β 淀粉样蛋白有关。

鼓励选择的食物

❶ 蔬菜

每天都要食用，尤其应选择绿叶菜及深色蔬菜（应占总量的 1/2 以上），包括紫甘蓝、胡萝卜、菠菜、生菜、西兰花等。蔬菜能量较低、膳食纤维丰富，有利于调节肠道代谢。同时，其中富含的维生素 C、类黄酮等植物化学物质能改善氧化应激，保护大脑。胃肠道功能较弱或咀嚼功能衰退的老年人可以采取"粗菜细做"的方式，用蔬菜馅饺子、蔬菜泥等方式增加蔬菜的摄入。

❷ 鱼类等优质蛋白质

每周至少吃 1 次鱼，最好选择黄花鱼、带鱼、鲳鱼等海鱼，它们含有大量 n-3 不饱和脂肪酸。禽肉脂肪含量相对较低，脂肪酸组成也优于猪、牛、羊等畜肉，宜优先选择禽肉。

❸ 浆果

《中国居民膳食指南（2016）》建议，成人每人每天应摄入水果 200 ~ 350 克。大家在购买水果时，可以有意识地挑选一些浆果，如葡萄、草莓、蓝莓、猕猴桃、石榴、桑椹等，每周至少吃 2

次浆果。浆果富含的花青素具有抗氧化作用，有助于清除体内自由基。

❹ 全谷物及豆类

全谷物指的是未经精细化加工或虽经碾磨、粉碎、压片等处理，但仍保留麸皮、胚芽和胚乳，以及天然营养成分的谷物，如燕麦、藜麦、荞麦、黑米、小米、青稞等。相比精制谷物，全谷物能提供更多维生素E、B族维生素和膳食纤维，有助于维持良好的代谢功能。MIND饮食推荐每天至少摄入3次全谷物食物，三餐都有全谷物食物可能相对较难做到，可以逐渐添加全谷物，循序渐进。其实，好吃又方便的全谷物食品还是很多的。比如：早餐可以选择全麦面包、杂粮煎饼、燕麦粥、煮玉米等，午餐、晚餐可以选择莜面、荞麦面、杂粮馒头，或在米饭中添加小米、黑米等。豆类也应每天保证摄入，特别是富含多酚和大豆异黄酮的大豆。

❺ 坚果

每周至少吃5次坚果。坚果大多富含具有抗氧化功能的维生素E，有助于清除代谢中间产物过氧自由基，让脑细胞免受自由基引起的氧化应激伤害。中国健康生活方式预防心血管代谢疾病指南推荐每周吃坚果50～70克。《中国居民膳食指南（2016）》建议，成人每人每天应摄入25克以上坚果。宜经常变换摄入的坚果种类，以尽量摄入更丰富的营养物质，可以选择混合包装的原味坚果。

❻ 橄榄油

橄榄油富含单不饱和脂肪酸，是一种比较健康的食用油，相对于其他烹调油，有利于维持血脂健康和脑代谢，预防脑血管问题。如果有条件，可以选择橄榄油作为烹调油。煎、炸、爆炒等方式易使橄榄油中的营养物质在高温下被破坏，故宜用蒸、水煎、凉拌、"热锅冷油"等低温烹调方式代替，以免其营养价值"大打折扣"。

尽量避免食用的食物

流行病学研究表明，长期进食大量高脂肪、高蛋白质及富含精制碳水化合物的食品，发生认知功能障碍的风险显著增加，胆固醇等物质可加剧认知功能的损害。老年人平时尤其应避免摄入以下食物：

❶ 动物脂肪及人造黄油

人造黄油中含有大量反式脂肪酸，会对脑血管和代谢系统造成伤害。添加人造黄油的常见食物包括起酥面包、部分蛋糕和冰淇淋等，可查看其食品标签，避免选择含氢化植物油的食品。

❷ 红肉及加工肉类

食用猪、牛、羊肉应控制量，每周不超过320克。少吃或最好不吃加工肉制品，尤其是烟熏和腌制肉类。

❸ 煎炸食物

尽量避免食用煎炸食品，特别是快餐店制作的煎炸食物，因为这些场所的煎炸用油经常反复使用，更容易产生有害物质。

❹ 糕点和糖果

糕点和糖果含有大量添加糖。此外，被很多人认为天然、健康的水果干、蜜饯，实际上都经过了糖渍，含糖量非常高，也应避免或减少食用。**PM**

 食物不是神药，不会吃一次就显著提升健康状态。MIND饮食的实用性就在于，即使人们无法严格执行其饮食模式，但只要遵循它的原则，就会对保护大脑有一定益处。

各地在腊八节有吃腊八粥、腊八蒜、腊八豆腐、腊八面的习俗。这些特色美食，有些制作复杂，有些具有地域特点，未必适合不同人群的口味。如果将这些传统美食进行改良，就能制成简单美味、适合大众的冬季养生药膳。

新 "腊八" 美食

上海中医药大学附属龙华医院
肾病科主任医师 钟逸斐
菜肴制作 李纯静（营养师）

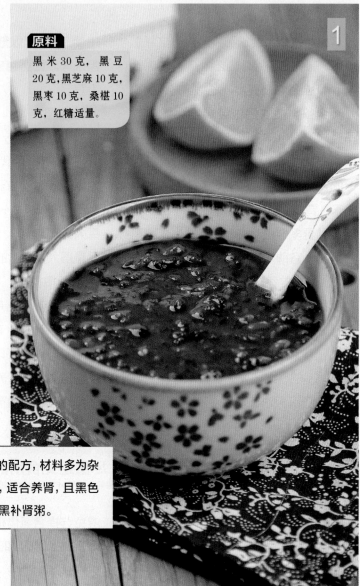

原料

黑米 30 克，黑豆 20 克，黑芝麻 10 克，黑枣 10 克，桑椹 10 克，红糖适量。

1. 五黑补肾粥

腊八粥是流传最广的一道腊八节美食，没有统一的配方，材料多为杂粮、杂豆、干果等。中医五行学说认为，冬季属水应肾，适合养肾，且黑色入肾，黑色食物具有补肾作用。腊八节，不妨做一碗五黑补肾粥。

【做法】将黑豆洗净，浸泡 2 小时；其他材料洗净后与黑豆一起放入锅中，加适量水，熬煮成粥即可。

【食疗功效】黑米是一种药食两用的大米，可滋阴补肾、健脾暖肝、益气活血；黑豆（黑大豆）与黄豆同属于大豆属植物，蛋白质含量高且质量优，肾病患者亦可食用，《本草纲目》记载其有补肾养血、清热解毒、活血化瘀、乌发明目的作用；黑芝麻性平，味甘，可补肝肾、益精血、润肠燥；黑枣由红枣（即大枣）熏焙而成，性温，味甘，可补肾和胃、养血补中；桑椹性寒，味甘，可补肝益肾、养血滋阴。此粥寒温调和，一般人都可食用，尤其适合冬季养生。糖尿病患者食用此粥时可不加红糖。

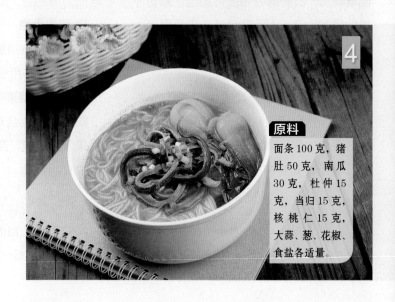

原料

面条 100 克，猪肚 50 克，南瓜 30 克，杜仲 15 克，当归 15 克，核桃仁 15 克，大蒜、葱、花椒、食盐各适量。

2. 乌鸡豆腐煲

豆腐营养丰富，易于消化吸收，是家庭常用食材。腊八豆腐是一种自然晒制的豆腐，有素火腿之称，但制作方法比较复杂，现代家庭大多购买成品食用。推荐一款乌鸡豆腐煲，适合冬季养生。

【做法】乌骨鸡洗净，切成块；大蒜洗净，切成片，与八角、桂皮一起入水煎煮，水沸后再煮 5 分钟；加入鸡块、料酒，水沸后再煮 1 分钟，捞出鸡块，备用；豆腐洗净，切成块；栗子去壳，洗净；枸杞子洗净，与乌骨鸡、豆腐、栗子、陈皮一起放入砂锅中，水沸后改小火煲 2 小时左右，加入食盐调味即可。

【食疗功效】乌骨鸡可补肝肾、益气血、退虚热；栗子可养胃健脾、补肾强筋、活血止血；陈皮可理气健脾、燥湿化痰；枸杞子可滋补肝肾、益精明目。这款乌鸡豆腐煲性味平和，加上一些辛温的调料，在补肝肾、健脾胃的同时，还能起到驱寒暖身的作用。

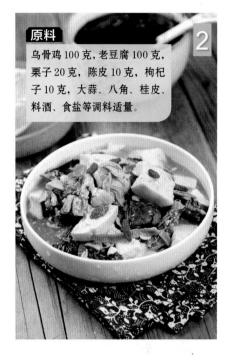

原料
乌骨鸡 100 克，老豆腐 100 克，栗子 20 克，陈皮 10 克，枸杞子 10 克，大蒜、八角、桂皮、料酒、食盐等调料适量。

3. 红糖大蒜水

大蒜性温，味辛，具有暖脾胃、消积滞、解毒杀虫等功效，可防治风寒感冒等病证。北方人喜欢吃腊八蒜，由醋泡制而成，色泽碧绿；南方人喜欢吃糖醋蒜，由糖和醋泡制而成，呈浅褐色。腊八蒜有很好的食疗功效，但辛辣味较浓，有些人难以适应。不妨煮一碗红糖大蒜水，口感相对温和一些。

【做法】大蒜去皮，洗净，切成丝，加水煮沸后加入红糖，小火熬煮10 分钟。

【食疗功效】暖胃驱寒，可增强抗病能力，有助于预防感冒。有眼睛干涩、口舌生疮、大便秘结等热证表现者不宜食用。

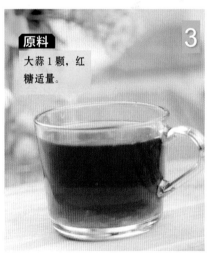

原料
大蒜 1 颗，红糖适量。

4. 金汤猪肚面

有些地区民众腊八节不喝粥，而是吃腊八面。推荐一款金汤猪肚面，适合冬季暖胃补肾。

【做法】猪肚洗净，切成条，焯水后捞出备用；南瓜洗净，去皮，切成片，上锅蒸熟后压成泥；大蒜洗净，剁成碎末；核桃仁去衣，掰碎；杜仲、当归、花椒洗净，加水煎煮 15 分钟，滤去药渣；油锅煸炒蒜末，加入核桃仁、猪肚煸炒，加入药液焖煮 20 分钟；加入南瓜泥，水沸后加食盐调味，即成金汤。另起一锅，面条煮熟，捞出，浇上金汤、撒上葱花即可。

【食疗功效】猪肚性温，味甘，可补虚损、健脾胃；南瓜性温，味甘，可补中益气；杜仲性温，味甘，可补肝肾、强筋骨；当归性温，味甘、辛，可补血活血、润肠通便、调经止痛；核桃仁性温，味甘，可补肾、温肺、润肠。此汤面温补肝、肾、脾、肺，适合体虚者和老年人群冬季保健。**PM**

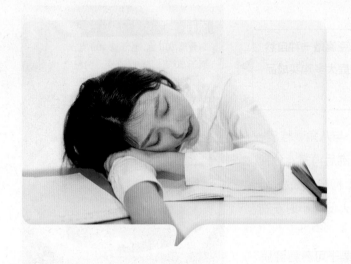

俗话说，"吃饱了就犯困"。食困是很多人都有过的经历，尤其是午饭后，如果不睡一会儿，下午会无精打采。为什么饭后会感到困倦？该如何避免呢？

"食困"如何解

南方医科大学中西医结合医院营养科　韦莉萍（教授）　吴菊英

饭后为何会犯困

首先，饭后身体需要集中大量血液到胃肠部，以利于消化和吸收，而脑部供血相应减少，人就容易感到困倦。

其次，摄入大量碳水化合物可使血液中的色氨酸浓度上升，色氨酸进入大脑后可转化为 5- 羟色胺（又称血清素）。作为一种神经递质，5- 羟色胺对食欲、睡眠、情绪具有重要的调控作用。当大脑中的 5- 羟色胺水平较高时，人们会感到更放松、更容易入睡。此外，5- 羟色胺还参与人体内促进睡眠的激素——褪黑素的合成。富含色氨酸的食物（如牛奶、豆腐皮等）与碳水化合物搭配，可大幅度增加体内色氨酸水平。

第三，摄入较高能量的午餐会加剧困倦感，尤其是主食（富含碳水化合物）吃得多。

此外，人的清醒与睡眠受到昼夜节律的影响，午饭后恰好是觉醒状态的低潮，加上进食的影响，造成"困上加困"。

因此，午饭后有轻微困意是正常的生理表现，无须担心。不过，如果困倦已影响到工作和学习，则有必要采取改善措施。

缓解食困，试试这几招

❶ 午餐不应吃得过饱，尤其应避免暴饮暴食，以减轻胃肠的负担。

❷ 主食应优先选择粗（杂）粮和薯类食物，且需控制蛋白质的摄入量，避免重油、重盐。

❸ 饭后可以喝一小杯咖啡或淡茶，通过摄入少量咖啡因提神。

❹ 平时应保证饮水充足，因为缺水会让人更容易感到困倦。

❺ 饭后可进行 30 分钟的户外运动，如步行等，以促进血液循环，调动身体和大脑的活跃性，有助于减轻困倦。 **PM**

中医认为，睡眠能够帮助人体调节阴阳。人体的阳气与太阳的运行步调一致，晚上阳气收敛入里，人就应进入睡眠状态；早上太阳升起，阳气升发，人就醒来了。进食后，脾胃需要阳气进行消化吸收，如果此时人体内阳气不足，人就会感到困倦。故饭后易犯困者平时应规律作息，保持充足睡眠，调节情绪，避免贪食生冷食物，以顾护体内阳气。

解惑 远红外保暖内衣

上海市质量监督检验技术研究院高级工程师
余 弘（纤维检验所） 李 璇（科技质量科）

> 在寒冷的冬天，保暖内衣是大多数人必不可少的装备。近年来，一种远红外保暖内衣获得越来越多人的青睐。商家宣称其能够发射远红外线，具有自发热功能，不仅保暖效果更好，还具有理疗保健作用。这种保暖内衣真的那么神奇吗？

疑问一：远红外保暖内衣的保暖原理是什么？

红外线是波长范围为 0.76 ~ 1000 微米的一种电磁波，波长 2.5 微米以上的红外线被称为远红外线。人体既能向外辐射远红外线，也能吸收远红外线。根据基尔霍夫辐射定律与匹配吸收原理，当红外线的波长与被照射物体的吸收波长相对应时，被照射物体的分子就会发生共振吸收。

远红外保暖内衣采用自身具有吸收和发射远红外线能力的纺织品制成。其保暖作用主要源于两方面：首先，远红外纺织品能反射人体发出的远红外线，阻止人体热量向外部散发；其次，远红外纺织品发射的远红外线波长与人体的红外吸收光谱相符，可使人体细胞发生共振而产生热效应，从而发挥一定的保暖效果。

用于制备远红外纺织品的添加剂一般是在常温下具有远红外辐射功能的陶瓷微粉，粒径通常在 0.5 微米以下。这类陶瓷粉一般都是金属氧化物或金属碳化物，如氧化铝、氧化锆、氧化镁、二氧化钛等。

在专业检验部门检测合格的远红外保暖内衣的报告中，该内衣具有远红外性能，其中"温升"可以反映穿着远红外保暖内衣的升温幅度（℃），可以为消费者选购这类保暖内衣提供一定的参考。

检验检测项目	测试方法	标准值及允差	检验检测结果	判定
远红外发射率	GB/T 30127-2013 未经过洗涤处理	≥ 0.88 （一般样品）	0.92	符合
远红外辐照温升（℃）	GB/T 30127-2013 未经过洗涤处理	≥ 1.4 （一般样品）	2.7	符合

疑问二：远红外保暖内衣有理疗保健作用吗？长期穿有健康隐患吗？

目前关于远红外纺织品功能性评价的国家标准有 GB/T 18319-2001《纺织品 红外蓄热保暖性的试验方法》和 GB/T 30127-2013《纺织品 远红外性能的检测和评价》，以及中国标准化协会发布的产品标准 CAS 115-2005《保健功能纺织品》。这些标准主要用于评价远红外保暖内衣的远红外性能，至于"理疗保健作用"，消费者应理性看待。

国家规定远红外纺织品须选用无毒、无放射性、不污染环境的材料，目前未有关于其对人体有害的研究报道。

疑问三：如何选购保暖内衣？

消费者在选购保暖内衣时，应注意以下几点：

● "看一看" 查看保暖内衣标签上标注的选用材质。一般来说，羊绒、羊毛和腈纶含量高的材质保暖效果较好。

● "摸一摸" 触摸保暖内衣面料，选择手感柔软、顺滑、舒适的。

● "查一查" 理性看待对于保暖内衣特殊功能的宣传，可查询或请商家提供能证明具有此类功能的第三方检测报告。 PM

不久前,浙江丽水出现7例鹦鹉热病例,其中1例因救治无效死亡。一时间,这一鲜少听闻的传染病引起人们的广泛关注。鹦鹉热是怎样感染人的?平时如何预防?

鲜为人知的 "鹦鹉热"

上海市疾病预防控制中心副主任医师　朱 民

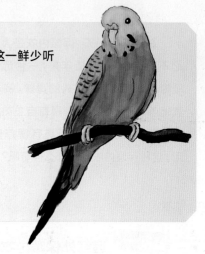

鹦鹉热是何方"妖魔"

鹦鹉热又称鸟热,是由鹦鹉热衣原体所引起的一种传染病,最初多见于玩赏鹦鹉者,故命名为"鹦鹉热"。后来研究发现,许多鸟类及禽类均可感染鹦鹉热衣原体并传给人类。作为典型的动物源性传染病,鹦鹉热自然疫源分布相当广泛,世界许多地区,如欧洲、非洲、南亚、北美洲、澳洲等地均曾出现病例或暴发流行。

人体感染鹦鹉热衣原体后,多数为急性起病,突发高热达 39 ~ 40℃,可伴有寒战。剧烈头痛和全身肌肉疼痛是常见症状,四肢和躯干肌痛甚至可使患者不能站立,大汗不止,并伴有恶心、呕吐。多数患者在发病后第 3 ~ 6 天出现呼吸道症状,以干咳为主,肺炎发生率高达 85% ~ 90%。严重者可出现呼吸困难、发绀、烦躁、谵妄、昏迷等,偶有鼻出血或斑疹,可并发肺炎、心肌炎、心内膜炎、肺水肿、栓塞性静脉炎等,甚至可造成死亡。

鹦鹉热是如何感染人的

人类主要由吸入含有鹦鹉热衣原体的尘埃或气溶胶,接触含有鹦鹉热衣原体的分泌物、排泄物等途径被感染。

此前浙江丽水出现的 7 例鹦鹉热病例是由于接触感染了鹦鹉热的活鸡或死鸡而被感染的。

鹦鹉热的恢复期较长,多数患者退热后经 1 ~ 3 周可恢复,但约有 21% 的患者在 3 个月内会复发。患者在治疗期间需要采取隔离措施,防止疾病传播。

接触鸟禽者,尤需防患于未然

人类对本病普遍易感,且感染后无持久可靠的免疫力。因此,做好日常防护对本病的预防尤为重要。首先,应在正规宠物店购买鸟类,不要捕抓野生鸟类或向无销售资质的摊贩购买鸟类饲养。其次,饲养鸟禽类时,应注意加强卫生管理,比如:饲养场所保持通风,定时清洁;对鸟禽类的笼具、食水具等,定期采用高温、紫外线或酒精进行彻底消毒;在接触鸟类、家禽或其粪便后,用流动清水及洗手液、肥皂等彻底洗手;等等。第三,非养殖人员应避免在活禽养殖场所逗留或围观宰杀活禽。PM

"5条秋裤"背后的儿童穿衣误区

近日,一条新闻引发热议:一位幼儿园小朋友里里外外穿了5条秋裤,只因奶奶怕孩子冷。此类令人哭笑不得的新闻报道后,也引发了讨论:冬季孩子应如何合理穿衣?寒冷冬天,孩子是否应该穿得里三层外三层、越多越好呢?

上海中医药大学附属市中医医院儿科 吴 杰(副主任医师) 顾兰兰

稚阴稚阳,宜带三分饥与寒

中医理论中,儿童体质历来便有"稚阴稚阳"一说。与成年人不同,儿童的五脏六腑发育皆未完善,肺、脾、肾三脏尤甚,抵御外邪、适应外界环境的能力均较弱。

常言道"若要小儿安,常带三分饥和寒",是指想要孩子少生病,平常不要吃太饱、穿太暖,而要"挨三分饿""忍三分寒"。现代医学也表明,"忍三分寒"可以利用气温与体表温度的差异,提高孩子对外界环境气候变化的适应能力,增强抵抗力。

穿衣过多会影响孩子调节散热、抵御低温的能力;且儿童基础代谢率较高,衣物过厚,非常容易大量出汗,此时如不能及时更换被汗液浸湿的衣服,更容易受凉感冒。

判断冷热,可触摸小手与鼻尖

3岁以下的儿童无法清晰表达自己的冷热感受,家长要学会科学地判断孩子的冷与热。可通过触摸孩子的手和鼻尖来判断:若孩子的手和鼻尖不凉,表明此时的穿着比较适宜。3岁以上的儿童一般已经能明白冷与热的感觉,在孩子不活动时不感到冷,一般活动后不感到热,可认为是穿得合适。

穿衣牢记,背暖、肚暖与足暖

冬季,儿童穿衣需注意"背暖、肚暖、足暖"。内衣宜选择吸汗的全棉布料,宜宽松;外套要能挡风、易穿脱;避免给孩子穿着毛絮过多的衣物。

● **一要"背暖"** 中医认为背部腧穴丰富,"其背脊三椎,六节两傍,是肺俞二穴",纯棉的薄马甲对于好动的孩子是很好的选择。保持背部的适当温暖,以微温、不出汗为宜,可以有效预防孩子感冒、咳嗽。

● **二要"肚暖"** 孩子冬季可穿一件小背心或者肚围,以保护好"脾胃之所"。"神阙穴"位于脐中,肚脐受凉易传入里,致脾胃不温、消化不良,甚至出现吐泻等情况。

● **三要"足暖"** 古人云"寒从脚下起",孩子一旦脚冷,身体也很容易发冷,因此脚部保暖非常关键。儿童冬季不能光脚,需穿棉袜,家长可适当用温热水给孩子泡脚。 PM

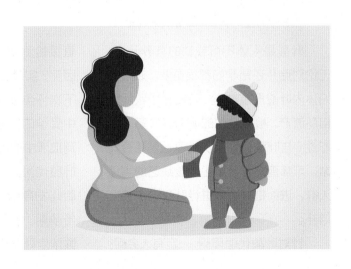

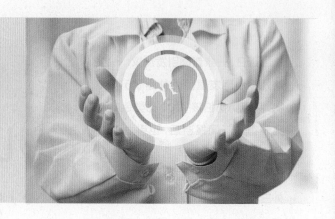

我国不孕不育的发病率从1990年的9%增加到2020年的18%，目前每7～8对育龄夫妇就有一对受到不孕不育的困扰。造成不孕不育的原因很多，遗传因素占较大比例（30%左右），其与精子质量、卵巢功能、卵子发育、胚胎发育等密切相关。在复发性流产（反复自然流产，即连续发生3次及以上自然流产）的原因中，遗传因素占比更大，达50%以上，基因检测对明确病因非常重要。

反复流产，
基因检测或可"助孕"

复旦大学附属妇产科医院教授　王　凌

可致复发性流产的遗传因素包括染色体异常与基因变异。染色体和基因都属于遗传物质，人类有23对（46条）染色体，2万多个基因。染色体是基因的载体，基因分布在染色体上。如果把染色体比作船，那么基因就是乘客，23对染色体和2万多个基因就像2万多个乘客分布在23艘大小不等的船上。

在复发性流产的遗传因素中，染色体异常（船出了问题）居多，基因异常（船上的人出了问题）也不可忽视。临床上，对复发性流产患者进行遗传学检测，一般先查染色体，若未发现异常，再查基因。进行基因检测时，一般优先选择流产物；如果没有，则取夫妻双方的血液；如果血液采集有困难，也可考虑检测唾液。

那么，导致复发性流产的已知常见基因异常有哪些？有无针对性的治疗方法，可以让患者下次怀孕后避免再次流产而生育健康的宝宝呢？

基因异常❶：叶酸代谢相关基因异常

解决方法：个性化增补叶酸

叶酸是人体不可或缺的营养元素，无论对胎儿还是孕妇都很重要。如果孕妇体内叶酸严重缺乏，可能会导致反复自然流产。检测女性的 *MTHFR* 基因多态性（与叶酸代谢相关的基因）是否异常，可筛查出容易发生叶酸缺乏的高危人群，进而指导患者进行叶酸的个性化增补。

针对叶酸代谢障碍，一定有人会问：

直接检测孕妇血液里的叶酸浓度不就行了，为何还要多此一举查基因呢？实际上，叶酸代谢相关基因检测的目的主要是提前预防，为下次怀孕做准备。因为在现实生活中，有超过50%的女性是在无意中受孕的，她们发现怀孕后，一般会按照常规剂量补充叶酸，待检测血液中的叶酸浓度发现叶酸缺乏时，胎儿发育可能已经受到影响。叶酸代谢异常的女性就算在备孕期已按常规剂量补充叶酸，怀孕后，胎儿发育也可能受到影响。存在叶酸代谢相关基因异常者，可以在备孕期、孕早期采用更高剂量的叶酸补充方案，从而保证体内的叶酸浓度处于正常水平。

周女士曾发生 3 次自然流产，之前相关检查未发现明显异常。第 3 次流产后，她在医生建议下进行了基因检测，结果发现叶酸代谢相关基因异常。据此，医生建议周女士下次怀孕后，在孕早期加大叶酸补充剂量，每天服用 800 微克叶酸，高于一般标准剂量 400 微克。周女士第 4 次怀孕后按照医生要求补充叶酸，未再流产，顺利产下了一名健康的宝宝。

基因异常❷：影响胚胎发育的基因变异

解决方法："另辟蹊径"，避免重蹈覆辙

健康的母体不仅能为胚胎的正常发育提供良好的环境，还能调控胚胎的早期发育。如果相关基因出现变异，可使母体环境变得恶劣，或者使胚胎发育向错误的方向发展，导致胚胎或胎儿发育异常，甚至死亡。可导致复发性流产等不良妊娠结局的基因变异较多，包括 PATL2、TUBB8、TRIP13、WEE2、BTG4 等。遗憾的是，目前对影响胎儿发育的多数母体基因变异，尚无有效治疗方法，患者一般难以拥有亲生儿女。

高女士今年 34 岁，有过 2 次失败的妊娠经历。第一次，孩子刚出生后便死亡；第二次，妊娠终止于孕 12 周。医生建议她进行流产物染色体核型检测，结果为"69，XXY"。为了寻找原因，高女士做了基因检测，发现 PADI6 基因存在致病性变异。该基因变异会导致早期胚胎停育、反复流产、生育发育异常的孩子。目前对该基因变异没有合适的治疗方法，后来高女士夫妇领养了 2 个孩子。

基因异常❸：男女双方同时携带隐性遗传病基因

解决方法：通过第三代试管婴儿技术筛选正常胚胎

每个人的染色体和基因都是成对出现的，分别来自父亲和母亲。对于某种隐性遗传病来说，如果一个人的相关染色体上携带一个该病的致病基因，是不会发病的；如果这一对基因均为致病基因，则会发病。按照遗传学规律，如果一对夫妻携带同一个隐性遗传病的致病基因，那么他们的孩子会有 1/4 的概率患病，而部分隐性遗传病会影响胚胎发育，导致胎儿畸形、流产等。对夫妻双方进行基因检测，可以明确某些隐性遗传病的致病基因携带情况，寻找反复流产的原因，预判生育遗传病患儿的潜在风险。针对一些严重的隐性遗传病，可以采用第三代试管婴儿技术（胚胎植入前遗传学诊断）进行遗传阻断，筛选没有继承致病基因的胚胎，生育健康的孩子。

对导致隐性遗传病的基因进行筛查，需要男女双方同时检测，检测范围包含目前大部分隐性遗传病的已明确的致病位点，未报道的或意义不明的基因变异不在检测范围之内。

王女士结婚 6 年多，怀孕 4 次均未能成功生育，其中 3 次为孕 8～9 周时出现胚胎停育，1 次为孩子出生后夭折。对夭折患儿进行染色体检测，结果是正常的；夫妇二人也进行了染色体检测，均未发现异常。医生排除其他相关因素后，怀疑他们存在基因异常。果然，基因检测发现，他们俩均携带 BRAT1 基因的杂合变异。后来，第三代试管婴儿技术帮助他们收获了一个健康的宝宝。**PM**

男性性欲低下是男性性功能障碍的一种，指持续或反复地缺乏性幻想和对性活动的欲望，导致明显的情绪困扰或夫妻关系紧张，且这一情况持续时间较长（超过3个月）。性欲低下可影响夫妻性生活满意度，导致夫妇情感隔阂，最终影响家庭和谐。性欲低下还可能是某些疾病的"信号"，需要引起重视。

性欲低下：不能"置之不理"

上海交通大学医学院附属仁济医院男性科主任医师　戴继灿

性欲低下，原因众多

性欲以大脑中枢、神经、激素为生理学基础，且与人类复杂的心理活动密切相关。导致性欲低下的原因是多方面的，大致可归纳为以下两类：

❶ 躯体衰老或疾病因素

调查显示，男性性欲低下的发生率随年龄增长而上升。性欲与体内激素（主要是雄激素和泌乳素）水平有关。随着年龄增长，男性体内雄激素水平下降，性欲会降低。另外，罹患某些慢性病（包括肺部疾病、冠心病、糖尿病、肥胖、慢性前列腺炎、前列腺增生等），存在严重早泄、勃起功能障碍、性高潮缺乏等性功能障碍，以及服用某些药物（如抗抑郁药、5α还原酶抑制剂、质子泵抑制剂等），均可导致性欲下降。

❷ 心理行为因素

长期的心理压力、不良情绪、熬夜、运动过度、饮食不当等，均可导致性欲下降。现代生活中日益增强的竞争使得性欲低下发生率呈上升趋势。心理素质较为脆弱、紧张者，易受外界影响而感到焦虑和压抑，这类心理状态可致性欲低下。夫妻感情不和、既往有性生活不成功或不和谐而被对方责怪、嘲弄经历者，也可发生性欲低下，后者在青年男性患者中尤其多见。

性欲低下，需要合理处置

性欲低下者应去正规医院检查，以明确病因。由精神心理因素导致者，诱因解除后，症状往往可以得到缓解。心理压力较大者平时要注意保持开朗豁达，不为身边琐事而烦恼，必要时可接受专业的心理咨询和治疗。

由躯体疾病导致者，应针对原发病进行治疗，不必急于治疗性欲低下；等身体功能改善后，再采取提高性欲的治疗措施。睾丸功能减退、雄激素分泌减少的患者，可在医生指导下接受雄激素辅助治疗。

健康生活方式，有助提高性欲

保持健康的生活方式也有助于提高性欲。

首先，饮食结构要合理，不能为控制体重而长期"吃素"，还应避免辛辣刺激和煎炸食品。锌是人体必需的微量元素之一，对维持性功能及精子的产生具有重要作用，患者可适当多吃一些含锌食品，如牡蛎、牛肉、鸡肝、蛋类、瘦肉、海产品等。精氨酸对男子性功能也有促进作用，富含精氨酸的食品有豆腐、花生、核桃、芝麻、紫菜等。维生素E有利于保护生殖功能，富含维生素E的食物包括芝麻、花生、乳类等。

睡眠与性健康的关系密切。失眠会导致睾酮分泌节律变化和水平降低，是性功能障碍的独立影响因素。笔者在临床实践中发现，由睡眠问题（如睡眠呼吸暂停综合征、失眠、多梦等）所导致的性欲低下较为常见。此类患者必须管理好睡眠，避免熬夜。

适度运动有助于提高性欲；但运动过量会对内分泌产生不良影响，反而会降低性欲，也应注意。**PM**

护肤、化妆几乎是爱美人士的必备技能，各种美妆工具成了不少女性日常生活中的必备"助手"，但如何正确地清洁和保养化妆工具却是很多人常常忽略的问题。

美妆工具清洁 知多少

深圳大学附属华南医院皮肤科　高 琰　邹先彪（主任医师）

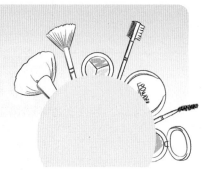

美妆工具欠清洁，暗为皮肤埋隐患

美妆工具与皮肤直接接触，在使用过程中，不仅会残留各类化妆品，还会残留皮肤表面的老化脱落细胞、皮脂、汗液及环境污物。如果美妆工具长时间没有彻底清洁，很容易滋生微生物，不仅会缩短使用寿命，影响化妆效果，还可能为皮肤健康埋下隐患，破坏皮肤屏障，造成肌肤问题。由于美妆工具上往往有多种污垢，难以用清水冲洗干净，常需在各种专用清洁剂的帮助下完成有效清洁。

常用美妆工具清洁有妙招

1　粉扑（海绵、美妆蛋）

这类疏松多孔的材质在潮湿时堪称微生物大量繁殖的"温床"，及时清洁非常必要。如果经常使用，最好每周至少清洁1次；如果不常使用，最好在每次使用后清洁。清洗时，可以将适量专用清洁剂装入保鲜袋中，按照2：1的比例与水混合，然后将美妆蛋置入袋内，隔着保鲜袋轻轻揉捏出泡沫，挤压出其中的残留物，然后用清水将美妆蛋冲洗干净。需要提醒的是，不宜用卸妆油清洁海绵粉扑。有些人在清洗海绵粉扑后直接放入化妆包中，殊不知密封环境很容易使海绵粉扑发霉，海绵粉扑应晾干后再收纳。如果晾干后发现海绵触感变得粗糙、质地变硬，或者边缘出现破损，就该让它"退役"了。

2　化妆刷

每次使用后，应尽可能用纸巾将化妆刷表面的化妆品擦拭干净。化妆刷如果经常使用，宜每周清洗1次；如果使用不频繁，可以每月清洗1次。由于眼睛和嘴唇较为敏感、娇嫩，故眼影刷、睫毛刷和唇刷最好每次使用后均及时清洗。清洗时，先将化妆刷放在清水中浸泡，使刷毛软化、湿透；再用专用小工具及清洁剂顺刷毛方向清洗，用流水冲净，放在阴凉通风处自然风干。晾干后可轻轻揉搓刷毛，使其恢复蓬松状态。

3　修眉刀、镊子

由于修眉刀、镊子等在使用时，可能会造成皮肤破损，故在使用前需要用含酒精的湿巾擦拭，以免引起皮肤感染。使用后，应在流水下冲洗，清除污渍及残留物，然后用含酒精的湿巾或棉球消毒。

4　睫毛夹

睫毛膏常常会残留在睫毛夹夹合处的橡皮垫上，使用者每次用后应用纸巾擦去睫毛夹表面的污垢，然后用酒精湿巾进行消毒。由于睫毛夹直接与眼睛接触，橡皮垫一旦出现难以洗净的污渍或变色、裂纹，应立即更换，避免造成眼部损伤或感染。**PM**

以"自然美"
助求美者重获自信

○ 陆依依

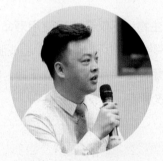

吴波院长在讲课中

爱美之心，人皆有之。人类对美的追求与探寻，伴随了人类漫长的发展历程。得益于科技的进步，医疗美容应运而生，并已然从一开始的"小众"消费品类逐渐成为大众化的消费选择。多项调查报告显示，中青年女性是医美市场的重要消费群体。

○┄ 选择医疗美容，切忌盲目"跟风" ┄○

近年来，随着医美市场的逐步规范化，人们对医疗美容的认可度明显提高，医疗美容技术的发展进入快车道，同时也涌现出越来越多优秀的医疗美容医生，深圳联合会美医疗美容门诊部吴波院长就是其中的佼佼者之一。

医疗美容机构与其他服务机构不同，对医生的专业能力和个人品质要求较高。求美者在选择医疗机构时，不仅要考虑资源、品牌，还要着重考虑"人"的要素。吴波来自公立医院，对他而言，医疗美容不仅是一份工作，更是一份充满爱的事业。

吴波是国内运用 MD 美感密码（"小针法、大改变"五官精雕系列技术）富有经验的医生。这套"升级版"的注射美容手法可以应用于不同的注射美容治疗，包括肉毒毒素注射和玻尿酸填充等。运用该手法进行注射美容，可以在面部不同位置实施精准、适量注射，不会出现注射量过多或分布不均的问题，美容效果也能维持得更长久。

目前，很多求美者喜欢"跟风"，向医生提出的要求比较盲目，甚至不切实际。殊不知，一位负责任的整形美容医生会根据求美者自身的基础条件来提供相应的医疗美容服务，若只是一味满足求美者的要求，往往很难获得理想的美容效果。因此，吴波习惯用双向的沟通方式：先深入了解求美者的需求，再提出专业意见，待双方取得共识后，再为求美者"定制"切实可行、效果更优的专属治疗方案。吴波倾向于以"整体观感"作为治疗的最终目的，会先从不同角度评估求美者的脸部情况，然后再结合求美者的具体需求制定美化方案，而非单单只看某个局部（如眼、鼻等）。吴波认为，医疗美容医生应当是健康生活的引导者，需要纠正求美者不成熟的美容观和冲动、盲从的求美意愿，有责任将安全、正确的医美认知传递给求美者。

求美者须牢记的三个注意事项

❶ 选对机构和医生

为确保美容效果，求美者在选择医疗美容机构时，须留意该医疗机构的资质、医生的资质，以及设备和产品的质量是否"三合规"，即必须选择有资质、正规的医疗美容机构，有资质、经过正规培训的医疗美容医生，以及质量有保证的医疗美容设备和产品。其中，选择一位经验丰富的医生最关键，求美者应与医生多沟通、交流，看看医生的专业和擅长是什么，是否与自己的需求相匹配，能否给予自己专业的医美建议等。只有治疗前"做足准备"，才能尽量避免出现治疗后不满意的情况。

需要提醒的是，如果某位整形美容医生对求美者的任何需求都"百依百顺"，或者把整容后的效果说得"天花乱坠"，那么他的"专业性"就要打个问号了。

❷ 树立正确的医疗美容观

目前，年轻女性是求美者中的"主力军"，但她们中的很多人心理并不成熟，对整容的需求往往很盲目。一些人可能原本并没有整容的想法，只是看到朋友、同事做了美容手术，于是自己也想做。这种不成熟的心理很容易在求美过程中被非正规机构误导，从而导致过度医疗。求美者应有正确的自我认知，避免盲从。

❸ "预期"合理，风险意识不能少

医疗美容是一项"锦上添花"的治疗技术，有一定创伤，也存在一定风险。求美者对美容效果的预期应合理，不宜过分理想化，更不能违背生理规律，不要寄希望于通过手术达到难以企及的美容效果。以重睑手术（"割双眼皮"）为例：有些求美者在术后因自觉双眼皮形态不满意而反复要求医生进行修复，殊不知修复的难度远比初次手术大，且效果不一定比第一次好，求美者切不可心急。

规范医美行业，需要多方协力

"安全第一，适合第一"是保障医疗美容效果的不二法则。但要做到这八个字，需要医美行业、求美者和全社会的共同努力。吴波认为，当下医美行业存在部分乱象，除消费者需要提高警惕，学会正确选择机构和医生外，医美行业从业人员也应不断从专业技术层面加强自我提升，以便在诊疗过程中为求美者提供科学的评估和个性化的诊疗方案，进而实现最佳医美效果。

近年来，因在非法医疗美容机构接受美容治疗而导致毁容的事件时有发生。这些非法医美机构之所以能哄骗求美者接受了本应在正规医疗美容机构由医生进行的操作，部分原因在于，求美者没能正确区分医疗美容与生活美容，没有认识到医疗美容是医疗行为，必须在正规医院的整形美容科、专业的整形美容医院或医疗美容诊所等具有合法资质和专业医生的医疗机构进行。因此，吴波认为，卫生主管部门应与医疗美容专业学会、医疗机构、专科医师及媒体携手，加强医疗美容方面的科普教育，引导求美者做出正确选择。此外，还应建立和完善医疗美容培训审批机制，对医疗美容相关培训班的举办者、师资、学员的资质进行审核，从源头上减少非法医疗美容的从业者。

当前，中国医美行业处于行业发展的关键时期，需要众多像吴波这样能精准把控医美机构发展速度与医美质量平衡的从业者，以提升整个行业的信赖度，营造良好的医美环境，让广大求美者安心、放心地接受医美服务。**PM**

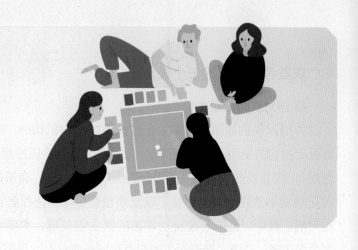

不久前，上海市文旅局公布了《上海市密室剧本杀内容备案管理规定》，让"剧本杀"这一时下流行的消遣活动再次获得了广泛关注。尽管很多人理解不了它的魅力，剧本杀已经取代密室逃脱和狼人杀，成为年轻人的新时尚。剧本杀是什么？究竟有何魅力？

"剧本杀"风靡 为哪般

复旦大学附属中山医院心理医学科　刘 也　陈 华（副主任医师）

┨ "剧本杀"是什么 ┠

"剧本杀"源于19世纪英国的派对活动，在网络发达的今天，拥有线上（网络）和线下（实体店）两种形式。作为一种角色扮演推理类游戏，一场完整的剧本杀需要多名玩家按照给定剧本扮演不同角色，乐趣在于解开谜题和寻找真凶。

随着剧本杀的逐渐流行，其内容和形式更加丰富，包括以寻找真凶为代表的推理本、以真挚情感打动人的情感本、给玩家带来欢声笑语的欢乐本等。

相关调查显示，剧本杀的核心消费人群为喜欢逻辑推理、角色扮演及新鲜体验的年轻人，30岁及以下的用户占70%以上，且超过40%的用户每周会玩1次及以上。

┨ 年轻人为什么喜欢剧本杀 ┠

年轻人为什么喜欢剧本杀？

1 提供合适的社交场合

2 满足好奇心理

3 获得"心流体验"

4 沉浸式体验百味人生

生活节奏快、工作或学习压力大、社交时间有限、时间碎片化等几乎成了当今年轻人的常态。剧本杀将不同的特征、玩法、结局组合成各类千奇百怪的剧本，可以满足玩家的多种心理需求。

❶ 提供合适的社交场合

在玩剧本杀的3～5个小时里，年轻人能够放下手机和电脑，为了共同目标进行面对面的沟通和互动，不必担心无话可说，还能在合作中逐渐产生归属感和亲密感，既能为社交创造良好条件，也适合节假日休闲放松。

❷ 满足好奇心理

许多剧本杀中悬念的设置和多种可能的结局满足了年轻人旺盛的好奇心和求知欲。尤其是推理本扑朔迷离的剧情设计激发了人们的好奇心，在游戏过程中，玩家需要搜集证据，抽丝剥茧，进行逻辑推理，揭开真相也能让他们获得满足感和成就感。根据马斯洛的需求层次理论，好奇心和求知欲是高层次的认知需求，对人类的行为有较大影响。

❸ 获得"心流体验"

美国积极心理学家米哈里·契克森米哈赖发现，当人们参与某些活动时会进入一种精神专注的状态，过滤掉其他无关感觉，这种状态即为心流体验，能让人感到愉悦、享受和成就感。剧本杀玩家在一个有限而逼真的空间里，物我两忘，专注投入到情境中，完成一个具有一定挑战性的任务，这种内在成就感和愉悦的积极体验会激励玩家反复参与。

❹ 沉浸式体验百味人生

不少店家会通过灯效、背景音乐、道具、专门的表演人员来营造真实氛围，甚至为玩家提供针对性的服装、造型，可以让玩家体验百味人生，过足"戏瘾"。尤其是玩情感本时，玩家可以对自己所演的角色产生共情，感同身受，体会到亲情、友情、爱情等。

剧本杀有积极意义，也有潜在隐患

剧本杀是一种娱乐消遣方式，可以作为日常生活的调味剂，在一定程度上有助于人际交往、满足好奇心等。同时，角色扮演促使玩家从角色视角进行换位思考，对个体认识自我和理解他人都是有益的。

然而，目前剧本杀行业存在不良内容频现、场所安全隐患等问题，也让很多家长担忧不已。

① 剧本包含不良内容

作为新兴事物，不断增长的需求刺激剧本杀店越开越多，优质剧本供不应求，不少商家使用包含恐怖、血腥暴力、犯罪、色情等内容的剧本吸引用户。这些不健康的内容可能对玩家造成一定的负面影响，尤其对心智尚未成熟的青少年会产生不良的引导作用，甚至造成心理阴影。

② "入戏"太深、成瘾

沉浸式体验让玩家将自己代入角色和场景中，"入戏"太深则可能让人分不清现实与剧本。比如：襄阳广播电视台就曾报道，一名17岁少女玩完恐怖剧本杀回家后就一直焦躁不安，行为对话怪异，甚至分不清虚实、出现幻觉，只能通过药物和心理治疗慢慢恢复；还有人将剧中两个角色的互生好感混淆为现实生活中的渐生情愫，对日常生活、工作和学习产生负面影响；等等。

对剧本杀玩家的忠告

● 了解相关行业规范，提高甄别意识，选择经营正规的商家、无不良内容的剧本。

● 将花费在剧本杀上的时间、精力、钱财控制在合理范围内，避免成瘾。

● 为避免"入戏"太深，玩家需要区分哪些想法、情绪和行为是剧本赋予角色的，哪些是属于自己的，避免将角色的情感、经历和人际关系与现实混淆，给自己带来困扰。**PM**

"尖叫，哭泣，摔碗，砸墙……"这并非发生在现实生活中，而是最近兴起的减压馆里的场景。在减压馆里，只要付费，人们就可安全地进行某些平时不被允许、具有一定破坏性甚至暴力的行为，从而释放压抑情绪。这么做到底有用吗？

减压馆，真能减压吗

上海市精神卫生中心　葛方梅　苑成梅（主任医师）

减压馆：情绪宣泄的场所

社会上的减压馆，其心理调节作用是基于情绪宣泄理论。情绪宣泄是基于生理需要，对情绪释放的适应性表达，对消除和化解负性情绪有重要意义。情绪宣泄形式多样，可简单分为内化、外化两类方式。

内化的情绪宣泄方式包括：①运动宣泄，如踢球、跑步、游泳等；②发声宣泄，如通过哭泣、呐喊、大声歌唱等使神经中枢兴奋，削弱负性情绪的影响；③情景转移宣泄，如记日记、练习书法等，转移对负性情绪的关注，实现内心的平静；④正念练习，如禅修、冥想等，避免陷入负性情绪的"漩涡"。外化的宣泄方式主要有倾诉宣泄、分享宣泄、行为宣泄等。

减压馆内常用宣泄器具主要包括：力量型器具，如海绵墙、沙袋、拳击手套、充气人等；呐喊类器具，如呐喊宣泄壶、硅胶宣泄面具等；书写类器具，如涂鸦墙、日记本等。其中用得最多的是行为宣泄，即通过击打、呐喊等方式转移注意力，宣泄不满和压抑。可以说，减压馆作为一个情绪宣泄的场所，可在一定程度上缓解心理压力。

情绪宣泄，不宜过度

部分减压馆的宣泄方式比较激进，包括朝墙面摔碗、砸啤酒瓶、砸玻璃等暴力宣泄方式。尽管宣泄后负面情绪会得到一定程度的缓解，但过度暴力的宣泄有可能引发对暴力行为的模仿。

值得注意的是，如果去减压馆进行暴力宣泄后，总是忍不住又想通过暴力方式宣泄情绪，则提示这种宣泄方式不妥当，需采取其他的情绪宣泄方式和情绪调节策略。

3个小技巧，学会控制不良情绪

● **暂时脱离问题情景**　例如：激烈争吵的时候，可以让自己先离开现在所处的空间，去一个能让自己冷静和放松下来的地方。

● **体验强烈的躯体感受**　可以洗冷水澡、手握冰块、握压力球等，这些行为是无害的，可带来强烈的躯体感觉，能迅速分散注意力，让人从强烈的负面情绪中解脱出来；等情绪缓和后，再进行理性的思考。

● **专注地做一件与不良情绪无关的活动**　选择一件你会全神贯注参与的事情去做，将注意力从当前的棘手情境上移开。也可以先把无法立刻解决的问题暂时"封存"起来，以后再解决。

以上这些方法，主要是将我们从极端情绪中分离出来，避免产生更多的伤害性行为。若上述方法不奏效，则应及时寻求专业人士的帮助，进行情绪疏导、认知行为矫正，以提高抗压能力。**PM**

暂时脱离问题情景　➤　体验强烈的躯体感受　➤　专注地做一件与不良情绪无关的活动

近日，某国际品牌在上海举办菜市场快闪活动，吸引众多潮人排长队前去"打卡"。一位顾客在结账后将印有其商标的包装纸取下珍藏，而将芹菜随手丢进路边的垃圾桶。这种行为出于怎样的原因？背后又存在怎样的心理误区呢？

如何看待 新时代"买椟还珠"

江西师范大学心理学院　刘明矾（教授）　李林燃

"买椟"后为何"还珠"

社会学习理论认为，人类的大多数行为是通过观察他人行为学习而成，因此榜样的作用非常重要。当人们看到网红"打卡"后产出精美照片或视频、赚得流量和关注时，就会有意识地对这种行为进行模仿，以期待获得同样的关注。这时候，人们关注的往往是外在包装的形式，而忽略了所购买的商品本身。

试想，如果菜市场用的是普通包装袋，绝不会有那么多人在门口久久等候。在日常生活中，奢侈品牌对大部分人来说或许可望而不可即。而当其推出与菜市场相关的低消费水平活动时，对消费者而言，会产生仿佛花"白菜价"就可以加入高端潮流队伍、实现"奢侈品自由"的错觉。

此情此景下，与其说人们是为了来逛菜市场、买蔬菜，不如说大部分人是冲着奢侈品牌的包装纸和纸袋慕名而来，而对包装下的蔬菜本身兴趣缺乏。正因为如此，才会出现获得纸袋后不惜将新鲜蔬菜扔掉的浪费行为。

值得注意的是，当环境中的不良现象被放任存在时，会诱使人们效仿，甚至变本加厉，这就是"破窗效应"。当一扇窗户被打破而没有及时修补时，就可能会导致更多的破坏者破坏更多的窗户。若丢弃新鲜蔬菜后无人及时制止，或会出现更多的人做出拍完照片就丢弃食物的不良行为。

店铺越开越多，为何队伍却越排越长

市场竞争激烈，各类店铺数不胜数。人们却常常可以看见一个有趣的现象：哪怕是同类餐厅，有的店铺门可罗雀，有的店铺却大排长龙。这种现象的出现或与"从众心理"密不可分。从众心理是指当个人受到群体压力时，会改变自己的初衷而采取与多数人一致的意见和行为，在日常生活中常常表现为"随波逐流"和"凑热闹"。当人们看到一家餐厅需要排着长队等位，就会下意识认为在一家如此"火爆"的餐厅就餐是一件趣事，从而蜂拥而至，加入"打卡"大军。

良好消费行为，如何正确引导

❶ 避免盲目从众

当领头羊跑起来的时候，羊群中的其他羊也会不假思索地一哄而上，这在经济学中被称为"羊群效应"。在这个"网红经济"时代，难免有人像羊群一样盲目跟风。人是社会性动物，易受各种社会事件、社会文化及他人影响，"从众"心理和行为或许难以避免，但是仍然需要保持理性、独立思考的能力。

❷ 做好消费计划、开源节流

俗话说，凡事预则立，不预则废。在"网红经济"时代，面对各种宣传、销售方式，人们难免会有冲动消费的时候。如果我们提前列好未来一周或一个月的消费清单，并按照清单执行，可以帮助我们养成良好的消费习惯，避免冲动消费或不必要的开支。

❸ 规范网红行为，避免破窗效应

青少年正处于价值观形成的关键时期，心智尚未健全，互联网是其获取信息、认识世界的重要途径。如果网络上的某些错误行为不被及时制止，甚至在网络世界层出不穷、收获大量关注，一些青少年或会对此类现象逐渐习以为常，甚至随意模仿。作为在网络上有影响力的人物，更要注意自己的言行举止，防止出现不良行为。 PM

避免盲目从众

良好消费行为

做好消费计划、开源节流

规范网红行为，避免破窗效应

小贴士

事实上，"打卡"分享生活并非全然无益，这一行为也体现了人们对生活的热爱，"打卡"本身并无对错好坏之分，但所造成的影响却有正负之别。不管时代如何、潮流怎样瞬息万变，坚持正确的价值观、养成良好的消费习惯和节约粮食的行为都永远不会过时。

生活实例

徐女士经常崴脚，她看到网上有人说穿高帮鞋有助于防止脚踝扭伤，感觉很有道理。于是，她特意买了一双高帮的篮球鞋，并且经常穿。尽管暂时没有再崴脚，但她经常感觉下肢肌肉紧张、疲劳，于是对继续穿高帮鞋产生了动摇。

保护踝关节，穿高帮鞋并非"长久之计"

踝关节扭伤是日常生活和体育运动中最常见的运动损伤之一。脚踝扭伤会导致局部疼痛、充血和肿胀，影响正常行走和生活。虽然脚踝扭伤可较快康复，但高达70%的患者会留下各种后遗症，表现为踝关节本体感觉下降、肌力减退、平衡和姿势控制异常等，使今后再次发生崴脚的概率大大增加，而反复崴脚可导致慢性踝关节不稳。慢性踝关节不稳引起的神经肌肉功能改变不仅会影响踝关节，还会影响下肢的其他部位，如膝关节等，最终增加骨性关节炎的发生风险。

人们一般认为，穿高帮鞋能为踝关节部位提供一定的支撑，从而增强踝关节的稳定性（尤其是侧向的稳定性），降低脚踝扭伤的发生风险。其实，穿高帮鞋往往只能给人主观上的"安全感"，起到心理安慰作用。

长期穿高帮鞋有一定的"副作用"。研究表明，踝关节部位包裹过紧，或鞋跟、鞋帮材质过硬，虽可起到一定的限制踝内外翻的作用，但也会影响足踝部背屈和跖屈，从而影响人体活动时足踝部的缓冲功能，并间接影响膝关节活动，甚至增加膝关节部位韧带和软骨发生损伤的风险。

高帮鞋往往较重，长时间穿着还可导致下肢肌肉紧张和疲劳。此外，穿高帮鞋活动不利于足踝部本体感觉的重建。有部分学者认为，高帮鞋与低帮鞋相比，在降低踝关节扭伤风险上并无太大差异。

因此，为了保护踝关节，穿高帮鞋并非"长久之计"。对发生过踝关节扭伤或存在踝关节不稳的人来说，在康复过程中，为了提高踝关节稳定性及降低再次扭伤风险，在进行打篮球等需要频繁跑跳的运动时，可穿高帮鞋，而在日常活动中宜穿低帮鞋。

预防踝扭伤，

⬙ 山东体育学院　吴 菁　杨晓巍　周志鹏（副教授）

别依赖高帮鞋

针对性锻炼，预防崴脚更有效

我们应通过适当的锻炼提高踝关节周围肌肉和韧带的强度，加强足踝部的力量和平衡控制能力，提高踝关节的稳定性，预防踝关节扭伤。建议做以下训练。

① 本体感觉练习

从稳定支撑面单腿站立平衡练习开始（可睁眼或闭眼），逐步过渡到在不稳定支撑面练习。本体感觉练习可加强踝关节神经肌肉的协调性，有助于踝关节的运动控制。在做此项练习时要注意安全，防止发生跌倒，特别是老年人。

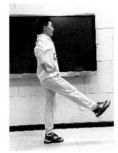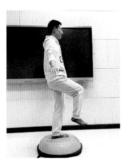

② 抗阻练习

可采用弹力带和迷你带等进行踝关节抗阻练习，加强踝关节部位的肌肉力量，增强踝关节的稳定性。

● **踝泵练习**：采用弹力带做勾脚和绷脚动作练习，以加强踝关节跖屈和背屈相关肌肉的力量。

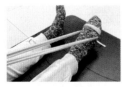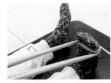

● **踝关节外旋练习**：采用迷你带进行踝关节外旋训练，以加强踝关节外侧肌肉的力量。

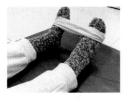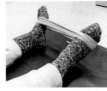

③ 拉伸练习

可进行腘绳肌和跟腱拉伸，加强踝关节的灵活性和柔韧性。

● **腘绳肌拉伸**：采用弹力带进行腘绳肌拉伸训练，缓解大腿和小腿后肌肉的紧张度，改善软组织柔韧性。

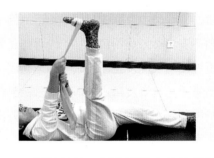

● **跟腱拉伸**：采取弓箭步体位进行拉伸训练，增加踝关节背屈活动度，改善踝关节灵活性。**PM**

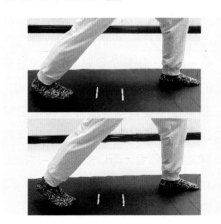

国内一项针对门诊孕妇孕期运动状况的调查发现，在孕期进行运动的孕妇占 79.6%，有 20.4% 的孕妇孕期基本不运动。另有调查发现，孕妇对孕期运动相关知识知晓率较低，对孕期运动存有疑虑，部分孕妇在怀孕后被告知要多休息，减少身体活动，以避免流产、早产等意外发生。

孕期运动，重在适度

上海中医药大学附属龙华医院妇产科主任医师　付金荣

实际上，怀孕期间进行适当的体育锻炼是安全、可取的。研究表明，运动有助于改善准妈妈的胃肠道功能，促进新陈代谢，防止便秘；能提高体力，降低剖宫产率，缩短自然分娩时间；能降低孕期妊娠糖尿病等并发症的发生风险，缓解孕中晚期的背腰痛；可消除孕期不安、紧张等不良情绪；也可防止体重过度增长而发生肥胖。孕期运动还可促进胎儿健康发育，减少不良妊娠结局；能控制新生儿出生体重，减少巨大儿出生率，对预防儿童肥胖有积极作用。

适合孕妇的运动

适合孕妇的运动有散步、游泳、体操、瑜伽；不宜做的运动有爬山、滑雪、跑步、打球、仰卧起坐等。

● **散步**　在整个孕期，散步都是安全的。孕妇每日散步一般不超过 1 小时，注意步速不要过快，最好选择在空气流通、人少、环境好的地方进行。孕前没有健身习惯者，可以散步为孕期的主要运动方式（每次散步时间 15～30 分钟，以身体舒适为度）。

● **游泳**　孕前有健身习惯的孕妇，在怀孕 20～30 周，可选择游泳运动。此阶段胎儿稳固，孕妇身体亦不太笨重。室内和池水的温度要适宜，避开高峰时段，选择水质处理较好、人员不多的浅水区进行锻炼。孕妇要选择弹力较大、质地好的泳衣，下水之前进行热身，每次游 20 分钟左右，以游泳后不感到疲劳为宜。最好采用动作较舒缓的蛙泳，不可跳水、仰泳、动作过大、突然改变方向、潜水憋气等。注意保护自己，穿防滑拖鞋，避免摔倒。

● **有氧操和瑜伽**　怀孕 3 个月后，可在产科医生指导下，参加为孕妇专门定制的有氧操课程。孕妇瑜伽是为孕妇量身定制的，比一般的瑜伽动作更加舒缓、简单，但也应在专业人员指导下练习。

孕期运动，安全第一

怀孕 3 个月内，部分孕妇有明显的早孕反应，身体会出现诸多不适，胎儿状况尚不稳定，孕妇应以静养为宜，可适当散步。怀孕 3 个月之后，可选择动作比较柔和的运动，如孕妇瑜伽、散步等，或酌情选择稍"激烈"的游泳，也可做简单的体操，如伸展运动、髋部转动运动等。孕晚期（怀孕 7 个月之后），孕妇因身体负担加重，要逐步减少运动量，避免过度劳累。

由于每个人的身体素质不同，身体能接受的运动强度不同，孕期运动应以自身不感到疲劳为前提，不适合剧烈运动。

有反复流产、宫颈功能不全、先兆流产、贫血、心脏病、高血压等病史的孕妇，禁止运动。

孕妇运动时，必须有人陪同，以防在运动过程中出现不适。

孕期运动时，很可能会遇到假性宫缩，尤其是在孕晚期，这种现象很常见。此时，应先停止运动，到安静的地方休息一下，调整好呼吸，直到恢复平静；如果感到不舒服难以缓解，应立即去医院就诊。

另外，如果运动时出现呼吸急促、呼吸困难、头晕、头痛、胸痛、腹痛等现象，应立即停止运动，必要时去医院就诊。**PM**

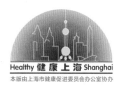

给员工 健康、快乐和希望

本刊记者 王丽云

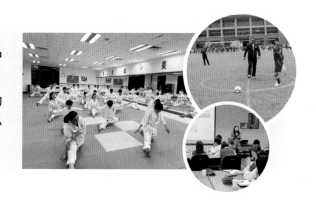

位于上海松江的达丰（上海）电脑有限公司有职工4万余人，其中95%为全国各地来沪的流动务工人员，平均年龄30岁左右。近年来，该公司高度重视健康促进工作，将"健康、快乐、希望"确立为企业的健康文化，设有职业健康安全管理委员会、医务室、社团活动中心、心理咨询室、知心小组等多个部门，致力于促进员工的身心健康。

为了解员工的健康需求，有针对性地开展健康促进工作，达丰（上海）电脑有限公司定期进行健康状况调查和健康体检。结果发现，员工的主要健康问题有：油、盐摄入量较高；大多数人没有养成规律运动的习惯；外地员工普遍存在来自工作、家庭和人际关系的心理压力，有时情绪状态和工作业绩会因此受到严重影响；超重、肥胖、血脂异常、脂肪肝等居体检异常前几位；员工流动性较大，新入职一个月的员工有近30%表示不能很好地融入团队。基于上述问题，该公司将提高员工膳食合理性、增加员工运动参与度、提升员工心理健康及帮助员工适应环境等作为健康促进的主要方向。

膳食干预：倡导员工改变"重口味"

该公司以海报、彩绘、展板等形式在员工餐厅进行常态化饮食营养知识宣教，并定期开展相关主题活动。为了帮助员工改变"重口味"饮食习惯，该公司在每个餐厅都开设了淡口味、养生餐窗口。近5年来，员工平均每餐摄入的油和盐明显减少，脂肪肝、血脂异常的发生率也有所下降。

运动干预：引导员工爱上运动、享受运动

为了让员工享受运动的乐趣，该公司一方面完善了足球场、健身房、游泳馆、舞蹈室等多种运动场馆和设施，另一方面定期开展篮球、足球、游泳、长跑、羽毛球等各类体育比赛，以及晨跑、拔河、健身操、团体康乐等趣味性健康活动。此外，社团活动中心还结合员工的兴趣爱好，开办了10大社团、50余门课程。这些活动不仅丰富了员工的业余生活，引导员工爱上运动，还有利于员工"安居乐业"。统计表明：平均每月健康活动参与者逾10 000人次，各类社团参与者达2000人次以上；与不参与活动的员工相比，参与的员工6个月离职率低40%。

心理干预：关注员工情绪，关怀员工心灵

针对员工心理压力较大等情况，该公司从多方面加以干预，包括行为风险评估和干预、心理援助和支持（心理咨询室、心理热线、"心灵树洞"咨询互动）、心理主题教育和培训（心理沙龙、心理电影赏析、减压工作坊等）、员工关系协调与维护等。该公司还将每年10月定为"员工心理健康宣传月"，集中举办心理健康促进活动，受到了广泛欢迎。不少员工表示，公司的心理关怀帮助他们走出了刚入职时的担心、迷茫，走出了工作中遇到的困扰和无助，让他们逐渐融入这个大家庭，看到了快乐和希望。**PM**

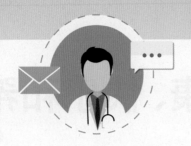

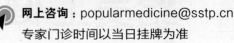

大众➕导医

网上咨询：popularmedicine@sstp.cn

专家门诊时间以当日挂牌为准

问 突发性耳聋能治好吗

我今年45岁，平常健康状况挺好的，前几天左耳突然听不见了，被诊断为突发性耳聋，正在治疗。我的听力还能恢复吗？

山东 曹先生

山东大学附属山东省耳鼻喉医院耳内科主任医师王明明：突发性耳聋又称突发性聋或突聋，是指突然发生的、原因不明的感音神经性听力损失，多发于单侧，主要症状为单侧听力下降，可伴有耳鸣、耳堵塞感、眩晕、恶心、呕吐等。突发性耳聋的发病原因及机制尚不明确，可能与病毒感染、内耳供血不足、自身免疫性疾病等有关，常见诱因有精神紧张、压力大、睡眠差、情绪波动等。突发性耳聋的治疗效果与身体类型及听力下降程度有关，1/3左右的患者可完全恢复听力，1/2左右的患者可部分恢复听力。最佳治疗时机为发病后2周内，一般来说，治疗越早，效果越好，主要治疗措施是改善内耳血液循环、营养神经、降低血液黏稠度等。除及时治疗外，患者还应注意生活规律、营养均衡、适当锻炼、调节情绪，以及积极控制高血压、糖尿病、冠心病等疾病。

问 孩子出现哪些症状需要警惕肾病

前不久，我女儿因肾脏病住院治疗了一段时间，出院时医生说该病有复发的可能，让我多加留意。那么，儿童肾脏病的早期症状有哪些呢？

江苏 黄女士

问 使用公共马桶有无性病感染风险

现在各大商场、办公楼中大多安装坐便器，而非蹲便器，实在让人忧心忡忡。使用公共马桶会不会被传染性病？

上海 章女士

上海中医药大学附属岳阳中西医结合医院皮肤科副主任医师迮侃：梅毒、淋病、艾滋病等性传播疾病的病原体对生存条件的要求堪称"严格"，它们不能在常温下存活，通过公共场所的马桶传播的可能性微乎其微。尖锐湿疣的病原体HPV（人乳头瘤病毒）的生存能力相对较强，但仍需满足以下三个条件才能通过间接接触传播：①马桶坐垫上留有性病患者的足量体液；②如厕者与马桶接触的部位有伤口；③如厕者本身处于免疫低下的状态，如患有重大疾病、长期服用免疫抑制剂等。现实生活中，满足上述三个条件的情况非常少见。在日常生活中，我们可以从以下方面加以注意：如厕前可使用消毒湿巾擦拭马桶圈；如厕时可使用一次性马桶垫，以减少皮肤与马桶直接接触；如厕后或触碰被高频接触的门把手、冲水按钮、纸巾盒等物品后，要仔细洗手。

上海交通大学附属儿童医院肾脏风湿免疫科主任医师黄文彦：许多儿童肾脏病起病隐匿，容易被忽视。如果出现以下线索，家长应及时带孩子就诊。

❶ 尿液异常：尿液是反映肾脏功能的一面镜子，尿液异常主要包括颜色异常、有异味、有泡沫、尿量异常。健康儿童新鲜尿液呈淡黄色或黄色、透明状，当尿液呈红色、酱油色、茶色、淡绿色、白色，或有

问 我做试管婴儿为什么总是不成功

我今年40岁，一连做了4次试管婴儿都没有成功，有的病友一两次就成功了，这是什么原因？

浙江 李女士

复旦大学附属妇产科医院妇科内分泌与生殖科主任医师孙晓溪：试管婴儿成功率因人而异，影响因素包括年龄、卵巢功能、精液质量、子宫条件等。目前，在我国各生殖医学中心，患者的临床妊娠率为40%～60%，活产率为30%～35%。在影响生育的因素中，年龄是重中之重。无论男性还是女性，都应该适龄生育。

女性最佳生育年龄为22～28岁；29～35岁可能是平台期，生育力下降并不明显；35岁之后，生育力开始急速下降。可以说，35岁是女性生育年龄的分水岭，女性的卵巢储备功能、卵子数量和质量一般随着年龄增长而下降，卵子质量下降易造成受精后胚胎染色体异常，继而导致流产。

男性一旦超过40岁，精子质量和数量也会下降，也会影响配偶受孕及妊娠结局。即便接受辅助生殖治疗，成功率一般也与年龄成反比。此外，辅助生殖治疗的成功率也与焦虑、负面情绪、婚姻关系、压力下的生理反应息息相关。因此，保持良好的心理素质和抗压能力也很重要。

问 老年人吃饭时如何预防食物呛入气道

前不久，老伴因发热、咳嗽去医院就诊。经支气管镜检查，医生从中取出一块软骨样的物体。老伴仔细回忆后，想起来有一次吃饭被呛到了。老年人吃饭时食物呛入气道的情况多见吗？如何预防？

上海 马先生

上海交通大学医学院附属瑞金医院呼吸与危重症医学科主任医师李庆云：近年来，我们为多位老年人取出了"藏"在气管内多日的异物，包括豆类、辣椒、骨头、坚果、假牙等。老年人吃东西时容易发生异物吸入，且往往因神经反应性降低而在初期没有症状，直到继发感染后才被发现。预防异物吸入，老年人自身及家属可从以下几方面加以注意：进餐时保持舒适体位，可坐位或半坐位，要细嚼慢咽，不宜过急过快，不要边吃边说话，也不要专注于听别人说话；咀嚼时不要深吸气或大喘气，尤其是吃鱼及小块排骨时；进餐后不宜立即平卧，也不宜刺激咽喉部，如进行口腔护理等；尽量少吃干果、豆类、果冻等容易堵塞气道的食物，以及提子、葡萄、龙眼等水果，吃年糕、汤圆等黏性强的食物时要切成小块；注意牙齿有无松动、脱落，有假牙者更要注意；认知功能障碍的老年人进餐后，家属和护理人员要检查其口腔内是否有残留食物，并学会识别异物吸入后的症状；等等。

白色絮状沉淀时，为异常；健康儿童尿液久置后可因尿素分解而出现氨臭味，如果新排出的尿即有氨臭味、烂苹果味、鼠尿样臭味、甜味等，为异常；尿中泡沫细密、不易消散为异常；持续每日尿量多于2000毫升，夜尿明显多于日间尿量，或尿量过少，均为异常。

❷ 排尿时表现异常：3岁以内的婴幼儿排尿时哭闹，年长儿诉说有尿频、尿急、尿痛、腹痛等症状。

❸ 眼睑浮肿：时常有双上眼睑浮肿，晨起较明显，同时伴尿量减少。

❹ 生长发育落后，长期厌食、恶心、呕吐、体力差、容易劳累，等等。需要提醒的是，即便小朋友没有上述异常表现，家长也应每年带孩子做一次体检，包括尿常规、泌尿系统超声、肾功能等检查，以便更早地发现肾脏疾病，及早治疗。

近日，一直在备孕的芳芳察觉到月经推迟，赶紧买来验孕棒检测。看到验孕棒上出现两条红线，芳芳不禁喜上眉梢。因最近比较忙，芳芳决定等过些天有空了再去医院。半个月后，芳芳去医院做检查，检查结果却给沉浸在喜悦中的芳芳泼了盆冷水。医生说她是宫外孕，需要立即入院处理。深受打击的她很纳闷：明明验孕棒提示已怀孕，怎么变成宫外孕了呢？

验孕棒 究竟靠谱吗

深圳大学附属第三医院妇产科　张帝开（教授）　陈红

疑问❶：验孕棒是如何检测怀孕的？

验孕棒使用方便、检测快捷，是女性判断是否怀孕的一种简便工具，在药店就可以购买，只需一点尿液，就可以在家中自行检测。女性怀孕后会分泌人绒毛膜促性腺激素（HCG），验孕棒就是通过检测女性尿液中是否存在 HCG 来判断是否怀孕。尿中有 HCG，验孕棒就呈现两道杠，没有则呈现一道杠。

疑问❷：哪些因素会导致结果失真？

验孕棒的准确率一般为 85%～95%，不过，要取得准确结果的前提是采用正确的使用方法。事实上，能做到完全正确使用者较少，因为验孕棒而虚惊一场的事情常常发生。

● **验孕棒本身因素**　正规验孕棒的有效期一般为 30 个月。自行购买的验孕棒存放时间不宜过长，且应注意避免受潮。验孕棒在正常室温下保存即可，不需冷藏，否则反而容易受潮、失效。

● **检测样本因素**　用于检测的尿液以晨尿（晨起第一次排尿）为佳，因为此时尿液中的 HCG 浓度比较高，容易被检测出来。如果不便留取晨尿，至少也应保证尿液在膀胱中至少 4 小时后。喝水过多可稀释尿液，也会影响检测结果。此外，检测时尿量过多或过少都可能影响检测结果。

● **其他因素**　一般应在 3 分钟内读取结果，如果验孕棒检测区只出现隐约的色带，可适当延长观测时间，以免遗漏一些弱阳性的情况。也可以增加检测次数以使结果更加准确。

疑问❸：验孕棒呈现"两道杠"＝怀孕吗？

检测结果显示"两道杠"，大多数情况下提示怀孕了，但也有可能出现以下几种特殊情况：

首先，采集的尿液中混有血液，或近期有妊娠史（如人工流产、习惯性流产、早产或分娩 8 周后），或服用某些药物，可能导致验孕棒检测结果出现假阳性。

其次，如果患有葡萄胎、绒毛膜癌、肺癌、肾癌、卵巢肿瘤等会影响 HCG 分泌的疾病，或存在子宫内膜增生，使用验孕棒检测也可出现阳性，甚至是强阳性。

第三，虽然体内有受精卵，但并非正常的子宫内妊娠。异位妊娠（也称宫外孕，包括输卵管妊娠、宫颈妊娠、卵巢妊娠等）同样可以使验孕棒检测结果呈阳性，但却是一种严重威胁生命的危急重症，如果没有得到及时处理，极可能造成严重后果。**PM**

专家提醒　结合个人的月经周期及性生活情况，验孕棒可以比较简便地判断是否怀孕。但它终究只能进行初步判断，一旦出现假阴性或假阳性结果，往往会给女性带来一定的困扰。前往医院妇产科进行检查，可以避免误判。

> 热性惊厥，又称高热惊厥，是小儿最常见的惊厥之一，多见于6月龄至3岁儿童。一般来说，热性惊厥可在体温大于38℃时出现，尤其是体温急骤上升时。有时，家长或看护人尚未察觉孩子体温升高，患儿就已发生了惊厥。此时查体，患儿的体温往往在39℃以上，易造成"先抽搐，后发热"的错觉。

孩子发生热性惊厥，家长别慌乱

深圳市儿童医院神经内科主任医师　廖建湘

热性惊厥与癫痫不同，大多不会影响孩子智力，但家长仍应学会正确的急救方法，避免抽搐可能引起的其他伤害。

正确急救别惊慌

● 情况一：全面性抽搐发作

临床表现：

热性惊厥发作时，患儿神志丧失，全身抽动。

急救方法：

❶ 移开患儿周围危险物件，保护患儿免受外伤，尤其是头部。

❷ 避免人群聚集围观，保持空气流通。

❸ 将患儿置于俯卧位，头部偏向一侧，以免口腔分泌物被误吸入气管造成窒息；若发现患儿呼吸不畅，应观察口内是否有呕吐物等，并及时清除。

❹ 在等待患儿清醒过程中，家长应冷静记录抽搐持续时间；切勿强塞食物、药物等；勿约束患儿，以试图阻止其抽搐。

● 情况二：部分性抽搐发作

临床表现：

患儿身体部分抽动，神志清。

急救方法：

❶ 安慰患儿，引导其离开危险环境；若患儿情绪不稳定，家人须严防其自伤行为。

❷ 勿约束患儿，以试图阻止其抽搐。

❸ 全程陪同在患儿身边，记录热性惊厥的发作过程与持续时间。

当发生以下几类情况时，家长应立即拨打"120"急救电话寻求帮助，或将患儿就近送医急救：

❶ 患儿首次出现热性惊厥；

❷ 患儿在抽搐发作中受伤；

❸ 持续抽搐超过5分钟；

❹ 患儿反复发生热性惊厥，抽搐时体温越来越低，甚至在不发热的情况下发生抽搐（无热惊厥）。

预防热性惊厥，免疫力须"跟上"

预防热性惊厥的根本是预防或减少高热发生，家长应保障孩子均衡膳食、规律生活、适当运动、充足睡眠，从而增强体质，提高免疫力。

有过高热惊厥史的患儿再次发热时，家长应密切观察其体温与症状，及时就医，并按医嘱进行退热治疗。当患儿体温低于38.5℃时，首选物理降温；体温高于38.5℃时，可联合采用药物治疗。

另外，家长还可以在医生指导下使用起效快、具有预防高热惊厥发作的药物，如地西泮栓剂、咪达唑仑口颊黏膜溶液等。 **PM**

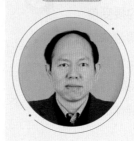

专家简介

廖建湘　深圳市儿童医院神经内科主任医师，中华医学会儿科学分会神经学组委员，中国抗癫痫协会常务理事。擅长诊治小儿癫痫、脑瘫、智力低下、语言落后、抽动症、孤独症合并癫痫、结节性硬化症、神经遗传性疾病等。

放纵的青春，结出性的苦果

上海市妇幼保健中心副主任医师/中国计划生育协会青春健康专家组成员　许洁霜

门诊已接近尾声，徘徊许久的大三女生小雪终于鼓足勇气踏进了诊室："医生，我发现外阴长了一些红色乳头状的突起，刚开始是淡红色疹子，后来逐渐变大、增多。"医生问道："你有男朋友吗？是否发生过性行为？"小雪回答："嗯，有的，他比我高一级，我们在校外租房同居一年多了。""你就这一个男朋友吗？"小雪犹豫了一会儿，吞吞吐吐地说出了心中的疑惑。最近两个月，她发现男朋友经常背着自己打电话，总以做实验为由很晚才回来，便悄悄看了他的手机，结果发现了他和其他女性的暧昧信息……检查发现，小雪患了尖锐湿疣。

青少年性病发生率在上升

性传播疾病（简称性病）是指以性行为为主要传播途径的传染病。我国目前重点防治的性病包括梅毒、淋病、生殖道沙眼衣原体感染、尖锐湿疣、生殖器疱疹及艾滋病。近年来，年轻人对"婚前性行为"和"偶遇性行为"的接受度不断提高，一些人的性行为变得越来越轻率，性伴侣数量多、不使用安全套等高危性行为，都会增加性病的传播风险。有调查发现，大学生等青少年群体的性病发生率呈上升趋势。

性病危害不仅在眼前

大多数性病在急性期会给患者带来许多痛苦，有的还会造成后果严重的远期损害。淋病除引起尿道炎症外，还会损伤输精管，导致男性不育；对女性来说，则可能破坏输卵管和子宫内膜，造成不孕症或宫外孕，还会祸及下一代，引起新生儿淋球菌性眼结膜角膜炎，导致失明。女性梅毒患者怀孕时，梅毒的病原体（梅毒螺旋体）会通过胎盘感染胎儿，使下一代患先天性梅毒，导致发育不良、骨膜炎、耳聋及神经系统疾病。尖锐湿疣是由HPV（人乳头瘤病毒）6、11型引起的。有些患者往往同时感染了多种型别HPV，而16、18型等高危型HPV长期感染可导致宫颈癌等生殖器官肿瘤。感染艾滋病病毒后，机体免疫力会大幅下降，使感染性疾病和恶性肿瘤的发生率大大增加。

远离性病"ABC"

相关专家在总结性病、艾滋病预防经验的基础上，提出了预防性病的"ABC"原则。

A 禁欲（Abstinence）

如果不进行性活动，感染性病、艾滋病的危险就会大大降低。如果做不到禁欲，可退一步，做到"节制"。尤其是青少年，一定要避免过早发生性行为。

B 忠诚（Be faithful）

不能禁欲的人，要做到一夫一妻制或固定性伴侣。性伴侣数量越多，感染性病的风险就越高。

C 安全套（Condom）

如果无法做到A、B这两点，那么坚持和正确使用安全套可以降低感染性病、艾滋病的风险。需要强调的是，安全套并不能百分之百保证安全，在安全套没有遮盖的部位，如果有皮肤破损，仍然可能导致性病传播；安全套的使用方法不当或者质量不佳，也会影响预防性病的效果。**PM**

晨起痰多，何解

上海中医药大学附属曙光医院呼吸科副主任医师　徐贵华

晨起痰多，是何原因

入冬后，许多人晨起时自觉痰多。中医学认为，肺为贮痰之器，脾为生痰之源，痰的产生主要与肺、脾两脏有关。脾可运化水液与营养物质，若脾脏功能失调，便不能正常运输营养物质来养肺，水液代谢也会出现问题，久而久之，肺气变虚，一旦受到外邪侵犯，肺宣发肃降、通调水道功能也会"失职"，水液停聚于体内就成为"痰"。

引起痰多的原因，大致可分为以下三种：①肺气被伤，不能输津四布，使水液停留成痰；②体质虚弱，脾虚而使宿滞停留，过食生冷致使中阳被伤，或过食肥甘厚腻致胃中浊气郁蒸等，使水湿内停或酿湿生热，聚而为痰；③慢性咽炎，如长期自觉有痰又吐不出来，并伴喉咙干痒、异物感、晨起刷牙时易有恶心等症状，须至医院排查咽炎。

食疗养生，改善有方

痰多者要注意及时化痰，否则易诱发呼吸道阻塞，甚则引起肺炎。在食疗方面，可多食用银耳、百合、梨、藕、梨、枇杷、橙、荸荠等润肺化痰的食物，还可以采用食疗方帮助祛痰。

除食疗外，还可采取中药熏蒸疗法。在水杯内以热水浸泡适量中草药（经专业中医师辨证后选用），张嘴以适当距离对着水杯热气熏蒸。水温在50℃左右为宜，每次15～20分钟，每日2次，也可以起到一定的清肺化痰功效。

此外，生活习惯方面也应有所注意。宜选择易消化、富含维生素的清淡食物，日常生活中应保持良好的情绪与充足的睡眠。如短期内痰液增加明显或不适感严重，应及时就诊，以进一步明确病因，采取相应的治疗措施。PM

① **百合银耳汤**

银耳6克，百合9克，加入适量清水，隔水炖即可。百合清肺润燥，银耳清肺化痰，适合咳嗽痰多之人。

② **冰糖杏仁糊**

甜杏仁15克，苦杏仁3克，放入清水中泡软去皮，然后捣烂。加入粳米50克、适量清水、冰糖一起熬煮成粥即可。可润肺祛痰、止咳平喘。

③ **金橘汤**

金橘3枚，冰糖适量。用水果刀将金橘果皮刺破，去核，放水中加适量冰糖，以文火煮熟，吃金橘饮汤，每日3次。适用于咳嗽、气喘、痰多等病症，可理气化痰。

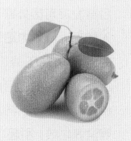

怕冷是患者常常出现的症状之一,有的患者感到全身发冷,而有的患者只是"局部地区"怕冷,如"腰冷""后背发凉""胃寒""头冷"等。为何是局部怕冷呢?

"局部地区"为何怕冷

上海市第七人民医院传统医学科副主任医师 张晓丹

腰 冷

腰冷指患者自觉腰部寒冷发凉,严重时如束冰带,或如坐水中。有些人可伴有手脚发凉、尿频、阳痿、早泄等肾虚表现。中医认为,先天禀赋不足、年老肾精亏虚、房事不节、肾精不充、肾阳不能温煦或滋养腰部,以及风、寒、湿阻滞经脉,气血运行不畅等,均可引起腰冷症状。

这类患者在日常生活中须注意避免长时间保持一个姿势不动,不宜久站或久坐,平时要注意腰背肌锻炼,尽量让身体活动起来,使阳气提升。如伴手脚发冷,冬天也可多食羊肉、乌骨鸡等具有温阳之效的食物。

腰冷症状较为严重者,可在医生指导下服用具有温肾助阳功效的中药治疗,如金匮肾气丸、右归丸、三肾丸等;同时可佐以局部热敷、艾灸等,以获得更好的治疗效果。

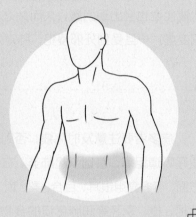

后 背 发 凉

背冷,指背部自觉有冷凉感,具体表现为后背发凉,伴四肢不温、腰腹发凉等。中医理论认为,后背发凉可因外寒(风寒之邪侵入腠理,或体内阳气不足,阳气的温煦功能下降,发为后背发凉)、内寒(气血亏虚,或气滞血瘀,气血运行不畅,不能发挥温煦濡养之效)引起。

后背发凉的患者常伴有不同程度的气血不足,平时要养成良好的饮食习惯,宜常饮热水,喝姜茶、红糖水等也十分适合;可多食温性食物,少吃生冷食物与冷饮。必要时,可经专业中医医师辨证后,口服玉屏风散、桂枝汤等补肺固表的中药,也可采用拔火罐、督灸等方法,以祛除寒邪。

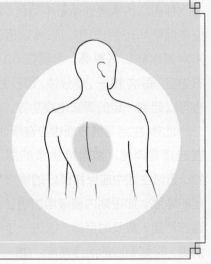

胃寒者易出现胃痛、腹痛、腹泻、不思饮食、消化不良、舌淡苔白等脾虚表现。造成胃寒的原因包括：

❶ 饮食因素，如饮食不规律、多食生冷食物或冷热交替进食、饱一顿饿一顿等，久而久之，均可能引起胃寒。

❷ 精神因素，如生活节奏快、精神紧张、生活不规律，也是引起胃寒症状加剧的重要原因。

❸ 天气因素，胃寒患者症状易受气温影响，常因天气转冷而出现频繁胃痛、腹痛、腹泻等。

胃病"三分治，七分养"。胃寒症状不严重者，以自我调养最为适宜。避免暴饮暴食，养成定时定量的饮食习惯；避免各种刺激性食物，如烈性酒、浓咖啡、生蒜等，同时避免吃过硬、过酸、过辣、过咸、过热、过冷及过分粗糙的食物；戒烟酒；平时注意腹部保暖，避免受凉。

胃寒症状较严重者，可经专业中医师辨证后，服用一些温补脾胃的中药（如理中汤等）。同时，可经常按摩腹部，以促进胃肠蠕动；也可选取气海、关元等穴位进行艾灸，以壮阳气。

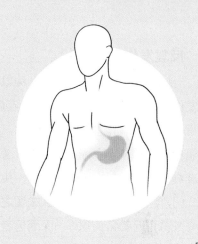

头冷，即自觉头部发冷，喜戴帽，不胜风寒，可见头顶或后枕部怕冷，多伴头痛、手脚冰凉、喜温恶寒、遇风加重、舌苔淡白、脉浮紧等。中医认为，头部怕冷的原因主要可分为外感（素体虚弱，风寒之邪侵犯头部经络可引起头冷）和内伤（脾肺气虚，过度劳累或饮食不当，致气血生化无源，气不足则不能卫表）。

头部怕冷者，平时应注意不吃生冷寒凉食物，穿衣应注意保暖，常用热水泡脚。经专业中医师辨证后，可内服葛根汤、败毒散等解表散寒之品，平时可多按摩足三里、涌泉等穴位。

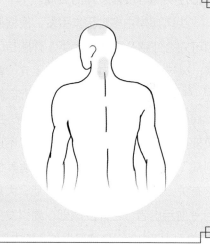

现代人因多处于空调环境、平素喜食冷饮，易外感寒邪；加之内在气血不足、脏腑受损，易出现局部怕冷的外在症状。局部怕冷者可多食温热食物（如牛羊肉等）或辛温食物（如葱姜、洋葱、香菜等）进行饮食调补；或适当服用具有补益肺脾肾、健脾开胃功效的中药进行调补，如黄芪、人参、大枣、枸杞、山药、陈皮等。

除饮食调理及中药内服法外，还可辅以健脾灸、督脉灸、按摩、针灸、中药熏蒸等非药物的外治疗法，以逐渐改善体质。PM

陈阿姨最近老是头痛，一吹风就疼得厉害，被朋友们笑称"弱不禁风"。这到底是怎么回事？原来是陈阿姨"头风"的老毛病又犯了。

"弱不禁风" 的 头痛

🖊 上海中医药大学附属市中医医院脑病科　张凌凌　李文涛（主任医师）

反复发作的"头风"

"头风"是中医术语，是一种以慢性发作性头痛为主要临床表现的疾病，病程较长，容易复发，难以治愈。在古籍中，头风常与头痛并列提出，《证治准绳》记载："医书多分头痛、头风为二门，然一病也，但有新久去留之分耳……浅而近者名头痛……深而远者为头风……"头风病属于顽固难治的头痛，相当于现代医学的偏头痛、丛集性头痛、紧张性头痛等反复发作的头痛。

头风病常由多种因素引发，根据病因可分为外感及内伤两大类：外感有风寒、风热、风湿，内伤有肝阳上亢、肾虚、气血亏虚、痰浊上扰及瘀血阻滞等。其病机有虚有实。实证者与瘀血、痰浊、风邪阻滞经络有关，即通常说的"不通则痛"；虚证者与气血阴精不能濡养经络有关，即"不荣则痛"。如产后、大病后气血亏虚者，若外受风邪，易引发头痛，且风邪内伏，易遇风发作，即内伤、外感共同致病。中医根据不同证型辨证施治，开具不同的中药处方，配合针灸、推拿等疗法，综合治疗以降低头风病的发作频率、减轻头痛。

试试居家止痛法

头风病发作时，可以采取以下这些止痛方法：①洗个热水澡，可减轻头部、颈部的肌肉紧张，驱除寒气，改善局部血液循环；②平躺休息，睡一觉可缓解疲劳，舒缓紧张情绪；③按摩头部及颈部，或者梳头，可改善头部血液循环，有助于缓解头痛；④按压阿是穴（疼痛部位）以及合谷、百会、太阳、太冲、阳陵泉等穴位，可减轻头痛；⑤部分患者可尝试喝茶或咖啡，能暂时缓解某些头痛；⑥有吸氧条件者可适当高流量吸氧，可改善伴有脑缺血、缺氧的头痛，如部分丛集性头痛、偏头痛；⑦头痛剧烈时，可适当服用止痛药，但不宜长期服用。

远离诱因防复发

头风病迁延难愈，常因感受风邪而诱发，患者应尽量避免诱因，以预防复发。日常生活中，需注意保暖，避风寒，冬天（尤其是风大的天气）出门时，要戴好帽子、围巾，夏天使用空调、电扇时，不可直接对着风口吹；适当锻炼身体，如快走、慢跑、跳操等，增强体质；注意休息，避免熬夜劳累、精神压力过大，不可长时间低头看手机或打游戏；保持情绪平稳、舒畅，过喜过悲或急躁、生气时，容易诱发头风病；饮食应合理搭配，营养均衡，忌咖啡、烟酒、奶茶、可乐、炸烤及辛辣刺激性食物。**PM**

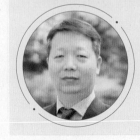

专家简介

李文涛　上海中医药大学附属市中医医院脑病科主任、主任医师、博士生导师，上海市中医药学会神经内科分会副主任委员，上海市中西医结合学会慢性神经系统疾病专委会副主任委员。擅长中西医结合诊治帕金森病、中风、运动神经元病、眩晕、头痛、失眠、癫痫等。

专家提醒

头痛的原因很多，有些头痛继发于其他疾病，需要由专业医生诊断病因，积极治疗原发病。"头痛医头"不能解决根本问题，还可能贻误病情。如果出现与以往症状完全不同的头痛，一定要及时就医。

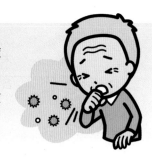

咳嗽是人体的一种保护性呼吸反射动作，有利于清除呼吸道分泌物与异物。冬季咳嗽症状常见，但不同患者咳嗽发作的时间并不相同。

有的患者咳嗽"日重夜轻"，只在白天咳嗽明显，晚上咳少或者不咳；有的患者"日轻夜重"，白天基本不咳，到了晚上咳嗽剧烈。引起咳嗽"昼重夜轻""昼轻夜重"的原因是什么？

扫描二维码，立即收听

日咳夜咳，原因几何

上海中医药大学附属龙华医院肺病科主任医师　郭晓燕　张惠勇

咳嗽日重夜轻

外邪与内伤并见的"内外合邪"为咳嗽的主因，可从时间、声音、咳痰特点等诸多方面进行鉴别诊断。中医认为咳嗽的日轻夜重或日重夜轻现象与感受的邪气有关。咳嗽日重夜轻者，多为外感咳嗽。其中晨起后咳嗽阵发性加剧，伴随着痰咯出后咳嗽症状减轻者，多为痰湿咳嗽；午后、黄昏咳嗽加重，咳声轻微短促者，多为肺燥阴虚咳嗽。

现代医学认为，嗜酸粒细胞性支气管炎是引起咳嗽的重要原因，痰中或气道里嗜酸性粒细胞增高会引起白日咳嗽较多，这类患者平时没有气喘、呼吸困难的症状，咳嗽时多表现为干咳无痰，或咯少许白色黏痰，对油烟、灰尘、异味或冷空气比较敏感；另有部分高血压患者因白天需服用 ACEI 类（血管紧张素转化酶抑制剂）降压药，亦会白天咳嗽，在停用相关药物 1～4 周后，咳嗽可自行消失或缓解。

咳嗽日轻夜重

夜咳表现为咳嗽日轻夜重，一般在夜间或入睡后出现，病程较长，易反复发作，其病机较为复杂。热邪伤阴是较为常见的病因，外邪侵袭人体入里化热，煎熬津液，进而耗伤肺肾之阴，致使阴精不足，则咳嗽日轻夜重；阳虚亦可引起夜咳，阳虚卫外无力，外邪引动内饮，而夜间阳气最弱，故而出现夜晚"咳甚不得卧"；外邪入里，久而化热，煎灼津液成痰，或体内痰湿日久化热，痰热停于肺络，易导致入夜咳嗽加重；饮食不节，入夜后脾胃消化功能相对停滞，生湿聚痰停于内，亦会引起夜晚咳嗽。

需要提醒的是，出现夜间咳嗽的老年患者（尤其是伴有夜间呼吸困难者），要注意是否有慢性心功能不全；此外，过敏原因也会引起咳嗽夜重日轻的情况，尤其多见于有慢性咳嗽症状的儿童，其原因可能与昼夜温差、直接接触棉被和枕头等可导致过敏的物品有关。

咳分日夜，如何处理

白天咳嗽明显的患者，多易受外界环境刺激影响。这类患者宜根据气温变化及时增减衣物，防止感冒；避免接触刺激性气体，在雾霾严重、粉尘较多的地方尤其须注意。夜间咳嗽明显的患者，应注意保持室内空气流通、温度与湿度适宜，避免夜间因室内温度过高、空气干燥引起气道干燥。这两类患者都应少食辛辣刺激、油腻食物与冷饮，避免接触过敏原，以减少咳嗽发作。

不论日间咳嗽还是夜间咳嗽，都属于中医"咳嗽病"的范畴。其病机较为复杂，但总体而言，有外感、内伤之分。外感咳嗽中，风寒咳嗽可服用止嗽散加减治疗，风热咳嗽可服用银翘散；内伤咳嗽，如肺阴亏虚咳嗽，可服用沙参麦冬汤等。另可采用针灸、穴位贴敷、推拿等外治法来调理咳嗽。冬季反复咳嗽患者，可在咨询专业中医师后，选择适合自己的冬季膏方来调理身体，改善体质偏颇，减少咳嗽发作。**PM**

冬日食欲易大开，面对美食大快朵颐之后，胃中或腹中胀痛、嗳腐吞酸、恶心呕吐、不思饮食、大便不爽、腹泻或便秘不通等"食积"症状也容易随之而来。消食中药种类颇多，且根据药性特点各有所长。

消食中药，各有所长

上海中医药大学中药学院副教授　袁　颖

善消肉积是山楂

《本草纲目》记载："闽人取熟者去皮核，捣和糖蜜作楂糕，以充果物。"山楂为蔷薇科山里红或山楂的成熟果实，味酸，长于消食化积、健脾开胃，可治多种饮食积滞之证，最擅长消化油腻肉食积滞。山楂不但能促进食物中脂肪的消化，还有一定的降血脂作用，近年常用于治疗冠心病、高血压、血脂异常等。此外，山楂还可活血化瘀，产后瘀滞腹痛、恶露不尽及经闭、痛经等妇科经产诸证均可应用。

山楂虽好，也要注意食用方法。经加工后的焦山楂、山楂炭等更适合消化不良伴腹泻的患者选用。需要注意的是，山楂味酸，能刺激胃酸分泌，胃酸分泌过多者须慎用。

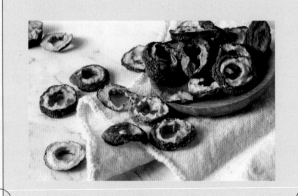

酒食积滞用神曲

中国古代将酿酒或制酱时引起发酵的物质称为"曲"。神曲一般以面粉或麸皮与苦杏仁泥、赤小豆粉，以及鲜青蒿、鲜苍耳、鲜辣蓼汁为原料，混合拌匀，使干湿适宜，放入筐内，覆以麻叶或楮叶，保温发酵一周，长出黄菌丝时取出，切成小块，晒干即可。其含有多量酵母菌和维生素 B，有增进食欲，维持正常消化功能等作用。擅消食化积，广泛用于多种饮食积滞证，尤善消化粮食类（如谷、麦）积滞，也可用于酒食积滞。

还有一种主产于福建泉州范志县的建曲，由麦粉、麸皮，以及紫苏叶、荆芥、防风、羌活等四十多味药物混合发酵而成。因制备用药多属辛温，除消食外，还可理气化湿、发散风寒，常用于食积不化，兼风寒感冒者。

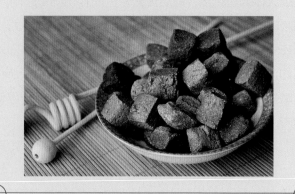

谷物之芽消米面

麦芽是大麦的成熟果实经发芽而成的加工品，可消食化积、健脾和胃，尤其擅长消除淀粉类食物的积滞不化，还有一定的行气除胀作用。需注意的是，麦芽有一定的回乳作用，哺乳期妇女不宜使用。稻芽（稻的成熟果实发芽加工而成）、谷芽（粟的成熟果实发芽加工而成）也以消除淀粉类食物的食积为主，功用基本与麦芽类似。

上述中药中，焦山楂、焦神曲、焦麦芽三药合用习称"焦三仙"，适用于各种食积证，兼有一定止泻作用，因此尤宜于脾胃虚弱、食积不化兼腹泻者。

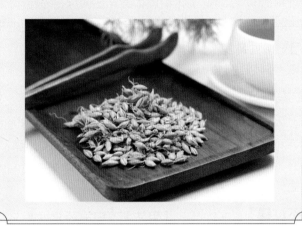

莱菔消食兼行气

萝卜古称莱菔，可生食，亦可炒、蒸、做汤食。《本草纲目》中有记载："上古谓之芦萉，中古转为莱菔，后世讹为萝卜。"消食药中的莱菔子是萝卜的成熟种子，可消食化积，长于行气除胀，为行气作用最强的消食药，多用于治疗食积气滞之脘腹胀痛。另外，莱菔子还有化痰作用，痰壅喘咳兼有食积气滞者服之更为适宜。

传统认为人参与莱菔子"相恶"，故气虚而无食积者服用人参时，不宜与莱菔子同用。但若服用人参而引起脘腹胀满时，服莱菔子能缓解。

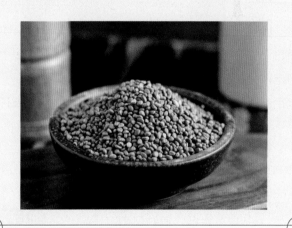

内金消食亦消"石"

鸡砂囊（鸡肫）的角质内壁色黄、质地粗糙，称"鸡内金"，又叫"鸡肫皮"，为治疗饮食积滞之要药，可消食化积、健运脾胃，广泛用于米、面、薯、芋、果酒、肉食等各种食积证。可单用研末服，也可配合其他消食药一同服用。此外，鸡内金还有消结石的作用，可用于辅助治疗泌尿系统结石、胆结石等，常配伍金钱草等药使用。

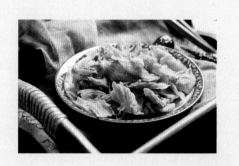

消食药宜根据食积原因及主要症状对症选用。需注意的是，进食不多却出现食积症状，或因脾胃虚弱、消化能力差所致，除应用消食药外，须请专业中医师配合调补脾胃的药一同应用。 **PM**

鼻塞不通气，中药来帮忙

气候变化，寒热不调，不少人会出现鼻塞、流涕、喷嚏频作，伴头痛、恶寒、发热，甚者呼吸困难，这多为感冒、鼻炎等病的表现。这些虽为小病，但长时间鼻塞不通气，颇令人难受，甚至影响睡眠和工作。

上海中医药大学附属市中医医院耳鼻咽喉科主任医师 郭 裕

苍耳子：中药界"刺头"

苍耳子质地较硬，全身长满钩刺，被称为中药界的"刺头"。其味苦、甘、辛，性温，尤善发散风寒、通鼻窍，适用于风寒感冒、鼻窦炎等病。

【用法】煎煮后代茶饮或熏鼻，每日3～9克。苍耳子有小毒，不可自行采摘使用，一定要用正规炮制后的苍耳子。

辛夷：带"毛"花蕾

辛夷又称玉兰，入药部分是望春玉兰、紫玉兰或武当玉兰的干燥花蕾。其味辛，性温，善祛风散寒、宣肺通窍，可用于风寒邪气所致鼻塞，如风寒感冒、鼻窦炎、过敏性鼻炎等。

【用法】辛夷花蕾上有毛，易刺激咽喉，故无论是煎煮还是冲泡，必须用纱布包煎。常用剂量为每日3～9克。

白芷：药中香料

白芷是植物白芷或杭白芷的干燥根。其味辛，性温，具有解表散寒、祛风止痛、通鼻窍等功效，主治风寒感冒、头痛，亦可用于慢性鼻窦炎的治疗。

【用法】白芷气味芳香，可作香料，亦可加入汤羹中调味。其常与苍耳子、辛夷、薄荷等同用，每日3～9克。

细辛：麻舌"不过钱"

细辛是北细辛、华细辛等的干燥根和根茎。其味辛，性温，具有解表散寒、祛风止痛、通窍等功效，主治风寒感冒、鼻渊（鼻流浊涕，量多不止）、风寒咳嗽等病。

【用法】细辛有小毒，自古有"细辛不过钱"的说法，单用每日剂量为1～3克，量过则易致舌麻。忌与生菜等寒凉食物同食，以免影响药效；不能与藜芦同用，以免产生副作用；因其辛温而燥，易伤津液，故阴虚阳亢型头痛、肺燥伤阴型干咳者忌用。

葱白：厨房一宝

葱白为百合科植物葱近根部的鳞茎。其味辛，性温，具有发汗解表、通达阳气的功效，主要用于风寒感冒等疾病，可改善鼻塞症状。

【用法】葱白为药食两用之佳品，可入粥、入菜、入汤，随粥菜而食，或外用熏鼻，为厨房一宝。因其易种易采，常用鲜品，用量可至30克。与他药合用时，后入功效较佳。PM

专家简介

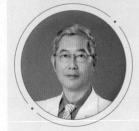

郭 裕 《大众医学》专家顾问团成员，上海中医药大学附属市中医医院耳鼻咽喉科主任、主任医师、教授、博士生导师，中华中医药学会耳鼻咽喉科分会副主任委员，中国中医药研究促进会耳鼻咽喉专业委员会副会长，上海市中医药学会耳鼻咽喉科分会主任委员。

小贴士

搭配用药往往比单用疗效更优。外感风寒邪气导致伤风鼻塞者，常用苍耳子搭配辛夷、白芷等；鼻塞伴明显头痛、前额痛等症状者，宜加用白芷；频频咳嗽，伴呼吸困难者，宜加用细辛。

中药熏蒸，"烂脚"不烂

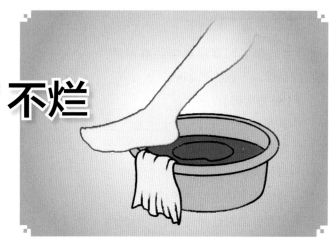

上海中医药大学附属龙华医院中医外科
阙华发（主任医师） 王轩宇

"老烂脚"是指发生于下肢的慢性皮肤溃疡，溃疡经久不收口，或收口后每因损伤而复发，俗称"老烂腿""裙边疮""裤口疮"，中医称"臁疮"。其发生与下肢静脉曲张关系密切，多见于长期站立工作者、负重体力劳动者、妊娠妇女等，好发于小腿下1/3处。中医学认为，此病多因先天禀赋不足，脾胃素虚，中气下陷，致使筋脉弛缓薄弱；加之后天失养，久行、久立、久坐等，或久负重物，劳倦伤气，致使下肢气血运行乏力，或素患筋瘤，瘀血阻络，肌肤失养；复因局部损伤染毒，致使毒邪壅阻下肢，血肉腐败而成。

内治清通补，外治祛腐生肌

中医治疗老烂脚多采用内服与外用相结合的方法，能加速溃疡坏死组织脱落，促进创面愈合，减少瘢痕形成，改善局部和全身症状，提高患者生活质量。内治多采用"清－通－补"疗法，早期应用清热利湿、解毒消肿的中药，后期选择益气健脾、补肾益精、活血化瘀的中药；外治法有药膏贴敷、搔刮清创、中药熏蒸、中药溻渍、针灸疗法、缠缚疗法、涂擦疗法等，药物可直接作用于患处，发挥祛腐、化瘀、补虚、活血、生肌的功效。

中药熏蒸法是将中药煎煮后，通过蒸汽熏蒸患处的治疗方法。根据创面所处阶段选定药方，患者选择合适的体位，暴露熏蒸部位，把病灶局部搁于熏蒸盆口上，或用中药熏蒸治疗仪熏蒸。由于操作简便，在遵医嘱并熟练掌握方法的前提下，中药熏蒸治疗可以在家进行。

再如中药溻渍法，是通过药液湿敷、淋洗、冲洗、浸泡患处，使药物直接在患处发挥疗效，从而达到治疗目的。溻是将饱含药液的6～8层纱布湿敷患处，渍是将患处浸泡在药液中。中药湿敷、泡脚均属于溻渍疗法，湿敷疗法可在家中进行，泡脚疗法在家中当慎重使用，以免局部感染加重，创面扩大。

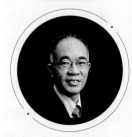

阙华发 《大众医学》专家顾问团成员，上海中医药大学附属龙华医院中医外科主任、主任医师、教授、博士生导师，中华中医药学会外科分会副主任委员，上海市中西医结合学会周围血管病专业委员会主任委员。擅长中医药防治慢性创面、糖尿病性足病、静脉曲张、动脉硬化、甲状腺疾病、乳腺疾病、丹毒、痛风等。

居家熏蒸"说明书"

"老烂脚"患者居家中药熏蒸前，请仔细阅读以下这份"说明书"。

●【处方用药】

中药熏蒸疗法可用于"老烂脚"各阶段，熏蒸药物因人、因病而异，应在医院开具处方。一般而言，在创面愈合早期，当疮面黄白色腐肉组织较多，脓水多而臭秽，创周红肿灼热时，可选用清热、利湿、解毒中药煎剂熏洗，常用黄连、黄柏、马齿苋、土槿皮、苦参、土茯苓、芙蓉叶等；在创面愈合后期，坏死组织脱尽，肉芽组织及上皮组织生长缓慢，分泌物稀薄，此时可选用益气、活血、生肌中药煎剂熏洗，常用生黄芪、当归、丹参、乳香、没药、儿茶等。

●【操作方法】

揭除伤口表面敷料，用75%的酒精棉球消毒创周皮肤，自创面外围向创面边缘擦拭；再用0.9%生理盐水棉球轻轻拭净疮面分泌物。中药煎液加水至1000毫升加热，待药液温度降至40℃左右后熏蒸患部，熏完后根据医嘱更换敷料。每日1次，每次30分钟。

●【注意事项】

在饥饿或饱食状态下，不宜熏蒸；熏蒸时，患处与药液的距离应保持20厘米左右，药液温度应适宜，防止烫伤皮肤；熏蒸过程中，患者可能会出汗较多，需要及时补充水分；熏蒸前后需要注意保暖，出汗后及时擦干；在熏蒸中，患者如有不适，应立即停止。

●【禁忌证】

心肺功能差、急性传染病、严重贫血等患者慎用，对熏蒸药物过敏者禁用。**PM**

"敲带脉"在古代宫廷十分盛行。《慈禧轶事》中提及慈禧每日午休前都侧着身子让侍从帮她拍拍腰，而"带脉"就在腰部。直到现在，"敲带脉"仍是一种较为流行的中医保健方式。那么，"带脉"应该如何"敲"呢？

无形之带，横绕腰间

"带脉"之名有两层含义：一是指此经脉像是一条腰带缠在腰间；二是因其与妇女的经带（月经与白带）关系密切，是专调月经及妇科功能的重要经络。

人体经络系统主要由十二经脉、奇经八脉、十五络脉等经络组成。这些经络大多为上下纵行，唯独奇经八脉之一的带脉与众不同，其循行方向为横向环绕一圈，好似将纵向的经脉用一根绳子系住。足三阴、三阳及阴阳二蹻脉皆受带脉约束，因此带脉被认为有"总束诸脉"的作用，可约束纵行之脉，加强经脉间的联系。正因为此，若有经脉在腰腹处出现郁结气滞、瘀血堵塞等问题，便可通过拍打带脉的方法来进行调节和疏通。

约束纵脉，兼司带下

关于带脉，中医古籍中有诸多记载，其主要功能可总结为两点：约束纵行诸条经脉，兼司妇女带下。

《难经》中云："带脉者，起于季肋，回身一周。"指带脉从季肋部（第二腰椎高度）发出，围腰一周，足部的阴阳经脉受带脉约束，保健带脉对于下肢痿弱、筋脉不舒、腿痛等下肢疾病均有一定治疗作用。《素问》中记载："带之为病，腹满、腰溶溶若坐水中。"带脉不和易表现为腰腹部疾患，带脉失去固摄，升举无力，中气下陷，易出现腰部酸痛、小腹下坠胀满、子宫下垂等症状；湿浊阻滞带脉，易导致妇女带下增多、月事不调，腹部肥胖，甚则女子不孕，男子阳痿。按摩带脉具有固肾温阳、聪耳明目、祛湿减肥等作用，可防治腰膝酸软、耳鸣耳聋、遗精早泄、阳痿、尿频、经带异常、腹部肥胖、大便不调等。

保健带脉，按摩腰腹

带脉所系经络内连脏腑，外络肢节，运行气血，协调阴阳。保健带脉可敲、可推，亦可艾灸熏疗。日常自我保健可从按摩腰腹做

"带脉" 如何敲

合肥市第一人民医院中医科主任医师 唐晓敏

起，按揉腰部经筋，辅以推、摩、擦法，可温肾壮腰、松筋舒筋，缓解软组织损伤性腰痛；腹部点揉、推擦，可驱散肝经寒气，温通下元，调节生殖功能。

具体操作可点、面结合进行。"点"即选取阿是穴（痛处为穴），找出酸胀部位，重点按摩；"面"即以带状范围按摩，以掌摩、掌推、掌擦等手法，施力于腰、腹部。常用按摩带脉步骤如下：

❶ 预备式

双目平视前方，微微闭合，双脚平放，与肩同宽或比肩略宽，呼吸调匀，全身放松。

❷ 掌摩腰部

双手叉腰，虎口朝下，以双掌掌面环形摩擦腰部约 30 次，以腰部有微热之感为佳。

❸ 掌推腰部

双手掌分别放在腰部两侧，适当用力从腰部往骶部作推擦动作 30～50 次，方向由上到下，力度由轻到重，以腰部有微热感为佳。

❹ 拳背揉腰椎处

双手握拳，两拳应保持向上，将拳背骨节分别放于腰椎两侧进行按揉，并适当用力从腰部往骶部滑动揉按 3 分钟左右，方向由上到下、由中间到两边，力度由轻到重。

❺ 双拇指揉腰

双手叉腰，虎口向上，将拇指分别放在腰椎两侧，其余四指附着于腰部外侧。缓慢用拇指指腹在腰部由上向下、由中间到两边按揉，力度由轻到重。在按揉中注意体会拇指下的酸痛感，可重点揉按肌肉结节、条索处及腰部穴位，可于酸痛点加大拇指的刺激力度。

❻ 叩击腰骶

全身放松，双手握拳，以拳背叩击腰骶部，由上到下、由中间到两边，力度由轻到重，左右交替，重复 20～30 次。

❼ 叠掌指端揉少腹

将两掌放于少腹处（小腹的两侧，从髋骨前部到耻骨之间部位），以小指、无名指、中指、食指指端紧贴耻骨上缘，先向肚脐方向拨揉 10 次，再沿耻骨上缘拨揉 10 次。**PM**

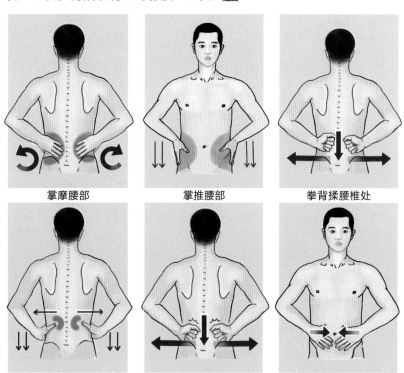

掌摩腰部	掌推腰部	拳背揉腰椎处
双拇指揉腰	叩击腰骶	叠掌指端揉少腹

高血压患者中，老年人占大多数。为良好控制血压、预防心脑血管病，老年人服用降压药应注意以下三个问题。

老年高血压，合理用药三建议

上海交通大学附属第一人民医院临床药学科　武正华（副研究员）　毛琳

1. 尽早服用

不少患有高血压的老年人不愿意服用降压药，原因包括：担心长期服药会伤肝、伤肾，担心吃药会使血管变硬，觉得每天吃药太麻烦，认为没有明显不适就不用吃药，等等。而实际上，高血压的危害不容小觑，血压水平与心脑血管病发病和死亡风险之间存在密切的因果关系。高血压患者降压治疗的目的是通过降低血压，有效预防或延迟脑卒中、心肌梗死、心力衰竭、肾功能不全等并发症的发生，有效控制高血压的疾病进程，预防高血压急症、亚急症等重症高血压的发生。

与一般高血压患者相比，老年高血压患者服用降压药的"起点"和血压控制目标略为宽松：65～79岁的老年人，血压≥150/90毫米汞柱时应开始药物治疗，血压≥140/90毫米汞柱时也可考虑进行药物治疗；80岁以上的老年人收缩压≥160毫米汞柱时，应开始药物治疗。65～79岁的老年人，应先将血压降至150/90毫米汞柱以下；如能耐受，可将血压降至140/90毫米汞柱以下；80岁以上老年人应将血压降至150/90毫米汞柱以下。

2. 合理选择

要将血压控制在理想范围内，针对病因合理选择降压药尤为关键。老年高血压以单纯收缩期高血压（收缩压≥140毫米汞柱和舒张压<90毫米汞柱）最为常见，其主要原因是血管硬化、心功能下降、血压调节功能下降等。针对这种情况，老年高血压患者选择降压药时，可在医生指导下优先选择钙离子拮抗剂（地平类），辅以血管紧张素转化酶抑制剂（普利类）或血管紧张素Ⅱ受体拮抗剂（沙坦类）、利尿剂等。需要注意的是，在控制收缩压的同时，不要使舒张压降得过低（不低于60毫米汞柱）。

3. 科学联用

联合用药是降压药应用的基本原则，中、重度高血压及合并心血管病危险因素（吸烟或被动吸烟、糖耐量异常或空腹血糖受损、血脂异常、心血管病家族史、肥胖等）的患者更应注意在医生指导下科学联用。

有些老年朋友嫌服用多种药太麻烦，或因种类较多而经常误服、漏服，不妨选择单片复方降压药。这类药多数是地平类和沙坦/普利类的组合、沙坦/普利类与利尿剂的组合，比较常见的有氨氯地平贝那普利片、培哚普利吲达帕胺片、厄贝沙坦氢氯噻嗪片等，其优点是服用便捷，不容易漏服，疗效较好，兼具一定的靶器官（心、肾等）保护作用。PM

眼药他用，妙用还是滥用？

上海交通大学医学院附属第九人民医院药剂科主任药师　原永芳

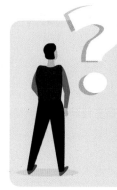

眼药膏和滴眼液都是治疗眼科疾病的主要药物。有些患者将眼用制剂用于眼外疾病的治疗，如金霉素眼膏常被外用于感染性伤口的治疗。这种做法恰当吗？当缺少药物剂型时，医生有时也会将眼用制剂用于中耳炎、鼻炎甚至皮肤疾病的治疗。患者常会疑惑：医生是不是开错了药？

制剂工艺，各有不同

外用的眼药主要包括眼用液体制剂和眼用半固体制剂，临床使用最多的就是滴眼剂（又称滴眼液、眼药水）和眼膏剂（又称眼药膏）。眼用剂型的制作要求普遍高于滴耳剂、滴鼻剂及皮肤外用软膏，刺激性更小。例如：滴眼剂的无菌要求与注射剂相同；酸碱度（pH）要控制在 6～8，不得对人眼部有刺激；渗透压要与泪液相同。

眼用制剂与耳用制剂、鼻用制剂在制剂工艺上有差异，不可完全替代。例如：氯霉素滴耳液中添加甘油和丙二醇作为助溶剂，可提高药物在耳内的吸收利用率；鼻用气雾剂的雾滴粒子要求大于 10 微米，使药物可沉积于鼻腔，不易随气道吸入肺部。

制剂不同，不宜混用

当皮肤出现疖肿、痤疮，或因频繁擤鼻涕导致鼻前庭红肿疼痛时，有些人会根据经验涂抹金霉素眼膏、红霉素眼膏等，似乎也有效。

不过，躯干部皮肤普遍较眼睑皮肤厚，专用于皮肤疾病的红霉素软膏中红霉素的浓度为 1%，而红霉素眼膏中的浓度为 0.5%。因此，虽然使用眼膏治疗某些感染性皮肤疾病也能发挥药效，但弱于皮肤外用软膏。

有些人外耳道发炎了，没有抗生素滴耳液，就用抗生素滴眼液来代替。虽然同为抗生素，但部分眼用制剂并不适合眼外使用。如：新霉素、妥布霉素、庆大霉素滴眼液不可盲目用于滴耳，虽然用它们来滴眼是比较安全有效的，但这些药物成分具有耳毒性。

"经验用药"，并不可取

一般而言，眼用制剂仅可应用于眼科疾病，原则上不宜眼外使用。如果医生开具眼用制剂用于眼外疾病的治疗，患者应再次与医生确认，并详细咨询用药注意事项。将眼用制剂用于眼外疾病属于"超说明书"用药，存在一定风险。

很多家庭自备小药箱，有时为图方便，会凭经验用眼用制剂代替其他药物。这种做法不妥当，患者不宜自行"超说明书"用药。需要提醒的是，已开启的滴眼剂有效期仅 4 周，超过有效期后，即使是眼外疾病，也不宜使用。

如今，药品种类、剂型丰富，购买也比较方便，完全没必要用眼用制剂来代替眼外用药。患者不应道听途说、凭经验"妙用"眼药，否则可能变成"滥用"，造成危害。**PM**

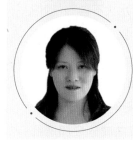

专家简介

原永芳　上海交通大学医学院附属第九人民医院药剂科主任、主任药师、博士生导师，中华口腔医学会口腔药学专业委员会副主任委员，上海市医学会临床药学专科分会候任主任委员，上海市中西医结合学会药学专业委员会副主任委员。

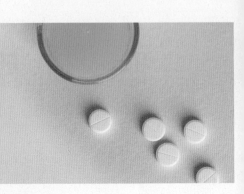

有人认为，果汁口感好，能补充营养和水分，用果汁送药还可消除药物异味，一举两得。不过，近期网上有热门言论称，服药时饮用西柚汁会导致进入血液的药量倍增，引发严重不良反应。这种言论可信吗？

果汁送药 有风险

复旦大学附属华山医院主任药师　李中东

果汁引发药物毒性，作用机制有异同

果汁送药确有风险。临床药理学家已确认，果汁可与近50种药物发生反应。西柚汁、橙汁和苹果汁会减弱某些抗过敏药、心血管病药、抗癌药和抗感染药的疗效；部分果汁还可增强某些药物的药效，使人体血药浓度迅速升高。

西柚汁是医药界研究较多的果汁，其引发药物毒性"后果"的作用机制主要集中于两点：一是抑制药物在肝脏的降解减毒环节，二是妨碍已吸收至细胞内的药物外排。

西柚汁会抑制肝脏内的药物降解减毒环节。不少药物需在肝脏经过CYP3A4酶"灭活"减毒，但西柚汁中的呋喃香豆素类等成分却偏偏是抑制CYP3A4酶的"灭绝师太"。它一方面可导致硝苯地平、氨氯地平等药物因不能灭活或灭活很少，存留体内药量增加、

时间延长，降压作用显著加强，有诱发低血压的风险；另一方面，西柚汁中的呋喃香豆素类等成分可导致西沙必利等胃肠动力药物不良反应增多，毒性反应增强，甚则导致室性心律失常。

再看果汁妨碍药物从细胞内的外排。正常情况下，有些药物吸收进入人体后，细胞里的"外排泵"可把已吸收进入细胞的药物重新泵出细胞外。这种泵出作用是一种保护性反应，减少了外来物质对身体的伤害。然而，西柚汁中的呋喃香豆素类等成分会妨碍"外排泵"的作用，使人体的"自我保护"形同虚设，使药物吸收入人体的量大大增加。如：调血脂的他汀类药物洛伐他汀、辛伐他汀等用西柚汁送服后，药物外排量减少，滞留人体的量增加，可能导致转氨酶升高、肌肉痛、关节痛等不良反应。

果汁送药有风险，白开水服药最安心

当然，果汁并非与所有药物都"水火不容"。哪怕是"风险重重"的西柚汁，也只是对个别药物不太友好。

也就是说，虽然果汁送药并不一定产生严重不良反应，但果汁成分复杂，各类药品含有的原辅料成分也复杂多样，容易发生相互作用，影响药效。比如：果汁中所含的维生素C和果酸等酸性成分会加速红

霉素、氯霉素、黄连素（小檗碱）片等药物的糖衣溶解，使药物提前分解或溶出，而在小肠内吸收减少，影响疗效，甚至会与酸性溶液反应生成有害物质。

总之，果汁送药有风险，用白开水服药最安心。如需饮用果汁和饮料，最好是在服药一小时左右再进行。**PM**

日常生活中，常能听到有人说："头疼脑热、感冒咳嗽、腹痛腹泻、碰伤摔伤，吃点'消炎药'就行。"笔者发现，很多人对消炎药和抗菌药的界定比较模糊，一提到"消炎药"，脱口而出的不是"阿莫西林"就是"头孢"。实际上"阿莫西林"和"头孢"等药物在医学上被称为"抗菌药"，而"抗菌药"和"消炎药"是两种不同类型的药物。

抗菌药 ≠ 消炎药

湖南省人民医院药学部副主任药师　谭波宇

抗菌药，具有杀菌或抑菌作用

抗菌药是指具有抑制或杀灭病原菌能力的化学物质，主要包括存在于自然界中的抗生素和一些人工合成化合物。由于化学结构不同，抗菌药分类众多，常见的有青霉素类（如阿莫西林）、头孢菌素类（如头孢呋辛）、大环内酯类（如阿奇霉素）、氨基糖苷类（如庆大霉素）、喹诺酮类（如左氧氟沙星）、咪唑类（如甲硝唑），等等。

生活中，一些人本着"久病成医"的盲目自信，将阿莫西林等抗菌药当成"家庭必备药"，有点"头疼脑热"就使用。这一做法是错误的。依据我国《处方药与非处方药分类管理办法》，抗菌药按处方药进行管理，须凭医生处方购买，并在医生指导下使用。每一类抗菌药都有其特定的抗菌机制、独特的药理作用和药效学特点，且具有不同程度的药物毒性及其他潜在影响，用药方法和时间也有特殊要求，如阿莫西林等青霉素类药物在用药前须进行皮试。因此，自行服用抗菌药存在安全隐患，不宜作为家庭常备药储存及使用。

"消炎药"，缓解机体炎症反应

"消炎药"又称为"抗炎药"，根据不同药物结构，可以简单地分为两大类：第一类是非甾体抗炎药，代表药物有阿司匹林、布洛芬等，主要用于炎症性疾病的对症治疗，"治标不治本"。另一类药物是甾体抗炎药，即糖皮质激素，代表药物有地塞米松、醋酸泼尼松、氢化可的松等。糖皮质激素功能十分强大，除抗炎外，还有免疫抑制、抗毒素、退热等作用。不过，长期、大剂量使用糖皮质激素可能会产生严重的不良反应，如表现为"满月脸""水牛背"的库欣综合征，引起高血压、高血糖，诱发或加重消化性溃疡，等等。

学会看懂"药物说明书"

正确区分及使用抗菌药和消炎药是人人都应了解并掌握的技能。看懂"药物说明书"，有以下两点诀窍：

① 看名称

若药物名称里含有"西林""霉素""头孢""沙星"等字眼，一般为抗菌药物；若药物名称里含有"洛芬""昔布"等字眼，多为消炎药。

② 看适应证

若适应证为治疗"感染"，一般属于抗菌药；若适应证为治疗"骨关节炎""类风湿关节炎""肩周炎"及"牙痛"等，则属于消炎药。

值得注意的是，生活中常见的"炎症"五花八门，如肺炎、肠胃炎、过敏性鼻炎、类风湿关节炎等。这些"炎症"病因不同，症状不相同，治疗方法也截然不同，患者切不可自我诊断和盲目服药。**PM**

订全年杂志，赢订阅大奖

为回馈广大订阅读者对本刊的支持与厚爱，我们将于2022年5月和2022年9月各举办1次年度订阅抽奖活动。每位获奖读者将获得由《大众医学》资深编辑精心挑选的价值180元的健康图书大礼包一份（相当于赠阅全年杂志）。

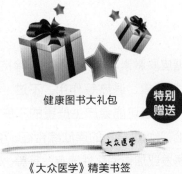

健康图书大礼包

特别赠送

《大众医学》精美书签

请订阅了全年杂志的读者尽快将订阅单复印件寄到编辑部或者将全年订阅单拍照上传至本刊官方微信公众平台，并附上您的姓名、地址、邮编和联系电话，以便我们尽快将您的信息纳入抽奖系统。通过微信订阅全年杂志的读者，不必重复提交信息。

《大众医学》又获奖啦！

上海市健康科普品牌

上海市卫生健康委员会
上海市健康促进委员会办公室
2021年8月

在上海市卫生健康委、上海市健康促进委员会办公室开展的"上海市健康科普品牌推选活动"中，《大众医学》从众多申报机构中脱颖而出，入选首批上海市健康科普品牌。

作为中国办刊历史最悠久的医学科普期刊，《大众医学》致力于医学科普传播73年，见证并亲历了中国医学科普发展的全过程，被誉为医学科普的"干细胞"，以科学、权威、专业为特色。《大众医学》具有广泛的群众基础，丰富的权威专家资源和内容资源，较强的品牌影响力和公信力，曾荣获众多国家级、重量级奖项。近年来，《大众医学》已完成期刊融媒体化，成为一个集图书、期刊、新媒体矩阵、线上线下活动于一体的权威医学科普全媒体。

作为医学科普传统期刊的代表，《大众医学》近年来积极开拓数字阅读业务，在数字阅读领域也深受网友欢迎。2021年10月28日，中国新闻出版研究院和龙源数字传媒集团在中国数字出版博览会上联合发布2020—2021数字阅读影响力期刊TOP100排行榜。《大众医学》再次入围国内数字阅读影响力期刊百强排行榜，且阅读量排名从2020年的第24名提升至第18名。

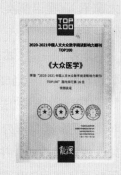

从生命源头 阻断出生缺陷

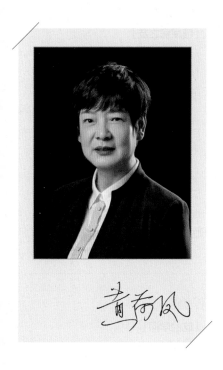

黄荷凤，中国科学院院士，《大众医学》顾问委员会委员，复旦大学生殖与发育研究院院长，复旦大学附属妇产科医院妇科内分泌与生殖医学科主任医师、教授、博士生导师，中国医师协会生殖医学专业委员会副主任委员，中国中西医结合学会生殖医学专业委员会主任委员，中国妇幼保健协会生育保健专业委员会主任委员。

我国是人口大国，也是出生缺陷高发国家，每年新增90万~100万个出生缺陷患儿。出生缺陷是指婴儿出生前发生的身体结构、功能或代谢异常，包括先天畸形、染色体异常、遗传代谢性疾病、先天性功能异常（如盲、聋和智力障碍等），不但影响儿童的生存和生活质量，而且影响国民健康素质。

出生缺陷的病因很复杂，其中30%左右是遗传因素（如染色体数量或结构异常、基因突变等）导致的，有一些是遗传和环境因素共同造成的，还有一些目前原因不明。遗传性出生缺陷（如先天性心脏病、神经管缺陷、血红蛋白病、葡萄糖-6-磷酸脱氢酶缺乏症、唐氏综合征等）是可防可控的。在孕前，若夫妻一方有染色体数目或结构异常、存在某些可导致严重疾病的遗传基因，或女方不明原因反复流产，医生可以将精、卵在体外结合，利用基因检测技术筛选出健康胚胎进行移植，以避免相关出生缺陷的发生；在孕期，可以通过影像学检查、生化指标检测及基因诊断等，筛查胎儿是否存在相关疾病，并根据情况决定是否进行相应的宫内治疗、是否保留严重出生缺陷胎儿；在新生儿阶段，对早期干预可获得良好预后的遗传性疾病进行筛查，发现问题后及时治疗，如先天性心脏病患儿可以进行手术治疗，先天性甲状腺功能低下症患儿可以补充甲状腺素，等等。

除传统意义的出生缺陷外，还有一类发育源性疾病，主要包括成人期的代谢、心血管、神经、精神系统的疾病（包括肿瘤），如糖尿病、高血压、自闭症、精神分裂症等。这些疾病的发生，是环境和基因共同作用的结果。也就是说，人一生的疾病和健康，在生命早期就已烙上了印记。母亲提供的卵子和父亲提供的精子统称配子，配子对子代健康的影响很大，比如：孕妇患有糖尿病，其子代将来患糖尿病的风险会增加；父亲肥胖使精子带有不良的表观遗传修饰，其子代患肥胖和冠心病的风险将增加。因此，有生育计划的夫妇应在孕前进行早期干预，使配子更健康，进而让孩子的一生更健康。**PM**

Contents 目次 2022 年 2 月

创刊于1948年

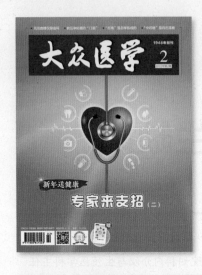

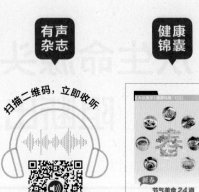

有声杂志

扫描二维码，立即收听

健康锦囊

大众医学
官方微信公众号

特别关注

新年送健康
专家来支招（二）

为进一步提高办刊质量，给广大读者带来更权威、科学、实用的医学科普知识，本刊编辑部组建了由258位权威专家组成的第四届专家顾问团。上期，我们特别邀请23位顾问团专家就"健康生活"和"疾病预防"两个主题进行了分析和解读。本期，我们邀请22位顾问团专家就"寻医问药"和"远离误区"两个主题发表看法，提出建议。希望这45位名家的肺腑之言，能为大家带去健康与平安！

本期封面、内文部分图片由图虫创意提供

轻松订阅

★ 邮局订阅：邮发代号 4-11
★ 网上订阅：www.popumed.com（《大众医学》网站）/ http://item.zazhipu.com/2000399.html（杂志铺网站）
★ 上门收订：11185（中国邮政集团全国统一客户服务）
★ 本社邮购：021-53203260 / 021-64845191
★ 网上零售：shkxjscbs.tmall.com（上海科学技术出版社天猫旗舰店）
★ 微信订阅：扫描右侧二维码，在线订阅

微信订阅

特别提醒 第3期上市时间：2022年3月10日

顾问委员会

主任委员 王陇德 陈孝平

委员（按姓氏拼音排序）

陈君石 陈可冀 曹雪涛 戴尅戎
樊嘉 顾玉东 郭应禄 葛均凤
廖万清 陆道培 刘允怡 郎景和
宁光 邱贵兴 邱蔚六 阮长耿
沈渔邨 孙燕 汤钊猷 王正国
王正敏 汪忠镐 吴咸中 坝坤三
曾溢滔 曾益新 张金哲 赵玉沛
钟南山 周良辅 庄辉

名誉主编 胡锦华

主 编 温泽远

执行主编 贾永兴

编辑部

主任/副主编 黄蕙

副主任 王丽云

文字编辑 刘利 张磊 莫丹丹
蒋美琴 曹阳

美术编辑 李成俭 陈洁

主 管 上海世纪出版（集团）有限公司

主 办 上海科学技术出版社有限公司

编辑、出版 《大众医学》编辑部

编辑部 （021）53203131

网 址 www.popumed.com

电子信箱 popularmedicine@sstp.cn

邮购部 （021）53203260

营销部

副总监 夏叶玲

客户经理 潘峥 马骏
张志坚 李海萍

订阅咨询 （021）53203103
13816800360

广告总代理 上海高精广告有限公司

电 话 （021）53203105

编辑部、邮购部、营销部地址

上海市闵行区号景路159弄A座9F-10F

邮政编码 201101

发行范围 公开发行

国内发行 上海市报刊发行局、陕西省邮政
报刊发行局、重庆市报刊发行局、
深圳市报刊发行局等

国内邮发代号 4-11

国内统一连续出版物号 CN 31-1369/R

国际标准连续出版物号 ISSN 1000-8470

国内订购 全国各地邮局

国外发行 中国国际图书贸易总公司
（北京邮政399信箱）

国外发行代号 M158

印 刷 杭州日报报业集团盛元印务有限公司

出版日期 2月14日

定 价 15.00元

88页（附赠32开小册子16页）

杂志如有印订质量问题，请寄给编辑部调换

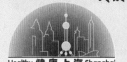

大众医学 —— Healthy 健康上海行动 Shanghai 指定杂志合作媒体

《健康上海行动（2019—2030年）》提出18个重大专项行动、100条举措，将为上海2400多万市民筑牢织密一张"生命健康网"，全方位、全周期、全领域维护与保障市民健康。市民健康水平和健康城市能级的不断提升，需要全社会、全体市民共同参与和努力。《大众医学》作为健康上海行动指定杂志合作媒体，邀您与健康结伴同"行"。

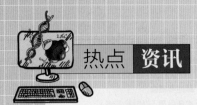
一边熬夜一边担忧：超三成受访青年认为身体状况一般

近期，中国青年报社社会调查中心联合问卷网进行的一项针对 1144 名青年的调查显示，67.2% 的受访青年感觉自己的身体状况不错，超过三成的受访青年觉得自己的身体状态一般或不好。

此次调查的受访者中，"00 后"占 14.7%，"95 后"占 24.6%，"90 后"占 37.4%，"85 后"占 23.3%。令人意想不到的是，调查结果显示，"00 后"受访者感觉身体状况一般或不好的比例更高（35.7%），其次是"85 后"（35.3%）。

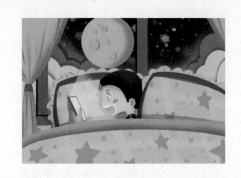

受访者觉得影响身体健康的因素有：经常熬夜（53.2%），饮食不规律、不健康（39.3%），情绪压抑、不稳定（26.6%），等等。仅 1.8% 的受访青年表示没有以上情况。

小酌并不怡情，东亚男性饮酒更易致癌

多数人认为"适度饮酒有益健康""小酌怡情""喝红酒软化血管"，事实并非如此。近期，发表于《柳叶刀》子刊上的一项研究结果显示，少量饮酒也会诱发肿瘤。饮酒会导致全球癌症负担加重，东亚人受影响程度排名靠前，其中东亚男性更易受到酒精影响而发生肿瘤。

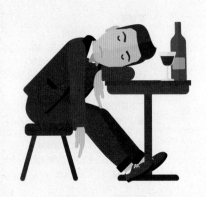

在研究纳入的饮酒所致肿瘤病例中，少量饮酒（日均酒精摄入量低于 20 克）所致肿瘤比例为 13.9%，中量（日均酒精摄入量 20～60 克）和大量饮酒（日均酒精摄入量超过 60 克）所致肿瘤的比例更高，分别占 39.4% 和 46.7%。

每天跑步十分钟：促进认知，愉悦心情

跑步是一项最基本的运动。日本筑波大学研究人员近期研究发现，跑步不仅能强身健体，还有助于改善情绪和提高认知能力。每天仅 10 分钟中等强度的跑步运动，就能增加流向双侧前额叶皮层不同位点的血液量，从而改善大脑的情绪控制和执行能力，有益于促进认知能力和愉悦心情。

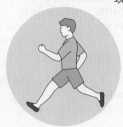

吃全谷物可改善糖代谢

根据加工程度不同，谷物可分为精制谷物和全谷物。全谷物既可以是完整谷物籽粒，也可以是经过碾磨、粉碎、压片等简单处理后的产品。

近日，发表于《食品科学与营养学评论》上的一项研究显示：全谷物摄入可以显著降低空腹血糖、糖化血红蛋白和胰岛素抵抗指数等。全谷物摄入对糖尿病患者、健康人群和肥胖人群均有益处，吃燕麦的获益较糙米、小麦和其他全谷物更加显著。每天多次摄入比单次摄入的健康效果更好，推荐摄入量为 100 克／天。

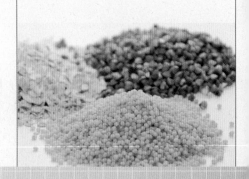

3岁以下儿童："梳妆台"玩具不可"梳妆"

国家药品监督管理局近期发布消息称，0～3岁婴幼儿使用的化妆品，功效宣称仅限于清洁、保湿、护发、防晒、舒缓、爽身；如果彩妆化妆品标签宣称3岁以下婴幼儿可用，属于违法行为。

依据国家药监局发布的《化妆品分类规则和分类目录》，3～12岁儿童使用的化妆品可以包含美容修饰、卸妆等功效，而3岁以下婴幼儿使用的化妆品，不包括"彩妆"这一类别。当前市面上所售部分"儿童梳妆台"玩具中包含可涂抹的口红、眼影、指甲油等，此类玩具不可给3岁以下儿童使用。

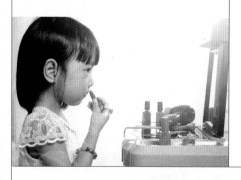

国产人工角膜获批，或可缓解角膜供体稀缺现状

近期，国家药品监督管理局审查批准了北京米赫医疗器械有限责任公司生产的"人工角膜"。该产品采用人造材料制成，适用于角膜移植失败，化学伤、热灼伤、爆炸伤等引起的严重角膜及结膜瘢痕、血管化，以及眼睑闭锁等患者，有助于缓解我国角膜供体稀缺的现状。

该产品采用分体式设计，通过分期手术植入，可减少植入手术对患眼造成伤害的风险。必要时可进行部分拆卸或更换，为传统角膜移植术禁忌证患者的治疗提供了新途径。

老年人接种新冠疫苗很有必要

在国务院联防联控机制近期召开的新闻发布会上，中国疾控中心免疫规划首席专家王华庆介绍，根据目前国内外的流行病学分析来看，老年人感染新冠病毒之后，发生重症甚至死亡的风险更大，因此老年人接种疫苗非常有必要。目前，我国使用的新冠病毒疫苗临床试验结果显示，老年人群接种疫苗后安全性良好。通常情况下，即使有基础疾病，只要严格把握禁忌证，接种疫苗不会增加严重不良反应。

王华庆强调，有基础性疾病的老年人接种疫苗时，要把自己的身体情况、是否处于稳定期、有无其他严重疾病告诉接种医生，以利于预防接种顺利进行。

后续，疾控部门也将对有基础疾病的人群进一步加强监测和分析。

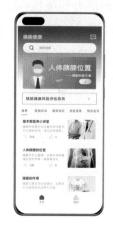

应用宝市场下载

华为应用市场下载

这款App，帮你"紧盯"胰腺健康

胰腺癌又称"癌中之王"，患者5年生存率仅有5%~7%。胰腺癌初期通常无明显症状，转移后才容易被发现，这也是胰腺癌一经发现，患者生存期往往不到一年的原因。近期，上海市数字医学创新中心联合上海交通大学医学院附属瑞金医院胰腺疾病治疗中心上线一款"胰腺健康"App，使用者进入App后，只要输入相关信息，系统便会根据风险评估表对其胰腺健康指数加以评分，并通过监测使用者的日常生活行为模式，完成胰腺疾病潜在危险因素评估与高危人群筛查。

这款App可告知使用者如何保持健康生活，哪些高危因素易诱发胰腺癌，何种症状需要警惕，出现典型症状时应进行哪些检查，等等。**PM**

（本版内容由本刊编辑部综合摘编）

为进一步提高办刊质量，给广大读者带来更权威、科学、实用的医学科普知识，本刊编辑部组建了由258位权威专家组成的第四届专家顾问团。上期，我们特别邀请23位顾问团专家就"健康生活"和"疾病预防"两个主题进行了分析和解读。本期，我们邀请22位顾问团专家就"寻医问药"和"远离误区"两个主题发表看法，提出建议。希望这45位名家的肺腑之言，能为大家带去健康与平安！

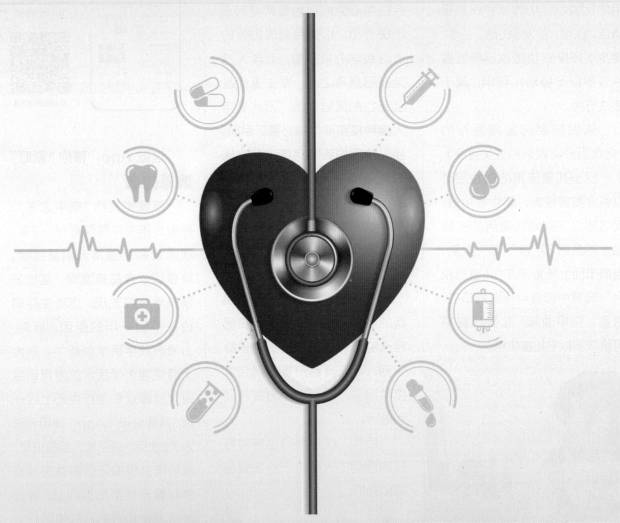

新年送健康　专家来支招（二）

策划　本刊编辑部
执行　黄蕙
支持专家　孙兴怀　曲　伸　周　俭　许剑民　周平红
　　　　　郭剑明　周　梁　华克勤　应　豪　罗小平
　　　　　赵　敏　石洪成　胡　兵　潘柏申　张晓天
　　　　　方　泓　高月求　顾　耘　朱广家　吴文育
　　　　　孙武权　吴焕淦

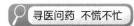
保护视力，从少看手机做起

复旦大学附属眼耳鼻喉科医院眼科教授　孙兴怀

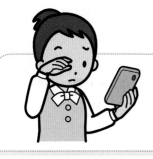

如今，手机不离身的现象普遍存在，无论是学生、青年，还是中老年人，每天使用手机的时间越来越长。由于看手机需要眼内、眼外的肌肉共同协调收缩，长此以往，眼睛会疲劳，并在不同年龄段人群中引发不同的眼病。

手机"不离身"，危害不容小觑

长时间近距离过度用眼不仅容易造成眼睛疲劳，还会造成一种特殊的病——视屏终端综合征。这种病不仅会导致眼睛干涩、灼热、异物感，眼皮沉重，视力不稳定或暂时模糊，眼球胀痛等眼部不适症状，还会导致头昏脑胀、食欲不振、睡眠障碍、精神涣散、急躁、焦虑、血压升高等全身症状，危害不容小觑。

儿童、学生过多地使用手机，会影响眼球的正常发育，促使近视眼的发生或加剧原有近视的发展。青年人是"刷手机"最频繁的群体，尤其是现代工作都离不开电脑，下班后又长时间玩手机，常常不知不觉过了午夜。由于青年人眼睛的适应性强，开始可能未觉有何妨碍，但时间一长，症状就会逐渐显现，稍一用眼就会感觉视疲劳、视物模糊、眼睛干涩、眼胀难受。中年人每天忙于"工作、交流"，自然也离不开手机。老年朋友们也"不甘落伍"，纷纷拿起手机，浏览各类养生保健"秘诀"、看小视频、追剧，甚至把去公园健身、散步的时间也挤掉了。殊不知，中老年阶段是眼睛近距离调节功能逐渐衰退的时期，经常"刷手机"不仅会导致眼疲劳，引发严重的眼病，如干眼、青光眼、黄斑变性等，还会更多地导致全身症状，影响心理、饮食、睡眠和免疫功能，甚至诱发心脑血管疾病、代谢性疾病和精神疾病，等等。

专家简介

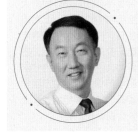

孙兴怀　《大众医学》专家顾问团成员，复旦大学附属眼耳鼻喉科医院主任医师，复旦大学上海医学院眼科学与视觉科学系教授、主任，国家卫健委/中国医科院近视眼重点实验室主任，中华医学会眼科学分会候任主任委员，世界青光眼协会理事会常务理事。

给"手机控"的4点建议

看5米以外的远方，眼睛是放松的；看近处，眼部肌肉是要"做功"的。因此，近距离用眼者，尤其是"手机控"们，须注意：

❶ 控制近距离用眼时间。看手机、电脑时，应多眨眨眼，持续工作45～60分钟后，宜休息5～10分钟，并向远处眺望，放松眼部肌肉。可以在手机或电脑上设定一个用眼时间提醒，督促自己适当休息。

❷ 控制眼睛与屏幕的距离。学生和青年人尽量保持在33厘米以上，中老年人宜保持在60厘米左右；视线宜朝向前下方，约30°。

❸ 避免在不良环境中看手机。光线太强（阳光下）或太弱（暗处或夜晚、被窝里）会造成手机屏与背景的反差大，容易使眼睛疲劳。在晃动环境（如乘车、走路）中看手机，眼睛要不断地搜寻聚焦于手机屏上，也容易导致视疲劳。此外，还要考虑屏幕的光亮度、清晰度、对比度是否适宜。

❹ 加强户外活动，多吃富含维生素的新鲜蔬菜和水果。

寻医问药 不慌不忙

"多事"甲状腺，需要细心呵护

同济大学附属第十人民医院内分泌科　曲 伸（教授）　查孝娟

> 甲状腺位于颈部前下方，在吞咽东西时可上下活动，是人体内最重要的内分泌腺之一，形如字母"H"，像一只张开翅膀的蝴蝶。成人甲状腺重15～20克，女性比男性略大。正常甲状腺小而柔软，一般在颈部既看不到，也不易摸到。

甲状腺虽小，但病种繁多

在生活环境及饮食结构改变、生活压力加大、缺碘与碘过量等诸多因素的影响下，我国甲状腺疾病的发生率呈逐年增加趋势。

甲状腺功能亢进症（甲亢）是甲状腺合成和分泌甲状腺激素增加所导致的甲状腺毒症。Graves 病是其最常见的类型，高发年龄为 20～50 岁，女性多见。主要症状包括心悸、怕热、多汗、消瘦、食欲亢进、烦躁失眠、大便次数增多、女性月经稀少等。体检可发现程度不等的甲状腺肿大。

不同原因引起甲状腺激素缺乏，使机体的代谢和全身各系统功能减退所引起的临床综合征，称为甲状腺功能减退症（甲减）。甲减早期可没有特异症状，典型患者可有乏力、怕冷、嗜睡、记忆力减退、少汗、体重增加、手足肿胀感、便秘等症状，女性患者可出现月经紊乱和不孕。少数患者可出现胫前黏液性水肿。

甲状腺结节非常常见，体检发现甲状腺结节的比例高达 20%～76%，绝大多数是良性的，恶性仅占 5%。甲状腺结节一般没有特殊的临床表现，部分患者因结节压迫周围组织而出现声音嘶哑、呼吸困难、吞咽困难等症状。

桥本甲状腺炎，又称慢性淋巴细胞性甲状腺炎，是一种较常见的自身免疫性疾病。该病起病隐匿，进展缓慢，早期大都没有症状，往往在体检时被发现。典型症状有双侧对称、弥漫性的轻中度甲状腺肿大，质韧或伴结节。

亚急性甲状腺炎是一种由病毒感染诱发的甲状腺炎症，常于流感或感冒后 1～2 周发病，起病急，有自限性。典型表现为发热、颈部疼痛，疼痛剧烈时可放射至耳部、下颌角等处。

规范诊治，切莫乱投医

针对甲亢，抗甲状腺药物、同位素（碘-131，^{131}I）及手术是目前公认的治疗甲亢的"三大武器"。甲亢药物治疗的时间一般为 1.5～2 年，缓解率平均为 50%。同位素和手术治疗具有疗程短、治愈率高、复发率低的优势，但甲减的发生率较高。

左甲状腺素片是治疗甲减的主要药物，每日清晨空腹服药。初期治疗阶段，患者宜间隔 4～6 周复查甲状腺功能；治疗达标后，可每 6～12 个月复查甲状腺功能。

对甲状腺结节患者而言，鉴别结节的良恶性是关键。发现结节后不必惊慌失措，应去正规医院进行评估。大多数结节是良性病变，随访观察即可；切不可盲目切除。

半数桥本甲状腺炎患者会发展成为甲减，少部分亚急性甲状腺炎患者也会发生甲减，需要长期服用甲状腺素替代治疗。

专家简介

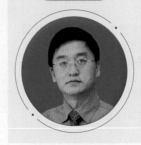

曲 伸　《大众医学》专家顾问团成员，同济大学附属第十人民医院内分泌代谢中心主任，上海市甲状腺疾病研究中心执行主任，同济大学甲状腺疾病研究所、同济大学肥胖症研究所所长，教授，主任医师，博士生和博士后导师，中华医学会内分泌学分会常委、脂肪肝及代谢学组组长，上海市医学会内分泌专科分会副主任委员、肥胖学组组长，上海市医师协会内分泌医师分会副会长。

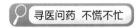

应对肝癌有良方

复旦大学附属中山医院肝外科　胡 捷　周 俭（教授）

> 原发性肝癌是我国常见的恶性肿瘤，居恶性肿瘤发病率第5位、死亡率第2位。原发性肝癌主要包括3种类型：肝细胞癌（HCC）、肝内胆管癌（ICC）和混合细胞癌（HCC-ICC）。其中，肝细胞癌占85%～90%。

肝癌病因，东西方有差异

在我国，肝癌的主要病因是慢性乙肝病毒感染、食用含黄曲霉毒素的食物、饮用水污染等。西方国家肝癌的主要病因为脂肪性肝炎（NASH）、慢性丙肝感染和酗酒导致的肝硬化等。

肝癌防控，从"三级预防"入手

肝癌的一级预防，即病因预防。几十年来，我国通过全面推行新生儿接种乙肝疫苗，规范献血、用血体系，改善饮用水和食品卫生问题，使传统高危因素导致的肝癌得到有效控制。但遗憾的是，目前我国肝癌的发病率并未进入下降通道（2015年新发病例37万，2020年新发病例41万）。究其原因，主要有四点：一是肝癌的发病周期长，有延迟效应，"显效"可能需要数十年时间；二是西方国家多见的丙肝及NASH引起的肝癌病例在我国有所增加；三是随着经济及医疗水平的提高，肝癌的诊断率提高了；四是我国居民人均预期寿命不断延长，这也是导致肝癌发病率增加的因素之一。

肝癌的二级预防，要做到"三早"，即早筛、早诊、早治。肝癌起病隐匿，早期常无特异性症状。血清甲胎蛋白（AFP）是目前诊断肝癌和疗效监测常用的指标。然而，仅60%～70%的肝癌患者表现为甲胎蛋白升高。为提高早期肝癌的检出率，我们在前期的研究基础上开发了微小核糖核酸检测试剂盒，将早期肝癌的检出率提高到80%以上，尤其对AFP阴性的肝癌患者也能达到相似的检出率。

肝癌的三级预防，指的是对中晚期肝癌进行合理治疗，延长患者的生存期。以往，中晚期肝癌患者的平均生存期仅3～6个月。随着医学的发展，大部分中晚期肝癌能通过靶向治疗、免疫治疗、介入栓塞化疗、放疗等综合治疗得到有效控制，一部分患者甚至可在降期后得到根治性切除的机会；肝硬化严重的肝癌患者还可以进行肝移植。近年来，我们每年完成近300例肝癌肝移植手术，并根据中国国情提出了肝癌肝移植的"上海复旦标准"，使更多肝癌患者能从肝移植中获益。

远离肝癌并不难

对普通大众而言，保持健康饮食，避免发生肥胖和脂肪肝，不酗酒，不吃霉变的食物，坚持定期体检，就能远离肝癌威胁。乙肝病毒感染、丙肝病毒感染、过度饮酒、非酒精性脂肪性肝炎、长期食用被黄曲霉毒素污染的食物、各种原因引起的肝硬化，以及有肝癌家族史者，是发生肝癌的高危人群，宜每6个月进行一次肝脏超声和血清甲胎蛋白检测，以便早期发现病变，早期干预。

 专家简介

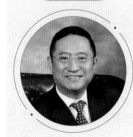

周 俭 《大众医学》专家顾问团成员，复旦大学附属中山医院副院长、肝外科主任、教授、主任医师、博士生导师，上海市徐汇区中心医院院长，复旦大学肝癌研究所常务副所长，中华医学会肿瘤学分会候任主任委员，亚太原发性肝癌专家联盟（APPLE）执行理事，中国医师协会外科医师分会副会长兼总干事、肝脏外科医师委员会副主任委员，中国免疫学会移植免疫分会副主任委员，中国临床肿瘤学会肝癌专家委员会副主任委员，上海市医学会肿瘤专科分会主任委员。

寻医问药 不慌不忙

警惕！大肠癌正悄悄靠近年轻人

复旦大学附属中山医院结直肠外科　徐宇秋　汤文涛　许剑民（教授）

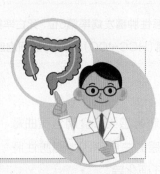

大肠癌是常见的恶性肿瘤，发病率和死亡率分别位居恶性肿瘤的第二位和第三位。近年来，我国大肠癌的发病率呈逐年上升趋势，在北京和上海等大城市，大肠癌的发病率更高。

很多人认为，大肠癌是中老年人才会患的疾病，与年轻人无关。以往的研究显示，大肠癌确实在 50 岁以后高发，但近年来，大肠癌的发病有明显年轻化的趋势。与中老年人相比，年轻人患的大肠癌往往恶性程度高、进展快，术后容易发生复发和转移，预后差。同时，年轻人对健康的关注度一般不如中老年人，对身体发出的某些"信号"不那么警觉，甚至浑然不觉，等出现明显不适症状再就医时，病情往往已不是早期阶段，诊断时间偏晚。

有症状，别忽视

大肠癌常会导致排便习惯改变，如排便时间发生变化，排便量变多或变少，大便粗细改变，腹泻、便秘或两者交替出现，等等。肿块与粪便的摩擦可导致肿瘤表面破溃、出血。如果肿块距离肛门较近，血液呈鲜红色；若较远，则呈暗红色。大肠癌导致的大便带血常被误认为痔疮而延误治疗。随着肿块不断生长，粪便通过不畅，会引起腹胀和腹痛。另外，肠癌会导致长期慢性失血，患者会出现贫血症状，如头晕、心慌、乏力等。

确诊了，别慌张

确诊患有大肠癌者也不必害怕，因为大肠癌的治疗方法和疗效早已今非昔比。随着微创技术的普及，大肠癌微创手术的比例越来越高，医生只需在患者肚子上打几个小孔，就能完成肿瘤根治手术。近些年，机器人辅助手术系统、经自然腔道微创手术的出现，进一步减少了手术创伤，加快了患者的恢复。此外，大肠癌免疫治疗的研究也突飞猛进，对于存在错配修复基因缺失的大肠癌，免疫治疗较传统化疗显著提高了患者的生存率。

预防大肠癌，健康生活最重要

大肠癌该如何预防？健康生活方式最重要。具体措施包括：减少红肉和加工肉类的摄入，增加水果和蔬菜的摄入，适量摄入坚果和乳制品，控制钠的摄入量；戒烟，远离二手烟；避免大量饮酒和高频率饮酒；控制体重，避免发生肥胖和糖尿病，肥胖者应减肥，糖尿病患者应在医生指导下控制好血糖；适量进行体育锻炼；等等。

特别需要提醒的是，如果出现了大便性状和大便习惯改变、大便带血等大肠癌早期预警症状，切莫疏忽大意，应及时就医。有大肠癌家族史的年轻人应提高警惕，尽早进行大肠癌筛查，具体筛查方案和时间可向专业医生咨询。

专家简介

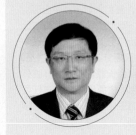

许剑民 《大众医学》专家顾问团成员，复旦大学附属中山医院结直肠外科主任、普外科副主任、教授、主任医师、博士生导师，中国医师协会外科医师分会常委、结直肠肿瘤专委会副主委、肛肠外科分会肿瘤转移专委会主委，中国临床肿瘤学会结直肠癌专家委员会副主委，中华医学会外科学分会结直肠外科学组委员，中国抗癌协会大肠癌专委会副主委。

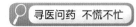

内镜的"新天地"

复旦大学附属中山医院内镜中心　郤娉婷　周平红（教授）

> 在过去的200年间，内镜的发展经历了硬式内镜、半曲式内镜、纤维内镜、电子内镜四个阶段。目前临床上常见的电子内镜主要包括胃镜、肠镜、十二指肠镜、小肠镜、超声内镜和胶囊内镜等。

内镜家族成员多

胃镜和肠镜最为人们所熟知，随着健康意识的日益增强，胃肠镜已逐渐被列为很多人的常规体检项目。十二指肠镜在十二指肠和胆胰病变的诊治中起到重要作用。胶囊内镜是让受检者口服内置摄像与信号传输装置的"智能胶囊"，医生通过查看胶囊内镜拍摄的图像，了解受检者的消化道情况。小肠镜是观察小肠的内镜，包括经口、经肛两种途径，可以观察整个消化道的情况。超声内镜是通过内镜附带的超声探头，观察消化道管壁全层甚至腔外的病变，在黏膜下肿瘤和胆胰疾病的诊断中发挥重要作用。

不仅擅长"诊断"，还可用于"治疗"

目前，消化内镜已不仅仅局限于检查和诊断疾病，更在消化道疾病的治疗领域"大显身手"。

除常见的内镜下胃肠息肉切除术外，较大面积的胃肠道早期癌和巨大扁平息肉已可通过内镜黏膜下剥离术（ESD）进行治疗，患者住院时间短、恢复快，疗效与外科手术相当。2007年，我们在ESD基础上开展了内镜黏膜下挖除术（ESE），在内镜下打开胃肠道管壁夹层，将位于深部的肿瘤像挖土豆一样挖除。对于向胃肠道腔外生长的肿瘤，由于内镜切除时胃肠道穿孔不可避免，故我们采取"主动穿孔"的策略，切开胃肠道管壁全层，采用全层切除术（EFTR）切除肿瘤，然后再将穿孔修复。随着全层切除技术的开展，内镜已经能突破胃肠道管壁，由"腔内"走向"腔外"，进行胸部纵隔、腹腔病变的治疗，如胃镜下保胆取石和胆囊切除术、肠镜下阑尾粪石取出和阑尾切除手术等。

此外，越来越多的消化道急重症可以通过内镜进行治疗，从而替代部分外科急诊手术。比如：部分消化道异物，可以通过内镜取出；不明原因呕血、黑便、便血的患者，通过内镜检查可迅速明确出血部位和原因，并可针对性地进行内镜下治疗；消化道梗阻，尤其是结肠癌引起的肠梗阻，可以通过内镜放置支架，避免腹部造口和二次手术；肿瘤晚期、消化道狭窄的患者，通过内镜置入支架，可大大改善生活质量；对胆总管结石、胆道狭窄引起的急性胆管炎、败血症、中毒性休克，及早进行内镜下逆行胰胆管造影（ERCP）和引流，可挽救患者的生命。

随着内镜下切除、缝合技术，以及治疗器械的不断发展，内镜微创治疗已完成"由表及里、由内而外、由腔内走向腔外、由器质性疾病到功能性疾病"的飞跃，治疗手段日新月异，为广大患者带来福音。

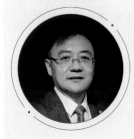

专家简介

周平红　《大众医学》专家顾问团成员，复旦大学附属中山医院内镜中心主任、教授、主任医师、博士生导师，"大国工匠"，上海市劳模，上海市领军人才，中华医学会消化内镜学分会副主任委员，上海市医学会消化内镜专科分会候任主任委员。

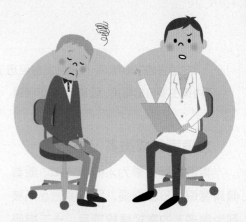

🔍 寻医问药 不慌不忙

前列腺癌，男性健康"拦路虎"

🖋 复旦大学附属中山医院泌尿外科主任医师　郭剑明

近年来，前列腺癌的发病率逐年上升。在我国，前列腺癌位居泌尿系统恶性肿瘤发病率首位。前列腺癌的发病风险随年龄增加而逐渐增高，多发生于60岁以上男性。因此，老年男性应特别关注前列腺的健康。

早发现，定期体检很关键

前列腺癌早期无特异性症状。随着肿瘤生长，患者可出现下尿路梗阻症状，如排尿不畅、起夜次数增加，甚至出现尿潴留、血尿等。血前列腺特异性抗原（PSA）是诊断前列腺癌较为敏感的指标，结合直肠指检，有助于早期发现前列腺癌。血 PSA 检查结果异常者，往往需要进行前列腺穿刺活检，该检查是诊断前列腺癌的"金标准"。前列腺超声、盆腔 CT、磁共振、骨扫描等检查有助于医生判断肿瘤大小、侵犯范围及是否存在远处转移等情况。

硬实力、新技术，为患者"保驾护航"

对早期前列腺癌患者而言，手术治疗是首选。一般来说，经手术治疗的早期前列腺癌患者的 5 年生存率可达 90% 以上。随着微创手术技术的普及，前列腺癌的手术治疗已从以往"大刀阔斧"的开放式手术，转变为微创的腹腔镜手术，乃至机器人辅助腹腔镜前列腺癌根治术。

在我国，约 68% 的前列腺癌患者在初诊时已发现远处（骨骼或内脏）转移。经药物治疗一段时间后，几乎所有患者都会转变为"转移性去势抵抗性前列腺癌"，而此阶段患者的中位生存时间仅不到 2 年。幸运的是，25% ~ 30% 的转移性去势抵抗性前列腺癌患者存在 DNA 修复基因缺陷。针对这类患者，使用靶向药物（PARP 抑制剂）可显著延长生存时间。中山医院是上海市首个进行基因检测（DNA 同源重组修复相关基因检测）的医疗机构，该项检测技术为转移性去势抵抗性前列腺癌患者带来更多生的希望。此外，^{68}Ga-PSMA PET/CT 检查有助于发现前列腺癌转移灶，以便医生为患者制定更合适的治疗策略。

专家提醒

在前列腺癌的诸多危险因素中，虽然遗传因素和年龄增长是无法避免的，但还有很多危险因素是可以避免的。例如：避免久坐，适度运动；多饮水，勤排尿；饮食清淡，避免辛辣刺激性食物；保持生殖器官局部清洁和卫生；等等。

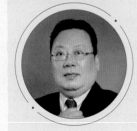

郭剑明　《大众医学》专家顾问团成员，复旦大学附属中山医院泌尿外科主任、主任医师、教授、博士生导师，中国医师协会泌尿外科医师分会委员，中国抗癌协会泌尿男生殖系肿瘤专业委员会委员，上海市医学会泌尿外科专科分会前列腺学组副组长，亚洲男科学协会常委。

勿把喉癌当喉炎

复旦大学附属眼耳鼻喉科医院耳鼻咽喉－头颈外科 周 梁（主任医师） 周 健

喉癌是头颈部常见的恶性肿瘤，约占头颈部肿瘤的13.9%，男女患者比例约为9∶1。喉癌的发病率有较为明显的地域差异，我国华北和东北地区的发病率远高于江南地区，全国每年约有4万人被确诊患喉癌，其中96%～98%为鳞状上皮细胞癌。喉是发音和呼吸的器官，同时起吞咽保护作用。过去对喉癌的治疗主要强调根治癌症，随着医疗水平的提高，目前的治疗目标是在治疗喉癌的同时尽量保留喉功能。

别忽视喉癌的早期"信号"

根据肿瘤生长的部位，喉癌可以分为声门型、声门上型和声门下型3种，前两种更为常见。声音嘶哑是声门型喉癌最早出现的症状，特点是症状持续存在并逐步加重，服用药物不能减轻；声门上型喉癌早期没有声音嘶哑，但会出现咽喉部异物感、疼痛等症状。由于上述症状与咽喉炎相似，以至于许多患者误将喉癌当作喉炎进行治疗，延误了最佳治疗时机。事实上，当出现声音嘶哑、咽部异物感、咳嗽等症状，如果长时间不缓解，甚至逐渐加重，患者就应该引起重视，及时就医。尤其是40岁以上、声音嘶哑超过2周者，应尽早行喉镜检查。

治喉癌，未必"失声"

目前，早期喉癌患者经过治疗（手术或放疗）的5年生存率约为95%，疗效较满意。喉癌的复发和转移是影响预后的主要因素，肿瘤分化程度越低、淋巴结转移数量越多、肿瘤体积越大，患者5年生存率越低。因此，早发现、早诊断、早治疗对喉癌患者的预后至关重要。

喉癌的手术治疗分为喉部分切除术和喉全切除术。其中，喉部分切除术可保留基本喉功能，患者在术后可以说话，能更好地恢复正常生活与回归社会。对于晚期喉癌、喉内全部被肿瘤占据或侵犯至喉外的患者，须进行喉全切除术。术后，患者可以选择电子喉、食管发音康复及安装发音钮等方法，恢复部分言语功能。

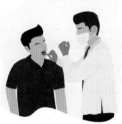

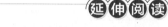

牢记三点，呵护喉健康

❶ 戒烟戒酒 吸烟和饮酒是喉癌最明确的危险因素，大多数喉癌患者有长期吸烟史，长期饮烈性酒者患喉癌的风险也大大增加。

❷ 注意防护 工业粉尘、二氧化硫、铬、砷等有害物质的长期吸入，也是患喉癌的重要危险因素。

❸ 发现异常及时就医 平时应做到劳逸结合，避免熬夜及过度劳累，适当锻炼身体，增强体质，预防呼吸道感染。当感到咽喉不适时，应及时就医。

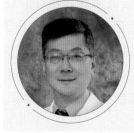

周 梁 《大众医学》专家顾问团成员，复旦大学上海医学院耳鼻喉科学系主任，复旦大学附属眼耳鼻喉科医院耳鼻咽喉－头颈外科主任、教授、主任医师、博士生导师，中国抗癌协会头颈肿瘤外科专业委员会副主任委员。

寻医问药 不慌不忙

妇科微创的"爱"与"美"

复旦大学附属妇产科医院妇科 李珺玮 华克勤（主任医师）

随着技术水平的提高和器械设备的改进，妇科微创飞速发展，应用范围不断扩大。个体化的妇科微创技术在保证疗效的前提下，不仅可以做到精准治疗、缩小切除范围、减少身体创伤、减轻疼痛、促进康复，还可以维持美观、保留器官和功能、减轻心理创伤、改善生活质量，有利于患者更好地适应社会，体现了对女性的关爱及人文关怀。

多数妇科手术可"微创"

妇科微创手术是"螺蛳壳里做道场"，通过体表的微小切口或自然腔道进行手术操作，主要包括经阴道、宫腔镜、腹腔镜手术，以及机器人辅助腹腔镜手术，等等。

阴式手术通过阴道操作，无体表伤痕，对腹腔及肠道干扰少，患者疼痛轻、恢复快。适应证包括盆底功能障碍、宫颈肌瘤剥除、子宫切除等。

宫腔镜是诊断和治疗宫腔内疾病的首选方法，具有安全、有效、微创、体表无痕等优点。应用范围包括异常子宫出血、输卵管通液、子宫内膜切除、宫腔粘连分离、剖宫产切口憩室整复、瘢痕妊娠组织切除、子宫畸形矫治、黏膜下肌瘤切除、早期子宫内膜癌保留生育功能治疗的评估等，也可应用于未婚妇女或儿童阴道、宫腔疾病的检查和治疗。

目前，几乎所有妇科手术都可以通过腹腔镜完成。与开腹手术相比，腹腔镜手术视野暴露好、术中出血少、并发症少，患者疼痛轻、住院时间短、术后恢复快。

机器人辅助腹腔镜手术可提高手术的灵巧性和稳定性，但缺乏触觉反馈，手术穿刺孔大且多，费用更高，多用于妇科肿瘤等复杂疾病的手术治疗。

经脐单孔腹腔镜手术的瘢痕隐藏在脐孔的皮肤皱褶中；经阴道单孔腹腔镜手术则结合了阴式和腹腔镜手术的优点，拓展了手术范围，进一步提高了安全性。单孔手术在美观性上更具优势，目前主要应用于妇科良性疾病，正逐步应用于恶性肿瘤根治术。

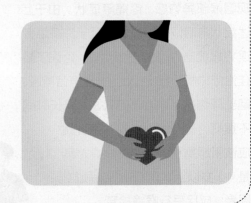

非手术治疗创伤更小

妇科微创治疗的非手术方法主要包括介入治疗及高强度聚焦超声（HIFU）治疗等。介入治疗可用于子宫肌瘤及子宫腺肌病的保守治疗，控制良、恶性疾病造成的急性出血。高强度聚焦超声治疗可缓解子宫肌瘤症状，缩小肌瘤体积，避免手术创伤。

专家简介

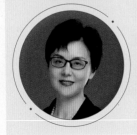

华克勤 《大众医学》专家顾问团成员，复旦大学附属妇产科医院党委书记、主任医师、教授、博士生导师，上海市妇科临床质控中心主任，中华医学会妇产科学分会常委，中国医师协会内镜医师分会副会长，上海市医学会妇产科专科分会前任主任委员、妇科肿瘤学专科分会候任主任委员。擅长妇科肿瘤、生殖道畸形、盆底功能障碍等疾病的微创治疗。

规范产检，**母婴健康的保障**

上海市第一妇婴保健院主任医师　应豪

> 每个家庭都希望收获爱情的结晶，期待孕产顺利，宝宝健康、聪明、可爱。这一切，与规范产检密不可分。

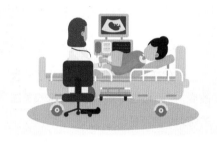

产检从何时开始

广义的产检从备孕开始，即孕前检查。通过检查可以详细评估健康状况，发现异常及早干预，在医生指导下选择合适的怀孕时机，为顺利孕产打下基础。

狭义的产检即孕期检查，当超声检查确认受精卵这颗小种子已经安全种植在子宫里，并逐渐发芽、萌出胎心，准妈妈就要带着"小种子"开始产检历程了。

每次产检何时做

10个月的孕育过程，可分为孕早期、孕中期和孕晚期。

❶ **孕早期：孕12周（3个月）内**

这个时期需要判断是宫内妊娠还是宫外妊娠、单胎还是多胎；如果是双胎，是单卵还是双卵；孕前是否有糖尿病、甲状腺疾病；等等。孕早期非常重要，明确宫内妊娠后，即可开始产检。

❷ **孕中期：孕12~28周（4～7个月）**

孕中期一般每4周产检一次，医生会根据孕周适当调整检查的间隔时间。这个阶段有几个重要时间段及相应筛查项目：

● 孕12～20周做唐氏筛查，如果合并高危因素或唐氏综合征风险值异常，则应进一步检查胎儿染色体有无异常，如无创DNA筛查或羊水穿刺。

● 孕20～24周进行胎儿大畸形超声筛查（简称"大排畸"），了解宝宝有无大结构畸形。

● 孕24～28周进行OGTT（口服糖耐量试验）检查，明确有没有糖代谢异常。

❸ **孕晚期：孕28周至分娩**

这个阶段以37周为界，孕37周后，宝宝就足月了。

孕28～37周，一般每2周产检一次。在此期间，随着宝宝的生长，准妈妈各脏器负担越来越重，比如：心脏在孕32周左右负担最大，孕妇可能出现呼吸困难等症状，甚至发生心衰。此阶段不仅要随访宝宝生长发育情况，还要监测孕妇各器官的变化情况。从孕36周左右开始，每次产检都需要做胎心监护；如果是高危妊娠（存在妊娠合并症、并发症），则此项检查须提前开始。

孕37周后，每周产检一次，以加强对宝宝的监护。如果有妊娠期高血压、胎儿发育受限等异常，须增加产检频率，每周2次甚至住院监护。在孕晚期，孕妇自测胎动非常重要，胎动正常表明宝宝在子宫内是安全的。现在很多孕妈妈选择使用胎心仪测胎心来替代数胎动，这种方法并不可取，胎心仪只是自测胎动基础上的"锦上添花"之举。

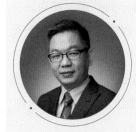

专家简介

应豪 《大众医学》专家顾问团成员，上海市第一妇婴保健院副院长、主任医师、教授、博士生导师，上海市产科临床质控中心主任，中华医学会围产医学分会委员，上海市医师协会母胎医学医师分会副会长，上海市医学会围产医学专科分会副主任委员、妇产科专科分会秘书，上海市母婴安全委员会副主任委员。

家长两大"心病"：
儿童矮小和性早熟

🏥 华中科技大学同济医学院附属同济医院
儿童遗传内分泌科 吴 薇（副教授） 罗小平（教授）

时代变迁，儿童疾病谱发生了较大改变，矮小和性早熟成为当今家长关注的两大热点问题。

矮小：及早干预可改善身高

身高的概念包括三个维度：一是基础身高，也就是"及格线"，我国成年男女的基础身高分别是1.6米、1.5米；二是平均身高，即"平均线"，为每个年龄段人群身高的平均值；三是理想身高。

人人心中都有一个自定义的身高标准。在医学上，矮小的定义为：在相似生活环境下，同种族、同性别、同年龄的个体身高低于正常人群平均身高2个标准差或第3百分位数，等同于身高低于基础身高。决定身高的主要因素是遗传，其次包括疾病、营养、运动、心理等，可谓"七分天注定，三分靠打拼"。

我国14岁以下儿童中，有760万人身材矮小。家长应正确看待孩子的身高，定期为其测量，如果怀疑孩子矮小，应尽早带孩子到医院就诊，检查骨龄、生长激素等指标。经诊断存在生长激素缺乏或多种非生长激素缺乏者，可通过合理应用生长激素进行治疗，安全、有效地改善身高。

"闻激素而色变"的恐惧心理让不少家长有顾虑，导致我国矮小症患儿接受治疗的年龄一般比较晚。而开始治疗年龄越大，生长期就越短；只有及早治疗，才能最大限度地提高患儿的成年身高。大规模临床应用证实，生长激素治疗可使生长激素缺乏性矮小症患儿平均每年增高8~13厘米，严格规范使用生长激素是安全的。

性早熟：分清"真假"对症治

性早熟是指儿童性发育的开始年龄显著提前，通常指女孩在8周岁前、男孩在9周岁前出现第二性征，如女孩乳房发育、男孩外生殖器增大等。我国约有53万性早熟患儿，女孩发病率比男孩高5~10倍。性早熟不仅会导致青春期过早启动，还会影响成年身高及心理行为发展，早预防、早发现、早干预非常重要。

儿童性早熟有"真性"与"假性"之分。"真性性早熟"又称中枢性性早熟，是指由于人体下丘脑-垂体-性腺轴功能提前激活，导致性腺发育及功能成熟，与正常青春发育成熟机制一致。"假性性早熟"也称外周性性早熟，是指人体外周血性激素水平明显升高，促使性征提前发育。

家长一旦发现孩子有性早熟征象，应立即带孩子就诊，明确病因和诊断，及早治疗。对真性性早熟，治疗的核心是抑制性发育，改善患儿成年期的最终身高，同时妥善处理性早熟带来的一系列心理问题。对假性性早熟，应按不同病因分别处理，如对各类肿瘤进行手术治疗，对先天性肾上腺皮质增生症进行皮质醇替代治疗，等等。

性早熟的诱因是多方面的，预防措施主要包括控制体重、增加运动、平衡膳食、营造和谐的家庭关系等。

专家简介

罗小平 《大众医学》专家顾问团成员，华中科技大学同济医学院儿科学系主任、中华医学会儿科学分会副主任委员、内分泌遗传代谢学组名誉组长、中国医师协会儿科医师分会常委、青春期健康与医学专业委员会副主任委员、亚洲遗传代谢病学会理事、湖北省医学会儿科学分会名誉主任委员、围产医学分会主任委员。

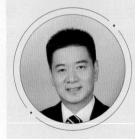

维护心理健康的7个提醒

上海市精神卫生中心教授 赵敏

❶ 增强心理免疫力

心理免疫力与躯体免疫力一样，是心理健康的"存钱罐"，是应对压力的第一条"防线"。保持健康的生活方式，多运动、按时吃饭、睡眠充足，让身心保持良好状态，心理免疫力就会增强，就有足够的"底气"应对压力。如果经常处于疲劳状态，心理免疫力下降，遇到压力就会难以应付。

❷ 从忙碌中解脱出来

很多人平时工作很忙，似乎有做不完的事。其实，并非所有的事情必须马上完成。可根据任务的重要程度，优先去做那些重要的事情，而次要的可以放在后面，或借助他人的力量去完成。当感觉压力过大时，不妨把任务暂时"放下"，为自己"换换频道"，休息放松，做做运动。

❸ 体验"慢生活"

适时体验一下"慢生活"，有助于忘记现实中的压力，让身心得到放松。比如，慢悠悠地冲个澡，去户外风景优美的地方散散步，听听节奏舒缓的音乐，等等。

❹ 做更好的自己

遇到不如意时，应对方式也很重要。愤怒、不满、自暴自弃、否认问题的存在等，都不是正确的应对方法，努力升华自己才是"正道"。可客观理性地分析一下失败的原因，然后加倍努力，让自己变得更优秀，做更好的自己。

❺ 建立个人的社交圈

心理学非常强调"社会支持"的概念。人是社会的人，良好的社交圈子（包括亲友在内）可以帮助缓冲生活压力。因此，平时就要努力扩大交际圈，建立自己的"社会支持网络"。这样，在经受压力考验时，才能找到适合的人倾诉，并取得他们的心理支持和其他的帮助。

❻ 积极一点

对事物的不同看法，决定了对其的态度和反应。同样一件事，乐观者看到的是积极的一面，悲观的人看到是负性的一面，心理反应也自然大不相同。现在流行的积极心理学、乐观心理学等，就是强调要改变不合理的认知，用积极乐观的态度去看待事物。培养乐观情绪的方法很多，如多想些积极美好的事情，多与乐观向上的人接触，改变负性的自我对话，等等。

❼ 寻求专业的帮助

如果压力确实较大，通过自我调整难以解决，对工作、学习、生活造成了影响，可及早去正规精神卫生机构寻求帮助。心理疾病与躯体疾病一样，越早发现、越早治疗，效果越好。

专家简介

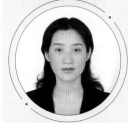

赵敏 《大众医学》专家顾问团成员，上海市精神卫生中心教授、主任医师、博士生导师，中华医学会精神医学分会常委，上海市医学会精神医学专科分会主任委员。

赵敏教授说"压力"

寻医问药 不慌不忙

核医学的"拿手绝活"

复旦大学附属中山医院核医学科教授 石洪成

核医学是利用放射性核素诊断和治疗疾病的一门学科，借助放射性药物在人体内靶向性地分布到病变部位，用安全剂量的放射性药物来实现高效诊断和治疗疾病的目的，被认为是最具潜力的优势学科之一。核医学在多种疾病的诊疗中发挥着无可替代的作用，下面与大家分享核医学的部分"拿手绝活"。

"绝活" ❶：
功能诊断与精准评价

核医学影像检查主要通过采集人体组织或器官的血流与功能等方面的信息对疾病进行诊断或评价。例如：冠心病的主要病因是冠状动脉狭窄导致的心肌缺血，核素心肌灌注显像能够显示心肌缺血，为诊断冠心病提供直接证据；而冠状动脉造影或冠状动脉CT血管成像只能显示冠状动脉有无狭窄，为冠心病诊断提供间接证据，因为冠状动脉狭窄并不完全等同于心肌缺血。另外，PET/CT 或 PET/MR 全身影像检查，能够敏感地发现摄取显像剂的恶性肿瘤及其在全身各处的转移灶，实现准确（再）分期和早期疗效评价，与CT或磁共振的"局部检查"相比，能够更全面、客观地反映病情。还有，在 PET/CT 或 PET/MR 影像引导下，能够更精确地进行穿刺活检或勾画靶区。

"绝活" ❷：靶向治疗

放射性碘 -131 治疗甲亢或分化型甲状腺癌转移灶已有 80 年历史，是最早的靶向治疗，具有安全、有效的特点。服用大剂量碘 -131 治疗甲状腺癌转移灶的育龄女性患者，一年后即可怀孕生子。此外，放射性核素在治疗肿瘤骨转移、瘢痕疙瘩等方面，都有很好的疗效。

"绝活" ❸：诊疗一体化

所谓"诊疗一体化"，是利用能够靶向分布到病灶的载体与诊断用放射性核素结合并进行显像，在诊断性核素于病灶内聚集程度达到预期的情况下，再借助同一载体将治疗用放射性核素运送到靶病灶，实现"所见即所得"的精准治疗。载体好比是无人机，显像好比是搭载摄像机去执行侦察任务，待确定目标后，再将摄像机换成炸弹（治疗），实现精准打击。

"诊疗一体化"是精准治疗的典型代表。国外普遍使用镥 -177 标记的生长抑素受体治疗神经内分泌肿瘤，镥 -177 标记的前列腺特异性膜抗原治疗前列腺癌转移灶，均取得良好疗效。国内亦即将进入临床试验阶段。相信在不久的将来，这些疗法就能在临床得到推广和应用。

专家提醒

核医学是在保证安全前提下的有效诊治，不必"谈核色变"！随着技术的进步，核医学影像设备普遍以融合影像为主，如SPECT/CT、PET/CT和PET/MR等，通过一次检查可以同时获得功能影像和解剖影像，以及两者的融合影像，诊断效能大为提高。随着核医学显像设备灵敏度的进一步提高，使用的放射性药物剂量越来越低，安全性也越来越高。

专家简介

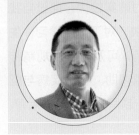

石洪成 《大众医学》专家顾问团成员，复旦大学附属中山医院核医学科主任、主任医师、教授、博士生导师，复旦大学核医学研究所所长，中华医学会核医学分会副主任委员，上海市医学会核医学专科分会候任主任委员。

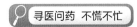

"声"探疾病，"声"播健康

上海交通大学附属第六人民医院超声医学科　胡 兵（主任医师）　陈旖旎

> 超声波频率高于2万赫兹，具有良好的方向性和穿透性。超声检查的原理类似声呐，借鉴了自然界中蝙蝠回声定位的方法，运用超声波的特性可对人体组织器官进行检测，还可用于治疗疾病。

检查部位广

超声诊断技术包括常用的灰阶超声（B型超声）、彩色血流超声（CDFI）、多普勒流速超声（Doppler）、超声造影（CEUS）及弹性成像等，具有无辐射、无创、无痛的特点，可反复检查。超声具有实时成像特性，可动态观察人体组织、器官或流体的运动状态，并构建动态三维空间结构。

目前，超声主要用于疾病的筛查（如人群体检），主要分为以下几种：①腹部超声，主要检查消化系统（肝、胆、胰等）、泌尿系统（肾、膀胱、前列腺等）及深部腹膜后组织，主要病变包括脓肿、囊肿、肿瘤、结石、肝硬化、脂肪肝、前列腺增生等；②浅表超声，主要检查甲状腺、乳腺、涎腺、阴囊、浅表肿块及全身浅表淋巴结等，主要病变包括炎症、结节、肿瘤等；③心脏超声，主要检查先天性心脏病、瓣膜病、冠心病、心肌疾病等；④血管超声，主要检查动脉斑块、动脉炎、静脉血栓、动脉瘤、静脉曲张等；⑤妇产科超声，主要检查子宫、输卵管、卵巢及盆底，主要病变包括肿瘤、囊肿、输卵管积液等，还可进行胎儿监测、胎儿畸形筛选、宫内安危评估、盆底功能评估等；⑥运动医学超声，主要检查肌肉、神经、关节等，主要病变包括肩周炎、肌腱撕裂、肿瘤、神经损伤等。

准备不能忘

除少数器官需要空腹检查（如胰腺、胆囊、胃肠等）、膀胱需要充盈（憋尿）检查外，大部分超声检查不需要特别准备。部分腔内超声（如经阴道、直肠、食管超声）会引起稍许不适，但可获得更准确的诊断。超声检查不是万能的，因超声波对气体、骨骼会产生显著反射、声能衰减，因此不能很好地显示有明显气体及骨骼遮挡的组织器官，如肠道、肺深部、骨内部等。

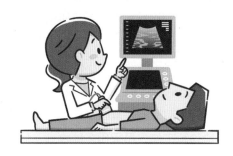

治疗也有招

超声还可用于疾病的治疗。运用超声的实时性和精准导航，可进行超声引导下穿刺活检、囊肿硬化治疗、脓肿置管引流，以及经皮甲状腺癌、肾癌、肝肿瘤、前列腺增生等消融（微波、射频、激光等）治疗。利用超声热效应、机械效应、空化效应等，可对组织进行热消融，如高强度聚焦超声治疗可用于子宫肌瘤、子宫腺肌症、胰腺癌及各种软组织肿瘤的治疗。

专家简介

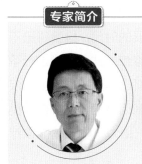

胡 兵 《大众医学》专家顾问团成员，上海交通大学附属第六人民医院超声医学科学科带头人、教授、主任医师、博士生导师，上海超声医学研究所所长，上海市医师协会超声医师分会会长，上海市声学学会副理事长兼医学超声专业委员会主任委员。

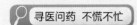

寻医问药 不慌不忙

走进"神秘"的检验科

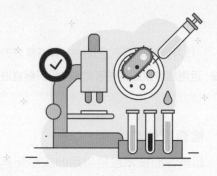

复旦大学附属中山医院检验科主任医师 潘柏申

当人们去医院就诊时，都知道要找医生看病，需要护士服务，但对检验科却知之甚少。很多人认为，检验科就是"抽血、化验"的地方。随着新冠病毒核酸检测的开展，检验科被越来越多人关注着。检验科究竟做些什么？让我来告诉大家。

检验科：疾病的"侦察兵"

简单来说，检验科一般负责收集患者的血液、大小便等标本，并检测这些标本中一些能够反映健康和疾病状态的成分，如血液中的糖、脂、蛋白、细胞，尿液中的尿蛋白等，为健康状态判断或疾病诊疗提供线索和依据。因此，如果将医院比喻为与人类疾病斗争的"部队"，那么检验科就是"侦察兵"。而检验科的"侦察"对象（标本的种类）五花八门，除了血液和大小便外，还有鼻、咽拭子，痰，脓液，精液，白带，等等；检测指标更是复杂多样。

检验科工作人员采用多种物理、化学的手段观察和分析标本中的各种成分。以前以人工操作为主，近几十年来，自动化仪器逐渐"登场"，比如：以分析细胞信号检测血常规，使用光电比色反应检测多种生化指标，利用抗原抗体结合检测免疫指标，等等。由于使用仪器进行分析需要一定时间，再加上检测前处理、标本量多时排队、报告审核等，检验报告往往难以"立等立取"。一般来说，血常规检测平均时间为20~30分钟，生化检测约需2小时，免疫检测约需4小时。当然，还有一些检测仍需进行部分手工操作，如大家所熟知的新冠病毒核酸检测，就要经历严格消毒、核酸提取、配制反应液、扩增、结果审核等一系列半自动、半手工的过程，需要多个检验人员密切配合。可以说，每份检验报告均是一组检验人员"通力合作"的结果。

检验人：严格质控，确保检测结果精准、可靠

尽管检验科自动化程度较高，但检验人员的日常工作并不仅仅是简单地将标本放到仪器里。为实现每个样本的单次检测结果准确、可靠，检验人员需要进行全方位的质量管理：检测前，保证标本采集合乎要求；分析前，检验分析仪器达到质量要求；检测后，仔细分析检测结果，如遇异常情况，须进行细心分析，采用复核等手段查明原因或与临床医生沟通确认。繁忙工作之余，检验人员还要完成耗材校准、试剂比对、仪器保养和室间质评，保证实验室检测标准化、精准化。

在高新技术全面发展的时代，检验科已不仅只服务于传统的疾病诊疗方式，还能进行孕前遗传性疾病筛查、孕期产前诊断、新生儿疾病筛查和成人遗传肿瘤基因检测等，实现人类全生命周期的健康管理，助力个体化精准诊疗的落地。

专家简介

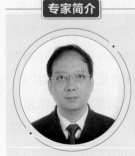

潘柏申 《大众医学》专家顾问团成员，复旦大学附属中山医院检验科主任医师、教授，中国医师协会检验医师分会常委，中华医院协会临床实验室管理分会委员，中国医用临床检验实验室和体外诊断系统标准化技术委员会委员。

先"伤"再"补"不可取

上海中医药大学附属曙光医院治未病中心　张晓天（主任医师）　唐嘉仪

在生活中，不少人对于养生存在一些认知误区，甚至花费了很多时间去践行，也没有达到想要的养生效果。因此，纠正养生的误区，知晓正确的养生方法，才能取得有效的养生效果。

误区❶：熬最晚的夜，吃最补的药

"日出而作，日落而息"，是长期以来人类适应环境形成的习惯。现代人受生活节奏和工作压力等各种原因的影响，慢慢地将熬夜变成了生活方式的一部分。很多人总以为，熬夜之后吃点补药就能补回来，于是每当觉得自己身体"虚"的时候，第一反应就是吃点"补药"。事实上，熬夜对身体造成的伤害并非吃一两剂"补药"就能补救。

研究表明，熬夜会使人体内分泌系统出现紊乱，影响激素合成和释放，不仅会影响体重与体内糖类代谢，体内分泌的皮质醇还会使人的皮肤变得暗沉。熬夜还会使脑细胞持续处于相对活跃状态，长此以往，会引起反应减慢、记忆力减退和脑神经损伤。记忆力下降、反应变慢等症状可能是大脑受损的信号。这种非生理性的衰老往往不可

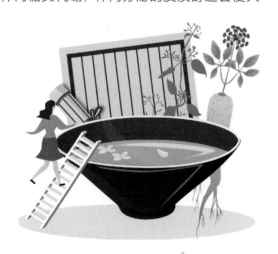

逆，并非吃点补药就可以恢复正常。

研究显示，晚上 10 时至凌晨 3 时是睡眠质量最高的时段，同时也是人体生长激素大量释放的时间，如果能把握这一睡眠黄金时间段，让人体得到充分休息，不仅可以让大脑进入自我修复的黄金时期，延缓大脑衰老，还可以使身体各部位恢复到最佳状态。

误区❷：小病小痛先"攒着"，有空时再集中调理

随着社会的快速发展，人们的生活节奏越来越快，很多人忙于工作，小病小痛先"攒着"，等有空的时候再集中调理，却说不清"有空"之时是何年何月。等这些病痛已经影响到工作、生活时再进行调理，对身体造成的伤害已经是一加一大于二，而治疗的效果却远不如当初。

中医治未病，强调"未病先防，既病防变"，就是要在疾病发生前进行养生保健，在身体出现疾病"苗头"时进行干预。有时候，小病小痛可能是某些危急重症的先兆症状。例如：一侧肢体突然无力或吐字不清，往往是中风的先兆；心前区阵发性的疼痛很可能是心肌梗死的先兆。所以说，小病小痛不该"攒"，也不能"攒"，该治疗时不可轻视、拖延。

专家简介

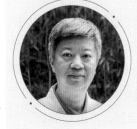

张晓天　《大众医学》专家顾问团成员，上海中医药大学附属曙光医院治未病中心主任、教授，上海中医药大学特色诊疗技术研究所所长，曙光名中医，中华中医药学会治未病分会副主任委员，中国医药教育协会健康体检与评估专业委员会副主任委员，上海市中医药学会亚健康分会主任委员。

"睡眠债"难补，作息宜"顺时节"

上海中医药大学附属龙华医院中医预防保健科主任医师 方 泓

睡眠是一种主动过程，是恢复精力所必需的休息。健康睡眠不仅要有正常的作息时间，还要顺应四季变化。现代社会中，很多人将熬夜当作生活习惯，认为平时作息不规律，周末补个觉就好了；有些人则每天坚持同样的作息时间，一年四季早睡早起。这些做法是否存在误区呢？

误区 ❶：平时熬夜，周末可以"补觉"补回来

几乎每个人都经历过以下情形：喜欢的剧总是想熬夜看完；工作做不完，熬夜硬撑着做完……每当这些时候，大家心里总认为，事后再补个觉就行了，但结果往往是：即使周末睡到中午，还是感觉头昏脑胀。

事实上，美国一项研究发现，周末补觉很难把"睡眠债"补回来，甚至可能比持续睡眠不足危害更大。睡眠是一种主动过程，是恢复精力所必需的休息。

若每天睡眠不规律，该休息时不休息，长期"缺觉"，会让身体出现反应迟钝、免疫力下降、记忆力低下、体力透支等种种问题。靠周末"恶补"，并不能弥补缺失的睡眠。

误区 ❷：一年四季都适合早睡早起

与"舍不得"睡觉的熬夜年轻人形成鲜明对比的是，老年人往往一年四季都早睡早起。这是否科学呢？

关于健康的作息规律，早在数千年前的《黄帝内经》中已有相关记载："春三月……夜卧早起，广步于庭，披发缓形；夏三月……夜卧早起，无厌于日，使志无怒；秋三月……早卧早起，与鸡俱兴；冬三月……早卧晚起，无扰乎阳。"

中医认为，人生于天地之间，生命活动就要与春、夏、秋、冬的"生""长""收""藏"保持一致。根据四季变化调整作息，在春、夏保养阳气，秋、冬保养阴气，能够改善睡眠质量，起到更好的养生作用。

春是万物开始生长之季，天地之气于此季开始萌发，故春天的睡眠应该是"夜卧早起"，晚上 10 时左右入睡，6 时左右起床为宜。

夏季，万物处于盛极状态，人体也是如此，因而夏季作息更要"夜卧早起"，可在晚上 11 时前就寝，但早起时间不变。

秋季，人体状态从夏季时的亢奋转变为内敛，最好早些入睡，以利于阴精的"收"；注意早起，以顺应阳气的舒张。

冬季主"藏"，宜养精蓄锐，适当减少活动，以免扰动阳气、损耗阴精，睡眠要"早卧晚起"，最好到天明才起床。但若起得太晚，阳气无法舒展升腾，也会不利于身体的阴阳平衡。

《荀子·天论》篇云"万物各得其和以生，各得其养以成"，其意为天下万物，各自得到和气而生成，各自得到滋养以成长。健康睡眠不仅要有正常的作息时间，还要顺应四季变化。规律作息，顺应自然，才能更健康。

专家简介

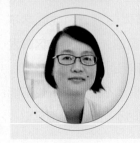

方 泓 《大众医学》专家顾问团成员，上海中医药大学附属龙华医院中医预防保健科主任医师、教授，上海市中医药学会治未病分会副主任委员，中国中西医结合呼吸病专业委员会委员，上海市食疗研究会理事兼呼吸病专业委员会副主任委员。

补亦有道，清亦有道

上海中医药大学附属曙光医院主任医师 高月求

肝脏是人体"化工厂"，体内三大营养物质（糖类、蛋白质、脂肪）的代谢及其代谢产物的解毒均在肝脏内完成。肝脏又是容易受伤的娇嫩器官，肝炎病毒、药物、酒精、营养过剩等均可导致肝损伤。补肝、清肝是日常生活中常见的两大"养肝"方法，但常被滥用。

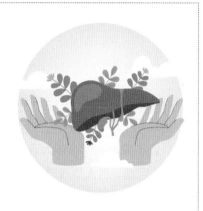

误区❶：得了肝病，吃补肝药

肝损伤者常见乏力、食欲下降、肝区胀痛等，病情较重者可出现黄疸、呕吐、腹泻等症状。很多急、慢性肝病患者经药物治疗后病情已康复或稳定，因仍感乏力，便寻求保肝之补品，如人参、冬虫夏草、灵芝等。其实，这些补益类中药有其特定的适应人群。冬虫夏草和野山参属中医温补之品，适合于畏寒、四肢发冷之阳虚者；西洋参属补阴之品，适合于口干舌燥之阴虚者。服用中药补品一定要咨询中医师。

另外，许多肝病患者听信网络宣传，自行购买国外保肝补品服用。殊不知，目前市场上很多所谓保肝"补药"成分不明、机制不清，盲目使用可能会加重肝脏负担，甚者引发肝功能衰竭。肝病患者不应盲目服用补品来保肝，而应在正确评估病情的基础上，确定合理的治疗方案和营养（或食补）方案。在急性期，应清淡饮食；在康复期或疾病稳定期，保证摄入充足的蛋白质、适量碳水化合物和脂肪、充足的维生素，充分注意营养平衡。蛋白质是最好的"保肝药"，每天摄入足量优质蛋白质有利于肝病康复。肝硬化患者应在医生指导下合理摄入蛋白质。

误区❷：脾气暴躁，喝清肝茶

随着生活节奏加快、工作压力增大，越来越多的人，因为一些鸡毛蒜皮的小事而着急上火、脾气暴躁，甚至出现牙龈肿痛、大便秘结、失眠等不适症状。有些人自认为"肝火旺"，便自行服用一些中药清肝茶，如用菊花、决明子、金银花、蒲公英等泡茶饮用。有些人服用后有效，但也有些人无效。

中医学认为，这些药物的药性大多寒凉，适合于体内有热之人，体质虚寒之人服用会出现腹泻等副作用。"肝火旺"可分为两种情况：一种是长期情绪抑郁所致，"心病还得心药医"，此类人群需要疏通情绪，可适量服用疏肝理气的中药（如陈皮、苏梗等泡茶饮用），或加用清肝火的中药；另一种是阴虚所致火旺，常表现为口干咽干、腰酸腿软，此类人群应以养阴为主，可服用六味地黄丸、知柏地黄丸等养阴中药，再适量加一些清肝火的中药泡茶饮用。

专家简介

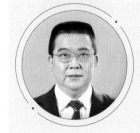

高月求 《大众医学》专家顾问团成员，上海中医药大学附属曙光医院副院长、主任医师、教授、博士生导师，中国民族医药学会肝病分会会长，中华中医药学会肝胆病分会副主任委员，上海市中医药学会肝病分会主任委员。

🔍 养生保健 莫入误区

人到老年，莫再错"过"

上海中医药大学附属龙华医院老年科　蒋思佳　顾耘（主任医师）

当今社会，老人们普遍长寿，同时也更加注重保健养生。面对社会上丰富多样的养生信息和保健产品，该怎样吃、怎样补，部分老人习以为常的做法或许不尽合理。

误区❶：多吃补药能长寿

正解：乱吃补药有风险。

很多老年人认为，生病需要去看医生，而进补可以自己选择一些保健品、补品。保健品和补品的管理不如药品严格，其成分及副作用不十分明确，若自行选择服用，存在一定风险，严重时可能影响肝、肾功能。另外，大多数老年人因患有慢性病需长期服用一些药物，如与保健品、补品同时服用，可能会发生相互作用，影响身体健康。中医讲究"辨证施补"，选择补品应根据人体气、血、阴、阳不同的虚证类型进行调理，否则非但达不到进补效果，还可能加重病情。老年人在选用保健品及补品时，最好先咨询医生，由医生根据个人的疾病和体质情况、药物的相互作用等进行全面、专业的判断。

误区❷：只要吃钙片就能预防骨质疏松

正解：防治骨质疏松症，补钙或许还不够。

近年来，不少老年人开始重视骨质疏松症的防治，钙片成了必备品。但是，各人骨质流失情况不同，预防和治疗的手段也应各有偏重，不要把防治骨质疏松症与补钙画等号，也不应盲目补钙。

老年人应适当多吃一些富含钙和维生素D的食物（如虾皮、紫菜、牛奶）来补充钙及促进钙吸收，少喝碳酸饮料、浓茶、咖啡，同时增加日照时间，并进行适当运动，从而提高骨强度。必要时，可在医生指导下合理补充钙质，如服用钙片和活性维生素D。如果确诊为骨质疏松症，则需要遵医嘱治疗，单纯吃钙片可能无法达到治疗目的。

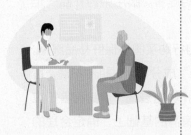

误区❸：长期喝粥最养生

正解：喝粥也应因人而异。

古人认为，粥为"世间第一补人之物"，尤受咀嚼、消化能力下降的老年人青睐。喝粥确实可以一定程度上减轻胃肠的负担，比较适合脾胃虚弱、胃口不佳的人食用。

不过，咀嚼、消化功能正常的老年人没必要长期喝粥，否则会"用进废退"。粥含水量高、营养单一、能量密度较低，长期喝粥可能造成营养摄入不均衡，甚至营养不良。需要提醒的是，粥升高血糖的速度相对较快，不利于糖尿病患者餐后的血糖控制。

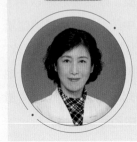

专家简介

顾耘　《大众医学》专家顾问团成员，上海中医药大学附属龙华医院大内科主任兼老年科主任、主任医师、教授、博士生导师，世界中医药学会联合会老年医学专业委员会副会长，中华中医药学会老年病分会副主任委员，上海市中医药学会老年病分会副主任委员、络病分会副主任委员，上海市老年学学会中医药专业委员会副主任委员。

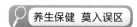

被误解的养胃"常识"

江苏省人民医院中医科主任医师　朱广家

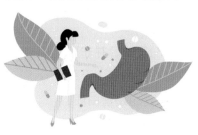

胃是人体重要的消化器官之一。中医学认为，胃具有受纳、腐熟、降浊的功能，"有胃气则生，无胃气则死"。这足以说明胃对人的生命活动十分重要。很多人知道"胃病三分治疗七分养"的道理，但不少所谓的养胃"常识"，若照之去做，不仅达不到养胃效果，反而可能不利于健康。

误区❶: 少食多餐才养胃

有些胃病患者消化功能减弱，需要少食多餐，以减轻胃的负担。于是，有些人误以为养胃就应该少食多餐，并以此作为养胃宗旨，每天吃六七顿，甚至把少食多餐变成频繁饮食，美其名曰"细水长流"。殊不知，这种饮食方式让胃始终处在"工作状态"而得不到"休息"，反而可能导致胃酸分泌紊乱，从而损伤胃黏膜。此外，少食多餐还可能导致饮食总量增加，从而增加肥胖等疾病的发生风险。

人类在长期的生活实践中养成了以一日三餐为主的饮食习惯，人体的内分泌系统及胃酸的分泌也适应了一日三餐的规律。通常情况下，没有必要，也不适合少食多餐。胃肠道功能不健全的儿童、消化功能减弱的年老体虚之人，以及胃切除术后患者等特殊人群需要少食多餐，如根据自身情况改为一日五餐甚至七餐。但是，一日进食的总量必须控制，不宜超出所需范围。糖尿病患者尤其要定时、定量进餐，不可随意增加餐次。

误区❷:
牛奶可以保护胃黏膜

饮食不当、药物、疾病等因素都可能损伤消化道黏膜，如不及时治疗，可引起黏膜溃疡，久而久之可能导致肿瘤发生。我们要像保护皮肤那样，保护好消化道黏膜。坊间有传言称牛奶可以保护胃黏膜，认为其能在胃内壁上形成一层保护膜，避免胃黏膜受损，且能中和胃酸，缓解胃痛。其实不尽然。

当胃黏膜受损但尚未发生炎症时，进食牛奶或米汤，确实能起到一定的保护作用。若受损黏膜表面已经发生炎症性改变，依靠牛奶去修复受损黏膜，显然是无效的，反而可能刺激胃酸分泌，加重溃疡。有些人对牛奶中的乳糖不耐受，饮用牛奶后还会出现反酸、腹泻等不适。

专家提醒　胃病患者在接受有效治疗的同时，可以根据主要症状采取相应的保养措施：若泛吐清水，多数是胃肠道受凉表现，饮食应偏温热一些；若泛吐酸水，往往与情志不舒畅有关，应注意疏调情志；若嗳腐、胃胀，往往是消化不良所致，应进食易消化的食物。

专家简介

朱广家　《大众医学》专家顾问团成员，江苏省人民医院（南京医科大学第一附属医院）中医科主任医师，中华医学会科普分会第九、十届副主任委员，中国医师协会医学科普分会第一届副会长。

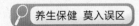 养生保健 莫入误区

头发长短，无关营养

复旦大学附属华山医院皮肤科主任医师　吴文育

坊间有这样一些传言：头发靠吸血生长，头发长了会抢走身体和脑子的营养，头发越长脑子越笨……事实真是这样吗？

误区❶：头发会"吸血"

头发生长所需的营养是由毛囊吸收血液中的养分而来，并非直接"吸血"。毛囊的代谢较为旺盛，几乎每时每刻都在从血液中汲取营养，包括蛋白质、各类维生素和微量元素，最重要的是蛋白质，毛囊组成中约80%是蛋白质。有研究证实，机体在明显缺乏蛋白质时，不仅影响头发的生长速度，还可能引起脱发。

误区❷：头发越长，脑子越笨

头发由毛囊、发根、发干三部分组成。当毛囊底部的细胞死亡后就会留下角蛋白，这就是角质化过程；而后，角化细胞堆积并被"顶"出毛囊，形成会"生长"的发干。发干中没有血管和神经组织，是已经死去的细胞和蛋白质的结合物，无论它们长多长，都不需要营养。

真正能够吸收营养的是毛囊组织，但其消耗的营养极少，不必担心它与身体"抢"营养。在人体的营养供应链中，头部的营养供应首先给大脑，毛囊处在末位，完全不必担心头发越长，给大脑的营养越少。

误区❸：头发越多，越耗营养

健康成人约有10万根头发，毛囊数量是固定的。健康毛囊所需营养不会因为毛发的多少和去留产生变化，因此不存在头发越浓密，就需要越多营养的情况。

小贴士

维持头发健康16字箴言

想让头发维持光泽靓丽的状态，记住16字箴言：早睡早起、均衡饮食、良好心态、正确洗护。

● **早睡早起**　作息应顺应自然节律，保证6～8小时睡眠时间，不熬夜。长期熬夜会导致头发枯黄易断，甚至脱发。

● **均衡饮食**　人体所需营养大多通过饮食摄入，应注意营养均衡、结构合理，忌重油、重辣，多吃新鲜蔬菜、水果、肉、蛋、奶类，戒烟酒。

● **良好心态**　精神压力过大是脱发、白发的重要诱因之一，平时要注意缓解压力、放松身心。

● **正确洗护**　每1～3天洗一次头发，保持头皮清爽、不油腻。洗发时，应先将洗发水挤在手心上揉搓起泡，再涂抹于头部，以画圈的方式清洗，重复2次便可彻底清洁头皮与发丝。如果头油、头痒、头屑情况较严重，可先用头皮预洗液进行初步清洁。干性发质者可适当使用护发素，但护发素与头发接触时间不宜超过10分钟，且清洗要彻底。

专家简介

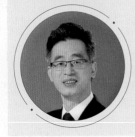

吴文育　《大众医学》专家顾问团成员，复旦大学附属华山医院皮肤科副主任、植发中心主任、主任医师、博士生导师，中国整形美容协会毛发医学分会候任会长，中国医师协会皮肤科医师分会皮肤外科亚专业委员会副主任委员，中华医学会整形外科学分会毛发移植专业学组副组长，中国中西医结合学会医学美容专业委员会毛发移植分会副主任委员。

推拿不可随意，正骨更应慎为

上海中医药大学附属岳阳中西医结合医院推拿科主任医师　孙武权

推拿在生活中非常多见，有人认为它是用于休闲娱乐的"雕虫小技"；有人则因为看到推拿立竿见影的效果而觉得其深不可测；有人夸大它的作用，坚信它能手到病除、化腐朽为神奇；也有人认为推拿会导致骨折、血管壁斑块脱落，危险重重……以上对推拿的看法，都失之偏颇。

误区❶：推拿就是按摩放松，想"推"就能"推"

推拿用于医疗时，多称"中医推拿"；用于保健时，多称"按摩"。推拿在养生保健中起重要作用，不仅可用于颈椎病、腰突症等骨伤科疾病，还可治疗内科、妇科、儿科诸多病症。

需要注意的是，推拿也有很多禁忌证，如患处存在骨折、脱位、肿瘤、感染发炎、出血、骨质疏松、皮肤破损等情况时，就不适合做推拿。这些禁忌证中，皮肤破损一看便知，其他疾病就并非凭借自身感觉或简单观察就能判断。笔者曾经遇到一些腰痛的病人，既无外伤，又无劳累，拍片后发现腰椎有骨质破坏，仔细检查后发现已是肺癌骨转移。这些病人如不做检查，随意去保健场所"松松筋骨"，极有可能造成无法预料的后果。所以，一旦身体有不适，应该先到医院明确诊断，再决定选择何种干预手段，不能想"推"就"推"。

误区❷：推拿力度越大越好，越痛疗效越好

很多人都以为，好的推拿医生"手上有功夫"，力大无比。反之，如果感到医生"力道不足"，便是功力不够或不上心。事实上，推拿手法在操作时要求有一定力度，但并不是越大越好。早在明代，医家张景岳就发现，推拿力量过大，易致"强者致弱，弱者不起"，希望推拿医师"不可不慎"。到了清代，医家吴谦明确指出："法之所施，使患者不知其苦，方称之为手法也。"我们认为，推拿治疗应该追求用最小的力、最短的时间、最轻的损害，争取达到最好的疗效。

找准痛点进行治疗的确疗效较好，但真正的痛点有时不需用很大的力就能引发。如果通过刻意加大力量刺激痛点，效果可能适得其反。应找到舒适、安全、有效的施力方法，不要盲目追求力量大、刺激强。

误区❸：
正骨可以使脸变小、使人长高

近几年来，正骨开始流行，有人想纠正高低肩，有人想消除"富贵包"，有人想长高，有人想改变"大小脸"……这些问题是否都可通过正骨解决呢？当然不能。"正骨"是中医骨伤科治疗骨折、脱位及关节损伤的整复手法，通过手法来纠正骨折、脱位，让骨头"摆正"；而在推拿领域，正骨一般也称为"整骨"，主要干预关节的紊乱、调整骨骼的位置，而并非改变骨骼的大小、形状。

若由于生活习惯不良引起关节位置不当，通过正骨，关节位置可以短暂、细微做些改变，但若后期没有养成良好习惯，手法正骨产生的效果也会逐渐消失。

专家简介

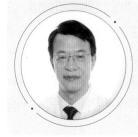

孙武权 《大众医学》专家顾问团成员，上海中医药大学附属岳阳中西医结合医院推拿科主任医师、博士生导师，中华中医药学会推拿分会副主任委员兼秘书长，世界中医药学会联合会小儿推拿专业委员会副会长，中国民族医药学会推拿分会副会长，世界中医药学联合会中医手法专业委员会常务理事。

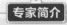 养生保健 莫入误区

艾灸并非"百搭"，
拔罐切勿"贪多"

上海中医药大学岳阳中西医结合医院针灸科　吴焕淦（教授）　杨玲

艾灸、拔罐作为常见的传统中医外治法，历史悠久，具有"简、便、廉、验"的特点，在防病保健中发挥着重要作用。然而，民间对艾灸拔罐的应用存在一些误区，若操作不当，易影响治疗效果。

误区❶：艾灸有益，百病皆可灸

艾灸疗法是指将艾点燃后，在穴位或病变部位烧灼或熏熨的疗法。它通过温热刺激及药物作用，温通气血、扶正祛邪、调和阴阳，以激发经气来调整机体功能，达到防治疾病的目的，距今已有两千多年的历史。

需要注意的是，没有一种治疗方法能消百病，也没有一种养生方法人人皆宜。艾灸是散寒除湿、温补阳气的有效方法，却不是人人适用。艾灸主要适用于寒性病症或虚寒体质者的治疗与调理，对实热、阴虚火旺者不适用。艾灸的种类很多，有直接灸、间接灸、温灸器灸等。针对不同病症和体质，灸量多少、施灸顺序、不同灸法的选择都很有讲究，切不可盲目施灸，须在专业医生指导下应用。

误区❷：拔罐时间越长越有效

拔罐与艾灸一样，也是一种有效的外治法，具有祛风除湿、温经散寒、活血通络、消肿止痛等作用。拔罐后，负压的吸拔对皮肤与浅层肌肉的良性刺激，不仅可调节拔罐部位的血液循环，也刺激了神经、肌肉软组织等，从而引起一系列的神经－内分泌免疫调节反应。

很多人认为，拔罐时间越久越好。其实不然，拔罐一般在 5 ~ 10 分钟即可，具体时间应根据患者的病情及罐印状态的变化而定。对实证患者，可适当增加留罐时间；对虚证患者，则宜适当减少留罐时间；对皮肤较敏感者，如拔罐刚开始就已经出现较深罐印者，应适量缩短拔罐时间。

留罐时间过长容易引起皮肤起疱，处理不当，易造成感染，影响后续治疗。不过，有时医生会特意增加留罐时间，使皮肤起疱，这是用来治疗某些疾病。

误区❸：
罐印颜色越深，身体越差

罐印是由于罐内的负压作用使拔罐的局部组织毛细血管扩张充血所产生的，不同罐印代表的含义不同，不可单纯认为罐印颜色越深，身体就越差。

正常的罐印是淡粉红色，与周围皮肤颜色相似，只是罐印处毛孔粗大、皮肤稍突起，一周左右可消失；如罐印紫黑而暗，如杨梅色，代表感受寒邪较重，寒凝经脉、气血不畅；如罐印颜色较鲜红，代表体内阴虚或有热邪；如罐印色淡、灰白，摸起来有凉感，一般提示体质虚寒或有湿邪；罐印上若有散在的紫黑的小点，一般代表气滞血瘀。罐印的颜色一般随治疗量的增加、效果的累积，会逐渐变浅或消失。**PM**

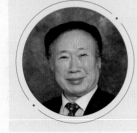

专家简介

吴焕淦　《大众医学》专家顾问团成员，上海中医药大学附属岳阳中西医结合医院首席教授、研究员、博士生和博士后导师，上海市名中医，国家中医药管理局针灸免疫效应重点研究室主任，上海市针灸经络研究所所长，中国针灸学会副会长。

肝纤维化是肝脏受损后的一种自我修复过程，随着纤维化的增多，肝脏正常结构被破坏，便会形成肝硬化。从肝纤维化到肝硬化是一个渐进的过程，对很多慢性肝病患者来说，只要能去除病因或控制病情，就能有效阻止或延缓肝硬化的发生。

远离肝硬化， 路在何方

山东省公共卫生临床中心主任医师　汪明明

乙肝患者，积极抗病毒治疗

慢性乙肝患者通过积极抗病毒治疗可控制疾病发展，目前临床推荐的药物主要有恩替卡韦、替诺福韦酯和聚乙二醇干扰素。恩替卡韦疗效强，作用可靠，但对胎儿有致畸作用，备孕女性和孕妇不能用；替诺福韦酯对胎儿无致畸作用，孕妇可用，但存在潜在的肾毒性，并可能影响钙、磷代谢，引起骨病；聚乙二醇干扰素疗程固定，乙肝病毒表面抗原和 e 抗原的转阴率较高，并具有一定的抗肿瘤作用，但副作用大，对胎儿有致畸作用。上述药物各有特点，患者应根据自身情况和需求，在专业医生指导下选择和应用。

酒精肝患者，远离酒精诱惑

酒精性肝炎反复发作可引起肝硬化。酒精的化学名叫"乙醇"，是一种强氧化剂，对肝细胞有直接损伤作用，特别是乙醇经脱氢后形成的乙醛具有更强的肝毒性。研究表明，男性每天摄入酒精 80 克、女性每天摄入酒精 50 克，10 年后可发生酒精性肝硬化。酒精性肝炎患者应认识到酒精的危害，远离酒精的诱惑，特别是存在乙肝和丙肝的患者，更应严格忌酒。

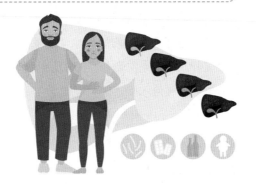

谨慎用药，拒绝偏方、秘方

与一般人群相比，肝病患者更要谨慎用药，遵医嘱用药，不要迷信偏方、秘方，以降低将来发展至肝硬化的风险。因为大多数药物需要经肝脏代谢，滥用药物会加重肝脏负担，引起肝损伤，有的药物及其代谢产物对肝脏还有直接毒性作用。

丙肝患者，已可治愈

丙肝主要经血液传播，患者多为 20 世纪 90 年代以前感染。随着丙肝直接抗病毒药物的研发成功和临床应用，丙肝已成为可治愈的疾病，患者应不失时机地积极抗病毒治疗，常用药物包括索磷布韦、达拉他韦、维帕他韦、阿舒瑞韦及其复合制剂。经过 12～24 周的规范抗病毒治疗，95% 以上的丙肝患者可治愈，摆脱丙肝的困扰。

注意生活调养

日常生活中注意调养，有助于肝病患者保护肝脏，远离肝硬化。比如：规律作息，保证睡眠，不熬夜；不暴饮暴食，少吃油腻和辛辣刺激性食物；调节情志，保持心情舒畅，在竞争激烈的职场中学会爱护自己，不要因为一些鸡毛蒜皮的事情而"大动肝火"。**PM**

"雄风不再"，

居然是脊髓血管病"作祟"

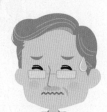

复旦大学附属中山医院神经外科 杨志刚（副主任医师） 余 勇 黄锦龙

生活实例

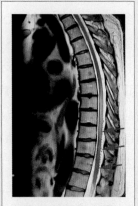

图1 脊髓磁共振扫描见胸腰段脊髓后方血管异常影像（红色箭头）

　　王先生是个老刑警，平时身体一直不错。半年前，他突然出现双腿隐隐发麻、僵硬，尿频，排尿困难等不适症状。渐渐地，他发现自己"雄风不再"，对夫妻生活力不从心。起初，他以为可能是太累了，便有意调整了生活节奏，但收效甚微。后来，他又怀疑自己可能是前列腺出了问题，悄悄去医院做检查，结果并没有发现前列腺有什么大问题。半年来，王先生去过多家医院就诊，但就是找不到病因，症状却越来越严重，会阴部失去知觉，大小便没有力气，连走路都觉得费力。在朋友的推荐下，王先生辗转来到复旦大学附属中山医院就诊。

　　经仔细询问病史，结合王先生的症状，我们初步考虑他可能患有脊髓相关疾病。果然，磁共振检查发现他的胸腰段脊髓后方有异常的血管影，且脊髓下段有明显水肿，这是脊髓血管疾病的影像学表现（图1，磁共振T2加权扫描见胸腰段脊髓后方"虫噬样"血管流空影像，下胸段脊髓可见高信号水肿）。为进一步明确病变类型，王先生被收治入院。

脊髓血管造影，确诊"金标准"

　　由于脊髓血管细小且复杂，单靠磁共振等无创检查手段不易明确其类型，所以我们为患者进行了脊髓血管造影（DSA）检查。脊髓血管造影显示，王先生存在硬脊膜动静脉瘘（图2，黄色箭头示瘘口，红色箭头为迂曲扩张的脊髓引流静脉，绿色箭头为正常的脊髓前动脉），由右侧胸第九肋间动脉供血。三维重建后显示硬脊膜动静脉瘘（图3）。

　　脊髓动静脉瘘是一种脊髓血管畸形，约占脊髓血管病变的10%，通常由脊髓或椎旁结构的动脉和静脉之间形成"短路"（不正常的直接沟通）引起。其病因尚不明确，目前认为主要是脊髓血管

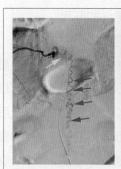 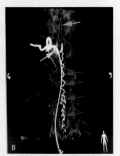

图2 脊髓血管造影显示硬脊膜动静脉瘘　　图3 三维重建影像

先天发育异常导致，也有一部分患者由于后天因素（如外伤、感染等）造成。过去，脊髓血管畸形一度被认为是少见病，但随着影像学技术的提高及医生对脊髓血管疾病认识的加深，该病的检出率有所增加。

脊髓血管畸形一般不影响患者的寿命，除非突发血管破裂导致严重的蛛网膜下腔出血。不过，其引起的疼痛、感觉障碍、肌力下降、排便异常、男性性功能障碍等，会严重影响患者的生活质量。

脊髓的供应血管从椎动脉，胸、腹主动脉及腰动脉发出，经椎间孔进入椎管，细密而复杂，就像是"百足虫的脚"，且并非每只"脚"都参与脊髓的供血（图4）。因此，医生在进行脊髓血管造影前，需要先在透视下为椎体做好标记，检查过程中要做好列表，逐一用特殊的造影

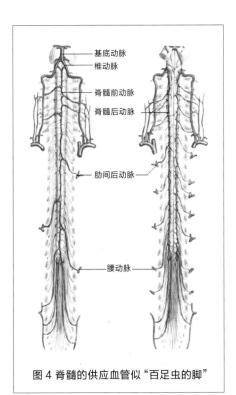

图4 脊髓的供应血管似"百足虫的脚"

管"勾选"供血动脉（图5），不能漏掉任何一个节段的血管。

合理治疗可治愈

确诊为脊髓血管畸形后，医生会根据供血动脉的数量、管径大小、走行迂曲程度、瘘口或畸形血管团的位置，涉及脊髓组织的功能，以及相应的引流静脉等一系列"血管构筑"指标，采取合理的治疗策略。比如：有时需要进行显微外科手术，有时可以通过血管内微创栓塞技术封堵瘘口，但都必须保护好脊髓的细小血管和脊髓组织。

在仔细分析了患者的情况后，我们决定采用神经内镜下微创切断瘘口的方法进行治疗。术前，神经内镜下可见脊髓静脉明显扩张，内部血流动脉化鲜红（图6，黄色箭头为瘘口位置，蓝色箭头为引流静脉）；术后，静脉扩张情况即刻改善（图7）。不久，王先生腿部麻木、僵硬的症状消失，大小便恢复正常，顺利重返工作岗位。**PM**

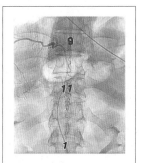

图5 透视下用铅字为椎体做好标记，防止遗漏脊髓供血动脉

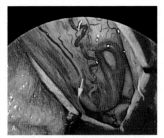

图6 术前，静脉扩张明显

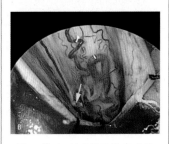

图7 术后，静脉扩张情况改善

特别提醒

脊髓血管畸形的发病率较低，起病隐匿，症状不典型，容易被误诊或漏诊。有统计数据显示，脊髓血管畸形患者从出现症状到获得明确诊断的时间，平均超过半年。脊髓血管畸形非常复杂，可以分为多种不同的类型，治疗方法也不尽相同。因此，出现脊髓受损症状者，如下肢僵硬、麻木、尿频、排便异常等，无法明确病因或治疗效果不佳时，一定要去正规医院的神经外科就诊，以便尽早确诊，对症施治。

读·者·疑·问

我患有牙周炎，医生说需要进行龈下刮治，可我两个月前刚洗了牙，龈下刮治是否为重复治疗呢？

另类"洗牙"
—— 龈下刮治

✍ 浙江大学医学院附属口腔医院牙周科　黄佳萍　李晓军（主任医师）

【 龈下刮治：清除"看不见"的牙石和菌斑 】

牙周炎是一种常见的口腔慢性感染性疾病，可导致牙周支持组织破坏和随后的牙齿松动脱落。第四次全国口腔流行病学调查显示，我国成年人牙周健康率仅为 9.1%。

菌斑和牙石是引起牙周炎的主要原因。肉眼可见的牙龈上方的牙石是龈上牙石，而牙龈下方、牙周袋内的牙石对口腔健康更具"杀伤力"，被称为龈下牙石。人们常说的"洗牙"，其专业术语是"龈上洁治"，仅针对龈上的牙石和菌斑。除龈上牙石外，牙周炎患者通常还存在龈下牙石，需要进行龈下刮治，以控制牙周炎症，预防牙齿松动和脱落。

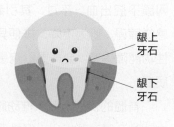

龈上牙石

龈下牙石

【 "三步走"：探查、刮治与冲洗 】

"龈下刮治时，要把牙龈掀开吗？是不是很疼？"一提到龈下刮治，很多人都会有这样的疑问，部分患者甚至因过于害怕而拒绝治疗。龈下刮治的具体操作过程究竟是怎样的？

1 在进行龈下刮治前，医生会使用牙周探针进行探查，了解牙周袋深度和形态、龈下牙石分布情况，并结合患者对疼痛的敏感程度，确定是否需要进行局部麻醉。如果患者牙周袋较浅且对疼痛不敏感，则不需要局部麻醉，刮治过程中仅有轻微不适；如果患者牙周袋很深或对疼痛比较敏感，则需要局部麻醉，以免治疗过程中产生疼痛等不适。

2 医生将手工或超声龈下刮治器械伸入牙周袋内，按照一定顺序进行刮治，清除龈下牙石和菌斑。

3 用3%过氧化氢溶液冲洗牙周袋，并轻压袋壁，使之贴合牙根面。

特·别·提·醒 一般来说，龈下刮治还需要根据患者牙周炎的严重程度，分区或分阶段进行。

【 刮治后，勿忘口腔保健 】

龈下刮治后，患者应注意以下问题：避免进食过冷、过热、过酸、过硬、辛辣刺激的食物，若有牙齿敏感等不适，可使用抗敏感牙膏缓解症状；除认真刷牙外，可根据自身情况选择牙线、牙缝刷、冲牙器等进行辅助清洁，以保持良好的口腔卫生。

龈下刮治 6～8 周后，患者应去医院复查。如果牙周炎症控制良好、牙周袋基本消失，以后定期进行龈上洁治即可；如果牙周袋较深或较复杂，患者往往需要进行多次龈下刮治，必要时还要考虑牙周手术治疗。**PM**

血糖监测是糖尿病患者自我管理的重要手段，医生常要求患者自己在家测血糖，但有些患者惧怕采血，对自己的手指难以下手。目前市场上有很多无创血糖仪，只要把手指放在仪器上或者戴个手表就能随时随地查看血糖。这种检测方法靠谱吗？

无创血糖仪靠谱吗

同济大学附属同济医院内分泌代谢科主任医师　宋利格

反向离子电渗原理检测：
精准度不高

目前较具代表性的无创血糖仪是美国的一款手表式检测设备，通过给皮肤施加微弱的电流，将葡萄糖从皮肤下（组织间液）提取出来，根据葡萄糖被传感器上的酶氧化后产生的正负离子，计算出血糖水平。不过，这款设备的预热时间长达 2～3 小时，且需要传统的血糖检测来矫正；其检测结果受运动、出汗等因素影响，精准度不高。有报道称，该产品的反相离子电渗会刺激皮肤，给患者带来不适感。因此，这类基于反向离子电渗原理的无创血糖仪目前很少使用。

射频技术测算：
精准度待考量

近期，一款利用射频波技术的无创、连续性血糖监测产品获得美国食品和药品管理局（FDA）突破性医疗器械认定。这款产品使用射频技术采集血液图像，通过相关算法计算后，得出血糖结果，并不是直接检测血液中的葡萄糖。因产品刚刚问世，其精准度有待考量，目前在临床上使用尚不广泛。

市场上有一些家用无创血糖仪产品，利用红外、超声、电磁、热容等技术间接检测生理指征，再通过计算得出血糖水平，其精准度没有得到规范考量。

扫描式葡萄糖监测：
适用于动态监测

目前临床上使用较广泛的无创血糖监测仪是扫描式葡萄糖监测（FGM）系统。这类无创血糖仪其实并非完全无创，而是将传感器探针敷贴在患者的上臂背侧皮下，实时监测机体皮下组织间液的葡萄糖水平，每分钟检测一次，每15分钟记录一次葡萄糖结果，并给予当下血糖变化趋势的提示（如血糖在上升还是下降），最长可佩戴14天。其传感器探针不易引发机体的炎症反应，可确保传感器长时间稳定工作。这类血糖仪避免了频繁采集指尖血给患者造成的痛苦，且在佩戴期间及保质期内的准确性较好，通常在患者血糖控制不佳、波动大，需要进行持续性、动态监测时使用。PM

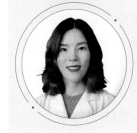

专家简介

宋利格　同济大学附属同济医院内分泌代谢科副主任、主任医师、博士生导师，上海市医学会骨质疏松专科分会秘书，上海市中西医结合学会糖尿病及其并发症专委会常委。擅长骨代谢性疾病、糖尿病慢性并发症等内分泌代谢疾病的诊治。

专家提醒

在自测血糖的基础上，糖尿病患者仍须定期复查，检测糖化血红蛋白、空腹血糖、血脂、肝功能、肾功能、胰岛功能、尿微量白蛋白等，筛查眼底病变、周围神经病变等，以便尽早发现血糖控制不佳等情况，防治糖尿病慢性并发症。

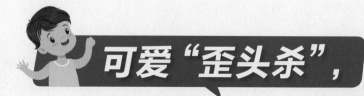

可爱"歪头杀"，或是斜颈"卖萌"

近年来，网络上流行起一个可爱的"卖萌"动作——"歪头杀"，只要头一歪，就能给人一种"萌萌哒"的感觉。去年东京奥运会，我国体操运动员刘洋在吊环比赛时也表演了一个"歪头杀"，当时火遍全网，网友们纷纷效仿。"歪头杀"虽可爱，但倘若经常"歪头杀"，往往提示一种病态，那就是斜颈。

海军军医大学第二附属医院骨科副主任医师　陈宇

肌源性斜颈和骨源性斜颈

斜颈的本质是颈部带动头部向一侧偏斜。根据其形成机制，可分为肌源性斜颈和骨源性斜颈。

● **肌源性斜颈**　这类斜颈较多见，由于一侧胸锁乳突肌挛缩导致，目前原因不明。其特征性表现是：在颈前一侧胸锁乳突肌部位可触及条索状肿块。

● **骨源性斜颈**　因颈椎在发育过程中出现的分节不全、半椎体等异常所致，患者往往伴有胸、腰椎侧弯畸形或其他部位（如心脏、手足指等）畸形，较罕见。

鉴别肌源性和骨源性斜颈，可做胸锁乳突肌超声、颈椎 X 线或 CT 等检查。

先天性斜颈和后天性斜颈

● **先天性斜颈**　出生即出现的斜颈，多见于婴幼儿。患有先天性斜颈，必须尽早治疗，因为斜颈会导致两侧颜面部及五官不对称发育，患儿出现"大小脸""高低耳"畸形，影响外观，甚至出现"大小眼"，影响视力。轻度肌源性斜颈可通过局部热敷、推拿等保守治疗方法得到改善，严重的肌源性斜颈需要手术治疗。骨源性斜颈难以通过保守治疗矫正，手术截骨矫形是唯一有效治疗方法，风险相对较高。

● **后天性斜颈**　又称继发性斜颈，通常继发于颈部肌张力障碍、急性外伤、慢性劳损、感染等。其中，继发于颈部肌张力障碍的斜颈较常见，又称痉挛性斜颈。患者主要表现为颈部肌肉群的不自主收缩，情绪激动时更易诱发。一般可通过口服药物和局部注射肉毒毒素缓解痉挛，严重时可手术治疗，但仅能控制症状，难以根治。

此外，继发于颈肩部肌肉慢性劳损的斜颈也较多见，表现为无明显诱因的一侧颈肩部酸痛，转头时疼痛加重，有时可因一个小动作（如扭头）诱发。为缓解疼痛，患者常常会将头部偏向一侧。此类斜颈多见于长期低头伏案工作者，因为长期低头会加重颈椎及周围肌肉、韧带的负担，当其超出颈部所能承受的负荷时，肌肉、韧带会出现轻微撕裂，表现为痉挛、疼痛。如果反复发作，可影响颈椎间盘及小关节的稳定性，导致颈椎病。**PM**

小贴士

防治劳损性斜颈

当发生劳损性斜颈时，可通过以下方法缓解疼痛：①间断佩戴颈托，每天不超过2小时，疗程约为1周；②将热水袋、暖宝宝等置于疼痛处热敷，持续10分钟，每日3次，可促进局部炎症吸收；③正规的推拿治疗可以缓解疼痛，但颈椎神经受压者不宜推拿；④颈肩部疼痛较严重者应在医生指导下使用消炎镇痛药物，必要时手术治疗。日常工作和生活中，应避免长时间低头，每隔30～40分钟活动颈部，加强颈肩部肌肉力量锻炼，可减少复发，预防颈椎病。

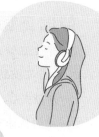

前不久，朋友小张看到一则"14岁女孩长期戴耳机听歌导致噪声性耳聋"的新闻后，默默地收起了从不离耳的耳机，匆匆跑来问我：戴耳机听歌，怎么会损伤听力呢？其实，这类事件屡见不鲜。世界卫生组织2019年发布的一项报告显示，将近50%的12~35岁人群（或11亿年轻人）由于长时间或过度暴露于巨大声音中，包括通过个人音频设备收听音乐，而面临听力损失的风险。

耳机和听力"不共戴天"吗？

复旦大学附属眼耳鼻喉科医院综合耳鼻喉科主任医师　王云峰

耳机是怎么损伤听力的

通常，人们听到的声音是由空气振动传入耳道，经外耳、中耳最终到达内耳的耳蜗。在耳蜗中，真正负责将声音从振动转化为神经冲动的是听觉"翻译员"——毛细胞。之后，神经冲动经由中枢听觉通路传递到大脑听觉皮层，使人们产生听觉。长时间、大音量使用耳机时，处于"战斗一线"的毛细胞会受到损伤。毛细胞死亡后无法再生，久而久之，导致不可逆的听力损失。新的研究表明，长期噪声暴露还可能导致听觉中枢损伤，从而影响声源定位、音色辨别等高级听觉功能。

此外，头戴式（耳罩式）和入耳式耳机会封堵外耳道，使耳内湿度升高，容易滋生细菌，诱发耳部炎症。

"新概念"耳机能保护听力吗

近日，小张在网上看到一些"新概念"耳机的介绍，有骨传导耳机和气传导耳机，有人说这些耳机戴起来舒适，能保护听力。他问我，这是真的吗？

● 骨传导耳机：不伤鼓膜，会伤听力

骨传导耳机是通过骨头来传递声音的耳机，声波的具体传导途径为：颅骨－骨迷路－内耳淋巴液－螺旋器（毛细胞及支持细胞所形成的上皮细胞复合体）－听神经－大脑皮质听觉中枢。不难发现，骨传导方式仍需毛细胞参与工作。如果传入声音过大，导致毛细胞受损无法正常工作，听力会下降。

不过，因骨传导耳机佩戴时不堵塞耳道，避免了佩戴常规耳机时耳内潮湿带来的一系列健康问题，不会造成外耳压痛、耳道胀闷等不适感，以及因鼓膜受损所导致的听力下降。因此，骨传导耳机在一定程度上能保护听力，但使用不当仍可能造成听力损害。

● 气传导耳机：不入耳道，会伤听力

气传导耳机采用波束成形技术将声波汇聚后定向传入耳道，与骨传导耳机一样挂在耳上，不堵塞耳道，佩戴起来更舒适，也避免了戴耳机运动时耳内潮湿带来的健康问题。但使用气传导耳机时间过长，播放音量过大，听力仍会受损。**PM**

小贴士

遵守三条"规矩"，科学使用耳机

无论哪种类型的耳机，使用不当都会损伤听力。大家一定要科学使用耳机，记住以下3条"规矩"，有助于保护听力，让耳机和听力"和平相处"。

❶ **限定时长**　耳机使用时长以每天30分钟至1小时为宜，若需长时间使用，可在使用30分钟至1小时后适当休息，让耳朵充分放松后再佩戴。

❷ **限定音量**　使用耳机时，音量不宜超过耳机最大音量的60%，在听音乐时尽可能保持低音量。

❸ **限定环境**　在嘈杂的工作、生活和休闲环境中，尽量限制耳机的使用。

刘先生在健身房锻炼的时候，突然感到肋骨连着胸腹部一阵剧痛。"这是'岔气'了吧！"他小心翼翼地回家休息，并在胸肋部贴了张止痛膏，以为过几天就能好。

一周过去后，刘先生的"岔气"稍有缓解，但深呼吸、转身、弯腰时仍有明显疼痛，止痛膏也不起作用了。热衷于运动的他等不下去了，到医院求助。经检查，医生告诉刘先生，他的胸椎小关节滑膜发生了嵌顿，他以为的"岔气"，其实是胸椎小关节紊乱症。

"岔气"不用治？

⚕ 上海交通大学医学院附属第九人民医院骨科
马 辉（主任医师） 于召龙

小关节紊乱莫忽视

运动不当，关节"错位"

"岔气"通常发生在剧烈活动或体力劳动时，如快跑、跳跃、搬运重物等，有时大笑、剧烈咳嗽、打喷嚏也会引起"岔气"。当一侧呼吸肌（肋间肌和膈肌）发生一过性缺氧痉挛或疲劳时，就会表现为该侧胸腹部疼痛，深呼吸时疼痛加剧，也被称为"会呼吸的痛"。人们无法预判疼痛的持续时间，可能几分钟便可恢复正常，也可能要持续一段时间。

鲜少有人知道，"岔气"和脊柱小关节紊乱有密切联系。运动不当只是"岔气"的诱因，其发病原因有很多，脊柱小关节紊乱就是其中之一。此类患者出现"岔气"后，病程持续时间往往较长。

脊柱小关节紊乱又称脊柱小关节错位、小关节滑膜嵌顿，中医学称为痉病、痹病、骨错缝，通常是由于急性损伤（如撞伤、扭伤）或慢性劳损引起的。当小关节囊内层滑膜在关节间隙内发生嵌顿时，会刺激其神经感受器发出"受伤"信号，周围韧带、关节囊便会紧张、收缩，以表示"积极响应"这一信号；紧张的韧带和关节可导致肌肉痉挛或小关节压力骤增，进而刺激脊神经，释放一系列炎症介质，导致机体出现急性或慢性疼痛及活动受限。

部位不同，症状各异

脊柱小关节紊乱不仅可以发生于胸椎，还可发生于颈椎、腰椎。不同部位的小关节紊乱会导致不同的症状。

❶ **易"落枕"的颈椎小关节紊乱** 可致颈肩部疼痛，颈部活动时疼痛症状明显加重，或颈部难以活动，部分患者可出现头痛、头晕、恶心等症状。因姿势不当、用力过猛等因素诱发时，常被误以为落枕，或被当作

专家简介

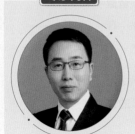

马 辉 上海交通大学医学院附属第九人民医院骨科主任医师，上海市医学会骨科专科分会微创学组秘书，上海市康复医学会骨科康复专委会副主任委员、青年学组组长。擅长腰椎间盘突出症、颈椎病、脊柱侧弯等疾病的诊治。

颈部扭伤而得不到积极治疗。

❷ 易"岔气"的胸椎小关节紊乱 患者可出现胸背部疼痛不适，在后伸及旋转活动、深呼吸、咳嗽、打喷嚏时疼痛加重。有时疼痛发生在季肋区，一些患者会误以为只是"岔气"而延误治疗。

❸ 易"闪腰"的腰椎小关节紊乱 可致单侧或双侧腰痛、腰背部肌肉僵硬，患者难以弯腰、翻身，无法完成穿鞋等动作，严重影响日常生活，甚至增加心理负担。运动不当诱发单侧腰背部疼痛时，常被误以为"闪腰""岔气"而当作急性腰扭伤治疗。

止痛之外，还应复位

治疗脊柱小关节紊乱的目的是放松紧张的肌肉，使错位的小关节复位。一般可采用以下四种治疗方式：

❶ 适当休息 患者应适当休息，避免过劳导致疼痛加剧，不要盲目活动疼痛部位。

❷ 物理治疗 可采用热敷、按摩、理疗等方式，促进局部组织代谢、降低痛觉神经兴奋性，进而减轻疼痛。

❸ 药物治疗 一般首选非甾体抗炎药、肌松剂等，抑制炎症介质，缓解肌紧张，减轻疼痛。

❹ 手法复位 采用斜扳、旋转、俯卧按压等手法，或结合牵引，可在一定程度上纠正小关节错位，缓解肌肉痉挛。须由专业医师操作，动作不可粗暴，以免进一步损伤小关节周围组织、加重疼痛症状。

慢性劳损所致的脊柱小关节紊乱往往伴有关节退行性改变，手法复位难以奏效，可选择局部封闭治疗。病情严重的患者，必要时可进行外科手术治疗。

注意细节，可以预防

现代社会，人们养成了一些不良生活习惯，使得脊柱小关节紊乱成为一种常见病。它看似是一个不起眼的小病症，却会影响日常生活和工作，且治疗往往需要一定的周期。如果平时能注意一些生活小细节，则可以预防脊柱小关节紊乱。

❶ 纠正不良姿势，避免脊柱长时间处于过屈状态。如：伏案工作者应定时起身活动，放松颈、肩、腰部肌肉；睡眠时，应避免使用过高的枕头。

❷ 颈肩部宜保暖，避免冷风或风扇、冷空调直吹颈部。

❸ 科学健身，尽量避免运动损伤，扭头、转身、弯腰、站起时，不要过急、过猛。

❹ 适度进行脊柱周围肌肉锻炼，如：脊柱前屈、后伸、旋转运动，肋间呼吸训练，麦肯基训练，平板支撑，游泳，等等。

❺ 脊柱及其周围组织慢性劳损患者应及时干预，以延缓疾病进展。出现不适后应尽早治疗，避免脊柱小关节紊乱影响日常生活。▣

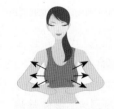

肋间呼吸训练

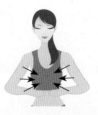

双手掌置于两侧肋骨下缘；深吸气，伸展脊柱，感受肋骨顶手掌，向两侧扩张；缓慢呼气，手掌感受肋骨回收

麦肯基训练

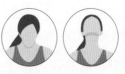

头部后缩；头部后仰，并稍稍左右转动

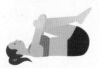

仰卧抱膝运动

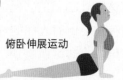

俯卧伸展运动

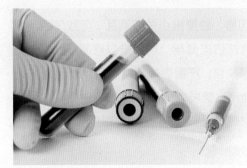

说说"D-二聚体"

上海交通大学医学院附属第九人民医院血管外科　王 新　刘晓兵（主任医师）

D-二聚体：纤溶过程的特异性标志物

D-二聚体是体检或相关检查中的常见指标。D-二聚体是什么？检查这个指标有什么意义？

要想弄清楚什么是"D-二聚体"，得从人体的凝血系统与纤溶系统说起。正常情况下，人体内的凝血系统和纤溶系统保持着动态平衡，几乎不会发生自发性的出血或血栓。但在一些情况下，这种平衡会被打破，比如：血友病患者易发生自发性出血，家族性易栓症患者易发生血栓。那么，正常人体内凝血系统和纤溶系统是如何工作的呢？简单举个例子：当人体遭遇外伤时，会发生"流血事件"，机体的自我保护机制为了防止血液过多流失，会"启动"凝血系统，激活凝血酶。凝血酶将可溶于血液的纤维蛋白原逐步转变为纤维蛋白单体，后者在活化的凝血因子ⅩⅢ作用下相互连接，成为不溶于血液的交联纤维蛋白，并彼此交织成网，将血细胞网罗在内，形成血凝块，以达到止血目的。但血凝块并不会一直存在，此时人体的纤溶系统开始起作用——溶解血凝块。纤溶酶把交联纤维蛋白逐步降解成多种结构和形态

各不相同的碎片产物，D-二聚体就是其中"一员"（如图）。与其他产物不同的是，D-二聚体仅产生于交联纤维蛋白的降解，而血液中非交联的纤维蛋白或纤维蛋白原发生降解则不会产生D-二聚体，因此，D-二聚体是纤溶过程的一种特异性标志物。

D-二聚体的报告单位包括纤维蛋白原等量单位（FEU）和D-二聚体单位（DDU）两种形式（FEU表示的D-二聚体的量约为DDU的1.75倍）。绝大多数健康人的血液D-二聚体水平低于0.5毫克/升FEU。

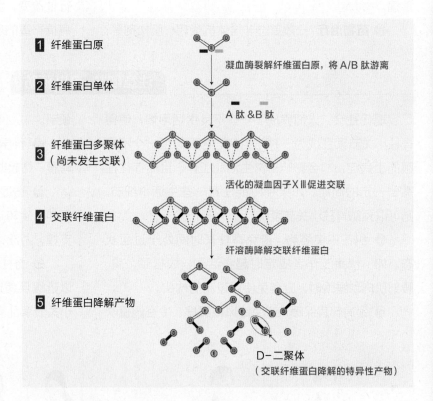

1 纤维蛋白原

凝血酶裂解纤维蛋白原，将A/B肽游离

2 纤维蛋白单体

A肽 & B肽

3 纤维蛋白多聚体（尚未发生交联）

活化的凝血因子ⅩⅢ促进交联

4 交联纤维蛋白

纤溶酶降解交联纤维蛋白

5 纤维蛋白降解产物

D-二聚体
（交联纤维蛋白降解的特异性产物）

D-二聚体水平正常，可排除血栓风险

很多疾病或者生理、病理状态都可引起D-二聚体升高，医生无法仅根据D-二聚体水平做出诊断。不过，在一些特定疾病的诊疗中，D-二聚体可以发挥重要作用，尤其是静脉血栓栓塞症（VTE）。

临床上，D-二聚体在深静脉血栓和肺栓塞等 VTE 诊断中意义重大：当 D-二聚体处于正常水平时，可以排除 VTE；当 D-二聚体水平升高时，需要结合症状和超声、增强 CT 等影像学检查进一步诊断。另外，D-二聚体也可用于监测 VTE 治疗后的复发风险，如果 D-二聚体再次升高，往往预示着复发风险较高。

在以下疾病或生理、病理状态中，D-二聚体也会升高：①急性心肌梗死、脑梗死、外周动脉栓塞等动脉血栓栓塞性疾病；②主动脉夹层；③各种原因导致的弥散性血管内凝血（DIC）；④恶性肿瘤；⑤各种炎症性疾病；⑥手术和外伤后；⑦心脏、肾脏功能不全，房颤，肝脏病变，等等；⑧妊娠。此外，D-二聚体可随年龄增长而出现升高趋势，尤其是 65 岁以上人群。

D-二聚体升高，未必有血栓形成

D-二聚体是纤溶过程中交联纤维蛋白降解的特异性产物。不论凝血检查的其他项目是否正常，D-二聚体升高意味着体内发生了凝血和纤溶的激活。不过，D-二聚体升高并不代表一定有血栓形成。血栓是在凝血系统的作用下，不溶于血的交联纤维蛋白形成，血细胞尤其是红细胞在其中大量堆积产生的。如果在血细胞开始堆积之前，纤溶系统就把交联纤维蛋白降解了，体内也会出现 D-二聚体升高，但此时并没有形成深静脉血栓或肺栓塞等需要治疗的血栓。高龄、妊娠、肿瘤、炎症等生理或病理状态下都会出现凝血和纤溶过程的激活，因此 D-二聚体会伴随着升高。此时，D-二聚体升高可提示高凝风险（发生血栓的风险较高）。当凝血系统"博弈"胜利后，平衡被打破，就会导致血栓形成。

因此，当 D-二聚体升高时，需要结合临床症状和体征完善相关检查，进而做出诊断：若怀疑深静脉血栓或肺栓塞等血栓性疾病，需要进行血管超声和（或）肺动脉 CT 检查；若怀疑肿瘤，需要进行肿瘤相关指标检测和影像学检查；若怀疑感染性疾病，需要进行感染指标检测、病原学检测和影像学检查；等等。

对付血栓，抗凝治疗须彻底

发现 D-二聚体升高，干预与否应根据具体情况而定。在不存在血栓相关临床症状的前提下，对高龄和妊娠等生理因素引起的 D-二聚体升高，无须处理；对炎症、肿瘤、手术、外伤、器官功能不全等情况引起的 D-二聚体升高，须治疗原发病。另外，临床上有一些血栓风险评估系统（如 Caprini 血栓风险评估），如果评估血栓形成风险较高，患者即便没有血栓，也需要进行预防性抗凝治疗。

如果 D-二聚体的升高是因深静脉血栓或肺栓塞等 VTE 引起的，必须针对血栓进行相应干预。一般来说，手术和外伤等一过性因素引起的 VTE，患者应至少接受 3 个月抗凝治疗。3 个月后复查，若 D-二聚体正常，可停用抗凝药物；若数值仍较高，应适当延长抗凝治疗。由肿瘤和免疫性疾病等持续性因素引起的 VTE 患者，需要延长抗凝治疗时间，一般不少于 6 个月，同时还要定期监测 D-二聚体变化等。易栓症等先天性因素引起的 VTE 患者，须长期接受抗凝治疗。动脉血栓栓塞性疾病患者可进行手术取栓等治疗。**PM**

专家简介

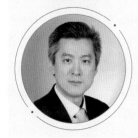

刘晓兵　上海交通大学医学院附属第九人民医院血管外科副主任、主任医师、硕士生导师，中国医师协会腔内血管学专业委员会血管创伤专委会委员，中国微循环学会周围血管疾病专业委员会中青年委员会委员，上海市中西医结合学会周围血管病分会委员。擅长周围血管疾病的腔内及外科治疗，如复杂主动脉弓及腹主动脉疾病、重症肢体缺血等。

扫描二维码,立即收听

配镜高峰,
说说散瞳验光那些事

复旦大学附属眼耳鼻喉科医院眼科副主任医师　许烨

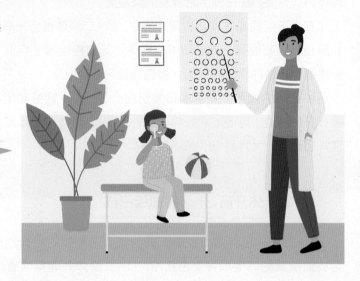

每到寒暑假,各医院都会迎来"配镜高峰"。在儿童眼部筛查和屈光不正诊断中,散瞳验光很常见,有关散瞳验光的一系列问题也接踵而至:为什么要散瞳验光?快速散瞳和慢速散瞳有什么区别?使用散瞳药物时有哪些注意事项?

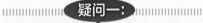

疑问一:

什么是散瞳验光?

验光是确定眼屈光状态的一种检查手段,检查结果以屈光度表示,用来分辨屈光正常(正视)或远视、近视、散光等屈光不正。

根据验光前是否需要使用睫状肌麻痹药物,分为"自然瞳验光"和"睫状肌麻痹验光"(使用睫状肌麻痹药物后再验光,俗称"散瞳验光")。

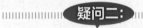

疑问二:

为什么要散瞳验光?

准确验光的关键是放松眼调节,使屈光状态稳定。在这些情况下,眼调节一般比较强,会影响验光的准确性:年幼,存在远视、内斜视,视力波动较大,长期近距离用眼导致视疲劳,等等。此时,需要使用睫状肌麻痹剂来放松眼调节。由于年龄越小的儿童眼调节越强,故为在验光配镜过程中获得准确结果,儿童配镜前大多需要进行散瞳验光。

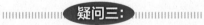

疑问三:

快速散瞳和慢速散瞳有什么区别?怎么选择?

理想的用于验光的睫状肌麻痹药物应具有以下特点:起效快,睫状肌麻痹作用强,不良反应少。常用的睫状肌麻痹药物都属于M型胆碱受体阻滞剂,包括1%阿托品、0.5%托吡卡胺和1%环喷托酯。其中,1%阿托品是长效睫状肌麻痹剂,其睫状肌麻痹作用最强,效果持续最久,畏光、近视力下降等不良反应的持续时间也最长,用它散瞳验光即为"慢速散瞳验光"。0.5%托吡卡胺和1%环喷托酯是短效睫状肌麻痹剂,散瞳作用不持久,不良反应持续时间较短,用它们散瞳验光被称为"快速散瞳验光"。1%环喷托酯的睫状肌麻痹效果优于0.5%托吡卡胺,用药后持续时间略长。

临床上,5岁以下,有中高度远视、内斜视等情况的患儿,应首选慢速散瞳验光;学龄期儿童及年龄更大的人群,若无特殊情况,一般选用快速散瞳验光。

散瞳药怎么用？

● **1% 阿托品的使用方法**

滴眼剂每天 3 次，持续 3 天；眼膏每晚 1 次，持续 1 周。用药后 1～2 小时到达峰值，作用一般可以持续 2～3 周。

● **0.5% 托吡卡胺的使用方法**

每 5 分钟 1 次，连续 5 次，等待 20 分钟。用药后 20～40 分钟到达峰值，作用一般可以持续 4～6 小时。

● **1% 环喷托酯的使用方法**

每 5 分钟 1 次，连续 3 次，等待 30 分钟。用药后 45～75 分钟到达峰值。

使用散瞳药物，有哪些注意事项？

有些家长担心使用散瞳药物对孩子的眼睛有伤害，其实不然。首先，散瞳药物引起的轻微畏光、视近物模糊等不良反应均为暂时的，不会造成长期影响；其次，就散瞳药物本身的作用机制而言，不会对健康产生明显影响，十分安全。使用散瞳药物后需要注意以下问题：

● 瞳孔散大后，孩子会有畏光的表现，此时不宜暴露于过强光线环境；孩子户外活动时，家长应为其佩戴墨镜。

● 孩子用药后眼调节放松，会出现看近处模糊的情况，家长应安抚孩子，适当减少其近距离用眼时间，待恢复后可正常用眼。

● 用药后，应压迫泪囊（内眼角鼻根处）2～3 分钟，以减少睫状肌麻痹剂的吸收。

● 部分儿童使用长效睫状肌麻痹剂（如阿托品）后可能出现脸红、过敏、口干等症状，家长要注意控制用量，若孩子出现明显的药物过敏反应，须立即停药并及时就医。孩子若不良反应较严重，可在医生指导下隔天用药，直至逐渐适应。

每次验光前，都需要"散瞳"吗？

进入学龄期后，儿童近视十分常见，但视力下降未必就是近视。我们发现，有些孩子在自然瞳验光下存在近视，但散瞳验光后却呈远视状态，这就是眼调节在"捣鬼"，并非近视。因此，儿童初次验光须采取"散瞳验光"，以获得准确的屈光度。

儿童发生近视后，近视度数并非稳定不变，需要定期检查，多次验光。一般来说，医生可根据间隔时间、戴镜视力、眼轴长度等指标，初步判断孩子的近视进展情况：若没有明显进展，不需要换镜，可以不进行散瞳验光，以自然瞳验光结果作为参考；若怀疑近视有明显进展，可能需要换镜，则应进行散瞳验光。

对远视和散光的定期随访也与近视类似，应根据具体情况决定是否需要进行散瞳验光。PM

延伸阅读

屈光发育档案是什么？

我国青少年近视率高，且有发生早、进展快、程度深的特点，近视的综合防控已成为国家的重要举措。学校联合卫健系统定期为学生进行初步的视力和屈光度检查，筛查出可能存在屈光不正的学生。家长带学生到医院做进一步诊治时，医生会根据实际情况选择验光方法，在医院获得的验光结果更准确。

在学校和医院进行的屈光相关检查结果，包括视力、屈光度、眼轴等，结合年龄、父母近视背景、身高、体重等信息，可组成屈光发育档案。复旦大学附属眼耳鼻喉科医院在院内、院外进行了屈光发育档案的信息整合，并在微信公众号和健康云平台与家庭、学校共享，共建近视防控生态圈，更好地关爱孩子的眼健康。

临床试验是指以人体为对象的试验，通过把参与者分成不同小组分别接受不同治疗，以评价不同治疗方式的效果和安全性。可以用来比较的治疗方式包括不同药物、手术方式和医疗器械等。以药物临床试验为例，根据《中华人民共和国药品管理法》要求，新药物从研发到上市过程大致可分为药物非临床研究、临床试验审批、临床试验、新药上市注册、上市后研究五个步骤。其中，临床试验是新药物广泛使用前所必须经历的步骤，常分为Ⅰ~Ⅳ期，对应不同目的和要求。一些患者将临床试验看作治疗希望，也有不少人持有误解。

临床试验分期	目的	受试者数量
Ⅰ期	评估安全性	20~30例
Ⅱ期	评估安全性及有效性	通常不少于100例
Ⅲ期	确认安全性及有效性	通常不少于300例
Ⅳ期	完善给药剂量等	通常不少于2000例

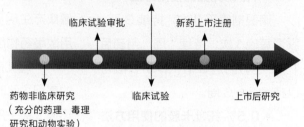

新药研发、上市过程

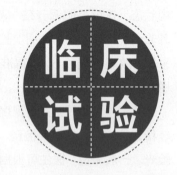

令人跃跃欲试又望而却步

河南省肿瘤医院肿瘤内科主任医师　陈小兵

误解❶ 只要是医疗机构，就可以开展临床试验。

并不是所有医疗机构都可以开展临床试验。一般来说，开展临床试验的研究者和临床试验机构应具备的资格与要求包括：

● 具有临床试验机构的执业资格，具备临床试验所需的专业知识、培训经历和能力，能够根据申办者、伦理委员会和药品监督管理部门的要求提供最新的工作履历和相关资格文件。

● 熟悉申办者提供的试验方案、研究者手册、试验药物等相关资料信息。

● 熟悉并遵守临床试验管理规范和临床试验相关的法律法规。

● 保存一份由研究者签署的职责分工授权表。

● 研究者和临床试验机构应当接受申办者组织的监督和检查，以及药品监督管理部门的检查。

误解❷ 想加入临床试验，只要报名就可以实现。

临床试验虽然能给患者带来一定的希望，但并不是每个患者都能参与。以肿瘤治疗为例，受试者的选择须经过层层严格审核，至少应通过以下"四关"：

❶ **病症情况** 以靶向药物治疗的临床试验为例，不同药物对应不同肿瘤，参与临床试验者的病症首先要符合药物治疗要求，且患者的实际病情也应与临床试验要求一致。

❷ **入组筛选** 所有通过"第一关"的患者还须进行肿瘤基因测序检查，医生要对患者过去接受的治疗进行详细梳理，以便进一步确认患者的实际情况符合临床试验药物的用药指征。

❸ **全身体检** 符合上述两个要求后，医生将评估患者的身体状况，体检结果不达标者不能参与临床试验。

❹ **审核确认** 经伦理委员会审核确认后，患者才能参与临床试验，接受相关治疗。

┊误解❸┊ 受试者有权要求进入"对照组"或"干预组"。

与"对照组"对立的一般称为"研究组""治疗组""观察组""干预组"等。在一些临床试验中，受试者有相同的机会被分配到"干预组"或"对照组"，而研究开始前，无论是参与者还是研究者均对分配结果一无所知，以免影响随机分组调查研究的实验结果。因此，受试者无权要求进入"对照组"或"干预组"。

事实上，许多临床研究只设有"干预组"，没有"对照组"。不论是"干预组"还是"对照组"，患者均能接受规范治疗，不会因参加了临床试验或被分至"对照组"而失去本应获得的治疗、治愈机会，患者不必过分担心。

┊误解❹┊ 参加临床试验的患者都是没有生存希望的"小白鼠"。

不同疾病阶段的患者都可能找到适合自己的临床试验，并不局限于疾病晚期。就算是晚期患者，如果本已"无药可医"，而新药可能有效，难道不是好事吗？

"参与临床试验的患者是小白鼠"的说法也不准确。以癌症的药物临床试验为例，大部分患者参与的是临床试验的第Ⅲ期，其目的是确认药物安全性与有效性，其毒副作用已经过前两期（Ⅰ期、Ⅱ期）临床试验的充分验证，通常是比较安全的。退一步讲，临床试验是科学研究，若试验中出现意外状况，或受试者在治疗过程中出现副作用或并发症，也会有专业人员对风险进行把控，及时采取应对措施，将伤害程度降到最低。

┊误解❺┊ 参加临床试验就是免费获取药物和治疗，受试者没什么义务。

参加临床试验的受试者须承担一定的义务，主要有以下三方面：

❶ 受试者需按方案要求随访检查，包括肝功能、肾功能及影像学检查等，以便研究者监测受试者身体状况，获取临床试验药物使用后的第一手资料。

❷ 受试者应及时反馈治疗后的相关反应，以便研究者了解情况，使受试者得到安全有效的治疗及指导。

❸ 试验药品因未上市，在非临床试验期间属于"假药"，故受试者应在试验结束后按要求上交剩余药品。

┊误解❻┊ 参加临床试验会延误治疗，一旦加入就不能退出。

临床试验中，无论哪一种治疗方案都必须是安全的、遵守基本伦理原则的。也就是说，受试者不会因参加临床试验而耽误了治疗。在大多数针对癌症的临床试验中，"对照组"使用的是"目前常用的标准疗法"，而非安慰剂。

参加临床试验前，医生会向受试者详细介绍该临床试验的情况，在得到受试者充分理解及同意后才能正式开始试验。试验过程中，受试者可以随时退出。▣

专家简介

陈小兵 河南省肿瘤医院肿瘤内科主任医师、教授，中华医学会肿瘤学分会胰腺癌学组、支持康复治疗学组委员，中国抗癌协会科普专委会常委兼副秘书长，中国临床肿瘤学会患者教育专家委员会常委兼副秘书长。擅长胃肠癌、食管癌、肝癌、胰腺癌、肺癌等恶性肿瘤的规范化、个体化药物治疗。

近来网上有言论称"赤砂糖"是假红糖，营养价值远不及红糖和黑糖。由此又引发了关于砂糖家族的大讨论。赤砂糖、红糖、黑糖、黄砂糖、白砂糖有什么区别？哪种更值得选择呢？

由"真假"红糖之争

探秘"砂糖家族"

同济大学附属同济医院营养科 姚 云 吴 萍（主任医师）

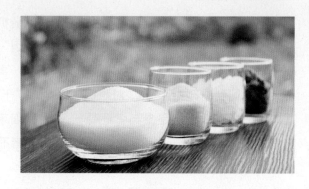

认识"砂糖家族"

● **原料** 根据国家标准或行业标准对各种糖的规范要求，赤砂糖、黑糖、黄砂糖、白砂糖的原料可以是甘蔗、甜菜及其粗糖、糖膏等，而红糖的原料一定是甘蔗。

● **制作方法** 赤砂糖、黑糖、黄砂糖、白砂糖一般是工业化生产，而红糖一定由传统手工工艺（石灰法，也就是所谓的"古法"）炼制而成。

● **营养成分** 赤砂糖、红糖、黑糖、黄砂糖、白砂糖的主要成分均属于蔗糖，其颜色越浅，含糖量越高。因此，与赤砂糖、红糖、黑糖、黄砂糖相比，白砂糖更甜。因加工程度不同，各种砂糖的营养成分略有差别，比如赤砂糖、红糖、黑糖、黄砂糖的铁含量相对高于白砂糖，但这微小的差别基本可以忽略不计。另外，一般红糖未经分蜜处理，因此含有大量糖蜜（多糖），称为带糖蜜砂糖；而赤砂糖由生产白砂糖后的副产品进行再加工而成，不含糖蜜。

哪种糖更值得选择

《中国居民膳食指南》建议：成人每天添加糖的摄入量不超过 50 克，最好限制在 25 克以内。赤砂糖、红糖、黑糖、黄砂糖、白砂糖大同小异，主要成分都是糖，其他营养素寥寥无几。不管哪种糖，都应尽量少吃。用于调味，可以考虑选择性价比最高的。**PM**

答┊疑┊解┊惑

说法一：黑糖致癌

网传黑糖致癌的原因主要是其加工过程中发生"美拉德反应"而产生了丙烯酰胺。美拉德反应的直观表现是食物颜色变深，这也是黑糖呈黑褐色的主要原因。其实，丙烯酰胺不只存在于黑糖中，食物只要经过煎、烤、油炸等高温加热，都可能产生丙烯酰胺。就黑糖的丙烯酰胺含量和人体正常摄入的黑糖量而言，食用它不足以对人体产生危害，所以我们不必过于担心。

说法二：红糖能补铁、治贫血

每100克红糖的含铁量仅为2毫克，且为非血红素铁，人体吸收率很低。牛肉等红肉、动物肝脏或动物血等动物性食物含铁量更高，且为血红素铁，其吸收率远超红糖等植物性食物中的铁。

说法三：红糖能治痛经

目前没有科学证据证实"红糖可治疗痛经"的说法。不过，"痛"是一种主观感受，如果摄入红糖后痛经有所缓解，可能是因为糖能刺激人体分泌多巴胺，让人感到愉悦，从而减轻痛感。

如今，减肥成为一种潮流。其中，"控碳水"、少吃主食成为很多人口口相传的"经验之谈"。"控碳水"真的是减肥良方吗？

"控碳水" ▶ 不应成为"众需"

上海交通大学附属第六人民医院临床营养科主任医师　葛声

"控碳水"减重的本质是减能量

减肥的方法有很多，无论选用哪一种方法，都需要做到每日300～500千卡（1256～2093千焦）能量的负平衡。从根本上讲，要想减少能量摄入，就需要限制提供能量的三大营养素的摄入。其中，碳水化合物是中国传统膳食模式中提供能量的"主力军"，占全天总能量摄入的55%～70%。在蛋白质、脂肪类食物摄入量不变的情况下，减少碳水化合物的摄入就会降低总能量的摄入，确实能达到减轻体重的目的。

面对美食诱惑，"管住嘴"是一个与欲望做斗争的艰苦过程。提供优质蛋白质的鱼、肉、蛋、奶等，是各种美食的"灵魂"所在，这类食物饱腹感好，容易让人产生满足感，人们很难割舍。脂肪主要来自烹调油、坚果和肥肉等，菜如果要做得好吃，离不开脂肪的参与，它也是难以舍弃之物。而单纯限制米饭类主食，在操作上比较容易，于是很多人选择将不吃主食作为减肥的主要手段，碳水化合物便成了"牺牲"对象。

"控碳水"不是单纯少吃主食

提供碳水化合物的食物除谷薯类外，还包括各种甜食、甜饮料，甚至一些含糖量较高的水果、蔬菜等。如果仅仅限制主食的摄入，甜食、甜饮料、果汁及水果的摄入量没有限制，难以达到减肥的目的。

需提醒的是，如果只是限制富含碳水化合物的各种食物，而不限制富含蛋白质的荤菜和富含脂肪的油脂、坚果等食物，同样也会造成能量摄入过多，难以达到减重目的。因为不管多吃哪一类提供能量的食物，总摄入量一旦超过消耗量，多余的能量便会被合成为脂肪储存下来。

"控碳水"有"三不宜"

❶ **"控碳水"不宜长期进行** 在控制碳水化合物摄入量方面，切记不可走极端。严格限制富含碳水化合物食物的同时，也大大减少了这些食物中所含其他营养素的摄入，例如膳食纤维、B族维生素、植物多糖等，它们在维护身体健康中发挥着不可替代的作用。研究显示，长期极低碳水化合物饮食会带来一系列健康问题，如口臭、脱发、便秘、肾结石、疲劳、头痛、恶心、女性月经不调等，甚至可能导致营养不良。因此，严格限制碳水化合物摄入的饮食不可长期进行，应在医务人员的监督、指导下短期进行。

❷ **特殊病患不宜"控碳水"** 饮食严格限制碳水化合物时，往往会增加脂肪和蛋白质的摄入，那些需要保证充足热量、限制脂肪或蛋白质摄入量的患者不适合采用这种方式来减重，如1型糖尿病、肾病、肝病等患者。

❸ **体重正常者不宜"控碳水"** 一些年轻女性没有达到超重、肥胖的诊断标准，却过度追求"苗条"身材，盲目选择"控碳水"饮食。这既不可取，也没必要。

无论出于什么样的减重目的，每天都要摄入充足的维生素、矿物质等营养素。这些营养素存在于不同种类的食物中，因此饮食要多样化、搭配合理。**PM**

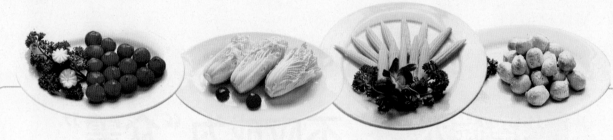

近年来，玉米笋、迷你甘蓝、小胡萝卜、迷你菠菜等"体型娇小"的迷你蔬菜逐渐成为餐桌新宠，它们不仅外观时尚、可爱，还被宣称营养价值更高。但也有人担心这些蔬菜是用注射激素或其他非正常手段"人造"的，可能存在健康隐患。那么，这些迷你蔬菜是怎么来的？它们在营养方面有什么特色？是否更值得选择？长期食用会不会有健康隐患？

揭秘 迷你蔬菜的"明星光环"

☺ 山东省农业科学院蔬菜研究所

刘 辰 刘贤娴 付卫民 王淑芬（研究员）

疑问 ① 迷你蔬菜是怎么来的？

目前市场上常见的迷你蔬菜包括小番茄、小黄瓜、玉米笋、小胡萝卜、迷你甘蓝等，它们主要有以下三种来源。

❶ 自然进化或专门培育的新品种

小番茄又称樱桃番茄，从20世纪80年代开始传入我国。虽然小番茄在我国栽培食用的时间远远短于普通番茄，其实它才是番茄最原始的类型，正是它经过人们的选择、培育，才出现了果实较大的普通番茄。如今市场上的小番茄有红、紫、黄、绿等多种颜色，它们的番茄红素、花青素、叶绿素等呈色物质含量不同，是自然杂交和传统人工选育产生的品种。

迷你甘蓝只有拇指大小，学名为抱子甘蓝，别名芽甘蓝、子持甘蓝，原产于地中海沿岸，属于甘蓝的一个变种，由普通甘蓝自然进化而来，于18世纪在欧洲问世，20世纪末才开始在我国栽培种植。抱子甘蓝虽小，它的植株却很大，直立茎最高可达1米以上。在抱子甘蓝茎的叶腋处可形成许多绿色的小叶球，直径只有4厘米左右，它便是可食用部分。

小黄瓜学名为无刺微型黄瓜，又称荷兰小黄瓜，属栽培黄瓜的一种类型，原产地为荷兰，欧洲其他国家也有类似品种。与普通黄瓜相比，其瓜形小，结瓜多，果实表皮柔嫩、光滑、无刺，色泽均匀，口感脆嫩，瓜味浓郁，是一种水果型蔬菜。

❷ 普通品种的"幼年期"（嫩菜）

玉米笋是将玉米未授粉的果穗去掉苞叶及发丝，切掉穗梗得来的，外形酷似迷你版的玉米。玉米是粮食作物，人们只食嫩籽不食其穗（玉米棒），但玉米笋却可作为一种蔬菜连籽带穗一同食用，其形状和口感跟竹笋很像。

顶花小黄瓜是一种长度只有几厘米的微型黄瓜，是在黄瓜雌花开花期就进行采收的黄瓜纽。顶花小黄瓜比手指还要细小，一边连着瓜藤，另一边带着花，外观很特别，瓜藤和花都可以吃。

还有些叶菜类的迷你蔬菜也是未至成熟期的蔬菜，

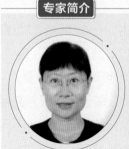

专家简介

王淑芬 山东省农业科学院蔬菜研究所研究员、副所长，山东省农业管理干部学院教授，中国园艺学会十字花科分会副秘书长，山东省蔬菜协会常务理事，山东园艺学会理事。长期从事蔬菜育种和生物技术工作。

即在蔬菜的苗期进行采收。这类迷你蔬菜的典型代表有迷你菠菜、迷你芝麻菜等袖珍绿叶菜。

❸ 普通品种加工而成

小胡萝卜又被称为"微型"胡萝卜、娃娃胡萝卜、袖珍胡萝卜、水果胡萝卜等。"微型"胡萝卜并不是完整的蔬菜，而是由成熟的长根形胡萝卜切成5厘米左右的段，并经去皮形成的短棒状胡萝卜段。经过加工后的"微型"胡萝卜外观小巧，形状一致，口感佳，食用方便，很快为人们所接受，并逐渐形成了一种重要的胡萝卜加工产业。

目前，育种工作者也培育出类似"微型"胡萝卜的品种。这类品种通常生长期较短，只需要70天左右即可采收上市，但其口味清淡，营养成分含量和产量比较低，尚没有大范围推广。

疑问 ② 迷你蔬菜营养价值比普通蔬菜高吗？

迷你蔬菜与普通蔬菜营养价值孰高孰低，要视迷你蔬菜的"身世"而定。

培育型迷你蔬菜的营养价值一般比普通蔬菜高。比如，小番茄和普通番茄相比，可溶性糖含量及糖酸比更高，番茄红素等功效性营养物质的含量也更高，维生素C的含量更是普通番茄的1.7倍。另外，有研究表明，小番茄的氨基酸组成更加优质合理，更能满足人体所需。抱子甘蓝具有很高的营养价值，据测定，每100克鲜菜中有蛋白质4.9克，在结球叶菜中是最高的。抱子甘蓝含有20种维生素，包括重要的维生素A、B、C、K等。此外，抱子甘蓝还含有丰富的硒等微量元素，以及多种矿物质和具有抗癌活性的芥子苷。而迷你黄瓜的丙醇和乙醇含量居瓜菜类的首位，研究表明，丙醇和乙醇可在一定程度上抑制体内糖类转变为脂肪。

嫩菜型迷你蔬菜由于还未成熟，其营养价值没有普通蔬菜高。

加工型迷你蔬菜则只是改变了外形，营养价值没有变化。

疑问 ③ 食用迷你蔬菜有健康隐患吗？

迷你蔬菜或由人工通过自然资源培育而来，或是在蔬菜不同生长时期采摘的，或是对普通品种蔬菜进行再加工而得，并不是向普通品种蔬菜注射激素等"非正常手段"而获得，也与转基因技术无关。它们在上市前均会经过严格实验和检测，合格后才有可能进入大家的餐桌，长期食用不会有健康隐患。

疑问 ④ 迷你蔬菜有什么优势？

随着生活水平的提高，人们对蔬菜的外观、品质、食用的方便程度等要求越来越高，迷你蔬菜因在这些方面具有一些优势而受到很多消费者的青睐。

首先，迷你蔬菜"体型娇小"，食用时不用分割，可整个食用，既能使烹饪、加工过程更简便，又减少了对蔬菜中营养素的破坏。其次，很多迷你蔬菜风味独特，口味新颖，外观小巧玲珑、美观时尚。将各类迷你蔬菜配成色泽多样的拼盘，既能刺激食欲，又能更全面补充营养，符合食物多样化的原则。第三，随着阳台园艺的兴起，迷你蔬菜被很多家庭引入。种植迷你蔬菜既可美化环境，又能吃到新鲜蔬菜，还能增添生活情趣。**PM**

专家提醒 虽然迷你蔬菜有诸多优点，但普通蔬菜的营养成分含量也不低，而且大部分迷你蔬菜与普通蔬菜在植物学分类上同属一种，营养价值不会相差很多。因此，大家没有必要过分追捧迷你蔬菜。

提起奶制品，大多数人只会想到牛奶、酸奶。其实，奶制品大家族中还有一位重要角色——奶酪。近年来，奶酪凭借独特的口感和商家"高钙又营养"的宣传获得了越来越多人的青睐。与液体奶制品相比，奶酪有什么优势和不足？怎样选择和食用奶酪更健康？

扫描二维码，立即收听

奶酪补钙，吃对才健康

南京市妇幼保健院营养科主任医师　戴永梅

奶酪是生鲜牛乳在发酵剂与凝乳酶作用下发生凝固，并经一段时间发酵而制成的乳制品，也被称为干酪、乳酪、芝士、奶疙瘩、奶豆腐等。约 10 千克牛奶才能够浓缩产生 1 千克奶酪。俗话说，浓缩的都是精华，这句话用在奶酪上确有几分道理。奶酪的营养价值不仅是牛奶中营养素的浓缩，其制作过程中的一些反应也会赋予奶酪独特的营养优势。

奶酪的营养优势

❶ 营养密度大，更易达成补钙目标

钙是构成人体骨骼和牙齿的主要成分，对维持骨骼健康至关重要。近年来的营养状况调查显示，我国居民钙的摄入量普遍偏低，绝大部分人群钙的摄入量仅达推荐量的 50%。每 100 克牛奶含钙 104 毫克，而每 100 克奶酪含钙量高达 799 毫克。奶酪营养密度大，在具有同等能量的前提下，奶酪中的钙也高于牛奶。

❷ 维生素和矿物质含量丰富

奶酪浓缩了牛奶中大部分的脂溶性维生素，部分水溶性维生素（如 B 族维生素、烟酸、叶酸）等可能会有所损失，但奶酪制作过程中微生物的合成可在一定程度上弥补 B 族维生素的损失，如丙酸杆菌会合成大量维生素 B_{12} 等。在能量相同的前提下，奶酪的锌、铁、镁含量均高于牛奶。

牛奶和奶酪营养素含量对比

100 克可食部中的含量	牛奶（均值）	奶酪（均值）
能量（千焦）	54	328
水分（克）	89.8	43.5
蛋白质（克）	3	25.7
碳水化合物（克）	3.4	3.5
脂肪（克）	3.2	23.5
饱和脂肪酸（克）	1.6	12.9
单不饱和脂肪酸（克）	1.1	7.4
多不饱和脂肪酸（克）	0.2	1.9
胆固醇（毫克）	15	11
维生素 A（微克视黄醇当量）	24	156
维生素 E（毫克 α-生育酚当量）	0.21	0.6
维生素 B_1（毫克）	0.03	0.06
维生素 B_2（毫克）	0.14	0.91
叶酸（微克）	8	/
烟酸（毫克）	0.1	0.6
钠（毫克）	43	584.6
钙（毫克）	104	799
铁（毫克）	0.3	2.4
锌（毫克）	0.42	6.97

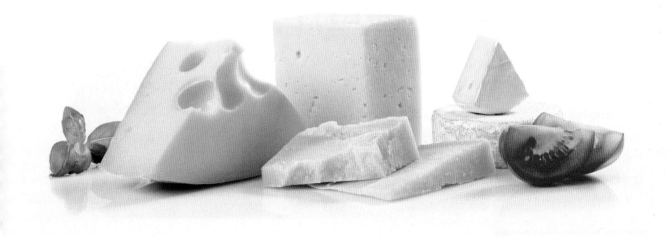

❸ 口感香浓，吃法多样，更适合特殊人群

奶酪口感更香浓，食用方法多样，既可以充当零食直接食用，也可以加入菜肴、汤羹、点心等，为人们摄入奶制品提供更多选择。

儿童青少年生长发育旺盛，胃容量较小的儿童需要摄入体积小、营养多的食物，营养密度高的奶酪可以作为较理想的加餐零食。

孕妇需要为胎儿提供充足钙质，对钙的需要量更高。相比于牛奶，摄入较干的食物有利于缓解孕早期的孕吐反应。

我国有不少人存在乳糖不耐受的情况，即摄入乳糖后出现腹胀、腹泻等胃肠道不适。奶酪在制作过程中去除了牛奶中的大部分乳糖，是乳糖不耐受者补钙的良好选择。

去除潜在隐患，健康吃奶酪

奶酪虽然有不少营养优势，但也有潜在问题。

首先，为改善风味和外观，奶酪在生产过程中会加入不少食盐，导致奶酪钠含量较高。过量摄入高钠食品不利于健康。高血压、肾病等患者应控制摄入量。

其次，市面上奶酪品种繁多，选购时应注意以下几点：一看配料表，国家规定配料表成分要按照添加量由多到少排列，如果排在第一位的是奶酪、干酪或牛乳，表明该产品是真正的奶酪；如果排在最前面的是奶油，则是由其他成分制成的再制干酪，不宜选用。另外，不少奶酪会添加糖或食品添加剂，宜选择原味奶酪。二看营养成分表，可以参考"两高两低"原则，尽量选择钙和蛋白质含量高的，钠和脂肪含量低的产品。

第三，由于奶酪脂肪含量较高，不少人担心吃奶酪会引起肥胖。其实肥胖的本质原因是人体摄入能量高于消耗能量。如果有节制地适量吃奶酪，摄入的脂肪在可控范围内，对健康带来的益处远比其带来的风险更大。与油炸食品、含糖饮料等高能量低营养食物相比，奶酪的营养价值显然更高。如果将奶酪作为儿童零食，家长应选择小包装的，并控制其食用的量和频次。

当然，各种奶制品各有千秋，但都是补钙"能手"，大家可以根据自己的需求和喜好选择适合自己的乳制品，混合搭配也未尝不可。**PM**

专家简介

戴永梅 南京市妇幼保健院营养科主任、主任医师、硕士生导师，江苏省营养学会理事、妇幼营养分会副主任委员，国际药膳食疗学会江苏分会常务理事，南京医学会临床与膳食营养分会副主任委员。

"黑暗料理" 墨鱼汁营养几何

🖊 东南大学公共卫生学院营养与食品卫生学系副教授　王少康

> "黑暗料理"往往令人难以下口，而黑乎乎的墨鱼汁却在近年来逐渐兴起，成为西餐中常见的调味汁，还被用于制作点心、零食等。这是迎合人们的猎奇心理，还是墨鱼汁确有营养价值？网传墨鱼汁有抗癌、止血作用，是否可信？

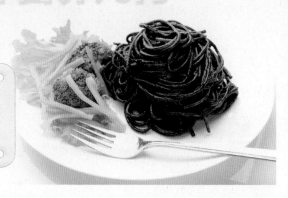

高蛋白质、低脂肪食品

墨鱼又称花枝、墨斗鱼或乌贼，属于软体动物中的头足类。其在遇到危险时，会喷出墨汁染黑周围水域后伺机离开，这种墨汁是由墨腺分泌并储存在墨囊中的。墨鱼汁乌黑透亮，是由黑色颗粒构成的黏稠混悬液，不溶于水，其主要成分为黑色素和蛋白多糖复合体。其黑色素含量丰富，容易黏附在牙齿上，但只要及时漱口即可去除。

墨鱼汁营养丰富，是高蛋白质、低脂肪食品，蛋白质含量约为 10%，脂肪含量为 1% ~ 2%，其中不饱和脂肪酸占 40% ~ 50%，主要是油酸和棕榈油酸。墨鱼汁中含有天门冬氨酸、异亮氨酸、亮氨酸、苏氨酸、缬氨酸等 16 种氨基酸，以天门冬氨酸含量最高，还含有丰富的矿物质及少量维生素 A 和 B 族维生素。

墨鱼汁可用于烹饪多种食物，如制作墨鱼面、墨鱼饭、墨汁酱料和墨汁煎饼等。食用前必须经过加工，因为生墨鱼汁中含有一定量的细菌和寄生虫，直接食用可能会影响健康。由于墨鱼汁本身带有浓重的海味和咸味，用其烹饪食物时，盐的用量可适当减少。

抗肿瘤作用并未明确

墨鱼汁具有多种药理作用，多糖是其重要的生物活性成分之一，近年来被报道具有抗肿瘤、抗辐射、抗氧化、抗菌和抗逆转录病毒等多种活性，是一种很有潜力的海洋药物资源。如：日本学者从墨鱼汁中提取到一种肽多糖，实验证实该多糖可以抑制小鼠体内肉瘤细胞生长，并能增强小鼠腹水内巨噬细胞的活性。但这些功能仅仅是动物或体外细胞实验得出的结果，有关墨鱼汁多糖抗肿瘤作用的研究还不够全面，相应的机制也尚未被完全揭示清楚。因此，目前还不能指望靠墨鱼汁治病。

体质虚寒者应少食

墨鱼汁是传统中药，很早就作为一种药材而被载入多部医学典籍中，其可收敛止血、固精止带、制酸定痛、除湿敛疮，对出血性疾病（如功能性子宫出血、肺结核咯血等）有止血作用，适合部分阴虚体质、贫血、血虚经闭、带下、崩漏者食用。但墨鱼汁作为中药使用需经过炮制，不同于普通食品。现如今疗效确切的止血药物品种丰富，极少会用墨鱼汁。

中医学认为，墨鱼汁性寒，过量食用易加重体内寒气，可能影响健康。脾胃虚寒的人应少吃墨鱼汁，也不宜将其与其他寒性食物一同食用。此外，墨鱼汁含有的异体蛋白质容易引起过敏，患有湿疹、荨麻疹等过敏性疾病者应忌食，以免加重病症。**PM**

俗话说"百菜不如白菜",白菜是餐桌上的常客,可以与很多食材搭配,做成丰盛的菜肴,深受我国居民的喜爱。有时,人们在购买白菜时会发现,有些白菜的叶脉和叶柄上有一些类似芝麻的黑色或褐色斑点。这样的白菜还能吃吗?

"长斑"白菜能吃吗

江苏省农业科学院农产品质量安全与营养研究所副研究员　白红武

白菜上出现斑点的原因众多,如何处理应视其来源而定。白菜上的斑点主要有以下几种:

① 生理性斑点

如果白菜上出现非常细小的黑斑,且表面光滑、无凸起、无法抠去,无萎蔫、叶球松垮、发软、霉变等异常,一般是生理性斑点。就像人会天生有痣一样,白菜在天然状态下也会长斑。植物学上将这类斑点称为白菜芝麻状生理性黑斑症。研究表明,出现这种斑点与种植过程中氮肥施用过多有关,也可能是由于干旱、低温等造成生理性缺钙而引起的。有些白菜品种更容易出现生理性斑点。

需要提醒的是,有些白菜刚买回来时没有黑点,存放时间久了便出现生理性斑点,这是由于储运不当导致细胞膜破裂,白菜自身细胞凋亡所致的,不是由外界细菌引起的病变,属于正常现象。虽然生理性斑点可能会影响白菜外观,但食用这种白菜不会危害人体健康。

② 残留的蚜虫粪便

自然生长的白菜上常常会附着蚜虫,如果白菜上的黑点较大,触之有凸起,且可抠下黑色颗粒物,这种黑点一般是蚜虫粪便。遇到这种情况,可用清水将白菜冲洗几遍,颗粒物就会消失。清洗时宜用流水,或在水中加少许盐。只要冲洗干净,食用这种白菜不会对人体造成不良影响。

③ 残留农药污渍

如果白菜上的斑点较大、大小不均,且呈褐色,则可能是残留农药形成的污渍。白菜特别容易受到害虫"侵袭",在种植过程中难免会被用上各种农药。由于白菜的生长方式是层层包心,故残留农药可能在内部叶片上形成黑点。这种白菜农药残留量较大,不宜食用。

④ 细菌性病害

如果白菜上出现很大的黑斑或灰斑、褐斑,并伴有叶片萎蔫、腐烂等异常,一般是细菌性病害(如黑斑病、软腐病、炭疽病等)造成的。这些白菜在腐烂过程中还会产生亚硝酸盐。食用这种白菜很容易导致食物中毒,应整颗丢弃,不可食用。**PM**

专家提醒

白菜的叶片是一层层向外生长、逐渐包裹菜心的。白菜内部叶片中也可能存在细菌和农药。因此,大家在清洗白菜时,最好用流水清洗每一片,包括菜心。

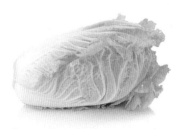

随着人们生活水平的提高和对生活品质的追求，加之近几年直播平台和短视频平台的崛起，很多之前市场规模比较小甚至有些"小众"的产品迅速进入大众视野。其中，用于清洁蔬菜、水果、肉类等食材的食品净化器引起了越来越多消费者的关注。商家宣称，其能清除细菌、病毒等微生物，虫卵、颗粒物等不易洗除的污物，以及农药残留、重金属、兽药残留等有害化学物质，彻底消除食品安全隐患。食品净化器真的有如此效果吗？市场上此类产品种类繁多，应如何选择呢？

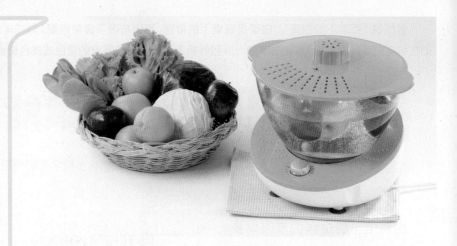

食品净化器的"门道"

上海市质量监督检验技术研究院高级工程师　朱浩唯　李　嘉

说到食材的清洗，绝大多数人采取的方法无非是使用清水冲洗，稍微讲究点的可能会在清水中加入淀粉或苏打水，浸泡后再使用流水进行冲洗。然而，相关检测结果表明，上市的水果和蔬菜中含有一定量的抑菌农药、杀虫剂、防腐剂、化学保鲜剂等化学残留物质，而肉类、水产品等动物性食材则可能残留兽药、激素、重金属等。对于这些肉眼看不见的健康隐患，传统方法虽然能起到一定的清除效果，但效果不够显著，食材在清洗后依然会有一定量的有害物质残留。随着人们对食品安全的日益重视，食品净化器（又称洗菜机、果蔬清洗机）成为厨房电器中的"网红"产品。

疑问一：食品净化器的原理是什么？哪种效果最好？

目前市场上的食品净化器主要包括超声波式、臭氧式、羟基离子式三种。

1 超声波式

• 工作原理　主要基于超声波的空化作用，即利用超声波在清洗液中快速形成无数气泡并迅速内爆，由此产生冲击波，将浸没在清洗液中的食材内外表面的污物剥落下来。

• 优势　高频超声特别适用于小颗粒污垢的清除。

• 劣势　对去除果蔬表面的残留农药，效果不明显。

2 臭氧式

• 工作原理　主要通过电学原理产生高电压，使空气中的分子被电离。空气中的氧气分子被电离后，可再结合氧气形成具有强氧化性的臭氧，从而杀灭食材中的细菌等"危险分子"。

• 优势　可以杀灭食材表面的细菌、真菌、病毒等微生物，并有效降低果蔬表面的残留农药等化学物质。

• 劣势　臭氧是强氧化物，如果从净化器中逸出，会危害人体健康。臭氧被人体吸入后，能迅速转化为活性很强的自由基，使体内不饱和脂肪酸氧化，从而造成细胞损伤。同时，臭氧可促使呼吸道上皮细胞脂质过氧化，增加上呼吸道感染发生率。

3 羟基离子式

• 工作原理　将水在离子羟基发生器的作用下分解成大量氢离子和氢氧根离子；氢氧根离子依托气泡将农药与细菌等有害物质包围，从中剥夺氢离子，从而破坏其结构。最后将农药、激素等化合物降解成二氧化碳、水、无机盐等对人体和环境无害的物质。

●优势 既能有效清除食材表面残留的农药等化学物质，又不会产生臭氧等对人体呼吸道有害的气体。因此，它的市场占有率最高。

小贴士

由于目前市面上的食品净化器主要作用在食材表面，故这些产品对水果和蔬菜的清洁效果最为理想。然而，这些产品难以在不破坏食材结构的前提下用流水带走其内部的有害物质，因此对肉类内部残留的兽药等化学物质清除效果不明显。质量有保证的大品牌产品通常清洁效果更佳。

疑问二： 食品净化器会影响食材的营养价值和口感吗？

不少人担心食品净化器清除功能过于强大，会破坏食品中的营养成分或影响其口感。要厘清这一问题，我们需要根据其原理来考量。

超声波式食品净化器由于主要通过高频声波进行清洁，高频震动在剥离食品表面的固体颗粒等污染物的同时，也容易破坏食材的内部结构，从而对食品中的某些营养素和整体口感产生一定影响。而臭氧式和羟基离子式食品净化器则主要通过化学反应去除食品表面的细菌、残留农药等污染物，不会作用到食材内部，且反应之后的残留物无害、可清洗干净，因此这两种食品净化器几乎不会对食材的营养价值和口感产生影响。

疑问三： 选购和使用食品净化器应注意什么？

目前，市场上的食品净化器种类繁多，消费者在选购和使用时应注意以下几点：

首先，食品净化器的执行标准包括 GB 4706.1-2005《家用和类似用途电器的安全》、GB 4343.1-2018《家用电器、电动工具和类似器具的电磁兼容要求》和行业标准 SB/T 10938-2012《果蔬清洗机》（非强制性国家标准）。中国国家强制性产品认证标志（"CCC"标志）主要对涉及人类健康和安全、动植物生命和健康、环境保护与公共安全的产品实施强制性认证，凡列入目录内的产品，必须经国家指定的认证机构认证合格后，才能销售和使用。虽然食品净化器目前不在"CCC"强制目录中，尚不强制要求标贴"CCC"标志，但消费者在选购时还是应该优先购买经认证检测合格（如经中国质量认证中心检测合格，标贴"CQC"认证标志）的产品。

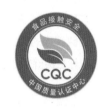

"CQC"认证标志（举例）

其次，目前市场上的食品净化器以羟基离子式为主流，其分为两种，在使用时各有利弊。

❶ 整体式

电气部分和电极集成在一起，使用时直接将器具整体（不包括充电部分）置于水中，其中的某些材料可能会对食材产生污染。消费者在购买时，必须仔细阅读器具附带的标贴或说明书，了解其是否含有有毒有害材料，是否会在清洗时降解和溶出。

❷ 分离式

电气主体部分和电极分开，通过电线连接，使用时仅将电极部分置于水中，其材料本身污染食材的概率很低。但由于目前市面上的一些产品缺少相关质量安全检测与认证，电极部分和供电插座之间没有进行可靠隔离，一旦发生意外，其电极可能会带电，危及用户的生命安全。因此，选购此类食品净化器时尤其应认准质量安全认证标志。

第三，在使用食品净化器清洗后，食材表面可能依然会吸附部分化学反应后的残留物，最好再使用流水冲洗一遍。**PM**

正月十五元宵节是中华民族的传统佳节，民间有赏花灯、猜灯谜、吃元宵的习俗，各式各样的糕点也增添了不少喜庆气氛。但节日期间，暴饮暴食、酒肉肥甘损伤脾胃的情况时有发生，在糕点中增加一些养生元素有助于整体调养，让元宵节更加"热闹"。

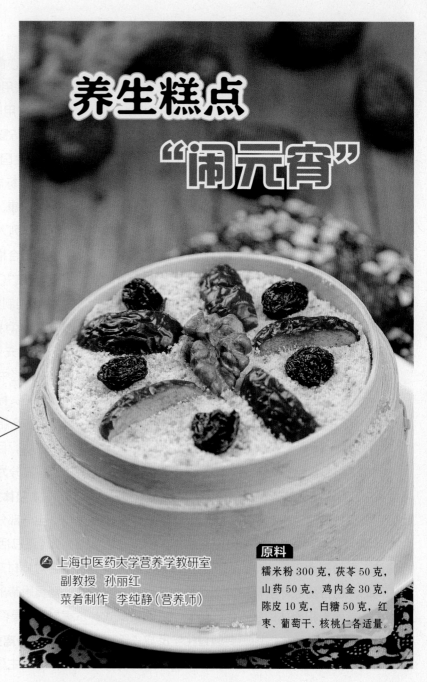

养生糕点"闹元宵"

上海中医药大学营养学教研室
副教授　孙丽红
菜肴制作　李纯静（营养师）

原料

糯米粉300克，茯苓50克，山药50克，鸡内金30克，陈皮10克，白糖50克，红枣、葡萄干、核桃仁各适量。

健脾消食糕

　　春节期间，人们饮食往往很丰盛，但酒肉肥甘易损伤脾胃，影响身体健康，健脾消食就成了这一时期饮食养生的"主旋律"。如果在制作糕点时增加一些健脾胃的药食两用之品，可起到一定的养生保健功效。

　　【做法】将鸡内金、山药、茯苓和陈皮分别打成粉；与白糖一起加入糯米粉中，用筷子搅匀；一边倒入清水，一边搅拌，使其呈半干、半湿状态，过筛，待用；蒸笼内铺上屉布，在糕点模具内刷上一层薄薄的油，放入蒸笼中；将粉倒入模具内，用勺子推平，放上红枣、核桃仁、葡萄干；上锅蒸45分钟左右，关火焖2分钟即可。

　　【食疗功效】鸡内金可运脾健胃，消食作用较强，常用于治疗食积不化、脘腹胀满等症，有助于改善食积、食欲不振；山药、茯苓和陈皮均为健脾胃的药食两用食材，可健脾益气、理气祛湿，是调理脾胃的常用之品；红枣补中益气，养血安神，尤其适用于脾胃虚弱、面色萎黄的血虚者。这款健脾消食糕色香味俱佳，口感丰富，且性味较平和，大多数人都能食用。

五彩果蔬汤圆

　　元宵在南方被称为汤圆，馅料有咸、甜两种，咸味的主要是肉馅，甜味的以黑芝麻馅和豆沙馅为主。不管哪种口味，其实都是典型的高糖、高脂肪食物，多食对健康不利。不妨改变汤圆的传统做法，在糯米粉中加入果蔬、杂粮汁，做成各色汤圆，不仅诱人食欲，营养也更丰富。

　　【做法】将菠菜切成约3厘米长，放入搅拌机，加小半碗水搅拌成泥，滤出汁，待用；用同样的方法，分别做出火龙果汁、胡

杞菊养生饺

北方人逢年过节有包饺子的习俗。元宵节已进入初春时节，中医学认为，春季肝木偏旺，宜多食疏肝、调肝之品；再加上一个冬季暖空调的"洗礼"，不少人体内产生燥热，可以在包饺子的时候加入一些清肝、养肝的中药。

【做法】将菊花和枸杞子用温水泡开，捞出切碎待用；木耳和香菇用温水泡发开，分别剁碎待用；葱、姜、芹菜剁碎；将打散的鸡蛋液倒入油锅炒成碎鸡蛋块；将上述馅料与香油、鸡精、料酒、盐一起拌入猪肉馅中，包成饺子，下锅煮熟即可。

【食疗功效】菊花可清热平肝，辅助降压；枸杞子补益肝肾；芹菜可清肝热，辅助降压，尤其适用于平素肝火偏旺、血压偏高之人。三者相配，养肝、清肝、疏肝，适合春季食用。黑木耳性味甘、平，能润肺、补气血；香菇不温不燥、不寒不凉，老幼皆宜，有益胃气、护肝脏的作用。这款饺子营养丰富，馅料色泽诱人，可增强食欲，起到养生保健作用。

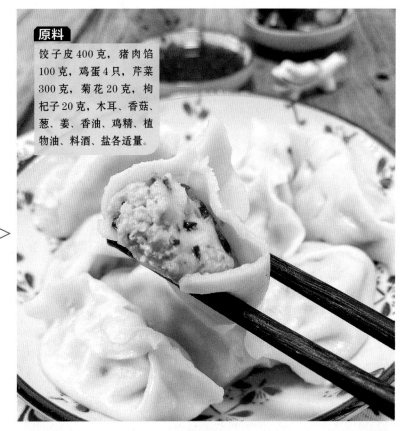

原料
饺子皮 400 克，猪肉馅 100 克，鸡蛋 4 只，芹菜 300 克，菊花 20 克，枸杞子 20 克，木耳、香菇、葱、姜、香油、鸡精、植物油、料酒、盐各适量。

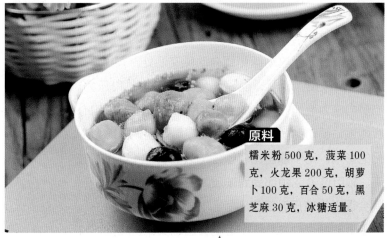

原料
糯米粉 500 克，菠菜 100 克，火龙果 200 克，胡萝卜 100 克，百合 50 克，黑芝麻 30 克，冰糖适量。

萝卜汁、百合汁和黑芝麻汁（根据食材特性适当调整加水量）；把糯米粉分成 5 碗，每碗约 100 克，分别分次倒入 5 种果蔬、杂粮汁，揉成各色糯米粉团，再将糯米粉团分开搓成大小均匀的小丸子；锅中加水、冰糖，煮开后放入各色小丸子，继续煮至小丸子全部浮起后即可。

【食疗功效】菠菜色泽碧绿，可养血润燥；火龙果中的花青素含量较高，可抗氧化，有助于预防血管硬化；胡萝卜被誉为"小人参"，冠心病、高血压患者常吃可以保护心血管；百合色泽洁白，清香醇甜，具有润肺止咳、清心安神的功效，适用于肺虚干咳、心悸失眠者；芝麻历来被视为延年益寿佳品，具有补肝益肾、乌须发、润燥通便等作用，对体质虚弱、头发早白、脱发及形体消瘦者有较好的食疗作用。**PM**

━┥生活实例┝━

　　高领毛衣、围巾是冬日衣着的"标配"，但55岁的蒋阿姨却因为脖子分外敏感，一穿高领就总觉得浑身不舒服，甚至连理发店围在脖子上的罩布都不能忍受。最近，她在理发时尝试了店家推荐的颈部放松按摩，没想到刚开始按摩，她就感到头晕、恶心。就医后，医生告诉她，这是颈动脉窦综合征在"作祟"。

过度敏感的"衣领综合征"

✍ 复旦大学附属华山医院神经内科　韩　翔（主任医师）　苏　璐

"草木皆兵"的压力感受器

　　在工作中，我们曾遇到这类患者，他们往往告诉医生："脖子就跟中邪了一样，一点都不能勒。"这种症状在医学上被称为"颈动脉窦综合征"，俗称"衣领综合征"。

　　这种症状与人体的一种特殊感受器有关。它存在于人体颈部的颈总动脉和颈内动脉交汇处，叫作"颈动脉窦压力感受器"，能够感受血管的张力和压力。当窦内压力增加时，人体会发生反射性血压下降和心跳减慢。颈动脉窦接近体表，更容易受到外界压力变化的影响。对于那些比较敏感的人而言，一旦衣领过高、领口过紧或颈部受到按压，颈动脉窦压力感受器就会误以为血压升高了，需要降压，从而使血压进一步降低，脑供血减少，患者就会出现头晕、胸闷、耳鸣等不适，严重者甚至可能发生晕厥。

预防发作，注意三点

　　预防颈动脉窦综合征发作的关键是避免对颈动脉窦的刺激。曾有颈动脉窦综合征发作史的患者在日常生活中应注意以下几点：

　　① 让颈部"自由呼吸"，避免穿高领或领口较小、过硬的衣服，系领带、围巾时不要过紧。

　　② 尽量避免突然大幅度转头、仰头，情绪激动，以及拍打、按摩颈部等诱发因素。

　　③ 如果出现不适，应立即仰卧，解开衣领，同时抬高双下肢，及时让更多血液回流到心脏、大脑。**PM**

专家提醒 ✎　反复发作者可在医生指导下口服硫酸阿托品等药物预防发作。频繁发作、使用药物后预防效果欠佳的患者，还可以通过手术去除颈动脉窦上的神经来减少发作。

专家简介

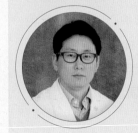

　　韩翔　复旦大学附属华山医院神经内科主任医师、硕士生导师，中国医师协会中西医结合医师分会神经病学组副主任委员，中国卒中学会睡眠医学分会常委，上海市医学会神经内科专科分会青年委员会副主任委员。

扫描二维码，立即收听

无论发生感冒还是腹泻、痛经，总会有人在耳边反复叮嘱："多喝热水！"多喝热水是否万能？当身体不适时，除了多喝热水外，我们还可以做些什么呢？

"多喝热水"是否万能

海南省中医院治未病中心　陈宇彬　程亚伟（主任医师）

热水在人们的生活中一直占据着重要的地位。曾几何时，姑娘们珍贵的嫁妆除了家用电器，还有保温瓶；工作表现突出的模范个人，还会奖励水桶和水瓶，堪比在现在年会中抽中了平板电脑和吸尘器。如今，在日常生活中，"多喝热水"更是成了"万能关心句式"，仿佛大部分身体不适都可以通过"多喝热水"化解。"多喝热水"有用吗？除此之外，在感冒、腹泻、痛经等身体不适时，我们还可以做些什么？

风寒感冒，热饮、泡脚与热敷

风寒感冒多因风寒之邪外袭、肺气失宣所致。对此类感冒，多喝热水固然有益，适当"加料"效果更佳。生姜红糖水是治疗风寒感冒的民间验方之一，将一大块生姜切成片或丝，用适量清水煮沸10分钟（或把姜丝放入保温杯中，加滚开水闷泡15分钟），加入少许红糖，趁热一次性喝完。此时若再喝一碗热稀粥可助药力，疗效更佳。

泡脚也是治疗风寒感冒的一种有效方法，用40～44℃的热水泡脚15～20分钟，使身体出汗，有助于驱散患者体内的寒气和湿气，缓解感冒症状。此外，在小热水袋中注入70℃左右的热水，置于后颈上大椎穴热敷（低头时后颈处摸到最高凸起的骨头，为第七颈椎棘突，大椎穴在此下方凹陷中）30分钟，有益于温经散寒，消除寒邪对身体的影响。

贪凉腹泻，饮糖盐水、护脐

贪凉、多食冷饮常易引起腹泻，倍感乏力是常见症状之一。腹泻时，大量电解质从肠道丢失，多喝淡糖盐水比多喝热水更加有效。此外，佐以艾灸神阙穴（位于脐中）、醋调吴茱萸粉贴于脐上等中医外治法，收效更显。

寒凝痛经，热饮、热敷加热食

中医认为，"血气者喜温而恶寒，寒则滞不能流，温则消而去之"。宫寒是导致痛经的主要病因之一。寒邪凝滞体内，易导致疼痛，而热水的"温"能使血气流动加快，为经血运行通畅带来一些"动力"，也可以缓解腹痛时的精神紧张，因此痛经时多喝热水有益。在月经期，腹部保暖工作也不能忽视，亦可利用艾灸、热敷等方法，帮助经血下行。平时在饮食上注意多吃些热性食物，如羊肉、韭菜、生葱等，可预防或缓解痛经。**PM**

> 说到空气污染，大家一般只会想到室外环境。随着私家车的普及，开车出行的人越来越多，车内空气污染这一易被人忽视的问题，却常常在不知不觉中损害人体健康。

被忽视的车内空气污染

🏛 上海市疾病预防控制中心健康危害因素监测与控制所环境卫生科

童 玲　许慧慧（主任医师）

汽车内的空气污染物主要分为化学性（如甲醛、苯、甲苯、二氧化碳和氨等）和生物性（如螨虫、真菌和细菌等）两大类。长期接触这些车内污染物，可引起过敏、头晕、头痛、咳嗽、咽痛、胸闷、流泪等不适，造成皮肤、呼吸、造血、免疫、生殖和神经等多系统损害。

车内空气污染五大来源

● **车内饰材散发**　汽车仪表盘和地毯、车顶毡、座椅等车内饰材往往由皮革、合成革、泡沫塑料、纺织品、塑料制品、黏合剂等制成，可能会释放有害挥发性有机物，主要包括苯、甲苯、甲醛、碳氢化合物、卤代烃等。

● **汽车尾气排放**　汽车尾气中包括碳氢化合物、一氧化碳、二氧化硫、氮氧化物、颗粒物等有害物质，可造成汽车周围空气严重污染。

● **汽车发动机产生**　汽车发动机运行时可产生一氧化碳，且发动机产热会导致汽油挥发，使车内空气中有害物质浓度升高。

● **人体及其活动产生**　人体呼吸可产生二氧化碳，当空气中二氧化碳浓度达到0.5%时，很多人会出现头痛、头晕等不适感。

吸烟产生的烟雾中含有大量尼古丁、烟碱等有害物质，是常见的车内污染物。另外，车内人员及宠物身上携带的微生物，也是车内潜在的污染物。

● **车用空调产生**　车内空调若长时间不进行清洗护理，其内部会沉积大量污垢，为致病微生物滋生提供适宜环境。再加上车内空间狭小且密闭，真菌、螨虫、灰尘等有害物质可随空调送风弥散到车内。

注意五点，清新车内空气

❶ 购车时进行空气质量检测

如果有条件的话，购买车辆时应对车内空气质量进行检测，选择质量达标的产品。

❷ 常开窗通风

如果室外空气质量较好，可以开窗通风或启动汽车外循环通风，引进新鲜空气。不过，如果车外空气质量比较差，例如在隧道中或堵车时，则不宜通风，以免吸入更多的汽车尾气。

❸ 保持车内清洁

要保持车内环境干净、整洁，定期对车门、把手、方向盘、车窗、挡风玻璃、座椅等重点物体表面进行清洁、消毒，防止病原微生物滋生。

❹ 适当使用空气净化器

可以适当采用净化空气的设施，比如空气净化器。需要注意的是，净化器滤网的过滤效果会随使用时间的延长而降低，需要定期更换或清洗维护。

❺ 定期清洗车内空调

空调可成为病原微生物的滋生地和散播器，应定期到专业的汽车维修保养店对空调进行清洗养护，一般每年至少应清洗一次。**PM**

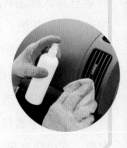

在当今以苗条为美的主流审美背景下，各种瘦腿"秘籍"层出不穷。对爱美女性而言，能一劳永逸地拥有一双纤长细直的美腿有着巨大的吸引力。前段时间，一则女孩为瘦腿进行"小腿神经阻断术"的新闻引发社会广泛关注，再次将瘦腿的话题推向风口浪尖。美腿与健康究竟该如何兼得呢？

瘦腿无捷径，重在有恒心

上海中医药大学附属曙光医院针灸科　李　青　沈卫东（主任医师）

过分追求细腿，潜藏健康风险

纤细的双腿虽然好看，但从健康的角度，腿并非越细越好。人体的许多动作需要靠腿部发力，腿部肌肉越强，身体的稳定性、平衡性就越强。肌量和肌力的下降会带来一系列危害，年轻时这种危害可能尚不突显，但进入老年后，小腿肌量和肌力下降可导致跌倒和骨折的发生概率增加。只有从年轻时就开始保持健康的生活方式，才能免遭肌肉衰减带来的困扰。

健康瘦腿，"对症下药"

想要科学瘦腿，首先要弄清腿粗的原因。

❶ 脂肪多

如果腿部的肉松软、不结实，大腿后侧皮肤还有橘皮样的褶皱，做踮脚等动作时，大、小腿肌肉轮廓不明显，表明腿部堆积较多脂肪。此类人瘦腿应以减脂为主，平时多进行慢跑、动感单车、游泳、跳绳等有氧运动，高强度间歇训练，如开合跳、深蹲跳、高抬腿跑步、两脚交替箭步蹲等，也是很好的选择。

❷ 肌肉壮

如果腿部紧实，可捏到触感较硬的肌肉，踮脚时能看到明显的肌肉轮廓，可能是腿部某些肌肉过于发达所致。运动过量、走路姿势不当、长时间穿高跟鞋等可导致腿部肌肉受力条件改变、部分肌群使用频率增加而使其相对肥大。因此，这类人瘦腿应首先纠正不良姿势、制定科学合理的运动方案，同时可常进行腿部静态拉伸，尤其在长时间运动、步行、穿高跟鞋后，应注意拉伸和放松小腿。

❸ 小腿肿

长期缺乏运动、久坐不动、跷二郎腿等，易致气血循环不畅、经络瘀堵，无法进行正常的水分代谢，从而造成下肢水肿。主要表现为腿上静脉比较明显，平时常感到双腿酸痛，用手指按压腿部会出现凹陷。此类腿粗者除增加体力活动、避免久坐外，还可通过按摩、热敷等促进下肢血液循环。适当食用健脾利水的食物，如玉米须茶、冬瓜汤等，也有利于利水消肿。

中医认为，适当刺激位于腿部内外两侧的肝经和胆经，既可有效缓解腿部水肿，又可疏通经络、促进血液循环。

推肝经：用掌根从大腿内侧根部推至膝盖处。也可握拳后，用四指的关节向下推。每次推200下。可使用芳香活血的精油润滑皮肤，以免皮肤擦伤。

敲胆经：由上至下敲打大腿外侧，以稍有酸痛为宜，以每秒约2下的节奏敲200下。

此外，常按揉血海、伏兔、承扶、市风、委中、足三里、悬钟、三阴交等穴位，可以起到放松腿部肌肉、促进血液循环、缓解下肢水肿等作用。**PM**

"低头族"小李在浏览某电商平台时,被一句广告语深深吸引:"枕头软过猫肚皮,贴合颈椎生理弯曲,有效缓解颈部不适。"长期低头办公、玩手机、伏案午睡的他,已被脖子酸痛困扰数年有余,于是就买了这款枕头使用。然而,使用了"猫肚皮"软枕几个月后,并没有效果。这是为什么呢?

"猫肚皮"软枕是否人人皆宜

复旦大学附属中山医院骨科　周雷　李娟　董健(主任医师)

"高枕"是否无忧

使用枕头是为了将颈椎支撑在合适的高度,枕头太高或太低都不能让颈椎充分放松。正常人的颈椎在站立时处于前凸状态,平躺时,颈椎会自然地向上拱起。因此,平卧时需要合适高度的枕头恰到好处地将颈椎承托起来,才能充分地放松颈椎和颈部肌肉,让脖颈在睡觉时得到休息。

而侧卧时,头与床面的距离高于平躺姿势。这意味着枕头的外侧需要比中间更高一些,以符合侧卧时的颈椎状态。

因此,同时满足平躺和侧卧需求的枕头外形应该是中间低、两边高。

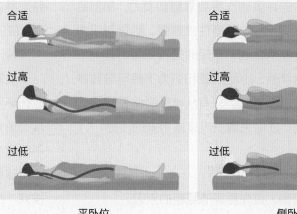

平卧位　　　　　　　　　　侧卧位

软枕是否"百搭"

枕头并非越软越好。过软的枕头在我们睡觉时会被压扁,枕部逐渐下沉,不能支撑颈椎在适宜的高度。

当然,这与身材也有很大关系,身材较胖或背厚、肩宽的人,更容易把枕头压扁;身材较瘦、肩窄的人也许睡着刚合适。挑选枕头要因人而异,根据每个人的特点选择合适高度和软硬度的枕头。

颈椎也要"保养"

平日里,颈椎保养工作不能忽视,在日常生活中应注意以下方面,以保护颈椎健康:在日常工作中,每隔四十分钟抬头活动颈部;观看手机、电脑等屏幕,视线应在正前方;午睡时,人尽量躺平;平时,可做颈椎健身操,适度锻炼颈部肌肉,以保护颈椎。**PM**

近日，某知名国际高端羽绒服品牌因拒绝退换问题产品而登上热搜，引发了人们对羽绒服的广泛讨论。选购、清洗、护理羽绒服，有哪些讲究呢？

羽绒服的"冷知识"

国家纺织制品质量监督检验中心研究员　王宝军

冬季服装的作用是阻挡人体热量散失，故其热阻越大越保暖。空气的热导率是最小的，服装材料中含有的空气越多，就越蓬松，也就越保暖。羽绒服轻便保暖的优势主要来源于两方面：首先，羽绒的导热率很小；其次，羽绒的蓬松度非常高，一般可以达到300立方厘米／克，质量好的甚至可以达到400立方厘米／克以上，而化纤填充物不超过200立方厘米／克，复合絮片在30立方厘米／克左右。

含绒量和充绒量是什么

羽绒是"羽"和"绒"的混合物。"羽"指羽毛，在羽绒中起支撑作用；"绒"指绒子，是鸭或鹅贴近表皮或羽毛根部生长的毛绒，呈立体球状，由一个绒核和放射状的绒丝组成，类似于蒲公英。

含绒量指羽绒中绒子和绒丝（绒朵上掉落的）的含量，相比之下，新标准的"绒子含量"更能反映羽绒的品质。绒子含量高，蓬松度就高，保暖性就好。比如，羽绒服标有"绒子含量85%"，则表示其中羽毛等其他材质占15%。充绒量表示羽绒服中填充的羽绒重量，相同质量的羽绒，充绒量越高，羽绒服越厚实，保暖性越好。

选购羽绒服，关键看含绒量

白羽绒与灰羽绒只是颜色不同，品质没有区别。鹅体型较大，羽绒生长期更长，绒朵更大、更丰满，蓬松性更好，但与鸭绒没有本质区别。判断保暖性能，主要还是看含绒量和充绒量。

选购羽绒服时，首先察看羽绒服吊牌，含绒量最高可达到95%，一般宜选择80%以上的。其次，摸一摸羽绒服，选择手感蓬松、厚实的；用手拍一拍，避免选择钻绒（羽绒从面料中钻出）的；闻一闻，选择没有异味的。

清洗、护理羽绒服，注意这4点

首先，清洗羽绒服时，应用洗衣液等中性洗涤剂，因为洗衣粉、消毒液等碱性洗涤剂可能会对羽绒及经过防绒处理的面料造成损伤。应尽量轻柔手洗，或用软刷刷洗；洗完后轻轻挤干水分，自然阴干，不宜暴晒；晾干后要轻轻拍打，使羽绒散开，恢复蓬松。也可使用不必水洗的专用清洁液擦拭清洁羽绒服。

其次，羽绒服不可干洗，避免干洗使用的有机溶剂破坏羽绒服面料及羽绒性能。

第三，羽绒服不宜甩干。羽绒中的绒子、羽丝（羽毛上掉落的）有茎，为防止它们从面料中钻出，羽绒服会采用质地紧密或经处理的面料，其透气性较差。因此，羽绒服在洗涤时，内部容易充斥大量空气，甩干时会受到猛烈挤压和高速旋转，如果面料不够结实或缝纫不够牢固，缝合处会崩裂，导致漏绒、钻绒。

第四，尽量不要使用真空收纳袋保存羽绒服，因为压缩会降低羽绒的蓬松度，使其很难完全恢复到最初的蓬松状态，保暖性自然也大大降低。 PM

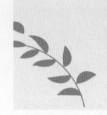

随着医学的进步，现已明确病因的阴道炎有近30种之多。过去由于未弄清楚所谓"霉菌性阴道炎"的"主谋"，认为它由与足癣病因类似的真菌引起，命名存在一定缺陷，后来发现它是由假丝酵母菌引起的，所以更名为"假丝酵母菌外阴阴道炎"（简称VVC），也称真菌性阴道炎。

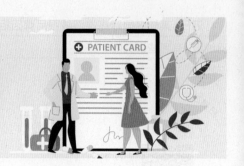

认清真菌性阴道炎"元凶"

浙江大学医学院附属妇产科医院　石一复（教授）　李娟清（主任医师）

认识假丝酵母菌外阴阴道炎

假丝酵母菌是真菌的一大门类，对人致病的有十余种，都是机会性致病真菌，即假丝酵母菌存在于人体内，当人体抵抗力下降时，由百余种细菌、真菌组成的"和平共处"的阴道微生态环境遭到破坏，发生菌群失调，假丝酵母菌大量繁殖，导致疾病。原先感染人类阴道的主要是白色假丝酵母菌（又称白念珠菌），占80%～90%。近年来，由于耐药和菌种变异，其他非白色假丝酵母菌逐渐增多，导致治疗难度增加、容易复发。

假丝酵母菌的适宜生长温度为20～37℃，对热抵抗力不强，在60℃的环境下1小时就能被杀死，对干燥、日光、紫外线及多种化学制剂的抵抗力较强，对磷酸、碘、甲醛等较敏感。这就是提倡用沸水浸泡女性内裤、用含碘溶液治疗的原因。

75%～80%的女性一生中至少患一次假丝酵母菌外阴阴道炎，45%的女性经历2次或2次以上。如一年内发生4次或更多，称复发性假丝酵母菌外阴阴道炎。

假丝酵母菌外阴阴道炎，诱因多多

假丝酵母菌外阴阴道炎的主要诱因有：妊娠、口服避孕药、使用糖皮质激素类药物、糖尿病、穿紧身衣裤、使用不清洁的妇女卫生用品、交叉感染、喜甜食、营养过剩、恶性肿瘤、长期和大量使用抗生素、不洁性生活、多个性伴侣、口交、肛交、不注意个人卫生、免疫功能低下等。减少或避免上述诱因，对防治假丝酵母菌外阴阴道炎有益。

治疗一定要规范

假丝酵母菌外阴阴道炎急性期主要表现为白带增多，呈凝乳块或豆渣样，外阴瘙痒、灼痛，严重者坐卧不安，异常痛苦，常伴有尿频、尿急及性交痛。

该病的治疗一定要规范，否则容易导致耐药和复发。主要治疗原则包括：积极去除诱因，规范应用抗真菌药物，治疗要个体化，性伴不需要常规治疗，尽量避免阴道冲洗，急性期避免性生活或性交时使用安全套，等等。

复发性假丝酵母菌外阴阴道炎患者，需要根据真菌学培养和药物敏感试验选择药物，在强化治疗转阴后，应巩固治疗至少半年。患有假丝酵母菌外阴阴道炎的孕妇，应权衡利弊，慎用药物，不用口服抗真菌药。**PM**

小贴士

介绍一种简单经济又快速实用的止痒方法：将冰块放到塑料袋内，外包纱布或毛巾，敷于外阴，效果甚佳。

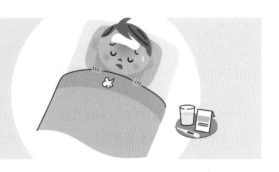

惊厥多见于婴幼儿，是儿科急诊室的"常客"。它是由大脑神经元一过性同步化放电导致的肌肉抽搐或肌张力改变（强直），可以是局部性的，也可以是全身性的，一般持续数秒至10分钟，严重的可反复发作、持续时间长。患儿惊厥发作时，常伴有意识障碍。

儿童惊厥，6岁以下最多见

上海交通大学医学院附属上海儿童医学中心神经内科　贺影忠　王纪文（主任医师）

年龄越小，惊厥发病率越高

6岁以下儿童的惊厥发生率为4%～6%，为成人的10～15倍，年龄越小，发病率越高。惊厥的发病机制包括以下几方面：小儿大脑皮质神经细胞发育不成熟，兴奋性较高；神经纤维表面的"神经髓鞘"未完全形成，绝缘和保护作用差，神经传导不完善，神经冲动容易扩散；儿童免疫功能低下，血脑屏障功能差，各种微生物容易进入脑组织，导致感染。

热性惊厥最常见

惊厥往往是多种疾病的伴随症状，如热性惊厥、脑膜炎伴发的惊厥等，随着原发病的发生而出现、好转而消失。其中，热性惊厥最常见，是指6月龄至5岁患儿发病的有热度惊厥。患儿体温在38℃以上，既往没有无热惊厥史，也没有急性中枢神经系统感染及脑部其他器质性疾病合并的发热伴惊厥。

患儿热性惊厥表现为在发热过程中突发惊厥：意识突然丧失，全身或局部强直、阵挛，面部、四肢肌肉抽搐，多伴双眼上翻、斜视，等等。不同部位肌肉抽搐可引起不同的症状，如咽喉肌抽搐可致口吐白沫、喉中痰鸣，膀胱、直肠、腹部肌肉抽搐可致大小便失禁，等等。

孩子惊厥，家长别慌

孩子突发惊厥，家长常束手无策或急忙呼叫救护车。其实，大多数热性惊厥持续时间短，预后良好，一般不会留下后遗症，如果家长处理得当，有助于缩短病程、改善预后。

当孩子发生热性惊厥时，家长首先要保持镇定，避免恐惧和焦虑，同时观察周围环境，防止孩子受伤，保持周围环境安静、稳定，减少刺激因素。其次，可进行物理降温，如解开孩子的衣扣、裤带，用冷毛巾擦拭其颈部、腋下、大腿根部及四肢等部位。第三，预防窒息是关键，家长应让孩子保持平卧位或侧卧位，头偏向一侧，以保持呼吸道通畅；如果孩子出现呕吐，家长应及时清除孩子口鼻中的呕吐物；孩子一旦抽搐停止，家长应尽量轻柔地将其翻转至侧卧位，以预防误吸和舌根后坠。需要提醒的是，在此期间，家长不要往孩子口中放任何物体，不要试图移动孩子（除非孩子处于危险之中），不要给孩子喂水或食物（除非孩子已完全清醒）。如果有可能，家长可以把孩子惊厥发作的情况拍摄下来，供医生参考。待孩子情况趋于稳定后，家长应及时带孩子去医院诊治。如果孩子惊厥持续时间长或反复发作，需要进行止惊、退热、防治脑水肿等对症治疗，以及针对病因的治疗。**PM**

冬春季节，皮肤干燥较为常见，娇嫩的嘴唇也"不好受"，常常干燥、起皮、皲裂，甚至出血、疼痛。这是因为，与身体其他部位的皮肤相比，唇红区的角质层更薄，仅为普通皮肤厚度的1/3，且缺少毛囊、皮脂腺、汗腺等附属器官，无法分泌具有保护作用的油脂；同时，唇部皮肤长期暴露在外，更容易"受伤"。

正确护理，告别干唇

杭州市第一人民医院皮肤性病科副主任医师　卜璋于

五大诱因，伤害嘴唇

1 习惯性舔唇

唾液中含有的多种消化酶可刺激嘴唇，引起刺痒，且唾液蒸发时会带走嘴唇本就不多的水分，造成"越干越舔，越舔越干"的恶性循环，导致唇部皮肤出现红斑、脱屑、皲裂、疼痛、出血等症状。

2 撕咬嘴唇皮肤

撕咬嘴唇及其周围表皮可造成或加重唇部裂口，引起感染。一般来说，若唇部出现少量死皮，等待其自行脱落即可；若死皮较多、较厚，可热敷3～5分钟后轻轻擦去，再使用润唇膏等产品。

3 不良生活习惯

熬夜、吸烟、饮酒、喜食刺激性食物、营养摄入不均衡等，都可能使嘴唇皮肤"受伤"。

4 物理和化学刺激

长期日光照射，口红、牙膏、漱口水中某些物质刺激等，也会伤害嘴唇皮肤。

5 感染或使用药物

感染疱疹病毒、念珠菌等可引起唇炎，外用或口服某些药物（尤其是维A酸制剂）可引起口唇干燥、脱皮。

呵护干唇，"慧"选润唇膏

一般来说，因干燥、缺水造成的嘴唇干裂，在避免局部刺激、戒烟酒、忌辛辣食物、暂停使用唇彩、改变不良习惯、多饮水、调节饮食结构后，会有所改善。

在此基础上，使用含有蓖麻油、霍霍巴油、矿脂（凡士林）等成分的润唇膏有助于"锁住"水分，让唇部皮肤更柔嫩。嘴唇轻微干燥、破损时，宜选择含神经酰胺、角鲨烷、透明质酸钠等成分的润唇膏，这些成分可以起到保湿、修复皮肤屏障功能的作用；嘴唇干裂、起皮严重时，宜选择含保湿效果较好的维生素E的润唇膏。

需要提醒的是，含有苯酚、水杨酸等成分的润唇膏有助于去除唇部过厚的角质层，患唇炎时应避免使用；唇部有破损或裂口时不宜选用添加香精的润唇膏，以免刺激伤口，加重损伤。

发生唇炎须就医

唇炎是发生于唇部的炎症性疾病的总称，常表现为脱皮、干裂、渗水、结痂、糜烂等，其中以接触性唇炎最常见。引起接触性唇炎的原因包括使用外用药、洁牙剂、唇膏，接触化妆品、橡胶、金属，吸烟，食用橘子、柠檬、芒果，等等。

对唇炎患者而言，嘴唇干燥仅为临床表现之一，仅使用润唇膏治标不治本，而及时就医、查明原因、进行有针对性的治疗才是"正路"。若嘴唇出现水疱、流脓等现象，应高度怀疑细菌、真菌或病毒感染性唇炎，须立即就医。**PM**

近年来，人们的运动热情日益高涨，由运动引起的牙和颌面部外伤越来越引起关注。运动中发生的牙齿和颌面部外伤主要为撞击损伤，可造成牙齿缺失等严重后果。在对抗激烈的篮球比赛及拳击比赛中，我们经常会看到运动员休息时从嘴里拿出类似牙套的东西，这就是运动护齿器。它是一种置于口内的防护装置，能有效吸收和分散运动撞击伤中撞击点的能量，减轻牙齿、颌骨和颅脑所受的冲击，预防牙齿及周围软组织受伤，降低颌面部骨折、颞下颌关节外伤和脑震荡的发生风险。

运动护齿器，可防牙受伤

清华大学附属北京清华长庚医院口腔科　聂小汉
北京口腔医院口腔颌面外科主任医师、教授　杨晓江

运动时佩戴护齿器是一种自我保护。尤其是从事激烈运动，如拳击、散打、跆拳道、柔道、摔跤、篮球、橄榄球、英式足球、棒球、曲棍球、滑板、山地赛车、轮滑、冰球、滑雪等时，佩戴运动护齿器更有必要。

三类运动护齿器，优缺点各异

运动护齿器主要分为以下三类：

❶ 成品护齿器

价格便宜，但可选尺寸少，个体适应性差（与佩戴者口腔及牙列不匹配），需要紧咬上下牙才能固定，且体积大，可能会影响呼吸及发音。

❷ 热咬合成型式护齿器

将用来制作护齿器的特制塑料放入热水中软化，然后将其放入口内，依靠手指、舌头和咬合压力使其成型，在运动员中应用最广泛。它可以重复加热塑型，价格相对便宜，但防护效果仍存在不足，舒适性较差，覆盖前牙区的部分通常较薄，容易损坏。

❸ 定制式护齿器

制作定制式运动护齿器时，消费者应到专业口腔科医生处就诊，由口腔科技师制取印模，然后翻制成石膏模型，最后在模型上用热压成型的方法制作个性化的运动护齿器。每个人口腔牙列情况不一样，定制式运动护齿器的舒适性及固定性最佳，防护效果最好。同时，此类护齿器可针对运动习惯进行个性化设计。比如：拳击运动员可在其前牙区中间层加入硬质材料，以提高前牙区的防护效果；滑雪、滑冰运动员可在其

后牙区适当增加厚度，以减轻着地时颏部撞击对颞下颌关节的影响；反𬌗（"地包天"）等人群可针对个人情况定制运动护齿器，使护齿器在佩戴时与上下颌均匀接触，减轻外力撞击的影响。定制式运动护齿器制作有特定要求：其最佳厚度为4毫米，太薄会降低防护效果，太厚会影响佩戴时舒适度。定制式运动护齿器制作对医生要求高，制作耗时、费力，费用相对高昂。

运动护齿器，选择和使用有讲究

判断护齿器防护效果的一个重要方面，是看佩戴时的咬合情况。研究表明，咬合平衡的运动护齿器防护作用更强；佩戴咬合不平衡（咬合接触不充分）的运动护齿器，牙齿和颌面部被撞击时受到的剪切力更大。定制式运动护齿器常规佩戴在上颌牙列，咬合面形态是按照牙齿形态压制而成，使用时能取得较好的咬合平衡；热咬合成型式护齿器次之。

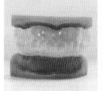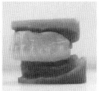

定制式运动护齿器佩戴后正、侧面观

使用运动护齿器后，应该用清水冲洗干净，待其干燥后放置在专用盒中，以避免细菌污染，影响口腔健康，同时提高其使用寿命。运动护齿器一定要定期更换，尤其是青少年人群，应每年更换，以免影响上下颌骨的发育。护齿器出现老化或破损，也要及时更换，以免防护效果降低。**PM**

"踩屎感"是对鞋底柔软感的"戏称"。近日有博主提出，"踩屎感"鞋底材质过于柔软，会包裹住脚底，使脚失去支撑，逐渐对下肢造成伤害。这种言论是否可信？

"踩屎感"鞋底的功与过

上海体育学院运动康复学系　王 琳（教授）　来章琦

"踩屎感"之功：增加舒适度，减震功能好

现代鞋类的主要功能在于为足部提供保护性、舒适性、缓冲性及稳定性。对运动人群而言，鞋子能否减少运动伤害、降低体耗、提高运动成绩，也是选择时的重要衡量标准。运动鞋的"踩屎感"，是指一脚踩下去"软"，即刻产生回弹推动走路或跑步的感觉。制造这种舒适感，功不可没的是鞋底材料特性和附加结构，例如通过减震内底垫或附加减震结构，均匀分散和部分吸收地面反作用力，增加鞋的舒适性，减少摩擦。

有专家通过运动生物力学研究手段，对比分析了不同硬度鞋底的运动鞋性能，发现硬度较低的鞋底舒适度、减震性能均较好。其主要原因是软底鞋可以让足底压力分布更均匀，能够更好地缓冲地面带来的冲击负荷，使冲击力峰值到来的时间更长。

"踩屎感"之过：过度保护，限制本体感觉

运动鞋生产商大多注重缓冲性能，仅鞋底就用各种高缓冲和高弹性材料构成，包括大底、中底和鞋垫等多层结构，目的在于缓冲足部触地后地面的反作用力。然而，在试图通过这些设计与材料增加舒适度的同时，往往容易忽略人类下肢和足部各关节"千辛万苦"进化出的神经肌肉控制机制。外部因素的过度保护可能会削弱人体肌肉预激活和协调调节能力，也可能会对下肢和足部的本体感觉及运动控制功能产生不利影响。

除运动鞋外，家居拖鞋的"踩屎感"鞋底也存在类似隐患，这类拖鞋鞋底过于柔软，不能给足部提供稳定的支撑，甚则可能会影响人体平衡。

鞋底软硬，各有千秋

不同软硬程度的鞋底各有千秋，适合的运动与穿着时间也各有不同。

软底鞋舒适性较好，但易引起疲劳，在行走路程不是很长的情况下（如散步）穿着较为适合；穿着中等硬底鞋时，人体的步态参数受影响最小，适合爬山、远足等长距离行走；穿硬底鞋时，足底所受的冲击力较大，但胜在走路轻快，因此适合在时间不是很长、步行速度较快的情况下穿着。

需求不同，选择不同

对于老年人而言，较硬的鞋底有助于增加足部稳定性，可在一定程度上减少跌倒的风险。而儿童和青少年足部尚处于发育阶段，也应当选择有一定硬度的鞋，若长期穿过软的鞋，不利于足部肌肉锻炼，容易影响足部感觉与足弓的发育，有导致扁平足的风险。

在进行对抗运动（如打篮球）时，重视健身效果、不进行大强度比赛的爱好者可以选择鞋底较软、舒适性较高的鞋；而追求能量反馈及启动速度的爱好者，可选择鞋底稍硬的鞋。

此外，在选择运动鞋时还需要根据自己的脚形、跑步姿势等情况，进行个体化选择。**PM**

打太极拳已成为一项广受欢迎的健身方式。国内外许多研究表明，练习太极拳能促进血液循环，锻炼平衡能力，增强本体感觉，预防跌倒。

太极拳在我国历史悠久，流派众多，包括陈氏太极拳、杨式太极拳、孙式太极拳、吴式太极拳、赵堡太极拳、武当太极拳等。这些太极拳有一定地域特点，包含徒手练习、太极推手和器械套路等，长短不一，练习起来较为复杂。

为推广太极拳，我国很早就编排了"24式简化太极拳"，即对传统的杨式太极拳（85式）进行改编，提炼、整理出由24个动作组成的简化版太极拳。但学习和掌握"24式简化太极拳"也不容易。现在的年轻人往往缺少时间和耐心，而老年人身体各方面功能退化，学习掌握"24式简化太极拳"较难。为此，近年来有专家推荐比"24式简化太极拳"更简单的"太极云手"。

简单实用的 "太极云手"

上海交通大学体育系教授　王会儒

"太极云手"简单易学

"太极云手"主要指"24式简化太极拳"中的"云手"，动作像空中飘动的白云，飘逸、舒适、协调、自然。练习时，需要双手依次画圆，同时配合脚步的左右移动，对身体协调性有一定要求。

研究表明，太极云手具有一定健身效果，尤其是短期效果较明显。研究人员对老年人进行单一太极云手锻炼与进行太极拳套路多招式练习做了对照研究，结果发现：16周内的短期练习，在提高眼、手协调能力和身体稳定性方面，单一太极云手的效果更明显。另外，在专业人员指导下进行太极云手练习，对很多疾病（如乳腺癌、脑卒中等）的康复也有一定作用。

太极云手简单易学，是一种轻至中等强度的有氧运动，易于长期坚持。接受能力较差、身体运动条件不佳的老年人，不必追求复杂的太极拳动作及多招式的变换，日常可以练习云手为主；初学太极拳者，也可以云手这类基础招式为入门动作，随着动作熟练程度及对动作要领把握程度的提升，再逐步叠加其他招式，这样能在短期内看到效果，有助提高学习太极拳的兴趣和信心。当然，需要说明的是，太极拳是一种整体性运动，云手不能代替太极拳运动。

零基础，如何学习"太极云手"

练习云手之前，要做好热身活动。因练习时膝关节一直处于半蹲状态，故膝关节的"预热"必不可少，如上下屈蹲、膝内旋和外旋等。

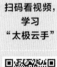

扫码看视频，学习"太极云手"

方法：松静站立，调匀呼吸，神态安详。接下来，先原地练习单手画圆，再原地练习双手画圆。然后，单独练习步伐的左右移动。最后，练习步伐和画圆的配合。

练习太极云手要遵循打太极拳的基本要领：保持心平气和，身体放松但不松懈，精神安逸但不萎靡；保持自然呼吸，不要刻意追求动作与呼吸的配合；身体转动要以腰为轴，速度要缓慢均匀，肩膀要放松，重心要稳定；视线随左右手移动，但眼睛不要盯着手掌看，而应顺着手的方向向远处看。

初学者可以对着镜子练习，或者让亲友把自己的动作拍摄下来，以发现错误，及时纠正。对云手的各个动作熟练后，可逐渐增加重复次数和步伐移动距离。还可选择自己喜欢的音乐伴奏，营造舒缓的锻炼氛围。**PM**

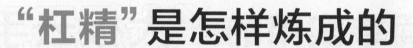

"就这？"

"怎么了？还不让人说了？"

"不会吧不会吧，难道真的还有人不知道……？"

"难道就我一个人觉得这一点也不好看吗？"

"你自己心理有问题，太狭隘，才会觉得别人'杠'吧。"

"开个玩笑而已，至于吗？"

"杠精"是怎样炼成的

南京理工大学社会学系副教授　张 田

2018 年，网络热词"杠精"入选由国家语言资源监测与研究中心发布的"2018 年度十大网络用语"。近几年来，"杠精"语录非但热度不减，还在各大论坛与热门评论区中愈演愈烈。

"杠精"是对"抬杠成精"者的戏称，这类人"抬杠"成性，往往并不关注客观事实，经常为反对而反对，不管别人所说内容的对错，只顾反驳。

"抬杠"背后，暗藏人格障碍

医学心理学将在人际交往中通过认知、情绪和行为等诸多方面表现出来的异常行为模式称为"人格障碍"，或可在一定程度上解释这种行为。在 2013 年美国精神医学会发布的《精神障碍诊断与统计手册（第五版）》中，以下几种人格障碍与"杠精"的某些行为模式似乎颇为相似。

① 偏执型人格障碍

偏执型人格障碍者敏感多疑，对他人不信任，且极易记仇，通常表现为在没有事实依据的情况下将他人言行曲解为"恶意"，对自身名誉或人格受到的所谓打击异常敏感，并因此做出愤怒反应或报复举动。此外，部分人喜欢与人争辩且固执己见，自负、偏激，没有自知之明。

以上对偏执型人格障碍的描述与"杠精"的部分心理及行为非常相似。"杠精"的自尊心过强，过于敏感，总觉得别人针对自己，容易曲解他人一些中性甚至善意的言行，继而抬杠和争辩，去反击所谓的"恶意之举"。例如：当有人在自己面前夸奖其他人时，一些偏执型人格障碍者就会认为，这是借夸奖他人而讽刺自己，于是对夸奖者进行持续反驳，不断抬杠争辩，由此达到报复夸奖者，乃至贬低其他人的目的。

② 自恋型人格障碍

自恋型人格障碍常表现为渴望他人的重视和赞赏，缺乏共情能力，傲慢，充满不切实际的幻想。具体而言，这类人多认为自己才智过人、能力超群，即便目前还未成功，也渴望被他人认为是成功者。他们过度渴望他人的重视和赞美，容易在为人处世中表现得高傲无礼，行为和态度傲慢，过于自负，认为别人都不对，只有自己才是正确的，且无法容忍他人对自己的反对。因为缺乏共情能力，他们不能设身处地考虑他人想法，对与自己认知不一致的观点会不断进行驳斥。

③ 回避型人格障碍

回避型人格障碍通常表现为对遭受拒绝或批评等负性评价极其敏感，从而抑制或回避人际交往。与过于自负的"自恋型人格障碍"不同，"回避型人格障碍"者过于自卑，常表现为自我评价较低，与人交往时总觉得低人一等；因担心在交往中被拒绝、被冷落，而回避现实生活中的人际交往。

不过，网络环境的匿名性可以让这类人在隐藏个人信息的情况下"放飞自我"，大胆地表达自己的观点。他们经常在微博上"抬杠"，在论坛里"怼人"，借此补偿现实人际交往中所回避的体验。

④ 表演型人格障碍

表演型人格障碍者常常表现为：过分情绪化以追求他人关注，情绪浅表且极不稳定；与人交往时，会有不恰当的挑逗行为；通过夸大自己或哗众取宠的言行，使自己成为众人的焦点；情绪和行为极易受到周围环境的影响；有较强的自我中心表现，只考虑自己，从不为他人着想，对他人指手画脚等。

在现实生活中或网络上，所谓"杠精"中，很多人并不是为了表达自己的观点，而是如同表演型人格障碍者一样，将"抬杠"作为手段，蹭热点、蹭流量，以使自己成为众人或网络关注的焦点。

"杠精"思维，如何改变

人格障碍的诊断需要专业机构依据科学诊断标准进行诊断，虽然"杠精"行为并不等同于人格障碍，但"杠精"思维的形成或与人格障碍存在一定的共通之处。医学心理学对人格障碍的一些治疗思路，可对改变"杠精"思维起到一定的启发作用。例如，上海师范大学傅安球教授在《实用心理异常诊断矫治手册（第五版）》中针对人格障碍的矫治提出了几点建议，将其与"杠精"思维相结合，可以概括为以下几点：

❶ 多思考人际关系

抬杠行为极易损害自己的人际关系，激化人际矛盾，继而干扰自己的生活和工作。可多思考这种"为了反对而反对"的反驳行为对自己的人际关系伤害多大，由此逐渐激发改变意愿。

❷ 评估自身言行

常常反思评估自身言行，"我说的话、我做的事会不会引起他人反感，会不会影响我们的关系"，从而逐渐承担起个人责任。

❸ 提高情绪控制能力

培养"遇事先冷静下来，再认真想一想"的好习惯，当遇到与自己观点不一致的言行而准备"开杠"之时，不妨通过转移、提醒和宣泄等方式，为冲动言行"降温"。**PM**

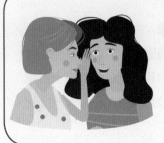

前不久，某知名企业高层管理人员出轨的"爆料"传得沸沸扬扬，成为大众热议的话题，也让该企业股价下跌不少。八卦在工作场所一直很受欢迎，员工们对讨论各种八卦事件乐此不疲。茶水间里的悄悄话、办公室小团体的私聊社群，都是职场最常见的"八卦集散地"。这些"故事"作为职场社交中的谈资被不断传播。大家都知道蝴蝶效应，一只蝴蝶扇动翅膀，足以引起天气的巨大变化；同样，这些零零碎碎的八卦小事也可能产生巨大影响。人们为什么喜欢八卦？职场八卦是怎样产生蝴蝶效应的？我们又该如何应对职场八卦？

职场八卦的"蝴蝶效应"

华东师范大学心理与认知科学学院　蔡亚岑　李婕　孟慧（教授）

"八卦"一词最早是指亲朋间的闲谈行为，也指谈论的琐事，涵盖内容广泛。客观而言，职场八卦就是某些信息在职场中的传递。八卦现象一般出现在关系较近的两人或几人之间；八卦内容是正面或负面地评价某人或某组织的信息；八卦传播的信息来源是模糊的，可考证性不强；八卦传播者不希望被谈论者发现。如果你对这些描述感到熟悉，则表明你也曾接收或传递过职场八卦。

有调查发现，职场八卦的内容通常与他人的私人事务、自我投入事件（与自己有关的事件）等相关，比如"小华要离婚了""我最近买了一条裙子"等。

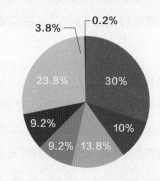

职场八卦的内容

主题	百分比
■ 他人的私人事务	30%
■ 自我投入事件	23.8%
■ 工作相关内容	13.8%
■ 健康	10%
■ 家庭相关内容	9.2%
■ 社会事件	9.2%
■ 管理事件	3.8%
■ 其他	0.2%

职场八卦的负面影响

① 降低员工工作效率

对于八卦传播者而言，职场八卦不可避免地占用其工作时间，直接影响工作进度，降低其工作效率。忙着"吃瓜"、无心工作的氛围还会降低员工的工作热情和投入度。而被谈论者感知到自己被八卦后，特别是负面八卦，心情会受到严重影响，需要分心去解释或降低八卦对自己的影响，从而影响工作。

② 影响管理层权威

研究发现，职场八卦行为会影响组织内非正式相对地位的形成。一方面，在组织中，八卦者通过不断收集并传播各种八卦消息，形成了信息资源和人际关系网络，容易产生组织影响力，无形中降低了管理层的权威。另一方面，如果管理层是被八卦的对象，特别是负面的八卦，不论流言真假，都会影响员工对其品行或能力的评价，从而减少对管理层的信赖和服从，降低其权威性和公信力。

③ 影响组织工作氛围

职场八卦可能影响同事间的感情，破坏工作氛围、有损公司声誉。尤其是当组织内出现重组、裁员等重大变故时，容易产生一些引起同事猜疑、降低士气的八卦。另外，类似于社会学习的过程，人们为了不让自己成为被八卦的对象，会努力迎合团队成员透过八卦评论表露出来的偏好，这种氛围不利于组织创新、打破陈规。

职场八卦也有功劳

① 加强组织规范

八卦可以作为一种社会管理机制，帮助维护团体的规范。职场八卦可以使同事充分了解彼此的信息，从而形成潜在的约束。八卦了解到的信息是人们选择合作伙伴的重要依据，被"负面新闻"缠绕的对象往往会被群体疏远，甚至丧失一些机会。因此，人们为了避免被八卦，会在一定程度上减少破坏规范或损害他人利益的行为。

② 增进同事间的友谊

员工在职场上传播八卦的原因是希望这些谈资能拉近自己与同事的关系。研究发现，分享八卦能促使友情快速产生。通过分享一些轻松、私密的八卦信息，释放出亲密的信号，往往是建立密切关系的第一步。同时，八卦信息交流可以增加人们之间的身份认同，从而产生对群体的归属感。

总之，八卦本身的多样性意味着其多样化的影响。八卦的内容、传播者的动机、被评价人的社会地位、八卦交流者的关系等，都会影响人们对八卦行为的感知，从而对员工和组织产生积极或消极的影响。

如何应对职场八卦

职场八卦是一把双刃剑，大多数人在日常工作中难以避免。正确应对职场八卦，需要从员工和管理层两方面来考虑。

① 员工

作为员工，在工作中八卦是难以避免的，刻意回避八卦可能会显得格格不入，难以融入团队。不过，有些八卦听听就好，参与讨论时应保持理性，不要主动传播八卦。如果需要分享信息，一定要注意核实信息的可靠性，以免将自己卷入职场八卦的蝴蝶效应中，同时，传播失真信息也会影响在同事心中的形象。

② 管理者

一味地明令禁止八卦反而会让八卦潜入暗处，更加难以控制。对工作变动等组织内部信息，管理者可以通过及时发布、增加沟通等，适当增加信息的透明度，从根源上减少八卦产生的机会。实际上，负面八卦的出现往往是组织内部出现问题的先兆。管理者不妨参与到八卦之中，从中发现未来可能发生的麻烦，及时解决问题。**PM**

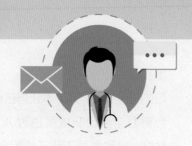

大众 ✚ 导医

网上咨询：popularmedicine@sstp.cn
专家门诊时间以当日挂牌为准

问 如何降低癌症发生风险

近年来，我发现身边患有癌症的人越来越多。日常生活中怎么做才能有助于降低癌症的发生风险？

北京 武先生

北京大学肿瘤医院淋巴瘤科主任医师刘卫平：预防癌症，应养成五大好习惯。①合理膳食：食物多样化，多吃蔬菜水果，适量吃鱼、禽、蛋、瘦肉，少盐少油，少吃烧烤、腌制食物及加工肉类。②远离烟草：吸烟可使肺癌的发生风险升高十几倍，为了自己和身边人的健康，吸烟者应及早戒烟，不吸烟者要注意远离二手烟。③约束性行为：避免多性伴、正确使用安全套、注意性卫生等，有助于保护生殖健康、远离性病，预防宫颈癌等相关癌症。④坚持体育锻炼：日行 6000 步以上，每周进行 150 分钟中等强度运动，避免久坐。⑤定期体检：在医生指导下根据自身情况选择合适的体检项目，尤其是有癌症家族史、职业接触史的高危人群。

问 产后，盆底疼痛难忍怎么办

前不久，我女儿出生了，全家人都很开心，我的噩梦却开始了。月子里，我发现自己只能躺在床上，只要一站起来或坐下来，会阴和骶尾部就疼痛难忍，有时候小便也控制不住。去医院就诊后，我被诊断患有盆底肌筋膜疼痛综合征。这是怎么回事？能治好吗？

上海 石女士

同济大学附属第一妇婴保健院妇科副主任医师夏艳：盆底肌筋膜疼痛综合征的表现以会阴、阴道、臀部的疼痛，以及性交疼痛等为主，疼痛可在休息时缓解，往往于长时间行走、久坐、排便后加重。产后发生盆底肌筋膜疼痛综合征的主要原因是妊娠和分娩引起的盆底肌损伤和痉挛，治疗方法包括手法按摩、盆底肌锻炼、电刺激治疗、生物反馈治疗等。产后 3 个月是盆底康复的重要时期，患者只要在医生指导下进行相应的综合治疗，是可以被治愈的。

问 肺癌晚期，免疫治疗效果怎么样

我父亲患有肺癌，已发展至晚期，失去了手术机会。听说免疫治疗对晚期肺癌的效果比较好，是这样吗？免疫治疗就是提高免疫力吗？

浙江 张女士

复旦大学附属肿瘤医院胸部肿瘤内科主任医师王佳蕾：提起免疫治疗，很多人以为就是提高身体免疫力，实际上远不止这么简单。正常情况下，人体免疫系统可识别并清除体内的"异己分子"，如肿瘤细胞。狡猾的肿瘤细胞能使免疫系统受到抑制，导致其不能杀伤自己，免疫治疗就是要让免疫系统保持对肿瘤细胞的"杀伤力"。目前，肿瘤的免疫治疗分为四类：免

问 练瑜伽一定要空腹吗

我平时经常在家跟着视频练习瑜伽，一般在两餐之间进行。最近，由"自学"进入瑜伽班进行"科班学习"后，老师告诉我一定要空腹练习，可我空腹练习时会感到体力不支、头晕，身体还会发颤。练瑜伽一定要空腹吗？

山东　赵女士

上海交通大学体育系教授王会儒：练瑜伽不一定要空腹。是否需要空腹，要根据练习瑜伽的种类、练习者本身情况而定。随着瑜伽在世界各地的传播，如今它的形式多样、内容丰富，既有运动强度大、体操化的阿斯汤加瑜伽、流瑜伽、力量瑜伽等，也有以呼吸和唱诵为主的昆达里尼瑜伽，还有较为普及的蕙兰瑜伽、针对疾病康复的理疗瑜伽，等等。某些瑜伽中包含的特殊呼吸法和收束法需要在空腹状态才能完成，如腹部的转动、收束法、圣光调息法等，适合在清晨时空腹练习；倒立类体式（如抱头倒立、蝎子式）及腹部受力大的体式（如弓式、轮式、后弯、跳跃、孔雀式等），最好在空腹状态下练习，否则容易导致腹痛、恶心、呕吐等不适。一般瑜伽爱好者练习瑜伽以拉伸为主，并不需要空腹，可在餐后 1.5 ~ 2 小时练习。如果吃得过饱，应在餐后 4 小时再练习。此外，体弱、容易发生低血糖、年长者及慢性病患者可以在练习前补充少量香蕉、巧克力，以有助于预防头晕、低血糖、乏力、出虚汗、颤抖等不适。

问 粪菌移植能治疗自闭症吗

前不久，一则"粪菌移植治疗自闭症"的新闻引起了我的注意。据报道，一名 16 岁的男孩经历 6 次粪菌移植后，渐渐从不愿意与人交流到能与家人沟通，治疗效果不错。粪菌移植真的能治疗自闭症吗？

安徽　黄女士

上海交通大学附属儿童医院消化科主任医师张婷：粪菌移植技术最初用于消化系统疾病的治疗，后来医生们经过研究，高度怀疑肠道菌群产生的化学物质会影响大脑功能，于是将该技术扩展到神经领域的研究，其中就包括自闭症。研究发现，与健康同龄儿童相比，自闭症儿童的肠道菌群存在显著差异；肠道微生物可能通过改变肠道与大脑信号沟通的神经递质水平，从而影响大脑功能。我院对数名自闭症伴消化道症状的患儿进行粪菌移植治疗一段时间后，患儿的相关症状得到一定程度的改善，如消化道症状明显减轻，与人合作的意愿和语言表达能力有所增强，等等。目前，这一治疗方式仍然处于临床研究阶段，还需要大量数据验证，并不是所有自闭症患者都能使用，也不是自闭症的根治方法。

疫检查点抑制剂、肿瘤疫苗、细胞免疫治疗及非特异性免疫调节剂。用于肺癌治疗的 PD-1 抑制剂属于免疫检查点抑制剂。

肺癌患者能否使用免疫治疗，需要根据具体情况综合分析。如果患者存在相关基因突变且有可及的靶向药，宜首选靶向治疗；如果没有相关基因突变，可以选择化疗、免疫治疗。此外，在使用免疫治疗前，还要评估患者的身体情况，包括肝、肾功能，心功能，以及是否患有自身免疫性疾病等，排除相关禁忌证。

免疫治疗对提高患者生存率有积极作用。在"化疗时代"，晚期肺癌患者的 5 年生存率极低，仅有 5% 左右；现有数据显示，部分肺癌患者采用免疫治疗后，5 年生存率可达 31.9%。PM

超重和肥胖已然成为当今社会的普遍问题，其不仅会影响形体美观，还会带来一系列健康问题。很多人迫切想要找到一种方法，既能快速起到减肥效果，又能避免长期节食和运动的痛苦。在这一背景下，宣称见效快、不辛苦的"黑科技"产品甩脂机盛行起来。甩脂机的原理是什么？使用它真的能轻松减肥、一劳永逸吗？

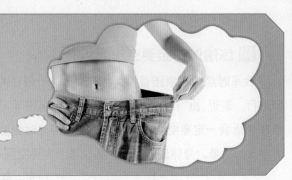

甩脂机：
减肥福音还是"智商税"

上海体育学院　刘小美　曹振波（教授）

甩脂机原理：全身振动训练

据称，使用者只要站在甩脂机上，机器会带动身体抖动，通过高频振荡燃烧脂肪、增加能量消耗，从而达到减肥目的。其实，甩脂机的工作原理主要是一种全身振动训练，其通过机器的反复垂直振动对人体神经和肌肉进行刺激，利用共振原理带动机体组织产生一定频率和幅度的抖动。这种抖动本质上是一种被动运动。

全身振动训练难以减肥

被动运动的能量来源于外部，并不依靠人体自身肌肉纤维的主动收缩。在使用甩脂机的过程中，机体增加的能量消耗只来源于姿势改变引起的微量能量消耗。而运动减脂的主要原理在于通过肌肉主动收缩，增加能量消耗，动员机体的脂肪分解供能，从而达到减脂目的。因此，与运动相比，使用甩脂机带来的能量消耗微乎其微，并不能达到其宣称的快速减肥目的。

值得注意的是，甩脂机使用不当会带来一些健康损害，如使用时间过长导致头晕、引发摔倒，使用时振动频率过大引起关节磨损、胃肠功能紊乱、器官移位等。尤其是一些便携式全身甩脂机，普遍存在无扶手、无护栏、频率设置不科学等安全问题。

延伸阅读

全身振动训练并非一无是处

一项最近发表在美国康复医学会官方杂志《物理医学与康复档案》的文章综合分析了23项研究结果，发现全身振动训练并不能有效降低超重、肥胖人群的体脂含量，也不能改善血糖、血脂等指标，但在降低超重、肥胖人群的血压和心率方面具有一定的效果。此外，研究发现，全身振动训练作为一种低负荷运动训练方式，在维持某些患者的骨骼健康方面具有良好作用。

健康减肥，应在生活点滴中

合理有效的减肥应以有氧运动与低能量饮食相结合的方法为主，可以从快走、慢跑等低强度运动开始，找到适合自己的强度与频率；或咨询医生、健身教练等专业人士，制定适合自己的科学减脂方案，这样更有利于长期坚持，达到理想的减肥效果。同时，减肥不可能一蹴而就，尤其在如今久坐、低体力活动、高能量饮食等"致胖因素"普遍存在的背景下，控制体重的意识需要融入日常生活中，持之以恒。对任何标榜轻松减肥、见效快、不反弹的产品，我们都应理性看待，理智选择。**PM**

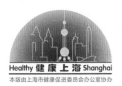

大宁德必易园：
员工的健康家园

本刊记者　王丽云

位于上海市静安区的大宁德必易园于2012年开园，占地面积45亩，建筑面积约3万平方米，绿化率超过35%。除办公区域和多媒体会议中心外，园区还涵盖餐厅、咖啡吧、超市、共享健身房、社群中心、足球场、母婴室等各类办公、休闲设施，竹山林海、悬空鱼池、中庭天井、屋顶花园点缀其间。作为文创、科创企业发展服务商，大宁德必易园不仅提供专业的创业服务，更致力于打造一个舒适、生态、个性化的高品质办公环境和充满活力的健康社区。

大宁德必易园目前约有100家单位，员工1200人左右，以年轻白领居多。针对员工的健康状况、工作和生活特点，园区在营造健康环境、开展健康活动方面做足了"功课"。

营造健康环境，引领员工关注健康

健康支持性环境对健康促进意义重大。针对运动和营养这两大健康生活主题，园区设有共享健身房和营养餐厅：健身房配备了跑步机、动感单车、体重仪、血压仪等共享健康设备；餐厅全天开放，菜品选择多元化，"合理膳食""健康加油，饮食减油""文明就餐，节约粮食"等宣传海报，时时提醒员工兼顾美味与健康，践行文明就餐新风尚。

此外，园区还在这些方面积极行动，提升员工健康意识：开展控烟活动，营造无烟环境；设置爱心妈咪小屋，解除哺乳期员工的后顾之忧；配备急救"神器"AED（自动体外除颤器）、防疫物资、常用药品、健康资讯台；书吧常备各类健康图书和宣传手册，供员工闲暇时翻阅；等等。

开展健康活动，推动员工健身健心

园区本着"所有人服务所有人，所有人向所有人学习，所有人支持所有人"的理念，着力打造线上线下一体的"WEHOME"健康社区平台。作为静安区大宁街道健康促进联盟的成员单位，大宁德必易园整合多方资源，统筹协调员工的健康需求，组织各项健康活动，引导员工积极参与，受到了普遍欢迎。

近两年，园区组织了200多场健康活动，包括消防演习、元气早餐大放送、朋克养生、微运动体验、野餐会、中医义诊、小儿推拿讲座、颈椎健康讲座、午间白领门诊等，还成立了健康自我管理小组，开启了健康直播间。其中，最受欢迎的要数四大社团——瑜伽社团、乒乓社团、足球社团、红酒品鉴社团，员工的参与积极性很高。一家文创企业的员工张小姐告诉记者，她参加瑜伽社团一年后，亚健康状态一扫而光，久未相见的亲友见了她，都说她现在和以前判若两人，她也觉得自己越来越有活力，心态越来越好。**PM**

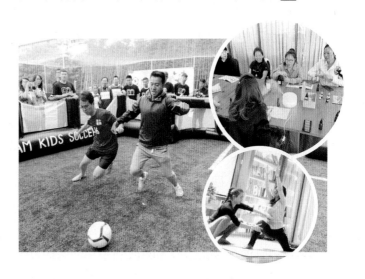

宫颈癌是威胁女性健康的主要恶性肿瘤之一,98%~99%的宫颈癌由高危型人乳头瘤病毒(HPV)持续感染所致。此外,约88%的肛门癌、50%的阴茎癌、43%的外阴癌及口咽癌等肿瘤,均与高危型HPV持续感染有关。目前,接种HPV疫苗是预防HPV感染的有效方法。

青少年女性,
更适合接种HPV疫苗

复旦大学附属妇产科医院主任医师/上海市计划生育协会生殖健康专家组成员　邹世恩

什么年龄接种好

青少年女性接种HPV疫苗的预防效果更好。研究发现:我国城市女性初次性行为的中位年龄为22岁,农村女性为21岁;超过10%的15~19岁女性已有性生活;17~24岁和40~44岁的女性,高危型HPV的感染率较高。因此,我国2020年发布的《HPV疫苗临床应用中国专家共识》优先推荐9~26岁女性接种HPV疫苗,特别是17岁之前的女性,同时推荐27~45岁有条件的女性接种。

总之,女性在首次性生活之前接种HPV疫苗,性价比最高;即使有过性生活,也可以接种。

哪种HPV疫苗好

目前,我国大陆有4种HPV疫苗可以接种,包括国产二价HPV疫苗、二价HPV吸附疫苗、四价和九价HPV疫苗。二价疫苗预防HPV 16和HPV 18两种高危型HPV,四价疫苗增加HPV 6和HPV 11两种低危型HPV的预防,九价疫苗在四价基础上增加五种高危型HPV的预防,包括HPV 31、33、45、52、58。二价和四价疫苗适用于9~45岁女性,九价疫苗适用于16~26岁女性,男性目前还不适用。一般情况下,HPV疫苗接种3针。二价疫苗接种时间为第0、1、6月,四价和九价疫苗接种时间为第0、2、6月。

理论上,九价疫苗可预防的HPV型别最多,但目前供不应求。实际上,二价和四价疫苗的保护力已

很"可观",女性朋友们能预约到哪种就先接种哪种,越早接种,预防效果越好。

接种二价或四价后能否补种九价

二价或四价HPV疫苗接种后对宫颈病变的保护力接近80%,九价疫苗的保护力可增加10%左右。接种二价或四价疫苗后,一般不必补种九价疫苗。

HPV疫苗可以保护一生吗

世界上第一种HPV疫苗是2006年开始接种的四价疫苗,至今已有十几年。检测发现,那时接种疫苗的人群体内保护性HPV抗体的滴度目前仍很高。因此,HPV疫苗的保护期至少有十几年,是否能保护一生,还需要时间来验证。

接种前要不要筛查宫颈病变

没有必要。主要有两个原因:第一,很多青少年没有性生活史,无法进行宫颈病变筛查。就算有性生活,我国也不推荐21岁之前的女性进行宫颈病变筛查。第二,有性生活的女性,不论HPV是否阳性,都可以接种HPV疫苗。如果感染了疫苗预防范围之外的HPV亚型,接种疫苗可以预防与之相关的HPV亚型感染;如果感染了疫苗相关的HPV亚型,接种疫苗虽然不能治疗现有的感染,但可以在本次感染转阴后,预防未来再次感染这个亚型,只是保护力要"打折"。**PM**

扫描二维码，立即收听

怕风怕冷，原因不同

上海中医药大学附属市中医医院综合科主任医师　陈　平

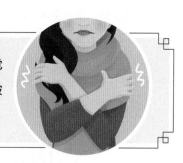

怕冷是临床常见症状之一，但患者表现各不相同。有的患者自觉怕风，有的患者自觉怕冷，还有患者甚则添衣取暖后，怕冷症状依然不得缓解。这些症状在中医理论中分别被称为"恶风""畏寒"与"恶寒"，字面上虽都可解读为怕冷，但其病因、病机各不相同。

恶风：遇风怕冷，避之可缓

患者自觉怕风，以遇风怕冷而战栗、避之则缓解为特点，常伴有出汗症状，临床称为"恶风"，一般多因风邪袭表、卫气失和所致。由于风性开泄，腠理疏松，且肺卫阳气虚弱，肤表不固，故表现为遇风即有冷感，避风可缓。属外感风邪者，宜用桂枝汤调和营卫；属卫气虚弱而致者，可用玉屏风散益气固表。

恶寒：怕冷，加衣不可缓

中医古籍《东垣十书》中指出："其恶寒也，虽重衣下幕、逼近烈火，终不御其寒。"其中"恶寒"是指即使无风也感觉怕冷的一种症状，常由寒邪外袭、腠理密闭、阳气被遏而不能外达，皮毛失其温煦所致。因其寒邪束表、阳气郁而不宣，所以虽然加衣覆被、近火取暖，但冷意依然无明显缓解。

恶寒多见于外感病初期，是表证的主要症状，"有一分恶寒便有一分表证"，风寒在表必兼有发热、头痛、脉浮等表现。此外，还有阳虚恶寒，由于内脏虚寒、阳气不足，而见身冷、脉沉等里寒证。

畏寒：怕冷，加衣可缓

"畏寒"又称"形寒"，是指病人自觉全身怕冷，但加衣被或近火取暖后可缓解的症状。在古代文献中有时将"畏寒"与"恶寒"混称，不加区分。而近代学者明确将其分开，将"加衣取暖不能缓解"者称为恶寒，多属外感；将"取暖后可缓解"者称为畏寒，多属内伤。

畏寒多因阳气不足，或外寒传里，机体失却阳气温煦所致，所以时时怕冷，常与四肢不温等症同时出现。因加衣后可防止阳气耗散，近火取暖可资助阳气，故畏寒可由此而缓。

本症常见于各种慢性疾患中的心、脾、肾功能衰退而表现为阳虚病变者，主要症状有畏寒肢冷、面色苍白、腰膝酸冷、大便溏泄、小便清长、脉沉迟或微细、舌质淡、苔白润等。如畏寒兼有心悸、气短症状，为心阳虚，宜温通心阳；畏寒兼便溏、脘腹冷痛者，为脾阳虚，宜温运脾阳；畏寒兼腰膝酸冷，有男、妇科肾虚症状者，为肾阳虚，宜温补肾阳。**PM**

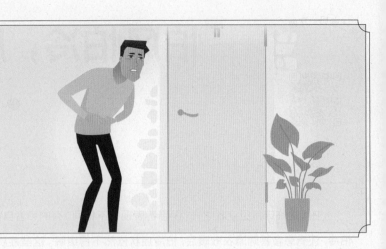

中医理论认为，冬季作息宜顺应时节，适当早卧晚起，但部分人的起床时间却不受自己控制：每每凌晨天快亮时，就突然感到腹痛明显，要去厕所"一泻千里"，便意解决后，睡意却已全无。这种"扰人清梦"的腹泻叫作"五更泻"。

四神之丸，可止五更之泻

✍ 上海中医药大学附属岳阳中西医结合医院消化内科副主任医师　闫秀丽

"五更泻"见于中医古籍《张氏医通·大小府门》，是中医学的一个病名，属于泄泻范畴，又名晨泻、肾泄、鸡鸣泻。

每至黎明前，脐腹作痛，肠鸣即泻，泻后则安，为此病的特征症状；多见于天气较冷时，换季时节最易复发，男性多于女性，是中老年人的常见病之一。

阳气未振，泄泻易发

人到老年，肾阳虚衰，运化失常，容易出现泄泻。顾名思义，"五更泻"意为腹泻具有较明确的时间性，在五更时分反复出现腹泻、腹痛等症状。古人认为，一夜有五更，每两个小时是一更，从晚上11时至凌晨1时是三更，从凌晨3时至5时便是五更。黎明之前，阳气未振，阴寒较盛，"五更泻"尤易发作，且这类腹泻往往积年累月发作，缠绵难愈，给患者的生活带来诸多不便。

脾肾阳虚，肝失疏泄

中医理论认为，五更泻的主要病机是脾肾阳虚，以平素体质偏肾阳虚者较为多见。五更泻患者除黎明前腹痛需如厕排便外，平素多有不欲饮食、消化功能不良等脾虚症状，且常见形寒怕冷、腰膝酸软、舌淡苔白、脉沉细等肾阳虚衰的表现。

病久渐虚，脾病损肾，则见脾肾阳虚；肾阳不足，命门火衰，不能蒸化，则易致病。黎明之前，阴气盛，阳气未复，脾肾阳虚者胃关不固，隐痛而作，肠鸣即泻，泻后腑气通，则安。

五更泻的病机较为复杂，肝的疏泄功能也是其重要的影响因素。历代各医家在治疗时已不单单从脾肾亏虚着手，而是更重视从多角度论治。如明代医家秦景明于《症因脉治》中指出，"五更泻，多属肾虚，然亦有漏积、寒积、食积、肝火之不同"，提出五更泻虽多属肾虚，但也有酒积、寒积、食积、肝火之不同，其病机绝非仅用脾肾阳虚就能概括，治疗亦非温阳止泻所能包治。清代医家叶天士在《临证指南医案》中也有指出，晨泻或与"肝气乘脾"有关，认为治疗宜"甘以理胃，酸以治肝"。现代医学中也有研究显示，五更泻或与心理因素关系密切。

四神之药，治泻有功

治疗五更泻，应以温肾健脾、固涩止泻为主要原则，方药可选用四神丸加减。四神丸主要由补骨脂、肉豆蔻、吴茱萸、五味子四味药组成，"四神之药，治肾泻有神功也"，故方名"四神丸"。组方中佐以生姜和大枣，可制丸服用，也可用水煎服。方中补骨脂是主药，善补命门之火，可温养脾阳；加之肉豆蔻暖脾涩肠，五味子酸敛固涩，佐以吴茱萸、生姜以温中散寒，另加大枣健脾养胃，诸药合用，共成温肾暖脾、固肠止涩之剂，用于"五更泻"每获良效。

若形寒肢冷等肾阳虚症状较明显，可酌加附子、炮姜等药，以增强其温肾暖脾之力；若久泻不止，身体虚弱，中气下陷，宜加黄芪、党参、白术、升麻等益气、健脾、升提之药；小腹疼痛较甚者，可加小茴香、木香等药，以暖肾、行气、止痛。

在使用四神丸治疗脾肾同病的泄泻时，可根据具体症状辨证，适当在组方中加减温里、化湿、理气、补虚、收涩类等药物。在临床上，四神丸常与真人养脏汤配合使用，治疗慢性结肠炎脾肾阳虚证，以及慢性腹泻、滑精等。真人养脏汤出自宋代官方主编的《太平惠民和剂局方》，其方中有人参、当归、白术、肉豆蔻、肉桂、白芍、炙甘草等，功效主要为温补脾肾，涩肠固脱。

防治五更泻，应注意日常调护

防治"五更泻"，日常调护至关重要，主要应注意以下几个方面：

❶ 注意保暖

随着年龄的增长，人的身体功能有不同程度的下降，老年人睡眠时尤其应注意保暖，防止腹部及下肢受凉。

❷ 规律饮食

饮食以清淡、易消化为主。忌食生冷、油腻、不洁食物，以及酒、咖啡、果汁、汽水等。纤维素含量高的食物应少食，以免诱发或加重腹泻。可多吃一些温补肾阳的食物，如牛肉、羊肉等。

❸ 加强锻炼

散步、慢跑、打太极拳等都是很好的选择，有助于强腰壮肾，增强体质，保持良好的心理状态。**PM**

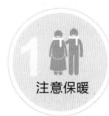
注意保暖
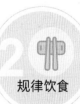
规律饮食
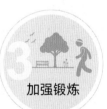
加强锻炼

🅔🅘🅝🅡🅔🅐🅓 延伸阅读

腹泻因何而起

现代医学认为，由病毒、细菌、寄生虫等微生物及其产物引起的腹泻为感染性腹泻；与肠道功能紊乱、菌群失调等相关的腹泻，属于功能性腹泻。

中医理论认为，脾虚湿盛为腹泻最主要的病机特点。腹泻的病因有内外之分，内因与脾胃、肝肾等有关，其中以脾虚最为关键，其他诸因只有在影响脾的运化时，才会致泻；外因与感受风、寒、湿、燥、火、暑六淫之邪相关，其中以湿邪最为重要，其他诸多邪气需与湿邪兼夹，才易致泻。因此，有"无虚无湿不成泻"之说。

潮热，发热如潮有定时也，指像潮汐一样来去有定时的发热。引起潮热的原因并非单一，而是形形色色、有虚有实。中医大体将其分为阳明腑实、阴虚内热、湿热蕴蒸、气虚阴火等不同的类型。

潮热有时，如何辨别

山西省中医院内科主任医师　冯　明

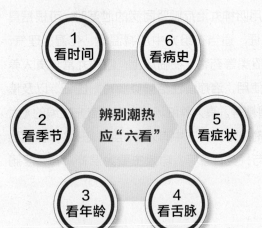

辨别潮热应"六看"

1 看时间
2 看季节
3 看年龄
4 看舌脉
5 看症状
6 看病史

一看时间，日晡时分（下午 3～5 时）的潮热可能为阳明腑实所致，夜间潮热可能为阴虚或瘀血所致，上午潮热可能为气虚引起。

二看季节，夏季潮热明显，要考虑夏季热，夏末秋初则要考虑湿热。

三看年龄，围绝经期妇女出现潮热症状，要考虑围绝经期综合征。

四看舌脉，潮热原因并非单一，而是有虚有实，需从舌脉辨别。

五看症状，不同原因引起的潮热，发病时的伴随症状也不尽相同。

六看病史，了解患者病史，对潮热症状的辨证诊断起非常关键的作用，可明确潮热是否由结核病引起，是否为肿瘤术后发热，等等。

看时间：不同潮热，发作时间有差别

① 阳明腑实潮热：下午 3～5 时发热

阳明腑实潮热的特征为日晡时分常有发热感，且多伴有手足汗出、腹部硬满疼痛，或有大便秘结、热结旁流、神昏谵语、烦躁不安、舌苔焦黄起刺、脉沉实有力等症，属实热证。多由表邪不解，入里化热，与肠中有形之邪相结而成，治疗宜攻下泄热，随病情轻重，方药可选大承气汤、小承气汤或调胃承气汤。

② 阴虚血亏潮热：午后或夜间发热

这种"阴虚则内热"所致的潮热亦称"骨蒸劳热"，多见于午后或夜间，常伴见手足心热、心烦不寐、心悸盗汗、消瘦神疲、舌质红少苔、脉细数等症，可发生于各种慢性病或急性热病后期。多由患者素体阴虚或久病耗损阴精，引起阴阳失衡、阳气相对偏亢所致，辨证后可采用知柏地黄丸、清骨散、青蒿鳖甲汤等方药治疗。

③ 气虚阴火潮热：午后或上午发热

午后发热，或上午发热、下午热退，多由劳倦内伤、饮食失节、中气不足、阴火上乘而致，常伴见少气懒言、神疲肢软、自汗、面色㿠白、舌淡嫩、脉虚细弱等症。治疗一般用"甘温除热"法，可用补中益气汤之类方剂治疗。

④ 湿温初期潮热：午后阳气偏旺时发热

午后阳气偏旺时发热，且常伴有头重如裹、身困肢倦、胸闷不舒、胃脘不舒、汗多、苔白厚腻、脉濡等症，这种潮热多发生于夏末秋初雨湿较多的季节。人在此环境中，极易感受湿热之邪；且此时脾胃功能较弱，加之饮食不节（洁）损伤脾胃，易形成内湿停聚。此种潮热多由内湿、外湿相互作用而致病，因此治疗时既要解表湿热，又要化里湿，方宜选用藿朴夏苓汤或三仁汤。

⑤ 瘀血内结潮热：午后或夜间发热

多在午后或夜间发热，常伴见口燥咽干、漱水不欲咽、腹中痞块或身有痛处，甚则肌肤甲错、两目黯黑、舌见瘀斑或青紫、脉细涩等症状，多由跌打损伤，寒凝气滞、血热妄行等造成的瘀血内停所致。治疗宜选用活血化瘀类清热药物，方可选血府逐瘀汤加制大黄、丹皮等。

看季节：暑伤津气，夏季潮热

"夏季热"多为小儿疰夏（又称"苦夏"）的表现。小儿阴气未充，阳气未盛，不能耐受暑热熏蒸，气阴受损，故见潮热。暑伤津气潮热多见于体弱小儿、妇女及老人，多发于夏季，早热暮凉或暮热早凉，常伴口渴引饮、烦躁不安、纳呆、神疲乏力、舌苔腻、脉细数等症，一般处暑秋凉后可自行缓解。治疗宜用清暑益气法，可选择王氏清暑益气汤或李氏清暑益气汤。二方均治暑病兼气虚之证，但王氏清暑益气汤适用于外感暑热、气津两伤证，李氏清暑益气汤适用于素体气虚、感受暑湿证，患者可在专业中医医师指导下选用。

看年龄：围绝经期妇女易发潮热

临床上，围绝经期妇女易出现潮热，症状常表现为潮红、潮热、出汗、心悸、眩晕等，典型表现为患者突然感到有一阵热浪自胸背部涌向颈部、头部，然后波及全身。这种潮热发作频率及持续时间有很大差异，有时仅偶尔发作，有时每天可发作多次；持续时间短则数秒，长则数分钟。

现代医学认为，围绝经期综合征是内分泌（卵巢功能衰退，雌激素水平降低）、社会文化因素、精神因素互相作用的结果；中医对围绝经期潮热则多从肾阴虚、心火旺考虑。因此，治疗这种潮热宜从多角度进行：一是用中医药滋肾阴、清心火，二是进行心理疏导和调节，三是用激素替代治疗。

总之，潮热多属里证，有虚有实。实证潮热多由外感所致，患者体温较高，热退不清，到一定时间复又上升；虚证潮热多由劳倦内伤、气血亏损所致，患者多为低热，或仅自觉发热，病情缠绵。然实证久延亦可致虚，因此，不少潮热常是急性热病的后遗症。临床辨证必抓住潮热的特点，并结合病史及兼证进行综合判断。**PM**

> **专家提醒**
>
> **长期低热，需要排查结核病**
>
> 值得注意的是，潮热也是一些传染病的典型证候，如结核病。这类患者多表现为长期午后低热，可伴有倦怠、乏力、夜间盗汗，也有患者自觉无明显不适。有的患者表现为体温不稳定，劳作后略见升高，休息半小时以上仍难恢复。其他全身症状有食欲减退、体重减轻、妇女月经不调、心悸、面颊潮红等。若出现类似症状，应及时至医院诊治，不可大意。

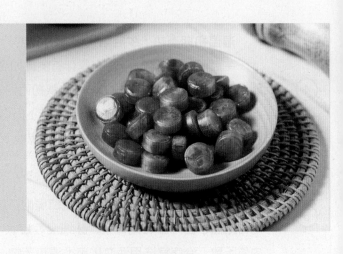

过量摄入甜食带来的健康问题，使人们对糖果又爱又恨。以中药为配料制作而成的"中药糖"，如陈皮糖、薄荷糖、生姜糖、枇杷糖、罗汉果糖、胖大海糖等，普遍被打上了"健康"标签。对此，人们存在不少疑虑：中药糖中究竟含多少中药成分？有无药效？用量多少为宜？不同的人群分别适合吃哪类药糖？

"中药糖" 是药还是糖

江苏省人民医院中医科　魏睦新（主任医师）　徐婷婷

食品？药品？保健品？

中药糖有着悠久的历史，古人称之为药糖，各地有梨膏糖、萝卜糖、砂板糖、凉糖等不同种类。药糖的传统制作方法不同于现代机械化的制糖工艺，是在中药汁中加入茶膏、糖等熬制而成，晾凉后搓成条状，切成块状。根据需要，制作药糖时可以选择不同的中药品种或配方。中药糖集食疗养生、美味糖果为一体，是中华民族宝贵的文化遗产，古老华夏食疗文化的珍品。

中药糖究竟是糖还是药？很多消费者分不清楚。其实，根据外包装上有无相关批准文号可以识别产品属性。

1 如果批准文号是"卫食健字"或"国食健字"，后面1位字母、8位数字，此类中药糖属于保健食品。外包装上还会印有一个"小蓝帽"，这是国家市场监督管理总局批准的保健食品标志。

2 如果批准文号是"国药准字"，后面1位字母、8位数字，此类中药糖属于药品。外包装上往往有非处方药（OTC）标志。

3 没有这些批准文号和标志的中药糖是普通食品，通常带有"QS"食品生产许可标志。

目前药店售卖的中药糖有好几类，包括非处方药、保健食品和普通食品。常见的各种润喉糖大多属于普通食品，主要成分有薄荷、胖大海、藏青果、橘红、甘草等，有清咽利喉等作用，可缓解咽喉不适，清新口气。

专家简介

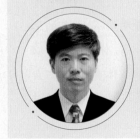

魏睦新　江苏省人民医院（南京医科大学第一附属医院）中医科主任医师、教授，南京医科大学中西医结合研究所常务副所长、中西医结合学系主任。擅长中医药诊治慢性萎缩性胃炎、肠易激综合征、肠息肉等。

陈皮糖

陈皮糖的主要成分是白砂糖、葡萄糖浆，含少量陈皮粉、柠檬酸，口味甜中带酸，属于普通食品。陈皮有降逆止呕、燥湿化痰、开胃健脾的作用，但食用陈皮糖很难达到这些效果。长期大量食用陈皮糖，其所含糖分会影响口腔健康，可能导致龋齿；如果糖分没有及时代谢消耗，会转化成脂肪，引起肥胖及其相关健康问题。

【适用人群】一般人群都可食用，但应适量。

【食用禁忌】容易上火，经常咽喉干痛、烦躁失眠的阴虚体质者不宜多食陈皮糖，否则会加重上火症状。

姜糖

姜糖多是用生姜提炼姜汁后，与红糖等混合加工而成，甜中带着浓郁的辛辣味，一般用热水冲服，少数产品可直接食用，属于普通食品。根据中药学理论，生姜为辛温解表药，有解表散寒、温中止呕、化痰止咳的功效，能治疗风寒感冒、胃寒呕吐、寒痰咳嗽等。

【适用人群】外感风寒之人如畏寒怕风、鼻流清涕、咯稀白痰，可用热水冲服姜糖；消化功能不好，平时容易胃肠胀气的人群也可常备服用；由于姜糖中的红糖能温中散寒、温经活血定痛，经常痛经且喜温、喜按的女性可于行经前服用；平素怕冷的阳虚体质者可经常服用姜糖，有一定的保健作用，冬春两季是最佳服用时间，宜饭前1小时或饭后半小时服用；夏季贪凉饮冷、长时间待在冷空调环境下的人群易损伤阳气，引起腹泻等，可服用姜糖散寒祛暑、开胃止泻。

【食用禁忌】生姜和红糖为温热之品，湿热或阴虚火旺体质者不宜服用；由于姜糖的刺激性较大，肺炎、肺脓肿、胃溃疡、痔疮等疾病患者不宜服用；儿童因口腔、食管及胃黏膜娇嫩，易受生姜刺激而产生不适反应，不宜食用。

润喉糖

罗汉果糖、胖大海糖、枇杷糖等中药糖，常被包装成药品的模样，印有"××堂"等中药店字样，号称有利咽润喉、清热解毒等功效。其实，多数润喉糖的包装上仅有"QS"标志，只有少数带有保健食品的标志。

【适用人群】急性咽炎患者在服用消炎药的同时，可适当服用润喉糖，有一定的辅助治疗作用。慢性咽炎病情复杂，患者服用润喉糖只能起到一时的缓解作用，无法根治。

【食用禁忌】不少中药润喉糖与解毒利咽的处方药"润喉糖"所含成分相似，不宜当作糖果长期食用，否则可能破坏口腔内部环境，引起菌群失调。中药润喉糖因成分复杂，安全性有待进一步证实，孕妇、儿童不要随意服用。**PM**

小贴士

中药糖食用注意事项

❶ 辨别中药糖的中药成分是否符合对应的证候。如：有的润喉糖主要作用是清凉润肺止咳，适合咽喉红肿灼痛、干咳少痰者服用，不适合积食或风寒引起的咳嗽、肝郁引起的慢性咽炎患者服用，否则可能影响康复。

❷ 注意中药糖中除中药和糖外的成分，权衡利弊，谨慎选用。如：含薄荷脑的润喉糖可能影响睡眠，含冰片的润喉糖可能引起腹泻，等等。

❸ 不宜长期服用中药糖，不应将具有止咳、利咽作用的非处方药当糖果吃。

❹ 糖尿病患者不宜食用中药糖，可在中医师指导下选用相关中药代茶饮。

中药泡脚属于中医医疗技术中"敷熨熏浴"类局部泡洗，历史悠久，老少皆宜，主要依靠泡洗时使用药液的热力及药物自身药效起到治疗与保健作用。

选择适合你的 泡脚方

上海中医药大学附属曙光医院治未病中心副主任医师　吴 欢

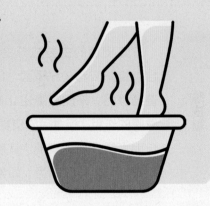

我国是足部疗法起源最早的国家，汉代《华佗秘笈·足心道》中记载："春天洗脚，升阳固脱；夏天洗脚，暑湿可祛；秋天洗脚，肺润肠濡；冬天洗脚，丹田温灼。"足部末梢神经和血管极其丰富，穴位颇多，足三阳经和足三阴经的起止都在脚上，奇经八脉的阴跷脉、阳跷脉、阴维脉、阳维脉，也都起于足部。这些经脉加强了足部与全身组织、器官的联系，通过刺激脚上穴位、经络可起到调节脏腑气血的作用。

使用中药药液浸泡双脚，可达到治疗局部或全身疾患的目的。足浴时药液可直接接触体表皮肤，中药中的有效成分有足够的时间进入体内，起到活血化瘀、消肿止痛、温经散寒、行气利水、杀虫消毒等作用。泡脚方中主要为热性、活血、疏风、通络类中药，可治疗受冷、受风、寒湿、劳累等引起的疾患。

■ "现成"中药泡脚包，并非人人皆宜

泡脚益处颇多，适用于阳气不足、气血不足、虚劳乏力、夜寐不安、便秘、中风、关节冷痛等患者。但需要注意的是，泡脚并非人人皆宜，市面上售卖的中药泡脚包也并非适合每个人的体质。

急性传染病、出血性疾病、败血症，严重心衰、呼吸衰竭、血栓性疾病患者，以及患处有伤口者，均忌泡脚。

市面上常见的中药泡脚包配料多为活血化瘀药，经期妇女须慎用，以防血液循环加快而致月经失调；妊娠期妇女忌用，以免导致胎儿供血不足，进而引发流产。

■ 不同情况，选择不同泡脚方

─ 痹病（关节筋脉不舒）─

痹病多因肝肾虚衰、体质下降、风寒湿邪流注关节、血瘀阻络、气血不运行等原因所致，表现为下肢关节与足部筋脉不舒，并随受伤、遇冷、过度劳累或关节老化等加重。此类患者泡脚时可使用具有活血化瘀、祛风除湿、疏经通络功效的中药：鸡血藤 20 克、伸筋草 20 克、络石藤 20 克、川芎 15 克、木瓜 15 克、川椒 15 克、路路通 15 克、海桐皮 15 克、秦艽 15 克。泡脚时可加入少量白酒（宜 10 毫升左右）。

─ 失眠 ─

失眠多因压力过大引起心神不宁、肝气郁结而致，可选用益气养血、疏肝理气、安神类中药：夜交藤 30 克、白芍 30 克、朱灯芯 2 克、郁金 20 克、菊花 10 克、熟地黄 20 克。睡前泡洗效果较好。

卒中（中风）等脑血管病恢复期

这类患者多表现为半身不遂、语言不利、口舌歪斜、偏身麻木，可通过泡脚缓解因血液循环差导致的足肿胀，可使用具有益气活血、化瘀通络功效的中药：黄芪 30 克、红花 20 克、蔓荆子 10 克、透骨草 15 克、防己 15 克、片姜黄 15 克、三棱 15 克、莪术 15 克、桂枝 30 克。

亚健康状态

平素久视电脑及手机、久坐、缺乏运动者，容易气血不足、正气亏虚，导致痰湿瘀血阻滞越来越重，继而出现疲劳综合征、亚健康等表现。

这类人群宜使用具有益气活血、化瘀祛湿的中药：黄芪 30 克、红花 20 克、当归 20 克、川芎 20 克、玉米须 30 克、生薏苡仁 30 克、桂枝 30 克。泡脚时宜仰头靠背、闭目养神，不要看手机。

阳气不足

部分人群在食冷饮、吹冷风后容易出现胃痛、腹泻、痛经、浑身发冷等症状，是阳气不足的表现。此类人若贸然直接食用温阳食物或药物，很容易"用力过猛"，导致口舌生疮、便秘、急躁、面部痤疮等"上火"表现。此时，泡脚是很好的选择。可使用具有温经散寒的中药：桂枝 30 克、肉桂粉 10 克、熟附片 20 克、生姜丝 30 克、川芎 20 克。

这类人群泡脚时水温宜略高，以使身体微微汗出；适当配合喝热开水或姜茶水，使内外热力共同作用，疗效更好。

筋瘤（静脉曲张）

筋瘤多因血脉薄弱、久行久立、过度劳累、气血运行不畅、血壅于下、瘀血阻滞，日久交错盘曲而成。"静脉曲张者不能泡脚"的说法并不全面，这类患者可选用活血化瘀、清热凉血的"银花外洗汤"泡洗：金银花 20 克、马齿苋 20 克、黄柏 20 克、苦参 20 克、川芎 15 克、当归尾 15 克、赤芍 15 克、苏木 15 克。泡洗时须注意，药液温度应不高于 37℃，以免血管过度扩张。**PM**

小贴士

泡脚时的注意事项

泡脚桶一般宜选择保温效果较好的木桶，具有加热功能的电热泡脚桶也是很好的选择。泡脚前将中药加水煎煮沸腾半小时，若膝盖以下有不适部位，药液量以能浸没患处为佳。不用特意去除药渣，可连药渣一起浸泡，有助于摩擦脚底穴位。如果使用的是有出水孔的电热泡脚桶，需注意避免药渣堵塞出水孔。

泡脚时水温宜在40℃左右，感知功能异常者或反应迟钝的老人须测温确认，避免对水温判断失误而致烫伤。泡脚过程中也要注意调节水温变化，及时添加热水。每次泡洗30分钟左右，1天1~2次，每次间隔3~7小时。1份药液可以反复加热使用3天。饱食、饥饿、饭前饭后半小时内、过度疲劳等情况下均不宜泡脚。

泡脚过程中，宜适当饮用温开水或茶水，以补充体液、增加血容量；泡脚时以微微出汗为宜，不可大汗淋漓，并要注意避免着凉，防风寒之邪内侵。

肿瘤治疗迈入精准时代，靶向药物功不可没。很多人以为，靶向药物能精准杀死肿瘤细胞，不会伤害正常细胞。事实并非如此，有些正常细胞也有一定的概率被靶向药物"误伤"，故而靶向药物也会产生不良反应。

靶向药物 并非"百发百中"

复旦大学附属肿瘤医院肿瘤内科　金奕滋　张 剑（主任医师）

靶向治疗也会"误伤"

不同于对细胞具有普遍杀伤作用的细胞毒类药物，靶向药物在设计开发之时主要针对的是在肿瘤发生、发展、增殖、侵袭、转移等生物学过程中关键的信号通路及分子。其中，一部分药物"单刀直入"，直接针对肿瘤细胞内的基因或蛋白分子发挥疗效；一部分药物"曲线救国"，针对支持肿瘤生长和扩散的微环境，进而发挥抗肿瘤作用。肿瘤的一系列生物学过程并不会发生于正常细胞中，因而针对这些靶点的药物具有高度的选择性，对正常组织和细胞的损害相对较小，不良反应相对较少。

然而，这并不意味着靶向药物完全不产生副作用。由于某些靶点非特异性地分布于正常组织和细胞中，靶向药物仍然有可能"误伤"正常细胞，导致不良反应的发生。

细数常见不良反应

① 皮肤毒性

【不良反应】常见皮肤瘙痒、痤疮样皮疹、手足综合征、色素沉着、毛发脱落等。

【相关药物】多见于以表皮生长因子受体（EGFR）为靶点的药物，主要包括：小分子酪氨酸激酶抑制剂（TKI）类，比如用于治疗晚期非小细胞肺癌的吉非替尼、厄洛替尼、埃克替尼等；大分子单克隆抗体，比如用于治疗转移性结直肠癌的西妥昔单抗、治疗食管癌的尼妥珠单抗等。

【应对措施】在开始治疗时，采取涂抹润肤霜使皮肤保持湿润、避免阳光照射等措施，可预防皮肤不良反应的发生。出现皮疹时，应首先评估其严重程度，轻度及中度不良反应者一般无须减少药物剂量，通过局部涂抹外用药等对症处理可使之得到一定的缓解；经处理后不能缓解的重度皮肤反应者，应考虑药物减量，甚至停药。

② 消化道毒性

【不良反应】腹泻、恶心、呕吐、食欲不振、口腔黏膜炎等，其中以腹泻最为常见。

【相关药物】这是TKI类药物常见的不良反应，如吉非替尼、厄洛替尼、吡咯替尼、拉帕替尼、索拉非尼等。

【应对措施】轻度腹泻患者可采取调整饮食、补液及服用洛哌丁胺对症治疗，无须中断治疗；影响日常生活的中、重度腹泻或伴并发症的复杂性腹泻患者应暂停用药，待腹泻停止后，再考虑以低剂量重新开始治疗。

③ 心血管毒性

【不良反应】主要有心悸、心律失常、左心室射血减少等，严重者可能发生心力衰竭，有些患者可有血压升高。

【相关药物】曲妥珠单抗有一定的心脏毒性，尤其与环磷酰胺、阿霉素联用时，可增加心功能障碍的发生率。抗血管内皮生长因子（VEGF）的单抗药物贝伐珠单抗会增加高血压的发生率。

【应对措施】选择合适的应用人群和药物联用方案可降低心功能障碍的发生风险。使用曲妥珠单抗前，应首先评估患者心功能，使用期间应每3个月监测心功能一次，合并心功能不全的患者须进行更密切的监测，必要时停药。使用贝伐珠单抗时，患者应监测血压，发生高血压的患者一般可使用血管紧张素转化酶抑制剂（ACEI）、利尿剂、钙离子拮抗剂等药物控制血压，不必中断治疗。

④ 肺毒性

【不良反应】呼吸困难、间质性肺病、非心源性肺水肿、急性呼吸窘迫综合征、肺纤维化等。

【相关药物】吉非替尼、厄洛替尼、克唑替尼、阿法替尼、依维莫司、利妥昔单抗、恩美曲妥珠单抗（T-DM1）和曲妥珠-德鲁替康单抗（DS-8201）等均存在一定的导致间质性肺病的风险。

【应对措施】如果出现咳嗽、胸痛、呼吸困难等呼吸系统症状，患者应重视并及时就医。当发生间质性肺病时，一般应暂停用药并密切观察，根据不良反应严重程度决定是否需要永久停药。

⑤ 神经毒性

【不良反应】主要表现为头晕、头痛，可有周围神经病变，以感觉神经异常为主。

【相关药物】恩美曲妥珠单抗、克唑替尼、色瑞替尼、硼替佐米、阿仑单抗等。

【应对措施】靶向药物所致神经损害，早期通常是可逆的。患者出现相关症状后应及时就医，避免贻误治疗时机，根据神经病变的严重程度进行相应的对症治疗，必要时减药甚至停药。

⑥ 其他毒性

• 血液系统异常　如恩美曲妥珠单抗可引起血小板减少，细胞周期蛋白依赖性激酶4/6（CDK4/6）抑制剂可引起中性粒细胞减少，伊马替尼可导致中性粒细胞减少、血小板减少、贫血等。

• 代谢异常　如西妥昔单抗可能引起低镁血症，依维莫司可能引起高血糖、血脂异常等代谢障碍。

• 肝功能异常　如TKI类药物可能引起血清谷丙转氨酶、谷草转氨酶数值升高。

• 视觉异常　这是克唑替尼较为特殊的不良反应，如视力下降、视物模糊、产生闪光感等。**PM**

专家简介

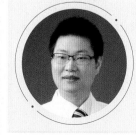

张 剑　复旦大学附属肿瘤医院肿瘤内科副主任、主任医师、教授，中国抗癌协会乳腺癌专业委员会常委，中国研究型医院学会乳腺专业委员会青委会副主任委员，上海市抗癌协会肿瘤药物临床研究专业委员会候任主任委员、肿瘤药学专业委员会副主任委员。

专家提醒

无论医师还是患者，都需要了解并正视靶向药物的不良反应。患者应积极配合医师做好相应的监测，出现相关症状后及时就医；但也不可"因噎废食"，不宜自行减药或中断治疗。

《大众医学》再获殊荣！传播健康，我们是专业的！

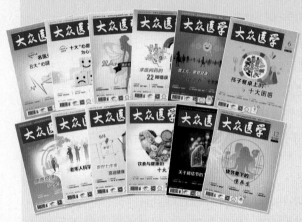

2021年，《大众医学》杂志收获满满、捷报频传！8月，《大众医学》入选首批上海市健康科普品牌；10月，再次入围"国内数字阅读影响力期刊百强排行榜"；11月，入选"2021年中国优秀科普期刊目录"；12月，获评"第七届华东地区优秀期刊"。

这些荣誉的取得，是各级主管部门、行业协会、广大读者等对《大众医学》杂志办刊能力和专业性的肯定，也是激励我们不断前行的动力。2022年，我们将继续努力，通过多形式、多渠道、全媒体的方式，把健康知识送到千家万户。

《80天变身护理达人》再获重量级科普奖项！

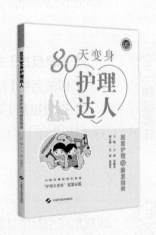

《80天变身护理达人》以通俗易懂的文字、图片和配套视频，介绍了80个与家庭护理相关的知识点，内容包括家庭基本护理操作、常见伤害的家庭急救、突发病痛的家庭急救、常见伤病的家庭康复护理等。该书的出版，旨在推广"家庭照顾者"的理念，促进形成针对个人、家属、家庭护理人员"多方合力"的家庭养老体系，以"护养结合"推动"医养结合"。该书自2018年出版以来，深受广大读者欢迎，先后重印2次，累计发行1.2万册，近期拟进行第3次重印，曾先后荣获科技部"全国优秀科普图书"，国家卫健委、科技部、中国科协"新时代优秀科普作品"，上海市优秀科普图书，中国科普作家协会优秀科普作品银奖。近日，中国中西医结合学会科学技术奖揭晓，《80天变身护理达人》获评"中国中西医结合学会科学技术奖科普奖"。

以爱铸魂 乐善有恒

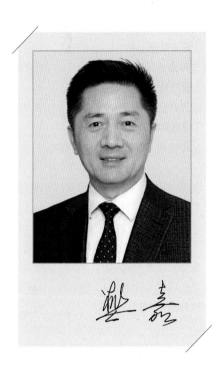

樊嘉，中国科学院院士，复旦大学附属中山医院院长、教授、主任医师、博士生导师，上海市肝病研究所所长，上海市肝脏肿瘤临床医学中心主任，复旦大学肝癌研究所所长，复旦大学器官移植中心主任，复旦中山肿瘤防治中心主任，国家癌症中心肝癌质控专家委员会主任委员，中国医师协会外科医师分会会长、肝脏外科医师委员会主任委员，中国临床肿瘤学会（CSCO）副理事长，中华医学会常务理事。

2021年12月29日下午，在复旦大学附属中山医院精神文明建设总结大会现场，我们播放了两台特别的手术：躺在手术台上的是中山医院"心·肝宝贝"公益项目救助的两位病人——患有严重心脏瓣膜病的退休党员老水和不幸罹患肝肿瘤的年轻姑娘婷婷，主刀医生分别是葛均波院士和我。

中山医院"心·肝宝贝"公益项目于2017年正式启动，由中山医院与陈灏珠院士医学发展基金共同发起，旨在为因经济原因无力支付手术费用的心脏疾病和肝脏疾病病人提供医疗救助。该项目实施5年来，已成功救助了62位病人，其间发生了很多动人的故事：有些病人身处边远地区，没有能力去当地成规模的医院看病，也无力负担治疗费用；有些

病人在手术前后需要陪护，经济上难以为继……针对这些病人，"心·肝宝贝"项目不仅资助他们手术费用，还尽力帮助他们解决后顾之忧。

2019年暑假，我院心血管研究所党支部的党员们把两年来救助过的部分先天性心脏病患儿从云南接到上海，对他们进行术后随访、科普宣教和康复指导。这些孩子明显比手术前长高了、长壮了。我们医院的"医二代"小朋友们还与他们结对，手拉手同游上海。看到孩子们脸上洋溢着的幸福笑容，让我重温了医疗工作的初心。

2021年国务院办公厅发布的《关于推动公立医院高质量发展的意见》中指出，要建设公立医院高质量发展新文化，凝聚支撑医院高质量发展的精神力量。我认为，一家高质量发展的医院，应该是富有社会责任感的医院、有公益心的医院。公益慈善不仅是慷慨的资助行为，更是通过内心的升

华与自觉的奉献，提升与丰富医院的精神文化内涵，激发关心社会、回报社会的正能量。

弘扬"救死扶伤，敬佑生命，甘于奉献，大爱无疆"的主旋律，能让医疗工作充满温暖和关怀，透射医学人文的精神和美德。用爱心凝聚爱心，用大爱催生大爱，将不断增强医院的生机与活力，为病人们送去生的希望、医的呵护、爱的温暖。

回首望去，中山医院"心·肝宝贝"的公益之路不是一朝一夕完成的，而是一步步践行出来的。那一个个坚实有力的脚印，都是用心的证明，蕴含的是人心向善、人民情怀、人间大爱。

以爱铸魂，乐善有恒。中山医院将继续坚守美好初心，凝聚向善力量，勇担社会责任，拓展更新的公益践行方式，创新更有价值的公益事业，传承"一切为了病人"的中山精神，让"生命之花"绽放得更加鲜艳！ **PM**

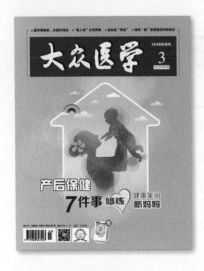

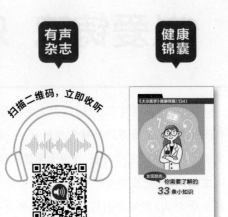

有声杂志
扫描二维码，立即收听

健康锦囊
《大众医学》健康锦囊（134）
发现惊喜
你需要了解的
33 条小知识

大众医学
官方微信公众号

 特别关注

产后保健七件事，修炼健康美丽新妈妈

十月怀胎，一朝分娩。在分娩过程中，产妇会出现疼痛、疲劳、出血等状况，还可能遭遇难产等危险；分娩后，产妇的生理和心理会发生一系列变化，还需要肩负哺育新生宝宝的重任。产后女性如何才能尽快恢复到孕前状态，适应新角色，并保持身心健康，开启健康又美丽的人生"新征程"呢？本刊特邀相关领域权威专家盘点"产后保健"那些事。

本期封面、内文部分图片由图虫创意提供

轻松订阅

★ 邮局订阅：邮发代号 4-11
★ 网上订阅：www.popumed.com（《大众医学》网站）/ http://item.zazhipu.com/2000399.html（杂志铺网站）
★ 上门收订：11185（中国邮政集团全国统一客户服务）
★ 本社邮购：021-53203260 / 021-64845191
★ 网上零售：shkxjscbs.tmall.com（上海科学技术出版社天猫旗舰店）
★ 微信订阅：扫描右侧二维码，在线订阅

 微信订阅

首届国家期刊奖　第三届中国出版政府奖期刊奖提名奖　新中国60年有影响力的期刊
华东地区优秀期刊　中国百强报刊　上海市健康科普品牌　中国优秀科普期刊

大众医学®（月刊）

2022年第3期　Dazhong Yixue

特别提醒 第4期上市时间：2022年4月6日

顾问委员会
主任委员　王陇德　陈孝平
委　员（按姓氏拼音排序）
陈君石　陈可冀　曹雪涛　戴尅戎
樊　嘉　顾玉东　郭应禄　黄荷凤
廖万清　陆道培　刘允怡　郎景和
宁　光　邱贵兴　邱蔚六　阮长耿
沈渔邨　孙　燕　汤钊猷　王正国
王正敏　汪忠镐　吴咸中　项坤三
曾溢滔　曾益新　张金哲　赵玉沛
钟南山　周良辅　庄　辉

名誉主编　胡锦华
主　编　温泽远
执行主编　贾永兴

编辑部
主任/副主编　黄　蕙
副主任　王丽云
文字编辑　刘　利　张　磊　莫丹丹
　　　　　蒋美琴　曹　阳
美术编辑　李成俭　陈　洁

主　管　上海世纪出版（集团）有限公司
主　办　上海科学技术出版社有限公司

编辑、出版　《大众医学》编辑部
编辑部　（021）53203131
网　址　www.popumed.com
电子信箱　popularmedicine@sstp.cn

邮购部　（021）53203260

营销部
副总监　夏叶玲
客户经理　潘　峥　马　骏　李海萍
订阅咨询　（021）53203103
　　　　　13816800360
广告总代理　上海高精广告有限公司
电　话　（021）53203105

编辑部、邮购部、营销部地址
上海市闵行区号景路159弄A座9F-10F
邮政编码　201101

发行范围　公开发行
国内发行　上海市报刊发行局、陕西省邮政
　　　　　报刊发行局、重庆市报刊发行局、
　　　　　深圳市报刊发行局等
国内邮发代号　4-11
国内统一连续出版物号　CN 31-1369/R
国际标准连续出版物号　ISSN 1000-8470
国内订购　全国各地邮局
国外发行　中国国际图书贸易总公司
　　　　　（北京邮政399信箱）
国外发行代号　M158

印　刷　杭州日报报业集团盛元印务有限公司
出版日期　3月10日
定　价　15.00元

88页（附赠32开小册子16页）

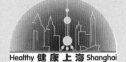
大众医学 —— Healthy 健康上海行动 Shanghai 指定杂志合作媒体

《健康上海行动（2019—2030年）》提出18个重大专项行动、100条举措，将为上海2400多万市民筑牢织密一张"生命健康网"，全方位、全周期、全领域维护与保障市民健康。市民健康水平和健康城市能级的不断提升，需要全社会、全体市民共同参与和努力。《大众医学》作为健康上海行动指定杂志合作媒体，邀您与健康结伴同"行"。

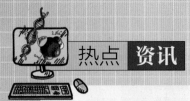
国家卫健委再解答奥密克戎

近日，多地报告发现奥密克戎变异株感染病例。中国疾控中心专家表示：现有疫苗对奥密克戎预防能力有所下降，但未发现奥密克戎变异株引起重症率和死亡率上升；多国流行病学数据提示，奥密克戎变异株传播能力虽较其他变异株有所增强，但戴口罩仍然是阻断病毒传播的有效方式，对于奥密克戎变异株同样适用。即使在完成全程疫苗接种和接种加强针的情况下，也同样需要在室内公共场所、公共交通工具等处佩戴口罩。此外，还要勤洗手，做好室内通风，做好个人健康监测，减少非必要出行。

"新冠一代"婴儿：言语、运动和整体认知能力有所下降

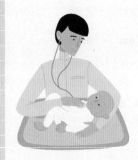

在疫情期间出生的婴儿如今最大已有 2 周岁，这些婴儿出生即面对充满口罩的世界，与外界接触的机会也大大减少。近期一项发表于《自然》杂志上的研究结果显示，"新冠一代"的婴儿普遍在大运动、精细运动和沟通技能测试中，平均得分偏低，言语、运动和整体认知能力有所下降。其中，低收入家庭的婴儿下降幅度最大，男孩比女孩受到的影响更大，受影响最明显的是大运动技能。研究人员分析，在"新冠"大环境下，母亲孕期经历的巨大压力可能是影响胎儿大脑发育的主要因素。

"打工人"警惕：每周工作时间超 55 小时影响身心健康

随着社会节奏加快，加班已逐渐成为打工人的"必备素养"。世界卫生组织研究显示，全球有 4.5 亿人每周工作超过 55 个小时。近期，一项研究聚焦于长时间工作与常见身心健康状况的相关性，结果显示，与每周工作 35～40 小时的人相比，每周工作时间超过 55 小时者，在 65 岁之前死于心血管疾病的风险增加 52%，且增加患细菌感染、糖尿病、抑郁症等疾病的风险。

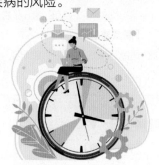

无针疫苗注射机器人：更高效，更安全

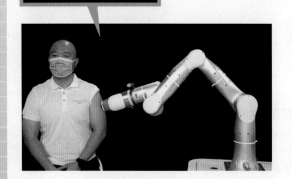

近期，同济大学齐鹏团队正式发布一款全自动无针疫苗注射机器人，该机器人使用结合自适应力控机械臂与无针注射器，可以快速、无痛地在半秒内完成药液注射，适用于皮下或肌内注射的不同种类疫苗，满足不同人群的注射需求。

据介绍，无针注射利用压力源产生的瞬间压力，推动药剂经过一个极细的喷嘴形成射流，高速穿过皮肤，直接进入注射部位。相对有针注射，它在使用安全性方面优势突出，不仅可消除受种者的恐针心理，还无针头划伤风险。

全自动无针疫苗注射机器人在疫苗注射高峰时段可保证注射效率，降低痛感体验，有助于大幅度节约黄金时间，降低医护人员的工作负担，提高疫苗注射效率和作用效果，将"稳、准、精"落到实处。

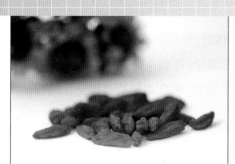

定期食用枸杞子，有助预防或延缓老年性黄斑变性

年龄相关黄斑变性（AMD）多发生于 45 岁以上人群，患病率随年龄增长而升高，是老年人视力丧失的主要原因。中医认为枸杞子具有"明目"作用。近日，美国加州大学研究人员发现，健康中年人定期食用枸杞子有助于预防或延缓年龄相关黄斑变性的发生。

枸杞子中含有大量可降低年龄相关黄斑变性风险的叶黄素和玉米黄质，视网膜中的叶黄素和玉米黄质含量越高，眼睛获得的保护就越多。这项研究初步表明，枸杞子作为一种天然食物，可以帮助改善健康人群的黄斑色素，预防或延缓 AMD 的发生和发展。

首次揭示：指纹与身体发育基因存在关联

人体外部特征与遗传基因之间具有密切联系。目前，科学界已经发现不同肤纹与先天性疾病间的关联，如唐氏综合征患者常有断掌、足拇趾弓状球纹等特征。通过查看婴儿肤纹，已有 98% 的准确率可以判断婴儿是否患有唐氏综合征。

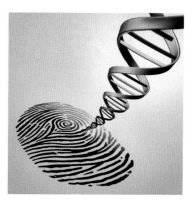

近期，一项刊登在国际顶级生物学期刊《细胞》杂志的研究首次揭示，人类指纹和肢体发育存在高度的基因关联，手指斗纹越多，小指越长。破解指纹的基因密码，有助于进一步研究人体外部特征与遗传基因之间的关系，在先天疾病早筛、疾病预防、职业体质选拔等各领域发挥重大价值。

全球首例"人面兽心"手术成功进行

近期，美国马里兰大学医学中心发布消息，已成功进行全球首例猪心脏移植人体手术，将经基因改造的猪的心脏移植入一名美国男性心脏病患者体内。

本次手术的供体猪，在出生前曾接受过 10 处特异性基因改造，包括敲除 3 处"可能引起免疫排斥"的基因，插入 6 处"防止血液在心脏凝结"的人类基因，以及敲除 1 处"过度生长"基因。这次异种器官移植首次证明，经基因编辑的动物心脏可以在人体内正常工作，未来或有望帮助解决移植器官短缺的问题。

血检技术有望提前 6 年预测阿尔茨海默病

Diadem 公司近期宣布，美国食品药品监理局已授予其开发的 AlzoSure Predict 试剂盒以检测突破性医疗器械资格。该试剂盒是一种基于血浆生物标志物的检测试剂盒，可高精度地识别 50 岁以上有认知障碍迹象但症状并不明显的个体是否会进展为阿尔茨海默病，并可提前 6 年进行预判。**PM**

（本版内容由本刊编辑部综合摘编）

"幽幽管"上线，10 分钟自测幽门螺杆菌

幽门螺杆菌是国际公认的导致胃癌的 I 类致癌物，在中国人群中的感染率高达 40% ~ 60%。近期，国内首个消费者可自行监测幽门螺杆菌的产品"幽幽管"已开始发售。"幽幽管"采取了取样和检测一体化设计，采样后将取样棒插回试剂管，摇匀后按下管盖，10 分钟即可读取结果。检测过程无创，无需服药和空腹。前期研究数据显示，受试者自测结果与专业检测结果对比，符合率达到 100%。

十月怀胎，一朝分娩。在分娩过程中，产妇会出现疼痛、疲劳、出血等状况，还可能遭遇难产等危险；分娩后，产妇的生理和心理会发生一系列变化，还需要肩负哺育新生宝宝的重任。产后女性如何才能尽快恢复到孕前状态，适应新角色，并保持身心健康，开启健康又美丽的人生"新征程"呢？本刊特邀相关领域权威专家盘点"产后保健"那些事。

产后保健七件事，
修炼健康美丽新妈妈

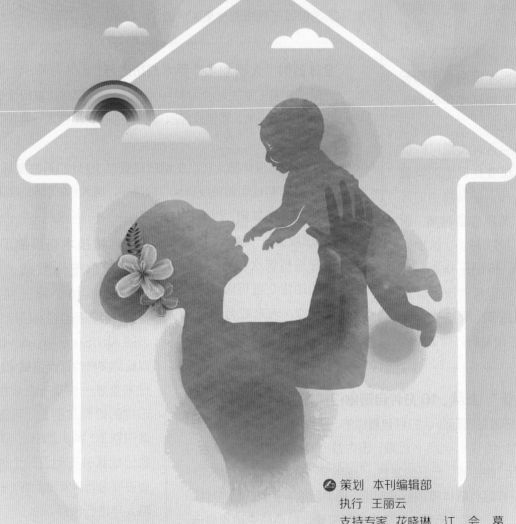

策划　本刊编辑部
执行　王丽云
支持专家　花晓琳　江　会　葛　声　彭代辉
　　　　　夏　艳　刘小华　陈　焱　姚晓英

从胎儿、胎盘娩出至产妇全身器官（除乳腺外）恢复至孕前状态，通常需要6周，这段时间称为产褥期。

1 生活起居 顺应变化，科学"坐月子"

同济大学附属第一妇婴保健院产科　裴锦丹　花晓琳（主任医师）

产褥期生理变化大

产褥期的生理变化主要包括乳房泌乳、子宫复旧、恶露排出、出汗等。产后24小时内，产妇的体温略有升高，一般不超过38℃。产后1~3天，乳房开始分泌初乳；产后3~4天，乳房开始充盈，血管扩张，产妇可能会出现"泌乳热"（体温略升高，但不超过38℃，一般持续4~16小时后下降）。分娩后，子宫收缩到脐部以下，之后宫底高度每天下降1~2厘米，产后10天左右，子宫降入盆腔内。随着子宫蜕膜脱落，含有血液及坏死蜕膜的组织排出，称为恶露。其颜色产后最初3天为红色，3~14天为淡红色，之后逐渐变成淡黄色、白色黏液。产后，孕期潴留在体内的部分水分会通过皮肤排泄，睡眠时尤为明显，故产妇醒来时常满头大汗，称为"产褥汗"。

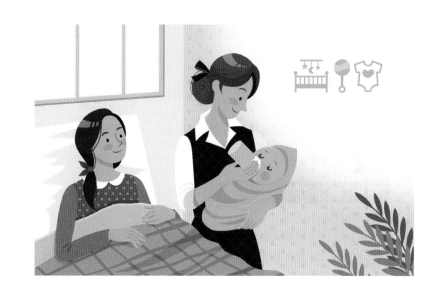

科学"坐月子"五原则

"坐月子"是中华民族的传统习俗。产妇经历了怀孕期间和分娩之后的变化，需要通过"坐月子"进行休息和调理，促进恢复。科学"坐月子"有以下几个原则：

❶ **充分休养** 在产褥期，产妇要充分休息，保证充足睡眠，调养好身体，以促进全身各系统、各器官，尤其是生殖器官的尽快恢复。

❷ **适宜室温** 室内温度宜维持在26~28℃，湿度维持在55%~65%。如果室内温度过高或过低，空调可适当使用，但不要直接对着产妇和宝宝吹。同时，应注意通风，保持室内空气流通。

❸ **适度活动** "坐月子"并不是整天坐着、躺着。自然分娩者，产后2小时即可下床如厕；剖宫产者术后2小时可翻身侧卧，24小时后可下地活动。适度活动可以促进恶露排出，加速身体恢复；剖宫产者适当活动，还可以减少术后盆、腹腔粘连，有助于排气。尤

专家简介

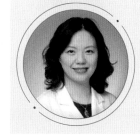

花晓琳　同济大学附属第一妇婴保健院产科副主任、主任医师、博士生导师，中华医学会围产医学分会重症学组委员，中国性教育协会理事，中国妇幼保健协会妇幼健康服务产业委员会委员。擅长胎盘源性疾病（子痫前期、早产）等妊娠合并症和并发症的诊断和治疗，高危妊娠的管理，以及产前诊断与咨询，等等。

其重要的是，尽早活动、适当运动，可以预防血栓栓塞性疾病。

❹ **注意卫生** 长时间不洗头、不洗澡，容易导致细菌滋生；尤其是在炎热的夏天，产妇出汗多，如果不注意卫生，可能造成皮肤发炎、伤口感染。一般情况下，顺产者产后3天可用温水淋浴，剖宫产者可于术后1周用温水淋浴，洗完澡要及时擦干身体、吹干头发，以免着凉。

❺ **合理饮食** 合理的饮食调养可帮助产妇尽快补充足够的营养素，促进身体恢复，满足新生儿生长发育的需要。

产褥期的饮食应以温补、少油、少盐为主。产妇宜多喝水，适当多吃富含膳食纤维的食物，以预防便秘。

护理伤口，保持清洁干燥

无论是自然分娩还是剖宫产，都可能会留下伤口，产妇应在医生指导下做好伤口护理。会阴左侧切开者可采取右侧卧位，会阴正中切开、剖宫产者可交替左右侧卧位。大小便后及恶露较多时，宜用流动水清洗，并用干燥毛巾擦干，保持会阴部干燥。宜穿棉质内裤，勤换卫生巾，尽量不要使用纸尿裤，因其透气性差，容易因滋生细菌而导致会阴部伤口感染。

观察恶露，发现异常及时就诊

产后恶露的总量为 250 ~ 500 毫升，一般持续 4 ~ 6 周。血性

这些"坐月子"习俗该摒弃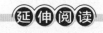

① **不能洗澡**
- ✖ 传统观念认为，产妇在分娩后气血两虚，月子里洗澡会导致以后患风湿病。
- ✔ 现代医学认为，产后及时清洁身体，可有效缓解疲劳，避免伤口感染。

② **不能洗头**
- ✖ 传统观念认为，产后洗头易使湿寒邪气侵入头皮，导致日后头痛、脱发。
- ✔ 现代医学认为，产后洗头，既能保持清洁，还促进头皮血液循环，但洗完后要立即吹干头发。

③ **不能刷牙**
- ✖ 传统观念认为，月子里刷牙会动摇牙根，伤及牙龈，造成牙齿过早松动、脱落。
- ✔ 现代医学认为，产后不刷牙，容易导致龋病、牙周病等。产妇进餐后，应用温水、软毛牙刷刷牙。

④ **不能吃果蔬**
- ✖ 传统观念认为，产妇脾胃虚弱，吃蔬菜、水果容易引起胃肠炎，导致腹痛、腹泻。
- ✔ 现代医学认为，产妇应适量吃富含膳食纤维的蔬菜、水果，有助于预防产后便秘。

⑤ **不能吹空调**
- ✖ 传统观念认为，产妇全身骨缝都被打开，风邪易入体，会造成身体疼痛，因此不能吹风。
- ✔ 现代医学认为，产后需要保持舒适的温度、湿度，产妇可以使用空调、暖气，但不能直接对着风口吹。

⑥ **不能下床**
- ✖ 传统观念认为，产妇体质虚弱、筋骨松软，下床活动不利于恢复。
- ✔ 现代医学认为，产后应适当活动，不仅可促进子宫复旧、恶露排出，还有助于预防下肢静脉血栓及便秘。

⑦ **不能吃盐**
- ✖ 传统观念认为，产妇吃盐会导致身体水肿，影响下奶。
- ✔ 现代医学建议，产后出汗多、乳腺分泌旺盛，产妇适当补充盐分、水分很重要。

⑧ **要多吃鸡蛋**
- ✖ 传统观念认为，鸡蛋养心补血，吃得越多，产妇身体恢复得越快。
- ✔ 现代医学建议，鸡蛋富含蛋白质，可促进乳汁分泌，但不宜多吃，每天吃2个鸡蛋即可。

恶露量比较多，含有较多血液，有时带有血块，持续 3~4 天。浆液恶露含有较多浆液，呈淡红色，持续 10 天左右。白色恶露含有大量白细胞，色泽较白，质黏稠，持续 3 周左右。

如果在分娩 1 个月后，恶露仍较多，伴臭秽或腐臭气味，或产妇有腹痛、发热等症状，表示可能存在感染，应尽快就诊。如果恶露量逐渐增多，颜色逐渐变红、变深，或出现血块，可能是子宫出血、阴道创伤或感染等所致，产妇也要尽快就诊。

睡眠被"打碎"，"睡足"有秘诀

充足的睡眠对产妇来说非常重要。产褥期睡好觉，不仅有助于身体恢复，还能保证乳汁的分泌。新生儿一般每 2~4 小时就要吃一次奶，妈妈们的睡眠常因此被打断。产后新妈妈如何在照顾宝宝的同时又保证充足睡眠呢？首先，新妈妈要找准节奏，在宝宝睡觉时和他一起睡，"少量多次"，保证睡眠总量充足。其次，晚上请家人轮流照顾宝宝，让产妇获得更多的休息时间。此外，妈妈应避免使宝宝养成一哭就抱、抱着睡的习惯，为自己留出更多的休息时间。如果妈妈奶水不足，可给宝宝夜间睡前加喂配方奶，以让宝宝睡眠时间更长，也有助于妈妈休息。

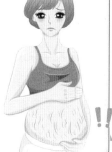

小贴士

妊娠纹会消失吗

怀孕期间，由于受激素影响，加之腹部膨隆，腹部等部位的皮肤的弹力纤维与胶原纤维会受损或断裂，皮肤变薄，部分孕妇会出现宽窄不同、长短不一的粉红色或紫红色波浪状花纹，即妊娠纹。孕期适度运动、均衡营养、避免体重增长过多、使用托腹带等，有助于预防妊娠纹。产后，妊娠纹不会消失，但会逐渐变淡，变成白色或银白色、有光泽的瘢痕线纹。

选"月子中心"该注意哪些问题　　　　　　**延伸阅读**

现代社会生活节奏快，小家庭人口结构简单，产妇生产、坐月子，常找不着人照顾。因此，有些产妇选择到月子中心、月子会所"坐月子"。如何选择合适的月子中心呢？

❶ 月子中心是否正规

这是挑选月子中心首先要考虑的问题。月子中心是集母婴护理、餐饮、住宿为一体的机构，要有营业资格和相关监管。

❷ 工作人员是否专业

在月子中心，专业护理人员是必备的。入住前要确认护理人员是否具有相关资格证书、有无照护宝宝的经验，以及护理人员的轮班安排是否合理，等等。

❸ 膳食营养是否合理

月子餐五花八门，一般以清淡、营养、丰富、均衡为主。因此，考量月子中心膳食主要看食材是否新鲜、菜式是否合口。

❹ 安全、卫生措施是否到位

月子中心应有完善的安保措施和卫生措施，确保妈妈和宝宝的安全，避免疾病传播。产妇应随时能看到宝宝，随时了解宝宝的情况。月子中心还应有专业儿科医师巡诊，宝宝如有异常，能被及时发现。

母乳喂养不但经济、环保，而且对宝宝和妈妈来说是"双赢"的。母乳不仅能满足宝宝成长所需的营养，其中的活性物质还可以为宝宝提供"防护服"，让宝宝增强抵抗力；而通过母乳喂养，妈妈不仅能快速恢复身材，将来患乳腺癌及卵巢癌的风险也大大降低。

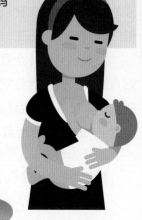

2 母乳喂养 尽早开奶，宝宝健壮妈妈美

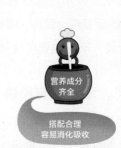

同济大学附属第一妇婴保健院　郭娜菲　江 会（主任护师）

母乳喂养，母婴身心更健康

对宝宝来说，母乳各种营养成分不但品种齐全、搭配合理，而且容易消化吸收。母乳含有丰富的提高机体免疫力的物质，如免疫球蛋白、补体、溶菌素，以及抗炎、免疫调节因子等，可以保护宝宝免于各种病原体的感染，还可以降低宝宝发生过敏性疾病及肥胖的风险；母乳中含有大脑发育所需的不饱和脂肪酸、核苷酸、氨基酸、乳糖等物质，能促进脑细胞发育，有利于宝宝的智力发展。哺乳过程中，母婴亲密无间，可满足宝宝对温暖、安全及爱的需求，有助于宝宝的人格发展。

对新妈妈而言，坚持母乳喂养好处多多：有利于培养良好的亲子关系，

享受为人母的满足；促进子宫收缩，减少阴道出血，促进恶露排出，有利于子宫的恢复；哺乳期间排卵暂停，可以减少将来患卵巢癌、乳腺癌的风险；有效消耗怀孕时积累的脂肪，避免产后肥胖。

宝宝是最好的"开奶师"

产后没有奶是困扰很多妈妈的难题。其实，为了给宝宝最好的"口粮"，从孕16周开始，准妈妈的乳腺细胞就已经具备合成乳汁的能力了，只是此时泌乳素被高水平的黄体酮抑制，不会分泌乳汁。当宝宝和胎盘娩出以后，黄体酮撤退，泌乳素水平上升，乳房的"封印"被解除，进入产乳期。但这并不意味着产后乳房会立刻分泌大量乳汁，一般需要2～3天，即俗称的"下奶"。

由此可见，产妇在分娩后并不是没有奶，而是要经历一个奶量从少到多的过程。在这个阶段，宝宝的吸吮可以促进妈妈乳汁的产生和释放。因此，新妈妈产后应尽早（半小时内）让宝宝频繁、有效地吸吮乳房，宝宝才是最好的"开奶师"！

按需喂养不设限

产妇分娩后9天左右，乳汁分泌从主要由内分泌控制转变为自分泌调节，乳汁量由急剧上升变为缓慢增加，最终到达平稳状态。在这个阶段，乳汁的生成量是由乳汁的移出量决定的。也就是说，妈妈的乳房会按照宝宝吸吮出的量"智能"调节"产量"，如果乳汁没有被移出（包括宝宝吸吮、使用吸奶器吸出或通过手挤出），乳腺细胞就会产

专家简介

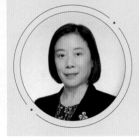

江 会　同济大学附属第一妇婴保健院护理部主任、主任护师、博士生导师，中华护理学会产科专业委员会委员、中国妇幼保健协会护理分会副主任委员、助产士分会行政管理学组副组长、中国优生优育协会常委、上海市优生优育科学协会理事、母乳喂养专业委员会委员。

生"泌乳反馈抑制因子"，它会告诉乳房："少分泌一些乳汁，宝宝已经够吃了！"

因此，妈妈应按照宝宝的需要哺乳，每次哺乳不限制宝宝的吸吮时间。同时，还应观察宝宝的吸吮、吞咽、生长、发育及排便等，以确保宝宝摄入足够乳汁，妈妈维持泌乳。

"下奶"关键词：多喝水，均衡营养

浓汤的白色来源于脂肪的乳化，汤越浓白，代表脂肪含量越高。在中国传统习俗中，常让产妇喝荤汤（鸡汤、猪蹄汤、甲鱼汤、鲫鱼汤等）下奶，是因为产妇多瘦弱，需要补充脂肪来产生乳汁。现在生活条件优越，准妈妈在孕期就将一部分脂肪储存在体内，它们可以作为乳汁中脂肪的部分来源，不必顿顿都喝"荤汤"。喝少油的汤，既美味，又补充水分，还能补充泌乳所需的营养素，一举多得；喝鸡汤、鱼汤、猪蹄汤时，可以先去掉浮油，或者用冷冻的方法把乳白色汤中的脂肪去除，以免摄入过多脂肪。

乳汁量与乳房大小无关

女性的乳房由乳腺组织、脂肪组织和结缔组织组成，决定乳房大小的是乳房内的脂肪组织，而产生乳汁的是乳腺组织。在孕期，乳腺组织便开始增加，为产后泌乳做准备。产后，只要有足够的刺激（吸吮），乳汁就会不断生成。因此，不管孕前乳房是"A罩杯"还是"C罩杯"，都不会影响泌乳量。这就好比两个大小不一的水龙头，只要出水顺利，最终都能把水桶装满。

喂奶也要有"技术"

宝宝吃奶的过程中，乳汁的成分在不断变化。先吸出来的奶叫"前奶"，通常也被称为"开胃菜"，较稀薄，富含水分、蛋白质和乳糖，是"解渴"的；随后而来的"后奶"富含脂肪、乳糖和其他营养素，颜色偏白或黄，可提供许多能量，使宝宝有饱腹感，是"正餐"，比较耐饿。因此，妈妈每次喂奶时，应该保证宝宝至少吃空一侧乳房，这样才能让宝宝摄入均衡的营养。

巧解喂奶难题　　　　　　　　　　　　　　　　　　　　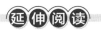

难题❶：乳头疼痛、破损

对策：采取正确的哺乳姿势

错误的哺乳姿势、过度清洁乳头、感染等，都可能导致乳头皲裂。妈妈们喂奶时，不要让宝宝只含着乳头，而要含住乳头和部分乳晕。不要过度清洁乳头，更不要使用肥皂或酒精清洁乳头。若发生乳头皲裂，要注意改进哺乳姿势，先用未受伤的一侧乳房进行喂养；在皲裂处涂抹适量乳汁或羊脂膏，待表面干燥后再穿衣服；穿棉质、尺码合适的内衣，以更好地保护乳房。

难题❷：乳房肿胀

对策：早期、频繁、有效吸吮

产后尽早让宝宝频繁、有效地吸吮，能有效预防乳房肿胀。宝宝吸得越多，乳腺管越通畅，乳房肿胀的情况就越不容易发生。发生乳房肿胀后，妈妈们也不必过于担心，每天哺乳8～12次，让宝宝频繁吸吮乳房，有效转移乳房内的乳汁，是缓解乳房肿胀的有效方法。必要时，也可以在宝宝吸吮后进行乳房按摩，或挤出剩余的乳汁，进一步排空乳房。此外，保持心情放松对妈妈来说也是很重要的。

难题❸：乳腺炎

对策：排空乳房，必要时治疗

如果出现乳房疼痛、局部红肿，并伴发热、寒战、头痛、恶心、呕吐等症状，说明可能已经发生了乳腺炎。早期，排空乳房是主要处理方法，宜坚持哺乳并增加哺乳次数。如果乳房局部出现脓肿，患侧乳房应停止哺乳，可用手挤出或用吸奶器吸出其中的乳汁，并及时就医。

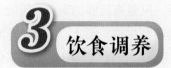

3 饮食调养

中国各地民间"坐月子"的风俗虽然有所不同，但有一点是共同的，那就是十分注重产妇的营养问题。一是为了促进产妇身体尽快恢复；二是为了促进乳汁分泌，保证宝宝的营养供给。

适当加量，种类多样，营养均衡

上海交通大学附属第六人民医院临床营养科主任医师　葛声

产后饮食三大原则

❶ 摄入更多能量　女性在分娩后，不但要分泌乳汁哺育婴儿，还要逐步补偿妊娠期间和分娩时的营养消耗，促进各器官、系统的功能恢复，因此需要摄入更多能量。《中国居民膳食指南（2016）》推荐，乳母在正常成年女性的基础上每日增加500千卡（2090千焦）能量摄入。

❷ 摄入更多蛋白质　乳母膳食中蛋白质的质和量，均会影响乳汁的分泌和乳汁中蛋白质的含量。如果乳母饮食中蛋白质和能量供给均不足，会影响泌乳量；如果乳母摄入的蛋白质质量差，还会影响乳汁中蛋白质的含量。乳母每日饮食中的蛋白质应在原来的基础上增加25克，优质蛋白质的膳食来源包括牛奶、鸡蛋、鱼虾、瘦肉和豆制品。25克优质蛋白约相当于每日增加80克鱼、禽、蛋、瘦肉等。

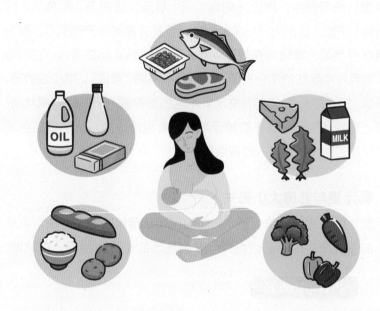

❸ 饮食多样化，营养均衡　产妇对多种营养素的需求比孕前、孕期有所增加。因不同食物的营养组成和营养价值不同，故产妇的饮食应该多样化、种类丰富，以充分保证各种营养素的摄入。

不同时期，"月子餐"有区别

产后第1周的饮食宜清淡、少油腻，以利于消化吸收，可以流质或半流质为主，如米汤、牛奶、蛋羹、炖蛋、鸡汤、鱼汤、蛋花汤、米糊、米粥、面条、馄饨等。应少食多餐，每日6～8次；也可在一日三餐的基础上，增加2～3次加餐。饮食应注意"甜咸交错"，一日三餐以咸口味为主，加餐可适当选用部分甜食（如柔软的蛋糕、面包等）或甜流质（如小米红糖粥、水果羹、醪糟蛋花汤、山药薏米粥、八宝粥等）。为预防便秘，产后第1周的饮食应含有一定量的蔬菜，以增加膳食纤维的摄入。可

专家简介

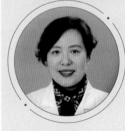

葛声　上海交通大学附属第六人民医院临床营养科主任、主任医师、硕士生导师，中国营养学会糖尿病营养分会主任委员，中国医师协会营养医师专委会副主任委员，中华医学会糖尿病学分会糖尿病教育学组组长。致力于糖尿病营养治疗、科研及科普工作。

以选择各种嫩菜心，以及去皮的瓜菜类，如冬瓜、西葫芦、黄瓜等；还可以采用部分质地柔软的菌菇类，如口蘑、双孢菇、秀珍菇等。

自产后第2周起，产妇应逐步恢复平衡膳食，并增加能量摄入。根据产妇身体恢复情况，饮食逐渐由半流质向软食和普食过渡，每日餐次可改为4～5次，可在一日三餐的基础上，增加1～2次加餐。食物尽量多样化，荤素搭配要合理，尽量避免辛辣刺激的食物和菜式。主食可以选择米饭、馒头、面条、花卷、水饺、包子等。蛋白质类食物的选择，除畜禽肉类和鱼虾等水产类外，也不要忽视同为优质蛋白质来源的豆制品，包括豆腐、豆腐皮、豆腐丝、豆腐干等，它们具有高蛋白质、低脂肪等特点。蔬菜的选择应该注意种类和颜色的多样化，每日应摄入300～500克蔬菜，其中一半以上应为深色蔬菜。为促进乳汁的分泌，产妇每天可以喝一些汤羹，如小排萝卜汤、鲫鱼豆腐汤、番茄鸡蛋汤等，注意少用盐及辛辣调味品。

合并高血糖、高血压，怎么吃

合并高血糖的产妇，除了不能吃血糖指数比较高的甜食外，饮食方面还需要注意以下问题：主食应包含1/3的粗杂粮，以延缓餐后血糖升高的速度；适当增加蔬菜的摄入量，因为蔬菜除了能提供多种营养素外，还具有热量密度低、膳食纤维含量高的特点，可降低混合膳食的血糖指数，有利于餐后血糖的控制。产后早期，产妇食物的选择可能会受到影响，容易出现微量营养素摄入不足的情况，可选择针对糖尿病患者的特殊医学用途配方食品，少量多次进行补充。

合并高血压的产妇，除减少食盐摄入外，还应参考具有降低血压作用的膳食模式"DASH饮食"进行合理搭配。DASH饮食的特点是含有丰富的钾、钙、镁及膳食纤维，限制食盐及饱和脂肪酸的摄入。具体操作并不难，可在低盐饮食的基础上，增加蔬菜、水果、粗杂粮、坚果、乳制品、白肉及鱼虾贝类的摄入，减少红肉及加工肉类的摄入。

产后可以喝茶、喝咖啡吗

产后乳母应避免饮用浓茶和大量咖啡。因为茶叶和咖啡中含有一定量的咖啡因，可能会引起婴儿兴奋，影响其睡眠质量，长期摄入可能影响婴儿神经系统发育。

产后饮食误区分析

延伸阅读

误区❶：

红糖营养价值高，产妇多吃有好处

分析：红糖是甘蔗榨汁后浓缩而成的。与白糖不同，红糖在加工过程中没有经过高度精炼，因此含有少量矿物质，如钙、镁、磷、铁等。总体来说，红糖在本质上是蔗糖的一种，产后喝红糖水可以快速补充能量，产后早期可适当饮用。但是，过多食用红糖会因能量过剩而导致肥胖。

误区❷：

产后饮食要精细，不吃蔬果和粗杂粮

分析：为了保证泌乳，产妇一般会增加蛋白质的摄入，如较多牛奶、鸡蛋、鱼、虾、瘦肉和豆制品，这一点无可厚非。但是，如果不注重合理搭配、合理烹饪，可能会忽略富含膳食纤维食物的摄入，如薯类、坚果、粗杂粮、蔬菜、水果等。在产褥期，产妇活动减少，如果膳食纤维摄入不足，很容易造成便秘。因此，要注重饮食均衡，不能有所偏颇。

对新妈妈而言，生孩子可能是改变一生的事件，其引起的心理变化往往是巨大的。产后，新妈妈要小心处理和调节自己的情绪等心理变化，家人的关心和支持也非常重要。

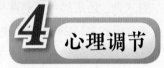

心理调节 **积极改变，远离抑郁**

✍ 上海交通大学医学院附属精神卫生中心心境障碍科 蔡亦蕴 彭代辉（主任医师）

产后心理变化大，原因是多方面的

分娩后，产妇会出现一些心理上的变化，如情绪低落，感到无助、伤心、难过、绝望等。主要原因包括以下几方面：

❶ 激素水平变化 产妇分娩后，体内的激素水平有较大波动，导致其对自己的价值感到怀疑，情绪往往比较低落。

❷ 存在家庭矛盾 中国家庭普遍存在长辈和晚辈育儿观念不一致的现象，家庭成员无法理解产妇出现的情绪问题，也不重视产妇的心理变化，加之隔代或夫妻之间缺乏沟通、关系紧张，都会造成或加重产妇的情绪变化。

❸ 经济压力大 孩子的诞生会增加很多开支，而产妇可能因暂时无法工作而导致家庭收入减少，由此产生的经济压力也是影响产妇心理的重要因素。

❹ 睡眠质量差 睡眠质量可直接影响心情。新妈妈夜间经常被宝宝的哭闹声吵醒，每隔几小时就要给宝宝喂奶、换尿布等，得不到充足的睡眠，容易情绪低落、易怒，引发产后抑郁。如果再缺少家人的关心和帮助，对产妇而言更是如跌入无底深渊一般伤心、绝望。

❺ 遗传因素 有研究发现，若家庭

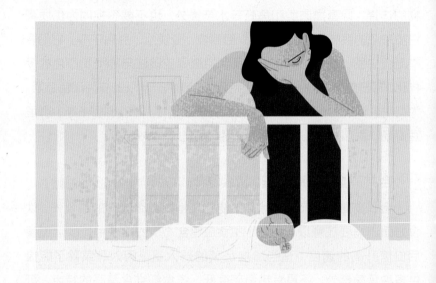

成员有精神病史，特别是有抑郁症家族史的产妇，更容易发生产后抑郁症。

❻ 有躯体疾病 有躯体疾病或残疾的产妇，更容易发生产后抑郁症。

❼ 产科因素 产前心态与产后抑郁症的发病相关；产时及产后的并发症、难产、滞产等，均会使产妇感到紧张和恐惧，加重生理和心理上的应激反应，诱发产后抑郁症。

❽ 其他因素 宝宝的健康状况不佳，性别与期望的不同，等等。

出现这些心理变化，须多加关注

产后新妈妈如果出现以下情绪等心理变化，自己和家人都要多加关注：情绪低落，容易因小事感到悲伤，常常觉得空虚和无助；对周围的事情丧失兴趣，觉得生活无意义；睡眠质量变差，难以入睡或难以深睡；胃口变差，体重因食量减少而下降；精神紧张，经常会内疚、自责，担心会有不好的事情发生，无法放松；容易有焦虑、恐惧、易怒情绪；有伤害自己或宝宝的念头或行为。如果这些变化持续超过2周，应及时咨询心理医生。

转移注意力、多休息、多沟通，排解不良情绪

新妈妈发生上述情绪等心理变化后，应该怎么办？在这段特殊的时期，不妨这么做：

❶ 把注意力转移到一些兴趣爱好上，如画画、给宝宝读书等。

❷ 如果睡眠不佳，应调整作息，保证睡眠充足。要对自己好一些，告诉自己：把身体养好了，才有精神和力气照顾宝宝；宝宝睡觉时，自己也抓紧补觉；可以向家人说明自己的需要，请家人多分担一些照顾孩子的任务。

❸ 坐月子期间，产妇与他人的沟通往往较少，容易把抑郁情绪积累在心里。信息化时代，产妇不妨主动通过多渠道与家人、朋友沟通，让大家一起分担你的忧虑和烦恼，共同寻找解决问题的方法。

同时，家人应多关心、多帮助、多沟通，减轻产妇照顾宝宝的负担，帮助产妇顺利度过这段特殊时期。

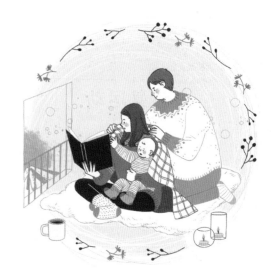

产后抑郁情绪很普遍

抑郁是一种情绪，而抑郁症是一种精神疾病，两者有很大区别。抑郁情绪在新妈妈当中很普遍，50%~80%的产妇有不同程度的产后抑郁表现，最明显的特征是止不住眼泪，常常感觉希望渺茫和迷茫，无法集中精力，记忆力变差。这些抑郁情绪多发生在产后3~4天，通常很快就会过去。

产后抑郁症，女性最常见的精神障碍

产后抑郁症是女性精神障碍中最为常见的类型，发病率为15%～30%。典型的产后抑郁症在产后6周内发生，产后4～6周症状明显，可于3～6个月后自行康复，严重的也可持续1～2年。产后抑郁症的主要症状包括情绪低落、不明原因的悲伤和流泪、易激惹、焦虑、害怕、恐慌、缺乏动力、有厌烦情绪等；患者可有食欲低下、体重减轻、早睡、疲倦、乏力、便秘等躯体症状；在认知方面，患者可出现注意力不集中、健忘、缺乏信心等情况，严重者有自尊心降低、失望感和自觉无用感，可能会有自杀或伤害孩子的企图。

如果产妇被确诊为产后抑郁症，应及时接受规范的治疗。治疗方法包括心理治疗、药物治疗等。

家人的关心和支持至关重要

家人的关心和支持对产妇非常重要。如果你是产妇的家属，应该做到以下几点：仔细观察产妇的日常表现、心理状态，多与她聊天，当发现其抑郁情绪较严重时，应及时咨询和干预，避免其病情加重；多认同产妇的感受，避免责怪她们娇气或情绪化；当产妇用她的方式宣泄情绪时，宜陪伴，并表示理解；多采纳产妇的育儿意见；多鼓励，让产妇觉得自己有能力度过这段特殊时期；适当表达对产妇的关爱，别只顾着和宝宝互动而冷落了产妇。

产后护理是一个艰巨的任务，家属也需要支持，若在照顾产妇和宝宝时出现负面情绪或感到力不从心，应及时寻求帮助。

专家简介

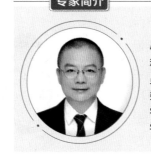

彭代辉 上海交通大学医学院附属精神卫生中心心境障碍科主任、主任医师、博士生导师，中国神经科学学会理事、精神病学基础与临床分会副主任委员，中华医学会精神医学分会抑郁障碍研究协作组委员、双相障碍研究协作组委员，上海市心理学会医学心理学专委会副主任委员，上海市医学会精神医学专科分会委员。擅长各类心境障碍的诊断与治疗。

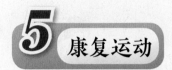

5 康复运动

盆底功能障碍性疾病严重影响女性身心健康及生活质量。在妊娠和分娩过程中，盆底组织受到损伤，容易引起盆底功能障碍性疾病。产后1年内是防治盆底功能障碍性疾病的重要阶段。

抓住黄金期，防治盆底功能障碍

同济大学附属第一妇婴保健院产科　夏艳（副主任医师）　刘小华（主任医师）

妊娠、分娩可致盆底功能障碍

女性盆底功能障碍性疾病是一组由盆腔支持结构损伤、退化或功能缺陷所引起的疾病，主要包括盆底器官脱垂、压力性尿失禁、性功能障碍及盆腔疼痛等。有调查显示，我国成年妇女尿失禁的发病率为30.9%，且随年龄增长而增加。妊娠和分娩会不同程度地损伤会阴神经及以肛提肌为主的盆底支持结构，是引起盆底功能障碍性疾病的重要原因。女性妊娠和分娩年龄越大，盆底组织所受的损伤越大，产后恢复所需的时间越长，发生尿失禁的概率越高。多次怀孕和分娩也是盆底功能障碍性疾病的危险因素，产次越多，发生盆底功能障碍性疾病的概率越高，病变程度也越严重。

产后1年内，康复锻炼黄金期

产后1年内是防治盆底功能障碍性疾病的有利时机，在此阶段进行盆底肌肉锻炼，不仅可以加快身体和生殖系统的恢复，对预防血栓栓塞性疾病、糖尿病，控制产后体重，预防尿失禁及子宫、膀胱、直肠脱垂，改善性生活质量，减轻产后抑郁，增强身体免疫力等，均有益处。分娩后，产妇应尽早开始适当运动。产后前4周，可循序渐进地进行呼吸功能训练、肌力训练；产后4~6周，可开始进行规律的有氧运动。运动量可根据身体情况和个人耐受程度逐渐增加。运动方式可根据身体状况和个人喜好选择，如腹式呼吸、卧位体操、肌力训练、有氧运动、瑜伽、盆底肌训练（凯格尔运动）、Waff盆腹运动等。其中，盆底肌训练是产后盆底康复最常用的运动方式，又称骨盆底收缩运动，借由重复缩放骨盆底的耻骨尾骨肌来增强肌肉张力；Waff盆腹运动也是一种物理疗法，主要作用是按摩过度疲劳的盆底肌，锻炼盆腹部核心肌群

的力量，刺激盆底的神经，预防及改善产后漏尿、盆腔器官脱垂等。在日常生活中，避免长时间负重、久站、久坐、久蹲，养成良好的排便、排尿习惯，有助于预防盆底功能障碍性疾病的发生，或减轻病情。

出现盆底功能障碍，及时治疗

如果出现了盆底功能障碍，宜在产后6~12周开始进行相关康复治疗，主要方法有盆底肌训练、盆底肌筋膜疼痛手法治疗、盆底肌肉电刺激、盆底生物反馈治疗、盆底肌肉康复器（阴道哑铃）治疗、磁刺激治疗、Waff盆腹运动等。其中，盆底肌训练是基础，可每日训练2~3次，每次10~15分钟。治疗原则是根据评估结果，遵循整体康复理念，制定个体化治疗方案，并根据阶段性康复效果及时调整。

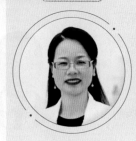

刘小华　同济大学附属第一妇婴保健院产科副主任、主任医师、硕士生导师，美国母胎医学会中国区大使，上海市医师协会母胎医学医师分会委员兼秘书。擅长前置胎盘、胎盘植入等胎盘相关疾病的诊断和治疗，早产的预防，以及剖宫产后阴道分娩评估，等等。

无论自然分娩还是剖宫产，产褥期结束时，也就是产后42天，产妇都要到医院回访，通过检查确定身体是否已恢复到孕前状态，尤其是内分泌功能和生殖道。

6 按时回访 全面检查，重返孕前状态

上海交通大学医学院附属国际和平妇幼保健院产科主任医师　陈 焱

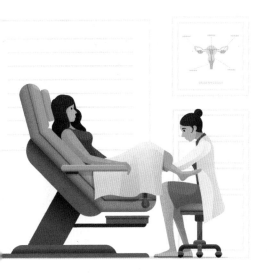

产后42天，检查这些项目

产后检查的常规项目包括测量血压，化验尿常规，进行腹部、妇科和乳房检查，有条件的还需要进行盆底功能筛查。

自然分娩的产妇，其妇科检查的内容包括：会阴、阴道有无撕裂伤，若进行了侧切，要判断切口的愈合情况，有无流血、流脓等感染迹象；阴道分泌物有无异常，恶露是否已干净；子宫颈口是否完全闭合，宫颈有无裂伤；子宫是否恢复到孕前大小，宫体、卵巢和输卵管有无压痛；盆底功能有无异常；等等。

剖宫产的产妇，除进行上述妇科检查外，还要检查腹部伤口的愈合情况，如伤口有无红肿、压痛、异常分泌物，并通过相关妇科检查判断子宫伤口的愈合情况。

有并发症的产妇，须着重检查

有妊娠并发症或合并症的产妇，更不能忽视产后回访。除进行上述一般检查外，还应根据疾病特点接受重点项目检查，以确定是否已康复，或是否需要进一步至相关科室就诊。

合并妊娠高血压的产妇，在产后回访时要特别关注血压及尿蛋白情况，必要时应至心内科或高血压科就诊。大多数妊娠高血压患者的血压在产后1周内可恢复正常，少数患者在产后12周内恢复正常。如果产后12周之后还存在高血压，患者必须按照高血压诊疗常规进行正规治疗。

妊娠期糖尿病也是一种较常见的妊娠并发症。随着胎儿、胎盘的娩出，产妇的糖代谢会逐渐恢复正常，产后一般不需要治疗。不过，发生妊娠期糖尿病的孕妇将来发生糖尿病的风险会增加，产后应注意控制饮食、加强运动、保持健康的生活方式，以预防或延缓糖尿病的发生。这些产妇在产后随访时要检测血糖情况，如有异常，应至内分泌科就诊。

另外，发生产后出血或在产褥期发生晚期产后出血的产妇，以及存在产褥期感染的产妇，产后回访时要着重检查子宫恢复情况、贫血是否得到纠正、感染是否痊愈，如有异常，须进一步治疗。

专家简介

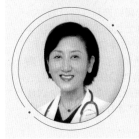

陈 焱　上海交通大学医学院附属国际和平妇幼保健院产科主任、主任医师，中国优生科学协会肿瘤生殖学分会副主任委员，中国妇幼保健协会促进自然分娩专委会委员，上海市医师协会母胎医学医师分会委员，上海市医学会围产医学专科分会委员、产科学组副组长，上海市医学会行为医学专科分会委员。

产后恢复性生活时，部分产妇已恢复排卵，有意外怀孕的风险，需要做好避孕措施。产后短期内再孕，无论选择"生下来"还是"流掉"，对产妇、胎儿或婴儿而言，都有很多健康风险。

7 勿忘避孕 科学选措施，再孕须等待

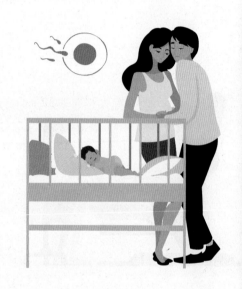

复旦大学附属妇产科医院计划生育科主任医师　姚晓英

产后何时恢复排卵

产后排卵恢复早晚与是否哺乳有关。产后哺乳妇女的排卵恢复时间晚于非哺乳妇女。我国非哺乳妇女产后恢复排卵的平均时间为40～50天，恢复月经的平均时间为55～60天；哺乳期妇女产后月经及排卵的恢复时间平均为8个月。

排卵恢复与月经复潮是不同的概念，有时排卵恢复早于月经复潮，即月经未复潮也可能会怀孕。有研究显示，在未哺乳产妇中，33%的人排卵早于月经复潮。

我国妇女产后恢复性生活时间的中位数为3.4个月，有意识开始避孕的时间平均为4.6个月，均晚于非哺乳产妇恢复排卵的时间。由此可见，有相当一部分妇女产后首次及其后一段时间的性生活没有做好避孕措施，有意外怀孕的风险。

再孕计划，应安排至2年后

产后短期内再次怀孕，继续妊娠和终止妊娠的风险均上升。具体来讲，生育间隔短，不良结局（如流产、死产、低出生体重儿、早产、小于胎龄儿等）及并发症（胎盘粘连、胎盘植入、前置胎盘等）的发生率高；如果需要终止妊娠，无论药物流产还是人工流产，发生出血、子宫穿孔、感染、宫腔粘连的概率均会增加，继发不孕的概率也会增加。剖宫产后短期内再次妊娠，还会增加孕期及分娩时子宫破裂的发生风险。因此，产后是避孕的重要时期。如果有再生育的计划，为减少母体、胎儿和新生儿的不良结局，应待产后24个月（2年）之后再受孕。

产后避孕，该选哪些方法

产后避孕涉及婴儿和母体的安全，哺乳期妇女还要考虑母乳的质和量对婴儿的影响，因此相对复杂。分娩方式，妊娠期、产时、产后有无特殊情况，是否哺乳等，均影响产后避孕方式的选择。产后选择避孕方法的原则：一是要选择长效、可逆的避孕方法；二是要选择安全的避孕方法，包括对产妇安全、不影响乳汁分泌及婴儿发育。

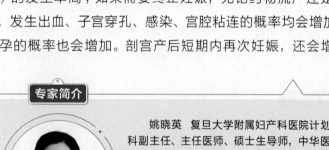

专家简介

姚晓英　复旦大学附属妇产科医院计划生育科副主任、主任医师、硕士生导师，中华医学会计划生育学分会委员、生殖保健专业学组委员，妇幼健康研究会安全避孕专业委员会委员，上海市医学会妇产科专科分会计划生育学组副组长。对计划生育，处理妊娠物残留、妊娠终止，以及治疗不孕不育、习惯性流产等有丰富经验。

❶ 宫内节育器

避孕效果：可有效避孕5~10年。

使用方法：可产后即刻放置或产后48小时内放置，也可于产后6周后放置，无论是否哺乳。

注意事项：有生殖器炎症、畸形，或严重全身性、急慢性疾病的产妇，不能使用或暂时不宜放置宫内节育器。产后准备放置宫内节育器时，若月经仍未复潮，需要排除妊娠。

❷ 皮下埋植避孕剂

避孕效果：含孕激素，放置在上臂皮下，可有效避孕3~5年。对产妇的乳汁量及乳汁中蛋白质、乳糖、脂肪等的含量无影响。

使用方法：非哺乳妇女，产后可随时放置；哺乳妇女可在产后6周后放置。

注意事项：如月经尚未恢复，应排除妊娠后放置。放置后7天内，应继续使用其他避孕方法。不明原因阴道出血、乳腺癌、严重头痛患者不宜使用。

❸ 复方短效口服避孕药

使用方法：未哺乳、无血栓高危因素的产妇，产后3周后可开始使用；未哺乳、有血栓高危因素的产妇，产后6周后可开始使用；哺乳的产妇，产后6个月后可开始使用。

注意事项：有心血管病、血栓史、急慢性肝病或肾病、内分泌疾病、严重偏头痛反复发作的患者，以及35岁以上吸烟者，不能使用。

❹ 哺乳期闭经避孕法

使用方法：需要同时满足3个条件，即闭经、完全或近乎完全母乳喂养、产后6个月内。

注意事项：一旦不能满足上述3个条件中的任意一个，须立即采用其他避孕方法。

❺ 绝育术

使用方法：为永久避孕方法，适用于永久无生育需求或医学原因再次妊娠风险极高的妇女，具有方便、安全、避孕效果好的特点。产后即时至7天内，或产后6周后，可以实施绝育术。

注意事项：决定做绝育术前，须明白其不可逆性，知晓手术可能发生的并发症。

❻ 避孕套

适用人群：无论产妇是否哺乳，均可使用。

注意事项：每次性生活都要使用，且要全程使用。

❼ 其他

杀精剂的避孕效果差，是否会进入乳汁尚不明确，产后不宜使用。阴道隔膜、宫颈帽等避孕效果较差，不宜作为产后避孕的首选方法。即使需要选用，也应待产后6周后再用。体外射精、安全期避孕法的避孕效果差，不宜选用。**PM**

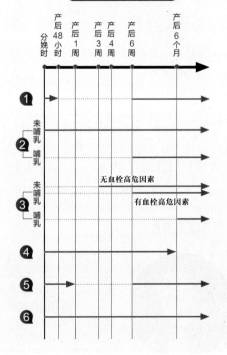

产后避孕方式的选择

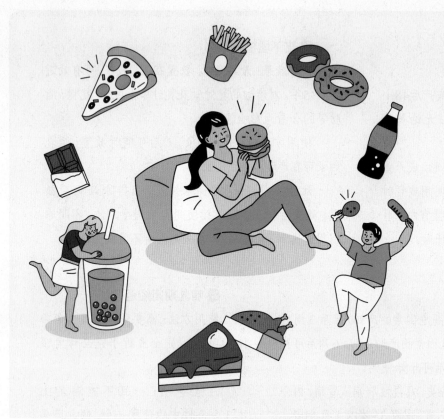

当今社会，加工食品、快餐、方便食品成为人们日常饮食中的重要角色。方便面、汉堡包、烧烤、油炸食品、碳酸饮料等食品因高油、高盐、高糖、缺少膳食纤维和维生素，被很多人称为"垃圾食品"。广大家长认为吃"垃圾食品"会危害健康，对它们"深恶痛绝"甚至严防死守，但年轻人，尤其是儿童青少年往往对它们情有独钟，难以割舍。

那么，这些所谓的"垃圾食品"真的不能吃吗？笔者仅以管窥之见撰文，以飨读者。

别让"垃圾食品"替垃圾吃法"背锅"

扫描二维码，立即收听

复旦大学公共卫生学院　杨若茹　厉曙光（教授）

"垃圾食品"的说法是怎么来的

随着人们健康意识的增强，很多人对饮食健康十分担忧，将不少食品贴上"垃圾食品"的标签，语重心长地劝导家人："不能吃垃圾食品，对身体不好。"

然而，迄今为止没有任何一个权威机构或营养相关专业组织明确定义什么是"垃圾食品"。实际上，"垃圾食品"一词为"舶来品"，最早见于1952年7月美国俄亥俄州关于糖果、糕点引发严重营养不良的新闻报道。这一概念引入我国始于1987年11月国内第一家西式快餐店在北京开业。自此，"垃圾食品"的说法便一直与薯条、汉堡包、炸鸡、可乐等"洋快餐"和"加工食品"相伴。

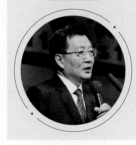

专家简介

厉曙光　《大众医学》专家顾问团成员，复旦大学公共卫生学院营养与食品卫生教研室教授、博士生导师，中国食品科技学会理事，中国营养学会营养毒理学分会常委，上海市食品学会理事，上海市营养学会理事，上海市食疗学会理事。

"垃圾食品"并不"垃圾"

"垃圾食品"的特点在于高油、高盐、高糖、缺少膳食纤维和维生素，如果按照这一标准，很多中国传统小吃，如炸猪排、油条、粢饭糕、锅贴（煎饺）、臭豆腐等可能都会被纳入此列。这些食物所含的营养虽不完美，但也并非一无是处。一味地指责某种食物是"垃圾食品"显然有失公允。因此，大家大可不必对所谓的"垃圾食品"嗤之以鼻或完全拒之门外。

此外，有些人对"垃圾食品"的定义过于严苛，将一切加工食品、方便食品等都归为"垃圾食品"。事实上，不论什么种类的食品，都具有一定的营养价值。尽管所谓的"垃圾食品"确实有一定缺陷，有的食品营养密度低，有的存在食品安全隐患，但在现代城市环境中，出于便捷和经济的考量，要完全杜绝"垃圾食品"几乎是不可能的。

"垃圾食品"的真相

提起"垃圾食品"，方便面肯定榜上有名。其面饼的制作过程通常是先把精制面条蒸熟，再用棕榈油快速炸制，最后经过脱油处理，和辅料包一起装袋。面饼的油脂含量为10%~18%，蛋白质含量不超过10%，其余成分为淀粉，与炸油饼没有本质区别。经过高温油炸之后，面饼中的维生素和矿物质会有所损失，因而其营养价值低于馒头、烙饼之类的普通面食。且其油脂含量较高，容易造成油脂摄入超标。

不少人担心方便面中的食品添加剂会危害健康，甚至会致癌。其实，方便面中使用的食品添加剂受到食品相关部门的严格监管，食用合格产品不会对人体健康造成损害，"吃方便面致癌"的说法更是无稽之谈。不过，方便面营养素含量有限，难以承担正餐的营养"重任"，如果长期用其代替正餐，可能会导致营养摄入不足而影响人体健康。

方便面因营养成分较为单一被归为"垃圾食品"，麻辣烫里蔬菜、肉类应有尽有，为什么也会被归为"垃圾食品"呢？实际上，用新鲜的食材制作的麻辣烫原料多元，营养均衡，是小吃界的"优等生"。加之麻辣烫可搭配多种酱料调味，令人食指大动，很受消费者尤其是年轻人青睐。但在实际生活中，麻辣烫可能存在诸多健康隐患，如商贩选用的食材不新鲜、未清洗干净，制作环境卫生条件差、未生熟分开，食材未彻底煮熟，等等。此外，麻辣烫里的半成品（如肉丸、鱼丸、蟹肉棒等）质量不合格；有些商贩贪图方便，在碗内套上塑料袋，麻辣烫的高温和油脂加速了塑料袋中塑化剂等有害物质的迁移析出，也可能造成健康危害。这些都会形成麻辣烫"不健康"的形象。

食物无"好坏"，关键在吃法

首先，所谓"垃圾食品"的缺点在于不能提供合理的营养价值，大多数情况下并未对人体直接造成伤害。但食物的"好"和"坏"，没有非黑即白的严格标准，世界上根本不存在完美的食物，每种食物既有优点，也有缺陷，指望摄入某种食物就能保证营养全面是不可能的，只有多种食物组成的膳食才能满足人体对各种营养素的需要。平衡膳食是达到科学营养的唯一途径，没有"垃圾"的食物，只有"垃圾"的吃法。长期吃"无益"的食物，导致整体饮食结构不均衡，才是"垃圾食品"真正的健康隐患。某种食物对健康固然有一定影响，但与整体膳食结构相比，其作用还是次要的。要获得良好营养，不能简单地依靠或避免食用某种食物，更应关注的是膳食中的食物搭配。只有多种食物互相搭配，才能保证食物多样化和营养均衡。

其次,对于很多"垃圾食品",值得探讨的不是"能不能吃",而是"吃多少"。不论营养成分还是有害物质,不谈摄入量来考量对健康的影响都是不科学的。不可因为喜好就"日啖荔枝三百颗",也不可认为健康便"粗茶淡饭饱三餐",更不必因为网络上流传的种种说法而因噎废食。各种营养素应量入为出,达到平衡状态,如果某种营养素摄入较多,就应从其他食物中相应减少。

第三,营养需求多元且复杂,食物对健康的影响还应视个人具体情况而定。即便是同一个人,处于不同的环境、生理状态和心理状态下,也会有不同的营养需求。比如:汉堡包里有面包、蔬菜、肉饼、鸡蛋等,但脂肪含量较高,需要限制能量摄入的肥胖者不宜食用,但对需要摄入高能量食物以增加体重的消瘦者而言是不错的食物。此外,对于一些消化功能不好的老人和儿童,以及身体虚弱、胃肠术后患者等特殊人群来说,白米饭等精制米面是最好的选择,不宜用糙米、粗粮等人们所推崇的"健康食品"替代。**PM**

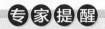

专家提醒

　　膳食建议或食谱应是健康饮食的参考和指导,而不是餐餐必须遵循的教条。多学习营养知识,养成良好的饮食习惯,注意饮食卫生,按照《中国居民膳食指南》搭配一日三餐,不挑食、不偏食、不暴饮暴食,才是保证营养均衡、维护健康的科学道路。对于"垃圾食品",偶尔吃一次无妨,关键是要有健康意识,尽可能降低其不利影响,在享受美味、便捷的同时兼顾营养与健康。比如:控制食用频次,避免长时间用其代替正餐;选择食品安全状况有保障的正规商家,注意荤素搭配,选择多种食材;调味时选择清淡口味,尽量避免重油、重盐、重辣;等等。

　　2型糖尿病一直被认为是一种遗传因素与环境因素相互作用所导致的以高血糖为特征的进展性疾病,需要长期使用降糖药物治疗。但近年来,随着2型糖尿病疾病谱的改变和循证医学证据的逐渐积累,这一认识正在逐渐改变。大量研究结果显示,生活方式干预、药物治疗及代谢手术,能促进合并超重和肥胖的2型糖尿病缓解,使患者在较长时间内免于使用降糖药物。

　　什么是2型糖尿病缓解?哪些患者可以缓解?如何获得缓解?本刊特邀《缓解2型糖尿病中国专家共识》主要执笔人、北京大学人民医院内分泌科主任纪立农教授详细分析。

什么是2型糖尿病缓解

　　2型糖尿病缓解是指在不使用降糖药物治疗的情况下,血糖仍可处于达标状态或正常状态。美国糖尿病协会发布的《2021共识报告:缓解2型糖尿病的定义和解释》建议:将"停用降糖药物至少3个月后,糖化血红蛋白(HbA1c) <6.5%"作为2型糖尿病缓解的诊断标准;在某些特殊情况(如存在血红蛋白变异、疾病影响红细胞生存时间、糖化血红蛋白检测方法不规范等)下,糖化血红蛋白不能反映真实血糖水平,可以用"空腹血糖 <7.0毫摩/升"或"通过动态葡萄糖监测计算估计的糖化血红蛋白 <6.5%"作为2型糖尿病缓解的替代诊断标准。

　　虽然目前对2型糖尿病缓解的定义、标准、缓解时长等方面,尚有很多需要进一步达成共识和开展研究的内容,但可以肯定的是,2型糖尿病缓解可使患者在较长时间内免于使用降糖药物。

糖尿病缓解有哪些好处

　　糖尿病缓解的好处多多:①患者可以减药、停药,血糖得到平稳控制;②减轻患者心理负担,提

抓住"缓解机遇"，
与糖尿病"保持距离"

北京大学人民医院内分泌科教授　纪立农

升患者生活质量，增强患者依从健康生活方式的信心；③降低与超重、肥胖相关疾病的发生风险，如脂肪肝、心血管疾病、呼吸系统疾病和肿瘤等；④延缓2型糖尿病进展速度，降低并发症的发生风险；⑤让患者从中体会到健康生活方式的重要性，终身获益。

2型糖尿病为什么可以缓解

从正常血糖到糖尿病前期，直至糖尿病阶段，血糖是一个连续升高的过程，与高血糖相关的糖尿病并发症的发生风险也是一个连续升高的过程。从理论上讲，任何能减轻或延缓导致血糖升高的病理生理变化（如胰岛素分泌受损、胰岛素抵抗、肥胖等）的措施，均可减缓血糖升高的速度，或使血糖从高水平缓解到相对低的水平。

实际上，这一理论推测已经被临床研究证实。研究结果显示，无论是生活方式干预、药物治疗，还是代谢手术，均可以使糖尿病前期发展到糖尿病的过程变得缓慢（也就是预防糖尿病），或使已经发生的高血糖缓解到较低水平。2型糖尿病缓解的机制主要包括：纠正肥胖或显著减重，减轻脂肪肝和脂肪胰，减轻胰岛素抵抗和高胰岛素血症，纠正高糖毒性和胰岛B细胞去分化。

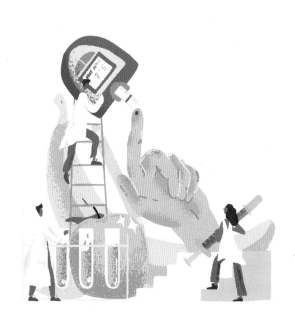

的糖尿病。其次，要排除自身免疫性糖尿病。第三，要排除2型糖尿病中病程较长、并发症较重、胰岛功能较差（血糖达标时，空腹C肽<1.0微克/升）的患者。

可通过以下"ABCD"四个维度综合评估2型糖尿病患者的缓解机会，选择合适的方法。

哪些患者有机会获得缓解

糖尿病患者的病情获得缓解的基本条件有哪些？首先，要排除特殊类型的糖尿病，包括皮质醇增多症、生长激素瘤、胰高血糖素瘤，以及一些遗传因素导致

专家简介

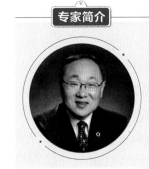

纪立农　北京大学人民医院内分泌科主任、北京大学糖尿病中心主任、主任医师、教授、博士生导师，中国老年保健医学研究会老年内分泌与代谢病分会主任委员，中国医师协会内分泌代谢科医师分会副会长，曾任中华医学会糖尿病学分会主任委员、国际糖尿病联盟副主席。主要致力于内分泌科临床工作和糖尿病转化医学研究工作。

评估2型糖尿病患者缓解机会的四个维度

维度		评估内容
A（Antibody，抗体）		GADA（谷氨酸脱羧酶抗体）及其他1型糖尿病相关抗体阴性，表示患者不存在破坏自身胰岛B细胞的自身免疫反应
B（BMI，体质指数）		BMI≥25千克/米^2，或男性腰围>90厘米、女性腰围>85厘米
C	C1（C肽）	空腹C肽≥1.1微克/升、餐后2小时C肽≥2.5微克/升时，表示胰岛B细胞尚有一定的功能，有缓解的基础
	C2（Complication review，并发症评估）	如有心血管疾病和严重视网膜病变，要进行心肺功能评估，避免高强度运动，以免发生意外事件；如有慢性肾病，不宜选用生酮饮食和高蛋白饮食作为缓解方案
D（Duration，病程）		临床证据显示，病程≤5年的2型糖尿病患者在干预后发生缓解的机会较高

2型糖尿病该如何缓解

● **强化生活方式干预**　30多年来，我国2型糖尿病的患病率增长了十几倍。很显然，这种变化不是因为国人遗传背景发生改变导致的，而是生活方式巨变的结果。2型糖尿病可以被称为"生活方式病"。健康生活方式不但是预防糖尿病的最佳手段，还是实现不良生活方式所致超重和肥胖型糖尿病缓解的最有效的治疗方法。

《缓解2型糖尿病中国专家共识》推荐强化生活方式干预作为所有2型糖尿病缓解的基本方案，主要包括饮食营养治疗（限能量饮食、低碳水化合物饮食、极低能量饮食、间歇性断食、生酮饮食等）、运动干预、饮食营养联合运动治疗等。生活方式干预的核心是减轻体重。体重下降可减轻胰岛素抵抗，改善糖脂代谢，降低血压。

● **短暂使用减重药物**　体质指数≥27千克/米^{2}的2型糖尿病患者，可短暂（12~24周）使用奥利司他作为缓解糖尿病的辅助方法。奥利司他是我国唯一被批准的减重药物，在强化生活方式干预后，体重减轻不理想的肥胖伴2型糖尿病患者宜短期应用奥利司他。

● **辅助应用非胰岛素降糖药物**　糖化血红蛋白不达标且强化生活方式干预措施不能有效落实的2型糖尿病患者，可短期（8~12周）辅助应用能减轻体重的非胰岛素药物，如二甲双胍、钠-葡萄糖协同转运蛋白2（SGLT2）抑制剂、胰高血糖素样肽-1（GLP-1）受体激动剂等，进行联合治疗。

● **胰岛素治疗**　超重和肥胖的2型糖尿病患者，如果在初诊时血糖水平高（糖化血红蛋白≥10%，空腹血糖≥11.1毫摩/升），并伴有明显高血糖症状或出现酮症酸中毒，短期（2周）进行胰岛素强化治疗，有助于缓解糖尿病。

待短期胰岛素治疗后，患者的血糖明显降低，酮症酸中毒得到纠正，可重新进行评估。如果患者符合2型糖尿病缓解的基本条件，则可采用能减轻体重的非胰岛素治疗措施，以促进2型糖尿病的长期缓解。需要提醒的是，虽然胰岛素强化治疗可改善新诊断2型糖尿病患者的胰岛B细胞功能，减轻胰岛素抵抗，但不能改变胰岛B细胞功能进行性下降的自然病程。

● **代谢手术治疗**　对体质指数≥32.5千克/米^{2}的2型糖尿病患者而言，如果非手术治疗措施不能显著减轻体重和改善代谢紊乱，可考虑采用代谢手术（胃旁路术或胃袖状切除术）缓解2型糖尿病。与常规治疗相比，代谢手术治疗的缓解率更高。**PM**

专家提醒

糖尿病缓解，不代表可以高枕无忧

目前还没有2型糖尿病被治愈的证据。2型糖尿病缓解后，即使实现缓解的措施一直保持，仍有部分患者的血糖水平再次升高至需要使用降糖药物控制的水平。

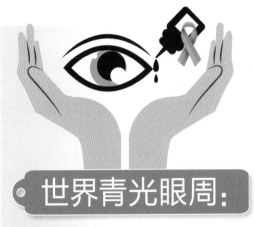

青光眼是全球第一大不可逆性致盲眼病。资料显示，我国青光眼致盲的比例高达22.7%，主要原因是2/3的青光眼患者在确诊时已经是中晚期了。青光眼致盲已成为危害国人视觉健康的重要因素。

2022年3月6日—12日是一年一度的"世界青光眼周"。本刊特邀国内青光眼领域的权威专家、复旦大学附属眼耳鼻喉科医院眼科孙兴怀教授解读青光眼九大关键词，帮助大家了解青光眼、科学防治青光眼。

世界青光眼周：

扫描二维码，立即收听

解读青光眼九大关键词

复旦大学附属眼耳鼻喉科医院眼科教授　孙兴怀

关键词一： 致盲

青光眼是因眼球内压力（眼压）升高造成视神经损伤萎缩、视野缺损的一类眼病。如果没有及时阻止病程进展，最终将导致视神经全部萎缩，患者视力完全丧失。同时，失明的青光眼患者还会因为眼压升高而出现患眼疼痛难忍，严重影响生活。由于目前的医疗水平还无法使萎缩的视神经恢复，故青光眼致盲是不可逆转的。患了青光眼，一定会失明吗？答案是否定的。青光眼虽然可怕，但只要及时发现和有效治疗，病情是可以被控制的，并非所有患者都会失明。也就是说，青光眼是可控、可治疗的致盲性眼病。

关键词二： 眼压

目前，不少单位将眼压作为常规体检项目之一。那么，眼压高，就是青光眼吗？眼压不高，就不是青光眼吗？

眼压的正常值为10～21毫米汞柱，是指正常人群中95%的眼压范围统计值。青光眼是一大类眼病，绝大部分表现为眼压升高，但也有一部分患者的眼压在正常范围内，医学上称之为"正常眼压性青光眼"。这类青光眼患者的基础眼压较低，其视神经承受不了"正常范围"的眼压，即在所谓的"正常眼压"范围内也会造成视神经损伤、萎缩。另外，也有部分人的眼压虽然超过了正常值上限，但没有视神经和视野的损伤，医学上称之为"高眼压症"。

因此，要明确是否患有青光眼，不能只看眼压，还需要结合视神经、视野等指标综合判断。

大家体检时应测眼压，就像测血压一样，知道自己的眼压基础值，以便与未来的变化做对比。

专家简介

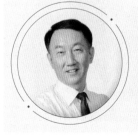

孙兴怀　《大众医学》专家顾问团成员，复旦大学附属眼耳鼻喉科医院主任医师，复旦大学上海医学院眼科学与视觉科学系教授、主任，国家卫健委/中国医科院近视眼重点实验室主任，中华医学会眼科学分会候任主任委员，世界青光眼协会理事会常务理事。

关键词三： **视力下降**

青光眼的特征性损害是视野缺损和缩小。早中期病变时，常不影响中心视力，不容易被发现；一些晚期患者虽能保持较好的视力，但视野缺损严重（已经是管状视野了），此时若不及时控制病情，患者很快就会丧失所有的视功能。

特别需要提醒的是，一部分慢性青光眼的早期表现是近视度数不断加深或视力减退，患者往往误以为是"老花"了，待视野损伤累及固视点（对应视网膜视神经的解剖位置）时才意识到病情严重，但"为时已晚"。

有这类情况者，尤其是成年后近视还在不断加深者，一定要去医院眼科进行全面检查，包括眼压、眼底视网膜和视神经、视野等，以明确是单纯近视问题，还是合并了青光眼等其他眼病。如果视力受到影响，切不可想当然地认为是近视或老花，一定要去医院检查，以免耽误病情。

关键词四： **年轻化**

青光眼发病的确有年轻化的趋势。临床观察发现，年轻青光眼患者越来越多，且有些患者在被发现时，病情已经很严重，甚至已经是低视力或失明了。这些患者多数是在体检时被发现的，也有偶尔因一眼被遮挡才发现另一只眼看不见了。这种情况很是令人惋惜，这固然与年轻人专注于事业有关，但经细致回顾研究后，我们发现，这些患者或多或少还具有以下容易诱发青光眼或

导致青光眼病情进展的因素：近视比例高，近视度数高，加深速度较快，而近视是开角型青光眼和正常眼压性青光眼的危险因素之一；工作节奏快，压力大；用眼过度；生活不规则，常熬夜；情绪不稳定，常有焦虑、易激惹、担忧、抑郁等不良情绪。此外，在办公室长时间久坐，宅在家中刷手机、看视频，常吃各类快餐食品，以及患有代谢性疾病、心血管疾病等，都是青光眼的易感因素。

关键词五： **早发现**

青光眼的早期表现多样：大多数患者没有明显症状；部分患者可有眼胀不适、鼻根部酸胀或看灯光时

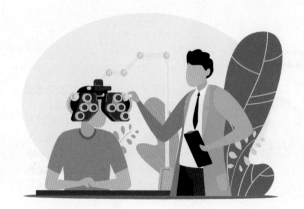

有彩虹光圈（虹视）；部分患者表现为成年后近视度数不断加深（每年增加 50～100 度）；还有些患者因早期眼压升高造成头痛，容易与神经科疾病、高血压或鼻窦疾病相混淆。

反复出现上述症状者，不要想当然地认为是眼疲劳、近视或普通头痛，应及时去医院眼科就诊，排查青光眼。有青光眼家族史者即便没有不适症状，也应定期去医院眼科做早期筛查。常规筛查项目包括测眼压、查眼底视神经（眼底照相、光学相干断层扫描OCT）、检测视野、检查前房角等。这些检查有助于早期发现青光眼。

青光眼会不会遗传？父母有青光眼，孩子目前正常，未来会发病吗？自己有青光眼，如何避免遗传给孩子？要解答这些问题，需要先了解一下青光眼的概况。青光眼分为原发性、继发性和先天（发育）性三大类。青光眼遗传与否，主要看其是否具备"致病基因"。目前的研究发现了一些与原发性和发育性青光眼的相关致病基因，但占比都很低（10%以内）。从家系来看，虽然青光眼具有家族聚集性的特点，但青光眼家族遗传的概率不超过25%。因此，大多数青光眼还是散发的，其发病受多种因素影响，并不是遗传性疾病。

如果父母患有青光眼，可以通过基因检测明确是否具有青光眼相关突变基因。如果发现有突变基因，子女也应做基因检测。不过，即便子女携带了相关致病基因，也并不代表一定会发生青光眼，只是其发生青光眼的风险比较高。保持健康的生活方式、张弛有度的工作节奏，是可以减少甚至避免发生青光眼的。

青光眼的诊断，需要综合眼压、眼底视神经、视野和房角4个指标进行分析，个别指标的异常只能提示"青光眼可疑"，需要进一步检查或定期随访观察。

诊断为青光眼者，还需要依据房角关闭与否，区分闭角型和开角型青光眼；根据病因明确与否，区分继发性和原发性青光眼。此外，在原发性开角型青光眼中，有一类眼压不超过正常值上限的青光眼，即"正常眼压性青光眼"，通常伴有微循环障碍。

明确诊断为青光眼后，医生需要对病情的严重程度进行两方面的评价：一是视神经损伤和视野缺损程度。如果视神经损伤和视野缺损严重，一旦控制不好，即会致残、致盲。这种情况多见于慢性表现的青光眼病例，眼压升高不明显，不适症状也不明显，待自己觉察到视功能明显受损时才就诊，或在体检时被发现，病情在不知不觉中已进展到晚期。二是眼压情况。如果眼压很高（超过50毫米汞柱，甚至高达80毫米汞柱以上），不仅会压迫视神经，还会阻断视神经的血供，造成双重损伤，短期内即可造成不可逆的视功能丧失。这类状况多见于急性青光眼，尤其是急性闭角型青光眼大发作，主要表现为患眼疼痛难忍，伴头痛、恶心、呕吐等，是眼科急症，需要采取有效措施尽快降低眼压，挽救视功能。

目前公认的治疗青光眼的有效方法是降低眼压，保护视神经不再继续受损。需要注意的是，治疗目标不仅是将眼压控制到正常范围内，还要达到安全的眼压范围，即青光眼病情不再进展。因此，医生需要根据不同患者的视神经受损情况，设定个体化的眼压控制要求，且要使眼压得到全天候的平稳控制。

降眼压的方式有三种：

❶ **降眼压药物** 主要是滴眼液（眼药水）。目前可选择的品种较多，医生会根据患者的情况和治疗目标进行合理选择。如果眼压特别高，则需要全身使用降眼压药物（如静脉滴注或口服），以尽快控制眼压。

❷ **激光治疗** 主要针对眼压升高的病理因素进行治疗，如适用于闭角型青光眼的周边虹膜切开术、周边虹膜成形术，适用于开角型青光眼的选择性激光小梁成形术，以及适用于顽固性青光眼的睫状体光凝术。

❸ **手术治疗** 通过手术建立人工引流通道，减少

房水生成，以达到有效控制眼压的目的。主要术式包括经典的小梁切除术、植入物引流术，现代的植入外引流术和内引流术，以及睫状体成形术或破坏术。

通常，医生会在全面评估青光眼患者的病情、全身健康状况、对青光眼的认知和治疗依从性等情况后，选择合适的治疗方法。视神经、视野损伤明显的患者，还需要进行神经保护、改善微循环等治疗，最大限度地保护视神经和视野。

关键词九： **保养**

青光眼患者要了解青光眼及其危害性，不要畏惧青光眼，要正确对待青光眼。青光眼是一种终身性疾病，患者一定要依从医嘱认真治疗、定期复查。

在此基础上，自我保养也很重要，患者应注意以下几个方面：

❶ 保持心情舒畅 青光眼是典型的心身疾病，很多研究表明，青光眼患者具有明显的抑郁和焦虑情绪，精神因素对青光眼患者的病情有影响，情绪波动可导致眼压升高，不利于青光眼的控制。患者可尝试通过琴棋书画、音乐、社交等活动陶冶情操、稳定情绪。

❷ 注意劳逸结合 避免过度劳累、长时间看手机和电脑、熬夜等。疲劳、紧张、压力大可影响自主神经系统（交感-副交感神经）的稳定性，容易诱发或加重青光眼。患者可以通过适当的有氧运动强身健体，促进自主神经系统的稳定。

❸ 注意天气因素可能带来的影响 原发性闭角型青光眼往往于黄昏、傍晚时分，阴沉天气，以及寒冷季节发病。冬季的眼压一般比夏季高些，冷刺激会使血管痉挛，这些都会加重病情，患者应加以防范。

❹ 保持健康的生活方式 生活、工作要有规律和节制，戒烟限酒、不暴饮暴食、保证良好睡眠，有助于稳定血管、神经和内分泌系统，减少青光眼的发生和减缓病情的发展。**PM**

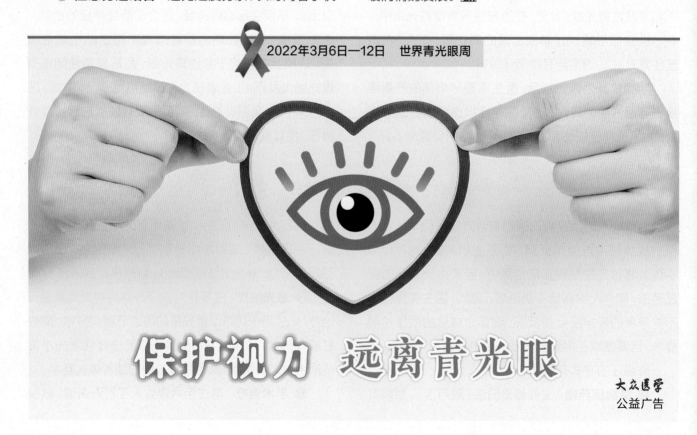

2022年3月6日—12日　世界青光眼周

保护视力　远离青光眼

大众医学
公益广告

高血压"新人"的 *4* 个纠结

上海交通大学附属第六人民医院老年科主任医师　黄高忠

纠结一：

血压高于140/90毫米汞柱，就是患有高血压吗？

解读：是否患高血压，不能仅凭一次血压测量结果决定。因为在一天24小时内，人体的血压是波动的，不同时段测得的血压可以相差20～40毫米汞柱甚至更多。同时，血压受运动、情绪、睡眠、饮食，甚至坐姿（如跷二郎腿）等多种因素影响。

测量血压有一定的规范：一般需测压2次，相隔1～2分钟，取2次血压读数的平均值；如果2次读数相差5毫米汞柱，应再次测量，取3次读数的平均值。在这样的标准下，非同日三次测得收缩压≥140毫米汞柱和（或）舒张压≥90毫米汞柱，可判定为高血压。

值得一提的是，如果在医院诊室测得的血压高于诊断标准，但在家测得的血压在正常范围，则很可能是"白大衣高血压"。不过，"白大衣高血压"患者也是潜在的高血压群体，应引起重视。

纠结二：血压略偏高，需要服用降压药吗？

高血压患者是否需要服用降压药，须由医生进行全面评估，综合考虑患者的总体情况而定。通常，医生需要了解患者是否存在冠心病、糖尿病、肾病、肥胖等慢性病，是否存在吸烟、暴饮暴食、酗酒等不良生活习惯。

若患者没有这些慢性病，仅表现为血压轻度升高，可以暂不进行药物治疗，从调整生活方式入手，改善血压。生活方式调整涉及多方面，包括控制热量摄入、多吃蔬菜、增加运动、减轻体重、少吃盐、生活作息规律、保证充足睡眠、少饮酒或不饮酒、放松心情等。在改善生活方式2～3个月后，须评估血压是否有所下降。若血压未得到良好控制或患者难以保持良好的生活习惯，则需要进行药物治疗。

合并冠心病、糖尿病、脑血管病、肾病的高血压患者，必须在调整生活方式的基础上，进行降压药物治疗，以保护重要脏器。

纠结三：

年纪较轻的高血压患者能否不要终身服药？

通常，高血压患者在血压得到满意控制后，只要没有不适症状，仍应继续服用降压药，不宜随意减量或停药。因为降压治疗的目的是为了减少血压升高对血管壁的损害，避免形成动脉粥样硬化斑块，进而避免发生心脑血管事件。部分年轻患者如果血压控制良好，可在医生指导下尝试逐渐减量，直至停药（切忌自行停药）。但停药后须密切监测血压，若发现血压再次升高，须恢复用药。

纠结四：

血压略偏高，是否可以服用药效较温和的中成药，以防今后无药可用？

事实上，在很多中成药中，发挥降压功效的大多为西药成分，如利尿剂等。而且，降压中成药通常需要一日多次服用，才能达到全天控制血压的作用，患者易忘服、漏服，服药依从性相对较差。有些患者将降压药物分为"低效药"和"高效药"，认为能快速降压的是"高效"降压药，缓慢降压的药物是"低效"降压药。其实，降压治疗的目的是将血压缓慢而平稳地降至合理范围内，而非将血压迅速从高位降至正常。高血压患者宜选择长效降压药，每日口服一次，一般在2～3周内可使血压降至正常水平。目前临床应用的降压药物种类繁多，有多种药物和组合方案可供选择，高血压患者不必担心现在用了"好药"，将来会无药可用。**PM**

提到皮肤瘙痒，人们首先想到的往往是皮炎、湿疹等皮肤疾病。殊不知，瘙痒也可能是肝病患者早期出现的症状或病情加重的信号。

有种瘙痒是"肝痒"

同济大学附属第十人民医院消化内科主任医师　周莹群

警惕肝病引起的皮肤瘙痒

皮肤瘙痒是胆汁淤积性肝病（如原发性胆汁性胆管炎、原发性硬化性胆管炎和妊娠期肝内胆汁淤积症）的一种常见症状，因胆汁不能正常流入十二指肠而进入血液，导致血液中胆红素水平升高所致。此外，酒精性肝病、病毒性肝炎、脂肪肝等导致肝脏损伤时，也会使患者体内胆红素水平升高，从而引起皮肤瘙痒。

肝病引起的皮肤瘙痒与肝病严重程度不相关；除非积极、有效地治疗，瘙痒一般不会自行缓解，搔抓后亦不能缓解，这一特点可区别于皮肤疾病引起的瘙痒。患者可伴有疲乏、食欲减退、黄疸、尿粪颜色改变等表现。

肝病相关皮肤瘙痒的危害程度常被低估，其虽然不会直接影响肝病的预后，但常影响患者的生活质量，甚至导致患者严重失眠、抑郁等。

如何治疗"肝痒"

出现皮肤瘙痒，很多人会选择涂抹一些止痒药膏。但肝病引起的皮肤瘙痒缺乏特异性治疗方法，外用止痒药膏通常无法缓解症状。《胆汁淤积性肝病管理指南（2021）》推荐了胆汁淤积性瘙痒患者的治疗方案：

❶ 使用保湿软膏，剪短指甲，注意护理，避免继发性皮肤损伤。

❷ 胆管阻塞患者应首先进行胆汁引流；不伴胆管阻塞的胆汁淤积者，可通过药物治疗去除病因，从而缓解瘙痒。消胆胺（考来烯胺）可降低血清胆酸，减轻胆汁淤积患者的瘙痒，被推荐为一线药物。

其他肝病引起的皮肤瘙痒，治疗也应以去除病因、治疗原发病、改善肝功能为主。

"肝痒"患者生活注意事项

肝病患者如果出现皮肤瘙痒、疲乏等症状，要及时去医院检查治疗，以免延误病情。日常生活中，患者还应注意以下事项：

 合理饮食 注意穿着 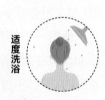 适度洗浴

❶ **合理饮食**　肝病患者平时应注意合理饮食，不要吃生冷、油腻食物，多吃新鲜蔬菜和水果。出现皮肤瘙痒时，更要避免食用辛辣刺激性食物。

❷ **注意穿着**　尽量选择宽松、纯棉、浅色的内衣裤，并根据气温变化增减衣物，避免过冷、过热刺激诱发或加重皮肤瘙痒。

❸ **适度洗浴**　出现皮肤瘙痒者，洗浴时水温宜控制在 40～42℃，不能使用碱性沐浴液，以免不良刺激和皮肤干燥加剧瘙痒。

妊娠期妇女若出现皮肤瘙痒，应尽快就医，排除妊娠期肝内胆汁淤积症。**PM**

专家简介

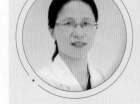

周莹群　同济大学附属第十人民医院消化内科主任医师、博士生导师，中华医学会临床流行病学和循证医学分会委员，上海市医学会肝病专科分会委员、食管和胃静脉曲张治疗专科分会药物治疗学组副组长。擅长诊治肝硬化食管胃底静脉曲张、难治性腹水、肝性脑病和脂肪肝等疾病。

磨牙有隐患，必要时得治

广州医科大学附属口腔医院颞下颌关节科主任医师　张清彬

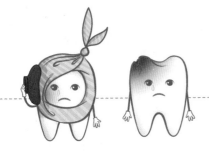

长期磨牙，"受伤"的不只是牙

磨牙症是无意识的异常动作，可在睡眠或清醒状态下发生。根据磨牙症的特点，临床上将其分为3种类型：一是磨牙型，常在夜间入睡后磨牙，又称"夜磨牙"；二是"紧咬型"，常有白天注意力集中时不自觉地将牙咬紧，但没有上下牙磨动现象；三是"混合型"，兼有夜磨牙和白天牙咬紧现象。

磨牙症的病因尚不明确，致病因素繁多，通常认为与咬合因素、神经因素、精神－心理因素、全身因素、遗传因素等有关。部分学者的研究发现，夜磨牙与睡眠姿势有关，人在侧卧及俯卧位时可能会引起或加重夜磨牙。亦有研究认为，酒精、咖啡、吸烟及药物也与夜磨牙有关。

磨牙症的诊断标准为：夜间睡眠时有牙齿紧咬或研磨的声音，且伴有颌骨肌不适、疲乏，睡醒后下颌、面部肌肉疼痛不适，咬牙时咬肌肥厚，牙齿对冷热敏感等症状。检查发现牙齿异常磨损、牙龈退缩，颞下颌关节触诊时有关节响声。肌电图、多导睡眠图等检查对诊断有帮助。其中，多导睡眠图被认为是诊断磨牙症的"黄金标准"。

𬌗垫，磨牙患者的"好帮手"

正常状态下，咀嚼肌主要发挥维持下颌运动功能的作用，而磨牙症可使肌肉过度收缩并产生持续或较强的咬合力，长此以往，可导致牙齿异常磨损，严重者可致牙敏感症、牙周炎、牙髓炎等并发症。同时，在磨牙时较大咬合力的作用下，颞下颌关节不可避免地承受着较大压力，易造成颞下颌关节紊乱。磨牙症患者可有咀嚼肌疲劳、压痛、功能异常及肌肉紧张性疼痛，表现为咬肌、翼外肌疼痛，咬肌肥大，部分患者还可伴有晨起时头痛。

根据是否对牙体产生实质性伤害，磨牙可分为"无害磨耗"和"有害磨耗"。"无害磨耗"，即生理性磨耗，是指随着年龄增长，牙齿咬合面和邻面因咀嚼作用而发生均衡的硬组织丧失。当牙体硬组织由于磨耗而丧失过多，并可能损害牙髓或引起其他并发症时，则为"有害磨耗"。"有害磨耗"不仅会对牙体造成无法挽回的损伤，还会影响口颌系统的协调，需要治疗。

怀疑存在"有害磨耗"的患者，应去医院就诊，由口腔科医生检查牙体组织的磨耗程度，并遵医嘱睡前佩戴咬合板（由表面涂色的膜片制成），第二天检查涂色面颜色的磨损情况，以便明确诊断。

目前常用的治疗磨牙症的方法有5种：行为医学治疗、生物反馈疗法、𬌗学治疗、改变不良习惯、药物治疗。其中，使用𬌗垫治疗较为常见，包括全牙列软𬌗垫、全牙列硬𬌗垫或部分牙列硬𬌗垫。

不同𬌗垫的适应证不尽相同，全牙列硬𬌗垫适用于伴局部肌痛、磨耗面更多，且无心理危险因素的磨牙症患者；全牙列软𬌗垫适用于存在精神紧张因素的磨牙症患者，以及儿童或青少年患者；部分牙列硬𬌗垫适用于磨牙症伴咀嚼肌异常活动者。**PM**

父母健康，

不少孩子被查出患有遗传病后，家长十分困惑：爸爸妈妈都没有这种病，孩子的病从哪儿来？这是很多隐性遗传病患儿家属的常见疑问。那么，什么是隐性遗传病？如何杜绝这种遗传病呢？

孩子的遗传病从哪来

复旦大学附属妇产科医院妇科内分泌与生殖医学科　李 杰　金 丽（主任医师）

双双"隐基因"，"结对"即致病

隐性遗传病属于单基因遗传病，是由染色体（包括常染色体和性染色体）上一对等位基因控制性状的遗传病，其致病基因为隐性基因。根据等位基因所在染色体的不同，可分为常染色体隐性遗传和 X 连锁隐性遗传。

● **常染色体隐性遗传病**　遗传性状由位于常染色体上的一对等位基因控制。如果用 A 表示显性基因，a 表示隐性基因（致病基因），则两者组成的等位基因共有三种：AA、Aa、aa。其中，AA 为正常；Aa 表型正常，但携带致病基因，称为携带者；aa 为患者。双方均携带致病基因（Aa）者结为夫妻，会有 1/4 的概率形成 aa 的受精卵，生出患病子女。这就是父母健康，孩子却患遗传病的原因。

● **X 连锁隐性遗传病**　致病基因位于 X 染色体上。由于女性有两条 X 染色体，男性只有一条，故该类遗传病与性别有关。如果用 X^A 表示显性基因，X^a 表示隐性基因，女性中只有 X^aX^a 为患者，男性中 X^aY 为患者。如果一对 X^AX^a（携带者）与 X^AY 的夫妻结合，二人表型均正常，仍有可能生出 X^aY 的男性患儿，但生出的女儿表型均正常。这就是父母健康，生女儿都健康、生男孩可能患病的原因。

有种遗传病，"传男不传女"

常染色体隐性遗传病的发生与性别无关，男女发病机会相等；患者的分布往往是散发的，有时在整个家族中可能只有一名患者。已知的常染色体隐性遗传病达 1200 种以上，如镰状红细胞贫血、白化病、囊性纤维变性、苯丙酮尿症等。

X 连锁隐性遗传病中，男性患者往往多于女性患者。这种疾病在家族中常表现为隔代遗传：儿子可能患病，女儿不患病，但可能作为携带者继续向下一代传递致病基因。已知的 X 连锁隐性遗传病达 2000 多种，包括血友病、假性肌营养不良、红绿色盲、神经性腓骨肌萎缩症、肾上腺脑白质营养不良等。

重在预防，早期筛查

遗传性疾病缺乏有效的根治手段，但可以预防。通过以下措施可预防大部分隐性遗传病：

❶ 禁止近亲结婚	❷ 婚前、孕前检查	❸ 胚胎植入前检测
近亲婚配时，子女中隐性遗传病的发病率要比非近亲婚配者高得多。因为他们有共同的祖先，可能是某种隐性致病基因的携带者。	如果家族中有白化病、镰状红细胞贫血等隐性遗传病患者，可在婚前、孕前检查时，通过相应的筛查方法发现携带者，以便于早期进行干预，从而降低发病风险。	采用辅助生殖技术的夫妇，如果家族中有遗传病患者，在胚胎植入前宜进行相关检测，可早期发现隐性遗传病，从而筛选出健康胚胎。**PM**

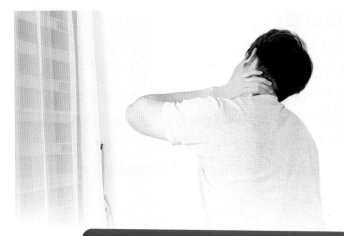

落枕也称"失枕"，多指睡前正常，苏醒后出现急性颈部酸胀疼痛不适、肌肉痉挛活动受限或活动后症状加剧的一种常见病；颈部姿势不良或急性颈部扭伤也容易引发落枕。落枕多发生于一侧，可发于任何年龄段人群，一般以成人居多，儿童少见。人为什么会落枕？落枕了怎么办？落枕频繁"光临"可能有哪些隐情？

关于"落枕"，你真的了解吗

上海交通大学医学院附属瑞金医院伤科副主任医师　张 昊

为什么会落枕

落枕的原因常有以下几种：

● **姿势不良** 主要指睡姿不良，如伏案而眠、躺卧姿势不佳、枕头过高或过低等。有时也会因为颈部长时间保持一个姿势引起，如低头、侧头时间过长等，使颈部一侧的肌肉在较长时间内处于过度伸展、牵拉状态，进而造成局部肌肉、筋膜痉挛，活动受限。

● **外感风寒湿邪** 睡眠时，颈部受寒湿之邪侵袭导致。

● **颈部扭伤** 颈部突然扭转或肩扛重物，导致颈部肌肉、韧带、关节囊等软组织扭伤、充血水肿，局部保护性痉挛、紧张，小关节紊乱、交锁，末梢神经受到刺激。

落枕后有必要就医吗

当出现颈部疼痛、活动不利的症状后，患者切不可想当然地认为自己落枕了，无大碍；而应去医院就诊，明确诊断，排除其他疾患。因为颈寰枢关节半脱位、颈椎结核、强直性脊柱炎、痉挛性斜颈等疾病，也可引起颈项疼痛症状。

值得注意的是，反复落枕易引起局部炎性改变，刺激或压迫神经根、血管、脊髓组织，久而久之可引起颈椎病。尤其对中老年人而言，反复落枕可能是颈椎病的前驱症状，影像学检查有助于明确诊断。

落枕后，哪些方法可以缓解疼痛

● **热敷** 热敷温度以不感到烫为度，每次持续 20 ~ 30 分钟。冬季热敷时，需注意周围环境温度，注意保暖。

● **指压落枕穴** 落枕穴位于手背的示指和中指间，沿示指和中指指缝向手腕方向移动约一拇指宽的凹陷处。按压时，用拇指的指尖切压、揉按落枕同侧的落枕穴，并同时活动被压手的手指，以加强穴位的指压感觉。按摩穴位的同时，缓慢活动颈部：头稍向前伸，由前下方缓缓回缩，使下颌向胸骨上窝靠近，颈部肌肉保持松弛，

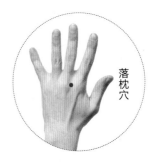

落枕穴

然后将头缓慢地左右转动，幅度由小逐渐增大，并将颈部逐渐伸直到正常位置。转头时，以基本不出现疼痛的最大幅度为限。

● **遵医嘱治疗** 治疗目的是缓解肌肉痉挛、消除疼痛、恢复颈

部活动功能。中医骨伤科在治疗落枕方面有特别的优势，医生会根据患者的情况给予药物治疗（口服非甾体消炎药、祛风散寒或舒筋活血类中药，外用膏药，中药湿热敷、外洗等）、物理治疗、针灸治疗及手法推拿治疗。

行手法推拿治疗时，必须听到"咔咔"的响声才算有效吗

手法推拿治疗对落枕颇为有效，具体手法包括点揉、拿捏、按压、弹拨、斜扳、拔伸等，以及其他复式手法。目的是放松颈项部肌肉、改善局部血液循环、消除局部紧张痉挛、恢复肌群平衡。一般来说，经过1次手法推拿治疗后，症状可明显缓解；若有残余症状，可继续治疗2~3次。

有些人认为，能否听到"咔咔"的关节弹响声是判断推拿治疗是否有效的标准之一。其实不然。推拿的力度应适当，所施手法要轻柔、缓和，切忌暴力、粗糙。被动运动须在生理范围内进行，切忌一味追求关节弹响声，以免导致症状加重，甚至造成颈椎损伤等意外。

如何防治落枕频繁"造访"

保持良好的睡眠体位，头部应处于自然仰伸状态；选择高低适中的枕头，不睡高枕、硬枕，也不能不用枕头；日常生活中应注意颈部保暖，避免长期处于潮湿的环境中；改变不良工作、生活方式，使用电脑、手机时应注意控制时间，保持良好姿势，适度进行颈部功能锻炼。▣

生活实例

最近一段时期，小林前胸、后背冒出大片大片的"痘痘"，燥热、出汗时常感瘙痒，自己买了痤疮膏涂抹，效果不佳。后到医院诊治，经检查被诊断为马拉色菌毛囊炎。医生看到她头发油腻、头屑颇多，告诉她这也是马拉色菌所致，可以一起治疗，还叮嘱她平时注意清洁，少吃油腻食物。

马拉色菌毛囊炎是怎么回事？为何头屑多也与它有关？

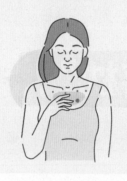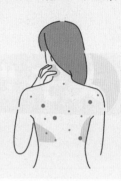

特殊条件下致病

马拉色菌为酵母真菌，以往称为糠秕孢子菌，其引起的毛囊炎也称为糠秕孢子菌性毛囊炎。马拉色菌是条件致病菌，为人体常驻菌群，很多人的头皮、面部、颈部、躯干等部位都可培养出马拉色菌，且早在新生儿时期就已经存在。在以下诱因下，马拉色菌在毛囊内过度生长，会引起毛囊及周围炎症。

● **闷热潮湿环境**

马拉色菌毛囊炎发病有一定的季节性，夏季往往加重，尤其在闷热、潮湿地区，天气转冷后减轻。有些汗腺发达、汗多的人，也易患病。

● **皮脂分泌旺盛**

目前已知的马拉色菌至少有14个种，如糠秕马拉色菌、球形马拉色菌、钝形马拉色菌、限制性马拉色菌、厚皮马拉色菌等。除厚皮马拉色菌外，其余均具有嗜脂性，在脂质环境下生长良好。青春期及喜食高热量、高脂肪食物者皮脂分泌旺盛，是马拉色菌毛囊炎的易感人群。

● **特殊疾病患者**

使用糖皮质激素、广谱抗菌药、免疫抑制剂者，以及艾滋病患者等，均为马拉色菌毛囊炎的易感人群，且皮疹较严重，甚至泛发于面部、躯干、双臂和腿部。

前胸后背冒"痘痘"，
或与头屑"一家人"

复旦大学附属华山医院皮肤科主任医师　朱　敏

与多种皮肤病有关

除引起毛囊炎外，马拉色菌还是汗斑（既往称"花斑癣"，医学术语为"花斑糠疹"）的致病菌。此病在夏季高发，好发于躯干、上臂和面部，表现为褐色、淡粉红或乳白色圆形斑片，上有细小糠状鳞屑。

此外，马拉色菌还与脂溢性皮炎、银屑病、特应性皮炎、外耳炎等有关。

常被误诊为痤疮

马拉色菌毛囊炎常被误诊为痤疮，需要认真观察和鉴别。两者的临床表现不同，真菌检查有助于鉴别。

马拉色菌毛囊炎多见于青壮年，男性多于女性，好发于皮脂腺丰富部位，主要为上胸背部、肩部、颈部等，部分累及上臂和腹部。皮损多为直径2～4毫米、如米粒或绿豆大小的红色毛囊性丘疹，大小较为均一，半球形，部分有脓疱，皮疹数十个至数百个不等。毛囊内可挤出黄白色粉状物质，为紧密堆积的角蛋白。

痤疮多见于青少年，俗称"青春痘"，常好发于面部和胸背部。皮损形态多样，可有红色毛囊性丘疹和脓疱，大小不一，顶端较尖，可有囊肿、白头或黑头粉刺等。

首选外用抗真菌药物

痤疮发病往往与痤疮丙酸杆菌有关，若抗菌药治疗一段时间无效，应考虑可能患了马拉色菌毛囊炎。

马拉色菌毛囊炎是真菌感染性皮肤病，治疗应以抗真菌药物为主，包括外用药和口服用药。首选外用药物，包括唑类（酮康唑、联苯苄唑、克霉唑）、丙烯胺类（特比萘芬、布替萘芬等）、阿莫罗芬等抗真菌乳膏。因皮损部位较深，应选择渗透性较好的乳膏制剂，涂抹时在皮肤上揉搓。还可用2%酮康唑洗剂和2.5%二硫化硒洗剂洗澡，每周2次辅助治疗。皮损面积较大、反复发作者，需要加用口服药物，如伊曲康唑、氟康唑等。

勤洗澡，少油腻

马拉色菌毛囊炎易复发，患者平时应注意预防，避免诱发因素。如：尽量保证居住环境干燥、通风；勤洗澡，出汗后尽快清洗或擦干；穿宽松、透气性好的衣物；少食甜食、辛辣及油腻食物；天气炎热时，易感人群可用酮康唑洗剂或二硫化硒洗剂洗澡预防，每周1～2次；必要时可在医生指导下合理使用糖皮质激素、广谱抗菌药、免疫抑制剂等。**PM**

专家简介

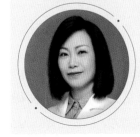

朱　敏　复旦大学附属华山医院皮肤科主任医师，中华医学会皮肤性病学分会真菌学组委员，中国医师协会皮肤科医师分会真菌学组委员，中国菌物学会医学真菌专业委员会委员。擅长各种皮肤真菌病、痤疮、银屑病、白癜风、黄褐斑、湿疹、荨麻疹、带状疱疹等疾病的诊治。

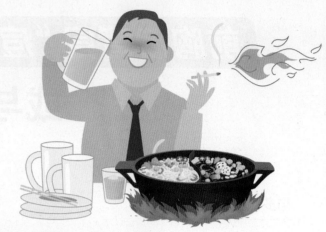

在老一辈的言语中，习惯将食物分成两种：一种是温补的，吃了容易"上火"；另一种是凉性的，吃了会导致"体寒"。相信很多人都曾听过这样的说法："少吃点辣，小心上火！""橘子别多吃，容易上火！""羊肉大补，但不能多吃，否则容易上火！"

"上火"究竟是什么？口舌生疮、便秘等"上火"症状，到底是怎么回事？

"上火"的前世今生

华中科技大学同济医学院附属协和医院消化内科主任医师　任宏宇

"上火"究竟是什么

"上火"为民间俗语，又称"热气"，是中医描述人体症状的术语，属于中医热证范畴。中医认为，人体阴阳失衡、内火旺盛，即为"上火"。所谓的"火"，是形容人体发生的热性症状，如眼睛红肿、口角糜烂、尿黄、牙痛、咽喉痛等。在干燥、湿热天气，更易"上火"。

在中医辨证方面，"上火"有着更广泛的含义，如胃火、肺火、肝火、心火等。胃火常表现为胃痛、大便干结、口臭等症状，肺火常表现为咯血、咳嗽、咯黄痰等症状，肝火的症状包括烦躁、失眠、女性乳房胀痛等，心火主要表现为心悸、失眠、心烦等。

"上火"就是炎症吗

西医所称的"炎症"，是指有红、肿、热、痛症状，包括无菌性炎症（如骨关节炎等）和感染性炎症（如伤口感染、肺炎、咽炎等）。

"上火"与炎症息息相关，一部分"上火"实际上就是体内炎症的表现。人体出现炎症与氧自由基有直接关系，如果经常食用油炸和烧烤类食物等，

人体细胞就会出现炎症的表现；如果饮食搭配不均衡、食品选用不恰当，机体免疫力会下降，抗炎调节功能亦处于不利的状态，就容易发生慢性炎症，即出现"上火"的症候。当然，"上火"并不完全等同于炎症。中医上的某些"上火"表现，尚无法用西医的理论来解释，如烦躁、失眠、大便干结等。

口舌生疮是"上火"吗

人们通常所说的"口舌生疮"，实际上是指口腔和舌的炎症或溃疡。其常见原因包括缺乏维生素B、辛辣饮食的化学性刺激或咀嚼不当损伤口舌，由此引起口腔黏膜溃疡、口角炎、口唇疱疹等。针对病因进行干预，一般可取得良好疗效。需要注意的是，顽固性无痛性口腔溃疡多见于风湿免疫性疾病（如白塞病），切勿将其当作"上火"来治疗。

便秘是"上火"吗

便秘指排便次数减少，排便困难，粪便干结。正常人每日排便1～2次或1～2日排便1次；便秘患者每周排便少于3次，且排便费力，粪便干硬、量少。

便秘是老年人常见的症状，约1/3的老年人有便秘。适当多吃富含膳食纤维的粗粮、蔬菜、瓜果和豆类食物，多饮水，可有效防治便秘。不要误以为通过吃泻药能得以改善的便秘就是"上火"。其实，老年人、身体虚弱者的便秘，往往是因为"虚"，并无"火"可"上"。

小便黄、量少是"上火"吗

尿色黄、量少，可能是肾功能和肝功能异常的表现，也可能与饮食和服药有关，不一定是"上火"。

尿的黄色主要是随尿液排出的胆红素的颜色，如果发现尿色特别黄，一般需要进行尿常规检查，明确尿液中胆红素和尿胆原的含量是否升高；若含量高于正常，说明可能有肝胆或血液系统疾病。当然，尿液颜色与饮食、服药也有一定关系。最常见的是进食大量胡萝卜后，尿可呈亮黄色；服用中药大黄，可使尿色变深黄。此外，饮水过少或进食过咸的食物可导致尿液因浓缩而发黄。

延│伸│阅│读

吃辛辣食物为什么容易出现"上火"症状

食用辛辣食物后，很多人会出现口腔溃疡、咽喉痛等"上火"症状。研究发现，辣椒的强烈刺激性是其中的辣椒素造成的。早在1876年就有科学家将辣椒素分离出来，1920年即确定了其化学结构是一种香草素。进食辣椒后，人体的香草素受体TRPV1被激活，引发钙离子内流，电信号沿神经上传，经丘脑中继，并在大脑皮质产生热和疼痛的感觉。同时，受体被激活后还会分泌一系列神经肽类物质，如降钙素基因相关肽（扩张血管，导致充血）、P物质（增加毛细血管通透性，导致血浆外渗和水肿）、神经激肽（产生疼痛）等。在这些神经肽的共同作用下，机体产生典型的"红、肿、热、痛"炎症反应，即神经源性炎症，最终发生临床可见的口腔溃疡、咽喉痛等。

尿量减少多见于饮水量过少或肾功能减退。前者可通过多饮水、清淡饮食加以改善；后者则需要去医院进行全面检查，明确肾功能情况。

眼屎多是"上火"吗

很多人在早晨起床后会发现眼角有一些眼屎，这是正常的生理现象。若眼屎很多或频繁出现，就需要了解具体原因了。

多数人将眼屎增多归结于身体"上火"了，其实不尽然。除"上火"外，还有很多原因会导致眼屎增多，如感染等。有些人不太注意眼部清洁，喜欢用手揉眼睛。殊不知，手部的细菌非常多，在揉眼的过程中，细菌可直接进入眼睛，造成感染，从而出现眼屎增多的现象。此外，鼻泪管阻塞可导致泪液在泪囊中积聚，进而通过流泪的方式将泪液和分泌物排出，也可表现为眼屎增多。

流鼻血是"上火"吗

导致鼻出血的原因大致分为两种：一是鼻部疾病，比较常见的有急慢性鼻炎、鼻窦炎、干燥性鼻炎、萎缩性鼻炎、急性上颌窦炎、鼻外伤、鼻黏膜干燥等；二是全身性疾病，如血液系统疾病（血小板减少、再生障碍性贫血、血友病、白血病等）、心血管疾病（高血压、动脉粥样硬化）等。此外，缺乏维生素C、维生素K、维生素P时，也容易发生流鼻血。因此，不能简单地将流鼻血归为"上火"。PM

专家简介

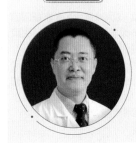

任宏宇　《大众医学》专家顾问团成员，华中科技大学同济医学院附属协和医院消化内科主任医师、教授，美国胃肠病学会（AGA）会员。擅长各种消化系统疾病的诊治，以及胃肠镜下诊断、止血、早期肿瘤的微创治疗等操作。

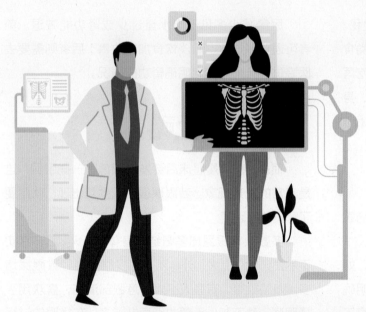

前不久，一则新闻引发热议：一位年轻女性在医院进行胸部X线检查时，被男医师要求脱掉上衣和内衣。医师的这一要求是否合理？在进行影像学检查时，着装上应注意哪些问题？

影像学检查为何 *脱衣*

上海市肺科医院影像科主任医师　孙希文

影像学检查为何要脱衣

新闻中出现的状况多发生在体检中心或门诊，住院患者一般不会有此种困扰。因为住院患者所穿的病号服为纯棉材质，衣服上的纽扣为低密度塑料质地，在进行检查时会被 X 射线穿过，不留痕迹。

在体检或门诊检查时，可能会出现因医患之间沟通不足、患者事先准备不充分而导致穿衣不合要求的情况。就医院而言，多数放射科会准备为数不多的病号服或手术服以供有需要的患者进行替换，但因门诊人流量较大，每天拍胸片的患者成百上千，医院无法满足每位受检者替换衣物的要求；就患者而言，若其所穿衣物上带有喷漆图案、金属等装饰，内衣上有钢圈或金属丝线过多，的确可能会对胸片拍摄造成一定影响，甚至有引起漏诊或误诊的风险。

很多人不理解，一次"简单"的胸片检查真的有必要如此"兴师动众"吗？穿着内衣进行检查不可以吗？

事实上，为预防误诊和漏诊，放射科制定了严格的甲级胸片质控标准，其中之一即观察区域内不得出现体外异影。也就是说，在影像学检查中，一张可以看到内衣钢圈或金属搭扣影的胸片是不合格的。放射科技师必须对每一张胸片的质量负责，这一点在医疗质量考核中没有回旋余地。在此情况下，若医患之间沟通不充分或医生的一些要求过于严格，就可能会引起患者的误解。

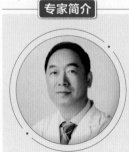

专家简介

孙希文　《大众医学》专家顾问团成员，同济大学附属上海市肺科医院放射科主任医师、教授、博士生导师，国家科技进步奖、上海市科技进步奖评审专家。研究方向为肺部疑难病和人工智能 AI，擅长对肺部磨玻璃小结节进行诊断和鉴别诊断。

胸片"黑""白""灰"，临床意义各不同

无论升学体检还是入职体检，胸部X线检查都是"基本配置"。其基本原理是让X线球管发射的X射线穿透胸部，并落在接收平板上成像，平板上接收到的X射线剂量分布有差别，医生凭借这些密度差转换成的图像诊断疾病。

不同组织的密度有很大差别。根据密度从低到高，在胸片上表现为黑、灰或白色。肺组织含有大量空气，密度极低，在胸片上看起来是黑色透亮影；心脏因含有肌肉组织和血液，密度很高，在胸片上呈现白色高密度影；肩胛骨、胸骨、锁骨和肋骨的密度最高，在胸片上呈白色。两侧扇形的肩胛骨对肺野的影响最大，所以患者在拍片时应将双上臂外展，将肩胛骨拉到肺野外。

正常组织和病变组织的密度不同。周围型肺癌结节密度比正常肺组织高，可以看到黑色透亮的肺组织中反衬出一枚白色的肿瘤结节，常有分叶和毛刺；肺结核治愈后可遗留钙化点，其密度比肋骨高，在胸片上可看到白色斑点影。

体外异物与体内植入物，易影响判断

在放射检查过程中，最容易误导医生的是患者携带的高密度物品，简称"体外异物"；其次是患者体内的医源性高密度人工植入物，简称"体内植入物"。

不同密度的体外异物，对胸片影响也不同。金属项链、外套拉链、内衣搭扣、内衣钢圈等一旦出现在成像区域（胸部），其高密度影可能会误导医生。同时，这些异物还可能遮蔽较小病灶，如肺部小结节或肋骨骨折等，有造成漏诊的风险。

体内植入物因密度较高，也会对胸片产生影响。如隆胸术后的女性，其胸部的硅胶填充物会在双侧肺部形成高密度团块影，患者如不告知放射科医生，就可能造成误诊。

影像学检查前，做好准备工作

❶ **胸片检查** 患者在进行胸片检查前，宜穿着无金属配件、无喷漆装饰的纯色内衣或T恤，金属项链、外套拉链、内衣搭扣、内衣钢圈等均需要被清除。男性需要注意清空上衣口袋；拿掉硬币、香烟、打火机等物品，它们会影响检查。

❷ **胸部CT或磁共振检查** CT检查前的准备工作与胸片检查相同。磁共振机器中有一个巨大的磁铁（磁场），能吸住所有铁磁性物质。手机、手表、磁卡、钥匙、硬币、发卡、耳环、假牙、项链、内衣、皮带等物品均需要拿掉。若不清楚某些物品是否需要拿掉，应咨询检查技师，以免发生硬币或其他含铁制品像飞镖一样被吸出，粘到仪器上取不下来的情况。

需要注意的是，在进行腰椎X线片、CT或磁共振检查时，图像会包括部分下胸椎，而内衣的金属搭扣位置就在这个区域。部分医师可能会建议患者脱下内衣，以免金属搭扣或金属杯托影响图像

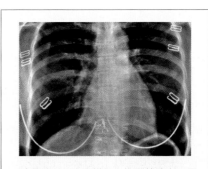

不合格胸片：内衣搭扣、钢圈等清晰可见

质量。为提高检查效率、避免不必要的误会，医患加强沟通、做好检查前准备工作十分重要。**PM**

经常有人反映,如果与老年长辈密切接触,会隐约闻到老人身上有种特殊的味道,但是老人自己往往并没有察觉。这种特殊的气味,俗称为"老人味"。

扫描二维码,立即收听

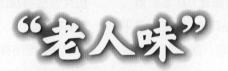

"老人味" 从何而来

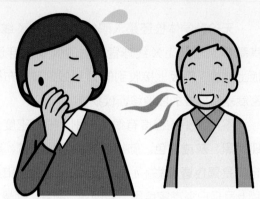

复旦大学附属中山医院老年病科副主任医师　马　慧

多种原因,产生"老人味"

❶ 清洁不够

随着年龄增长,新陈代谢能力变差,人的皮肤容易变得干燥,产生过多的皮屑。同时,老人往往因为体力受限,洗澡的频率降低,若头发和皮肤上的污垢没有被及时、彻底地清除,时间久了就会产生异味。部分老人因为活动不便,衣物更换、清洗次数减少,如果家人没有及时帮助更换衣物和床上用品等,也会加重"老人味"。老人若发生皮肤感染,出现湿疹、皮炎等皮肤疾病,更会加重异味。

❷ 口腔、胃部疾病与不良生活习惯

老人口腔问题较多,常出现龋病、缺牙、牙周炎等情况,如果进食后没有及时漱口,食物残渣易在牙齿的缝隙中残留,引起口腔异味;老人的消化功能减退,容易出现胃部疾患,胃炎、幽门螺杆菌感染、食管下段肌肉的收缩功能减弱而出现反酸、嗳气等,均可导致口腔异味。

有些老人有不良生活习惯,喝酒、吸烟等,也会加重"老人味"。

对"症"解决,改善"老人味"

了解了"老人味"的常见原因,家人或照护者就可以对"症"解决了。

❶ 勤清洁,勤更衣

在老人身体状况允许的情况下,家人帮助其勤洗澡、洗头,尤其需要注意仔细清洁其头皮、颈部、耳后、腋窝、肚脐、肛门和大腿根部等皮脂腺较丰富的部位。如果老人患有疾病不能洗澡,家人可以每天用热水擦拭老人身体1～2次,皮肤干燥处要涂抹润肤乳。还有,帮助老人及时更换贴身衣物和床上用品,在天气晴朗时勤晒被褥,不仅有助于减轻"老人味",还可以帮助老人增加舒适感。

❷ 及时刷牙、漱口

餐后及时刷牙、漱口,可以减少食物残渣残留,减轻口腔异味。如发现老人牙龈发炎或者患有龋齿,家属要及时陪老人去医院寻求专业医生帮助,由医生视情况进行牙齿的局部治疗或合理使用消炎药物。

❸ 重视胃部健康

如果老人经常有口臭、嗳气的情况，家人要陪老人去消化科就诊，由医生判断是否需要做胃镜检查，或者通过呼气试验检测有无幽门螺杆菌感染，是否需要进行抗幽门螺杆菌治疗，等等。

❹ 养成良好生活习惯

对于嗜烟酒的老人，家人要劝说其逐渐减少吸烟和饮酒量。合理饮食和运动对减轻"老人味"也有帮助。少吃油腻和辛辣刺激的食物，减轻胃肠道负担，保持大便通畅，"老人味"也会减轻。

4种特殊"老人味"须警惕

一般情况下，出现"老人味"是年龄渐长的一种常见生理现象，无需过度紧张。但是，当出现一些特殊的"老人味"，如氨味（类似于尿味）、烂苹果味、肝臭味、刺激性蒜味等，这是发生严重疾病的预兆或表现，家人需要格外注意，及时陪老人就医：

❶ 氨味

氨味类似于尿骚味，是尿毒症患者的典型气味。肾脏通过产生尿液帮助人体排出代谢废物，尿毒症患者的肾脏功能衰竭，体内的代谢废物不能通过尿液排出体外，在体内越积越多，患者呼出的气体中就会出现氨味或尿味。这是病情严重的重要信号，有慢性肾病的老人要特别注意。

❷ 烂苹果味

当糖尿病患者发生急性并发症（酮症酸中毒）时，其呼出的气体中带有烂苹果味。此时，糖尿病患者体内的胰岛素已经不起作用，不能帮助人体使用葡萄糖作为能量来源，只能大量消耗脂肪。脂肪在肝脏氧化为酮体，并在人体内大量堆积，导致体内酸碱平衡严重紊乱。其通过呼吸系统排出，会散发出烂苹果味。

❸ 肝臭味

肝臭味类似臭鸡蛋味，肝病患者在肝功能衰竭时，含有硫基的代谢废物在体内堆积，通过呼气或者尿液排出，会散发出特殊的肝臭味。有慢性或急性肝病的老人须格外注意。

❹ 刺激性蒜味

有机磷农药中毒患者呼出的气体中有刺激性蒜味，一般出现在误服农药后。

部分老人在得知自己有"老人味"后，担心被人"嫌弃"，或多或少会产生不愉快的情绪；部分老人甚至会出现孩子一般的"赌气"行为，更加不注重个人清洁及合理饮食。此时，家人和陪护人员要保持足够的爱心和耐心，和老人充分沟通，持之以恒地帮助老人照料日常生活、陪伴就医，帮助老人保持较好的个人卫生状况和精神状态，让老人拥有舒适、健康的晚年生活。**PM**

特·别·提·醒

清淡饮食虽有助于减轻"老人味"，但依然强调饮食结构合理，并非只吃清淡的米粥和蔬菜，过度减少蛋白质和脂肪的摄入绝不可取。老人的饮食必须保证适量的蛋、奶、鱼、肉等优质动物蛋白质；每天要摄入足够的膳食纤维（粗粮、新鲜蔬果）；脂肪的摄入不宜过多，特别要限制高脂肪食物（如动物内脏和肥肉）、糖果、巧克力和高糖点心的摄入量。

前阵子，23岁的小刘突然出现咳嗽，自己服用止咳药后，时咳时止，且出现反复低热，持续1月有余。去医院检查，医生发现其肺部有大量圆形阴影，还出现了半月形空隙，进一步检查确认是黄曲霉菌感染所致。小刘仔细回忆，想起自己发病前曾接触过较多霉变的玉米，且当时没有佩戴口罩。

环境中的真菌成千上万种，是否都有可能被吸入肺部而引起感染？日常生活中，需要防范哪些可能聚集真菌的危险地？

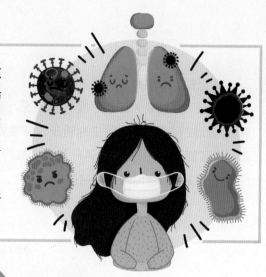

这些地方"吸"不得

复旦大学附属中山医院呼吸科主任医师　顾宇彤

感染三途径：触、吸、食

目前，全世界有记载的真菌超过10万种，其中绝大多数对人类无害，有些甚至有益（如酵母菌、乳酸菌、红曲霉菌等），只有少数真菌可以致病。

感染人类的真菌主要来自外界环境，比较常见的有白色念珠菌、曲霉菌、毛霉菌、肺孢子菌和马尔尼菲青霉菌等，人通过接触、吸入或者食入这些真菌而致病。

肺部真菌感染是真菌感染导致的肺部疾病，真菌一般通过空气中的飞沫等途径传播。当空气中的真菌孢子（如曲霉菌）或口咽部定植的真菌（如假丝酵母菌）被吸入下呼吸道，若患者免疫力较差或吸入量较大，机体不能清除、杀灭入侵的真菌，它们就会在气道和肺组织内生长、繁殖，破坏正常组织，从而引起疾病。感染人体其他部位的真菌也可通过血液、淋巴途径或直接蔓延至下呼吸道，从而导致肺部感染。

特殊影像早排查，及时治疗减危害

● 症状似普通肺炎

肺部真菌感染的临床表现通常无特征性，类似于普通的细菌感染，患者可有畏寒、发热、咳嗽、咯痰、咯血、气喘、呼吸困难、乏力、盗汗等症状，严重者可发生呼吸衰竭和多器官功能衰竭。不同体质的人感染真菌后会有不同表现，如：有些过敏体质者会出现慢性咳嗽、喘息、胸痛、咯脓痰或棕色痰栓等症状；年老体弱者，以及营养不良、糖尿病、慢性阻塞性肺疾病、支气管扩张、肺结核、恶性肿瘤等患者，容易出现肺组织破环，甚至全身播散。

● 肺部影像有特征

肺部真菌感染的CT影像学表现有一定的特征，如新月征、带晕轮的球形病灶、多发空洞性病变、中心性支气管扩张等。如果患者经常规抗菌药治疗不好转，胸部CT检查出现上述特征性表现，结合痰真菌涂片和培养可以明确诊断。

● 特殊检测早诊断

痰或血真菌培养是明确感染菌种并指导治疗的重要手段，因此，患者应及早明确诊断。不过，有些真菌感染到晚期才会播散至痰或血中，从而被检测到；有些真菌（如曲霉菌）生长慢，需要培养 5～7 天才有结果；有些真菌（如隐球菌）生长条件复杂，难以培养，需要结合血液检测，如 G 试验（区分真菌和细菌感染）、GM 试验（检测曲霉菌特异性抗原）、曲霉菌特异性 IgE 检测、过敏原检测（霉菌过敏）、血隐球菌荚膜抗原检测等。

肺部真菌感染的治疗以药物为主，通常需要持续 1 个月以上。早期明确诊断、及时治疗可缩短病程，患者的预后一般较好；如果治疗不及时，可导致患者呼吸衰竭，甚至死亡。

防范三源头：环境、家居、食物

肺部真菌感染危害大、疗程长、费用昂贵，故而预防尤为重要。由于患者痰中真菌含量往往不高，健康人与其接触一般不会被传染。预防感染的关键是避免吸入环境中的真菌孢子或菌丝。

1 ● 环境

适宜真菌生长的环境温度为 22～36℃，湿度为 95%～100%。因此，在温暖、潮湿的环境中（比如南方的梅雨季节），真菌易繁殖。要避免去墙壁发霉、有霉味的地方，特别是相对封闭、空气不流通的场所（如地下室、有发霉货物的仓库）；卫生间、厨房等用水频繁的地方要保持干燥，经常开窗通风。

2 ● 家居

如果居住地区的气候环境比较温暖、潮湿，房间内尽量不要使用容易发霉的软装（如地毯、布艺沙发），软装一旦发霉要及时处理，必要时丢弃；空调、加湿器容易滋生真菌，使用前要注意清洗，若出现霉斑，要及时清理；家用雾化器要定期消毒，不用时保持干燥，以防滋生真菌。

3 ● 食物

谷类、豆类等食物应避免储藏在潮湿的地方，蔬菜、水果要保证新鲜，一旦发霉应及时丢弃；冰箱冷藏室里的食物不能存放太长时间，否则也容易生霉，要定期检查，及时清理。

整理霉变的食物、衣物或货物，清理鸟类（尤其是鸽子）粪便时，应正确佩戴外科或 N90 以上的口罩，以防吸入真菌孢子或菌丝。**PM**

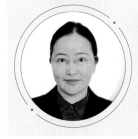

专家简介

顾宇彤　复旦大学附属中山医院呼吸科主任医师、肺功能室副主任、慢性气道病亚专科副组长，中国颗粒学会吸入颗粒专业委员会委员。擅长慢性阻塞性肺疾病、哮喘、肺血管病、肺部肿瘤、肺部感染等呼吸科疾病的诊治，以及呼吸危重症抢救。

专家提醒　年老体弱、有慢性基础疾病的易感人群要加强营养，控制血糖，避免长期大量使用糖皮质激素、免疫抑制剂、广谱抗菌药等药物，以降低发生肺部真菌感染的风险。

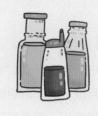

近年来，一种可以简便地帮助人们"复制"美味佳肴的复合调味料受到越来越多人的青睐。有了复合调味料，人们无需斟酌各种调味料的用量、加入时间，只需要将酱料包加入锅中，就能做出酸菜鱼、鱼香肉丝、麻婆豆腐，甚至是新疆大盘鸡、内蒙古羊蝎子等美味菜品。因此，它们被大家形象地称为"懒人调味料"。懒人调味料有哪些优势和健康隐患？选购和食用时应注意什么？

懒人调味料真的是懒人福音吗

扫描二维码，立即收听

解放军总医院第三医学中心营养科副主任医师　王　磊

懒人调味料：实现"美食自由"的"捷径"

很多人平时工作繁忙，亲自下厨的时间有限，加之不少年轻人并不擅长厨艺，做出的菜品难与餐厅媲美，尤其是复杂菜式。因此，想要在时间和经济状况都允许的范围内实现"美食自由"，使用懒人调味料便成为首选。

与外卖、快餐等相比，使用懒人调味料自己做饭确实相对更加健康，不仅原材料品质更好，还可以增加蔬菜等食材种类。此外，自己做出的美味饭菜更具"治愈力"，能抵消忙碌一天的疲惫，让人们感受家的温暖。

懒人调味料也有健康隐患

① 油、糖、盐含量较高

懒人调味料往往需要加入大量油、糖、盐，以确保菜品滋味鲜美。比如：每100克麻婆豆腐调味料中，脂肪达38克，钠含量更高达5490毫克；每100克大盘鸡调味料的钠含量高达15 051毫克，远远高于一般烹饪时自行调味的用量。一般情况下，成年人每天需要2200毫克钠，日常所摄入的食物约含钠1000毫克，从食盐中摄入的钠应为1200毫克左右。如果食用懒人调味料，很容易造成钠摄入量超标。此外，这种比较"重口味"的菜品更"下饭"，主食的摄入量往往也会随之增加，久而久之会导致能量摄入过多，不知不觉中造成体重增加。

② 添加剂、防腐剂更多

与传统的盐、酱油、醋等调味品相比，懒人调味料的配料成分往往比较复杂，色素、防腐剂等添加剂比较多。

虽然正规产品里的添加剂符合食品相关标准，不会对健康产生明显损害，但长期摄入较多添加剂可能会引起食欲下降等问题。日常饮食还是应以天然食品为主。

食用懒人调味料有讲究

首先，选购时要查看食物成分表，最好选择每100克调味料中油脂含量不高于20克、钠含量低于800毫克、碳水化合物含量低于10克的产品。其次，使用时应减少用量，并加入蔬菜等配菜。第三，使用懒人调味料要适度，偶尔改善口味即可，不宜为了追求美味而频繁使用。第四，肥胖、高血压、血脂异常者尤其应注意控制懒人调味料的食用量。第五，懒人调味料更容易变质，开封后应妥善保存，尽快用完。**PM**

近日，国内某大城市一快餐厅惊现动感单车座椅。一边吃汉堡，一边踩动感单车的画面看起来很"潮"，一时间引发大量网友热议。边吃饭边健身，真的对身体健康有益吗？

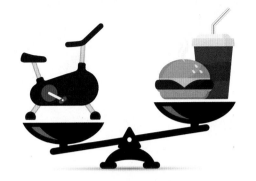

边吃饭边健身，
小心身体"宕机"

上海中医药大学附属曙光医院营养科副主任营养师　陈胜芳

能量消耗，"杯水车薪"

现代社会生活节奏不断加快，不少人抱怨没有时间健身。坐在动感单车座椅上，边吃饭边健身，似乎是一种不错的选择。加加减减，四舍五入，把吃进去的能量通过运动燃烧掉，既享受了一顿美食，还锻炼了身体，这样的"好事"对减肥一族非常具有吸引力。然而，事实果真如我们期许的这样吗？答案是否定的。

动感单车座椅不完全等同于健身房的动感单车，运动时的能量消耗不得而知，但与一只汉堡包［麦辣鸡腿汉堡包，516千卡（2160千焦）］和一杯可乐［500毫升，220千卡（921千焦）］的能量比起来，可谓"杯水车薪"。以此方式减肥，恐怕是一个美丽的谎言。

影响消化，有害健康

事实上，边吃饭边运动不仅锻炼不了身体，还有害健康，甚至可能诱发疾病。

进食是人体获取营养的重要途径。当食物经过咀嚼，被吞咽进入胃内时，会刺激胃肠道，引起胃蠕动，促进胃液和消化酶的分泌，从而磨碎食物成为食糜，并将其推送入小肠，进一步完成消化和营养吸收。食物在胃内停留的时间与其量、性状及成分有关，一餐

混合性食物在胃内消化、排空的时间一般为4～6小时，如果是高脂、饱餐的话，胃排空时间可能更长。

在进食过程中，胃容积逐渐扩大，刺激肠肽释放，使胃肠道血管扩张，胃肠道血流增加，有助于食物消化。边吃饭边骑动感单车显然会影响血流分配，扰乱消化活动。加上肢体活动大多会牵扯到胃肠，胃肠内容物较多时运动易使人出现不适，甚至诱发急性阑尾炎等。因此，出于食物消化和身体健康考虑，不宜边吃饭边健身。

吃饭要"专心致志"

边吃饭边运动的场景颇为鲜见，但边吃饭边工作或看电视、手机的现象很常见，这也会影响健康。

当人们面对一盘色、香、味、形诱人的美食时，不等张口，唾液已经开始分泌，胃肠蠕动加快。这是因为消化液（包含消化酶）的分泌不仅受食物刺激的影响，也受神经内分泌因素的调节。人通过视、嗅、味觉等感知将美食信息传递到大脑，激起食欲，释放胃肠激素，分泌消化液，兴奋胃肠道蠕动。边吃饭边看电视、手机或动脑工作均会分散注意力，影响感知系统传递美食信息，从而影响食物的消化、吸收。**PM**

近期发布的《中国人群身体活动指南（2021）》提出："动则有益，多动更好，适度量力，贵在坚持。"但切忌为博眼球而剑走偏锋。边吃饭边运动，有害无益。应注意合理安排饮食与运动的时间，如餐后半小时左右才可以快走，餐后1小时以上才可以慢跑，而游泳、打网球等强度较大的运动宜安排在餐后2小时左右。

水果富含维生素、矿物质等营养素，其饱满多汁、甘润可口的滋味还能给人们带来愉悦的享受，是健康膳食中不可或缺的组成部分。关于水果，很多人存在不少认识误区。

关于水果的 七大误解

海南省万宁市人民医院营养科副主任医师　陈椰燕
北京医院营养科副主任医师　王璐

 误解一： 越甜的水果能量越高

真相：水果的甜度与能量高低并不成正比。

西瓜很甜，很多人认为它能量很高，网上甚至有"一块西瓜顶两碗白米饭"的说法。其实，西瓜所含的能量仅为 31 千卡（1 千卡 =4.186 千焦）/100 克（含糖量为 6.8%），而大家常吃的苹果能量为 53 千卡 /100 克（含糖量为 13.7%），梨能量为 51 千卡 /100 克（含糖量为 13.1%）。对于脂肪含量较低的水果而言，其所含能量主要取决于含糖量，而甜度与含糖量并不成正比。影响水果甜度的因素不仅是含糖量，还包括所含糖的种类及酸味物质含量。水果中的糖主要有三类：葡萄糖、果糖和蔗糖，甜度排序为果糖＞蔗糖＞葡萄糖，西瓜很甜是因为果糖含量较高，但含糖量并不高。

除含糖量、种类会影响甜度外，水果中的其他成分，特别是有机酸，也会对口感造成较大影响。比如：水果中的柠檬酸、苹果酸等有机酸，因含有具涩味的单宁等多酚类物质，会让水果吃起来不那么甜。可见，以甜度判断能量高低并不可靠，很多吃起来不甜的水果反而含糖量很高。比如：口感酸涩的山楂能量高达 102 千卡 /100 克，"藏糖大户"石榴、百香果是鲜为人知的高糖分水果，每100 克榴莲的能量高达 150 千卡，牛油果（鳄梨）的能量高达 171 千卡 /100 克，等等。

 误解二： 越甜的水果对血糖影响越大

真相：水果的甜度与升血糖幅度不成正比。

不少人认为，西瓜那么甜，升血糖肯定很快；糖尿病患者要吃不甜的水果，对血糖影响小。其实，食物对餐后血糖的影响是由其血糖生成指数（GI）和含糖量共同决定的，即血糖负荷。某种食物的血糖负荷（GL）=GI× 含糖量（克）÷100。GL 越大，则进食后血糖升高越明显。

判断水果对血糖的影响，除需看 GI 外，还应关注含糖量和食用量。西瓜的 GI 为 72，100 克西瓜的 GL 为 4，属于低 GL 食物。一次吃 100 克西瓜，对血糖的影响比 100 克苹果、芒果小。因此，要避免食用水果后血糖升高过快，更关键的是控制食用量。此外，100 克香蕉的 GL 为 10.8，属于中 GL 食物；100 克鲜枣的 GL 为 29.5，属于高 GL 食物，如需控制血糖，则不宜食用。

误解三： 柑橘类水果维生素C含量最丰富

真相： 柑橘类水果维生素C含量不算突出，鲜枣更胜一筹。

说起补充维生素C，大多数人都会想到吃柑橘类水果。实际上，柑橘类水果中维生素C含量并不算突出。比如：每100克橙子、橘子、西柚的维生素C含量分别为33毫克、35毫克、38毫克，而每100克鲜枣类的维生素C含量高达200～500毫克。猕猴桃、草莓、木瓜的维生素C含量也高于柑橘类。

误解四： 菠萝等难咀嚼的水果，膳食纤维含量高

真相： 膳食纤维含量不与"粗糙"程度成正比。

膳食纤维分为可溶性膳食纤维（SDF）和不可溶膳食纤维（IDF）两类。食物中那些口感粗糙的部分主要是IDF，包括植物组织中的维管束结构等，富含纤维素和木质素，也就是通常所说的粗纤维。以口感的粗糙程度来判断水果的膳食纤维含量是不科学的，因为一种食物含粗纤维多，并不代表总膳食纤维就一定多。比如：菠萝的膳食纤维总量仅为1.3克/100克，远不如人们常吃的梨（6.7克/100克）和苹果（4.7克/100克）。

误解五： 颜色越深的水果，植物化学物越多

真相： 植物化学物种类繁多，并不一定使水果颜色变深。

水果富含的植物化学物具有一定的特殊生理功能，是其营养优势之一。植物化学物种类繁多，其中不少属于植物色素。水果的颜色是由果实发育过程中各种植物色素的含量决定的。植物色素主要包括叶绿素、类胡萝卜素、花青素等。果实在幼嫩时，叶绿素含量大，呈现绿色；果实成熟后，叶绿素逐渐褪去，类胡萝卜素、花青素等色素含量增多，使果实呈现黄、橙、红、紫等颜色。但颜色深浅并不能反映植物化学物的含量。首先，植物化学物中的植物固醇、某些酚类物质（如白藜芦醇等）并不会使果实呈现特定颜色；其次，不同呈色物质呈现不同颜色，难以比较，如类黄酮等物质呈黄色，花青素在不同果实中可呈红、紫、蓝色。

误解六： 水果皮和籽营养素含量更丰富，最好连皮带籽一起吃

真相： 连皮带籽吃也无妨，全看个人喜好。

部分水果的果皮和籽的营养成分含量确实高于果肉，具有一定的营养价值。比如：葡萄籽的花青素和白藜芦醇含量最高，果皮次之，果肉最低。但果皮和籽重量仅占整个水果的小部分，营养成分相对有限，且口感往往粗糙、酸涩，不易让人接受。即使不吃皮和籽，摄入充足果肉也能获取需要的营养素。

误解七： 水果能代替主食

真相： 水果与主食营养成分差别大。

很多人认为水果含糖量较高，可以当主食吃。其实，用水果代替主食并不科学，因为新鲜水果一般含水量达80%以上，蛋白质含量不超过1%，而米饭等主食的碳水化合物含量达77.9克/100克，水果远远不能满足人体对碳水化合物的需要。需要提醒的是，不少人为了减肥，用水果代替主食。殊不知，这么做不仅容易引起营养不良，还容易造成糖分摄入超标，甚至引发代谢紊乱。因此，水果只能作为正餐的补充。**PM**

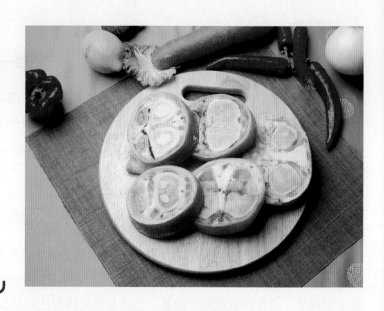

掌中宝（鸡脆骨）、骨肉相连、鱼翅、猪耳、猪尾等软骨类食物是某些人的"心头好"。民间有"吃啥补啥"的说法，很多人觉得吃软骨可以补钙，还有人觉得软骨中含有骨胶原，能改善骨质疏松、修复骨关节组织。这些说法是真的吗？答案是否定的。

吃软骨补钙？

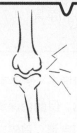

你可能补了个"寂寞"

🖋 中南大学湘雅三医院营养科副主任医师　刘 敏

软骨钙含量不高，
且不易被吸收

每100克固体食品中钙含量 ≥240毫克、每100毫升液体食品中钙含量≥120毫克时，称为"高钙食品"。比起常见的高钙食品（见右表），软骨（脆骨）的钙含量其实并没有想象中高，比如：猪软骨的钙含量为100毫克/100克，鸡软骨的钙含量为47毫克/100克。

在消化过程中，钙以游离钙或钙离子的形式被肠道吸收，而软骨中的钙为结合钙，很难被人体吸收。虽然没有软骨中钙的吸收率数据，但通过吃软骨补钙，显然不是理想的选择。牛奶中的钙为乳清钙，容易被人体吸收，是钙的主要食物来源。结合食物的钙含量和吸收率，

综合考虑合理摄入量等因素，奶类、虾类、豆类、芝麻、海带、紫菜等都是补钙较好的食物来源。

常见高钙食品钙含量
（单位：毫克/100克）

低脂或脱脂奶	>120
全脂牛奶粉	676
奶酪	450~800
豆腐干	308
海带干	348
紫菜干	264
河虾	325
海米	555
虾皮	991
螺类	722
杏仁	240
黑芝麻	780
芝麻酱	1170

主要营养成分
是胶原蛋白

软骨可分为纤维软骨、弹性软骨和透明软骨三种，主要由软骨细胞、软骨基质及纤维组成，其化学成分主要为硫酸软骨素、透明质酸和胶原蛋白。

硫酸软骨素是一种酸性黏多糖，其药物制剂在关节疾病的防治等方面有一定疗效；透明质酸又称玻尿酸，其药物制剂可以加快皮肤组织修复，提高创口愈合能力。但是，想通过吃软骨达到修复骨关节、改善关节炎或美容的作用，也是不可行的。

软骨经烹饪后留下的营养成分主要是蛋白质，且90%以上是胶原蛋白，不易溶解也不易消化。**PM**

随着人们对饮食风尚的追求，一些经常出现在外国料理中，而在我国家常烹饪中比较少见的调味品，如山葵、辣根、芥末、罗勒、香茅等，在网络平台被很多美食达人奉为"高端"调味品。这些调味品在营养和口味上有什么特色呢？

"高端"调味品有啥名堂

扬州大学旅游烹饪学院营养学教授　彭景

① 芥末

不少人接触到芥末是在日本料理中，但芥末实际上来源于中国。据考证，早在我国周朝时期，人们就开始用芥末作为佐食生鱼片的调味料。芥末由芥菜的种子研磨成粉末后稍加调制而成，一般呈黄色膏状，味道辛辣，现在多用于日本料理中。在我国一些地区，人们在制作凉拌菜（如凉拌肚丝、鸭掌等）或腌菜时，有时会用芥末调味。一些西式快餐食品，如汉堡包、热狗上也会涂抹多种香料与芥末复合制成的芥末酱，其辣味不明显，口感较柔和。

② 山葵

日本料理中更常见的绿色"日本芥末"实际上是山葵，其与芥菜都属于十字花科，味道相似，故被许多人误认为芥末。山葵对生长环境温度和湿度要求很高，至少要生长3年才能使用，因而用山葵制成的绿色"芥末"价格较高。在日本料理中，常用酱油与山葵调制，用作刺身蘸料，或用于凉拌章鱼、木耳、海蜇等，其也经常出现在日式土豆泥、蛋黄沙拉酱、炸鸡蘸料中。

③ 辣根

辣根又称马萝卜，味道与山葵相近，呈白色，但对生长环境要求不高，价格便宜，因而应用更加普遍。在我国，辣根还是一种中药，常用于消化不良、小便不利的治疗。

专家提醒 芥末、山葵、辣根三者的辛辣味来自其中的异硫氰酸酯类化合物，其经由口腔进入鼻腔后，会带来强烈的刺激感。但细细品尝，三者口味又有所不同：山葵的辛辣中带有植物的清新香气和微甜，辣根带有萝卜辛辣的风味，芥末则带有少许洋葱、大蒜的气味。

④ 罗勒

罗勒为药食两用芳香植物，属薄荷科，主要用于意式、法式料理，在印度及泰国菜肴中也经常使用。罗勒具有独特的香味，类似丁香或茴香，略带薄荷的清凉感，不同品种风味有所不同。欧美地区常见的有甜罗勒、柠檬罗勒、紫罗勒，亚洲地区烹饪常用的主要为圣罗勒（又称九层塔）。九层塔香气比较浓厚，普遍用于热炒，适合与辛辣的菜肴搭配；而西餐中经常使用的则是甜罗勒，其口味清爽，稍带甜味。罗勒非常适合与番茄搭配，不论是做菜、熬汤还是做酱，风味都非常独特，可使比萨饼、意面、羹汤、沙拉、烤制海鲜等散发醇厚的香味。罗勒的嫩叶除可作调味料外，亦可泡茶饮，有促进消化、缓解胃肠胀气及发汗的作用。

⑤ 香茅

香茅是生长在亚热带地区的草本植物，具有类似柑橘类水果的香气，又被称为柠檬草。香茅主要用于泰国、马来西亚等东南亚地区的料理，现在也用于一些西式料理中海鲜的烹饪。其香味清新、开胃，用于烹调可以消解肉类的腥膻，增进食欲。**PM**

“春食野,夏吃苦”,初春是多种野菜上市之时。然而,野菜并非绝对安全的食品,在城市人口密集区、工厂附近,以及受污染的河流、水体附近的野菜,易受污染,不能食用。随着人们对美食和健康的追求,大量栽培野菜已经褪去“野性”,进入市场,成为家庭餐桌上的常见菜。

野菜 的奇“食”妙“享”

上海中医药大学附属市中医医院药剂科副主任药师　朱海青
菜肴制作　李纯静(营养师)

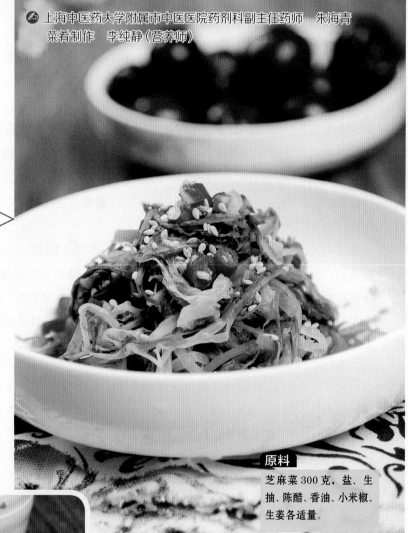

凉拌芝麻菜

芝麻菜与芝麻并非同一种植物。芝麻是脂麻科植物脂麻的种子,而芝麻菜为十字花科芝麻菜属一年生草本植物,因嫩茎和叶具有浓烈的芝麻香味而得名。芝麻菜可食部分为柔嫩的茎叶和花蕾,生食有一丝辣气,熟食微苦,较好的烹饪方式是凉拌。

做法 将芝麻菜洗净,用凉开水冲洗后滤干、入盘;小米椒剁碎,生姜切末;将适量盐、生抽、陈醋、香油、小米椒、姜末调成浇汁,浇到芝麻菜上,拌匀即可。

食疗功效 芝麻菜具有降肺气、利肺水、利尿等功能,对胃和肾有一定的保健作用,适用于久咳、尿频者。芝麻菜性微寒,体质偏寒者不宜过量食用。

原料
芝麻菜300克,盐、生抽、陈醋、香油、小米椒、生姜各适量。

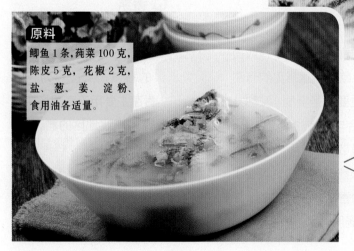

原料
鲫鱼1条,莼菜100克,陈皮5克,花椒2克,盐、葱、姜、淀粉、食用油各适量。

莼菜鲫鱼羹

“西湖莼菜胜东吴,三月春波绿满湖。”莼菜为睡莲科植物莼菜的茎叶,原产于我国,但自古以来食用地区并不广泛,除苏杭地区外,其他地方的人对莼菜较为陌生。介绍一道中医古籍《圣济总录》中记载的“莼菜羹”,有兴趣者可试制。

水芹汁

我国食用芹菜的历史已有数千年，依据生长环境将其分为水芹和旱芹，两者同属伞形科植物。水芹主产于我国南方，口感比旱芹清香，药味淡；在北方吃到的主要是旱芹，又称药芹。

做法 水芹去叶留梗，洗净，切小段，放入榨汁机中，加入适量净水，榨成汁即可。

食疗功效 水芹味辛、微甘，性凉，能平肝安神、清热解表、透疹，适用于肝阳上亢型高血压、失眠多梦者。研究发现，水芹对泌尿系统感染性疾病具有一定的辅助治疗作用，但多吃会抑制睾酮的生成，备孕期男性不宜食用。

折耳根炒腊肉

"折耳根"是云贵川一带对鱼腥草的叫法，其为三白草科植物蕺菜的根茎部位，因用手折断时能听到清脆的响声而得名。鱼腥草是一味常用的中药，其制剂常被用于治疗感染性疾病。鲜折耳根有较强的鱼腥味，炒熟后鱼腥味减弱，可根据个人喜好设定加热时间，做出美味的折耳根膳食。

做法 用火烧腊肉外皮，刮洗干净，煮熟，切成薄片；生姜切成片，青椒、干辣椒、香菜、香葱均切成段；折耳根去除叶子、须根，洗净后折成段，用食盐腌渍10分钟；油烧至六成热时，下青椒、干辣椒、花椒，炒至八成熟，盛出待用；油锅下腊肉片，爆炒呈"灯盏窝"形，放入姜片、白糖、料酒，略炒；下折耳根和炒熟的青椒、干辣椒、花椒，炒匀，撒入香葱、香菜，起锅装盘。

食疗功效 鱼腥草味辛，性微寒，入肺经，具有清热解毒、消痈排脓、利尿通淋等功效，常用于治疗肺痈、肺热咳嗽、疮疡肿毒等症。鱼腥草不可久食、多食，《食疗本草》记载："久食之，发虚弱，损阳气，消精髓。"虚寒体质，疮疡色白、不热者忌食。

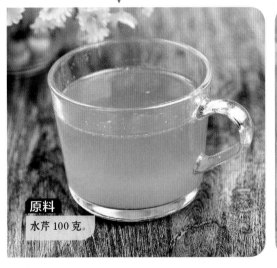

原料 水芹100克。

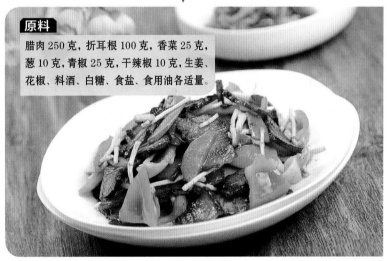

原料 腊肉250克，折耳根100克，香菜25克，葱10克，青椒25克，干辣椒10克，生姜、花椒、料酒、白糖、食盐、食用油各适量。

做法 将鲫鱼宰杀，洗净；莼菜洗净，切碎；生姜切片，陈皮泡软切丝；鲫鱼、葱、姜片加水煮熟；另起油锅，放入莼菜略微煸炒，倒入鱼汤中，加入陈皮丝、花椒、姜片，煮入味，加盐调味，加入湿淀粉勾芡即可。

食疗功效 莼菜性味甘寒，能利水消肿、清热解毒，主要用于湿热痢疾、黄疸、水肿、小便不利、热毒痈肿等症。与鲫鱼同用，健脾益气、开胃理气，可用于脾胃气弱、饮食不下、神疲乏力，以及多食则脘腹胀满、嗳气等病症，亦可作为产后、病中的补益药膳。脾胃虚寒、胃脘部冷痛者不宜食用。**PM**

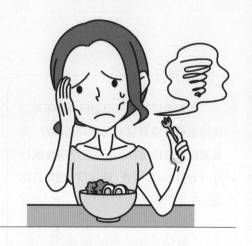

人体有600多块骨骼肌，占体重的40%~50%。它们不仅是运动器官，也是人体主要的蛋白质储存场所，其中的蛋白质占体内蛋白质总量的50%~75%。此外，骨骼肌还是机体重要的糖脂代谢场所、内分泌器官、免疫器官和"第二心脏"，在代谢、免疫、血液循环等方面发挥着重要作用。

肌肉减少症（也称肌肉衰减综合征，简称肌少症）是一种全身性骨骼肌疾病，可引起肌肉质量和力量下降，常伴有功能减退。肌少症常见于老年人，但并不仅限于老年人，中青年人也面临罹患肌少症的风险。

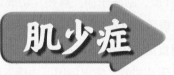 **并非老年人"专利"**

复旦大学附属华东医院营养科　孙建琴（教授）袁武科

为什么中青年人也会遭遇肌少症

人体肌肉量受年龄影响，在30岁左右达到峰值，一般而言，维持5年左右便开始逐渐丢失。因此，年轻时就应增加肌肉储备。

此外，肌肉的丢失还与运动、营养、患病等多种因素有关。中青年人发生肌少症的风险增加，主要有以下原因：

❶ 久坐少动

很多上班族每天久坐时长不低于8小时，下班后看电视、玩手机、看书等休闲活动也增加了久坐时间。研究显示，在健康中青年人中，运动量过少可导致胰岛素抵抗和瘦组织（除去脂肪的骨骼、肌肉等）丢失。

❷ 不当减肥

一些中青年人通过盲目节食或吃素减肥，殊不知，这样减去的重量有很大一部分来源于丢失的肌肉。蛋白质营养不良会使机体更多地动用肌肉蛋白质储备，使肌肉合成速率下降，分解速率上升，导致肌肉流失。

肌少症危害不容小觑

肌量和肌力下降对中青年人的影响在短期内可能尚不突显，因而被很多人忽视。但随着时间的累积，肌少症会带来一系列危害。

❶ 运动功能下降

骨骼肌是运动系统的主要成员，也是力量的来源。肌肉减少和力量下降，体现在日常生活中便是中青年人运动功能变差，如以前跑50米只需7秒，现在却做不到。

值得注意的是，越懒得运动，肌肉就越少；肌肉越少，就越不想运动，如此易形成恶性循环。

❷ 死亡风险增加

肌肉力量下降与多种不良结局相关。一项纳入14万人的研究显示，握力越低，全因死亡率、心肌梗死和卒中风险越高。一项纳入50万人的研究显示，低握力可增加心血管疾病、呼吸系统疾病、所有癌症

的发病率和死亡率，这种相关性在较年轻的人群中更大。

❸ 免疫功能受损

骨骼肌细胞对诱导机体免疫应答十分重要，还能通过分泌细胞因子、趋化因子或内肽酶调节免疫反应的微环境。研究表明，人体瘦组织减少10%，会导致免疫力下降，感染风险增加；减少20%，会导致伤口愈合减缓，皮肤变薄，

感染及虚弱；减少30%，会导致难以坐立。

❹ 糖脂代谢紊乱

约75%的葡萄糖在骨骼肌中代谢，肌肉减少会导致机体胰岛素敏感性下降，造成胰岛素抵抗，这是2型糖尿病和代谢综合征的重要驱动因素。骨骼肌也是脂质氧化和基础能量代谢的重要部位，肌肉丢失会影响机体脂质平衡，降低基础代谢率，进而造成脂肪堆积和代谢紊乱。

中青年人"守护"肌肉的4个关键

肌少症可防可治，年轻时注重预防比发生后再干预更重要。中青年人在日常生活中应注意以下几点：

❶ 充足营养

预防营养不良的关键是膳食平衡。首先，应做到食物多样，搭配合理，最好每天吃12种以上，每周吃25种以上食物。其次，要把握好量，每天摄取谷薯类250～400克，新鲜蔬菜300～500克，水果200～300克。第三，保证优质蛋白质的摄入，每天吃1个鸡蛋，喝1～2杯牛奶或适当摄入奶制品，摄入动物性食物200克左右，可选择瘦肉或禽类、鱼虾，尤其宜多摄入海产品等富含n-3多不饱和脂肪酸的食物。

❷ 增加运动

每天应累计进行40～60分钟中、高强度运动（如快走、慢跑等）。抗阻运动（如坐位抬腿、举哑铃、拉弹力带等）能有效增强肌肉力量和运动功能，每周应至少进行3次，每次20～30分钟。此外，还要减少静坐和卧床时间，增加日常身体活动量。多进行户外活动，增加日晒时间，有助于提高血清维生素D水平，预防肌少症。

❸ 自我筛查

中青年人应掌握肌少症的自我筛查方法，如"指环法"：取坐位，屈膝90°，用自己的双手食指和拇指环绕非优势腿小腿最粗部位。如果双手能够合拢，表明患肌少症的风险较高，最好去医院进一步评估。

❹ 重视异常

中青年人应科学认识肌少症，提高健康自我管理意识。如果出现心肺功能变差、活动力下降、容易疲劳、基础代谢持续变低（如食量和体力活动量不变，却一直变胖）等异常现象，应去医院就诊。▣

┊答┊疑┊解┊惑┊

 疑问一： **吃蛋白粉有助于预防肌少症吗？**

答：作为肌肉合成的最基本原料，蛋白质是修复和增加肌肉量最好的营养素。健康成年人的每日蛋白质摄入量应达到1克每千克体重，老年人的每日蛋白质摄入量应维持在1.2～1.5克每千克体重。膳食和蛋白粉是机体摄入蛋白质的两个重要途径。每日所需的蛋白质宜优先从天然食物中获取，如鸡蛋、牛奶等奶制品，禽类、鱼虾等水产品，这些都是优质蛋白质的良好来源。如果因某些原因难以摄入充足蛋白质，或对蛋白质的需要量较高，为避免蛋白质营养不良，就需要补充蛋白粉。选购蛋白粉时，应选取富含亮氨酸等支链氨基酸的优质蛋白质，如乳清蛋白、牛奶蛋白、大豆蛋白等，它们更有助于预防肌少症。

 疑问二： **减肥时，如何做到减脂不减肌？**

答：一般而言，人体体重的减轻通常会伴有20%～40%的瘦组织丢失。多项研究表明，低能量高蛋白质饮食联合运动能有效减轻减脂期间造成的肌肉流失。减肥时，应减少能量摄入，保证蛋白质供能占20%～30%；每周至少进行150分钟中、高强度运动，以有氧运动结合抗阻运动为佳。

口角炎、唇炎、单纯疱疹，

别再傻傻分不清

⬤ 上海市皮肤病医院皮肤内科副主任医师 周 静

很多人都有过这种感受：嘴唇脱皮、干裂，感到灼热、疼痛，甚至有时唇周还会出现小水疱……有人认为这是"口角炎"的表现，也有人认为是"唇炎"，不少人在就医后却被诊断为"单纯疱疹"。正确认识和了解所患疾病，进行科学处理及预防，才能让自己免于"口唇之苦"。

口角炎

● 典型特征："裂"

口角炎表现多样，最常见的是口角皮肤裂隙，俗称"烂嘴角"。起病初期，患者口角处有灼热感或轻微疼痛，进而可出现红斑、肿胀、渗液等，严重时可发生糜烂。此时如果不进行处理，难以自行痊愈，唇部和口角皮肤会出现皲裂、粗糙、蜕皮，甚至出现口角向外的放射性皱纹。

● 预防措施

天气干冷是口角炎最常见的诱因，B族维生素缺乏也会导致本病。预防口角炎，首先要保持口唇清洁，进食后注意擦净口唇。秋冬季口唇发干时，可外涂润唇膏，防止唇部干裂。日常饮食要做到不偏食、不挑食，多吃富含B族维生素的食物。

唇炎

● 典型特征："干"

唇炎是发生于唇部的炎症性疾病的总称，包括慢性非特异性唇炎、光化性唇炎等。主要表现为唇部干燥、脱屑，进而出现皲裂，急性期还会发生唇部肿胀。

● 预防措施

唇炎常反复发作，与患者的一些不良习惯密不可分，如摄入辛辣食物、经常舔嘴唇等。唾液中的淀粉酶、溶菌酶等残留在唇部，会形成一种高渗环境，导致唇部越发干燥，形成恶性循环。预防唇炎，关键在于减少对唇部的刺激，如避免舔、咬嘴唇及烟酒刺激等，并注意多喝水，补充水分。如果唇部出现红斑、脱屑，甚至溃烂、渗出，应及时就医。

单纯疱疹

● 典型特征："疱"

单纯疱疹表现为口周、鼻周、口腔黏膜等部位出现成簇的密集小水疱，皮肤可出现红斑，数天后水疱破溃，形成糜烂、结痂。轻者1～2周可自愈，重者水疱继发细菌感染，变成脓疱。

● 预防措施

单纯疱疹由人单纯疱疹病毒（HSV）感染所致，常反复发作。病毒侵入皮肤黏膜后，先在局部增殖，形成初发感染，以后潜伏于局部感觉神经节中，当机体免疫力下降，或在发热、受凉、情绪激动、紧张、劳累、日光暴晒等刺激下，潜伏的病毒易被激活。

避免这些诱因有助于预防单纯疱疹。虽然单纯疱疹是自限性疾病，但其可通过接触传染。在发病期间，患者应避免接触婴幼儿，特别是患有湿疹、特应性皮炎等疾病的婴幼儿。可外用抗病毒制剂（如3%阿昔洛韦软膏、1%喷昔洛韦乳膏），以缩短病程。如病情严重或频繁复发，应及时就医。**PM**

在寒冷的天气里，起床对很多人而言是一件相当艰难的事情。不少"起床困难户"在关掉三四个闹钟后，才把自己从床上"撕下来"，有时被闹钟惊醒还会感到精神恍惚、心情低落。能够睡个好觉，早上轻松、自然地醒来，会让人内心充满积极的情绪。那么，如何科学地唤醒自己，让紧张繁忙的一天有个愉快的开始呢？

科学唤醒，让起床不再困难

苏州大学教育学院应用心理学研究所教授　童辉杰

自古以来，人类形成了日出而作、日落而息的睡眠－觉醒节律。睡眠分为四个阶段：第一阶段（入睡阶段）、第二阶段（浅睡眠阶段）、第三阶段（深睡眠阶段）和异相睡眠阶段。从浅睡眠到异相睡眠是一个睡眠周期，交替重复，每晚可出现 2～5 个周期。当人体顺利地经过这些睡眠阶段后自然醒来，就会感到睡眠质量很高、精力充沛，而如果在深睡眠阶段被唤醒，人就容易感到疲倦。大家可以试试这 5 招，摆脱"起床困难"。

1 规律作息

保持良好的睡眠－觉醒节律，保证机体自然、顺利的睡眠周期，尽量做到自然醒。久而久之，不必借助闹钟，也能按时醒来。

2 做好睡前准备

入睡前做好准备，有助于保证良好的睡眠质量，从而使人醒来时感到精力充沛。睡前 2 小时应避免摄入咖啡、巧克力和茶等可能引起中枢神经兴奋而影响睡眠的食物，不做剧烈运动。睡前 1 小时应尽量避免使用手机、电脑等电子产品，因为电子屏幕发出的蓝光可能影响褪黑素的分泌，影响入睡。

此外，使用舒适的卧具，保证室温适宜，也是睡个好觉的重要保证。

3 设置音乐闹铃

研究发现，"滴滴""叮铃铃"等单调的传统闹铃可能会使人受惊，进而引起精神恍惚、反应迟钝等类似"睡不醒"的不适，而富有旋律感的音乐闹铃有利于降低这种不良影响。

4 "拥抱"阳光

早晨明媚的阳光有利于人们摆脱"睡不醒"的恍惚感，唤醒活力。晚间入睡时，可以将卧室窗帘拉开一条缝或清晨使用遥控器拉开窗帘。

5 及时通风

二氧化碳浓度过高可引起中枢神经抑制症状，如昏昏欲睡等。人们睡觉时大多门窗紧闭，经过一夜，室内二氧化碳浓度逐渐升高。而及时开窗通风，可减少二氧化碳堆积。**PM**

专家简介

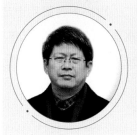

童辉杰 《大众医学》专家顾问团成员，苏州大学教育学院应用心理学研究所副所长、人才测评研究所副所长、教授、博士生导师，苏南地区大学生心理健康教育研究中心研究部主任，历任中国社会心理学会常务理事、江苏省社会心理学会副会长等。主要研究方向为心理咨询与测量、人格与社会心理学等。

正确洗澡，安全解乏

华中科技大学同济医学院附属协和医院心血管内科　吴琼峰　苏冠华（副主任医师）

洗热水澡是解乏的好方法。然而，近日有一则新闻报道称，一男子因过度劳累后洗热水澡而诱发急性心梗。据悉，该男子在7年前就出现过心肌梗死。过度劳累后洗热水澡为什么会引发心梗？

— 医生的话 —

该男子7年前曾发生过心肌梗死，在此基础疾病下再过度疲劳，易使心脏负担进一步加重，心肌耗氧量明显增加。此时，贸然洗热水澡，可导致血管迅速扩张，血液流向皮肤和肌肉，使心、脑等重要脏器供血严重不足，导致心肌因严重缺血而发生梗死。

对冠心病患者而言，正确的做法是：先休息一段时间（30分钟以上），让身心得以休息、放松之后，再用温水洗澡。

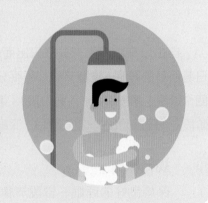

哪些情况下，不宜立即洗澡

哪些情况下，不宜立即洗澡

1. 剧烈运动后
2. 空腹或饱餐后
3. 大量饮酒后
4. 高热患者服用退热药后

易引起心、脑等重要脏器供血不足，若患有高血压、冠心病等慢性病，有发生心脑血管事件等风险。

❷ 空腹或饱餐后

空腹状态下洗澡容易导致低血糖，出现头晕、四肢乏力，甚至晕厥的症状。饭后立即洗热水澡，会使胃肠血液供应减少，影响消化。

❸ 大量饮酒后

大量饮酒可导致血管扩张，此时洗热水澡可能会进一步扩张血管，导致血压下降，轻者容易引起头晕、眼花、全身无力等，严重者甚至可能出现休克症状。酒后若要洗澡，最好待意识较为清醒后再进行。

❶ 剧烈运动后

剧烈运动后，心跳加快、血流加速仍会持续一段时间。此时洗热水澡，会使血液往肌肉和皮肤的流量分布增加，

❹ 高热患者服用退热药后

高热患者服用退热药后大量出汗，使体液丢失过多。此时洗热水澡有导致低钾、低钠的风险，可能出现全身无力、头晕、胸闷、气短等不适情况，可先用热毛巾擦拭清洁身体。**PM**

特别提醒 洗热水澡可使血管扩张，血压低的人长时间洗热水澡后容易出现血压进一步下降，引起脑供血不足，易出现头晕甚至晕厥。为安全起见，平时血压偏低者洗热水澡的时间不宜过长。

运动会"传染"

上海交通大学公共卫生学院社区健康与行为医学系教授　张智若

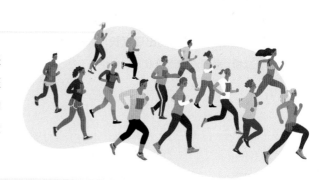

不少人有这样的经历：自己单独一人运动，往往很难长期坚持，而与同学、朋友、家人等一起锻炼，却能如愿坚持下来。上班族小杨就是在结交跑友后逐渐"染上"跑步的习惯，并在跑友的带动下，还尝试了以往对自己而言万般艰难的马拉松。古语云"近朱者赤，近墨者黑"，运动习惯也会"传染"吗？

一项研究搜罗了110万余人的运动手环、地理位置和社交网络数据，分析了他们5年间的运动习惯变化，发现人们的跑步习惯更容易受运动水平与自己相近的同伴影响：当同伴对运动懈怠时，自己也有可能随之懈怠；而同伴对运动积极时，自己也会多"加把油"。

运动"传染"基于其社交属性

首先，健康行为学中的计划行为理论（TPB）认为，人们运动的意愿受到关于运动的态度（比如认为运动是否有益等）、主观规范（周围的人关于运动的看法或做法）和感知行为控制（认为自己是否能做到）的影响。可见，一个人周围的人如果对运动持积极态度、坚持锻炼，其进行运动的意愿就会大大增强。

其次，由于运动具有社交属性，如果在运动中能感受到社交激励，那么个人进行运动和坚持完成的意愿会更加强烈。行为学中，社交激励是指一个人能从社交接触中感受到的、促使其完成

某项行为的激励因素，包括合作、竞争、奖励、惩罚、同伴支持等。同伴支持是指来自与自己境遇相似者的心理支持。同伴既可以是同事、朋友、家人，也可以是网络上与自己有相同目标的陌生人，他们的认可、鼓励、表扬、分享等支持因素能促使人坚持完成运动。

笔者团队关于大学生运动习惯的干预研究发现，采用要求其在社交媒体上发布自己的运动状况、组队进行排名、同伴间相互鼓励等社交激励措施，能显著增加研究对象的运动量，并改善他们的运动体验。

利用"传染性"有助于坚持运动

大家在生活中不妨积极寻求社交激励，主动被"传染"。比如，多结交热爱运动的朋友；与同事或好友相约一起健身，既能相互督促，也能营造热爱运动的集体氛围；加入以增加运动为目标的社交群体，分享运动的乐趣、困难和经验，互相帮助；每天在朋友圈展示运动记录，他人的认可和鼓励也能提供社会支持；等等。**PM**

专家简介

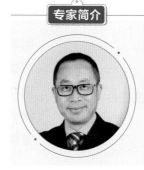

张智若　《大众医学》专家顾问团成员，上海交通大学公共卫生学院社区健康与行为医学系主任、教授、博士生导师，曾任上海交通大学公共卫生学院副院长。主要研究领域为行为医学、健康管理、体力活动与慢性疾病、医疗保障政策研究等。

"余尿滴沥"，不止"尴尬"而已

很多中老年男性有这样的经历：随年龄增长，排尿没有原来那样爽快，排尿后，尿液还会滴滴答答往外流；或者感觉已经尿完，准备提裤子时，突然又流出一小股尿来，经常把裤子弄湿，感觉很尴尬。这种情况，医学上称为"余尿滴沥"。

国际尿控协会将余尿滴沥现象定义为：男性排尿的最后一部分时间出现延长；排尿结束时，尿流量减慢，呈涓流或滴流状态。

海军军医大学第二附属医院泌尿外科副主任医师　阴雷

生理性余尿滴沥，不需特殊处理

正常排尿过程中，膀胱逼尿肌收缩，膀胱内压力增大，同时膀胱出口打开，膀胱内的尿液沿着尿道排出体外。随着年龄增长，男性的前列腺体积会逐渐增大，尤其是60岁以上男性，因轻度增生的腺体压迫膀胱出口，可出现余尿滴沥，但症状一般较轻，偶尔出现，不伴其他排尿异常症状。

这种情况不需要特殊处理。患者可以在排尿将结束时，用手指轻轻推挤阴茎腹侧靠近阴囊的部位，帮助残存在尿道内的尿液排出。平时可以加强盆底肌锻炼，帮助改善症状。

伴其他症状，及时处理

若每次排尿都出现余尿滴沥症状，同时伴有其他排尿异常或局部不适，往往提示有疾病存在，患者需要重视，应通过正规检查明确病因，并接受有针对性的治疗。

1　伴排尿等待、尿线细、尿频、尿急等

患中重度前列腺增生时，增大的前列腺会严重压迫甚至堵塞膀胱出口，导致尿液不能顺利流出膀胱，在排尿终末时，部分尿液会滞留在膀胱及尿道后段；排尿结束后，这部分储存在尿道中的残余尿液缓慢流出，从而出现余尿滴沥症状。患者还会出现排尿等待、尿线细、排尿中断、尿频、尿急、夜尿增多等症状。

2　伴小腹、会阴部胀痛

前列腺炎会导致前列腺充血、水肿，压迫膀胱出口，也可造成余尿滴沥症状。患者往往合并小腹、会阴部位胀痛，以及尿频、尿急、排尿不尽等症状。

3　伴脑血管疾病、帕金森病、糖尿病等

一些内科或神经系统的慢性病变，可使控制排尿的中枢或周围神经系统受损，常影响膀胱功能，即"神经源性膀胱"，容易出现尿道内尿液残留，发生余尿滴沥。此类患者须针对原发病进行治疗。

4　伴尿道狭窄等

尿道狭窄患者可因尿路部分梗阻出现排尿障碍。主要病因包括创伤、泌尿生殖系统感染等。初期表现为排尿费力、排尿时间延长，以后逐渐出现尿线变细、射程变短，甚至呈滴沥状。通过尿道镜或者尿道造影等检查，可以明确是否存在尿道狭窄。患者接受经尿道冷刀切开术或尿道狭窄段切除尿道吻合术治疗，有助于恢复尿道通畅。**PM**

感染，男性不育的重要诱因

北京大学第三医院泌尿外科　刘泽南　何继德　卢剑（教授）

尿路感染"破坏"男性生殖系统

男性生殖系统由睾丸、附睾、输精管、精囊、前列腺及尿道组成（图1）。睾丸与附睾是精子产生及成熟的场所；前列腺、精囊和尿道球腺产生的分泌物是精液的主要组成部分，对维持精子的正常生理功能至关重要。当男性生殖系统发生感染时，上述结构都可受到炎症的损害，引起前列腺炎、尿道炎、睾丸炎和附睾炎等，造成精子发生、运输障碍及精子功能的改变，进而导致男性不育。

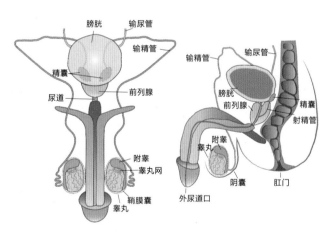

图1　男性生殖系统示意图（绘图：何继德）

两项检查，可明确诊断

● **精液分析**　精液检测分析对诊断男性泌尿生殖道的感染和炎症起关键作用。精液白细胞水平升高是男性泌尿生殖道炎症的标志。精液中白细胞浓度大于$1×10^6/$毫升被定义为"白细胞精子症"。精液中白细胞水平异常升高可对精液质量产生负面影响，表现为精子浓度、活力和正常形态百分率降低。精液中白细胞产生的过量活性氧是导致精子质量下降的主要原因

之一，同时检测精液中活性氧水平，可更好地判断泌尿生殖道的炎症与感染情况。

● **微生物检测**　怀疑有泌尿生殖系统感染的患者可进行尿液和泌尿生殖道微生物检测。在引起泌尿生殖道感染的病原体中，性传播病原体（如沙眼衣原体、解脲支原体和淋病奈瑟菌等）和大肠杆菌最常见。

感染致不育，应如何治疗

泌尿生殖道感染被视为男性不育症的"可纠正病因"，通过积极的治疗能治愈。治疗目的是减少或根除精液中的病原体，使炎症指标恢复正常，并改善精子质量。由于男性泌尿生殖道感染主要由微生物感染引起，因此，使用抗菌药为首选治疗方式。因这些病原体大多通过性传播，故夫妻双方都需要治疗。此外，抗氧化剂（如维生素E）、中医中药等，可用于辅助治疗，以缓解相关刺激症状，提高精子质量。

育龄男性要防尿路感染

育龄男性要规律生活，保持良好的心态，避免熬夜通宵工作、久坐及不良情绪，以免引起机体免疫力下降，增加感染风险。平时要注意个人卫生，勤换洗内裤；避免不洁性生活或性生活过于频繁；不宜多吃辛辣刺激性食物，不酗酒，加强营养；注意体育锻炼，增强身体免疫力。

急性泌尿生殖道感染患者可出现发热、排尿困难和血尿等症状；大多数慢性泌尿生殖道感染患者临床表现较为隐匿，症状多为尿频、尿急和尿痛等。男性若出现上述症状，应予以重视，及时去医院就诊，查明病因。**PM**

喜获多胎，要不要减胎

同济大学附属第一妇婴保健院辅助生殖医学科　常馨文　李昆明（主任医师）

▌医生手记▐

因为不孕，王女士通过辅助生殖技术移植了2枚胚胎。尽管医生交代了"14天后再验孕"，她还是和许多患者一样，从移植后的第8天就开始自测，第13天便迫不及待地到医院"开奖"。让人吃惊的是，她的血β-HCG（β-人绒毛膜促性腺激素）数值很高。我们恭喜她成功怀孕，并认为双胎的可能性较大。不出所料，2周后的超声检查提示"宫内双胎"。通过咨询医生、朋友和网络搜索，王女士了解到双胎妊娠存在诸多风险（如孕妇贫血、妊娠期高血压、羊水异常、胎盘早剥、产后出血，胎儿早产、脐带异常、生长发育不一致等），对"要不要减胎"陷入了深深的纠结。

早期减胎术一般在孕8周之内进行，留给王女士纠结的时间不多了。她每天无数次问自己要不要减胎：手心手背都是肉，哪个宝贝都不舍得放弃；可是自己已经38岁，如果生2个，又担心自己身体吃不消，宝贝风险大。考虑到减胎技术已比较成熟，安全性较高，加上妊娠反应日益加重，王女士和家人最终决定减胎。幸运的是，手术很顺利，王女士在孕期也没有出现并发症，于前不久顺利生下了宝宝。

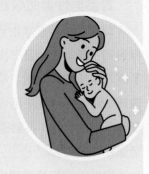

一次妊娠，宫腔内同时孕育2个或2个以上胎儿时，称为多胎妊娠。人类通常每次孕育一个新生命，自然情况下的多胎妊娠并不常见，约每89次妊娠中才有一次双胎，三胎的发生率为 $1/89^2$，也就是1/7921。随着辅助生殖技术的发展，多胎的发生率正在升高。

人类胎儿，适合"独居"

子宫是妈妈为儿女准备的"第一套房子"，它能为胎儿的生长发育提供安全的住所和必需的营养。当这间宽敞的房子成了狭窄的"双人间"，甚至拥挤的"多人间"，会使胎儿的"生存空间"缩窄，营养供应也可能不足，胎儿生长发育受限，房子的主人也增加了负担和风险。为了孕妇和胎儿的健康、安全，多胎妊娠时，往往需要有所取舍。

"群居"胎儿，要有取舍

辅助生殖技术助孕的目标是获得单胎、足月、健康的宝宝，尽量减少双胎妊娠，杜绝三胎妊娠、分娩。为减少多胎妊娠、规避母婴风险，《关于胚胎移植数目的中国专家共识》规定，将每周期胚胎移植数目减至≤2枚，并选择性进行单胚胎移植。

相关规定要求，通过试管婴儿助孕的三胎及以上多胎孕妇需要减胎，根据实际情况减至单胎或双胎；双胎孕妇如果合并高龄、瘢痕子宫、子宫畸形、宫颈内口松弛症，以及高血压、糖尿病等合并症，宜减为单胎。

早期减胎经阴道进行：在B超引导下，使用减胎针穿过子宫壁，进入方便"到达"的胚囊，到达心管搏动部位，减灭胎儿。如果夫妇有先天性畸形儿分娩史，或一方、双方有染色体异常，或孕妇高龄，可在完成NT（颈项透明层）检查（孕11～13周进行）、胎儿大畸形超声筛查（简称"大排畸"，孕20～24周进行）后，再针对发育不良的胎儿进行选择性减胎。**PM**

草莓状血管瘤：
该治治，该等等

复旦大学附属华山医院皮肤科
杨千里 卢 忠（主任医师）

"初来乍到"竟遭遇"草莓团块"

新生儿降临是家里的一桩大喜事，可有些宝宝在出生后不久，脸上却出现了红色"瑕疵"，且有越来越大、越来越鼓的趋势，给家长们带来了许多担忧。这些红斑，医学上称为"草莓状血管瘤"，可发生于皮肤、黏膜的任何部位，最常见于面部、颈部和头皮，女婴的发病率是男婴的 2～5 倍。由于这些红斑色泽鲜艳，与草莓相似，故得名"草莓状血管瘤"。

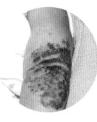

草莓状血管瘤的特点是在婴儿出生后的数周内（一般为 3～5 周）显著增大，红斑不断"长大""长高"，逐渐形成一个或数个鲜红色或紫红色的"肿块"，直径可达数厘米，大的血管瘤甚至可以覆盖一侧肢体，这一时期被称为"增殖期"，一般持续数月。增殖期的血管瘤呈鲜红色分叶状，如粗糙的鲨鱼皮样，皮肤表面温度升高，质地变硬。患儿1岁后，血管瘤进入消退期，颜色从深红色变为灰紫色，表面变平，中部出现白色条纹，瘤体逐渐缩小并缓慢消失，这一过程一般可持续几年，大多数草莓状血管瘤在 10 岁左右完全消退。

警惕"不安分"的血管瘤

尽管草莓状血管瘤有自行消退的特点，但并不代表其对患儿完全没有危害。

首先，处于增殖期的血管瘤迅速生长，需要消耗大量氧气，其表面可因缺氧、坏死而出现自发性溃疡，以口唇、颈部和肛门周围多见。除引起疼痛外，溃疡还可增加感染风险，引起组织破坏，并导致局部皮肤质地改变或瘢痕形成，某些部位（如鼻、耳、嘴唇等）的溃疡可能发生穿孔。

其次，面积较大的血管瘤可引起组织变形，影响正常功能。面积较小但生长在易损伤部位的血管瘤可引起短期或长期并发症。例如：眼周血管瘤可压迫眼睛，导致视觉异常；鼻尖部血管瘤可能引起鼻部畸形；嘴唇部血管瘤在增殖期常出现疼痛性溃疡，导致患儿进食困难；乳房部血管瘤可能影响乳房发育；等等。应注意，并非所有草莓状血管瘤都能完全消退，眼睑、腮腺、鼻尖等部位血管瘤可能持续不退或仅部分消退。在自行消退的血管瘤中，仍有 30%～40% 遗留皮肤瘢痕、萎缩、色素改变、毛细血管扩张等问题，或残留柔软的脂肪团块。

积极治疗"疯长"的血管瘤

血管瘤的主要治疗目的是控制其生长，预防和避免严重并发症，如溃疡、出血，以及永久性、毁形性伤害。

一般而言，1岁以内的婴儿应积极治疗，抑制血管瘤迅速生长，防止自发性溃疡及器官损害。脉冲染料激光及长脉宽 Nd:YAG 激光对血管瘤非常有效，且副作用小，是治疗首选。治疗原则是以低能量激光促进血管瘤萎缩和消退，并非力求清除血管瘤。经过 4～5 次治疗后，血管瘤一般可停止生长。激光治疗难以控制的患儿，往往需要联合药物治疗。在医生指导下口服糖皮质激素或普萘洛尔可获得较好疗效，用药剂量须根据患儿体重而定，并在用药过程中密切监测疗效及不良反应。

1岁以上患儿的血管瘤基本进入消退期，可耐心等待其自行消退。若血管瘤消退后遗留皮肤毛细血管扩张，可采用脉冲染料激光治疗，一般 3 次左右可基本清除；若局部残留的软组织团块影响患儿功能或美观，可择期进行手术。**PM**

感染疱疹病毒，不仅引起疱疹

复旦大学附属儿科医院感染传染科副主任医师　沈军

▌医生手记▐

说起疱疹病毒感染，人们首先想到的往往是有疱疹性皮疹的疾病，如水痘或带状疱疹。其实，感染疱疹病毒后，有些患者不仅仅出现疱疹，有些患者则不一定出现疱疹。让我们来看两个病例：

一个1岁半的孩子，因"发热伴口腔溃疡2天"就诊。医生查体时，看到患儿口周、唇部有疱疹，口腔内有疱疹性溃疡，其余皮肤未见皮疹。患儿母亲3天前曾发生口腔溃疡，且既往有口腔溃疡反复发作的病史。

一个5岁的孩子，因"发热5天，皮疹2天"就诊。医生查体发现患儿全身有散在的红色斑丘疹，没有疱疹，眼睛水肿，扁桃体有白色分泌物，颈部淋巴结肿大，肝、脾肿大；血液检查发现白细胞升高，中性粒细胞比例降低，淋巴细胞比例升高，EB病毒IgM抗体阳性，EB病毒DNA阳性，转氨酶升高。

这两个孩子的症状都是首次感染人疱疹病毒后的典型表现。

人疱疹病毒包括8种：单纯疱疹病毒1型（HSV1）、单纯疱疹病毒2型（HSV2）、水痘-带状疱疹病毒（VZV）、EB病毒（EBV）、巨细胞病毒（CMV）、人疱疹病毒6型（HHV-6）、人疱疹病毒7型（HHV-7）及人疱疹病毒8型（HHV-8，亦称卡波斯肉瘤疱疹病毒，KSHV）。90%以上的人在一生中至少会感染1种人疱疹病毒，大部分在儿童和青少年时期即已感染。前7种人疱疹病毒感染较为常见，人疱疹病毒8型感染主要见于艾滋病病毒（HIV）感染者中。

人疱疹病毒主要通过唾液传播，家庭成员易相互感染。除经唾液传播外，也有其他传播途径，比如：水痘-带状疱疹病毒主要通过飞沫或接触传播，可在学校等机构暴发流行；单纯疱疹病毒2型主要通过性传播，也可经唾液传播。疱疹病毒感染人后，可呈潜伏性感染，并终身间歇性、无症状排毒，并传播给其他人。

依据典型临床表现，人疱疹病毒感染不难诊断；实验室检查方法有聚合酶链反应（PCR）和检测血清IgM、IgG抗体等。

单纯疱疹病毒1型感染：口唇疱疹常见

单纯疱疹病毒1型（HSV1）感染非常常见，家庭内部聚集性感染尤为多见。潜伏期（感染后到发病的时间）一般是2~14天。首次感染HSV1后，患者可有发热等症状，唇部和口腔内部可见不同数量的疱疹，医学上称为龈口炎，可自愈。患者唾液中带有大量病毒，病毒可随流涎而发生"播散"，感染口周皮肤，这种情况在年幼儿童中较为常见。HSV1感染可导致疱疹性结膜炎、生殖器疱疹、脑炎等并发症。HSV1感染可反复发作，复发时一般症状轻微，患者仅表现为唇部和口腔少量疱疹、溃疡，以及局部淋巴结肿大，无发热等症状，俗称"冷疮"。导致病毒"再燃"（潜伏的病毒再次活动）的诱发因素包括劳累、应激等。

免疫功能正常的儿童感染HSV1后，不需要抗病毒治疗；如发病4天内有明显吞咽困难，可口服阿昔洛韦；有唇部及皮肤疱疹者，可局部外用阿昔洛韦、喷昔洛韦软膏；免疫功能受损的患儿，可静脉使用阿昔洛韦，或口服伐昔洛韦或泛昔洛韦；新生儿发生HSV1脑炎，需要静脉使用阿昔洛韦。

单纯疱疹病毒 2 型感染：主要引起生殖器疱疹

单纯疱疹病毒 2 型（HSV2）感染主要导致生殖器疱疹，也可引起口腔疱疹，疾病常反复发作。其潜伏期为 2 ~ 12 天。由于 HSV2 主要通过性传播，儿童期感染相对少见。部分儿童可接触成人患者的分泌物、唾液而被感染；孕妇如在围产期发生感染，可导致胎儿感染。

首次感染 HSV2 时，患者可有发热、生殖器疱疹、淋巴结肿大等表现，也可无症状。儿童首次发生生殖器疱疹感染后，需要进行抗病毒治疗，可口服阿昔洛韦；如并发中枢神经系统感染，需要静脉使用阿昔洛韦。

水痘 - 带状疱疹病毒感染："首发"为水痘，"再燃"为带状疱疹

水痘 - 带状疱疹病毒（VZV）感染非常常见，首次感染引起水痘，"再燃"则引起带状疱疹。水痘传染性较强，主要通过飞沫传播和接触传播，水痘患者的唾液中有大量病毒，带状疱疹患者的疱液也具有传染性。儿童接种水痘疫苗可有效预防水痘。

水痘的潜伏期是 10 ~ 21 天。典型的水痘可有"向心性分布"及"斑疹、丘疹、疱疹和痂疹'四代同堂'"的皮疹表现。12 岁以下免疫功能正常的儿童发生水痘后，一般不需要抗病毒治疗，可自愈。如有皮肤和软组织感染等并发症，可选择阿昔洛韦或泛昔洛韦口服；免疫功能受损或有肺炎、脑炎等并发症的儿童，可静脉使用阿昔洛韦；新生儿水痘需按重症水痘处理，除使用抗病毒药物治疗外，还可使用人丙种球蛋白。患儿使用抗病毒药物时，应监测肾功能。

EB 病毒感染：多数无症状

EB 病毒（EBV）主要通过唾液传播，是引起传染性单核细胞增多症的主要病原体。人首次感染时一般没有明显症状，也可表现为上文中第二例患儿的"传染性单核细胞增多症"的症状，可伴转氨酶升高、肝脾肿大、气道梗阻等表现。

首次感染后，EB 病毒呈潜伏感染并可"再燃"，感染者一般无症状，少数人可发生慢性活动性感染、淋巴组织增殖性疾病和肿瘤等。首次感染 EB 病毒一般不需要抗病毒治疗，患儿如有明显气道梗阻、脾肿大、心肌炎、溶血性贫血，可口服小剂量皮质类固醇激素。

巨细胞病毒感染：可先天感染，大多无症状

巨细胞病毒（CMV）感染也很普遍，主要通过唾液传播，也可经母乳传播，偶有先天性感染。

出生后首次感染 CMV 后多无症状，少数可表现为传染性单核细胞增多症或肝炎，也可有皮疹、腹痛等，免疫功能受损的儿童可出现重症。先天性 CMV 感染是人类最常见的先天性感染性疾病之一，大多数无症状，约 10% 的新生儿可表现为皮肤瘀点、黄疸、肝脾肿大、小头畸形、听力异常、脉络膜视网膜炎等。CMV 感染一般不需要抗病毒治疗，有症状的需要抗病毒治疗。

人疱疹病毒 6 型、7 型感染：典型表现为幼儿急疹

人疱疹病毒 6 型（HHV-6）和人疱疹病毒 7 型（HHV-7）感染也很普遍，主要通过唾液传播，偶有先天性感染。首次感染 HHV-6 和 HHV-7 后，典型表现为婴儿玫瑰疹（俗称幼儿急疹），也可仅有发热而没有皮疹，偶有脑炎等并发症，一般不需要抗病毒治疗。**PM**

痘痘常反复发作，不仅影响"颜值"，还可能发生感染，堪称爱美人士的"头号大敌"。"战痘"路上，你是否也有这些困惑呢？

解答"战痘"路上的五大困惑

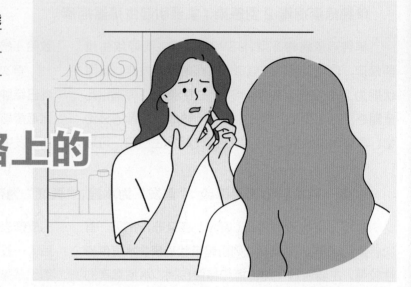

上海市皮肤病医院皮肤科主任医师　袁 超

困惑1：容易长痘的人不能用含油脂的护肤品吗？

解答： 可以用，但应注意选择。

容易长痘的人皮肤比较油腻，常想当然地认为自己脸上已经很油了，再涂抹含油脂的护肤品岂不是"火上浇油"？实际上，虽然油性皮肤者脸上的油脂较多，但并不代表不缺水。保湿是保护和修复皮肤屏障的重要步骤，在日常护肤中不可或缺。一些治疗痘痘的外用药可能会使皮肤变干，此时更需要保湿。

容易长痘痘的油性皮肤者既要适当清洁，也要注意保湿和润肤。可选择含有神经酰胺的面部保湿霜（因为其成分最接近人体皮肤本身的油脂），或质地较为清爽的润肤产品。

虽然不少油脂成分有一定的致痘性，但只要注意选择，完全不必"因噎废食"。饱和脂肪酸含量高的油脂成分（如可可籽油、椰子油等）、异硬脂酸异丙酯、肉豆蔻酸异丙醇、矿物油、凡士林等，容易堵塞毛孔，油性皮肤者应尽量避免选用。霍霍巴油是一种蜡，对溶解黑头、改善皮肤状况有一定作用，适合油性皮肤者使用。

困惑2：长痘痘时能化妆吗？

解答： 长痘痘时，能不化妆就不化妆。

长痘痘时应尽量素颜，如果实在需要化妆，应注意以下几点，以免痘痘加重或留下痘坑、痘印。

首先，应尽量减少化妆频次和带妆时间；其次，化妆过程中，尽量避免对痘痘的摩擦、搓揉、挤压、拍打；第三，一些美妆工具（尤其是粉扑、美妆蛋、化妆刷等结构疏松、多孔隙的美妆工具），可能因反复使用而附有微生物或污垢，最好在使用前清洗，或直接用洗净的手上妆；第四，卸妆时动作要轻柔，宜选择合适的卸妆产品，控制卸妆时间，以免因卸妆过度而刺激皮肤。

困惑3：痘痘破了怎么办？

解答：避免接触生水和化妆品，注意防晒。

皮肤破损部位尽量避免接触生水，可以用生理盐水或纯净水湿敷，湿敷时间一般不应超过 5 分钟。破溃局部应尽量避免使用化妆品，尤其是彩妆产品，以免引发感染。破溃的皮肤在日晒后更容易发生色素沉着而留下痘印，应做好防晒。此时，不能涂抹防晒霜，可采用戴遮阳帽、撑遮阳伞等物理防晒方式；可在破溃处点涂夫西地酸软膏，以预防感染。

需要提醒的是，一些治疗痘痘的外用药不宜在破溃处使用，否则会加重皮肤刺激、渗出等症状，最好在专业医师指导下应用。

困惑4：运动会引起激素变化而导致长痘吗？

解答：不会。

运动本身引起的激素变化一般不会导致长痘，如果在运动后出现痘痘，往往是其他原因所致。

以往有研究发现，橄榄球运动员脸上特别容易长痘，尤其是与头盔接触的下巴上；棒球运动员、自行车运动员与帽子接触的额头经常长痘；经常运动的女生运动内衣贴着皮肤部位容易长痘。这是因为，这些部位的皮肤经历反复摩擦，长时间处在高温、高湿环境中，容易出现"机械性痤疮"。有些人在戴着口罩跑步后脸上长痘，也是这个原因。

另外，汗液浸渍会使皮肤被真菌或细菌感染的机会陡增，如果运动后没有及时进行清洁，便很可能长痘。此外，游泳后如果不及时清洁和保湿，泳池水中的消毒剂可能会引起皮肤干燥，破坏水油平衡，也容易长痘。

困惑5：为什么"姨妈期"容易长痘痘？是内分泌失调了吗？

解答：月经期激素变化可能导致长痘，更需呵护皮肤。

女性体内的性激素会随着月经周期改变，皮肤也会经历相应的代谢过程，这是正常的变化。月经来潮时，子宫内膜脱落，女性体内雌激素水平处在月经周期的最低点，不少女性的皮肤会变得粗糙、敏感、干涩、黯淡，此时若不注意呵护，就容易出现泛红、长痘等问题。随着经期的结束，体内雌激素和孕激素水平上升，皮肤一般会逐渐恢复"原貌"。

女性在月经期皮肤较为敏感，此时尽量不要使用以前没有用过的护肤品，并注意皮肤清洁和保湿，做好防晒。经期应尽量避免医美操作，以免影响恢复。此外，不少女性在月经期情绪波动较大，也可能容易长痘。放松心情、舒缓情绪有助于保持良好的皮肤状态。**PM**

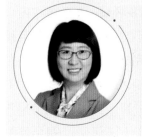

专家简介

袁超 上海市皮肤病医院皮肤科主任医师，中华医学会皮肤性病学分会美容学组委员，上海市医学会过敏原特异性诊断与免疫治疗学组副组长，上海市中西医结合学会皮肤性病专业委员会青年委员，上海市女医师协会皮肤美容美学专业委员会委员兼秘书。擅长过敏性皮肤病、化妆品皮肤病、光线性皮肤病、职业与环境性皮肤病等的诊断与治疗。

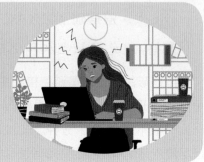

现代社会生活节奏快、工作压力大，不少人都有这样的体验：经常感到疲惫、压力大，但其实并没有做多少事；不知道自己想要什么、该做什么；即使有了努力的方向，却被过去的失败经历困扰，沉浸在后悔和遗憾中，或缺乏自信，对自己要求太高，瞻前顾后，想得多、做得少，变成重度拖延症，还没开始行动就已经觉得很累了。这种困扰就是内耗效应在"作祟"。什么是内耗效应？我们又该如何应对呢？

悄悄"偷"走能量的内耗效应

华东师范大学心理与认知科学学院　王 蓉　张晓璇　孟 慧（教授）

内耗效应：与自己的"斗争"

内耗效应源于物理学上的内耗现象，是指一个振动的物体即使完全与外界隔绝，其振动也会逐渐自行停止。这种现象是因为物体内部微观结构的"摩擦"消耗了储能。在心理学上，内耗效应是指内部资源不协调带来的负效应，既包括组织内部因不协调或矛盾等造成的人力、物力等方面无谓的消耗，也包括个人因内在的心理冲突造成的自我消耗。其实，内耗效应在每个人身上都存在，只不过有些人能很好地掌控内耗的"度"，有些人则难以自制，不知不觉中钻进死胡同，被内耗悄悄"偷"走能量。这种情况就像手机后台一直运行着很多并不需要工作的APP，不知不觉间电量就被持续消耗。正如一句网络流行语所言："比内卷更可怕的是内耗。"因为内卷是人与人之间的竞争，但内耗更像是一个人与自己的斗争。

内耗的阴影不容小觑

长期内耗不仅会让人感到疲惫，还会带来一系列不良影响。

首先，内耗容易让人压力倍增，陷入焦虑和挫败感，常常感到自己明明已经付出了很大心力，却还是达不到目标。其次，内耗会使人陷入反复的自我怀疑。比如：面对上司交办的任务，内耗者可能并不觉得这是对自己的认可，而会担心自己是否能顺利完成、如果表现不好怎么办等，导致任务进度受到影响，进而陷入更深的自我怀疑。他们往往会进入视角"盲区"，看不到自己的优点，认为自己没有天赋，注定无法获得成就，甚至不值得被爱。第三，将自己困在思绪中，往往会拖慢实际行动的脚步。内耗者经常拖延、逃避、行动力低下、难以做出决断，把时间和精力都用来追忆过去和幻想未来，唯独没有活在当下。而拖延又会导致内心产生愧疚感和自我谴责，长期持续，人就会产生自我否定心理，形成恶性循环。很多时候，内耗者总是为无法改变的事烦心，在不断的自我斗争、自我惩罚中，将活力与精力消耗殆尽，便不再有足够的热情投入现实工作和生活，于是开始感到空虚、厌倦甚至痛苦。

为何会产生心理内耗

造成心理内耗的原因很多，主要可归纳为以下几方面：

❶ 不接纳现实，对自己目前的状况不满意，对过去耿耿于怀，寄希望于未来。

❷ 过分在意他人对自己的评价，总是为了祈求别人的认同而忽视自己的需求，对别人的关注和期待过高，甚至高过了自己。

❸ 不够自信，看不到自己的优点。

❹ 不知道自己真正想要什么，于是"广撒网"，将自己的生活安排得太满，制定了难以实现的目标。

❺ 思想很活跃，但身体很懒惰，行动力难以克服自身惰性。

❻ 对未来充满不安，一想到即将经历的事就感到焦虑、害怕，导致拖延，加重焦虑，从而陷入恶性循环。

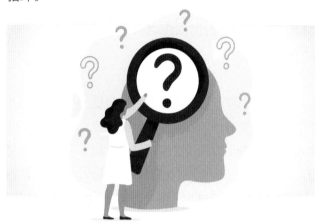

如何减轻心理内耗的影响

在日常生活中，我们可以试着这样做，尽量让自己的心理状态处于健康和有序的氛围中，逐渐增强对自身思维和行动的掌控力。

❶ 无论何时都相信自己、喜欢自己，接纳不完美的自己，这是减少心理内耗的重要前提。

❷ 从简单或不想做的事情开始行动，当完成不想做的事情后，其他事情也就容易多了。万丈高楼平地起，哪怕做得不够好，也比拖到最后一刻才做要好得多，因为尚有时间补救，可以先完成，再完善。

❸ 不要用手机逃避现实。很多人将玩手机当作繁忙生活中的"休息"和"喘息"。殊不知，网络世界的海量信息及其带来的虚无感是加重内耗的根源，反而会让人越发"心累"。

❹ 合理分配时间，提前制定计划，并时刻督促自己完成。进行时间规划时，可以画一个时间饼图，标明在一天做的事情中，喜欢的事、不喜欢的事或应做的、不应做的事（比如本应集中精力备考，却花费过多时间浏览社交平台上的评论）各占多少。或许你会发现，你每天花大量时间在自己不喜欢或不应做的事情上。减少这部分时间，就能节省不少"能量"。

❺ 美国积极心理学家米哈里·契克森米哈赖发现，人在欣赏或创作喜欢的事物时，会进入一种精神专注的状态，过滤掉其他无关感觉，这种状态即为心流体验，能让人感到愉悦、享受和成就感。可以定期安排一些沉浸式活动，如画画、写作、做手账、做手工、看电影、逛博物馆等。

❻ 在工作等场合中发掘自己的归属感和自主性，寻求成就感和认同感，增强自信心。PM

 折磨我们的往往是想象，用身体的行动抵抗想象的虚无，是对抗内耗最容易做到的应对之策。比如：当陷入一些无意义的思绪时，可以去运动健身，可以去学习、增长技能，每当脚下踏出一步，焦虑就会减少一分。生活中，我们只需忠于自己的内心，做好当下该做的事，顺其自然，享受生活的一点一滴。正如莫泊桑在《一生》中曾写道："生活不可能像你想象的那么好，但也不会像你想象的那么糟，我觉得人的脆弱和坚强都超乎自己的想象。"

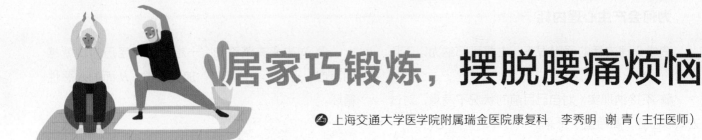

居家巧锻炼，摆脱腰痛烦恼

上海交通大学医学院附属瑞金医院康复科　李秀明　谢青（主任医师）

现实生活中，腰痛十分普遍。但很多患者在医院进行了腰椎 X 线、磁共振等检查后，并未发现明显的腰椎间盘膨出、突出等，也排除了其他器质性疾病。这类腰痛通常被称为慢性非特异性腰背痛，其特征是伴有明显腰部、腰骶部、臀部疼痛及不适，但缺乏明确病因，症状持续时间大于 12 周，疼痛常反复发作或进行性加重。

慢性非特异性腰背痛患者首先要保持积极乐观的心态，改变不良生活方式（如久坐等），必要时可在医生指导下短期应用非甾体抗炎药或定期进行物理治疗，同时可通过运动锻炼缓解腰背疼痛。

● 两种运动，有助缓解腰痛

证据表明，运动疗法有助于腰痛患者的康复，减少疼痛和残疾的发生，并帮助患者建立正向、积极的情绪，避免形成"肌肉萎缩－疼痛－活动限制"的恶性循环。

腰背深层多裂肌和腹部腹直肌的共同激活有利于维持腰椎和骨盆的稳定性。运动锻炼的主要目的是增强腰背和腹部核心肌群的肌力，即核心稳定性训练，常见的有桥式运动、四点跪位练习等。患者可根据个人情况循序渐进地进行练习。核心稳定性训练宜每日 1 次，每次 30 分钟，每周 3 次。

➡ 1. 桥式运动

共有 8 组动作，难度逐渐增加，可在床上或瑜伽垫上进行。

❶ 仰卧位双侧搭桥：仰卧位，双上肢伸直平放在躯干两侧，双膝关节屈曲 90°，双足平放在地面，将骨盆抬起，保持骨盆、躯干和大腿在一条直线上。

❷ 仰卧位单侧搭桥：在动作①基础上，将一侧膝关节伸直抬起，注意仍要保持躯干和大腿在一条直线上。

❸ 在动作②的基础上，双臂离地垂直伸展，指尖指向天花板，注意保持一侧下肢膝关节完全伸展。

❹ 在双足下各放置一个厚约 10 厘米的垫子，完成仰卧位双侧搭桥。

❺ 一侧足放在垫子上，另一侧膝关节抬起，完成仰卧位单侧搭桥。

❻ 双足放在体操球上，完成仰卧位双侧搭桥。

❼ 一足放在体操球上，完成仰卧位单侧搭桥。

❽ 在动作⑦的基础上，双臂离地垂直伸展，指尖指向天花板，注意保持一侧膝关节完全伸展。

以上每组动作需维持 10～15 秒，重复练习 20 次。根据个人的身体情况，一般可选择其中 2 个以上动作进行训练，每次训练包括双侧搭桥动作和单侧搭桥动作。

➡ 2. 四点跪位

在床上或瑜伽垫上，手膝跪位。缓慢伸展一侧下肢，使之与脊柱平齐，停留 10～15 秒，缓慢返回原位；一侧下肢和其对侧上肢同时伸展至水平位，停留 10～15 秒，缓慢返回原位。左右交替练习，每侧重复 20 次。 PM

扫码观看
"核心稳定训练"

保护睾丸，
青春期男孩"必修课"

上海市妇幼保健中心副主任医师、中国计划生育协会青春健康专家组成员　许洁霜

青春故事

男孩成成上初一，喜爱运动，敢于冒险。一个周六的上午，他骑着自行车从几十级台阶上飞驰而下，赢得了小伙伴们的阵阵欢呼。晚上临睡前，他告诉妈妈，阴囊里面疼得厉害，表面又红又肿。妈妈吓坏了，赶紧带他去医院急诊科就诊。超声检查发现，成成的左侧睾丸内已经没有血流信号，被诊断为左侧睾丸完全扭转。由于扭转时间太长，他的左侧睾丸已经坏死，只好接受了左侧睾丸切除手术。

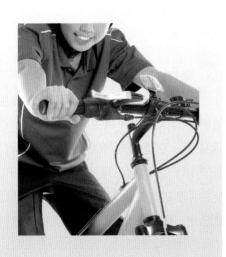

什么是睾丸扭转

睾丸位于阴囊中，左右各一个，上端与精索相连，下端游离。精索由动脉、静脉、淋巴管、神经、提睾肌、输精管等组成。剧烈运动、外伤等可使精索发生扭转，导致睾丸缺血、坏死，医学上称为睾丸扭转。有时，睾丸扭转也可在无诱因的情况下发生。睾丸扭转可发生于任何年龄男性，以青春期男孩最为多见。

睾丸扭转有哪些危害

睾丸扭转可导致睾丸急性缺血，引起阴囊疼痛、肿胀等症状，患者通常还伴有恶心、呕吐。如果缺血超过 12 小时，睾丸会发生不可逆的损伤；如果缺血时间更久，则可能造成睾丸坏死。虽然切除一侧睾丸不会对男性的生育能力造成太大影响，但势必会影响心理健康。

发生睾丸扭转后，患者必须立刻就诊，以免错过最佳治疗时机。如果在扭转后的 6 小时内及时处理，最迟不超过 12 小时，大多数缺血的睾丸还"有救"；如果超过 12 小时，睾丸可能坏死，不得不手术切除。

青春期男孩怎样保护睾丸

青春期男孩好动且运动量大，除容易发生睾丸扭转外，性器官受伤的可能性也比较大。在进行篮球、足球、橄榄球、跆拳道、空手道、柔道、击剑、骑车等运动时，青春期男孩要提高对睾丸、阴茎的保护意识，尽量避免危险动作，必要时可佩戴合适的运动护具。如果发生下列情况，要立即就医：阴囊疼痛持续 1 小时以上，出现较为严重的肿胀，阴囊或其周围皮肤颜色改变，阴囊被刺破或受到挤压，患者出现呕吐或腹痛症状。**PM**

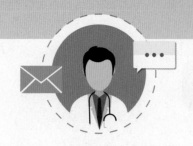

大众➕导医

网上咨询：popularmedicine@sstp.cn
专家门诊时间以当日挂牌为准

问 已接种HPV疫苗还要做宫颈癌筛查吗

我最近去医院看妇科病，医生建议我同时做一个宫颈癌筛查。我已经接种了四价HPV疫苗，还需要做宫颈癌筛查吗？

上海 张女士

复旦大学附属妇产科医院妇科内分泌与生殖医学科主任医师邹世恩：98%～99%的宫颈癌由高危型人乳头瘤病毒（HPV）持续感染所致，接种HPV疫苗是预防宫颈癌的有效方法，但不能代替宫颈癌筛查。首先，HPV有很多型别，二价、四价、九价HPV疫苗分别针对其中的2种、4种、9种型别，已存在疫苗相关HPV型别感染或有多性伴、免疫缺陷等危险因素的女性，接种HPV疫苗后，其有效性会减弱。其次，HPV疫苗不能预防所有HPV型别的感染。第三，HPV疫苗是预防性疫苗，不能治疗已感染的HPV及相关病变，也不能阻止相关病变的进展。此外，少数宫颈癌与HPV感染无关。因此，接种HPV疫苗后，仍应定期进行宫颈癌筛查。如果有宫颈病变，可以做到早发现、早治疗。

问 压力大会不会催生白发

我才30岁出头，头顶和两鬓突然冒出了少量白发，不知道是不是与最近工作压力特别大有关系？我总想把白发拔掉，但听说会"越拔越多"，是真的吗？

上海 缪女士

复旦大学附属华山医院皮肤科主任医师吴文育：头皮毛囊中有黑素干细胞，它们能分化为黑素细胞，通过向头发的角蛋白中注入色素来影响头发颜色。随着年龄增长，黑素干细胞会渐渐凋亡或丧失基本功能，色素也会慢慢消失，导致头发变灰、变白。研究发现，压力会导致黑素干细胞减少或消失，使人"愁白头"。生活中，每个人都承受着各种各样的压力，要学会释放压力、调整情绪，比如：坚持运动，向家人或朋友倾诉，每天发呆5分钟，等等。拔除白发不会促使毛囊长出更多的白发，"越拔越多"的说法是错误的。不过，拔除头发会伤害毛囊，如果实在想去除白发，比较好的方法是用剪刀沿着发根将白发剪掉。

问 癌症会不会传染

我退休后一直帮女儿带孩子，接送外孙女上学、放学，很是欢喜。去年秋天，我体检发现胃癌，幸亏是早期，及时做了手术，现在身体恢复得还不错。今年寒假结束后，我准备再次"上岗"，结果女儿却说癌症会传染，让我好好休息，以后不要接送孩子，平常少和孩子接触。癌症到底会不会传染？

江苏 顾先生

复旦大学附属肿瘤医院胃外科主任医师黄华：癌症并不是一种传染病，它本身是不会传染的。不过，与癌症发生相关的诸多因素中，有些是可以传染的。第一，不健康的生活方式或生活习惯可以"传染"。比如：有的人酷爱烧烤、油炸、烟熏、腌制食物，这种

问 膝关节置换术前，要做哪些准备

我患有膝关节炎，日常生活受到了很大影响，医生建议我做人工膝关节置换术。在手术之前，我需要做哪些准备呢？

上海 侯女士

上海交通大学医学院附属仁济医院骨关节外科主任医师岳冰：做好充分的术前准备是人工膝关节置换术取得良好疗效的前提和基础。首先，要做好心理准备，消除恐惧，正确看待人工关节与自然关节的不同，与医生充分沟通，了解手术过程、麻醉方式、如何选择假体、手术效果等情况。其次，要做好身体准备，在医生指导下进行全面检查，排除可能影响手术及疗效的疾病；如果有高血压、糖尿病等慢性病，要将病情控制在较为理想的状态；加强膝关节周围肌肉的锻炼，以有利于术后康复。第三，可以对居家环境进行适当改造，准备必要的辅助用品，比如：安装高度合适的坐便器；在洗澡间安装扶手或安全椅；购置助行器或拐杖；准备有硬质靠背和两个扶手、高度合适的椅子，以使坐位时双膝高度略低于髋部；清理家中杂物，腾出空间，以方便术后锻炼；等等。

问 儿童近视，需要戴眼镜吗

我女儿今年7岁，最近查视力发现左眼近视50度，右眼近视100度。她说平常在学校上课时可以看得清黑板上的内容，这种情况需要戴近视眼镜吗？早早戴上眼镜会不会加快近视发展？

浙江 徐先生

复旦大学附属儿科医院眼科副主任医师杨晨皓：儿童眼球处于发育阶段，发生近视后一般会不断发展，近视度数不断加深。因此，很多家长误以为一旦戴上眼镜就会加快近视发展，对戴眼镜产生排斥心理。其实，儿童近视的加深与眼睛发育及用眼习惯等因素有关，与佩戴眼镜无关。儿童近视后，正确佩戴眼镜可以矫正视力，使视物清晰，减少看远时的用眼疲劳。一般来说，如果儿童散瞳验光后近视度数已达到100度及以上，或者虽然不到100度，但裸眼视力低于0.5，宜佩戴眼镜。此外，即使近视度数不高、视力尚可，如果伴有其他眼部问题，如外斜视、明显散光、两眼视力差距大等，也需要在医生指导下佩戴眼镜，以免影响眼睛发育和双眼视觉平衡。

饮食习惯容易在家庭成员之间"传染"，成为全家人的共同嗜好，而它可能增加胃肠道肿瘤的发生风险；有的人吸烟，家中的年轻人受其影响，也容易养成吸烟的习惯，而长期吸烟与多种癌症的发生有关。第二，诱发癌症的病原微生物会传染。在我国，大部分肝癌患者因感染乙肝病毒，逐渐发展为慢性乙肝、肝硬化，最终罹患肝癌。尽管肝癌本身不传染，但乙肝病毒具有传染性，其在家庭中的传播途径主要是母婴传播，其他传播途径包括血液传播、性传播等。幽门螺杆菌与胃癌的发生有关，聚餐、餐具共用等是导致幽门螺杆菌感染的重要因素。预防幽门螺杆菌感染，以及感染后及时有效地治疗，对防控胃癌具有重要意义。此外，情绪也可以"传染"，而负面情绪对身体健康的负面影响不容忽视。**PM**

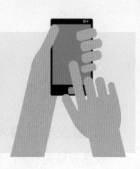

扫描二维码，立即收听

现代社会，无论工作还是生活，人们都离不开电子屏幕。时间一长，眼睛就会感到酸涩、疲惫，甚至导致视力下降。有些人想起了广为流传的一句话："看绿色可以保护视力。"于是将手机和电脑背景设置成绿色，希望能呵护疲惫的双眼。这么做真的管用吗？绿色护眼的说法到底是怎么来的？

看绿色护眼，还要多一些思考

上海交通大学医学院附属仁济医院眼科主任医师　陶晨

视疲劳是怎样"酿"成的

人眼在看近物时，为使物体清晰地成像在视网膜上，需要进行调节：睫状肌收缩，使晶状体前凸、曲率增加；双侧眼内直肌轻度收缩，使双眼内转；瞳孔缩小，减少相差，以达到视近物的最佳状态。若长期处于这样的状态，双眼就容易感到疲劳。同时，由于看近物时眨眼的次数减少，容易造成眼睛干涩，加重眼疲劳。

看绿色确实有利于缓解视疲劳

"多看绿色可放松眼睛"的说法是有一定科学依据的。研究证实，人的眼睛在看不同颜色的物体时，后者反射的不同色彩光线会对眼睛产生不同的调节作用。可见光包括红、橙、黄、绿、青、蓝、紫七种颜色，越接近红光，可见光的波长越长，对人眼的调节作用（睫状肌收缩等变化）就越强，而蓝光附近的可见光波长较短，会在一定程度上使晶状体曲率变平。绿光位于可见光谱的中间段，看绿色时晶状体曲率既不需要增加，也不需要变平，眼睫状肌处于放松状态。

看绿色护眼作用有限

虽然绿光比其他颜色的可见光更有利于放松眼部，但该结论是在其他条件相同的情况下得出的。实际用眼时，环境光线亮度、所视物体的对比度、用眼距离等因素均会影响眼调节。如果长时间近距离用眼，双眼内直肌持续处于紧张状态，看绿色对放松眼睛的作用只是"杯水车薪"。

正确用眼才是护眼良方

❶ 养成良好的用眼习惯，注意读写姿势。

❷ 注意控制视屏时间，适时放松双眼。坚持"20-20-20"法则，即每近距离用眼 20 分钟，向 20 英尺（约 6 米）外远处眺望 20 秒。最好眺望绿色植物，可以轻轻转动眼球，改善眼部肌肉充血状态。

❸ 保持室内空气湿润，避免眼表干涩。电脑屏幕位置不宜过高，一般在视线下方 30°～60° 为宜，以免眼睛睁得过大，加剧眼部干涩。

❹ 用热毛巾、眼罩等热敷眼睛或用温水洗脸，有助于促进眼部血液循环。

❺ 增加户外活动。 **PM**

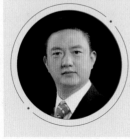

陶晨　《大众医学》专家顾问团成员，上海交通大学医学院附属仁济医院眼科主任医师，上海市医学会视光学专科分会委员。擅长眼科常见病，如白内障、青光眼、慢性泪囊炎、干眼症、屈光不正、斜视、弱视等疾病的诊断治疗，以及各种原因引起的复视的鉴别诊断。

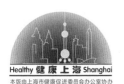

上海市医疗机构加快从"以治病为中心"向"以健康为中心"转变,目前34家市级医院全部成立了健康促进委员会,400多家公立医疗机构(含区属三级、二级、一级医疗机构)基本实现健康促进委员会建设全覆盖。作为上海首批健康促进医院之一,上海交通大学医学院附属同仁医院将健康促进医院的建设工作定位为医院转型发展的引领战略,各学科都确定了分管健康促进工作的负责人,并设有健康促进专员,培育"科普达人"团队,将健康促进和医学科普融入日常工作。

同仁医院:
将健康促进融入医疗日常

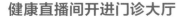

✍ 本刊记者 王丽云

健康直播间开进门诊大厅

走进上海交通大学医学院附属同仁医院门诊大厅,位于一角的"5G大健康智慧公益直播厅"映入记者眼帘,一场关于孕期保健的直播正在进行中,门诊患者及家属可以"隔窗观望",也可用手机扫码观看。一旁的电子屏幕上,近期的直播课程安排一目了然。据该院门诊办公室负责人姚乐介绍,这是上海首家位于门诊区域的直播间,2021年已举办100多场健康科普直播,涉及40多个科室的100多个主题,累计有100多万人次观看。

据悉,该直播间的前身为"同仁健康大讲堂",位于门诊大厅另一角的药房旁,可容纳数十位观众,曾经每周有数场科普讲座在这里举办,热闹非凡。后来,随着新冠肺炎疫情防控的需要及信息化的发展,"同仁健康大讲堂"搬到了线上,如今又搬进了5G直播间,服务于更多人。

一位正在查看近期直播课程安排的患者告诉记者,他患有高血压、糖尿病,是同仁医院的常客,每次来都会利用候诊时间做一番功课,把自己和亲朋好友感兴趣的主题和时间记下来,发到朋友圈和亲友群,以便大家按时收看直播。

院内科普元素随处可见

细心的患者会发现,同仁医院门诊楼各区域和病房楼各病区都有针对性强、别具一格的健康科普和患者教育元素。比如:门诊2楼主要诊治老年人常见慢性病,设有"长者科普长廊",介绍常见的

老年病、慢性病防治知识;门诊4楼是妇产科,女性洗手间也成了"科普阵地",产检注意事项等小知识触目可及。

同时,该院还结合相关卫生健康节日、健康热点等开展形式多样的科普活动,如科普快闪、科普默剧、科普演讲、义诊宣传等,受到了患者和家属的广泛好评。

将科普送进社区、企业、学校

为更好地打造健康促进主阵地,做好健康科普主力军,同仁医院还通过多种渠道、多种形式,走进社区、企业和学校,将健康讲座和义诊送到更多人面前。近年来,该院与位于上海各区的数十家单位形成了长期合作关系,受众综合满意率近90%。为了扩大科普队伍和影响力,该院与相关平台合作,已培育了包括20多个科室和个人号的短视频矩阵,粉丝关注上海市同仁医院,即可点击"关联成员号",更方便、快捷地获取靠谱的健康知识。**PM**

古人常说"三岁定胃口",但人的口味并非一成不变。除受地理环境、自幼养成的饮食习惯和遗传基因等因素影响外,偏好某种口味有时是营养失衡的信号,口味突然变化可能是健康预警,应予以关注。中医学认为,五味(酸、苦、甘、辛、咸)对应着人体的五脏,当五脏功能失调时,会影响舌的味觉功能,使人的口味发生变化,产生不同的口味嗜好。

口味改变,识别健康"预警信号"

江苏省中医院治未病中心　周亚茹　商洪涛(主任医师)

想吃酸,宜养肝

网上传言:"想吃酸,肝阴不足。"这种说法有一定道理。不少孕妇在孕期会出现特别想吃酸味食物的现象,这是由于孕妇体内的激素水平变化改变了她的口味。《黄帝内经》记载:"五味所入,酸入肝,辛入肺,苦入心,咸入肾,甘入脾。"中医学认为,孕妇体内的胎儿有一团生生之气,不断鼓动着母体的肝阳,容易导致肝脏阴阳失衡。酸味对肝有滋养作用,能滋肝阴、泻肝阳。当肝阴不足时,人们往往喜欢吃酸味食物。孕妇吃些酸味食物,有助于纠正偏旺的肝阳。

普通人群有时也会特别想吃酸味食物,肝、胆功能不佳者会偏爱酸味,这些都提示着肝阴不足的可能。适当吃些酸味食物可收敛肝阴、滋养肝脏,应选择西红柿、橘子、杨梅、石榴、柠檬、葡萄、苹果、山楂等新鲜果蔬,少吃酸菜等腌制品和醋制品。

注意事项　长期偏嗜酸味或过量食用酸味食物会导致肝失疏泄、气机不畅。此外,酸性涩滞、收敛,吃酸味食物过多会妨碍胃的生理功能,引发脾胃疾病。

想吃辣,易上瘾

辣在五味中属辛,辛入肺,平时很少吃辣的人突然想吃辣的食物,可能提示肺气虚。肺虚有寒、气血阻滞者常表现为形寒怕冷、咳吐清稀涎沫、气短息微、胸闷憋气等,适合食用生姜、胡椒、辣椒、葱、蒜、韭菜、花椒等辣味食物。烹饪菜肴时,用这些辛辣食物调味,可改善食欲。

需要提醒的是,现如今很多年轻人"无辣不欢",有时特别想吃辣,这不一定是肺虚所致。研究发现,辣会刺激人体释放内啡肽,从而产生愉悦感,这是一种会使人上瘾的物质。

注意事项　食用辛辣食物一定要适量,以免刺激肠胃。长期过食辛辣可致肺气宣发太过,气机耗散,耗伤精神,令人疲惫。另外,烹制以洋葱、辣椒、生姜、大葱等为主要食材的菜肴时,一定要掌握好火候,适当延长烹饪时间可避免过于辛辣刺激。

想吃甜，要控制

甘入脾，甜味食物与脾脏关系密切，平时不爱吃甜食的人突然爱上甜食，可能是脾脏功能退化的征兆。可以选食含糖量低又不失甜味的谷类、水果和蔬菜，如山药、藕、南瓜、红薯、玉米、豆类、枇杷、苹果、菠萝、猕猴桃等，可以用荷叶绿豆粥、水果羹、山药煲来代替甜品，这些食物有补益、和胃、生津等作用。脾虚状态改善后，这些人就不会那么爱吃甜食了。

很多人喜欢吃甜食，甚至有时会产生"想吃甜食"的执念，这未必与脾脏有关。因为甜食会刺激大脑分泌多巴胺，这也是一种会使人上瘾的物质。

注意事项 脾胃病患者往往爱吃甜食，而这种口味偏嗜会进一步损伤脾胃。如：消化性溃疡患者多吃甜食会刺激胃酸大量分泌，加重病情；经常大量摄入甜食还会引发龋病、糖尿病、肥胖等。

想吃咸，莫伤肾

有时候人们会觉得口淡，想吃点咸的食物，尤其是一些肾病患者，对咸味、酸味等味道比较麻木，很容易口味过咸。这是因为咸入肾，适量的咸味对肾有滋养作用，很多肾虚的人喜欢吃咸味食物。在倡导低钠饮食的时代，想吃咸的人可以选择钠含量较高的天然食物，比如绿叶蔬菜、胡萝卜、海藻、苋菜、紫菜、海带、海参、螃蟹等。其实，大部分蔬菜本身含有一定量的氯化钠，即使炒菜时不放盐，细心体会也能吃出一点咸味。烹饪时，还可以放点醋、黄酒、葱、姜、蒜等来提味。

注意事项 长期偏嗜咸味食物会损伤肾精，还可能引发高血压、心脏病、哮喘、慢性肾病等。平时应该有意识地减少盐的摄入量，清淡饮食，以防味蕾变迟钝，形成越吃越咸的恶性循环。

想吃苦，心火旺

苦味食物向来不受欢迎，但少数人有时也会想吃点苦味食物，这是因为苦味入心，可清心火、消暑热。心病患者会突然变得"能吃苦"或"爱吃苦"，往往是心火内盛的表现，多伴心悸、失眠、口角生疮、舌尖红等症状。此时宜吃些苦菜、苦瓜、大头菜、百合、白果等苦味食物，这些食物有泻下、清热、燥湿、健脾、补肾作用。食用苦味蔬菜时，可以先用淡盐水浸渍片刻，捞出漂洗后再烹饪。

注意事项 苦味食物大多性偏寒凉，过量食用不仅会损伤心气，还会导致或加重食欲差、腹部冷痛、腹泻等脾胃虚寒症状。此外，喝绿茶、凉茶等苦味饮料应适度，避免空腹饮用。有研究表明，经常摄取苦味食物及凉茶可引发骨关节疾病。**PM**

专家提醒 虽然五味分属不同脏腑，但脾开窍于口，为胃之门户，胃为五脏六腑之大源，脏腑皆禀气于胃，五味的偏嗜多和脾胃有一定关系。因此，发生任何一种口味喜好的改变，都不要忽视脾胃健康。一方面，口味变化可以反映脏腑气机的盛衰，成为诊断依据；另一方面，可以通过对口味改变的治疗，调整脏腑功能。

近年来，内卷、内耗现象日益普遍。人们在备受心理煎熬的同时，生理上也会发生相应改变，消化系统首当其冲，轻者胃肠功能紊乱，重者面黄肌瘦……中医将这种现象称为"思伤脾"。

思虑过度，"牵肠挂肚"

上海中医药大学附属龙华医院脾胃科副主任医师　朱凌宇

什么是"思伤脾"

"思伤脾"指的是负面情绪对人体消化系统的破坏作用。现代医学指出，消化系统是"第二套情绪器官"，紧张、焦虑情绪会导致胃口差、恶心、呕吐、腹泻、便秘，甚至胃肠出血等。我国古代大量的成语和诗词歌赋证明，古人很早就发现了情绪会影响消化系统这个现象。

很多人对"思伤脾"这个词感到陌生，但说到成语"牵肠挂肚"，可能心有戚戚焉。譬如：孩子参加高考，父母会牵肠挂肚，茶饭不思；丈夫去远方出差，妻子会牵肠挂肚，辗转反侧。类似的成语还有"柔肠百转""愁肠百结""寝食难安"等。诗词里有马致远的"夕阳西下，断肠人在天涯"，范仲淹的"愁肠已断无由醉"，魏秀仁的"酒入愁肠愁更愁"，柳永的"衣带渐宽终不悔，为伊消得人憔悴"，等等。

"思伤脾"的其他表现

从更深远的角度来看，"思伤脾"不仅是消化系统受累，还有神经、内分泌代谢、血液等系统受累的表现。思虑过度，睡眠定会受影响，表现为入睡困难，或兼早醒、多梦、睡眠浅，中医将之概括为"心脾两虚"；食不甘味，进食减少，消化、吸收障碍，形体便不可避免地消瘦下去，这是"脾主肌肉"作用的体现；摄入水谷精微不足，没有原材料转化成气血，面色萎黄、眩晕等贫血症状就会出现，这是"脾统血"作用的体现。

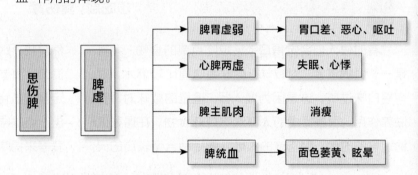

中医如何改善"思伤脾"

中医改善"思伤脾"的方法包括心理和药物两方面。

古代中医已经认识到，各种过激情绪都会导致生理伤害，因此有"怒伤肝""喜伤心""思伤脾""悲伤肺""恐伤肾"等说法。对策为"畅情志"，核心思想为秉持中庸态度，"不以物喜，不以己悲"，既不要被负面情绪裹挟，也不应过度乐观。落实到"思伤脾"方面，则不要穷思竭虑，看淡一点，看轻一点，平淡中见真趣。

药物治疗方面，值得推荐的是归脾汤。归脾汤出自宋代《济生方》，由黄芪、龙眼、人参、白术、当归、茯神、酸枣仁、远志、木香、炙甘草等组成，能补益心脾，对消化不良、心悸失眠、形体消瘦、面色萎黄等都有治疗效果，安全性高。

如何避免"思伤脾"

避免"思伤脾"的办法很多，正念减压、禅修、运动、阅读、听音乐等，都是不错的选择。运动能提高体内5-羟色氨酸、多巴胺等物质的水平，改善忧思、焦虑心境，刺激肌肉、关节，从而改善睡眠、避免消瘦。**PM**

俗话说："人睡三觉，命比纸薄。"这"三觉"，有说是懒觉、颠倒觉、气觉的，也有说是饭觉、颠倒觉、气觉的。这些不良睡眠习惯对健康会有哪些影响？

健康睡眠，勿睡"四觉"

上海中医药大学附属市中医医院神志病科（失眠科）主任医师　张雯静

睡懒觉：多睡无益，补睡无效

周末睡懒觉是上班族常见的睡眠习惯，希望以此弥补平时睡眠的不足。事实上，这种做法好比"亡羊补牢"，失去的"羊"是补不回来的，只能"补牢"止损。研究显示，周末补觉并不能消除因工作日少睡而造成对大脑等脏器功能的影响。

一方面，睡懒觉使作息规律被打破，白天睡眠时间过长，容易导致夜间睡眠障碍；另一方面，睡眠时间延长，人体的生物节律紊乱，影响正常的生理活动和激素分泌。比如：因睡懒觉延迟了早上进食的时间，胃酸和消化酶直接作用于胃黏膜，久而久之会引发消化道疾病。

●**补救措施**　如果夜间睡得少，可在午间小睡半小时，补个午觉。这符合中医主张的睡"子午觉"的原则，即子时大睡、午时小睡。

睡颠倒觉：阴阳失衡，疾病之源

有些年轻人晚上睡不着、白天睡不醒，人为养成了晚上工作、白天睡觉的习惯。殊不知，睡颠倒觉非常不利于健康。

日夜颠倒的睡眠方式会扰乱生物节律，导致内分泌紊乱，影响健康，甚至引发多种疾病。中医讲究"天人合一"，即人体与自然规律是一致的。古代人崇尚"日出而作，日落而息"的生活节律。睡颠倒觉与自然规律相反，晚上应该休息时却在活动，白天阳气充足时却在休息，如此一来，人体阴阳的平衡被打破，长此以往会导致失眠和疾病的发生。

●**补救措施**　避免人为制造"日夜颠倒"的作息习惯。需要长期上夜班者，在夜间工作时，尽可能保证周围环境的光照；白天睡觉时可戴墨镜或眼罩，睡眠环境尽量避光。

睡气觉：越睡越气，恨之入"梦"

人有七情，愤怒、烦躁、悲伤、忧虑等负面情绪在所难免，如果不能及时调整，不仅会导致入睡困难，还会将这些情绪带入睡眠中，加重不良情绪及其对身心健康的影响。

负面情绪会引起认知唤醒，焦虑、愤怒等情绪会引起大脑的兴奋，使精神活动变得活跃，甚至导致心跳加快、血压上升等，使人难以入眠、睡眠质量下降。人类的记忆会在睡眠期间得到巩固。有研究显示，带着负面情绪睡觉可能会加深和巩固大脑中不愉快的记忆，使负面情绪更持久，加重失眠、焦虑、抑郁等状态。另外，睡眠障碍也可促进负面情绪的产生，两者互相影响，形成恶性循环。

●**补救措施**　睡前可以通过腹式呼吸或放松训练调整心态，使精神状态恢复平静，顺利进入睡眠状态。

睡饭觉：饮食不化，夜卧难安

晚饭时间推迟、吃夜宵等习惯在现代生活中很常见，吃饱了就睡，不仅容易导致肥胖，还会影响睡眠。

刚吃饱就睡觉，胃肠蠕动变缓，消化液的分泌也减少，会影响食物的消化和吸收，长此以往可导致消化道疾病的发生。《黄帝内经》提出"胃不和则卧不安"，食物积滞肠胃也会影响睡眠。

●**补救措施**　饭后至少隔半小时才能躺下睡觉，晚饭不能吃得太饱。🅿🅼

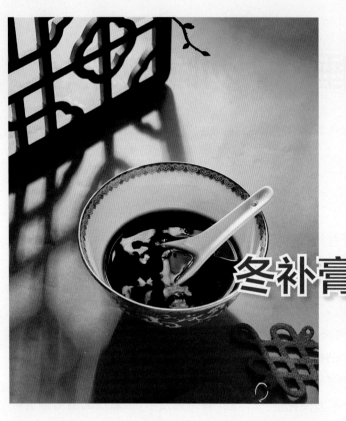

膏方是根据人的不同体质、不同临床表现而开具的不同配伍的处方，一般要经过浸泡、煎煮、过滤、浓缩、收膏等工序，最后制成色泽芬芳、黏稠、类似枇杷膏的半透明物质。

膏方是30味左右中药组成的"大复方"，制作方法较复杂，有特定的程序与严格的操作过程。膏方讲究"同气相求"，具有补益气血、调理五脏的作用。膏方亦讲究"缓补建功"，吃得久、补得慢，可避免"峻补"的副作用。一料膏方一般服用35天左右，由于疗程较长，少数人由于出差、感冒等原因未能及时吃完。冬季剩余的膏方，春天能否继续吃呢？

冬补膏方有剩余，
春天能否接着吃

安徽中医药大学教授　朱长刚

膏方存放、取用有讲究

传统膏方多存放于瓷罐或玻璃容器中，应按医嘱尽快服完。膏方要尽量放在冰箱冷藏，或存于阴凉处，每次取用要注意取膏工具的卫生，避免汤匙沾有生水，引起膏方霉变。现在为了方便保存，很多膏方被做成袋装或真空包装。膏方比汤剂的保存时间要长得多，妥善保存、未打开过的膏方一般可保存2年左右。

冬季剩余膏方，春季如何处理

春季是否能继续服用冬季未吃完的膏方，主要取决于两方面：一是膏方有无变质，二是患者身体情况是否有明显变化。

若膏方因保管不善而变质，当然不能继续服用。鉴定膏方有无变质的方法为：一看、二闻、三尝。一看，即仔细观察膏方有无颜色改变与霉点；二闻，即闻一闻膏

方有没有异味；三尝，可挖取少量膏方尝一尝，若口感无异常，则基本无大碍。

膏方根据患者个人情况辨证而开，具有"一人一方、一方一膏"的针对性，是个体化的中医保健手段。如果经过一个冬天的调理，患者体质已发生较大改变，身体状况改善明显，或出现一些新的疾病影响健康，即使膏方没有变质，继续食用也已不合适。若膏方组成作用温和，一般都可以继续服用。当然，服用前咨询专业医生会更加稳妥。PM

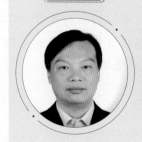

专家简介

朱长刚　安徽中医药大学教授，国家人口与健康科学数据共享平台地方服务中心副主任，中国民族医药学会科普分会副会长，安徽省膏方专业委员会主任委员，安徽省中医药学会治未病专业委员会副主任委员。擅长亚健康中医药干预、肿瘤中医药防治、慢病调控等。

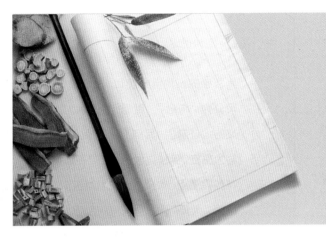

春季万物俱荣，其气应肝，肝脏似春日树木生机盎然，此时肝气充足、肝火旺盛。中医认为，肝脏与脾同属中焦，关系密切，但春日肝火若太过旺盛，气血大量流注于肝经，肝失疏泄，脾失健运，易引起肝气乘脾，出现胁胀作痛、情志抑郁、腹胀、大便稀溏等一系列症状。因此，春季养肝之余，还要注意顾护脾胃。

春季，养肝勿忘护脾

海南医学院中医学院　宫爱民（教授）　魏方志

肝气过旺，易克脾土

肝气乘脾的病机较为复杂，肝气郁结，情志不畅，导致精神抑郁；肝失宣泄，经气郁滞，则导致胸腔和胁下部位胀痛；肝气横逆犯脾，脾气虚弱，则无法运化水谷，可导致腹部胀满、大便稀溏、舌苔白腻。

春季如何护脾

《金匮要略》云："见肝之病，知肝传脾，当先实脾。"现代医学也认为，肝脏功能异常者，消化功能往往也受影响。肝脾之间关系密切，保护脾胃尤为重要。但"实脾"并非只有简单的补脾，还包括清热、祛湿和理气等法。

❶ 规律作息，适时运动

一年之计在于春，春季宜夜卧早起。清晨醒后，可先在床上进行伸懒腰、揉搓双耳、叩齿等简单的保健运动。起床后可喝一杯温水，衣着宽松、舒适，散步半小时左右，并适当做些伸展运动。晚间 7 ~ 8 时是心包经运行时间，宜适当锻炼，可选择快步走或游泳。春季睡眠时间宜在晚上 10 时左右，并保证每天 7 小时的充足睡眠。

❷ 饮食宜甘减酸

中医理论认为，脾脏喜甜食，大多数孩子之所以都喜欢吃甜食，是因为孩子的脾脏没有发育完善；而酸入肝经，春季多食酸会使肝火更旺盛，损伤脾胃之气。因此春季护脾，饮食"宜甘减酸"，脾胃不适的人可以多吃一些甜食以健脾，每天喝 100 毫升左右的蜂蜜水有益于滋养脾胃。此外，还应注意多食水果、青菜等滋润的食物，少食辛辣。

春季食养，宜分时节进行。初春时节，应摄入足够营养，保证优质蛋白质（蛋、奶、禽肉、鱼虾、猪牛羊瘦肉等）与维生素的足量摄入；清明时分正是采茶时节，可饮用具有养肝清头目、化痰除烦渴作用的"明前茶"（以淡为宜，不宜饮用浓茶）；到了晚春时节，进补宜"清平"，此时气温渐高，不宜进食羊肉、花椒、胡椒、辣椒等大辛大热之物，更不能擅自使用温补药物，以避免进一步加重内热。平素身体虚弱者此时应清补、平补，可食用荞麦、薏苡仁、豆浆、绿豆、苹果、芝麻、核桃等，以达到健脾养胃的效果。还可适当多食一些凉性的新鲜食物，如梨、莲藕、荠菜、百合等，以起疏肝理气之功。

根据体质选择食物尤为重要。阴虚内热者，宜多食小米粥、红豆粥、莲心粥和蜂蜜水等，有利于吸收阳气、促进血液循环；肝火上炎者，宜选用明目利肝、清热解毒的时令蔬菜，如荠菜、香椿、春笋、马兰头等，以养阳敛阴、养肝护脾，并有助于减轻头晕、眼干、眼红等症状。

❸ 通脾经，健脾胃

脾经位于人体大腿内侧，每天敲打脾经、点按脾经穴位可助畅通脾气。位于小腿的足三里穴为健脾要穴，可经常点按；每天练习足趾抓地也是刺激脾经的好方法；扭腰运动，按摩腹部、腿部的一些穴位（气海、关元、神阙、阴陵泉、大包等），可直接刺激脾胃，健脾效果佳；慢跑、做有氧操、打太极拳、骑自行车等运动也是很好的选择。**PM**

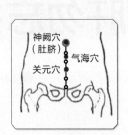

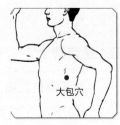

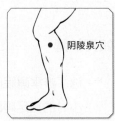

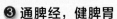

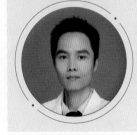

专家简介

宫爱民　海南医学院中医临床基础重点学科学术方向带头人、主任医师、教授、博士生导师，中华中医药学会治未病分会常委、诊断分会委员，海南省中西医结合学会理事、消化病委员会委员、肝胆病委员会委员，海南省中医经方委员会委员。擅长应用中西医结合诊疗内科常见疾病。

痞（痞满）是指局部痞闷不舒、有堵塞感的一种自觉症状，根据部位不同可分为"胸痞""胃痞""腹痞"等。狭义的痞证常指"胃痞"，以胃脘部痞闷不舒为主症，手按之柔软、压之不痛，常伴有胸膈满闷、饮食减少、得食则胀、嗳气稍舒、大便不调、消瘦等症。多为慢性起病，时轻时重，反复发作，缠绵难愈。慢性胃炎、功能性消化不良、胃下垂及多种慢性胃病，如果以脘腹痞闷不舒为主症，都可归属于"胃痞"范畴。

脾胃气机失调，胃痞而生

"痞"字，首见于《黄帝内经》，有"痞""痞满""痞塞"等记述。医圣张仲景的《伤寒论》对痞证的论述非常详细，明确指出其基本病机是外邪内陷，脾胃之气受损，升降失调，气机壅滞。后世医家对痞证的论述多在此基础上进行发挥和延伸。

目前认为，痞证多因邪气入里、饮食不节、痰湿阻滞、情志失调、脾胃素虚等，导致脾胃功能失调、气机升降失司、胃气壅塞，发为胃痞。其基本治则是调理脾胃，理气消痞，临证需辨明虚实寒热。

仲景泻心五方，各有不同

《伤寒论·太阳篇》根据痞证的病机特点，将其分为热痞、寒痞、寒热错杂痞等五类，治疗可分别选用五种泻心汤。其中，半夏泻心汤为治疗痞满之祖方，至今仍为众多医家广泛沿用。

"泻心"五方，各有所长

上海交通大学附属第一人民医院
中医科 王松坡（主任医师） 计会红

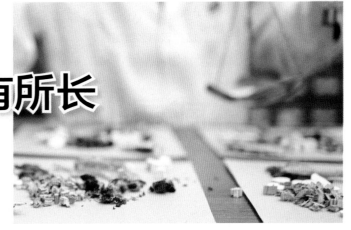

五种泻心方虽然均用于治疗痞证，但药物组成、用量用法和适用证型却各不相同，调理脾胃气机升降是治疗痞证的关键。

① 治热痞，宜用大黄黄连泻心汤

热痞患者除胸脘满闷外，还常伴见心中烦热、咽干口燥、喜冷饮、大便干结、小便短赤、舌红苔黄等热证表现。治疗当以清泻胃热为原则，可用大黄黄连泻心汤。方中大黄可泻热和胃、开结散痞；黄连、黄芩共用，以清泻心胃之火。三药配伍，共奏清热消痞之功。热去结开后，痞满自消。

② 兼有阳虚者，宜用附子泻心汤

患者出现胸脘满闷，兼见恶寒汗出等症状，可选用附子泻心汤。其组成是在大黄黄连泻心汤的基础上，再加附子扶阳固表而成。方中大黄、黄连、黄芩药性苦寒，可清热消痞；附子辛热，可温经回阳。诸药合用，共奏扶阳泄热消痞之功。

③ 寒热错杂痞，宜用半夏泻心汤

脾胃功能失调，容易产生亦寒亦热的病理变化，日久易引起"胃热肠寒"，如患者在脘膈灼热、欲冷饮的同时，可兼见遇冷即泻等症状。对于寒热错杂之痞证，治疗宜以辛开苦降为治疗原则，方可选用半夏泻心汤，以和胃降逆，散结消痞。本方以半夏为君，配伍干姜，辛开温散，降逆止呕；黄连、黄芩苦寒清热；更佐人参、大枣、炙甘草甘温补中，恢复脾胃之气与升降之职。

④ 寒热错杂痞兼有水饮，宜用生姜泻心汤

胸脘满闷症状较重，肠鸣音明显，或小便不畅，治疗可选用生姜泻心汤，即以半夏泻心汤为基础，减干姜、加生姜而成。重用生姜为君药，与半夏共用，散水和胃，降逆止呕；生姜温中化水；黄芩、黄连泄热消痞；人参、大枣、甘草补中益气。诸药配伍，共奏和胃降逆、散水消痞之功。

⑤ 胃虚气结夹湿之痞，宜用甘草泻心汤

脾胃气虚明显，运化失司，食物不消化，一天之中肠鸣腹泻可达数十次，胃中虚气上逆，心下痞满明显而见痞硬、心烦不安。此种情况宜选用甘草泻心汤（即半夏泻心汤再加炙甘草50克），以补中和胃、降逆消痞，重用炙甘草，可补脾胃之虚、兼除邪气之逆。

大黄黄连泻心汤治内热壅盛之痞，附子泻心汤治邪热有余而卫阳不足之痞，半夏泻心汤治寒热交结之痞，生姜泻心汤治水与热结之痞，甘草泻心汤治胃虚气结夹湿之痞。五方同中有异，只要谨守病机，辨证准确，选用得当，均有良好疗效。

胃痞多为慢性过程，常反复发作，缠绵难愈，贵在坚持治疗、调养。胃痞患者尤其要重视生活调摄，饮食以营养丰富、清淡易消化为原则，不宜饮酒及过食生冷、辛辣食物，切忌粗硬饮食、暴饮暴食或饥饱无常；情志上也应保持精神愉快，劳逸结合，避免忧思恼怒或情绪紧张。**PM**

网络上流传着许多关于威灵仙软化鱼刺的"妙方"：威灵仙加糖水煎、威灵仙泡醋……威灵仙到底能否用来治疗鱼刺卡喉呢？鱼刺卡到喉咙时，该怎么做呢？

威灵仙能否"消骨鲠"

上海中医药大学附属市中医医院耳鼻喉科　丁　毅　王丽华（副主任医师）

威灵仙并不能直接软化鱼刺

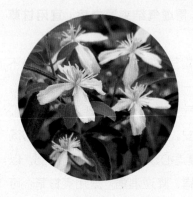

中药威灵仙最早记载于南北朝时期医家姚僧垣所著的《集验方·卷四》中，别名铁扫帚、老虎须、百条根等，其味辛、咸，性温，有祛风湿、通经络的作用，主要用于风湿痹痛、肢体麻木、筋脉拘挛、屈伸不利等疾患。

在唐朝以前，威灵仙应用并不广泛。宋元时期医家李东垣所著《珍珠囊补遗药性赋》中首次记载了威灵仙具有消骨鲠的功效，曰："威灵仙能消骨鲠，熬汁灌喉咙。"但同一时期其他医学著作中并无此论述。威灵仙"治骨鲠"之功在明代本草著作中亦少有叙述，至清代才见数条记载，但也多为一家之言，未得到同时期多数医家的认可。

现代诸多教材、著作中虽有威灵仙"消骨鲠"的介绍，但其并非使骨鲠软化，而是通过改变咽部平滑肌收缩，使骨鲠处局部松弛、蠕动增强，进而使卡住的鱼刺得以松脱。现在对威灵仙的研究多集中于抗菌消炎、止痛、抗肿瘤等药理作用。

鱼刺卡喉，处理方式有别

①　确定是否有鱼刺卡喉

吃鱼时若忽然感到咽喉不适，首先需要明确是否有鱼刺卡喉。有时鱼刺只是划伤了黏膜但没有卡住。可试着吞咽几次，若有明显刺痛，且位置固定，可判断为鱼刺卡喉。如果是无法清晰描述自身感受的儿童，家长应嘱其立即停止进食，尽量减少吞咽动作，以防鱼刺进入深部，并及时带患儿去医院寻求专业医生帮助。

②　可看见鱼刺

当鱼刺卡在咽后壁、扁桃体等较浅位置时，张嘴即可看到，此时可用小镊子自行夹出。

③　鱼刺位置较深，不可见

若鱼刺卡喉位置较深，自行观察难以发现，则应及时寻求专业医生帮助。医生会利用间接喉镜、电子喉镜等进行观察，再使用长镊子、异物钳等工具将鱼刺取出。**PM**

维生素D对促进钙的吸收非常重要。正常情况下，人体维生素D的90%由皮肤经光照合成，少部分来自动物性食物，如动物肝脏、海鱼、蛋黄、瘦肉、乳制品等。普通维生素D不能被机体直接利用，需要在体内先后经过肝25-羟化酶和肾1α-羟化酶的作用，才能变成具有活性的维生素D（活性维生素D），即1,25-二羟基维生素D（骨化三醇）。

《中国居民膳食营养素参考摄入量》建议，0~64岁普通人群每天需补充维生素D 400 IU（国际单位），65岁及以上普通人群每天需补充维生素D 600 IU，妊娠和哺乳期妇女每天需补充维生素D 1500~2000 IU，骨质疏松症患者每日补充维生素D的剂量应达800~1200 IU。这里所说的维生素D指普通维生素D，而不是活性维生素D。

维生素D品种那么多，该怎么选

🖊 山东省济南医院糖尿病诊疗中心主任医师　王建华

临床常用的维生素D可分为两大类，即普通维生素D（也包括其复方制剂）和活性维生素D。

① 普通维生素D及其复方制剂

代表药物：维生素D_3滴剂（400 IU/粒）、维生素AD软胶囊（每粒含维生素A 1000 IU，维生素D_3 1000 IU）、钙尔奇D_3片（每片含钙600毫克、维生素D_3 125 IU）、鱼肝油、阿仑膦酸钠维D_3片等。

适用人群：普通维生素D及其复方制剂安全性高，剂量应用范围广，很少会因摄入过量导致维生素D中毒，主要用于儿童佝偻病及老年骨质疏松症的预防，适用于孕妇、哺乳期妇女、婴幼儿、日光照射不足者、老年人等维生素D缺乏高危人群。

② 活性维生素D

代表药物：阿法骨化醇（1α-羟基维生素D）、骨化二醇（25-羟基维生素D）和骨化三醇（1,25-二羟基维生素D）。

适用人群：活性维生素D导致高血钙、高尿钙的风险较高，使用剂量范围窄，过量应用可导致维生素D中毒，主要用于骨质疏松症的治疗，需要在医生指导下使用。

阿法骨化醇不需要经肾脏活化，但需要经肝脏活化后才有完全生物活性，适用于肾功能不全但肝功能正常者，尤其是肾性骨病患者及老年人。骨化二醇不需要经肝脏代谢活化，但需要经肾脏活化后才有完全生物学活性，适用于肝功能异常但肾功能正常者。骨化三醇具有完全生物学活性，无需经过肝、肾转化即可起效，适用于各类骨质疏松症患者，尤其是合并肝、肾功能不全的患者。**PM**

小贴士

如何确定是否缺乏维生素D？

临床上，主要根据血清"25-羟维生素D"水平来判定机体维生素D的营养状态，评估标准见下表。补充维生素D前，最好检测25-羟维生素D水平；补充过程中，可定期检测，以供医生调整剂量作参考。

维生素D营养状态	血清25-羟维生素D水平	
	ng/ml（纳克/毫升）	nmol/L（纳摩/升）
严重缺乏	< 10	< 25
缺乏	< 20	< 50
不足	20 ~ 30	50 ~ 75
充足	> 30	> 75
上限	50 ~ 70	125 ~ 175
过量	70 ~ 150	175 ~ 375
中毒	> 150	> 375

减肥是诸多爱美人士的永恒追求。对于不愿意舍弃口福、付出汗水的人来说，市场上各类宣称"不用运动，不用节食，一个疗程瘦15千克，5天瘦回'初恋脸'"的"网红"减肥产品极具吸引力。这些减肥产品靠什么使人减肥？它们真的安全吗？其实，近年来各种关于减肥产品存在安全问题的报道屡见不鲜。

网红减肥产品

暗藏"禁药"

华中科技大学同济医学院附属同济医院药学部　石依姗　方建国（主任药师）

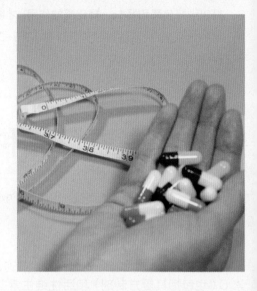

2013年，一位江苏姑娘服用一种叫作"绿S"的减肥胶囊后，每隔几天就会晕倒一次，最终死亡。尸检发现，死因与减肥胶囊中含有的精神类药物氟西汀有关。

2016年，一名女士服用泰国网红减肥产品"燕嬉"4天减肥9千克后，出现肝衰竭、腹水、腹膜炎、肝性脑病，性命差点不保。调查发现，"燕嬉"中非法添加了西布曲明等成分。

2018年以来，非法生产、销售和使用含精神、麻醉药品类减肥产品的案件屡见报道，尤以泰国"网红DC减肥药"（含有二类精神药品"地西泮""芬特明"）和国内"网红蓝胖子减肥药"（含有一类精神药品安非拉酮）影响面最广。服用这些药品会影响中枢神经系统、心血管系统等，且容易成瘾，轻者出现失眠、抑郁、焦虑等精神症状，重者发生肾衰竭，甚至猝死。

有没有合法的减肥药？对千奇百怪的减肥产品如何分辨？让我们来看看减肥与减肥产品之间的"爱恨情仇"。

"合法"减肥药只有一种

目前，全球唯一获批的非处方减肥药是奥利司他，属于胃肠道脂肪酶抑制剂，通过抑制胃肠道对食物中油脂的吸收，减少热量摄入，来控制体重。

奥利司他虽然能帮助减肥，但也有不良反应，包括黄疸、乏力、胃痛、油状便、脂肪泻、大便急迫感、大便失禁、肝功能受损等。因此，奥利司他只被推荐用于已进行适度饮食控制和运动的肥胖及超重者，包括有肥胖相关危险因素者。吸收不良综合征、胆汁淤积症等患者禁用该药，妊娠期和哺乳期妇女、未成年人也不宜使用。服用奥利司他后，如果出现食欲减退、瘙痒、皮肤或眼睛发黄、尿色深、右上腹疼痛等症状，应立即停药并就诊。

❶ 禁用药品或精神管制药品

减肥药中的禁用药品，最常见的是西布曲明。西布曲明可作用于中枢神经系统，抑制食欲，曾被用作减肥辅助治疗药物，于1997年在国外上市，2000年在我国上市。2010年1月和10月，欧洲药品管理局和美国食品药品管理局分别发表了对西布曲明的评价结论，称受试人群使用西布曲明后，心血管事件风险超过减重获益，建议停止处方和使用西布曲明。2010年10月30日，国家食品药品监督管理局宣布我国停止生产、销售和使用西布曲明制剂及原料药，撤销其批准证明文件。尽管如此，非法添加西布曲明的减肥产品仍层出不穷。消费者服用这些产品后，可能会产生口渴、头痛、失眠、心跳加速、记忆力下降等反应，长期服用可能导致肝损伤和各种心血管疾病。

减肥药中的精神管制药品主要是苯丙胺类兴奋剂，如安非他命、芬氟拉明等。这类药通过兴奋饱食中枢让人产生饱腹感，降低食欲，从而达到控制饮食的目的。服用该类药品后，人会产生精神依赖性，出现中枢神经兴奋、幻觉等现象，长期服用可导致神经系统永久性损伤。

❷ 调节血脂药

一些减肥产品中含有调脂药。这类药品主要用于治疗血脂异常和动脉粥样硬化，如阿托伐他汀、瑞舒伐他汀等。副作用包括头痛、倦怠、胃肠道反应、皮疹等，长期服用可能会引起肌肉损伤和肝脏损伤。调脂药属于处方药，患者必须经医生评估血脂异常等情况后，遵医嘱服用，并定期检测肝、肾功能等。

❸ 甲状腺激素

甲状腺激素类药物能提高人体的代谢率，增加脂肪的分解和消耗，从而起到减重作用，因此常被非法添加到减肥产品中。服用甲状腺激素类药物后，可能会出现多食、消瘦、畏热、心悸、手震颤、多汗、兴奋、失眠等症状，长期服用还会使体内甲状腺激素过量，引起甲亢；老年人和心脏病患者服用后可能会发生心绞痛和心肌梗死。

❹ 利尿剂或泻药

市场上不少减肥产品中含有利尿剂或泻药。

人服用含有利尿剂的减肥产品后，减掉的只是身体里的水分，并不是真的瘦了。长期服用利尿剂可能导致低血压，引起电解质紊乱等，对肾脏的影响也较大。

服用含有泻药的减肥产品后"变瘦"的原理很简单，就是"拉肚子"。减肥产品中添加的西药类泻药最常见的是酚酞。长期服用酚酞可能会导致血糖升高、肠炎、皮炎等，还可能引起低钾血症。2021年1月14日，国家药品监督管理局已发布禁止酚酞生产和使用的公告。

市场上各种打着"纯天然"旗号的减肥茶、排毒胶囊，大多添加了泻下类中药，如番泻叶、大黄、荷叶、决明子等。番泻叶和大黄的主要成分是蒽醌类化合物，具有较强的泻下功效，但久服或过量服会导致肠燥津枯，停药后便秘更严重，甚至会引起结肠黑变病、肝损伤和肾损伤。荷叶和决明子是广为人知的具有消除便秘功效的药食两用类中药，一些人可以常服，但其性味寒凉，脾胃虚寒者要慎用。**PM**

专家提醒　目前，我国尚未出台针对减肥保健品的规定和标准。市场上声称"不节食、不运动、轻松减肥"的产品，大部分都违法添加了上文提到的处方药和禁用药。减肥的核心是管住嘴、迈开腿，想减肥，一定不要偷懒，不能寄希望于减肥产品。

儿童用抗生素，家长勿入六误区

上海交通大学医学院附属上海儿童医学中心感染科主任医师　曹清

感染性疾病是儿科最常见的疾病，也是导致儿童期死亡的首要因素，以呼吸道及消化道感染为主。目前，治疗儿童感染性疾病的常用抗生素包括β-内酰胺类（如头孢菌素、青霉素等）及大环内酯类（如阿奇霉素、克拉霉素、红霉素等）。在儿科临床工作中有一个很有意思的现象：不少家长对抗生素的态度处于两个极端，一种是无论如何都要用抗生素，另一种是无论如何都不要用抗生素。这充分说明一些家长对抗生素存在认识误区。

误区1：只要发热，就要用抗生素

感染最常见的表现是发热，孩子一发热，很多家长就要求用抗生素。其实，不论是呼吸道还是消化道感染，有很大一部分是病毒感染造成的。抗生素是针对细菌、真菌、支原体等病原体的药物，对付病毒却无能为力。

误区2：抗生素有副作用，坚决不用

儿童各系统未发育完善，免疫功能尚不健全，容易遭受各种病原体的"攻击"。一旦确定存在细菌感染，使用抗生素是主要治疗手段。如果家长拒绝或延误治疗，患儿有可能出现严重并发症，或感染扩散导致败血症等。

误区3：用抗生素预防感染

在门诊，经常有不少家长咨询：周围有人感冒了，我能不能给孩子吃点抗生素预防一下？首先，大部分感冒是病毒感染引起的，抗生素不对病毒起作用；其次，不合理使用抗生素会增加细菌耐药性，导致体内菌群紊乱，反而增加感染风险。因此，除特殊情况外，一般不宜使用抗生素预防感染。

误区4：频繁更换抗生素

"今天用了抗生素，希望明天就有效，不行就要求医生换抗生素"，这也是常见现象。其实，抗生素在使用数次或一定时间后，才能在人体内达到稳定的有效浓度，发挥治疗效果。因此，我们需要给它一些时间，耐心地"静待花开"，频繁更换抗生素容易贻误治疗。

误区5：见效就停药或减量

有些孩子使用抗生素后病情缓解，家长觉得孩子的病好了，就自行停药或减量。这是抗生素治疗的大忌。针对不同的感染性疾病，抗生素的疗程、用法不同，这与疾病特点及药物特性有关。家长应根据医生的建议给孩子用药、停药，擅自停药或减量可能会造成病原体不能被完全清除，导致疾病复发，甚至引起相关并发症。

误区6：给孩子吃成人用抗生素

经常有家长带孩子来就诊，说为了应急，已经在家里吃了几片成人用的抗生素。这种做法也不妥。首先，儿童不是成人的缩小版，成人用的抗生素在剂量、剂型上与儿童不同；其次，儿童脏器功能未发育完善，有些成人用药对儿童来说须禁用或慎用。**PM**

专家提醒　抗生素既不能"包治百病"，也不是"洪水猛兽"，我们应该正确看待抗生素，不该用的时候坚决不用，该用的时候不要纠结、犹豫，一定要在医生指导下科学使用。

火锅、冒菜、烤串等川味饮食受到年轻人追捧，但随之而来，因麻辣、暴饮暴食等问题导致餐后胃痛者也不在少数。近期，有网友想出了一个"美食和健康兼得"的好办法，并发布视频介绍火锅"福音"——铝碳酸镁，服之可保护胃黏膜，从此告别胃痛，可以随时随地吃火锅、撸串、喝酒了。真有如此好事？

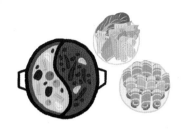

服了铝碳酸镁吃火锅

上海交通大学附属第一人民医院
临床药学科主任药师　范国荣

——药不是这么用的

可减轻胃黏膜损害

胃黏膜表面覆盖着一层厚约 500 微米的黏液-碳酸氢盐屏障，就像一件防护服，避免胃酸对胃壁的腐蚀。粗糙、辛辣食物，酒精，非甾体抗炎药等会损害胃黏膜，如果胃黏膜受损后未及时修复，胃壁会被胃酸和胃蛋白酶消化，从而发生局部炎症，甚至形成溃疡。

铝碳酸镁是一种常用的胃黏膜保护剂兼抗酸剂，可以中和胃酸，吸附和结合胃蛋白酶，并可在胃黏膜表面形成一层牢固的保护膜，以减轻辣椒素、酒精、咖啡因等刺激物对胃黏膜的损害。

药物不是口腹之欲的"保护伞"

当出现胃痛、胃胀、嗳气、反酸等胃部不适症状时，患者应先去医院明确诊断，在医生指导下选用合适的药物。铝碳酸镁主要适用于急、慢性胃炎，反流性食管炎，胃、十二指肠溃疡等引起的与胃酸相关的胃部不适，如胃痛、烧心、酸性嗳气、饱胀等。

如果因胡吃海喝，如麻辣火锅加冰啤酒等，引发胃部不适，服用铝碳酸镁虽然能在一定程度上缓解症状，但不该将其作为不健康饮食的"保护伞"。保护胃肠健康，应将预防放在首位，而不是放纵饮食，"吃"出胃病后再去治疗。

超量、长期服用有害健康

药物是把"双刃剑"，除有治疗效果外，还有副作用。铝碳酸镁的常见副作用包括大便次数增多或便秘、口干和食欲不振等。虽然其中的铝离子几乎不被吸收入血，但长期服用铝碳酸镁会使肠道内沉积大量不溶性磷铝化合物，导致血磷水平降低，进而引起血钙升高。因此，连续服用铝碳酸镁不应超过 7 天，每日服用总剂量不应超过 6 克，更不能将铝碳酸镁当作保胃的保健品长期服用。严重心、肾功能不全者，高镁血症、高钙血症者，以及孕妇和儿童慎用。

服药"时机"有讲究

服用铝碳酸镁的时间有讲究，为防病而提前服用，然后再胡吃海喝，不仅发挥不了保护胃黏膜的作用，还可能引起不良反应。

铝碳酸镁应在饭后 1～2 小时、睡前或胃部不适时服用。服用后不宜多饮水，否则会减弱胃黏膜保护作用；用药前后 1～2 小时不可进食酸性食物，如葡萄酒、果汁等，以免增加铝的吸收。**PM**

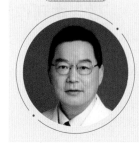

専家简介

范国荣 《大众医学》专家顾问团成员，上海交通大学附属第一人民医院临床药学科主任、主任药师、教授、博士生导师，中国药师协会居家药学服务药师分会副主任委员，中国药学会老年药学专业委员会副主任委员，上海市药学会药物分析专业委员会主任委员，上海市药理学会治疗药物监测研究专业委员会主任委员。

公 示

根据《新闻记者证管理办法》和《国家新闻出版署关于开展 2021 年度新闻记者证核验工作的通知》(国新出发电〔2022〕3 号) 要求,《大众医学》编辑部已对持有记者证人员的资格进行严格审核,现将我单位持有新闻记者证人员名单进行公示,接受社会监督。上海市新闻出版局举报电话：021-63339117。

持有新闻记者证人员名单及记者证号

记者姓名	记者证号	记者姓名	记者证号
温泽远	K31136966000009	王丽云	K31136966000001
贾永兴	K31136966000008	刘 利	K31136966000007
黄 蕙	K31136966000004	蒋美琴	K31136966000010

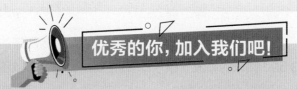

优秀的你，加入我们吧！

因业务发展需要,《大众医学》编辑部拟招聘文字编辑 1 名,待遇从优。

一、职位要求

1. 临床医学、预防医学专业,本科以上学历,年龄在 35 岁以下。

2. 有较强的文字表达能力、敏锐的观察力和综合分析能力,擅长写作。

3. 有较强的社交能力、组织协调能力和团队合作精神。

4. 应届毕业生,以及有临床工作经验或医疗相关媒体工作经验者优先。

二、职位描述

1. 主要从事《大众医学》杂志、新媒体、品牌图书的策划和编辑等工作。

2. 工作性质：全职。

3. 工作地点：上海。

三、应聘方式

有意者请将个人简历、身份证、学历证书等发送电子邮件至邮箱(744673767@qq.com),邮件主题请注明"应聘"字样。收到资料后,我们将尽快安排合适的人员进行笔试和面试(谢绝来电、来访)。

敬告读者

每一个月,《大众医学》都会带给您权威、实用、最新的保健知识。出版前,每篇文章都经过严格审查和内容核实。我们刊出这些文章,并不是要取代看病就医,而是希望帮助大家开阔眼界,让自己更健康。由于个体差异,文章所介绍的医疗、保健手段并不能适合每一位读者,尤其是在诊断或治疗疾病时。任何想法和尝试,您都应该和医生讨论,权衡利弊。

敬告本刊作者

1. 本刊稿件一律不退,敬请自留底稿。从稿件投到本刊之日起,三个月后未得录用通知,方可另行处理。如需退稿 (照片和插图),请注明。

2. 稿件从发表之日起,其专有出版权、汇编权、网络传播权、翻译权和表演权即授予本刊,同时许可本刊转授第三方使用。本刊支付的稿费包含汇编图书稿费和信息网络传播的使用费。

3. 根据需要,本刊刊登的稿件 (文、图、照片等) 将在本刊或主办本刊的上海科学技术出版社的网站、微信公众号等平台上传播宣传。

4. 本刊作者保证来稿中没有侵犯他人著作权或其他权利的内容,并将对此承担责任。

5. 对上述合作条件若有异议,请在来稿时声明,否则将视作同意。

关注食品安全，
需谨慎、理性

陈君石，中国工程院院士，营养与食品安全专家，《大众医学》顾问委员会委员，国家食品安全风险评估中心研究员、总顾问，国家食品安全标准审评委员会技术总师，国务院食品安全委员会专家委员会副主任委员，上海君石生命科学研究院院长，中国毒理学会名誉理事长。主要研究领域为食品安全风险评估、标准与信息交流、营养与慢病、食物营养强化、食品毒理学、健康风险评估与控制等。

近年来，我国食品安全总体形势稳中向好。政府、企业、科学家等社会各方一直在共同努力，以提高食品安全保障水平，但食品安全是一个长久的话题，食品安全问题会与社会发展长期共存。《健康中国行动（2019—2030年）》指出，每个人是自己健康的第一责任人。作为消费者，要认清什么是主要的食品安全问题，积极进行自我防护。

食品安全领域的第一大问题是食源性疾病，也就是人们平时所说的食物中毒。有关食物中毒的报道屡见不鲜。根据国家卫健委发布的统计公报，2020年全国共报告7073起食源性疾病暴发事件，发病人数达37 454人，造成143人死亡。消费者需要提高关于食品安全的认识和基本知识，这也是健康素养的重要部分。只有具备相关知识和素养，才能保护自己不受食源性疾病的侵害。

食品安全领域的第二大问题是假冒伪劣食品。在经济利益驱动下，这种问题屡禁不止，甚至在近几年有所"升级"。现在以假充真的食品大多并不造成健康损害，只是品质不如宣称的那样好。比如：某些红酒厂商为获取更高利润，谎称其产品为拉菲酒庄出品；某些普通橄榄油假冒为初榨橄榄油；等等。

此外，食品安全领域是谣言的"重灾区"。信息时代，人们平时所接触的食品安全信息，尤其是通过互联网、社交媒体等接触的，往往是负面信息，其中大部分都不是事实。这些谣言会对消费者的心理造成压力，误导人们产生食品安全状况不好的笼统感知。

面对海量信息，消费者不要盲目相信，而应保持理性，学会甄别真伪，不信谣，不传谣。具体而言，需要注意以下几点：一是看标题，伪劣信息往往在标题中采用耸人听闻的夸张、恐吓字眼以博取关注；二是看来源，正规机构、权威专家，或有医学、营养学相关专业背景的平台发布的信息更可信；三是看内容，可信和规范的科普内容都客观、准确、公正，多以数据、证据、实验结果证明其观点，而谣言不具备专业性、科学性、严谨性，往往以偏概全，且措辞夸张，具有强烈的主观色彩。

大家平时可多查询食品相关专业机构、科研院校和政府部门的官方平台，积极学习食品安全相关知识，让自己和家人真正吃得健康，吃得安心。 PM

创刊于1948年

Contents 目次 2022年4月

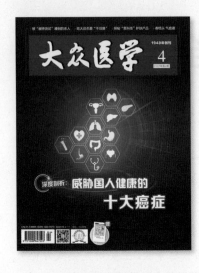

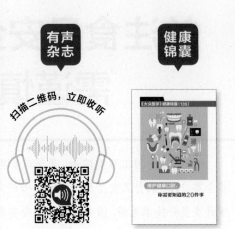

扫描二维码，立即收听

大众医学
官方微信公众号

特别关注

深度剖析：威胁国人健康的十大癌症

2022年4月15—21日是第28个全国肿瘤防治宣传周。本刊特邀国内肿瘤诊疗领域的权威专家，针对严重威胁国人健康的十大癌症进行分析和解读，希望能帮助广大读者认识癌症的真面目，了解正确的预防、诊疗和康复策略，不再"谈癌色变"。

本期封面、内文部分图片由图虫创意提供

轻松订阅

★ 邮局订阅：邮发代号 4-11
★ 网上订阅：www.popumed.com（《大众医学》网站）/ http://item.zazhipu.com/2000399.html（杂志铺网站）
★ 上门收订：11185（中国邮政集团全国统一客户服务）
★ 本社邮购：021-53203260 / 021-64845191
★ 网上零售：shkxjscbs.tmall.com（上海科学技术出版社天猫旗舰店）
★ 微信订阅：扫描右侧二维码，在线订阅

微信订阅

大众医学®（月刊）
2022年第4期　Dazhong Yixue

特别提醒 第5期上市时间：2022年4月29日

顾问委员会

主任委员　王陇德　陈孝平

委　员（按姓氏拼音排序）

陈君石　陈可冀　曹雪涛　戴尅戎
樊　嘉　顾玉东　郭应禄　黄荷凤
廖万清　陆道培　刘允怡　郎景和
宁　光　邱贵兴　邱蔚六　阮长耿
沈渔邨　孙　燕　汤钊猷　王正国
王正敏　汪忠镐　吴咸中　项坤三
曾溢滔　曾益新　张金哲　赵玉沛
钟南山　周良辅　庄　辉

名誉主编　胡锦华

主　编　温泽远

执行主编　贾永兴

编辑部
主任/副主编　黄慧
副主任　王丽云
文字编辑　刘利　张磊　莫丹丹
　　　　　蒋美琴　曹阳
美术编辑　李成俭　陈洁

主　管　上海世纪出版（集团）有限公司
主　办　上海科学技术出版社有限公司

编辑、出版　《大众医学》编辑部
编辑部　　（021）53203131
网　址　　www.popumed.com
电子信箱　popularmedicine@sstp.cn

邮购部　　（021）53203260

营销部
副总监　夏叶玲
客户经理　潘峥　马骏　李海萍
订阅咨询　（021）53203103
　　　　　13816800360
广告总代理　上海高精广告有限公司
电　话　　（021）53203105

编辑部、邮购部、营销部地址
上海市闵行区号景路159弄A座9F－10F
邮政编码　201101

发行范围　公开发行
国内发行　上海市报刊发行局、陕西省邮政
　　　　　报刊发行局、重庆市报刊发行局、
　　　　　深圳市报刊发行局等
国内邮发代号　4－11
国内统一连续出版物号　CN 31-1369/R
国际标准连续出版物号　ISSN 1000-8470
国内订购　全国各地邮局
国外发行　中国国际图书贸易总公司
　　　　　（北京邮政399信箱）
国外发行代号　M158

印　刷　杭州日报报业集团盛元印务有限公司
出版日期　4月6日
定　价　15.00元

88页（附赠32开小册子16页）

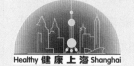

大众医学—— **Healthy 健康上海行动 Shanghai** 指定杂志合作媒体

《健康上海行动（2019—2030年）》提出18个重大专项行动、100条举措，将为上海2400多万市民筑牢织密一张"生命健康网"，全方位、全周期、全领域维护与保障市民健康。市民健康水平和健康城市能级的不断提升，需要全社会、全体市民共同参与和努力。《大众医学》作为健康上海行动指定杂志合作媒体，邀您与健康结伴同"行"。

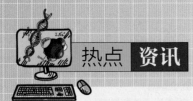
新冠疫苗或有助对抗感冒

除新冠病毒外，严重急性呼吸综合征（SARS）冠状病毒、中东呼吸综合征（MERS）冠状病毒以及一些会引发普通感冒的冠状病毒也会感染人类。德国乌尔姆大学医院近期研究发现，接种新冠疫苗不仅可有效预防新冠重症发生，接种后产生的抗体对SARS冠状病毒也可起抑制作用，并可在一定程度上帮助对抗普通感冒等疾病，有助于降低感冒发生频率，缩短感冒持续时间，减轻感冒严重程度。

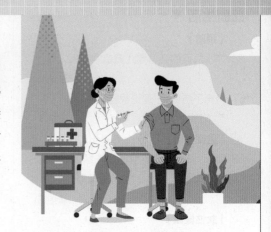

脖子越粗，房颤风险越高

肥胖是仅次于高血压的诱导房颤动的第二大危险因素。在过往研究中，高颈围（脖子粗）已被证实与心血管病发生风险增加、糖尿病、胰岛素抵抗和高血压等房颤危险因素相关。近日，一项研究对颈围大小与房颤发生率之间的关系进行了评估。结果显示：与低颈围者相比，高颈围者发生房颤的风险明显增加；在肥胖患者中，颈围和房颤风险之间的关联性最强，脖子越粗，房颤风险越高。

"新医师法"实施，医师公共场所自愿实施急救免责

十三届全国人大常委会第三十次会议表决通过的《中华人民共和国医师法》从2022年3月1日起正式施行。"新医师法"规定：在紧急救治中，医师的权利受到保护；国家鼓励医师积极参与公共交通工具等公共场所急救服务；医师因自愿实施急救造成受助人损害的，不承担民事责任；危急情况下不能取得患者或者其近亲属意见时，医师经医疗机构批准，可以立即实施医疗救助措施。

每日适量现磨咖啡，有益心脏健康

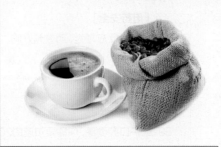

近期，一项发表在《欧洲预防心脏病学杂志》的研究发现，与不喝咖啡和喝大量咖啡（＞3杯/天）的人相比，每日少量到中量（0.5～3杯/天）的咖啡摄入对心脏健康有保护作用，有助于降低心血管疾病死亡风险和卒中发生风险。但研究结果同时显示，这一健康益处仅与现磨咖啡有关，喝速溶咖啡的参与者没有获得任何健康益处。引起这一差异的原因可能与咖啡的烘焙方式有关，速溶咖啡含有更多的丙烯酰胺等成分，可能增加患癌风险并导致神经系统受损。

北京将16项辅助生殖技术项目纳入医保

北京市医保局会同北京市卫生健康委、北京市人力社保局下发的《关于规范调整部分医疗服务价格项目的通知》于2022年3月26日起正式实施。该通知对63项医疗服务价格项目进行了规范、调整。为实施积极生育支持措施，门诊治疗中常见的宫腔内人工授精术、胚胎移植术、精子优选处理等16项涉及人群广、诊疗必需的辅助生殖技术项目，已纳入北京市医保甲类报销范围。

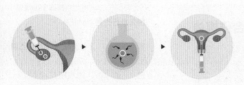

国家卫健委等十五部门印发
《"十四五"健康老龄化规划》

国家卫生健康委等十五部门近日联合印发《"十四五"健康老龄化规划》，提出9项主要任务：强化健康教育，提高老年人主动健康能力；完善身心健康并重的预防保健服务体系；以连续性服务为重点，提升老年医疗服务水平；健全居家、社区、机构相协调的失能老年人照护服务体系；深入推进医养结合发展；发展中医药老年健康服务；加强老年健康服务机构建设；提升老年健康服务能力；促进健康老龄化的科技和产业发展。

规划明确，到2025年，老年健康服务资源配置更加合理，综合连续、覆盖城乡的老年健康服务体系基本建立，老年健康保障制度更加健全，老年人健康生活的社会环境更加友善，老年人健康需求得到更好满足，老年人健康水平不断提升，健康预期寿命不断延长。

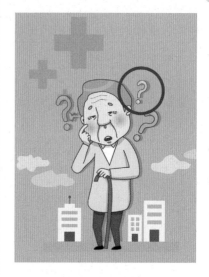

走路慢、记性差，
痴呆症风险或加倍

运动性认知风险综合征（MCR）的典型症状为步行速度缓慢、记忆力下降。近日，英国爱丁堡大学的研究人员回顾了11项研究，总共对近50 000名60岁以上MCR患者进行分析后发现，与没有这种综合征的人相比，MCR使人发生认知障碍的风险升高76%，可引起记忆、集中注意力或学习新信息方面的困难。此外，研究结果显示，MCR患者患阿尔茨海默病的风险加倍。

"追剧"久坐不动，
血栓风险增加35%

一项研究指出，与每天看电视＜2.5小时的人相比，每天看电视≥4小时的人患血栓的风险增加35%。研究者认为，其原因可能是由于"追剧"行为会让人在不知不觉间长期保持一个姿势不动，且同时容易摄入一些不健康的零食。因此，有久坐不动习惯的人，应每隔30分钟站起来活动几分钟。

上海市成人吸烟率
连年下降

《上海市公共场所控制吸烟条例》实施5年来，上海市成人吸烟率连续下降，至19.4%，提前达到"健康中国2030"任务目标。2021年，全市法定禁烟场所的违规吸烟发生率下降至12.1%。下一步，上海将进一步完善相关法律规章，推动将电子烟纳入公共场所控烟监管执法范围。

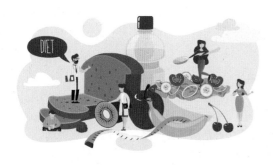

长期"八分饱"，或可预防疾病

由美国国家衰老研究所和美国国家卫生研究院联合开展的一项临床研究发现，长期"八分饱"能够改善人们的心理健康和生活质量，提高记忆力，降低心血管代谢疾病的发生风险，减轻体重，下调体内炎症水平，在一定程度上降低慢性疾病的发生风险。**PM**

（本版内容由本刊编辑部综合摘编）

2022年4月15—21日是第28个全国肿瘤防治宣传周。本刊特邀国内肿瘤诊疗领域的权威专家,针对严重威胁国人健康的十大癌症进行分析和解读,希望能帮助广大读者认识癌症的真面目,了解正确的预防、诊疗和康复策略,不再"谈癌色变"。

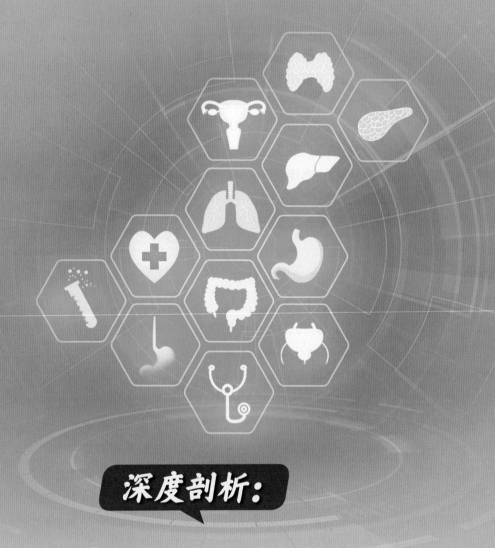

深度剖析:

威胁国人健康的十大癌症

策划　本刊编辑部
执行　黄　蕙
支持专家　范　江　蔡三军　孙益红　邵志敏　孙惠川
　　　　　李文涛　严佶祺　虞先濬　夏术阶　张师前
　　　　　于　康　林丽珠

2020 年中国新发癌症和癌症死亡人数居全球第一

世界卫生组织国际癌症研究机构（IARC）发布的 2020 年全球癌症负担数据（Globocan 2020）显示：2020 年全球新发癌症病例 1929 万例（图 1），全球癌症死亡病例 996 万例（图 2）；其中，中国新发癌症病例 457 万例（图 3），癌症死亡病例 300 万例，中国新发癌症和癌症死亡人数均居全球第一。

在 2020 年中国癌症新发病例中，肺癌（81.6 万）、结直肠癌（55.5 万）、胃癌（47.9 万）、乳腺癌（41.6 万）、肝癌（41.0 万）、食管癌（32.4 万）、甲状腺癌（22.1 万）、胰腺癌（12.5 万）、前列腺癌（11.5 万）和宫颈癌（11.0 万）位列前十位，占新发癌症病例数的 78.2%。

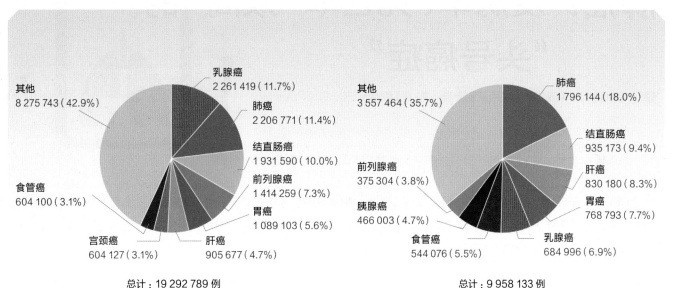

总计：19 292 789 例

图 1 2020 年全球新发癌症病例数和癌种分布

总计：9 958 133 例

图 2 2020 年全球癌症死亡病例数及癌种分布

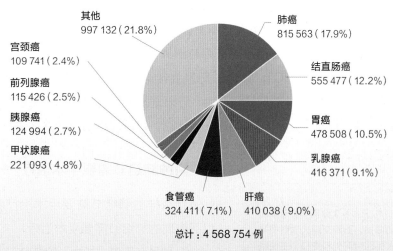

总计：4 568 754 例

图 3 2020 年中国新发癌症病例数和癌种分布

数据来源：世界卫生组织国际癌症研究机构（IARC）网站

肺癌是源于支气管上皮的恶性肿瘤，可分为非小细胞肺癌（占85%）和小细胞肺癌（占15%）两种类型。非小细胞肺癌又可分为腺癌、鳞癌等组织学类型。2020年全球癌症负担数据显示：2020年全球肺癌新发病例220.7万例，死亡病例179.6万例；其中，我国肺癌新发病例81.6万例，死亡病例71.5万例，新发病例数和死亡病例数均居我国所有癌症首位。

肺癌：发病率、死亡率"双高"的"头号癌症"

上海交通大学附属第一人民医院胸外科　范 江（教授）　王 兴

近年来，无论全球还是我国，肺癌的发病率均呈逐年上升趋势。目前已知的导致肺癌的"罪魁祸首"是吸烟，二手烟、厨房油烟、空气污染等也与肺癌的发生有一定关系。同时，胸部CT等检查的普及也在一定程度上提高了肺癌的发病率（检出率）。

▪ 胸部CT检查，发现肺癌的好方法

如何发现早期肺癌？不是抽血化验，不是基因检测，也不是昂贵的"高端体检"，而是胸部CT检查。

CT是一种断层扫描。说得夸张一些，这种检查就像用非常锋利的刀，把人从头到脚切成无数片，然后一片片铺开，医生通过观察每一片的影像，判断其中有没有病变存在。

由于胸部X线检查只能筛查出直径2厘米以上的病变，而胸部CT可以显示直径2毫米以上的病变，故早期肺癌只有通过胸部CT检查才能被筛查出来。一般地说，普通人群筛查建议用低剂量胸部CT，其辐射剂量为普通胸部CT的1/6左右，对人体更安全；筛查发现肺结节者，可以选择普通胸部CT，甚至高分辨率胸部CT及三维重建做进一步检查，以便对小结节的性质进行精确诊断。

▪ 两种肺结节需要手术治疗

什么样的肺结节需要手术治疗呢？一般而言，具有以下表现的肺结节需要手术治疗。

一种是在不断"长大"的肺结节。在结节的众多特性中，能够缓慢长大是肺癌最重要的特点之一。一个肺结节，有毛刺未必是癌；但是，如果它前年只有5毫米，去年1厘米，今年接近2厘米了，那么十有八九是肺癌。当然，

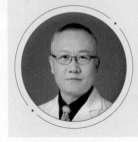

专家简介

范 江 《大众医学》专家顾问团成员，上海交通大学附属第一人民医院胸外科主任、主任医师、教授、博士生导师，中国抗癌协会纵隔肿瘤专业委员会委员，上海市医学会肿瘤专科分会委员、肿瘤靶分子专科分会委员。

如果肺结节长得过快，比如在一个月内长大一倍（从5毫米增大到1厘米），那么它大概率不是肺癌，而是炎症，因为恶性肿瘤的进展速度通常不会这么快。对于这类肺结节，医生一般会建议患者进行抗感染治疗，一段时间后复查胸部CT，肺结节可能会缩小甚至消失了。

另一种是直径超过1厘米、形态不好、疑似早期肺癌的肺结节。如果结节已经不小了，且形态也符合早期肺癌的表现，尤其是随访过程中结节没有明显变化的，医生一般建议患者择期进行手术切除。

值得一提的是，"结节周围有血管穿行"并非意味着一定是恶性结节。因为"血管穿行"在CT影像中的表现并不是非常明确，有时可能只是肺结节刚好与肺内的气管或血管影重叠所致，并不能作为确诊恶性结节的依据。

▪ 手术是治愈肺癌的唯一机会

对肺癌患者而言，手术是可能获得治愈机会的治疗手段。除手术外，针对不同的肺癌患者，医生还有很多"组合拳"，如化疗、放疗、靶向治疗、免疫治疗等。假设患者是正常的树木，那么化疗就相当于农药，它在杀死害虫的同时，也会对树木造成损伤；放疗好比是强光，虽然可以通过照射杀死树上的害虫，但也会损伤树木；靶向治疗的前提是害虫身上有特殊的"靶点"，靶向药只针对"靶点"发挥作用，对树木的损伤极小；免疫治疗是通过提高树木自身的免疫力，从而起到杀伤和抑制害虫的效果。总体而言，上述非手术治疗都不能达到"斩草除根"的目的，少部分顽强"活"下来的癌细胞仍会不停地分裂、进化，最终出现耐药和肿瘤进展。

一般地说，早期肺癌患者首选手术治疗；中期肺癌患者往往需要联合手术、化疗、靶向治疗、免疫治疗等综合治疗手段，以获得更好疗效；晚期肺癌患者丧失手术机会，可以选择化疗、放疗、靶向治疗、免疫治疗等全身治疗手段，以延长生存时间，提高生活质量。

▪ 疗效已明显改善，关键在"早"

过去，大多数肺癌患者在被发现时已是中晚期，失去了手术机会，五年生存率不足20%。近年来，随着胸部CT检查的普及，越来越多的早期肺癌患者被发现，并及时接受了手术治疗，再加上现在有了靶向治疗、免疫治疗等多种新型治疗手段，肺癌患者的预后已明显改善，部分早期肺癌患者可以被治愈，大部分肺癌患者可以获得长期生存。

专家忠告

肺癌发病率那么高，怎么做才能预防肺癌呢？由于吸烟是肺癌最主要的危险因素，故吸烟者应戒烟；如果家里有人吸烟，家人应督促其戒烟，以减少二手烟对家庭成员的影响。近年来，不吸烟女性肺癌患者的比例大幅增加，可能与空气污染、厨房油烟等有一定关系。女性朋友做饭时应使用排油烟机，以减少家里空气污染对健康的影响。

延伸阅读

所谓"五年生存率"，就是只能活5年吗？

"五年生存率"是医学上客观评价肿瘤治愈率的一种方法，并非表示肿瘤患者只能活5年。科学家们通过研究发现，当肿瘤患者术后生存超过5年，再因肿瘤复发、转移而去世的概率就大大降低了。也就是说，肿瘤患者术后如果能活过5年，就代表基本痊愈了。当然，这并不表示可以从此"高枕无忧"，患者仍应坚持定期体检，因为肿瘤患者再次罹患肿瘤的风险比其他人要高一些。

大肠癌：
发病率持续攀升，"筛查"必不可少

复旦大学附属肿瘤医院大肠外科教授　蔡三军

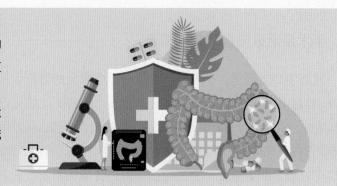

大肠是结肠（包括盲肠和阑尾）、直肠和肛管的统称，位于消化道的末端。医学上将发生于结肠和直肠的恶性肿瘤称为结直肠癌，也称"大肠癌"。

2020年全球癌症负担数据显示：2020年我国大肠癌新发病例55.5万例，居癌症新发病例数第2位；死亡病例28.6万例，居癌症死亡病例数第5位。

近年来，我国大肠癌的发病率呈逐年增加的趋势。1962年上海市开展的流行病学调查数据显示，大肠癌的年发病率约为8.7/10万；到2015年，上海市大肠癌的年发病率已高达65/10万。

根据不同的分类方式，大肠癌可分为不同的类型：按肿瘤发生的部位，可分为盲肠癌、升结肠癌、横结肠癌、降结肠癌、乙状结肠癌、直肠癌；按肿瘤的大体形态，可分为隆起型、溃疡型和浸润型；按肿瘤的组织学类型，可分为腺癌、鳞癌、未分化癌等；根据是否有家族史，可分为遗传性大肠癌和散发性大肠癌。

发病率高，原因有三方面

导致我国大肠癌发病率逐年增加的原因主要有三点：第一，随着生活水平的提高，人们的寿命普遍延长了，而大肠癌是一类与寿命相关的恶性肿瘤，年龄越大，发生大肠癌的概率就越高；第二，生活方式改变了，近年来国人的饮食结构逐渐西化，肉类摄入的比例增加，蔬菜摄入的比例下降，高蛋白质、高脂肪、低纤维素的饮食结构会明显增加大肠癌的发病风险；第三，诊断水平提高了，医学的发展、肠镜检查的日益普及，使大肠癌的检出率明显增加。

定期筛查很重要

现代医学将疾病的预防分为三级。一级预防是指在未发生疾病时，针对病因进行预防，是最积极、最有效的预防措施。二级预防，又称"三早"预防，即在疾病发生后，早发现、早诊断、早治疗，是在疾病初期采取的预防措施。三级预防主要是对症治疗，防止疾病进一步进展或恶化。大量实践已证明，大肠癌是可以预防的，而一级预防和二级预防的作用远大于三级预防。

要预防大肠癌的发生，合理、均衡的饮食非常重要。由于摄入高蛋白质、高脂肪和低纤维素的食物是导致大肠癌的危险因素，故避免这种不健康的饮食结构，减少高蛋白质、高脂肪食物的摄入，增加富含纤维素食物的摄入，可在一定程度上预防大肠癌的发生。值得一提的是，大肠癌一般由大肠息肉或腺瘤演变而来，而这一演变过程一般需要 3～5 年。如果能在此期间及时发现并摘除大肠息肉或腺瘤，就能预防大肠癌的发生。

大肠癌在发病早期常没有明显症状，部分患者甚至完全没有症状，因此容易被忽视。而当出现腹痛、腹胀等明显不适症状时，病情往往已经进展至中晚期。为早期发现病变、早期治疗，45 岁以上人群应定期进行大肠癌筛查，筛查项目包括粪隐血试验和结肠镜检查。粪隐血试验适合普查，阳性者需进一步行结肠镜检查；也可直接行结肠镜检查，无阳性发现者，以后每隔 5 年进行 1 次结肠镜检查。存在大肠癌高危因素者，包括大肠腺瘤病史、大肠癌家族史、罹患炎症性肠病等，筛查时间宜提前至 40 岁。

早治疗、综合治疗，改善预后

医学上将大肠癌分为 4 期，分期越早，治疗效果越好。复旦大学附属肿瘤医院的数据显示，大肠癌患者的五年生存率为 73.87%；其中，Ⅰ期患者的五年生存率为 91.92%，Ⅱ期为 87.15%，Ⅲ期为 70.49%，Ⅳ期为 27.7%。遗憾的是，我国早期大肠癌的比例还很低，Ⅰ期患者仅占 10% 左右，而在日本、美国等发达国家，Ⅰ期患者的比例可达 30%。为最大限度改善预后，早发现、早治疗是重中之重。

大肠癌是一种全身性疾病，不同类型、不同分期的大肠癌，治疗方式存在很大差异，主要采用以手术为主的综合治疗模式。手术治疗包括内镜治疗、根治性手术治疗和姑息性手术治疗。非手术治疗包括化疗、放疗、介入治疗、中医治疗等。

内镜治疗是在结肠镜下进行局部切除治疗，仅限于治疗部分早期大肠癌。若病理检查提示为恶性病变且有预后不良因素，患者需要及时接受根治性手术治疗。

根治性手术适用于病灶局限的早中期大肠癌患者，通过手术可完整切除肿瘤。姑息性手术治疗通常为晚期大肠癌治疗方案中的一部分，手术目的一般为解除肠道梗阻，缓解症状，改善患者的生活质量。随着医疗技术的不断提高，除传统开放手术外，微创手术（包括腹腔镜手术、"机器人手术"）也被应用于大肠癌的治疗。对于低位直肠癌，涉及能否保留肛门时，腹腔镜手术和机器人手术在操作上具有一定优势。

非手术治疗在大肠癌治疗中扮演着越来越重要的角色。术后辅助放化疗和术前新辅助放化疗在不同分期和不同部位的大肠癌治疗中，均为标准治疗模式中的重要环节。近年来，免疫治疗也成为大肠癌的重要治疗手段。

专家忠告

在大肠癌的一级预防和二级预防层面，我国还有很大的提升空间。随着大肠癌诊治理念的不断普及，医疗技术的不断发展，我国大肠癌的发病率和死亡率最终一定会呈现下降趋势，患者生存率也必将不断提高。如果不幸罹患大肠癌，患者也不必过度消极，只要在医生指导下接受规范的治疗，进行科学的随访，定能取得不错的疗效。

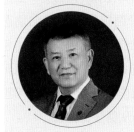

专家简介

蔡三军　复旦大学附属肿瘤医院大肠癌学科首席专家、教授、主任医师、博士生导师，复旦大学大肠癌诊治中心主任，中国抗癌协会大肠癌专业委员会前任主任委员，临床肿瘤学会（CSCO）肿瘤营养专业委员会主任委员、大肠癌专业委员会副主任委员，上海市抗癌协会大肠癌专业委员会主任委员。

胃癌，标本兼治，科学防治

复旦大学附属中山医院普外科　汪学非（主任医师）　孙益红（教授）

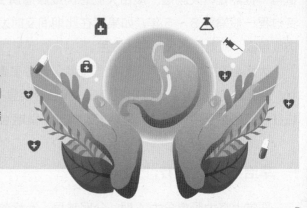

胃癌是起源于胃黏膜上皮的恶性肿瘤。2020年全球癌症负担数据显示：2020年全球胃癌新发病例108.9万例，死亡病例76.9万例；2020年我国胃癌新发病例47.9万例，居癌症新发病例数第3位；死亡病例37.4万例，居癌症死亡病例数第3位。

近五成胃癌患者在中国

近年来，尽管胃癌的发病率在全球范围内有逐年下降的趋势，但中国仍是胃癌发病率较高的国家之一，"贡献"了全球近一半的年新发胃癌病例。

胃是人体重要的消化器官，其"职责"是接纳、储存食物，并进行初步消化，最后将食物排入小肠，由小肠进一步完成食物的消化和吸收工作。正常情况下，胃黏膜细胞有"自动"修复机制，以确保自身健康。若这一机制失控，就可能发展为具有不同程度的恶性生物学行为的肿瘤，即胃癌。与其他多数恶性肿瘤一样，胃癌的发生、发展由内在因素和环境因素共同造成：内在因素包括基因易感性、免疫缺陷等；环境因素包括不良生活和饮食习惯、吸烟、酗酒、肥胖、幽门螺杆菌感染、EB病毒感染和异常精神心理状况等。

早期筛查，摆脱"晚诊晚治"困境

随着胃癌外科治疗技术的进步、抗肿瘤药物的发展和综合诊疗模式的完善，我国胃癌的诊疗水平已经取得了长足的进步。然而，由于胃癌早期几乎没有明显不适，而当出现疼痛、消化道出血等症状时，往往已是伴有转移、复发等难题的进展期胃癌。胃癌的预后与诊治时机密切相关。在我国，约90%胃癌患者在被确诊时已是进展期，这部分患者即使接受了外科手术治疗，五年生存率也仅有30%~40%。相较于此，早期胃癌患者手术治疗后的五年生存率可超过90%，甚至达到临床治愈。由此可见，早诊早治是提高我国胃癌诊疗水平的关键。其中，定期筛查对提高早期诊断率意义重大。胃癌的筛查方法有血清学检查（包括血清胃蛋白酶原检测、血清胃泌素17检测、血清幽门螺杆菌抗体检测与血清肿瘤标志物检测）和内镜检查（包括电子胃镜、磁控胶囊胃镜筛查，高清内镜精查），具体筛查方式应听从医生的建议。

专家简介

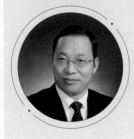

孙益红　《大众医学》专家顾问团成员，复旦大学附属中山医院副院长、普外科主任、教授、博士生导师，中国抗癌协会胃癌专业委员会副主任委员，中华医学会外科学分会胃肠外科学组委员兼秘书，中国医师协会外科医师分会肿瘤外科医师委员会副主任委员、内镜分会腹腔镜外科医师专委会副主任委员，中国研究型医院学会消化道肿瘤专业委员会副主任委员，上海市医学会普外科专科分会候任主任委员。

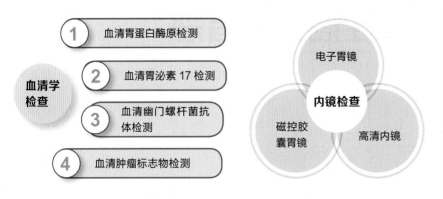

在恶性肿瘤发生、增殖过程中，由肿瘤细胞本身产生或由机体对肿瘤细胞异常反应产生或异常升高的一类物质被称为肿瘤标志物。与胃癌相关的肿瘤标志物包括癌胚抗原（CEA）、糖类抗原19-9（CA19-9）、糖类抗原72-4（CA72-4）、糖类抗原242（CA242）等。但肿瘤标志物的检测值受多种因素影响，假阳性、假阴性的情况时有发生，更敏感、更具特异的肿瘤标志物从实验室"走"到临床尚有距离，故不建议仅以此作为胃癌筛查的方法。

根据我国国情和胃癌流行病学现状，并参照《中国早期胃癌筛查及内镜诊治共识意见（草案）》，建议年龄在 40 岁以上，且符合下列任一项者，定期进行胃癌筛查：①胃癌高发地区人群；②幽门螺杆菌感染者；③既往患有慢性萎缩性胃炎、胃溃疡、胃息肉、手术后残胃、肥厚性胃炎，以及恶性贫血等疾病者；④胃癌患者一级亲属（父母、子女，同父母的兄弟、姐妹）；⑤存在胃癌其他风险因素，如摄入高盐、腌制饮食，吸烟，重度饮酒，等等。

综合治疗，助胃癌患者活得更久、更好

目前，胃癌的临床诊疗更强调"因病施治、因期施治"的个体化综合治疗原则，在多学科团队（MDT）模式下，基于精细化的肿瘤学评估和精准分期，选择合理的诊疗策略，实施全程管理，以期达到最优疗效。

外科手术是治疗胃癌的主要方式。在日益精进的内镜、腹腔镜等微创技术的开展与支持下，胃癌的手术治疗逐渐向"创伤小、出血少、疼痛轻"的微创化方向发展。部分极早期胃癌患者可免于传统手术，通过内镜即可完整切除病灶（如内镜黏膜切除术、内镜黏膜下剥离术）。不符合内镜切除指征的早期胃癌及部分进展期胃癌，可选择腹腔镜根治性胃大部切除或全胃切除手术。值得一提的是，腹腔镜手术的安全性和有效性已得到验证，随着临床经验的不断积累，胃癌的手术治疗必将朝着更微创化、精细化的方向发展。

针对进展期胃癌难以避免的复发、转移问题，综合治疗成为突破治疗困境的重要手段。术前新辅助治疗或转化治疗，可以让部分不可切除的病灶变为可切除；术后辅助治疗，可进一步清除体内可能残留的癌细胞，有效延长患者的生存时间。

此外，随着靶向药物、免疫制剂的陆续问世，放疗、介入治疗技术的不断拓展，以及多模式综合治疗的探索与尝试，进展期胃癌的治疗正逐渐显现新的局面。

专家忠告

外科手术、化疗、放疗、靶向药物治疗等只能干预病灶，不能根除病因，可谓"治标不治本"。大家应树立正确的健康观念，养成良好的生活和饮食习惯，保持积极、乐观的心态，出现不适症状时及时就医，积极寻求专业医生的帮助，以科学的态度看待胃癌、防治胃癌。

乳腺癌：女性癌症"首恶"

复旦大学附属肿瘤医院乳腺外科教授　邵志敏

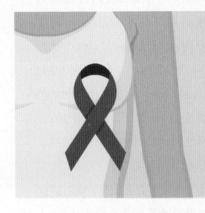

2020年全球癌症负担数据显示：2020年全球乳腺癌新发病例226.1万例，已超过肺癌，成为全球新发病例数最高的恶性肿瘤；2020年我国乳腺癌新发病例41.6万例（居我国癌症新发病例数第4位、女性癌症新发病例数第1位），死亡病例11.7万例（居我国癌症死亡病例数第7位）。

现状：发病率、患者生存率均升高

从统计数据来看，我国乳腺癌的发病率逐年升高。从治疗的角度来看，乳腺癌患者的生存率较过去显著提高。复旦大学附属肿瘤医院乳腺外科诊治的乳腺癌患者5年生存率达到93.6%，相较于10年前提升了9.1%；10年生存率达到82.6%，较10年前提升了16.3%。这意味着80%以上的乳腺癌患者能够长期存活，乳腺癌并不是大家想象中那么可怕。目前，我们的乳腺癌诊治水平已与发达国家比肩。

早发现关键词：40岁、钼靶、超声、自检

在我国，乳腺癌的发病年龄较欧美国家更早，女性从50岁开始进入乳腺癌高发期。因此，40岁以上女性应定期进行乳腺癌筛查；直系亲属中有乳腺癌或卵巢癌患者的女性，筛查年龄应提早到40岁以前。

《中国抗癌协会乳腺癌诊治指南与规范（2021年版）》明确推荐"钼靶"和"超声"作为一般人群（40岁以上）的主要筛查方式，每1~2年进行一次乳腺钼靶和B超检查。特殊人群，如乳腺较为致密、曾经隆胸、有乳腺癌家族史者，应听从医生建议，选择合适的筛查方法，必要时可进行磁共振检查。

乳房自我检查虽然不能提高乳腺癌的早期诊断率，但是可以提高大家的防癌意识。女性可以在月经结束后1周左右（绝经后女性每月定期）于沐浴时进行自我检查。如果自检有肿块，有咖啡色、血色乳头溢液，或发现乳

专家简介

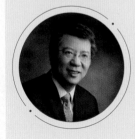

邵志敏　复旦大学附属肿瘤医院大外科主任、乳腺外科主任、主任医师、教授、博士生导师，复旦大学肿瘤研究所所长、乳腺癌研究所所长，中国抗癌协会乳腺癌专业委员会名誉主任委员，中华医学会肿瘤学分会副主任委员、乳腺肿瘤学组组长，上海市抗癌协会乳腺癌专业委员会名誉主任委员，上海市医学会肿瘤专科分会主任委员。

房出现酒窝样凹陷，患者一定要及时就医。绝大多数乳腺癌有乳房肿块的表现，如果肿块摸上去较硬、边界模糊不清，且肿块是新长出来的，要高度警惕。乳腺纤维腺瘤是最常见的乳腺良性肿瘤，表现为光滑、边界清晰、活动度好的肿块，多发于年轻女性，其本身不是乳腺癌的高危因素。

综合治疗：更佳疗效、更小损伤

现在对乳腺癌多采取综合治疗。患早期乳腺癌，主要采用局部治疗（手术、放疗）联合全身治疗（内分泌治疗、化疗、靶向治疗等）；患局部晚期、不可手术的乳腺癌，可以通过综合治疗，使乳腺癌变成可以手术，从而改善治疗结果；患晚期乳腺癌，可以通过综合治疗控制疾病发展，争取获得长期生存。总体而言，乳腺癌的治疗方式不仅有手术和放、化疗等，还包括不同治疗方式的组合，医生会根据每个患者的实际情况、疾病特征制定精准的治疗策略。

随着医学的不断发展，乳腺癌的治疗正经历一个"降阶梯"的发展过程。以前，治疗乳腺癌要切除乳房、腋窝淋巴组织、胸大肌、胸小肌，甚至切断肋骨；现在，经筛选后的部分患者仅切除乳房肿块（保乳）也能达到一样的治疗效果，部分患者在手术后可以不化疗。

保乳、重建：让患者自信地回归社会

现在的乳腺癌治疗更关注患者的生活质量，关心患者能不能自信地回归社会。近些年，复旦大学附属肿瘤医院一直在倡导"不让乳腺癌患者失去乳房"的治疗理念，通过保乳手术及乳房重建手术，在保证疗效的同时，更关注患者的心理康复。接受乳房重建的患者对治疗的满意度更高，更容易回归社会，对年轻患者而言尤其如此。长期研究发现，乳房重建术不会增加乳腺癌的复发、转移风险。

此外，许多乳腺癌患者会在术后出现继发性上肢淋巴水肿的情况，表现为手臂变粗、患肢活动范围受限，严重影响生活质量。为此，我院于2020年起开设淋巴水肿评估门诊，由乳腺外科专业的护理团队对患者进行专业评估和干预，大大缓解了患者的症状，较为严重的淋巴水肿患者可进行手术治疗。

晚期、难治性乳腺癌：研究、治疗有突破

近年来，晚期、难治性乳腺癌的诊治也有很大进展。对最凶险的"三阴性"乳腺癌，即癌组织免疫组织化学检查结果为雌激素受体（ER）、孕激素受体（PR）和原癌基因Her-2均为阴性的乳腺癌，我们团队绘制出全球最大的三阴性乳腺癌基因图谱，并提出复旦分型标准，对这些患者分类而治，获得了研究和临床实践的双突破。对其他各种难治性乳腺癌，我们进行了大量临床试验，可使患者获益更多。

专家忠告

女性朋友首先应了解自己是否有家族史。如果家族中有年轻乳腺癌或多个乳腺癌患者，说明乳腺癌的遗传风险比较高，应及时到医院的肿瘤遗传门诊咨询，获得专业指导。其次，定期自检和筛查很重要，如果发现异常症状（边缘不清的肿块、乳房皮肤出现橘皮样改变、乳头形状或位置改变、乳头出血等），要及时就医。乳腺癌患者也不要太担心，只要积极配合治疗，一定可以战胜疾病，回归社会，享受精彩人生。

肝癌："存量"仍庞大，"早期"比例低

复旦大学附属中山医院肝脏外科教授　孙惠川

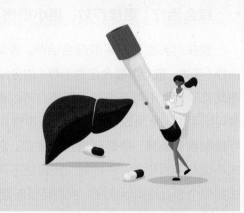

原发性肝癌是起源于肝脏的恶性肿瘤。2020年全球癌症负担数据显示：2020年全球肝癌新发病例90.6万例，死亡病例83.0万例；我国肝癌新发病例41.0万例（居我国癌症新发病例数第5位），死亡病例39.1万例（居我国癌症死亡病例数第2位）。从上述数据可以看出，2020年我国肝癌新发病例数和死亡病例数均占全球一半左右。

　　肝脏不停地生产人体必需的糖和蛋白质，同时降解、破坏来自肠道的有毒物质。常见的原发性肝癌（以下简称"肝癌"）包括肝细胞癌和肝内胆管癌。随着肿瘤的不断生长，正常肝组织越来越少，直到无法维持最基本的肝脏功能，最终可导致患者死亡。

　　长期以来，中国肝癌的发病人数、因肝癌死亡的人数均占全球的50%左右。最近几年，我国肝细胞癌的发病率稍有下降，肝内胆管癌的发病率稍有上升。

肝细胞癌：占原发性肝癌的80%，多数患者发现过晚

❶ 乙肝病毒感染是主要诱因

　　在中国，肝细胞癌的常见病因包括慢性病毒性肝炎、黄曲霉毒素摄入、酒精性和非酒精性脂肪肝等。20世纪90年代，我国新生儿开始普遍接种乙肝病毒疫苗，中国人乙肝病毒感染率逐步下降；同时，高效、低毒的抗乙肝病毒药物，如恩替卡韦、替诺福韦等药物的普遍使用，使慢性活动性乙肝病毒感染人群也显著减少。不过，由于我国乙肝病毒感染患者数量（"存量"）非常庞大，故慢性乙肝病毒感染目前仍是导致肝细胞癌的最主要原因。此外，随着国人饮食结构的变化，酒精性和非酒精性脂肪肝性肝硬化导致的肝细胞癌可能会逐渐增加。

❷ 多数患者确诊过晚

　　目前，我国肝细胞癌患者的五年生存率（即从确诊肝细胞癌之时算起，能够生存超过5年的概率）为12%～18%。也就是说，绝大多数患者的生存期较短，仅不到两成的患者能够活过5年。其原因在于，约2/3的肝细胞癌患者在首次确诊时已经是中晚期，即"发现得太晚了"，治疗手段有限，治疗效果不理想。

　　根据中国国家癌症中心的数据，2003—2005年和2012—2015年中国原发性肝癌患者的五年生存率分别为

专家简介

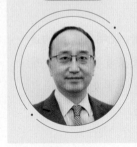

　　孙惠川　复旦大学附属中山医院肝脏外科副主任、教授、主任医师、博士生导师，复旦大学肝癌研究所副所长，中国抗癌协会肝癌专业委员会候任主任委员、青委会主任委员，中国微循环学会肝脏微循环专业委员会副主任委员，中国医师协会肝脏外科医师分会肝癌专业委员会常委，上海市医学会肿瘤靶分子专科分会副主任委员。

10.1% 和 12.1%，10 年间仅有小幅提升。对比日本肝癌患者 46.6% 的五年生存率，我国还有较大差距。相信随着肝癌早期诊断率的提高和疗效的提升，我国肝癌患者的五年生存率将有较大幅度提升。

❸ 高危人群应定期筛查

如果患者能在病变早期、尚无症状时就能获得明确诊断，进而接受早期治疗，就能大大提高疗效和长期生存率。值得一提的是，高效的早期诊断（肝细胞癌筛查）是在已经存在致病因素的高危人群（如慢性乙肝病毒感染者、脂肪肝患者）中开展，而不是在普通人群中广泛开展。一般地说，高危人群每 6 ~ 12 个月做一次检查是比较合适的。

筛查方法主要包括肝脏超声、CT 或磁共振检查，同时检测血液中的肝细胞癌标志物，如甲胎蛋白、异常凝血酶原、甲胎蛋白异质体、7 种微小核糖核酸等。研究表明，在高危人群中进行定期筛查，可提高肝细胞癌的早期诊断率、手术切除率和五年生存率。

❹ 手术治疗是首选，中晚期患者也有治疗机会

早期肝细胞癌的首选治疗方法是手术切除，此外还可选择射频消融和肝脏移植术。我院肝脏外科的最新研究数据表明，直径不超过 5 厘米的单个肝细胞癌，手术切除后的五年生存率已从 30 年前的 45% 提高到 80% 以上。也就是说，早期肝癌患者手术切除后获得根治的机会是很大的。

对中晚期肝细胞癌患者而言，随着新型治疗药物和治疗手段的不断应用，生存时间与过去相比也已明显延长。中期肝细胞癌患者的首选治疗方式是经肝动脉的化疗栓塞（TACE），平均生存时间可达到 30 ~ 36 个月。晚期肝细胞癌患者主要采用药物治疗（包括化疗、免疫治疗等），中位生存时间从过去的 6 ~ 7 个月延长至 20 个月以上，药物治疗后肿瘤明显缩小的概率从 5% 提升到 30%。更为重要的是，经过药物治疗或联合 TACE 等局部治疗，一些中晚期肝细胞癌患者因肿瘤显著缩小而获得了手术切除的机会，最终也有望达到根治性的效果。

▪ ⋯⋯ **肝内胆管癌：占原发性肝癌的 20%，易转移，疗效更差** ⋯⋯

❶ 除乙肝病毒感染外，慢性胆道感染或结石刺激也是诱因

肝内胆管癌也是起源于肝脏的恶性肿瘤，占肝细胞癌的 1/5 左右。除乙肝病毒感染外，慢性胆道感染或结石刺激也是导致肝内胆管癌的主要原因。与肝细胞癌相似，肝内胆管癌的早期诊断需要借助超声、CT 和磁共振等影像学检查，以及监测血液中的肿瘤标志物，如 CA19-9、CEA（癌胚抗原）等。

❷ 早期首选手术，晚期首选化疗

肝内胆管癌的治疗原则与肝细胞癌类似，早期肿瘤以手术切除为主，中晚期肿瘤以药物治疗为主。由于肝内胆管癌比肝细胞癌更容易发生转移，故治疗效果比肝细胞癌更差。

值得一提的是，近年来正在研究的分子靶向治疗、免疫治疗及其联合治疗方案，有望使肝内胆管癌的疗效大幅提高。少部分存在特殊基因突变（如 FGFR2、Her-2、IDH2 等）的肝内胆管癌患者，采用针对性的分子靶向治疗，也可获得较好疗效。

专家忠告

肝癌是可以预防的，接种乙肝疫苗、不吃霉变食物、少吃高热量食物、多运动等，都是预防肝癌的可行手段。肝癌高危人群应坚持每 6 ~ 12 个月体检一次，可以帮助早期发现肝癌。对肝癌患者而言，大多数早期患者可以获得根治机会，即使是中晚期患者，采用积极的综合治疗策略，也有望长期生存。

食管癌：
不良习惯是主因，预警信号要留意

上海交通大学附属胸科医院胸外科教授　李文涛

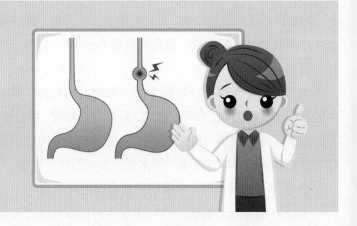

2020年全球癌症负担数据显示：2020年全球食管癌新发病例60.4万例，死亡病例54.4万例；我国食管癌新发病例32.4万例（居我国癌症新发病例数第6位），死亡病例30.1万例（居我国癌症死亡病例数第4位）。从上述数据可以看出，我国食管癌新发病例数约占全球食管癌新发病例数的一半。

食管癌是发生于食管上皮组织的恶性肿瘤，典型症状为进行性吞咽困难。食管癌主要分为腺癌和鳞状细胞癌，后者是国内最常见的食管癌组织学类型。按病理学形态，早期食管癌可分为隐伏型、糜烂型、斑块型和乳头型，中晚期食管癌可分为髓质型、蕈伞型、溃疡型、缩窄型、腔内型和未定型。

▶ 不良生活习惯，食管癌的重要诱因

我国食管癌的发病具有较为明显的地域性和家族聚集性特点，高发区域基本分布在两河流域（黄河上下游和长江下游），包括太行山区（河南、河北及山西交界）、大别山区（湖北及安徽）、苏北地区、新疆及四川，说明环境与遗传因素共同作用于食管癌的发生和进展。同时，基因突变、RNA干扰、DNA损伤修复、肿瘤微环境、饮食习惯、慢性不良刺激、免疫炎症等也与食管癌的发生有关。值得注意的是，食管癌的发生与不良饮食和生活习惯有很大关系，如大量饮酒，长期吸烟，长期食用过咸、过烫、腌制、霉变食物等。

专家简介

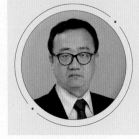

李文涛　上海交通大学附属胸科医院（上海市胸科医院）胸外科主任医师、教授、博士生导师，中国医师协会胸外科医师分会微创外科专家委员会委员，上海市抗癌协会胸部肿瘤专业委员会微创学组组长。

▶ 早期诊断率有所提高，筛查意识不可少

由于早期筛查工作尚不普及，我国食管癌的早期诊断率较低，仅为15%～20%，大多数患者在确诊时已是中晚期，患者五年生存率仅为30%左右。近年来，随着胸部CT检查、胃镜检查的普及，食管癌的早期诊断率较以往有了一定程度提高。要改善食管癌患者的远期生存率，早诊早治是关键。

在食管癌高发地区进行普查的重要方法是食管脱落细胞学检查。食管造影（钡餐）检查也被广泛应用于食管癌患者的初步评估。胸部 CT 检查可清晰显示食管与邻近器官的关系，虽然无法确诊食管癌，但对食管癌的分期、可否手术、预后评估等有一定帮助。目前，食管癌尚无特异性的诊断标志物，上消化道内镜检查和活检是诊断食管癌的"金标准"。在此基础上，通过染色内镜、放大内镜等检查有助于发现更早期的食管癌。

食管癌的高危因素包括：50～70 岁的中老年人（食管癌高发地区 35 岁以上人群），长期吸烟、酗酒，经常吃腌制、熏制食物，喜欢烫食，家族中有食管癌、胃癌患者，等等。上述人群应特别重视食管癌的筛查，做到早诊断、早治疗。

■ 个体化综合治疗，"一人一策"

手术、化疗及放疗是治疗食管癌的三大手段，在控制病情恶化、抑制癌细胞扩散、提高患者生活质量、延长生存时间等方面均有一定疗效，但治疗的副作用同样不容忽视。

目前公认的食管癌的治疗策略是以手术为主的综合治疗。手术方式的选择一般根据肿瘤部位、大小、外侵程度、淋巴结转移情况，以及患者的心肺功能和全身情况，进行综合判断和个体化选择。

早期食管癌患者，若病变局限于食管黏膜和黏膜下层，无淋巴结转移，通过内镜下治疗即可获得根治，疗效与外科手术相当。

对肿瘤侵犯黏膜肌层或黏膜下层的食管癌患者而言，首选食管癌根治术。食管癌的传统手术路径一般有三种，即经左胸入路、经右胸入路、非开胸经食管裂孔食管钝性剥脱术和食管内翻拔脱术。近年来，微创食管癌手术技术发展迅猛，主要分为经纵隔和经胸腔两类。与此同时，机器人辅助外科手术系统也被应用于食管癌微创治疗领域。该手术系统具有三维立体图像、10 倍率放大的手术视野和 7 个自由度的机械臂，实现了手术的高度灵巧性和稳定性，克服了腔镜手术二维视觉、操作自由度受限的缺陷。不过，"机器人手术"在我国尚处于发展初期阶段，有很大的提升空间。

对局部进展期的食管癌患者而言，宜先行新辅助放化疗，然后再进行食管癌根治术。放疗和化疗虽然疗效确切，但存在消化道反应、免疫功能抑制、肺炎、食管炎等副作用，可能影响后续治疗效果，甚至加速病情恶化，降低患者的生活质量。因此，相关新型化疗药物也在不断研究中。

此外，免疫检查点抑制剂联合化疗已被证明可以提高食管癌患者的总生存率。虽然到目前为止还没有可用于食管癌的靶向治疗药物，但相关研究正如火如荼地进行，相信在不久的将来，定会给食管癌患者的治疗带来新希望。

留意食管癌的预警信号

● 进食粗糙食物时有轻微哽噎感。

● 进食时胸骨后或上腹部有针刺、烧灼样疼痛。

● 颈部或食管内不适感及异物感。

● 不明原因体重快速下降。

专家忠告

对于普通大众而言，控制肥胖、吸烟、饮酒，以及食用过咸、过烫、腌制、熏制食物等食管癌相关危险因素是至关重要的。存在食管癌高危因素者，应定期去医院行上消化道内镜检查，以便早期发现病变，早期治疗。对食管癌患者而言，只要在医生指导下接受及时、规范的综合治疗，树立战胜疾病的信心，养成良好的生活习惯，就能拥有较高的生活质量，最大限度改善预后。

甲状腺癌：不纠"结"，重管理

上海交通大学医学院附属瑞金医院甲状腺血管外科主任医师　严佶祺

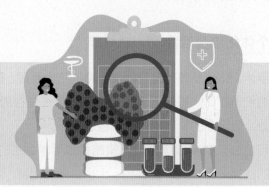

2020年全球癌症负担数据显示：2020年全球甲状腺癌新发病例58.6万例，居全球癌症新发病例数第9位；我国甲状腺癌新发病例22.1万例，居我国癌症新发病例数第7位。

甲状腺癌有"重女轻男"的特点，女性发病率约为男性的3倍。甲状腺癌虽然发病率高，但预后相对较好，在欧美发达国家，甲状腺癌患者的五年生存率可达95%以上。目前，我国甲状腺癌的诊治效果与欧美发达国家之间的差距已逐步缩小。

多数患者无症状，超声检查可发现

大多数甲状腺癌患者没有明显症状，早期诊断主要靠颈部触诊和超声检查。超声检查方便、无创、廉价，可以发现微小的甲状腺结节。需要强调的是，绝大多数甲状腺结节都是良性的，只有极少数会发生癌变。

初次发现甲状腺结节者，切勿急着"斩草除根"，而应寻求专科医生的指导，通过进一步检查明确诊断。鉴别甲状腺结节性质的主要方法包括超声检查、超声引导下细针穿刺组织学活检，以及甲状腺激素、甲状腺自身抗体、相关肿瘤标志物和分子检测，等等。

目前认为，童年时期电离辐射暴露史、头颈部放射线照射史、全身放疗史等是甲状腺癌的危险因素。近年来的研究表明，肥胖与甲状腺癌的发生有一定关系。另外，长期熬夜、过度焦虑也可能是甲状腺癌的危险因素。因此，坚持健康的生活方式，维持合理体重，保持心情愉快，有助于预防甲状腺癌。

常有患者问：甲状腺结节是否与碘摄入有关？平时食用的加碘盐是否该换成无碘盐？实际上，目前尚无大型临床试验证实碘摄入会导致甲状腺结节或甲状腺癌。反之，一些研究结果表明，缺碘动物发生甲状腺癌的风险较高。因此，大家无须"恐碘"，适量摄入碘是安全的。

专家简介

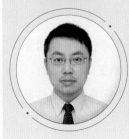

严佶祺　上海交通大学医学院附属瑞金医院甲状腺血管外科主任、主任医师，中国医师协会外科医师分会甲状腺外科医师委员会委员，中国抗癌协会甲状腺癌专业委员会委员，中国研究型医院学会甲状腺疾病专业委员会智能机器人学组副组长。

类型不同，预后差别大

甲状腺癌主要分为乳头状癌、滤泡状癌、髓样癌及未分化癌。其中，乳头状癌最常见，占85%～90%，属于分化型甲状腺癌，较"温和"，患者预后良好；髓样癌较特殊，其特征是肿瘤本身能产生降钙素，可能引起心悸、腹泻等症状；未分化癌较为罕见，是甲状腺癌中恶性程度最高的一种，侵袭性强，患者生存率低。

甲状腺癌并非越小越"安全"。直径小于1厘米的乳头状癌称为微小癌，一般无症状，但部分会出现高侵袭性特征，如淋巴结转移、侵犯邻近神经和血管等。因此，不能因为肿瘤较小而疏于管理。

首选手术治疗，辅以综合治疗

针对不同类型、不同分期的甲状腺癌，医生会根据具体情况进行个体化治疗，优化诊疗流程，帮助患者获得较好疗效。

手术是治疗甲状腺癌的首选方法，术后酌情辅以内分泌治疗、放射性核素治疗或放疗等。根据《中国临床肿瘤学会（CSCO）分化型甲状腺癌诊疗指南2021》要求，以乳头状癌为例：①若肿瘤直径≤1厘米，无明显转移、局部侵犯或既往头颈部放射线暴露史，推荐行患侧腺叶切除＋峡部切除术；有远处转移或明确淋巴结转移，推荐行甲状腺全切/近全切除术。②若肿瘤直径为1～4厘米，无明显转移、局部侵犯及既往头颈部放射线暴露史，推荐行患侧腺叶切除＋峡部切除或甲状腺体全切（近全切）术。③若肿瘤直径＞4厘米，或存在远处转移、淋巴结转移、局部侵犯、病理亚型分化差、既往头颈部放射线暴露史等，推荐行甲状腺全切/近全切除术。

随着外科手术技术的提高，除常规颈前弧形切口的开放手术外，一些符合指征的甲状腺癌患者可选择腔镜手术或"机器人手术"，以达到切口缩小、隐蔽的效果，同时满足肿瘤根治和美容的需求。腔镜手术一般为胸前入路，即在患者乳晕、胸前或腋窝处开1～2厘米的小切口，置入腔镜镜头及器械，完成手术操作；其他入路包括口腔入路、耳后枕部入路等。

术后，医生会根据病理报告提示的肿瘤大小、病理类型、包膜侵犯、血管侵犯及淋巴结转移等情况，确定患者的复发风险。一般地说，有肉眼可见的甲状腺病灶腺外侵袭、远处转移及原发灶未能完全切除等因素的，为高复发风险患者；其他为低、中复发风险患者。低、中复发风险患者，术后一般不需要进行放射性核素治疗，只需

要采用内分泌治疗，即通过服用外源甲状腺激素，抑制促甲状腺激素（TSH）分泌，降低复发风险。高复发风险患者术后需要进行核素治疗，这是改善预后的重要手段，是手术的必要和有益补充。

近些年，随着超声介入技术的发展，超声引导下消融技术逐渐被应用于甲状腺结节的治疗。这是一种热消融技术，将消融针插入病灶后释放热能，使病灶在高温下发生凝固性坏死。此项技术原本用于良性结节的治疗，近年来逐渐被尝试用于甲状腺乳头状微小癌的治疗。区别于根治性手术，热消融是一种局部治疗，只有小部分患者适用，且尚需更长时间的随访数据来确定其对甲状腺癌的长期疗效。

总之，甲状腺癌的管理需要多学科、规范化诊治，一般以外科手术为主导，必要时联合核医学科、内分泌科、肿瘤科、超声科等相关科室共同制定诊疗方案，使患者获得个体化的精准治疗，提高疗效与生活质量。

专家忠告　被确诊为甲状腺癌后，患者无须过分紧张，应重视它、勇敢面对它，在专科医生指导下规范诊治、规律随访，养成良好的生活习惯，保持积极乐观的心态，从而获得最佳疗效。

胰腺癌："癌王"已非不治之症

复旦大学附属肿瘤医院胰腺外科教授　虞先濬

胰腺癌是一种高度恶性的消化道肿瘤，素有"癌中之王"的称号。2020年全球癌症负担数据显示：2020年我国胰腺癌新发病例12.5万例，居我国癌症新发病例数第8位；死亡病例12.2万例，居我国癌症死亡病例数第6位。

胰腺癌的高发年龄为 40～80 岁，发病风险随年龄增长而增加。近年来，我国胰腺癌的发病率呈上升趋势，且渐趋年轻化。国家癌症中心最新数据显示，我国胰腺癌年发病率约为 4.29/10 万，较 15 年前明显升高。随着我国老龄化趋势加重、国人生活方式日益西方化，预计胰腺癌的发病率在未来几年仍将持续升高。

与此同时，胰腺癌的死亡率亦居高不下。胰腺位于胃与脊柱之间，深藏于腹部深处，起病隐匿。早期症状不典型，容易被忽视；多数胰腺癌患者在确诊时已处于疾病晚期，丧失手术机会，预后差；多数患者确诊后的生存期仅为 1 年左右。

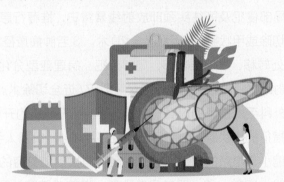

早发现，改善预后的"重中之重"

诊断困难、治疗效果差是胰腺癌被称为"癌王"的主要原因。早期发现、早期进行手术治疗是提升胰腺癌疗效、显著延长患者生存期的关键。

要早期发现胰腺癌，首先应了解其高危因素。在我国，满足以下任何一项即可认为存在胰腺癌患病风险：

①	年龄超过 40 岁，出现非特异性腹部症状，如腹痛、腹胀等；	⑤	导管内乳头状黏液性肿瘤；
②	胰腺癌家族史；	⑥	家族性腺瘤性息肉病；
③	新发糖尿病，尤其是 60 岁以上罹患非典型糖尿病或快速发展的胰岛素抵抗，且无家族史或肥胖症；	⑦	远端胃大部切除术，尤其是术后 20 年以上；
④	慢性胰腺炎，特别是伴有癌前病变的；	⑧	有吸烟史、饮酒史、长期接触有害化学物质史。

存在上述高危因素者应定期进行体检和胰腺癌筛查。早期筛查手段主要包括：①检测肿瘤标志物，常用的有糖类抗原19-9（CA19-9）、癌胚抗原（CEA）、CA125等。肿瘤标志物虽然缺乏诊断特异性，但其升高对胰腺癌的诊断有提示作用，患者应进一步行影像学检查，以明确诊断。②腹部薄层CT检查，能清晰显示肿瘤大小、位置、密度及血供情况。③PET-CT检查，可显示肿瘤的代谢活性和代谢负荷，有助于早期发现胰腺癌，并评价是否存在远处转移等情况。④超声内镜检查，超声内镜引导下细针穿刺活组织检查是定位和定性胰腺癌最准确的方法。⑤磁共振、经内镜逆行胆胰管造影术（ERCP）等检查，也是常用的胰腺癌筛查手段。

其中，腹部CT检查是诊断胰腺癌最常用的方法，而腹部薄层CT检查的出现大大增加了胰腺癌的早期诊断率。在薄层CT检查尚未普及时，部分患者会因CT扫描未触及肿瘤层面而被漏诊。

■······ 治疗胰腺癌，须"多学科协作"

确诊为胰腺癌后，患者只能等待死神的降临吗？当然不是。内科医生善用放疗、化疗等手段遏制肿瘤进展，外科医生善用手术刀将肿瘤精准切除，"内外兼修"方可获得较好疗效。

胰腺癌的治疗方式因人而异：针对早期胰腺癌，主要采取根治性手术切除，胰头部肿瘤常规采用胰十二指肠切除术，胰体尾部肿瘤常规采用胰体尾加脾切除术，术后常规进行辅助化疗；针对交界可切除胰腺癌和局部进展暂不宜手术切除的胰腺癌，可先采取术前新辅助治疗，使肿瘤"降期"后，再行手术切除；不可切除或合并远处转移的晚期胰腺癌患者，可采用姑息性化疗，以控制肿瘤进展，延长生存时间，提高生活质量。

近几年，免疫检查点抑制剂已成为某些肿瘤的有效治疗方法。然而遗憾的是，胰腺癌患者尚未从中获益，细胞毒性T细胞相关抗原4（CTLA-4）单抗、程序性死亡蛋白配体-1（PD-L1）单抗用于晚期胰腺癌的研究结果并不理想。不过，CD40激动剂、溶瘤病毒、转化生长因子-β（TGF-β）受体抑制剂、嵌合抗原受体T细胞（CAR-T）疗法等免疫治疗的临床前研究已有初步进展。此外，多药诱导化疗后联合消融或放疗、肿瘤电场治疗等新兴治疗方式，也将为胰腺癌的治疗带来希望。

目前，越来越多的医院建立了肿瘤多学科综合治疗团队。对胰腺癌患者而言，多学科综合治疗能够"少跑腿，多看专家，得到更全面的评估，实实在在获益"。对晚期患者而言，综合治疗尤为重要。癌症晚期并非"无药可救"，合理的综合治疗能使患者更有尊严、更为舒适地度过每一天。

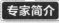

专家忠告

普通大众应保持良好的生活习惯，不吸烟，少饮酒，控制高脂、高蛋白质食物摄入，加强身体锻炼，保持良好情绪，养成定期体检的好习惯。胰腺癌患者也应保持良好心态，因为胰腺癌早已不是不治之症，应正视它，面对它，积极配合医生治疗，争取获得更好疗效。

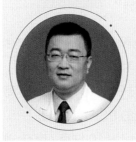

专家简介

虞先濬 复旦大学附属肿瘤医院副院长、教授、主任医师、博士生导师，上海市胰腺肿瘤研究所所长，复旦大学胰腺肿瘤研究所所长，中国抗癌协会胰腺癌专业委员会候任主任委员，中华医学会外科学分会胰腺外科学组委员，中国医师协会胰腺病专业委员会委员，中国临床肿瘤学会胰腺癌专家委员会常委。

前列腺癌：
中老年男性是"主要目标"

上海交通大学附属第一人民医院泌尿外科　夏术阶（教授）　王兴杰

> 近年来，前列腺癌的发病率显著上升，已成为最常见的男性泌尿生殖系统恶性肿瘤。2020年全球癌症负担数据显示：2020年全球前列腺癌新发病例141.4万例，死亡病例37.5万例；2020年我国前列腺癌新发病例11.5万例（居我国癌症新发病例数第9位），死亡病例5.1万例。

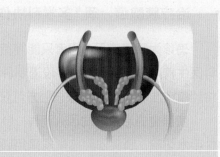

● 症状与"增生"相似，早期诊断率不高

前列腺位于男性泌尿系统与生殖系统的汇合点，其结构类似鸡蛋，"蛋黄"相当于前列腺移行带，"蛋清"相当于前列腺周围带。"蛋黄"区域是前列腺增生的发生部位，而"蛋清"区域是前列腺癌的好发区域。

前列腺癌好发于老年男性，发病率随着年龄的增长而增加。随着健康意识的不断提高和健康体检的普及，近年来我国前列腺癌的早期诊断率有所提高，但仍不能令人满意。在我国，仅1/3的初诊前列腺癌患者为早期，多数患者在确诊时已处于中晚期，导致我国前列腺癌患者的总体预后远差于西方发达国家。

前列腺癌早期经常没有明显的症状，容易被患者忽视。而且在老年男性中，前列腺癌和前列腺增生可同时存在，当出现尿频、排尿困难等症状时，患者常认为患了前列腺增生，而忽视了对前列腺癌的筛查。

● 定期查"PSA"，必要时须"穿刺"

前列腺特异性抗原（PSA）是与前列腺癌相关的肿瘤标志物，中老年男性可定期进行血清PSA检查，作为前列腺癌的"初筛"。

血清PSA检查主要看三个指标：总PSA（TPSA）、游离PSA（FPSA）和两者的比值（F/T）。通常所说的PSA，指的是TPSA，正常值为0～4纳克/毫升。若TPSA介于4～10纳克/毫升，则属于"灰区"，要看F/T；如果F/T降低，则需要做进一步检查，以便排除前列腺癌可能。

值得一提的是，除前列腺癌外，前列腺炎、前列腺增生、前列腺指诊、性生活等，都可能引起血清PSA升高。因此，当检查发现血清PSA升高时，患者不必过分恐慌，但要引起重视，及时去医院做进一步检查，以明确血清PSA升高的原因。通常，医生会建议患者进行直肠前列腺指诊、磁共振检查等，必要时须进行前列腺穿刺活检。

前列腺穿刺的指征包括：直肠指检发现前列腺可疑结节；磁共振或经直肠超声发现可疑病灶；PSA＞10纳克/毫升，或PSA介于4～10纳克/毫升而F/T降低。

前列腺穿刺的具体方式包括"经直肠"和"经会阴"两种，均需要在直肠超声的引导下进行。近年来开展的多参数磁共振与经直肠超声实时融合引导的前列腺靶向精准穿刺活检技术，能够显著提高前列腺穿刺活检的精准度。

早期患者首选手术

早期前列腺癌患者可选择根治性前列腺切除术。随着外科技术的发展，腹腔镜下前列腺癌根治术已在国内广泛开展，医生只需要在患者腹部打几个小孔，通过专门的腹腔镜器械将前列腺分离、切除，然后重新连接膀胱和尿道即可。近年来兴起的"机器人手术"，将前列腺癌根治术的精度和可行性提升到了一个全新的高度。与腹腔镜手术相比，"机器人手术"的机械臂比人手更灵活，活动度更大，且可滤除人手的自然颤动，可以在狭小空间进行精细操作，便于医生完整切除病灶，同时更好地保护周围神经和血管。

勃起功能障碍是根治性前列腺切除术的常见并发症之一。医生会根据疾病的具体情况来保留前列腺表面的勃起神经，使前列腺癌患者的勃起功能少受手术的影响。根治性前列腺切除术的另一个常见并发症是尿控障碍。医生会通过前列腺磁共振检查结果分析前列腺部尿道和尿道括约肌的形态，制定保留前列腺尖部的手术策略，在精准切除肿瘤的基础上，充分保留患者的尿控功能，避免术后尿失禁的发生。

中晚期患者须综合治疗

中期前列腺癌患者应采用综合治疗，如手术和放疗、内分泌治疗和放疗等。雄激素在前列腺癌的发病中起重要作用，抗雄激素治疗（内分泌治疗）是常用的治疗方式，可使依赖雄激素的肿瘤细胞因丧失营养而停止生长。

激素敏感型晚期前列腺癌患者以内分泌治疗为主，包括去势（手术去势或药物去势）和抗雄激素治疗。不过，几乎所有患者最终都会发展为激素抵抗型前列腺癌。

激素抵抗型晚期前列腺癌患者可接受二线内分泌治疗和化疗。有骨转移的晚期前列腺癌患者可联合骨保护剂（主要是双膦酸盐类药物）治疗，以预防和降低骨相关事件，缓解骨痛，提高生活质量。

专家忠告

早期发现是提高前列腺癌疗效的关键。50岁以上男性应定期进行血清PSA检查。直系亲属中有前列腺癌患者的人，罹患前列腺癌的风险高于常人，是前列腺癌筛查的重点对象。

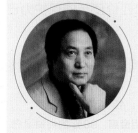

专家简介

夏术阶 《大众医学》专家顾问团成员，上海交通大学附属第一人民医院泌尿外科教授、主任医师、博士生导师，上海交通大学泌尿外科研究所所长、泌尿外科临床医学中心主任，上海市医学领军人才，上海市领军人才，第二届中国医师协会男科与性医学分会会长，亚洲男科协会主席，上海市医学会男科专科分会第六届委员会主任委员。

宫颈癌：可防可治，有望消除

山东大学齐鲁医院妇产科　原艳妮　张师前（教授）

在全球范围内，宫颈癌是女性生殖系统发病率最高的恶性肿瘤，严重威胁着女性的健康及生活质量。2020年全球癌症负担数据显示，2020年全球宫颈癌新发病例60.4万例，死亡病例34.0万例；其中，我国宫颈癌新发病例11.0万例（居我国癌症新发病例数第10位），死亡病例5.9万例（居我国癌症死亡病例数第10位）。

病因明确，有望被消除

数据显示，我国宫颈癌的发病年龄呈年轻化趋势，且有明显的地域分布性，经济欠发达地区的发病率和死亡率明显高于经济水平高的地区。与其他恶性肿瘤不同的是，宫颈癌病因相对明确，主要是高危型HPV（人乳头瘤病毒）持续感染。因此，宫颈癌将可能成为第一个被消除的恶性肿瘤，主要措施是接种HPV疫苗、宫颈癌筛查、早期诊断和早期治疗。

所谓消除宫颈癌，是指通过有效手段使发病率低于4/10万，并采取措施长期维持。2020年12月，我国宣布支持世界卫生组织《加速消除宫颈癌全球战略》。这一全球战略目标可概括为"90-70-90"：到2030年，实现90%的女孩在15岁之前全程接种HPV疫苗，70%的妇女在35～45岁接受至少一次高质量的宫颈癌筛查，90%确诊宫颈疾病的妇女得到治疗（90%癌前病变患者得到治疗，90%浸润性癌患者得到科学管理）。

接种疫苗，针对病因进行预防

高危型HPV持续感染是引起宫颈癌前病变及宫颈癌的主要原因。80%的妇女一生中可感染HPV，通常在8～10个月内自然清除，只有5%的妇女呈持续感染状态。此外，宫颈癌也存在多种高危因素，如多个性伴侣、过早开始性生活（＜16岁）、初产年龄小、多孕多产、吸烟、营养不良、卫生条件差等。宫颈癌的预防应从去除病因和高危因素开始，即接种HPV疫苗，避免过早开始性生活、不洁性行为、无保护性行为，注意个人卫生，戒烟，等等。

《人乳头瘤病毒疫苗临床应用中国专家共识》优先推荐9～26岁女性接种HPV疫苗，特别是17岁以下的低龄女性；同时推荐27～45岁有条件的女性接种HPV疫苗，无论是否存在HPV感染或宫颈细胞学异常。

目前，在HPV疫苗接种率较高的国家，已显示出显著的预防效果。在我国，由于大众对HPV感染与宫颈癌发生的关系、HPV疫苗认识不足，HPV疫苗为非免疫规划疫苗且供应不足，所以HPV疫苗接种率较低。

现在我国市场上的HPV疫苗供不应求，尤其是进口九价HPV疫苗。事实上，二价和四价疫苗的保护力已

三类HPV疫苗对比

HPV疫苗类型	二价	四价	九价
适用年龄	9～45岁	9～45岁	16～26岁
预防的HPV亚型	16、18型	6、11、16、18型	6、11、16、18、31、33、45、52、58型
预防的疾病	近80%的宫颈癌	近80%的宫颈癌，90%的尖锐湿疣	90%的宫颈癌，85%的阴道癌，90%的尖锐湿疣

经足够，国产疫苗也可以起到很好的预防效果。如果实在预约不到九价疫苗，也不必过于执着，能预约到哪种，就先接种哪种。毕竟HPV16、18型是宫颈癌的主要致病因素，尽早接种二价或四价疫苗，可以尽早起到保护作用。即便已感染某种亚型HPV，仍可接种HPV疫苗，以避免感染其他亚型HPV。值得一提的是，注射HPV疫苗并非可以完全避免宫颈癌的发生，接种后仍须定期筛查。

■ 定期筛查，阻止宫颈癌发生

宫颈癌发展较为缓慢，从宫颈感染高危型HPV发展至癌前病变，再发展至宫颈癌，一般需要十余年。在此期间，可以通过定期筛查及时发现病变，进而及时采取有效的治疗措施，阻止宫颈癌的发生。

女性自25岁以后应定期进行宫颈癌筛查，包括宫颈细胞学检查、HPV检测、阴道镜下宫颈组织学活检，即"三阶段筛查法"。

宫颈上皮液基细胞学检查（TCT）结果分为正常范围细胞、炎症细胞（包括微生物感染）、不明意义的不典型鳞状细胞、低度鳞状上皮内瘤变（LSIL）、高度鳞状上皮内瘤变（HSIL）、鳞癌（SCC）、不明意义的不典型腺细胞（AGC）、腺癌（AC）等。HPV检测是取宫颈脱落细胞，通过基因检测判断细胞内是否有HPV感染。以上两种检查无痛、无创、操作简单、准确性高，结果异常者需要进行阴道镜检查。通过阴道镜检查，医生可以直接观察患者阴道和宫颈的形态，发现宫颈病变，还可以进行多点活检和宫颈管搔刮术，确诊宫颈癌及癌前病变。

目前，宫颈癌前病变的主要治疗措施包括宫颈环形电切（LEEP）术和冷刀锥切术。随着技术的不断进步，血清学检查、影像学检查等诊断技术也逐渐被用于宫颈癌的早期筛查中，有助于提高宫颈癌的筛查效率，避免漏诊及误诊。

■ 治疗：更注重提高生活质量、保留生育功能

近二十年来，随着发病年轻化及生活水平的提高，宫颈癌患者对治疗后生活质量的要求也较高。宫颈癌的治疗不再"一刀切"，而是根据临床分期、患者年龄、生育要求、全身情况等综合考虑，一般采用以手术和放疗为主、化疗为辅的综合治疗方案。随着微创技术的不断发展和应用，在根除疾病、提高生存率的基础上，宫颈癌的治疗正在尽可能地实现微创化。同时，保留生育功能的宫颈锥切术或广泛宫颈切除术、保留卵巢内分泌功能的卵巢移位术、保留女性正常性生活的腹膜代阴道术等手术方式，新化疗方案，以及靶向治疗、免疫治疗等综合治疗措施，都有助于保留患者的生育功能及生理功能，提高患者的生活质量。

宫颈癌治疗结束后，患者应当规律随访：治疗结束后2年内，每3～6个月随访一次；治疗结束后3～5年，每6～12个月随访一次。

专家忠告 为预防宫颈癌，所有适龄女性都应尽早接种HPV疫苗；有性生活的女性应重视体检，定期进行宫颈癌筛查。当出现不规则阴道流血、阴道异常排液、性生活后出血、经期延长、月经量增多等症状时，应及时就诊。如果不幸罹患宫颈癌，患者也不要灰心，只要积极配合治疗，坚持定期随访，就可以获得治愈的希望。

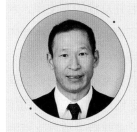

专家简介

张师前 《大众医学》专家顾问团成员，山东大学齐鲁医院妇产科主任医师、教授、博士生导师，中国医师协会微无创医学专业委员会妇科肿瘤学组组长，中国抗癌协会妇科肿瘤专业委员会副主任委员，中国优生科学协会生殖道疾病诊治分会副主任委员、肿瘤生殖学分会候任主任委员。

营养不良，
常令肿瘤治疗"雪上加霜"

🔊 北京协和医院临床营养科主任医师　于康

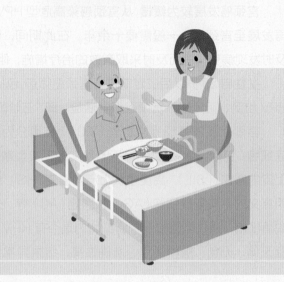

营养支持治疗旨在为肿瘤患者提供适宜的能量和各类营养物质，达到并维持良好的营养状况，降低营养相关并发症的发生风险。研究显示，对肿瘤患者进行合理、规范的营养支持治疗，可明显降低其并发症发生率和总体死亡率，缩短住院时间，并节省约20%的医疗费用。然而遗憾的是，相关调查显示，我国恶性肿瘤住院患者营养不良的发生率高达近60%，仅有30%～35%的患者接受了规范的营养管理。

■ 营养支持治疗是肿瘤综合治疗的基础

肿瘤营养支持治疗是在准确评定患者营养状况的基础上，实施包括膳食指导、口服营养补充剂、管饲肠内营养、肠外营养等的多种营养支持治疗方案，并遵循基本原则：当胃肠道可使用时，首选肠内营养支持，并改善因肿瘤引起的代谢紊乱，维持机体能量和营养素平衡；当患者无法进行肠内营养时，可选择肠外营养。

通常，医生需要根据肿瘤患者的临床分期和治疗策略，结合其营养状况，制订个体化的营养支持和代谢调理治疗策略。

存在营养不良、预期寿命超过3个月的肿瘤患者，其接受营养支持治疗的目的是补足实际摄入量与应有摄入量的差距，维持或改善营养状况，提供机体每日需要的营养物质。

中晚期肿瘤患者单独营养补充无法纠正营养不足和代谢紊乱，还应联合药物治疗。

存在营养不良或风险的肿瘤患者在围手术期应接受营养支持，以改善营养状况，降低术后并发症的发生率。术后患者若需营养支持，宜优先选用肠内营养或联合使用肠外、肠内营养。

正在接受放疗的患者，若有明显营养不良、且摄食受到严重影响、预期持续时间大于一周，需要接受营养支持治

专家简介

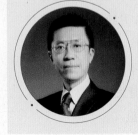

于康　北京协和医院临床营养科主任、教授、主任医师、博士生导师，中国营养学会常务理事兼肿瘤营养管理分会主任委员，中国医师协会营养医师专业委员会主任委员，中国老年医学会营养与食品安全分会副会长，中国科学技术协会临床营养学首席科学传播专家，北京医学会临床营养分会主任委员，北京健康管理协会营养分会主任委员。

疗，包括视具体情况采用低脂、低渣、无乳糖等饮食，补充富含谷氨酰胺的食物或肠外营养制剂，补充益生菌以纠正肠道菌群失调等。

化疗常引起恶心、呕吐、腹泻、便秘等消化道不良反应，直接影响肿瘤患者对食物的摄入和消化，进而影响其营养状况及对化疗的耐受性。患者可酌情选用益生菌制剂，以维持胃肠道菌群平衡；多吃易消化的食物，并视情况选择富含膳食纤维的食物，多饮水，适当活动，以增加胃肠蠕动，改善消化功能。消化吸收功能严重下降的患者多需要辅助应用肠外营养。

● 肿瘤患者常见营养问题巧应对

① 吞咽困难

对策：尽量选择质软、细碎，易咀嚼、吞咽的食物，可用食物搅拌机将食物打成泥，并以勾芡方式烹调，或与肉汁、肉汤等同时进食；每天宜进食 6 ~ 8 杯流质食物，稠度以适合吞咽为宜；如无法从食物中获得足够营养，可以口服或管饲补充特殊医学用途配方食品。

② 食欲不振

对策：少食多餐；经常变换食谱，改变烹调方法，注意食物色、香、味的调配；多选择维生素含量高的新鲜蔬菜和水果；餐前可食用少许开胃食物（如酸梅汤、果汁等）；适当食用山楂、白扁豆等有助于促进食欲的食物；保持愉快的心情，营造轻松的就餐环境；若感觉疲劳，应休息片刻，待体力恢复后再进食；选择高能量密度的特殊医学用途配方食品作为营养来源。

③ 便秘

对策：多喝水，每天不少于 2000 毫升；多吃富含膳食纤维的食物，如蔬菜、水果、全谷类、坚果（如核桃、杏仁）、全麦面包等；少吃辣椒、葱、姜等刺激性食物；可适当食用银耳汤、核桃黑芝麻糊、蜂蜜柚子茶、红薯粥、蜂蜜水等；放松紧张情绪，养成良好的排便习惯；保证适度体力活动。

④ 恶心、呕吐

对策：注意补充水分，如温热的糖盐水或清淡、微凉的饮料；少食多餐，干稀分食，起床后及运动前吃一些较干的食物，如饼干、面包等；适当食用偏酸、咸味的食物，避免食用太甜、太油腻的食物；严重呕吐时，可在医生指导下服用止吐药，适当饮用姜汁橘皮饮、鲜藕汁等也有助于缓解不适症状。

⑤ 白细胞减少

对策：多吃肉类、奶类、蛋类、花生、香菇等营养丰富的食物，禁食辛辣、刺激性食物，必要时可在医生指导下服用具有升高白细胞作用的药物。

⑥ 贫血

对策：适当多食动物血、畜禽肉类、大枣、核桃、枸杞子、桂圆、红豆、黑芝麻、花生、小米、菠菜、油菜、豆类等食物，以保证铁、维生素 B_{12}、叶酸、蛋白质等营养素的摄入；水果富含维生素 C 和有机酸等，有助于铁的吸收，应每天食用；出现贫血时，应避免饮用可抑制铁吸收的浓茶和咖啡。

专家忠告

近年来，饮食因素在预防和治疗癌症中的作用受到越来越多的关注。科学数据表明，至少40%的癌症与饮食不当有关。很多癌症是可以预防的。保持健康的膳食模式，"好好吃饭"，能帮助我们远离癌症。

中医药治肿瘤，须"全程管理"

广州中医药大学第一附属医院肿瘤科　林丽珠（主任医师）　郭苇　李雪维

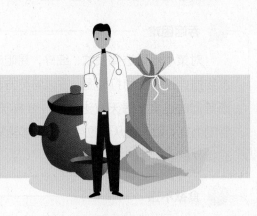

中医药治疗恶性肿瘤历史悠久，近年来得到医学界的广泛认可。中医认为，"正邪相争"理论贯穿着肿瘤的发生发展过程，在肿瘤治疗中，扶正祛邪发挥着重要作用。

肿瘤成因：诸多因素，合而为病

肿瘤一病，自古有之，最早可追溯到 3500 多年前的殷周时代，甲骨文记载了人们对"瘤"的最初认识，即"留聚不去，是以为病"。在与肿瘤的斗争过程中，中医药在肿瘤的发生、发展和治疗方面形成了比较完整的理论体系，取得了大量宝贵经验。

中医病因学理论的"三因致病"学说，可以应用到肿瘤中，即内因、外因、不内外因。

● 内因：正气虚弱，情志失调

内因方面，一是由于人体正气虚弱，气机运行失常，致使痰饮、瘀血内生，五脏蓄毒，从而成为肿瘤产生的内在基础，这与现代医学所阐述的人体免疫监视功能低下有着异曲同工之理；二是由于情志失调，七情过极，致使脏腑气血逆乱，引起邪毒瘀滞经络，久郁成疾，久疾成病，久病成灾。有研究表明，乳腺癌、肝癌的发生与长期抑郁、焦虑和失望情绪有着密切关系。现代心理学研究亦证明，严重的精神刺激会引起人体神经 - 内分泌轴的紊乱，导致机体内环境失衡，诱发炎症因子风暴，为正常细胞的恶变制造"可趁之机"。

● 外因：外邪感染，积久而成

外因方面，六淫邪气（风、寒、暑、湿、燥、火）侵袭，影响脏腑功能，阻碍气血运行，导致气滞血瘀，痰湿凝聚，积久而成肿瘤。除六淫邪气外，EB 病毒、人乳头瘤病毒、乙肝病毒和丙肝病毒等病毒感染，烟草、油烟、石棉及重金属污染等，均属于外邪范畴。有研究表明，EB 病毒的感染与鼻咽癌发病有着直接关系，人乳头瘤病毒感染是宫

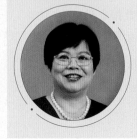

林丽珠　广州中医药大学第一附属医院副院长、教授、博士生导师，中医肿瘤学家及中西医结合肿瘤学家，广东省名中医，首批广东省医学领军人才，广东省教学名师，享受国务院政府特殊津贴专家。国家区域中医（肿瘤）诊疗中心建设单位负责人，广东省重点学科中西医结合（临床）学科带头人，世界中联癌症姑息治疗研究专委会会长。

颈癌发病的高危因素，石棉会导致肺癌的发病率大幅上升。以上研究均证实，外源性感染或环境污染均可能诱发肿瘤。

- **不内外因：饮食失宜，人体老龄化**

不内外因方面，主要包括饮食失宜和年龄因素，饮食不节、不洁、偏嗜，以及人体老龄化，均可导致肿瘤发生。暴饮暴食、肆食不洁食物或偏食辛香之物，易损伤脾胃运化功能，继而气血凝聚，痰湿横生，蓄毒体内，诱发肿瘤。如嗜嚼槟榔诱发口腔癌，就是饮食失宜的典型。

以上诸多因素合而为病，最终将人体营造成"瘀滞、毒聚、痰凝、正虚"的病理状态，为形成正虚标实的肿瘤环境奠定基础。

中医药治肿瘤：不同阶段，作用不同

在肿瘤治疗方面，中医尤其注重"正邪相争"的理念。《内经》云："正盛则邪退，邪盛则正衰。"在不同的疾病阶段，中医药治疗对"正邪"的重视程度及其作用模式各有不同。

在肿瘤初期，人体的正气强盛，与邪气交争可以不落下风，此时治疗上可以因势利导，加强涤痰、破瘀、解毒、清热之力，以助正气驱邪。

在肿瘤中期，正气逐渐势微，与邪气相搏，仅能维持平衡状态，故治疗上应注重扶正祛邪，在扶助正气的同时，佐以化痰、活血等驱邪药物，以"驱邪而不伤正"作为原则。

在肿瘤晚期，人体正气虚衰而邪气强盛，正邪交争，正气往往不能压制邪气而耗散，此时的治疗应以扶正为主，佐以少量驱邪药物，以补充耗散的正气。

中医药全程介入，肿瘤治疗"如虎添翼"

对肿瘤术后患者，中医药的介入有助于术后康复，还能减少术后的不良反应，延缓或遏制肿瘤的复发。在患者放化疗期间，中医药的介入有助于减少放化疗的副作用，增加治疗敏感性，不仅可以使患者的耐受性更强，也有助于取得更好的抑瘤疗效，让患者得到更大的生存获益。多项研究均表明，中医药治疗有助于减轻化疗引起的骨髓抑制，保证化疗药物足量、足疗程应用。

最近十余年来，随着精准医学的发展，分子靶向药物如雨后春笋般不断涌现在各种肿瘤治疗的指南中，而中医药与分子靶向药物的联合应用，疗效亦很喜人。

中医药可以很大程度上改善分子靶向药引起的皮疹、腹泻等副作用，同时延长靶向药物的耐药时间，在改善药物引起的不良反应、增强药物疗效、延缓耐药、提升患者生活质量等方面疗效显著。对于肿瘤的免疫治疗，中医药的介入更是"如虎添翼"，有助于重塑肿瘤免疫微环境，使药物疗效最大化。

在晚期肿瘤的姑息治疗中，中医药作为姑息治疗的一种重要手段，同样有着不可替代的优势。对肿瘤引起的恶病质、疲乏等症状，中医药治疗均有较好的改善效果，有助于延长晚期肿瘤患者生存时间，提高患者的生活质量。

合理选择中医药治疗

由于中医药治疗需要贯穿肿瘤治疗全过程，故肿瘤患者在开始西医治疗的同时，就应进行中医药治疗，在医生指导下，根据不同治疗时期、治疗手段，制订并调整中医药治疗方案，使获益最大化。当然，患者也不能因接受了中医药治疗而全盘否定其他治疗方案，应根据病情合理选择。**PM**

认识卵巢衰老，走好人生后半程

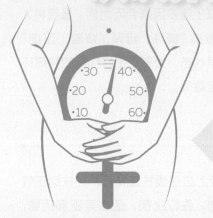

✍ 华中科技大学同济医学院附属同济医院妇产科
杨书红（副主任医师）　王世宣（主任医师）

> 卵巢是女性的重要器官，具有生育功能和维持机体内分泌稳态的作用。卵巢衰老被喻为女性机体衰老的起搏器，是多个器官衰老的始动因素，其核心是卵巢所分泌的激素水平下降。卵巢衰老会给女性身心健康带来一系列深远影响，并伴随女性的后半生，因此全面了解并采取有针对性的措施，对提高生活质量具有重要意义。

卵巢衰老是指女性卵巢功能随着年龄增长逐渐衰退的过程，受遗传、环境、生活方式等多种因素影响，以卵泡数量和卵子质量下降为基础，最终表现为绝育乃至绝经，并且影响全身多个器官，导致相关疾病。中国女性一般在 37.5 岁以后卵巢衰老加速，51 岁左右卵巢功能衰竭，告别月经。

卵巢衰老，影响范围广、时间长

首先，卵巢衰老的影响范围很广，波及全身各系统和器官。随着卵巢的衰老，其分泌的激素（雌激素、孕激素、雄激素等）水平波动或者下降，而这些激素作用的靶细胞遍布全身，包括皮肤、毛发、生殖器官、心血管系统、运动系统、代谢器官等。因此，卵巢衰老的影响是广泛而深远的，表现为一系列身体及心理变化，比如：月经紊乱，潮热，烦躁、失眠、焦虑、注意力不集中、记忆力减退、抑郁等精神神经症状，阴道干涩、性交痛、性欲减退、尿频、尿急、反复尿路感染等泌尿生殖系统症状，心慌、胸闷等心血管系统症状，皮肤、体形改变，心脑血管疾病、骨质疏松症发生风险增加，等等。

其次，卵巢衰老的影响时间很长。目前，中国女性人均预期寿命已突破 80 岁，从绝经前激素水平开始下降，到绝经以后、生命终结，女性有约 40 年（一半的人生阶段）处于卵巢衰老状态。

三方管理，平和面对卵巢衰老

对卵巢衰老，女性朋友们要做到科学认识，平和面对，从以下三方面进行管理。

❶ 改变观念

卵巢衰老具有阶段性，女性应了解其不同阶段的变化特点，改变"顺其自然""默默忍受"等老观念，进行适当的干预。自 40 岁左右卵巢功能下降，到 51 岁左右绝经，卵巢衰老对健康的影响刚刚开始，女性需要管理好这个关键阶段；当出现围绝经期（更年期）综合征相关症状时，应积极就医，在医生的帮助下平稳度过这个特殊时期。绝经后，女性应在医生指导下进行必要的治疗，重视心血管病、骨质疏松症等疾病的防治，更好地适应人生新阶段，保持身心健康及良好的工作和生活能力。

❷ 健康生活

健康的生活方式不仅有利于全身心健康，对保护卵巢功能、延缓卵巢衰老也有益处。多项研究提示，健康的生活方式，如戒烟限酒、平衡膳食、热量限制及营养补充、适度锻炼、控制体重、规律生活、充足睡眠、良好心态、定期体检等，有助于延缓卵巢衰老，推迟绝经时间，是防治卵巢衰老的基本措施。另外，加强自身防护，减少或避免接触有害物质（如 PM2.5、化学污染物、辐射、噪声等），也是保护卵巢功能、防止早绝经的必要措施。

❸ 绝经激素治疗

绝经激素治疗是通过补充外源性性激素弥补体内激素不足，缓解卵巢功能下降甚至衰竭所导致的相关症状，进而改善和提高女性健康水平和生命质量的一种治疗措施。需要注意的是，绝经激素治疗有个"窗口期"，即绝经 10 年以内或 60 岁以前。在此阶段开始治疗，获益最大，风险最小，除可有效缓解绝经相关症状外，还可以预防骨质疏松症和冠心病，对其他慢性病也有预防作用。

绝经激素治疗可以从根本上解决雌、孕激素下降和缺乏带来的问题，但也有一定的风险，有严格的适应证及禁忌证。围绝经期及绝经期女性，有绝经相关症状，排除相关禁忌证后，宜及早开始绝经激素治疗。有以下情况的女性禁用绝经激素治疗：已知或怀疑妊娠，原因不明的阴道流血，已知或可疑患乳腺癌，已知或可疑患性激素依赖性恶性肿瘤（子宫内膜癌、子宫肉瘤、具有内分泌功能的卵巢肿瘤、部分生殖细胞肿瘤等），最近 6 个月内患活动性静脉或动脉血栓栓塞性疾病，严重肝肾功能不全，等等。有子宫肌瘤、子宫内膜异位症、子宫内膜增生症、系统性红斑狼疮、血栓形成倾向等情况的女性，应慎用绝经激素治疗。

目前，绝经激素治疗的常用药物有雌激素、孕激素，以及雌、孕激素复方制剂，等等；具体方案包括单孕激素替代方案，单雌激素替代方案，雌、孕激素序贯方案，雌、孕激素连续联合方案，阴道局部应用雌激素，等等。围绝经期或绝经期女性初诊时，应由医生采集病史，评价绝经状态，进行基本的临床检查，并判断是否有绝经激素治疗的适应证、禁忌证或慎用情况，最终决定是否进行绝经激素治疗。治疗过程中，患者应定期随访，个体化调整用药方案。

专家提醒

对部分女性而言，卵巢衰老的发生时间可能会提前，需要引起特别关注。高危因素包括：染色体异常，有早绝经家族史、卵巢手术史、放疗或化疗史，长期暴露于内分泌干扰物（如双酚A、邻苯二甲酸酯、多环芳烃等），患自身免疫性疾病，等等。

卵巢衰老能否延缓

卵巢衰老受内因、外因的共同影响，包括年龄、遗传、神经内分泌、免疫、感染、社会心理、环境、行为、医疗等。从内因的角度出发，高危人群可以进行卵巢功能遗传风险分子检测，做到早发现、早诊断、早干预。从外因的角度看，女性可以重视日常保养，达到延缓卵巢衰老的目的，包括：健康生活方式，适度热量限制（在保证营养充分的情况下限制总能量摄入），适量饮用茶、咖啡，使用抗氧化剂（维生素 C、维生素 E、辅酶 Q10 等）、表观遗传调节药物、热量限制类似物、激素类药物、小分子化合物和植物提取物等可能改善卵巢功能的物质，以及中医药治疗，等等。**PM**

专家简介

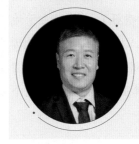

王世宣《大众医学》专家顾问团成员，华中科技大学同济医学院附属同济医院妇产科常务副主任、普通妇科主任、主任医师、二级教授、博士生导师，楚天学者特聘教授，中华医学会妇科肿瘤学分会常委，湖北省医学会妇科肿瘤学分会主任委员。擅长妇科肿瘤、卵巢衰老的研究和诊治。

儿童肝功异常，

警惕"肝豆病"

复旦大学附属儿科医院肝病科
方微园 王建设（教授）

医·生·手·记

病例1：3岁幼儿，转氨酶久升不降

3岁女孩小曦活泼可爱，入园体检时发现转氨酶升高（丙氨酸转氨酶74国际单位/升，天冬氨酸转氨酶45国际单位/升），经多方诊治、服用数种保肝药半年后，仍不见好转。后来，紧张不已的家长带小曦到复旦大学附属儿科医院肝病科就诊，经检查，我们诊断小曦患有肝豆状核变性。服用葡萄糖酸锌片3个月后，她的转氨酶恢复至正常水平。其间，小曦做了基因检测，发现*ATP7B*基因（肝豆状核变性的致病基因）存在2个致病变异，1个来自母亲，1个来自父亲。

病例2：时隔3年，小学生再次发生急性肝衰竭

男孩小轩在8岁那年暑假的旅行途中，出现呕吐和低热（37.8℃）症状，次日便出现皮肤、巩膜发黄，第3天出现酱油色、暗红色小便。第4天，父母带他去当地医院就诊，检查发现，血红蛋白只有39克/升（正常为>120克/升），凝血功能异常，肝功能异常（达到急性肝衰竭的标准）。经输注血、血制品治疗后，小轩的病情不但没有好转，反而愈加严重，被紧急转诊至复旦大学附属儿科医院重症监护室。经肝病科会诊，我们考虑小轩的急性肝衰竭和贫血是肝豆状核变性引起的。

经血浆置换、使用锌剂和D-青霉胺等治疗后，小轩的病情渐趋平稳，出院后继续口服锌剂和D-青霉胺，1年后转氨酶恢复正常。此时，小轩和妈妈以为病好了，便自作主张地不再规律服药，也不继续至医院随访。过了2年，小轩再次因急性肝衰竭住院治疗。这次出院后，小轩认真、规律服药，目前病情控制良好。基因检测也证实，其*ATP7B*基因存在2个致病变异。

肝豆状核变性：一种常染色隐性遗传病

肝豆状核变性又叫威尔逊病，是一种以原发性铜代谢障碍为特征的常染色体隐性遗传病，好发于儿童和青少年。全世界范围内，肝豆状核变性的发病率为 1/100 000~1/30 000；中国的发病率为 5.87/100 000。该病的致病基因是编码铜转运蛋白 P 型 ATP 酶（ATP7B 蛋白）的 *ATP7B*，主要在肝脏表达。

致病机制：过量铜沉积，导致肝、脑等损伤

ATP7B 基因发生变异时，可导致转运铜离子的 ATP7B 蛋白功能减退或丧失，造成铜蓝蛋白合成减少和胆道铜排泄障碍，过量的铜沉积在肝、脑、肾、角膜等器官和组织中，引起相应的临床表现，包括肝损伤、神经系统异常等。

肝豆状核变性所致的肝损伤可表现为：转氨酶升高，肝、脾肿大，超声检查发现脂肪肝；严重的可发生急性肝炎（如黄疸、肝区不适）、急性肝衰竭（如黄疸、凝血功能障碍、肝性脑病），以及慢性肝炎、肝硬化（如脾脏增大、脾功能亢进、腹水、食管胃底静脉曲张、

肝性脑病），等等。

肝豆状核变性引起的神经系统常见症状包括：肌张力障碍（如发声困难、吞咽困难、流口水）、震颤、肢体僵硬和运动迟缓（如行走缓慢、写字困难）、精神行为异常（如抑郁、焦虑、学习能力下降、情绪波动）等。

此外，部分肝豆状核变性患儿的角膜可见 K-F 环（角膜色素环，由铜沉积于角膜后弹力层所致）；部分患儿可发生溶血性贫血等血液系统疾病，出现血尿、蛋白尿、肾结石等肾病表现，以及关节肿痛、骨质疏松等骨关节病变。

儿童肝损伤，
应排查肝豆状核变性

如果有以下情况，均应考虑是否有肝豆状核变性的可能：1 岁以上，尤其是 3 岁以上儿童，出现上述任一肝脏受损的表现；青少年出现任何不明原因的认知、精神、运动障碍；溶血性贫血患儿。诊断肝豆状核变性，需要检查铜蓝蛋白、24 小时尿铜、角膜 K-F 环；有神经、精神症状时，需要进行头颅磁共振检查；必要时，应进行 *ATP7B* 基因检测；诊断困难时，可通过肝脏穿刺活检辅助诊断。

治疗核心：
增加铜排泄，阻止铜吸收

肝豆状核变性是可治疗的遗传代谢性疾病之一，治疗越早，损害越轻，预后越好，大多数患儿长期预后良好。一旦确诊，应尽快开始治疗，药物可分

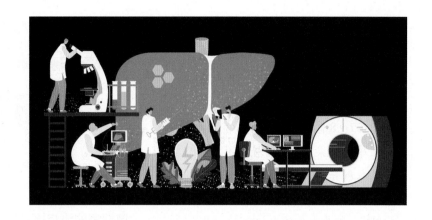

两大类：一是增加尿铜排泄的药物，为铜螯合剂，如 D- 青霉胺、二巯丙磺酸钠、二巯丁二酸、曲恩汀等；二是阻止铜吸收的药物，如锌剂等。

需要特别提醒的是，在治疗过程中，患儿应定期接受疗效和不良反应监测，以便个性化调整治疗方案，预防治疗不足或治疗过度。治疗不足可导致病情迁延，甚至恶化；治疗过度可导致铜缺乏，引起贫血等并发症。肝豆状核变性患者需要长期坚持治疗，停药可导致病情反复和恶化，甚至发生急性肝衰竭。若发生急性肝衰竭，严重的可导致死亡，常常需要肝移植治疗。

辅助治疗：适当限制铜摄入

适当限铜饮食是肝豆状核变性的管理措施之一，但不能作为唯一的治疗方式。全球多个诊疗指南均建议，肝豆状核变性患儿在接受排铜治疗的第一年内，应避免食用富含铜元素的食物，包括贝类、坚果、巧克力、蘑菇、动物内脏等，直到症状消失、肝酶恢复正常。肝豆状核变性患儿接受一年治疗后，在无临床症状且肝酶正常时，可适当放宽对铜摄入的限制。日常生活中，患者应尽可能避免饮用经铜管或铜配件运输的水，避免服用含有铜元素的保健品。**PM**

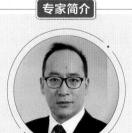

专家简介

王建设 国家儿童医学中心（上海）感染与免疫临床中心主任，复旦大学附属儿科医院感染传染科主任、肝病科主任、主任医师、教授、博士生导师，中华医学会儿科学分会感染学组副组长，中华医学会肝病学分会遗传性肝病协作组副组长，中华医学会感染病学分会第八、第九、第十届委员会委员兼小儿肝病和感染学组组长。

高先生今年59岁，患糖尿病已有15年，一直口服二甲双胍、格列齐特缓释片、阿卡波糖治疗，空腹血糖维持在7～8毫摩/升。几个月前，他发生尿路感染后，血糖居高不下，空腹血糖升至9～10毫摩/升，并出现了视力模糊的症状，到医院检查后发现，糖化血红蛋白（HbA1c）高达11.0%。医生告诉高先生，他的胰岛功能已经衰竭，且合并糖尿病视网膜病变和糖尿病肾病，需要使用胰岛素。

高先生惧怕打胰岛素，想继续口服降糖药物治疗。医生解释道："格列齐特（磺脲类药物）是通过刺激胰岛素分泌来降低血糖的，但你胰岛功能严重受损，已刺激不出足够的胰岛素，所以需要补充外源性胰岛素。"高先生明白了其中的道理，同意使用胰岛素治疗，每日早、晚分别注射预混胰岛素18单位、10单位。

医生还给高先生开了二甲双胍和阿卡波糖。他又不明白了：为什么打胰岛素的同时还要口服降糖药呢？医生继续解释道："你比较胖，伴有高血压、血脂异常、冠心病，单独使用胰岛素需要较大剂量，且血糖容易波动，可能导致低血糖和体重增加等不良反应；而联合口服降糖药治疗可以取长补短，增加胰岛素的敏感性，减少血糖波动，防止体重增加，更好地控制血糖。"高先生按照医嘱治疗了一个月，空腹血糖降到了6.5～7.5毫摩/升。

平稳控糖"搭档"：口服药加胰岛素

上海交通大学附属第六人民医院内分泌科主任医师　魏丽

糖尿病的治疗比较复杂，除基本的饮食控制、运动、血糖监测外，就是降糖药治疗了。降糖药种类繁多，有口服的，有注射的，很多患者心存疑惑：到底是口服降糖药好，还是注射胰岛素好？为什么有时需要同时使用口服降糖药和胰岛素？口服降糖药和胰岛素该如何合理搭配？

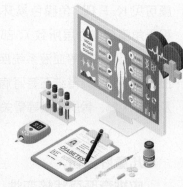

这些患者，可联用口服降糖药和胰岛素

❶ 1型糖尿病患者

1型糖尿病的治疗通常选用餐时加基础胰岛素（4次/天）注射的方案。1型糖尿病患者严重缺乏胰岛素，如果饮食和运动稍不规律，很容易出现血糖波动，发生低血糖的概率也会增加。加用二甲双胍或阿卡波糖，既可以减少胰岛素用量，又可以减少血糖波动和低血糖的发生。

❷ 口服多种药物、血糖控制不佳的2型糖尿病患者

2型糖尿病患者口服2种甚至3种不同作用机制的药物后，如果血糖仍然不达标，可以加用胰岛素。

❸ 病程长、胰岛功能差的2型糖尿病患者

糖尿病病程较长、胰岛功能中度以上受损的2型糖尿病患者，选用口服降糖药联合胰岛素治疗，效果比较好。二者联合可以弥补胰岛素的不足，不仅能减少胰岛素的用量，还能减轻胰岛素引起的体重增加，更好地控制血糖。

❹ 部分新诊断2型糖尿病患者

糖化血红蛋白≥9.0%或空腹血糖≥11.1毫摩/升，同时伴明显高血糖症状的新诊断2型糖尿病患者，可考虑进行短期（2周至

3 个月）胰岛素强化治疗或胰岛素与口服降糖药联合治疗。尤其是肥胖的 2 型糖尿病患者，加用二甲双胍可增加胰岛素敏感性，减少胰岛素用量。部分患者经过 1 ~ 3 个月的胰岛素强化治疗后，解除了高糖、高脂毒性，胰岛功能部分恢复，可以仅使用口服降糖药治疗。

此外，肝、肾功能衰竭或需要手术的 2 型糖尿病患者，需要改用或加用胰岛素治疗。因急性肝、肾功能衰竭而改用或加用胰岛素治疗的患者，当肝、肾功能恢复后，可以仅用口服降糖药；因手术需要改用或加用胰岛素治疗的患者，术后伤口愈合、血糖控制良好时，也可以根据胰岛功能情况仅用口服降糖药。

口服降糖药联合胰岛素，可这样搭配

❶ 根据胰岛素剂型搭配合适的口服降糖药

基础胰岛素（中效胰岛素或长效胰岛素类似物）对餐后血糖控制较差，需要搭配对餐后血糖作用强的药物，如二甲双胍、阿卡波糖、格列奈类、二肽基肽酶 4 抑制剂（DPP-4 抑制剂）、钠 - 葡萄糖协同转运蛋白 2 抑制剂（SGLT2 抑制剂）、磺脲类等。

短效胰岛素可与二甲双胍、阿卡波糖、DPP-4 抑制剂等联用，不宜与磺脲类、格列奈类联用。

注射预混胰岛素的患者时有午餐后血糖偏高的情况，可联用二甲双胍、阿卡波糖、DPP-4 抑制剂、SGLT2 抑制剂，不宜用磺脲类、格列奈类。

❷ 根据糖尿病合并症情况合理搭配

合并动脉粥样硬化性心血管疾病、心力衰竭或慢性肾脏病的糖尿病患者，在使用胰岛素的同时，宜首选有心血管疾病和慢性肾脏病获益证据的口服降糖药，如胰高血糖素样肽 -1 受体激动剂（GLP-1 受体激动剂）、SGLT2 抑制剂。

合并肝、肾功能不全的糖尿病患者，可在使用胰岛素的同时，合用不影响肝、肾功能的药物。轻、中度肝功能损害时可合用恩格列净，肾功能不全时可合用利格列汀、瑞格列奈。

❸ 根据用药后的反应合理搭配

联合使用胰岛素和二甲双胍、阿卡波糖的患者，如果出现胃肠道反应，不能耐受，可换用 DPP-4 抑制剂或 SGLT2 抑制剂。

加用胰岛素后，要注意这些问题

胰岛素会增加低血糖的发生风险，患者加用胰岛素后，需要加强血糖监测。胰岛素注射次数不同，血糖监测的频率也不同。使用餐时加基础胰岛素（4 次 / 天）注射方案的患者，需要监测空腹、三餐后 2 小时及睡前血糖，在医生指导下根据血糖情况及时调整胰岛素剂量，发现低血糖后及早处理。

患者加用胰岛素治疗后，需要按时、定量进餐。如果饮食和运动变化大，应酌情调整胰岛素剂量。外出及运动时，要携带饼干或糖果等食物，以便发生低血糖时及时补充。**PM**

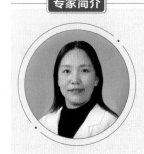

专家简介

魏丽 上海交通大学附属第六人民医院内分泌代谢科副主任、临港院区内分泌代谢科主任、主任医师、博士生导师，上海市医学会糖尿病专科分会委员，上海市医师协会内分泌代谢科医师分会委员，中国老年学和老年医学学会糖尿病分会委员。擅长糖尿病慢性并发症、肥胖、多囊卵巢综合征、甲状腺结节、甲亢突眼的诊治。

"心门" 开开关关，病症各有不同

复旦大学附属华山医院心内科主任医师　施海明

在心脏超声检查报告单上，经常会看到"二尖瓣轻微反流""三尖瓣轻度反流"等描述。有些人很紧张，到门诊咨询："我这个毛病要紧吗？需要治疗吗？"要回答这个问题，首先要了解一下，什么是二尖瓣、三尖瓣，反流是怎么回事。

四个"阀门"保障两大"循环"

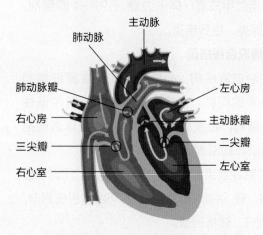

蓝色为肺循环部分，红色为体循环部分

心脏是驱使血液流动的"动力泵"，通过血管把血液泵到全身的组织和器官。为了驱使血液向前流动并阻止倒流，

心腔内有四个"阀门"，即心瓣膜，分别是位于左心房与左心室之间的二尖瓣，右心房与右心室之间的三尖瓣，左心室与主动脉之间的主动脉瓣，右心室与肺动脉之间的肺动脉瓣。从静脉回流到右心房的血液经三尖瓣流入右心室，再经肺动脉瓣流入肺，完成血氧交换，使富含二氧化碳的静脉血变成富含氧气的动脉血，称为"肺循环"。新鲜的动脉血经肺静脉流入左心房，再经二尖瓣流入左心室，最后经主动脉瓣流入主动脉，顺着大小动脉流向全身，在组织中完成物质和气体交换后变成静脉血，流入静脉，称为"体循环"。

这两大循环过程中的动力来源于心脏的收缩、挤压，为保障血液只向前流动，心脏内必须有"阀门"，即心瓣膜。当心脏收缩时，二尖瓣、三尖瓣闭合，主动脉瓣、肺动脉瓣打开，血液只能流向主动脉和肺动脉，不会反流回左、右心房；当心脏舒张时，二尖瓣、三尖瓣打开，血液从左、右心房流入心室，同时主动脉瓣、肺动脉瓣关闭，主动脉和肺动脉内的血液不会反流回心室。

找病因，分轻重

心瓣膜是一张柔软的纤维薄膜，二尖瓣由两张对合的薄膜组成，三尖瓣由三张对合的薄膜组成，均由乳头肌像船帆上的绳索一样牵拉住，使之单向"开放"而不至于反转。主动脉瓣、肺动脉瓣均为三张半月形的薄膜对合而成，又称为"半月瓣"。生理情况下，心瓣膜不一定严丝合缝，可以存在微量的血液反流。因此，看到心超检查报告单上提

示某个心瓣膜轻微反流时，属于正常情况，不要紧张。随着年龄增长，心瓣膜会逐渐"老化"，反流会增多，因此老年人心超检查提示轻度反流时，也不必紧张。但狭窄或中度以上的反流是病理性改变，应及时就医，查找病因。下面介绍几种常见的心瓣膜病及其治疗方法。

❶ 主动脉瓣狭窄

主动脉瓣狭窄以往多由反复风湿热引起，多见于中年人。患者主动脉瓣反复发生炎症，导致瓣膜间粘连、增厚、缩短，瓣膜不能完全打开，且闭合受影响，往往伴有反流。随着卫生、医疗条件的改善，风湿热的发病率明显下降，此类原因所致的主动脉瓣狭窄目前已少

见。瓣膜老化所致的主动脉瓣狭窄则逐渐成为常见病,多见于老年人。患者主动脉瓣发生退行性改变,出现无菌性炎症、钙盐沉积,造成瓣膜间粘连、硬化,瓣口狭窄,阻碍心脏向主动脉泵血,使左心室逐渐肥厚、扩大,最终导致心力衰竭或恶性心律失常;因大脑得不到充分的血液供应,患者会出现晕厥等症状;因心脏血供不足,患者会出现心绞痛等症状。

当主动脉瓣瓣口面积小于1平方厘米或瓣膜两侧压力差大于50毫米汞柱时,患者可选择外科手术换瓣,包括传统开胸手术和胸腔镜下微创手术。近年来随着心脏介入治疗技术的发展,部分外科手术风险高的患者可进行介入治疗,经导管植入人工生物瓣。

❷ 主动脉瓣关闭不全

主动脉瓣关闭不全的常见病因是高血压,长期高血压可致主动脉增宽,主动脉瓣瓣环扩大,瓣膜间出现缝隙,心脏舒张时瓣膜关闭不全;其他病因包括老年退行性改变、风湿热、心内膜炎、外伤等。当心脏舒张时,血液因主动脉瓣关闭不全而反流至左心室,左心室内血容量增多,负担加重,长此以往会导致左心室扩大、心肌肥厚、心力衰竭,使患者出现易疲劳、稍活动就气喘等症状。

主动脉瓣出现中、重度以上反流,导致左心室扩大、心力衰竭时,患者应考虑外科手术换瓣。

❸ 二尖瓣关闭不全

二尖瓣关闭不全既往最常见于风湿性心脏病,现在常见于冠心病,尤其是心肌梗死,亦可见于任何原因引起的左心室扩大。患者心脏收缩时,血液经二尖瓣反流回左心房,舒张时又流回左心室,使左心房、左心室负担都增加,长此以往,左心房、左心室都扩大,导致心力衰竭,患者不能平卧,动则气喘。

轻度二尖瓣反流患者一般无症状,无需特殊治疗,但应每年做心超检查;重度反流患者需接受二尖瓣修复或换瓣手术治疗;外科手术风险高的患者可选择介入治疗,如姑息性二尖瓣钳夹术,以减少反流。

❹ 二尖瓣狭窄

二尖瓣狭窄几乎都为风湿热所致,故城市人口中此病患者已很少见。一般在二尖瓣狭窄发展至中度时,患者才有明显症状:血液不能顺畅通过狭窄的二尖瓣流入左心室,左心房内压力增高,肺静脉回流阻力增加,造成肺淤血,导致呼吸困难、咯血、咳嗽等。

中度以上的二尖瓣狭窄患者需要进行经皮二尖瓣扩张介入治疗,或二尖瓣分离术、人工瓣膜置换术。

❺ 三尖瓣关闭不全

三尖瓣关闭不全通常由于右心室扩张、三尖瓣瓣环扩大所致,多见于肺心病患者。该病最终可导致右心衰竭,使患者出现纳差、下肢水肿、肝肿大、腹水、胸腔积液等症状。

患者日常饮食应限制钠盐摄入量,药物治疗以利尿为主,严重三尖瓣反流伴肺动脉高压者需要手术治疗。**PM**

专家简介

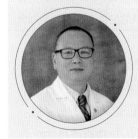

施海明　复旦大学附属华山医院心内科主任、大内科主任、主任医师、教授、博士生导师,中华中医药学会介入心脏病学分会副主任委员,中国中西医结合学会心血管病专业委员会副主任委员,上海市医师协会心血管内科医师分会副会长,上海市中西医结合学会心血管病专业委员会主任委员。擅长心血管病的介入治疗。

专家提醒

目前,常见的心脏瓣膜病为高血压、冠心病、人口老龄化导致的主动脉瓣狭窄、主动脉瓣关闭不全和二尖瓣关闭不全。心脏超声检查是诊断的主要手段。高血压、冠心病、肺心病、肺动脉高压等患者应定期进行心超检查。出现相关症状者,应及时就医。

中国认知障碍患病率流行病学调查显示，我国60岁及以上人群的痴呆患病率为6.04%（其中阿尔茨海默病为3.94%，血管性痴呆为1.57%），轻度认知障碍（MCI）的患病率为15.54%。早期筛查认知障碍、早期干预，对延缓病情非常重要。

被"画钟测试"难倒的老人

上海交通大学医学院附属瑞金医院神经内科 江静雯 陈生弟（教授）

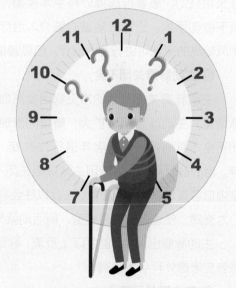

画个钟，查痴呆

画个钟表盘面来认读时间，是很多人从小就掌握的"技能"。但是，有些存在认知障碍的老年人可能会被难倒。有些老年人讳疾忌医，或不愿去医院做复杂的量表评估。画钟测试（CDT）是一种简便、省时、易操作的认知障碍早期筛查工具，无需特殊设备，文化相关性小，易被大众广泛接受。与大部分认知功能筛查量表都需要通过神经专科医生进行评估测试不同，画钟测试可以居家进行，由家属指导并计分评定，有助于早期发现阿尔茨海默病等认知功能障碍性疾病。

完成画钟测试需要很多认知过程的参与，需要受试者具有视觉记忆和图形重建能力、视空间能力、运动和操作执行能力、数字记忆及排列能力、注意力及抽象思维能力等，能较全面地反映认知系统各个认知功能域的情况。目前，画钟测试已被证明在认知障碍筛查和痴呆临床亚型的判断上有良好的应用价值，可与广泛应用的简明精神状态量表（MMSE）相媲美。

你来画，我来评

●**测试方法** 受试者在10分钟内，徒手在白纸上画出一个钟表的表盘，并标出指定的时间（一般选择能同时涉及左右两侧视野的

时间点，例如9时15分、11时10分等）。需要注意的是，画钟测试应在护理人员或家属的陪同、指导下完成。

●**评分方法** 画钟测试有多种评定方法，各评分方法侧重点不同。目前国际上普遍采用4分法计分，如下表。

完成度	得分
画出闭锁的圆（表盘）	1分
将数字安置在表盘上的正确位置	1分
表盘上的12个数字正确	1分
将指针安置在正确的位置	1分

▲4分为认知功能正常

▲3分为轻度认知功能障碍

▲2分为中度认知功能障碍

▲0分为重度认知功能障碍 PM

专家简介

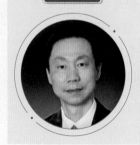

陈生弟 《大众医学》专家顾问团成员，上海交通大学医学院附属瑞金医院神经内科教授、主任医师、博士生导师，上海交通大学医学院神经病学研究所所长，中国医师协会神经内科医师分会帕金森病及运动障碍专业委员会主任委员、老年医学科医师分会副会长，中华医学会神经病学分会帕金森病及运动障碍学组名誉组长。

扫描二维码，立即收听

大家去看牙时，常常听牙医提起"根管治疗"这个词，其中，"杀神经"是根管治疗的重要步骤。"杀了神经"的牙齿不再令人感到疼痛，但也失去了"生命力"，许多患者担心，这样的牙齿还能正常使用吗？

"杀了神经"的牙齿还能用吗

复旦大学附属口腔医院牙体牙髓科副主任医师　韦晓玲

失去牙髓，牙齿变脆弱

所谓的"杀神经"，杀的其实是存在于牙齿中央腔隙里的弹性实体组织"牙髓"。当牙齿发生浅龋时，患者可无明显不适。进展为中、深龋时，牙齿对冷、热、酸、甜等刺激敏感，若食物残渣进入龋洞，患者会有明显咬物不适感及疼痛。当细菌侵入牙髓，会感染牙神经，引发"牙髓炎"，使牙齿内部压力不断增高，造成患者疼痛难忍。在这种情况下，须在牙齿上"打洞"（开髓），"杀神经"（清除牙齿内坏死牙髓），减轻牙齿内部压力，从而缓解疼痛。

牙髓里除神经外，还有丰富的血管和多种细胞。它们不仅可以给牙齿提供营养，还能形成"修复性牙本质"，抵御外界的异常刺激。当牙齿被"杀神经"后，随着痛觉消失，来自牙髓的营养供应及形成修复性牙本质的能力也一并消失，如此一来，牙齿较原先变脆，对磨损等使牙体组织减少的刺激也不能做出防御性修复了。此外，在"杀神经"的过程中，将不可避免地去除部分牙体硬组织，使牙齿变得更加脆弱。

根管治疗后，修复不可少

清除牙齿内坏死牙髓后，虽然疼痛得到了缓解，但感染尚未被治愈。为控制感染，"杀神经"后还需要对根管进行彻底清理，最后用"牙胶"进行根管填充。只有完成了这些步骤，才真正完成了根管治疗。经根管治疗后的牙齿比正常牙齿更脆弱，在没有感染的情况下，能维持牙列的完整性，并继续发挥咀嚼作用。

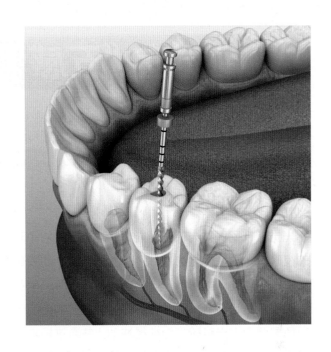

为尽可能延长其使用"寿命"，患者应做到以下两点：

❶ 必须进行修复

修复的目的一方面是为了预防细菌入侵，另一方面是为了增强牙齿的抗折性。根管治疗后的修复方法众多，包括复合树脂直接充填修复、嵌体修复、全冠修复等。不同修复方法没有优劣之分，需视患牙情况而定。一般来说，对剩余牙体组织较多、咬合力较小的牙齿，可选择树脂充填或嵌体修复；若缺损过大，则须进行全冠修复。

❷ 做好口腔保健

除正确刷牙外，应格外关注修复体与牙体组织的接合区域，每日用牙线或冲牙器清洁牙缝；尽量避免咬硬物；定期（每半年至一年）进行口腔健康检查，发现异常后及时治疗。**PM**

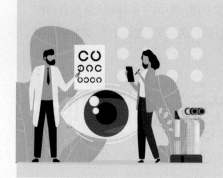

说到眼病，若是小朋友得的，人们首先想到的是近视、远视、散光等屈光发育相关的视力问题；而经常困扰老年朋友的，主要是老视、白内障、黄斑变性等年龄相关性眼病。其实，作为人类感知世界的重要器官，眼睛所具备的视觉功能极其复杂。古有"三皇五帝"，视功能有"三级五觉"，包括光觉、色觉、形觉、动觉和对比觉。这些视觉功能分别有哪些作用？如何发现其异常呢？

视觉有"五感"，眼病细细查

华中科技大学同济医学院附属协和医院眼科副主任医师　王兴华

光觉：懂得夜的黑

光觉指视网膜对光的感受能力，让人得以感知明亮的白天和黑暗的夜晚。光觉是视觉的基础，产生光觉的物质基础是视色素。当可见光线穿过角膜、房水、晶状体、玻璃体后，在视网膜上被感光细胞吸收，由此产生一系列复杂的化学及生物电变化，感光细胞中的视色素便会将光能转换为神经冲动，并通过视神经传至大脑，在大脑中产生光的感觉，从而形成光觉，即明暗视觉。在人眼的视网膜中，有视锥细胞和视杆细胞两种不同的感光细胞。两者在处理可见光时是有分工的：视锥细胞集中于黄斑区的中心凹，主要处理较强的光；较暗的光由黄斑区以外的视杆细胞处理；中间强度的光则由视锥细胞和视杆细胞共同处理。

查眼病

夜盲症患者的视杆细胞出现功能障碍，表现为夜间或白天在黑暗处，眼睛不能视物或视物不清。大部分鸟类的眼睛中缺少视杆细胞，夜晚看不见或看不清，因而夜盲症也叫"雀目"。夜盲症有一定的家族遗传特征，常见于视网膜色素变性类疾病。视网膜电图检查可确定视杆细胞的功能是否正常。

色觉：映射斑斓世界

光觉仅能感受光的强弱，不能识别物体的形状与颜色。色觉指感知不同颜色的视觉功能，能辨别不同频率的光波。人眼的可见光波长为380～780纳米之间，在此范围内，人眼能分辨165种单色光色调。色觉的形成主要依靠视锥细胞，视锥细胞功能受损会导致色觉功能异常，即色盲和色弱。

查眼病

最常见的色盲、色弱类型是红绿色盲、色弱，其次是黄绿色系的色盲、色弱。这类疾病与夜盲症一样，具有遗传特性。色盲、色弱的诊断，主要靠色盲本、色棋排列、色觉视觉诱发电位等检查。

形觉：细微之处见真章

形觉是人眼辨别物体形状的能力。形觉的产生首先取决于视网膜对光的感觉，其次是视网膜能识别出由两个或多个分开的不同空间的刺激，通过枕叶视觉中枢的综合和分析，形成完整的形觉。广义的形觉包括中心视力（视敏度）和周边视力（视野）。视力可分为光觉视力、色觉视力、立体视力和形觉视力。一般所说的视力指形觉视力，即识别物体形状的精确度，区分细小物体的能力，也就是两个相邻点能被眼分辨的最小距离。

查眼病

形觉异常的疾病几乎涵盖所有眼科疾病。如：白内障、黄斑变性、近视、远视、散光等，都会造成中心视力下降；青光眼、视神经病变等，会造成视野缺损；等等。眼科检查一般用视力表检查中心视力，用视野计检查视野。白内障是晶状体混浊所致，需要裂隙灯检查来明确诊断。黄斑变性需要眼底照相及黄斑区光学相干断层扫描（OCT）等检查，甚至还需眼底荧光造影进一步明确是否存在脉络膜新生血管。青光眼的诊断，除需检查视力、视野、眼压外，还需角膜厚度、视神经乳头OCT等检查评估严重程度。

对比觉：黑白有"深浅"

与形觉息息相关的是对比觉，又称"对比敏感度"。常用的视力检查表是白色底板配合黑色视标，但真实世界的色彩对比度不会像黑白对比那么强烈。对比觉指测定视觉系统辨认不同大小物体空间频率时，所需的物体表面的黑白反差（对比度）。

查眼病

在青光眼、白内障、视神经疾病早期，可出现对比敏感度的下降，通常使用对比敏感度曲线（CSC）来反映不同对比度下的视力。

动觉：多维度"视界"

人类感知世界的感觉中，90%来源于视觉功能。如果说形觉是二维的视觉功能，那么动觉就是三维和四维的视觉功能。动觉在眼科领域被大部分学者定义为立体觉，大脑将双眼不同视点、方向的物象处理后，就形成了立体视觉，使人看到的物体是立体的、三维的，而不是像照片一样平面的、二维的。PM

查眼病

立体视觉的建立需要从小抓起。家长若发现孩子出现眼球震颤、斜视、看东西歪头眯眼、眼手协调差等，一定要尽早带孩子去医院做检查，找出病因，早期干预，以促进其视觉功能的发育和康复。

小贴士：什么是三级视觉功能

人眼具有三级视觉功能，即"同时视""融合视"和"立体视"。"同时视"是指双眼具有同时注视并感知的能力，属于第一级视功能，没有同时视就不可能有融合功能和立体视觉。"融合视"是指双眼将各自看到的物体融合成一个，属于第二级视功能，因为左右眼的位置不在同一点，双眼看到的物象其实是不同的。"立体视"是指双眼分辨物体远近、形态的功能，属于第三级视功能。使用同视机，可检查三级视功能。

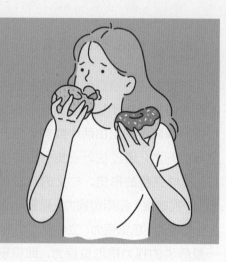

"身体倍儿棒,吃嘛嘛香"一直被人们视为健康的标志,但凡事有度,如果胃口过好,整天想吃,很可能是疾病所致。有人怎么吃都不胖,甚至多吃后仍消瘦,此时要提防甲亢和糖尿病。本文带大家了解"贪食"背后的故事,识别疾病所致饥饿的真相。

揭开"贪食病"的真相

上海交通大学附属第一人民医院内分泌科副主任医师　冯晓云

甲亢:"贪食"不胖,反而消瘦

甲状腺功能亢进症简称甲亢,是一种典型的"多食不胖、反而消瘦"的内分泌疾病。甲亢患者的甲状腺激素水平过高,基础代谢率升高,身体能量消耗增多,就会通过增加摄食来弥补,出现易饥和多食的症状。但这些代偿性反应并不能完全弥补甲亢引起的能量消耗,因而患者持续消瘦。

甲亢引起的"贪食"是身体自我保护的表现,患者应尽量保证高能量优质饮食,直至甲亢症状得到控制。

甲亢患者还可能伴发其他表现,比如乏力、心慌、多汗、失眠、手抖、眼睛突出、甲状腺肿大等。如果出现1～2个上述症状,需要就医检查,包括血液学化验、甲状腺超声、同位素扫描、心电图、心脏超声等检查,以明确诊断。医生会分析甲亢原因和类型,评估甲亢对心脏等脏器的影响,帮助患者制定个体化的治疗方案。

糖尿病:越吃越"饿",加重病情

还有一种表现为"贪食"的疾病是糖尿病,其"贪食"原因与甲亢不同。糖尿病是因为胰岛素分泌减少或作用缺陷,使机体摄入的糖分不能被充分分解利用,导致血糖和尿糖升高。此时,人体处于"有却不能用"的能量"假性缺乏"状态,而非像甲亢一样的"真性缺乏"。因此,糖尿病患者也会出现易饥症状,但越是多食,储存在体内不能被利用的糖分越高,病情就越重。

与甲亢的鼓励"贪食"相反,糖尿病患者需要控制能量摄入。有些糖尿病患者的贪食症状并不明显,这是因为糖尿病,尤其是2型糖尿病多缓慢起病,只有血糖升高到一定程度时才会出现明显贪食并消瘦的症状。换言之,由于血糖升高而出现贪食时,往往预示糖尿病已经比较严重了。

出现贪食症状,怀疑是糖尿病时,可检测空腹、餐后血糖和糖化血红蛋白等指标。确诊糖尿病后,需要对并发症进行筛查,包括眼底、血管、神经、蛋白尿等检查,全面评估病情。生活方式干预包括饮食控制和运动,是控制血糖的基础。"贪食"的糖尿病患者必须限制能量摄入,以"需要多少吃多少"为原则。**PM**

专家提醒 此外,有些萎缩性胃炎、胃溃疡患者的胃部不适症状,常被误认为饥饿;有些糖尿病患者用药导致的胃部不适,被误认为糖尿病加重所致饥饿;胰岛细胞瘤患者发病时出现低血糖样表现,严重饥饿,易被误诊;等等。总之,大家应学会自我排查疾病造成的"贪食",及时就医,不做"贪食病"患者。

网上流传着一种在家自查颈椎病的方法，即压头试验：受检者头部偏向患侧，检查者双手放在受检查头顶，用力向患侧压下去，如果受检者颈部有麻木或窜痛感，就是患上颈椎病了。这种检查方法靠谱吗？有无安全、可靠的居家自查方法？

按压头部查颈椎，有风险

上海交通大学附属第六人民医院骨科主任医师　赵必增

压头试验：居家自查有风险

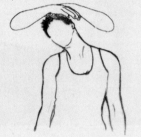

操作方法：受检者端坐，头稍后仰并偏向患侧，检查者用手掌在其头顶逐渐加压。如果受检者出现颈部疼痛，并向肩、臂部放射，提示压头试验阳性。

压头试验（Spurling 征）也称椎间孔挤压试验、压颈试验，是骨科医生用于检查患者颈椎神经是否受压迫的方法之一，有助于诊断神经根型颈椎病。患者头部后仰、侧倾时，颈椎黄韧带变厚，侧后方组织受压迫，检查者在头顶部加压后，颈椎间盘被挤压向侧后方，使原来已存在的神经根受压迫情况进一步加重，从而患者出现患侧颈部疼痛、上肢放射痛或麻木症状。

这种检查方式刺激的是神经根而不是脊髓，相对来说较为安全，但应由专业人员操作。按压头顶时应缓缓用力，同时不断询问受检查者的感受，一旦出现疼痛，应立即停止施压，且不能以"压到痛为止"作为施压目标。居家检查时，如果检查者用力过猛，可能造成受检者颈椎损伤。

臂丛神经牵拉试验：用力适度风险低

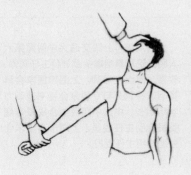

操作方法：受检者取坐位，头偏向健侧。检查者一手抵受检者头侧，一手握其患侧手腕，然后向相反方向慢慢牵拉。如果受检者出现手臂放射痛或麻木等感觉，提示臂丛神经牵拉试验阳性。

与压头试验造成神经根前后挤压不同，臂丛神经牵拉试验是神经本身因牵拉而张力增加，如果神经根原先就受压迫，牵拉会加重刺激，诱发疼痛。这两种试验都可用于神经根型颈椎病的诊断。脊髓型颈椎病往往同时存在脊髓和神经根受压，因此这两种试验也可用于脊髓型颈椎病的检查。

臂丛神经牵拉试验比压头试验更安全，但也并非全无风险，检查者在牵拉时不宜用力过猛。

专家简介

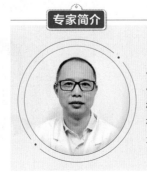

赵必增　上海交通大学附属第六人民医院骨科主任医师、医学博士，中国医药教育协会骨科脊柱分会常委，上海市中西医结合学会脊柱专业委员会微创学组委员。擅长颈椎病、腰椎病等脊柱退行性疾病，以及脊柱畸形、肿瘤、炎症、外伤等的诊治。

弹中指试验：简单又安全

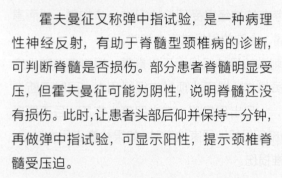

操作方法：检查者用右手的食、中两指夹持受检者的中指中节，使其腕关节背屈，其他各指处于自然放松半屈状态，然后用拇指迅速弹刮受检者中指指甲。受检者若出现其他各指的掌屈运动，即为霍夫曼征阳性。

霍夫曼征又称弹中指试验，是一种病理性神经反射，有助于脊髓型颈椎病的诊断，可判断脊髓是否损伤。部分患者脊髓明显受压，但霍夫曼征可能为阴性，说明脊髓还没有损伤。此时，让患者头部后仰并保持一分钟，再做弹中指试验，可显示阳性，提示颈椎脊髓受压迫。

这种检查方法操作简便，安全性高。但脊髓已经损伤的颈椎病患者往往症状严重，所以弹中指试验多在医生检查时使用。**PM**

专·家·提·醒

从上述颈椎病检查方法中不难发现，颈椎过度侧倾、后仰，会加重神经根、脊髓受压，颈椎病患者平时应避免这些过伸动作。同时要强调的是，脊髓轻度受压一般不会导致脊髓变性，但有些患者经常扭脖子，会加速脊髓变性，加剧病情，应避免这种不良习惯。

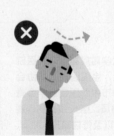

生·活·实·例

最近，连续加班一个月的吴先生突然出现耳鸣，耳朵宛如隔了一层膜，常常听不清同事的话。经听力检查后，医生发现他有低频听力下降的表现。经过药物治疗及生活方式干预后，吴先生的听力恢复了正常。医生告诫他，低频听力下降可能反复发作，若治疗不及时可能造成听力不可逆损害。吴先生很疑惑：什么是低频听力下降？为什么低频听力下降会"找"上自己？如何预防呢？

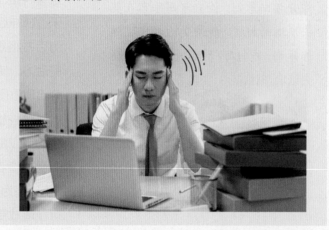

一般来说，人耳能听到的声音频率范围在20～20 000赫兹。低频听力下降是指听力损失集中发生在低频段（1000赫兹以下，以250赫兹、500赫兹频率为主）声音，患者的听觉障碍程度并不严重，常被忽略，一般还伴有耳闷、耳鸣等症状，病情可反复波动。造成低频听力下降的原因众多，主要包括传导性与感音神经性两类。

专家简介

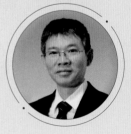

时海波　上海交通大学附属第六人民医院耳鼻咽喉头颈外科主任医师、教授、博士生导师，上海市医学会耳鼻咽喉头颈外科专科分会秘书兼听力学组组长，中国中西医结合眩晕专病委员会副主任委员，上海市声学学会生理学组主任委员。

警觉"低调"的听力受损

✍ 上海交通大学附属第六人民医院耳鼻咽喉头颈外科　王鹏军　时海波（主任医师）

传导性低频听力下降

● **耵聍栓塞**　耵聍呈薄片状或碎屑状，可防止异物或飞虫进入耳道，具有保护作用。正常情况下，借助咀嚼、张口等运动，耵聍可自行排出。若耵聍因排出障碍而凝聚成团，可阻塞外耳道，即耵聍栓塞，完全阻塞可致声音传入障碍。

● **分泌性中耳炎**　这是一种以中耳积液及听力下降为主要特征的中耳非化脓性炎性疾病，常因咽鼓管堵塞、感染及免疫反应引起。中耳积液可使中耳传音结构功能异常，无法正常传导声音振动，首先影响低频听力，患者可感觉耳内回声增强。当头部偏向患侧时，由于中耳积液的流动，患者听力可暂时得到改善。

● **耳硬化症**　病变影响了中耳的传音结构，镫骨底板周围的骨质出现海绵状增生，使底板固定，影响声音的传导，以低频听力下降为早期症状。

> **诊疗对策：**
>
> 　　传导性低频听力下降多由外、中耳病变引起。耵聍栓塞者在取出耵聍后听力可改善；分泌性中耳炎患者通过药物治疗改善咽鼓管功能或鼓膜置管手术后，听力多可恢复；耳硬化症患者的听力可通过佩戴助听器或手术治疗得到改善。

感音神经性低频听力下降

● **梅尼埃病**　梅尼埃病是一种以内耳膜迷路积水为特征的疾病，表现为波动性感音神经性听力下降，反复发作的旋转性眩晕，伴有耳鸣、耳闷胀感。疾病早期表现为低频听力下降，随着眩晕反复发作和听力反复波动，中、高频听力下降"紧随其后"。

● **突发性耳聋**　突发性耳聋是指 72 小时内突然发生、原因不明的感音神经性听力下降。部分患者的听力下降主要影响低频段声音，称为低频下降型突发性耳聋，患者还常有耳闷、耳鸣等症状。

● **听神经病**　通常见于儿童和青少年，多表现为双耳不明原因、以低频听力下降为主的感音神经性聋，耳部 CT 和磁共振检查常无异常发现。与其他耳病不同，听神经病患者的言语识别能力更差，往往"只闻其声，却不解其意"，在嘈杂环境中表现更明显。

> **诊疗对策：**
>
> 　　患者应积极改变不良生活方式，注意低盐、低脂饮食，减少咖啡、可乐、巧克力、奶酪、浓茶等食品的摄入量，避免熬夜、过度疲劳和情绪激动。由突发性耳聋、梅尼埃病等引起的感音神经性低频听力下降患者，应及时去医院接受药物治疗，包括使用皮质类固醇激素、改善血液循环药物、神经营养剂等。大多数患者经过治疗后，听力可得到改善。用药后不可恢复的低频听力下降及听神经病等特殊情况的患者，可考虑佩戴助听器，或植入人工耳蜗等听力辅助设备，以达到改善听力的目的。**PM**

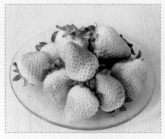 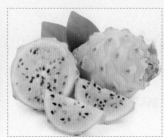 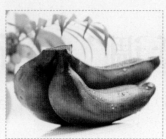 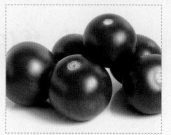

　　颜色是水果吸引消费者的主要外观品质之一，也是消费者判断水果成熟度、新鲜度、商品价值及营养特性的重要参数。近些年来，水果品种不断推陈出新，在"变色"方面就出现了不少新奇品种，如白草莓、黄皮火龙果、黄皮西瓜、红肉苹果、黑番茄、黑籽甜石榴、黑桃（乌桃）……令人耳目一新。不过，消费者也有担忧：食用"变色"水果安全吗？"变色"水果是转基因品种吗？

扫描二维码，立即收听

"变色"水果，剖开看营养

　　西南大学食品科学学院食品工程系副教授　邓丽莉

你见过这些"变色"水果吗

● **白色草莓**　因外观特殊，白色草莓受到许多"颜控"消费者的喜爱。白色草莓也有不同品种，如"白雪公主""桃薰""小白草莓""白色妖姬"等。每种果实都有特性，如"桃薰"果肉质地松，风味酸，有独特的水蜜桃味口感。

● **黄皮火龙果**　常见的火龙果大体上可分为红皮红肉、红皮白肉、黄皮白肉3种类型。无刺的黄皮火龙果通常被称为黄龙火龙果，原产地为以色列；果实表面带刺的黄皮火龙果又被称作麒麟果、燕窝果，原产地为哥伦比亚与厄瓜多尔。两种黄皮火龙果都比一般的火龙果更耐高温，甜度较高。

● **黄皮西瓜**　在我国市场上出现得较早，如"金冠一号""黄河金冠无籽西瓜""华蜜金宝2号""金蜜1号""金秀""博达隆一号""金福"等。这类西瓜果皮金黄艳丽，瓤色鲜红，味甜宜人，有籽或无籽，耐贮运，植株抗病性强（如华蜜金宝2号）。

● **红肉苹果**　属新疆野苹果变种，原产于我国新疆伊犁地区及中亚的哈萨克斯坦等地。我国学者选育的"紫红2号""红勋1号"等品种（系）、瑞士的"红色之爱"系列和新西兰的红肉系列品种都是消费者比较喜爱的。红肉苹果分为Ⅰ型和Ⅱ型：Ⅰ型果实切面的70%

以上为红色、深红或紫红色，冷藏处理后果肉容易褐变，伴有涩味出现；Ⅱ型果实切面的红色面积在80%以下，果肉不易褐变，涩味轻或无。

● **红皮香蕉**　属于芭蕉属红绿香蕉品种的一员，果皮呈红色，在外观、口感、营养等方面与普通香蕉有明显差异。引起红皮香蕉品种（如"红蕉王"）果皮呈现红色的主要因素是高含量的花青素。

● **黑籽甜石榴**　大果黑籽甜石榴别名安石榴、珍珠石榴、海石榴，是从国外引进的珍稀品种。其籽粒为黑玛瑙色，汁液多，味浓甜，略带红糖的香甜味，出籽率高，耐储藏，较其他石榴品种适应性更强。

●**黑桃** 也叫"黑桃皇后"，又名乌桃，属南方品种群硬肉桃亚群，原产于浙西山区，是我国近年发现的非常具有开发价值的优异桃品种。该品种果皮和果肉都乌黑发紫、黑里透红，果实汁液多、味浓甜、酸甜适口，有浓郁的蜂蜜风味。

●**黑番茄** 是番茄家族的珍品，果实基本呈正球形，原产南美洲，因果实为黑红色而得名。"黑珍珠""黑妃""黑金刚"是国内种植较多的品种。黑番茄具有产量高、适应性强、营养价值高等特点。

水果是如何"变色"的

果实外观颜色的明显变化是其吸引消费者的重要因素之一，也是丰富果实品种结构，满足大众多样化需求的重要途径。色泽变化使果实所含类胡萝卜素和花青素等色素类物质的营养功能及其他营养成分发生改变，这也是产业和消费者关注的重点。

水果色泽主要与其含有的各种色素（如叶绿素、类胡萝卜素和花青素等）的种类和含量有关，多种色素综合作用使水果呈现出诱人的红、橙、黄、绿、蓝、紫等丰富色彩。同类水果的不同品种、不同成熟阶段，果实色泽均可能存在差异。虽然光照、温度等因素可在一定程度上影响果实颜色，但"变色"水果呈现的颜色主要由其遗传因素决定，品种选育是常用的改变果实遗传性状的途径。

果树育种目标一般包括改善果实品质和提高果实抗性两方面。果实品质包括外观品质（色泽、果型、大小）和内在品质（风味、质地、香味、功能物质等）；果实抗性包括抗非生物胁迫（如抗干旱、抗低温胁迫、抗高盐胁迫）、抗生物胁迫（如抗病、抗虫害），应对全球气候变化等。色泽调控只是果树育种关注的性状因素之一。农业生物品种选育的方法包括引种、系统育种、杂交育种、诱变育种等传统育种方法，以及转基因、基因编辑和分子标记辅助育种技术等分子育种方法。目前我国果树品种选育多采用传统方法。

至于消费者关注的转基因问题，我国政府对农业转基因生物安全评价、进口安全管理、标识和加工审批都设有严格的管理规定，以确保产品的安全性和消费者的知情权。

"变色"水果的营养价值更高吗

选择鲜食水果时，营养价值是消费者关注的重要因素。部分"变色"水果某种营养素含量较高，如：黑番茄中花青素、番茄红素及维生素C的含量均显著高于普通红番茄，脂肪含量也远高于普通番茄和苹果、橙等水果，且多为不饱和脂肪酸；黑桃的维生素C含量是其他桃品种的10倍，花青素含量也较高；红肉苹果的花青素含量远高于普通苹果，根皮素含量也明显增加。这些营养素的变化是"变色"水果吸引消费者的重要原因之一。

不少消费者认为，颜色越深的水果越有营养。事实未必如此。果实的营养价值是各种营养素营养价值的综合体现，不是由单一营养素的变化决定的。尽管"变色"水果中花青素（如黑桃、红肉苹果、黑番茄）等色素种类和含量发生较大变化，也不能绝对地认定其综合营养价值提升，需要经过详细对比、分析，才能进行评价。

此外，"变色"水果在"颜值"上得到更多青睐的同时，其价格往往也明显高于传统水果。因此，如需评价"变色"水果的综合价值，除营养价值外，价格、消费者自身的喜好也是非常重要的参考因素。**PM**

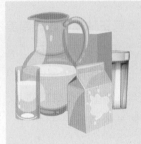

"小众奶"，顾名思义，是指与大众平时常喝的牛奶相比，受众相对较少，在市场上不是很常见的乳制品，如水牛奶、牦牛奶、羊奶、驴奶、骆驼奶等，也被称为特种奶。俗话说"物以稀为贵"，正因它们不常见，网上便出现了很多关于它们特殊营养优势的言论。比如：比普通牛奶营养素含量更高、口味更香醇，不易致过敏；其中含有特殊的功效成分，是某些地区的长寿"秘诀"；等等。这些"小众奶"有什么特色？我们该如何理性地选择乳制品？

"小众奶" 有何营养特色

华东理工大学食品科学与工程系教授　刘少伟

水牛奶

水牛奶是水牛产的奶，又被称为"乳中珍品"，价格高于普通牛奶。相关广告称其营养价值比牛奶高出几十倍，而且脂肪含量更低、更易被吸收。然而研究显示，水牛奶中一些营养素的含量虽然略高于牛奶，但并没有高出几十倍。也有文献表明，水牛奶的脂肪含量为 4%～6%，最高可达 7.59%，反而高于普通牛奶的脂肪含量（3%～4%）。不过，水牛奶中饱和脂肪酸和胆固醇比例较低，亚油酸比例较高，相比牛奶或许更适合需要控制膳食饱和脂肪酸摄入的人群，但对健康人群意义不大。水牛奶口感清甜，因此通常被用来制作姜撞奶、双皮奶等甜品。

羊奶

在特种奶中，我国只允许羊奶和牦牛奶用于生产婴幼儿奶粉。一些羊奶粉的商家由此宣称羊奶粉比牛奶粉更接近母乳。事实上，羊奶中的低聚糖含量确实比较丰富，中链脂肪酸、亚油酸和长链多不饱和脂肪酸含量高于牛奶，有利于婴幼儿的生长发育。但在婴幼儿配方奶粉的制作过程中，厂商会对羊奶或牛奶进行常规的"母乳化调整"，其中就包括调整原料中乳清蛋白和酪蛋白的比例，使其达到母乳中蛋白质的比例。也就是说，无论牛奶还是羊奶，其蛋白比例虽然更接近母乳，但最终都会被调整成接近母乳的状态，差异非常小，因此不存在羊奶粉更接近母乳的说法。

此外，由于鲜羊奶中缺乏叶酸及维生素 B_{12}，婴儿若仅以羊奶为食，易发生巨幼红细胞性贫血。如果婴儿无法进食母乳，又对牛奶过敏，家长可以选购添加了叶酸和维生素 B_{12} 的配方羊奶粉。

牦牛奶

牦牛生活在高寒、缺氧的自然条件下，这种环境赋予了牦牛奶蛋白质、脂肪、乳糖和矿物质含量较高的特性。牦牛奶脂肪含量高，是加工奶油制品的优质原料乳。牦牛奶的钙含量比普通牛奶高，但钾、镁、磷含量不如普通牛奶。牦牛奶呈淡黄色，有浓烈的膻味，故牦牛奶多被加工成奶粉销售。

驴奶

近年来，除驴奶粉外，液态驴奶也在市面上越来越常见。不少商家宣称，驴奶可以减肥，还具有延年益寿等功效。

其实，人们食用奶制品主要是为了获得两类营养素：一是钙，二是蛋白质。驴奶的蛋白质含量只有牛奶的一半，钙含量也只有牛奶的80%左右。从这方面看，驴奶并不比牛奶更好。人们认为驴奶可以减肥，主要是因为驴奶中的脂肪含量更低。但能否减肥关键在于每天总能量的消耗是否大于摄入，如果不控制其他食物的摄入，光靠喝驴奶减肥显然不靠谱。还有一些说法鼓吹驴奶可"强身健骨"、抗癌等，没有科学依据。

骆驼奶

骆驼奶的亚麻酸含量是牛奶的14倍，亚油酸含量是牛奶的5倍。有研究发现，饮用骆驼奶有助于调节血脂、血糖，但这些研究多以动物实验和体外实验为主，其在人体内的效果有待进一步证实，消费者应理性看待。

此外，β乳球蛋白是导致人体对牛奶过敏的主要过敏原，骆驼奶中基本不含β乳球蛋白，对牛奶过敏的人可以选择骆驼奶。

理性看待"小众奶"

首先，"小众奶"的品种五花八门，主打卖点是营养价值高，对特殊人群有特殊功效，一些商家还利用消费者专业知识不足，炮制出了诸多让人真假难辨的概念。其实，这些奶的营养素含量差异并不大，它们都能为人体提供优质蛋白质和钙，一般人群没有必要纠结该选择哪种。

其次，奶制品毕竟只是饮食的一部分，这些奶之间的差异对人体健康有什么影响，很难进行简单的比较。商家炒作某种奶"更有营养"，甚至某种奶"最好"，仅仅是断章取义的夸大宣传；经常喝某种奶可以长寿的说法，更是无稽之谈。无论是饮用牛奶还是"小众奶"，更重要的是与其他种类食物进行合理搭配，保证平衡膳食。

第三，作为消费者，除需关注食物中营养成分含量外，更需要关注它们的性价比。而"小众奶"由于奶源稀缺或加工工艺更复杂等因素，价格往往远高于普通牛奶。因此，从性价比的角度考量，选择牛奶足以满足营养需求。

值得注意的是，原料奶的营养素含量不等于加工产品的营养素含量。这是因为，原料奶在加工时，其所含的各种成分会经过调配进行标准化，成分含量和其理化性质都会相应改变。因此，判断各种加工乳制品中的营养素含量，还应以产品包装上的营养成分表为准。PM

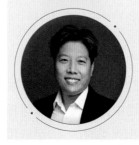

专家简介

刘少伟 华东理工大学生物工程学院食品科学与工程系副主任、教授、博士生导师，华东理工大学食品药品监管研究中心副主任，美国生物工程协会（IBE）会员，美国食品科学协会（IFT）会员，主要从事谷物制品、乳制品、功能性食品开发、食品安全风险评估及预警系统、食品加工技术、抗菌肽机理等研究。

葱、姜、蒜、椒是厨房常用调味料，被称为调味"四君子"。很多对吃颇为讲究的人将其与不同食材"配伍"，如：做鱼多放姜，烧肉用花椒，禽肉多加蒜，贝类多用葱，等等。四者之间有何差异？作为调味品使用，有必要那么讲究吗？

调味"四君子"，搭配不必太讲究

上海中医药大学副教授　孙丽红

"四君"性味，各有所长

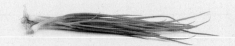

葱 葱叶、葱白、葱根须和葱花都是药食两用食材。中医学认为，葱性味辛平、甘温，具有祛风解表、通阳发汗、解毒消肿等作用。烹调贝类食物时放葱，可以增味提鲜；且贝类（如蚌、文蛤等）多偏寒性，葱可以缓解其寒性，减少此类食物所致腹泻、腹痛现象。

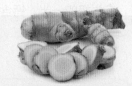

姜 中医学认为，生姜有温中散寒、发汗解毒、健胃止呕作用，可用于风寒感冒、胃寒呕吐等症，可解鱼、蟹之毒。水产类食材（如鱼、虾、蟹）多少有些腥味，且富含蛋白质，有些人对其过敏，食用后可能出现皮肤瘙痒、腹痛、呕吐、泄泻等。烹饪水产品时放些姜，既能缓解腥味，又能促进消化，有助于缓解或消除上述不适。蟹是寒性食物，人们在食用时常佐以生姜，是有道理的。体质偏寒、脾胃虚寒、饮食生冷易腹泻者，在烹调水产品时可以多放些姜。

蒜 大蒜可制成蒜粉、蒜泥、糖蒜、蒜油、蒜汁、蒜酱等各种食品，广受人们欢迎。中医学认为，大蒜具有杀虫、解毒、消积、行滞、健胃等功效，常用来治疗饮食积滞、泄泻、痈疖肿毒等。研究发现：大蒜对葡萄球菌、痢疾杆菌、霍乱弧菌、大肠埃希菌和真菌等有杀灭作用；大蒜可激活人体吞噬细胞，增强免疫功能；肉类中富含的 B 族维生素属于水溶性维生素，易通过尿液排出，大蒜中的大蒜素与肉中的硫胺素（维生素 B_1）结合，可生成稳定的蒜硫胺素，提高肉类营养素的利用率。此外，肉类脂肪含量高，而大蒜可解油腻。因此，烹饪肉类时可多放点蒜。大蒜味辛、性温，阴虚火旺、有眼疾和口腔溃疡者应少吃。

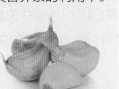

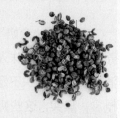

花椒 花椒是常用的香辛调料，也是一味中药，具有温胃止痛、祛湿杀虫的作用，可增强食欲，消除腥味。现代研究认为，花椒含有抑菌成分，有一定的抑菌防腐作用，还含有较多的黄酮类、多酚类等抗氧化成分。有些地方的居民在腌制肉类时会放花椒，其辛香味能渗透到肉中，且能防止腌肉变质。目赤、口苦、心烦、便秘等内热偏盛者应少用花椒。

烹饪调味，各有所好

从中医学角度来讲，葱、姜、蒜、椒都为辛温之品，虽各有偏重，但作为调味品使用，都有温中祛寒、解毒、提味、增进食欲等作用。烹饪水产品和肉类时，葱、姜、蒜、椒都可适当添加，无须过于刻板。大家可根据食材特点，结合自身口味及身体状况，适当选用调味"四君子"。**PM**

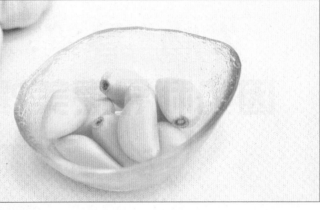

最近，一则新闻报道引发人们热议：一名老人轻信"生吃大蒜能杀菌消炎、根除幽门螺杆菌、增强免疫力"的说法，每天狂吃生大蒜，持续3个月后，胃镜复查结果显示其胃黏膜损伤反而更严重了。很多人感到纳闷：吃大蒜究竟有没有杀菌、抗感染的作用？

吃大蒜杀菌"不划算"

上海中医药大学附属龙华医院临床营养科主任医师　蔡 骏

大蒜的药用价值不等于吃大蒜的功效

现代研究证实，大蒜中的含硫化合物具有较强的抗菌消炎作用，对多种球菌、杆菌、真菌和病毒等微生物均有抑制和杀灭作用，其有效成分为大蒜素。于是，人们将大蒜素提纯，制成大蒜素口服胶囊、大蒜素注射液等，用于治疗深部真菌和细菌感染，如急慢性菌痢、肠炎、百日咳、肺部和消化道真菌感染等，不过其副作用相对较强。

既然大蒜可以被制成抗菌药物，那么日常饮食中多吃大蒜是不是就能杀菌、预防感染呢？其实，探讨任何有效成分的作用都不能抛开剂量。事实上，天然大蒜中只含有大蒜素的前身——蒜氨酸。当生大蒜被切碎、放置在空气中15分钟后，大蒜中的蒜氨酸在酶的作用下与氧气结合，才会产生极少量大蒜素，而医用大蒜素的制备和提取需要经过一系列复杂的化学步骤和工艺流程。

日常生活中，大蒜多数情况下仅作为调味剂，食用量较少，食用大蒜获取的大蒜素含量微乎其微，不能达到抗菌剂量，且大蒜素在烹调过程中的高温、高钠条件下会被破坏。因此，想通过食用大蒜发挥杀菌作用是不现实的。此外，目前尚没有研究发现大蒜素对幽门螺杆菌有抑制作用。

多食大蒜，得不偿失

大蒜具有较强的刺激性，尤其是生大蒜，不宜多吃，否则会刺激口腔及消化道黏膜，引起口舌灼痛、恶心、腹胀、腹痛，甚至导致消化道黏膜充血、糜烂和痔疮。从中医的角度看，大蒜性温，味辛，多吃易导致口舌生疮、目糊干涩、便秘等"上火"症状。

此外，大蒜非人人皆宜食用。阴虚火旺、重病虚弱有热、脾虚腹泻、目赤肿痛、口舌生疮者，消化道溃疡、肝病患者，以及过敏体质者，尤其应慎食大蒜。**PM**

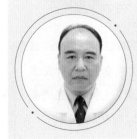

专家简介

蔡 骏《大众医学》专家顾问团成员，上海中医药大学附属龙华医院临床营养科主任、主任医师、教授，上海市中医药学会养生康复分会主任委员，上海市康复医学会营养康复专业委员会副主任委员，上海市食疗研究会膏方专业委员会副主任委员。擅长治疗甲状腺疾病、消化道肿瘤、糖尿病、血脂异常等，以及亚健康人群的中西医结合营养调治。

"发物"春笋，因势利导烹美馔

俗话说"食过春笋，才知春之味"，春天正是吃笋的好时节。民间有"春笋是发物"的说法，难道吃春笋会诱发疾病？春笋怎样吃才美味与健康？

✍ 上海中医药大学附属岳阳中西医结合医院营养科　姚迎叶　马莉（副主任医师）
菜肴制作　李纯静（营养师）

春笋营养，有利有弊

中医学认为，笋味甘，性凉，能利膈下气、清热化痰、通利二便。《本草纲目拾遗》说笋"利九窍，通血脉，化痰涎，消食胀"，经常食用可治疗饮食积滞、痰热内扰、二便不利等病症。从营养成分看，春笋有低脂肪、低碳水化合物、高膳食纤维和高钾低钠的特点，适合大多数高血压、高血糖、血脂异常及肥胖者食用。

因膳食纤维可增加粪便体积，促进胃肠蠕动，有利排便，故春笋还适合便秘者食用。但若空腹大量食用，春笋中质地较硬的不溶性膳食纤维易刺激肠胃，损伤黏膜和血管。

春笋中含有较多草酸，其味苦涩，如果食用前没有焯水处理，会使人产生舌麻、嘴涩、牙齿酸涩感。草酸还易与钙结合，形成不易溶解的草酸钙，影响人体对钙的吸收、利用。

四类人群，不宜多食

健康的饮食原则是均衡膳食，不论春笋如何鲜美，都不能过多食用，以下几类人群尤其不宜多食。

第一类，胃溃疡、胃出血、肠炎、肝硬化等消化系统疾病患者。笋中膳食纤维不易消化，素有胃肠道疾病者食用后易引起腹胀、腹痛等不适，甚至损伤胃肠道，导致出血。

第二类，尿路结石、痛风患者。草酸钙

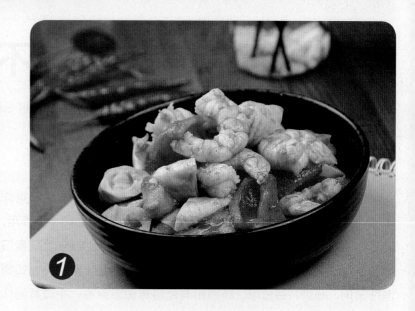

①

结石是最常见的肾结石类型，过量摄入草酸会增加尿路结石的发生风险。草酸增加还会影响尿酸排泄，诱发痛风。

第三类，骨质疏松症、佝偻病等患者。经常大量食用春笋会影响钙的吸收、利用，加重病情。

第四类，哮喘、过敏性鼻炎、荨麻疹等过敏性疾病患者。春季是很多过敏性疾病高发的时期，春笋也是一种易引起过敏的食物，容易过敏的人应谨慎食用。

春笋对上述人群来说是"发物"，但对"三高"、肥胖或便秘患者而言，有一定的食疗作用。因此，大家可通过合理烹饪和食用，尽可能发挥春笋的食疗属性，规避其"发物"属性。

①焯水去草酸。在烹调前，用开水烫煮春笋5分钟左右后捞出，以去除部分草酸。②空腹不吃笋。吃笋前，宜喝些温热的汤羹或其他细软食物，粗细搭配，呵护肠胃。

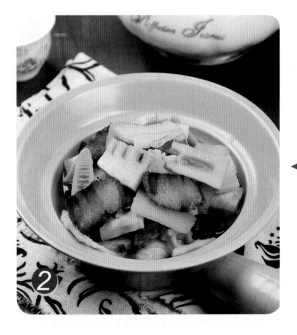

② 腌笃鲜

原料 咸猪肉、猪五花肉各100克，春笋80克，葱、姜少许，盐、鸡精、黄酒适量。

做法 将咸肉与鲜肉切块后分别焯水，用凉开水洗净；春笋去皮、焯水后切块；砂锅内加水，加入咸肉、鲜肉、葱、姜，大火烧开后，去浮沫，加入黄酒、春笋，大火烧开后改微火，煮2小时左右至肉酥烂；加盐、鸡精调味即可。

食疗功效 滋阴养血、健脾补肾，适合血虚、肾虚、食欲不佳者食用。猪肉甘咸，可补肾滋阴、益气养血；春笋甘、凉，可利膈下气、消食化积。二者相辅相成，补而不滞，疏而不损。但该菜肴脂肪含量较高，血脂异常者不宜多食。

① 春笋番茄虾

原料 虾仁、番茄各100克，春笋80克，葱、姜少许，糖、盐、生抽、黄酒、食用油适量。

做法 虾仁洗净后，用姜及黄酒腌制；春笋去皮、焯水后切块；虾仁入油锅炒至变色后盛出；番茄切块，入锅翻炒至酥软，下春笋、虾仁翻炒，加少许盐、糖、生抽，撒上葱末即可。

食疗功效 阴阳双补，适合阴阳两虚者食用。虾仁甘咸，性温，可补肾壮阳、滋阴息风；番茄酸甘，微寒，可生津止渴、健胃消食；佐以少量春笋可清热化痰。该菜肴整体清补结合、以补为主，外观色彩鲜艳，口感鲜嫩爽脆，是一道老少皆宜的春季佳肴。

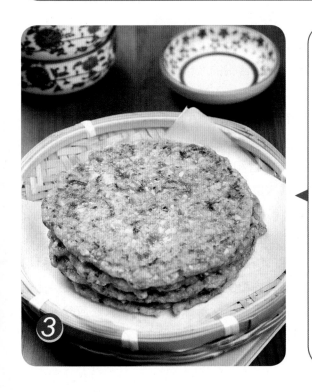

③ 农家笋饼

原料 春笋200克，红薯粉120克，豆腐、香菇、绿豆芽各100克，葱、蒜少许，蚝油、盐适量。

做法 春笋去皮、焯水后切碎；豆腐、绿豆芽、香菇分别洗净后切碎；上述食材加葱、蒜、盐、蚝油拌匀；红薯粉加水泡成红薯粉浆，倒入调味的食材中充分搅拌；揉搓按压成手掌大小的薄饼，在平底锅中煎至两面金黄即可。

食疗功效 清热生津、健脾理气，适合热病伤阴、脾虚气滞者食用。春笋有清热、理气、通便的功效；红薯则能益气生津、健脾补中、宽肠通便。二者相合，清热而不伤阴，补气而不碍气。另加绿豆芽清热，香菇健脾，豆腐清热生津、和中益气。该菜肴味美、香浓，是一道武夷山地区的农家特色美食。**PM**

净水机真的会导致儿童铅中毒吗

中认尚动（上海）检测技术有限公司工程师　张晓楠

此前一则新闻曾报道：两名儿童发生铅中毒，其母亲送检家中物品寻找原因，结果发现经家用净水机净化过的水铅含量比自来水高 15 倍。不少使用净水机的家长十分关注：净水机真的会导致儿童铅中毒吗？

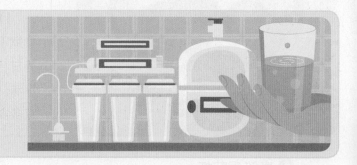

一般自来水或桶装水的铅含量很低，即使净水机出水的铅含量比自来水高 15 倍，但只要没有超过国家标准，是不会引发儿童铅中毒的。不过，由于净水机质量不符合标准或使用不当等造成二次污染的事件确实屡有发生。

净水机出水是否会铅超标，要从净水机的配件说起。净水机一般主要包括水龙头、连接自来水水管、电磁阀、过滤装置等配件，一些厂家为节约成本，使用含铅量超标的金属或劣质材料，可能直接污染水质。此外，过滤膜一般是纤维膜、活性炭、离子交换树脂等材质，但也有一些材料存在铅污染的可能。

选用净水机，注意这几点

首先，一定要选择质量达标的正规产品，最好查看产品说明书和检测证明。

其次，长时间不使用净水机时，应确保其内部干燥。这是因为，净水机内的零件与其中残留的水长时间接触，有可能发生电化学反应而促进铅的迁移。

第三，某些净水机制水较慢，因而配备蓄水桶。当长期使用的蓄水桶出现老化时，有害物质容易沉积，影响水质。因此，如果选择这种类型的净水机，要注意及时更换蓄水桶。

第四，要注意观察净水机出水有无异常，如是否出现异常颜色或浑浊，有无异物、异味，等等。

第五，应定期清洗净水机，去除水垢。虽然水垢对健康没有危害，但会使过滤效果"大打折扣"，影响出水水质，并造成净水装置效率降低甚至出现故障，缩短使用寿命，同时也会使能耗大大增加。

警惕生活中的铅污染源

其实，日常生活中有很多潜在的铅污染源，家长应提高警惕。含铅的涂料、汽车尾气、工业废气、二手烟、老旧的自来水管道、颜色艳丽的餐具等，是孩子接触铅的主要来源。平时常接触的许多电子设备也存在重金属危害隐患。比如：电视机、电脑等组装件的阴极射线管和印刷线路板中，所含的铅、铬、镉、汞等金属较高；手机的电池、数据传输线等含有汞和铬化物；等等。因此，有儿童的家庭对食物、饮用水、餐具和可能接触到的各类家电都应谨慎选择。由于儿童对隐患的防范意识比较低，家长需要格外关注所购买产品的材质和使用维护，排查儿童可能接触重金属的途径，尽可能排除隐患。此外，家长还应教导儿童形成良好的习惯，如注意手卫生，不啃咬金属、电线等物品，等等。**PM**

近年来，随着人们消费水平的提高和对健康的日益重视，一些由负离子纺织品制成的服装、床单、被罩、窗帘等成为养生保健产品中的"新星"。商家宣称：这种纺织品能向空气中释放出负离子，消除氧自由基对人体健康的多种危害，从而发挥多种保健功效。负离子纺织品真的有保健功效吗？是否值得选用？

负离子纺织品：

理论很圆满，实际难奏效

国家纺织制品质量监督检验中心研究员　王宝军

负离子究竟是什么

人们平常所说的负离子又称负氧离子，是指获得1个及以上电子、带负电荷的氧离子。空气的主要成分是氮气、氧气、二氧化碳，只有氧气和二氧化碳对电子有亲和力，而二氧化碳在空气中的含量很低（仅为0.03%），因此空气中的负离子绝大多数是负氧离子，是空气中的氧分子结合自由电子后形成的。在大自然中，大气受紫外线、宇宙射线、风暴、土壤和空气射线等因素的影响，瀑布的冲击，森林的树木尖端放电及植物光合作用形成的光电效应等，都能使空气电离或水分子裂解，形成负氧离子。因此，负离子在自然中广泛存在。

负离子对健康有什么作用

有研究发现，人体内正、负离子的相对平衡对细胞物质转运和新陈代谢起着关键作用，能使人保持健康状态，远离疾病。正常情况下，空气中负离子和正离子的比率应保持相当，以维持平衡。随着人类活动的增加和工业化对环境的污染，空气中的离子平衡遭到破坏，负离子减少，正离子增加，对人体健康产生了一定的不利影响。因此，空气中的负离子浓度是空气质量好坏的标志之一。世界卫生组织规定，当空气中负离子浓度达到 1000～1500 个 / 立方厘米时，才能称之为清新空气；负离子浓度大于 5000 个 / 立方厘米，会对人体起到有益作用。在空气负离子含量高的地方，如林中、海滨、河边，或在雷雨后，人们常会感到空气清新，身心愉悦。研究发现，富含负离子的环境可减少二手烟危害、有益呼吸系统健康、改善睡眠、降低血液黏稠度等，有"维他氧""空气维生素"等美称。

负离子纺织品能增加空气中的负离子吗

负离子不稳定，很容易消失，只有不间断地产生，才能保持空气中较高的负离子浓度。

负离子纺织品主要通过在纤维或织物中添加某些成分发挥作用。只有当这些负离子纺织品自身相互摩擦或与外界物品摩擦时，才会产生负离子。

检测显示，这类纺织品单个产品所产生的负离子基本在 1000 个 / 立方厘米以下，最高不超过 1500 个 / 立方厘米。但这仅在理论上成立，其在实际使用中能发挥的作用微乎其微。这是因为，目前对市场上的负离子功能纺织产品，主要采用空气离子测量仪结合人工手搓的方式进行测试，即先用手搓动纺织品一定时间，然后将试样靠近离子测量仪的测量端口进行读数。也就是说，实际穿着负离子服装时，如果不运动，就不会产生负离子，而床单、窗帘等在使用中很少产生摩擦，自然也就难以产生负离子。即使穿着负离子服装进行剧烈运动，服装产生的负离子也仅在其表面附近，不能显著提升空气中的负离子浓度，基本不会进入人体呼吸道。

因此，与其通过负离子纺织品补充负离子，不如多去公园绿地、郊外等户外环境呼吸新鲜空气。**PM**

妻子备孕，
丈夫饮食四项注意

上海交通大学医学院附属国际和平妇幼保健院辅助生殖科副主任医师　吴正冰

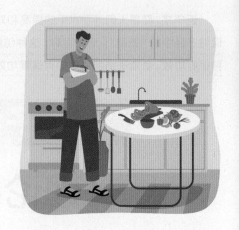

备孕不仅是女方的事，男方亦责任重大，较高的精液质量能促进女方受孕，有助于优生优育。饮食因素对精液质量的影响不可低估，健康膳食对提高男性精子浓度、精子总数和精子前向运动率等指标有积极意义。那么，妻子备孕，丈夫在平衡膳食的基础上还应特别注意哪些问题呢？

① 谷类不能少

精浆果糖是精子活动能量的主要来源，其含量降低会引起精子活力不足，甚至可能导致不育。研究发现，谷类食品摄入过少会导致男性精液中精浆果糖含量低于正常。

生活中，一些男性为了减肥，经常不吃主食，谷类食物摄入较少，精浆果糖含量偏低。实际上，妻子备孕，丈夫也要注意饮食平衡，"主食不能少"。《中国居民膳食指南（2016）》推荐，成年人每天应摄入谷类50～150克。

② 适当多吃海产品

锌是人体重要的微量元素，参与精子的生成、成熟、获能及顶体反应过程，具有抗氧化作用，可使精子拥有良好的活动力。研究发现，精液中的锌与精子密度、活力和数量均有密切联系，对精子质量影响较大。

一些男性因个人喜好或其他原因（如体检发现血尿酸升高，担心患痛风等）而不吃海产品。其实，海产品中锌含量丰富，是"补锌"佳品。妻子备孕期间，丈夫应适当吃些海产品；因患病等原因不宜吃海产品的，可适当多吃些其他含锌量较高的食品，如牛肉和坚果等。

③ 限制高脂食品

精子的发生、发育需要适宜的内分泌环境，高脂饮食会对男性的生殖内分泌产生负面影响，导致精子质量下降，影响精子与卵子结合的能力，影响女性受孕。长期高脂饮食引起的超重、肥胖也会对精子质量产生负面影响。因此，在妻子备孕过程中，丈夫要限制高脂食物的摄入。

④ 多吃新鲜蔬果

新鲜蔬菜和水果中富含的维生素C、维生素A、β胡萝卜素和多酚等成分，具有较强的抗氧化活性，能保护精子免受氧化应激损伤；蔬菜和水果中的叶酸、纤维素等，也对提高精液质量有益。妻子备孕，丈夫要多吃新鲜的蔬菜和水果，争取做到"顿顿有蔬菜，天天吃水果"。 PM

特别提醒 妻子备孕，丈夫要做到饮食平衡，营养全面。因患某种疾病而需要"忌口"者，应向医生、营养师咨询，保证营养充足、均衡。

此外，还要避免吸烟、饮酒、熬夜、久坐、经常洗桑拿或坐热水浴等不良生活习惯，学会自我调整，避免心理压力过大。

> 一句"洗洗更健康"的广告语曾经误导了很多人，除女性外，一些男性也会经常使用各种洗液或喷剂。在门诊，我们时常会遇到因使用洗液或喷剂而导致龟头包皮炎、阴囊皮肤过敏或瘙痒、阴囊湿疹等疾病的男性患者。

"男科洗液"，
莫入"洗洗更健康"陷阱

中山大学附属第一医院男科　周明宽　涂响安（教授）

"男科洗液"，洗不来健康

目前，市场上各种"消字号""妆字号"的男科洗液或喷剂琳琅满目，一些产品的主要有效成分是高锰酸钾、醋酸氯己定等，一些产品的成分则是各种植物提取制剂等，均"强调"抗菌、杀菌能力。

高锰酸钾是一种强氧化剂，具有杀菌作用。例如，0.02%的高锰酸钾溶液是一种临床上常用的消毒剂，可用于皮肤消毒、肛肠手术后坐浴等，具有一定的抗感染作用，但若使用不当，可导致皮肤瘙痒、烧灼感等问题。醋酸氯己定也用于皮肤消毒，具有一定的杀菌效果。植物提取制剂则相对复杂，其有效成分和有效性不一定很明确。

正常情况下，人体皮肤表面存在着大量微生物，维持着皮肤的健康和屏障功能。长期使用洗液或喷剂可能会破坏局部皮肤菌群的平衡和稳定，使皮肤容易受病原体的攻击而造成感染。同时，生殖器部位皮肤较为薄嫩，一些洗液含有刺激性成分，长期接触可引起皮肤瘙痒、湿疹等。

短期试用，查明病因

男性不宜将男科洗液作为日常清洁生殖器部位的用品。生殖器局部出现轻微瘙痒、异味时，可通过正规渠道购买合格的洗液短期试用。使用后，如果症状未改善或加重，要及时停用，尽快到医院就诊。

如果生殖器局部有明显瘙痒、异味，甚至疼痛，患者应到正规医院进行诊治，不宜自行购买"男科洗液"清洗，以免延误病情或干扰医生的检查和判断。

注意生活细节，维护"私处"健康

日常生活中，生殖器局部偶尔出现不适在所难免，无须过于担心。注意以下生活细节，可减少此类现象的发生。

● **避免久坐**　"二郎腿坐姿"、长时间坐在软沙发上等习惯，都不利于保持生殖器部位干爽，易导致局部潮湿、瘙痒。因此，应避免久坐，定时站起来活动活动，这样既能起到"局部通风"的效果，又能促进身体血液循环。

● **穿合适的衣物**　日常穿宽松透气的衣服，避免穿紧身牛仔裤或透气性差的裤子；内裤以棉质为好，应每天更换清洗。

● **注意局部卫生**　应每日清洗会阴部，以温水淋浴为佳。要注意将包皮翻起，彻底清除可能存在的包皮垢。包皮过长或包茎者，必要时可选择手术治疗，以除"后患"。**PM**

说到女性的"好朋友"，大家总是首先想到每月拜访的"月经"，却忽略了每天陪伴的"白带"。白带由阴道黏膜渗出液、宫颈管及子宫内膜腺体分泌液、脱落上皮细胞、各种微生物及其代谢物等混合而成，正常情况下比较"友好"，偶尔也会出现异常，"令人厌烦"。

女性必不可少的朋友——白带

浙江大学医学院附属妇产科医院妇科　徐嘉聆　李娟清（主任医师）

认识不同时期的白带

● **儿童期**　8岁以下的女孩一般无白带。部分刚出生的女宝宝受母体雌激素的影响，会出现少量白带，甚至血性分泌物，通常几天后就会消失。

● **青春期**　随着性腺轴的逐步发育，少女们出现了"白带"和"月经"。每到排卵期，白带量逐渐增多，变得稀薄、透明、易拉丝；排卵后，受孕激素影响，白带量逐渐减少，颜色变白，质地变得黏稠。在这个阶段，女性性腺轴并未完全发育成熟，有些女孩偶尔会发现白带中有血丝，这是正常现象。但如果该现象长期存在，则应及时就诊。

● **育龄期**　此阶段女性的白带特点与青春期类似。不同的是，当出现性冲动或发生性行为时，白带为白色或透明状液体，量远远大于平时。这是因为性兴奋时，前庭大腺会分泌大量黏液。另外，女性怀孕后，白带量也会增多，一般无色、无异味。

● **绝经后**　随着卵巢功能减退，女性告别月经，白带量也逐渐减少，直至消失。若白带这位"朋友"走后复又拜访，那就要引起警惕了。

识别异常白带，一生的"功课"

许多疾病会导致白带改变，将它变成令人厌恶的样子来向我们发出警告。

一些白带"吐泡泡"，典型表现为稀薄脓性、黄绿色、泡沫状，有臭味，患者有外阴瘙痒或灼热。针对这种情况，首先考虑滴虫性阴道炎，若确诊，性伴侣需要同时治疗。

一些白带呈豆腐渣样，常与假丝酵母菌大量繁殖引起的假丝酵母菌外阴阴道炎（也称真菌性阴道炎）有关。大部分女性通过局部或全身短疗程抗真菌治疗后可痊愈，部分女性可反复发作。少数女性的豆腐渣样白带可能是细胞溶解性阴道病所致，其症状与真菌性阴道炎相似，但阴道pH值低于正常值，治疗方法主要是纠正过低的pH值。

一些白带有鱼腥味，量多、质匀、稀薄，性生活后加重，可能为细菌性阴道病所致。它的名字里虽有"细菌"二字，但并不是细菌感染，而是阴道菌群失调引起的。实验室检查提示白带线索细胞阳性或加德纳菌阳性、胺实验阳性，抗厌氧菌药物治疗可帮助阴道内环境恢复平衡。

一些白带色黄、脓性，有异味，患者伴外阴灼烧感、性交痛，可能与需氧菌性阴道炎有关，一般通过抗菌药物治疗、恢复阴道微生态等手段可治愈。另外，淋病奈瑟菌阴道炎、急性宫颈炎、宫腔积脓或阴道内异物残留等疾病也可导致脓性白带，患者需要至医院检查，明确病因，对症治疗。

日常生活中，女性朋友们应养成良好的习惯，如保持外阴清洁，穿着宽松透气的内裤并及时更换，性生活时使用避孕套，定期进行妇科检查，等等。在这些保护措施下，想必这位女性不可或缺的"朋友"定能健康陪伴。**PM**

葡萄胎：
妊娠路上的"不速之客"

上海交通大学附属第一人民医院
妇产临床中心　俞思慧　张稼闻　邬素芳（主任医师）

┤ 生活实例 ├

杨女士结婚半年，婚后一直积极备孕。最近月经迟迟不来，还出现了类似孕吐的症状，她赶紧用验孕棒自测，看见了"两条杠"，夫妻二人满心欢喜。然而，就医后的人绒毛膜促性腺激素（HCG）检测和腹部超声检查结果却让她大吃一惊：杨女士并未怀孕，而是患了"葡萄胎"，需要立即进行清宫术。这一消息犹如晴天霹雳，杨女士满腹疑云：什么是"葡萄胎"？早孕试纸明明显示"两条杠"，怎么却没怀孕？清宫术后，再次备孕有哪些注意事项？

葡萄胎从何而来

妊娠滋养细胞疾病是一组来源于胎盘滋养细胞的疾病，与异常妊娠相关，可分为葡萄胎、侵蚀性葡萄胎、绒毛膜癌等。其中，葡萄胎是因妊娠后胎盘绒毛滋养细胞增生、间质水肿，形成了大小不一的水泡，相连成串，形如葡萄而得名。葡萄胎的发生与营养状况、遗传、病毒感染、免疫等因素有关。流行病学调查显示，我国平均每1000次妊娠中有0.78次是葡萄胎，以40岁以上和20岁以下的女性多见。另外，有葡萄胎病史、流产史和不孕史者，也是高危人群。

葡萄胎与正常怀孕有何不同

与正常妊娠相比，葡萄胎患者一般有如下表现：

● **阴道流血**　停经后阴道流血是葡萄胎最常见的症状，患者通常在停经8～12周出现不规则阴道流血，反复发作且逐渐增多。葡萄胎组织有时可自行排出，排出前和排出时常伴大量流血。如果反复阴道流血未得到及时治疗，可造成继发感染和贫血。

● **异常"孕吐"**　正常情况下，由于体内HCG增多和胃肠功能紊乱，一些妇女会在怀孕早期出现恶心、呕吐和厌恶油腻等早孕反应，症状的严重程度和持续时间因人而异，一般在孕6周左右出现，8～10周达到高峰，孕12周左右消失。而葡萄胎引起的"孕吐"多发生于子宫异常增大和HCG水平异常升高者，出现时间常较正常妊娠早，症状严重，且持续时间长。

● **子宫异常增大、变软**　半数以上葡萄胎患者的子宫大于相应孕周子宫，且质地变软。不过，由于大部分患者在病变早期得以明确诊断，故此现象已少见。

此外，部分患者可出现甲亢、腹痛、卵巢黄素化囊肿等表现。葡萄胎易与先兆流产、瘢痕妊娠和双胎妊娠等混淆，超声检查可明确诊断。部分葡萄胎可能演变为侵蚀性葡萄胎或绒毛膜癌，若转移至肺部，可导致咳嗽、咯血等症状。

清宫后，定期随访别大意

一经确诊，患者应及时接受清宫术，治疗后仍不可掉以轻心，需要定期随访。

①定期检测HCG。清宫后每周检测1次血HCG，直至连续3次阴性；之后每月复查1次，共6次；随后每2个月复查1次，共3次。②行影像学检查。包括妇科超声检查，胸部X线或CT检查。③观察症状、体征。如月经是否规则，有无异常阴道流血、咳嗽、咯血等症状。

随访期间，葡萄胎患者应采取可靠的避孕措施，首选避孕套，也可以使用口服避孕药，为避免子宫穿孔或混淆子宫出血的原因，一般不宜使用宫内节育器。侵蚀性葡萄胎或绒毛膜癌极少发生于HCG自然转阴后；治疗6个月后，HCG已降至阴性者可以怀孕。**PM**

现在，越来越多的人关注健康，热衷于健身。很多上班族往往到了晚上才能自由支配时间，"夜跑""夜间健身房"应运而生。有人认为，夜间运动是现代人工作之余强身健体的有利方式；也有人认为，睡前高强度健身是有损心脏健康的"自杀式健身"。夜间健身，是健身还是伤身？

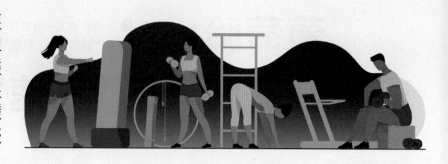

夜间健身，是否伤身

复旦大学附属中山医院心内科　陈佳慧　程蕾蕾（主任医师）

夜间健身有优点

● **契合生活节奏**　古人虽云"日出而作，日落而息"，但夜间健身因契合现代人的生活节奏而大受欢迎。人们白天通常忙于工作、学习，在处理好一天的事务后才有时间全身心地投入到运动中。这时健身有利于释放一天的疲惫与压力，放松心情，缓解压力。

● **减少紫外线损伤**　对于户外健身爱好者而言，与白天运动相比，夜间健身可在一定程度上减少紫外线对皮肤的损伤。

● **适合较高强度训练**　研究发现，人体核心温度在晚上六七点钟较高，在适宜范围内的体温升高可提高神经传导速度，增强肌肉及肌腱的柔韧性和收缩性，相较于晨起适合做低强度的有氧运动，夜晚健身更适合进行较高强度的有氧运动和力量训练。因此，需要增肌、提升速度者可以考虑夜间运动。

安全健身四注意

需要注意的是，夜间健身并非人人皆宜。习惯于夜间运动者需注意以下几点，做到安全健身。

● **注意保暖**　在昼夜温差较大的季节，夜晚健身时容易出现运动时酣畅淋漓，运动后体温下降的情况。汗液蒸发会带走热量，此时需注意保暖，避免感冒。

● **避免空腹运动或"吃完就动"**　晚饭前空腹运动易使运动状态不佳，甚至引起低血糖，而刚吃完晚餐就运动容易导致腹部不适。为提高运动效果，避免"吃完就动"的不适感，运动时间宜选择在饭后1~2小时。

● **不宜"累上加累"**　如果前一天熬夜了，或白天工作已经非常疲劳，则夜间不宜再进行高强度锻炼。否则，身体不仅得不到足够休息，还可能导致损伤，甚至有猝死可能。如果运动量过大或高强度运动后立即就寝，大脑处于高度兴奋状态，容易影响睡眠质量，导致失眠、多梦。

● **户外运动须注意安全**　夜间在户外运动时，视野相对较差，需要注意避免外伤。很多人喜欢在户外运动时戴着耳机听音乐，更要格外注意安全。在路况不明、车流量大的地方，要避免快跑或冲刺；可以在身上、运动装备上贴上反光贴，以明示过往车辆。 **PM**

专家提醒

"最佳"健身时间不可片面定论。想要安全健身并达到训练目的，关键在于选择适合自己的运动时间、运动项目及运动强度，运动前充分热身，运动后适当拉伸，并做到循序渐进、持之以恒。

很多人只知道骨质疏松症是"中老年人的事"，却不知道大部分骨质疏松症患者在小时候就没有一副足够健康的骨骼。在儿童期和青春期，人体骨骼大小和密度不断增长；对大多数人来说，骨量在 20 多岁时达到顶峰，意味着骨骼达到最大强度和密度，其后便开始"走下坡路"。儿童期是人体骨矿物沉积最多、骨密度增加最快的阶段，这一阶段骨骼的"质量"如何，对骨密度峰值及将来骨质疏松的发生情况都会产生重要影响。

健骨应从娃娃抓起，合理营养和适当运动是两大法宝。

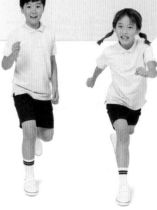

健骨，从娃娃抓起

△ 复旦大学附属华山医院运动医学科　万 方　陈世益（教授）

❶ 合理营养

孩子在生长发育过程中，要注意合理营养、饮食平衡，每天需要摄入足量富含钙和维生素 D 的食物，如牛奶和奶制品、动物肝脏、蛋黄、海产品、豆类等，以保证骨骼健康。

❷ 鼓励孩子动起来

儿童参加体育运动，不仅是为了提高运动能力或减肥，更重要的是为了健骨。骨的生长发育与外界应力刺激密切相关。通过运动，肌肉和骨骼会变得更强壮。研究显示，参加体育运动的儿童青少年骨骼强度较不参加体育运动者更强，从儿童期开始运动要比成年后开始运动对骨骼的正面影响更明显。

目前，儿童青少年中普遍存在缺乏运动的问题。家长不要担心孩子运动天赋不高或运动水平不好，重要的是帮助孩子养成良好的运动习惯，让孩子"少花时间坐着，多花时间动着"。研究表明：无论孩子运动水平如何，只要"动起来"参与运动，就对其骨骼发育有益。

父母的言行往往会被孩子所"模仿"。父母要给孩子做好榜样，自身积极参与体育运动，带动和激发孩子的运动兴趣。家长可根据孩子的兴趣、天赋，结合家里或学校配套的设施情况，为孩子选择适合的运动项目。可先尝试孩子感兴趣的运动；不必拘泥于单种运动，可多种运动轮流进行；鼓励孩子参加集体运动，因为集体运动形式多样，可让运动变得更有趣，孩子通过集体运动结交更多小伙伴，能拓展眼界、愉悦身心，提高运动的积极性。

❸ 健骨运动有哪些

世界卫生组织就儿童和青少年体力活动提出以下建议：一周中，平均每天至少进行 60 分钟中等至较高强度的身体活动，以有氧运动为主；一周中至少有三天进行较高强度有氧运动，以及增强肌肉和骨骼的运动；限制静坐少动的时间，特别是要少玩手机、平板电脑等。

按照对身体的冲击程度，通常可把体育运动分成下列三组。

高冲击运动	足球、篮球、体操、田径、柔道、空手道、力量训练等
中冲击运动	乒乓球、羽毛球、网球、慢跑、跳舞、滑冰、滑板等
低冲击运动	骑自行车、游泳等

研究表明，高、中冲击运动对骨量和骨密度起到的正面影响远高于低冲击运动。**PM**

当今社会，与不断内卷相伴而生的"废物"现象逐渐蔓延。在各大网络社交平台上，"我就是个废物"相关话题热度居高不下，"985废物引进计划"讨论组每天都有数十万人分享自己的"废物"经历。

与其自称"废物"，不如自我关怀

华东师范大学心理与认知科学学院　沈瑶瑶　黄韬冰　孟　慧（教授）

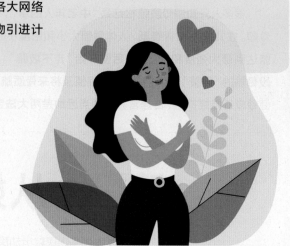

为什么越来越多的人自称"废物"

在我们的文化背景下，"严以律己，宽以待人"是公认的为人处世原则。如果将其应用至生活的各个方面，就难免使人们倾向于对自己过于苛责。无独有偶，西方文化背景下的研究也发现，人们对他人比对自己更加宽容和关怀。这种普适的"严以律己"准则，使身处压力大、节奏快的现代社会中的每一个人，都或多或少地感受到应对学习、工作，乃至生活的力不从心。

很多人在学习、工作过程中，由于竞争激烈或自身能力的局限，没有达到预期目标或不得不放弃某些更远大的目标。而事实上，对自己最严苛的人，往往是自己。那些在别人看来无伤大雅的小过失，对自己而言却是那么难以饶恕。懊恼、愤怒、内疚，种种负性情绪席卷而来，最终化为一句："我就是个废物。"

有些人则是在面对挑战时采取拒绝的防御性策略，主动放弃突破和进步，以规避风险。比如，认为自己努力的结果很可能是失败，不如干脆"躺平"，自嘲"废物"可以为过失或不思进取寻求开脱，避免他人的苛责。

自称"废物"的人大多不是"废物"

很多在网络上标榜自己是"废物"的人，在他人眼中往往不是真正的废物。相反，他们大多就读于名校，

有稳定的工作，在普世观念里甚至算是精英人士。这些曾有一定成就、对自我价值判断较高的人更容易制定较远大的目标，而当他们出于种种原因未能达成或放弃目标时，更容易产生自责、愧疚、懊悔，甚至自我厌弃感和无价值感。不少学者总结了判断"废物"的十大标准：犹豫不决、拖延、三分钟热度、害怕被拒绝、自我设限、逃避现实、总找借口、恐惧、拒绝学习、不负责任。不少自称"废物"的人并没有这些特质，无论是自我厌弃还是自嘲、自谦，他们都对自己十分负责，只是心有不甘，并不是真正意义上的"废物"。

自称"废物"能让自己好过一些吗

自称"废物"如果应用得当，不失为一种减压方式。这种自嘲式的否定可以降低自己和他人的预期，由此获得心理上的宽慰。这并不意味着面对具有风险的事情时都打退堂鼓，彻底"躺平"，而是强调看淡结果，放下得失心，减轻心理负担。

然而，对于那些逃避现实、不思进取、不负责任的人而言，毫不作为不仅会让自己的生活状况每况愈下，还可能给周围的人带来困扰。直面自身的不足是好事，但全盘否定自己存在的价值则可能引发新的问题。一项研究发现，有严重抑郁症并经历过创伤的成年人中，无价值感与自杀企图明显相关。

自我关怀，从自我厌弃中解救自己

自称"废物"的人该如何缓解这种负面心理呢？

首先，如果存在拖延、三分钟热度、自我设限、逃避现实、拒绝学习、不负责任等情况，应提醒自己积极改善。

其次，如果只是暂时性的状态低迷，不妨尝试自我关怀。自我关怀是美国心理学家克里斯汀·内夫在积极心理学发展背景下提出的一种积极的自我认知态度，能保护个体远离自我批评的影响。在别人犯错的时候，大都对其能够理解，可一旦自己没有做好一件事，则会陷入长久的自责和自我否定中。该理论认为，自我关怀就是像关怀他人那样关怀自己，对自己遭遇的苦难予以觉察和接纳，以包容的态度对待自己，简单地说，就是"对自己好一点"。

自我关怀包括善待自己、共通人性和静观当下三个部分。

❶ 善待自己

在遇到问题和不幸时善待和理解自己，而不是冷酷地批评自己。譬如，当自己弄丢了一本书时，先别责备自己"为什么总是这么粗心"，而是想想，如果朋友遇到同样情况时，你会对他说什么。可能会说："你当时很忙，确实难免有疏漏""你当时身体不适，这也是难免的"；等等。感觉糟糕时，要像安慰别人一样安慰自己。

❷ 共通人性

将自己的不幸遭遇看作是人人都会经历的不幸事件中的一个，时刻铭记"人无完人""家家有本难念的经""人有悲欢离合"等。这个世界上不是只有自己有种种缺点和不幸，相反，不完美才是人类的共性和人生的常态。"不是只有我自己"的认识，能帮助人们停止一遍遍的自我苛责，并产生对所有身处困境和不幸的人的善意，其中自然也包括自己。

❸ 静观当下

用客观的视角来看待自己的痛苦经历，而不是过度沉溺于负性情绪。例如，自己此刻的情绪是内疚还是懊恼？这种情绪有多强烈？它是因何而起的……从客观的视角看待自己的情绪，而不是被这些负性情绪裹挟，这样才能理解自己的情绪和感受，进而更好地应对。

自我关怀大有益处

将平时劝慰别人时才会想到的话语和做法应用在自己身上，不仅可以消除坏情绪，缓解抑郁、焦虑，还能提升幸福感和情绪管理能力。但也有人质疑：自我关怀会不会使自己堕落？

针对这一问题，美国加州大学伯克利分校的研究者开展了一系列实验。结果发现，进行自我关怀的人更相信自己的某些能力并不是天生注定的，而是能随着学习和练习不断提升的。自我关怀不会让人日趋放纵，反而能使人更加上进。这是因为，自我关怀是一种更深层次的对于健康和快乐的渴望，能帮助人解决当前的问题，看重更加长远的幸福，不断挖掘自身的潜能。

自我关怀不仅能让人与自己和谐相处，还能让人积极融入集体或社会中。人的自我关怀水平越高，就越有可能维护与他人的良好关系，会以他人利益为重，甚至愿意付出一定代价帮助他人。

三件小事，提升自我关怀能力

关怀自己是一种需要慢慢培养的能力，平时不妨试试以下三件事。最开始尝试时可能会不太习惯，或者不能掌握其中的奥妙，但每次尝试都是一次对自己的抚慰和呵护。

❶ 拥抱自己

在难过、伤心、不如意的时候，给自己一个温暖的拥抱，并温柔地抚摸自己的脸颊和双臂。

❷ 练习"留意"

找个舒服的地方坐下，闭上眼睛，全身放松，留意脑海中闪过的一切，在心里简单地记录下来。

❸ 给自己写信

构思一个自己的虚拟朋友或亲人、爱人，他会包容你的所有不足，并且无条件地关注你、爱护你。以这个人的视角，针对自己身上的不足写一封信。过一段时间再读一遍，体会信中传达的包容和关怀。PM

扫描二维码，立即收听

抑郁低龄化，并非少年强说愁

○ 黄蔷薇 杨天奇

生活实例

中学生小丁中考前被诊断为抑郁症。在他5岁时，父母离异，小丁跟随母亲生活。母亲收入不菲，对孩子得病百思不解："我从没有委屈过孩子，总是尽量给他创造良好的生活和学习环境，他怎么还得了这样的毛病？他有什么好忧愁的呢？"

中学生小宋已在接受抗抑郁治疗。被确诊为抑郁症之前，他被同班同学孤立、排挤，没睡过一个好觉，整天恍恍惚惚，感觉自己要"废了"。他说："我和父母讲了也没用，他们总让我别想那么多，别理那些同学，把心思放学习上。"直到小宋不想去上学，父母才意识到问题的严重性。

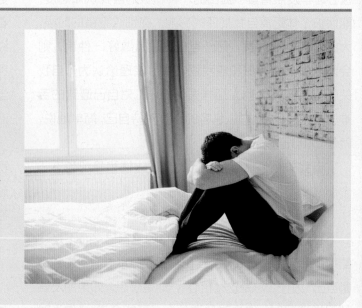

青少年精神心理问题近年来频发，但不少家长对此不以为意，认为现在的孩子太过娇气脆弱，无病呻吟。事实上，中国科学院心理研究所发布的《中国国民心理健康发展报告（2019—2020）》显示，2020年，我国青少年抑郁检出率高达24.6%，其中重度抑郁检出率为7.4%。

对于"抑郁"一词，青少年明显比家长接纳度更高。就笔者感受而言，青少年来访者的开场白通常是："老师，我觉得我得抑郁症了。"然而事实上，他们大多数受困于不同程度的抑郁情绪，并非"抑郁症"。

而在与家长的沟通中，笔者通常需要用"心情不好""情绪低落""感觉没劲"之类的描述，替代绝大多数家长难以面对的"抑郁"一词。家长之所以对此避而不谈、闪烁其词，除了心存一定的"病耻感"之外，还因为的确不得其解：自己的孩子可以说是在关爱有加、丰衣足食的环境中长大，哪儿来的那么多烦恼和苦闷呢？……都是作出来的，整天胡思乱想，真是吃不消！

或许，抛开家长自己的成长经验，才能真正试着从孩子的角度来凝视他们敏感而复杂的内心世界。

家庭因素，影响青少年"自我同一性"形成

为了走进孩子的内心世界，我们需要了解一个与青春期密不可分的概念——"自我同一性"。这是个体关于"我是谁"的思考，其发展与个人、家庭、社会的多个层面均有关。自我同一性危机是产生抑郁心

理的重要原因,自我同一性发展越落后的青少年,越容易表现出焦虑、抑郁、社交退缩等情绪和行为。

青春期的孩子在整合自我内心世界的过程中,逐渐勾勒出自身的内在形象,开始确定自己的未来目标,并且为之努力。在此阶段,亲子关系、同伴关系、师生关系、学业表现、个性特征、容貌体形、潮流文化等,都会影响自我同一性的形成,其中家庭因素尤为重要。在笔者实际工作处理的个案中,青少年首次抑郁多发于初二年级前后,亦往往绕不开家庭因素。一项涉及上海市7个区34个中学4536名在校中学生的调查显示,父母关系不和、母子冲突和父子冲突,都严重影响着中学生的心理健康。

青少年抑郁,并非青春期叛逆

很多家长将孩子的抑郁表现单纯理解为青春期的叛逆。事实上,两者并不相同。青春期是处于儿童和成人之间的过渡时期,随着年龄的增长,生活范围和活动内容逐渐复杂,青少年比儿童更具独立性与自主性,自我意识增强,能决定自己"做什么""怎么做",但在许多方面,尤其是物质生活上,仍需依赖父母,并未完全独立。一方面,他们具有独立性、自制力及成人感;另一方面,他们又颇为依赖、冲动和幼稚。从法律角度而言,他们尚不能为自身所有行为负责。

青春期的孩子在生活中表现为:希望拥有隐私权,不喜欢他人随意介入生活;具有强烈的自我独立意识,渴望被视为有能力自立自主的人;热衷表达自己的观点,会批评、反抗传统与权威;认同朋友,愿与同辈交往;对异性感兴趣,开始结交异性朋友。因此,在父母看来,这一阶段的孩子不容易相处;"爱闹别扭""不懂他们想什么""总顶嘴""叛逆",是父母常有的抱怨。

尽管叛逆与抑郁表现确有重合,但抑郁往往是个体指向内部的自我攻击,主要表现为对自我价值的否定和怀疑、对自身的无力感、长时间的情绪低落、兴趣丧失、注意力不集中等,而叛逆则更多表现为指向外部的攻击和愤怒。叛逆的青少年内心非常有力量,抑郁者则处于生命力的低谷,二者截然不同。

如何帮助青少年走出抑郁阴霾

首先,家长应接纳青少年的感受,建立平等和谐的亲子关系,营造良好的家庭氛围。承认孩子正在经历的困扰和痛苦,可在很大程度上让他感到被理解,被支持。即使他的忧愁在你看来十分没必要,也不宜有"别想这么多,坚强些,没什么大不了"之类的劝说。在陷入抑郁的青少年听来,这些劝说和你指责他"无病呻吟"并无区别。

第二,鼓励孩子建立并维系人际联结。受抑郁所困的青少年会表现出不同程度的社交退缩,他们很可能会减少与朋友的联系,也会减少参加以往喜欢的活动,但孤立的状态会令情况变得更糟糕。家长要尽可能鼓励孩子与外界交流沟通,帮助他们建立并维系人际联系。

第三,保持倾听,放下评判。当孩子向你主动表达自己的想法或感受时,请记住,这是他在"开启"与你交流的珍贵时刻,一定要忍住所有评判、教训或批评的冲动,保持倾听,用心感受,牢牢抓住这个难能可贵的机会,让孩子知道你愿意全心全意、无条件提供陪伴与支持。如果孩子不愿意向父母敞开心扉,家长要考虑寻求第三方支持,比如值得信任的老师、心理咨询师及专业医生。

第四,关注孩子的行为变化,预防伤害的发生。抑郁症患者可能出现切割、烧灼、碰撞等自伤行为,重者具有强烈的轻生念头,并渴望付诸行动。家长若发现孩子言谈举止中流露出自伤自残的意愿或迹象,或上网浏览相关信息,甚至购买相关工具,须引起足够重视,及时干预。**PM**

阳光是生命生存的基础条件，地球上的生命体在昼夜节律下得以进化和发展。人类在进化过程中，演化出一套感受光和"调节光"的神经生理功能，包括光的成像视觉（即"看到的"），以及生物钟的调节、睡眠、五羟色胺（5-HT）和褪黑素的表达等"非成像视觉"。

积极情绪，离不开适宜光照

昆明医科大学附属精神卫生中心主任医师　杨蜀云

光的颜色和强度，皆可影响情绪

一般地说，暖色的强光线会给人带来温暖、正向的情绪体验；白色、蓝色的弱光线会给人带来抑郁、恐惧等情绪体验。光线强弱的变化能够微妙地改变人的情绪：降低光线强度，能表达某些负性情绪，如恐惧、悲伤等；明亮、柔和的光线，则可显示出快乐、浪漫、幸福……很多电影艺术作品利用这一原理，营造各种氛围，给观众带来身临其境的情绪体验。

光照影响情绪，具有"生理基础"

中国科学技术大学的研究团队揭示了夜间光干扰诱发抑郁情绪的机制：夜间光（特别是蓝、白光）通过视网膜上的感光细胞，使神经元兴奋，释放动作电位，进而诱发抑郁情绪。

另有研究发现：人在白天进行户外活动的时间越长，出现抑郁症状的概率越低，夜间睡眠质量越好；抑郁情绪的产生与阳光照射减少有关。

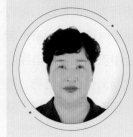

专家简介

杨蜀云　昆明医科大学附属精神卫生中心睡眠医学中心主任、主任医师、教授，昆明市抑郁障碍诊治技术中心负责人。长期从事精神科、心身医学科疾病的临床和科研工作，擅长各种难治抑郁症、情感障碍、睡眠障碍及心血管疾病伴发心理问题的诊断和治疗。

3条建议，让光照带来好情绪

1　接受充足光照

白天有足够户外运动时间或接受阳光照射的时间，对促进积极情绪非常重要。一般推荐上午接受20～40分钟阳光照射，可采取户外运动的方式，运动项目及运动量根据个人身体承受能力而定。抑郁症患者可在医生指导下接受专业的光照治疗，以缓解不良情绪，改善症状。

2　避免夜间光干扰

褪黑素的分泌和光线强弱有关。夜间自然光减弱后，松果体开始分泌褪黑素，人体开启睡眠模式。晚上长时间使用手机、电脑，或在娱乐场所被强光、声音刺激，大脑处于兴奋状态，可引发不良情绪，导致睡眠紊乱。要尽量避免这些行为，睡前少用手机及电脑，可将室内灯光调成暖色黄光。

3　合理使用光照

日常生活中，可根据具体的生活场景、情绪状态灵活选择合适的光照。例如，过暗或刺眼的灯光会使人产生负面情绪，应避免；冷色或光源位置高（顶灯）的光照环境可提高警觉性，能在一定程度上提高学习、工作的效率；暖色或光源位置低（台灯、床头灯）的光照环境可使人精神放松；等等。**PM**

网红小气球，能消法令纹吗

江苏省人民医院皮肤科　骆 丹（主任医师）　王兆鹏

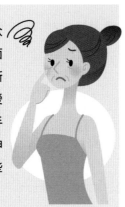

皱纹，是面部衰老的标志，让众多爱美者苦不堪言。法令纹作为面部常见皱纹之一，随年龄增长逐渐加深，让面孔更显苍老。于是不少爱美者将目光投向专业的医美整形手术、层出不穷的按摩手法与"网红神器"……法令纹是如何产生的？这些祛纹方法是否真的有用呢？

在解剖学概念中，从鼻翼外侧延伸至口角的面部凹陷性区域被称为鼻唇沟。随着年龄增长，鼻唇沟逐渐加深，鼻翼两侧出现两条对称性纹路延伸至嘴角，"法令纹"就此逐渐形成。

多种原因，催生法令纹

骨骼作为硬组织，就像地基一样承托着面部软组织，为面部外形提供基本的框架。随着年龄增长，面部硬组织也会发生变化，鼻基底处的骨质逐渐吸收凹陷，使得鼻支撑力下降，逐渐催生法令纹。但法令纹并非年长者的"专利"，部分面中部较为扁平的年轻人，其鼻基底部的骨骼先天性后缩，颧骨相对突出，即使年纪轻轻也会有法令纹困扰。

除骨骼外，面部软组织结构的变化也对外观起重要作用。受时间推移和重力作用影响，鼻唇沟部位皮肤里的胶原蛋白逐渐减少，鼻唇沟外上侧皮肤及皮下组织逐渐松弛下垂，软组织堆积在鼻唇沟附近，形成

法令纹。此外，肌肉紧张、表情过于丰富等原因，都易促使法令纹形成。

医美淡纹，谨慎选择

了解了法令纹的成因，就可对法令纹综合评估，辨明类型，从源头下手，更好地进行淡化。

针对"骨质后缩型"法令纹，可采用自体脂肪颗粒注射填充，其生物相容性好，术后恢复较快，可多次注射。对"皮肤松弛型"法令纹，可采用透明质酸、膨体材料、胶原蛋白等填充，同时辅以线雕、热玛吉等技术提拉。针对"皮下组织下垂型"，可采用脂肪抽吸、颧脂肪垫提升等手术改善。对于"肌肉型"法令纹，可注射肉毒毒素，这种方法尤其适用于唇缘与鼻翼距离短、常伴有"露龈笑"者。对合并多种类型成因的法令纹，需要综合治疗，以获得更好的改善效果。

需要注意的是，手术治疗虽然收效明显，但也必然存在一定的出血、损伤等风险。即使是注射治疗，也可能出现麻木、疼痛，甚至感染、血栓等风险。求美者应谨慎选择。

"网红神器"，过度拉扯反加深

网络上流传着许多淡化法令纹的方法，如热销的"法令纹神器小气球"，号称能通过吹气锻炼面部肌肉，提拉面部，减轻法令纹。但实际上，目前并没有明确证据表明锻炼脸部肌肉能淡化皱纹。何况在用力鼓气时，面部肌肉过度"运动"，皮肤被过度拉扯，更容易松弛，反而可能加深法令纹。**PM**

专家提醒　随着年龄增长，面部纹路的出现在所难免。只有形成规律的生活作息，注意日常皮肤护理保养，积极地面对衰老，拥有年轻的心，才能散发由内而外的美。

近年来，家用高科技护肤美容产品受到越来越多爱美人士的青睐。这些"黑科技"护肤产品的功效真如商家宣称的那么神奇吗？是否值得推荐？选购和使用时需要注意什么？

探秘"黑科技"护肤产品

复旦大学附属华山医院皮肤科主任医师　张成锋

1 硅胶震动洁面仪

原理：利用高频声波震动的硅胶洁面刷与皮肤产生机械摩擦，来清除皮肤表面及较深层的代谢产物等污物。

● **真相**　其实人们的皮肤没有想象中那么脏，且健康皮肤存在天然屏障，具备自我清洁和代谢功能。对于大多数普通人而言，常规清洁就能满足护肤需求，没有必要选择宣称"深层清洁"的洁面仪。需要深层清洁（如经常化妆等）且皮肤状况较好、能耐受高频机械摩擦的人群，可视情况选用。

● **禁忌证**　皮肤屏障受损的敏感、干燥肤质者，以及皮肤有创口或炎症者不宜使用。另外，洁面仪本身具有一定去角质的功能，角质层较薄者不宜使用。

● **注意事项**　应按照说明书使用，每周使用频率不宜超过2次；长期过度清洁或用力过猛，可能加剧皮肤屏障的破坏；不宜与其他去角质的洁面产品联合使用。另外，与皮肤接触的洁面仪部位要定期清洗、消毒、晾干，洁面仪应放置在干燥处妥善保存。

2 离子蒸脸器

原理：类似"加湿器"，可以喷出水蒸气，湿润皮肤，使皮肤毛孔打开并排出油脂、污垢，同时促进皮肤的新陈代谢和血液循环。

● **真相**　由于皮肤角质层的存在，水分子无法直接进入皮肤深层。使用离子蒸脸器只能起到短暂湿润皮肤的作用，让皮肤得到暂时的镇静和舒缓，补水保湿作用有限。不过，合理使用离子蒸脸器具有一定的清洁和改善皮肤微循环的效果。

● **禁忌证**　皮肤有创口或炎症者不能使用。敏感、干燥肤质者想通过蒸脸器补水保湿，也应慎用，因为反复蒸脸可能会使干性皮肤更干，敏感皮肤更敏感，甚至出现类似过敏的现象。

● **注意事项**　蒸脸器应定期清洁消毒，因为其温暖、高湿的内环境容易滋生微生物，使用后反而可能造成面部皮肤感染或加重痘痘。使用时，应严格按照说明书操作；不要过于频繁使用，一般每周1～2次即可；每次使用时间不宜过长，以5～10分钟为宜。

❸ 微电流美容仪

原理：通过产生微电流，刺激皮肤细胞合成更多三磷酸腺苷（ATP），为肌肤补充能量，改善局部新陈代谢和血液循环。

● **真相** 人体的各类生命活动本身就会产生微电流。微电流的外源性刺激对改善皮肤微循环、消除组织水肿有一定作用，适用于想要改善面部浮肿和微循环且皮肤状况良好、能够耐受的人群。商家宣称的所谓"紧致提拉皮肤""瘦脸嫩肤"效果，目前并没有直接的证据支持。

● **注意事项** 应严格按照说明书操作，有创口或炎症的部位不宜使用，第一次使用时，可先小面积试用。

❹ 射频美容仪

原理：射频美容仪通过发出无线电波使皮下组织发生自然电阻运动，产生热能，使真皮层发生轻微的热损伤，利用真皮层胶原纤维在 55～70℃时会立即收缩的原理使皮肤紧致。远期来看，它还可以通过刺激真皮层胶原纤维再生，增加支撑皮肤的"支架"，使真皮层的厚度和密度增加，改善皮肤松弛。

● **真相** 医疗机构使用的医用射频美容设备功率更大，因此效果更显著。而普通的家用射频美容仪一般功率较低，效果会"打折扣"。想要通过其明显改善面部细纹、松弛等老化问题，需要坚持长时间使用。

● **注意事项** 射频美容仪如果在局部皮肤停留过久，可能会破坏皮肤屏障，甚至烫伤皮肤，尤其是在皮肤薄嫩部位，如眼周等。因此，不宜在眼周等部位使用射频美容仪，且使用过程中要不断移动。选购此类产品时，安全性是第一考虑，应重点关注产品是否通过相关检测或认证。一定要严格按照说明书操作，控制使用频率和时长等，不宜为追求效果而过度使用，否则可能造成潜在烫伤或皮肤敏感。

❺ LED光子嫩肤灯

原理：利用光调作用，使不同波长的光作用于皮肤的各种细胞。蓝光可以杀死痤疮丙酸杆菌，并抑制炎症反应，达到一定的消炎祛痘功效；黄光可以促进细胞修复、抑制黑素合成，达到提亮肤色的效果；红光及近红外光可调节炎症因子，抑制氧化应激相关的转录因子，促进胶原蛋白生成，促进血液循环，具有修复、抗光老化、改善细纹的作用。

● **真相** 光子嫩肤尤其适用于面部有痤疮、黄褐斑等色斑的人群，不过家用光子嫩肤灯的效果难以媲美医疗美容手段。

● **注意事项** 应严格按照说明书操作，使用时佩戴护目装置，眼睛不宜直视光源；对强光过于敏感者不宜使用。PM

 专家提醒 目前，我国对层出不穷的高科技产品尚缺乏特定的强制性检测要求，也没有产品质量管理和功效评价标准，因而市面上的产品质量良莠不齐。此外，绝大多数美容产品宣称的功效并没有临床验证数据的支持，有些产品长期应用或许有效，而有些则性价比太低，还有些甚至反而会破坏皮肤屏障。因此，广大求美者应理性看待此类产品，不应盲目相信商家的宣传，切勿滥用，使用时尤其应注意安全。在使用过程中如果出现皮肤问题，应及时去医院就诊。

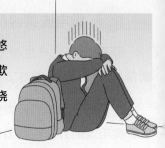

初中生悠悠脾气暴躁，动辄冲动打人，是班里的"小霸王"。晓晓比较瘦弱、平时话很少，悠悠经常欺负他，如乱扔他的文具、书包，故意伸腿将他绊倒后哈哈大笑，等等。有一次，晓晓被欺负时稍有反抗，悠悠放学后就追打他，造成晓晓肋骨挫伤。事后，学校要求心理老师对悠悠和晓晓进行心理辅导。受到欺凌的是晓晓，为什么悠悠也需要心理辅导？他也受到伤害了吗？

欺负人的孩子，也有"伤痛"

上海市计划生育协会"青春健康"项目主持人　强丽君

欺凌者"画像"

校园欺凌，指在校园内外学生间一方（个体或群体）单次或多次蓄意或恶意通过肢体、语言及网络等手段实施欺负、侮辱，造成另一方（个体或群体）身体和心理伤害、财产损失或精神损害等的事件。欺凌者通常有盲目的过高自我评价和自信，这种自我评价和自信又常与对他人的怀疑、低估或歧视相对应，构成了他们实施欺凌的重要心理条件。当然，不利的家庭及父母教养因素也会对欺凌者产生影响，如父母惩罚、父母教养方式不一致、高压管教等。不对等的同伴关系也是不可忽视的影响因素：欺凌者通常会被正常的同伴群体拒绝，使他们在认知和情感上与正常的同伴群体相对立，又使他们因缺乏正常的同伴交往而不能习得恰当的行为模式，这些都会造成更大的社会适应问题，包括欺凌和攻击。

多数人认为，欺凌事件发生后，受到伤害或消极影响的只是受欺凌者。事实上，欺凌者在伤害他人的同时，自身也受到许多方面的消极影响：学业成绩及学习能力相对较低，伴随较高的学习焦虑，存在更多的学习问题；常常不受欢迎，在一般群体中具有较低的同伴地位；受不良行为习惯的影响，日后违法犯罪的概率较高。因此，对欺凌者也要给予足够的关注，帮助他们改变不良的行为方式，消除欺凌行为。

帮助欺凌者，要因人而异

不同的欺凌行为有不同的原因，老师和家长要采取不同的教育方式。

有些欺凌者，尤其是小学生，对欺凌行为及其伤害没有明确认识。他们喜欢给别人取外号，嘲笑别人的衣着、口音等，本意只是想寻开心，没想到给别人带来了伤害。对这些孩子，可以通过一些活动让他们明白什么样的行为是欺凌行为，危害有哪些。

有些孩子知道欺凌行为给他人带来了很大伤害，但缺乏移情能力，不能体会被欺凌者的痛苦。对这样的孩子，要提高他们的移情能力，可在"角色扮演"中，让欺凌者扮演受欺负的角色，让他体会欺凌行为的伤害，加深认识。

有些孩子因个性特点及缺乏必要的社交技能而产生欺凌行为，他们大多脾气暴躁、办事冲动，容易对他人的行为形成消极归因，动辄就争吵、打架，不能和他人友好相处。对这些孩子，可以引导他们学会倾听、使用礼貌用语等，提高其对具体社会情景的理解能力，让他们懂得不要只关注敌意性线索，也要注意非敌意性线索。

还有一些孩子在学业上找不到优越感，但往往存在身体上的优势，故而通过欺凌行为赢得一些同伴的看重。对这些孩子，要引导他们把自己的身体优势转移到其他方面，如努力学习、积极运动、帮助他人等，以提高学业成绩、获得同伴地位。**PM**

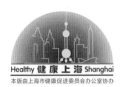

Healthy 健康上海 Shanghai
本版由上海市健康促进委员会办公室协办

今年2月，中国女足夺得亚洲杯冠军，其中三名队员张馨、唐佳丽、赵丽娜来自上海普陀区，是普陀女足"一条龙"后备人才体系培养出来的优秀运动员代表，其"起点"是金沙江路小学。近年来，该校依托女足特色，优化课程，开展多项体育运动和文化活动，促进学生身心健康发展。

校园足球，伴学生健康成长

本刊记者　王丽云

以金沙江路小学为班底的普陀女足从1996年开始，一直蝉联上海市青少年足球锦标赛各年龄组冠军，至今已向国家队输送运动员26人，走出了一大批著名的女足运动员。金沙江路小学本着"让每个人都是足球活动的参与者，让健康促进融入校园生活每一天"的宗旨，将足球作为每个学生都应掌握的一项基本体育技能，打通课内外、校内外界限，聚合课程、活动资源，以兴趣为基点，以体验为重点，促进学生以球健体、以球养心、以球传意。

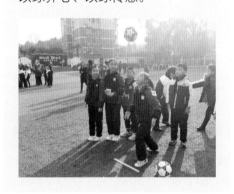

以球健体：将足球运动融入学生生活

多年来，学校依托女足特色进行相关课题研究，形成了"快乐足球"校本课程体系，开发的"小学校园足球课程"已成为普陀区共享课程，在一至五年级体育课内实施。同时，该校也组建了男子足球队，并以足球为龙头，带动了多项体育项目蓬勃开展，学生课外、户外体育活动时间大幅增加。

在此基础上，该校汇聚多方资源，多年来连续开展足球班班赛、亲子足球嘉年华系列活动，举办校际足球联赛，将足球运动和文化融入学生的日常生活。"足球班班赛"以班级为单位，组建男女生两支足球队，采取单循环赛制，同时引入足球宝贝、足球小记者设置，增强竞技性和观赏性。"亲子足球嘉年华"汇集深受学生欢迎的KT足球、桌上足球、泡泡足球、足球大富翁、机器人足球、3D足球打印等项目，展开师生、亲子互动，营造更为浓郁的体育文化氛围，提升学生的运动体验。

以球养心：用足球文化塑造阳光心态

该校以足球文化丰富学生体验，通过丰富的足球文化主题活动，如"绘"足球、"研"足球、足球知识竞赛、跨学科综合实践等，促进学生感受足球文化和魅力，拓展国际视野，提升人文素养，增强自信心、意志力、规则意识和团队合作意识，培养顽强拼搏的精神，进而塑造完善人格和阳光心态。在女足精神的激励下，"金小人"已逐步形成了自己的文化特质：有爱心、有仁心、有恒心，会学习、会体验、会生活。

以球传意：用足球活动提升健康意识

金沙江路小学的足球运动和足球文化，不仅吸引学生积极参与体育锻炼，激发学生形成终身运动的意识，还在一定程度上拉近了学生与学生、学生与老师、学生与家长之间的距离，促进了全民健身的发展，提高了师生、家长对健康的重视程度。在此基础上，学校的膳食营养、心理健康等健康促进活动也有显著成效，学生健康素质进一步提升。**PM**

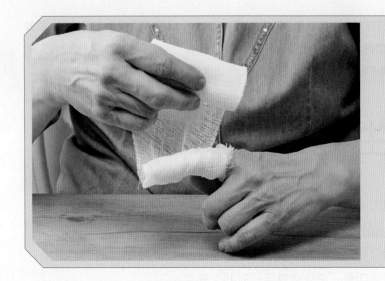

生活中难免会有一些磕磕碰碰、小病小伤，或意外灾害、突发疾病，急救包是现代家庭中必不可少的装备，不仅可用于应对地震等灾难，也是平时遇到割伤、崴脚、突发心脑血管病时的好帮手。在日常生活中，我们要有急救观念，正确配备和使用急救包。

家用急救包：
正确使用，莫当"摆设"

上海市医疗急救中心主任医师　陆 峰

急救包里"花样"多

在不同适用情况下，急救包内准备的用品也不同，可根据需要选择，一般家用急救包中应配备以下用品。

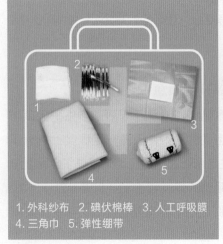

1. 外科纱布　2. 碘伏棉棒　3. 人工呼吸膜
4. 三角巾　5. 弹性绷带

心肺复苏用品	人工呼吸膜 2 包
清创消毒用品	新洁尔灭棉棒 5 袋（8 支 / 袋）或相当数量的碘伏、酒精棉棒等
止血包扎敷料	创可贴 8 袋（4 片 / 袋）、外科纱布敷料 10 袋（2 片 / 袋）、自粘性伤口敷料（敷料贴）2 袋
止血包扎固定用品	医用弹性绷带 4 卷、弹力网帽 2 包、压脉带 2 条、三角巾 1 包
骨折固定用品	卷式骨夹板 1 条
辅助用品	医用透气胶带 2 卷、一次性医用橡胶检查手套 2 双、口罩 10 个、一次性速冷冰袋 1 袋、安全别针 5 个、安全剪刀 1 把、镊子 1 把、体温计 1 支、电子血压计 1 台

- **人工呼吸膜** 给心搏骤停者进行心肺复苏时使用。将呼吸膜覆盖于患者口唇，进行口对口人工呼吸。

- **新洁尔灭（碘伏、酒精）棉棒** 用于伤口清创消毒。找到棉棒上有红线等标记的一头，沿标记折断，管内药液流向棉棒另一头，即可使用。

- **敷料** 用于伤口清创后的贴敷，必要时加压包扎。外科纱布敷料为无菌纱布块，贴敷于伤口后需用胶带固定；自粘性伤口敷料类似创可贴，将敷芯对准创面贴敷即可。

- **弹性绷带** 用于包扎伤口及骨折时固定夹板，也可用于肢体驱血（将血液驱向近心端）消肿，缓解肿痛。

- **弹力网帽（弹性头套）** 用于头部外伤的包扎或加压。伤口清创、敷贴后，将网帽或头套撑开，套在头上即可。

- **止血带（压脉带）** 多用于大出血时急救，盲目使用可能造成远端肢体缺血、坏死，甚至危及生命。四肢部位出血难止时才用止血带，头部等部位不能使用；绑扎位置应为动脉集中的上臂上 1/3 处和大腿中上部；绑扎时间一般为 40 ~ 50 分钟，松开两三分钟后再绑，最多连续 2 小时。如果肢体远端皮肤发白、发紫、变凉，说明需要松绑，以恢复供血。

- **三角巾** 可对全身各部位进行止血包扎，以保护伤口，减少感染；还可用于手臂及其他部位的骨折固定。

- **指骨固定板（卷式骨夹板）** 家用急救包中所备夹板尺寸有限，一般可用于手指外伤、骨折的固定。将固定板放置于手指掌侧，用胶带固定。

- **医用胶带** 用于固定敷料、绷带等，直接粘贴在敷料、绷带或完好的皮肤上。

- **一次性医用橡胶检查手套、口罩** 用于防止交叉感染。

- **安全别针** 用于固定三角巾或弹性绷带。

- **安全剪刀、镊子** 用于剪、取无菌物品，如绷带、纱布、医用胶带、敷料等。

- **一次性速冷袋** 用于降温、消肿等。使用时，先捏破装液体的内袋，抖动冰袋，使液体与内容物充分融合，然后敷于患处。

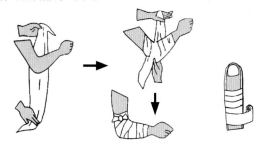

三角巾包扎示意图　　　　指骨固定示意图

安全存放，定期更换

- **统一归放** 根据不同使用环境，面对可能发生的不同情况，所需急救用品也是不同的。应将不同的急救用品归类放入急救包中，便于取用。

- **防水防潮** 应按照说明书要求的条件储存，尽量避光，做好密封工作，尤其是防水工作。如果储存不当，急救用品容易出现变质、失效等问题。

- **安全放置** 将急救包放在容易拿到的地方，除幼儿外所有家庭成员都熟悉且方便取用，如放在鞋柜、床头柜、客厅橱柜等处。若家中有老年人，急救包最好放在老人床旁。

- **注意有效期** 及时检查急救包内用品的有效期，应每 3 ~ 6 个月检查、清理一次，可通过观察物品是否变色、是否超过有效期等来判断，失效、过期的物品应及时清理、更换。**PM**

专家简介

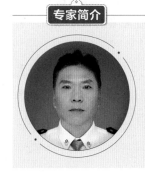

陆峰　上海市医疗急救中心副主任、主任医师，中国灾害医学救援协会急救分会副主任委员，中华医学会急诊医学分会院前专业学组副组长，中国医学救援协会心血管急救分会常务理事，上海市医学会急诊医学专科分会院前急救学组组长。

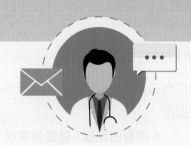

大众 导医

网上咨询：popularmedicine@sstp.cn

专家门诊时间以当日挂牌为准

问 糖尿病患者能吃水果吗

最近母亲被确诊患了糖尿病，我担心水果升血糖太快，劝她不要再吃水果了。可母亲多年来已经习惯了每天吃水果，根本割舍不了。糖尿病患者能吃水果吗？

北京 梁女士

北京医院营养科副主任医师王璐：糖尿病患者彻底将水果"拒之门外"不科学。水果除含糖外，还含有丰富的维生素、矿物质、膳食纤维和植物化学物，对糖尿病患者是有益的。糖尿病患者可以吃水果，只是要注意选择种类、控制食用时间和摄入量。首先，应选择血糖指数（GI）较低和含糖量不高的水果，如柚子、草莓、猕猴桃等；其次，应在两餐之间吃水果，这样既不会使餐后血糖上升过多，也可避免发生餐前低血糖；第三，将水果提供的能量计算进一天膳食的总能量中，如果当天吃了水果，应适当减少主食摄入量；第四，食用水果前后要监测血糖，若血糖发生较大波动，应及时调整食用量；第五，血糖不稳定时，应避免吃水果，可用番茄、黄瓜代替。

问 甲状腺素升高，是否意味着甲亢

我最近去医院体检，报告显示甲状腺素（T_3、T_4）水平升高。我是不是得了甲亢？

山东 季先生

山东省济南医院糖尿病诊疗中心主任医师王建华：从广义上讲，任何原因引起的甲状腺素水平升高，应该叫"甲状腺毒症"。它分两种情况：一种由于甲状腺自身合成及分泌甲状腺素增多所致，是"真甲亢"，主要见于毒性弥漫性甲状腺肿（即 Graves 病）、毒性结节性甲状腺肿（即 Plummer 病）、自主性高功能性甲状腺腺瘤、碘甲状腺功能亢进症等；另一种由于甲状腺组织受到破坏，导致滤泡内甲状腺素释放增加所致，是"假甲亢"，多见于各种甲状腺炎（如亚急性甲状腺炎、桥本甲状腺炎、放射性甲状腺炎、产后甲状腺炎等）早期。体检发现甲状腺素水平升高，只能说明存在"甲状腺毒症"，还不能确诊"甲亢"，需要进一步检查。

问 焦虑症会不会导致自杀

我妈妈患有焦虑症，有时候会流露出轻生的念头，我挺担心的。听说抑郁症患者有自杀倾向，焦虑症会导致自杀吗？

浙江 刘先生

上海市精神卫生中心副主任医师乔颖：焦虑症以焦虑情绪体验为主要特征，分为两种亚型：一种是广泛性焦虑，也称慢性焦虑；另一种为急性焦虑，即惊恐发作。广泛性焦虑主要表现为：在没有明显诱因的情况下，经常出现与现实情境不符的过分担心、紧张、害怕，做事时心烦意乱、没有耐心，与人交往时紧张急切、极不沉稳，遇到突发事件时惊慌失措、六神无主，容易往坏处想；可出现头晕、胸闷、心慌、呼吸急促、口干、尿频、尿急、出汗、震颤等躯体症

问 患系统性红斑狼疮，能否生育

我患有系统性红斑狼疮，需要长期服药治疗。现在刚新婚不久，听说怀孕会导致病情加重，我还能正常怀孕、生育吗？

上海 李女士

复旦大学附属妇产科医院产科副主任医师李喜莲：系统性红斑狼疮一般好发于育龄期女性，是一种可以侵犯全身各系统的自身免疫性疾病，对怀孕有严重影响，与复发性流产、胎儿生长受限、早产、死胎、子痫前期等不良母胎结局密切相关。不过，有影响不等于不能怀孕。当患者病情满足以下4个条件时，是可以怀孕的：①病情不活动且保持稳定至少半年，最好1年以上；②糖皮质激素的使用剂量为泼尼松<15毫克/天（或相当剂量）；③无肾脏、神经系统、肺等重要器官组织损害；④停用免疫抑制剂（如环磷酰胺、氨甲蝶呤等）至少6个月。怀孕后，患者除定期产检外，还应定期到风湿科就诊，评估病情，调整用药方案及剂量，为怀孕、分娩保驾护航。病情稳定的孕晚期患者，若产科条件允许，可自然分娩；病情不稳定或出现产科并发症的孕晚期患者，需要适时采取剖宫产。

问 孩子脸上长"白斑"，是肚子里有虫吗

我儿子今年6岁，最近脸上出现一块白斑。听说这叫"虫斑"，代表肚子里有寄生虫。是这样吗？

江西 张女士

复旦大学附属儿科医院中医科教授时毓民：过去，人们认为面部白斑与肠道寄生虫有关，称之为"虫斑"。其实，这种白斑多数是白色糠疹，又称单纯糠疹、桃花癣，多见于儿童和青少年。目前，白色糠疹的病因还不明确，可能与皮脂腺发育不完善、消化不良、强烈光照等有关，多见于面部，亦见于颈、肩、上臂处。主要表现为一个或数个圆形或椭圆形斑片，通常为0.5～2厘米大小，相邻者可相互融合，呈不规则状；颜色较周围正常皮肤浅，呈苍白色或淡红色；表面干燥，上面覆盖少许鳞屑；一般无症状，少数可有轻度瘙痒，经数月或更长时间可自行消退。孩子脸上长了白斑，有些家长以为孩子肚子里有虫，给孩子用驱虫药，有些家长以为是"癣"，给孩子外用药膏或药水，都是不对的。如果孩子没有症状，是不需要治疗的，注意皮肤保湿、营养均衡即可，可适当多吃新鲜蔬果和动物肝脏。如果有症状，家长应及时带孩子就诊。

状；常常坐立不安、烦躁，很难静下心来。惊恐发作主要表现为：发作时有濒死感或失控感，仿佛窒息将至、疯狂将至、死亡将至，可出现奔走、惊叫、呼救等行为，有胸闷、心慌、呼吸困难、出汗、全身发抖、窒息感、头痛、晕厥、全身瘫软等神经系统症状，每次发作一般不超过1小时，不发作时几乎和正常人一样。与抑郁症患者不同，焦虑症患者具有自制力，社会功能相对完整，他们清楚自己要做什么，出现自杀行为的概率较小，但也存在自杀现象。他们的自杀观念强于自杀行为，也就是说，他们常常会有自杀的想法，会将自己的这些想法与他人分享，但自杀的决心不那么强烈，会有很多顾虑，如怕疼、担忧等。在督促患者规范诊治的同时，家属多给予关心、理解和支持，有助于患者减少消极观念和行为。**PM**

阴茎上 为何长出"珍珠项链"

上海市皮肤病医院皮肤科副主任医师 龙福泉

生活实例

16岁的男生小杰最近发现阴茎周围出现一串类似珍珠项链的白色小水疱,便自行在网上搜索,判断自己可能得了尖锐湿疣。这可把他吓坏了,想来想去,觉得可能是去游泳馆游泳时感染的。他不敢声张,自己去药店买了药膏,但涂抹几天后未见好转。父母发现了小杰的异常,追问出实情后,赶紧带他去医院就诊。经过检查,医生告诉他们:那是阴茎珍珠样丘疹,虽然看起来吓人,但不会影响健康。小杰和家人心中的石头终于落地,同时又不禁纳闷:为什么会出现阴茎珍珠样丘疹呢?需要处理吗?

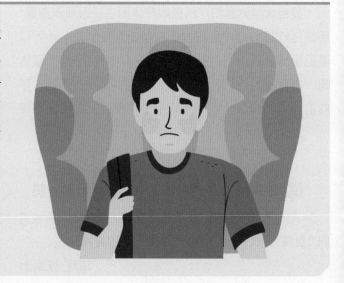

区分珍珠样丘疹与尖锐湿疣

阴茎珍珠样丘疹是一种好发于男性龟头边缘与冠状沟交界处或系带处的良性病变,不是性传播疾病。该病多见于20~40岁男性,也有患者在儿童时期出现。其表现为直径1~3毫米大小、圆隆光滑的丘疹,位于系带两侧的皮疹会略大,也有个别丘疹呈丝状。丘疹互不融合,多密集排列成一行或多行,在龟头背侧明显,可部分或完全环绕龟头,颜色多为白色,少数为淡红色、肤色,因而被称为珍珠样丘疹。这种丘疹往往不痛不痒,一般不会逐渐增大,患者无明显症状,大多在洗澡时无意中发现。

发生于外生殖器的尖锐湿疣,是患者感染人乳头瘤病毒(HPV)6型或11型等导致的。大多数患者经性接触而感染,少数患者经间接途径(如接触被HPV污染的衣物、器具等)感染。男性尖锐湿疣好发于冠状沟、龟头、阴茎、肛周等部位,表现为大小不一的斑块、丘疹等赘生物,表面粗糙、不光滑,呈菜花状、疣状,这种疣体常常随着病程延长而逐渐增大。

阴茎珍珠样丘疹无须治疗

阴茎珍珠样丘疹属于一种良性病变,无传染性,对健康没有影响。部分患者持续一定时间后可自行消退,也有患者可持续多年没有变化,一般不需要特殊处理。少数患者为此焦虑不安,要求通过激光等方法去除这些丘疹。其实,激光等治疗可能会过度损伤局部皮肤,导致瘢痕、感染等情况,反而得不偿失。

引起阴茎珍珠样丘疹的病因尚未完全明确,可能的原因包括包皮过长、局部卫生状况差、冠状沟分泌物及污垢长期反复刺激、性生活过于频繁、局部感染等。因此,注意局部卫生、避免包皮垢刺激和性生活过频等,有助于预防阴茎珍珠样丘疹,以及缩短丘疹消退的时间。**PM**

说起中风（卒中）治疗，很多人会想到中药安宫牛黄丸。安宫牛黄丸可清热解毒、镇惊开窍，适用于高热惊厥、神昏谵语、中风昏迷等热盛之证。近来，因牛黄、麝香等贵重药物涨价，致部分安宫牛黄丸价格上涨，因此一些患者欲"囤药"备用。安宫牛黄丸是否为中风"万能药"？可否长期保存？有无平价替代品？

安宫牛黄丸涨价，
能否找"平替"

上海中医药大学附属市中医医院
药剂科副主任药师　朱海青

安宫牛黄丸古今事

安宫牛黄丸组方由清代温病学大家吴鞠通拟定，以牛黄丸加减，在朱砂、牛黄、黄连、黄芩、栀子、郁金的基础上，再加犀角（现改为水牛角粉）、冰片、麝香、珍珠、雄黄、金箔衣6味药组成。安宫牛黄丸可清热豁痰、开窍安神，主治热病、邪入心包、高热惊厥等疾病，与紫雪丹、至宝丹并称为"凉开三宝"。治疗温热病邪逆传心包或心包热甚之证，首选安宫牛黄丸。

现代药理学研究发现，安宫牛黄丸具有解热、镇静、抗炎、抗惊厥等作用，有利于预防血栓形成、减少继发脏器损伤及全身炎症反应，临床上常用其治疗流行性乙型脑炎、急性脑血管病、小儿高热惊厥，以及感染或中毒引起的高热神昏。

并非"百搭"，不宜"囤"

安宫牛黄丸并非可随意服用的保健类药物，须在中医师的诊断下才可使用。其作为中医急救用药，亦非适用于所有类型的中风。有关于其"有病治病，无病防病"的传言，也是无稽之谈。安宫牛黄丸作为"凉开三宝"之一，"凉开"二字就已点明了它的药性，只适用于中医诊断中的热证、闭证。体质虚寒、泄泻者禁用，孕妇、儿童、老人须慎用。此外，安宫牛黄丸含有朱砂、雄黄二药，长期服用对肝肾有毒副作用，肝肾功能不全者亦须慎用。

需要注意的是，安宫牛黄丸的组成中含有麝香、冰片等芳香开窍类药物，这些药材的成分会随着时间流逝而逐渐失效，所以即使有用药需要，也应根据使用量购买，不适合大量购买后长期保存。

"凉开三宝"，不可相互替代

部分患者认为，安宫牛黄丸、紫雪丹和至宝丹同为"凉开三宝"，均可清热解毒、醒神开窍，可相互替代。事实上，此三方组成各有异同，治疗也各有侧重。

就寒凉之性而言，清代温病学大家吴鞠通指出："安宫牛黄丸最凉，紫雪次之，至宝又次。"在功能主治上，安宫牛黄丸长于清热解毒，适用于高热不止、神志昏迷的热盛之证；紫雪丹长于熄风止痉，对神昏而有痉厥、烦躁、肢体抽搐者较为适合；至宝丹长于开窍醒神、化浊辟秽，适用于痰热内闭、神昏深重、不声不响的患者。故在"凉开三宝"的使用上，素有"糊里糊涂牛黄丸，乒乒乓乓紫雪丹，不声不响至宝丹"之说，三者不可随意替代服用。

现阶段，使用天然牛黄、麝香等贵重药物制成的部分安宫牛黄丸价格水涨船高，但使用体外培育牛黄、人工麝香等制成的安宫牛黄丸价格尚可被大多数人所接受，其疗效和使用天然牛黄、麝香的安宫牛黄丸也并无太大差别，且它已进入医保用药目录，因此，购买者无需特意去寻找平价替代品。**PM**

中医看病讲究望、闻、问、切四诊合参，医生快速、全面、准确地了解病情，对疾病的诊断及治疗方案的制订非常关键。那么，患者去中医科就诊前，应如何从望、闻、问、切四个方面做到"有备而来"呢？

看中医如何"有备而来"

上海中医药大学基础医学院研究员 许朝霞

望诊

望诊是医生通过视觉观察患者神、色、形、态来判断疾病的方法，是中医诊病的首要环节。为了不影响身体真实情况的呈现，患者就诊时不宜化妆，不要涂抹粉底、胭脂、口红、眼影等能遮挡皮肤颜色的化妆品。

有人习惯于早晨刷牙时顺便刷掉舌苔，事实上，舌象是身体健康状况的重要反映之一。看中医前，患者不可自行清理舌苔；不要吃橘子、草莓、蓝莓、巧克力、牛奶、浓茶等容易染苔的食物；也不宜食用过烫和热性的食物（如生姜、辣椒等），以免舌质变红。

另外，现在互联网医疗越来越发达，在远程就诊中，有时需要上传面色、舌象等照片。因此，患者拍照时不要使用相机的美颜、滤镜等功能，要在接近自然光的环境下拍摄。

闻诊

医生通过听声音和嗅气味来判断疾病的方法称为闻诊。患者的语言、呼吸、咳嗽、呕吐、肠鸣等声音，以及身体发出的异味、排出物的气味等，均能反映患者的病情。因此，患者就诊前不要使用香水，不要进食气味浓烈的食物，也不要饮酒，以免这些气味遮盖了疾病造成的异味而影响医生的判断。

问诊

问诊是指医生通过询问患者的自觉症状、既往史、生活习惯及诊疗情况等以了解疾病的诊察方法。问诊在诊疗过程中非常重要。医生要耐心和蔼，患者在陈述时要简明扼要，重点突出。

就诊前，患者可对主要的不适症状做好记录，避免就诊时遗漏重要信息；还应将以往的检查报告按照时间顺序和类别整理好，以利于医生快速查看，有效了解病情及其变化，避免开具不必要的重复检查。

此外，慢性病（如高血压、糖尿病、冠心病等）患者应记录已患有的慢性疾病和正在服用的药物，了解家族中是否有亲属出现过类似疾病，了解自己是否对什么药物过敏，这些都有利于医生对疾病进行正确诊断和治疗。在医生斟酌处方时，患者不宜再反复说话，以免干扰、打断医生的思路。

切诊

切诊包括脉诊和按诊两部分，脉诊是指医生用手触按患者一定部位的脉搏，按诊是对患者肌肤、手足、胸腹、腧穴等部位进行触摸按压，以了解病情。饮酒、剧烈运动、情绪波动等会使脉搏加快，过热、过冷食物会影响气血运行而导致脉搏波动异常，患者就诊前需注意避免上述情况。很多人认为脉诊是中医最"神秘"的诊法，有些患者为了考验医生的水平，只是伸出手让医生把脉，对病情询问默而不答。这种想法和行为是错误的。中医辨证论治更看重四诊合参，即通过望、闻、问、切四诊收集的信息进行综合判断。

患者看中医时，还要注意以下几点：不要频繁更换医生，因为有些慢性病的治疗需要连贯性，有一定的疗程；医生处方是针对患者目前的病情开具的，这一疗程结束后，患者身体情况或已发生改变，因此患者不宜自行照原方抓药；患者也不要随意将药方推荐给他人服用。**PM**

一年之计在于春,春季是养生开始的重要时节。阳春三月,适合梳头养生。晋代嵇康《养生论》中提到的"春三月,每朝梳头一二百下",说的就是春季尤宜梳头养生。隋朝名医巢元方指出,梳头有通畅血脉、祛风散湿、乌发等作用。苏东坡对梳头促进睡眠有深切体会,曾说:"梳头百余下,散发卧,熟寝至天明。"

春梳头　气血通

江西中医药大学针灸推拿学院副教授　熊 俊

春季养生,从"头"开始

为何选择头部作为春季养生之所呢?一者,头部被认为是"诸阳之汇",人体共有12条最主要的经脉,皆直接或间接汇聚于头部。梳头是疏经通络最直接有效、简单易行的方法。二者,中医认为头发为"肾之华""血之荣",头发的生长与脱落、润泽与干枯,均与肾和血气的盛衰有关。三者,"春气者,病在头",进入春天,阳气生发,很多人会感到头部不适,头痛、头晕、失眠是很常见的现象,需要疏通头部经络。

春天梳头,可使肢体舒展、气血调畅,有宣行瘀滞、疏利气血、通达阳气的重要作用。经常梳头还能加速头皮的血液循环,有助于头发健康。

十二经脉,汇聚于头

十二经脉皆汇聚于头,在梳头过程中,会按摩到很多穴位。如头顶上分布有百合、四神聪、上星等穴位,两鬓有太阳、率谷等穴位,头后有风池、哑门、翳门、翳风等穴位,额前有印堂穴,等等。对头部督脉、胆经、膀胱经、三焦经的梳理,宜从前往后、全头进行,顾及到头皮每一处。重点关照区域有额头发际线、头顶、头部两侧的三焦经循行处、脑后及肩颈放松区等,可重点刮拭或点按百会穴,以助生发阳气。

梳头时,不论是经过头顶还是头两侧,都应从额头的发际开始,一直梳到颈后的发根处。每个部位梳50次以上为宜。

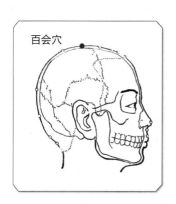

百会穴

"梳"通气血,减轻疲劳

春季梳头,一般宜在晨起后进行。睡眠不佳者可在每晚睡前梳头,有助于缓解压力和疲劳,帮助入眠。

梳子的材质以砭石梳、牛角梳、木梳等为佳。油性头皮者可选择木梳,干性头发者可选用防静电的砭石梳或牛角梳。此外,用手指梳头也可以起到很好的按摩效果,双手五指张开,梳理按摩头皮,有助于疏通气血、减轻疲劳。

在力度方面,可稍稍用力,梳到头皮微热、微微发麻,以调动人体阳气。除梳头外,配合揉搓按摩脚部的涌泉穴、太冲穴更好。头痛者可配合揉搓按摩手部的合谷穴、风池穴,失眠者可配合揉搓按摩腿脚部的涌泉穴、三阴交等,以起到滋养和坚固头发、健脑聪耳、散风明目、防治头痛等作用。PM

《素问·宣明五气篇》有云："久视伤血，久卧伤气，久坐伤肉，久立伤骨，久行伤筋，是谓五劳所伤。"视、卧、坐、立、行是人的基本行为方式，四肢经常运动达到略微疲劳的程度对身体有一定益处，但《黄帝内经》早在两千多年前就已经提出过度劳累会损伤五脏的精气，从而影响健康。"五劳"会导致近视、慢性疲劳综合征、骨质疏松、膝骨关节炎、泄泻、心脑血管病、代谢综合征等疾病，养成良好的生活习惯有益身心健康，可减少相关疾病的发生。

来自"五劳"的健康警示

上海中医药大学附属龙华医院中医预防保健科主任医师　方泓

1 久视伤血

中医学认为，心主血，目者心之使也；肝藏血，开窍于目。眼睛的健康有赖于血的濡养，若长时间视物，可使眼睛过度疲劳、肝血渐虚、心血暗耗、心神失养，即久视伤损及血。伤血会引起眼目昏花、视物模糊、眼睛干涩，从而影响视力，久而久之，不仅可引发白内障、视神经受损、黄斑病变等，还会影响全身健康，导致头晕、心悸、记忆力下降、消化不良、颈椎不适等。此外，心主"藏神"，现代人每天通过看手机、电脑等接收大量信息，很容易刺激心神，引发不安。

健康警示：护眼防病

●避免长时间使用手机、电脑等电子产品，每隔20分钟应转移视线或闭目休息片刻。

●通过眨眼、转动眼球、做眼保健操等改善久视所致眼疲劳，或摩擦手掌至发烫后按于双目之上，可温通阳气，明目提神。

●食用羊肝、枸杞、桑葚及蔓荆子粥等，可补肝明目，减轻久视之伤。

2 久卧伤气

睡卧时间过长，则气机阻滞不利、升降出入障碍，清浊之气不能交替更新，久之导致气的产生不足，即久卧可伤损及气。肺司呼吸，主宣发，主一身之气的升降，故长期卧床，气血运行不畅，易造成精神不振、身倦无力、动则气喘的气虚症状，以及气短、咳嗽无力、容易疲劳、全身乏力、肌肉萎缩、便秘等。

健康警示：合理睡眠

●适量睡眠可宁神养气，益寿延年。应把握好睡眠时间，不能过少，但也不是越多越好，一般每日6～8小时足矣，儿童青少年应适当延长睡眠时间。

●要顺应四时而眠：春夏"晚卧早起"，秋季"早卧早起"，冬季"早卧晚起"。

●身体代谢缓慢的老年人，以及慢性呼吸功能障碍、心脑血管疾病、下肢静脉曲张、肥胖者更要避免久卧，应适当增加活动。

3 久坐伤肉

脾乃气血生化之源，主司人体四肢肌肉，长时间坐卧，会使脾的运化功能受损，气血生化减少，水谷精微难以传输，进而使肌肉失养，故久坐少动可损及肌肉。久坐者会出现食欲减少、腹胀、腹部肥胖、嗜睡、水肿、二便不利、颈肩腰背痛等症状。

健康警示：站坐转换

● 办公室一族可设置定时提醒，每隔 1～2 小时停止手头工作，起身喝杯水、上个厕所或活动一下肢体。

●在日常生活中，有意识地通过一些轻体力活动来打断长时间的静坐少动，如站坐转换和全身伸展活动。与单纯地站立、行走相比，这样能更加有效地中断久坐行为。间断性静坐时间一般在 30 分钟以内，每次中断时间为 2～3 分钟。每日清醒时，保持安静坐姿、斜倚姿势或躺卧时间的总和不宜超过 6 小时。

● 正确的坐姿也能在一定程度上缓解久坐的损伤。应尽量使脊柱挺直，注意双脚踏地。中医有坐姿导引法、坐姿养生术用以疗病与养生。

4 久立伤骨

骨为身体的支架，在"立"的过程中，骨骼始终承担着身体的大部分重力，大部分韧带和肌肉处于紧张状态，长时间站立易损伤腰、腿、足等部位的骨和关节。肾藏精，精生髓，髓养骨，久立还会耗伤肾之精气，肾气虚则不足以养骨。腰为肾之府，长时间站立后，人会腰酸背痛、膝痛腿软、项背疼痛、脚肿，甚至引起腰肌劳损、关节炎、骨骼变形、关节活动障碍、关节发育畸形等。久站还会导致或加重下肢静脉曲张。

健康警示：护肾强腰

●久立的时间标准因人而异，与体质、身高、体重、骨骼发育等因素有关。通常来说，保持站立不动的姿势不应超过 20～30 分钟。

●存在足底筋膜炎、足部结构异常（如扁平足、高弓足等）、胃下垂、子宫下垂等情况者，更应避免久立。

●6 月龄内小儿不宜过早学习站立、走路，否则未发育完全的骨骼不足以支撑体重，从而导致 O 形腿等。

●特殊情况需要久立时，采取以下措施可减轻损伤：尽量保证休息时间，每站立 20～30 分钟，休息 5 分钟；经常变换姿势，如行走一小段距离、寻找倚靠物体、轮换双脚承受身体重心等；每隔一段时间活动腰背、下肢等部位，平时加强腰背肌和下肢肌肉锻炼；儿童应穿大小、软硬度合适的鞋，女性不要长时间穿高跟鞋，以免加重脊椎和膝关节的负担；睡前泡泡脚，改善腿部血液循环。

5 久行伤筋

肝藏血、主筋膜，适当走动或跑动有利于气血流通、气机畅达，促进肝血对筋膜、肌腱、韧带的滋养。行走时间过长易损伤筋膜，耗损肝血，肝伤则不足以养筋。长时间、高负荷的行走或奔跑等，容易使下肢关节及其周围的肌腱、筋膜和韧带等软组织因疲劳而受伤或劳损，引起下肢酸楚、肢体麻木、腿足震颤、屈伸不利、疲乏无力、不能久行等症状。久行使韧带承受更多张力，容易松弛，可导致膝、髋、踝等关节受损。

健康警示：补肝强筋

● 行走作为日常活动，应以不产生腰腿疼痛等不适感为度。中老年人每天宜慢走 3000～4000 步，选择平坦的道路，穿防滑功能能好的运动鞋，戴上护膝，要避免摔倒造成外伤。

● 正确的行走姿势可减少久行损伤，应身体挺直，上肢自然摆动，步幅均匀有力。

● 适当的行走速度也有助于减少久行损伤，可根据个人身体状态选择合适的速度。

● 按摩足三里穴、承山穴、委中穴等，有助于缓解久行疲劳，配合热敷和泡脚可改善下肢血液循环。

●适当食用枸杞、木瓜、刺五加、当归、黑木耳、西红花等药食，可滋补肝肾、活血通络、养血强筋。**PM**

大家在日常生活中可能会接触到番红花、西红花、藏红花三个名称，看似典型的一物三名，其实它们是有区别的，对应的产品、质量标准和使用领域是不同的。如何正确选用番红花呢？

一物三名番红花，
正本清源活血解郁药

海军军医大学第一附属医院
药学部主任药师　王忠壮

区别植物名称和商品名称

番红花是植物名称

番红花之名始见于明朝，《本草品汇精要》以撒馥兰为正名、番红花为别名收载；2020年版《中华人民共和国药典》以"西红花"收载，称其为鸢尾科植物番红花的干燥柱头；2019及2021年版《国家基本医疗保险药品目录》以西红花（番红花）收载。现在，番红花主要指原植物名，用于植物学物种溯源、鉴定，以及绿化、花卉领域。

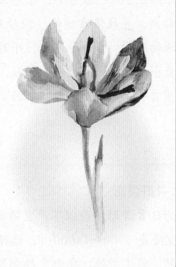

西红花、藏红花是商品名称

《中华人民共和国药典》1985年至2020年连续八版的记载表明：入药的商品称西红花，原植物名番红花。因此，在所有中药标准中，其单味饮片叫西红花，含其成分的成药药品说明书和包装标签成分一栏均用西红花。

藏红花的"藏"字来源有两层意义：一是藏红花产地斯利那加地区以前属于西藏；二是藏红花被藏族人民广泛用于礼佛、治病等，后以西藏为集散地传入中原，又因其与红花同样具有活血化瘀作用，故被称为"藏红花"。现在，藏红花一名多用于非药用的商品中。

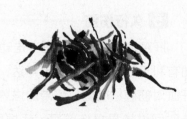

专家简介

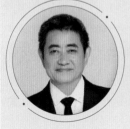

王忠壮　《大众医学》专家顾问团成员，海军军医大学第一附属医院药学部教授、主任药师，上海市药学会中药学专委会委员，上海市执业药师协会理事。

不同使用领域的质量标准不同

药用等级的西红花商品，其质量标准比作为食用调料、香料、化妆品等目的的藏红花商品要严格很多。在《中华人民共和国药典》的西红花项中，有形态鉴定、理化鉴别、检查（干燥失重、吸光度、总灰分）、浸出物、含量测定、农药残留、重金属等综合药用指标检测，还有国家药品监督管理局规定的药品补充检验项目，如4种色素、5种有害金属元素的测定，合格方可供药用。目前，西红花既可作为饮片，用于配方、制作膏方，还可作为原料生产成药，包括中成药及藏药、维药、蒙药的成药。

藏红花用于食品（调味品）、保健食品、化妆品、礼品、礼佛、洗浴品、香料（制作藏香）、颜料（绘制唐卡）、染料（染布或羊皮）、绿化、花卉等领域。作为食品、化妆品等原料使用时，须符合国家质量监督检验检疫总局和国家标准化管理委员会于2017年发布的《中华人民共和国国家标准》GB/T 22324.1-2017。在不同使用领域，藏红花还须符合不同的质量标准，如：用作食品调料时，须符合GB/T 12729.1-2008《香辛料和调味品 名称》中的规定；用作化妆品时，须符合国家药监局发布的《已使用化妆品原料目录（2021版）》中番红花提取物的标准规定、工信部发布的《中华人民共和国轻工行业标准》QB/T 2872-2017中面膜部分的标准规定。这些商品名称或成分标注均使用"藏红花"。

在保健食品领域，原料既有藏红花，也有西红花的称谓。番红花一物三名的情况类似于玻璃酸钠：作为药品管理时，称为玻璃酸钠；作为医疗器械管理时，称为透明质酸钠；作为化妆品用于整容、美容时，称为玻尿酸。

番红花并非都可药用

番红花有春花、秋花两个品种：前者花色繁多，没有红色柱头，仅供观赏；后者有红色柱头，可供药用，是藏红花和西红花商品的来源。番红花是典型的地中海物种，冬季生长时若温度低于-15℃，球茎会被冻死。因此，今之西藏并非番红花的适宜产地。

目前，番红花的主要产地为伊朗霍拉桑省、阿富汗赫拉特、西班牙风车镇、印度斯利那加的潘波尔、中国之苏浙豫沪。我国从20世纪70年代末开始从国外引进番红花良种，随后在上海崇明等地建立了标准化培植基地，主要用作西红花入药，亦有部分藏红花产品。

西红花活血保健方

中医学认为，西红花性平，味甘，有活血化瘀、凉血解毒、解郁安神之功效，适用于经闭癥瘕、产后瘀阻、温毒发斑、忧郁痞闷、惊悸发狂等症。常用剂量为每日1～3克（上海市药材公司所产者入药剂量为每日0.3～0.5克，以下用法、用量以此品种为例），可单独煎服或沸水泡服。

- **活血方** 西红花0.25克、丹参15克、川芎10克、桃仁15克、黄芪20克。有活血、通络、益气之效，适用于气血瘀滞的心脑血管病患者。
- **健脾方** 西红花0.25克、当归9克、白术9克、香附6克、砂仁3克。有活血、理气、健脾之效，适用于脾胃虚弱者。
- **养颜方** 西红花0.25克、玫瑰花3克、三七粉2克、荷叶6克、生山楂10克、鲜石斛6克。有活血化瘀、养阴生津之效，适用于肝郁气滞、血瘀阴虚所致心烦失眠、口干舌燥、颜面长色斑者。
- **保健茶** 初饮者可每日取6根花丝（约20毫克），用凉水或温水冲泡，茶水颜色变淡后可将花丝一起服下。逐步适应后，可每日上、下午各用15根花丝泡水喝，也可每日直接用100毫升左右凉水或温水冲服花丝30根（约100毫克）。
- **西红花酒** 西红花5克、红花10克、白酒500毫升，密封浸泡1周后饮用，每日30～50毫升。有活血化瘀之效，适用于气滞血瘀者。**PM**

药品是用来预防、诊断、治疗疾病的特殊商品，同时又是一把"双刃剑"，可能存在对健康有害的一面，即人人都不陌生的"不良反应"。药品不良反应是药品固有的性质，是任何药品都可能发生的。坊间有传言称，用药后反应越大，效果越好。这是真的吗？

用药后反应越大，药效越好吗

同济大学附属同济医院药剂科　亓展　祝德秋（主任药师）

反应越大，抗肿瘤效果越好？

刘女士因患肿瘤进行化疗，在治疗过程中出现严重的恶心、呕吐、食欲下降、脱发、皮疹等症状。家人和朋友安慰她说："反应越大，效果越好。忍一忍就好了。"这是肿瘤患者在化疗、免疫治疗等过程中经常会遇到的情况。

癌症治疗的不良反应，真是"几家欢喜几家愁"。化疗并不是"精准打击"，在杀伤肿瘤细胞的同时，也会对人体正常细胞产生伤害，引起不良反应。一般情况下，化疗药物的剂量加大，不良反应也会增加。从这个现象看，似乎"不良反应越大，化疗效果越好"这句话有一定的道理。但化疗反应与疗效之间其实没有相关性，化疗反应大小与患者对药物的耐受能力、所用药物种类及剂量相关。化疗有没有效果，在于肿瘤细胞对药物的敏感性，可通过复查肿瘤指标及影像学检查，进行前后对比来评估疗效。而通过化疗反应大小来判断化疗效果，是没有任何依据的。面对化疗反应，患者不能"一忍了之"，应积极采取措施，以减轻不良反应。

免疫治疗与化疗的原理不同，疗效与不良反应之间的关系也不可一概而论。肿瘤免疫治疗是通过激活人体自身免疫系统来"攻击"肿瘤，这是免疫细胞与肿瘤细胞之间的"战争"。免疫细胞杀伤力增强时，能杀灭更多的肿瘤细胞，但杀伤力过于强大时，也会损害正常细胞。免疫治疗相关不良反应可涉及全身各个器官或系统，包括皮肤、结肠、内分泌器官、肝脏和肺等，相对比较少见；与化疗的不良反应相比，程度也"较轻"。新的研究显示：出现不良反应有可能预示着免疫治疗的疗效更好，特别是皮肤或内分泌系统所表现出的不良反应，与疗效的相关性更大。不过，免疫治疗相关不良反应与疗效之间的关系，还需要更多的临床试验来证明。

因此，通过不良反应或副作用判断肿瘤治疗是否起效，需要区分具体情况，自行判断往往不靠谱，正确方法是采用肿瘤指标监测或影像学检查等方式。

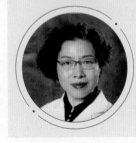

专家简介

祝德秋　同济大学附属同济医院药剂科主任、主任药师、教授、博士生导师，上海市药学会医院药学专业委员会委员、药事管理专业委员会委员，上海市中西医结合学会委员，上海市抗癌协会肿瘤药学专业委员会委员。

服药后出现痘痘、腹泻，是身体在排毒？

小张因身体不适服用中药调理，服药后出现了腹泻、面部痤疮。她听妈妈说，这是身体在"排毒"，药物起效了。

服药后出现上述症状，不能完全认定为"排毒反应"，应根据病情、药物成分及功效来判断。中医学认为，脾胃积滞或下焦湿热的患者，用药后可能会腹泻，泻后一身轻松，这是湿邪或热毒等从体内排出的一个重要表现，即中医治疗八法中的"泻法"；脾胃虚弱的患者，服药后出现腹泻，可能是对药物不能耐受或用药不当产生的不良反应。因此，服药后出现腹泻是"排毒"还是不良反应，不能一概而论。患者因对药物不耐受或用药不当引起腹泻，应及时停药、就医，在医生指导下调整方药。

此外，服药后出现痤疮、皮疹等表现，往往是不良反应，患者应及时就诊。

有反应，疫苗才有效？

注射疫苗后，李先生出现发热、口干舌燥、头晕、乏力等症状。朋友说："这说明疫苗对你有效。"也有人说："有反应才有效果。"

这些说法不靠谱。疫苗是将病原微生物及其代谢产物，通过人工减毒、灭活等方法制成不具伤害力的生物制品。它可刺激人体免疫系统产生一定的保护物质，如特殊抗体等。从本质上说，疫苗也是一种病原体，只不过它的危害较小，并且能激发免疫系统，使机体自发形成相应的抗体。接种疫苗后产生的不良反应与疫苗产生的免疫效应没有直接关系。不良反应强，并不能说明激发出的免疫力强；没有不良反应，也不能说明疫苗没有产生免疫效应。有无不良反应与体质有关，比如过敏体质者不良反应往往比较强。按科学、合理的程序接种，可充分发挥疫苗预防和控制传染病的免疫效果，并将其不良反应控制到最低。**PM**

专家提醒

积极上报药品不良反应

药品不良反应会给患者造成伤害，因此在用药过程中应高度重视。但是，也不能因噎废食，不能因担心不良反应而不敢用药。合格药品的安全性是可以信赖的，大多数不良反应是可以预测和防范的。我国建立了国家药品不良反应监测系统，随时随地收集不良反应报告。通过大数据分析，当某种药品出现的不良反应较多时，就会及时公布，以提高医疗机构和大众的防范意识，促进药物合理使用，降低药物不良反应的发生率。

不要混淆"不良反应"与"副作用"

很多人常把药品不良反应与副作用混为一谈，其实这是两个不同的概念。

药品不良反应是指合格药品在正常使用时所产生的，与治疗目的无关的甚至有害的反应。这种反应的程度可轻可重，严重者可导致死亡。

药品副作用只是药品不良反应的一种，是指药品在正常剂量服用时所出现的与药品药理活性相关，但与用药目的无关的作用。如阿托品具有解除胃肠道痉挛的作用，同时也具有扩大瞳孔的作用。当患者服用阿托品治疗胃肠道绞痛时，容易发生视物不清的情况，这就是阿托品的副作用。

药品不良反应除副作用外，还包括毒性反应、过敏反应、继发反应、停药反应、后遗效应等。

年度订阅奖（上半年）获奖名单下期公布

　　为回馈广大订阅读者对本刊的支持与厚爱，我们将于 2022 年上半年和下半年分别举办一次年度订阅抽奖活动。第一次年度订阅奖中奖名单将于下期公布，每位获奖读者将获得由《大众医学》资深编辑精心挑选的价值 180 元的健康图书大礼包一份，附赠《大众医学》书签一个。

　　目前，本刊微信公众号已经收到了很多读者上传的订阅单，请大家放心，我们已经将信息纳入了抽奖系统。还未参与活动的读者，请尽快将订阅单复印件寄到编辑部或者将订阅单拍照上传至本刊官方微信公众号"大众医学杂志"，并附上您的姓名、地址、邮编和联系电话，以便参与抽奖活动。

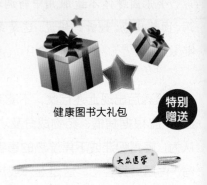

健康图书大礼包　　特别赠送

肝病患者，您关注"爱肝联盟"了吗

　　2022 年 3 月 18 日是第 22 个"全国爱肝日"，今年的宣传主题是"全民参与、主动筛查、规范诊疗、治愈肝炎"。为形成全社会共同爱肝、护肝的良好氛围，中国肝炎防治基金会、"爱肝联盟"和"全国爱肝日"网站共同发起倡议，号召各级医疗卫生机构和各项目单位在"全国爱肝日"期间积极开展主题宣传活动，掀起科学防治肝炎热潮，进一步推动我国肝炎的防治工作。2021 年，"全国爱肝日"宣传活动专家组正式决定将"全国爱肝日"活动移交给中国肝炎防治基金会和"爱肝联盟"共同主持。

　　"爱肝联盟"是由《大众医学》杂志与《实用肝脏病杂志》联合发起，《大众医学》编辑部负责维护，上海交通大学医学院附属新华医院范建高教授、中国工程院庄辉院士牵头国内 500 余位肝病相关学科专家组建的肝病患者健康教育新媒体平台，于 2016 年创办至今，始终坚持科学性、权威性和公益性，向大众普及肝病防治知识，为肝病患者、医生搭建互动交流的平台，为促进我国肝病防治事业的发展贡献力量。

　　亲爱的读者朋友，如果您或您的家人、朋友，有乙肝、丙肝、脂肪肝、酒精性肝病、肥胖等方面的困扰，不妨扫描右侧二维码，关注"爱肝联盟"微信公众号，获取实用、"靠谱"的肝病防治科普知识，更有机会与权威专家交流、互动。

扫描二维码
关注"爱肝联盟"

外科医生的初心

董家鸿,中国工程院院士,清华大学讲席教授,清华大学临床医学院院长、精准医学研究院院长,北京清华长庚医院院长,中国医师协会常务副会长,著名肝胆外科专家和肝脏移植专家。

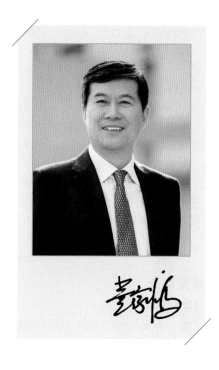

我是一名肝胆外科医生,从医四十年。在工作中,我常常体会到医学的局限性、医生的无奈和患者的无望,这深深地刺痛着我,让我经常思考如何去破解难题,帮助患者走出困境。

工欲善其事,必先利其器,外科医生必须具备娴熟的手术技术,但这只是基本的要求。外科医生不能仅仅是一名"手术匠",手术一定要在正确理念和理论指导下进行。外科医生的初心,不在于追求手术操作的完美,而在于追求患者健康获益的最大化。理想的外科手术,需兼顾病灶清除、器官保护和损伤控制,必须坚持"精准外科"的理念。因为很多患者往往只有一次手术机会,在清除病灶的前提下,最大限度地保护患者正常器官和组织,减少手术损伤,才能更好地利用和把握这宝贵的机会。

我曾收治过一位65岁的患者,她肝脏严重变形,左右肝叶严重萎缩、失去功能,只有尾状叶正常,手术很困难、风险很大。此前,患者曾辗转多家医院就诊,仅CT检查就做了160多次。为救治患者,我和团队大胆设想,反复论证,制订了完善的手术方案,为患者切除了萎缩的肝左右叶,完整保留了功能正常的肝尾状叶。此后,我们又为几十名类似情况的患者进行了手术,解除了他们的痛苦。

还有一次,一位年逾80的老人来我院求治。他患有严重的先天性胆管扩张症,先后做过5次手术,但病痛并未消除,胆管炎反复发作,他隔三差五就要去医院就诊,不敢吃肉,也不能外出旅游,生活质量很差。经过精确评估,我们为他设计了精准的外科手术方案,重建了胆汁引流的正常通道。术后,他可以开心地吃肉和外出旅游了。

在肝胆外科领域,越来越多的新技术、"黑科技"被应用于临床,为患者造福:"机器人"已成为外科医生的有力助手;应用混合现实技术,医生能"看清"肝脏内部的结构,使手术更加精准、微创;利用新的数字影像学技术,能发现毫米级、亚毫米级的肿瘤侵袭转移病灶;等等。

创造新的理念和技术,治愈更多患者,是我作为外科医生的初心和追求。**PM**

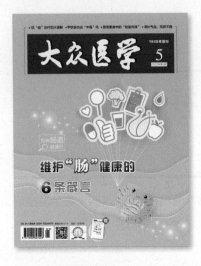

有声杂志

扫描二维码，立即收听

健康锦囊

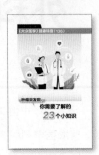

大众医学
官方微信公众号

特别关注

世界肠道健康日：
让健康"肠"相伴
的6条箴言

　　每年的5月29日是"世界肠道健康日"，旨在提醒人们重视肠道健康，关注肠道发出的"警示信号"。一年一度的"肠道健康日"即将到来，本刊特邀国内肠道疾病防治领域的权威专家就大众普遍关心的肠道健康问题与常见肠道疾病进行详细解读，希望能对广大读者有所帮助和启发。

本期封面、内文部分图片由图虫创意提供

轻松订阅

★ 邮局订阅：邮发代号 4-11
★ 网上订阅：www.popumed.com（《大众医学》网站）/ http://item.zazhipu.com/2000399.html（杂志铺网站）
★ 上门收订：11185（中国邮政集团全国统一客户服务）
★ 本社邮购：021-53203260 / 021-64845191
★ 网上零售：shkxjscbs.tmall.com（上海科学技术出版社天猫旗舰店）
★ 微信订阅：扫描右侧二维码，在线订阅

微信订阅

首届国家期刊奖　第三届中国出版政府奖期刊奖提名奖　新中国60年有影响力的期刊
华东地区优秀期刊　中国百强报刊　上海市健康科普品牌　中国优秀科普期刊

大众医学®（月刊）

2022年第5期 Dazhong Yixue

特别提醒 第6期上市时间:2022年5月25日

顾问委员会

主任委员 王陇德 陈孝平

委员（按姓氏拼音排序）

陈君石 陈可冀 曹雪涛 戴尅戎
樊嘉 顾玉东 郭应禄 黄荷凤
廖万清 陆道培 刘允怡 郎景和
宁光 邱贵兴 邱蔚六 阮长耿
沈渔邨 孙燕 汤钊猷 王正国
王正敏 汪忠镐 吴咸中 项坤三
曾溢滔 曾益新 张金哲 赵玉沛
钟南山 周良辅 庄辉

名誉主编 胡锦华

主编 温泽远
执行主编 贾永兴

编辑部

主任/副主编 黄蕙
副主任 王丽云
文字编辑 刘利 张磊 莫丹丹
蒋美琴 曹阳
美术编辑 李成俭 陈洁

主管 上海世纪出版（集团）有限公司
主办 上海科学技术出版社有限公司

编辑、出版 《大众医学》编辑部
编辑部 （021）53203131
网址 www.popumed.com
电子信箱 popularmedicine@sstp.cn

邮购部 （021）53203260

营销部
副总监 夏叶玲
客户经理 潘峥 马骏 李海萍
订阅咨询 （021）53203103
13816800360
广告总代理 上海高精广告有限公司
电话 （021）53203105

编辑部、邮购部、营销部地址
上海市闵行区号景路159弄A座9F-10F
邮政编码 201101

发行范围 公开发行
国内发行 上海市报刊发行局、陕西省邮政
报刊发行局、重庆市报刊发行局、
深圳市报刊发行局等
国内邮发代号 4-11
国内统一连续出版物号 CN 31-1369/R
国际标准连续出版物号 ISSN 1000-8470
国内订购 全国各地邮局
国外发行 中国国际图书贸易总公司
（北京邮政399信箱）
国外发行代号 M158

印刷 杭州日报报业集团盛元印务有限公司
出版日期 4月29日
定价 15.00元

88页（附赠32开小册子16页）
杂志如有印订质量问题,请寄给编辑部调换

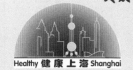

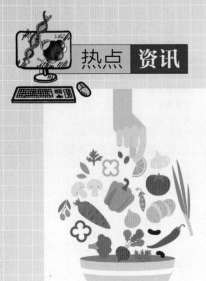

低碳水饮食，短期减脂、长期伤身

低碳水化合物的饮食模式在健身人群中十分流行。虽然这种饮食模式可以帮助人们在较短时间内减轻体重、降低血甘油三酯水平，但并非百利而无一害。

近日，英国伍斯特大学的研究人员发现，低碳水化合物饮食可能会影响内分泌功能，使男性睾酮水平降低、皮质醇水平升高，从而增加不育症和其他健康风险的发生率。睾酮水平低不仅会导致男性勃起功能障碍和精子数量减少，生育能力降低，还与患心脏病、糖尿病和阿尔茨海默病等有关；皮质醇水平过高会抑制免疫系统，使人更容易发生感染。

夜间睡眠时，请熄灯

部分人在就寝时依然保持着留灯的习惯。近期，美国西北大学范伯格医学院的研究发现，人在光线充足的房间里睡觉时心率会增加，夜间睡眠时的光照会激活交感神经系统，导致身体无法得到充分休息；睡眠期间暴露于中等室内光照下，仅一晚就会损害血糖和心血管调节功能，从而增加心脏病、糖尿病和代谢综合征的发生风险。因此，夜间应避免开灯睡觉。

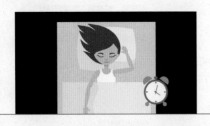

抗原检测不能替代核酸检测

2022年3月17日，国务院联防联控机制综合组决定在核酸检测基础上，增加抗原检测作为补充。相比核酸检测，抗原检测更快速、便捷，部分试剂15分钟可出结果，将其用于特定人群的筛查，有利于提高"早发现"能力。

不过，核酸检测依然是诊断是否感染新冠病毒的依据，抗原检测阴性结果不可替代核酸检测阴性证明。究其原因，主要是抗原检测的灵敏度与特异性均弱于核酸检测，通常只有当感染者处于急性感染期，即体内的病毒载量处于较高水平时，才能检出阳性。在感染时间较长、病毒载量变低时，可能出现漏检、误检的情况。抗原检测呈阳性者应及时进行核酸检测，即"抗原筛查、核酸诊断"，以提高监测预警的灵敏度。

值得一提的是，抗原检测主要用于高风险人群的检测，一般人群不要随意做抗原检测。《新冠病毒抗原检测应用方案（试行）》规定了抗原检测的适用人群：一是到基层医疗卫生机构就诊，伴有呼吸道、发热等症状且出现症状5天以内的人员；二是隔离观察人员，包括居家隔离观察、密接和次密接、入境隔离观察、封控区和管控区内的人员；三是有抗原自我检测需求的社区居民。

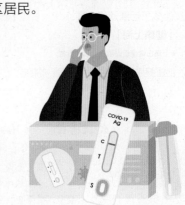

空气污染或致试管助孕成功率降低

随着我国人口战略的调整及三孩政策的实施，辅助生殖助孕技术的需求量激增。近日，上海交通大学医学院附属仁济医院孙赟教授团队研究发现，空气污染物暴露可显著降低试管婴儿助孕的成功率，建议试管助孕夫妇应尽早做好防护措施，改善居住环境空气质量，减少可避免的粉尘、尾气暴露，以改善试管婴儿助孕结局。

奥密克戎毒性虽下降，但对 0 ~ 9 岁儿童并不显著

近期，英国剑桥大学的研究团队对超过 100 万名新冠病毒感染患者的数据进行研究后发现，相比德尔塔毒株（Delta），奥密克戎变异株（Omicron）的毒力明显下降，但该特性对 0 ~ 9 岁的儿童而言并不显著；该年龄阶段的儿童因感染 Omicron 而就医及住院的风险并没有低于 Delta 毒株。Omicron 主要感染上呼吸道，儿童气道较小，症状较明显，感染后就诊和住院率较高。

要保护孩子免受感染，除了给适龄儿童接种疫苗外，其家庭成员及周围的人也要做到"应接尽接"。有数据表明：在父母双方都接种疫苗的家庭中，幼儿感染新冠病毒的概率明显降低。

足量运动可降低特定疾病死亡风险

近期，一项发表于《英国医学杂志》的研究结果显示，成年人每周至少进行 150 分钟中强度有氧运动或 75 分钟高强度有氧运动，可有效降低因患心血管疾病、流感、肺炎、慢性下呼吸道感染、肾病、阿尔茨海默病、糖尿病、肿瘤等特定疾病而死亡的风险。

每日步行，适度为佳

随着运动装备的不断更新换代，人们可以更精准地记录自己每天的行走步数。近日，《柳叶刀》上公布的一项研究结果显示，每日行走步数并非越多越好，60 岁以下的成年人每天适宜的步数为 8000 ~ 10 000 步；60 岁及以上者，每天的适宜步数为 6000 ~ 8000 步。

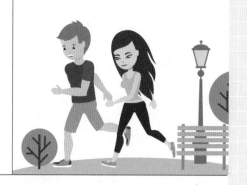

适度饮酒，也会损伤大脑

近期，宾夕法尼亚大学研究发现，即便是适度饮酒，也会使大脑体积减小；饮酒越多，大脑体积改变程度越明显。与滴酒不沾的人相比，每天摄入 1 酒精单位者（1 酒精单位为 8 克乙醇，相当于饮用 312.5 毫升酒精度为 3.2% 的啤酒），大脑老化提前 0.5 年；而每天摄入 4 酒精单位者，大脑老化提前整整 10 年。也就是说，每天仅饮用一罐 330 毫升的啤酒，就可使大脑体积发生改变。

"过午不食"有了新证据

北京协和医院肝脏外科毛一雷、杨华瑜团队比较了正常一日三餐的进食方式与两种限时进食方式对健康成年人身体状况的影响，发现"晨间进食"可改善空腹血糖、降低体重和体脂、改善机体炎症水平、增加肠道微生物多样性，在提高胰岛素敏感性、控制血糖方面更加有效。该研究成果于 2022 年 2 月 22 日在线发表在 *Nature* 子刊 *Nature Communications* 上。

时间限制性进食（TRF）是指每天在特定的时间段内（通常为 8 小时）进食，进食期间没有热量限制，其余时间不进食。TRF 又可以分为晨间进食（eTRF）和午间进食（mTRF）。前者是将每天的进食时间控制在早上 6 时到下午 3 时，后者是将每天的进食时间控制在上午 11 时到晚上 8 时。

晨间进食和午间进食都被证明具有代谢益处，但晨间进食对胰岛素抵抗和相关代谢参数显示有更大益处，更有利于代谢健康。**PM**

（本版内容由本刊编辑部综合摘编）

　　肠道不仅是消化器官,更是人体最大的免疫、排毒器官,对健康有着举足轻重的影响。然而,目前我国国民肠道健康问题普发。中国营养学会等发布的《国人肠道健康2020年报告》显示,87.6%的国人曾遇到过肠道健康问题,如腹胀、腹泻、便秘、排便不规律等,对肠道健康状况满意者不到1/3。

　　每年的5月29日是"世界肠道健康日",旨在提醒人们重视肠道健康,关注肠道发出的"警示信号"。一年一度的"肠道健康日"即将到来,本刊特邀国内肠道疾病防治领域的权威专家就大众普遍关心的肠道健康问题与常见肠道疾病进行详细解读,希望能对广大读者有所帮助和启发。

世界肠道健康日:

让健康"肠"相伴的

6条箴言

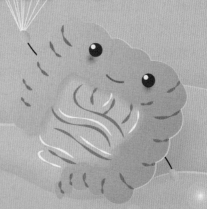

　　策划　本刊编辑部
　　执行　张　磊
　　支持专家　沈锡中　徐雷鸣　陆伦根
　　　　　　　任宏宇　钱家鸣　许剑民

更多了解，呵护肠健康

复旦大学附属中山医院消化科　李蕾（副主任医师）沈锡中（主任医师）

常言道，病从口入。胃肠道与外界直接相通，大多数病原微生物和有害物质入侵机体，必须经过一道由胃肠黏膜及广泛分布于黏膜内的免疫细胞共同构成的"防御屏障"。

小肠：食物"加工厂"

人体肠道包括小肠和大肠。小肠是负责食物消化和吸收的重要部位。小肠盘曲在腹腔中，成人小肠全长5～7米，上端起自胃的幽门部，下端在右髂窝与结肠相接，可分为十二指肠、空肠和回肠三部分。十二指肠固定在腹后壁，是小肠的起始段，长约25厘米，胆总管和胰管共同开口于此处。十二指肠以下的小肠，前1/3是空肠，后2/3是回肠，空肠和回肠形成许多肠襻，盘曲于腹腔下部。小肠的运动可进一步对食糜进行机械性消化，并使其与消化液充分混合，促进食物的分解和吸收，并逐渐推送食糜向下移行。食物经口腔、胃和小肠消化后，被分解成小分子物质，进而被小肠黏膜吸收。小肠黏膜和黏膜下层向肠腔内突出，形成许多环形或螺旋形皱襞（环皱襞），皱襞上还有许

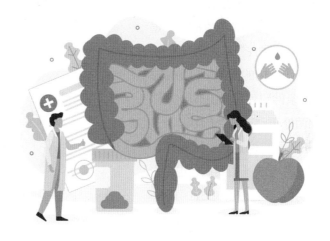

多绒毛状突起（小肠绒毛）。环皱襞和小肠绒毛增大了肠黏膜的吸收面积，利于食物的消化和吸收。

大肠：垃圾"回收站"

大肠从回盲瓣开始，分为盲肠、阑尾、升结肠、横结肠、降结肠、乙状结肠和直肠，全长约1.5米。结肠围绕在空肠和回肠的外周，形成一个方框。在回肠与盲肠的交界处，有一条蚯蚓样的突起，为阑尾。大肠的主要功能是吸收食物残渣中的水分和无机盐，以及暂时存放粪便，最后将粪便排出体外。

肠道健康，人体健康的基石

肠道健康是健康长寿的基础。肠道的主要功能是摄取、转运和消化食物，吸收营养和排泄废物。食物的消化与吸收是一个十分复杂的过程，涉及胃肠道的外分泌和内分泌、胃肠道的运动、神经体液的调节、血液及淋巴循环等，任何一个环节出问题，均可引起胃肠道疾病。肠道疾病一般分为器质性疾病

专家简介

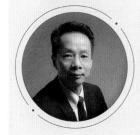

沈锡中 《大众医学》专家顾问团成员，复旦大学附属中山医院消化科主任、主任医师、教授、博士生导师，上海市肝病研究所常务副所长，上海市医学会消化内镜专科分会候任主任委员，中国中西医结合肝病专业委员会副主任委员。

和功能性疾病。前者包括炎症性肠病（如肠炎、克罗恩病、溃疡性结肠炎等）、良性肿瘤（如肠息肉、平滑肌瘤等）、恶性肿瘤（如结肠癌、直肠癌等），后者包括肠易激综合征、功能性便秘及腹泻等。

同时，肠道还是人体最大的免疫器官，人体约70%的免疫细胞都是在肠内产生的。肠道的健康直接决定人体免疫力的强弱，它是人体免疫的第一道"防线"。肠道内"居住"着大量微生物，以细菌为主。肠道内的细菌可分为益生菌、致病菌、条件致病菌。正常情况下，肠道内的细菌处于动态平衡的状态，共同维持肠道环境的稳定。如果肠道菌群失衡，不仅将导致肠道疾病，也会影响机体免疫功能，降低机体抵抗病原体入侵的能力。近年来已有众多研究发现，肠道菌群失调与多种疾病相关，如肥胖、糖尿病、心脑血管疾病、癌症、自闭症、抑郁症等。

了解肠道"喜好"，保持"肠"年轻

肠道不健康的表现很多，主要是排便异常，如腹泻、便秘、排便习惯改变、黑便、血便、里急后重、腹胀等，食欲下降、消瘦、口臭、排气增多等也与肠道健康状况不佳有一定关系。出现上述不适症状者应及时就医，完善相关检查，查明原因，并接受针对性治疗。

肠道"受伤"者需认真反省，及时改正有损肠道健康的不良习惯，了解肠道的"喜好"，做到"投其所好"，保持肠健康。

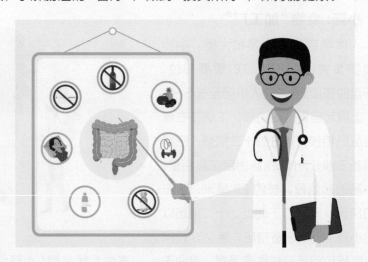

①	合理膳食	多吃蔬菜、水果和全谷物，限制红肉和加工食品的摄入。每天摄入20~25克膳食纤维能使肠道更健康。蔬菜、水果含纤维素较多，具有"清扫"肠道并调节肠内菌群平衡的作用，不仅能缓解便秘，还有助于预防结肠癌，对肠道健康大有裨益。
②	适量食补"益生元"	益生元能被肠道菌群发酵，促进肠道中有益菌生长和活动。益生元含量高的食物包括小扁豆、鹰嘴豆、燕麦、香蕉、芦笋、大蒜、韭菜、洋葱、坚果等。
③	坚持运动	规律的体育锻炼有助于促进肠蠕动，改善肠道健康。
④	适当解压，保证充足睡眠	压力过大、睡眠不足、过度劳累等会引发或加重消化系统疾病，如肠易激综合征等。
⑤	避免滥用抗菌药	滥用抗菌药可导致肠道菌群失调，导致便秘、腹泻等疾病。
⑥	戒烟	吸烟是引起炎症性肠病的重要危险因素。戒烟可增加肠道菌群多样性，促进肠道健康。

专家寄语：

万病之源，始于肠道。肠道健康与免疫力、神经调节，甚至寿命都有直接关联。人人都应关注肠道健康，唯有"肠健康"，才能常健康。

更多重视，定期"肠检"不松懈

上海交通大学医学院附属新华医院消化内镜诊治部　李鸣鸣　徐雷鸣（主任医师）

肠道疾病多种多样且发病率较高，除根据相关临床表现进行判断外，辅助检查在肠道疾病的诊疗中占据重要地位，而在所有检查项目中，肠镜最受"器重"。

肠镜：诊断与治疗的"多面手"

肠道疾病的检查方法很多，但无论 B 超检查，还是 CT、磁共振（MRI）、PET-CT 等检查，均不能取代肠镜检查。

肠镜是一根长约 1.3 米、可弯曲、末端装有自带光源电子摄像装置的软管。医生检查时，一边操作肠镜在受检者肠道内"穿行"，一边观察显示屏上呈现的肠道内部的实时画面，观察肠黏膜是否存在病变，如结肠炎、溃疡、息肉、肿瘤等。同时，肠镜内部还有可以放置操作器械的通道，若有需要，医生会在可疑病变部位进行活检，或进行肠息肉摘除、早期癌症微创切除等操作。

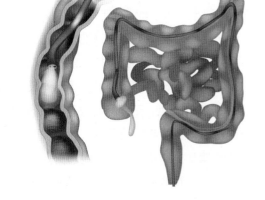

中老年人应定期进行肠镜检查

由于饮食习惯改变，如高脂饮食摄入过多、纤维素摄入过少，导致我国大肠癌的发病率呈逐年升高趋势。早期结肠癌往往没有明显症状，而一旦出现便血、肠梗阻等症状，往往已是进展期结肠癌。为预防大肠癌的发生，国内外指南均推荐 40 岁时接受第 1 次肠镜检查。肠癌的高发年龄段为 55 岁以上人群，而肠道息肉演变为肠癌常需 5～15 年。因此，50 岁以上人群可每 5 年做 1 次肠镜检查。《中国结直肠癌早诊早治专家共识 2020》建议以下人群应完善肠镜检查：①年龄 ≥ 40 岁，无论男女；②长期吸烟、饮酒者；③有结直肠息肉或结肠癌家族史者；④胆囊切除术后患者，慢性阑尾炎患者或阑尾切除术后患者；⑤长期缺乏运动，长期高脂肪、高盐饮食者；⑥长期便秘、腹泻，以及有排便习惯改变、不明原因腹痛、便血、消瘦者；⑦炎症性肠病、家族性息肉病患者。

有以下情形之一的患者，也应完善肠镜检查：①发现腹部肿块，不能排除大肠及回肠末端病变者；②疑有良性或恶性结肠肿瘤，经 X 线检查不能确诊者；③疑有慢性肠道炎症性疾病者；④钡剂灌肠检查发现异常，需要进一步明确病变性质和范围者；⑤结肠癌术前须确定病变范围者；⑥结肠癌、结肠息肉术后随访者。

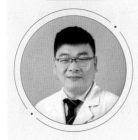

徐雷鸣 《大众医学》专家顾问团成员，上海交通大学医学院附属新华医院消化内镜诊治部主任、主任医师、博士生导师，中华医学会消化内镜学分会委员、儿科协作组副组长，上海市食管与胃静脉曲张治疗学会名誉主任委员，上海市医学会消化内镜专科分会副主任委员。

肠镜检查前需要做哪些准备

❶ 检查前三天宜清淡饮食，检查前12小时禁食。便秘的患者，检查前两天进食半流质饮食（如白粥、软面条等），戒食高纤维食物（如青菜、水果等）。

❷ 上午检查者，检查前一日晚上，遵医嘱口服复方聚乙二醇电解质散（PEG）和二甲基硅油（消泡剂）；检查当日早晨，再次口服PEG，直至排出清水样便。下午检查者，检查当日早晨5～6时，遵医嘱口服PEG和二甲基硅油；10～11时，再次口服PEG，直至排出清水样便。

❸ 肠道准备不彻底者，检查前1~2小时可进行清洁灌肠。

做无痛肠镜有"门槛"

尽管肠镜检查并不十分痛苦，但许多人一想到内镜要在肠腔内拐"九曲十八弯"地"行走"，心中难免紧张。有些患者则因为过度紧张，检查过程中不能很好地配合医生，所以不能达到满意的检查、治疗效果。随着无痛肠镜技术的广泛应用，这一难题基本得以解决。除完成常规的肠道准备外，进行无痛肠镜检查者须确保检查前禁食、禁饮6小时以上。无痛肠镜检查前后须有家人陪同，检查结束后10分钟左右，受检者就会醒来，完全清醒后即可离开。受检者检查当天严禁驾驶机动车，以免发生意外。

不过，并非所有人都适用这种检查。无痛肠镜所用的静脉麻醉药一般是"丙泊酚"，它是一种中枢抑制剂，在肝脏内代谢。患有严重呼吸系统疾病、心血管疾病、肝脏疾病，以及身体状况太差者，均不宜进行无痛肠镜检查。

看懂肠镜检查报告

肠镜检查报告通常为医生在内镜下观察到的肠道情况的描述，诊断结果多为"肠道部位＋病变内容"，并附有操作医生的一些建议。大肠呈"倒U形"，从里到外依次为盲肠、升结肠、横结肠、降结肠、乙状结肠和直肠，检查报告一般按"从里往外、由重到轻"来描述病变情况。肠镜报告常见的医学术语如下：

● **肠息肉** 是从肠壁生长并突向肠腔内的一种新生组织，通常是良性的。息肉大小不等，分有蒂和无蒂，多见于直肠和结肠下段。息肉的病理类型包括腺瘤性、增生性、炎性等。腺瘤性息肉越大，癌变风险越高，需要尽早摘除。

● **憩室** 是肠壁向外突起形成的囊状结构，常发生于大肠。数个憩室同时存在，称为憩室病。肠道憩室的直径一般为3～25毫米，多见于40岁以上人群，大多数患者没有症状。憩室本身并无危害，但若粪便长期滞留于憩室内，可能引起憩室炎。

● **溃疡性结肠炎** 是一种慢性非特异性肠道炎症性疾病，常由结肠远端（直肠、乙状结肠）开始，向结肠近端发展，以左半结肠多见。病变黏膜血管纹路消失、质脆、易出血，可有糜烂或形状不规则、大小深浅不同的溃疡，表面覆盖黄白色或血样渗出物。溃疡性结肠炎病变晚期，可见肠壁增厚、肠腔狭窄、多发性假性息肉形成，可发生癌变。

● **结肠癌** 早期结肠癌在肠镜下的表现为结肠黏膜浅表隆起、糜烂或凹陷病变；进展期结肠癌形态多样，以黏膜隆起型肿物、溃疡、肠壁僵硬、狭窄为主要表现。

专家寄语：

目前，我国部分地区（包括上海）已开展大肠癌的早期筛查工作，大家应充分认识结肠镜检查在大肠癌防治中的重要作用，为自己的肠道健康"把好关"。

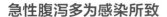

箴言三： 更多理解，科学对待腹泻

上海交通大学医学院附属第一人民医院消化科　张启迪　陆伦根（主任医师）

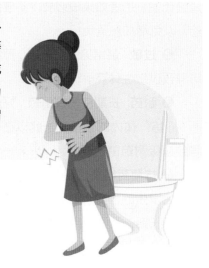

每人每天排便多为1次，也可2~3日1次或1日2~3次。腹泻是指每日排便3次以上，或明显超过平日习惯的频率，粪质稀薄或水样便，常伴排便急迫感、腹部不适等症状。腹泻按病程分为急性和慢性两类。急性腹泻发病急，常呈自限性，多为病毒或细菌感染引起，病程在4周内；慢性腹泻的病程超过4周，或为反复发作的腹泻，多为非感染因素引起。需要提醒的是，少部分便秘患者因粪便刺激直肠，每日排便次数增多，甚至可有10余次，医生若不仔细询问病史，很容易将便秘当作腹泻来治疗。

急性腹泻多为感染所致

肠道感染是急性腹泻最常见的病因，约占80%。常见病原体包括细菌（如沙门菌、空肠弯曲菌、志贺菌等）、病毒（如诺如病毒、轮状病毒等）、寄生虫（如隐孢子虫等）等等。急性腹泻患者常伴呕吐、腹部绞痛、水泻或血样便和发热。

血常规检查可初步鉴别细菌和病毒感染。粪常规检查是判断急性腹泻病因的重要方法，若发现红细胞、白细胞、吞噬细胞等，则提示存在肠道感染。受限于标本采集、保存等因素，粪培养阳性率较低，但重度腹泻、免疫抑制状态、血性腹泻以及炎症性肠病等患者，应及早进行粪培养，以免耽误治疗。另外，患者病史对急性腹泻的诊断很重要，进食后迅速起病者，常提示可能食物中毒了，相关食物摄入史及毒物检测可帮助确诊。

错综复杂的慢性腹泻

依据发病机制，慢性腹泻可分为渗透性、分泌性、渗出性和动力异常性腹泻，可由多种疾病引起，包括腹泻型肠易激综合征、功能性腹泻、胆源性腹泻（如胆囊切除术后）、饮食相关腹泻（如摄入咖啡因、饮酒过量等）、肠道疾病引起的腹泻（如结直肠肿瘤、炎症性肠病等）和药物性腹泻（如服用大环内酯类抗菌药、非甾体抗炎药等）。

诊断慢性腹泻常分为4个步骤：

❶ 判断患者是否属于真正意义上的腹泻。

❷ 排除医源性腹泻（由药物副作用或不同药物相互作用引起）。

❸ 对腹泻进行分类。

❹ 进一步明确腹泻病因。

止泻、治泻，忌"病急乱用药"

一旦出现腹泻，立即服用抗菌药、止泻药是许多人的做法。实际上，这么做是错误的，有时还可能带来危害。事实上，大部分感染性腹泻的致病菌是病毒，而非细菌；很多腹泻为非感染性腹

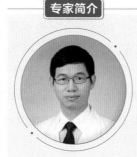

专家简介

陆伦根　《大众医学》专家顾问团成员，上海交通大学医学院附属第一人民医院消化科主任医师、教授，中华医学会肝脏病学分会副主任委员，上海市医学会肝病专科分会主任委员，中国医师协会消化医师分会委员。

泻，如肠易激综合征、功能性腹泻、炎症性肠病等，抗菌药对这些腹泻不仅无效，还可能产生以下副作用：

❶ **肝、肾毒性** 多数药物经肝脏和肾脏代谢，患者如果没必要，不应乱服药，以免增加肝肾负担。

❷ **过敏** 最常见的是药疹，严重时可导致过敏性休克。

❸ **耐药** 长期使用抗菌药，好比不断"锻炼"体内的细菌，长此以往可能导致超级耐药菌出现。

❹ **抗菌药相关性腹泻** 为应用抗菌药物后发生的、与抗菌药物有关的腹泻，多见于长期、大量使用广谱抗菌药者。

滥用止泻药也可能产生一定风险。首先，乱用止泻药可能会掩盖病情，不利于查明腹泻原因。其次，腹泻能将体内的病菌及其产生的毒素排出体外，是人体的保护机制。而盲目使用止泻剂，将使致病菌和毒素"滞留"在肠道，效果适得其反。第三，炎症性肠病患者（尤其是重症患者）若盲目服用止泻药（如地芬诺酯、洛哌丁胺等），可能诱发中毒性巨结肠。

急、慢性腹泻，治法不同

急性腹泻患者大多可通过饮食调整得以康复，一般无需禁食，宜少食多餐，进食少油腻、易消化、富含微量元素和维生素的食物，适当增加热量摄入。由于腹泻可能会导致一过性乳糖酶缺乏，故患者应暂时避免饮用牛奶，以防腹泻加重。因腹泻造成轻度脱水者，可少量、多次摄入低渗口服补液盐，以补充丢失的体液。粪便成形后，饮食可逐渐恢复正常。有下述情况者，应及时去医院就诊：

❶ 频繁呕吐，不能进食或饮水者。

❷ 伴高热等全身症状，尤其是出现意识障碍者。

❸ 严重脱水者。

❹ 急性腹泻，不适合口服补液治疗者。

慢性腹泻的治疗原则是缓解症状，恢复正常排便次数、性状，纠正其他伴随症状。若有持续腹泻，夜间腹泻，腹泻伴不明原因体重下降、便中带血、顽固性腹胀、贫血、低热等情况，特别是 40 岁以上者，应及时去医院就诊，排除器质性疾病可能。

"莫名"腹泻，或是肠易激综合征"缠身"

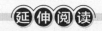

肠易激综合征是一种功能性肠道疾病，以腹痛、腹胀为主要症状，患者排便后症状可改善，常伴排便习惯改变。肠易激综合征的病因和发病机制尚不十分清楚，目前认为是胃肠动力异常、内脏感觉异常、脑肠调控异常、炎症和精神心理等多种因素共同作用的结果。肠易激综合征分为4种亚型：便秘型、腹泻型、混合型和未分型。腹泻型肠易激综合征最常见，是引起慢性腹泻的主要原因之一。仅凭症状很难区分肠易激综合征与肠道器质性疾病，为明确诊断，患者常需进行结肠镜检查。

腹泻型肠易激综合征的治疗原则是改善症状，提高生活质量。治疗方法包括：①定时、定量进食，避免或减少刺激性、不耐受食物的摄入。②养成良好的生活和工作习惯，注意气候、季节等因素对病情的影响。③调整睡眠，缓解焦虑，适当锻炼。④适当用药。如遵医嘱使用益生菌，以调节肠道微生态平衡；使用解痉剂，以缓解肠道平滑肌痉挛；使用抗抑郁焦虑药，以改善精神心理障碍；等等。

更多耐心，便秘不可一"泻"了之

华中科技大学同济医学院附属协和医院消化科主任医师　任宏宇

便秘是指排便次数减少（每周少于3次），粪便干结、量少，排便费力。病程超过6个月的，为慢性便秘。慢性便秘主要表现为：大便量少、质硬，排出困难；排便时间长（30分钟以上），或每日排便多次，但排出困难；粪便硬如羊粪状，伴腹胀、食欲减退；在不使用泻药的情况下，7天内自发性排便不超过2次或长期无便意。有数据显示，我国成人慢性便秘患病率为4%~6%，发病率随年龄增长而增加，60岁以上人群慢性便秘的患病率高达22%。

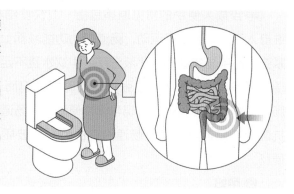

便秘，难以言表的"痛"

根据病因，便秘可分器质性和功能性两种。器质性便秘是因器质性病变导致的便秘，包括腹部手术导致肠粘连及不完全肠梗阻，肠道肿瘤或炎症，以及肠外疾病，如糖尿病、甲状腺功能减退、神经系统疾病等。对于这类便秘，必须针对原发病进行治疗，原发病治愈或改善后，便秘可自愈。由糖尿病等无法治愈的慢性病引发的便秘患者，往往需要在控制血糖的同时，长期服用一些安全的通便制剂，如益生菌制剂、膳食纤维等，以改善便秘症状。

功能性便秘是指排除了器质性疾病、药物等因素的便秘，又称习惯性便秘或单纯性便秘。生活环境改变（如外出旅行等），精神紧张（如学习、工作压力大等），饮食、排便习惯不良等，均可导致功能性便秘。功能性便秘分为三型：慢传输型便秘、出口梗阻型便秘和混合型便秘。慢传输型便秘主要是结肠蠕动力下降、结肠传输时间延长导致；出口梗阻型便秘主要表现为排便费力，即便在排软便时，也存在排便困难，需手法帮助排便，有排便不尽感等；混合型便秘则同时具有慢传输型便秘和出口梗阻型便秘的症状。功能性便秘者应从改善生活方式做起，如加强运动、培养良好的排便习惯（晨起排便，即使无便意，亦应

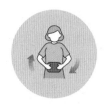

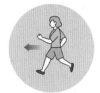

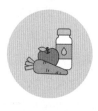

坚持，以形成条件反射）、合理饮食（多吃富含粗纤维的粗粮、蔬菜、瓜果、豆类等）、多饮水（每日至少饮水 2000 毫升）等。

年龄不同，便秘原因和治法各不同

❶ 儿童

导致儿童便秘的常见原因包括：①肠道菌群失调。大便的性质与摄入的食物成分密切相关，若蛋白质摄

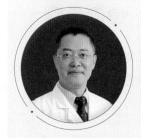

专家简介

任宏宇　《大众医学》专家顾问团成员，华中科技大学同济医学院附属协和医院消化科主任医师、教授，美国胃肠病学会（AGA）会员。擅长消化系统疾病的诊治，以及胃肠镜下进行诊断、止血、早期肿瘤的微创治疗等操作。

入过多而碳水化合物及膳食纤维（如蔬菜、水果）等摄入不足，肠内容物发酵过程少，易使大便干燥，从而导致便秘。②肠道功能异常。孩子生活不规律、长期憋便，或家长没有培养孩子养成良好的排便习惯，进而导致便秘。③先天性肠道疾病导致，如先天性巨结肠、肛门裂、肛门狭窄等。

❷ 成人

导致成人便秘的常见原因包括：①饮食结构不合理，膳食纤维摄入不足；②缺乏运动，肠道蠕动功能减弱；③过度劳累、精神紧张，抑制肠蠕动和消化液分泌；④饮水量不足，粪便干结；⑤排便习惯不良，常因工作紧张忙碌或时间紧迫而长期憋便，导致直肠感觉神经变得迟钝，出现习惯性便秘；⑥肠道菌群失调，因服用抗菌药或其他药物导致肠道内有益菌群被破坏，引发消化不良和便秘。

❸ 孕妇

导致孕妇便秘的常见原因包括：①激素影响。孕激素可导致胃肠道肌张力减弱、肠蠕动减慢。尤其在孕后期，孕妇体内分泌大量黄体酮，其可使子宫平滑肌松弛，同时使肠蠕动进一步减弱。②直肠受压。不断增大的子宫可压迫肠道导致便秘，尤其在妊娠晚期、胎头入盆后，肠道（尤其是直肠）受压的情况更严重。③饮食与生活方式改变。为补充营养，孕妇多进食高蛋白质、高脂肪食物，纤维素摄入量不足，再加上运动少，胃肠蠕动减弱，可引起或加重便秘。

❹ 老年人

导致老年人便秘的常见原因包括：①衰老因素。随着年龄增长，老年人的食量和体力活动明显减少，胃肠道分泌消化液减少，肠管的张力和蠕动减弱，腹腔及盆底肌肉乏力，肛门内外括约肌收缩力减弱，胃结肠反射减弱，直肠敏感性下降，可使食物在肠内停留时间过久，水分被过度吸收，从而引起便秘。②饮食因素。胃结肠反射与进食量有关，老年人进食量减少，咀嚼功能和消化能力减弱，喜食易消化、少纤维的食物，粪便量少、在肠内停留时间长、水分

被过度吸收，从而导致便秘。③排便习惯不良。有些老年人没有养成定时排便的习惯，常忽视便意，致使排便反射受到抑制而引起便秘。④活动减少。由于疾病、肥胖等因素，部分老年人活动减少，尤其是因病卧床或坐轮椅者，因长期缺少运动，肠蠕动变慢，易导致便秘。

不同年龄人群的便秘，治疗方法各有不同。例如：选择营养素全面的配方奶粉、冲调浓稠适度，适量补充益生菌，有助于缓解婴幼儿便秘；儿童应多吃水果、蔬菜，少吃煎炸、辛辣的食物，多运动；成年人和老年人应养成良好的生活和排便习惯，避免滥用药物，适当运动；老年人可适当应用促进肠蠕动的药物（如益生菌、乳果糖等），以帮助排便。

泻药解"秘"，治标不治本

服用泻药只能暂时辅助排便，不能恢复正常的排便功能，属于"治标不治本"。长期使用泻药危害不小：损伤肠壁神经细胞，不仅会加重便秘，还会引起大肠黏膜黑变病，甚至可能诱发肠道肿瘤；刺激肠黏膜，造成肠功能紊乱，导致腹痛等症状；引起肠道平滑肌萎缩，影响肠道蠕动；易产生耐药性，形成对泻药的依赖；等等。

慢性顽固性便秘，可选择手术治疗

经内科药物治疗无效的慢性顽固性便秘患者可考虑手术治疗。术前，须排查引起便秘的其他原因，如先天性巨结肠、盆底功能失调、假性肠梗阻等。手术方式为结肠全切除或次全切除，合并直肠脱垂、直肠前突等出口梗阻情况，可同期进行相应处理。

更多用心，积极控制炎症性肠病

中国医学科学院北京协和医院　罗涵青（保健医疗部主治医师）　钱家鸣（消化内科主任医师）

炎症性肠病是一种非感染性肠病，主要包括以黏液脓血便为主要表现的溃疡性结肠炎、以腹痛为主要表现的克罗恩病。炎症性肠病在西方发达国家更为常见，但近20年来，我国炎症性肠病患者数量有明显上升趋势。流行病学调查数据显示，我国每10万人中，每年约有1~4人被确诊患有炎症性肠病，南方及经济发达地区的发病率更高。导致我国炎症性肠病发病率上升的原因，主要有两个方面：一是随着疾病认知和诊断水平的提高，更多的炎症性肠病患者被发现和诊断；二是中国人的饮食模式逐渐西式化，如高蛋白质食物摄入量增加，膳食纤维摄入量减少，等等。

反复发作，早期易被误诊

炎症性肠病的主要表现包括持续或反复发作的腹泻、腹痛等肠道症状，以及皮疹、口腔溃疡、关节痛等肠外表现。溃疡性结肠炎的发病高峰为 20 ~ 49 岁，性别差异不明显，常见的症状为黏液脓血便，患者可有发热、贫血，甚至消化道大出血、肠穿孔等并发症。克罗恩病的发病高峰为 18 ~ 35 岁，男性略多于女性，常见症状为腹泻、腹痛和体重减轻，严重者可出现明显腹痛伴腹部包块，甚至肠梗阻、肠瘘等并发症，亦可出现肛裂、肛周脓肿等肛门病变。

炎症性肠病常反复发作，在疾病早期易被误诊为肠道感染。一般地说，

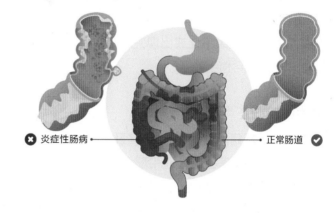

❌ 炎症性肠病　　　　　　正常肠道 ✅

反复腹泻、腹痛超过 6 周，或反复出现黏液脓血便且抗菌治疗无效时，需警惕炎症性肠病的可能。患者应及时去医院就诊，尽早明确诊断并接受正规治疗。

治"病"防"并"，用好三大"武器"

目前，炎症性肠病的发病机制并不十分清楚，可能与免疫系统紊乱有关。虽然该病尚不能被治愈，但通过规范治疗，绝大多数患者的病情可得到有效控制，部分患者的病情可获得较长时间的缓解。

炎症性肠病的治疗目标是诱导并维持临床缓解（症状消失）及黏膜愈合（肠道黏膜溃疡愈合），防治并发症，改善生活质量。

❶ 一般治疗

包括戒烟、戒酒，避免进食生冷、辛辣、刺激性、难消化的食物，加强营养（尤其是克罗恩病患者）。

❷ 药物治疗

传统药物包括氨基水杨酸制剂（如柳氮磺吡啶、

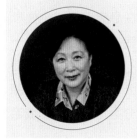

钱家鸣　《大众医学》专家顾问团成员，中国医学科学院北京协和医院消化内科主任医师、教授、博士生导师，曾任中华医学会消化病学分会副主任委员，北京医学会消化内科分会主任委员，中国医师协会消化医师分会会长。

美沙拉嗪等)、糖皮质激素(如泼尼松、甲泼尼龙等)和免疫抑制剂(如硫唑嘌呤、环孢素、他克莫司、甲氨蝶呤、沙利度胺、环磷酰胺等)。症状较轻者,使用氨基水杨酸制剂即可控制病情;症状较重或反复发作者,需使用糖皮质激素和免疫抑制剂,以控制异常激活的免疫系统对肠道的损伤。

目前,针对炎症各个环节的靶向生物制剂已显示出良好的应用前景,为传统药物治疗失败的患者带来了希望。有研究表明,选择性白细胞吸附疗法可减少体内被激活的炎症细胞,对轻、中度的溃疡性结肠炎患者有一定疗效。此外,间充质干细胞、间充质干细胞来源的外泌体等新型治疗方法也不断涌现,为炎症性肠病患者带来良好的治疗前景。

❸ 外科治疗

经积极的内科治疗效果不佳或出现并发症(如大出血、穿孔或癌变等)者,须进行手术治疗。

身心同治,回归正"肠"生活

积极控制炎症性肠病,需要医生、患者及其家属的共同努力。

首先,患者应注重与医生的沟通和配合。炎症性肠病的治疗方法和药物选择往往不止一种,患者应积极参与治疗方案的决策。在制订个体化治疗方案时,医生会对患者的病情进行全面评估,如疾病的活动性、病变累及的范围、疾病类型、肠外表现、既往对药物的反应和手术情况等。患者应与医生充分沟通,表达对治疗的想法、担忧,将医生当作对抗疾病的"盟友"。同时,患者还应养成良好的饮食和生活习惯,避免受凉感冒,这对提高生活质量、防止复发有重要意义。

其次,患者应树立积极向上的心态。有研究表明,屈服于疾病的应对状态,如认为完全恢复健康没有指望、自己对疾病无能为力等,不利于炎症性肠病的控制及生活质量的提高。虽然疾病带来的痛苦常会让患者感到挫败,产生焦虑、抑郁情绪,但患者不应回避、退缩,而应积极接纳这类负面情绪,必要时可寻求心理医生的帮助。

第三,患者应学会自我管理,遵医嘱定期随访。炎症性肠病为慢性病,病情易反复,长期自我管理很重要。患者应密切观察病情变化和药物治疗的效果和副作用并做好记录;并遵医嘱定期进行血液学检查和肠镜检查,以便监测病情变化、筛查肿瘤。

> 肠道息肉是一类从黏膜或黏膜下层突起到肠腔内的隆起性病变,由肠道黏膜慢性炎症引起局部增生、肥厚而形成,大肠(结肠与直肠)、小肠均可发生,以大肠多见,可单发,也可多发。

"沉默"的肠道息肉

随着年龄增加,肠道息肉的发病率呈上升趋势,男性多于女性。有数据显示,50岁以上人群肠道息肉的发病率约为50%;在有结直肠肿瘤家族史、粪隐血阳性、肠息肉史、慢性腹泻或便秘、长期饮酒、长期吸烟史等高危因素的人群中,肠道息肉的发生率明显升高。

大多数肠道息肉无明显症状,仅在结肠镜检查时被发现;较大的息肉表面可能形成溃疡,可引起腹痛、便血等症状;靠近肛门的息肉可能导致大便形状或排便习惯改变,患者可有里急后重等不适感;较大的肠道息肉可阻塞肠腔,表现为腹痛,肛门停止排便、排气;等等。

两类肠道息肉易癌变

肠道息肉分为肿瘤性息肉和非肿瘤性息肉,主要差别在于其是否会发生癌变。非肿瘤性息肉包括增生性息肉、炎性息肉和错构瘤性息肉等,一般不会发生癌变;肿瘤性息肉一般指腺瘤性息肉,是公认的癌前病变。肿瘤性息肉又可细分为管状腺瘤、绒毛

更多警惕，小心肠息肉无情"翻脸"

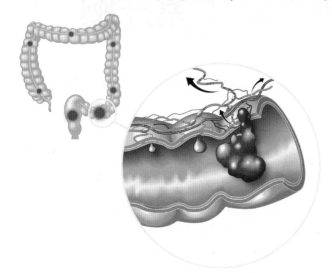

复旦大学附属中山医院结直肠外科
朱德祥 许平平 许剑民（主任医师）

摘除息肉后，仍不可"高枕无忧"

一般地说，直径小于1厘米的肠道息肉可在内镜下予以切除；直径大于1厘米的息肉、多发息肉或内镜下无法彻底切除的息肉，须行外科手术切除。家族性腺瘤性息肉病患者可选择分次进行内镜下息肉切除，或由专科医生评估手术切除指征。

有研究表明，肠道息肉切除术后3～5年出现复发的概率为30%～60%，复发与否主要取决于息肉的病理类型、数目，患者的生活习惯，是否具有家族史，等等。肠道息肉切除后，医生会根据息肉的大小、形态、位置和病理结果，制订合适的后续治疗和随访方案。

治肠癌，手术是首选

目前，肠道恶性肿瘤的治疗手段包括手术切除（包括内镜下切除、开腹手术、腹腔镜手术、"机器人"手术）、放疗、化疗、分子靶向治疗、介入治疗、免疫治疗和中医中药治疗等。其中，外科手术切除是有望根治肠道恶性肿瘤的唯一手段，也是最佳手段。

就治疗现状而言，结直肠原位癌经内镜或手术切除治疗后，可达到根治效果；早期结直肠癌经外科根治性手术切除后，患者五年生存率可超过90%；无转移的进展期结直肠癌患者经根治性手术切除后，患者五年生存率约为76%；转移性结直肠癌患者若能完全切除原发灶和转移灶，五年生存率可达30%～57%。

无法手术的晚期结直肠癌者也不必过度恐惧，仍可通过化疗、分子靶向治疗和介入治疗等综合治疗手段延长生存时间，改善生活质量。**PM**

状腺瘤和混合型腺瘤，管状腺瘤最多见，绒毛状腺瘤最易癌变（癌变率高达30%～70%）。一般地说，腺瘤性息肉的直径越大，癌变概率越高，直径大于2厘米的腺瘤性息肉的癌变率高达30%～50%。

另外，多发肠道息肉多为遗传性疾病，最常见的是家族性腺瘤性息肉病，表现为整个结直肠布满大小不一的腺瘤，息肉常在患者15岁前后出现，随着年龄增长而不断增多，若不及时治疗，往往在患者30多岁时发生癌变。

专家简介

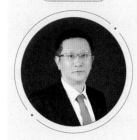

许剑民 《大众医学》专家顾问团成员，复旦大学附属中山医院结直肠外科主任、结直肠癌中心主任、教授、主任医师、博士生导师、中国医师协会结直肠肿瘤专委会副主任委员、机器人手术专委会主任委员、中华医学会外科学分会结直肠外科学组委员、中国抗癌协会大肠癌专业委员会副主委。

巧妙"悬吊双拉钩",
让纵隔肿瘤患者"免开胸"

本刊记者　黄薏
受访专家　上海交通大学附属第一人民医院胸外科教授　范 江

一年多前,一位来自云南的年轻姑娘因体检发现巨大纵隔肿瘤伴剧烈胸痛、胸闷、咳嗽,慕名来到上海市第一人民医院胸外科主任范江教授的门诊求助。胸部 CT 检查(图 1)提示,姑娘的胸腔前纵隔内有一个直径约 30 厘米的巨大肿块,疑似畸胎瘤。这个肿瘤(红圈内)虽然是良性的,但占据了患者左侧胸腔的大部分空间,心脏和大血管(黄圈内)被挤到一边,还有大量胸腔积液(蓝圈内),被"压扁"的左肺(绿圈内)呈条状,完全丧失了功能。

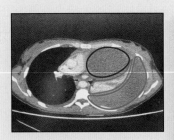

图 1 术前胸部 CT 影像

如此巨大的纵隔肿瘤,手术难度可想而知。但若不做手术,姑娘的性命堪忧! 在挑战面前,范江主任选择了迎难而上。入院后,患者的胸痛依然剧烈,还出现了持续高热,在积极抗感染治疗和放置胸腔引流管一段时间后,症状才得以改善。接下来的手术该怎么做? 医患双方走到了一个关键的十字路口。

在术前谈话过程中,患者父亲小心翼翼地提出,希望能做微创手术,因为"开大刀"势必会在胸前留下一条很长的瘢痕,而女儿才二十岁出头,还没有结婚……

患者父亲的请求虽情有可原,但让医生们陷入了两难:这么大的纵隔肿瘤,要将其完整切除、"不留后患",开放手术是"常规操作";而做胸腔镜微创手术虽然"不留疤",但难度较大,且可能导致肿瘤残留,增加复发的风险。为此,范主任与团队医生进行了详细讨论,反复论证微创手术的可行性,因为对这个年轻姑娘而言,在胸前留下一道"触目惊心"的手术瘢痕,其造成的心理创伤或许比身体上的创伤更严重、更持久。最终,范主任决定借助其专利技术——"悬吊双拉钩",为患者实施胸腔镜纵隔肿瘤切除术。

术中发现,肿瘤已经发生了部分破裂,内容物流入了胸腔,这可能就是导致患者发生剧烈胸痛的主要原因。在吸除部分肿瘤内容物后,范主任将纵隔肿瘤连同包膜一起完整切除,最后用大量冲洗液将胸腔冲洗干净。虽然手术过程非常艰难,但在众人的通力合作下,仅用 2 小时就顺利完成了。

如今,女孩已回归正常生活,与术前愁容满面的样子判若两人。她说,如今的美好生活都是范江主任团队给予的,她会永远铭记在心!

专家简介

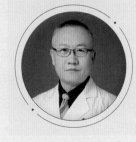

范 江 《大众医学》专家顾问团成员,上海交通大学附属第一人民医院胸外科主任、主任医师、教授、博士生导师,中国抗癌协会纵隔肿瘤专业委员会委员,上海市医学会肿瘤专科分会委员、肿瘤靶分子专科分会委员。

看到这里，相信读者们一定会有很多疑问：纵隔在什么地方？纵隔肿瘤是一种什么样的肿瘤？为什么年纪轻轻的姑娘会长这么大的肿瘤？为什么不能早点发现？"悬吊双拉钩"又是一种什么技术？它有什么优势？且听范江教授分析。

纵隔：陌生的名词，人体的"要塞"

提起"纵隔"，相信很多人都会感到陌生，有些人甚至从来都没听说过这个名词。的确，虽然心脏就"住"在纵隔里，但与心脏比起来，纵隔的"存在感"极低，大多数人对其一无所知。

纵隔其实不是一个脏器，而是一个腔隙，位于两侧纵隔胸膜之间、胸骨后、脊柱前，其中容纳着众多重要的组织和器官，如心脏、大血管、气管、食管等。医学上以胸骨角平面为界，将纵隔分为上、下两部分；下纵隔又以心包为界，分为前纵隔（心包前面与胸骨之间）、中纵隔（心包及大血管区域）和后纵隔（心包后面与脊柱之间）。

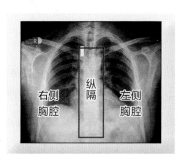

纵隔肿瘤，有多种类型

很多人都知道肺癌，却很少有人知道纵隔肿瘤。其实，肺和纵隔是"邻居"，肺癌发生于肺，纵隔肿瘤自然就是发生于纵隔部位的肿瘤。与肺癌不同的是，纵隔肿瘤不是一种肿瘤，而是多种来源肿瘤的总称，常见的有胸腺瘤、畸胎瘤、气管或食管囊肿、神经源性肿瘤等。在所有纵隔肿瘤中，前纵隔肿瘤占大多数。

畸胎瘤起源于原始胚细胞，多发生于人体"中轴线"区域，如骶尾部、纵隔、腹膜后、性腺等。纵隔畸胎瘤多发生于前纵隔，生长缓慢，大多数为良性，少数为恶性。在没有引起压迫症状或并发感染、出血等情况时，患者几乎察觉不到。正因为如此，肿瘤往往在患者"不知不觉"中长得很大。

胸腺瘤是最常见的前纵隔肿瘤，约占前纵隔肿瘤的 35%。我国胸腺瘤的发病率约为 3.93/100 万，是肺癌发病率的 1/100、食管癌发病率的 1/25。近年来，随着体检的普及，胸腺瘤的检出率有所增加。

与畸胎瘤类似，胸腺瘤起病隐匿，发展也较缓慢，早期常无明显症状；当肿瘤增大至一定程度时，可产生局部压迫症状，如胸闷、气短、头面部肿胀等。由于胸腺瘤较为少见，故普通大众甚至部分基层医务人员对其知之甚少，漏诊、误诊的情况时有发生。

前纵隔肿瘤，微创治疗"有条件"

由于前纵隔空间很小，前方有胸骨，后方为心脏，没有足够的空间实施微创手术，故在过去很长一段时间内，要切除胸腺瘤等前纵隔肿瘤，一般采用传统开胸手术，包括经颈部横切口、胸骨正中切开入路和侧开胸入路，手术难度高、创伤大，令不少患者望而却步。

近年来，胸腔镜微创手术被应用于前纵隔肿瘤的治疗，陆续出现了三孔、双孔、单孔胸腔镜胸腺瘤切除术等术式。不过，由于视野和空间的局限性，在纵隔肿瘤的手术治疗方面，胸腔镜并不能完全替代传统开胸手术。以胸腺瘤为例，手术是首选治疗方案。根据相关指南，非侵袭性胸腺瘤（未侵犯周围组织）一般可选择胸腔镜微创治疗；侵袭性胸腺瘤（已侵犯周围组织）则不建议采用微创治疗，"胸骨正中切开"入路的开胸手术仍是主流，以便更完整、彻底地切除胸腺并清扫其周围组织。此外，体积较大的前纵隔肿瘤也无法通过微创手术切除。

"悬吊双拉钩"，开辟前纵隔肿瘤"微创新天地"

近几年，随着"悬吊双拉钩系统"的诞生，一些过去无法进行微创手术切除的前纵隔肿瘤，如体积较大的前纵隔肿瘤、需要彻底切除胸腺和清扫周围组织的侵袭性胸腺瘤等，也能避免"开大刀"。

"悬吊双拉钩系统"是范江教授自主设计的用于前纵隔肿瘤手术的器械。同时，范江教授也是国内率先开展"双拉钩胸骨悬吊法胸腔镜剑突下全胸腺切除术"的医生。简单地说，这种手术就是用"悬吊双拉钩"器械将患者的胸骨提起10厘米左右，在前纵隔内人为制造一个较为"宽敞"的腔隙，使胸腔镜手术器械在前纵隔内的操作更加"游刃有余"。胸骨被提起后，医生可以很清楚地看到前纵隔的结构，尤其是常规胸腔镜难以暴露的颈根部区域，也能"一览无

余"，医生借助胸腔镜就能顺利完成全胸腺切除和胸腺周围脂肪组织的清扫，使患者不必再承受开胸之苦。对于切除体积较大的前纵隔肿瘤（如上文提到的巨大纵隔畸胎瘤），"悬吊双拉钩"亦能助"一臂之力"，为患者争取"免开胸"机会。**PM**

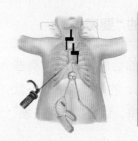 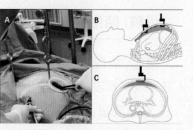

延伸阅读

构思巧妙的"悬吊双拉钩系统"

"悬吊双拉钩"到底有什么精妙之处？作为该系统的发明者，范江教授介绍道："这个系统的设计灵感来自一位波兰教授的讲课。当时，这位教授用一则视频介绍了一种用双拉钩将胸骨提起来而完成的胸腔镜胸腺切除术，给我留下了极其深刻的印象，也深受启发。因为在此之前，从来没有人想到，做前纵隔的手术，除了"劈开胸骨"或"从侧胸进入"外，还有第三种选择——把胸骨提起，在前纵隔内人为制造一个空间，不仅手术空间大，视野暴露也更好。"

"之后的几个月里，我满脑子都是这件事，反复琢磨这个术式。"提起研发过程，范江教授感触颇深，"起初，我们想从国外买器械，但好不容易联系上国外的生产厂家后，却被告知这个器械并未批量生产。既然买不到，那就自己做！从2015年下半年起，我们陆续联系了多家国内的医疗器械厂，给技术人员看手术视频，想把'双拉钩'做出来。由于手术视频画面不完整，看不到拉钩是怎么拉上去的，所以我们尝试了很多种方法，用钢丝拉、用铰链拽等等。但这些方法中，有的设计过于复杂，有的拉力不够……经过无数次尝试后，我们决定将一种骨科器械与拉钩

结合在一起，终于取得了成功！就这样前前后后忙了七八个月，2016年夏天，我们终于将这款中国原创的悬吊双拉钩系统成功应用于前纵隔手术。"

有了自主研发的"悬吊双拉钩"，范江教授团队又对手术切口进行了改良，使之更便于手术操作。他们发现，亚洲人的身体不如欧洲人宽，如果"照搬"横切口，手术无法顺利进行。最终，在尝试了左切口、胸顶切口、心脏下方切口、右切口后，他们决定将更适合操作的"右切口"作为该手术的常规切口。

在手术模式和流程都趋于成熟后，范江教授团队开始在国内外各种学术会议上推广"双拉钩胸骨悬吊法"这种新术式。不出所料，每一次手术演示都引来无数国内外同行的惊讶和赞叹，也让范江这个名字在纵隔肿瘤领域"火"了。在国内，但凡遇到"搞不定"的疑难纵隔肿瘤病例，同行们都会推荐患者去上海市第一人民医院找范医生。

如今，这套"悬吊双拉钩系统"已在国内许多家大医院使用。随着技术的推广，生产这种"双拉钩"的厂家越来越多，市面上出现了很多"盗版"。"与众不同"的是，范江教授并不排斥自己的专利被仿制，他认为这是好事，用的人越多，受益的患者就越多！

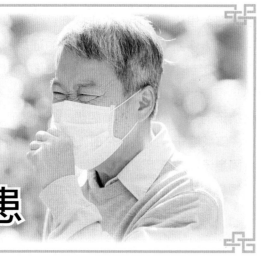

咳嗽是肺系疾病常见证候之一,它既可以是一种独立的疾病,也可以是其他疾病的一个症状。咳嗽的发生,主要在肺,但不止于肺,也可能与五脏六腑功能失调有关。

一咳数病,
五脏六腑皆可为患

浙江省中医院中医内科　汤 军(主任医师)　陈永青

中医学认为,人体是一个有机整体,由五脏（心、肝、脾、肺、肾）、六腑（小肠、胆、胃、大肠、膀胱、三焦）、五体（筋、脉、肉、皮、骨）、诸窍等共同组成。每个组成部分都有其特殊功能,同时又通过全身的经络互相联系：在生理上相互协调,共同完成人体的生命活动；在病理上又可相互影响,共同为病。正如《黄帝内经》所云："五脏有病,则各传其所胜。"

五脏六腑皆令人咳,非独肺也。也就是说,外邪犯肺或脏腑功能失调连累到肺,均能导致咳嗽。

不同于现在常用的外感、内伤分类法,《素问·咳论篇》以脏腑命名,将咳嗽分为肺咳、心咳、肝咳、脾咳、肾咳及六腑咳,更加全面地区分了内伤咳嗽的病因,即五脏六腑功能受损失调,干扰肺脏,使其失于宣降而咳嗽。可见,咳嗽起病的根源可能来自五脏六腑,不能总是"责怪"肺,肺有时是"无辜"的。咳嗽者一味治肺、养肺,有时可能得不到预期效果,如果病情难以缓解,要考虑其他脏腑的原因,从根本上治疗,以免延误病情。

肺咳：咳而喘息、气急

肺主气、司呼吸,通过一呼一吸的运动过程吸入自然界的清气、接受人体的水谷营养之气,并排出体内的浊气。肺在体合皮、其华在毛,开窍于鼻,经人体的皮肤毛孔、鼻窍与外界直接相通。六淫邪气（风、寒、暑、湿、燥、火）侵犯人体毛窍,容易袭扰肺脏,使患者出现鼻塞、流涕、咳嗽、咯痰、胸闷、气急等症状。《黄帝内经》描述：肺咳之状,咳而喘息有音,甚则唾血。

从肺调治： 感冒、过敏性鼻炎、急性支气管炎、哮喘、肺炎等都可从肺咳论治,常见证型为风寒、风热、风燥咳嗽。风寒咳嗽者宜疏风散寒、宣肺止咳,方选止嗽散、三拗汤等；风热咳嗽者宜疏风清热、肃肺化痰,方取桑菊饮；风燥咳嗽者宜疏风清肺、润燥止咳,方用桑杏汤等。

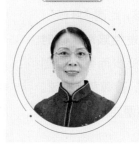

专家简介

汤 军 《大众医学》专家顾问团成员,浙江省中医院中医内科主任、治未病中心副主任、主任医师、教授,浙江省名中医,世界中医药学会联合会临床思维专业委员会副会长,中华中医药学会膏方分会副主任委员,浙江省中医药学会体质分会主任委员、康复养生分会副主任委员。

若外邪入里化热伤阴、灼津成痰、久病入络、痰瘀互结、热伤血络，会变生出不同的证候，常见于慢阻肺、肺结核、支气管扩张、肺纤维化、肺癌等患者。痰热壅肺者表现为咳嗽气粗、痰稠色黄，可用清金化痰汤清热化痰肃肺；肺阴虚火旺者表现为干咳痰少、口燥咽干，或痰中带血，可用沙参麦冬汤或百合固金汤加减滋阴润肺；肺气虚者表现为咳而无力、气短懒言、声音低微，稍一用力就气喘吁吁，可用补肺汤补肺益气。

日常调养： 肺咳患者应注意调节情绪，坦然放松，不要过于悲伤忧愁；平日勤开窗通风，适度运动，根据气候寒热变化及时增减衣物；咳嗽、咯痰症状缓解时，阴虚者可适当多吃润肺食物（如梨、百合、莲藕、银耳、燕窝等），阳虚者可服用玉屏风散益气固表，增强呼吸道抗病能力，少食海鲜及辛辣、咸腻的食物；可以在三伏天进行穴位敷贴，冬病夏治。

心咳：咳则心痛

诸气者，皆属于肺；诸血者，皆属于心。肺和心的关系主要体现在气和血相互依存、相互为用。如果气血不足，心阳不振，瘀阻心脉，导致血和气的功能异常，会影响肺的宣发和肃降功能，从而引起咳嗽。心的经脉通过分支到达咽喉，故心咳可表现为咳嗽、咽喉疼痛、胸痛等症状。如果年老体弱、肺病日久，可导致心气不足、心神失养，水液循行不利，出现心慌、憋闷、肢体肿胀，多半夜发作，端坐不能平卧，咯粉红色泡沫痰，舌淡苔白，脉细或结代，等等。《黄帝内经》描述：心咳之状，咳则心痛，喉中介介梗状，甚则咽肿、喉痹。

从心调治： 心咳常见于冠心病、风湿性心脏病、肺源性心脏病等心功能不全者，治以温阳益气、活血利水、化痰止咳，方取桂枝加附子汤、苓桂术甘汤和血府逐瘀汤加减。

日常调养： 心主精神思维，养心之道在静心，要保持心平气和、开心快乐；保证充足睡眠，可睡子午觉（午间小憩）以养神；减少不良信息刺激；可食用莲子、百合、大枣、酸枣仁等，以养心肺。心平气顺，肺得宣肃，咳嗽可平。

肝咳：咳则两胁下痛

肝主疏泄，是指肝气有舒展、升发的生理特性，关系着全身气机的调节。肝与人的情绪变化密切相关，暴怒、抑郁会导致肝气郁滞、疏泄失常，阻遏肺气，从而引起咳嗽。另外，脾胃的升降运化有赖于肝气的疏泄，木（肝）克土（脾），肝气郁结会致脾的运化水谷精微功能失常，水湿内停聚成痰液，从而影响肺气宣降，使肺气上逆而咳，此谓"肝咳"。肝脉布于胁肋，肝咳者常表现为阵发性咳嗽、咳时面红目赤、急躁易怒、两胁胀痛、痰少而黏，甚则痰中带血、口苦、睡眠差等，舌尖红、苔薄黄，脉弦。《黄帝内经》描述：肝咳之状，咳则两胁下痛，甚则不可以转……

从肝调治： 肝咳多见于百日咳、慢性咽炎、肺结核、肺心病、慢性肝炎等患者，主要用清肝泻肺的方法止咳，方用黛蛤散合黄芩泻白散加减。

日常调养： 人卧，血归于肝，子丑时辰（23时至次日3时）是肝胆经气修复和解毒的时间，子时前睡觉、避免熬夜是保养肝脏的重要方法；戒骄戒躁，顺应自然，保持心情舒畅，不郁闷、压抑；适当运动，舒展筋骨；不乱服药食补品，不酗酒，饮食宜少酸多甘，宜食南瓜、胡萝卜、小米、高粱、菠菜、香菇等养肝食物；平时可用玫瑰花、佛手泡茶喝，能疏肝解郁。肝气得以舒展条达，不再对肺造成不利影响，咳嗽向愈可期。

脾咳：咳而痰多胀满

脾为后天之本，是肺脏之母，人体的生命活动都有赖于脾胃摄入的营养物质提供能量。当脾气虚弱不能化生气血时，肺气亦虚，此为"母病及子"。脾为生痰之源，肺为贮痰之器，脾主运化水湿，脾虚容易聚湿生痰，痰饮阻肺，影响肺的宣发肃降功能，导致肺气上逆，引发咳嗽。脾咳者常表现为咳嗽，痰多、色白、易咯出，体倦乏力，上腹胀满，胃口差，舌淡、苔薄白，脉滑。

从脾调治： 脾咳多见于肥胖、喜欢肥腻食物者，常用健脾益气、燥湿化痰的治疗方法，取六君子汤合二陈汤加减。

日常调养： 脾喜燥恶湿，养脾重在防湿，避免暴饮暴食助湿生痰，少食性寒食物，如绿豆、苦瓜、黄瓜、鸭蛋、豆腐、冷饮、冰镇食品等；可食用芳香化湿、利水除湿的食物，如薏米、扁豆、陈皮、鲫鱼、山药、芡实、木瓜、苹果、山楂等；戒思虑过度，不生闷气；避免久坐，适度运动；注意腹部保暖。脾气健运，水液代谢状态正常，痰消湿化，咳嗽则愈。

肾咳：咳则腰背引痛

肺主宣发、肃降，为人体水之上源，肾主水液，为水之下源。肺的宣发肃降和通调水道功能有赖于肾的蒸腾汽化，若肾阳虚衰，气化失司，水湿上泛，上逆于肺，会引发咳嗽，即"肾咳"。常表现为痰多咳嗽、胸闷气短、不能平卧等症状。肺主呼气，肾主纳气，肾气充盛，吸入之气方可经肺之肃降而下纳于肾，故有"肺为气之主，肾为气之根"之说。若肾的精气不足，摄纳无权，气逆于上，可导致肾不纳气，出现动则气喘、呼多吸少等症状。肾阴为人一身阴液之根本，若肾阴虚不能上滋肺阴，可出现肺肾阴虚的症状，常表现为咳嗽痰少、潮热盗汗、腰膝酸软等。《黄帝内经》描述：肾咳之状，咳则腰背相引而痛，甚则咳涎。

从肾调治： 肾阳虚衰者治宜温肾化气、泻肺行水，可用真武汤加减治疗；肾不纳气多见于慢阻肺、肺癌、慢性肾衰患者，治宜补肾纳气，可用人参胡桃汤或肾气丸等加减；肺肾阴虚常见于肺结核、肺癌等患者，治宜滋补肺肾，可用麦味地黄汤加减。

日常调养： 肾主藏精纳气，平素宜多叩齿、深呼吸；可适当多吃一些养肾食物，如黑芝麻、核桃、板栗、黑木耳、黑豆、乌鸡、海带、紫菜、松子等；忌无虚乱补或咸辣重口味饮食；应早睡晚起，适当运动，节制房事。肾摄纳得宜，肺气得主，咳嗽可改善。

六腑咳

因五脏咳嗽日久不愈，影响到对应的六腑所致，除咳嗽外，还伴有六腑功能失调的症状。如：脾与胃相表里，脾咳日久，可影响胃腑，致胃气上逆，一咳嗽就呕吐；肝与胆相表里，肝咳日久，会使胆气上逆，出现口苦、呕吐胆汁、反酸烧心等症状；肺与大肠相表里，肺咳日久，大肠受牵连，损及传导功能，可出现大便失禁或大便不通；心与小肠相表里，心咳日久，小肠受累，表现为腹部胀满、矢气多；肾与膀胱相表里，肾咳不停，累及膀胱，导致一咳嗽就尿失禁；三焦是人体最大的腑，是水液运行的通道，三焦咳者会出现全腹胀满、不想进食、头面浮肿等症状。

从腑调治： 分别采用和胃、利胆、固涩、化气、运水等方法，选取泻心汤、柴胡汤、桃花汤、五苓散、六君子汤等加减治疗。

日常调养： 中医学认为，六腑以通为用。患者应调畅气机，通利水道，顺应自然状态，谨和饮食，慎避风寒，劳逸结合。脏腑各司其职，则咳能愈、病向好。PM

对糖尿病患者而言，糖尿病足、糖尿病心脑血管疾病、糖尿病肾病、糖尿病视网膜病变等并发症的"知名度"较高，而"不起眼"的干眼症则"籍籍无名"。其实，在糖尿病患者中，干眼症的患病率高达49%，远高于白内障（25.25%）、"糖网病"（16.93%）等眼病。

半数糖友伴干眼

✍ 上海交通大学附属第六人民医院眼科副主任医师　胡健艳

糖尿病患者更易患干眼症

我们的眼睛表面有一层保护膜，称"泪膜"，具有营养、湿润、保护、抗菌作用，当其稳定性被破坏后，可引发干眼症。干眼症的常见症状包括眼睛干涩、容易疲劳，可伴眼红、眼痒、异物感、烧灼感、畏光、视物模糊、视力波动等。

糖尿病患者血糖增高，不仅可刺激眼结膜杯状细胞增殖，使其分泌的黏蛋白发生改变，还会抑制角膜的神经传导，使泪液的渗透压升高。这些都会破坏泪膜的稳定性，诱发干眼症。

日常生活中，糖尿病患者应注意观察眼睛，看看有无以下症状：①早晨起床时，有点睁不开眼睛，怕光；②总要使劲眨眼，眼皮沉重；③眼睛有异物感或烧灼感；④读书看报、看手机、看电脑时容易疲劳，有视物模糊的现象；⑤迎风时容易流泪。如果有一两种症状，应注意少用眼；如果有三种及以上症状，应及时就诊。

眼睛干，随意用滴眼液不可取

大多数干眼症患者经过正规治疗后可明显好转。有些患者认为干眼就是"眼睛缺水"，去药店买点滴眼液用就可以了。其实不然。有些干眼症确实由"缺水"引起，需要使用人工泪液治疗；有些则是"缺油"引起的，多数因睑板腺功能障碍所致，患者需要到医院接受熏蒸、睑板腺按摩、脉冲激光等治疗，再配合人工泪液治疗；还有些干眼症是由于黏蛋白缺乏、泪液动力学异常导致，需要经眼科医生检查后规范诊治。

糖友防干眼，要做好四项工作

❶ 保持血糖稳定

良好控制血糖是预防糖尿病并发症和相关疾病的基础。此外，患者还应在医生指导下将血压、血脂控制在适宜范围。

❷ 坚持健康用眼

注意用眼卫生，控制看手机、电脑等电子屏幕的时间，眼睛与书本、电脑、手机等应保持合理距离。用眼每半小时后，应让眼睛放松一下，如远眺、转动眼球或闭眼休息片刻。

❸ 适量体育锻炼

糖尿病患者应根据自身情况进行适量运动。运动不仅可以增强免疫力，促进全身血液循环，还能增加眼部血液供应，改善泪腺代谢，预防干眼。

❹ 科学安排饮食

糖尿病患者在饮食治疗的基础上，应适当多吃富含维生素A、维生素C的食物，有利于眼健康。PM

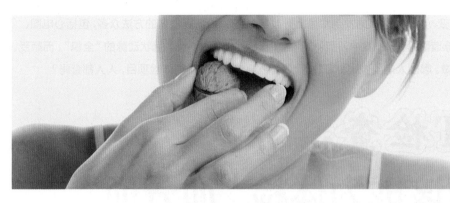

日常生活中，许多人在食用小核桃等较硬的零食时，不习惯使用钳子等工具，而喜欢直接用牙咬。殊不知，经常咬硬物会对牙齿造成损伤，稍有不慎就可能发生牙隐裂。

喜咬硬物，小心牙隐裂

上海交通大学医学院附属第九人民医院口腔特需科主任医师　徐 晓

无法自愈的牙隐裂

牙隐裂是一种细微、不易被发现的牙齿裂缝，可引起牙体、牙髓、尖周和牙周等一系列病变，常因过大咬合力直接作用于健康牙齿，或者正常咬合力作用于牙齿发育沟较深或牙尖较高的牙齿而造成，多见于恒磨牙和前磨牙。

牙隐裂具有隐匿性、渐进性和不可逆性的特征。牙隐裂的裂纹深度和范围不同，症状也不尽相同。早期裂纹较浅时，患者常无明显症状，多在检查其他牙齿病变时被偶然发现；随着裂纹逐渐加深，患者可在进食时咀嚼到牙齿某一固定点而引起疼痛，但往往不能准确定位疼痛的部位；当裂纹较深且有细菌感染波及牙髓或根尖周组织时，患者可有牙髓炎或根尖周炎的相关症状；若裂纹继续加深，可能导致牙齿折裂。

平时有咬硬物（如啤酒瓶盖等）或食物（如小核桃、牛肉干等）习惯的人，若出现咀嚼性疼痛、牙髓炎等症状，应警惕牙隐裂可能已悄然"造访"。

预防先行，杜绝牙隐裂

❶ 定期进行口腔检查，消除危险因素，如治疗夜磨牙，避免咬硬物，调磨过陡牙尖，修复缺牙，等等。调整牙尖斜面，消除过高、过陡牙尖，去除患牙承受的致裂力量，可以防止裂纹进一步发展。对部分牙齿缺失较多或隐裂牙周围牙齿缺失的患者来说，还需要修复患牙周围缺失的牙齿，才能使全口牙受力均匀。

❷ 隐裂的发生通常与牙齿的解剖形态有关，在一定程度上具有对称性。当一侧牙体出现隐裂时，其对侧同名牙也存在发生隐裂的可能，应特别关注。**PM**

修复方法因人而异

牙隐裂轻微、无明显不适者，不需要接受特殊治疗；牙尖过高者可降低过高牙尖，以减少咬合时的水平分力，避免隐裂进一步加深；当裂纹较深，已累及牙髓，出现较严重的冷、热刺激痛或自发痛时，需要进行根管治疗，并行牙冠修复；隐裂程度严重，隐裂线直达牙髓腔底部时，可发生牙髓牙周联合病变，严重时须拔除患牙。

专家提醒 牙隐裂是临床牙痛的常见原因之一，其具有早期症状通常不明显，诊断难度大，判断裂纹进展程度难度大和患牙预后不确定等特点。大家应定期检查牙齿，如有不适需尽早就医。

随着人口老龄化和人们饮食结构的改变，我国冠心病的发病率呈上升趋势。目前，诊断冠心病的方法众多，包括心电图、运动平板试验、冠脉CT、冠脉磁共振、冠脉造影等检查。其中，冠脉CT检查因无创、可以"看到"冠状动脉的"全貌"，而颇受中老年人"青睐"，甚至部分年轻人也要求做。哪些人需要做冠脉CT检查？有必要将其作为常规体检项目，人人都查吗？

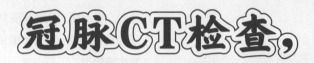

冠脉CT检查，是否该成为体检"加分项"

复旦大学附属中山医院放射科主任医师　吴 东

冠脉CT检查，"无创"是优势

冠脉 CT 检查是经外周静脉注入含碘对比剂后，通过 CT 扫描使冠状动脉成像，医生通过特殊软件可以观察冠状动脉的全貌：了解冠状动脉的解剖结构，如开口位置、走行情况是否异常，是否存在心肌桥，等等；了解血管情况，如是否存在冠脉－肺动脉瘘等；了解管壁情况，如壁面切应力、粥样硬化斑块的性质；了解管腔大小，精确测量血管狭窄程度和范围；了解心肌灌注情况，判断是否存在心肌缺血、梗死等。

高危人群适用，不适合"普筛"

值得注意的是，冠脉 CT 检查存在一定的 X 线辐射，一次检查的辐射剂量与人体接受的天然辐射的年吸收剂量相当。虽然总体而言是安全的，但多次检查会因射线剂量累积而对健康造成潜在危害。与此同时，冠脉 CT 检查需要使用含碘对比剂，少数人可能发生过敏反应或肾损伤。

一般地说，存在活动后胸闷、胸痛等心肌缺血症状者，可以进行冠脉 CT 检查，以明确是否存在冠心病。具有冠心病危险因素（50 岁以上男性、55 岁以上女性、大量吸烟、长期饮酒、肥胖、高血压、血脂异常、高血糖、缺乏运动等）者，进行冠脉 CT 检查可以早期发现冠脉病变，以便及时进行干预，延缓冠心病的发生和发展。没有上述情况者，不需要常规进行冠脉 CT 检查。**PM**

延伸阅读

冠脉CT检查注意事项

①检查当日应穿着宽松服装，不穿含有金属片的上衣，不佩戴金属饰品；②冠脉CT检查需要静脉注射含碘对比剂，检查前会进行皮试，过敏者禁止检查；③含碘对比剂须通过肾脏代谢排出体外，对肾功能有一定影响，故检查前后应增加饮水量，以缩短对比剂在体内滞留的时间；④由于冠脉CT检查前需遵医嘱使用β受体阻滞剂（降低心率）和硝酸甘油（扩张血管），以提高冠脉图像质量，帮助医生准确判断病变范围和程度，故因存在房室传导阻滞、青光眼、重度贫血等疾病而需要慎用这两种药物者，须谨慎选择冠脉CT检查。

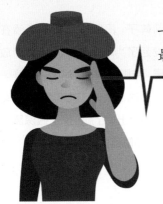

35岁的刘女士经常偏头痛，吃止痛药成了家常便饭，时间一长就不太管用了，有一次还莫名其妙地发生了晕厥，醒来后一切如常。不堪病痛困扰的她到医院就诊，最终被诊断患有心脏卵圆孔未闭。刘女士困惑不解：头痛怎么与心脏有关？

令人"头痛"的心脏病

同济大学附属同济医院心内科　陈发东（副主任医师）丁可可

卵圆孔未闭与偏头痛的"奇缘"

卵圆孔是心脏房间隔上的裂隙，也是胎儿生长发育必需的生理通道，大多在出生后第一年闭合，从而形成完整的房间隔。若卵圆孔在出生后3年仍不闭合，称卵圆孔未闭（PFO）。

偏头痛与卵圆孔未闭的关联是在一次偶然事件中被发现的。1999年，瑞士的一名患者因脑栓塞接受了卵圆孔封堵治疗，后来他写信感谢医生，称其30年的偏头痛消失了。此事给医学界带来了启发，对卵圆孔未闭与偏头痛的关联进行了多项研究。结果发现，有30%～50%的偏头痛患者合并卵圆孔未闭，而卵圆孔未闭患者偏头痛的发病率比一般人群高2～3倍，提示卵圆孔未闭与偏头痛有明显相关性。

卵圆孔未闭导致偏头痛的原因，目前主要有两种解释：一是静脉血液中含有血管活性物质五羟色胺（5-HT）、肽类等，可介导中枢性痛觉信号传递，参与偏头痛的发生。正常情况下，这些物质在肺循环时被灭活。而在卵圆孔未闭情况下，这些物质直接从右心房进入左心房，然后通过体循环到达脑部，造成偏头痛。二是静脉系统或卵圆孔附近的微血栓经卵圆孔直接进入体循环，引起脑血管微栓塞或刺激脑血管产生痉挛，造成偏头痛。

多项研究显示，合并偏头痛的卵圆孔未闭患者接受卵圆孔封堵治疗，可显著减少偏头痛的发作次数和程度，部分患者的偏头痛症状可完全缓解，生活质量明显改善。

隐源性卒中者，卵圆孔未闭可能大

除偏头痛外，与卵圆孔未闭相关的病症还有不明原因卒中、短暂性脑缺血发作（TIA）、平卧时呼吸困难等，以不明原因卒中和偏头痛最常见。

正常人左心房压力比右心房高3～5毫米汞柱，且卵圆孔一般较小（直径1～4毫米），故其大部分时间处于关闭状态。当右心房压力一过性（如用力咳嗽、深吸气后屏气再用力呼气、打鼾等）或慢性持续性升高（如肺动脉高压）时，会导致卵圆孔开放，血液出现右向左分流（见图1）。右心房的血液是静脉血，含氧量低，且含有血管活性物质、栓子、细菌等杂质（正常情况下经肺循环灭活或过滤），直接进入左心房后经主动脉流向全身，会发生矛盾性栓塞（也叫反常栓塞）。栓塞脑动脉会引起缺血性卒中，栓塞其他动脉可分别导致心肌梗死、肠系膜动脉梗死、肾梗死及外周动脉栓塞等。

研究发现：有40%的卒中原因不明，也叫隐源性卒中（CS），其中

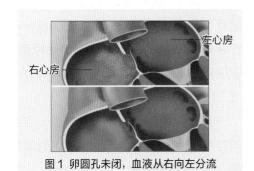

图1 卵圆孔未闭，血液从右向左分流

30%～50%患者存在卵圆孔未闭；卵圆孔未闭是导致35岁以下人群发生卒中的常见原因，与卵圆孔未闭相关的卒中在55岁以下人群的发生率是55岁以上人群的6倍；隐源性卒中患者卵圆孔未闭检出率显著高于正常人群。60岁以下隐源性卒中患者应筛查卵圆孔，如发现心脏内血液有中大量右向左分流，宜介入封堵治疗。

经食管超声心动图为诊断"金标准"

约1/4的成人存在卵圆孔未闭，大部分人没有症状，无须治疗。出现不明原因卒中、青少年卒中、顽固性或反复发作偏头痛、反复一过性脑缺血发作、不明原因晕厥等，需要筛查是否存在卵圆孔未闭。

常用筛查方法包括经胸超声心动图（TTE）、经食管超声心动图（TEE）和右心声学造影。TTE简单方便，但不敏感，经常看不到卵圆孔未闭，易漏诊；初筛阴性但高度怀疑卵圆孔未闭者，需进一步排查。TEE可清楚观察房间隔解剖结构，是诊断卵圆孔未闭的"金标准"。

为判断卒中、偏头痛是否与卵圆孔未闭有关，一般先做经颅多普勒超声（TCD）发泡实验，判断是否存在右向左分流；再做右心声学造影检查，以确定存在卵圆孔未闭；最后行TEE检查，明确卵圆孔未闭的结构形态，为介入治疗做准备。只有存在明确相关性，且经多学科会诊后认为介入治疗可获益的高危卵圆孔未闭患者，医生才会为其进行介入封堵治疗。

"介入封堵"为主要治疗手段

卵圆孔未闭的治疗方案主要包括药物治疗、经皮介入封堵治疗及外科手术治疗三种。药物治疗以抗血小板治疗为主，但存在个体差异大、患者依从性差等问题，且越来越多的证据显示，合并中大量分流的患者药物治疗效果不如介入封堵治疗。外科手术治疗创伤性大、并发症多，逐步被介入治疗取代。目前主流的治疗手段是经皮介入封堵治疗。治疗前，应由神经内科、心脏科、影像科等多学科专家进行讨论，评估介入治疗的价值，不能见"孔"就"封"。

介入治疗创伤小、并发症少、患者恢复快。治疗时，医生只需穿刺患者的股静脉，用导管将封堵器送至卵圆孔位置，将其封闭，30分钟左右即可完成。**PM**

前阵子，田径运动员苏炳添在网上发起了"鸡蛋挑战"：脚后跟放生鸡蛋，踮脚做深蹲，鸡蛋不破壳。有网友尝试后大呼"难度高"，还有网友尝试后出现了腿抽筋。做深蹲运动，如何预防运动损伤？

深蹲运动"加强版"

深蹲运动对下肢和躯干有强烈的刺激作用。运动时，身体重心在脚跟，主要通过股四头肌（股直肌、股中肌、股外侧肌、股内侧肌）、臀大肌、臀小肌进行发力，对竖脊肌、梨状肌、大收肌及小腿肌等也有锻炼作用。

踮脚深蹲时，身体重心前移至脚掌，小腿肌群和股四头肌的负荷更大，对身体核心部位（肩关节以下、髋关节以上，包括骨盆在内的躯干部分）控制能力、小腿肌肉力量和踝关节稳定性等均有更高的要求。因此，踮脚深蹲可谓深蹲的"加强版"，有较长时间的深蹲训练经验者可尝试。

浅蹲、深蹲、踮脚深蹲，应循序渐进

无基础疾病及关节疾病的健康人群，可以进行深蹲锻炼，但要循序渐进、适度锻炼。对下肢肌肉萎缩、需要康复训练的患者而言，深蹲是一种重要的训练方式。无训练基础的普通人群，可以从较为安全的浅蹲开始练习，不宜贸然进行踮脚深蹲锻炼。

"鸡蛋挑战"，量力而行

同济大学附属第十人民医院骨科主任医师　程 飚

进行深蹲锻炼应掌握要领：双脚与肩同宽，重心放在脚跟，膝盖对准第二脚趾方向，髋关节与膝关节充分伸展，身体保持中立位；下蹲时，膝盖弯曲、外展，臀部向后下方移动，下蹲至大腿与地面平行；肩胛骨向后收紧，腰背挺直，保持核心部位的稳定。

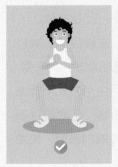 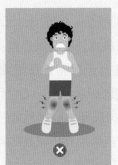

预防损伤，避免错误动作

深蹲动作会对膝关节产生较大负荷，尤其是运动姿势不正确、训练量过大时，容易导致髌股关节炎、半月板损伤、软骨损伤、滑膜炎等一系列关节病变。踮脚深蹲时，如果过多依赖小腿肌群发力，小腿肌肉会因过度收紧而痉挛，出现腿抽筋的情况。不恰当地挑战高难度动作，还容易发生关节扭伤、肌腱损伤及肌肉劳损。因此，进行深蹲锻炼时，应选择适合自己的强度，避免以下错误动作：

1 驼背弯腰 ⊗

很多人认为，深蹲只是训练腿部肌肉的动作。其实不然。深蹲是以腿部力量驱动，身体其他部分配合发力的全身多关节复合动作。无论下蹲还是起立时，都要保持挺胸直背、核心部位收紧的状态。

2 膝盖内扣 ⊗

这是深蹲运动的常见错误姿势，尤其是大腿肌肉疲劳或进行负重深蹲时，膝盖内扣会导致膝关节损伤。

3 臀部先起 ⊗

从深蹲起身时，应伸膝、伸髋，使臀部和躯干同时起来。

4 身体摇晃 ⊗

深蹲时应保持核心部位绷紧，两腿同时发力，避免身体摇晃。**PM**

专家简介

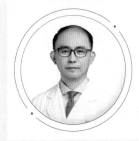

程 飚　同济大学附属第十人民医院骨科副主任、运动医学科主任、主任医师、教授、博士和博士后导师，上海市医学会运动医学专科分会副主任委员，上海市医师协会骨科医师分会关节镜学组副组长。

专家提醒 需要注意的是，进行深蹲锻炼前应做好热身运动，适当进行动态拉伸和肌肉活动，充分活动髋、膝、踝关节，以降低发生运动损伤的风险。若发生运动损伤，应及时就医。

患糖尿病，护肝放心上

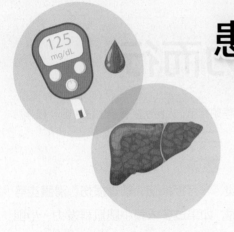

上海交通大学医学院附属新华医院内分泌科副主任医师　李晓永

2型糖尿病与非酒精性脂肪性肝病（也称代谢相关性脂肪性肝病，俗称"脂肪肝"）密切相关，二者常同时存在并相互影响：2型糖尿病会促使肝脏发生脂肪变性、炎症和纤维化，甚至会增加肝癌的发生风险；另一方面，脂肪肝不仅使2型糖尿病患者的血糖更难控制，还会加重脂代谢紊乱、加快靶器官损害。因此，患了糖尿病，不仅要重视降糖，还要注意护肝。目前尚无药物被批准应用于脂肪肝的保肝治疗，以减重为中心的综合管理（包括生活方式及药物干预）是治疗糖尿病合并脂肪肝的有效手段。

提到糖尿病，人们会想到血糖升高可引起一系列并发症，特别是心脑血管疾病，而肝脏作为调控糖脂代谢的重要器官，其功能异常往往被忽视。事实上，

❶ 生活方式干预

● **饮食控制**　热量限制是减重的关键。患者可在医生或营养师指导下制定个体化的营养治疗方案，做到既控制总量又营养均衡，特别要注意戒酒。

● **适当运动**　在无其他合并症及并发症时，患者宜选择中等强度的有氧运动，如快走、慢跑、动感单车等，每周锻炼3~5次，每次至少30分钟，总时长150~250分钟。

超重、肥胖的2型糖尿病合并脂肪肝患者，减重目标为减轻体重的7%~10%，减重速度可控制在每周减轻0.5~1千克，尽量避免体重下降过快和体重波动。经3~6个月生活方式干预未能有效减重的患者，可以考虑应用奥利司他等药物，但须警惕不良反应。经生活方式干预、药物治疗仍未有效减重的患者，如果体质指数 >30 千克 / 米^2，可考虑减重代谢手术。

❷ 药物治疗

● **降糖药**　糖尿病合并脂肪肝患者首选吡格列酮，其可减轻肝脏病变程度。多项研究显示，二甲双胍也可以减轻肝脏炎症，降低血清丙氨酸转氨酶（ALT）水平。吡格列酮与二甲双胍联合治疗可使患者获益更多。近年来，以胰升糖素样肽1（GLP-1）受体激动剂和钠－葡萄糖协同转运蛋白2（SGLT-2）抑制剂为代表的新型降糖药也有减重作用，有利于2型糖尿病合并脂肪肝的治疗。

● **护肝药**　肝酶异常的患者可联用1~2种护肝药，如多烯磷脂酰胆碱、双环醇、甘草酸制剂、水飞蓟素、S-腺苷蛋氨酸和还原型谷胱甘肽等。连续3个月监测肝酶降至正常范围后，再巩固治疗3~6个月，可逐渐减量、停药。

● **降压药**　合并高血压的患者，降压药选用血管紧张素受体拮抗剂（ARB），有助于减轻脂肪肝。

此外，肠道菌群与机体代谢紊乱的关系是近年来的研究热点，通过益生菌制剂调节肠道菌群可能成为防治糖尿病合并脂肪肝的新方法。**PM**

"血脂高",
"降脂"不能"一刀切"

复旦大学附属中山医院心内科副主任医师　李清

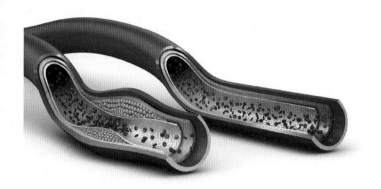

血脂是血液中脂类物质的统称。在验血报告单上，其实并没有"血脂"一项，而是细分为甘油三酯、总胆固醇、低密度脂蛋白胆固醇、高密度脂蛋白胆固醇、脂蛋白（a）等项目。在"高血脂"人群中，有些人是甘油三酯升高，有些人是胆固醇升高，有些人则是甘油三酯和胆固醇都高。虽然他们都需要"降脂"，但在饮食和药物治疗方面有一定区别，不能"一刀切"。

"血脂家族"成员多，作用各不同

血液中的脂类主要包括胆固醇和甘油三酯。它们都是油性物质，不溶于水，要想在血液中转运，必须与一种叫作"载脂蛋白"的物质结合。甘油三酯或胆固醇与载脂蛋白的结合体叫"脂蛋白"，分为高密度脂蛋白、低密度脂蛋白和极低密度脂蛋白等。不同脂蛋白含有的甘油三酯和胆固醇的量是不一样的，血脂化验单上的"高密度脂蛋白胆固醇"和"低密度脂蛋白胆固醇"就是指高密度脂蛋白和低密度脂蛋白中的胆固醇含量。

人们通常所说的"高血脂"，是指血胆固醇升高或甘油三酯升高，或两者同时升高。胆固醇是人体细胞膜的重要组成部分，适量胆固醇对人体有益，但若过多，堆积在血管内壁则会引起动脉粥样硬化，重者可导致心梗或脑梗等；甘油三酯就是平时所说的"脂肪"，可为人体提供能量，过多会导致肥胖，甚至引发急性胰腺炎等。

"甘油三酯高"：控制脂肪摄入，用药"因人而异"

导致甘油三酯升高的原因有两种：一种是遗传因素，机体代谢脂肪的能力差；另一种是后天因素，即生活方式不健康，如吃得太多、大量喝酒、运动太少等，可通过改变生活习惯得以改善。

甘油三酯升高者，首先应控制饮食，改善生活习惯，如：少吃肥肉、油炸食物、坚果（尤其是花生、葵花籽、腰果等），少喝荤汤，炒菜少用油，控制主食量，多吃蔬菜；少饮酒或不饮酒，因为酒精（乙醇）不仅会影响脂代谢，还会增加急性胰腺炎的发生风险；多运动，可消耗过多的脂肪。

一般地说，甘油三酯 <2.3 毫摩 / 升者，可以暂时不服药；甘油三酯介于 2.3 ~ 5.6 毫摩 / 升者，需要根据具体情况（如年龄、体重、疾病史等）决定是否需要药物治疗，一般首选他汀类调脂药；甘油三酯 >5.6 毫摩 / 升者，发生急性胰腺炎的风险较高，应在医生指导下服用贝特类药物（如非诺贝特），尽快将甘油三酯降到安全水平。

需要提醒的是，服用鱼油、三七粉，喝芹菜汁等民间流传的"降脂"方法，都缺乏科学依据。

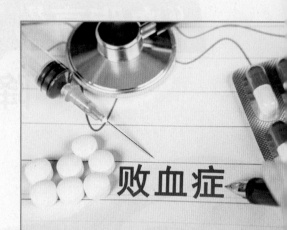

"胆固醇高"：控制胆固醇摄入，用药首选"他汀"

导致血胆固醇升高的原因，除遗传因素、不健康的生活习惯外，还有少数因疾病（如甲状腺功能减退、肾病综合征等）或药物（如激素等）引起。

胆固醇升高者的基础治疗也是"管住嘴、迈开腿"。饮食控制的侧重点与甘油三酯升高者略有不同，具体包括：不吃富含胆固醇的食物，如动物脑、蛋黄、蟹黄、鱿鱼、墨鱼、鱼子、动物内脏等；少吃胆固醇和脂肪含量较高的红肉，如猪肉、牛肉、羊肉等；适当食用高蛋白质、低脂肪和低胆固醇的鱼肉、禽肉等。

胆固醇升高者的药物治疗首选"他汀"。多项研究证实，低密度脂蛋白胆固醇（LDL-C）升高会增加动脉粥样硬化及其相关心脑血管疾病的发生风险。胆固醇增高者是否需要进行药物治疗，主要根据 LDL-C 水平来判断。以下 5 种情况需要用药：冠心病、脑梗死患者，颈动脉或下肢动脉狭窄超过 50% 者；LDL-C>4.9 毫摩/升者；糖尿病患者，LDL-C>2.59 毫摩/升；高血压患者，LDL-C>3.36 毫摩/升；糖尿病合并高血压的患者，LDL-C>1.8 毫摩/升。没有上述情况者，如果 LDL-C>3.36 毫摩/升，应先改变不健康的生活习惯 2~3 个月，若复查后 LDL-C 仍 >3.36 毫摩/升，则需要药物治疗。

"双高"：选药有讲究

血胆固醇和甘油三酯都升高者，除控制饮食、加强运动外，药物治疗可遵循以下原则：①甘油三酯 >5.6 毫摩/升，为预防急性胰腺炎，首选贝特类药物。②甘油三酯 <5.6 毫摩/升，宜先服用他汀类药物；若治疗一段时间后，甘油三酯仍高于 2.3 毫摩/升，可以联合服用贝特类药物（如非诺贝特），服药时间应错开（如早晨服贝特类药物，晚上服他汀类药物），以减少药物不良反应，并应密切监测肝功能、肌酸激酶等指标。**PM**

前不久，英国一女子因肾结石引发败血症而昏迷，经抢救后脱离危险，却不得不截肢。该报道在网络上引起广泛关注，在抗生素唾手可得的现代社会，怎么还会有人发生败血症？小小肾结石为何会造成那么严重的后果？

比心脏病更为普遍的败血症

败血症是指致病菌进入人体血液中，并生长繁殖，进而造成全身性感染。对很多致病菌来说，血液是一种很好的培养基，它们进入血液后会大量繁殖并产生各种毒素，还会随着血液循环"跑"到全身各个重要脏器，包括心脏、肺、肝、肾、脑等，最终造成循环衰竭（休克）、呼吸衰竭、肝衰竭、肾衰竭、脑病和凝血功能障碍等。

败血症是一种严重危害人类健康和生命的疾病，需要引起重视。败血症比心脏病更普遍，其每年导致的死亡人数超过任何一种癌症。

感染界"天花板"
败血症并未远去

扫描二维码，立即收听

复旦大学附属华山医院感染科副主任医师　王新宇

免疫力低下者易发生

败血症通常是因为感染性疾病没有得到有效控制所致，常见的有上呼吸道感染（如扁桃体炎）、下呼吸道感染（如肺炎）、消化系统感染（如胃肠炎、胆囊炎）、泌尿系统感染（如肾盂肾炎）、皮肤软组织感染（如丹毒）等。本文前述患肾结石的女士，很可能是肾结石导致泌尿系统感染，进而引发败血症。

感染性疾病引发败血症的风险，主要取决于患者的免疫力、致病菌毒力，以及治疗是否及时、感染是否获得有效控制，等等。免疫力低下人群如果发生感染，更容易引发败血症，如住院患者、高龄老人、长期服用免疫抑制剂者、恶性肿瘤患者、糖尿病患者和肥胖人群等。因此，提高免疫力非常重要，高风险人群可选择接种肺炎链球菌疫苗、b型流感嗜血杆菌结合疫苗、脑膜炎奈瑟菌疫苗、流感疫苗等，以降低相应病原体感染的风险。

诊断和治疗都要"快"

对于医生来说，败血症的治疗是一场与死神抢生命的比赛，及时发现、及时治疗是挽救败血症患者生命的重要举措。败血症的早期诊断并不容易，一般患者无法识别，故不管哪个部位出现了感染，或者即便只有"发热""精神萎靡"等情况，患者都不能"拖"，需要及时去医院就诊，以便获得及时救治。

近年来，败血症的诊断和治疗都有不少进展和突破，治疗成功率得到明显提高。比如：对致病菌的检测手段更多、速度更快，依靠传统的细菌培养技术明确病原体至少需要3～5天，现在通过一些新的分子检测技术，只要3～5小时即可明确败血症的原因；一些生物学标志物检测有助于指导抗感染药物的精确使用，帮助医生及时给予患者合理、有效的药物治疗。

细菌耐药是治疗难点

细菌耐药问题是败血症的治疗难点之一。随着抗生素在全球范围内的大量使用，包括医疗、动物养殖领域等，细菌耐药的问题日益严重，特别是泛耐药细菌的出现，再一次严重威胁患者的生命。败血症患者如果感染了一种对所有抗感染药物都耐药的细菌，可能面临无药可用的困境。尽管科学家一直在寻找新的药物来改变这种局面，但开发一种新抗生素的速度远远跟不上细菌产生耐药的速度。因此，合理用药、减少耐药是防治感染性疾病的重要措施。PM

延伸阅读

败血症可进展为脓毒症，出现严重的全身炎症反应，导致重要脏器功能衰竭。国际上多个专业医学学会于2002年共同发起了一项拯救脓毒症患者的活动，将每年的9月13日设为"世界脓毒症日"，旨在提升全社会对脓毒症危害的认识水平，提高脓毒症诊断和治疗水准，降低脓毒症患者的病死率。

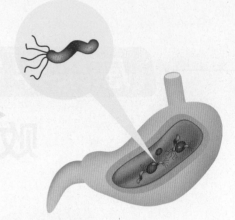

近期，"幽门螺杆菌被列为明确致癌物"的消息一经发布，再次引起大众的广泛关注。幽门螺杆菌（Hp）是慢性胃炎、消化性溃疡、胃癌的主要致病因素之一，被世界卫生组织明确列为Ⅰ类致癌原。但Hp可以被彻底根除，所以它是既重要又可控的危险因素，若能尽量预防、早发现、早治疗，其危险程度可以明显降低。因此，根除Hp治疗被列为胃癌一级预防措施。有不少人对根除Hp存在误解，如何正确认识抗"幽"治疗呢？

抗"幽"治疗四大误解

上海交通大学医学院附属仁济医院消化科主任医师　郑 青

1

❌ 误解：幽门螺杆菌必须根除

✅ 正解：抗"幽"治疗有指征

Hp 感染是常见的慢性感染之一，它可以定居在人的胃黏膜上生长、繁殖，几乎所有的感染者都存在慢性活动性胃炎，15%～20% 的患者会发生消化性溃疡，5%～10% 的患者会发生消化不良，仅约1%可能发生胃癌或胃黏膜相关组织淋巴瘤。人群中 Hp 感染率很高，但为何实际患胃癌的人数却很少呢？除与感染的 Hp 种类不同、细菌产生的毒力强弱等因素相关外，也与宿主的遗传背景、饮食因素及其他环境因素相关。

胃癌的发生是一个多因素、多步骤的过程，在"慢性浅表性胃炎→萎缩性胃炎→肠上皮化生→异型增生→胃癌"这一发病模式中，各种致病因素可单独或协同作用于不同阶段，发挥不同作用。Hp 感染并非唯一致病因素，它主要作用于这一漫长过程的起始阶段，即在活动性胃炎、萎缩性胃炎和肠化的发展过程中起主要作用。公认的通过根除 Hp 来预防胃癌的最佳时机是在胃黏膜出现萎缩前，因此年轻人根除 Hp 对胃癌的预防更有意义。

2015 年发表的《幽门螺杆菌胃炎京都全球共识报告》已将 Hp 胃炎定义为一种感染性疾病，并提出"治疗所有幽门螺杆菌感染者，除非有抗衡因素"，根除 Hp 的指征似乎在淡化中。目前，我国人群 Hp 感染率高达 40%～60%，主动筛查所有 Hp 阳性者并进行治疗并不现实，且根除 Hp 的获益个体差异很大，基于根除指征进行重点治疗是更为可行的策略。2017年，我国发布的《第五次全国幽门螺杆菌感染处理共识报告》提出：我国现阶段 Hp 根除仍然需要指征，以便主动对获益较大的个体进行 Hp 检测和治疗；必须接受根除治疗的对象有两类，包括消化性溃疡和胃黏膜相关淋巴组织淋巴瘤患者；如果有胃癌家族史，慢性胃炎伴消化不良、黏膜萎缩、糜烂、长期使用质子泵抑制剂、长期口服阿司匹林等情况，也应进行根除治疗。因此，如果确诊 Hp 感染，可以进行抗"幽"治疗，但并非都须根除 Hp，应由专科医生评估、判断。

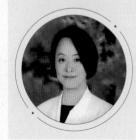

专家简介

郑 青　上海交通大学医学院附属仁济医院消化科主任医师，中华医学会消化病学分会炎症性肠病学组副组长，中国医师协会毕教委执委会评估工作委员会副主任委员，上海市医学会医学教育专科分会委员。擅长炎症性肠病、幽门螺杆菌及酸相关疾病的诊治，尤其是难治性幽门螺杆菌感染的治疗。

2

✗ 误解：抗"幽"只需抗菌药
✓ 正解："四联治疗"不可少

一旦明确需要根除 Hp，一定要足量、足疗程地完成整个治疗周期。有些患者认为幽门螺杆菌是细菌，只要服用抗菌药即可，对医生开的"一堆药物"不以为然，导致抗"幽"治疗无效，甚至增加耐药风险。

目前的标准根除治疗方案为 2 周的"四联治疗"，具体为：一种质子泵抑制剂（如奥美拉唑、雷贝拉唑、泮托拉唑、埃索美拉唑等"拉唑"类药物）、一种铋剂（如枸橼酸铋钾）、两种抗菌药。质子泵抑制剂抑制胃酸分泌，可以降低胃液酸度，提高抗菌药的化学稳定性和胃液内的抗菌药浓度，从而增强抗菌药作用；铋剂可通过包裹 Hp 菌体，干扰其代谢，从而发挥杀菌作用，对 Hp 耐药菌株可额外增加 30% ～ 40% 的根除率；两种抗菌药的选择也有许多策略，需要有经验的消化科医师来决定。

3

✗ 误解：吃完药物，治疗结束
✓ 正解：治疗后需要复查

不少患者以为，2 周的疗程结束，把医生开的药物吃完，"任务"就完成了。其实不然，抗"幽"治疗后的复查也非常重要，所有治疗者均应进行复查，评估根除治疗是否成功。目前，Hp 根除治疗的成功率在下降，如果未获成功，Hp 相关疾病的风险仍然存在。一般而言，2 周的疗程后停药 4 周，再进行碳 -13（^{13}C）或碳 -14（^{14}C）呼气试验，以明确疗效。复查必须注意以下两点，以免出现假阴性：①完全停药 1 个月后复查；②复查前 2 周内不可服抗菌药、抑酸药。此外，不宜通过血液检测 Hp 抗体来观察疗效，因为即使 Hp 清除后，Hp 抗体仍然会持续阳性。

如果治疗失败，无特殊情况，应与前一次治疗至少间隔 3 个月后再进行根除治疗。患者不要自行使用以前的治疗方案，因为以往用过的药物可能会产生耐药性，或者原来的药物对患者感染的 Hp 菌株并不敏感，所以必须由专科医师调整治疗方案。

4

✗ 误解："转阴"之后，万事大吉
✓ 正解：需要预防再感染

如果呼气试验结果为阴性，说明根除治疗成功了。Hp 感染后可产生相应抗体，其在 Hp 根除后还可较长时期存在，但缺乏免疫保护作用，患者仍存在再感染风险。

Hp"根除"后，间隔一段时间复查呼气试验，再次出现阳性，称为复发。其原因存在两种可能：①再感染，即前一次是真正根除，之后再次感染了 Hp，前后两次感染的不是同一种菌株；② Hp 复燃，即前一次并未真正根除，而是初次复查时由于某种原因造成了假阴性，再次复查时呈现阳性，前后两次阳性是同一 Hp 菌株感染。因此，根除治疗后按要求定期复查呼气试验非常重要。目前我国报道的 Hp 再感染率为 1% ～ 1.75%/ 年，相对较低。

怎样预防 Hp 感染及再感染呢？Hp 感染者的粪便、唾液与牙垢中可能存在 Hp，主要传播途径为粪 - 口和口 - 口传播。例如，饮用和食用受 Hp 污染的水和食物、与 Hp 感染者密切接触、大人（感染者）咀嚼食物后喂给小孩、共用餐具等，均可造成交叉感染，是我国 Hp 感染率较高及发生再感染的常见原因。预防 Hp 感染的关键措施是养成良好的卫生习惯，如勤洗手、实行分餐制、尽量使用公筷、不共用餐具、不口对口喂食幼儿等。**PM**

在近期的一则新闻报道中，一男子在体验分娩阵痛模拟仪3小时后，持续腹痛一周，后因肠段坏死被切除部分小肠。体验分娩阵痛模拟仪为何会导致小肠坏死？

分娩阵痛模拟仪又称分娩体验仪，其原理在于输出规律性的电脉冲信号作用于人体腹部，利用低频脉冲电流的频率、波段等变化来刺激肌肉，使肌肉收缩和痉挛，从而模拟孕妇分娩时的疼痛感。厂家设计的初衷是让准爸爸或其他体验者感受到孕妇分娩时的疼痛感，以让准妈妈得到更多的理解与关爱。

体验分娩疼痛，也应适时而止

上海交通大学医学院附属仁济医院消化内科副主任医师　高琴琰

电脉冲刺激，风险几何

分娩体验仪用不同规律和不同强度的电脉冲信号刺激人体的腹部，产生不同的疼痛感，以模拟出分娩时的疼痛等级。

在正常情况下，电脉冲对人体是没有危害的。颈椎按摩仪、理疗仪等仪器，都利用低频脉冲的特性来进行治疗。在提高肌肉质量和肌肉强度的运动训练中，电脉冲也有相应的应用。

不过，若强烈的电脉冲信号长时间作用于腹壁肌肉，不仅会造成肌肉痉挛，还会引起肠道平滑肌，甚至肠道血管的持续痉挛。血管持续痉挛时间过长会导致肠壁组织血供不足，加之平滑肌痉挛造成的肠内压增高，会加重肠壁损伤。首先会出现肠壁黏膜层和黏膜下层的损伤，若持续缺血，损伤会继续向肌层、浆膜层方向发展，最终引起肠壁全层坏死。此时便不得不进行外科手术治疗，切除坏死肠段，以挽救生命。

缺血性肠炎，并不少见

某一肠段因供血不足而发生损伤或坏死，称为缺血性结肠炎。缺血性肠炎在临床上并不罕见，以下人群尤其需要注意防范：

❶ 有高血压、糖尿病和高胆固醇血症等基础疾病者，尤其是老年患者。这类人群本身就存在一定程度的动脉血管狭窄，一旦血流缓慢或动脉粥样斑块脱落形成血栓，就容易导致肠壁缺血。

❷ 有休克、大出血、严重脱水等情况的患者，可能存在心脏排血量减少，外周血管可因灌注不足导致肠缺血。

❸ 肠梗阻、肠粘连、肠扭转及顽固性便秘患者，可能发生肠内压增高和肠缺血。

❹ 患有某些特殊血管性疾病，如血栓性脉管炎、自身免疫性疾病、弥漫性变态反应性疾病，患者因肠道血管发生炎症反应，可能出现缺血性结肠炎。

缺血性结肠炎的主要特点是腹痛，之后出现便血、腹泻等症状。由于症状有时不明显或缺乏特异性，易发生漏诊。该病若能被早期发现并及时进行药物治疗，可以改善肠壁血流灌注，有效控制症状，避免肠道坏死及手术切除。因此，早期诊断是关键。

具有上述危险因素者，尤其是老年人，若出现不明原因的突发腹痛、腹泻或便血，应及时去医院进行相关检查。**PM**

丁先生无意间摸到膝关节后方有一个圆圆的、有弹性的肿块，伴膝关节后方隐隐胀痛。他担心是不是患了肿瘤，连忙去医院就诊。医生检查后告诉丁先生，他膝关节后方的肿块是腘窝囊肿，是一种良性病变，一般不需要治疗。

"躲"在膝关节背后的疼痛

上海交通大学医学院附属仁济医院骨关节外科　岳 冰（主任医师）　信维伟

腘窝囊肿，预示膝关节病变

腘窝囊肿又称 Baker 囊肿，因滑液（关节液）积聚在膝关节后内侧的腓肠肌－半膜肌滑囊里而造成。滑囊是人体的正常组织结构，主要作用是促进关节活动，减少软组织与骨组织间的摩擦和压力。

腘窝囊肿的出现往往提示膝关节内部已经出问题了。由于囊壁不包含分泌滑液的细胞，故腘窝囊肿只是滑液的"贮存器"。在膝关节后内侧关节囊和腓肠肌－半膜肌滑囊之间，有一个类似单向阀门的活瓣结构，当膝关节病变导致大量滑液生成时，后者可通过这个"阀门"流入并储存在腓肠肌－半膜肌滑囊内，最终形成腘窝囊肿。可导致腘窝囊肿的膝关节病变主要包括膝关节骨关节炎、类风湿关节炎、半月板损伤、交叉韧带损伤和软骨损伤等。

超声检查是首选

腘窝囊肿是一种良性病变，一般无明显症状。多数患者是因膝关节疼痛、活动受限等不适就医，在进行膝关节影像学检查时发现腘窝囊肿。B 超检查是诊断腘窝囊肿的常用方法，可以鉴别肿块的性质，明确囊肿的大小、位置，以及与周围肌肉、神经和血管的关系。伴膝关节病变或需要接受手术治疗的患者，应进行磁共振检查，以便于医生制定手术方案和评估预后。

保守治疗为主，必要时手术

腘窝囊肿一般采用保守治疗。无症状的患者可以选择定期随访观察，同时积极治疗膝关节病变。多数患者病情进展缓慢，少数患者的囊肿会缩小或消失。囊肿快速增大或出现症状的患者，可以采用超声引导下穿刺抽吸囊液后注射糖皮质激素治疗。该方法短期疗效较好，长期疗效不理想，症状往往不能充分缓解，且随着膝关节病变的发展，复发率较高。

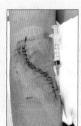

图1 传统腘窝囊肿切除术后　图2 关节镜腘窝囊肿切除术后

保守治疗无效或出现明显的神经、血管压迫症状者，可以选择手术治疗。传统的手术方案是采用膝关节后方入路，在腘窝囊肿表面做"S"形切口（图1），逐层剥离、暴露囊肿，将囊肿切除。手术创伤大，易损伤周围神经、血管；患者术后疼痛明显、恢复慢；切口处容易形成瘢痕，可能影响关节活动度。

如今，腘窝囊肿已经可以采用关节镜微创治疗。通过 3～4 个直径 5 毫米左右的"入口"（图2），医生可以同时完成关节疾病的检查和治疗，以及腘窝囊肿的切除。PM

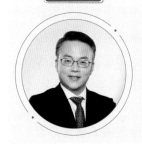

专家简介

岳 冰　上海交通大学医学院附属仁济医院骨关节外科副主任、主任医师、教授、博士生导师，中华医学会骨科学分会关节镜学组委员，中国医师协会运动医学医师分会委员，上海市医学会运动医学专科分会副主任委员。擅长膝关节和髋关节疾病的微创外科治疗。

甲状腺也会"中毒"吗

扫描二维码，立即收听

上海交通大学附属第一人民医院内分泌代谢科副主任医师　赵 立

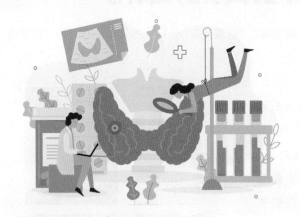

此"毒"非"彼毒"

在门诊，常有甲状腺毒症患者提出这样的疑问：甲状腺毒症是什么？甲状腺也会"中毒"吗？其实，甲状腺毒症是指人体血液中甲状腺激素过多，导致神经、循环、消化等系统兴奋性增高和代谢亢进的一组临床综合征，并不是人们通常认为的"毒物导致的中毒"。

甲状腺毒症≠甲亢

那么，甲状腺毒症和甲亢是一回事吗？虽然甲状腺毒症与甲亢都是甲状腺激素过多引起的临床综合征，患者均可出现怕热、心悸、食欲旺盛、消瘦等表现，但两者并不能"画等号"。

甲状腺毒症包括甲亢和非甲亢性甲状腺毒症。前者因机体甲状腺合成、释放过多甲状腺激素引起，以毒性弥漫性甲状腺肿（Graves病）最多见；后者因甲状腺组织被破坏而导致储存在其中的甲状腺激素被大量释放入血，或因摄入了过多外源性甲状腺激素所致，常见病因包括各种甲状腺炎症，如亚急性甲状腺炎、产后甲状腺炎、无痛性甲状腺炎、桥本甲状腺炎，以及甲状腺激素摄入过量。

除仔细询问病史外，检测甲状腺吸碘率是区分甲亢和非甲亢性甲状腺毒症的有效方法。碘是机体合成甲状腺激素的"原料"，甲亢患者需要摄取更多的碘，以合成甲状腺激素，故其甲状腺吸碘率明显高于正常人；非甲亢性甲状腺毒症患者的甲状腺组织有不同程度破坏，甲状腺吸碘率明显低于正常人。

治疗方法因"病"而异

甲亢的病因是甲状腺合成甲状腺激素过多，故治疗目的是抑制甲状腺激素的合成。除避免食用海产品及加碘盐，减少合成甲状腺激素的"原料"外，还可在医生指导下选择抗甲状腺药物治疗、放射碘-131治疗或手术治疗。使用咪唑类、硫脲类等药物是甲亢的基础治疗，其治疗周期较长，患者常需服药1.5～2年，停药后有一定的复发率。对抗甲状腺药物过敏或出现严重不良反应、难治性或复发性甲亢患者可选择放射碘-131治疗，这种治疗方式见效快，但可能造成永久性甲减。疑似甲状腺癌、甲状腺肿大对周围脏器有压迫（如压迫气管或食管）及无法采用其他方法治疗的患者可选择手术治疗，切除部分或全部甲状腺组织，以减少甲状腺激素的合成。

非甲亢性甲状腺毒症患者，由于自身没有合成过多的甲状腺激素，故不必应用抑制甲状腺激素合成的药物，只需要针对心慌、心悸等不适进行对症治疗。亚急性甲状腺炎极易误诊、漏诊，其典型表现为颈部疼痛、发热，使用类固醇皮质激素可达到立竿见影的疗效。甲减患者需要补充外源性甲状腺激素，若药物剂量过大，可引起甲状腺毒症，减少药物剂量后即可恢复。值得注意的是，摄入某些保健品或食物（如未处理干净的鸭脖等）也可能造成外源性甲状腺激素摄入过多，应引起重视。**PM**

生活实例

80岁的吴老伯最近因一些烦心事而心情郁闷、激动,一日夜晚11时,他突然出现眼睛胀痛、头痛、恶心、呕吐等症状,以为是高血压引起的,连夜到医院急诊科就诊。内科医生为他做了一番检查后,请来了眼科医生。眼科医生检查后发现,吴老伯的右眼压高达50毫米汞柱,视力严重受损,诊断为右眼急性闭角型青光眼。经进一步检查,吴老伯接受了手术治疗,保住了右眼视力。

易"误诊"的 急性闭角型青光眼

上海交通大学医学院附属仁济医院眼科主任医师 陶晨

急性闭角型青光眼:眼科急诊"常客"

为维持眼球的形状和功能,眼球内有一种被称为"房水"的液体在不断产生、循环并排出眼球外,这一过程称为"房水循环"。一旦房水循环被打破,房水外流受阻,即可引起眼压升高,造成青光眼的发生。青光眼主要分三大类:原发性青光眼(包括闭角型和开角型)、继发性青光眼及发育性青光眼。其中,原发性闭角型青光眼在我国最常见,当前房角突然关闭、眼压在短时间内骤升时,称急性闭角型青光眼。

急性闭角型青光眼患者可有眼睛胀痛、视力下降、虹视现象(看灯光时在其周围出现彩圈或晕轮)、头痛,甚至有恶心、呕吐、心慌、出冷汗等表现。该病常发生于老年人,且常在夜晚或患者情绪波动较大时出现,故易被误认为高血压、心脏病、胃肠道疾病等,造成病情延误或"误诊"。

值得注意的是,急性闭角型青光眼会导致视神经损害,一旦延误诊疗,可能造成不可逆的视神经萎缩,引起失明,病情严重的患者甚至需要摘除眼球。因此,大家应对急性闭角型青光眼引起足够重视。一般来说,在专业眼科医生的检查和治疗下,急性闭角型青光眼大多能得到缓解,患者可以恢复视力。

防治结合,拒绝急性闭角型青光眼"骚扰"

急性闭角型青光眼是由于前房角突然关闭,引起眼压急剧升高导致的,治疗的首要目标是打开房角,降低眼压,主要方法是点滴具有缩瞳、减少房水生成功能的眼药水,部分患者需要接受静脉输注甘露醇等紧急处理。其后,患者须进一步完善眼底、视野等检查,根据病情接受相应的手术治疗,如小梁切除术、晶状体摘除联合人工晶体植入术等。闭角型青光眼患者往往双眼同时存在解剖异常,未发生急性发作的另一只眼睛也需接受预防性治疗,甚至进行预防性手术。

为预防闭角型青光眼,青光眼高危人群,尤其是中老年人,应定期进行眼科检查,如眼压测定、裂隙灯检查等。远视者眼轴往往较短,前房深度较浅,容易造成房角狭窄,若伴有白内障,引起晶状体膨胀,更易诱发青光眼。长期处于暗光下容易诱发闭角型青光眼,应尽量避免在黑暗环境中看电视、看手机等。另外,避免情绪剧烈波动、一次大量饮水或饮酒等,也有助于预防急性闭角型青光眼发生。**PM**

在如今以瘦为美的流行审美下，不少宣称具有减肥作用的食材或药材受到人们的关注。最近，一种叫"大解果"（也称"便秘果"）的食品成为了"网红"，据称其能帮助人们"越吃越瘦，轻松减肥"。它究竟是什么？减肥效果和安全性如何？

"网红"减肥食品

"大解果"是何方神圣

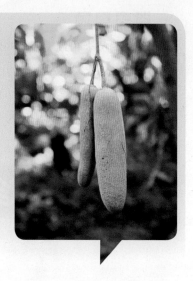

上海中医药大学教授　王海颖

吃"大解果"减肥不安全

便秘果是豆科植物腊肠树的果实，最早在《本草拾遗》中有所记载，云其"似皂荚圆长，味甘好吃"。腊肠树又名婆罗门皂荚，在每年 9～10 月果实未成熟时采收，晒干，主要在我国傣族、维吾尔族与藏族地区作为药材，用于通便与抗菌。药用一般采用未完全成熟的腊肠果，其果皮含有黄酮、生物碱，种子含有大量脂肪酸，果肉含有不饱和脂肪酸、芦荟大黄素苷，味苦，性寒，有小毒，具有清热通便、化滞止痛的功效，可用于治疗便秘、胃脘疼痛、疳积。

便秘果在我国有较为悠久的用药史，但它是一种大寒的药材，需要辨证使用，并非人人皆宜，尤其不适用于脾胃虚弱、阳气不足者。体质偏热者短时间服用具有一定的通便效果，但其有小毒，过量服用可能引起呕吐，长期服用可产生依赖，日积月累，必然会损伤脾胃阳气，对身体有害无益。

现代研究结果表明，腊肠树的化学成分包括黄酮、蒽醌、甾体及挥发油等物质，其药理作用主要有保肝、抗寄生虫、抗氧化、抗菌等，但药效物质基础尚不清楚。目前，国家药品监督管理局没有批准名称为"便秘果（大解果）"的药品。这味药材没有经过系统的新药药效及毒性研究，长期服用可能存在引起肝肾损害的风险。

靠泻药减肥不可取

首先，不少为追求小蛮腰、"筷子腿"而盲目减肥的求美者其实根本不胖，甚至偏瘦。从中医角度讲，阴阳平衡、胖瘦适中，才是人体的最理想状态。如果体质指数（BMI）在正常范围内，完全没有必要减肥。

其次，减肥的首要目的是获得健康。如果减肥方式不当，即使体重下降，于健康无益。对于有减肥需求的人来说，通过饮食配合运动减重是可行的，通过服用便秘果等泻药引起腹泻而减肥得不偿失。

第三，减肥没有捷径，一些商家利用人们的知识漏洞将一些不常见的食材或药材炒作为"轻松减肥"的"网红食品"，消费者应注意理性看待，切忌盲目选用。

如果确实有客观减肥需求，合理的减肥方式应是控制饮食结合适当运动。真正能让人变瘦的是限制能量饮食，即限制碳水化合物摄入（主要包括甜食、主食等）；限制油脂（包括动物性脂肪、烹调油等），保证优质蛋白质（包括鸡蛋、牛奶、瘦肉、大豆等）和蔬菜、水果的摄入。再结合运动，才能在减肥时避免肌肉减少，保持基础代谢率稳定，避免反弹。**PM**

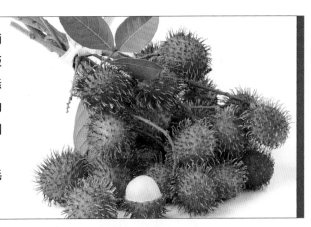

不久前，杭州市市场监管部门抓获了一些非法生产、销售"毒红毛丹"的团伙，引发了人们广泛讨论。这些不法商贩用工业硫酸和自制酸性保鲜剂浸泡红毛丹后销往各地。获悉这一消息后，有人如临大敌，再也不敢买红毛丹、荔枝之类的"娇艳"水果；有人则认为，反正硫酸和果肉隔着一层外壳，剥壳食用红毛丹应该没什么危害。

那么，用硫酸处理红毛丹是常规操作吗？食用这样的红毛丹究竟会不会危害健康？人们购买时该如何鉴别？

扫描二维码，立即收听

警惕红毛丹鲜艳外表下的健康隐患

中国农业大学食品科学与营养工程学院
宋明翰　朱　毅（副教授）

红毛丹是一种热带水果，别名毛荔枝、韶子、红毛果，与荔枝是同科不同属的"亲戚"，外观就像长了毛发的荔枝，两者口感也相似。古籍有载：若离本枝，一日而变色，二日而香变，三日而味变，四五日外，色香味尽去。红毛丹在常温条件下只能存放两三天，在冰箱中可保藏 10 天左右；随着时间延长，其果壳会变暗，甚至出现黑斑，品质显著下降，是一种非常"娇气"的水果。

酸性溶液处理红毛丹"合规"，但硫酸浸泡存隐患

为延长红毛丹的保鲜期、保持较好的"卖相"，水果行业一般会在红毛丹果皮发生褐变时，用酸性溶液浸泡，以使其恢复鲜红色。同时，酸性溶液可以对红毛丹表面进行消毒，杀灭红毛丹表面附着的微生物，避免红毛丹在运输过程中腐烂，延长保鲜期。因此，用酸性溶液处理红毛丹是被允许的，但允许使用的是柠檬酸，而不是一些不法商贩使用的廉价、有害的工业硫酸。

接触、食用被工业硫酸浸泡过的红毛丹，可能对人体造成一定危害。比如：红毛丹被捞出后，其表面残留的硫酸溶液的浓度会随着水分的挥发而增加，腐蚀性增强，存在灼伤皮肤和黏膜的可能；硫酸透过果皮渗透进果肉，不仅影响口感，还可能灼伤消化道黏膜；工业硫酸中一些重金属污染物可能污染果肉，影响人体健康；等等。

注意这几点，将"毒红毛丹"拒之门外

首先，消费者应尽量在货源质量有保障的正规大卖场购买水果，因为这些卖场具有较完善的监管机制，出现食品安全问题的风险较小。

其次，选购红毛丹时可以采用"一看二闻三试"的方法：观察其表面，红毛丹的果实呈球形或卵形，果皮表面有龟甲纹，熟果呈鲜红色或略带黄色，如果表皮红中带绿或带黄、毛刺较硬，一般为自然成熟且较新鲜的，表皮异常红艳的不宜购买；凑近闻闻，看是否有刺激性的酸味；卖场的红毛丹一般放在盛有液体的水箱中，如果有条件，可以自备 pH 试纸进行检测，酸性较温和（pH 为 4～5）的一般是柠檬酸溶液，如果酸性很强（pH 低于 2），最好不要购买。

第三，食用红毛丹前应用清水仔细冲洗表面，以去除大部分酸性溶液残留。红毛丹表面布满软刺，容易藏污纳垢，一定要仔细清洗，并用纸巾拭干或晾干，再剥皮取食，以免果肉受到污染。**PM**

"日内禁食"受追捧，"用好"才有效

中国人民解放军东部战区总医院营养科　钟 莹　郑锦锋（副主任医师）

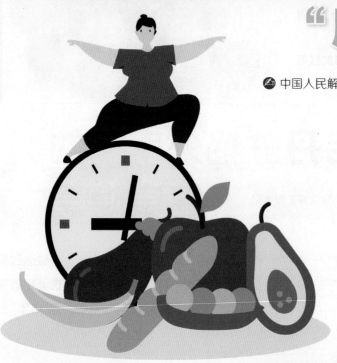

近来，一种被称为"日内禁食"的饮食理念在社交媒体"走红"。这种饮食模式提倡限制一天中的进食时间，使禁食时长（连续不吃任何食物的时间）超过 12 小时，据称能控制血糖、改善血脂异常、降低炎症反应等，还能在不减少食物摄入量的情况下有效减肥，因而受到很多人追捧。

"日内禁食"是什么

　　"日内禁食"也被称为"限时禁食"，是指每天只在有限的时间范围内进食，通常是 4～12 小时，确保每天有 12～20 小时的禁食期。具体而言，不吃早餐、早吃晚饭、"过午不食"，都可归为此类。

　　"日内禁食"是间歇性能量限制的一种饮食方式，与之"异曲同工"的是"轻断食"模式。"轻断食"模式的减肥效果已经被证实，《中国超重/肥胖医学营养治疗指南（2021）》推荐常用的间歇性能量限制方式包括：隔日禁食法（每 24 小时轮流禁食）、4∶3 或 5∶2 断食（在连续或非连续日每周禁食 2～3 天）等。不过，在"轻断食"的禁食日，能量供给通常为正常需求的 25% 以内，而"日内禁食"一般不减少每天摄入的总能量。因此，从实施体验上而言，"日内禁食"比"轻断食"更容易坚持。

"日内禁食"，对健康有一定益处

　　围绕限时进食，国内外学者进行了一系列研究。美国学者通过动物实验发现，进食-禁食的循环有助于改善生物钟节律，从而对健康产生积极作用。

　　除了改善生物钟，在一些观察性研究和临床试验中，限时进食还表现出其他健康益处，包括抵抗由高糖、高脂饮食引起的肥胖，改善胰岛素敏感性和血糖水平，减轻血脂异常和慢性炎症，改善肠道菌群，等等。

"日内禁食"虽好，"不吃早餐"无益

"不吃早餐"是常见的"日内禁食"方法，对晚睡晚起的人来说，这种理念为他们找到了吃"早午餐"的理由。比如，有些人凌晨睡觉，上午10时起床，11时吃早午餐，晚上6时吃晚饭，将一日三餐变为两餐，认为这样不仅方便，还有利于健康。然而事实并非如此。

最近，北京协和医院的一项研究将体重正常的健康人群随机分为三组，分别是早段进食组（要求每天进食时间控制在6~15时，相当于不吃晚餐）、中段进食组（要求每天进食时间控制在11~20时，相当于不吃早餐）和随意进食组（不限制进食的时间），每组进食均不设能量限制。实施一段时间后发现，早段进食更有利于提高胰岛素敏感性、降低空腹血糖、降低炎症因子、减轻体重、降低体脂率及体脂量。

国外也有研究发现，每日12~20时自由进食的"日内禁食"模式并没有显著的减肥效果。也就是说，在"日内禁食"模式中，对减肥和代谢发挥积极作用的是"不吃晚餐"，而非"不吃早餐"。

每日进餐的次数和间隔时间应根据消化系统的功能和食物从胃内排空的时间来确定，一般混合食物的胃排空时间为4~5小时，两餐之间宜间隔4~6小时，睡眠一般需要8小时左右。因此，对大多数人来说，一日三餐是比较合适的。

不吃早餐不仅容易引起能量和营养素摄入不足，还会严重影响上午的工作和学习效率。更值得警惕的是，长期不吃早餐还会带来众多健康危害，尤其是容易导致消化系统疾病（如胃溃疡、胃炎、消化不良、胆结石等）。

如何用好"日内禁食"模式

"日内禁食"发挥健康效用的关键在于不吃晚餐，虽然很多人难以做到这一点，但我们可以利用这一点改善自己的进食模式。早中午进食比午晚间进食更好。因为人体血糖、脂质和能量代谢受体内生物钟调控，在一天之中有所起伏，清晨是胰岛素敏感性最高、食物热效应（因进食而引起能量消耗增加的现象）最旺盛的时候。在这段时间进食，有助于减轻胰岛负担、充分利用营养并增加能量消耗。也就是说，通过将一天的能量摄入尽量控制在6~15时，将晚餐时间尽量提前，可以在不减少总摄入量的情况下控制体重。

有些人担心不吃晚饭会影响睡眠。实际上，研究人员分析了早段进食、中段进食和随意进食组的睡眠质量和食欲是否变化，发现三组之间差别不大。也就是说，不论是早段进食，还是中段进食，都不会出现因为饥饿而影响睡眠或食欲大增的情况。**PM**

专家提醒

对部分消化功能较好、代谢功能正常的人而言，限时进食（早午间进食）可能是一种可行的减肥方式，但未必适合所有人，尤其是儿童、孕妇、老人，以及消化功能较弱或对能量和营养有特殊需求的慢性疾病患者，不应盲目尝试这种饮食模式，必要时可在专业营养师指导下进行。

此外，限时进食的长期应用效果、安全性和作用机制尚需要更进一步的研究明确。限时进食对自己是否有效和有益，需要科学的实施和监测来评判其对健康的影响。毕竟减肥最大的意义是为了健康，否则便是本末倒置。如果在尝试"日内禁食"后效果不佳或出现不适，应回归正常的一日三餐模式。

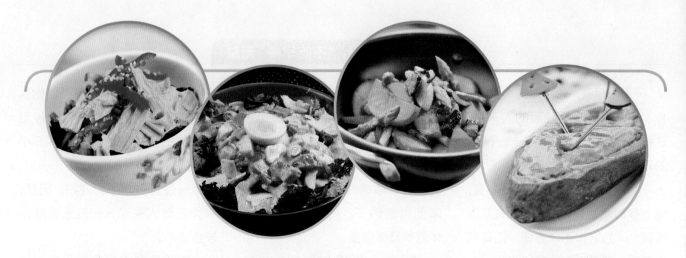

近年来，我国居民的饮食倾向于向高能量、高脂肪和高蛋白质的模式转变。与之相伴的是，糖尿病、高血压、血脂异常等慢性病的发病率居高不下。素食因其在控制能量摄入，预防肥胖、"三高"等慢性病等方面的潜在作用而逐渐被人们所关注。然而，有些素食看似能量较低，实则暗藏不亚于荤食的能量。

警惕素食中的"能量炸弹"

✍ 华中科技大学同济医学院附属协和医院临床营养科　吴远珏　蔡红琳（副主任医师）

素食能量低，但也不能"有恃无恐"

素食一般由植物性食物构成，现逐渐发展为一种饮食习惯和饮食文化，并细分为全素食、蛋素（植物性食物加鸡蛋）、奶素（植物性食物加奶制品）、蛋奶素（植物性食物加鸡蛋和牛奶）等。由于脂肪含量较低，大多数素食的能量比非素食要低。而且，植物性食物含有丰富的膳食纤维，易使人产生饱腹感，有助于减少进食量，对控制体重有一定作用。

不过，膳食能量的高低不仅取决于食物本身的脂肪含量，还与其他营养素含量及烹调方式有关。植物性食物主要包括谷类、薯类、豆类、蔬菜类、水果类和坚果类。主食类、坚果类的能量并不低，如果摄入量过多，或者在烹调过程中加入过多的糖和油，同样会导致能量超标。

素食中易被忽视的"能量大户"

❶ 油面筋

油面筋由面筋经油炸制成，是江苏无锡的特产。由于经过油炸，油面筋的能量相当高，1个油面筋（约20克）的能量高达98千卡（约410.2千焦）。

❷ 土豆烧茄子

土豆烧茄子是一道家常菜，以土豆和茄子作为主料，色黄油亮，质地软嫩，味道香浓。制作这道菜时，需要将土豆和茄子先在油锅中炸透后再进行烹调，部分地区还会加入淀粉勾芡。由于土豆的淀粉含量高，主料又非常吸油，一盘土豆烧茄子（约350克）的能量高达340千卡（约1423.2千焦）。

③ 腐竹

腐竹又称豆皮，是将豆浆加热煮沸后，经过一段时间保温，待其表面形成一层薄膜，将之挑出后经干燥而成。其主要成分是大豆蛋白质和脂肪，100克腐竹的能量高达476千卡（约1992.5千焦），且其质地疏松多孔，很容易吸附油脂。以腐皮为原料制成的炸响铃等油炸食品，能量更高。

④ 沙拉酱

蔬菜沙拉是以蔬菜为主要食材的凉拌菜，含有丰富的维生素、矿物质、膳食纤维和植物化学物质，同时具备低能量的优点，备受轻食人群的追捧。如果为改善口感而添加沙拉酱，则会不知不觉摄入较多能量。沙拉酱由食用油、蛋黄、糖等制成，100克沙拉酱的能量高达724千卡（约3030.6千焦）。

需要注意的是，一些水果（如菠萝蜜、榴莲、山楂、牛油果等）富含碳水化合物，坚果（如核桃、花生、腰果等）富含脂肪，所含能量也较高。

部分高能量植物性食物与肉类能量对比

食物 （每100克可食部）	能量 （千卡）
猪肉（里脊）	155
牛肉（里脊）	107
鸡胸脯肉	133
牛油果（鳄梨）	161
油条	388
豆腐干	414
油面筋	493
腐竹	476
藕粉	373
核桃（原味，干）	616
腰果（原味）	594
黑芝麻糊粉	408

为素菜"裹"上能量的烹饪方法

有些素菜虽然本身能量不高，但一些烹饪过程会让它们成为"能量炸弹"。

① 干锅类

干锅包菜、干锅花菜是广受欢迎的川菜，为保证口味麻辣鲜香，大部分食材需要"过油"。同时，干锅菜往往会将半熟的食材泡在半锅油里，用酒精灯在锅下持续加热，大量油脂被菜吸收，摄入的能量"水涨船高"。

② 干煸类

干煸豆角、干煸茶树菇等干煸菜的做法是用少量食用油长时间煸炒，直至油脂逐渐被食材吸收。这类菜虽然看上去油不多，其实在反复煸炒过程中，油脂被菜吸收，维生素A、B、C等也会被破坏。

③ 拔丝类

拔丝红薯、土豆、山药等，是先将原材料切块后进行油炸，然后用大量熔化的糖浆包裹，油、糖含量均易超标。

④ 咸蛋黄焗类

咸蛋黄胆固醇含量较高，在烹制咸蛋黄焗南瓜等菜肴时，为使咸蛋黄变软、香气浓郁，需要先用油煸炒，南瓜等也需要经过油炸，才能达到外酥里嫩的口感。因此，这类菜往往脂肪、胆固醇含量超标，维生素损失严重。

杜绝素食"能量炸弹"，注意三点

① 注意烹调方法。多选择清蒸、白灼、水煮、凉拌等方式，最大限度地保留食物营养。少油、少糖，尽量避免添加"隐秘"的高能量辅料，如沙拉酱、芝麻酱、花生酱等。如果在外就餐或选择外卖，应尽量避免选择油炸、干锅、干煸等菜肴。

② 注意控制碳水化合物的摄入量。避免摄入过多精白米面，增加摄入糙米、杂粮等更具有饱腹感的粗粮。如果食用土豆、红薯、山药、芋头、藕等富含淀粉的食物，应相应减少主食摄入量。

③ 注意食物多样化，合理搭配，确保满足机体的营养需要。食物种类要多样，注意增加大豆及豆制品的摄入量，常吃菌菇，保证蔬菜充足、水果适量，合理选择烹调油，适量吃坚果。**PM**

"立夏吃豆"是民间一大习俗，这一时期正是各类菜豆成熟上市之际。扁豆是春夏时令蔬菜之一，营养丰富，药食两用，是不可多得的健脾利湿食疗佳品。

立夏吃扁豆，健脾以化湿

陕西中医药大学　兰　娇　辛　宝（副教授）

菜肴制作　李纯静（营养师）

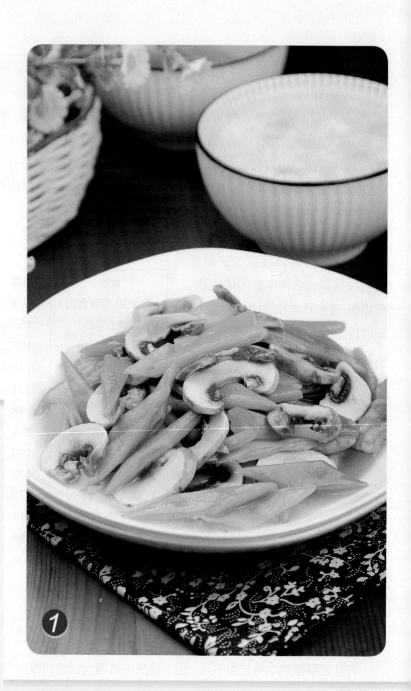

①

豆荚与种子，药食两用

鲜嫩的扁豆荚在立夏前后上市，含蛋白质、脂肪、碳水化合物、膳食纤维，以及钙、磷、铁、钠、胡萝卜素、维生素 B、维生素 C 等多种营养素。它是高纤维蔬菜中的佼佼者，每 100 克可食用部分的膳食纤维含量为 4.4 克，是芹菜的 3 倍左右。中医学认为，扁豆荚具有健脾利湿、利尿消肿、清肝明目、消暑、止带等功效，对尿少、尿淋漓、白带过多、视物模糊等症状，有良好的调理作用；夏季食用，还能改善中暑、吐泻等症状。

扁豆有白扁豆和紫扁豆之分，其中白扁豆的成熟种子是一味常用的中药，具有健脾祛湿、消暑益气的功效，多用于治疗脾胃虚弱所致的食欲不振、大便溏泻、白带过多等症，以及脾虚者外感暑湿所致的吐泻、胸闷、腹胀等症。需要指出的是，白扁豆用于健脾胃时，宜炒用；用于解暑湿时，宜生用。

扁豆与薏米，祛湿有别

薏苡仁（薏米）是近些年来的食疗"新宠"，在很多祛湿食疗产品中，都能见到它的"身影"。白扁豆也是医家常用的健脾化湿之药。两者有何差异？是否可相互代替？

白扁豆味甘，性微温，擅长祛寒湿，且其祛湿作用是通过健脾来发挥的。中医学认为，脾的主要功能是负责运化水湿，脾虚则运化无力，导致水湿内停。白扁豆通过恢复脾胃功能来驱逐湿气。夏季气候炎热时，将白扁豆与荷叶、绿豆等性偏凉的食材一

❶ 扁豆浇汁

食材：鲜扁豆荚 200 克，鲜蘑菇 250 克，植物油、黄酒、盐、白糖、味精、素鲜汤、淀粉、麻油各适量。

制法：鲜蘑菇洗净，焯水，捞出切片；扁豆荚撕掉老筋，洗净，切斜段，焯水后捞出，放油锅中稍煸炒；素鲜汤放砂锅中煮沸，放入鲜蘑菇和扁豆荚，加盐、味精、白糖、黄酒，煮沸后改小火，待蘑菇、扁豆熟透时捞出装盘；汤中加湿淀粉勾芡，浇在盘中，淋上麻油即成。

食疗功效：此菜肴鲜香美味，具有补中益气、健胃和中、利水化湿、化痰逐饮之效，适合脾胃虚弱的食欲不振者食用。

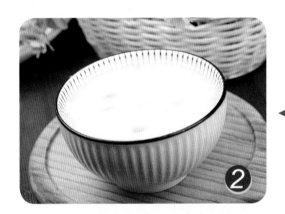

❷ 山药扁豆粥

食材：鲜山药 30 克，白扁豆 15 克，粳米 30 克，白糖适量。

制法：粳米、白扁豆洗净，加水煮粥；山药洗净，去皮，切成片，粥快熟时加入锅中，共煮成粥，加少量糖调味（糖尿病患者食用不宜加糖）。

食疗功效：此粥具有补益脾胃、调中固肠的作用，可助消化、增进食欲，适合脾胃气虚引起的便溏、消瘦者食疗。

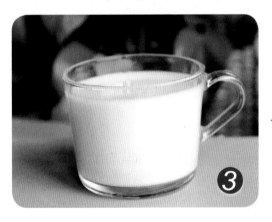

❸ 扁豆茶

食材：白扁豆 30 克（鲜品 60 克）。

制法：将白扁豆脱皮，加适量水煮至豆烂，滤取豆汁。

食疗功效：代茶频饮，具有健脾和中、消暑化湿的功效。适用于湿泻证食疗，症见泄泻频繁，大便清稀如水、不甚臭秽，脘腹胀满或隐痛，或伴头晕、纳呆、体倦、面黄，舌苔白腻、脉濡缓者。

起煮制，有一定的防中暑、祛暑湿功效，尤其适合中阴暑（夏季贪凉所致暑热与风寒之邪合而为病）者食疗。

薏苡仁味甘、淡，性凉、微寒，擅长清湿热，具有清热祛湿、健脾止泻之功。需要指出的是，薏苡仁不宜长期食用，尤其是脾胃虚寒或寒湿内停者，克伐太过易损伤脾胃。

煮扁豆，要熟透

扁豆中含两种对人体有害的毒素：皂素会对胃黏膜产生较强刺激，可引起呕吐、腹痛、腹泻等；植物血凝素可使红细胞凝集，引起恶心、呕吐、腹痛等不适。这两种毒素遇热不稳定，高温可以将其破坏。无论是先焯水还是直接烹炒、炖煮，只要时间足够长，都能破坏扁豆中的毒素。当扁豆由鲜绿色变为暗绿或墨绿色，吃起来没有豆腥味时，说明已经熟透，可以安心食用。 **PM**

乳房"不等大"的困惑

上海中医药大学附属龙华医院中西医结合乳腺科副主任医师　陈莉颖

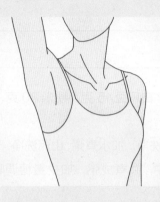

进入青春期的灵灵发现，自己的双侧乳房不等大，右侧比左侧大一些。她有点担心，虽然害羞，但还是告诉了妈妈。妈妈告诉她，自己在青春期时也发生过类似情况，后来双侧乳房大小逐渐变为一致。灵灵这才消除了恐慌。

46岁的刘女士在一次洗澡时偶然发现自己的右侧乳房似乎有点变大，由于当时不痛不痒，所以她并没有在意。过了一段时间，她发现右侧乳房似乎又"长大"了，不禁担心起来，连忙去医院就诊。经检查，医生诊断她患有浆细胞性乳腺炎，需要治疗。

医生的话：人体成对的器官呈对称性，乳房也是如此。正如世界上没有两片相同的叶子，双侧乳房也并非完全一样大。《整形外科年鉴》的调查发现，大多数女性的左侧乳房比右侧稍大一点。也有研究表明，女性的一侧乳房通常比另一侧大1/5罩杯。也就是说，女性两侧乳房大小略有差异是普遍和正常的现象，没有必要感到恐慌。当然，也有一些异常情况可导致乳房不等大，需要引起重视。

双侧乳房明显不等大，主要原因有五种

1 — 先天因素

先天因素导致的双侧乳房不等大，一般都是正常的，主要原因是两侧乳房对雌激素的敏感性不同。比如：青春期少女两侧乳房发育速度不一致，可导致双侧乳房暂时不对称；如果没有其他不适，一般无须担心，随着乳房逐步发育成熟，这种不对称的现象会逐渐消失。另外，家族遗传因素导致的乳房大小不一致，也是正常现象。

2 — 运动或上肢使用习惯

有些女性习惯用一侧上肢进行运动或提取重物，久而久之，该侧的胸大肌会比较发达，从而导致两侧乳房不等大。这主要由于两侧胸大肌的厚薄不同引起，与乳腺组织关系不大，很多女性羽毛球或网球运动员会出现这种情况。因此，运动或提重物时最好交替使用两侧上肢。

3 — 哺乳习惯

有些女性在哺乳期习惯用一侧乳房哺乳，导致该侧乳腺不断受到刺激，乳汁分泌越来越多，乳腺腺泡充盈程度较高，使乳房变大。时间久了，可能造成明显的"大小奶"。因此，哺乳时最好两侧乳房交替进行。这种情况一般在回乳后会逐渐改善。

4 ── **乳腺疾病** ────────

由疾病引起的两侧乳房大小不一致，需要引起重视。如果以往乳房大小正常，突然出现明显乳房不等大的情况，需要警惕乳房病变可能，患者应及时就医。

● **乳腺肿块**

一侧乳房出现较大的肿块，如巨大乳腺纤维腺瘤或分叶状肿瘤，甚至乳腺恶性肿瘤。

● **乳腺炎症**

主要分为哺乳期的急性乳腺炎和非哺乳期的浆细胞性乳腺炎。急性乳腺炎往往因乳汁淤积导致。浆细胞性乳腺炎在发病初期可出现乳腺肿块，在炎症刺激下，乳腺肿胀加剧，可导致两侧乳房大小不一致。

● **乳腺血肿**

创伤等可能导致乳腺血肿，造成两侧乳房大小不一致。

● **炎性乳腺癌**

炎性乳腺癌表现为全乳弥漫性肿大，乳房出现充血、水肿、橘皮征（有明显边界），可伴有皮肤丹毒样边缘或斑纹状色素沉着、皮肤温度升高及触痛，也会出现两侧乳房大小不一致的情况，容易被误诊为急性乳腺炎。

5 ── **内分泌失调** ────────

男性的乳房一般扁平，有时会因单侧乳腺发育而造成两侧乳房不等大。如果发生于青春期，通常会自行恢复至正常状态。如果发生于成年后，则多与内分泌失调有关。睾丸发育不良或睾丸的炎症、损伤、肿瘤等导致雄激素分泌减少，肝功能异常导致雌激素灭活减少，均可使体内的雌激素水平相对增高，从而引起乳腺组织发育和异常增生。长期服用某些药物，如雌激素、异烟肼等，也可引起男性乳腺发育。

双侧乳房不等大怎么办

先天因素引起的乳房大小不同，一般无须特殊处理，尤其是青春期少女出现的乳房不等大，一般在发育成熟后可明显改善。如果想要改善，可以针对乳房较小的那侧进行扩胸运动，适当锻炼胸大肌。青春期少女可以对较小侧乳房进行顺时针按摩，每日3次，每次30下，促进乳房血液循环和乳腺发育。如果两侧乳房大小悬殊，必要时可选择整形外科手术加以改善。

不少人认为，抚摸、挤压乳房或夜间习惯向一侧睡觉会导致双侧乳房大小不一致。其实，这些刺激不足以导致双侧乳房大小出现明显差异。

值得注意的是，突然出现的一侧乳房增大往往与疾病有关，应及时就医，排查乳房不等大的原因，积极配合治疗。

● **乳房肿块**

如果乳房有明显肿块，一般先行手术治疗。如果病理检查结果为良性，切除即可；如果为恶性，则应遵医嘱进行相应的后续治疗。如果术后乳房变形较明显，可以进行整形治疗。

● **乳腺炎症**

可采用清热解毒中药内服、外敷等治疗。哺乳期乳腺炎患者应将淤积的乳汁及时排出。

● **乳房血肿**

患者应及时去医院就诊，清除瘀血后，乳房可逐渐恢复常态。

● **炎性乳腺癌**

一般先行辅助化疗，待病灶缩小后手术切除，再视情况进行后续治疗。**PM**

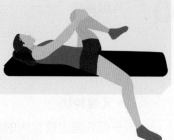

生活实例

近日一则新闻报道，河北一名女子在上私教课时，教练帮她做拉伸运动时用力过大，导致其左侧股骨干骨折。很多人对此感到震惊：拉伸应该是最温和、安全的运动了，居然能导致骨折吗？要避免此类问题，拉伸时需要注意什么？

拉伸不当，竟会致骨折

上海体育学院体育教育训练学院教授　马海峰

拉伸超过关节活动度，得不偿失

运动前后需要进行拉伸，主要是防止因身体柔韧性和关节活动度不足可能影响运动效果，甚至导致受伤。

一般情况下，年轻者比年长者的柔韧性好，女子比男子的柔韧性好。关节活动度则与许多因素有关。首先，关节本身的结构决定了其活动范围，如肩关节、髋关节属于球窝关节，活动度最大，而膝关节属于滑车关节，活动度最小。其次，关节周围的肌肉、肌腱、筋膜、韧带、皮肤的弹性和牵张性，都有可能影响关节活动度。比如：关节周围的肌肉肌力不平衡（部分肌肉过度激活，部分肌肉长期未被激活，可导致关节受限）；肌肉体积与脂肪体积增加，限制关节活动（如腹部脂肪过多的人因髋关节活动受限，下蹲幅度受影响）。当然，由于个体差异，每个人各个关节的活动度也会有所不同。因此，合理的拉伸应当是循序渐进、因人而异的。

不少人有"拉伸幅度越大，效果越好"的认知误区。前文案例中的女子在拉伸时发生骨折，主要原因是私教在对其进行被动拉伸时，盲目追求更有效的拉伸效果，对其股骨施加了过大的力。当然，骨折的发生也可能与该女子平时不经常进行抗阻力训练、骨骼强度偏低、髋关节活动范围有限等原因有关。

不同类型拉伸的注意事项

根据被拉伸肌肉的受控对象，拉伸分为主动拉伸和被动拉伸。

主动拉伸是指通过目标肌肉的主动收缩进行牵拉，应注意以下几点：①保证拉伸幅度处于可控、可调整的范围；②拉伸的最大幅度以不感到疼痛为宜；③左右两侧均应拉伸，肌肉、韧带较紧的那侧应重点拉伸；④拉伸时间不宜过久，每次持续时间控制在30～60秒。

被动拉伸是指通过外力或自身提供的阻力（如利用自重）协助目标肌肉进行牵拉。在被动拉伸时，拉伸者应当动作缓慢，力度有所控制；拉伸时应给予被拉伸者有肌肉微微拉紧的感觉，不应使其感到疼痛；拉伸者与被拉伸者应及时交流，根据其反馈调整拉伸力度、角度和幅度。

根据拉伸时的运动形式，拉伸又分为动态拉伸与静态拉伸。静态拉伸是静止的，拉伸时没有运动，目的在于单独牵拉目标肌肉，适合在运动后的放松环节或单独柔韧训练中使用。动态拉伸是以运动的形式使肌肉伸展，围绕运动模式及机体发力环节牵拉目标肌群，适合热身环节使用。静态拉伸可以是主动拉伸也可以是被动拉伸，而动态拉伸只能是主动拉伸。在做动态拉伸时应注意：用力不应过猛；动作的剧烈程度由小到大，速度由慢到快，每个动作5～10次即可。 **PM**

晨勃消失意味着什么

北京协和医院泌尿外科主任医师　李宏军

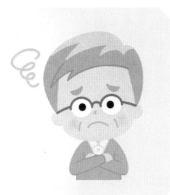

晨勃是指男性早晨醒来时阴茎处于无意识自然勃起的一种现象。要维持良好的晨勃，需要神经、血管、内分泌功能均处于良好状态，还与男性的总体健康状况密切相关。上述任一环节出现问题，都会发生晨勃短暂或永久消失、勃起硬度减弱的情况。

影响晨勃的主要因素

❶ 睡眠质量

睡眠充足且质量较高的男性，晨勃出现频率较高，勃起硬度较好；熬夜、失眠等可能降低晨勃的发生频率，勃起硬度也会减弱。

❷ 年龄

随着年龄增长，男性体能逐步下降，雄激素分泌逐渐减少，晨勃现象也会慢慢减少，甚至消失。

❸ 疾病

多种慢性病（包括治疗慢性病的药物），如前列腺疾病、糖尿病、心脑血管疾病、神经系统疾病及精神心理疾病等，都会影响晨勃。

❹ 其他因素

压力过大、疲劳、人际关系紧张、夫妻感情不和睦，以及长期纵欲和频繁自慰等，都会影响晨勃。

晨勃消失，不必惊慌

晨勃是男性性功能的一种表现方式，有些人甚至将其作为男性性能力强弱的风向标。

其实，没有晨勃不一定意味着性能力减退或丧失。如果是短暂、偶发的晨勃减弱或消失，不必惊慌，反思一下自己最近是否存在过度疲劳、压力过大、睡眠不足等情况，据此进行必要调整，晨勃多可逐渐恢复。长期、持续性的晨勃消失者，如果性功能正常，一般不必在意；若伴有勃起功能障碍，则要认真对待，积极就医，查明病因。

好心态+好习惯：
有助改善晨勃

男性应建立健康的生活方式，戒除纵欲和过度手淫的不良习惯，保证充足睡眠，学会调整情绪、释放压力，不吸烟，不酗酒，保持平衡膳食，可适当多吃韭菜、海鲜、黑芝麻等有助于改善男性性功能的食物，还可以进行一些盆底肌训练。

随着年龄增长，晨勃减弱或消失难以避免，老年男性要有思想准备，做好心理调适，不必过分纠结于此。保持积极心态，努力保持体能和整体健康状况，有助于减缓晨勃的衰退速度。**PM**

专家简介

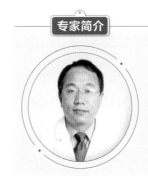

李宏军　《大众医学》专家顾问团成员，北京协和医院泌尿外科主任医师、教授、博士生导师，中华医学会男科学分会常委，北京医学会身心医学分会委员。

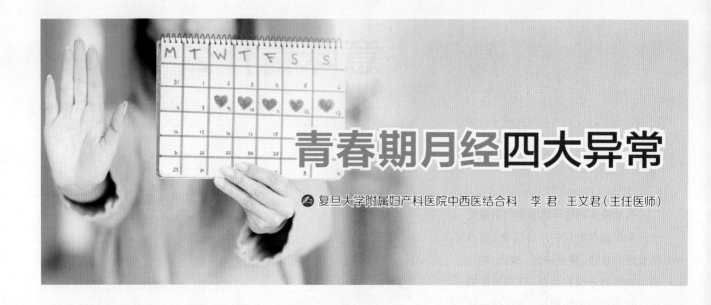

青春期月经四大异常

复旦大学附属妇产科医院中西医结合科 李 君 王文君（主任医师）

女孩进入青春期，就会迎来每月的小小烦恼——月经。

医学上称第一次月经来潮为"初潮"。月经初潮年龄多在 13 ~ 14 岁，也可能早至 11 岁或迟至 15 岁。月经初潮后，由于生殖功能尚不完善，很多女孩的月经不规律，有些女孩甚至需要 3 年左右才能形成规律的月经。正常的月经具有周期性，出血的第一日为月经周期的开始，两次月经第 1 日的间隔时间称一个月经周期，一般为 21 ~ 35 天；每次月经持续的时间称经期，一般为 3 ~ 7 天；经量为一次月经的总出血量，正常为 20 ~ 60 毫升，暗红色，有时伴小血块；月经期一般无特殊症状，有些人会出现下腹部、腰骶部下坠不适或子宫收缩痛，也可出现腹泻等胃肠功能紊乱症状。

有些女孩和家长会关注每月的月经情况，保持足够重视；有些大意的女孩和家长则不知道该如何观察和记录月经，或者认为青春期月经不规律很正常而忽视一些异常情况。那么，青春期的月经异常情况有哪些？哪些情况下必须尽快去医院就诊？

初潮过早或迟迟未至

随着生活水平的提高，月经初潮年龄有提早趋势，但一般不早于 11 周岁。初潮过早会影响孩子的心理和身高。月经初潮平均比乳房发育晚 2.5 年，如果女孩在 8 岁前即出现乳房发育，家长需要警惕其存在性早熟的可能，应及时带孩子去医院就诊，排查原因，适当干预，以免影响孩子的成长。

如果女孩超过 13 岁乳腺仍未发育，或超过 15 岁月经初潮未至（医学上称为原发性闭经），家长应尽早带孩子到医院进行相关检查，找出原因，并针对病因进行相应的治疗。

月经周期长短不一，何时到访无规律

青春期女孩月经初潮后 3 年内常有一定程度的月经周期不规律，如果没有不适，一般属于正常现象，家长可以记录其月经情况（月经时间、月经量、有无其他症状等）并观察，不用着急去医院就诊。

如果出现以下情况，则属于异常现象：初潮后 1~3 年，月经周期小于 21 天或大于 45 天；初潮 1 年后，任何一次月经周期大于 90 天；初潮 3 年后，月经周期小于 21 天或大于 35 天。

引起上述不规则月经的病因常常是调节生殖内分泌的下丘脑 - 垂体 - 卵巢轴出现功能性或器质性疾病。因此，即使孩子无任何不适症状，家长也应该及时带孩子就诊，早诊断、早治疗。

经期过长或过短，经量过多或过少

青春期女孩如果未接受过适当的性教育，往往对月经情况羞于开口，甚至发生月经迟迟不净、量多如冲的情况，也不告诉家长。为及时发现相关异常，女孩月经初潮后，家长要注意多与孩子沟通交流，通过观察其卫生巾使用情况和身体状况等方式评估孩子的月经情况。

青春期女孩若出现经期过长或过短、经量过多或过少的现象，即使月经周期看似规则，也属于不正常的月经。其中，大部分是下丘脑 - 垂体 - 卵巢轴调节异常引起的无排卵性月经失调。若月经量突然急剧增多，历时数日仍无减少的趋势，一定要及时就医，因为出血过多会导致贫血，影响身体健康。若月经反复淋漓不净，可能会导致生殖道炎症。特别需要强调的是，长期不排卵，尤其是病程半年以上者，可发生不同程度的子宫内膜增生性改变，少数严重者可能会发生癌变。少部分女孩月经异常为围排卵期出血、黄体功能异常等。

因此，若青春期女孩反复出现经期长短不一、经量或多或少的现象，家长一定要及时带孩子就诊，查明病因，帮助孩子建立规律的月经。

痛经不能忍受

有些女孩在月经前后或月经期会出现下腹部疼痛、坠胀等症状，伴有腰酸等不适。

若不适感较轻，属于生理现象，应注意保暖、避免紧张、适当休养、不食冷饮等，一般可安稳度过。中、重度痛经的女孩往往无法忍受疼痛，有的还会伴有恶心、呕吐等症状。此时，家长应及时带孩子就医，查明痛经原因。

青春期女孩的痛经大部分为原发性，适当服用止痛药、中药或采用针灸治疗可缓解。有不到 10% 的痛经由盆腔器质性疾病引起，包括子宫内膜异位症、生殖道畸形等，需要进行长期药物治疗或手术治疗。**PM**

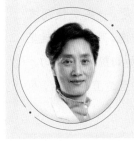

专家简介

王文君　《大众医学》专家顾问团成员，复旦大学附属妇产科医院中西医结合科主任医师、博士生导师，世界中医药学会联合会生殖医学专业委员会常务理事，中国优生优育协会助孕与优生专业委员会常委，上海市中西医结合学会理事、不孕不育专业委员会副主任委员、心身医学专业委员会副主任委员。

专家提醒

家有青春期女孩，家长一定要关注她的月经情况，注意初潮是否按时来临，月经周期是否规律，经期、经量是否正常，痛经是否严重，是否有其他伴随症状。家长的一份细心，将是青春期女孩健康快乐成长的一道温暖屏障。

作为婴幼儿的重要"口粮"，配方奶粉一直备受关注。家长们绞尽脑汁做各种"功课"，对比配方，查询奶源，收集评价，好不容易选出心仪的产品，却常常还是无法"高枕无忧"。前不久，因接到婴幼儿配方奶粉中有阪崎克罗诺杆菌和沙门菌感染的投诉，雅培召回部分婴儿配方奶粉。不少家长因此忧心忡忡：阪崎克罗诺杆菌和沙门菌有什么危害？给宝宝吃配方奶粉，怎么做更安全？

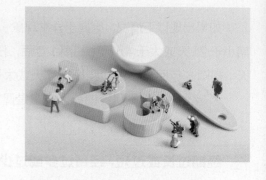

给宝宝吃配方奶粉，怎样更安全

上海交通大学医学院附属新华医院药学部　陈婷
海军军医大学第一附属医院药学部　毕娟
上海交通大学医学院附属新华医院发育行为儿童保健科主任医师　盛晓阳

阪崎克罗诺杆菌和沙门菌有什么危害

阪崎克罗诺杆菌是一种肠杆菌科的致病菌，最佳生长温度为 37～43℃，可导致肠炎、脑膜炎等。婴儿受感染风险较高，尤其是早产儿、低出生体重儿（出生体重＜2.5 千克）、新生儿、免疫缺陷婴儿等。

沙门菌也属于肠杆菌科，是食源性疾病的主要病原体之一，潜伏期一般为 2～72 小时，可引起急性肠胃炎等疾病，主要症状包括腹泻、腹痛、发热等，多数患者可自愈。婴幼儿等免疫功能不完善者感染沙门菌后，可发生脑膜炎、骨髓炎等严重疾病，需要及时治疗。沙门菌的污染源主要是人和动物的粪便，它不耐热，巴氏消毒法可杀死牛奶中的沙门菌。

我国现行的食品安全国家标准中，对粉状婴幼儿配方食品中的微生物指标有严格要求。《食品安全国家标准 婴儿配方食品》（GB 10765-2010）要求，对大肠杆菌、金黄色葡萄球菌、阪崎克罗诺杆菌及沙门菌进行限量检测，且不允许检测出阪崎克罗诺杆菌和沙门菌。《食品安全国家标准 较大婴儿和幼儿配方食品》（GB 10767-2010）要求，对大肠杆菌和沙门菌进行限量检测，且不允许检测出沙门菌。也就是说，只要是正规厂家生产、经过检验符合质量标准的婴幼儿奶粉，不应该存在这两种细菌的污染，家长不必过分担心。

给宝宝吃配方奶粉，注意三方面问题

母乳喂养既经济又安全，有利于宝宝的身心健康。如果因各种原因而需要使用配方奶粉喂哺宝宝，怎样做才能更安全呢？

1. 正确存放 应将奶粉存放在阴凉处，避免阳光直射；根据说明书的要求，开封后在规定时间内吃完；每次打开取用后，应密闭保存；如果奶粉有味道异常、颜色改变、结块等现象，不宜再给宝宝食用。

2. 注意卫生 给宝宝冲调奶粉前，一定要认真洗手；对宝宝的奶瓶、奶嘴等器具，要定期消毒，控干水分；操作台面也要保持清洁，定期消毒。

3. 正确冲泡 按照说明书的提示冲泡奶粉。有的品牌推荐用70℃以上的水冲泡，也有的推荐用40～50℃的水。需要注意的是，一定要使用煮沸的开水冷却后冲泡。可先在奶瓶里加入适量的水，再加奶粉，冲调均匀。冲泡好的奶应冷却至适宜温度后，尽快给宝宝饮用。**PM**

临期化妆品的便宜 能"捡"吗

深圳大学附属华南医院皮肤科　曾 悦　邹先彪（主任医师）

化妆品是爱美人士的心头好，但很多品牌化妆品昂贵的价格让不少人望而却步，尤其是那些使用频率不高、很难在保质期内全部用完的产品。网络上低价售卖的临期化妆品为人们提供了用较低价格使用大牌产品的机会。不少商家宣称，化妆品质地轻微改变不影响使用；很多人也认为，外用化妆品不是食品，不会进入体内，没必要那么在意保质期。事实真的如此吗？

化妆品的保质期意味着什么

要厘清临期化妆品究竟能不能买，首先要了解以下几个概念：

● **保质期**　化妆品包装上标注的保质期，一般指从生产日期到限用日期的期限，也称"开封前保质期"，即化妆品在未开封状态下的保存期限，在此期限内使用，能确保其安全性和较为理想的使用效果。化妆品的保质期通常为2～5年，大多为3年。不同种类化妆品的保质期略有差别：眼影、面膜、腮红、香水、粉底液、磨砂膏等一般为1～2年，防晒霜、乳霜、口红等一般为3年左右。

● **使用期**　指化妆品在开封后的使用期限，通常在化妆品包装上"开盖小罐子"图标内部或下方标注"6M"或"12M"等，表示开封后6个月、12个月为最佳使用期。由于化妆品开封后可能受到空气中的氧气、微生物等影响，为保证产品有效性和安全性，开盖后最好尽快用完。

● **临期化妆品**　目前我国对临期化妆品尚没有统一的定义，皮肤科专家较为认可的标准是：保质期为3年的化妆品，临近保质期6～8个月时，即为临期化妆品。也就是说，未开封、妥善保存的临期化妆品是可以使用的，尽快用完即可。

选购临期化妆品，注意这几点

首先，一定要在可靠的正规交易平台购买。因为一些不法电商为了盈利可能将已经过期的产品谎称为临期产品；或化妆品因储存和运输不当，在临近保质期时，其稳定性已"大打折扣"，虽然尚未过期，但它的品质已大大下降。

其次，选择值得信赖的知名品牌。一方面，品牌化妆品的生产、保存和运输更规范，更能有效保持化妆品的安全性和有效性；另一方面，品牌产品一般都有官方网站等平台，消费者可以查询产品真伪和生产日期。

第三，不要因价格实惠而囤积临期化妆品，以免还未使用就已经过期，反而造成浪费。

使用临期化妆品，注意这几点

❶ 在保质期内使用，尽快用完。

❷ 使用过程中要留心观察化妆品的性状，如果发现其出现异味、油水分离、霉斑、气泡、变色、质地混浊、容易脱妆等，应停止使用并丢弃，以免导致皮肤问题，得不偿失。

❸ 化妆品应存放在阴凉、干燥、通风处，避免阳光直射，环境温度不宜超过25℃；天气炎热或较长时间不用时，可以放在冰箱内冷藏。不少人习惯将化妆品放在卫生间内，其实卫生间内的潮湿环境不适合化妆品的储存。

❹ 取用化妆品前要洗净双手，或用干净的棉棒、小勺等取出部分化妆品，随用随取，用完后务必将瓶盖拧紧，避免化妆品被污染或氧化。🅿🅼

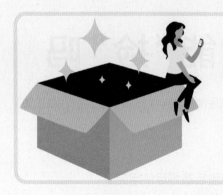

如今，开盲盒成为很多人的乐趣，网上有人笑言"万物皆可盲盒"，不少人甚至"将自己装进盲盒"。最近，一种"脱单盲盒"席卷各类社交平台，从知名电商到街头小店，都在营销这一新奇的交友方式，掀起了一股单身经济的消费热潮。所谓"脱单盲盒"，是指单身男女自愿将含有个人信息和联系方式的卡片放入盒中，被经营者以盲盒的形式出售，售价从1元到上百元不等，购买者可以随机获得盲盒，开启一个交往机会。

"脱单盲盒"：盒虽"盲"，心应明

中南大学湘雅二医院精神卫生研究所副主任医师　李则宣
湖南第一师范学院心理系教授　黄任之

脱单盲盒为何受年轻人欢迎

脱单盲盒成为年轻人的消费热点，与当前社会现状及新时代的交友观念息息相关。

首先，婚恋困难是不少年轻人面临的问题，尤其是在大城市。很多年轻人的工作、生活圈相对狭窄，接触到的适龄异性有限，再加上种种现实因素的考量，"脱单"不是一件容易的事。脱单盲盒给了年轻人突破既定生活圈认识陌生异性的机会，增加了其交友类型的丰富性。

其次，随着社会的进步和婚恋自由思潮的影响，年轻人渴望浪漫、新鲜的恋爱方式，厌倦长辈介绍、婚恋网、"相亲角"等常规的交友方式，也排斥以相亲为目的的群体性社交活动。他们认为，这些方式仅仅是双方婚恋条件的比较与交换，是两个家庭的权衡与博弈，没有"小鹿乱撞"的心动，交友过程刻板而世俗，降低了纯洁爱情的神圣感和神秘感。当代年轻人更倾向于通过个性化的认识途径选择交往对象，从而保证情感的萌动和发展自然而然，带有新鲜感和神秘色彩。

第三，脱单盲盒给予年轻人低成本"试错"的机会，更符合当代年轻人实用为主的消费观。有年轻人在网络上表示，如果相亲，吃一顿饭、看场电影的花费动辄上百元，还不一定能成，而这些钱用来买盲盒，可以获得与几十个异性交往的机会。

第四，与其他盲盒的魅力一样，人们对不确定的刺激会感到好奇。通常，脱单盲盒只显示性别、星座、职业等基本信息，能否遇到心仪的对象全凭运气。正像心理学实验——"斯金纳箱"实验中小白鼠按按钮后获得投食（奖励）的过程一样，尽管按按钮后获得投食的概率不固定，但其仍然会长时间不停地尝试按按钮。也就是说，概率型奖励会造成行为上的依赖甚至成瘾。虽然这种心理赌博获得"奖赏"（婚恋成功）的概率很小，但成本低廉，充满刺激性和挑战性，符合年轻人的喜好。

第五，对不少存在"社交恐惧"的年轻人而言，向陌生的异性"推销"自己、试探对方的交往意愿，会令他们感到尴尬和难堪。通过脱单盲盒相识，交友目的明确，可以"开门见山"，效率更高。双方通常先通过社交媒体接触，如果交流愉快，再商量线下见面，巧妙地避免了初次相遇的尴尬。

此外，一些商家针对当前年轻人面对婚恋痛点的大肆宣传，也为脱单盲盒的流行推波助澜。

脱单盲盒背后的风险

尽管脱单盲盒拓宽了交友范围，但真正"开花结果"的可能性并不高。

由于盲盒内的个人信息不全面，人们往往会根据自己的"脑补"来想象对方，容易将对方无意识地美化。加之线上交流不足以充分了解对方，且在线上交流过程中，人们倾向于表现出美好的一面，从而导致很多人在见到交往对象后，会感到巨大的心理落差，导致"见光死"而"一拍两散"。不少人为此感到失望、遗憾甚至愤怒，这些消极情绪不仅会打击他们继续寻找交往对象、步入婚恋的信心，还可能对心理健康产生不良影响。

由于目前尚缺少健全的监管机制，脱单盲盒存在夸大事实、信息虚假等问题。一些人将联系方式放入盲盒，并非为了"脱单"，而是为了变相营销卖货、诈骗等。有些年轻人原本想收获一段意外的缘分，结果却情感受挫，人财两空。

购买脱单盲盒，注意这四点

有意愿购买脱单盲盒的年轻人应注意以下几点，避免消费过程中的陷阱和伤害：

1 购买脱单盲盒的心态要摆正。年轻人尝试这种新奇的交友方式无可厚非，但应做到心中有数，不对脱单盲盒的作用过度期待、神化和依赖。

2 作为消费者，应注意克制盲目猎奇的心理，不过度跟风、沉迷或攀比，将购买脱单盲盒的费用控制在自己可接受的范围内，保持理性消费。

3 购买盲盒要选择口碑好、信誉高、监管相对到位、售后服务完备的正规商家，注意甄别盒内信息的可靠性。

4 与通过脱单盲盒认识的陌生人交流时，心中应明确必要的边界和底线，不能误入"盲"途。如果对方有不当言行，应及时止损，必要时向相关部门求助，维护自身权益，尤其是女性应格外注意保护自己。PM

专家提醒

恋爱、结婚不仅仅是迫于世俗的现实需求，更是青年男女深层次的情感渴望，需要双方在心理上的深度互动。在这一过程中，双方都需要被彼此全面看待、深入了解，虚构的人设和刻意的形象管理很难长久地维持。一段感情要想"开花结果"，双方必须通过现实中的磨合，逐渐在性格、爱好、情趣、生活习惯、工作类型、人际关系等方面达到契合或互补，从而在心理上接纳对方。线下多次的共同活动和心理交集是促进心理接纳的必要过程，完全不可能跳过。

因此，脱单盲盒虽然能提供发展一段亲密关系的可能性和新鲜感，但只能作为正规交友的一种补充，不可能具备线下交往促进心理磨合的作用。在不见面的交往中，人们会自觉展示自己的优点、掩饰不足。这种短暂的美化对恋爱中需要彼此坦诚的双方而言，反而是巨大的阻碍。个人形象、生活习惯、经济状况、社会地位、心理成熟度、婚恋观念、交友技巧等因素，都会影响一段关系的结果。对于渴望"脱单"的年轻人而言，与其寄希望于从盲盒中"开"出一段浪漫姻缘，不如将时间、精力花在提升自我上，同时积极拓展交友圈，通过线下真实生动的互动，促进恋爱早日萌芽，收获个人幸福。

如今，一些短视频、直播平台上出现了越来越多以展示"萌娃"为主要内容的账号，不少家长跟风将孩子打造成小小"网红"，让孩子在镜头前唱歌、跳舞甚至进行"吃播"，以实现流量"变现"。不时有新闻报道：3岁"吃播博主"被父母喂到35千克，5岁小女孩在镜头前大跳成熟热舞，等等。有数据显示，在北京各小学关于"理想"的抽样调查中，近80%的小学生希望长大后成为"网红"。

将孩子过度曝光在公众视野的"啃娃"行为，是否会对孩子的身心健康造成影响？孩子需要什么样的成长环境？应该如何帮助孩子形成正确的价值观？

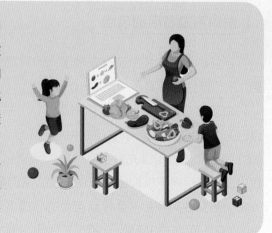

网络时代，谨防过度"啃娃"

中国科学院心理研究所副教授　黄峥

"啃娃"乱象背后的家长心理

"啃娃"现象的出现，与家长的内在需求缺失和价值观念错误有关，一般有以下几方面原因：

1 一切围着孩子转，自我价值缺失

部分家长婚后没有主业或主业无法提供足够的价值感，加上照顾孩子付出了大部分的时间和精力，使得自己的社交圈单一、狭窄，兴趣活动也随之减少，导致某种程度上的价值感缺失和精神空虚。家长在社交平台"晒娃"，可以加强和外界的交流，得到他人的赞许，在一定程度上弥补了心理上的缺失，带来了短暂的满足感和成就感，也获得了一些情绪价值。

2 没有树立正确的金钱观

有些家长通过"啃娃"尝到了赚快钱的甜头，被欲望驱使，开始有意或无意地剥削孩子的时间，压榨孩子的价值，不知不觉沉溺在短期红利的泥潭里，随波逐流。

3 对待孩子缺乏边界感

有些家长对传统养育观念因循守旧，认为孩子是自己的附属物，孩子的一切都可以由家长去决定，却忽略了孩子的心理需求和发展。同时，一些家长可能一直心存想出名的梦想，于是将这个梦想加注在孩子身上，想让孩子来替自己实现愿望，于是渐渐沉迷"啃娃"。

过度"啃娃"，影响孩子身心健康

过度"啃娃"无疑会妨碍孩子的身心健康发展。"啃娃"违背了儿童心理发展特点，破坏了安全的亲子依恋关系，影响了孩子正确自我认知和价值观念的形成，容易引发孩子一系列的心理健康和个性发展问题。

❶ 妨碍儿童的自我发展

儿童在每个年龄段都有自身的成长任务、发展规律和心理需求。

0～1岁的婴儿需要父母无微不至的照顾，才能感到信任与安全。

1～3岁的幼儿需要父母对爬、走、说话等行为进行正确陪伴、引导和监督，来完善自主性。

3～6岁的儿童需要通过父母恰当的引导、健康有益的游戏互动，来学习社会规范，培养想象力和创造力。

6岁以上的学龄期儿童要在学校中汲取知识，认识世界，通过和同伴交往，发展人际相处和社交技能。

如果家长将主要关注点放在赚取金钱和获取流量上，无意中就会忽视孩子的成长任务和心理需要，容易为了获得更多的转发和点赞，要求孩子做出取悦公众、取悦网友的行为。这些行为或有才，或有趣，或漂亮可人，或搞怪离奇……但无论是哪一种，都有悖于儿童的本真状态，不符合儿童健康成长的完整需要。

理想的童年不该有太多外在的"任务"，家长应该让孩子有足够的时间和机会去探索和了解世界，让孩子可以成为真实的自己。

❷ 妨碍亲子关系和安全依恋

儿童的健康成长需要健康的亲子关系和安全的依恋。健康的亲子关系中，家长会觉察和共情孩子的感受，并及时响应，满足其合理的需求。对孩子自己难以处理的情绪，家长也应该给予相应的反馈与支持。

在这样长期而稳定的相处模式中，孩子会逐渐学会处理需求与情绪的能力，逐渐学会用语言表达内心想法，有助于其社会化和情商的发展。同时，孩子也会从这样的亲子关系和互动中获得安全感、被爱和"被看见"的感觉，并由此产生稳定的内在自我价值感。

当家长不自觉陷入"啃娃"牟利的商业模式中，孩子就被迫成为"工具人"。亲子相处的时间没能满足孩子的内在需要，而是被用来满足市场需求和商业价值，或满足父母的自恋和金钱欲望，这些都会使亲子关系严重扭曲。

儿童可能错把父母甚至陌生人的赞许和打赏当作是自己的价值所在，而与自己的内在需要和儿童天性产生隔膜，容易在青春期或成年后出现"假我障碍"，也就是看起来外在条件都很优秀的人，内心却体验不到真实的自我，也感受不到满足和快乐。

❸ 不利于孩子树立"三观"

儿童在3岁左右开始发展是非对错的观念，心理学家称之为"道德的萌芽"。在整个童年期，孩子需要父母在行为和观念上予以持续的关注和引导，帮助其遵守规范、明辨是非、共情他人，以逐渐发展出高级的道德水平和能力，在困境中仍然能够进行优先级思考，做出恰当的判断和抉择。

"啃娃"模式下成长的孩子很可能会缺失这样的成长机会。孩子被迫过早面对复杂的网络环境，容易对金钱、人际、社会、人生等形成错误和不当的认知，也容易产生人格、情绪、道德发展等方面的问题。

网络世界很复杂也很精彩，获取信息、流量和金钱奖赏能够带来新鲜感与成就感，家长应承担起监护人的职责，了解和尊重孩子的真正需求，保护好孩子在网络世界中的身心安全，守住自己的行为和边界，守护好孩子们的心灵家园。**PM**

孩子虐待动物，并非不懂事而已

深圳市龙华中学　邓嘉欣

深圳市龙华区教育科学研究院　段新焕（高级教师）

▶生活实例◀

小明是一名成绩优异的初二学生，父母平时对其生活、学习等各方面要求十分严格。在一次考试中，小明发挥失常，父母对他进行了数天的批评教育后，更剥夺了他的外出时间，强制要求其在家学习。从那之后，小明渐渐变得沉默寡言，鲜少和父母交流。一天，小明的同学看到一段视频。视频中，小明多次用脚踢、踩、踹家里的小猫，甚至把猫举起来，从高处摔下。同学胆战心惊，连忙将情况告诉了班主任。

近几年来，虐猫事件频频发生，施虐者中甚至有一些正值花样年华的青少年，不由让人深感震惊又疑惑不解：孩子们本该充满爱心，为何会对小动物这样残忍？是否仅仅出于不懂事的好奇心而已？这些行为背后，又有何心理学原因？

心理压力过大的"好学生"

青少年心理的发展受社会、家庭、学校、自身等多种因素的制约，其中任何一个因素的微妙变化，都可能改变其发展的方向与结果。小明的行为可以引发我们对家庭教育的很多思考，父母过高的期望和过度的批评责罚，可能是小明产生虐猫行为的重要原因。

当孩子因为一次考试失利而心情低落时，父母不仅没有安慰鼓励，反而给予一顿痛骂，给孩子施加了过大的心理压力。这种情况下，孩子虽然在父母面前仍然扮演着"好学生"的角色，但内心深处是不安的，时刻处在警戒和防御中，害怕受到他人的负面评价与惩罚。

"踢猫效应"与"共情能力"

心理学中的"踢猫效应"，是指当事者对弱于自己或等级低于自己的对象发泄不满情绪而产生的连锁反应。当一个人的情绪变坏时，潜意识会驱使他选择无法还击的弱者进行发泄，而被发泄者又会去寻找自己的"出气筒"，从而形成一条坏情绪传递的链条，由金字塔尖一直扩散到最底层。无处发泄的最弱小对象，则成为最终的受害者。案例中的小明作为金字塔中间的对象，即便心里有诸多愤怒，但不敢向强势的父母（金字塔的上层）宣泄不满，只有向下选择比他更弱小的动物进行攻击。换言之，他将在父母身上无法获得的掌控感，施加在弱小者（猫）身上，被压抑的不适感被虐猫所带来的控制感代替，以获取短暂的满足。

"共情能力"是指一种能设身处地体验他人处境，从而达到感受和理解他人心情的能力。看到别人的不顺意，产生怜悯和关怀之心，由此想到我们不能去做残酷的事情。而长期处在不切实际的高期望和过度责罚中的孩子，性格相对孤僻，情感世界非常淡漠，心理感受力很弱，对自己和他人的感受都不灵敏，甚至"麻木不仁"。即便作为"施虐者"，其身心也同样遭受着巨大的痛苦。

和谐气氛，有助于孩子性格养成

孩子在沉溺于负面情绪时，因心智尚不成熟，可能会采取极端的方式去发泄。他们如果不能及时调整这种负面情绪，就会身不由己地陷入"踢猫效应"的链条中，将自身的负面情绪转移给更弱小者。在日常教育中，家长要保持平常心，营造和谐融洽、相亲相爱的家庭气氛，这样才有助于孩子形成良好的性格特征，进而发展出爱的能力。**PM**

每个人都有了解自己的需求和动机。目前，"MBTI十六型人格测试""九型人格测试"等各种各样的心理测试常常在社交软件上"刷屏"。很多人出于想要进一步了解自身的原因进行测试，不少企业也选择用这类测试来测试员工的性格类型。部分人对测试结果过于认定，甚至根据结果对自己进行"暗示"：测试结果偏内向者，认为自己"难怪不善交际"；测试结果偏外向者，认为自己"难怪大大咧咧，做不好缜密的工作"……那么，人格测试结果是否可作为"人格定论"？

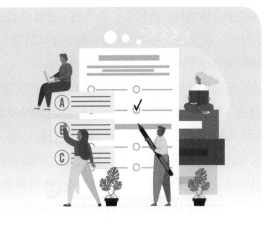

人格测试，非"人格定论"

中国人民大学心理学系　夏白鹿
北京大学心理与认知科学学院副教授　张　昕

"网红"心理测试，严谨程度如何鉴别

人格测试是帮助人们了解真实自我的途径之一，但须挑选科学（信效度高）的工具。心理学中，"靠谱"的测试工具需要经过长期的科学验证。衡量一种心理测试工具是否科学，一般来说要满足两个指标："信度"和"效度"。

"信度"是指测量工具的稳定性和一致性，即多次测量的结果应相对稳定。比如：这次测量得分为1分，下次测量是1.01分或0.99分，这说明测量结果较为稳定；如果两次测量结果相差十分悬殊，那么该测试的信度存疑。

"效度"是指测量工具的准确性和有效性，即测量工具能够准确代表测量的目标。比如：一个人测试自己是否为"冲动易怒型"，工具就要从"是不是容易生气""是不是爱打架、摔东西"等相关角度去测量；如果用"星期天早上是否爱喝奶茶"等与目标结果相差甚远的角度去衡量"是否易怒"，那就是缺乏效度的。

时下大热的MBTI十六型人格测试或九型人格测试，信度尚可，但效度不甚佳。MBTI十六型人格测试没有非常充分的理论基础，效度较低，若将其测试结果与其他人格心理学中常用的、更具科学性的人格测试（如"16PF"或"艾森克EPQ"测试等）相比，各项指标的结论相差较大。因此，这类人格测试结果并不严谨，在科学性要求较高的测量中几乎不会使用。对于测得的结果，受试者在觉得有趣之余，一笑置之便可。

人格"绝对"可变，"相对"稳定

不过，就算选用了科学、准确的人格测试工具，也不必把测试结果奉为行为准则。人格测试的结论，并不能给人格下定论。

首先，人会不断自我成长，人格具有发展性，并非一成不变。当然，关于"人格是否会改变"这个问题，不同的流派有不同的观点。例如："人格特质流派"认为人格是稳定的，不太会有过大的改变，这也是为什么人格可以被"测量"的原因。但是，目前学术界亦有很多观点认为，人格虽然具有短期的稳定性，但从长期来看，是会发生变化的。

其次，随着年龄增长，人格各维度的分数会发生变化。心理学常用的"大五人格测试"提出了人格的5

种特质（宜人性、责任心、外向性、开放性及神经质）。其中的"宜人性"和"责任心"会随着年龄增长而提高，我们可以明显感觉到，身边很多老人非常热心、乐于助人，但他们年轻时可能并不一定是这样的性格；而"外向性""开放性"及"神经质"则会随着年龄增长而有所下降，有些人在年轻时更容易适应新环境，性子比较急，喜欢尝试新鲜事物，但老了以后就变得不喜欢换环境，个性更加平和，不太容易接受新事物。

当然，人格特质在人群中依然具有稳定性。例如：某个人在60岁时的"责任心"分数相较于20岁时有所增长，但其他同龄人的分数也发生了变化，于是在和他同龄的人中，这个人的相对位置可能保持稳定。

所以，关于"人格是否会发生改变"这一问题，目前普遍结论认为，人格"绝对"可变，而"相对"稳定。

测试结果，切勿迷信

如何正确看待相关测试结果，让其更好地指导生活呢？大家需要格外注意以下两个效应的影响。

巴纳姆效应，即人们更容易相信那些模棱两可的、放之四海皆准的形容，并将其认为是对自己的准确描述。MBTI十六型人格测试、九型人格测试、星座测试等正是利用了这种效应。星座测试将人们的一些共性归类为某个星座的特有性格，若有不一致之处，便将其归因于"上升星座"等原因。但事实上，若跳出对应的描述，大家就会发现，其他类型的描述与自己大同小异。

皮格马利翁效应，也就是所谓的"自证预言"，意为"你相信自己是什么样的人，就会越来越成为什么样的人，言行举止、处事风格，都会越来越向此靠拢"。

简单来说，我们可以相信人格的力量，但不可盲目迷信，更不要因心理测试的结果而给自己"归类""贴标签"。测试结果并非完全准确，亦不是一成不变。不同性格的人有不同类型的生活方式，学会了解自己，适度改变自己性格中不满意的部分，接受自己的特质，顺心而行，同样能实现自我的价值和意义。PM

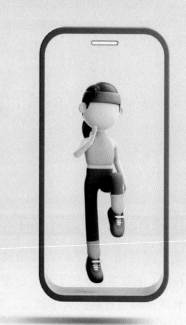

移动互联网的普及给我们的生活带来诸多便利，健身运动也不例外。很多健身爱好者将运动由"线下"转到"线上"，跟着网络视频锻炼的人越来越多。

跟着视频做运动的利与弊

网上的运动视频有直播、短视频教程等形式，带领大家锻炼的老师基本都具有专业基础和带教经验，运动种类也比较丰富，如健身操、健身舞蹈（广场舞等）、肌肉锻炼、减重训练、八段锦、瑜伽等，每个人都可以找到适合自己的锻炼方式。不少网络平台的健身锻炼还有激励机制，如打卡、粉丝团升级、互动、指导性奖励等，大大提高了运动锻炼的积极性。

不过，"线上"健身与在健身房里锻炼还是有一定区别的。在"线下"健身，有教练进行面对面的指导，如判断动作是否标准、有没有代偿动作、进行动作纠正、动作示范等，这些都是"线上"健身不具备的。

跟着网络视频做运动，须"扬长避短"

天津体育学院社会体育与运动科学学院教授　李庆雯

跟着视频锻炼，注意7个问题

❶ 合理选择

根据自己的年龄、身体状况、锻炼目标选择合适的项目。可先跟着视频试练几次，喜欢且有兴趣是坚持锻炼的基础。如果患有躯体疾病（如关节疾病、高血压等），就不适合有些运动，不可盲目跟练，应先咨询医生或专业人员。

❷ 形式多样

运动形式要多样，可合理搭配几个运动视频进行锻炼，一般以有氧运动加力量训练为基础，适当融入柔韧、协调性锻炼。

❸ 动作到位

动作宜尽量"到位"，但不宜勉强，以免导致运动损伤。为弥补没有教练面对面指导的不足，跟着网络视频进行锻炼时，应认真学习和领会教练对标准动作的讲解和示范，可自己对着镜子练习，随时观察动作是否正确、到位，也可让家人从正面、侧面和后面不同角度拍摄视频，以便全面观察动作是否正确。

❹ 运动适量

每个人的运动能力不一，运动中可关注心率，或通过自我感觉来确定运动是否适量。进行有氧健身类运动（如健美操、广场舞等），只要能跟上节奏即可。跟练时能说出完整句子、适量出汗，锻炼后心情愉悦、睡眠良好、饮食正常，都是运动适量的判定标准。

❺ 避免损伤

一些人跟着视频自行锻炼后，出现了关节肌肉疼痛、腰痛等问题，原因是多方面的：有的是缺乏运动基础，对动作要领的理解有偏差；有的是出现了异常代偿动作；还有的是自身肌肉发力不平衡，锻炼不当。出现运动损伤后，应暂时停止运动，及时查找原因，必要时须就医诊治。

❻ 持之以恒

跟着网络视频进行锻炼，由于缺乏监督和同伴激励，往往不容易坚持。可为自己设定一个锻炼目标，定期测体重、腰围、臂围和大腿围等，当看到了运动效果，往往就能更长久地坚持运动。

❼ 期望适度

锻炼效果受个体因素影响较大，如年龄偏大的人减重效果不如年轻人，锻炼者应对运动效果抱有适当的预期。**PM**

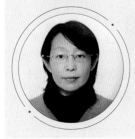

李庆雯　《大众医学》专家顾问团成员，天津体育学院社会体育与健康科学学院运动康复治疗教研室主任、教授、博士生导师，中国康复医学会科普专业委员会委员，天津市健康管理协会第一届体医融合分会副主任委员，天津市中医药学会养生康复专业委员会常委。研究方向为慢性病运动康复、中医体育养生康复，在糖尿病运动干预方面积累了丰富经验。

"臂跑"，顾名思义就是用运动手臂的方法来代替跑步，如甩手、画圈、抛球等。与其他需要借助下肢的运动相比，臂跑运动负荷小、安全，不受场地限制，动作简单，适合年龄较大、体质较弱和有下肢关节疾病的人进行锻炼。

臂跑：一种适合老年人的健身方式

上海体育学院运动康复学系　王 琳（教授）　周文星　李 盼

臂跑为何适合老年人

老年人心肺功能下降，下肢关节常有退行性病变，跑步、快走等有氧运动对心肺功能有一定要求，运动不当还可能加重膝关节的磨损。"臂跑"是一种以较低运动强度为基础的有氧运动，与其他有氧运动一样，可以改善血液循环，增加组织供氧，提高心肺功能。

臂跑的基本动作

臂跑"以臂代腿"，在健身效果上与跑步有异曲同工之处。以下介绍几种"臂跑"动作：

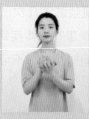
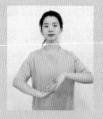

❶ **运手**　活动手指、甩动手臂及手腕，或做甩手动作 1～2 分钟，适应后可逐渐增加至 5～10 分钟。

❷ **单车手**　仰卧，手臂向上伸直，交替屈伸，用上肢模拟骑自行车的蹬车动作 1～2 分钟，适应后逐渐增加至 5～10 分钟。随着运动能力的增强，可手握适当负荷的重物运动。

❸ **飞翔**　站立，两脚分开与肩同宽，双臂向身体两侧平伸，慢慢扇动手臂（不要耸肩），1～2 分钟，适应后可逐渐增加至 5～10 分钟。随着运动能力的增强，可手握适当负荷的重物运动。

❹ **抛球**　双脚分开与肩同宽，将球抛向空中，然后接住，或将球掷于地面上、墙上弹回接住。若无球，则可做模拟动作。做 10 次，稍稍休息，再做 10 次。🅿️🅼

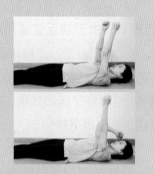
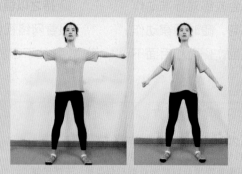
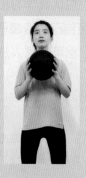
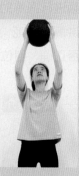

注意事项　①有上肢疼痛者不宜运动。②每周运动 3～5 次，每次 15～20 分钟，如果身体状况许可，可适度延长。③运动强度应适当，以自我感觉稍有点累为宜。如果呼吸变得过于急促，说明运动强度过大。如果采用心率估算运动强度，适宜的心率应为（220−年龄）×60%。

控血压，运动来帮忙

上海体育学院副研究员　刘敏
深圳市龙岗区平湖中心学校　刘泉清

研究显示，运动疗法对临界性高血压和轻中度高血压患者可起到良好的辅助治疗效果，但对急性高血压、重度高血压和运动过程中血压过度升高者（＞220/110毫米汞柱）为禁忌。由于单次运动后的血压下降是即刻而短期的，故高血压患者应在一周中进行5～7天的锻炼，以起到更好的降压效果。

3种运动形式有助降压

❶ 有氧运动　有氧运动的降压效果被普遍看好，且长期以来被认为是高血压患者最好的运动方式。国外有研究证明，长期进行有氧运动可有效降低亚裔人的血压，平均降压约为7.2/4.7毫米汞柱。有氧运动的降压效果与运动强度和持续锻炼天数有关。在锻炼形式上，一次性持续运动与间歇性多次运动在同等时长、同等强度下的降压效果相似。降压幅度与初始血压水平有关，初始血压较高者降压幅度较大。

❷ 力量练习　力量练习主要包括等长力量练习（即"静力性练习"，如手握哑铃侧平举，保持10秒钟）和动态阻力练习（如手握哑铃侧平举，不断举起、放下），都有一定的降压效果。降压幅度与运动时间、运动强度、肌肉参与度、血压初始水平、种族等因素有关。运动强度相对较高、运动时间较长、大肌肉群运动、血压初始水平较高者，降压效果较明显。不过，单纯将力量练习作为高血压患者运动处方的研究相对较少。

❸ 组合运动　一般指力量练习和有氧运动相结合的练习方式，其降压效果略优于有氧运动。降压效果不受练习顺序的影响，先力量练习或先有氧练习均可。对于能适应力量练习和有氧练习两种形式的患者来说，组合运动是较为推荐的，在保证较好降压效果的同时，可以获得两种运动带来的益处。

运动"控压"，掌握5个要素

❶ 运动项目　尽可能选择较长时间、有节奏、大肌肉群参与的有氧运动，如健步走、慢跑、自行车、游泳、打太极拳等。力量练习宜选择以全身主要肌群为锻炼目标的练习，例如借助哑铃的上肢练习和有阻力的腿部屈伸练习等。有跌倒风险的老年人可加入平衡练习。行动不便者可以选择等长力量练习。

❷ 运动频率　高血压患者每周应锻炼5～7天，以达到更持续的降压效果。

❸ 持续时间　运动时间可以是连续的，也可以是间歇的。有氧运动为30～60分钟，中强度有氧运动≥10分钟；力量练习可包括8～10个动作，每个动作重复8～12次，根据自身状况进行1～4个循环；组合练习应包括20～30分钟有氧运动和1个循环的力量练习。

❹ 运动强度　运动强度因人而异，一般推荐中等强度运动。可采用运动时最大心率来评估运动强度，中等强度运动为能达到最大心率60%～70%的运动，最大心率（次/分钟）=220－年龄。

❺ 注意事项　高血压患者应在血压相对稳定后参与运动，运动前最好先咨询医生。运动强度和运动量应循序渐进，逐渐适应。运动过程中应尽量避免屏气，若出现胸闷等不适，应立即停止运动。运动过程中可佩戴监测心率的手表，以控制运动强度；运动前后宜测量血压。**PM**

手术加康复，助脑瘫儿正常走路

上海市儿童医院　肖 波（神经外科主任医师）　唐 亮（康复科主任医师）

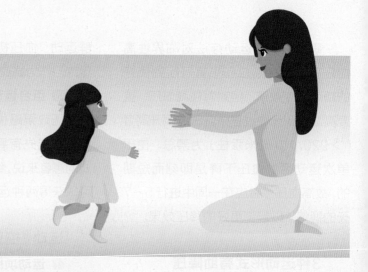

有一群特殊的孩子，他们翻身、坐、站、走等运动发育比同龄孩子缓慢，姿势异常，甚至生活也无法自理，被诊断为"脑性瘫痪"。什么是脑性瘫痪？有办法治疗吗？患儿能否像正常人一样生活？

什么是脑性瘫痪

脑性瘫痪简称脑瘫，是一组持续存在的中枢性运动和姿势发育障碍、活动受限症候群，主要表现为运动障碍和姿势异常，可伴有智力低下、癫痫、感知觉障碍、语言障碍及精神行为异常等。脑瘫可分为痉挛型、不随意运动型、共济失调型、混合型等，其中以痉挛型脑瘫最为多见，占70%～80%。

脑瘫患儿正常走路难

正常情况下，孩子逐渐学会走路的过程就像盖一栋三层楼房：第一层是肌肉间的肌张力匹配，关节位置正常（关节力线稳定）；第二层是在此基础上，随着体重增长、运动量增加，肌肉力量不断提升；第三层是通过反复训练达到动作协调。脑瘫患儿肌张力异常，楼房的"第一层"就没有盖好，第二和第三层的构建就会变得非常困难，房子盖歪在所难免。

痉挛型脑瘫患儿因脊髓神经牵张反射亢进，肌肉一直处于紧张状态，肌张力显著增高，关节活动度明显降低，导致下肢关节活动受限，从而出现一系列运动功能障碍，如尖足步态（脚后跟不着地）、剪刀步态（双腿走路有交叉）等，严重的连独自站立都很困难。

痉挛性脑瘫，降低肌张力是首要目标

痉挛性脑瘫的主要问题在于部分肌群的肌张力过高，降低肌张力是首要治疗目标。治疗方法主要包括口服药物、肌内注射肉毒毒素、鞘内注射巴氯芬、佩戴矫形器及手术治疗。肌内注射肉毒毒素在康复治疗中较为常用。选择恰当时机进行合适的运动训练或神经肌肉电刺激治疗，有助于降低肌张力，同时保存肌力。常用的矫形器有足弓垫、踝足矫形器、矫形鞋、髋关节矫形器等，患者应在医生或治疗师的指导下正确佩戴，使矫形器发挥稳定关节活动、控制肌肉肌腱挛缩、矫正和预防畸形、辅助抗重力伸展活动、抑制异常运动模式等作用。目前公认的手术治疗方案是选择性脊神经后根切断术，通过离断部分脊髓的感觉传入神经小束，达到永久降低肌张力的目的。最佳手术时机是3~6岁。术后，患者可根据病情接受肌腱延长术和针对性的康复治疗，以更好地改善运动功能。

选择性脊神经后根切断术的难点在于：脊髓有很多传入神经小束，科学的选择和处理非常重要，若无法做到"精确选择"，患儿术后可能会出现比术前更严重的问题。近年来，随着术中神经电生理技术逐步应用于神经后根的选择，该手术的并发症明显减少。2017年，上海市儿童医院神经外科团队创建了人类脊神经诱发肌电数据库，并率先在国际上推出标准化的术中脊神经诱发肌电判读协议，为术中实时鉴别肌群痉挛状态责任神经后根开辟了一条新路。

康复训练至关重要

除降低肌张力外，痉挛性脑瘫患儿还需要进行康复训练，包括肌力治疗、全方位密集训练等。

肌力治疗主要针对几组涉及步态训练的肌肉加强训练，如髂腰肌、胫骨前肌、比目鱼肌、小腿三头肌等，以增加肌肉力量。

悬吊治疗及全方位密集运动训练系统通过密集的协同运动来刺激中枢感觉系统，可进一步调整患儿的整体运动控制和步态平衡。

姿势管理必不可少

痉挛性脑瘫患儿步行时常存在髋关节内旋、内收、屈曲，膝关节屈曲等多种异常姿势。这些异常姿势可降低患儿行走的稳定性，增加骨关节变形的概率，家长要帮助患儿进行不同体位的姿势管理。

1 睡眠体位

患儿睡觉时，一般不宜长期采用仰卧位，以免加重肌肉痉挛，导致运动不对称。侧卧位、把双手放于胸前，有助于降低肌张力，增加动作的对称性。

2 坐位体位

患儿应尽量避免"W"形坐姿、拱背坐等不良姿势，可采用端坐位、椅子分腿坐位（骑跨在有靠背的椅子上，双手抓住靠背，以保持稳定）、三角垫坐位（使用斜度15°以内的三角垫，前低后高，让患儿的臀部高于双下肢，双足着地，保持端坐位），以减少脊柱、骨盆及下肢力线异常，促进坐位平衡能力的发展。

3 站立体位

不具备站立能力的患儿，可使用站立床、站立架等；站立能力改善后，可过渡为靠墙站立、扶物站立、独立站立、斜板站立等，进一步增强下肢肌力、耐力，提高站立平衡功能。存在膝关节伸展不足的患儿，可穿戴静态踝足矫形器，以提高下肢稳定性，帮助双下肢伸展；具备一定站立能力、可进行坐到站转换后，可使用动态踝足矫形器，以更有利于站立和步行平衡功能的发展；能独立行走的患儿，可选择穿戴定制的矫形鞋及矫形鞋垫，以改善下肢及足部力线。**PM**

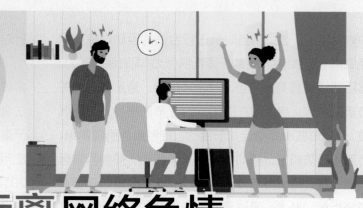

家长困惑：我儿子今年16岁，有一天我进入他房间时，发现他正在浏览色情网站。听到有人推门进来，他迅速关掉了网页，脸涨得通红。面对这种情况，我该怎么做？

让孩子远离网络色情

中国计划生育协会"青春健康"项目主持人　李　琳

如今，网络已成为青少年生活中的"必需品"，是他们学习知识、展现自我、沟通交流的平台，但网络上的暴力、低俗、色情等不良信息也会给青少年的成长带来许多风险。

一些青少年沉迷于网络色情信息中难以自拔，与青春期的生理和心理发展特点有关。这一时期，青少年的性发育逐步成熟，性意识开始出现，充满了对性的好奇、幻想和冲动，开始关注异性，希望自己对异性有吸引力，同时也很想知道性到底是什么，想探索和尝试。然而，由于性知识的获取渠道不通畅，促使一些青少年利用其他途径获得相关信息，包括通过一些不良网站寻找答案。同时，这一阶段的孩子处于"半成熟半幼稚"状态，自我意识增强，渴望尝试新事物，但辨别能力和社交安全意识不够。

网络色情，伤害有多深

迷恋网络色情信息对青少年最直接、明显的影响是荒废学业。有研究表明，青少年越频繁地观看网络上的色情内容，对性的兴趣就越强烈，越会注意力分散。

色情图片、视频等宣扬的是畸形、不真实、过分渲染的性行为，会误导青少年对性的认知，可能导致青少年过早发生性行为，以及尝试高风险、暴力性行为，甚至走向性犯罪。

一些有组织的色情制造和传播者利用网络聊天、偷拍淫秽视频等方式，诱骗青少年提供或购买性服务，对青少年的人身安全构成威胁，甚至危及青少年的生命安全。

引导孩子不受网络色情伤害

首先，关于性知识，父母要弄清楚孩子在想什么、想了解什么、已经知道些什么，有针对性地提供科学、健康的信息，适时开展相应的性健康教育，帮助孩子形成正确的性观念。无知意味着危险，父母对性话题的羞耻感和回避态度，会放大色情信息对青少年的伤害。

其次，父母要教孩子学会甄别网络信息，告诉孩子什么是色情信息，与孩子一起讨论网络色情信息的危害。父母可以告诉孩子，如果上网时不小心遇到色情信息，应立刻关闭页面或电脑；如果曾经接触过色情信息，可以告诉父母或信任的成年人，寻求理解、关爱和支持。

第三，父母应引导孩子自觉遵守上网规则，有效控制孩子的上网时间及浏览内容，禁止孩子登录含有不良信息的网站，教导孩子学会控制自己的欲望。

第四，父母要做好表率，不沉迷于网络，规范自身使用网络的行为，营造和谐、温馨、健康的家庭生活氛围，多组织户外运动、看电影等家庭活动。**PM**

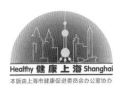

Healthy 健康上海 Shanghai
本版由上海市健康促进委员会办公室协办

上海市青浦区御澜湾学校是青浦区实验小学教育集团成员校，创建于2015年9月，目前有1600多名学生、100多名教职员工。据顾文荣校长介绍，该校高度重视师生健康，将创建高质量健康促进环境融入日常教学工作，充分挖掘各类资源，为师生身心健康发展服务。近年来，学校通过体检、调查、访谈等方式，梳理师生存在的主要健康问题，并进行有针对性的干预。

创建健康环境，为师生健康"加油"

本刊记者　王丽云

保护视力"组合拳"，遏制学生近视率增长

近几年，学生近视率逐年上升，给学习和生活带来了许多不便。对此，该校全面落实健康教育、监测预警、综合干预、动态跟踪管理，通过一系列措施遏制学生近视率的增长。

在环境和学习上，该校落实教室、阅览室等场所的采光和照明要求，使用利于视力健康的照明设备，配备可调节课桌椅，确保学生的课间休息和午休时间，严格控制作业总量，从源头上减轻学生的用眼负担。在常态化加强眼保健操督导的同时，该校还尝试了一些新方法，促进学生重视视力保护，比如：一年级新生入学初期，教师在教学生掌握正确执笔姿势和坐姿的基础上，通过颁发"熊猫奖章"激励学生养成良好的习惯。此外，该校还结合各类节日开展丰富多彩的宣传和实践活动，如爱眼小报制作、爱眼漫画征集、爱眼小故事分享、"爱眼歌"编唱、眼保健操评比、近视防控讲座、视力矫正体验等。

体育活动对防控近视、减轻眼疲劳至关重要。作为上海市体育兴趣化课改基地，该校在开足体育课的同时，每天安排30分钟体育活动，并开发、利用各类运动场所和游戏场所，组织丰富多彩的体育训练和赛事，引导学生走向户外，走向运动场。2019年，该校对校园内的荒地进行改造，初步建成了集射箭场、科技训练场、中队劳动园于一体的综合性素质教育基地，为学生参与体育运动和劳动提供了有力支持。为了让学生在校外也能坚持锻炼，远离电子产品，走进大自然"目浴阳光"，该校开展了"家校1+1，健康齐受益"体育家庭作业的实践与研究，将学校的体育氛围和文化延伸到学生家庭中。

多渠道教育，促进学生心理健康

几年来，该校通过多种渠道开展心理健康教育，学生普遍呈现出阳光、自信的面貌，校园生活快乐而多彩。比如：开设心理健康教育课，提高教师的教学水平；定期开展心理健康活动周或心理健康活动月活动，精心制定主题和内容，形式多样，内容丰富；在音乐、书法、美术等艺术类课程中"搭载"心理健康教育，丰富学生的心理体验；通过专题讲座、推荐书籍、印发材料、交流讨论等方式，引导家长转变教育观念，关注孩子心理健康。

多样活动，帮助教师健康生活

针对教师普遍缺乏运动、职业病多见、工作压力大等情况，该校工会通过多样化的活动帮助教师丰富业余生活，践行健康的生活方式。比如：请体育老师教授八段锦，鼓励教师在课间、午间自发组织锻炼；请医学专家答疑解惑，传授防治知识；开展社团活动、外出考察活动等，帮助教师缓解压力；等等。**PM**

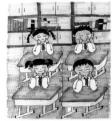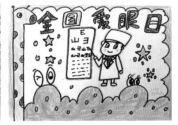

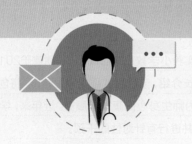

大众✚导医

网上咨询：popularmedicine@sstp.cn

专家门诊时间以当日挂牌为准

问 哪些生活细节对前列腺有益

我患有慢性前列腺炎，经治疗后已有好转。听说生活习惯对前列腺健康有明显影响，具体该注意哪些问题呢？

北京 徐先生

北京协和医院泌尿外科主任医师李宏军：日常保健对远离前列腺疾病确实很重要，男性生活中应注意以下几点：①多喝水。每日足量饮水（2000毫升以上），让尿液发挥"冲洗"尿道的作用，有利于预防泌尿系统感染。②不憋尿。憋尿不仅会使膀胱过度充盈，压迫前列腺，导致前列腺充血、肿胀，还会导致逼尿肌松弛，造成排尿困难，长期憋尿还会影响肾功能。③戒烟酒及辛辣食物。烟、酒、辣椒等对前列腺和尿道有较强刺激，可使前列腺和膀胱颈充血，引起会阴部不适。④注意保暖。前列腺喜热怕冷，局部温暖的环境可使前列腺和尿道内压力降低，保持前列腺引流通畅。⑤适当食用坚果和苹果。坚果和苹果富含抗氧化剂和锌，有助于前列腺健康。⑥避免久坐及需要久坐的娱乐活动。

问 "生化妊娠"是怎么回事

我今年32岁，第一次备孕就遭遇了生化妊娠，空欢喜一场。什么是生化妊娠？下次备孕，我需要注意些什么？

上海 高女士

同济大学附属第一妇婴保健院辅助生殖医学科主任医师李昆明：生化妊娠是指妊娠进行到只能通过生物化学方法检测到HCG（人绒毛膜促性腺激素）升高，但还未发展到能用B超检查出孕囊的阶段就终结的妊娠状态。引起生化妊娠的原因很多，包括胚胎染色体异常、黄体功能不全、子宫和输卵管异常（如子宫纵隔、子宫腺肌症、子宫肌瘤、子宫内膜息肉、宫腔粘连、输卵管积液等）、免疫因素，以及长期精神过度紧张、焦虑等不良情绪。如果只发生过一次生化妊娠，不必过度紧张，休息一个月可备孕。如果反复发生生化妊娠，则需要引起重视，及时就诊，排查原因，进行有针对性的治疗。

问 怎么吃有助于减轻化疗副作用

我妈妈患有乳腺癌，做了手术，最近在化疗，出现了头晕、低热、腹泻、口腔溃疡等副作用。听说食疗有助于减轻化疗副作用，具体该怎么做呢？

浙江 李女士

复旦大学附属肿瘤医院营养科副主任医师凌

轶群：接受化疗的患者首先要保证营养充足，尤其要保证摄入富含优质蛋白质的食物，如畜禽肉类、鱼虾类、奶蛋类。在此基础上，患者可选用一些食疗方，如：①黄芪鳝鱼汤（鳝鱼300克洗净、切段，加葱、姜炒至半熟，加清水、黄芪30克，大火煮沸后转小火煲1小时，加适量盐调味），可补气固表、利尿生肌，对化

问 怎样帮孩子养成良好的睡眠习惯

我女儿现在 4 岁多，精力比较旺盛，晚上经常到 10 时多还很兴奋，不睡觉。这样会不会影响发育？怎样才能让她养成良好的睡眠习惯，晚上早点入睡呢？

上海 何女士

上海市儿童医院儿童保健科暨发育行为儿科副主任医师张媛媛：睡眠的重要性不言而喻。对儿童而言，睡眠不仅可以帮助机体恢复精力和体力，促进神经系统发育，有助于稳定情绪、改善学习记忆和专注力，还能促进激素分泌，有助于身高增长。

首先，孩子每日睡眠时间要充足。3～5 岁儿童的每日睡眠时间为 10～13 小时，学龄儿童及青少年应达到 9～10 小时。

其次，家长要帮助孩子养成良好的睡眠习惯。从幼儿阶段就开始让孩子独立入睡，固定就寝时间，睡前 1 小时可安排 3～4 项仪式化活动，如洗漱、如厕、讲故事等。活动内容要固定、有序、温馨、适度，避免兴奋性活动，不要看电视、看手机，尽量使孩子处于较安静状态，每日坚持，让孩子形成条件反射，有助于快速入睡。

此外，进行适量户外活动，避免白天睡眠时间过长，营造温馨的睡眠环境，也有助于孩子获得优质睡眠。

问 长期偏头痛，离不开止痛药怎么办

我患偏头痛多年，做过各种检查，都没找到病因。最初症状较轻，睡一觉就好了，后来慢慢加重，只能靠服用止痛药"续命"。最近半年，头痛发作越来越频繁，止痛药剂量越用越大，但疗效越来越不明显，我该怎么办呢？

湖北 王先生

武汉大学人民医院神经内科主任医师肖哲曼：偏头痛是一种常见的原发性头痛，表现为头部一个区域剧烈的搏动性或跳动性疼痛，一般持续 4～72 小时，可伴恶心、呕吐、对声和光敏感等症状。部分慢性偏头痛患者长期不规范服用止痛药，可合并药物过量性头痛。也就是说，长期服用止痛药可能加重病情，导致头痛频繁发作。治疗这类头痛类似于戒毒，须根据情况采用药物治疗、眶上神经刺激、经颅磁刺激、生物反馈治疗、心理治疗等"鸡尾酒 +"疗法，以避免或减轻停药初期的头痛、恶心、头晕、姜靡不振等戒断反应，帮助患者逐步摆脱止痛药、回归正常生活。治疗后，患者在日常生活中要注意避免引起偏头痛的诱因，发生偏头痛后要在医生指导下规范治疗。

疗所致的头晕乏力、多汗等症状有一定缓解作用。②山药莲子粥（莲子 50 克、山药 30 克、粳米 50 克洗净，加清水，煲 1.5 小时），可理气健脾、养心安神，对缓解化疗所致的口淡无味、胃肠饱胀有一定功效。③归芪鸡汤（鸡一只洗净、焯水，加清水、当归 10 克、黄芪 20 克、葱、姜，大火煮开后转小火炖 1 小时，加适量盐调味），可补血活血、补气固表，对缓解化疗所致的腹泻、畏寒有一定功效。化疗往往会影响食欲，患者在饮食上应尽量选择喜欢的食物，少食多餐，可通过饮用柠檬水、烹调时适当加醋等方式刺激食欲。多喝水，用淡盐水漱口，不饮酒，少吃或不吃辛辣刺激、油炸食物等，均有助于缓解口腔溃疡。**PM**

早教，就是学习"语数外"吗

上海市精神卫生中心儿童与青少年精神科　张 桦　钱 昀（副主任医师）

很多家长怕孩子"输在起跑线上"，总是想让孩子尽早开始学习，认为孩子学得越早越好。此前教育部公布的《中华人民共和国学前教育法草案（征求意见稿）》中，"幼儿园不得教授小学阶段的教育内容，不得开展违背学前儿童身心发展规律的活动""校外培训机构等其他教育机构不得对学前儿童开展半日制或全日制培训"等条款，让很多急于让孩子"抢跑"的家长陷入了焦虑。孩子学习文化知识真的越早开始越好吗？

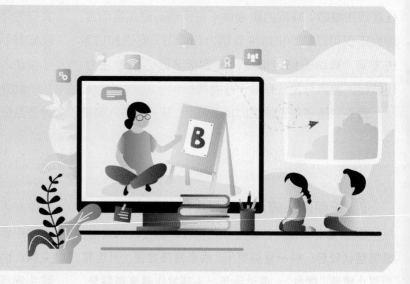

早期教育对儿童发展非常重要

广义的早期教育是指在0~6岁婴幼儿与父母或养育者之间开展的，有助于身体、情感、智力、人格、精神等多方面的协调发展与健康成长的互动式活动。早期教育是人生的启蒙教育，具有奠基的意义。

0~6岁是儿童大脑发育最快的时期，如果能够针对儿童的年龄特点给予正确的教育，可促进儿童智力的发展，为良好的行为习惯和个性品质的形成奠定基础。早期教育的原则和方法是以儿童早期发展理论为基础的，早期教育不仅要考虑家长的教育要求，还要根据儿童的认知及心理发展状况来进行。一般认为，早期教育从儿童出生时即可进行，在不同的年龄阶段，教育的侧重点有所不同：1岁以内婴儿以感官功能训练、动作训练、语言发声训练和亲子交往为主；1~3岁儿童除上述训练外，还应加入感知动作思维、连贯性动作与活动、语言、玩伴交往及个性形成等方面的训练和培养。

早期教育不等于学习文化知识

谈到孩子的发展，家长最关注的是智力发展。有调研发现，70.5%的幼儿家长认为早教就是提前学习学科类知识（如语文、数学、英语等）。让孩子过早接受知识教育，且往往采取灌输的教育方式，使我国小学生厌学情绪的发生呈现低龄化的趋势。早期教育是让孩子的身体、情感、智力、人格、精神全面成长的教育。开发智力是应该的，而学习学科类知识只是其中的一部分。家长要根据孩子每个阶段的生理发展、认知发展及社会环境发展进行针对性引导。

家庭环境中有六种因素可以促进孩子的认知和心理社会发展：①鼓励探索环境，让孩子充满好奇心。②教导基础认知和社会技能，比如识物、排序、分类、对比等，这是学科类知识的基础。③对孩子取得的进步予以奖励。④对实践和扩展技能给以指导，如培养兴趣爱好、掌握社交技巧等。⑤避免不恰当的惩罚和取笑，如反复提到孩子的缺点或批评孩子。有些家长认为这样能促使孩子改正或保持谦虚，殊不知，一味被否定会打击孩子的自信心，甚至使孩子在学习新技能和应对挑战时丧失尝试的勇气。⑥促进语言及其他形式的交流，多与孩子沟通，鼓励孩子表达。

让孩子在"玩"中"学"

学龄前儿童的主要活动是游戏，不同年龄段的儿童会参与不同类型的游戏。比如：幼儿会用比自己平时更低沉的声音和玩具娃娃说话，这是虚构人物和情景的"假装"游戏，能够促进大脑中各脑区的连接密度及抽象思维能力的发展。而看电视时间较长的儿童，玩游戏时的想象力较弱，因为他们更习惯于被动地接受图像，而不是自己去创造形象。因此，家长应注意限制孩子看电视的时长，注重培养孩子的想象力。

想象游戏通常在学龄前期变得更加社会化，由单独游戏转变为有其他儿童参与的戏剧游戏。随着合作性的增强，儿童想象的故事情节也更加复杂和富有创造性。五六岁时，这些游戏会变得更加精细化：当他们将不同形状的积木分类计算，就建立了数学的概念；当他们在沙地上合作堆沙堡、挖隧道时，他们在学习合作的社会技能……

家长可以利用家里的玩偶、家具等，和孩子一起设置某个贴近现实的场景，通过模拟生活中出现的不同情形，帮助孩子锻炼读写能力、计算能力、人际交往技能，学习探究社会角色，应对不良情绪，理解他人的观点，等等。这种方式不仅形式多样，能引起孩子的兴趣，而且能在一个情境中锻炼多种实用技能，更能增进亲子关系。

尊重个体差异，避免"揠苗助长"

很多家长十分羡慕网上涌现的"早慧神童"。实际上，儿童的智力和心理发育有必然经历的过程，盲目追求"早"和"快"无异于揠苗助长，反而不利于孩子的成长。如果家长用年龄更大孩子的认知、心理社会发展标准去要求自己的孩子，尤其是学习复杂的学科内容，不仅容易让孩子受挫，还可能让孩子排斥学习，甚至激化亲子矛盾。

不少家长喜欢将自己的孩子和别人比较，认为"别人家的孩子"那么优秀，自己家的孩子也要加倍努力追赶。其实，不同个体在各个时期重点事件的发生节点存在很大差异。有些孩子可能在1岁半时就养成了自己如厕的习惯，而有些孩子直到3岁才养成，这就像出牙、换牙一样，存在很大的个体差异。

此外，家长的生活环境和生活方式也会影响孩子各方面的发展。如果父母空闲时都在打游戏、看电视，孩子就很难在学习时做到自觉、自律。PM

胎教真的对胎儿有影响吗？

科学家发现，智力和性格都是由遗传和环境因素共同决定的。很多家长把孩子的"起跑线"提前到了胎儿期，认为母亲孕期多听古典音乐等胎教方案有助于胎儿发育。事实上，这种胎教方案并不能直接对胎儿发育造成影响，真正发挥影响的是准妈妈的心理状况和行为。不过，如果母亲喜欢这种音乐，多听听也无妨，保持积极的情绪有利于母婴健康。比起形形色色的胎教，准妈妈在孕期保持身心健康才是更重要的。

耳道异物指的是来自外界的物体进入了人体耳道，并滞留其中，无法自行排出，是耳鼻喉科的常见疾病。一般来说，常见的耳道异物可分为生物性异物和人为性异物。前者又可分为植物性异物（主要为各种植物的种子）和动物性异物（主要为各种昆虫）；后者指人为放入外耳道的各种物体，常见的有棉签头，耳机上的硅胶头，各种细小的玩具、零件，笔帽，工业生产中喷溅入耳的金属碎屑、焊渣，等等。

扫描二维码，立即收听

耳道异物：小异物，大麻烦

复旦大学附属眼耳鼻喉科医院耳鼻喉科　李亦蒙　倪玉苏（主任医师）

异物入耳，易"进"难"出"

为何耳道内容易发生异物滞留？这要从外耳道的特殊结构说起。耳道的外口是外耳道口，也就是俗称的"耳朵眼"；耳道的最内处是鼓膜，将外耳道和中耳隔开。外耳道口的大小因人而异，直径通常在0.5～2厘米。耳道中间有一处最狭窄的地方，直径仅有0.5厘米，称为峡部。因此，我们可以把耳道想象成中间窄、两头大的"葫芦"。异物一旦经过峡部，进入"葫芦"下方的那个"球"，想要再出来，就困难了。

一般地说，耳道内若存在活的异物（如昆虫等），患者可明显感到有物体在耳道内活动，往往还伴有明显疼痛，这是因为耳道内的神经十分敏感；较小的、没有生命的异物进入耳道，患者也可感到有东西在耳道内来回活动；若异物较大，堵塞外耳道，患者可有耳堵、耳胀等症状，或伴有不同程度的听力下降。

自行处理，"适可而止"

当发现异物入耳后，患者首先应该保持镇定，不要惊慌。因为耳道底部有鼓膜将外耳和中耳隔开，除非是竹签等较长、尖锐的异物，一般情况下，耳道异物仅滞留于外耳道内，不会损伤鼓膜，也不会进入中耳腔。有些患者担心，万一耳道异物刺破了鼓膜，会不会"游走"到大脑？答案是否定的。人体中耳腔和大脑间有坚硬的颞骨岩部将两者隔开，即使异物进入中耳腔，也不会进入大脑。

其次，患者可先进行一些简单的处理。如果进入耳道的是一些体积较小的异物，可以将头倒向耳道异物的一侧，使患耳的耳道口向下，单脚跳跃几次，尝试让异物自行掉出。如果进入耳道的是昆虫等活物，为避免其在耳道内继续活动，造成进一步的损伤，可以向耳道内滴入一些清水、食用油，或抗菌类滴耳液、滴眼液等（不可使用酒精、花露水或杀虫剂等刺激性或毒性液体），使昆虫窒息死亡。如果进入耳道的是植物的种子（如黄豆）等，禁止向耳道内灌水，避免其吸水膨胀，导致嵌顿，增加取出难度。

盲目掏挖，反受其扰

经上述处理失败后，患者应及时就医，切勿继续尝试掏出耳道异物。因为外耳道十分狭窄，在缺乏专业工具的情况下，很难将滞留的异物取出，盲目掏挖往往会将异物越推越深，有时还会将鼓膜刺破，甚至损伤中耳的听骨链等重要结构，造成听力损伤、耳鸣等更严重的后果。盲目掏挖还可能损伤外耳道皮肤，引起出血、肿胀、疼痛，甚至继发感染，增加医生取出异物的难度。

对于体积较小、质量较轻的异物，医生可以通过耳道冲洗将其冲出；若发生异物嵌顿，医生可以在内镜、显微镜直视下，使用专门的异物钳将异物取出。**PM**

"敲胆经能排毒"的说法在坊间流传颇广。作为一种由来已久的养生方法，敲胆经能改善口苦、食欲不振、胸胁闷痛、情志不舒等"胆经病"症状，但很多人对"排毒"之说多有误解。

闲来常敲足胆经，养生又防病

上海市针灸经络研究所　包春辉（副研究员）　周宏宇

胆经在哪里

胆经循经人体的范围较广，《黄帝内经·灵枢》中记载：足少阳胆经，起于外眼角，向上经过额角部，下行到达耳后，沿着颈后，经过肩部，进入锁骨上窝。其直行脉循行到腋下，沿着胸腹部侧面，在髋关节处与眼外角支脉会合，然后沿下肢外侧中线下行，经外侧脚踝前面，沿着足背，到达第四脚趾的外侧端。

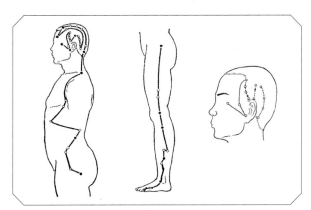

胆经循行图

根据循经部位，胆经主治侧头、眼、耳、鼻、喉、胸胁等部位病症，以及肝胆病。适当地敲打和锤击胆经，有利于胆经气血的循行，达到畅通气血的作用，从而改善相关病症。

什么是"胆经病"

"胆经病"即足少阳胆经的经气发生异常变动时，人体出现诸如口苦、时常叹息、胸胁部作痛致使身体不能顺利转动等症状，甚者面部黯无光泽、全身皮肤干燥而失去润泽之色、容易出虚汗、战栗怕冷、自觉足外侧发热等。

此外，"胆经病"还可表现为胆经循经部位的疼痛不适，如：头痛、下颌疼痛、外眼角痛、锁骨上窝肿痛、腋下或颈部肿胀、大腿和小腿外侧疼痛、外踝前疼痛、第四足趾疼痛等。

敲胆经有哪些作用

❶ 促消化

胆经是人体十二条正经之一，属胆络肝。胆与肝相表里，胆具有贮藏、排泄胆汁的功能。常敲胆经能增强胆气，使胆经通畅，促进胆汁分泌，增进人体的消化吸收功能。

❷ 畅情志

中医学认为，肝主谋虑，胆主决断，常敲胆经，人体的气血畅通，肝胆条达，情志得以畅通，精神压力得以缓解，对体内毒素的排解具有一定效果。不过，敲胆经的这种排毒功能是肝胆所具备的生理功能，不应夸大。

❸ 解疲劳

《黄帝内经》有云：凡十一脏，取决于胆也。意思是人体

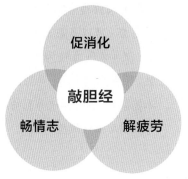

十一脏（肝、肺、大肠、胃、脾、心、小肠、膀胱、肾、心包、三焦）功能的发挥，都取决于胆气的升发。人体的气机不断升降出入、气化运行，肝胆之气的生发条达是人体气机的"总调节阀"。足少阳胆经为阳经，敲胆经可以使人体阳气升举增强，促进气血运行，从而缓解身体疲劳，不易被疾病侵犯。

怎样敲胆经

胆经循经部位的肌肉厚薄程度各不相同，可采用不同的方法刺激胆经。头面部及脑后肌肉较薄，可以指腹点压或指腹梳头的方式刺激胆经穴位，从而促进头面部气血运行，清利头目；肩部、臀部、腿部肌肉较为丰厚，可沿胆经循行线路，手握空拳或用保健锤敲击，以松弛肌肉、缓解疲劳。

此外，敲胆经的时间也有讲究：宜在上午7—11时进行，此时人体阳气生发，胆气与阳气相互促进，有助于维持一天的积极状态和工作效率；21时以后不宜进行，以免影响机体的正常运行和休息。俗语道：一年之计在于春。肝胆之气在春季生发，春天是疏通肝胆二经气血的适宜季节，此时敲胆经可以达到事半功倍的效果。**PM**

特别提醒

敲胆经时，肌肉薄弱处不宜过度用力，以免导致浅表处血管破裂出血。并非所有人都适合敲胆经：年轻人气血较为充盛，可以多敲胆经，有利于增强气血；老年人气血较为衰少，要减少敲打次数，避免引起不适；孕妇、血小板减少者不能敲打胆经，前者易影响胎儿稳定，后者易增加出血风险。

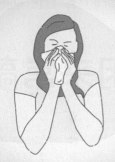

春风虽不若夏风猛烈、秋风萧瑟、冬风凛冽，但亦有其不遂人意之处。春日之风，看似缓和温煦，却有致病之力。从传统医学上来说，俗称的"伤风""感冒"，即为外感风邪所致。风邪一年四季皆有，但多发在春季。

风为阳邪，其性轻扬，向上向外，易上头目，因而感受风邪者，常见头昏头痛、迎风流泪等症状。风邪是六邪（风、寒、暑、湿、燥、火）之中最易致病的，更是唯一能够与其他五邪兼而发病的。因此，自古以来，风邪一直被认为是"诸邪之帅""百病之长"。

治风先治血

明代医家李中梓在《医宗必读卷十·痹》中云："治风先治血，血行风自灭。"意思是要抵御风邪，应先调养气血。《素问·调经论》强调："人之所有者，血与气耳。"气在人体内运行不息，对人体有推动调控、温煦凉润、防御固摄等作用，维系着人体的生命进程；血是构成人体和维持人体生命活动的基本物质之一，对人体有重要作用。

机体虚弱、气血不足，则易卫气营血失和，外风易袭。外感风邪者，腠理开泄而汗出，血汗同源，汗液损耗过多，必加剧阴血亏虚。而气能生血、行血、摄血，若气机通畅充盈，可化生、统摄营血。调补气血，可使风邪不侵，降低呼吸道感染、过敏性疾病、皮肤疾病，甚至是心脑血管疾病的发生风险。

调补气血，风邪不侵

上海市第七人民医院传统医学科副主任医师　张晓丹

气血如何调

❶ 辨体质，补气血

春日里，人体阳气升发，宜平补、清补。平补适合常人或体弱者，清补则适合体内火盛者。每个人体质各有不同，年老者易气虚，妇女多气滞、阴血虚，各人需对应自身情况进补，以调和气血。

❷ 勤活动，勿捂汗

中医认为，春日养生重在养阳。多运动，体内阳气可以得到更好的升发，与外界自然气相应，达到"天人合一"，使经络得通、脏腑得调。可选阳光明媚之时散步、打太极、练五禽戏等。但运动不可过剧，合适为宜，亦要避免雾天外出锻炼。

许多人常有"春季捂汗"的误区。事实上，"捂汗"会使腠理大开，气随汗出，使津液大失。因此，春季保暖需适度。为避免风邪进攻头目，出行之时可用围巾、帽子等保护头面，勿使头面部长时间暴露在风中。

❸ 疏郁气，悦身心

春季养生需养肝。肝与情志相关，若情志不畅、肝气郁结，肝气不得升发，便会气郁、气滞。应注意保持心情愉悦，不宜大怒或有过大的情绪波动；可适当食用猪肝、蟹黄、牛肝、羊肝等食物，多食新鲜蔬菜和水果，如橘、橙、胡萝卜等，以助肝脏排毒；23时至次日凌晨1时是肝脏工作的重要时间，故切不可熬夜，宜早睡早起，保持良好的生活作息；嗜酒者应控制饮酒量，适当多喝水，以加快血液循环，防止血液黏稠而伤肝。

❹ 膳有法，囊可佩

春季应少食酸、多食甘，宜选甘温之品为佳，如大枣等。

气虚质者可适当食用药膳，如黄芪炖鸡、党参山药粥等，以补肺益气，健脾养胃。

阳虚质者易生痰湿，可多食祛痰健脾、补肾养脾之物，如当归生姜羊肉汤，以祛体内阴寒，并补虚劳之不足。此外，韭菜也是春日应季之蔬，与鲜虾仁共炒成菜，可起补肾壮阳之效。

阴虚质者可食用甲鱼二子汤（甲鱼与女贞子、枸杞子共煮），可补肝肾阴虚；亦可将黄精与猪肉共炖，可滋阴补肾、益气健脾。

气郁质者可调服三花茶（茉莉花3克、菊花5克、玫瑰花3克，开水冲泡）饮用。

此外，亦可佩戴辟秽防感中药香囊，但过敏者须慎用。**PM**

延伸阅读

常见体质自测表

平和质	精力充沛，健康乐观
气虚质	气短少力，容易疲劳
阳虚质	手脚发冷，身体怕冷
阴虚质	手心发热，阴虚火旺
气郁质	多愁善感，郁郁不乐

在很多人的观念中，脸色红润是身体好、气血充足的象征。实际上，虽然身体好的人脸色红润，但面红不一定代表身体健康。那应该如何辨别呢？

面色红润，不一定是气血充足

上海中医药大学附属市中医医院心病科副主任医师　胡晓贞

面色红润：红黄隐隐、明亮润泽

望面色是中医望诊中非常重要的部分，不仅要观察面部皮肤的颜色，还要结合面部的光泽，判断人体精神气血的情况。正常人的面色特征为红黄隐隐、明亮润泽，也就是日常所说的"面色红润"，代表人体精充神旺，是气血津液充足、脏腑功能正常、精气内含而不外泄的表现。

满面通红，多为实热

满面通红者，表现为整个面部皮肤偏红，多见于实热证。当人体热盛时，血液运行加快，易出现面色红赤。这类患者除满面通红外，还有一些阳热亢盛的表现，可因外感邪热而引起，亦可由于脏腑阳热亢盛、血行加速、气血上涌所致。

● **外感热邪**　患者可有发热、面赤、烦渴、汗出恶热、脉洪大有力或滑数等表现，调养宜以清热生津为主要原则，常用白虎汤加减，以使热邪得清、津液得复。白虎汤由石膏、知母、甘草、粳米四味药物组成，清热之余亦可滋

阴生津，是中医清热泻火的代表方剂。

● **内生热邪**　患者除满面通红外，还有烦躁易怒、声高气粗、怕热汗出、口干口渴、舌红苔黄、脉弦数等症状，甚至会出现血压偏高，多因情志不遂、肝郁化火或邪热内犯所致。调养宜以清肝降火为主要原则，可用龙胆泻肝汤或丹栀逍遥散加减，以清泻肝胆实火、清利肝经湿热，同时还要注意保持情绪舒畅、平稳。

两颧潮红，多见虚热

部分人常在中午以后出现两颧潮红，即只有颧骨处发红，像涂了红红的胭脂，多见于阴虚阳亢的虚热证，应结合脏腑来详细辨证。

● **肺阴亏虚**　伴低热、咳嗽，甚至咯血胸痛、舌红苔少、脉细等表现者，多属于肺阴亏虚证。治疗多以清肺养阴为主，常用沙参麦冬饮治疗。沙参麦冬饮由沙参、玉竹、桑叶、麦门冬等药物组成，可清养肺胃，生津润燥。

● **肝肾阴虚**　伴潮热盗汗、口舌干燥、双目模糊，甚至头晕耳鸣、腰膝酸软、舌红苔少、有裂纹或剥苔、脉细等症状，多为肝肾阴虚、虚火上炎所致。治疗常选用六味地黄汤加减，以达到滋阴清热的目的。六药合用，补泻兼施，以补为主，兼顾肝、脾、肾。PM

特别提醒

不论是满面通红还是两颧潮红者，都不适合食用牛羊肉、桂圆、大枣、芒果、榴莲等热性食物。必要时可咨询专业中医医师，针对自身具体情况及时辨证调养，做到已病防变、未病先防。

人各有所好，物固无常宜。人体的五脏也有鲜明的"个性"，《黄帝内经》就有五脏所喜、所恶的记载。清代医家张志聪有云："金木水火土，五脏之本气也。风寒热燥湿，五行之所生也。五脏之气，喜于生化。故本气自胜者恶之。"中医养生尤为注重五脏功能，其所喜、所恶与人体气血阴阳平衡息息相关，应避其所恶、投其所好，方能事半功倍。

五脏"各有所需"，养生投其所好

上海中医药大学附属岳阳中西医结合医院老年病科主任医师 陈咸川

心恶热，应静养

心为五脏六腑之大主，主要功能是藏神、主血脉。心本属火，火之性热，受热则病，故恶热。中医学常有心火旺盛、五心烦热、热扰心神之说。热扰心神是因邪热内盛、心神被扰而致，患者可有心悸心烦、不寐多梦、口干发热、面红耳赤，甚者谵语不停等症状，可见于失眠、心律失常、脑血管疾病、小儿夜啼等病症。根据辨证分型，可用黄连解毒汤、天王补心丹、至宝丹加减等治疗。

养心重点

心火旺者应注意稳定情绪，心平气和；避免进食辛辣、烧烤食物，少吃羊肉、荔枝、龙眼、榴莲等热性食品；可选用西洋参6克、百合15克、莲心10克、银耳6克煲汤或煎煮服用；宜散步、打太极拳、听音乐等怡情悦心。

肺恶寒，常保暖

肺主气，外合皮毛，寒邪侵袭肌表，易内合于肺。从中医五行学说来讲，脾为肺之母，脾胃虚寒，也会影响肺的清肃功能，产生种种病症，故有"肺恶寒"之说。免疫力低下者，由于肺脏虚损，容易感寒，如寒邪犯肺，可见畏寒怕冷、咳嗽不止、咯痰白黏、鼻塞流涕、头痛无汗、舌质淡、苔薄白、脉弦或浮等，可选用三拗汤或止嗽散治疗。

养肺重点

肺虚者应注意防寒保暖，根据气温变化及时更换衣被，饮食不宜过于寒凉。若着凉咳嗽，可用橘皮6克、杏仁10克、紫苏叶10克、生姜6克煎汤代茶饮。体态肥胖，伴四肢欠温、大便溏薄、舌苔白腻，大多与脾虚有关，可用生姜6克、党参15克、大枣15克加红糖煎服，或山药薏米粥补益脾胃，以培土（脾）生金（肺）。可常练呼吸"六字诀"，即呼吸时发出嘘、呵、呼、呬、吹、嘻六个音，以鼻深吸气，以口慢慢呼出；每次呼气发一个音，尽量拖长音，可以补气固表益肺。三伏天可行敷贴疗法，以改善体质，升腾阳气。

肝恶风，多养血

明代医家马莳指出："肝属木，其性与风气相通，而感风则伤筋，故恶风。"在中医理论中，风有外风、内风之分。外风是指感受风寒、风热、风湿等证，内风是肝脏病变的一种表现。内风往往由阴血亏虚、阳热太盛所致，可表现为头晕目眩、四肢抽搐、肢体麻木或强直，甚至猝然昏倒、不省人事、口眼歪斜、半身不遂等，这些症状大多与筋、目、精神异常有关。风邪入肝，通常是由精血亏虚、血不养精、肝阳化风等原因所致，可见眩晕、易烦、脱发、目涩、头痛、口苦、两胁胀痛、肢体麻木、皮肤瘙痒等症状，可口服逍遥丸、丹栀逍遥散、天麻钩藤颗粒等治疗。

养肝重点

阴血亏虚者平时可选用滋养阴血、清肝泻热之品，如天麻10克、杜仲10克、桑椹10克、西洋参6克煲汤进食，或白菊花10克、枸杞6克泡茶饮服。阴血亏虚、肝阳上亢者常患高血压、心律失常等疾病，应及时治疗。注意调畅情志，避免情绪大喜大悲；饮食不宜过于香辣辛燥；宜选择慢跑、游泳等舒缓运动。

脾恶湿，重食养

脾主运化水湿，湿邪困扰易伤及脾阳，影响其健运功能而产生多种症状，故有"脾恶湿"之说。湿困于脾，可见头重如裹、身重肢倦、头晕目眩、恶心欲吐、胸脘痞满、大便溏薄，舌苔白腻、舌体胖大、边有齿痕，脉弦滑，严重者因水湿运化失常而出现肢体浮肿，可在辨证基础上选用四君子汤、香砂六君丸、参苓白术散等方剂治疗。

养脾重点

脾虚者平时饮食不宜过饱，少吃滋腻肥甘食物，以免阻碍脾胃、助湿生痰。寒湿困脾者不宜进食绿豆、生冷水果等寒凉之品。久湿化热者不宜吃辛辣燥热之品。脾虚湿困者可用红枣30克、龙眼肉15克煎汤代茶。运动健身可选择跑步、骑自行车等。可配合针灸、拔罐、艾灸，以温经补脾、化湿泄浊。

肾恶燥，宜滋阴

肾的主要功能是藏精、主水、纳气。肾为水脏，燥则耗伤肾阴，导致肾精枯竭，故有"肾恶燥"之说。肾阴、肾阳以肾所藏精为物质基础，对人体的脏腑组织起着濡养、温煦、生化的作用。如燥邪伤肾，则水液被灼、精血匮乏，可见潮热盗汗、骨蒸颧红、口干不欲饮、腰膝酸软、男子遗精、女子月经不调，舌红、苔光剥，脉弦细或细数，可在辨证基础上选用六味地黄丸、知柏地黄丸、左归丸等。

养肾重点

肾恶燥，补肾宜选用滋润养阴类食材，如黑鱼木耳汤、老鸭菌菇汤、银耳莲子羹等，亦可用石斛10克、百合15克煎汤代茶。如肾阴匮乏损及肾阳，出现阴阳俱虚之证，应在医生指导下平调阴阳。平日应注意休息戒欲，避免恐慌；可常练八段锦等强身健体。 **PM**

特别提醒

养生应在了解五脏所需的情况下，结合自身体质，采用合理的方法才能见效。选用中药时必须辨证施治，应咨询中医师后对症下药。

"胃轻瘫"是糖尿病患者较为常见的并发症，表现为餐后上腹饱胀、早饱、嗳气、恶心呕吐、上腹部不适感、不明原因体重下降、长期营养不良等。通过内服中药、针刺（耳针、体针）、中药热罨包外敷等方法，患者可改善食欲，促进胃肠蠕动。

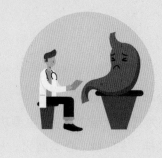

分型调治"胃轻瘫"

❶ 肝胃不和型

症见胃脘胀满、胸闷嗳气、心烦易怒、时常叹息、口干微苦、大便不畅、得嗳气后矢气始舒，舌质淡红、苔薄黄、脉弦。治疗原则是疏肝和胃，可选用柴胡疏肝散合丹参饮加减，药用陈皮、柴胡、川芎、枳壳、芍药、炙甘草、香附、丹参、檀香、砂仁等；或具有同类功效的中成药（如逍遥丸）；还可选择温经散寒功效的中药外敷中上腹部。

❷ 脾胃虚弱型

症见脘腹满闷，时轻时重，喜热喜按；纳呆便溏，神疲乏力，少气懒言，语声低微；舌质淡、苔薄白，脉细弱。治疗原则是补气健脾，可选用黄芪建中汤加减，药用黄芪、白芍、桂枝、生姜、大枣、炙甘草等；或具有同类功效的中成药（如健脾丸）；还可选择温经散寒功效的中药外敷中上腹部。

益气健脾，让"胃轻瘫"动起来

上海中医药大学附属龙华医院内分泌代谢科主任医师　唐 红

❸ 痰湿中阻型

症见脘腹痞塞不舒、胸膈满闷、头晕目眩、身重困倦、呕恶纳呆、口淡不渴、小便不利，舌苔白厚腻，脉沉滑。治疗原则是祛湿化痰、顺气宽中，可选用二陈汤合平胃散加减，药用法半夏、陈皮、茯苓、甘草、苍术、厚朴、生姜、大枣等；或具有同类功效的中成药（如香砂和胃丸）；还可选择行气消积化痰功效的中药外敷中上腹部。

❹ 胃阴亏虚型

症见脘腹痞闷、自觉胃中空虚、饥不欲食、恶心嗳气、口燥咽干、大便秘结，舌红少苔，脉细数。治疗原则是滋阴养胃，可选用益胃汤加减，药用沙参、麦冬、生地、玉竹等；或具有同类功效的中成药；还可选择温经养胃功效的中药外敷中上腹部。

❺ 寒热错杂型

症见胃脘痞满、但满不痛、嗳气泛酸、自觉胃中空虚、恶心呕吐、肠鸣腹胀、不思饮食、倦怠乏力，舌淡苔腻或微黄，脉弦细。治疗原则是寒热平调，可选用半夏泻心汤加减，药用半夏、干姜、黄连、黄芩、人参、大枣等；或具有同类功效的中成药；还可选择行气消食功效的中药外敷中上腹部。

自我调理选药膳

• 脾胃虚弱者胃脘部容易受寒，常感冷痛，大便偏稀，可适当食用生姜羊肉粥（鲜羊肉100克、粳米100克、生姜10克、葱白两根、盐适量，煮粥食用）。

• 胃阴亏虚者的腹痛一般为隐痛或灼痛，平时口干舌燥、大便偏干，可多吃山药、莲藕、番茄、白菜，亦可常食山药薏米红枣粥（山药200克、薏米100克、粳米100克、干枣10颗，煮粥食用）。

• 痰湿中阻者常有胃脘部胀闷不适，可用陈皮、茯苓泡水喝。

• 肝胃不和者常在生气后出现腹部不适，平素可常吃黄花菜、百合，可用玫瑰花泡水喝。

日常管理助康复

• **多运动**　患者平时可通过打太极拳、练八段锦等疏通身体经络、调畅气机、和胃健脾。适量、规律的运动可以促进胃肠蠕动，增强消化功能，与药膳配合可提高疗效。

• **情绪管理**　患者应调整心态，保持乐观情绪，增强战胜疾病的信心，以良好的心态主动配合治疗。平素多听一些轻音乐，舒缓情绪，达到疏肝解郁和胃的目的，尤其适合肝气犯胃导致的胃轻瘫患者。

• **饮食宜忌**　患者应少食多餐，以低脂、易消化食物为主，病情严重者可选择流质或半流质食物，避免吃煎、炸等难以消化的食物。经常反酸者应少食辛辣、酸味食物（如橙汁、番茄等）；避免饱餐，以免加重胃食管反流，造成胃损伤；饭后避免立即平卧。**PM**

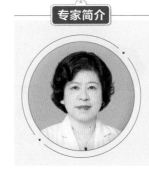

专家简介

唐 红　上海中医药大学附属龙华医院内分泌代谢科主任医师、教授，中华中医药学会糖尿病分会常委，上海市中西医结合学会内分泌专业委员会副主任委员，上海市中医药学会糖尿病分会副主任委员、瘿病分会副主任委员。擅长糖尿病及其并发症、甲状腺疾病、肥胖、痤疮等疾病的中医药治疗。

绿化带中的补肝肾药——女贞子

上海中医药大学中药学院副教授　袁颖

在城市的公园、马路边的绿化带中会种植一些常绿植物，它们即使在冬天也依然保持生机和活力，如女贞。女贞又名桢木、冬青等，其叶凌冬不凋。李时珍在《本草纲目》中记载："此木凌冬青翠，有贞守之操，故以贞状之。"女贞的果实成熟时色黑，干燥后入药，即为中药女贞子。

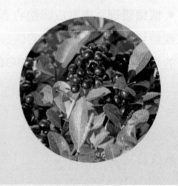

其色紫黑，以形补形

女贞子最早以"女贞实"之名始载于《神农本草经》，主补中，安五脏，养精神，除百疾，具有补益作用。其外形为椭圆形或近肾形，表面呈黑紫色或棕黑色。中医素有"以形补形"的说法，认为女贞子外形与人的肾脏相似，因而可滋补肝肾之阴。

中医认为肾主骨、肝主筋，肝肾不足容易出现腰膝酸软、耳鸣耳聋、目暗不明、须发早白等衰老表现。女贞子针对以上症状均有较好的疗效，有"黑发黑须，强筋强力"之用，可滋补肝肾、明目乌发，是常用的补肾药。

滋补肝肾，可退虚热

女贞子的使用方式也很有特点，单用时可加酒泡服，或熬膏，或制作糖浆剂，以便服用。中医古籍《本草新编》中云，女贞子缓则有功，而速则寡效。意为女贞子药力和缓、补而不腻，如果单用，需要久服、长服，方而见效。

古方中，女贞子常入丸剂使用。《医方集解》中，著名方剂"二至丸"即由女贞子和墨旱莲配伍。"二至"之名的由来颇有讲究。方中女贞子一般是在十二月底（冬至前后）采收，而墨旱莲一般是在六月底（夏至前后）采收，两者共用，称为二至丸，共治目暗不明、视力减退、须发早白、眩晕耳鸣、失眠多梦、腰膝酸软等肝肾阴虚之证。如欲增强药效，也可在此基础上加何首乌、熟地黄、桑椹、菟丝子等同用，共成《世效斋医书》中的首乌延寿丹，可补益肝肾、滋养精血，是著名的抗衰老方剂。

女贞子药性偏凉，是滋阴清补之品，可退虚热，因而常与生地、地骨皮、青蒿等同用，适用于有潮热、盗汗、心烦、失眠表现的虚热内盛之证；也可与墨旱莲、桑椹同用，治疗神经衰弱与失眠；还常与枸杞子、菊花同服，适用于肝肾阴虚或肝经有热所致的视力减退、目赤疼痛等症。除内服外，女贞子亦可外用，可捣汁熬膏后点眼，治疗风热赤眼。

除果实外，其叶亦可入药。女贞叶可清热解毒、散瘀消肿，外用可治疗风热上攻所致的目赤肿痛、口舌生疮、牙龈肿痛、疔疮肿毒、水火烫伤等。亦有记载用女贞叶作稠膏外敷，可用于治疗白癜风。**PM**

> **特别提醒**
>
> 女贞子虽常见于街边路旁，但大家不可随意捡拾、服用。女贞子药性偏凉，阳虚者服用后易出现腹痛、腹泻等不适。确有滋补肝肾之需者，宜在专业中医医师指导下，根据体质辨证论治。

自醉酒驾驶"入刑"后，"开车不喝酒，喝酒不开车"的理念逐渐深入人心。其实，除行车不规范、酒驾外，服用一些药品后开车（"药驾"），也存在交通安全隐患。

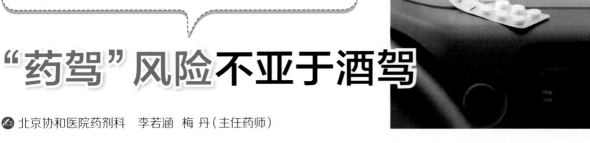

"药驾"风险不亚于酒驾

北京协和医院药剂科　李若涵　梅　丹（主任药师）

什么是"药驾"

顾名思义，"药驾"就是在药物的影响下驾驶，即驾驶员在服用某些药物后会出现嗜睡、晕眩、视力模糊、辨色困难、定向障碍等不良反应，从而影响正常驾驶，甚至可能引发交通事故。从药理学角度看，某些药物对神经系统的影响甚至超过酒精（乙醇），服用这些药物后开车的风险不亚于酒后驾驶。随着我国经济迅速发展，非处方药普遍使用，机动车数量剧增，"药驾"产生的事故和潜在风险也与日俱增。

7类常用药可能影响安全驾驶

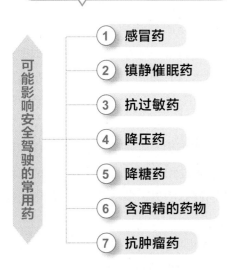

可能影响安全驾驶的常用药

1. 感冒药
2. 镇静催眠药
3. 抗过敏药
4. 降压药
5. 降糖药
6. 含酒精的药物
7. 抗肿瘤药

一些常用药品在发挥治疗作用的同时会产生一些不良反应，可能影响安全驾驶，因此患者服用这些药品后应谨慎或避免驾驶车辆。

❶ **感冒药**　常用的感冒药大多含有抗组胺药，如马来酸氯苯那敏等。这类药品有明显的镇静和抗胆碱作用，服用后可能出现头痛、嗜睡、困倦、视力模糊等症状。

❷ **镇静催眠药**　如佐匹克隆、阿普唑仑、艾司唑仑等。患者睡前服用这些药品，醒来后会感到疲倦和嗜睡，中长效"唑仑"类药物甚至可能引起"宿醉"现象。短效镇静催眠药诱导入睡快，但维持时间不长，如果患者为了追求疗效而加大服药剂量，第二天的精神状况也会受影响。

❸ **抗过敏药**　春暖花开的季节是花粉过敏的高发期，荨麻疹、过敏性鼻炎等过敏性疾病患者常用的抗过敏药，如氯雷他定、西替利嗪、依巴斯汀、赛庚啶等，对中枢神经系统可产生抑制作用，会引起嗜睡、认知功能和执行能力下降。其中，赛庚啶的止痒效果虽然好，但引起的困倦感更重。

❹ **降压药**　按作用时间，降压药可分为短效、中效、长效制剂；按剂型，又可分为速释、缓释、控释制剂。现在常用的降压药多为长效或缓释、控释制剂，可持续平稳降压，较少引起低血压。短效降压药，如哌唑嗪、多沙唑嗪、特拉唑嗪等，起效快，作用时间短，每

天服药次数多，容易造成血压波动，使人反应能力下降。

❺ **降糖药** 使用磺脲类口服降糖药和胰岛素的糖尿病患者，有发生低血糖的风险，从而导致注意力不集中和意识降低。有些被传为"神药"的复方降糖制剂常掺有此类成分。很少有低血糖预兆或经常发生低血糖的患者，尤其要注意预防低血糖，谨慎或避免驾车出行。

❻ **含酒精的药物** 有些药品需要用酒精作为辅料，患者服用后可能涉及酒驾和"药驾"两类危险因素。比如：不少家庭夏季常备的藿香正气水中就含有 40%～50% 的乙醇（酒精），其药品说明书中明确提示，服药后不得驾驶飞机、车、船，从事高空作业、机械作业及操作精密仪器。

❼ **抗肿瘤药** 患者在使用新型抗肿瘤药（如吉非替尼、伊马替尼、埃克替尼等）期间，可能有头晕、视力模糊或嗜睡等症状，应谨慎或避免驾驶车辆。

此外，《中华人民共和国道路交通安全法》第二十二条明确指出："服用国家管制的精神药品或麻醉药品，不得驾驶机动车辆。"镇痛药氨酚待因、氨酚羟考酮的单片剂量虽未达到管制规格，但如果增加用量，也需要小心。

4项措施防"药驾"

❶ 看病时，患者主动向医生表明有"服药后需要开车"的需求，请医生避免开具可能对安全驾驶产生不良影响的药物。比如：感冒药选择不含抗组胺成分的，降压药选择缓、控释制剂，等等。

❷ 服药前一定要仔细阅读说明书，特别是"注意事项""禁忌""不良反应"等，不超量服药。

❸ 使用可能影响驾驶的药品后，须停药一段时间（因不同药物的半衰期不同而异），等药效基本消除，再开车上路。

❹ 驾驶时若出现"药驾"反应，应暂停驾车，就地休息，以确保安全。**PM**

激素受体阳性（HR+）型乳腺癌是一类表达雌激素受体（ER）或孕激素受体（PR）的乳腺癌，约占乳腺癌患者的70%。内分泌治疗通过阻断雌激素的来源或阻断雌激素与ER的结合，从而抑制ER信号通路和乳腺肿瘤细胞的生长，降低乳腺癌的复发风险，是HR+型乳腺癌的重要治疗方案之一。

根据作用机制不同，常用的乳腺癌内分泌治疗药物可分为：①阻断雌激素与ER结合的选择性雌激素受体调节剂（SERM）和选择性雌激素受体下调剂（SERD）；②阻断雌激素来源的芳香化酶抑制剂（AI）和促性腺激素释放激素激动剂（GnRha），也称卵巢功能抑制剂（OFS）。

由于绝经前患者体内的雌激素主要由卵巢分泌，绝经后患者体内的雌激素主要由肾上腺分泌的雄激素在芳香化酶作用下转化而成，故不同HR+乳腺癌患者的内分泌治疗方案不尽相同，大致可分为以下三方面：

❶ 早期患者的术后辅助治疗

绝经前的 HR+ 乳腺癌患者可以选择 SERM、SERM+OFS 或 AI+OFS，具体药物的选择需根据患者的复发风险、年龄、药物的不良反应等综合判定。

以往，绝经前 HR+ 乳腺癌患者的内分泌治疗时长为 5 年。最新研究结果发现，与使用他莫昔芬（属于 SERM）治疗 5 年相比，延长治疗时间至 10 年可进一步降低患者的复发和死亡风险。因此，目前对绝经前患者，除特别低危的外，多推荐进行 10 年的内分泌治疗。

绝经后 HR+ 乳腺癌患者主要选择第三代芳香化酶抑制剂（AI）。部分低危的绝经后患者可以选择 SERM。以往，绝经后 HR+ 乳腺癌患者的内分泌治疗时长也是 5 年，是否需要延长内分泌治疗年限是目前的研究热点。一般地说，医生会综合患者的肿瘤大小、组织学分级、Ki67 及多基因阵列检测结果，制定个体化的治疗方案。

乳腺癌内分泌治疗，因人而异

上海交通大学医学院附属瑞金医院乳腺疾病诊治中心 朱一霏 陈小松（副主任医师）

❷ 局部晚期患者的新辅助内分泌治疗

局部晚期 HR+ 乳腺癌患者，无法耐受术前化疗，或因全身情况较差而不能耐受手术，可进行内分泌治疗。术前新辅助内分泌治疗是一种能降低肿瘤分期、提高可手术率和保乳率的有效治疗方案，绝经后患者首选 AI，绝经前患者首选 OFS+AI。

❸ 晚期患者的解救内分泌治疗

内分泌治疗联合 CDK4/6 抑制剂（一种靶向治疗药物）是晚期 HR+/HER2-（人表皮生长因子受体 -2 阴性）乳腺癌患者的标准治疗策略，一线推荐方案为非甾体类 AI（绝经前患者需加 OFS）联合 CDK4/6 抑制剂。**PM**

乳腺癌内分泌治疗药物及其适应证、不良反应

药物类型	代表药物	适应证	常见不良反应	严重不良反应
选择性雌激素受体调节剂（SERM）	他莫昔芬、托瑞米芬	绝经前和绝经后的 HR+ 乳腺癌患者	潮红、潮热、阴道出血、恶心、呕吐、水肿、皮疹、闭经、月经失调、子宫内膜增生、阴道分泌物增多、血脂异常等	子宫内膜癌及其他生殖系统肿瘤、血栓栓塞性疾病、心力衰竭、心肌梗死、Q-T 间期延长、肝功能损害
选择性雌激素受体下调剂（SERD）	氟维司群	绝经后 HR+/HER2 阴性、局部进展期 / 转移性乳腺癌患者，绝经前患者可与卵巢功能抑制剂（OFS）联用	注射部位反应、头痛、腹痛、腹泻、便秘、恶心、呕吐、食欲不振、肝酶异常等	血栓栓塞性疾病、肝衰竭、超敏反应
芳香化酶抑制剂（AI）	非甾体类：阿那曲唑、来曲唑　甾体类：依西美坦	绝经后和绝经前（联合 OFS）的 HR+ 乳腺癌患者	潮红、潮热、关节痛、疲劳、头痛、失眠、多汗、骨质疏松、血脂异常等	骨折、心脑血管意外
促性腺激素释放激素激动剂 (GnRha)	戈舍瑞林、亮丙瑞林、曲普瑞林	绝经前 HR+ 乳腺癌患者	潮红、潮热、多汗、痤疮、头痛、性欲降低等	心脑血管意外、糖尿病

专家提醒

虽然乳腺癌内分泌治疗有一定的不良反应，但发生率并不高，严重不良反应的发生率更低。内分泌治疗对HR+乳腺癌患者的利远大于弊，患者不要因为药物的不良反应而轻易中断或放弃内分泌治疗。

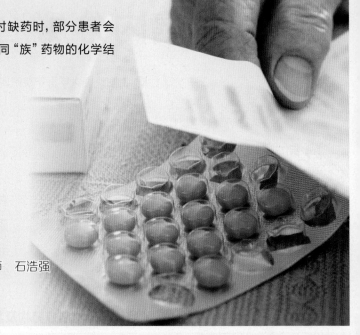

当服用一种药物后效果不佳、出现不良反应或暂时缺药时,部分患者会想当然地换用与所用药品名称相似的另一种药物,认为同"族"药物的化学结构和药理作用相似,可以相互替代。事实果真如此吗?

同"族"药物,
可以随意替换吗

上海交通大学医学院附属瑞金医院药剂科副主任药师　石浩强

疗效不佳,换药视情况而定

| 生活实例 |

　　李先生在体检时发现血胆固醇超标,医生给他开了辛伐他汀片。服药2周后,心急的李先生就去医院复查血脂,血胆固醇仍然超标。听说邻居张先生服用阿托伐他汀以后,血胆固醇很快就降了下来,李先生也要求医生给他开同样的药。医生告诉他,现在没必要换药,建议他坚持治疗一段时间后再说。

[药师的话]

　　服药后,疗效并非都是"立竿见影"的,有些药物需要较长时间的"酝酿",方能见效。比如:抗抑郁药物往往需要4周左右才能显效,他汀类调脂药一般需要2~4周才能起效,钙离子拮抗剂("地平类"降压药)的起效时间一般为4周,血管紧张素受体拮抗剂(ARB,"沙坦类"降压药)和血管紧张素转化酶抑制剂(ACEI,"普利类"降压药)的起效时间一般为2周。也就是说,不可因为暂时看不到"效果"而要求更换药物。

　　当然,如果治疗剂量已经达到个体可耐受的最大剂量,或者已经足量、足疗程给药后,还是没有明显效果,可以考虑换用同"族"但药效更强的药物。比如:不同他汀类药物的降胆固醇作用存在差异,阿托伐他汀、瑞舒伐他汀为高强度,其他为中等强度。若服用中等强度的他汀类药物疗效不佳时,增加药物剂量虽然可以增强药效,但不良反应与用药成本也会相应增加。这种情况下,可以考虑换用降脂强度更高的他汀类药物。

出现不良反应，不宜换同"族"药

|生活实例|

陈女士因咳嗽、发热到医院就诊，医生诊断她患有支气管炎，给她开了头孢克洛胶囊。服药后不久，她的前胸、四肢皮肤出现红疹伴瘙痒。陈女士怀疑是药物过敏，立即停服了头孢克洛胶囊。由于咳嗽比较严重，她想到家里有一些头孢拉定胶囊，就服用了几粒，没想到第二天又出现了皮疹。陈女士很疑惑：为什么自己对两种药都过敏？

[药师的话]

服药后出现不良反应，一般不能用同"族"药物替代，因为同类药物的不良反应相似。如果患者不能耐受这类药物，一般应换用其他种类的药物。例如：头孢类抗菌药物存在交叉过敏反应，对一种药物过敏者，往往对同"族"其他药物也会过敏；卡托普利常见的不良反应为干咳，如果患者不能耐受，换成其他"普利"类药物也会出现类似不良反应，而应换用其他类型的降压药。

暂时缺药，可用同"族"、同效药替代

|生活实例|

毛先生患有高血压，长期服用氨氯地平片等药物。一周前，他去医院配药，医生告诉他，由于氨氯地平片缺货，所以给他开了另一个厂家生产的左旋氨氯地平片，用法和氨氯地平片一样，效果也类似。毛先生很疑惑：是不是药名差不多的都属于同一类药，都可以互相替代呢？

[药师的话]

当某种药品暂时缺货时，一般首先考虑换用不同厂家生产的同种药品。例如：某种进口药品供应不畅时，可以选用同类国产药品替代；如果没有同种药品可以替代，则可选用药效和不良反应没有明显差别的同"族"药物替代，如奥美拉唑可以用艾司奥美拉唑替代，氨氯地平可以用左旋氨氯地平替代，一般不会影响药效。

不过，若同类药物的药效有明显差别，则不宜随意替代。比如：氟伐他汀的调脂效果弱于瑞舒伐他汀，不能代替后者；比索洛尔为选择性 β_1 受体阻滞剂，拉贝洛尔为非选择性 β 受体阻滞剂，虽然两者名称类似，但后者禁用于合并哮喘的患者。**PM**

 特别提醒 同时服用多种药物的患者，还应考虑药物之间的相互作用。换药是否会对疾病产生不利影响，或者与同服的其他药物之间是否存在明显的相互作用，患者往往难以判断，应及时咨询医生或药师。

致 歉

因近期上海新冠疫情形势复杂严峻，上海市内及发往全国各地的物流受到较大影响，原定于2022年4月6日、4月29日上市的第四、五期《大众医学》杂志无法按时送达广大读者手中，本刊编辑部对此深表歉意。感谢大家的理解和支持！若有疑问，可致电本刊编辑部客服热线（021-53203131）垂询。

 ### 丰厚"年度订阅奖"，等您来赢取！

为回馈广大订阅读者对本刊的支持与厚爱，本刊将举办两次"年度订阅奖"抽奖活动。由于上海近期受疫情影响，原定于本期公布的获奖名单只能遗憾地延至下期公布，敬请广大读者给予理解和支持！"年度订阅奖"的奖品，我们早就准备好了，一起来看看吧！

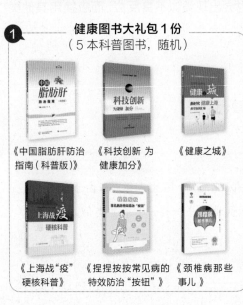

① 健康图书大礼包1份（5本科普图书，随机）

《中国脂肪肝防治指南（科普版）》 《科技创新 为健康加分》 《健康之城》

《上海战"疫"硬核科普》 《捏捏按按常见病的特效防治"按钮"》 《颈椎病那些事儿》

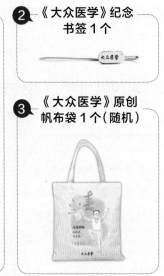

② 《大众医学》纪念书签1个

③ 《大众医学》原创帆布袋1个（随机）

"刊读上海"品牌期刊进实体书店

为进一步优化"书香上海"品牌建设，上海书刊发行行业协会牵头联合上海各品牌实体书店共同打造"刊读上海"品牌期刊进书店专架展陈活动。《大众医学》杂志作为"刊读上海"品牌期刊入选，在以下30家品牌实体书店有售。主要门店如下：

上海书城96广场店、上海书城曹杨店、新华书店百联中环店、上海书城长宁店、新华一城书集、上海书城五角场店、上海书城鞍山店、新华书店高桥店、新华书店周浦万达店、新华书店牡丹江路店、新华书店徐汇日月光店、新华书店闵行莘庄店、新华书店七宝店、大隐书局（豫园店）、大隐书局（傅雷图书馆店）、大隐精舍、大隐书局九棵树艺术书店、大隐湖畔书房、钟书阁闵行店、钟书阁松江平高店、钟书阁松江泰晤士店、钟书阁徐汇店、读者外滩旗舰店、读者壹琳文化空间、新华文创光的空间、艺术书坊、上海香港三联书店淮海路店、上图书店、百新书局尚悦湾店、中版书房长宁店。

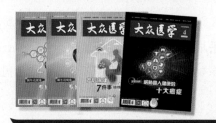

敬告读者

每一个月，《大众医学》都会带给您权威、实用、最新的保健知识。出版前，每篇文章都经过严格审查和内容核实。我们刊出这些文章，并不是要取代看病就医，而是希望帮助大家开阔眼界，让自己更健康。由于个体差异，文章所介绍的医疗、保健手段并不能适合每一位读者，尤其是在诊断或治疗疾病时。任何想法和尝试，您都应该和医生讨论，权衡利弊。

敬告本刊作者

1. 本刊稿件一律不退，敬请自留底稿。从稿件投到本刊之日起，三个月后未得到录用通知，方可另行处理。如需退稿（照片和插图），请注明。

2. 稿件从发表之日起，其专有出版权、汇编权、网络传播权、翻译权和表演权即授予本刊，同时许可本刊转授第三方使用。本刊支付的稿费包含汇编图书稿费和信息网络传播的使用费。

3. 根据需要，本刊刊登的稿件（文、图、照片等）将在本刊或主办本刊的上海科学技术出版社的网站、微信公众号等平台上传播宣传。

4. 本刊作者保证来稿中没有侵犯他人著作权或其他权利的内容，并将对此承担责任。

5. 对上述合作条件若有异议，请在来稿时声明，否则将视作同意。

献出"爱心"，健康你我

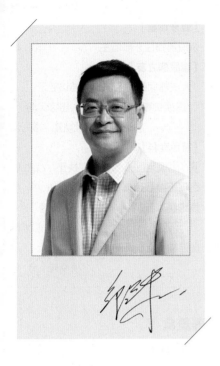

邹峥嵘，上海市血液管理办公室主任，上海市血液中心党委书记，国际输血协会血液质量管理委员会委员，国家血液标准专业委员会副主任委员，中国输血协会常务理事、血液质量专业委员会主任委员，上海市医学会理事、输血专科分会主任委员。

很多疾病的治疗需要输血，现阶段只能使用他人捐献的血液。6月14日是世界献血者日，今年的口号是"献血是一种团结行为；加入我们，拯救生命。"目前全球每年约有1亿人参与献血，欧美发达国家千人口献血率达30‰以上，我国为11‰~12‰。上海地区的献血量每年都在稳步上升，献血率达到15‰，2021年上海约54万人次参与无偿献血。

献血不仅奉献爱心，更护佑健康。坊间有些关于献血的传言，使不少人担心献血会影响身体健康。事实上，符合条件者科学、规范地献血，对健康没有任何影响。作为专业人员，上海市血液中心的职工对此有足够认识，每年有200多人次参与献血，占职工总人数的60%~70%，且献血后照常参加工作。有些人认为献血可以刺激新鲜血液生成，从而促进新陈代谢，因此，献血越频繁越好，这也是一个误区，过频献血有损身体健康。《中华人民共和国献血法》规定：献血者必须进行健康检查，身体符合献血条件者方可献血；每次采集血液量一般为200毫升，不得超过400毫升；两次采集全血的间隔期不少于6个月，采集成分血（主要是单采血小板）的间隔期不少于2周。

严格、规范的献血前健康征询和献血后血液检测是保障血液安全的重要环节，通常须经过两轮筛检。第一轮筛检即在采血前通过健康征询，主要包括献血者的健康状况、疾病史、高危生活方式以及免疫接种原因等，以保障献血者的健康和血液的安全。第二轮筛检是在采血后，血液中心会对捐献的血液进行二次检测，包括乙肝、丙肝、梅毒、艾滋病等传染病病原体的检测，发现问题血液即按医疗废物程序予以报废处理，以确保血液安全。

上海优质医疗资源相对集中，很多外地患者来沪就医，其中一些重症、血液疾病、肿瘤疾病患者在救治过程中需要输血，上海的血液如同医疗服务一般服务于全国患者。另外，城市人口老龄化程度越高，用血量越大，潜在献血者比例越低，献血和用血形成了"剪刀差"。因此，上海的血液供应还是处于紧平衡状态，主要表现在春节后和高温时期，但在无偿献血者的无私奉献下，临床用血需求总体还是能够得到保障。我们也呼吁大家在力所能及的范围内献出自己的爱心，捐献自己的血液，帮助他人，也是帮助自己。**PM**

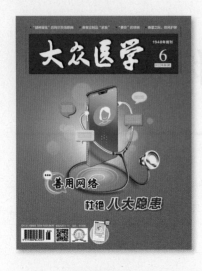

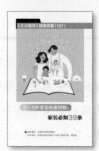

有声杂志
扫描二维码，立即收听

健康锦囊

大众医学
官方微信公众号

特别关注

善用网络，杜绝八大隐患

　　网络时代，人们的生活方式发生了巨大变化：面对面的交流已部分被网络沟通方式所取代；知识的获取不再局限于书本，网络能随时随地提供海量信息；逛街购物越来越少，网络购物、直播间购物已成主流……由此，人们的生活面临着新的问题和挑战。我们该如何应对网络时代的新现象、新问题，维护心理健康呢？本刊特邀心理学专家为您详细解读。

本期封面、内文部分图片由图虫创意提供

★ 邮局订阅：邮发代号 4-11
★ 网上订阅：www.popumed.com（《大众医学》网站）/ http://item.zazhipu.com/2000399.html（杂志铺网站）
★ 上门收订：11185（中国邮政集团全国统一客户服务）
★ 本社邮购：021-53203260 / 021-64845191
★ 网上零售：shkxjscbs.tmall.com（上海科学技术出版社天猫旗舰店）
★ 微信订阅：扫描右侧二维码，在线订阅

轻松订阅

微信订阅

首届国家期刊奖　第三届中国出版政府奖期刊奖提名奖　新中国60年有影响力的期刊
华东地区优秀期刊　中国百强报刊　上海市健康科普品牌　中国优秀科普期刊

大众医学®（月刊）
2022年第6期 Dazhong Yixue

特别
提醒 第7期上市时间：2022年6月25日

顾问委员会

主任委员 王陇德 陈孝平

委 员（按姓氏拼音排序）

陈君石 陈可冀 曹雪涛 戴尅戎
樊 嘉 顾玉东 郭应禄 黄荷凤
廖万清 陆道培 刘允怡 郎景和
宁 光 邱贵兴 邱蔚六 阮长耿
沈渔邨 孙 燕 汤钊猷 王正国
王正敏 汪忠镐 吴咸中 项坤三
曾溢滔 曾益新 张金哲 赵玉沛
钟南山 周良辅 庄 辉

名誉主编 胡锦华

主 编 温泽远

执行主编 贾永兴

编辑部

主任/副主编 黄 蕙

副主任 王丽云

文字编辑 刘 利 张 磊 莫丹丹
蒋美琴 曹 阳

美术编辑 李成俭 陈 洁

主 管 上海世纪出版（集团）有限公司

主 办 上海科学技术出版社有限公司

编辑、出版 《大众医学》编辑部

编辑部 （021）53203131

网 址 www.popumed.com

电子信箱 popularmedicine@sstp.cn

邮购部 （021）53203260

营销部

副总监 夏叶玲

客户经理 潘 峥 马 骏 李海萍

订阅咨询 （021）53203103
13816800360

广告总代理 上海高精广告有限公司

电 话 （021）53203105

编辑部、邮购部、营销部地址
上海市闵行区号景路159弄A座9F-10F

邮政编码 201101

发行范围 公开发行

国内发行 上海市报刊发行局、陕西省邮政
报刊发行局、重庆市报刊发行局、
深圳市报刊发行局等

国内邮发代号 4-11

国内统一连续出版物号 CN 31-1369/R

国际标准连续出版物号 ISSN 1000-8470

国内订购 全国各地邮局

国外发行 中国国际图书贸易总公司
（北京邮政399信箱）

国外发行代号 M158

印 刷 杭州日报报业集团盛元印务有限公司

出版日期 5月25日

定 价 15.00元

88页（附赠32开小册子16页）

杂志如有印订质量问题,请寄给编辑部调换

大众医学 —— Healthy 健康上海行动 Shanghai 指定杂志合作媒体

《健康上海行动（2019—2030年）》提出18个重大专项行动、100条举措，将为上海2400多万市民筑牢织密一张"生命健康网"，全方位、全周期、全领域维护与保障市民健康。市民健康水平和健康城市能级的不断提升，需要全社会、全体市民共同参与和努力。《大众医学》作为健康上海行动指定杂志合作媒体，邀您与健康结伴同"行"。

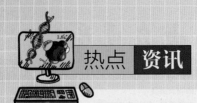
樊嘉院士团队提出克服肝癌免疫治疗耐药新策略

干扰素 α 在临床已有数十年使用历史，在病毒防治、免疫调节等领域的应用价值已得到充分肯定，大量患者获益。但其作用广泛、模式多样，单药抗肿瘤疗效欠佳，如何在特定肿瘤免疫治疗中合理使用干扰素 α 成为极具临床研究价值的问题。

近日，肿瘤学期刊 *Cancer Discovery*（《癌症发现》）（影响因子 39.4）在线发表了复旦大学（附属中山医院）肝癌研究所樊嘉院士团队与复旦大学药学院合作的最新研究成果"干扰素 α 改善糖代谢和免疫微环境"。该研究发现，干扰素 α 可通过纠正糖代谢失衡的方式重塑肿瘤免疫微环境，激活免疫应答，克服免疫检查点抑制剂耐药，并提出两者联合治疗肝癌的新策略。

该研究成果有望从根本上解决免疫检查点抑制剂的耐药难题，为肝癌的免疫治疗提供新思路，为无法手术、药物治疗匮乏的晚期肝癌患者带来新的治疗希望，是老药新用的一次重要临床实践。

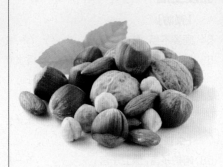

坚果也是"开心果"

饮食模式在影响人的心理健康、情绪状态方面有重要作用。研究发现，在一般人群中，适量食用坚果可能有助于降低抑郁风险、减少抑郁症状和提高情绪状态，其主要机制可能与氧化应激和炎症的减轻有关。目前，《中国居民膳食指南》推荐一般成人平均每周摄入 50 ~ 70 克坚果。在加工方式上，宜选择原味坚果，加糖或加盐坚果中的调味剂可能会抵消坚果的健康益处。

甘草提取物具有抗癌潜力

甘草是一种被广泛应用的中草药，具有解毒、祛痰、止痛、消炎等作用。近期，美国科学家研究发现，甘草甜素及其衍生物甘草次酸在预防癌症、抑制不同类型癌症生长和侵袭方面具有潜力，未来可能在预防或治疗某些类型的癌症中发挥作用。

长期佩戴假牙，当心营养不良

美国科学家最新研究结果显示，佩戴假牙可能会对人的整体营养产生潜在负面影响。研究人员发现，戴假牙的人相较于两年前，某些营养指标显著下降，而不戴假牙者则无明显下降；其原因可能是由于假牙不能提供与真牙相同的咀嚼效率，会在潜移默化中影响食材选择，改变饮食习惯等。因此，佩戴假牙者需要格外注意膳食平衡，营养充足、均衡。

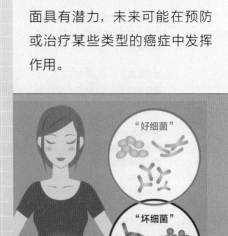

"好细菌"

"坏细菌"

节食减肥反弹，或是肠道菌群"使绊子"

节食减肥后如何防止体重反弹一直是备受关注的话题。近期，上海交通大学附属第六人民医院的贾伟、郑晓皎研究团队发表了一项针对小鼠的研究，结果显示，节食会引起小鼠肠道菌群重塑，导致狄氏副拟杆菌减少，进而影响机体代谢，促使节食结束后体重反弹。该研究提示，补充潜在有效的益生菌或有助于节食减重者恢复正常进食后不再反弹。

适量吃牛油果有利于心血管健康

牛油果含有膳食纤维、不饱和脂肪酸等有益心血管健康的成分，对改善血脂异常等心血管危险因素有积极影响。近期，一项发表在《美国心脏协会杂志》上的研究发现，每周食用 2 个牛油果可降低患心血管疾病的风险：脑血管疾病风险降低 16%，冠心病风险降低 21%。

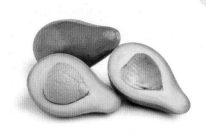

每周 2.5 小时快步走，预防抑郁症

近期，英国剑桥大学研究团队首次发现，运动与抑郁症的发生风险之间存在剂量－反应关系。运动不仅可以治疗抑郁症，更可起到预防作用。与不运动的人相比，每周累计 2.5 小时快走者患抑郁症的风险降低了 25%；只有上述一半活动量的人，患抑郁症的风险也会降低 18%。

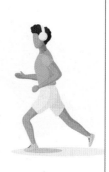

打呼噜可能加速衰老

近期，美国和西班牙的研究者发现，阻塞性睡眠呼吸暂停（OSA）会加重氧化应激和全身炎症反应，加速衰老。当对 OSA 进行有效治疗时，这种加速衰老部分可逆。

孕妇锻炼对子女代谢健康有益

一项近日发表于《糖尿病杂志》的新研究表明，女性怀孕期间适度锻炼对后代的代谢健康有明显益处。孕妇进行体育锻炼可诱导胎盘分泌关键蛋白 SOD3，从而降低后代患糖尿病的风险。即使是肥胖或高脂肪饮食的女性，在怀孕期间适当锻炼，也有益于子女的代谢健康。

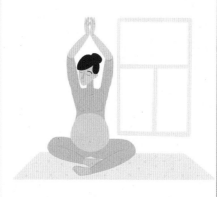

科学家首次在活人肺部发现微塑料

今年 3 月，荷兰科学家曾在人类血液中检测到微塑料。近期，英国赫尔大学的研究团队首次在活人肺部深处发现了微塑料，证实这些细小颗粒可以在人体内移动，并可能在器官中滞留。在检测出的 39 个微塑料中，共鉴定出 12 种聚合物类型，最常见的是用于外卖餐盒的聚丙烯（PP），其次是用于塑料水瓶的聚对苯二甲酸乙二醇酯（PET）和树脂。尽管目前还没有足够证据确认微塑料对人类的长期影响，但这些发现增加了人们的担忧。

感染 7 个月后，粪便中仍有新冠病毒残留物

随着新冠肺炎疫情的反复，越来越多的研究发现新冠肺炎不只是呼吸系统疾病，亦会影响人体多个组织和器官。近期，美国斯坦福大学的研究人员发现，即便呼吸道已检测不到病毒，4 个月后，仍可在 12.7% 的受试者粪便中检测到新冠病毒 RNA 残留物；7 个月后，依然有 3.8% 的受试者粪便中存在新冠病毒 RNA 残留物。研究人员表示，病毒在肠道甚至其他组织中停留的时间可能比在呼吸道中更久，或会刺激人体免疫系统，诱导长期后果。**PM**

（本版内容由本刊编辑部综合摘编）

网络时代，人们的生活方式发生了巨大变化：面对面的交流已部分被网络沟通方式所取代；知识的获取不再局限于书本，网络能随时随地提供海量信息；逛街购物越来越少，网络购物、直播间购物已成主流……由此，人们的生活面临着新的问题和挑战。例如：网购的便捷性"催生"出冲动购物、过度购物；海量信息使大脑"难以消化"，"信息过载"问题频发；贴心的"个性化推送"会形成"信息茧房"，导致认知偏见；网络信息传递快捷和匿名的特点，可造成谣言传播、网络暴力；等等。我们该如何应对网络时代的新现象、新问题，维护心理健康呢？本刊特邀心理学专家为您详细解读。

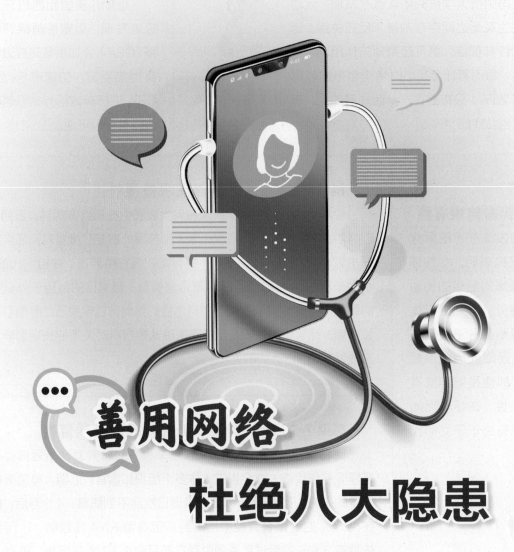

善用网络
杜绝八大隐患

策划　本刊编辑部
执行　刘利
支持专家　刘明矾　史滋福　施慎逊　刘华清
　　　　　王育梅　肖　蓉　崔丽娟

隐患 1：网络谣言

科学武装头脑，不被谣言左右

江西师范大学心理学院　刘明矾（教授）　熊根玲

生活实例

老张患有冠心病，他在朋友圈看到一篇"喝红酒能防心血管病"的文章，于是每天喝红酒。不料，一年后体检发现，与心血管健康相关的指标并未好转，还出现了轻度肝损伤。医生告诉他：红酒中的多酚类物质是对健康有益，但若要达到有效剂量，每天至少要喝60升红酒，显然不切实际；红酒的酒精度虽然较低，但过量饮用也可造成肝损伤。

"喝红酒能防心血管病"的观点流传甚广，实际上却无法操作，本质上属于网络谣言。有些网络谣言打着科学的幌子，往往标榜其权威性，让一些网民信以为真；有些网络谣言以偏概全、移花接木，真真假假，拼接剪凑，利用人们的"记忆偏差"；有些网络谣言则蛊惑性强、夸大其词。

网络谣言存在于虚拟空间，但对人们的影响却实实在在。比如：网络谣言可让人信以为真并采取错误的行动，有损身心健康；谣言被打破时，受害者可因不当行为导致的后果而感到懊悔、自责，甚至产生自我怀疑，造成心理阴影；网络谣言可让受众感到无所适从，引发紧张、焦虑等不良情绪；网络谣言还可对受众认知产生冲击，让人怀疑所有信息的真实性，造成认知错乱。

三个效应，助推网络谣言传播

❶**"随大流"效应**　指人们自觉或不自觉地以多数人的意见为准则做出判断、形成印象的心理变化过程。网络时代，每个人都可在网上发表观点、意见。网络上的观点往往五花八门，信息常真假难辨，留给谣言"可乘之机"。很多人没有掌握足够的信息或搜集不到准确的信息，发生从众行为很难避免，网络谣言因此得以扩散。

❷**"去个体化"效应**　网络空间具有隐匿性，当处于一个匿名的群体中时，个体会感到自我身份意识的缺失，这种效应称为"去个体化"。个体在群体中做出传谣行为，会因为责任扩散而感到"心安理得"："其他人都这么说，我这么说就算不对，也没关系""转发也没什么坏处""多我一个不多"……

❸**情绪传染效应**　听到孩子哈哈笑时，我们的心情可能会开朗起来；看到朋友愁眉苦脸时，我们可能会感到压抑、难受。这就是情绪的传染效应。网络谣言如果带有一定的"情绪"特点，就会引起"共鸣"，感染受众，加速传播。

掌握四个关键，不被谣言"牵着走"

❶**谣言止于智者**　有些网络谣言看似真实，实则经不起推敲。日常生活中，我们要用科学武装头脑，注意积累各方面的知识，让自己具备一定的科学、法律、社会常识，从而不被谣言蒙蔽。

❷**勇于查证**　面对网络信息时，不妨自问：有没有可能是"小道消息"？尝试查找其出处，分析其可信度。对于真假难辨的消息，不妨利用网络的便利性多方查证其是否属实，避免被单方面陈述误导，注意与其他信息进行对比分析。

❸**避免情绪传染**　面对网上庞杂的信息，要冷静和理性，避免情绪被传染。例如，一些文章为吸引更多关注，往往使用"吸引眼球"的标题、字词、标点符号、图片等。对此，要以平常心对待，保持理智。

❹**培养批判思维**　传播学研究发现，当人们的批判性思维上升时，谣言的传播速度就会下降。因此，面对网络信息，要发挥批判性精神，理性辨识，三思而行。

隐患❷：个性化推送

学会时间管理，勿入"信息茧房"

湖南师范大学心理学系教授　史滋福

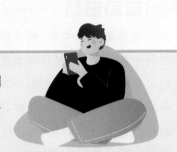

生活实例

工作之余，小明喜欢刷抖音，往往一刷就是几个小时，完全停不下来。小明向亲友抱怨，抖音好像能精准识别自己的偏好，每当想关上手机去干别的事情时，抖音推送的内容都让他欲罢不能，难以回归到现实生活。

很多人生活中都有这样的体验：工作累了，想玩会儿手机放松一下，打开社交软件，却无法克制地点开一个又一个小视频，等反应过来一看时间，几个小时已经过去了。短视频何以有这么大的魔力？为什么我们刷到的视频都符合我们的喜好？事实上，这都是"个性化推送"的结果。

个性化推送是指社交媒体平台为留住用户，根据使用者的喜好有选择性地推送信息的现象。例如：资讯平台为我们推送感兴趣领域的新闻；微博和抖音根据内容的新颖性和受欢迎程度（即"热搜榜"），内容发布者所处的地理位置（如"附近的人"功能），以及浏览历史等，为我们选择性地推送内容；等等。

两个因素"催生"个性化推送

"个性化推送"的成因主要来自两个方面。

❶ 用户的"认知吝啬"

新媒体时代，海量信息让人们体验到了前所未有的信息自由，然而过多信息也导致了信息过载。人们都是"认知吝啬"的，为节约认知资源，往往只会选择性地接受部分信息，而忽略其他信息。在对信息进行选择时，人们存在证实偏向，即倾向于寻找那些能够支持自己观点的信息，来确认自己的决策或观点是正确的。由于这一倾向的存在，人们往往更愿意接受那些符合自己兴趣的信息。

❷ 平台的"投其所好"

社交媒体平台的生命力在于用户的数量和活跃度。为增加用户对平台的喜爱，进而获取商业利益，社交媒体平台往往会迎合人们的"认知吝啬"，对提供给用户的信息进行过滤，确保每位用户获得符合其爱好的内容。此外，算法、大数据等技术手段的发展，也为社交媒体平台对用户的使用行为进行分析提供了极大的便利，平台可直接通过算法来计算用户的喜好，进而进行后续推送。因此，个性化推送便成了社交媒体领域广泛存在的现象。

专家简介

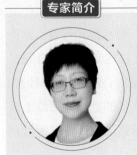

史滋福　湖南师范大学心理学系教授、博士生导师，中国心理学会教育心理学专委会委员，湖南省心理学会理事，湖南省普通高校青年骨干教师。擅长思维心理学、网络心理和学习心理等领域的教学和研究。

个性化推送，消极影响不容忽视

以往，人们认为"个性化推送"的影响是积极的，因为它提升了人们在使用社交媒体时的体验。但近来，越来越多的研究者开始关注其消极影响。

❶ 增加"问题性使用社交媒体"的风险

"问题性使用社交媒体"是指个体使用社交媒体的时间过长或强度过高，导致对使用情况难以自控，并产生一系列心理不适的现象。已有研究表明，当个体将社交媒体当做缓解压力、减轻孤独感等消极情绪的重要途径时，人们的社交媒体使用模式就会由"正常"向"问题性"转变。

由于个性化推送使社交媒体内容与个体兴趣高度契合，很好地激发了个体的积极情绪，因此，人们往往会将社交媒体作为调节情绪的工具，而这可能增加个体"问题性使用社交媒体"的可能性，从而给个体带来许多消极影响，如睡眠障碍、学习效率降低等。因此，"个性化推送"可能是人们不恰当使用社交媒体，进而导致行为和心理问题的原因之一。

❷ "信息茧房"强化认知偏见

"个性化推送"还会强化人们的认知偏见。有学者提出了"信息茧房"的概念，认为在信息领域，人们基于兴趣的信息获取会使自己被拘束在蚕茧一样的"茧房"中，只听想听的话，只看想看的东西，从而"闭目塞听"，加重了认知的局限性。因为大多数人都意识不到"信息茧房"的存在，且进行决策或行动时只会以自己已有的信息为依据，所以观念或行动往往会出现偏差。

"信息茧房"导致个人只愿意接受自己想接受的信息，而社交媒体又给同一圈层的人提供了交流的平台，因此人们已有的观点会不断地被支持自己观点的信息及持有相同观点的人所强化，进而导致观点越来越极端，最终可能会使一些人表现出偏激的态度和冲动的行为。

三个提醒，应对消极影响

❶ 提升媒介素养

研究表明，仅仅对"个性化算法"有所认识，就能增强人们对假新闻的辨别能力。增强对媒介相关知识的了解，在认识到社交媒体所提供的信息是有偏向性的基础上，主动利用电视、广播等多种媒介手段，接触来源更客观、角度更多元的信息，达到对事物的更全面理解，可以帮助克服个性化推送带来的"信息茧房"效应，保持客观理性。

❷ 及时"刹车"，学会时间管理

尽管"个性化推送"带来的源源不断的信息流可以满足我们的认知和娱乐等需求，但我们毕竟生活在现实世界，只有控制好自己的社交媒体使用时间，及时"刹车"，才能保证现实生活的正常节奏，使我们的工作、学习和日常生活不受影响。要学会时间管理，合理、适度使用社交媒体。有研究显示，自我控制能力差的人，更容易持续卷入社交媒体使用中，产生问题性社交媒体使用、社交媒体成瘾等消极后果。自我控制是一种个体管理和调节自我情绪和行为的能力，我们要有意识地培养自己的自控能力。

❸ 理性分析，感知社交媒体的"偏向"

面对社交媒体提供的海量信息，应主动对其进行理性分析：信息来源是否可靠？是否只关注了与自己兴趣一致的人提供的信息？如果接受这些信息，我的行为可能会发生什么变化？通过分析和思考，我们就能清楚感知到社交媒体个性化推送的信息偏向，从而主动调整自己的信息接收行为，避免落入"信息茧房"。

1 提升媒介素养　→　**2** 及时"刹车"，学会时间管理　→　**3** 理性分析，感知社交媒体的"偏向"

隐患❸: 信息焦虑

调整心态，避免信息"干扰"

复旦大学附属华山医院精神科教授　施慎逊

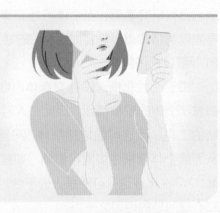

▌生活实例▌

　　孙小姐从小就很爱学习，同学们都叫她"知识控"。网络时代，孙小姐感觉"如鱼得水"，对各学科知识的渴求让她经常放不下电脑和手机。她是个完美主义者，经常为了找到一个问题的答案而反复搜索，找不到自己想要的信息时会觉得很失落……最近，她感觉自己比以前更容易发脾气，有时伴有头痛、乏力症状。到医院咨询后，心理科医生认为她存在焦虑情绪，可能是"信息过载"引起的。

　　如今，互联网已经成为人们日常生活、工作、学习的必备工具。有资料表明，人类科学知识在19世纪时每50年增加一倍，20世纪中期每10年增加一倍，21世纪则每2年增加一倍。信息的爆炸式增长及快速传播，大大拓展了人们获取信息的途径和效率。

　　互联网是一把"双刃剑"，在提供海量信息和各种便利的同时，也会给人们造成强烈的不确定性和不安全感。每个人的信息负载能力毕竟是有限的，当所获得的信息过多、超过个人的信息负载量时，就会发生"信息过载"；过大的信息量往往伴随信息质量差、有用信息少等一系列问题，使人们在信息的获取、筛选、利用等过程中产生无形的压力……上述情况可导致无所适从、苦恼、易怒、紧张、焦虑等负性状态和情绪，甚至出现心慌、胸闷、乏力、头痛、头晕等躯体反应，这种现象被称为"信息焦虑"。

■ 信息焦虑因何而生

　　信息焦虑是人们在信息使用过程中因各种原因产生的一过性负性情绪。

　　需要提醒的是，"信息焦虑"不是医学上疾病诊断的专用名词，也不是一种疾病状态，而是属于心理卫生问题，主要发生在大学生、媒体工作者、互联网平台使用者等人群中，女性多于男性。信息焦虑一定程度上会阻碍信息使用者对所需信息的吸收和利用，导致学习、工作、决策效率下降。

　　信息焦虑的具体发生机制尚不完全清楚，有学者推测：当短时间内大量信息同时涌入大脑而来不及被分解、消化时，大脑皮层活动

专家简介

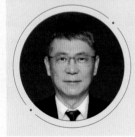

　　施慎逊　复旦大学附属华山医院精神医学科教授、主任医师、博士生导师，中华医学会精神医学分会第七届委员会主任委员，上海市医师协会精神科医师分会第二届委员会副会长。擅长抑郁症、焦虑障碍、双相障碍及各类难治性精神障碍的诊断与治疗。

受到抑制，超过机体的承受能力，就会出现逻辑思维及判断能力降低，导致紧张、不安、无助、挫败、烦躁、易怒等情绪反应，产生信息焦虑。

信息焦虑的发生，既与信息（包括信息的查找和处理）有关，也与个人的特质有关。

❶ 信息相关原因

信息焦虑可发生于信息搜集和处理的各个阶段。面对的信息量过大，信息不确定或难以理解，不知如何查找个人所需信息或找不到想要的信息，等等，均可引起信息焦虑。

❷ 个人原因

人格特质因素也会影响个体的焦虑状态。比如：A型人格特质的个体往往性情比较急躁、缺乏耐性，在信息检索时，容易不耐烦，产生一过性焦虑。完美主义倾向的个体在面对大量信息时，也容易产生焦虑。另外，成就动机比较高的个体，对信息获取的要求和期望比较高，也容易产生焦虑情绪。

出现信息焦虑，三个步骤来应对

❶ 暂停一下

主动对当前的活动"叫停"，让烦躁不安的情绪得以平静。可以听听音乐、做做运动等，转移注意力，使紧张不安的情绪放松下来，以有利于合理思考。

❷ 听听他人意见

所谓"当局者迷，旁观者清"，出现信息焦虑的表现时，不妨找朋友或专业人员交流一番，听听别人的观点和建议。这样做有利于思考、决策，让自己摆脱信息焦虑状态。

❸ 懂得"知足"，接受现状

对信息的"追求"和期望过高，过于严格要求自己，容易导致信息焦虑。对此，要改变认知方式：不要求全，只要信息有一定的用处和价值，就接受现有信息，感到"知足"。另外，查找、辨别、使用信息的过程中，肯定会遇到令自己烦恼的问题，事先要有心理准备。

预防信息焦虑，"功夫"在平常

❶ 培养心理适应能力

在日常生活和工作、学习中，要注意培养自己的耐心，遇事不急躁，知足常乐，不断进取。这样，才能逐渐建立良好的心理适应能力，更好地应对网络上海量信息的"干扰"。

❷ 求助外界，兼听则明

遇到困难，要主动寻求外界的帮助和支持，因为一个人的力量和智慧是有限的，大家的力量和智慧是无限的。外界的帮助能起到事半功倍的作用，可弥补个人认识和能力上的不足。这样，在面对信息的困扰时，我们才会及时听取他人意见，兼听则明，避免信息焦虑的发生。

❸ 接纳现实，合理看待挫折

建立客观、合理的求全求美观。日常生活中，我们做事前都设立了美好的愿望和远大的目标，但这是理想和主观愿望。在实现目标的过程中，每个人都会遇到许多意想不到的问题。如果我们已尽力去克服这些问题，就要坦然接受现实的结果。只有拥有这种"平常心"，我们才能免受信息焦虑的困扰。

1	2	3
培养心理适应能力	求助外界，兼听则明	接纳现实，合理看待挫折

隐患4：网络沟通

因地制宜"网聊"，不忘现实交流

北京大学回龙观临床医学院教授　刘华清
华北理工大学心理与精神卫生学院　林越瑞
北京林业大学心理学系　董一漩

生活实例

佳佳是一名中学生，父母特意为她配备了智能手机，以方便联系。佳佳从小比较内向，不爱与人说话，自从有了手机后，更不爱搭理人了，就连父母问她的问题，她也经常不予理会，而是通过微信回复。据了解，佳佳在学校沉默寡言，很少与同学一起说说笑笑，和同学的交往基本只限于网络沟通。父母觉得佳佳"太内向"，于是带她去做心理咨询。咨询师了解情况后，认为她对网络沟通方式产生了心理依赖，导致了社会退缩行为。

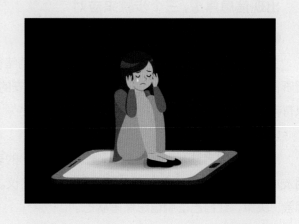

如今，网络沟通在人际交往中所占比重日益增长，甚至有取代面对面互动之势。相比面对面的口头交流方式，网络沟通的形式更加丰富多样，包括文字、语音、图片、视频等。网络沟通不受时间、空间限制，拉近了人与人之间的距离，大大拓展了人们的交际圈，形成了家庭群、工作群、班级群、同学群、游戏群、购物群、粉丝群、老友群等新型网络社会关系圈。但是，网络沟通方式并不完美，不能代替面对面的互动。

网络沟通的四个"不完美"

❶ 属于"简化版"人际互动

人类沟通主要依靠语言，语言又分为肢体语言和文字语言。在面对面交流中，人会动员全身感觉及运动器官来接收和传递信息，以最大限度地传递更多的信息，避免沟通中出现信息偏差，肢体语言传递信息占比通常超过60%。而网络沟通属于"简化版"的面对面互动，由于缺乏肢体语言等丰富多样的信息，传达的信息量受到限制。

❷ 不利于培养"共情"

在网络沟通中，对接收到的信息进行认知加工时，人们往往会不自主地受到个人经历、教育水平等因素的影响，从而产生认知偏差。这类"片面的信息"对青少年的认知发展有不利影响。相比略显冰冷的文字及语音，面对面互动包含了丰富的情感信息，能培养个体的共情能力，这对处在生长发育关键期的儿童来说尤为重要。共情是个体理解和判断他人心理感受的一种能力，对个人的成长、发展、人际交往、心理健康等有重要意义。

❸ 导致面对面交流能力下降

网络沟通具有便利、高效、无须面对面接触等优点，很多人在与人交流时会优先选择这一方式。但长期使用单一的网络沟通方式，易使人对它形成依赖。一些人在网络沟通时会侃侃而谈，但在面对面互动时，却觉得不适应，甚至感到自卑、羞怯。实际上，过度依赖网络沟通方式，可能使人"脱离"正常生活，在现实交往中表现出冷漠等态度，甚至发生交流障碍。有研究认为，心智尚未发育成熟的儿童过早、过度地使用网络沟通，可导致他们在面对面互动中出现社会性退缩、自我封闭、紧张不安等表现。

❹ 影响语言表达能力

青少年通过网络进行沟通时，往往使用很多"网络流行语"。这类流行语虽然一定程度上拉近了人与人之间的距离，活跃了交流气氛，但可能存在语法错误、语义不明、错字丛生等问题。长期使用这类表达方式，容易对青少年的语言合理使用能力造成负面影响，比如，将"网络语体"应用于正规文体的写作等，进而影响其语言的规范使用能力和表达能力。

四个提示，让网络沟通服务于现实生活

❶ 从小培养孩子的人际交往能力

必须明确，网络沟通方式本质上是一种工具，我们要合理利用它为个人的现实需求服务，而不被这种方式所束缚。在条件受限的情况下，网络沟通是对面对面互动的一种有效"补偿"，比如，留守儿童可通过网络与在外打拼的父母进行沟通交流，弥补不能现实相处的缺憾。但是，在有条件的情况下，父母绝不能忽视与孩子面对面地沟通，要发挥榜样力量，尽可能多地创造与孩子面对面互动的机会，在言传身教中培养孩子的人际交往能力。要多花时间陪陪孩子，一起看书、做家务、购物、旅游，等等。

❷ 因地制宜选择沟通方式

在条件不允许的情况下，比如沟通双方身处两地、时间安排"对不上"、刚认识不便当面交流时，可充分发挥网络沟通的优势。而当双方需要增进感情、加强彼此之间的交往时，网络沟通就会显得"生分"，最好安排面对面交流的机会，以加强彼此的感性认识，增进感情，促进人际关系发展。

❸ 不要长期依赖网络沟通

一些人对面对面交往存在一定的抵触情绪，于是就会心安理得地使用网络沟通来代替。久而久之，面对面交流时的社交能力就会下降，就更不愿意与人当面互动了，导致恶性循环。因此，要经常有意识地锻炼自己面对面交往的能力，避免对网络沟通方式形成依赖。

❹ 利用网络沟通克服社交恐惧

对于存在社交困难（如社交恐惧症）的人而言，网络沟通是一种很好的"替代方式"，可以将它作为面对面互动前的"适应阶段"，借助网络沟通积累与人交流的经验和技巧，逐渐克服对面对面互动等社会交往的恐惧。

四个提示

1	从小培养孩子的人际交往能力
2	因地制宜选择沟通方式
3	不要长期依赖网络沟通
4	利用网络沟通克服社交恐惧

【专家简介】

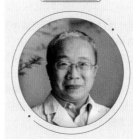

刘华清　北京大学回龙观临床医学院临床心理科主任、主任医师、教授，中国医师协会精神科医师分会精神分析专业委员会副主任委员，中国心理卫生协会妇女儿童发展与健康专业委员会副主任委员。擅长各类心理疾病，包括儿童心理障碍的诊治。

隐患⑤：过度网购

时时自省，延缓购物冲动

河北医科大学第一医院精神卫生中心主任医师　王育梅

┃生活实例┃

吴女士生活在一线城市，平时工作"两点一线"，生活比较单调，主要乐趣是网络购物。渐渐地，她发现自己离不开网购了：即便没有购物需求，每天也会习惯性地到各大购物平台浏览一下，不经意间就下了很多单；在拆开快递包裹那一刻，她常常能体会到一种莫名的轻松和快乐。由于花了很多没必要花的钱，吴女士事后冷静下来也会为自己的不理性消费而感到自责，但还是忍不住继续网购。由于网购占用了大量时间，她的考研计划不得不搁置；这段时间，她还因入不敷出而无法按时偿还信用卡透支的款项。吴女士这才意识到，自己的网购行为失控了。

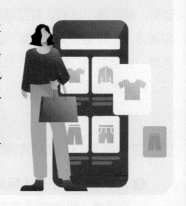

网购平台商品丰富、价格相对低廉，售卖形式多样，消费者不受时间、空间限制，购物非常方便。网购平台还会根据消费者的购物倾向、收入情况、职业、爱好、生活方式、性别、年龄等"大数据"推送商品，激发购买欲望。在这些外界因素的"诱惑"下，冲动购物、过度购物等不健康购物行为方式很容易发生。

三个信号，提示不良购物行为

研究发现，有过度网购习惯的人购物时会产生一些正面情绪，认为购物时"充满快感和激情"。长此以往，他们会对这种感觉和购物行为产生心理依赖，形成不良购物模式。当他们在生活中感到紧张、压抑时，习惯于通过购物释放压力，但事后又会因不理性消费而生气、自责。久而久之，可导致行为问题，影响正常生活、工作和学习。

一般情况下，与男性、中老年人相比，女性、年轻人更容易产生冲动购买行为。若要观察自己是否出现不健康购物行为，应关注以下几个"警示信号"。

● 对购买和消费行为过分关注，或有冲动、过度的购买和消费行为。

● 经常购买支付不起、不需要的物品，或经常花费过多时间在网购上。

● 不能控制网购和关注购物相关信息的行为，为此消耗大量时间，明显干扰了正常的生活、工作、学习、社交等，或因过度购物"负债"。

如果出现上述情况，应警惕不良购物行为的存在，及时加以纠正。

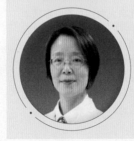

王育梅　河北医科大学第一医院精神卫生科副主任、精神卫生中心临床二科主任、主任医师、博士生导师，河北医科大学精神卫生系副主任，河北省医学会精神病学分会青年学组组长，河北省中西医结合学会睡眠医学专业委员会副主任委员。擅长心身疾病、睡眠障碍、双相情感障碍等的诊治。

六种心理活动，导致过度网购

客观购物环境的"诱惑"只是外部原因，个人主观心理因素是导致网购行为问题的内在原因。

❶ 盲目跟风

很多人网购有盲目跟风的嫌疑。比如：看到同事、朋友经常收快递，如果自己不加入这一行列，就会感觉不甘心，或觉得自己"不合群"，由此产生从众购买行为。

❷ 贪图便宜

网购确实比在实体店购物要便宜一些，网上还经常有各种打折促销活动，很多人会因贪图便宜而盲目、过度消费。

❸ 发泄情绪

现代社会，人们生活、工作压力较大，许多白领网购是为了发泄情绪、缓解压力。购买行为会促进大脑分泌让人产生愉悦感的"多巴胺"，网购又会让人有"全世界都服务于我"的感觉，可暂时起到一定的缓解压力、舒缓情绪的作用。

❹ 填补内心空虚

不少人感觉生活单调、无聊，一些人容易出现"内心空洞"，网购就成了"避风港"。他们通过网购获得存在感和价值感，填补内心的空虚和寂寞，也就是所谓的"我买的不是东西，而是快乐"。这一心理往往会导致惯性消费：明明没有实际购物需要，但一打开手机就会不自觉地下单，有种欲罢不能的感觉。

❺ 满足虚荣心

虚荣心会使人渴望得到更多、更好的物品，以此获得身份上的认同感。这种心理可导致超负荷消费。惯于超负荷消费的人对奢侈品、名牌带来的虚荣感非常"上瘾"，有时会透支自己半年或一年的收入，甚至贷款，结果导致入不敷出，甚至债台高筑。

❻ 获取安全感

有种过度购物行为叫"囤积消费"。喜欢"囤积"者会不停添置新物品，又不舍得扔掉旧的，以至于囤积了大量没用的物品，影响正常生活。喜欢囤积者几乎都缺乏安全感，"万一哪天用得着呢"是他们不断购物的"理由"。

四个建议，"战胜"不良购物行为

❶ 自我反省，正确疏导压力

有过度网购行为时，可通过以下四个问题自省一番：我是从何时开始迷恋网购的？当时发生了哪些事？我最近过得如何？我网购到底是为了什么？这几个问题可帮助你进行"自我探索"，发现问题的症结所在。如果是工作压力大导致过度网购，可通过运动（如散步、跑步、瑜伽等）、朋友聚会（聊天、寻求同伴帮助）、听音乐等方式来疏导压力；如果是情感问题，可找"闺蜜""哥们儿"或家人倾诉，也可寻求心理咨询师的帮助。

❷ 注重实用性，认清个人所需

培养正确的消费观，分清楚哪些是必要的消费，哪些是可买可不买的东西，哪些是根本不需要的东西。购买商品应以实用为主，不需要的坚决不买，可买可不买的不予购买。有过几次网购方面的教训后，上述鉴别能力自然会得到提高。

❸ 延迟满足，避免冲动消费

看到心动的商品，可先记到本子上或加入购物车，一个星期后再看一下，如果确实需要，再付钱。这个方法有助于延迟满足，避免冲动消费。买完目标商品后，立刻关闭网页，减少无谓的消费机会。过度网购者，可解除与购物网站绑定的各种免密、便捷支付方式，让自己的购物冲动不能轻易"得逞"；如果实在需要购买，可让他人代买，自己直接付给他人现金，这样能真实体会"钱变少了"的感觉，有助于控制购物欲望。

❹ 严重者接受专业治疗

如果已经出现购物成瘾，无法摆脱过度购物的习惯，并且感到痛苦，应该积极寻求专业治疗，在心理卫生工作者指导下克服过度购物的问题。

隐患 *6*: 网络沉迷

提高自我约束力，远离沉迷"陷阱"

南方医科大学心理学系教授 肖 蓉

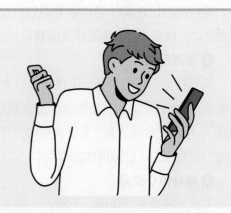

▮ 生活实例 ▮

小赵参加工作时间不久，遇到了很多工作、人际关系方面的烦心事。他感觉不开心，就打网络游戏"找点乐趣"，结果一发不可收拾：对网络游戏越来越着迷，每天花的时间越来越长，有时甚至熬夜打游戏，导致第二天工作效率受影响。时间一长，小赵的精神状态也变得很差。家人发现问题后，就禁止他玩网络游戏，谁知他又迷上了玩社交媒体、刷短视频。不得已，家人只好带他找专业心理卫生工作者求助，结果被诊断为网络沉迷。

网络沉迷是指以娱乐为目的，过度、持续地使用互联网，导致学习、工作和社会功能受到影响，具体形式包括网络游戏沉迷、网络社交沉迷等。青少年是网络沉迷的高发人群，他们具有创造性强、接受新鲜事物快等特点，但由于涉世不深、喜欢娱乐、追求刺激、自控能力较弱等，很容易沉迷于网络。

▮ 网络沉迷，全方位影响正常生活

大量调查研究表明，目前我国青少年网络沉迷现象日趋严重：一半以上的青少年实际上网时间超过事先预计的上网时间；将近四成青少年将上网作为摆脱烦恼和缓解不良情绪的方法；四分之一的青少年难以控制和减少自己的上网行为；将近四分之一的青少年表示对网络过于关注。

沉迷于网络可影响生理和心理状况，使生活质量下降。有证据表明，网络行为越多，越不利于个人的生理、心理和社会功能。比如：沉溺于网络会破坏正常的作息和饮食习惯，长时间注意力高度集中地使用电脑或手机可导致肌肉酸痛、头晕、头痛等症状；一些人逃避现实，把虚拟的网络生活（包括网络游戏、网络社交等）当作精神上的寄托，导致各种心理问题；网络沉迷者习惯于网络人际交往模式，面对现实生活中的社会关系、人际交往反而不适应，一旦脱离网络虚拟空间，回到现实中，他们可能会出现社会关系紧张、人际交往障碍等问题；等等。

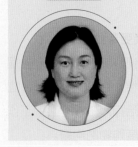

专家简介

肖 蓉 南方医科大学心理学系副主任、教授，广东省心理学会心理测量专业委员会常委。擅长不同人群的心理健康状况评估、人格与智力评估及职业心理评估，对处理婚恋情感、人际交往、挫折应对、青少年心理等方面的问题有较丰富的经验。

八个问题，自测网络沉迷程度

自我反省一番，问一下自己以下 8 个问题。回答"是"的题目越多，说明网络沉迷的倾向越严重。

○ 1.你是否对网络过于关注？
○ 2.你是否感觉需要不断增加上网时间才能感到满足？
○ 3.你是否难以减少或控制自己对网络的使用？
○ 4.你是否对家人或朋友掩饰自己对网络的着迷程度？
○ 5.你是否将上网作为摆脱烦恼和缓解不良情绪的方法？
○ 6.当你准备下线或者停止使用网络的时候，你是否感到

烦躁不安、无所适从？

7.你是否由于上网影响了自己的工作状态或朋友关系？

8.你的上网时间是否经常比预期的要长？

七个提示，远离网络沉迷

智能手机的普及、网络使用的便捷、网络游戏或社交媒体的"新鲜刺激感"，为网络沉迷提供了"温床"。那么，如何在"充满诱惑"的世界里，尽可能远离网络沉迷呢？

❶ 制定"在线时间表"

调查发现，提高个人的时间管理能力有助于克服网络沉迷。存在网络沉迷倾向者，可以为自己制定一个"在线时间表"，采用逐步缩短在线打游戏、使用社交媒体等时间的方法，逐步摆脱网络沉迷问题。为保证自己能坚持执行"在线时间表"，可进行适当的自我激励，比如，在按规定时间下线后，可买一件自己心仪的物品作为奖励，等等，逐步将"在线时间"压缩到合适的水平。

❷ 提高自我约束能力

自我约束能力是预防网络沉迷的基础，其不仅体现在上网方面，还体现在生活中的其他方面。要养成凡事都严格要求自己的习惯，这样才会在上网问题上不轻易"放纵自己"。比如，保持规律的生活习惯，遵循严格的作息时间，等等。

❸ 拓宽获取信息的渠道

要意识到，我们与外界"接触"、获取信息的方式并不限于网络。不妨看看电视，或者到图书馆、书店等场所阅读报刊和书籍。这样既能拓宽视野，又能减少对网络的过度依赖和关注。坚持一段时间后，或许会感到"豁然开朗"。

❹ 正确排解不良情绪和烦恼

生活中难免会遇到不开心的事，出现消极情绪时，试图通过玩网络游戏、刷网络社交媒体等方式"忘记"烦恼，只会适得其反，

往往问题未解决、烦恼未消除，反而增加了过度上网带来的"新问题"。生活中遇到"不如意"时，要通过正确的方式排解，比如：放下手中的事，到大自然中走一走，呼吸新鲜空气，欣赏自然风光；找信任的人倾诉心声，听取他们的意见和建议；等等。

❺ 丰富日常生活

不要将日常活动局限于"网络"，应该多安排与上网无关的活动，如绘画、听音乐、做运动等，让生活内容变得更丰富多彩。将时间和精力放在其他事情上时，可以有效地分散注意力，减少对网络的过分关注和依赖。

❻ 适时断网

感觉难以摆脱网络"纠缠"时，不妨干脆来一次"断网行动"。暂时拔掉网线，关闭手机的移动网络，让自己暂时与网络世界分离。

❼ 寻求心理帮助

如果经过努力仍然无法摆脱网络沉迷的困扰，不妨找专业人士进行咨询，在他们的帮助下克服网络沉迷。

隐患7：网络陪伴

多嘘寒问暖，常回家看看

华东师范大学心理与认知科学学院应用心理学系教授　崔丽娟

—| 生活实例 |—

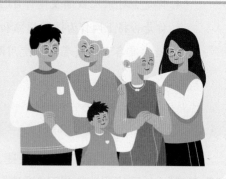

顾先生长期在外地工作，已经有两三年没回家探望父母了。现在网络沟通比较方便，顾先生会经常给父母发发微信、打打电话，有时还会与他们进行视频聊天。他还时不时通过网购给父母买东西，自觉对父母的照顾比较周到。今年春节，顾先生回家见到父母时，发现他们比自己想象中老了许多，有很多事父母都没告诉他。为此，他感到很内疚，并暗暗下定决心，以后一定要常回家陪陪父母。

随着时代变迁，年轻一代的思想观念发生变化，他们更加独立、自主。例如：即使生活在同一个城市，很多年轻人大学毕业后也会选择自己租房，与父母分开居住；很多人会主动选择到离家很远的地方就读、工作，难得回家一次；等等。同时，也有不少人常年在外工作，与年幼的子女远隔千里。互联网的普及为家庭成员保持联系提供了便利条件，因此很多人认为，在网络上联系与回家陪伴的效果是一样的，甚至认为"网络陪伴"完全可以代替现实陪伴。其实，这种想法并不正确。

网络陪伴，存在天然"情感缺失"

随着新技术的发展和应用，人际交往的方式也在发生演变。目前，人际交往主要有两种方式：一是"空气振动式"的人际交往方式，即传统的面对面互动方式；二是"电磁波振动式"的人际交往方式，如网络沟通、打电话等。

❶ "电磁波振动式"交往，情感连接较差

人与人之间传递和交流的信息有两种：一种是表达思想观念的，另一种是表达情感的。在"电磁波振动式"交往中，人与人之间可以畅通无阻地进行思想上的交流，但情感交流会受到影响。例如：无法观察到对方精细的面部表情，不能"捕捉"对方的肢体语言，看不到对方与周围环境的互动，等等。由于传递的信息"大打折扣"，所以在"电磁波振动式"的交往中，情感连接较差。长期依赖这一方式会导致"隔阂"，比如，双方网络上聊得很好，见面却感觉对方"与自己想象的不一样"，也不像在网上那么亲近。

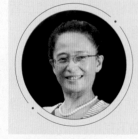

专家简介

崔丽娟　华东师范大学心理与认知科学学院应用心理学系教授、博士生导师，中国社会心理学会副会长，中国心理学会社会心理学专业委员会主任委员，上海市社会心理学学会会长。擅长社会心理学、老年心理学的教学和研究。

❷ "空气振动式"交流，有助感情升华

心理学研究发现，人与人之间相处，面对面地进行"空气振动式"交流，更容易产生感情的连接。例如：许多人与从小将他们带大的爷爷奶奶很亲近，而与从小在外工作、很少一起相处的父母感觉却比较疏远。这种现象充分说明：一起相处更容易引起情感共鸣，从而促进感情的连接和升华。因此，即使网络沟通工具日益发达，"空气振动式"交往仍不可或缺。

需要提醒的是，"情感缺失"是网络交流的天然缺陷，并不容易弥补。即使是最"接近"面对面互动的视频沟通方式，也不能高效地传达人际交往的全部信息，如肢体语言、与环境互动的信息等。因此，不能将视频交流等同于面对面交往。

网络时代，更要"周到陪伴"

互联网为陪伴老人或年幼的子女提供了便利条件，人们可随时随地通过文字、语音、视频等方式向亲人嘘寒问暖。但这种方式并非完美，我们既要充分利用它，也要设法弥补其不足。

❶ 网络时代，也要常回家看看

网络时代，人与人之间的沟通交流极其便捷，年轻一代可通过网络经常与父母或子女保持联系。但是，绝不能因此而忽视面对面陪伴的作用。应充分利用周末、节假日，常回家看看，"真实"地陪伴一段时间。

❷ 嘘寒问暖，考虑周全

中国人习惯"报喜不报忧"。在网络交流时，老人即使生活中遇到困难、感觉"不快乐"，也不会表现出来，通常只是安慰子女要安心工作和学习。这也是网络沟通的缺陷之一。因此，子女要尽可能细心一点，多问问父母具体的生活情况和细节，以便及时发现问题，提供必要的帮助。

❸ 交流更广泛的话题

随着技术的进步，网络使用成本已变得很低，即使长时间聊天也不会花费太多"流量"。因此，与父母、子女网聊时，话题不应拘泥于"家事""学习"，可与他们聊聊身边发生的人和事、社会上的各种新鲜事物等，让他们对社会有更多的了解。尤其是对于老年人而言，与子女的广泛交流不仅可以丰富他们的生活，还可以增加他们仍然融身于社会的感觉。

❹ 多采取视频沟通方式

视频交流虽然不等同于面对面交往，但可以比文字、语音、图片等传递更多的信息，如果有条件的话，应多采取这种方式。视频沟通时，还可通过摄像头的移动，多角度地向父母或子女展示自己的生活情况，如家里的新布置、最近购买的一件物品等。

❺ 让孙辈参与进来

祖孙之间没有隔阂，孙辈的一声问候往往能给老年人带来莫大的快乐。为此，年轻的父母要为祖孙之间的网络交流提供机会，让孩子经常向老人问好，还可以把孩子的视频和照片等通过手机发给老人看，让他们感到开心。

❻ 教老人学会使用智能手机

虽然面对面陪伴必不可少，但网络沟通也是与老人保持联络的重要方式，老年人应掌握基本的网络沟通工具。一些老年人对新技术有畏难心理，认为自己学不会。其实，通过各种优化，智能手机及软件的使用方法已越来越贴近人们的习惯，易于上手。子女要鼓励老人学习一些基本的智能手机使用技巧，可以手把手地教，再辅以"远程指导"。

1 网络时代，也要常回家看看	2 嘘寒问暖，考虑周全	3 交流更广泛的话题	4 多采取视频沟通方式	5 让孙辈参与进来	6 教老人学会使用智能手机

隐患 8：网络暴力

沉着应对"攻击"，不向他人"施暴"

江西师范大学心理学院　刘明矾（教授）　雷婧

生活实例

小杨是一位艺术院校的大学生，她经常利用业余时间在网络平台上进行直播表演，"粉丝"数量不断上升。可最近不知为何，小杨发现自己的视频下面出现了大量嘲讽、谩骂她的评论，还有人跑到她的直播间"出言不逊"。对此，她感到无法接受，心情很郁闷，于是寻求心理帮助。

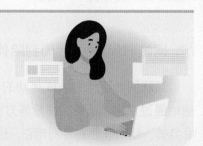

网络时代，人人都是"自媒体"，每个人都有发表意见的渠道，我们时时刻刻在接收来自四面八方的信息，网络暴力问题随之而来。小杨正是其受害者。

网络暴力是指借助网络虚拟空间对他人造成伤害的行为，形式上可表现为文字、图片、视频等，内容往往具有嘲讽、刻薄，甚至恶毒、残忍等特点。对受害者而言，网络暴力可严重影响工作、学习和生活。社交媒体则是网络暴力的重灾区。

网络暴力与三方面因素有关

网络暴力之所以时常发生，首先与网络时代人们获取信息的"碎片化"有关。网络上发布的信息往往是碎片化的，不能代表事件的全貌，一些不明真相者便根据自己已知的、不全面的信息，随意发表个人见解。其次，与网络上发表言论的便捷性有关。只要有一个社交账号，就能对当事人进行评论或者私信给对方，任何能上网的人都能"方便"地实施网络暴力行为。第三，与网络暴力治理的困难性有关。

两类人易受网络暴力影响

研究表明，青少年、低收入人群是受网络暴力影响的重点人群。青少年处于价值观的形成期，对事件缺乏判断能力，非常容易受他人言论的影响，情绪波动也很大；低收入人群的社会支持系统比较薄弱，一旦受到言论冲击，可能无法抵御其带来的不利影响，因而产生一系列心理等方面的问题。网络暴力使受害者精神痛苦，自尊水平降低，变得封闭自我，出现抑郁、焦虑等情绪问题，严重的可能导致创伤后应激障碍、睡眠障碍、抑郁障碍、焦虑障碍，甚至自残、自杀等恶性事件。

五项措施，合理应对网络暴力

如果自己或身边的朋友遭遇了网络暴力，应当怎么做呢？

网络暴力事件，不要慌张、害怕，也不要贸然和施暴者理论，要相信自己完全有能力处理好这件事情。

❶ 沉着冷静应对

要稳定心态，沉着、冷静地应对

❷ 暂时断开网络

面对各种指责，不是所有人都有足够强大的内心来抵御。此时，最好的方式是暂时断开网络，"还自己一片清净"。

❸ 协商解决

在可能实施的情况下，可联系施暴者本人，将事实澄清，指出其行为的不合理性和危害性，说明利害关系，要求对方主动、尽快消除其言论带来的不良影响。

❹ 选择报警

在比较危险或后果较严重的情况下，受害人可寻求警方的援助，将自己搜集到的截图等证据提交给警察，通过正常的法律程序让施暴者得到应有的惩处。

❺ 寻求社会支持

受到网络暴力时，不要"一个人挺着"，可找信任的人倾诉，在获得他人安慰的同时，听听他们对这件事的看法和处理建议。另外，要对网络暴力有合理的认识，当有人受到网络攻击而向自己求助时，不要不当一回事，而是要认真对待和倾听，给予受害者关心和理解，帮助其尽快恢复正常生活。

网络施暴者三大特点

网络暴力中，施暴者的出现往往比较"随机"，他们只需付出较低成本，就能对当事人产生较大影响。心理学家发现，以下三个特点是导致一个人实施网络暴力的重要因素。

❶ 不良特质

相比其他人群，侵略性强、缺乏同理心、容易冲动、有道德缺陷的人，更容易实施网络暴力行为。

❷ 负面情绪

焦虑、愤怒和抑郁是网络攻击行为的重要风险因素。心理状态不佳的人，往往难以做出正确的判断，容易冲动行事，倾向于在网络上攻击他人，以获得暂时的心理平衡。

❸ 从众心理

作为社会性动物，人们会习惯性地使自身的言语、行为与身边的人保持一致，常常不会认真考虑他人的言行是否正确。当某个人受到群体中大部分人的谴责、谩骂时，其他人往往会"随大流"，发表一些原本不属于自己的看法。

三个提示，减少网络暴力

现实生活中，网络暴力经常会被"无意识"地"实施"。为此，要注意以下几点，预防、减少网络暴力行为。

❶ 保持阳光心态

规律作息，经常运动，转变观念，及时调整不良情绪状态。

❷ 增强自我控制

提高自控力、克制冲动有助于减少网络攻击行为。有研究发现，进行正念冥想练习是减少网络暴力行为的一种有效方式。与低正念水平的人相比，高正念水平的人较少在网络上欺负他人，因为他们对自己的行为和言论有更高的控制力。正念是近年来心理学领域研究的热点，是指有意识地将注意力集中在当下，不做出任何主观判断，仅单纯地感受目前发生的一切。正念专注当下，有利于个体提高自我调节能力，是管理情绪的有效途径。

❸ 慎重发表观点

切忌人云亦云，尽量了解完整的信息后再发表看法，明白自己的一举一动都可能会对当事人产生不可逆的影响。不要让自己无心的一句话，成为他人彻夜难眠的原因；不要因为一次冲动的行为，让他人受到无端伤害。**PM**

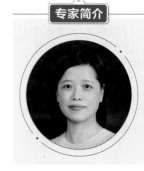

专家简介

刘明矾　江西师范大学心理学院教授、博士生导师，心理技术与应用研究所所长，教育部心理健康教育教学指导委员会委员，江西省高校人文社科重点基地心理健康教育研究中心主任，擅长青少年情绪障碍的评估和心理干预。

《中国居民膳食指南（2022）》解读：

四大变化，八项准则

北京大学公共卫生学院教授　马冠生

营养是生命和健康的物质基础，没有营养，生命将不复存在，也就无从谈及健康。进食是维持生命最基本的行为，科学、合理的饮食不仅能补充生命所需的各类营养素，更对预防疾病、维持健康至关重要。

膳食指南是根据科学原则、百姓健康需要、食物生产情况和人民生活实践，由政府或权威学术机构提出的食物选择和身体活动的指导性意见，是国家推动食物合理消费、提高国民健康素质、实施健康中国行动的重要措施。我国于1989年首次发布了《中国居民膳食指南》，并于1997年、2007年、2016年、2022年进行了四次修订。2022年4月26日，《中国居民膳食指南（2022）》正式发布。

《中国居民膳食指南（2022）》有哪些主要内容？与上一版相比，有哪些变化和特色？本刊特邀中国营养学会副理事长、膳食指南修订专家委员会副主任马冠生教授进行解读。

中国居民膳食指南（2016）	中国居民膳食指南（2022）
食物多样，谷类为主	食物多样，合理搭配
吃动平衡，健康体重	吃动平衡，健康体重
多吃蔬菜、奶类、大豆	多吃蔬菜、奶类、全谷、大豆
适量吃鱼、禽、蛋、瘦肉	适量吃鱼、禽、蛋、瘦肉
少盐少油，控糖限酒	少盐少油，控糖限酒
杜绝浪费，兴新食尚	规律进餐，足量饮水
	会烹会选，会看标签
	公筷分餐，杜绝浪费

● 变化一 ● 增加核心条目，"推荐"变为"准则"

针对我国居民营养状况或饮食行为出现的新问题，《中国居民膳食指南（2022）》（以下简称"新版指南"）增加了健康饮食方式的建议，包括规律进餐、足量饮水、会烹会选、会看标签、公筷分餐、杜绝浪费、饮食卫生等内容，核心条目由6条改为8条；同时，将原来的"推荐"变为"准则"，仍然是推荐性建议，但推荐程度和力度加强了，意在希望大家尽可能参照实施。

┃准则 ❶ ┃ 食物多样，合理搭配

不同食物所含的营养素种类和含量不同，除供6月龄内婴儿的母乳外，没有任何一种食物可以满足人体所需的全部营养素。因此，只有多种食物组成的平衡膳食才能满足人体对各种营养素的需要。食物多样

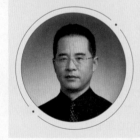

专家简介

马冠生 《大众医学》专家顾问团成员，北京大学公共卫生学院营养与食品卫生学系主任、教授、博士生导师，中国营养学会副理事长、饮水与健康分会主任委员，国家食物与营养咨询委员会委员，中国科协首席科学传播专家。

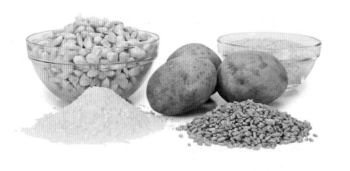

是达到膳食平衡的基本途径。我国居民应坚持谷类为主的平衡膳食模式。合理搭配是指碳水化合物占能量供应的 50% ~ 60%，蛋白质占 10% ~ 15%，脂肪占 20% ~ 30%。每天的膳食应包括谷薯类、蔬菜水果、畜禽鱼蛋奶和豆类食物。平均每天摄入 12 种以上食物，每周 25 种以上，合理搭配。每天摄入谷类食物 200 ~ 300 克，其中包含全谷物和杂豆类 50 ~ 150 克；薯类 50 ~ 100 克。"谷薯"原来是放在一起的，新版指南之所以将它们分开，是为了避免产生误解，更直观地明确区分究竟应该吃多少谷类和薯类。

"食物多样，谷类为主"更新为"食物多样，合理搭配"，并不意味着不再坚持以谷类为主了，而是更加强调膳食模式的整体作用，突出合理搭配的重要性。目前，很多人对碳水化合物、谷物比较抵触，认为要"控碳水"。实际上，碳水化合物摄入过多、过少都不利于健康。很多研究发现，碳水化合物能量供比占 50% ~ 60% 是最适宜的，超过 70% 或低于 40% 均会增加死亡风险。

准则 ❷ 吃动平衡，健康体重

体重是评价人体营养和健康状况的重要指标之一，吃和动是保持健康体重的关键。各个年龄段的人群都应该注意保持适宜体重，每天运动。每周应至少进行 5 天中等强度的身体活动，累计 150 分钟；每天步行 6000 步以上；鼓励高强度有氧运动，加强抗阻运动，每周至少进行 2 ~ 3 天，并减少久坐时间，每小时都要起身活动。不同运动在增强心肺功能、肌肉

力量和促进骨骼健康方面有不同作用，因此要采取不同的运动方式。

运动不仅有利于减肥，还可降低高血压、糖尿病、心血管疾病、脑卒中、心衰、部分癌症的发生风险，缓解焦虑、睡眠障碍、抑郁、痴呆等，益处颇多。对儿童来说，运动对促进骨骼健康和大脑健康均有积极影响。值得注意的是，低体重和肥胖均可能增加老年人的死亡风险，老年人尤其要保持合适的体重，以抵抗疾病。

准则 ❸ 多吃蔬果、奶类、全谷和大豆

新版指南在《中国居民膳食指南（2016）》（以下简称"2016 版指南"）的基础上增加"全谷物"，是针对我国居民普遍食用的谷物太精细这一问题而定的。精加工谷类比例过高易导致 B 族维生素、矿物质和膳食纤维摄入量不足。膳食中保证一定量的全谷物摄入，有利于改善排便情况，促进消化道健康，降低 2 型糖尿病、心血管疾病、肥胖和肿瘤的发生风险。蔬菜和水果水分含量多、能量低，是维生素、矿物质、膳食纤维和植物化学物质的重要来源。富含蔬菜、水果的膳食可以预防心血管疾病、癌症、糖尿病等慢性病。奶类营养齐全，既可以提供大量优质蛋白质，又能提供大量钙，以补充膳食钙的摄入不足，有利于儿童的生长发育、老年人的骨质疏松预防，维持骨骼健康。大豆是优质蛋白质、必需脂肪酸、钙、钾、维生素 E、大豆异黄酮、植物固醇等的良好来源。

准则 ❹ 适当摄入鱼、禽、蛋、瘦肉

如果分别描述各类动物性食物应摄入多少克，可能不利于记忆和实施。为了方便居民操作，新版指南推荐，鱼、禽、蛋、瘦肉每天平均总体摄入 120 ~ 200 克。我国不少居民存在这类动物性食品摄入过多的问题。动物性食品可以提供优质蛋白质、维生素 A 和 B 族维生素，但也含有较多脂肪和胆固醇，应遵循适量原则。每周最好吃 2 次鱼，鱼在所有肉类中是比较理想的选择。

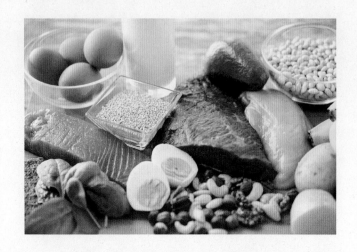

需要强调的是，胆固醇在人体中有两个来源，一个是内源性，一个是外源性，2016版指南提到了胆固醇与健康的关系，新版指南做出了进一步更新，证实胆固醇摄入与一般人群的血脂异常没有关系。因此，普通人每天吃1个鸡蛋是没有问题的，吃鸡蛋不应弃蛋黄，但血胆固醇水平偏高或有心血管疾病史者还是应该注意适量食用。

此外，不少居民对烟熏制品和腊肉制品非常喜爱，但摄入过多这类食品会增加胃癌、食管癌的发生风险，因此最好不吃或少吃。

准则 5 | 少油少盐、控糖限酒

这一条原则上没有改动，但对男性、女性酒精的饮用量由每天分别不超过25克、15克改为均不超过15克。因为研究进一步证实了过量饮酒会增加许多疾病的发生风险，一般不推荐饮酒。若饮酒，要适量。

盐摄入过多对健康影响的证据非常充足，与高血压、脑卒中、胃癌、全因死亡率等高度相关。2016版指南推荐盐的摄入量为每日不超过6克，结合世界卫生组织提出的国际标准建议，以及国家"三减三健"行动强调盐摄入量不超过每日5克，新版指南也做了相应调整。尽管现在我国居民平均每日盐摄入量还是高达9克以上，与5克还有很大的差距，但这一调整是希望引导广大居民坚定不移地减少盐摄入。

准则 6 | 规律进餐，足量饮水

这条是新版指南增加的。因为近20年来的数据显示，我国居民每日三餐规律的人群比例有所下降，尤其是不吃早餐、晚餐过晚的比例显著增加，零食消费率呈大幅增加趋势。以上进餐不规律的行为可能增加超重、肥胖、糖尿病的发生风险。另外，居民在外就餐比例明显增加，经常在外就餐易导致能量、油、盐等摄入超标。

除食物外，水也是膳食的重要组成部分，但容易被人们忽略。我国居民饮水量不足的现象较为普遍，2/3的居民饮水不足。饮水过少会降低认知能力和体能，增加泌尿系统疾病的发生风险。轻体力活动的成年男性、女性分别应每日饮水1700毫升和1500毫升。不仅应足量饮水，少量多次，而且要主动饮水，不能等渴了再喝。推荐饮用茶水和白开水，不喝或少喝含糖饮料，不用饮料代替白开水，因为过多摄入含糖饮料会增加龋齿、超重、肥胖、2型糖尿病、血脂异常等的发生风险。

此外，每个人都应该学会判断机体是否缺水。可以通过排尿量和尿液颜色帮助判断，尿色深黄一般反映机体处于缺水状态，尿色浅黄或透明反映机体水分充足。

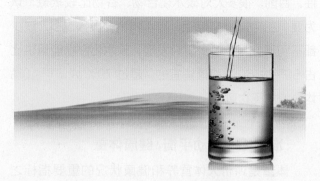

准则 7 | 会烹会选，会看标签

这一条新增内容提倡在生命各个阶段都应该做好健康饮食规划。我们需要做到认识食物，选择新鲜的、营养素密度高的食物，学会阅读食品标签，合理选择预包装食品，学习烹饪，传承传统饮食，享受

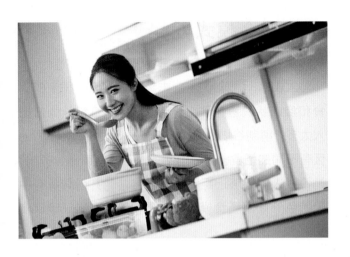

食物天然美味。

学习烹饪能帮助每个人在家庭中践行平衡膳食，掌握新工具，传承当地美味佳肴，做好一日三餐，真正做到减盐、减油等，享受营养与美味。

在外点餐，很多人往往图方便、快捷，并不是为了健康，这一点需要改善。大家应该充分注意规划膳食、认识食物、挑选食物的重要性。如果在外就餐，也不要忘记合理的食物选择，点餐时要注重技巧，主动提出营养诉求，比如：要淡一点，要全谷物食物或少油炸食物，等等。提出健康诉求可以促进全民健康环境的营造。

在食物营养标签方面，我国从 2013 年开始已经强制执行，但现在还有很多消费者在购买食物时不看营养标签，只看价格和生产日期。营养标签包括三个部分：营养成分表、营养声称、营养成分功能声称。

通过它，可以了解食品的特点，特别是营养特点，更好地比较和选择更健康的产品。

准则 ⑧ 公筷分餐，杜绝浪费

勤俭节约是中华民族的传统美德。提出公筷分餐，旨在提倡更卫生、文明的饮食方式。合餐具有较大的健康隐患，而推行分餐制、使用公筷公勺的益处很多。使用公筷公勺的最大好处是可以降低"病从口入"的风险，减少交叉感染。分餐、使用公筷公勺还有助于控制食物的摄入量，减少浪费，培养节约、环保的精神，剩余的食物基本没有被唾液污染，人们可以放心地将其打包、带回家。此外，一家人的口味可能不一致，众口难调，合餐的就餐方式很难兼顾所有人的口味，可能导致某些人营养摄入不均衡。如果采用分餐的就餐方式，根据每个人的口味、需求搭配膳食，可以促使每个家庭成员摄取的营养更加均衡。特别是对于儿童来说，分餐有利于均衡营养，养成健康的饮食行为和生活方式。

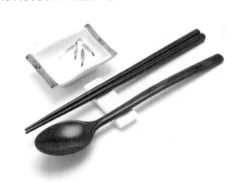

● 变化二 ● 增加针对高龄老年人的膳食指南

新版指南包含 2 岁以上大众膳食指南及 9 个特定人群膳食指南。这 9 类人分别是：备孕和孕期妇女、哺乳期妇女、0～6 月龄婴儿、7～24 月龄婴幼儿、学龄前儿童、学龄儿童、一般老年人、高龄老年人、素食人群。根据我国日益突出的老龄化问题，新版指南特别对高龄老年人，即 80 岁以上的老年人提出了建议。我国居民人均期望寿命越来越高，老年人比例越来越多，因此需要特别关注。

高龄老年人身体各系统功能显著衰退，营养不良发生率高，慢性病发病率高，膳食营养管理不同于刚步入老龄的人群，需要更加专业、精细和个性化的指导，最重要的是要预防营养不良和衰弱。高龄老年人要经常监测体重。体重过低、体质指数（BMI）小于 20 千克 / 米^2 时，就应该特别注意，需要及时就医，通过医学评估来判断体重丢失是由什么原因造成的，是否存在虚弱和营养不良。

变化三 提出东方健康膳食模式

东方健康膳食模式近似平衡膳食模式。中国疾病预防控制中心的两项膳食营养调查和慢性病调查发现，在浙江、上海、江苏、广东、福建等省市，居民的膳食模式是我国健康饮食模式的代表，也是东方健康膳食模式的一种雏形。它们的主要特点体现在清淡少盐，食物多样，蔬菜、水果、豆制品丰富，鱼虾水产多，奶类天天有，并且拥有较高的身体活动水平，这种模式有力地避免了营养素缺乏、肥胖及相关慢性病的发生，有助于提高人均期望寿命。

2019年《柳叶刀》杂志曾经对195个国家的膳食和疾病状况进行了比较，中国的膳食被认为盐摄入太多，精制谷物太多。其实我国地大物博，不同地区有不同的膳食，新版指南提出东方健康膳食模式，是希望人们能够近距离地学习推广，并倡导具有中国特色的健康膳食模式，挖掘和传承中国健康饮食文化。

变化四 膳食宝塔图形和食谱更注重可视化

新版指南对平衡膳食宝塔、平衡膳食餐盘进行了修改，更加注重图形的可视化，使居民更容易看懂和操作，并拍摄了定量食谱图案、宣传海报等，将食谱通过图片呈现，以方便大众学习和实践合理膳食。牢记图形上的数字和分类，可以更简单、轻松地使自己的一日三餐满足营养需求。PM

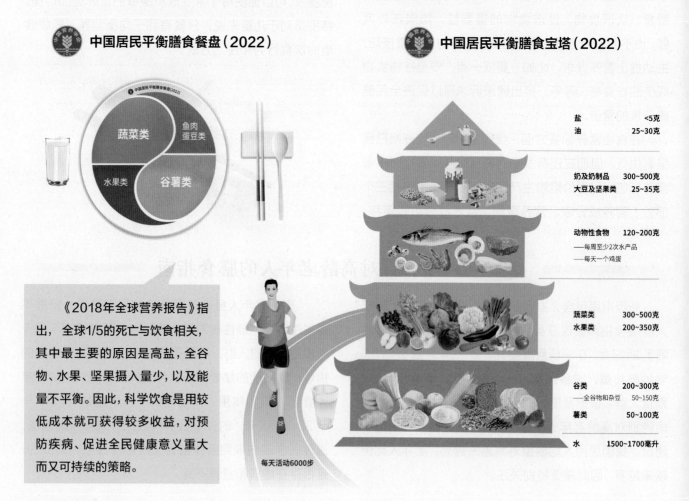

中国居民平衡膳食餐盘（2022）

中国居民平衡膳食宝塔（2022）

《2018年全球营养报告》指出，全球1/5的死亡与饮食相关，其中最主要的原因是高盐，全谷物、水果、坚果摄入量少，以及能量不平衡。因此，科学饮食是用较低成本就可获得较多收益，对预防疾病、促进全民健康意义重大而又可持续的策略。

每天活动6000步

盐	<5克
油	25~30克
奶及奶制品	300~500克
大豆及坚果类	25~35克
动物性食物	120~200克
——每周至少2次水产品	
——每天一个鸡蛋	
蔬菜类	300~500克
水果类	200~350克
谷类	200~300克
——全谷物和杂豆	50~150克
薯类	50~100克
水	1500~1700毫升

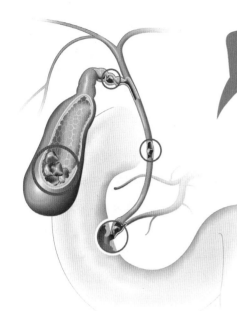

患结石，
胆囊是"去"还是"留"

首都医科大学宣武医院普外科主任医师　郑亚民

胆囊结石是一种常见病、多发病，常继发胆囊炎、胆管炎、胰腺炎及胆囊癌，严重危害患者健康。随着体检的普及，越来越多没有症状的胆囊结石在超声检查时被发现，患者往往感到疑惑、难以置信。没有症状的胆囊结石要治吗？怎么治？能不能"取石保胆"？切除胆囊对健康有什么影响？

胆囊结石的成因尚不明确

胆囊位于人体的右上腹，附着在肝脏下，呈梨形囊袋状。胆囊开口和肝外胆管相连，如同长长河道边的蓄水池。肝脏分泌的胆汁通过胆管排入肠腔，胆汁中含有胆汁酸，可以促进食物消化吸收。胆囊这个"蓄水池"具有储存和浓缩胆汁的作用。未进食时，肝脏分泌的胆汁储存于胆囊中；进食后，胆囊就会收缩，将胆汁排入肠道，发挥辅助消化的作用。

胆囊结石成因众多，与遗传因素、先天疾病、年龄、性别、超重或肥胖、饮食与生活习惯、药物使用、脂类代谢和伴随疾病等有关。过去大家常认为，胆囊结石的流行病学特点是"4F"，即肥胖（Fat）、女性（Female）、多次生育（Fertilize）、40岁（Forth）以上。但实际上，关于胆囊结石形成机制的假说众多，至今没有一个被公认的理论。对个体而言，可能仅存在1～2个上述因素就足以致病。例如：胆汁成分异常者的胆汁中，除胆汁酸外，还有胆固醇，长期进食高脂食物会使胆汁里的"胆固醇"含量超标，胆固醇饱和、析出，并聚合、凝结，便形成了胆囊结石；胆道感染、胆道蛔虫和肠液反流胆道等情况均可促进胆囊结石形成；妊娠期妇女、老年人和饮食不规律的人往往存在胆囊排空功能下降和胆汁淤滞，发生胆囊结石的风险较高；等等。

胆囊结石少有"存在感"

胆囊结石仅在其阻塞胆囊管时才会引发腹痛，这种情况多由高脂饮食诱发。进食高脂食物后，胆囊强烈收缩，结石嵌顿在胆囊管，使胆汁排出受阻，无法进入肝外胆管和肠道，从而引起胆囊张力增高、胆道痉挛，导致"胆绞痛"。胆绞痛的典型特点是右上腹痉挛性疼痛，向右肩背部放射，持续几分钟至十几分钟，多可以自行缓解。如果胆囊梗阻不能被解除，患者持续腹痛，可能会继发细菌感染，引起发热、巩膜或皮肤黄染等急性胆囊炎及胆管炎的表现。

在绝大多数情况下，胆囊结石患者可在相当长的时间内无明显不适，仅在健康体检时或因其他疾病就医检查时，"意外"发现胆囊结石的存在。少数患者因胆囊结石引起的突发腹痛而就医。更有甚者，胆囊结石被排入肝外胆管，引起胆总管远端通向十二指肠的开口或胰腺导管梗阻，导致危及生命的急性化脓性胆管炎或重症急性胰腺炎时，才被发现。

"有症状"的胆囊结石：切除胆囊是"上策"

发现胆囊结石后，许多患者积极就医或上网搜索防治知识，却可能得到不同的建议：有些建议随访观察，有些建议"保胆取石"，有些建议切除胆囊。

几十年来，医学界公认的观点是：对无症状的胆囊结石可以定期随访观察，对有症状的胆囊结石应进行胆囊切除手术治疗。其中，对有症状的胆囊结石进行胆囊切除治疗的依据是：目前尚无药物能将胆囊结石彻底清除；溶石、排石疗法存在较大风险，排石过程中，若结石嵌顿在胆囊管或胆总管，可引起胆管梗阻，甚至胰管出口梗阻，造成急性梗阻性化脓性胆管炎或急性重症胰腺炎，后果相当严重。此外，反复发作的胆囊梗阻、胆绞痛和胆囊慢性炎症，可引起胆囊慢性纤维化，使胆囊的形态、功能发生异常，进一步促进胆囊结石的形成，造成恶性循环。更重要的是，由于胆囊黏膜受结石及炎症的长期刺激，可从炎性增生演变为不典型增生，继而发生癌变。而胆囊癌早期多无明显症状，诊断率低，多数患者就诊时已处于进展期。中、晚期胆囊癌预后差，仅10%～30%的患者可获得根治性切除的机会，5年总体生存率仅为5%左右。因此，当出现胆绞痛、胆囊炎、胆囊形态或功能异常等相关症状，或继发肝外胆道梗阻与感染、胰腺炎、胆囊癌的风险升高时，患者应及时切除胆囊。

"无症状"的胆囊结石：理性看待"保胆取石"

面对无症状的胆囊结石要不要治、怎么治时，难以回避的问题多集中于"是否可以保胆取石"。一方面，中国传统观念认为"身体发肤受之父母，不可轻易弃之"，导致患者的保胆需求高涨；另一方面，微创技术的发展迎合了部分患者保胆治疗的意愿。

保胆取石的基础是胆囊功能良好，胆囊结石由胆汁异常所致（胆汁中胆汁酸相对不足，胆固醇聚集，形成结石）。如果在去除胆囊结石并补充胆汁酸后，胆囊还具有良好的功能，保胆取石才有可能获益。因此，胆囊形态、功能异常的无症状胆囊结石患者不在保胆取石之列。不过，就目前的医学水平而言，准确判断胆囊结石的性质、胆酸池是否充足，甚至评估胆囊形态与功能是否良好，依然缺乏公认且可行性良好的方法。

虽然既往共识认为，胆囊功能良好的无症状胆囊结石患者不需要预防性切除胆囊，但近年来的研究发现，这些患者继发病变的风险很高。例如：保留胆囊不能去除胆囊结石形成的原因，难以解决胆囊结石复发的问题；细小的结石更容易被排入肝外胆管，可引发急性梗阻性化脓性胆管炎或急性重症胰腺炎；体积较大，形成时间较长，以及合并胆囊息肉、炎症、壁厚、钙化、腺肌增生的胆囊结石，具有更高的胆囊癌发生风险。因此，保胆取石手术争议颇多，不是胆囊结石治疗的主流。

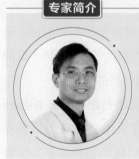

专家简介

郑亚民 首都医科大学宣武医院普外科主任医师、教授，中华医学会外科学分会胆道外科学组委员，中国医师协会微无创医学专业委员会委员，中国医疗保健国际交流促进会外科分会委员。擅长肝癌、胆囊癌、胆管癌、胆囊结石、胆管结石、肝血管瘤、肝囊肿、脾脏肿瘤等疾病的诊疗。

胆囊切除是唯一治愈手段

事实上，很多无症状的胆囊结石患者只是没有典型的右上腹痉挛性疼痛，还是有非典型的胃肠道症状的，如厌食油腻、餐后饱胀、上腹隐痛、腹胀、胃纳差、消化不良等，这些症状常被误认为胃痛、肠痉挛等，而被患者忽略。此外，有些患者由于疾病或痛阈值高，对疼痛不敏感，比如老年人、糖尿病和免疫功能低下的胆囊结石患者。还有一些萎缩、瓷化的胆囊已经失去收缩功能，患者也很少有疼痛症状。鉴于这些情况，越来越多的专家指出，对一些特殊情况的无症状胆囊结石也应尽早进行胆囊切除治疗：①胆囊功能严重障碍或无功能者；②胆囊结石过大，直径超过2厘米者；③影像学检查提示瓷化胆囊者；④结石嵌顿于胆囊颈部者；⑤结石合并胆囊息肉样病变者；⑥胆囊萎缩、胆囊扩张或胆囊壁明显增厚（尤其是局部增厚）者；⑦有胆管癌家族史者；⑧伴发胆管远端附近十二指肠憩室或胆胰管合流异常者；⑨糖尿病患者；⑩免疫功能低下或伴免疫缺陷疾病者；⑪儿童及50

岁以上、病程大于5年的女性患者；⑫老年人，尤其是心肺功能障碍者；等等。随着研究不断增多，这个名单还在不断增加。中华医学会外科分会胆道外科学组在《胆囊良性疾病外科治疗的专家共识（2021版）》中指出，胆囊切除术是胆囊良性疾病的唯一治愈性手段，无论有无症状，胆囊结石均是手术适应证。

延·伸·阅·读

人们对胆囊切除的担忧不外乎影响健康或消化功能，以及手术可能造成的并发症。其实，目前胆囊切除手术已非常成熟，并发症虽无法完全避免，但发生率已大大降低。多年来的胆囊切除术后观察性研究显示，人体对胆囊缺失的代偿反应良好，未发现近期和远期的严重不良后果，患者很少出现难以纠正的不适症状，生活质量明显提升。

防治胆囊结石，讲究个体化

胆囊结石的发生和发展过程可分为成石期、无症状无梗阻期、结石性胆囊炎期、继发病变期。不同时期的治疗应遵循个体化原则。

❶ **成石期** 没有形成胆囊结石，但已表现出胆囊形态、功能的异常，或存在胆囊结石形成的高危因素（如快速减肥，胃大部切除，服用头孢类药物，伴有胆管囊肿、胆胰管合流异常、十二指肠憩室等）。成石期是预防胆囊结石的最佳时期，事半功倍，但往往被人们忽略。预防方法包括遵医嘱服用溶石或消炎利胆药物（如大黄利胆胶囊、消炎利胆片、胆宁片等），饮食规律、结构合理，养成良好的生活习惯，等等。

❷ **无症状无梗阻期** 指胆囊结石尚未发生梗阻，胆囊也没有伴发炎症和感染的阶段。需要通过超声检查、胆囊功能试验等方法，排除"有不适却不自

知""痛觉不敏感或其他疾病干扰导致的无感知""胆囊收缩能力丧失""结石性胆囊炎症状发作的间歇期或继发病变"等情况。患者在此阶段虽然没有症状，但随着时间推移，病情会进一步发展，因此宜早诊早治，建议进行胆囊切除手术治疗。

❸ **结石性胆囊炎期** 又分为梗阻炎症阶段、化脓坏疽阶段与穿孔脓肿阶段。患者须先进行抗感染等全身治疗，待病情稳定后，再切除胆囊。

❹ **继发病变期** 又分为急性发作间歇阶段、胆囊功能异常阶段、继发肝外胆管结石或胆源性胰腺炎阶段、继发胆囊癌变阶段。处于前两个阶段的患者应尽早接受胆囊切除手术治疗；继发肝外胆管结石或胆源性胰腺炎者应尽快切除胆囊；发现胆囊癌变者，应接受更大切除范围的手术治疗，争取得到根治。**PM**

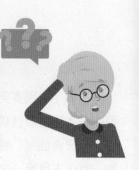

最近一段时间，李老先生发现老伴的脾气变得古怪起来，越来越暴躁、偏执、倔强、疑神疑鬼、胡言乱语……他很担心老伴的精神出问题。后来到医院检查才得知，老伴患上了阿尔茨海默病。有些神经系统疾病会出现心理行为异常的症状，因此老年人的性格改变不容忽视，要警惕阿尔茨海默病的可能。

"疑神疑鬼"的阿尔茨海默病

上海交通大学附属第六人民医院老年病科主任医师　郭起浩

别把痴呆当作精神病

1901 年，德国医生阿洛伊斯·阿尔茨海默在精神病院收治了一位 51 岁的女性患者。这位女性的一般身体检查显示健康状况良好，但她有些不太一样的症状：记忆力减退，经常忘记事情，在家门口也会迷路；言语混乱，理解力下降；情绪起伏不定，有时非常激动，有时迷茫、淡漠；对丈夫有嫉妒心理，怀疑丈夫有婚外情；有时自觉会被谋杀而发出尖叫……这些在当时看来不能理解的症状，如今被统称为认知症的心理行为症状——痴呆精神行为症状群（BPSD）。

根据国际老年精神病学会（IPA）的定义，BPSD是指痴呆患者常出现的在感觉、思维、情绪或行为方面的障碍表现，可分为行为症状和心理症状。行为症状主要包括身体攻击、尖叫、不安、激越、徘徊、脱抑制行为、囤积、诅咒、跟踪及其他不当行为，可以通过观察患者表现后确定；心理症状包括焦虑、抑郁情绪、幻觉和妄想等，主要在与患者及家属访谈的基础上进行评估。

痴呆是一种慢性进行性认知障碍，最常见的是阿尔茨海默病，相对少见的是路易体病、额颞叶变性等，都有可能出现 BPSD 症状。神经退行性认知障碍可区分为 4 种类型：单纯阿尔茨海默病（AD）、伴路易体病的阿尔茨海默病（LBD/AD）、有 TDP（反应性 DNA 结合蛋白）包涵体的额颞叶变性（FTLD-TDP）、Tau 病理的 FTLD（FTLD-Tau）。路易体病是脑内含有路易体的神经变性疾病，包括路易体痴呆、帕金森病和帕金森病伴痴呆 3 种亚型。额颞叶变性（FTLD）是一组以进行性行为异常、人格改变、语言障碍、早期记忆相对保留为特征的临床综合征。

五花八门的"妄想症"

阿尔茨海默病患者常常疑神疑鬼，这是妄想的表现。妄想是一种不理性、与现实不符且不可能实现但坚信的错误信念。妄想在疾病的中、重度阶段更为常见，患者可存在对周围人行为的假想，可出现妄想所致的行为改变。妄想的具体内容可包括：感觉邻居要害她、偷他的东西；认为自己的房屋不是自己的家；怀疑老伴和其他异性（如邻居、保姆等）有外遇；怀疑配偶（或其他照顾者）是冒充的；担心自己被遗弃；等等。值得一提的是，不同痴呆类型的患者妄想的内容有所差异。

● **迫害妄想**　FTLD-TDP 的妄想症状不是稀奇古怪的，一般是偷窃、伤害、入室等迫害妄想。畜群入室妄想在某些 FTLD-TDP 亚型尤其多见。

● **嫉妒妄想**　可见于 4 种痴呆类型，没有特殊分布。

- **地点相关妄想** 几乎都见于LBD/AD患者。比如，有一名患者报警称，有人趁他不注意时，将他的房子挪移到了另一个地方，而房子内部陈设没有变化。

- **人物识别相关妄想** 多见于LBD/AD患者与FTLD-TDP患者，比如FTLD-TDP患者坚信他的主治医师是冒名顶替者。研究发现，有帕金森病的路易体病患者出现人物识别相关妄想的比例比没有帕金森病者高10倍。

- **血统妄想** 阿尔茨海默病、LBD/AD与FTLD-TDP患者都可见到高贵血统妄想。

- **被爱妄想** 仅见于FTLD-TDP患者，提示这种妄想类型对该病具有预测价值。

- **夸大妄想** 几乎都见于FTLD-TDP患者。

2021年《大脑》杂志上刊登的一篇妄想病因鉴别诊断的论文显示，阿尔茨海默病患者的妄想发生率是16.2%，LBD/AD患者是25.9%，FTLD-TDP患者是32%～36%，FTLD-Tau患者是13%～15%。除神经退行性痴呆外，妄想也出现在谵妄、精神分裂症、双相情感障碍、抑郁症、创伤后应激障碍、脑肿瘤等疾病中，根据病史与检查可以鉴别。

BPSD进展三阶段

痴呆患者的妄想症状与BPSD的其他症状常相伴出现。在整个病程中，97%的痴呆患者有BPSD症状，但病情处于不同阶段的患者表现不一样，越到后期，表现越混杂，既有情绪问题，也有精神问题。

初期

症状刚出现时，家属和朋友可能还未察觉患者的记忆问题，但患者可能已经感受到了，这导致其不敢出门，担心自己闹笑话，故而会出现社交退缩，情绪不稳定，有时会情绪爆发，可能被误诊为抑郁症。

中期

随着患者认知功能下降，脑组织的神经元进一步萎缩、坏死，会引起局部神经递质的紊乱，出现一些精神症状，如焦虑、昼夜节律紊乱、妄想、幻觉、易激惹等。这些精神症状与情绪症状混在一起，是BPSD最复杂、难控制的阶段，也是家属最头疼、最破坏家庭生活环境的阶段。

后期

患者表达能力越来越差，可能出现沟通障碍，听不懂家属的话，也不能准确表达自己的意思；在遇到不开心的事情时，容易发脾气，也会出现打人等攻击性行为。越到后期，患者的行为越倾向于具有攻击性。病情进展到终末期，患者会出现淡漠、植物化的状态。

全程管理，四步治疗

BPSD的管理应遵循个体化原则，贯穿痴呆的全病程，即从无症状期的预防直至严重行为紊乱的干预。

第一步

在进行BPSD干预前，必须针对患者的各种轻微不适进行评估，比如疼痛、便秘、尿潴留、环境太冷（或太热、太吵）等，并予以处理。合并基础疾病者，应有效控制血压、血糖等指标。

第二步

轻度BPSD患者可选择恰当的非药物干预，包括休闲娱乐活动、怀旧疗法、行为疗法、照顾者培训（如怎样给患者洗澡而没有反抗）、环境设置、宠物疗法、按摩疗法、躯体锻炼、音乐疗法、阳光疗法、手工疗法及神经调控治疗。当非药物干预无效或BPSD严重影响患者生活、治疗依从性，患者难以服从照料或存在紧急情况、安全问题时，使用药物治疗。

第三步

采用抗痴呆药物治疗，如胆碱酯酶抑制剂（多奈哌齐、卡巴拉汀、加兰他敏、石杉碱甲等）与NMDA受体拮抗剂（美金刚），以及甘露特钠胶囊等。

第四步

采用抗精神病药治疗。中、重度痴呆患者BPSD严重而又缺乏其他有效治疗手段时，可选用第2代抗精神病药（如喹硫平、奥氮平、利培酮、阿立哌唑）。这些药物对治疗部分患者的精神行为症状（如妄想）有效。**PM**

乙肝病毒"寄生虫"—— 丁肝病毒

吉林大学第一医院感染病与病原生物学中心　迟秀梅（副教授）　牛俊奇（教授）

认识丁肝病毒

丁肝病毒（HDV）是一种有缺陷的单股负链 RNA 病毒，必须依赖乙肝病毒（HBV）为其提供外壳，才能进行复制。丁肝病毒就像"寄生虫"，必须在乙肝病毒的体内才能存活。

丁肝病毒为直径 35 ～ 37 纳米的球形颗粒，核心颗粒由单股负链共价闭合的环状 RNA 和丁肝病毒抗原（HDAg）组成（如图），外面被乙肝病毒表面抗原（HBsAg）包裹。HDAg 是已知的唯一由 HDV RNA 编码的功能性蛋白质，通常存在于患者的血浆或肝脏中。由丁肝病毒感染导致的肝炎被称为丁型肝炎（丁肝）。

乙型、丁型肝炎病毒分子构成

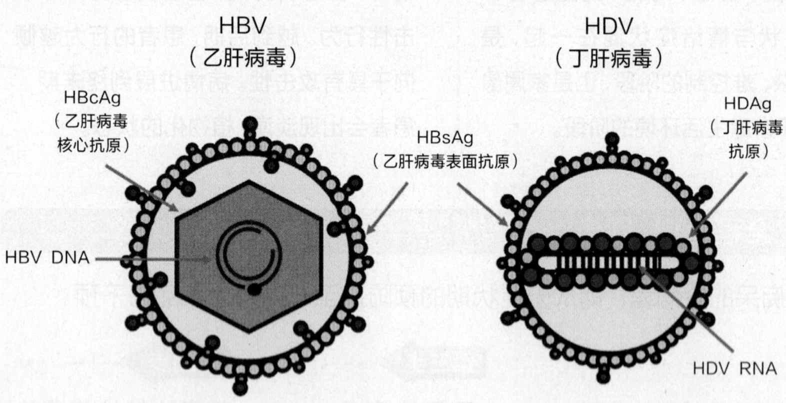

HBV（乙肝病毒）　　HDV（丁肝病毒）

HBcAg（乙肝病毒核心抗原）

HBsAg（乙肝病毒表面抗原）

HDAg（丁肝病毒抗原）

HBV DNA　　HDV RNA

全球哪些地区丁肝病人较多

尽管从发现丁肝病毒到现在已经过去了 40 多年，但全球流行病学调查数据仍不完整。现有的研究表明：丁肝流行的地区性差异较大，高流行率地区包括蒙古、亚马孙流域、中非、中欧和东欧等地；目前，全球丁肝病毒感染者约有 7200 万人，流行率约为 0.98%；丁肝病

毒只能和乙肝病毒同时感染，或继发于乙肝病毒感染后，乙肝病毒表面抗原阳性人群中约有 5% 合并丁肝病毒感染。实际上，这些数据可能因为对丁肝病毒感染的认识和研究不是很充分而被低估了。

中国有丁肝病人吗

流行病学研究发现，中国丁肝病毒感染呈区域性、点状分布的特点，尤以内蒙古和新疆等少数民族聚集地区阳性率较高。虽然我国属于丁肝中低度流行区，但由于人口多、乙肝病毒感染者多，我国丁肝病毒感染数量庞大，绝不容忽视。

丁肝病毒是怎么传播的

与乙肝病毒类似，丁肝病毒主要通过破损的皮肤（主要包括注射、文身等）或接触受感染的血液及血液制品传播。与乙肝病毒不同的是，丁肝病毒的母婴传播较为少见。

哪些人可能患丁肝

由于乙肝病毒的存在是丁肝病毒感染的前提条件，故乙肝病毒携带者和慢性乙肝患者才有可能感染丁肝病毒。丁肝病毒感染分为共感染和重叠感染两种形式：前者为同时感染乙肝病毒和丁肝病毒，后者是在乙肝病毒感染的基础上又感染丁肝病毒。两种感染形式的自然史有所不同。

乙肝病毒感染者，如果合并丙肝病毒或艾滋病病毒感染，患丁肝的风险较高，静脉吸毒和血液透析人群、男男性行为者等感染丁肝的可能性更高。有研究数据显示，乙肝病毒感染者如果没有这些情况，患丁肝的可能性较小；有这些情况者，丁肝病毒的流行率约为20%，有静脉吸毒史者的丁肝病毒流行率高达40%～60%。

患了丁肝有什么症状

感染丁肝病毒后，患者可有发热、乏力、食欲不振、恶心、呕吐、黄疸等症状，与其他类型肝炎的症状难以区分。乙肝病毒和丁肝病毒重叠感染可导致更严重的肝功能损伤，表现为丙氨酸转氨酶、天冬氨酸转氨酶持续升高，总胆红素、直接胆红素、碱性磷酸酶和 γ-谷胺酰转肽酶也较高，而 HBV DNA 的

水平可能没有单一感染时那么高。同时，患者可能会更快地进展为重症肝炎或肝硬化，甚至肝衰竭和肝癌。

怎样发现丁肝病毒感染

常用于检测的丁肝病毒标志物包括丁肝病毒抗原（HDAg）、丁肝病毒抗体（Anti-HDV IgM/IgG）、丁肝病毒核糖核酸（HDV RNA）。

感染丁肝病毒后，仅在感染的前2周内可持续检测到丁肝病毒抗原，此后只能偶尔检测到，故 HDAg 检测的临床意义不大。

丁肝病毒感染可以刺激机体产生抗体，丁肝病毒 IgM 型抗体一般在感染2～3周后出现，持续2～9个月，其阳性通常代表患者处于丁肝病毒急性感染阶段；丁肝病毒 IgG 型抗体阳性代表患者处于康复或慢性感染阶段。

丁肝病毒抗体初筛阳性后，需要检测 HDV RNA，进一步确认丁肝病毒感染。

丁肝如何治疗

丁肝的治疗原则是首先针对乙肝进行治疗，因为在乙肝病毒表面抗原转阴的乙肝患者中，丁肝病毒很难长期存活。目前，对乙肝病毒和丁肝病毒的双重感染，治疗难度远远大于单一的慢性乙肝。基础治疗仍以干扰素和核苷（酸）类药物等为主。目前欧洲已经批准布列维特用于丁肝的治疗，我国也已有多个厂家开始研发专门治疗丁肝的药物，但尚未有药物获批。PM

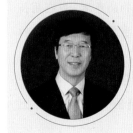

专家简介　牛俊奇　吉林大学第一医院感染病与病原生物学中心主任、主任医师、教授、博士生导师，吉林省肝病研究所所长，吉林省医学会肝病学分会主任委员、传染病学分会名誉主任委员。擅长病毒性肝炎、非酒精性脂肪性肝病、肝衰竭、肝脏肿瘤等疑难危重肝病的治疗和管理。

专家提醒

虽然丁肝病毒感染已逐渐得到重视，但我国可能仍有一些丁肝高发地区未被发现。国家应加大乙肝病毒表面抗原阳性人群的丁肝病毒筛查力度，早日实现对所有乙肝病毒感染者进行丁肝病毒抗体及丁肝病毒RNA检测，有效控制丁肝的流行。

> 药物性牙龈增生主要是指由于服用药物引起的牙龈体积增大和增生，比较常见，却少有人关注。

认识药物性牙龈增生

四川大学华西口腔医院全科主任医师　王晴

三类药物，易引起牙龈增生

正常牙龈边缘薄，紧贴牙面，呈淡粉红色（图1）。增生的牙龈常表现为形态异常（不再呈现扇贝形状）、颜色改变（呈鲜红、暗红色）、肿胀（龈缘变厚、龈乳头圆钝，可呈球状）。患者可有牙龈疼痛、出血，咬合困难等症状。行影像学检查时，可能会观察到牙槽骨吸收的情况。

引起牙龈增生的原因包括菌斑、牙石堆积，不良生活及卫生习惯，长期服用某些药物，激素水平变化（如妊娠期龈炎、

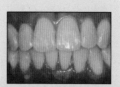

图1 正常牙龈

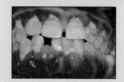

图2 药物性牙龈增生

青春期龈炎），使用不良修复或填充体，咬合关系错乱，白血病，以及遗传因素，等等。其中，药物性牙龈增生（图2）常发生于全口牙龈，以前牙区较重。

通常，长期服用三类药物易引起药物性牙龈增生：①降压药，尤其是钙通道阻滞剂类降压药，如硝苯地平、维拉帕米、非洛地平、地尔硫草等；②免疫抑制剂，如环孢素等；③抗癫痫药，如苯妥英钠、苯巴比妥、氨己烯酸等。

积极治疗，延缓疾病进展

对于药物性牙龈增生患者而言，停药或更换其他药物是最根本的治疗方法，但病情往往不允许。因此，患者应在相关专科医生的协助下，采取药物交替使用（如以其他类型降压药与钙通道阻滞剂类降压药交替使用）等方法，尽可能减轻其对牙龈的伤害。

此外，症状较轻的患者可通过牙周治疗（龈上洁治术与龈下刮治术）去除局部刺激因素，进行局部药

物治疗（以3%过氧化氢冲洗牙周袋，并在其中加入抗菌含漱剂）缓解牙龈炎症，从而延缓牙龈增生的进展。牙周治疗与局部药物治疗效果不佳的重症患者，可在病情稳定的情况下进行牙龈切除手术，并修整牙龈外形。值得注意的是，术后仍长期使用易造成药物性牙龈增生的药物，或不注意保持口腔卫生，药物性牙龈增生可能"再度光临"。 PM

专家简介

王晴　四川大学华西口腔医院全科主任医师，国际牙医师学院院士，中国高校科技期刊研究会副理事长，四川省口腔医学会科研教学专业委员会副主任委员，《国际口腔科学杂志（英文版）》《华西口腔医学杂志》等杂志执行主编。

📖 小贴士　如何预防药物性牙龈增生？

• 须长期服用上述药物的患者，应在用药前行口腔检查，排除可能加重牙龈炎症与增生的刺激因素。

• 在服用药物期间，加强口腔清洁和保健，定期检查牙周健康状况，遵医嘱定期进行龈上洁治术或龈下刮治术。

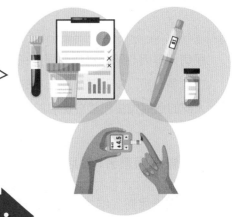

早在20世纪，就有研究发现糖尿病患者的癌症发生风险增加，随后也有多项研究证实该发现。但是，从糖尿病前期发展为糖尿病的过程中，胰岛素抵抗、血胰岛素、血糖是否及如何促进癌症发生，尚未得到充分研究。前不久，中国医学科学院阜外医院李光伟教授及其团队发表了"大庆糖尿病研究"30年随访的最新分析，提出糖尿病和糖尿病前期人群中高血糖和高胰岛素血症等因素与癌症发生风险增加有关。

"大庆糖尿病研究"30年随访启示：
糖尿病和"糖前期"增加患癌风险

中国医学科学院阜外医院内分泌中心 沈晓霞 李光伟（教授）

"大庆糖耐量减低与糖尿病研究"（简称"大庆糖尿病研究"）是中国最早开展的大型临床试验，始于1986年，因1997年首次报告"生活方式干预在中国糖尿病高危人群中有效预防糖尿病"而受到世界关注，掀起了糖尿病预防的热潮。其后，芬兰、美国陆续报告了生活方式预防糖尿病的结果。由此，全球糖尿病学界一致接受了"糖尿病是可以预防的"这一理念，也奠定了中国糖尿病预防研究在全球的领先地位。

"大庆糖尿病研究"有几个具有突破意义的成果。第一，观察到糖尿病前期人群如果不加干预，在20年内进展为糖尿病几乎是不可避免的；第二，首次证实糖尿病是可以预防的；第三，发现在高危人群中采取预防措施，可减少失明、肾衰、心梗、脑梗等糖尿病并发症，延长寿命。2022年，"大庆糖尿病研究"又报告了糖尿病与癌症的相关研究结果，引起广泛关注。

糖尿病前期和糖尿病人群，癌症发生风险增加

"大庆糖尿病研究"最新分析显示：在1700人中，发现259例癌症病例，占15.2%；其中，胃肠道及肝、胆、胰等消化系统癌症131例，肺癌66例，泌尿生殖系统癌症35例，其他类型癌症（包括骨癌、皮肤癌、脑癌、口腔癌和血液系统癌）27例；血糖正常、糖尿病前期和糖尿病人群的癌症发病率依次升高，分别为每千人每年6.06、6.77和7.18人；高龄、吸烟、糖尿病或糖尿病前期、有高胰岛素血症或胰岛素抵抗的人具有较高的癌症发生风险。

进一步分析发现，糖尿病组死亡人群的癌症发生远比血糖正常人群少，其原因可能是糖

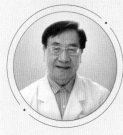

李光伟　中国医学科学院阜外医院内分泌中心主任医师、教授。主要研究领域是糖尿病及心脑血管疾病的控制和预防，参与和主持的"大庆糖耐量减低与糖尿病研究"与美国及芬兰同类糖尿病预防研究一起被誉为世界2型糖尿病一级预防的里程碑式研究。

尿病人群因心脑血管病而提前死亡。于是，我们进行了癌症与死亡竞争分析，发现与血糖正常的人群相比，糖尿病前期和糖尿病人群的癌症发生风险分别增加到177%和234%。

糖尿病患者：餐后血糖过高"催生"癌症

在糖尿病人群中，餐后血糖过高与癌症的高风险显著相关。因此，避免餐后血糖过度升高可能有益于癌症预防。在日常生活中，糖尿病患者应适当减少每餐的摄入量，或通过改变进食顺序，如先吃蔬菜、再吃蛋白质类、最后吃主食等，避免餐后血糖飙升或过度波动。

我们的研究也分析了降糖治疗对癌症发生风险的影响。结果发现，注射胰岛素或口服降糖药与癌症发生风险增加均无关。因此，确诊糖尿病后，患者应及时使用降糖药物，将血糖控制在较为理想的范围内。

糖尿病前期人群：胰岛素抵抗是患癌隐患

糖尿病前期是指由正常血糖向糖尿病转化的一个"过渡"阶段，此阶段患者血糖值比正常人高，但没有达到糖尿病诊断标准，即空腹血糖为6.1~6.9毫摩/升，或餐后2小时血糖为7.8~11毫摩/升。我们发现，胰岛素抵抗、代偿性高胰岛素血症及进展为糖尿病，均与癌症发生风险显著相关。

这一结果让我们认识到，糖尿病人群的癌症发生风险开始于糖尿病之前，包括未达糖尿病诊断标准的轻度高血糖和并存的胰岛素抵抗、高胰岛素血症，只有将预防糖尿病和纠正胰岛素抵抗、消除高胰岛素血症相结合，才能有效预防癌症。尤为重要的是，糖尿病前期一旦进展为糖尿病，患者发生癌症的风险就会大大增加。这提示我们，当高血糖达到一定水平时，会有更强的致癌作用，预防或推迟糖尿病的发生意义重大。**PM**

专家提醒 糖尿病前期人群采取措施预防或延缓糖尿病的发生，糖尿病患者进行规范的治疗，都有利于降低癌症发生风险。

在我国，各种后天性、先天性因素导致的鼻中隔偏曲很常见，但有些人有症状，有些人没有任何不适。如何知道自己鼻子的"隔板"是否歪曲了？哪些需要治疗？该怎么治？

鼻"隔板"歪曲的4种原因

由骨和软骨组成的鼻中隔像一块隔板，把鼻腔分成两部分，参与鼻腔的多项功能，如呼吸、嗅觉、共鸣（发声时与咽腔起共鸣作用，使声音悦耳动听）。

一般来说，鼻中隔形态向一侧、双侧偏曲或局部突起，如果不产生症状或不影响功能，称为生理性偏曲。临床上通常所说的"鼻中隔偏曲"指的是病理性偏曲，其原因有以下4种。

❶ 发育不均衡

组成鼻中隔的骨、软骨发育不均衡，或颌面骨发育不均衡，如长期张口呼吸引起的腺样体面容可使鼻中隔被挤压，导致偏曲。

❷ 外伤

鼻外伤、鼻骨骨折、鼻中隔骨折或脱位均可导致鼻中隔偏曲。值得注意的是，儿童期发生的鼻部外伤，当时症状可能不明显，但随着年龄增长，可逐步导致鼻中隔偏曲。

❸ 占位性病变

鼻腔、鼻窦肿瘤，巨大的鼻息肉等，在增大的过程中可因压迫鼻中隔而导致其发生偏曲。

❹ 遗传因素

鼻"隔板"歪曲，
要不要"扶正"

上海交通大学附属第六人民医院耳鼻咽喉头颈外科副主任医师 吴红敏

"歪法"不同，症状各异

鼻中隔病理性偏曲的患病率为5.7%～17.6%，男性常见。按偏曲形态，可分为C形、S形、棘突（尖锥样突起）和嵴突（由前向后的条形山嵴样突起）偏曲；按偏曲部位，可分为高位、低位、骨部和软骨部偏曲。不同类型的鼻中隔偏曲，症状各有特点。

正常　　　C形偏曲　　　S形偏曲

  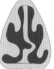

棘突　　　嵴突　　　黏膜肥厚

❶ 鼻塞

是鼻中隔偏曲最常见的症状。C形、嵴突、棘突偏曲可引起单侧（偏曲突出一侧）鼻塞；长此以往，还可能导致另一侧鼻腔的下鼻甲代偿性肥大，继而引起双侧鼻塞。S形偏曲患者多发生双侧鼻塞。

❷ 头痛

如果偏曲部位压迫一侧中鼻甲或下鼻甲，可引起同侧反射性头疼。局部使用血管收缩剂、激素或表面麻醉药物后，头痛可减轻或者消失。

❸ 鼻出血

常发生于偏曲的凸面。此部位鼻黏膜张力大，易受气流、灰尘刺激，尤其在干燥季节或患者伴有过敏性鼻炎时，更容易导致鼻出血。

另外，高位偏曲可阻碍鼻窦引流，引起鼻窦炎，或影响咽鼓管功能，造成耳闷、耳鸣等耳部症状。

大多数偏曲无需"扶正"

事实上，鼻中隔完全居中者很少，约90%的人鼻中隔存在不同程度偏曲。仅在临床检查时发现、没有任何症状的生理性鼻中隔偏曲者，不需要治疗。存在持续性鼻塞、头痛、鼻出血、打鼾等症状的患者，应进行保守治疗或手术治疗。

保守治疗即对症处理。例如，鼻中隔偏曲合并鼻出血的患者，应保持鼻腔湿润，可用海盐水冲洗鼻腔，或用薄荷油等油性滴鼻液滴鼻，尽量避免挖鼻、用力擤鼻涕、打喷嚏。鼻中隔偏曲合并鼻炎、鼻窦炎的患者，可遵医嘱使用鼻用减充血剂、鼻用激素、中成药等，缓解鼻塞、流涕、头痛等症状。

症状严重、保守治疗无效的患者可进行手术治疗，鼻内镜下鼻中隔黏膜下矫正术是主要方法，即切除偏曲的部分骨及软骨。医生在手术中会尽量保留原有的鼻中隔骨性及软骨支架，患者术后不会出现外鼻塌陷，且切口在鼻腔内，不影响美观。**PM**

跳舞下腰致瘫痪，警惕脊髓损伤

海军军医大学第二附属医院骨科副主任医师　陈 宇

近些年来常有"女孩上舞蹈课下腰时不慎损伤脊髓，继发瘫痪"的报道，引发不少家长对孩子学跳舞的担忧。下腰是一个比较常见的舞蹈动作，健身操中也常会出现。这个动作为什么会导致脊髓损伤？应当如何防范？

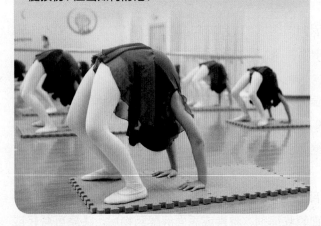

"电线"损坏，身体"罢工"

脊髓作为中枢神经系统的重要组成部分，与人体大脑相连，是大脑与躯干、四肢进行感觉和运动"信号"传递的重要桥梁。如果将四肢比喻为电灯，大脑比喻为开关，脊髓就是连接电灯和开关的电线。电线出了问题，电灯自然不能正常工作。

当脊髓受到暴力挤压时，可能导致脊髓损伤，影响躯干和四肢的感觉和运动功能，表现为损伤平面以下感觉异常、无力、大小便功能障碍（不完全性脊髓损伤），严重时感觉完全丧失、瘫痪、大小便失禁（完全性脊髓损伤）。脊髓的本质是神经，与其他神经损伤一样，脊髓损伤后往往难以恢复。不完全性脊髓损伤仍有恢复到相对正常的可能性，完全性脊髓损伤则几乎没有恢复可能，很多患者因此留下了残疾、瘫痪等后遗症。

三种"力量"，易致脊髓损伤

脊髓位于脊椎骨构成的椎管内，椎管和脊髓之间充满了可以缓冲脊髓震荡的脑脊液，同时脊柱周围还附着丰富的肌肉群，因此，脊髓在正常情况下受到良好保护，不易损伤。外伤性脊髓损伤往往是由于脊髓在短时间内受到暴力，超出了椎管、脑脊液及肌肉群的保护能力，继发机械挤压或原有机械挤压加重所致。

● **不当运动**　下腰引起的脊髓损伤多见于少年儿童，损伤部位大多位于胸椎和腰椎交界处。少年儿童的腰背部肌肉力量相对薄弱，对胸、腰椎的支持性较差，下腰时胸、腰椎的活动范围增加，甚至超过正常活动范围。此时若不慎扭伤，会使胸、腰椎过度后伸，可造成脱位，导致脊髓挤压受损。也有部分少年儿童存在脊髓动静脉畸形等先天性疾患，在下腰的过程中可能诱发动静脉畸形破裂，形成局部血肿，压迫脊髓，造成损伤。

● **意外暴力**　脊髓损伤并非只见于下腰时，最常见于车祸外伤或高处坠落伤。这些意外暴力可使人体脊柱变形、骨折，甚至脱位。不同骨折类型造成脊髓损伤的机制有所不同，归根结底取决于骨折对椎管的影响。单纯的脊柱压缩性骨折大多对椎管不造成侵占，一般不会引起脊髓损伤；严重的压缩性骨折伴有骨折块移位，向椎管内侵占，对脊髓造成机械挤压时，会导致脊髓损伤，这种类型的骨折被称为爆裂骨折；更严重的类型是骨折脱位，骨折处椎管不连续，继发脊髓挤压而造成损伤。

● **慢性挤压**　另一类较常见的无骨折脱位的脊髓损伤，多见于脊髓型颈椎病或颈椎后纵韧带骨化症患者，其导致脊髓损伤的主要原因是既往存在的椎管内脊髓致压物（如突出的椎间盘、骨化的后纵韧带等）。这些脊髓致压物发展隐匿且缓慢，脊髓在一定程度上可以耐受，患者往往没有脊髓压迫的症状，有些患者仅表现为手指麻木，不影响正常生活，故没有加以重视。但此时如果受到一些外力的刺激（如不慎摔倒），脊髓在椎管内得不到缓冲，所受挤压加重，就容易造成损伤，很多患者在脊髓损伤后通过磁共振检查才发现病变。

脊柱、脊髓损伤莫乱动

当脊柱有明确外伤史，同时出现受伤部位疼痛，伴肢体麻木、无力，甚至瘫痪时，需要高度怀疑脊髓损伤的可能性，此时应尽早将患者转运到医院救治。不当的转运方法可能导致二次损伤，加重脊髓损伤的程度。应选用支撑性较好的担架床或平车，床面太软容易造成受伤部位屈曲、损伤；转运时尽可能多人配合，保持受伤部位的稳定，上、下担架床或平车时尽量做到平起平落，避免受伤部位屈曲或仰伸，尤其避免上半身和下半身"扭麻花"式的旋转；可以给患者佩戴颈托、腰围等外固定支具，使用固定带将其身体固定于担架上。

多种影像检查联合诊断

做影像学检查时，有些人不能理解：为什么 X 线、CT 和磁共振每样都要做一遍？同样是"拍片"，检查意义却不同。当怀疑脊髓损伤时，应先进行 X 线和 CT 检查，它们对脊髓等软组织成像不敏感，但可从不同角度反映脊柱是否存在骨折和脱位、椎管内是否存在侵占、脊柱的稳定性如何等，初步判断是否与脊髓损伤相关。同时必须进行磁共振（MRI）检查，因为脊髓损伤后会出现水肿，MRI 对水肿的软组织成像尤为敏感，通过观察脊髓水肿即可判断是否存在脊髓损伤。可以说，MRI 是诊断脊髓损伤的"金标准"。

手术创造条件，药物促进康复

脊髓损伤的治疗通常分为手术治疗和非手术治疗。

● **手术治疗** 主要目的是解除脊髓压迫，重建脊柱稳定性。比如颈椎病外伤后引起的脊髓损伤，可通过前路手术去除压迫脊髓的椎间盘，达到脊髓减压的目的，同时需要植入内固定物以重建颈椎稳定性。从理论上而言，手术时机越早越好，因为脊髓受压时间越长，损伤程度越严重，肢体功能丢失越多，越不易恢复，但必须在患者生命体征平稳的前提下进行。需要指出的是，目前的手术治疗方案只能为脊髓功能恢复提供条件，对损伤的脊髓尚无很好的手术方案，只能通过非手术治疗来促使其自我修复。

● **非手术治疗** 目前主要包括药物治疗、高压氧治疗及康复治疗。①脊髓损伤早期会出现脊髓水肿，加重脊髓缺血、缺氧状态，造成进一步损伤。此时可使用激素和脱水剂，以抑制和缓解脊髓水肿，减轻损伤。同时，还可使用维生素 B_{12} 等营养神经的药物，促进神经修复。②术后患者应尽早行高压氧治疗，改善脊髓的氧代谢。③恢复期患者应行康复治疗，主要为肢体功能锻炼，包括被动锻炼和主动锻炼，辅以电刺激、针灸等，治疗效果更佳。此外，干细胞治疗、脊髓电极置入治疗等新疗法可帮助瘫痪患者重获活动功能，但目前大多处于探索阶段，尚未在临床上广泛应用。 PM

专家提醒

脊髓损伤后神经功能难以恢复，给个人、家庭和社会带来灾难性的影响，故应尽可能避免脊柱、脊髓损伤的发生。少年儿童在进行下腰等有一定风险的动作训练时，需在家长或老师的监护下进行；高空作业或从事驾驶工作的人员应当按照操作规范小心作业，做好安全防护；颈椎病、颈椎后纵韧带骨化症等存在脊髓压迫的患者可到脊柱外科进行评估，及时采取干预措施；等等。总之，我们应当在日常生活中重视脊柱保护，避免损伤脊髓。

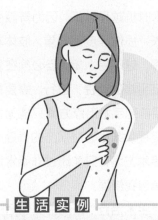

焦虑使人"过敏"，
长期管理"维稳"

复旦大学附属华山医院变态反应（过敏和免疫）科　张 臻　骆肖群（主任医师）

生活实例

　　殷女士是一名特应性皮炎患者，对麦麸和花生过敏，平时饮食特别小心。最近，她并没有进食这类食物，手臂、前胸后背却长出一片片红疹，瘙痒难耐，令她困惑不已。医生仔细检查并询问发病前生活状态后，告诉殷女士，她的特应性皮炎是情绪因素引发的。原来，殷女士近期因工作压力大、家庭矛盾爆发，情绪极其焦躁，严重失眠，导致免疫失衡而引起了过敏反应。

情绪也是"过敏原"

　　过敏反应其实是人体免疫失衡的一种表现，常见的过敏性疾病包括特应性皮炎、过敏性鼻炎、过敏性哮喘等，虽症状不同，但都属于慢性病，在反复发作的基础上，受各种诱因的刺激而急性发作。常见诱因有尘螨（床垫、沙发、地毯等吸附较多）、花粉、真菌（潮湿、不通风的环境中易滋生）、宠物毛发、烟草烟雾、气味、感染、运动、情绪、天气、食物、日光等。不同患者的诱因可能不同，需要自己仔细甄别，尚不明确者可以到医院进行过敏原检测，做到心中有数，正确预防。

　　特别需要指出的是，焦虑、抑郁等不良情绪对过敏性疾病具有显著的负面影响。尤其是中青年人，生活、工作节奏快，压力大，焦虑情绪在所难免，如果存在慢性过敏性疾病，焦虑情绪可能成为其急性发作的诱因。因为焦虑情绪会促使机体释放一些炎症介质，引起过敏反应。

　　有些过敏性疾病患者会出现抑郁症状，导致病情进一步加重，难以缓解。这种情况下，患者需在医生指导下进行必要的心理干预及药物治疗。

长期管理，规律治疗

　　同样是过敏性疾病患者，有些人较少出现急性发作，有些人却很容易急性发作，这是什么原因呢？其实，很多患者对过敏性疾病缺少长期管理的理念，常常"好了伤疤忘了疼"。没有发生过敏反应时，大部分患者无任何不适症状，故而忽略了治疗和防范。平时重视和加强对疾病的管理与控制，可有效减少急性发作的次数。过敏性疾病患者应该正确认识疾病，提高自我管理能力，采取以下措施积极防治。

　　● **远离过敏原**　过敏原一般以三种途径入侵人体：吸入、食入和接触。目前已知的过敏原有数万种，常见的有六七十种。过敏性疾病患者需要了解常见过敏原，或明确自己的过敏原，尽量避免接触。

　　● **保持健康生活习惯**　保持规律的生活作息和良好的饮食习惯，有助于平衡免疫功能，稳定病情。同时，要注意

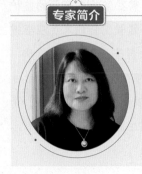

专家简介

　　骆肖群　复旦大学附属华山医院变态反应（过敏和免疫）科主任、主任医师、教授、博士生导师，中华医学会变态反应学分会食物药物过敏性疾病学组副组长，中国女医师协会皮肤病专家委员会常委，上海市医学会变态反应专科分会候任主任委员。

情绪管理，避免紧张、焦虑、抑郁等不良情绪的刺激，多与人沟通交流，保持平和、乐观、开朗的心态。

● **规律治疗** 有些过敏性疾病在没有发作的稳定期，仍需要遵医嘱规律治疗，控制病情，从而降低急性发作的风险。比如哮喘患者，如果平时不规律治疗，在诱因激发下容易急性发作。

● **常备急救药** 过敏反应多种多样，其中最严重的当属过敏性休克，患者可能在几分钟内就因咽喉水肿而窒息和血压骤降。患者应警惕常见的可能导致过敏性休克的食物，如蛋类、花生、牛奶、大豆、小麦、坚果等，备足常用药物与急救药物，并认真了解和掌握紧急情况下的救治措施。一旦急性发作、病情凶险时，要冷静应对。

● **自我监测** 患者应该对自己的病情做到心中有数，可以坚持记疾病日记，包括饮食、运动、用药等情况。有些哮喘患者还要进行呼气流量峰值等指标的监测。

● **定期评估** 患者可以使用一些简单的量表评估疾病的控制情况，如特应性皮炎患者的 ADCT 评分量表（见表1）、哮喘患者的 ACT 评分量表（见表2）等。若病情控制不佳，应及时就诊。

如果患者突然出现咳嗽、喘息、胸闷、鼻塞、喷嚏、流涕、眼痒、皮肤瘙痒、皮损扩大等症状或症状加重，需要警惕急性发作。此时可能需要在安全范围内增加控制药物的剂量或种类，须在医生指导下用药，如遇紧急情况应立即就医。PM

表1. ADCT评分量表

在过去1周内	0分	1分	2分	3分	4分
1.您如何评价您的湿疹相关症状？	无	轻度	中度	严重	非常严重
2.由于湿疹，您有多少天出现了剧烈的瘙痒发作？	完全没有	1~2天	3~4天	5~6天	每天
3.湿疹让您有多大程度的不适感？	没有	有一点	中等	非常	极大
4.由于湿疹，您有多少个晚上无法入睡或睡不安稳？	完全没有	1~2晚	3~4晚	5~6晚	每晚
5.您的湿疹对您的日常活动有多大的影响？	完全没有	有一点	中等	很大	极大
6.您的湿疹对您的心情或情绪有多大的影响？	完全没有	有一点	中等	很大	极大

（得分与结果：任一答案落在橙色区域、总分超过7分、总分比上次评估至少增加5分，三种情况都说明未得到很好控制。）

表2. ACT评分量表

在过去4周内	1分	2分	3分	4分	5分
1.在工作、学习或家中，有多少时候哮喘妨碍您进行日常活动？	所有时间	大多数时候	有些时候	很少时候	没有
2.您有多少次呼吸困难？	每天不止1次	每天1次	每周3~6次	每周1~2次	完全没有
3.因为哮喘症状（喘息、咳嗽、呼吸困难、胸闷或疼痛），您有多少次在夜间醒来或比平时早醒？	每周4晚或更多	每周2~3晚	每周1次	1~2次	没有
4.您有多少次使用急救药物治疗（如沙丁胺醇）？	每天3次以上	每天1~2次	每周2~3次	每周1次或更少	没有
5.您如何评估您的哮喘控制情况？	没有控制	控制极差	有所控制	控制很好	完全控制

（得分与结果：25分为控制良好，20~24分为基本控制，低于20分为未得到控制。）

医生手记

　　周一早上门诊时，我还没进诊室，远远就听到有个大嗓门的患者喊着"痛痛痛……"赶紧迎出去一看，原来是一位胖胖的大妈，坐在家属推着的轮椅上。我掀开大妈的裤腿一看，只见她左腿皮肤红透发亮，摸上去有些烫手。再仔细询问病史，原来大妈有糖尿病、足癣、"老寒腿"，上星期觅着一个中药方，每天泡脚，持续泡了一星期。现在腿是不"寒"了，反而烫得很，又肿又痛下不了地，早上还出现了发热、寒战的症状。家属一看不对劲，立刻送到医院来了。这可得好好表扬一下家属，因为这位大妈患了典型的蜂窝织炎，如果不及时医治，可能引起严重并发症。

是谁捅了皮肤下的"马蜂窝"

扫描二维码，立即收听

上海交通大学医学院附属第九人民医院皮肤科　吴晓瑾　徐　慧（主任医师）

什么是蜂窝织炎

　　简单来说，蜂窝织炎是因皮肤出现伤口，细菌侵入后引起的局部感染。由于细菌感染会侵犯皮肤下的脂肪层，脂肪组织的排列和蜂窝很像，故而形象地把这个部位的感染称为蜂窝组织炎症（即蜂窝织炎）。

　　蜂窝织炎患者如果不及时治疗，细菌从伤口进入血液循环，再侵入其他脏器，可能引起多种并发症，包括心内膜炎、肾小球肾炎、骨髓炎、中毒性休克和象皮肿等，严重时可致命。

老年人、肥胖者是高危人群

　　日常生活中，多数小伤口不需要处理，过几天就愈合了。为什么有些伤口会变成可怕的蜂窝织炎呢？这就要说说蜂窝织炎的好发人群了。

　　原发性蜂窝织炎的好发人群是老年人和肥胖者，尤其是局部有外伤、足癣、淋巴水肿或湿疹者。有恶性肿瘤史和吸烟史的患者还可能出现复发性蜂窝织炎，即反复发作的蜂窝织炎。有研究显示，22%～49%的蜂窝织炎患者可能复发，对他们来说，确定和治疗发病危险因素非常重要。比如：下肢淋巴水肿的患者需要查明病因，适当按摩，改善水肿；肥胖者要加强运动，科学减肥；糖尿病患者要积极治疗原发病，控制血糖；等等。

正确处理伤口防感染

　　为预防蜂窝织炎的发生，上述高危人群一旦出现外伤，一定要格外注意防护，重视伤口的正确处理。

1 **● 清洁伤口**

　　可以用纯净水或生理盐水冲洗伤口。清洁刀具割伤等，无明显污染的伤口，可自己使用碘伏、酒精棉等消毒；钝挫伤、砸伤等，伤口污染严重者，应到医院进行专业清创处理。

2 **● 包扎伤口**

　　较为清洁的伤口经简单清洁、消毒后，用无菌纱布包扎即可；污染的伤口或伤口局部出现红肿、胀痛、渗液、流脓时，可使用莫匹罗星软膏、环丙沙星乳膏、红霉素软膏等抗生素药膏，配合无菌纱布包扎，每天换药。

　　需要提醒的是，应避免在伤口上涂牙膏、料酒、花椒油、麻油、酱油等，也不要盲目使用所谓的偏方、秘方。伤口不见好转，红、肿、热、痛加重时，应及时就医。 PM

苦瓜为葫芦科植物苦瓜的果实，也称为凉瓜、癞瓜。中医学认为，苦瓜性寒、味苦，具有清热祛暑、利尿凉血等作用，可用于热病烦渴、目赤肿痛、中暑等症，因而是夏季人们常食用的一种蔬菜。有时，苦瓜存放久了会变黄、变软，里面的瓤也会萎缩，籽变红。这样的苦瓜还能吃吗？

苦瓜变"金瓜"，还能食用否

上海中医药大学食品卫生与营养学教研室副教授 孙丽红

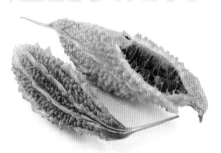

苦瓜的营养价值

鲜为人知的是，苦瓜含有丰富的维生素 C，其含量是茄子的 11 倍，芹菜茎的 7 倍，番茄的 4 倍。维生素 C 可以抗氧化，促进肠道对铁的吸收，提高肝脏对铁的利用率，有助于预防缺铁性贫血。维生素 C 还能参与类固醇的羟基化反应，促进代谢，降低血清胆固醇，有利于预防动脉粥样硬化。

新鲜苦瓜汁液中含有苦瓜甙和类似胰岛素的物质，具有一定的降血糖作用，是糖尿病患者的理想食品。一些研究还发现，苦瓜提取物具有一定的抗病毒、抗肿瘤、提高机体免疫力等作用。

变黄的苦瓜无毒

苦瓜存放久了会变黄、变软，这其实是苦瓜的"后熟"。蔬菜、瓜果在采摘后常常会有后熟现象，是其中的酶引起的一系列生物化学变化。比如，苹果、香蕉、芒果和猕猴桃等水果后熟后，糖分会增加，并迅速变软，不耐久存。

一般市面上的新鲜苦瓜都是绿色的，且肉质较为紧实，触感坚硬，掂起来也比较有分量。随着储存时间的延长，苦瓜会发生一系列变化，如淀粉水解为糖、有机酸含量降低、叶绿素发生分解，使其颜色变黄，质地变软，瓜瓤萎缩，籽变红、变甜。变黄的苦瓜仍然可以食用，但不易保存，最好尽快吃完。

苦瓜变黄，营养价值下降

很多人不喜欢苦瓜的苦涩，认为既然其变黄后不苦了，为何不等它变黄再食用呢？

实际上，虽然变黄的苦瓜确实不那么苦了，但品质和营养价值都有所下降。比如，黄色苦瓜的维生素 C、苦瓜素含量明显下降，口感也没有新鲜苦瓜那么清新、爽脆。

另外，苦瓜多适合夏季食用，可以起到清热祛火的作用，绿色苦瓜比黄色苦瓜保健价值更高。因此，苦瓜还是在绿色时食用更佳。PM

"君子菜"的吃法

苦瓜味虽苦，但有一种"不传己苦与他物"的特点：苦瓜与任何菜肴同炒同煮，都不会把苦味传给对方，故人们誉之为"君子菜"。

常见的食用方法有凉拌苦瓜、苦瓜小排汤、苦瓜榨汁等。变黄的苦瓜不太适合凉拌，更适合炒或炖。

中暑发热、心烦口渴者，可以用苦瓜1个、绿豆100克、白糖适量煮汤代茶饮：先在水中放入绿豆，煮至开裂，再加入苦瓜片煮至烂熟，最后加入少许白糖即可。

需要提醒的是，苦瓜味苦，性寒凉，胃寒体虚、脾虚泄泻者应慎食。

大豆蛋白属于全价蛋白，氨基酸组成比较理想，几乎含有人体所需的所有必需氨基酸。直接食用大豆，人体对其蛋白质的消化吸收率只有65%；而制成豆制品食用，消化吸收率可提高到95%。豆制品含有人体必需的多种微量元素及丰富的优质蛋白质，素有"植物肉"的美称，一直深受大众喜爱。如今市面上的豆制品种类繁多，它们各有什么营养特色，该如何选择呢？

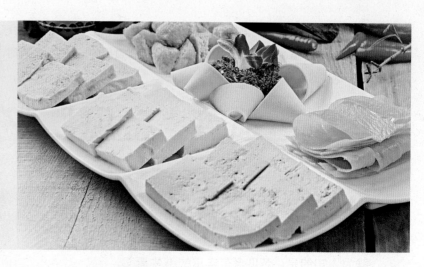

做客 豆制品"家族"

陕西中医药大学副教授　辛　宝

● 豆制品"家族"成员

❶ 冻豆腐

冻豆腐由新鲜豆腐冷冻制成，相传生活在寒冷环境中的北方人最先食用这种豆腐。豆腐经过冷冻后，内部组织结构发生变化，形态呈蜂窝状，颜色变灰，蛋白质、维生素、矿物质、膳食纤维等营养成分损失较少，具有孔隙多、弹性好、营养丰富、热量低等特点，且比其他种类豆腐有更强的饱腹感。冻豆腐可以用于制作很多美食，尤其适合加入火锅或汤羹。

❷ 嫩豆腐

嫩豆腐又称南豆腐，是以石膏（硫酸钙）为凝固剂制成的豆腐。其特点是质地细嫩，富有弹性，含水量大，味甘而鲜。由于相对含水量较高，嫩豆腐的营养成分含量不如普通豆腐，但口

感比较嫩滑，更适合凉拌、炖菜、烧汤。

❸ 内酯豆腐

内酯豆腐是以葡萄糖酸内酯为凝固剂生产的豆腐。其改变了传统的"用卤水点豆腐"的制作方法，可减少蛋白质流失，并使豆腐的保水率提高，比常规方法制作的豆腐出品率更高，且豆腐质地非常细嫩、有光泽，适口性好。

❹ 豆腐皮

豆腐皮是中国传统豆制品，其制作过程是：选用浓豆浆倒入平底锅中加热但不煮沸，豆浆表层会产生一层膜，用竹签等工具捞出并使之慢慢干燥。豆腐皮性平味甘，有清热润肺、止咳消痰、养胃、解毒、止汗等功效。豆腐皮营养丰富，蛋白质、氨基

酸含量高，据现代科学测定，还富含铁、钙、钼等人体所必需的18种营养素。

❺ 腐竹、油豆皮

腐竹又称腐皮，是一种传统豆制食品，色泽黄白，油光透亮，含有丰富的蛋白质、膳食纤维及多种营养成分，其制作过程是将豆浆加热煮沸后，经过一段时间保温，使表面形成一层薄膜，将其挑出后下垂成枝条状，再经干燥而成。由于其形状类似竹枝，故称为腐竹，也被称为"油皮""油豆皮""豆腐衣"。腐竹营养价值高、易于保存、食用方便，还有易消化、吸收快的优点，是一种妇、幼、老、弱皆宜食用的食品。不过，腐竹含有的能量也远超普通豆腐。腐竹的质量分3个等级，颜色越浅，营养价值越高。

❻ 卤豆腐干

卤豆腐干由干豆腐经卤制而成，既是一种食材，也是一道色香味俱全的传统名小吃，其滋味咸鲜味美，不仅含有丰富的优质蛋白质，还含有维生素、钙、铁、镁、锌等营养素，营养价值较高。需要提醒的是，卤豆腐干的钠含量较高，肥胖、肾病、高血压等患者应少食。

❼ 油豆腐

油豆腐由大豆经磨浆、压坯、油炸等多道工序制作而成，色泽金黄，内如丝肉，细致绵空，富有弹性，既可做蒸、炒、炖之主菜，又可为各种肉食的配料。油豆腐富含优质蛋白质、多种氨基酸、不饱和脂肪酸及磷脂等，铁、钙的含量也很高。不过，由于经过油炸，油豆腐的能量很高，不宜常吃。

❽ 千叶豆腐

千叶豆腐是素食新产品，以大豆分离蛋白和水为主要原料，食用植物油、淀粉等为辅料，添加或不添加稳定剂和凝固剂、增稠剂，经乳化、调味、蒸煮、冷却、切块或再速冻等工艺制成。千叶豆腐已经不属于豆腐制品，其生产原料、生产工艺、产品理化指标、内部组织结构、产品口感和营养成分与豆腐有本质的区别。比如，千叶豆腐比普通豆腐更有弹性，由于制作过程中需加入盐，其钠含量很高，钙流失较多，且几乎不含膳食纤维。

❾ 日本豆腐

日本豆腐又称鸡蛋豆腐、玉子豆腐、蛋玉晶，其质感类似豆腐，但本质上更接近于鸡蛋羹。其以鸡蛋为主要原料，辅之纯水、植物蛋白、天然调味料等，经精制而成，几乎不含钙，但既有豆腐的爽滑鲜嫩，也有鸡蛋的醇美清香，营养价值也很高。选择不同口味的调料，还可生产麻、辣、酸、甜等多种风味的日本豆腐。

选购豆制品，注意这几点

● **看色泽** 优质的豆制品呈均匀的乳白色或淡黄色，稍有光泽。

● **看质地** 优质的豆制品块形完整，软硬适度，质地细嫩，结构均匀，无杂质。

● **摸触感** 用手按压，新鲜优质的豆腐富有一定的弹性，质地紧密、不松散，没有黄色液体渗出，不粘手。

● **闻气味** 优质的豆腐具有豆腐特有的香味，卤水豆腐有卤水味，没有豆腥味、酸败味或其他异味。

● **看包装** 正规的预包装产品必须标识产品名称、配料、净含量、生产日期、保质期、贮存条件、生产商地址及联系方式、产品标准号和生产许可证编号、营养成分表等，缺少任何一项即为可疑产品。豆制品易变质，最好选择生产日期比较新的产品。

食用豆制品，注意这几点

● 豆制品含有丰富的蛋白质，一次食用过多会阻碍人体对铁的吸收，导致腹胀、腹泻等不适。故每次不宜食用过多，一天食用量最多不应超过400克。

● 将豆制品和肉一起烹调，两者的蛋白质可以起到互补作用，使蛋白质更好地被人体吸收利用；豆腐中所含的皂苷对预防动脉粥样硬化有一定作用，但皂苷容易引起体内碘排泄异常，造成碘的损失，吃豆腐时不妨加点富含碘的海带。

● 豆制品含有较多嘌呤，钙、磷含量也较高，痛风、高尿酸血症、肾病等患者应注意控制食用量。

● 一些豆制品（如豆腐）性偏寒，脾胃虚寒者不宜食用，可选择性平的豆腐皮等。**PM**

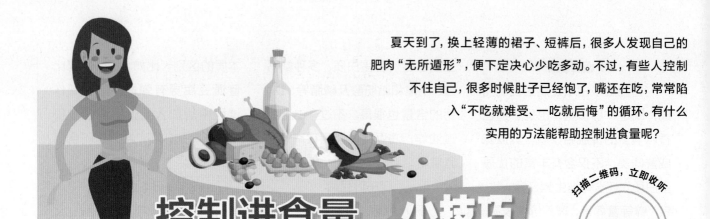

夏天到了，换上轻薄的裙子、短裤后，很多人发现自己的肥肉"无所遁形"，便下定决心少吃多动。不过，有些人控制不住自己，很多时候肚子已经饱了，嘴还在吃，常常陷入"不吃就难受、一吃就后悔"的循环。有什么实用的方法能帮助控制进食量呢？

扫描二维码，立即收听

控制进食量 小技巧

兰州大学公共卫生学院　姜峻玥　王　玉（教授）

其实，除需要减肥的人外，为保持理想体重，预防肥胖、糖尿病等慢性病，平时大家也要有意识地控制进食量，不宜吃得过饱，更不能暴饮暴食。

但用意志力克服对美食的欲望无疑是困难的，不少人最终还是向美食"投降"，甚至出现报复性进食。掌握一些科学、实用的行为学技巧，能帮助大家更轻松地控制进食量，做食物的"主人"，与食欲"和解"。

技巧 ① 更换合适的餐具

餐具会影响进食欲望及饮食行为。食欲和饱腹感容易受到感官（视觉、触觉、听觉）的蒙蔽，我们要吃多少、吃多少才饱，其实很大程度上会受到个人主观意识的影响。利用这一原理，我们可以通过餐具的大小、颜色、造型来改变食欲，进而影响食物的摄入量。具体而言，可以尝试以下几招：

❶ 选用色彩明度较低的冷色调餐具，如深蓝色、紫色、灰色和黑色等，可以在一定程度上降低食欲。

❷ 使用分区域、尺寸小的餐具，不仅可以对各种食物摄入量一目了然，还可以提醒自己"少吃点，只能吃这么多"进而控制进食量。

❸ 选择造型圆润、没有棱角的碗或餐盘，圆弧形和不规则曲线的餐具比方正的更好，因为食物放在这样的盘子或碗中，看起来分量更多，容易使人产生满足感。

❹ 一些实际容量比看起来小的餐具也是不错的选择。例如，有的盘子或碗中间凸起，让食物量看起来比实际更多。

技巧 ② 粗细粮搭配

粗粮是没有经过精细加工的全谷物，保留了大部分膳食纤维、维生素、矿物质等营养物质。因此，粗粮可以促进肠道蠕动，改善肠道环境；粗粮升糖指数低，有利于稳定血糖，改善心血管功能；粗粮中粗纤维（不可溶性膳食纤维）含量高，在口中咀嚼次数较多，可以降低食欲，增强饱腹感；丰富的膳食纤维还能减缓胃排空速度，减轻饥饿感。

煮饭时，可以用燕麦、荞麦、藜麦、糙米、玉米等粗粮与大米混合，制作杂粮饭；将主食中一半的米、面、馒头换成玉米、红薯、紫薯、南瓜等粗粮。应注意：吃粗粮并非多多益善，摄入过多粗粮会刺激肠道，影响消化；老年人、儿童及肠胃功能较弱的人不适合食用粗粮；应根据自身情况调整粗粮、细粮的比例及烹饪方法。

技巧 ③ 饭前适量饮水喝汤

饭前适量喝水可缓解饥饿感、增加饱腹感，从而降低食欲，还有利于食物中水溶性营养素的吸收利用。有些人习惯每餐有汤羹，不妨先喝汤，再吃饭。此外，饭前喝茶和咖啡也有一定的抑制食欲效果。但应注意，饭前喝太多水会稀释胃酸，影响消化，引起胀气。由于水需要15分钟才能完全到达小肠，饭前半小时喝一小杯（不超过200毫升）水比较合适，且宜小口慢饮。

技巧 ④ 放慢进食速度

研究证实，进食速度会影响餐后血糖的波动情况。如果吃得太快，就会导致血糖急速上升，促使身体分泌大量胰岛素，促进体内脂肪的合成和储存。血糖值稳定不仅有利于体重稳定，还有利于代谢健康。此外，放慢进食速度可以减少进食量。人体下丘脑有摄食中枢和饱食中枢，饱食中枢可以在人们吃饱后抑制进食的欲望。饱食中枢一般在进食15～20分钟后才开始运作，如果吃得太快，就容易在饱食中枢运作前摄入过多食物。放慢进食速度，人们就能更及时地感受到饱腹感，放下手中的筷子。因此，吃饭时需要细嚼慢咽，每一口食物咀嚼至少20次，每餐进食时间最好在30分钟以上。

技巧 ⑤ 保持合理的进食顺序

进食顺序会影响人体对营养素的消化、吸收和利用，从而对血糖、体脂产生影响。一般人群理想的进食顺序是：先吃体积大的食物，后吃体积小的食物；先吃液体食物，后吃固体食物；先吃低能量食物，后吃高能量食物。例如：先喝汤，再吃素菜，最后吃荤菜和主食。蔬菜不仅含有丰富的膳食纤维和维生素，而且能量较低，先吃可以促进消化液分泌，抑制食欲，增加饱腹感，稳定血糖。富含蛋白质的肉类等荤食饱腹感更强，有助于控制食欲。最后吃主食，有利于控制能量摄入。需要提醒的是，汤水应清淡。

技巧 ⑥ 保证充足睡眠

瘦素是一种具有抑制食欲作用的激素。有研究发现，睡眠不足会影响瘦素的分泌，使人食欲增加，且渴望高能量、高碳水化合物的食物。胃饥饿素是胃内产生的一种激素，能调节食欲、进食行为和体脂含量。胃饥饿素水平在饭前升高，使人产生饥饿感，在饭后降低。睡眠不足时，胃饥饿素水平会增加，增进食欲。因此，保证每天规律而充足的优质睡眠也是保持体重稳定的重要条件。PM

延|伸|阅|读

早吃晚餐有利于控制体重

研究发现，消化和代谢功能正常的人每天在6～15时进食，有利于提高胰岛素敏感性，降低空腹血糖、体脂率及体脂量。这是因为，人体血糖、脂质和能量代谢受生物钟调控，在一天之中有所起伏，清晨是胰岛素敏感性最高、食物热效应（因进食而引起能量消耗增加的现象）最旺盛的时候。在这段时间进食，有助于减轻胰岛负担、充分利用营养并增加能量消耗。也就是说，通过将一天的能量摄入多分配在早、午餐，并将晚餐时间尽量提前，可以在不减少总摄入量的情况下控制体重。

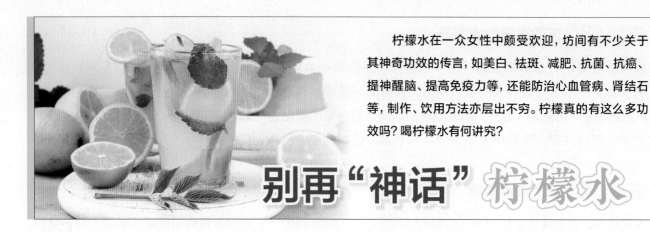

柠檬水在一众女性中颇受欢迎，坊间有不少关于其神奇功效的传言，如美白、祛斑、减肥、抗菌、抗癌、提神醒脑、提高免疫力等，还能防治心血管病、肾结石等，制作、饮用方法亦层出不穷。柠檬真的有这么多功效吗？喝柠檬水有何讲究？

别再"神话"柠檬水

复旦大学附属华东医院临床营养科副主任医师　冯颖

识柠檬：青黄之别

柠檬是一种比较独特的水果，其酸味令人记忆深刻。柠檬的营养价值与其食用方式有密切关系，以新鲜果肉为例：每百克含水分91克、糖分6.2克，均为柑橘类之最，前者最高、后者最低；每百克含钙101毫克、钾209毫克、镁37毫克、铁0.8毫克、锌0.65毫克、硒0.5微克、铜0.14毫克、锰0.05毫克，矿物质含量在柑橘类中名列前茅；每百克含维生素C22毫克，仅为柑橘类平均含量的三分之二。柠檬干品在脱水过程中会丢失部分维生素和抗氧化物质，部分柠檬酸、芳香油等会挥发。柠檬的营养价值还与其成熟季节和产地有关，以柠檬所含的某些植物化合物为例：黄酮醇类的槲皮素、杨梅黄酮、山奈酚等在秋冬季成熟的果实中较多，玉米黄酮则在春夏季成熟的果实中多些。

从中医食疗角度来看，柠檬味酸微甘，性平，归肺、胃经，有健胃消食、生津止渴、化痰止咳、祛暑安胎等功效，经常饮用柠檬水，有助于开胃和营养吸收。

市售的成熟柠檬有2种颜色，黄色与青色，为芸香科柑橘属柠檬种的两个独立品种。两者在产地、形状、口感、食用习惯和营养等方面略有差别。

黄柠檬原产地为东南亚，现主要产地为美国、意大利、西班牙和希腊，我国四川安岳是黄柠檬之乡，产量占全国总量的80%；其生长及成熟周期取决于环境和播种季节，成熟期为2—3月和10—11月，挂果时为青色，成熟后表皮为金黄色，纹理较粗糙，个头略大，横径5厘米左右；果皮较厚，果肉相对较少，为浅金黄色，酸味醇厚，带有回香，不怕酸者可直接食用果肉。

青柠檬原产地也是东南亚，如今更是独揽东南亚的种植园，取代了黄柠檬，国内以海南、云南出产的青柠檬为佳；其生长过程中对光照及水的需求较高，成熟期为6—8月，从挂果到成熟，表皮都是青色，且紧实光滑，个头偏小，横径4厘米左右；皮薄且果肉、果汁较多，果肉绿中带黄，酸味浓烈，回味略有苦涩，无法直接食用，香味略逊于黄柠檬，但柠檬酸和维生素C含量略高。

看营养：破除"神话"

"神话"❶：美白、祛斑

有些人以为，味道越酸的水果，维生素C含量越高，故而认为柠檬能美白、祛斑。其实不然，柠檬的维生素C含量有限，与常见的蔬果相比并无优势。例如，每百克猕猴桃、草莓、柑橘的维生素C含量分别是62毫克、47毫克和33毫克，每百克甜椒、西兰花、大白菜、菠菜的维生素C含量分别是133毫克、56毫克、37.5毫克和32毫克，都高于柠檬。柠檬的酸味主要来源于果酸，其果汁中含有大量果酸，尤以柠檬酸居多，比例高达5%以上。

果酸对皮肤的美容疗效早在上世纪70年代就被发现并沿用至今，是否多吃柠檬、多喝柠檬水，就能美白、祛斑呢？非也。果酸（AHA，α-羟基酸）是从水果中提炼的各种有机酸的总称，果酸产品的功效与其浓度和溶剂的pH值密切相关。高浓度（＞30%）果酸产品渗透力强，可除角质、祛斑、除皱；中浓度（10%～30%）可淡斑、抚皱；低浓度（＜10%）可去角质，改善粗糙肤质；更低浓度（＜5%）则以保湿、去角质为主。高浓度果酸易导致过敏及皮损等。柠檬的果酸浓度属于更低浓度或低浓度，即使将其贴敷在皮肤上，也达不到美白、祛斑的功效。

"神话"❷：防癌、抗癌

柠檬水因含有多种抗氧化物质，如柠檬酸等果酸、槲皮素等类黄酮，其具有防癌、抗癌的功效。另据报道，柠檬等柑橘类果皮中含有天然的d-柠檬烯，动物实验发现其有一定的预防癌症发生、发展的作用，还能通过抑制胆固醇合成限速酶（HMG-CoA还原酶）活性，进而抑制胆固醇合成。但这些作用不是喝几杯柠檬水就能实现的。通常，一日饮用的柠檬水中添加的柠檬不会超过1个，其中所含的d-柠檬烯、柠檬酸等都是有限的，达不到防癌、抗癌的效果。

此外，喝柠檬水或柠檬汁能减肥、抗菌、提高免疫力、防治心脑血管病及肾结石等说法，都缺乏科学依据。柠檬是一种水果，不应夸大其功效。

品滋味：各取所好

柠檬的食用方法有冲泡、榨汁、佐菜、制作糕点等，可去腥、提鲜、添香，用途、地域、个人饮食喜好与习惯决定了柠檬的选择与制备方法。如：喜香者选黄柠檬，喜酸者选青柠檬，榨汁首选青柠檬。柠檬水对健康的益处，取决于食材（鲜品/干品）、泡制方法、饮用时段和频度，还与饮用者自身的体质及健康需求相关。以鲜品为例，制作柠檬水需要注意以下几点：

① 选材　青柠檬、黄柠檬各取所好，选择果实圆润、果脐圆平、表皮光滑、少凸起者为佳。

② 处理　鲜品轻柔冲洗，去蒂，可用盐擦洗，去除果蜡。擦干水分，用锋利刀具将柠檬横切成片；或刨削果皮成丝（片），果肉榨汁。即食者，先用淡盐水浸泡柠檬片、果皮丝（片），去除苦涩味，捞出沥干水分后再冲泡。

③ 贮存　沥干水分的柠檬片或果皮，可用冰糖、白糖、蜂蜜、盐等腌制，根据个人喜好调整口味。应层层添加调味品，使柠檬片及果皮与空气隔绝，然后密闭容器，低温贮存。添加调味品时应注意避免水分混入，否则易致腐败变质。

④ 冲泡　取适量腌制后的成品放入杯中，温水冲泡，既不破坏营养成分，又可激发出柠檬独特的香味，静置半小时后，可依据个人口味再调制。

除新鲜柠檬及腌制柠檬外，也可用干柠檬片冲泡柠檬水，或用柠檬汁调制柠檬味果茶等。冲泡后应尽快饮用，不宜长久放置。柠檬水的清香、酸甜和回味虽被大多数饮用者津津乐道，但并非适合所有人，胃酸分泌过多者、胃溃疡患者等不宜饮用浓度较高的柠檬水。**PM**

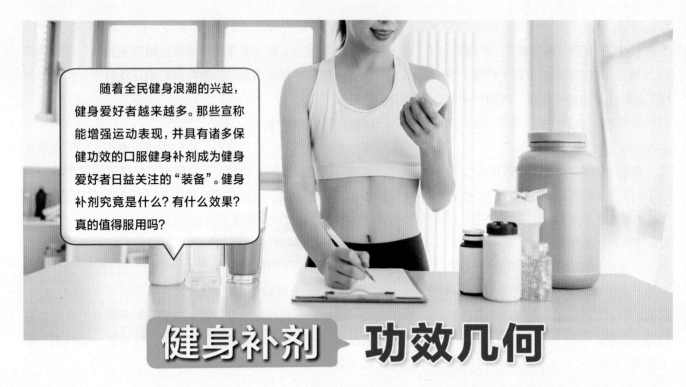

随着全民健身浪潮的兴起，健身爱好者越来越多。那些宣称能增强运动表现，并具有诸多保健功效的口服健身补剂成为健身爱好者日益关注的"装备"。健身补剂究竟是什么？有什么效果？真的值得服用吗？

健身补剂 功效几何

上海体育学院 刘小美 曹振波（教授）

健身补剂是"何方神圣"

市面上常见的健身补剂除有明确作用的蛋白粉、肌酸等外，还有一些尚有争议的营养补剂，大众的困惑主要是针对这些产品。基于现有的研究证据，此类产品主要包括以下几种。

❶ 支链氨基酸（BCAA）

BCAA 是由亮氨酸、缬氨酸、异亮氨酸组成的一类复合支链氨基酸。在人体所需的 8 种必需氨基酸中，BCAA 占 35% ~ 40%，达到肌肉蛋白质总量的 1/3，在肌肉蛋白质代谢中具有重要作用。由于必需氨基酸无法自身合成，只能通过食物或补剂摄入，且健身、健美运动员的高强度抗阻训练使蛋白质的需求翻倍，因此，BCAA 在健身领域受到广泛欢迎。

BCAA 在肌肉蛋白质的合成和代谢中发挥着独特的作用，包括促进蛋白质吸收，增加肌肉蛋白质的合成速率，进而帮助增加肌肉体积与力量；在训练时提供能量，提升运动表现；缓解训练后肌肉酸痛和疲劳，加快恢复；等等。特别是亮氨酸，由于发挥着启动肌肉蛋白质合成的作用，是其中最重要的一种支链氨基酸。

需要注意的是，虽然 BCAA 以健身领域中营养补剂的身份出现在大众视野并被大家所熟知，但其实它广泛存在于富含蛋白质的各类天然食物中，包括肉类、禽蛋类、鱼类、乳制品、坚果类、豆类及其制品等。因此，对于健身新手来说，增加富含 BCAA 食物的摄入即可满足日常锻炼所需。锻炼强度较大的专业健身、健美者一般都会补充摄入蛋白粉，而大部分蛋白粉中都含有 BCAA，故无需单独补充。

近年的动物研究发现，长期过量摄入 BCAA 会造成机体氨基酸代谢平衡失调，引起食欲增加，导致肥胖、胰岛素抵抗，甚至加速机体衰老。因此，BCAA 摄入并非多多益善，应严格遵循适度原则。

❷ β-羟基-β-甲基丁酸（HMB）

HMB 是亮氨酸的中间代谢产物，是蛋白质合成的调节信号。近年来，国内外的大量动物和临床试验证明了 HMB 在促进肌肉蛋白质合成、抑制肌肉蛋白质分解、预防运动引起的肌肉损伤、维持瘦体重、促进脂肪分解、提高运动能力等方面的作用。因此，HMB 作为一种营养补剂被广泛运用，特别是健美运动员和力量型运动员。

目前关于 HMB 有效剂量的研究还需要在不同年龄人群、不同运动项目中探索，多数研究结果表明，每天补充 3 克 HMB（食品安全国家标准推荐每日使用量为 1~3 克）是安全的，且可以达到较好的效果。另外，由于 HMB 的半衰期较短，服用后血液中 HMB 浓度在 2~4 小时后即恢复正常，因此需要每天分 3 次补充，每次 1 克，以获得最大收益。

❸ 共轭亚油酸（CLA）

CLA 是多不饱和脂肪酸的一种，在研究中被认为是一种潜在的抗肥胖剂。自 1994 年开始，美国将 CLA 作为运动辅助食品和营养补剂面向健身人群销售。CLA 在健身领域的兴起得益于其促进脂肪分解、增加肌肉力量等作用。研究显示，CLA 主要通过提高脂肪水解酶的活性，降低脂蛋白脂肪酶（促进脂肪吸收）的活性，促进体内脂肪分解和蛋白质合成，进而发挥降低血液中胆固醇和甘油三酯含量、调节身体脂肪、增加肌肉组织含量的作用。

在自然界中，CLA 由反刍动物胃中的细菌作用产生，主要天然食品来源是牛、羊等的肉类和乳制品，但含量非常低，额外摄入途径包括强化食品和营养补剂等。食用 CLA（通常是混合 CLA）强化乳制品，如酸奶、牛奶和奶酪等，是增加 CLA 摄入量的一种方法。但 CLA 的独特化学形态使其具有 28 种不同的分子结构，不同异构体在生理功能上可能存在差异。因此，混合 CLA 的减脂增肌功效仍存在一些争议，实现 CLA 的纯化可能是拓展其应用范围的主要问题。另外一种常见补充方法是摄入营养补剂。CLA 营养补剂一般是由植物油中提取的亚油酸经化学变性而来，但其有效性和推荐剂量尚未明确。

服用健身补剂因人而异

近来，健身补剂成了不少健身者不可或缺的辅助"装备"，尤其在一些商家的营销噱头下，健身补剂的作用在很大程度上被神化，甚至盖过了运动本身。过多、错误地选择健身补剂不仅无助于运动效果的提升，还可能加重身体负担。因此，正确认识健身补剂的功效并选择适合自己的产品，至关重要。

国际运动营养学会在 2018 年发布了运动营养补剂指南，将 HMB 列为 I 类肌肉构建补剂、II 类表现增强补剂，将 BCAA 列为 II 类肌肉构建补剂与 II 类表现增强补剂，将 CLA 列为 III 类肌肉构建补剂（I 类即强有力的研究证实其有效及明显的安全性，II 类为部分研究证实其有效，而 III 类则表示几乎没有证据显示其有效性及安全性）。这也为广大健身、健美爱好者提供了明确的营养补剂研究实证与使用规范。

在实际应用中，健身补剂的选择需要与对能量和营养素的需求相匹配。一般来说，健美运动员需要比相同体重的普通人摄入更多热量与营养素，以提供支持训练和增加肌肉质量所需的能量和蛋白质需求，额外补充健身补剂满足身体所需是必要的，也可以借此实现水平的突破。对于普通健身者来说，健身补剂的选择要循序渐进，健身之初的营养保证应主要以调整饮食、从食物中获取营养为主，不宜使用过多营养补剂；随着健身水平的提高，可以在瓶颈期适当选择健身补剂，但所摄入的能量与额外的营养补剂需与运动量相匹配，严格按照产品标识进行补充，且要避免服用多种功效相同的健身补剂。

当然，更重要的是，营养补剂只能作为健身的辅助产品。要达到理想的健身效果，应将关注点回归运动本身，通过正确的锻炼方法，保证充足多样的饮食摄入与规律的作息，更安全、健康地达到健身目的。**PM**

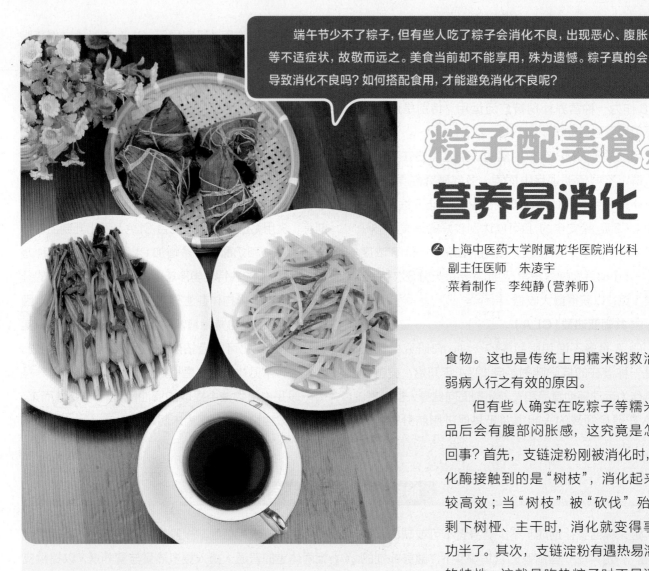

端午节少不了粽子，但有些人吃了粽子会消化不良，出现恶心、腹胀等不适症状，故敬而远之。美食当前却不能享用，殊为遗憾。粽子真的会导致消化不良吗？如何搭配食用，才能避免消化不良呢？

粽子配美食，营养易消化

上海中医药大学附属龙华医院消化科
副主任医师　朱凌宇
菜肴制作　李纯静（营养师）

"糯米不易消化"的说法不准确

要谈论粽子和消化不良的关系，不得不谈一下粽子的成分——糯米的特性。

古人对糯米是赞誉有加的。譬如：《本草纲目》说糯米"暖脾胃，止虚寒泄痢，缩小便，收自汗，发痘疮"；唐代名医孙思邈则认为糯米"脾病宜食，益气止泄"。糯米对虚弱、慢性腹泻、自汗、尿频等人群有一定的食疗价值。

很多人认为糯米口感黏腻，是引起消化不良的"罪魁祸首"。现代研究表明，糯米中含有大量像树枝一样的"支链淀粉"，使糯米口感柔软、黏稠，也就是"糯"。与绳状的"直链淀粉"相比，支链淀粉因分支多，与胃酸、消化酶接触的机会大大增加，其消化吸收效率会高很多，能快速升高血糖，属于高升糖指数（GI）

食物。这也是传统上用糯米粥救治虚弱病人行之有效的原因。

但有些人确实在吃粽子等糯米食品后会有腹部闷胀感，这究竟是怎么回事？首先，支链淀粉刚被消化时，消化酶接触到的是"树枝"，消化起来比较高效；当"树枝"被"砍伐"殆尽，剩下树桠、主干时，消化就变得事倍功半了。其次，支链淀粉有遇热易溶解的特性，这就是吃热粽子时不易消化不良、吃冷粽子后易消化不良的缘由。再次，很多粽子里加入了五花肉、火腿、咸肉、蛋黄、大枣、豆类等食材，其中富含的脂肪、蛋白质会进一步"拖累"消化速度。

合理搭配，避免消化不良

第一，不要冷食。粽子要趁热吃，不宜搭配冰品、冰饮料、瓜类水果等寒凉食物。中医学有"十胃九寒"之说，意思是十个胃肠功能差的人中有九个是虚寒型，此类人群食用冷粽子或搭配冷

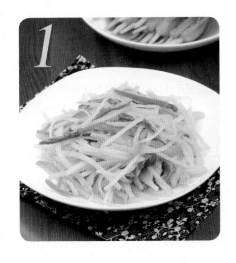

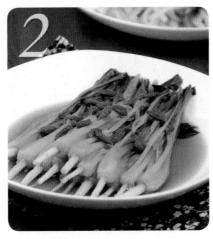

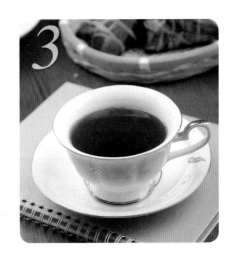

饮时会"雪上加霜"。

第二，控制食用量。适当食用粽子有益于营养补充，但过多食用就会妨碍消化。一般而言，粽子的食用量一天不宜超过 2 只，胃肠功能不佳者应遵循少食多餐的原则，一天不宜超过 1 只。

第三，控制糖摄入。粽子有"南咸北甜"的吃法，不少朋友爱吃甜粽子，或者白粽子蘸糖吃。糯米的淀粉在消化过程中本就容易转化成糖，如果再加糖吃，会快速升高血糖，还易引起或加重反酸、烧心等症状。

第四，搭配助消化的食物或菜肴。中医学将有助消化的药物称为"消食药"，如山楂、神曲、谷芽、麦芽、鸡内金、莱菔子、陈皮等，其中不少是药食两用之品；有些食物也有助于消化，如健脾养胃的土豆，"以形补形"的猪肚、牛肚，益肠通便的菠菜，能增强食欲的韭菜，补益气血的鸡蛋，温中祛寒的桂皮……这些食物、药物的恰当组合能达到食疗的效果。

推荐几款食疗方供大家参考：

① 土豆丝炒牛肚

食材 土豆 80 克，牛肚 50 克，葱、蒜少许，油、盐、味精适量。

制法 将牛肚煮熟后切成条；土豆去皮、切丝，清水淘洗掉表面淀粉；油锅热后加入葱丝和蒜末爆香，再加入土豆丝、牛肚条翻炒至熟，加入适量盐、味精，撒上葱花即可。

食疗功效 补脾、益气、养胃，适合脾胃气虚、易疲劳者。如与粽子搭配食用，宜选择素粽，再配上一份叶菜，一餐的营养就均衡了。

② 姜汁拌菠菜

食材 菠菜 250 克，枸杞、姜、葱各 10 克，盐、醋、酱油、香油、味精各适量。

制法 菠菜择净，削去须根保留红头，切成 6 ~ 7 厘米的长段，焯水约 2 分钟，捞出沥干水分，装盘；枸杞用沸水冲泡片刻后捞出；姜切丝，绞汁；葱切段；把姜汁、葱及其他调料倒入小碗拌匀，再与枸杞一起倒入菠菜中拌匀即可。

食疗功效 益肠、通便、生津血，适用于阴血亏虚的便秘、口干、皮肤干燥等症。如与粽子搭配食用时，可选择肉粽、蛋黄粽等。

③ 桂皮山楂饮

食材 桂皮 6 克，山楂肉 10 克，红糖 30 克。

制法 先煎煮山楂，后放入桂皮，水沸后小火煎煮 15 分钟左右，滤出汁，加入红糖，调匀后温饮。

食疗功效 温胃散寒、消食除积，适合脾胃虚寒，经常消化不良的人。搭配粽子一起食用，有助于肉类、糯米的消化。**PM**

睡姿不当，身体受伤

上海中医药大学附属市中医医院内科主任医师　许良

生活实例

最近，一篇"女子枕手臂午睡1小时后右手瘫了"的新闻报道引发热议。据报道，一名39岁女子枕着手臂午睡，1小时后醒来发现右手失去知觉，就医后被诊断为"右上肢桡神经损伤"，后经治疗康复。很多人不禁纳闷：枕着手臂睡觉为何会导致如此严重的后果？

午睡一刻钟，夜补一小时，即午睡15分钟可达到相当于弥补夜间1小时睡眠的效果。但工作间隙或午休时打个盹，常受场地和条件限制，很多人难以保持舒适的睡姿。像前文中因睡姿不当导致"手瘫"的现象是个案，但睡姿不当导致的身体麻木不适相信很多人都经历过。

午休注意三点

1 避免枕手臂

由于没有枕头，有些人午休时喜欢枕着胳膊侧卧在长椅或沙发上，或将头枕在手臂上趴着睡，这样容易造成手臂短暂性麻痹。因为枕着手臂睡觉时，头部会压迫手臂的桡神经和尺神经，时间一长，前臂、手腕甚至手指就会麻痹。

2 坐位佩戴颈椎枕

选择坐位午睡的人，最好佩戴环形颈椎枕，以固定头位。这是因为，人在入睡后全身肌肉张力降低，如果直接靠在椅背上午睡，头部会不自主地侧屈或前垂，容易导致颈部肌肉劳损，出现颈部酸痛，即"落枕"。颈椎病患者更要注意，否则可能使颈部血管和神经受压，不仅会导致肢体乏力、麻木，还会加重颈椎病，严重时甚至会使气道受到压迫，导致呼吸不畅等情况。

3 避免趴着睡

趴在桌上午睡，胃、颈椎、腰椎、心脏都得不到充分放松，会产生"越睡越累"的感觉。长时间趴着睡觉还会使眼睛受到压迫，从而导致眼压过高，长期如此不仅会加重近视，还可能诱发青光眼。

正确睡姿要记牢

古语云"坐如钟，站如松，卧如弓，行如风"，从现代医学角度看也很值得借鉴。一般健康人群理想的睡姿是向右侧卧位，以避免压迫心脏。所谓的"卧如弓"是最健康的睡姿，即侧卧时手枕在腮部或搭在侧面，双腿微曲，这样全身容易放松，有利于解除疲劳。

午睡时间虽短，也得讲究姿势。有条件的可选择在躺椅上采取半卧位或卧位躺睡，最好选择能支撑腰部的木质躺椅，而非帆布躺椅，以有助于呵护脊柱。**PM**

延伸阅读

中医对睡姿问题导致的睡眠障碍、手臂麻木、腰背酸痛等不适，具有独特的改善方法。比如，运用经验方药、院内制剂、特色疗法（针灸、足浴、香薰、耳穴埋豆等40余项中医特色护理技术的"外治"疗法）以及动静结合功法等内外兼治的模式，调理人体的脏腑、经络、气血，改善不适症状。

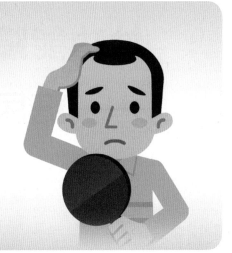

社交平台上关于健身后出现脱发的"求助帖"屡见不鲜：有人笑言"我变强了，也变秃了"，也有人感叹"头发和肌肉不可兼得"。网上有言论称，健身会使体内雄激素增多，从而诱发并加剧脱发。那么，事实究竟如何呢？

健身与脱发的"恩怨"

✍ 复旦大学附属华山医院皮肤科　张　悦　吴文育（主任医师）

大量运动可使雄激素水平升高

有研究表明，在大量有氧运动后即刻，血清雄激素——双氢睾酮（DHT）水平明显升高，60分钟后恢复基础值。另有研究将不爱运动的男性随机分为运动组（进行有氧运动、力量训练）和非运动组，干预3个月后，发现运动组体内的DHT水平相比于非运动组显著上升。可见，运动确实可导致DHT水平升高。

雄激素水平升高是否致脱发因人而异

大部分人的脱发属于雄激素性秃发，其主要原因是DHT水平较高，使毛囊微小化而引起脱发。毛囊是否受DHT影响与遗传因素相关，也就是说，有些人的基因使得其毛囊天生不受DHT影响，而另一部分人的毛囊天生较容易被DHT"攻击"。

因此，虽然运动的确会导致DHT水平升高，但并非所有健身爱好者都会因此而脱发。

雄激素性秃发者不应拒绝运动

雄激素性秃发者担忧运动会导致DHT增加而加剧脱发。其实，这类人不应拒绝运动。

首先，运动对健康的影响是复杂的，对脱发的影响也不一定只通过DHT。虽然健身可能导致DHT水平升高，但健身对身体健康有诸多益处，同时也会为头发带来一些好处。比如，适当运动可以缓解压力、改善抑郁或焦虑情绪、提高睡眠质量，有助于减轻脱发。一项对598名雄激素性秃发患者运动与其秃发病情变化关系的研究结果显示，运动6个月后，91名（15.37%）患者病情改善，448名（75.68%）处于自然进程，仅53名（8.95%）患者病情加重。

其次，对有脱发遗传倾向或明显脱发症状的人而言，中等强度的有氧运动不仅不会加重脱发，反而有助于头发健康。研究发现，短跑、重量训练、器械运动等高强度无氧运动会导致体内雄激素高于正常水平；中等强度的有氧运动（如慢跑、游泳、球类运动等）虽然会在短期内导致雄激素升高，但在60分钟后会逐渐下降，且随着运动时间的延长，血液循环加快，可以增加头皮的营养供应，从而改善毛囊局部的缺血缺氧状态，抑制毛囊萎缩；低强度的伸展运动（如体操、瑜伽等）并不会对激素水平产生明显影响。

有些健身爱好者会口服"增肌粉"或"蛋白粉"以增加肌肉量，一定要选择经国家检测机构认证的正规产品。因为很多不正规的增肌产品中含有雄激素，可能会加重雄激素性秃发。**PM**

性功能障碍

——糖尿病男性的"难言之隐"

安徽医科大学第一附属医院泌尿外科教授　张贤生

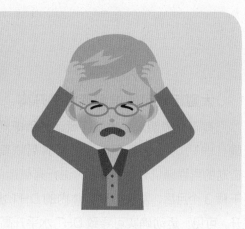

我国20~79岁糖尿病患者占全球糖尿病患病人数的四分之一，男性糖尿病发病率高于女性。男性性功能障碍是常见的糖尿病并发症之一，男性糖尿病患者性功能障碍发生率是一般人群的2倍以上。比如：有研究显示，糖尿病男性患者勃起功能障碍总体患病率为52.5%；由于医生和患者对该病认识不足，就诊率较低，实际患病率可能更高。糖尿病并发性功能障碍不但影响患者身心健康，而且会对患者生活质量、家庭和谐产生不良影响，应引起重视。

4种表现，较为多见

男性性功能障碍的发生与糖尿病的病情、病程和个体差异有关，最常见的是勃起功能障碍和射精功能障碍，性高潮缺乏和性欲减退也不少见。

1　勃起功能障碍　主要表现为阴茎勃起硬度降低，勃起维持时间逐渐缩短，甚至完全丧失勃起功能，导致性生活不能满意完成，心理负担加重，影响夫妻关系。

2　射精功能障碍　主要表现为早泄、逆行射精、射精无力、延迟射精和不射精等。

3　性高潮缺乏　多继发于其他类型性功能障碍，如阴道内射精潜伏期变短、延迟射精、射精无力等。

4　性欲减退　受内分泌、心理等因素的不良影响，糖尿病患者可出现性欲减退。

4项检查，及早发现

糖尿病并发男性性功能障碍大多以糖尿病临床表现为首发症状，随着糖尿病病程推移，才出现性功能障碍；也有部分患者以性功能障碍为首发症状，缺乏糖尿病的典型表现，容易被忽视。

所有患糖尿病的成年男性都应主动筛查是否伴有性功能障碍（性功能障碍患者则应明确是否伴有糖尿病及家族史）。筛查应从确诊为糖尿病时开始，主要包括以下几个部分。

1 **病史** 包括糖尿病及并发症相关病史和用药史、患者心理状况、完成性交时焦虑程度、与配偶性生活融洽程度等。

2 **体检** 一般状况和全身体检，重点检查乳房、体毛分布、生殖器（睾丸、附睾、阴茎、前列腺）等。

3 **实验室检查** 泌尿生殖系统感染相关指标（尿常规、前列腺液常规）、血液生化（血糖、肌酐、糖化血红蛋白、性激素）。

4 **血管和神经系统检查** 性相关神经功能检查、阴茎夜间勃起试验、阴茎血管多普勒超声检查，以及颈动脉和下肢动脉B超、血管内皮舒张功能等特殊检查。

2项治疗，全面应对

糖尿病男性并发性功能障碍者，需要接受以下两方面的治疗。

1 **基础治疗** 主要针对糖尿病和其他基础疾病进行有针对性的个体化治疗，包括降糖、降压、调脂、抗凝、控制体重和改善生活方式等。

2 **针对性功能障碍的治疗** 并发性欲减退的患者，可在医生指导下进行雄激素替代治疗；并发勃起功能障碍的患者，可口服改善勃起功能的药物，提高性生活质量；并发射精功能障碍的患者，一般可根据病情选择相应的药物治疗；并发性高潮缺乏尚无成熟的治疗方案，如患者同时伴有勃起功能障碍、射精功能障碍，则经过治疗，这些症状缓解后，性高潮缺乏的问题也会得到缓解。

需要提醒的是，相比一般人群，糖尿病并发性功能障碍的疗效较差，因此患者要尽早发现、尽早干预。

4个提示，促进康复

对糖尿病患者而言，生活方式干预非常重要，不仅有助于控制糖尿病，还能预防、延缓性功能障碍的发生、发展，促进性功能的康复。

1 **科学膳食** 保持饮食结构合理，控制每日摄入的总热量，有助于保证营养、控制体重，预防或延缓性功能障碍等并发症等的发生、发展。

2 **锻炼身体** 长期规律运动是糖尿病男性预防性功能障碍的一种简单有效的方法。例如：提肛运动和下蹲动作可刺激盆底肌群、神经，保持其良好、协调的运动功能，有利于改善勃起功能；游泳运动特别适合中老年男性，可以在不过度增加关节负荷的情况下，锻炼身体各系统，有助于防治性功能障碍。

3 **控制体重** 肥胖与糖尿病和性功能障碍的发生有关，糖尿病患者必须重视体重控制，以改善体内代谢环境。

4 **心理调节** 糖尿病并发性功能障碍患者容易发生心理问题，如焦虑、抑郁等。患者要树立信心，保持乐观、健康的心理状态，必要时可寻求心理医生的指导。**PM**

特别提醒 研究表明，勃起功能障碍与糖尿病、血脂异常、高血压、动脉硬化、脑血管疾病等多种慢性疾病具有相同的病理生理基础。因此，应积极防治其他各种伴发慢性疾病。患者应加强自我约束与管理，严格执行医生制定的治疗方案，在医生指导下科学、合理地使用降糖药物、性功能障碍治疗药物等，并遵医嘱进行性功能康复训练。同时，要重视生活方式管理，包括调整饮食、摒弃不良生活习惯、戒烟戒酒、适当运动等。

子宫是女性生殖器官的重要组成部分，下连阴道、外阴，两侧有卵巢和输卵管相伴。自古至今，"经、带、孕、产"被视为关系女性一生健康的大问题，都与子宫有关。子宫是孕育后代的"宫殿"，可谓生命的基地；子宫是月经的"发祥地"，月经的盛衰、正常与否是女性健康状况的反映之一……对女性而言，子宫非常重要，需要用一生去呵护。

子宫包括子宫体和子宫颈，子宫疾病分先天性和后天性两大类。

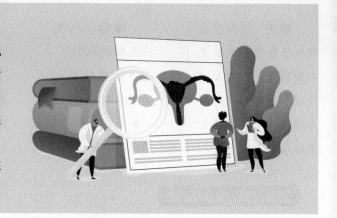

呵护子宫，保卫子宫

浙江大学医学院附属妇产科医院教授　石一复

先天因素造成的子宫疾病

胚胎发育第 3~4 周时，卵黄囊内出现生殖细胞，第 5~6 周时出现泌尿生殖嵴。若此时由于遗传和环境因素的影响，正常子宫和阴道发育过程发生紊乱，可导致先天性子宫体、子宫颈、阴道畸形及发育不良，甚至缺如，使日后月经、婚育等出现一系列问题。

后天因素造成的子宫疾病

❶ 子宫内膜和宫颈疾病

如子宫内膜炎、子宫颈炎、子宫内膜息肉、子宫内膜粘连、子宫内膜结核、子宫内膜创伤、子宫内膜缺如等，常影响月经、白带和孕育等。

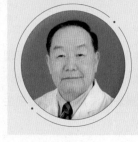

石一复　浙江大学医学院附属妇产科医院主任医师、教授、博士生导师，我国著名妇产科专家，2012 年获首届"中国妇产科医师奖"。擅长妇科肿瘤、妇科疑难杂症、不孕不育等的诊治。

❷ 子宫内膜"外出""游走"

常见的有子宫内膜异位症、子宫腺肌症。

❸ 子宫体和子宫颈肿瘤

常见的有子宫肌瘤、子宫内膜癌前病变和子宫内膜癌、子宫肉瘤、妊娠滋养细胞肿瘤（侵蚀性葡萄胎、绒毛膜癌等）、宫颈癌等。

❹ 妇科内分泌疾病

如多囊卵巢综合征、高催乳素血症、卵巢早衰等，可导致闭经、痛经、异常子宫出血、月经失调等情况。

❺ 异常妊娠

正常妊娠时，胚胎种植在子宫底及其前后壁。若胚胎种植在子宫角部、残角子宫、剖宫产后子宫切口瘢痕处或子宫颈等处，形成宫角妊娠、残角子宫妊娠、瘢痕妊娠等，常引起急腹症、大出血等危险情况。

❻ 子宫因素所致不孕

子宫发育不良、子宫内膜功能不良、子宫肌瘤、子宫内膜异位症、子宫腺肌症、子宫内膜息肉、宫腔粘连等，均可造成不孕。即使怀孕，也容易导致流产或反复自然流产。宫颈发育异常、肿瘤、狭窄、水肿等宫颈疾病，也可造成不孕。此外，子宫疾病与妊娠、分娩并发症的发生也有关。

❼ 子宫损伤

包括各种原因造成的子宫肌层、浆膜层损伤，以及宫颈损伤等。

❽ 子宫脱垂

因盆底组织受损所致，并非子宫之"过"。患者常有腰酸背痛、下腹部及会阴部下坠感、尿急、尿频等症状，生活质量受到不同程度影响。

此外，多数子宫疾病及其合并的其他内外生殖道发育异常，以及治疗（手术、放疗、化疗、药物等）等，均可对性生活有不同程度的影响。子宫疾病与避孕措施也息息相关，多次人工流产、多次放置或取出宫内节育器、引产、药物流产等，容易导致子宫内膜和子宫颈损伤，引起感染和相关并发症，造成后遗症。

不同时期，呵护子宫有重点

在生命中的不同时期，呵护子宫、保卫子宫的侧重点有所不同。

❶ 优生优育

先天性子宫和生殖道畸形常与染色体异常或胚胎发育早期生殖器官形成阶段受内、外因素影响有关。因此，育龄夫妇必须重视婚前检查、科学备孕，以利于优生优育、预防出生缺陷，为下一代的生殖健康打下良好的基础。

❷ 注意卫生

从出生到老年，各年龄段女性均应养成良好的生活习惯，注意防治各种妇科感染，维护生殖系统健康。日常生活中，应注意以下问题：注重个人卫生，特别是经期卫生和性卫生，避免多个性伴侣，适度性生活；规律作息，不熬夜；合理饮食，营养均衡，适当运动，保持健康体重；根据天气和环境适当衣着，冬天要注意保暖，尽量不要为了时尚而衣着单薄、穿短裙；等等。

❸ 定期体检

进入育龄期后，女性应定期进行妇科检查，以便及早发现子宫疾病的"蛛丝马迹"，及时治疗。特别需要提醒的是，宫颈癌筛查、HPV 检测及 HPV 疫苗接种对防治宫颈癌有益。

❹ 科学避孕

从青春期开始，女孩应了解生殖器官，学习性和避孕相关知识。避孕也是一种生活能力，科学避孕可避免意外妊娠，以及人工流产、药物流产带来的身心伤害。

❺ 计划生育

子宫不能"过度开发"，育龄期女性应做好生育规划，孕育有度。孕期如果没有相关异常，应尽量自然分娩，不随意选择剖宫产。子宫不是"铜墙铁壁"，多次流产、剖宫产常常是子宫内膜和子宫肌层损伤、炎症、月经失调等子宫疾病的根源。

❻ 重视月经异常

月经是反映子宫健康的"窗口"之一，女性应重视月经异常，特别是生育年龄和绝经前后。比如：月经周期、月经量、行经期变化等月经失调往往是生殖内分泌疾病引起的；不规则阴道流血常常是子宫疾病的征兆之一，围绝经期和老年女性发生不规则阴道流血可能是子宫内膜癌、宫颈癌等子宫恶性肿瘤的危险信号。**PM**

专家感言

子宫的发生和发育、生理和病理，几乎囊括整个妇产科学的内容。而在临床诊疗工作中，医生所面临的子宫疾病更是五花八门，少有能按照书本"对号入座"的。这些疾病变化万千，既有同症异病，亦有异症同病，往往还夹杂着其他变化和疾病。若要关爱女性健康，就应了解子宫，女性自身及家属都要重视。妇产科医生也要不断提高水平，在治疗子宫疾病的同时，不仅要尽量保留子宫，还要为子宫提供良好的"生存"条件。目前卫生节日很多，如"全国高血压日""联合国糖尿病日""世界卵巢癌日"等，笔者呼吁设立"呵护子宫日"，以引起人们对子宫的重视和对女性的关怀。

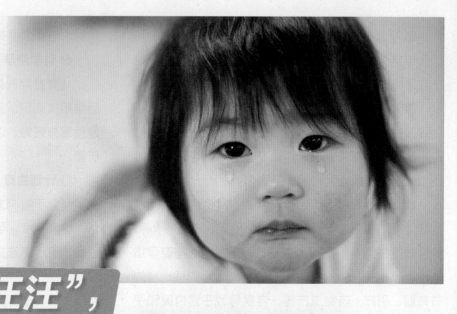

有些家长发现，孩子的眼睛经常泪汪汪的，就算没有哭闹，也经常流眼泪，有时还伴有黄色的眼屎，甚至"连累"眼睛下面的皮肤，引起湿疹。孩子"泪汪汪"的原因到底有哪些呢？

孩子"泪汪汪"，原因有哪些

⬛ 复旦大学附属眼耳鼻喉科医院眼科　赵凇皎　龚 岚（主任医师）

原因一：　先天性鼻泪管阻塞

鼻泪管阻塞是导致婴幼儿流泪的常见原因，6% ~ 20% 的新生儿存在先天性鼻泪管阻塞。正常情况下，泪液由泪腺分泌后，通过眼角的泪小管开口进入泪小管，再经泪总管进入泪囊，最终通过鼻泪管进入鼻腔。

新生儿泪道最常发生阻塞的部位为鼻泪管（图1），通常是因为鼻泪管先天发育异常，鼻泪管下方瓣膜未开放引起的。由于鼻泪管不通，泪囊中积聚的泪液无法排出，患儿可出现流泪症状，甚至有泪囊炎的表现，如脓性眼屎、按压泪囊后有脓液溢出等。

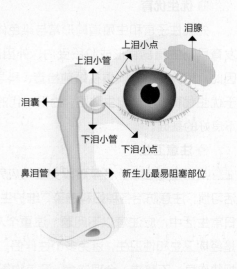

图 1 泪器系统

多数患儿可自愈

80% 以上的先天性鼻泪管阻塞患儿可自愈，或通过泪囊按摩得以缓解。家长可对 2 个月以上患儿进行泪囊按摩：从内眼角开始，自上而下按摩泪囊部位（图2），每日 3 次，每次 5 下。对眼角有脓性分泌物的患儿，家长需遵医嘱为其点用抗菌类滴眼液。泪囊按摩每 2 周后，家长须带患儿就医，由医生进行 1 次泪道冲洗检查，并观察患儿的吞咽或呛咳动作，以及分泌物情况。

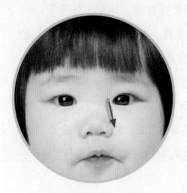

图 2 泪囊按摩示意图

原因二：倒睫

倒睫是指睫毛向后生长，触及眼球的病理状态，多见于下眼睑。当倒睫触及眼球时，患儿可有异物感。低龄患儿表达能力有限，主要表现为频繁眨眼、揉眼、畏光、流泪等。若得不到及时治疗，睫毛长期摩擦眼球，会造成角膜和结膜损伤，引起眼红、分泌物增多等症状，甚至导致角膜瘢痕。因此，严重倒睫未及时治疗可能会影响患儿的视觉发育。

治疗：轻者可自愈，严重的须手术

对倒睫明显的患儿，家长通常可以通过观察孩子的睫毛是否接触"黑眼球"或"白眼球"而发现。值得注意的是，自行剪短睫毛的做法不可取。被剪短的睫毛又短又硬，会造成更严重的异物感与损伤，效果适得其反。另外，部分家长咨询"经常用手将下眼睑往外扒能否治疗倒睫"，答案是也否定的。这种方法只能暂时性缓解倒睫对眼球的刺激，无法从根本上治疗倒睫。而且，定期拔倒睫只适用于少数几根倒睫毛，整排倒睫无法拔除。

部分病情较轻的患儿，随着鼻梁根部的发育，倒睫可自愈，但6岁后自愈的可能性很小。手术是倒睫的唯一治疗方法。因此，严重的、不能自愈的倒睫患儿应尽快接受手术矫正，以免随着年龄增长，睫毛硬度增加，对眼球的损伤进一步加重，最终形成角膜瘢痕而影响视力。一般来说，患儿在3周岁左右可进行倒睫手术。在手术治疗前，家长可以给孩子使用一些润滑眼表、修复角膜的眼药水，以缓解症状。手术治疗后，患儿受损的角膜上皮能完全修复，畏光、流泪等刺激症状也可完全消失，但已发生的角膜瘢痕将永久存在，因此而引起的视力下降也无法恢复。

原因三：过敏性结膜炎

过敏性结膜炎是一种急性或慢性反复发作性疾病，是婴幼儿最常见的结膜炎类型。由于婴幼儿免疫系统尚未发育完全，过敏性结膜炎的发病率显著高于成年人，且往往伴有过敏性鼻炎、过敏性皮炎等。过敏性结膜炎的主要症状包括眼痒、眼红、流泪、畏光、异物感、分泌物多等。患儿由于年龄小无法表达不适症状，通常表现为揉眼、眨眼等行为。过敏性结膜炎通常与季节和环境密切相关，反复发作。根据不同的症状与体征，过敏性结膜炎分为5种：季节过敏性结膜炎、常年过敏性结膜炎、巨乳头性结膜炎、春季卡他性角结膜炎和特应性角结膜炎。不同类型的过敏性结膜炎症状可以相似，前三种一般预后良好，后两种可合并角膜损伤甚至角膜溃疡，威胁视力。

治疗：发病时积极抗过敏

治疗过敏性结膜炎主要分为两方面，一是远离过敏原，二是缓解症状。

发现过敏原的主要方法是过敏原检测。若孩子对尘螨过敏，家长应尽量保持床褥卫生，避免使用地毯、饲养宠物，定期进行螨虫消杀；对花粉过敏的孩子，应避免长时间在户外停留，特别是在花粉传播的季节，出门时应佩戴口罩、护目镜等；其他远离过敏原的手段包括避免摄入相关食物、停戴角膜接触镜等。随着患儿年龄的增长，家长应注意培养孩子养成良好的卫生习惯，注意居家环境卫生，在过敏高发季节来临前给孩子做好防护工作。

过敏性结膜炎发作时，患儿可通过冷敷缓解症状。病情较轻者仅需使用抗过敏类滴眼液；病情较重的，尤其是春季卡他性角结膜炎和特应性角结膜炎患儿，多需使用激素类滴眼液或免疫抑制剂控制炎症，以防角膜进一步损伤。无论哪一种过敏性结膜炎，药物治疗的原则均为发病时用药，缓解后停药。**PM**

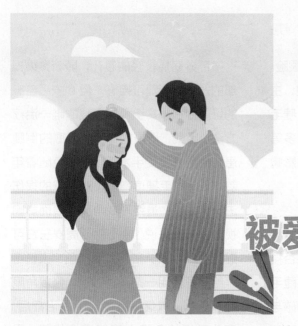

当今社会，婚恋不易，不少人心怀对美好爱情的向往，有一类人将爱情看得太重，被人们称为"恋爱脑"。社交平台上有不少关于"恋爱脑"的吐槽获得了广泛关注和讨论，网友们纷纷控诉自己身边"恋爱脑"的言行让他们无法理解。比如：因为恋人2小时没有回复信息，就忐忑到无心工作；因为恋人的意见，就放弃心仪的工作岗位；经常在朋友面前秀恩爱，不顾及旁人的感受；等等。为什么有些人一旦谈恋爱，就将爱情视为生活的全部，甚至出现许多不合时宜的反常表现呢？

被爱情冲昏头的"恋爱脑"

华东师范大学心理与认知科学学院　朱 粤　曹慕贤　孟 慧（教授）

什么是"恋爱脑"

"恋爱脑"作为一个网络流行词，是指一种爱情至上的思维模式。那些一恋爱就把全部精力和心思放在恋人身上、以爱情为生活重心的人，有时也被称为"恋爱脑"。

"恋爱脑"的主要表现包括：①将生活的重心放在恋人身上，忽略自己的需求和感受。②对恋人非常关注，比如：平时说话十句里有九句是关于恋人的，每天都巨细靡遗地询问恋人的生活细节。③情绪起伏受恋人态度影响强烈，比如：听到恋人的甜言蜜语就心花怒放，感到恋人的冷淡就焦虑不安。④只相信恋人，如果他人发表对恋人的负面看法，会枉顾事实地加以维护，认为他人是在诋毁恋人。

"恋爱脑"的神经生理学成因

神经生理学家发现，在进化过程中，哺乳动物和鸟类的大脑中逐渐形成三个相互关联的情感-动机系统，即性欲、浪漫吸引、依恋系统。这三个系统调控着人类一切有关恋爱、交配、繁殖和养育的行为。

恋爱中的人往往会体会到浪漫、激情和迷恋，这与性欲及浪漫吸引系统密不可分。性欲驱使人们关注异性和性，主要与性激素的分泌有关。浪漫吸引则驱使人们将注意力放在一个心仪的伴侣身上，这主要与恋爱时多巴胺、血清素、去甲肾上腺素和内啡肽等的分泌有关。这些激素能让人感到快乐、缓解身体疼痛，使人们在爱情中体会到兴奋感，产生对恋爱对象的"侵入性思维"，从而出现爱情中常见的"心中小鹿乱撞""对恋人上头""恋爱上瘾"等体会。一项最近发表在权威期刊 Nature（《自然》）上的文章显示，恋爱时多巴胺神经元的激活会造成一些记忆的暂时性遗忘。具体而言，恋爱者大脑分泌的大量多巴胺能让一些原本认同的常识判断变得模糊，这可能是热恋中的人常被调侃"恋爱使人智商下降"的内在原因。

依恋系统则具有平静、安全感和情感结合的特征，使人们渴望与伴侣建立长期的亲密关系。这种大脑系统的神经回路主要与神经肽、催产素有关。例如，催产素能促进人际信任，增进对恋人的信任。

同时，近年来的研究也发现了与恋爱相关的大脑结构和功能特征，这些特征与"恋爱脑"的认知及行为特点有关。很多研究指出，恋爱中的人对与伴侣相关的信息更敏感，比如，相比朋友等熟人，人们看到伴侣的照片或名字时，大脑的腹侧被盖区、尾状核、前扣带皮层、伏隔核、内侧脑岛等区域被激活的程度更高。这些脑区与人的奖赏和动机系统高度重合，说明恋爱对人们来说是一种奖励，也印证了恋爱中的人为什么会把更多注意力放在对方的一举一动上。

当然，这样将更多认知资源分配到伴侣身上会导致认知资源分配不合理，可能影响人们在其他事务中的表现。

此外，也有研究证明，相比于单身者，恋爱中的人负责处理社会情绪的脑区激活程度更高，且社会认知脑区间的功能连接程度更强，这可能导致恋爱中的人更加情绪化，容易多愁善感。

"恋爱脑"的社会心理学成因

依恋风格是指人与依恋对象的人际互动模式，源自对婴儿与抚养者关系的研究。有很多研究已证明，依恋风格对恋爱心理和状态具有非常重要的影响。婴儿在与依恋对象（一般是主要抚养者，通常是母亲）互动的过程中会形成特定的依恋风格，主要包括安全型、焦虑型、回避型、焦虑－回避型四种。当需要安抚和喂养，却又经常得不到抚养者的及时回应和照顾时，婴儿就会认为依恋关系是不稳定或不安全的，于是通过哭喊等方式获得想要的食物或拥抱。长此以往，婴儿会形成对依恋对象的不安全感，并将这些感受和方式内化为个人稳定的人际互动模式，逐渐形成焦虑型依恋风格。

在其长大成人后，面对亲密关系时，同样会延续婴儿时期的这种依恋风格。也就是说，恋爱者的依恋风格是其与恋人之间的情感联结，而"恋爱脑"的人大多偏向于焦虑型依恋风格，他们在恋爱中有很高的焦虑水平和很低的回避水平，表现为分离焦虑和强烈的不安全感，会在行为上关注恋人，在心理上依赖恋人，在情绪上被恋人左右，十分害怕失去恋人，甚至因为各种威胁到恋情的小事而焦虑不安。PM

测一测，你是不是"恋爱脑"

"恋爱脑"的出现具有生理和心理基础，陷入爱情的很多表现也是正常、普遍的，大多数时候并不会带来严重困扰。但其最大的问题是可能让一个人在恋爱中迷失自我，失去对自己的关怀。

对于恋爱中的人而言，获得清晰的自我认知十分必要。以下是心理学家雷诺等发明的自测工具，可以用于判断自己是否过于"恋爱脑"。如果对自己的恋爱状态不太确定，可以测一测。

小测试

请看看恋爱中的你是否会出现以下情况？

❶ 当离开或缺少伴侣时，会产生一系列类似"脱瘾"的戒断症状，比如极大的痛苦和对其他人的强烈需求；

❷ 花费大量时间在爱情上，不论是现实中还是幻想中的爱情；

❸ 自己原有的社交、职业和休闲活动明显减少；

❹ 持续不断地渴望或努力去控制恋爱关系；

❺ 即使这段感情中存在很多问题，仍然愿意追求；

❻ 存在情感障碍，比如反复恋爱，但不持久，或在恋爱中感到痛苦、缺乏安全感。

如果在恋爱时出现以上3种或更多情况，说明对待爱情的态度可能存在一定问题。当然，对恋人的关注和付出是必要的，但如果能够在亲密关系中保持一定的理智和自我，坚信"自爱才更值得被爱"，不仅能使爱情更长久，还能收获更好的自己以及双方的共同成长。

扫描二维码，立即收听

生活中，喜欢模仿他人说话、做事方式甚至穿衣风格的人并不少见，常被诟病；网络中也有不少网友对身边的"学人精"抱怨连连。产生"学人精"行为的心理动机是什么？"学人精"又应该如何摆正心态？

"学人精"因何而生

南京理工大学社会学系副教授　张 田

模仿者：自卑心作崇，渴望被认可

近几年来，网络中逐渐兴起了一个词语——"学人精"，指刻意模仿他人风格的人。例如在前不久热播的某悬疑剧中，女主角身边就出现了一个在衣着打扮、行为举止等方面都全面模仿她的"好友"。

很多人会觉得好奇，为什么有人要刻意模仿他人的言行举止呢？在大量浏览网络论坛中有关"学人精"的留言后，我们不难发现，有一个词被频繁提到，那就是"自卑"。正如一个网友所说，"因为自卑，对变得优秀有强大的渴望，却又求助无门，让我只能去模仿周围那些我觉得优秀的人。"

此外，一些"学人精"的模仿行为可能还源于对他人认可的渴求。从更深层的心理角度来说，他们极度不自信，没有主见，需要借助他人的标准来主导自己的态度，因此倾向于模仿他们觉得"对的"和"优秀的"行为，以寻求他人的认可。

被模仿者：反感被"监视"，失去独特性

如此看来，那些被模仿的人，通常被他人认为是优秀的。那么，这些人是否因为有人模仿自己而感到开心呢？答案大多是否定的。很多人在谈及周围的"学人精"时，最常见的态度是反感。

在被模仿者看来，一方面，这种模仿行为让他们感到"被监视"，似乎自己的一举一动被人暗中观察；另一方面，处处被人模仿让他们失去了那种"独一无二"的感觉。

如何正确看待模仿行为

模仿者和被模仿者应该如何应对模仿行为及其带来的消极体验呢？

从模仿者的角度而言，要停止盲目模仿，关键在于拓宽眼界。俗话说"读万卷书，行万里路"，知识的积淀、阅历的丰富有助于拓宽眼界。走出自己习惯的生活圈，看到多样的人和事，体会千变万化的人生，会发现生活有太多的评价标准，不需要用某种单一的、他人的标准来限制自己。

被模仿者要想避免不良体验，应调整对模仿者的偏差认知。从一些所谓"学人精"在网络上坦露的心路历程来看，除了个别人出于挑衅、嘲讽的目的而模仿他人外，大多数人是由于缺乏独立的判断标准而盲目模仿，并无恶意。其实在生活中，我们无时无刻不在模仿他人，如追求潮流、学习楷模，也无时无刻不在被他人模仿，如对子女的言传身教。只要明白这种模仿并非源自恶意，就会逐渐接受他人对自己另一种形式的"认可"。**PM**

网球肘，非网球爱好者专有

复旦大学附属华山医院运动医学科副主任医师 朱文辉

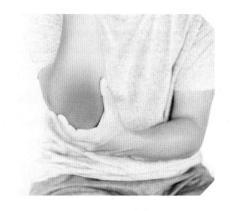

网球肘也称"肱骨外上髁炎"，是一种较常见的慢性劳损性疾病，主要表现为肘关节外侧疼痛。这种疾病在最初发现时，多见于网球运动员，故称为"网球肘"。但是，网球肘并不只发生在网球或其他体育运动爱好者，它与长期反复和过度的伸腕、伸指及前臂旋后运动造成的肌腱损伤有关，其实质是前臂伸肌总腱在肘关节止点部的退行性改变，多见于电脑程序员、打字员、木匠、机器操作工、手工编织工作者、经常使用重锤的工作者等。

保守为主，慎用激素

诊断网球肘并不困难，医生主要根据患者的症状、病史、职业等，结合体格检查、影像学检查等进行诊断。治疗一般以保守方法为主，包括改变用力的方式、物理治疗、药物治疗、局部注射治疗、佩戴支具等。如果保守治疗无效，一般需要进行手术治疗。

物理治疗中，以冲击波治疗效果最为显著。局部注射治疗包括激素注射与自体富含血小板血浆（PRP）注射治疗。激素治疗虽然能消除局部炎症反应，但会产生较多并发症，如局部疼痛加重、肌肉萎缩、皮肤色素沉着、表浅感染及肌腱断裂等，要慎用。注射PRP可以促进局部组织再生与愈合，是目前较为流行的治疗技术。

需要特别提醒的是，在治疗过程中，患者要注意避免诱发症状的动作。部分患者治疗失败的原因是：在症状稍微缓解后，立即进行既往引起伤痛的动作或运动。

恢复正常活动需多久

网球肘患者的症状严重程度决定着恢复所需的时间。轻度损伤一般2~4周内可以痊愈，较严重的损伤需要6周甚至更长的恢复周期。此外，恢复时间还与年龄、健康状况及以前是否有过相关损伤等因素有关。

患者可通过以下方法自我判断康复情况：发现肘关节周围不再有明显疼痛，患手可完全用力抓握物品（如球拍等运动器械）或使用键盘、鼠标，没有疼痛等任何不适，说明康复情况较好。另外，还要注意与健侧做对比。

康复状况较好的网球肘患者，可逐步恢复运动。

预防复发，关注5点

❶ 无论在运动时，还是在工作中，要确保正确的发力方式。比如：进行网球运动时，击球方式要正确，还要考虑网球拍手柄、重量及网线张力等因素。

❷ 运动或工作前做好肘关节及手臂肌肉的热身运动。可以在运动前后进行适当的伸展练习。

❸ 运动或工作后进行局部冰敷。

❹ 进行反复劳损的"网球肘高危工作"（如程序员、打字员、木匠等）时，要确保合理的工作姿势，工作期间可间歇变换姿势和身体状态，以减少局部过度使用，避免损伤。

❺ 平时可专门进行一些前臂肌群的功能锻炼，主要以增强肌肉力量的练习为主。PM

随着人们生活方式的改变、肥胖和代谢综合征等的流行，非酒精性脂肪性肝病（以下简称脂肪肝）发病率明显上升，发病年龄趋于年轻化。

健身操，助脂肪肝患者康复

北京体育大学运动与体质健康教育部重点实验室　孙婷婷　张一民（教授）

运动锻炼：防治脂肪肝的有效措施

研究证实，控制体重和腰围是预防和治疗脂肪肝及其并发症最为重要的措施。超重、肥胖，以及近期体重增加和"隐性肥胖"的脂肪肝患者，除了要保持健康饮食（如平衡膳食，限制摄入含糖饮料、糕点和深加工食品，增加全谷物及膳食纤维摄入，一日三餐定时适量，严格控制晚餐热量和晚餐后进食行为）外，还必须加强锻炼。

根据国内外研究结果，有氧运动、抗阻运动，以及有氧运动与抗阻运动相结合，可有效降低脂肪肝患者的血清甘油三酯、低密度脂蛋白胆固醇水平，减少肝脏和内脏的脂肪堆积。

适合脂肪肝患者的运动健身操

我们按照脂肪肝的发病进程，遵循健身操编排原则，为脂肪肝患者创编了一套健身操。这套健身操简单易学，安全有效，节奏清晰，既没有让锻炼者难以接受的高难度动作，也不会因为运动强度较小而导致运动不足。这套健身操运动强度适中，运动量可根据个人具体情况加以调整。练习时，可配合节奏感较强的音乐，让人在运动过程中心情舒畅、精神愉悦，达到增强体质、防病治病的目的。

研究表明，进行这套健身操锻炼12周后，锻炼者的体重、体脂率及内脏脂肪比例与运动前相比均有明显降低，尤其是内脏脂肪比例下降最为明显，这对控制肥胖引起的相关疾病（包括脂肪肝）有利；锻炼者的血清总胆固醇、甘油三酯、低密度脂蛋白胆固醇水平均有明显下降，有助于改善血脂紊乱，对防治脂肪肝有积极意义；影像学检查（B超）也提示这套健身操对脂肪肝患者减轻病情有积极作用。

健身操由三部分组成（可参照视频进行练习）。

1　热身活动

主要作用是使运动前体温升高，降低肌肉的黏滞性，增强肌肉力量，避免运动损伤，主要动作包括踏步预热、活动头部、振臂转肩、扭腰揉腹、吸腿跳步等。

2　腰腹核心练习

主要针对脂肪肝的病理特征和人群特点设计，是整套健身操的精髓所在，以涉及腹部健身动作为主，包括仰卧起坐、仰卧车轮腿、举肩架桥、仰卧举腿转体、转体卷腹、单侧"对飞""天鹅戏水"、跪撑平衡、跪立俯卧撑、跪立平板支撑等动作。

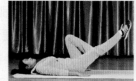 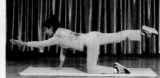

仰卧车轮腿　　　　　　　　跪撑平衡

3　按摩放松练习

主要目的是放松肌肉，减少运动后肌肉的延迟性酸痛，消除疲劳。主要动作有腰部拉伸、肩颈放松、俯撑架桥、按摩穴位等。其中，穴位按摩主要针对丰隆穴、阴陵泉穴和天枢穴，长期练习可改善肠腑功能，清热消脂，调节肝肾之气。PM

特别提醒　众多研究证实，脂肪肝患者遵循以下"运动处方"，可取得最佳效果：运动强度为最大心率（220-年龄）的65%~75%，每周运动3次，每次运动时间≥40分钟，持续时间≥12周。

扫码观看健身操

不熬夜为何也有黑眼圈

黑眼圈让颜值大打折扣，一直为爱美人士深恶痛绝。但很多人明明知道熬夜会导致黑眼圈，却还是难以避免。也有人纳闷：我明明按时作息，很少熬夜，为什么会出现黑眼圈呢？

深圳大学附属华南医院皮肤科 曾悦 邹先彪（主任医师）

要厘清这个问题，首先要理解黑眼圈产生的原因。事实上，黑眼圈有4种类型：色素型、血管型、结构型和混合型，不是所有的黑眼圈都与睡眠不足有关。

● **色素型黑眼圈** 是由于黑色素过度沉积而引起的眼周皮肤颜色加深。过度日晒、揉搓眼周皮肤、长期在眼周化妆、眼周患有过敏性或接触性皮炎等疾病，都可能导致色素沉着。

对镜鉴别 往下拉眼睑皮肤，色素型黑眼圈的颜色几乎没有改变。

● **血管型黑眼圈** 由于长时间用眼导致眼周血液循环减慢，去氧血红蛋白增多，因而在薄弱的眼睑皮肤下容易看到青紫色，即黑眼圈。

对镜鉴别 往下拉眼睑皮肤，会发现黑眼圈颜色反而加深。

● **结构型黑眼圈** 是因为眼周结构改变（如泪沟下陷、眼袋突出等）而导致眼周出现阴影。这类黑眼圈主要是天生的，或自然衰老引起的。

对镜鉴别 面对光照，这类黑眼圈会减轻或消失。

● **混合型黑眼圈** 上述几种类型的黑眼圈同时存在，不是单一问题导致的。

减轻黑眼圈，试试这几招

❶ 防晒，少熬夜，不过度用眼

防晒是预防皮肤老化的重要手段，对眼周肌肤而言更是如此，大家一定要做好眼周防晒。很多人涂防晒霜时避开眼周，其实防晒霜可以在眼周厚涂，但要选择没有酒精等刺激物的温和防晒霜。如需在阳光强烈时出门，应佩戴墨镜、帽子，使用遮阳伞。此外，规律作息、少熬夜、注意适度用眼也有助于避免黑眼圈的产生。

❷ 视情况冷、热敷

如果感到视疲劳或眼睛干涩，热敷可以促进局部血液循环，有利于缓解血管型黑眼圈；熬夜等造成眼周皮肤局部红肿、充血时，冷敷可以促使局部毛细血管收缩，防止肿胀。很多人喜欢按摩眼周皮肤，殊不知，眼周皮肤非常娇嫩，不恰当按摩反而不利于眼周皮肤健康。

❸ 选择合适的眼霜

针对黑眼圈的眼霜产品一般对色素型和血管型黑眼圈有一定的改善效果。比如：含咖啡因的眼霜可以促进眼周血液循环，减少黑色素沉淀；含烟酰胺和维生素C的眼霜可以淡化黑色素；含虾青素、生育酚和胜肽的眼霜可以抗氧化、抗糖化。

❹ 医美手段

目前，改善黑眼圈的医美手段包括注射（玻尿酸、胶原蛋白、动能素）、激光或强脉冲光、眼周热玛吉、眼袋切除术、泪沟填充术、眼周皮肤提拉术等。求美者需经医生综合评估后选择合适的方案。PM

青春故事

11岁的航航平时很喜欢和同学们在一起打打闹闹，最近却不愿意跟大家玩了，原因是有些同学总是起哄，说他和班里的一个女生在谈恋爱，甚至还有同学经常画图，表示他俩互相喜欢。航航很气愤：这明明就是无中生有！被起哄的那个女生也经常被这些说法弄哭。因为这件事，航航心烦意乱，不知道该怎么办，甚至不想去上学了。

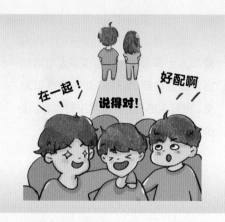

深受起哄、配对困扰的男生

育见爱性教育创始人　陈　静

起哄、"配对"根源：情感过渡期的集体压力宣泄

如果班里起哄、"配对"的情况很常见，甚至还有同学在公开场合互称"老公""老婆"，这说明青春期男女生从情感发展的第一个阶段"同性吸引期"，逐渐过渡到了"异性吸引期"。

● **同性吸引期（异性疏远期）——小学高年级**　这个年龄段的男孩女孩开始进入青春期，有了对两性差别的朦胧意识，相互之间会显得拘束和陌生。男孩害怕被别人发现腋毛等体毛的出现，女生也不愿意别人察觉乳房隆起，彼此都害怕异性关注自己，所以就会出现疏远的情况，男孩和女孩都喜欢和同性一起玩。因此，同性吸引期也叫异性疏远期。

● **异性吸引期——小学高年级和初中阶段**　随着年龄增长，男女生会对异性产生好感与爱慕。男孩关注自己的发型，乐于表现自己的能力和勇气；女孩注重自己的着装和打扮，乐于表现自己，渴望参加集体活动。同性吸引期时，男女生分别掌握了同性之间的沟通和交流方法、如何处理同性之间的矛盾和冲突；而异性吸引期需要具备的能力，是与异性沟通交流、处理矛盾和冲突。从同性跨越到异性，意味着面临更高的难度和挑战。当人面对挑战时，会出现紧张、压力和焦虑，起哄、"配对"是宣泄压力和焦虑的方式。

豁达对待同学起哄、"配对"

父母如何帮助青春期孩子应对被同学群体性起哄的烦恼呢？关键在于帮助孩子理解起哄行为背后的根源，构建对起哄的"免疫力"。

第一，家长应引导孩子看清起哄背后的原因，帮助孩子理解，自己只是被当成了"起哄工具人"。

第二，培养孩子豁达的心胸，帮助孩子理解为什么自己会被起哄。被起哄是件很普遍和"无厘头"的事情，原因有很多，比如：有的女生和某男生穿了一件颜色相同的衣服；有的男生和某女生穿了同款鞋子；有的同学只是在走廊里并肩而行，被同学们看到了背影……家长可以告诉孩子：起哄理由千千万，最简单的方式是不放在心上，保持心态豁达、积极乐观。因为随着年龄的增长，课业的增多，同学们的注意力就会转移到其他地方。

第三，私下向经常起哄的同学平静、有力地表达不适感。家长应鼓励孩子向经常起哄的同学严肃、认真地说出自己的感受，表明自己不愿被起哄的态度；让起哄的同学真切感受到自己的不舒服，也希望对方可以尊重自己，建立互相理解、彼此平等的友谊。**PM**

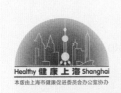

健康上海 Shanghai
本版由上海市健康促进委员会办公室协办

巨人网络集团创立于1989年，拥有互联网娱乐、互联网金融科技、互联网医疗三大核心业务板块。多年来，该公司坚持健康第一的人文理念，致力于创造温馨、健康的环境，给每位"巨人"提供施展才华、实现梦想的舞台，推动员工成为健康的"巨人"。

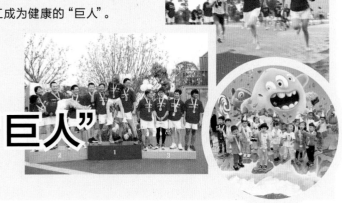

巨人网络：
让员工成为健康"巨人"

本刊记者　王丽云

健康环境，让员工"安居乐业"

巨人网络集团上海总部位于松江区，占地700亩，约有65个足球场那么大。主体建筑形似卧龙，彰显着朝气蓬勃、奋发向上的中华民族精神，同时也表达了追求人与自然和谐共处、健康向上的理念。

该公司注重人文关怀，为员工创造温馨、健康、舒适、便捷的办公和生活环境，充分激发员工的创意。园区绿化面积达60%以上，屋顶绿化面积有1.5万平方米，似天然氧吧。偌大的园区，视听室、咖啡吧、室内游泳馆、健身房、食堂、宿舍、足球场等一应俱全，被很多员工视为安居乐业的家园。其中，健康食堂和健身会所是促进员工"吃动平衡、健康体重"的两大核心。健康食堂提供种类丰富的菜品，兼顾营养和美味；健身会所设有各类健身社团和课程，可以让员工经常参加体育锻炼。不少超重、肥胖员工在健康美食和健身运动的"推动"下成功减重。

值得一提的是，公司在园区内开辟了健康主题公园——巨人健康公园，为员工锻炼、举办健康促进活动提供场地和设施。在丰富多彩的健康活动中，健康跑步接力赛和亲子游园会颇受欢迎。

人性化举措，促进员工身心健康

巨人网络集团拥有2000多名员工，平均年龄不到30岁。其中，男性占80%，研发人员占65%。身处互联网行业，员工的工作压力比较大、离职率比较高，为维护员工身心健康、增强凝聚力，该公司实施了一系列人性化举措。

第一，实行弹性工作制度。在朝十晚七的工作时间内，员工可以去健康公园散散步，去健身会所举举铁，去咖啡吧喝喝咖啡、聊聊天，去屋顶花园赏赏花……这些"小插曲"有助于大家劳逸结合，更高效地工作。

第二，加强视力保护。针对员工长时间用眼导致的视疲劳问题，公司一方面着力营造健康的办公环境，对每个工位实施漫反射灯光改造，尽量为员工提供接近自然光的光照效果。另一方面，每日下午四时，园区就会响起熟悉的音乐，提醒大家做眼保健操和工间操。此外，公司还不定期举办视力保护培训班，邀请专业人员为员工进行视力检查并提出建议。

第三，注重舒缓压力。员工长时间坐位工作，腰酸背痛的情况比较常见，心理压力也较大。为帮助员工舒缓身心压力，公司购置了按摩椅，还定期举办健康讲座、专家义诊等健康活动，涵盖颈肩痛防治、腰椎病防治、心理减压等主题，受到了员工的广泛欢迎。

很多员工表示，公司人性化的环境和设施、丰富多彩的活动，为他们提供了"休息站"和"加油站"，让他们每天都能充满活力。PM

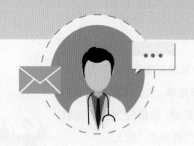

大众✚导医

网上咨询：popularmedicine@sstp.cn
专家门诊时间以当日挂牌为准

问 孕妇感染新冠病毒，对宝宝有影响吗

我目前怀孕 3 个月，前几天新冠病毒核酸检测结果为阳性。孕妇感染新冠病毒会传染给宝宝吗？要不要终止妊娠？

上海 李女士

中国科学院院士、复旦大学附属妇产科医院教授黄荷凤：母婴传播也称垂直传播，是指孕产妇感染的病原体通过胎盘、产道或哺乳传播给子代。目前国际研究显示，新冠病毒宫内传播概率极低。我们团队对几例孕中、晚期病例进行了分析，发现胎盘、羊水和脐血中都未检测到新冠病毒。因此，目前还没有足够证据证明新冠病毒可以通过胎盘传播感染。孕早期感染新冠病毒，不应该盲目采取一刀切的"终止妊娠"方案。值得注意的是，有研究报道，感染新冠病毒的孕妇，孕期发生感染、血栓性疾病的可能性增加，需要加强产检；若发生阴道流血、腹痛等异常情况，须及时就医。

问 性生活会不会增加乳腺癌复发、转移风险

我患有乳腺癌，进行了手术治疗和化疗，目前病情稳定，生活逐渐步入正轨。有病友说，性生活会增加乳腺癌复发、转移的风险。这是真的吗？

江苏 汪女士

复旦大学附属肿瘤医院乳腺外科主任医师邵志敏：有研究数据显示，约七成乳腺癌患者存在性生活障碍，主要原因包括生理问题（如阴道干涩、性交疼痛等）、情绪问题（如失去性兴趣、身体形象受损等）、关系问题（夫妻关系变化），也有患者因担心性生活会导致乳腺癌复发、转移而拒伴侣于千里之外。

实际上，帮助女性产生性欲的性激素不是雌激素或孕激素，而是雄激素。女性约一半的雄激素由肾上腺产生，另一半由卵巢产生，少量雄激素就能维持性欲。性欲的产生和性行为的发生并不会影响乳腺癌的转归，不会增加复发、转移的风险。在漫长的康复过程中，性生活的满意程度在很大程度上影响着患者的生活质量。

每个人对性的态度和要求都不一样。在确诊初期和治疗的特殊阶段，乳腺癌患者对性生活失去兴趣是正常现象，对生命的恐惧和对治疗的担心会使性欲锐减。当进入康复期后，随着生活慢慢恢复正常，患者对性生活的渴望会逐步恢复，此时便可以顺其自然地享受"性福"。如果存在阴道干涩、性交痛等情况，可使用辅助用具、加强交流等加以改善。需要提醒的是，在化疗、靶向治疗及内分泌治疗期间，应做好避孕措施，避免意外妊娠。

问 使用睡眠呼吸机治疗打鼾，效果怎么样

我睡觉时打鼾，白天精神不好，生活受到较大影响。去医院就诊后，医生说我存在阻塞性睡眠呼吸暂停，建议我使用睡眠呼吸机治疗。这种治疗方法效果好吗？

上海 缪先生

上海交通大学医学院附属瑞金医院呼吸与危重症医学科主任医师李庆云：睡觉时打鼾和阻塞性睡眠呼吸暂停（OSA）严重影响身体健康。OSA患者不仅表现为夜间打鼾，还可能出现白天困倦乏力、疲劳、夜尿、晨起头痛、易激惹和记忆力减退等症状。OSA还会增加高血压、糖尿病、心脑血管疾病的发生风险。目前，成人OSA的首选治疗方法为气道正压通气（PAP）治疗，即俗称的睡眠呼吸机治疗。

睡眠呼吸机通过面罩向气道输送压力，可避免睡眠过程中吸气时发生的气道塌陷，从而避免呼吸暂停，减少低氧时间。使用睡眠呼吸机治疗后，患者短期内就能感受到打鼾、晨起头痛、夜尿增多、日间困倦乏力、注意力下降、情绪不佳等症状显著改善；长期疗效包括减轻高血压，降低心血管事件、心力衰竭的发生风险，等等。

问 孩子个子矮、胃口差，要不要检测微量元素

我女儿6岁多，比同龄孩子矮一些，最近总觉得她脸色不好，胃口也不太好。听说孩子个子长得慢可能是缺钙，脸色苍白可能是缺铁，胃口差可能是缺锌。我需要带孩子去医院检测微量元素吗？

浙江 程女士

上海交通大学医学院附属上海儿童医学中心发育行为儿科主任医师余晓丹：对儿童来说，钙的主要作用是促进骨骼的生长发育，缺钙可导致骨骼发育异常。钙主要沉积在骨骼中，血液中的含量非常少，只有在极度缺乏的情况下才会下降，因此血钙检测结果不能反映钙营养状况。锌参与人体多种生理活动，长期缺锌可引起食欲减退，影响儿童行为和智力发育，导致注意力不集中、学习困难等。血锌检测可用于锌缺乏的筛查，需要结合高危因素、膳食调查、临床表现和补锌后的反应进行综合判断。铁的主要作用是构成与氧代谢有关的血红蛋白、肌红蛋白等，缺铁会使儿童面色苍白、食欲减退、不爱活动，甚至影响认知、学习能力和行为发育。临床上常用的筛查儿童铁缺乏的指标是血清铁蛋白，血清铁为缺铁性贫血的辅助诊断指标。

很多家长希望通过微量元素检测"一锤定音"地判断孩子缺乏哪种元素，但实际上，医生需要结合膳食摄入、病史等综合判断。饮食均衡、生长正常的儿童，如果没有相关症状，一般不需要检测微量元素。锌等微量元素缺乏在胃口差、挑食、偏食、营养不良的儿童中发生率较高，如果孩子有这些症状，家长应带其去医院就诊，在医生指导下有针对性地进行检测和干预。**PM**

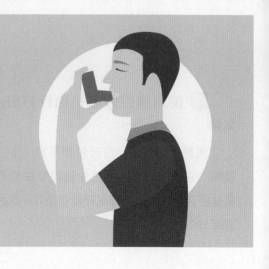

2022年3月以来，新冠病毒"奥密克戎"肆虐上海。在疫情防控的关键阶段，广大患者存在就医、配药难的问题。其中，上海发生两起成年人因严重哮喘发作、抢救不及时而丧命的悲剧，令人心痛的同时，也让许多人感到震惊——哮喘也可能威胁生命！你了解哮喘吗？哮喘应该如何治疗？如何识别或预判哮喘急性发作？一旦出现哮喘急性发作，又该如何自救？

扫描二维码，立即收听

"要命"的 哮喘

同济大学附属上海市肺科医院呼吸与危重症医学科副主任医师　程克斌

我国哮喘患者病情控制不乐观

哮喘是一种影响人类生活质量的慢性、难治性气道炎症性疾病，主要与气道高反应性、可逆性气流受限有关，从而引起反复发作的喘息、气促、胸闷和（或）咳嗽等症状，常在夜间和（或）凌晨发作或加剧，多数患者可自行缓解或经治疗缓解。

在我国，哮喘的患病率越来越高，不仅仅是儿童，20岁以上的哮喘患者数量也呈上升趋势。2019年"中国肺健康研究"（CPH）调查结果显示，我国20岁及以上人群的哮喘患病率为4.2%（约4570万人）。近年来，虽然在全国范围内广泛推广了哮喘的规范化诊治工作，哮喘患者的控制率总体有所提高，但2017年流行病学调查显示：我国城区哮喘总体控制率仍仅为28.5%；农村人口多，哮喘患者数量庞大，治疗水平差。因此，全国范围内的哮喘控制率更低，约4/5的哮喘患者的病情未达到良好控制。

坚持规范治疗，别等急性发作才重视

哮喘一经诊断，尽早接受规范治疗对预后至关重要。哮喘的治疗分为慢性持续期的维持治疗和急性发作期的临时治疗。慢性持续期的治疗措施包括：

● 避免接触各种过敏原及发热人群，尽量减少外出；外出时戴口罩，保持社交距离，勤洗手；常通风，避免使用诱发哮喘的消毒剂；调整自身心理状态，避免情绪波动引起哮喘发作。

● 规律使用抗炎解痉的药物，主要为吸入糖皮质激素和长效支气管扩张剂（如沙美特罗替卡松粉吸入剂、布地奈德福莫特罗粉吸入剂、吸入用倍氯米松福莫特罗气雾剂），口服孟鲁司特钠片、激素等。依从性差、吸入药物使用不正确是哮喘难以控制的重要因素，患者切忌自行减量、随意停药。

● 过敏原明确且在严格的环境控制及药物治疗后，病情仍控制不良的哮喘患者，可采用皮下注射或舌下含服等方式进行脱敏治疗。

● 重度哮喘患者，特别是使用支气管扩张剂和糖皮质激素仍然不能有效控制的难治性哮喘患者，可采取生物靶向治疗，如抗 IgE 单克隆抗体（奥马珠单抗）、抗 IL-5 单克隆抗体（美泊利单抗）、抗 IL-5 受体单克隆抗体（贝那利珠单抗）、抗 IL-4 受体单克隆抗体。

● 重度哮喘患者可进行支气管热成形术。

识别哮喘急性发作的"信号"

哮喘发作的程度轻重不一，病情发展速度也有所不同，可以在数小时或数天内出现，偶尔可在数分钟内危及生命。多数哮喘患者发作前都有不同程度的前驱症状和表现，及时发现这些先兆表现，并采取相应的处理措施，可避免致死性事件的发生。

哮喘急性发作先兆的识别有 2 个重点：①症状，如出现咳嗽、胸闷、气促等；②峰流速仪（PEF 仪）监测结果。如同高血压患者需要血压计、糖尿病患者需要血糖仪一样，哮喘患者需要用一个重要工具来评估气管的健康状况，它就是峰流速仪。患者若发现近期 PEF 值下降至自己最佳值的 60%~80% 或更低，或较平常基础值降低 20% 以上，要警惕哮喘急性发作的风险。

另外，《支气管哮喘防治指南（2020 年版）》指出，存在哮喘死亡相关高危因素的患者应密切观察防护，这些因素包括：①曾经有过气管插管和机械通气等濒于致死性哮喘病史；②在过去 1 年中因为哮喘发作而住院或急诊就医；③正在使用或最近刚停用口服激素；④目前未使用吸入激素；⑤过分依赖短效的 β₂ 受体激动剂，特别是每月使用沙丁胺醇气雾剂（或等效药物）超过 1 支；⑥有心理疾病或社会心理问题，使用镇静剂；⑦对哮喘治疗依从性差；⑧有食物过敏史。

急性发作期，急救"三步走"

严重的哮喘急性发作时，患者及家属应做到以下几点：

❶ 及时使用急救药物

短效 β₂ 受体激动剂（如沙丁胺醇气雾剂）是缓解哮喘症状最有效的药物，连续喷 1~2 揿，如果无明显缓解，可以每隔 20 分钟再喷 1~2 揿，直到症状减轻。另外，平时使用的布地奈德福莫特罗粉吸入剂或吸入用倍氯米松福莫特罗气雾剂也可作为急救用药，在不超过每日最大用量的前提下，可以临时加吸。

❷ 自我调整情绪

严重发作时，哮喘患者会感到紧张、焦虑、恐慌，应尽量缓慢呼吸，以平复情绪，减少因恐慌带来的症状加重。家属也要尽可能保持镇定，冷静有效地采取措施。

❸ 及时联系救护车送至医院急诊救治

如果反复喷吸急救药仍不能缓解或气喘等症状持续加重，家属应第一时间拨打"120"急救电话，电话中应告知患者所患疾病及目前状况，并请救护人员带上哮喘发作的急救药物（如静脉用激素、支气管扩张剂等）。在等急救车的过程中，继续使用已有的急救药。PM

> **特别提醒**
> 在疫情防控等特殊情况下，哮喘患者及家属应关注周边医院的急诊和门诊开诊情况，以备发生紧急情况时得到及时救治。

回避型依恋人格

注定与婚恋无缘吗

上海市精神卫生中心心理咨询科副主任医师　黄晶晶

很多人抱怨自己不适合恋爱、结婚：在做普通朋友时，他们可以很好地处理人际关系；可是，随着关系的日渐亲密，他们反而会出现躲避、排斥情绪，渴望独立和自由，排斥亲密行为，甚至一起吃饭也会感到不自在，就像在内心深处建起了一座别人难以进入的城堡。由于这种心理，他们难以拥有真正的亲密关系，常会感到孤独，而内心其实渴望与他人亲密联结，再加上世俗的压力，很多人为此苦恼不已。拥有这种性格的人注定与婚恋无缘吗？

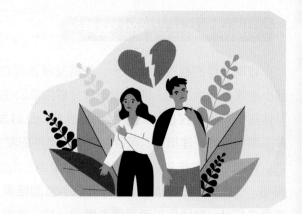

回避型依恋人格是什么

回避型依恋是一个心理学术语，最早用于母子关系的研究中。心理学认为，每个人都有依附于那些具有支持和保护作用的他人的需要，这种需要在幼儿时期尤其明显，婴儿和养育者之间的情感依附就被称作依恋。随着依恋理论的发展，人们发现成人个体之间也会存在强烈、持久的情感联系，依恋双方会经常相互影响，并希望维持这种亲密关系。1987年，心理学家阿藏和谢弗发表了题为《浪漫的爱可以看成是依恋过程》的论文，开启了心理学家在恋爱关系中对"依恋人格"的探究。他们认为，与伴侣建立爱情联结的过程，如同婴儿在幼年时期与双亲建立依恋情感联结的过程。

回避型依恋是婚恋依恋中的一种，拥有这种人格的人倾向于在亲密关系中采取逃避、忽视的策略，与他人保持行为和情感上的距离。因为他们很难完全相信和依靠他人，因而与他人亲密会令其感到紧张、不舒服。为避免受到伤害，他们更愿意将自己封闭起来，甚至压抑自己的情绪，尽量不表露出来，情感上的距离会让他们感到舒适和安全。他们通常不擅长表达感

情，也不愿意倾诉，但这并不代表他们是一群内向的人，生活中很多回避型依恋人格者是外向、张扬的，这种性格恰恰可能是回避表露情感的巧妙掩饰。

当然，为了维持亲密关系，回避型依恋人格者可能会在和伴侣的争吵中被迫进行亲密谈话或自我表露，但这是他们极其反感的方式，会让他们倍感压力，进而导致沟通不畅和退缩。

回避型依恋人格是怎样形成的

依恋理论认为，早期亲子关系的体验形成了人的"内部工作模式"，这种模式反映了对他人的预期，决定了人的处世方式。内部工作模式会在以后的其他关系，特别是成年以后亲密关系和婚恋关系中发挥作用。研究表明，早期亲子依恋的质量会对个体的人格和心理产生重要影响。

依恋理论认为，心理的稳定和健康发展取决于人们心中是否有一个安全基地（由可以信任的且能够提供支持和保护的重要他人提供）。与母亲（或者其他"照顾者"）之间的关系是人们接触到的第一份亲密关系，

如果母亲提供了安全感，这份安全感就会内化为孩子心中的安全基地，长大后就有了内在的安全感。有了安全基地，孩子才能有效地探索周围环境。精神病学家鲍尔比提出：在人生的最初几年里，延长在公共机构内生活的时间和经常变换主要养育者，对人格发展有不良影响。

心理学家玛丽·爱因斯沃斯将幼儿放在陌生环境中，使其多次与父母分离后再重聚，发现有些孩子对分离没有表现出明显的悲伤；父母回来时，他们对其忽视或回避，排斥身体接触。这实际上是因为他们没有从父母那获得安全基础，所以发展成一种强迫性的自我依靠：既然父母经常不在，索性不要父母。他们更关注自己的智力活动，逐渐压抑情感反应。表现出这种依恋关系的儿童如果在成长过程中一直采用这种模式与人相处而得不到修正，成年后就可能形成回避型依恋人格。研究证实，回避型依恋人格者大多有一个对他人情绪并不敏感的早期养护者，在其幼小时，养护者极少给予关注，经常会忽视他们的需要，极少表现出喜爱和亲昵等。

如何摆脱回避型依恋人格

❶ 回忆带来"安全感"的人和事

虽然童年经历从很大程度上影响了我们成年后与人建立关系的模式，但依恋类型并非一成不变。有研究让不安全依恋类型的人回想记忆里有关"安全感"的事件，然后对相关的一系列问题进行回答。结果发现，对"安全感"的回忆能帮助他们减少在亲密关系中的回避和情感抑制。

经常回忆曾被他人温暖、关怀的场景。也许是父母、长辈，也许是爱人、朋友、老师或同事，他们在某些关键时刻曾给予过让人印象深刻的帮助，回忆这段经历，并且将它记录下来。每天对这段经历进行"反刍"，重复一段时间，反复唤起自己对于依恋安全的感受，以改善自己对一些关系的看法。

❷ 寻找安全型依恋人格的伴侣

对于回避性依恋人格者来说，伴侣的选择至关重要，但要顺利建立稳定的情感关系可能比常人更加困难。他们需要足够的空间和时间去治愈一些过往，从而建立亲密关系。

有一种依恋类型被称为"安全型依恋"，拥有这种依恋人格的人在感情中很少展现回避、焦虑，既对亲密关系感到舒适，又能维持独立自主。如果回避型依恋的一方想保持一定距离，而安全型依恋的一方给予包容和理解，就能维持稳定的关系。此外，安全型依恋的恋人能提供稳定而积极的心理支持，有助于回避型依恋人格者心墙瓦解、敞开心扉。

❸ 进行心理咨询

发现在恋爱中出现情绪问题而自己无法解决时，可以寻求心理咨询师的帮助。心理咨询可以帮助人们疏解因婚恋关系引起的负面情绪，重新回到生活的正轨，也可以在更深层面帮助人们理解自己。

人在幼年时会被动地获得一些观念，并潜移默化地形成内化观念，在本人可能没有意识到时，潜藏在心灵深处，引导一个人的处事态度和方法。很多时候，回避型依恋人格者会有意无意地在恋爱中试图弥补与父母关系中某些缺失的部分，但这样常常会让恋爱关系遭遇挫折。真正治标又治本的方法是找到问题产生的根源，使其意识到自身意识深处的非理性观念，并用成年以后获得的经验和分析能力做出修正，才有可能达到纠正的目的。心理咨询可以帮助人们理解自己在恋爱中的表现，以及相关反应背后的内在心理机制，改善在亲密关系中的行为模式和情感体验。**PM**

特别提醒

人格分类只是根据某些行为特点进行归纳的结果，并非某种病症的总结。我们可以通过这些分类去了解、改善自己，但不用把自己置于某个特定的框架中，因此而对亲密关系或生活感到绝望。回避型依恋人格者应该用轻松的心情去面对问题，和心理治疗师、伴侣或周围的人积极探讨解决方案，并寻求他们的协助。

春夏之际，防风护脾

海南省中医院治未病科　唐允婷　程亚伟（主任医师）

《黄帝内经》云，"春伤于风，夏生飧泄"，意为春夏时节感受风邪，容易引起脾胃不适、腹泻等问题。中医认为，"虚邪贼风，避之有时"，六邪之中，风邪易伤人致病，其他五邪（寒、暑、湿、燥、火）易随风邪入侵人体，引起风寒、风热、风湿等问题。春夏之际乍暖乍寒、雨水增多，"防风"和"护脾"是养生的主题。

感受风邪，为何腹泻

"春伤于风，夏生飧泄"中的"飧泄"属于泄泻范畴，多因外感风邪和饮食不节引起，表现为大便泄泻清稀、完谷不化（粪便中夹杂有不消化的食物残渣），同时多伴有肠鸣、腹痛等症状。

若感受风邪过多，脾胃运化功能失调，导致肠道分清泌浊、传导功能失司，就容易发生飧泄。通常这类患者还会存在腹胀、腹痛等症状，治疗以运脾化湿为原则，以改善脾虚湿盛。此外，日常养护也非常重要。

内外防风，顾护脾胃

1 防外风

春夏多风，要注意防护外风侵袭。在此时节气温变化较大，中午温度较高而早晚较凉，因此宜随身携带衣物，及时增减，尤其注意关节、颈部、背部、腹部的保暖。

中医认为，风邪客于肌表时易引起皮肤瘙痒，像风一样游走无定处、此起彼伏，起红色丘疹或风疹块。春夏之际百花齐放，空气中花粉、粉尘增多，虫类繁殖，各类过敏原也随之增多，过敏性疾病高发。过敏体质者外出时应注意佩戴口罩，避免处于大风环境中，减少在公园、树木下逗留的时间，以免诱发过敏。

2 防内风

春夏之际雨水增多，空气湿度大，天气潮湿闷热，人的情绪也容易受影响，要注意避免大悲大喜，保持心情舒畅、气机调和，防止"内风"扰动。在此季节可选择外出踏青、散步、放风筝，使人体阳气顺应天时生发。春夏之交，受气温多变影响，部分患者血压波动较大，需及时关注血压变化，避免心脑血管意外。

3 护脾胃

雨水节气过后，空气中的水分逐渐增加，湿邪随之而来，最易犯脾，引起脾胃虚弱，食欲不佳。此时饮食宜以清补为佳，可选择山药薏苡仁粥、山楂麦芽粥、莲子红豆粥等健脾祛湿之品。阴虚内热者可每天饭前饮用100毫升左右蜂蜜水，有助于滋补脾胃。春夏之际应少食海鲜和煎炸、辛辣食物，避免惹痰生风。

此外，早晚揉腹亦是保护肠胃的有效方法，将双手重叠置于腹部，用掌心绕脐，分别按顺时针、逆时针方向各转摩36周，有助于帮助胃肠蠕动，理气消滞，增强消化功能。**PM**

夏日炎炎，或伴暑湿绵绵，人们在夏月很容易感到神疲乏力、昏昏欲睡，尤其是晨起经常食欲不振，甚至毫无胃口。这是由于什么原因引起的？应该如何改善呢？

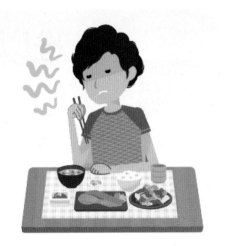

夏日食欲不振，如何解

上海交通大学医学院附属第一人民医院中医科　计会红　王松坡（主任医师）

夏日为何不欲饮食

夏季升高的气温可以引起人体一系列生理性改变，胃肠功能减退是导致夏天早晨没有食欲的主要原因。气温过高可直接抑制大脑的摄食中枢，引起食欲下降；受高温影响，体表血管扩张，血流重新分布，胃肠道血流灌注不足，蠕动能力下降，致使消化液分泌减少，消化、吸收功能也随之减弱；高温出汗后容易过量饮水，稀释胃液；加之夏季炎热，部分人缺少运动、过食冷饮，易引起胃的消化和排空能力进一步下降。以上种种，均容易导致胃口不佳，尤其是晨起时胃口更差。

从中医角度而言，夏季晨起食欲不振，根本原因在于环境、气候因素，饮食因素，情志因素及其他疾病影响，使脾胃受纳、运化功能失调所致。

食欲不振，如何调整

如果食欲不佳，该如何调整、改善呢？夏季调养的重要环节在于：夜寐早起，以顺应阳气生长；不应止步于炎炎烈日，仍然需要适当进行户外活动；保持情志舒畅，以舒达阳气；等等。

合理作息　夏季白日长、天气热，中医主张睡"子午觉"，子午之时是人体阴阳交汇转化之际，不宜扰动，因此子时最好能入眠，午时可适当小憩。此外，"春夏宜早起"，夏日不宜睡懒觉，适当早起有助于机体阳气生发。保持合理、规律的作息，可以使人精神状态良好，脾胃功能健旺，避免早晨食欲不振。

调节情志　夏日炎热或伴潮湿，很多人容易心情烦躁，影响食欲。情志舒畅则肝气调达，脾胃运化正常，食欲健旺。可通过多种方式调整心境，保持乐观平和、积极向上的心态。

适当运动　运动有助于促进胃肠蠕动、增加饥饿感。中医认为"阳加阴谓之汗"，通过运动适当出汗，可调整人体阴阳之气，改善脾胃功能。因此，在夏季保持一定频率和强度的运动，有助于改善食欲。

饮食清淡　夏季脾胃功能相对较弱，合理饮食尤为重要。饮食宜清淡、易消化，不宜多吃油炸、高脂、难消化的食物。应注意足量饮水，多食新鲜蔬果。

适度调理　如果脾胃功能平素偏弱，可以通过一些中药及药膳进行调理。可适当进食一些山药、扁豆、莲子、小米、藕粉、山楂等养胃助运之品，亦可选用粳米山药粥、南瓜小米粥、薏苡仁粥、莲子粳米粥、银耳红枣粥等粥品。有需要者可在医生指导下，根据自身情况合理选择香砂六君子丸、柴胡疏肝散、参苓白术散、益胃汤等药物，改善脾胃功能。**PM**

扫描二维码，立即收听

难以言明的 排便异常

上海中医药大学附属曙光医院脾胃病科主任医师　凌江红

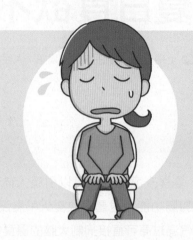

正常人排便的频率一般在1～2天1次或每天1～2次。很多人以为，只要保证排便次数规律即为排便正常，而对大便是否干结、是否有难以言明的排便不适感（如肛门重坠、肛门灼热）等并不在意。事实上，观察排便情况是否正常，除了关注排便次数是否规律之外，大便性状、排便感等同样不可忽视。

性状异常，及时调养

❶ 大便干结

正常大便的颜色为黄、褐色，柔软成形，呈香蕉状。有些人大便质地干硬，呈颗粒状、团块状，往往伴有排便周期延长，属于便秘。

究其原因，总的来说是肠道水分过少。长期久坐少动或疾病导致肠蠕动减慢，易使食物残渣在肠道内停留过久，水分被肠道吸收过多，导致大便干结。中医认为，大便干结与热伤津液或阴虚有关，多由于过食辛辣刺激食物导致肠腑燥热、津液匮乏，或由于阴血不足，不能滋润濡养肠道所致。

大便干结者尤其要注意调整生活习惯，每日饮水量在2000～3000毫升为宜，可饮蜂蜜水帮助通便；适当多吃水果（如火龙果、香蕉、猕猴桃等）和坚果（核桃仁、芝麻、松子仁等）有助于改善大便干结的情况；中药火麻仁具有养血、润肠、通便之功，是药食同源之品，可入药、也可将其打粉制成火麻糊，用温开水冲服，有很好的润肠通便作用。此外，大便干结者平时还应多运动，养成定时排便的习惯。

❷ 大便稀溏

大便不成形，呈糊状甚至水样便，多因肠道中水分过多所致。饮食不当、情志不畅或肠道局部炎症、溃疡、肿瘤等病变刺激，均易使肠蠕动过快、肠道吸收水分不足，导致大便稀溏。部分患者进食牛奶、肉类等富含脂肪及蛋白质的食物后，由于消化酶相对缺乏，亦容易出现大便稀溏。

中医认为，大便稀溏主要与脾虚有关，脾虚不能运化水液，致使水湿内停而便溏。有些患者大便稀溏且质黏，如厕后粘在马桶壁上冲不干净，这也是湿邪的表现之一。

大便稀溏者生活中要注意保持心情舒畅、饮食节制，以减少对肠道的刺激，尽量减少食用生冷、寒凉、不洁、油腻食物及甜食，以免助生痰湿。可多食薏苡仁、芡实、白扁豆等健脾祛湿之品。

❸ 大便溏结不调

大便有时干结、有时稀溏，称为溏结不调，多由于功能性肠病、肠功能紊乱等原因所致。

中医认为，大便溏结不调与肝失疏泄有关，木不疏土、脾失健运，则引起便溏，木郁土壅、脾胃气滞则又可致便秘。

大便溏结不调者平时宜保持心情舒畅，可在专业医师的指导下，服用调和肝脾的中药治疗、调养。

颜色改变，亦需留心

●-- 陶土样便

如果粪便颜色为明显白色或白陶土样，同时身体出现黄疸改变时，需要特别警惕是否有梗阻性黄疸及胆红素排泄异常，须及时就诊。

●-- 黑便

大便颜色发黑，可能与服用的食物及药物有关，如最近摄入较多猪血、鸭血，含铁丰富的猪肝、菠菜，补铁药物，以及铋剂等，均可能使大便颜色发黑。如大便颜色黑亮呈柏油样，甚至存在部分鲜血时，则要考虑消化道出血，须及时就诊。

●-- 绿便

大便颜色发绿与饮食、消化不良、胃肠道炎症等有关。若患者食用过多绿色蔬菜及果汁，食物中的绿色纤维素没有被完全消化吸收，可能使大便呈绿色。

部分接受过胆道手术、胆囊摘除术者，其毛细胆管分泌的胆汁直接排泄到胆总管，进入肠道，刺激了肠道蠕动；另有部分患者由于受凉、炎症等原因肠蠕动过快，都会使得粪便在肠道中停留的时间缩短，胆绿素尚未被还原成胆红素，大便颜色容易偏绿。

肠道菌群也是影响绿便出现的原因之一。部分肠道菌群失调者，肠内呈酸性环境，大便中的胆红素在肠内被氧化，亦可能变成绿色排出体外；肠道铜绿色假单胞菌感染，感染后的脓汁和渗出液呈绿色，亦可能导致大便变绿。

如出现绿便，在排除饮食因素影响后，可在医生指导下根据病因用益生菌、抗感染或助消化的中西药物治疗。

●-- 红色大便

在食用红心火龙果、西瓜等红色食物后，可能会使得大便颜色发红，进食过量的咖啡、巧克力、樱桃、桑椹等也容易出现暗红色的大便，这种情况不需要特殊处理。

若大便呈现鲜红或暗红色，则需要格外注意。鲜红色血便常见于下消化道出血（如直肠部位出血、痔疮出血等），若出血量少、伴有剧痛、便后疼痛消失，则可能为肛裂；暗红色血便又称为果酱色便，因血液与粪便均匀混合而呈暗红色，常见于阿米巴痢疾、结肠息肉和结肠肿瘤。

排便不适，不可忽视

● **肛门灼热** 部分人会感觉到肛门有灼热感，肛窦炎、肛周湿疹、肛门异物（如蛲虫等）等多种疾病均可能引起肛门灼热。这类患者平时生活中需注意肛门清洁，预防感染，症状较重者需及时就医。

● **里急后重** 排便有急迫感，但真正如厕时却排不出大便或大便排出不畅的症状为里急后重。细菌性痢疾、阿米巴痢疾、溃疡性直肠炎、腹泻型肠易激综合征等肛肠疾病均可导致里急后重感。

● **肛门重坠** 部分人常常感觉肛门处有下坠感，轻者自觉肛门处局部胀满、下坠；重者里急后重、频频如厕，但便后重坠感依然。本症与里急后重症状相似，但里急后重往往发生于大便时，本症为肛门持续重坠，与排便无关。肛窦炎、直肠炎、结肠炎，以及直肠、结肠部的良、恶性肿瘤等均可能引起肛门重坠感。

中医多认为，湿热下注、肝气郁结、气滞血瘀、中气下陷等原因均可导致肛门重坠，需结合具体症状进行辨证论治。肛门重坠者平素可多进行提肛运动（有规律地往上提收肛门），以改善不适感。**PM**

突然晕厥时，很多人会想到按压人中穴帮助患者苏醒。于是，不少影视剧中的人物被气得说不出话时，就会自掐人中穴，夸张地表达要被气晕的情绪。其实，掐人中并不能消气。网传，人体自带五大"消气穴"——太冲、劳宫、百会、足三里、涌泉，按压这些穴位能消气吗？

生气别掐人中，试试"消气穴"

上海中医药大学附属市中医医院针灸科主任医师　徐世芬

易"生气"的肝与脾

从中医学角度讲，情绪问题和五脏都有关系，但与肝、脾的关系尤为密切。

肝气以疏通、畅达为顺，不宜抑制、郁结。如果肝脏疏泄功能失调，会使气机失调，导致情志发生变化，主要表现在三个方面：一是肝气郁结、疏泄失职，多见抑郁、善太息（不自觉地长叹气），胸胁、两乳或少腹等部位胀痛不舒等症；二是肝气亢逆、疏泄太过，常表现为急躁易怒、头痛头胀、面红目赤，胸胁、乳房走窜胀痛，或血随气逆而吐血、咯血，甚则突然昏厥；三是肝气虚弱、疏泄不及、升发无力，导致一系列因虚而郁滞的表现，如抑郁、胆怯、懈怠乏力、头晕目眩、两胁虚闷、善太息、脉弱等。

如果平素脾气虚弱，同时肝气太盛，影响脾的运行，会出现脾虚肝乘的情况，主要表现为身倦乏力、食少腹胀、两胁胀痛、大便稀溏等，常伴情志不遂、抑郁忧思、暴躁易怒。

按揉穴位消消"气"

❶ 太冲穴：疏肝理气

太冲穴为足厥阴肝经的原穴，刺激此穴具有平肝熄风、疏肝理气的作用。肝主疏泄、调情志，人情绪激动往往是肝火上炎、肝气郁结的表现。刺激太冲穴可疏通肝气，进而使全身气机调畅，情绪也会变得愉快。

太冲穴位于足背部，在第一、二跖骨结合之前凹陷处。可用拇指或食指的指腹按揉此穴，以感到酸胀为度，每次按压5~10分钟，同时可以配合深呼吸。

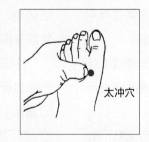

太冲穴

❷ 劳宫穴：除烦安神

劳宫穴为手厥阴心包经的荥穴，荥穴具有泄热的作用，刺激劳宫穴可起到清心火、除烦躁、安心神、定神志的作用。出现思虑过度、紧张、焦虑、烦躁等情绪问题时，可按压劳宫穴。

劳宫穴位于手掌心，在第二、三掌骨之间偏于第三掌骨处，握拳屈指时中指尖处。可用一手拇指的指腹或食指的指骨间关节按压另一手的劳宫穴（也可用笔套、小木棍等的圆钝端按压），两手交替，以产生酸胀感为度，持续按压5~10分钟。

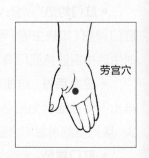

劳宫穴

❸ 百会穴：镇静安神

百会穴为身体最高点，是督脉与肝经的交会穴，刺激此穴具有升阳益气、提神醒脑、镇静安神的作用。当心情不好时，若同时伴乏力、精神不佳、头顶疼痛、失眠健忘、头晕脑胀等症状，可按压或敲击百会穴。

百会穴位于头顶，前发际正中直上5寸、后发际正中直上7寸，当两耳尖连线中点处、头顶正中。刺激百会穴常用按揉法，用拇指或中指的指腹按住穴位，顺时针和逆时针旋转按揉各50次，力度要适中，有隐隐酸胀感即可，一般按揉3~5分钟为宜；也可用指腹敲击该穴。经常头痛、失眠者可每天2次按揉或敲击百会穴。

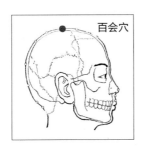
百会穴

❹ 足三里穴：健脾益气

足三里穴是足阳明胃经的合穴，同时又是胃的下合穴。该穴是保健要穴，可调节机体气血津液、扶正培元、强身健体，经常按揉或艾灸此穴可调节机体免疫力，增强抗病能力，具有调理脾胃、补中益气、通经活络、疏风化湿、扶正祛邪等功效。当心情烦躁、容易生气并伴胃脘部不适、不思饮食、呃逆、失眠、口苦、乏力等症时，可按压足三里穴。

足三里穴位于小腿上，在外膝眼下3寸、胫骨前嵴外一横指处。可用中指或拇指的指腹按揉此穴，连续按压5~10分钟，使此处产生酸胀、发热感。

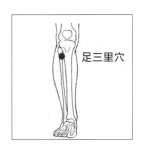
足三里穴

❺ 涌泉穴：安神助眠

涌泉穴为足少阴肾经的第一穴位，可谓"生命的源泉"，刺激该穴具有滋阴益肾、平肝熄风、醒脑开窍、安神助眠的功效。出现心情烦躁、烘热、手足心出汗、头晕、失眠、盗汗、潮热等症状时，可按揉涌泉穴。

涌泉穴位于足底，屈足卷趾时足心凹陷中（当足底第二、三趾蹼缘与足跟连线的前1/3与后2/3交点处）。拇指用力按揉，或者用中指指骨间关节抵按涌泉穴100~200次，至足心发热为止，每天坚持1~2次。

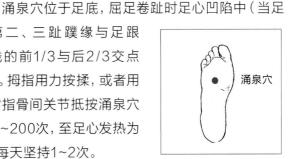
涌泉穴

除以上穴位外，还可艾灸三阴交穴、神门穴等，也有一定的镇静安眠作用。每天睡前艾灸，每个穴位艾灸10分钟左右，以局部舒适、潮热为度。

改善生活，稳定情绪

生气通常由外因刺激引起，但容易生气的人往往存在某些内因。比如：睡眠不足，使人脾气暴躁、失去耐心，遇到问题时容易冲动；压力太大，不能及时释放，导致内分泌失调，引发急躁易怒等情绪；产后及更年期女性雌激素分泌减少，导致脾气暴躁，情绪容易波动，时而兴奋不已，时而抑郁忧愁；等等。

因此，除外治疗法外，改变不良生活习惯、纠正内因也很重要。比如：规律睡眠，尽量早睡早起，可使气血充沛、气机调畅，有助于情绪稳定；适当运动，练习八段锦、太极拳、五禽戏、六字诀等中医传统养生功法，通过调畅呼吸推动气血运行，使气机舒畅，可转移焦虑情绪；时常聆听一些节奏舒缓、曲调优美的音乐，有助于舒缓情绪，缓解焦虑，避免应激反应。**PM**

专家简介

徐世芬　上海中医药大学附属市中医医院针灸科主任、主任医师、教授、博士生导师，中华中医药学会外治法分会青年专业委员会副主任委员，上海市针灸学会常务理事、眼耳鼻喉科专业委员会副主任委员、海派针灸专业委员会副主任委员。擅长以针灸为主治疗抑郁、焦虑、失眠等神志病，中风、面瘫、认知障碍、小儿抽动症等神经系统疾病，以及骨关节退行性病变等。

不少人在看中医时，问及辨证结果，常被告知为"湿热证"。湿热证是临床常见证候，不少疾病到一定阶段都会发展为湿热证。在湿热证中，湿与热并非总是"半斤八两"，亦有热重于湿、湿热并重、湿重于热之分，湿与热间比重不同，症状也不尽相同。那么，湿热证从何而来？如何治疗和预防？又如何调养呢？

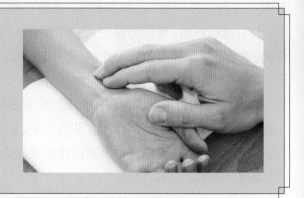

湿热为病，
并非总是"势均力敌"

山西省中医院内科主任医师　冯 明

外感内伤，湿热渐生

湿热证的产生，离不开外感与内伤两方面。就外感而言，湿热证易受环境气候因素影响。在我国南方，尤其是东南方水网地区，每逢夏季，天暑下逼、地湿上腾，加之雨水较多，容易形成湿热病邪，人处在其气交混之中，易受邪气外侵，便易致病。

其次是内伤因素。湿热证形成虽受南方环境影响较大，但在北方也不少见。究其原因，除外部气候影响，脾虚是主要的内因。

中医理论认为，五脏中的脾可分管、运化人体水湿，当脾的功能出现障碍时，其运化水湿之力就会减弱，从而导致水湿在体内停留积聚，久而久之蕴而化热，湿热病邪由内而生。

内湿外邪，相互召引

在湿热证的形成过程中，脾虚是致病的关键。按照五行学说，土是用来治水的，脾土内伤则水湿泛滥。而脾脏十分"娇气"，古人云："饱食则脾困，过逸则脾滞，久饥则脾馁，劳倦则脾乏。"也就是说，暴饮暴食容易使脾负担加重，进而困顿；久坐不动容易使脾气郁滞；长时间不进饮食（譬如节食），易致脾气虚馁；劳累过度、运动过量又容易使脾气疲乏。脾胃为后天之本，气血生化之源，脾虚则运化失职，生化不足，气血俱亏，诸证蜂起。

在夏秋雨湿季节，脾脏最容易受伤。此时气候湿热，脾胃功能处于呆顿状态，容易食欲不振、不欲油腻肉食。加之气候炎热，人们贪冷喜凉，开空调、冲冷水澡、睡卧寒湿之地、恣食生冷，甚则饮食不洁，亦容易损伤脾胃，感受病邪。

中医认为"正气存内，邪不可干""邪之所凑，其气必虚"，所以湿热证多是在人体脾胃先伤、湿邪停聚的情况下，加之外界湿热影响，两者相互召引、内外结合形成的。

湿热相混，并非总是"半斤八两"

感受湿与热邪各有哪些表现呢？人体湿邪泛滥，常表现为头重如裹、四肢困重无力、胸闷、胃脘痞满、口黏腻、恶心呕吐、汗黏、大便不爽（粘马桶）、白带较多、会阴部潮湿、舌苔白厚腻、脉濡等症状；热象是指人体有热，易出现面赤、口渴、汗出、脉数、心烦、舌红苔黄等症状。

在中医病因学观点中，湿和热二者属于不同性质的病邪：湿属于阴邪，易耗伤人体阳气，其性黏滞，缠绵难愈，治疗时需要用温燥性质的药物；热为阳邪，容易伤阴，治疗必须用寒凉性质的药物，但寒凉药物又不利于祛除湿邪。因此，古人亦有"徒清热则湿不退，徒祛湿则热愈炽"的纠结。湿与热之间"如油入面，胶着难解"，正是不少湿热证者服药调养效果不佳的原因。

针对这种"难舍难分"的情况，中医认为，首先应当区分湿和热孰轻孰重。湿、热相混，并非总是"半斤八两"，而是可具体分为三种情况：湿重于热、湿热并重、热重于湿。

三种证型虽同为湿热证，但其中湿、热比重各有不同，治疗、调理重点也不尽相同，如果对热重于湿者错用辛温燥烈之剂，甚至会助长病人的烦躁。因此，把握治疗原则非常重要，可从热势、口味、大小便、神志、汗、舌、脉等多方面辨证区分，以收获更好的调养效果。

❶ 湿重于热

表现为热势不高，口味多淡，不饥不渴或假渴（渴不多饮，或渴喜热饮），大便多溏软，小便多浑浊，患者神志多呈淡漠、呆顿或迷蒙状态，平素汗少或无汗，舌质正常，舌苔白厚腻，脉濡缓。对湿重于热证，治疗应以祛湿为主，佐以清热药物。

❷ 湿热并重

表现为热势较高，出汗较多且汗臭味较明显，心烦胸闷，胃脘不舒，口苦或口有黏腻感，大便溏而色黄，小便短赤且有热感，舌苔黄腻，脉象濡数。对湿热并重证，治疗应注意清热祛湿并重。

❸ 热重于湿

热势更高，可表现为大汗淋漓，心烦面赤，口渴明显且喜饮冷水，大便稀黄，小便短少，舌苔黄燥，脉洪大。与纯热证不同的是，热重于湿者还兼有少些湿象，如脘腹痞满、胸闷、身重等。对热重于湿证，治疗应以清热为主，佐以化湿药物。

调理湿热，有四忌四宜

● **四忌** 湿热证者在饮食上应注意避免助湿生热之品。一忌寒凉食物及冷饮，以免凝湿闭气、损伤阳气；二忌甘甜饮食，以免助湿生热；三忌大鱼大肉、肥腻膏粱厚味，以免助热碍脾；四忌辛辣之品，以免助热生火。

● **四宜** 湿热证者多脾虚，平素食量宜少，以减轻脾胃负担，可将日常饮食减少五分之一至三分之一；口味宜淡，以少油、少盐、少糖为佳；饮食宜软，粥是很好的选择，在食粥时可配以豆芽一小碟，以生发胃气、健脾祛湿；平素宜动，脾主肌肉四肢，适当运动可健脾、舒展气机，运动至微汗、微疲即可，忌大汗淋漓，以免伤气伤津。

总之，湿热证虽缠绵难愈，但若了解它的成因、病机、演变过程，仔细辨别，亦可调治得当。中医认为，热者宜寒凉、湿者宜温燥，但过于寒凉则助湿寒化，过于温燥则犹如助热煽炎。因此，在调养湿热证的同时，要注意适度原则，避免过于寒凉、温燥。PM

儿童感冒药，家长知多少

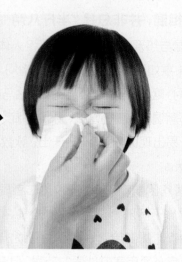

🔊 复旦大学附属儿科医院临床药学部　李紫薇　李智平（主任药师）

你了解儿童普通感冒的特点吗

普通感冒以病毒感染多见，鼻病毒最常见，其次为冠状病毒、呼吸道合胞病毒等，亦可合并细菌感染。

儿童年均发生感冒 5～7 次，主要表现为鼻咽部卡他症状，如鼻塞、流涕、喷嚏、咽痛、咳嗽等，始于感染后 10～12 小时，2～3 天达到高峰，之后逐渐减轻，持续 7～10 天，部分患儿的症状可持续 3 周甚至更长。年长儿全身症状轻，发热不明显或有低热；婴幼儿往往鼻咽部卡他症状不明显，而全身症状较重，可骤然起病，出现高热、咳嗽、食欲减退，可伴有腹痛、呕吐、腹泻、烦躁等，甚至发生热惊厥。

普通感冒具有一定自限性，症状较轻者无需药物治疗，症状严重的可以对症用药，目前尚无专门针对普通感冒的特异性抗病毒药物。

你清楚儿童感冒药的分类吗

根据所含成分种类的多少，感冒药可分为单方和复方制剂，以后者为主，药物名称中常含有"氨酚""扑敏""那敏""麻""美""咖""烷胺"等字眼。

抗过敏药
• 作用：缓解流鼻涕、鼻塞、打喷嚏等症状
• 代表药物：马来酸氯苯那敏（扑尔敏）、苯海拉明、西替利嗪滴剂等

解热镇痛药
• 作用：缓解发热、头痛、咽痛、全身酸痛等症状
• 代表药物：对乙酰氨基酚、阿司匹林、布洛芬等

祛痰药
• 作用：缓解痰多、不易咳出的症状
• 代表药物：乙酰半胱氨酸、氨溴索、愈创木酚甘油醚、羧甲司坦等

镇咳药
• 作用：缓解咳嗽症状
• 代表药物：右美沙芬、福尔可定、可待因等

减充血药
• 作用：减轻鼻塞、鼻黏膜充血等症状
• 代表药物：伪麻黄碱等

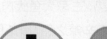
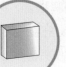
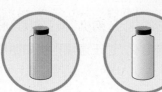

按照中西药成分不同，感冒药可分为西药（如氨酚伪麻那敏口服溶液，含有对乙酰氨基酚、伪麻黄碱、马来酸氯苯那敏）、中药（如小儿双黄连口服液，含有金银花、黄芩、连翘）和中西药（如小儿氨酚黄那敏颗粒，含有对乙酰氨基酚、马来酸氯苯那敏、人工牛黄）。

复方感冒药一般为这些药组合而成。

依据药理作用不同，感冒药又可分为抗过敏药、解热镇痛药、减充血药、镇咳药、祛痰药。

你知道如何正确使用儿童感冒药吗

❶ 普通感冒无须使用抗病毒药

尚无专门针对普通感冒的特异性抗病毒药物。治疗流行性感冒可以使用奥司他韦、利巴韦林等抗病毒药。儿童中枢神经系统发育尚未成熟，应慎用含金刚烷胺的抗病毒药。

❷ 在中医师指导下使用中药

很多家长认为中药副作用小，擅自给小孩服用治疗感冒的中药。实际上，中医学将感冒分为风热型、风寒型、内伤型和暑湿型等。家长应在中医师指导下使用中药治疗儿童感冒，不要盲目自行使用。

❸ 切勿滥用抗菌药

滥用抗菌药物是普通感冒治疗的一大误区。一项关于中国儿童上呼吸道感染抗菌药物使用情况的调查显示，40.5% 的儿童由父母自行使用抗菌药。使用抗菌药物前，要判断是否存在细菌感染，还要根据病原学检查选择合适的抗菌药物。

❹ 合理使用解热镇痛药

儿童感冒时，若出现低热，但精神状态佳，日常生活不受影响，可以先进行物理降温；当体温 ≥ 38.5℃ 和（或）出现明显不适时，可使用解热镇痛药，常用的有布洛芬（用于 6 个月以上的儿童）和对乙酰氨基酚（用于 2 个月以上的儿童）。过量使用对乙酰氨基酚可能造成肝损伤，家长应严格按照说明书的用法、用量给孩子使用。此外，循证医学证据不足以支持对乙酰氨基酚与布洛芬交替使用治疗儿童发热。

❺ 痰多时慎用镇咳药

咳嗽是机体自我保护的本能反应，通过咳嗽可以排出气道分泌物。镇咳药会抑制痰液排出，痰多的儿童应慎用。剧烈咳嗽的患儿可使用右美沙芬，也可在医生指导下进行雾化治疗。可待因具有成瘾性，18 岁以下青少年儿童禁用。

❻ 酌情使用祛痰药

若孩子只是干咳或鼻涕倒流到喉咙，可以使用生理盐水清洗鼻腔。若痰液不易咳出，可

以在医生指导下使用化痰药，如氨溴索等。值得一提的是，还有一种常见祛痰药氨溴特罗（氨溴索 + 克伦特罗），其中的克伦特罗有心悸、手颤等副作用，儿童应慎用。雾化给药对儿童而言是一种更安全的方式。

❼ 慎重选择感冒药

治疗儿童感冒，家长应在医生指导下对症选择合适的药物。给儿童服药前，家长应仔细阅读说明书，弄清所含成分，避免合用含有相同或相似活性成分的感冒药，以免因用药过量而引发不良反应。美敏伪麻溶液（第一代抗组胺药 + 伪麻黄碱 + 右美沙芬）是治疗无热感冒的经典配方，可有效缓解儿童鼻部卡他症状，发挥非依赖性止咳作用。需要注意的是，抗组胺药可引起嗜睡，年龄较小的婴儿应慎用。减充血剂具有收缩血管的作用，有心血管疾病和高血压的患儿须慎用，2 岁以下婴幼儿禁用。

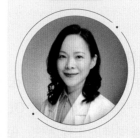

专家简介　李智平　复旦大学附属儿科医院临床药学部主任、主任药师、博士生导师，中国药学会理事、医院药学专业委员会儿科药学专业组组长，国家卫健委合理用药专家委员会儿童用药专业组委员兼秘书，上海市药学会理事、医院药学专委会委员，上海市医学会儿科专科分会委员。

最近，经常有患者咨询关于GLP-1（胰高血糖素样肽-1）受体激动剂的问题。一方面，患者对这类药普遍缺乏了解；另一方面，由于此类药是针剂，有些患者将其与胰岛素混为一谈，甚至有些1型糖尿病患者想把胰岛素停掉，改用这类药物。那么，GLP-1受体激动剂是如何降糖的？适合哪些患者？有什么优势和劣势？

降糖药"GLP-1受体激动剂"，这些问题不可不知

山东省济南医院糖尿病诊疗中心主任医师　王建华

问题1

GLP-1是什么

20世纪60年代，国外学者在研究糖尿病时发现：口服葡萄糖的促胰岛素分泌作用明显强于静脉注射葡萄糖，提示肠道可能存在能够促进胰岛素分泌的降糖物质，随后发现它是由小肠上皮细胞中的L细胞分泌的一类降糖激素（即"肠促胰素"），其主要成分是胰高糖素样肽-1（GLP-1），它所刺激的胰岛素分泌量占全部胰岛素分泌量的50%～70%。

关于2型糖尿病的发病机制，除大家熟知的"胰岛素分泌不足"及"胰岛素抵抗"外，患者肠道GLP-1生成减少及由此导致的肠促胰岛素效应减弱也是一个非常重要的方面。

由于自身分泌的GLP-1在体内存在时间很短，几分钟内就会被一种酶（二肽基肽酶）降解失活，因此，天然GLP-1不适合直接用于临床治疗，但GLP-1的发现给2型糖尿病的治疗提供了一个新的思路。

问题2

GLP-1受体激动剂是如何降糖的

经过科学家们的不懈努力，终于研发出GLP-1受体激动剂（GLP-1RA）这种新型降糖药物。GLP-1RA与体内天然GLP-1的氨基酸序列有部分或完全同源性，具备同样的生物活性，但不容易被降解，作用维持时间较长，能满足治疗需要。

GLP-1RA主要通过刺激胰岛B细胞分泌胰岛素、抑制胰岛A细胞分泌胰高糖素（一种升血糖激素）、抑制食欲、延缓胃排空等机制发挥降糖作用。由于GLP-1的降糖作用是葡萄糖依赖性的，当血糖浓度低于4～5毫摩/升时，它就不再发挥作用，故单独使用时一般不会引起低血糖。也就是说，它既能降糖，又不增加低血糖的发生风险，因此被称为"智能"降糖药物。

问题3

GLP-1受体激动剂可否替代胰岛素

GLP-1RA和胰岛素是两种完全不同的药物。首先，两者来源不同，天然的GLP-1是经食物刺激后由肠道L细胞分泌入血、能够刺激胰岛素分泌的激素，而胰岛素是由人体胰腺B细胞分泌的降糖激素。其次，两者的作用不

完全一样，除都有降糖作用外，GLP-1RA 还有减轻体重等作用，而胰岛素则可促进营养物质（糖、蛋白质和脂肪）的合成和储存，使患者体重增加。第三，GLP-1RA 的降糖机制主要是刺激胰岛素分泌，因此不适用于胰岛功能完全丧失的糖尿病患者（如 1 型糖尿病患者），而胰岛素可用于各类糖尿病患者的降糖治疗。

由此可见，虽然 GLP-1RA 与胰岛素都是针剂，但不是一类药物。GLP-1RA 能否代替胰岛素，不能一概而论，要具体问题具体分析。尚留存部分胰岛功能的 2 型糖尿病患者，可以根据具体情况，尝试用 GLP-1RA 代替胰岛素，也可以考虑将两者联用，以减少胰岛素用量。

问题4

GLP-1受体激动剂有哪些特点和优势

"一专多能"是 GLP-1 受体激动剂的一大特点。除降糖外，它还可减轻体重（尤其是内脏脂肪）、降低血压，对心脏和肾脏具有保护作用。有资料显示：GLP-1 受体激动剂可使患者糖化血红蛋白(HbA1c)下降 1.0%～1.5%，体重平均减轻 3～5 千克。

问题5

GLP-1受体激动剂有哪些副作用

①胃肠道反应。这是此类药物最常见的副作用，主要表现为食欲下降、恶心、呕吐、腹泻、腹痛等，多为轻中度。为减轻患者的胃肠道反应，刚开始应用

此类药物时，应从小剂量开始，逐渐增加用药剂量，以增强耐受性。

②低血糖。单独使用一般不会导致低血糖，但若与磺脲类或胰岛素联用，患者应注意防范低血糖的发生。

③罕见的不良反应有胰腺炎、皮疹等。

问题6

GLP-1受体激动剂适合哪些患者

该药适用于单用口服降糖药或注射基础胰岛素，血糖仍控制不佳的成人 2 型糖尿病患者，尤其适合肥胖、合并心血管疾病或慢性肾病的 2 型糖尿病患者，也适合有心血管病危险因素的糖尿病患者，如年龄 ≥ 55 岁，有高血压、血脂异常、动脉粥样硬化（颈动脉、下肢动脉、冠状动脉等）及微量蛋白尿等。

问题7

哪些糖尿病患者禁用GLP-1受体激动剂

①由于 GLP-1 受体激动剂主要通过促进胰岛素分泌来发挥降糖作用，故 1 型糖尿病、胰岛功能严重衰竭的 2 型糖尿病、糖尿病酮症酸中毒等患者禁用。

②有甲状腺髓样癌病史或家族史者、2 型多发性内分泌肿瘤综合征（MEN2）者禁用。

③有急、慢性胰腺炎的糖尿病患者禁用。

④对该类产品活性成分或任何其他辅料过敏者禁用。

⑤妊娠、哺乳期妇女及 18 岁以下少年儿童不宜使用。

问题8

常用的GLP-1受体激动剂有哪些

目前上市的 GLP-1 受体激动剂均为针剂，通过皮下注射给药。

根据作用维持时间长短不同，分为短效制剂（如贝那鲁肽、艾塞那肽等，侧重于降低餐后血糖）、中效制剂（如利拉鲁肽、利司那肽等）、长效制剂（每周打一次的"周制剂"，如司美格鲁肽、度拉糖肽、艾塞那肽微球等，对降低空腹及餐后血糖均有效，降低空腹血糖更明显）。

GLP-1 受体激动剂既可单用，也可与口服降糖药或胰岛素联用。与磺脲类药物或基础胰岛素联用时，应酌情减少磺脲类药物或基础胰岛素的剂量，以降低低血糖的风险。此外，由 GLP-1 受体激动剂与基础胰岛素组成的复方制剂已上市。**PM**

快来看看！"年度订阅奖"获奖名单里有您吗？

为回馈广大订阅读者对本刊的支持与厚爱，本年度第一次"年度订阅奖"获奖名单已出炉！下列 50 位幸运读者将获得由《大众医学》资深编辑精心挑选的价值 180 元的健康图书大礼包 1 份，内含 5 本科普图书、1 个《大众医学》杂志纪念书签和 1 个《大众医学》原创帆布袋。没有中奖的读者也不必灰心，下半年还有一次抽奖机会，奖品依然丰厚！

《大众医学》纪念书签 1 个

科普图书（6 选 5，随机）

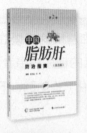 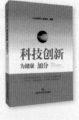 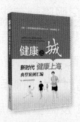 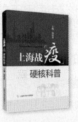 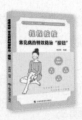 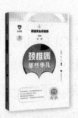 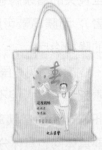

《中国脂肪肝防治指南》　《科技创新为健康加分》　《健康之城新时代健康上海典型案例汇编》　《上海战疫硬核科普》　《捏捏按按常见病的特效防治"按钮"》　《颈椎病那些事儿》　《大众医学》原创帆布袋 1 个（随机）

"年度订阅奖"获奖名单

敖忠邦（四　川）	车元珍（辽　宁）	陈珊珊（浙　江）	陈小溪（北　京）	陈振家（福　建）	陈治华（上　海）
邓均健（上　海）	丁宝华（上　海）	高麦生（湖　北）	高永恒（浙　江）	郭树仁（福　建）	郭振祥（江　苏）
胡梅生（浙　江）	黄　迪（上　海）	金玉华（上　海）	经天声（浙　江）	李洪智（上　海）	李吉生（上　海）
李延荣（河　北）	李养博（山　西）	刘洪岩（山　东）	刘　静（山　西）	刘　君（内蒙古）	刘　彤（湖　北）
马惠生（江　苏）	浦惠黎（江　苏）	任　晶（江　苏）	汪建川（上　海）	汪　明（湖　北）	王道贵（江　苏）
王红雨（河　南）	魏金兰（江　苏）	魏秀娟（内蒙古）	吴忠德（浙　江）	谢玉祥（安　徽）	徐桂生（上　海）
徐志伟（浙　江）	许剑波（浙　江）	杨党辉（山　西）	姚　军（江　苏）	余敦明（广　东）	张丹丹（上　海）
张灵澍（北　京）	张太芳（山　西）	张小农（浙　江）	张兆东（湖　北）	周正国（陕　西）	曾文忠（江　西）
朱德仁（江　苏）	朱莉梅（陕　西）				

全民动员 消除乙肝

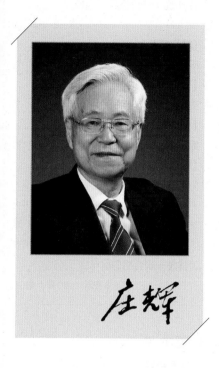

庄辉，中国工程院院士，《大众医学》杂志顾问委员会委员，北京大学医学部基础医学院病原生物学系和感染病中心教授、博士生导师，中华医学会肝病学分会名誉主任委员，《中国病毒病杂志》《中国预防医学杂志》《中国病原生物学杂志》主编。

几十年来，我国乙肝防治工作成绩斐然：一般人群乙肝病毒表面抗原（HBsAg）流行率已由1992年的9.75%降至2016年的6.1%，慢性乙肝病毒感染者人数由1.2亿降至8600万；15岁以下儿童HBsAg流行率由1992年的10.8%降至2014年的0.8%。

在这些成果的背后，乙肝疫苗"功不可没"。我国于1992年将乙肝疫苗纳入免疫规划，为所有新生儿接种乙肝疫苗；2010年起，对乙肝病毒表面抗原阳性母亲所生的婴儿进行乙肝疫苗和乙肝免疫球蛋白联合免疫。目前，我国新生儿3针乙肝疫苗覆盖率达99%，首针及时接种率达96%，为乙肝防控工作取得突破性进展奠定了良好基础。

由于我国人口基数大，慢性乙肝病毒感染者人数仍为全球最多。世界卫生组织（WHO）报告，2019年我国慢性乙肝病毒感染者为8600万例，占全球1/3；慢性乙肝相关死亡30万例，占全球36.6%。

我国于2005年发布了《慢性乙型肝炎防治指南》，首次提出"慢性乙肝抗病毒治疗是关键"的理念，并于2010年、2015年和2019年对该指南进行了更新，推荐应用抗病毒作用强、耐药发生率低的一线抗病毒药物（恩替卡韦、替诺福韦酯、丙酚替诺福韦和聚乙二醇干扰素）治疗慢性乙肝。2018年11月，国家将一线乙肝抗病毒药纳入基本药品目录，并出台了《4+7城市药品集中采购文件》，使一线抗乙肝病毒药物的价格下降了94%～96%，大大提高了治疗的可及性。在一系列举措下，我国乙肝患者的诊断率由2016年的19%上升至2020年的22%，治疗率由11%上升至17%。

第69届世界卫生大会通过的"消除病毒性肝炎"决议中提出：到2030年，全球乙肝和丙肝的发病率下降90%，死亡率下降65%。为此，WHO提出5项关键性措施：①新生儿乙肝疫苗3针全程接种率达到90%；②新生儿乙肝疫苗首针及时接种率达到90%；③血液安全率达到100%；④安全注射率达到100%；⑤乙肝和丙肝诊断率达到90%、治疗率达到80%。目前，我国在前4项措施的执行上已达到或接近达到目标，但在乙肝和丙肝的诊断率和治疗率方面仍显不足。

对此，中华医学会肝病学分会于2022年2月发布了《扩大慢性乙型肝炎抗病毒治疗的专家意见》，要求一般人群，特别是乙肝高危人群，如人类免疫缺陷病毒感染者、男男性行为者、注射毒品者、乙肝病毒感染者的性伴侣和家庭接触者、孕妇、接受抗肿瘤或免疫抑制剂治疗和抗丙肝病毒药物治疗者等，进行乙肝病毒表面抗原筛查，做到应筛尽筛、应诊尽诊、应治尽治，进一步提高乙肝的诊断率和治疗率。 **PM**

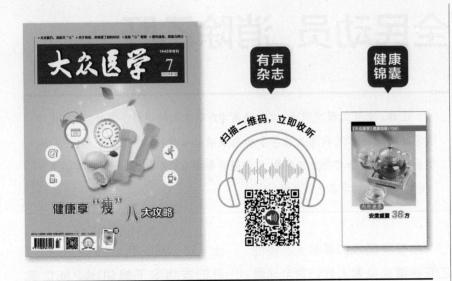

大众医学
官方微信公众号

特别关注

健康享"瘦" 八大攻略

　　目前，我国超重与肥胖者数量已位居全球第一，儿童肥胖的问题更不容忽视。肥胖不仅影响美观，还与患糖尿病、高血压、癌症等多种慢性疾病相关。然而，在控制体重、预防肥胖的道路上，困惑与误区不少。为帮助大家科学减肥，健康享"瘦"，本刊特邀内分泌、营养、减重、中医、运动医学等多学科领域专家为健康减肥支招。

本期封面、内文部分图片由图虫创意提供

轻松订阅

★ 邮局订阅：邮发代号 4-11
★ 网上订阅：www.popumed.com（《大众医学》网站）/ http://item.zazhipu.com/2000399.html（杂志铺网站）
★ 上门收订：11185（中国邮政集团全国统一客户服务）
★ 本社邮购：021-53203260 / 021-64845191
★ 网上零售：shkxjscbs.tmall.com（上海科学技术出版社天猫旗舰店）
★ 微信订阅：扫描右侧二维码，在线订阅

微信订阅

大众医学® （月刊）

2022年第7期 Dazhong Yixue

特别提醒 第8期上市时间：2022年7月25日

顾问委员会

主任委员 王陇德　陈孝平

委员（按姓氏拼音排序）

陈君石　陈可冀　曹雪涛　戴魁戎
樊嘉　顾玉东　郭应禄　黄荷凤
廖万清　陆道培　刘允怡　郎景和
宁光　邱贵兴　邱蔚六　阮长耿
沈渔邨　孙燕　汤钊猷　王正国
王正敏　汪忠镐　吴咸中　项坤三
曾溢滔　曾益新　张金哲　赵玉沛
钟南山　周良辅　庄辉

名誉主编 胡锦华

主编 温泽远

执行主编 贾永兴

编辑部

主任/副主编 黄慧

副主任 王丽云

文字编辑 刘利　张磊　莫丹丹
　　　　　蒋美琴　曹阳

美术编辑 李成俭　陈洁

主管 上海世纪出版（集团）有限公司

主办 上海科学技术出版社有限公司

编辑、出版 《大众医学》编辑部

编辑部 （021）53203131

网址 www.popumed.com

电子信箱 popularmedicine@sstp.cn

邮购部 （021）53203260

营销部

副总监 夏叶玲

客户经理 潘峥　马骏　李海萍

订阅咨询 （021）53203103
　　　　　13816800360

广告总代理 上海高精广告有限公司

电话 （021）53203105

编辑部、邮购部、营销部地址

上海市闵行区号景路159弄A座9F-10F

邮政编码 201101

发行范围 公开发行

国内发行 上海市报刊发行局、陕西省邮政
　　　　　报刊发行局、重庆市报刊发行局、
　　　　　深圳市报刊发行局等

国内邮发代号 4-11

国内统一连续出版物号 CN 31-1369/R

国际标准连续出版物号 ISSN 1000-8470

国内订购 全国各地邮局

国外发行 中国国际图书贸易总公司
　　　　　（北京邮政399信箱）

国外发行代号 M158

印刷 杭州日报报业集团盛元印务有限公司

出版日期 6月25日

定价 15.00元

88页（附赠32开小册子16页）

杂志如有印订质量问题，请寄给编辑部调换

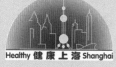

大众医学 —— Healthy 健康上海行动 Shanghai 指定杂志合作媒体

《健康上海行动（2019—2030年）》提出18个重大专项行动、100条举措，将为上海2400多万市民筑牢织密一张"生命健康网"，全方位、全周期、全领域维护与保障市民健康。市民健康水平和健康城市能级的不断提升，需要全社会、全体市民共同参与和努力。《大众医学》作为健康上海行动指定杂志合作媒体，邀您与健康结伴同"行"。

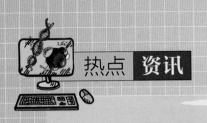

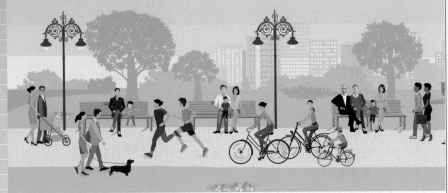

国务院办公厅印发《"十四五"国民健康规划》

5月20日，国务院办公厅印发《"十四五"国民健康规划》，提出到2025年，我国公共卫生服务能力显著增强，一批重大疾病危害得到控制和消除，医疗卫生服务质量持续改善，医疗卫生相关支撑能力和健康产业发展水平不断提升，国民健康政策体系进一步健全，人均预期寿命在2020年基础上提高1岁左右。

不明原因儿童肝炎患儿具有3个主要特征

近期，不明原因儿童肝炎蔓延至多个国家。中国国家卫生健康委组织专家分析研判后指出，这种急性肝炎患儿具有3个主要特征：年龄1月~16岁，大多在10岁以下；出现黄疸、恶心、腹痛、乏力、嗜睡，以及腹泻和呕吐等胃肠道症状，大多数患儿无发热；实验室肝生化检查，转氨酶（AST或ALT）指标明显升高。若孩子出现上述症状，家长应提高警惕，及时带孩子去医院就诊，患儿可查肝生化指标，并做血、尿液、粪便和呼吸道样本等相关病原学检测，筛查病因。**PM**

核酸采样机器人问世，30秒完成一次无人采样

近日，一款智能移动核酸采样车亮相申城街头，车身搭载的核酸采样机器人可利用"视觉＋力控"感知技术实现无人核酸采样。该机器人通过镜头识别受试者的口腔位置后，机械臂带动采样棉签进入受检者口中转动采样，其后经机械臂剪断采样棉签、放入试管，并将试管拧紧后放到底部试管架后完成采样。一次无人操作核酸采样用时仅需30秒。

每天久坐超6小时，慢性病发生风险增加

天津医科大学公共卫生学院、复旦大学公共卫生学院、杭州师范大学公共卫生学院的研究者近期发现，久坐时间与多种常见慢性病相关。进一步的数据分析显示，与每天久坐不足2小时的人相比，久坐超过6小时者，患12种慢性病的风险增加26.7%，包括缺血性心脏病、糖尿病、慢性阻塞性肺疾病、哮喘、慢性肾脏病、慢性肝病、甲状腺疾病、抑郁症、偏头痛、痛风、类风湿关节炎、消化道憩室。

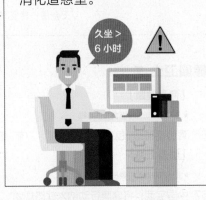

猴痘检测试剂盒，40分钟可出结果

近期，全球多个国家出现猴痘病毒感染病例。猴痘症状与天花相似，但临床症状较轻，潜伏期通常为6~13天，可能长达21天。华大基因旗下公司紧急研制的猴痘病毒核酸检测试剂盒，采用快速PCR扩增模式，40分钟即可得到检测结果。目前，该检测试剂盒已取得欧盟CE认证。

国家医保局：常态化核酸检测费用由各地政府承担

针对舆论关注较多的新冠病毒核酸检测费用等问题，国家医保局有关司负责人表示，用医保基金支付大规模人群核酸检测费用不符合现行医保政策规定，不得用医保支付大规模人群核酸检测费用；参保人员看病就医时发生的核酸检测费用，可以按规定由医保基金支付；按照《国务院应对新型冠状病毒感染肺炎疫情联防联控机制关于做好新冠肺炎疫情常态化防控工作的指导意见》《关于加快推进新冠病毒核酸检测的实施意见》，常态化核酸检测所需费用由各地政府承担。

与此同时，核酸检测费用也已进一步下调。国家医保局办公室、国务院应对新型冠状病毒肺炎疫情联防联控机制医疗救治组要求，各地在 6 月 10 日前将新冠病毒核酸检测单人单检费用降至不高于每人份 16 元，多人混检费用降至不高于每人份 5 元。对于政府组织大规模筛查和常态化检测，检测机构应按照多人混检不高于每人份 3.5 元提供服务。

减肥有助于改善精子质量

全球男性生殖健康问题日益凸显，包括精子数量下降、精子畸形、睾酮水平降低、生殖器发育异常、勃起功能障碍"低龄化"等。哥本哈根大学的研究人员发现，肥胖男性成功减肥并保持后，精液质量可得到明显改善。研究发现，在 8 周低热量饮食期间，男性受试者平均减重 16.5 千克，精子浓度增加 49%，精子数量增加 41%。一年后，能保持减肥成果的男性，精子数量依然是减肥前的 2 倍；而体重反弹的男性，则失去了精液质量改善效果。

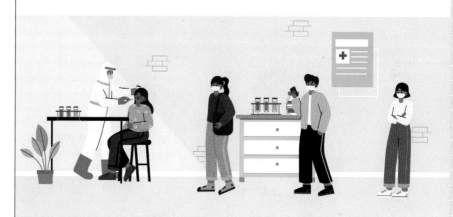

振动胶囊，6 小时按摩肠道通便

海军军医大学第一附属医院、北京协和医院、北京积水潭医院等 6 家医院的研究人员，联合研究出一款专为功能性便秘患者打造的振动胶囊。该胶囊在到达肠道后，可对肠道进行长达 6 小时的"按摩"，从而刺激患者产生便意。临床研究结果显示，在使用振动胶囊的患者中，64% 的人每周至少增加 1 次完全自发性排便，且耐受性良好。

童年时体重等指标，影响成年后心血管病发生风险

近期，澳大利亚默多克儿童研究所发现，如果在儿童和青少年时期，体质指数（BMI）、血压、胆固醇、甘油三酯等指标超出正常水平，有吸烟史，成年后患心血管病的风险就会大大增加。研究人员表示，儿童时期出现这 5 项因素中的任意一项，就意味着有患心血管疾病的风险；随着风险因素增加，成年后发生心血管病的概率更大。因此，在儿童和青少年时期对不良生活习惯进行及时干预，有助于降低成年后的患病风险。**PM**

（本版内容由本刊编辑部综合摘编）

目前,我国超重与肥胖者数量已位居全球第一,儿童肥胖的问题更不容忽视。肥胖不仅影响美观,还与患糖尿病、高血压、癌症等多种慢性疾病相关。然而,在控制体重、预防肥胖的道路上,困惑与误区不少。为帮助大家科学减肥,健康享"瘦",本刊特邀内分泌、营养、减重、中医、运动医学等多学科领域专家为健康减肥支招。

健康享"瘦"八大攻略

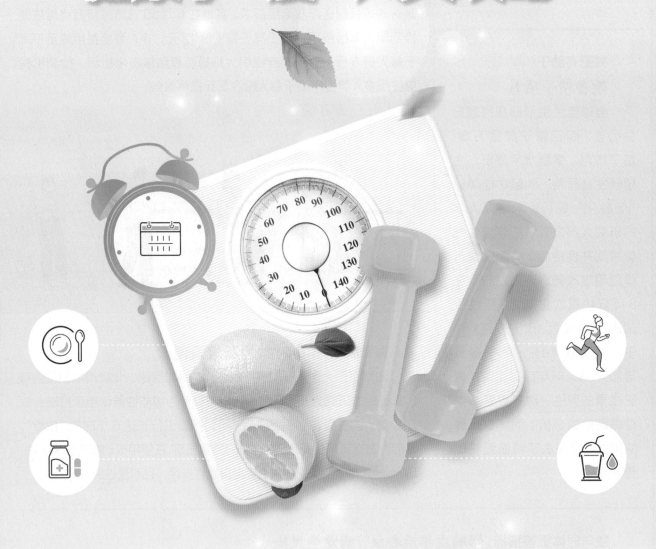

策划　本刊编辑部

执行　莫丹丹

支持专家　邹大进　高　鑫　王晓慧　曾天舒

　　　　　亓发芝　朱江帆　陆　灏　韩维嘉

　　　　　高　键　王雪强　常翠青　曹振波

扫除减肥路上三大认知误区

同济大学医学院肥胖研究所教授　邹大进

生活实例

为了追求苗条和美丽，小杨和闺蜜一起参加了减肥速成班。在一周的训练中，她只喝水，不吃任何食物，结合气功、冥想，体重骤降了近 10 千克。虽然减肥效果明显，但恢复正常饮食后，小杨却发现自己已无法正常进食，一看见食物就恶心，进食后会忍不住呕吐，且常常感到心慌。2 个月后，整日病恹恹的小杨出现了停经、怕冷、出虚汗等症状，不得不到医院就诊。医生告诉小杨，减肥不能以损害健康为代价。

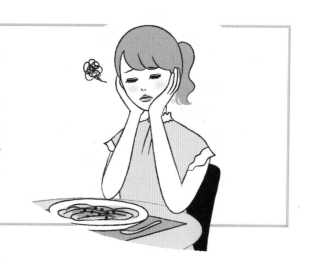

肥胖的危害，远不止影响形体美，它还是很多疾病发生的温床，如糖尿病、高血压、血脂异常、痛风、脂肪肝、睡眠呼吸暂停综合征、骨关节炎、性功能障碍、不孕不育、恶性肿瘤等。如今，越来越多的人加入减肥"大军"，其中不少人"矫枉过正"。对于减肥的重要性和必要性，大家要有充分的认识，首先需要扫除三大认知误区。

误区一：

"身材焦虑"，总觉得自己太胖

目前肥胖治疗的"荒诞"之处在于：总在减肥的人，往往压根就不胖，而是为了追求更苗条的身材；而真正肥胖甚至已经有相关并发症的人，却在拒绝或逃避治疗。

关于"我需要减肥吗"这个问题，最好向专科医生咨询。大家也可以通过以下指标，进行简单判断：

❶ 体质指数（BMI）

体质指数（BMI）= 体质（千克）/身高（米）的平方，参照中国成年人超重、肥胖的判定标准，

BMI<18.5 千克/米^{2}为消瘦，BMI 在 18.5～23.9 千克/米^{2}为正常，BMI ≥ 24 千克/米^{2}为超重，BMI ≥ 28 千克/米^{2}为肥胖。例如：一位体重 55 千克、身高 1.6 米的女性 BMI 为 21.5 千克/米^2，在正常范围内，不需要减肥。

❷ 腰围

腰围的测量方法为：拿好卷尺，站立，双足分开约 30 厘米；平稳呼吸，抬起右手，摸到右腋正中下方的肋骨最低点，再垂直往下，摸到髂骨的最高点；取两点连线的中点，沿水平方向围绕腹部一周，紧贴而不压迫皮肤，进行测量。男性腰围>90 厘米，女性腰围>85 厘米，说明存在腹型肥胖，需要减肥。

专家简介

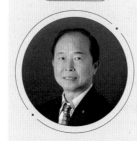

邹大进　《大众医学》专家顾问团成员，同济大学医学院肥胖研究所主任医师、教授、博士生导师，上海市代谢与甲状腺疾病研究中心主任，中华医学会糖尿病学分会第六、七、八届委员会副主任委员，中国医师协会内分泌代谢科医师分会第一、二、三、四届委员会副会长。

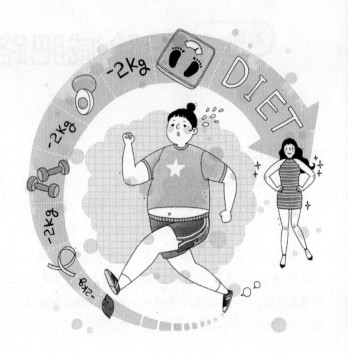

（误区二）：

"身材错觉"，看起来不胖就不需要减肥

体脂含量指体内脂肪占体重的百分比，可初步评估体脂的多少及分布。正常成年男性的体脂含量为10%～20%，女性为15%～25%。男性体脂含量高于25%、女性高于30%，属于肥胖。有些人看起来不胖，但体脂率超标，也需要减体脂。以下两种方式可以了解体脂含量：

❶ BMI计算法

体脂含量 =1.2×BMI+0.23×年龄 -5.4-10.8×性别赋值（男为1，女为0）

❷ 人体成分测定仪测试

人体成分测定仪可计算出体内肌肉、脂肪和水分的含量，有些还能测定身体各个部位的脂肪比例，一般用于医院或健身机构。

（误区三）：

"快速瘦身"，减肥越快速效果越好

减肥应是循序渐进的，鼓吹"快速瘦身"的方法，要么无效，要么伤身。减肥的主要目标是减少体内的脂肪，而不是其他物质，特别是肌肉。减重过快时，常常是以消耗了宝贵的肌肉为代价或流失了过多水分，不利于健康。减重速度过快还容易导致脱发、免疫力下降、骨质疏松等问题。最佳的减重速度是每月体重下降 2～2.5 千克。

减肥技巧，就在生活细节中
（延伸阅读）

❶ 换手拿筷

很多肥胖者吃饭速度很快，不知不觉摄入过多能量。如果平时习惯右手持筷，减肥时不妨换为左手持筷。换手后，吃起饭菜来没那么顺畅，吃饭速度就会慢很多，有利于控制食量。

❷ 餐前喝汤

吃饭前先喝汤，可以降低食欲，减少进食量。

❸ 注意进餐顺序

先吃蔬菜，再吃荤菜，最后吃主食，可以减少餐后胰岛素的分泌，有利于减少脂肪合成。

❹ 细嚼慢咽

每口饭菜咀嚼20～30次再咽下。反复咀嚼可提高多种肠道激素分泌，增加饱腹感，自然就会吃得少些。

❺ 晚餐控制

控制晚餐的量和时间。古语云"马无夜草不肥"，即马在夜间吃草就容易长膘。对人来说，也是这个道理。夜间人体代谢速度明显变慢，如果晚餐吃得很多或较晚，又没有足够的运动量，多余的能量很容易转化为脂肪，储存在体内。

饮食控制肥胖，须个体化

复旦大学附属中山医院内分泌科主任医师　高 鑫

生完宝宝、回归职场的胡女士开始了减肥"大业"。为尽快恢复以往苗条的身材，她采用了素食减肥的方法，每天只吃蔬菜、水果及少量主食（主要是全麦面包、玉米等粗粮）。2个月后，她的体重减轻了5千克。但是，容易疲劳、工作效率降低等现象也随之而来。

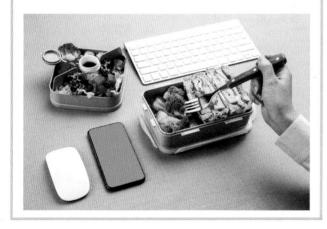

随着人们对肥胖危害认识的逐步提高，有减重需求的群体也在不断扩大。人们尝试着不同的减重方案，但大多数人减重效果不理想，或初期效果较明显，但因难以长期坚持而出现体重反弹。

减重目标，因人而异

制定减重计划时，首先要制定减重目标。医生会根据患者的肥胖程度、伴随疾病、劳动强度、心理状态等因素，制定个体化减重目标。体重减轻5%～7%会带来许多健康益处，一般人群可以将此作为初步减重目标。肥胖人群体重减轻超过5%，可以改善血脂异常、高血压和糖尿病等，有益健康。

营养干预，最基本的减重手段

肥胖的治疗原则包括生活方式治疗（运动管理和饮食管理）、药物、手术三大类。生活方式治疗是最重要、最基础的减重方法。"运动、饮食"这简简单单四个字，具体实施方法却种类繁多。就饮食管理而言，需要包括每日进食总能量、各种营养素比例、进餐模式等，再细化为各种不同的饮食方案。

调查显示，中国肥胖及代谢性疾病增加的主要营养危害为饮食结构不均衡，主要问题包括高盐、高脂、高糖食物和含糖饮料等摄入过多，水果、蔬菜、水产品等摄入不足，以及饮酒，等等。因此，减重膳食应尽量减少或完全剔除酒精、含糖饮料及大部分高糖甜食。

减重膳食治疗，合理选择很重要

特殊膳食模式是为满足特殊人群或特殊时期的生理需求，以及治疗与营养相关的病理改变，而在一定时期或短期内采取的膳食方式。对肥胖患者而言，减重膳食模式主要包括低能量饮食、低碳水化合物饮食、生酮饮食、轻断食等。

┃专家简介┃

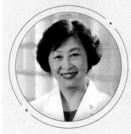

高 鑫　复旦大学附属中山医院内分泌科主任医师、教授、博士生导师，复旦大学代谢疾病研究所所长，中国女医师协会糖尿病分会副会长，中国健康管理协会糖尿病防治与管理专业委员会副主任委员，中华医学会内分泌学分会第八、九、十届常委，中国医师协会内分泌代谢科医师分会第一、二、三、四届副会长。

减重特殊膳食常用方案

膳食种类	主要特色	主要适用人群	减重效果
限能量平衡膳食	在限制能量摄入的同时保证基本营养需求，宏量营养素（碳水化合物、脂肪、蛋白质）的供能比例符合平衡膳食要求	各类人群	可显著降低体脂量及动脉粥样硬化发生风险，改善血脂及胰岛素抵抗
低能量膳食	适量减少脂肪和碳水化合物的摄入，能量摄入减少30%～50%，一般需要在医师指导下进行	单纯性肥胖、糖尿病、心血管疾病患者	短期内降低体重，改善糖脂代谢
间断禁食模式（也称间歇性断食、轻断食）	包括多种类型：5∶2模式，一周内有2天禁食或极少量进餐，5天正常进食；隔日禁食模式，"禁食日"摄入所需能量的25%，"进食日"可随意进食；限时进餐模式，每日进餐时间控制在4～12小时，有较长时间的禁食期	超重人群	减重、调节血糖和血脂、改善胰岛素敏感性、改善肠道微生物群等
地中海饮食	多吃蔬菜、水果、橄榄油、豆类、鱼类、全谷类食品、坚果，少量食用精加工食品、乳制品、红肉	各类人群可长期使用	有利于控制体重，降低慢性病发生风险
江南饮食	多摄入新鲜水果、蔬菜，动物性食物以鱼虾为主，少油少盐	各类人群可长期使用	有利于体重管理及预防慢性病
高蛋白饮食	每日蛋白质摄入量为1.5～2克/千克体重，或蛋白质供能占20%～30%	血脂异常或因肥胖导致并发症而需要短期内快速减肥者	有助于减重后维持体重，防止反弹
低碳水化合物饮食	目前尚无碳水化合物供能的统一比例，一般为20%～40%	超重、肥胖人群，2型糖尿病、非酒精性脂肪肝患者，等等	短期应用减重效果确切
低脂饮食	目前尚无脂肪供能的统一比例，一般为30%以下	超重或肥胖人群	易动员脂肪，短期应用可降低体重
素食	不包含肉类等动物性食物，根据是否食用蛋、奶、鱼，又可分为全素食、蛋奶素、鱼素等	肥胖、糖尿病患者	有助于降低体重及延缓病程

需要注意的是，减重特殊膳食需根据代谢状态和身体状况在医生指导和临床监测下进行，青少年、老人、妊娠期女性及严重器官功能障碍者慎用。

引起肥胖的主要原因是每日摄入的能量过多、消耗的能量过少。从这一道理出发，减肥普遍采用低能量膳食。低能量膳食，顾名思义就是在一定程度上减少食物能量摄入，也称为限制热量饮食方案或低热量饮食方案。成年减重者可尝试将膳食能量控制在每天1000～1500千卡（4186～6279千焦）。

除控制能量摄入外，不同进餐模式对减重效果也有影响。间断禁食模式，也称轻断食，耐受性良好，可以减少减肥者对每天节食的情绪压力，容易坚持。轻断食包括多种类型：5∶2模式，一周内有2天禁食或极少量进餐，5天正常进食；隔日禁食模式，"禁食日"摄入所需能量的25%，"进食日"可随意进食；限时进餐模式，每日进餐时间控制在4～12小时，有较长时间的禁食期。

专家提醒 没有一种减重膳食治疗方案适合所有肥胖者，患者需要与专业医生共同讨论、制订个体化的减重方案和膳食策略。"管住嘴"是一个需要建立并长期坚持的良好饮食习惯。肥胖者平时应杜绝所有高能量饮品和加工食品，主动进行自我监测，包括主动记饮食、体力活动日记，至少每周测一次体重，等等。

攻略三： 运动减肥，方式选择有"门道"

上海体育学院运动科学学院教授　王晓慧

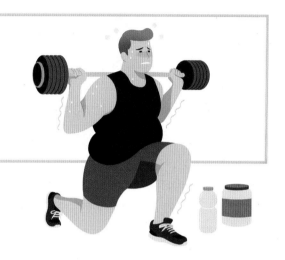

生活实例

　　张先生身高175厘米，体重88千克，属于肥胖"大军"一员。最近，他被确诊患有糖尿病，于是下定决心要减肥，每天坚持跑步、举哑铃等运动2小时。谁知才坚持了没几天，他就在一次运动时晕倒了，被路人送到医院急救。经检查，医生发现他血糖偏低，怀疑晕倒与运动量过大导致的低血糖有关。

肥胖防治，能量"负平衡"是关键

　　作为一种健康、无创的减脂方法，运动的作用至关重要。研究表明，合理的运动干预（有氧运动、抗阻运动、有氧加抗阻运动等）有诸多益处：减轻体重；改善血压、血脂和胰岛素抵抗；降低高血压、2型糖尿病、癌症的发生率；降低全因死亡率及心血管疾病死亡率；提高肌肉质量和骨密度；减轻焦虑和抑郁情绪；改善睡眠；等等。

　　研究表明，保持能量消耗明显大于能量摄入的状态，每周净消耗4500千卡（约18836.3千焦）左右的能量，约可减少脂肪0.5千克。

不同肥胖人群运动减肥指南

❶ 单纯肥胖者：
首选中等强度有氧运动加抗阻运动

　　长时间、中等强度的有氧运动（如快走、慢跑、瑜伽、打太极拳、骑车等）是单纯肥胖患者的首选运动方式。理想的频率是每天运动1~2小时，每周活动5~6天。中等强度的运动应为：运动中感到心跳加快、微微出汗、轻微疲劳感，能说出完整句子但不能唱歌；若运动中大量出汗，有明显疲劳感，不能说出完整语句，则是高强度运动。

　　推荐多种运动项目（如快走、健身操、游泳、五禽戏等）联合应用，以获得不同运动类型和项目的健康效益。此外，鉴于运动量与健康获益存在剂量－反应关系，单纯肥胖者在身体情况允许下可视自身情况增加运动强度，尽量延长运动时间，以获得更好的减脂效果。

　　抗阻运动或力量训练被证实能改善骨密度和胰岛素敏感性，增强肌肉质量和力量。可利用阻力带、哑铃等器械进行锻炼，也可用自身重量进行练习，如俯卧撑、立卧撑等。抗阻运动宜每周进行2~3次，每次2组，每组重复8~12次。

专家简介

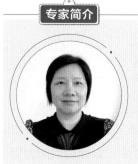

　　王晓慧　上海体育学院运动科学学院教授、博士生导师，中华医学会消化内镜学分会微创减重治疗协作组委员，中国老年保健协会营养与慢病康复专业委员会委员。在运动减肥的教学和研究方面有丰富经验。

可选择的运动举例

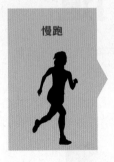 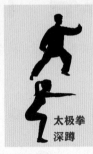 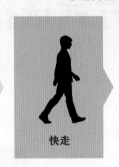 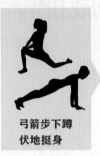  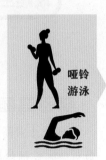

慢跑　太极拳 深蹲　快走　弓箭步下蹲 伏地挺身　骑自行车　哑铃 游泳

需要提醒的是，即使有时没有充足的时间完成运动目标，利用碎片化时间进行小强度或短时间的运动，打断久坐状态，也比完全不运动好。也有研究发现，难以坚持长时间运动的肥胖者利用零碎时间累积多次短时运动，在运动量相同的情况下，减重效果不亚于一次连续长时间运动。

❷ 合并慢性病者：
首选长时间、中低强度有氧运动

中重度以上肥胖患者常合并脂肪肝、2 型糖尿病、高血压和冠心病等慢性病，运动时应首先保证安全性（需评估运动风险、控制运动强度等），然后才追求有效性。首选长时间、中等强度有氧运动，病情较重或运动能力较差者可选择低强度有氧运动；每周 2～3 次的中强度抗阻训练也能发挥积极作用。

需要服用药物的患者应合理安排服药时间，以避免发生运动相关低血糖、低血压等。例如：糖尿病患者可在运动过程中发生低血糖，也可在运动后出现延迟性低血糖，需要加强运动前后的血糖监测，运动时应备一小瓶含糖饮料或一小包饼干。一旦出现头晕、心悸、乏力、手抖、出冷汗等低血糖症状，应立即停止运动，并及时补充糖分。

❸ 老年人：
力量和平衡训练是核心

肥胖老人应进行每周至少 5 天的多组分运动（涵盖力量、耐力、柔韧和平衡的训练），以保持肌肉力量、促进骨骼健康。为确保运动安全，老年人和慢性病患者应听从医生的建议或专业指导，个性化地进行身体活动。老年人的力量训练应加强下肢肌力训练，交替性单脚站立、走直线是增强平衡能力的有效方法，练习瑜伽、太极拳、五禽戏和八段锦等，可提高身体协调性及平衡能力。

❹ 儿童和青少年：
中高强度运动和力量训练

肥胖儿童及青少年每天应进行 60 分钟以上中高强度运动，主要是有氧运动，其中至少有 3 天进行高强度有氧运动（如竞技性运动等）和力量训练。同时应限制久坐时间，特别是看电视、打游戏的屏幕时间，保证充足睡眠。

❺ 孕妇：
规律的中等强度有氧运动和肌肉强化活动

肥胖孕妇进行一定量的运动，可降低孕妇发生先兆子痫、妊娠高血压、妊娠糖尿病、产后抑郁、高危新生儿、巨大儿的风险。孕妇在孕期应保持规律运动，每周进行 150 分钟的中等强度有氧运动和肌肉强化活动。孕妇可根据自身条件，选择散步、骑自行车、游泳、体操、瑜伽等比较舒缓的运动项目，单次运动量不宜过大。应避免跳跃、举重、球类运动等力量型、竞技型、对抗性强的项目。当然，孕前保持高强度运动的女性，在孕期及产后可继续进行较高强度的运动。

药物减肥，需擦亮双眼

华中科技大学同济医学院附属协和医院内分泌科主任医师　曾天舒

生活实例

　　刘女士在网上购买了两千多元的"网红"减肥药，并按照商家的指导服用。服用一段时间后，体重虽然减轻了，但恶心、失眠等不适症状也出现了。她上网一查，发现使用这种产品的其他消费者也有类似的问题，吓得不敢再吃了。

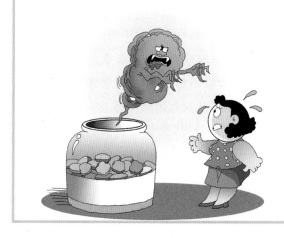

　　常言道，一口吃不成个胖子。说明人们很早就意识到肥胖和过多进食相关，"管住嘴、迈开腿"成为减重的"六字真言"。然而遗憾的是，科学研究表明，单纯依靠生活方式管理（控制饮食、加强运动）一般仅能减重 3% ~ 5%。减重代谢手术治疗是目前最有效的减重方法，平均可使体重下降 25% 左右，但它是一种有创治疗，有一定的风险，也有着严格的手术适应证。于是，很多人将目光投向了减肥药。

减肥药"家族"有哪些"正规军"

　　自 1950 年以来，先后有数十种药物获批用于减肥，但这些药物大多数作用于中枢神经系统，由于安全问题，已陆续退出市场。目前，我国仅有一种药物奥利司他被国家药品监督管理局批准用于减重。该药为胃脂肪酶和胰脂肪酶抑制剂，可以减少约 30% 的肠道脂肪吸收。常用剂量为 120 毫克，每日 3 次，餐中服用。不良反应主要有脂肪吸收不良性腹泻和脂溶性维生素吸收障碍，长期服用者需补充脂溶性维生素。

　　近年来，肠促胰素系统因为具有增加饱腹感、调节糖代谢、脂解活性及能量稳态等多方面的作用而成为治疗肥胖的重要靶标。作用于该系统的药物，问世最早的是胰高血糖素样肽 -1（GLP-1）类药物，最近十多年来有多个品种作为降糖药上市。在临床应用过程中，人们发现其同时具有减重作用，部分品种的减重效果达到了获批减重适应证的水平。目前，利拉鲁肽和司美格鲁肽在欧美已被批准用于成人肥胖症的长期治疗，利拉鲁肽还被美国食品药品管理局（FDA）批准用于 12 岁以上青少年肥胖症的治疗。不过，这些药物在我国仅有治疗 2 型糖尿病的适应证，除个别医改试点地区外，用于非糖尿病的肥胖减重治疗属于超适应证用药，需要与医生充分讨论，并在医生指导下使用。此外，还有一些降糖药物，如二甲双胍、阿卡波糖、钠 - 葡萄糖协

专家简介

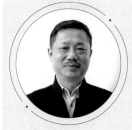

　　曾天舒　《大众医学》专家顾问团成员，华中科技大学同济医学院附属协和医院内分泌科主任、主任医师，中华医学会内分泌学分会委员、基础学组副组长，中国医师协会内分泌代谢科医师分会常委，中国康复医学会糖尿病预防与康复专委会副主任委员，中国老年学和老年医学学会老年病学分会常委，湖北省医学会糖尿病学分会候任主任委员。

同转运蛋白 -2（SGLT-2）抑制剂等也具有一定减轻体重作用，常用于肥胖的 2 型糖尿病患者，但减重作用不强。

成分不明的减肥药需警惕

目前在中国唯一获批的减重药物只有奥利司他，那么市面上琳琅满目的减肥药从何而来呢？这就需要大家提高警惕，仔细甄别了。

近年来，国家有关部门曝光了不少非法减肥产品。有的减肥产品添加了呋塞米、氢氯噻嗪等利尿药，此类药物能促进体内的水分随尿液排出，原本用于改善水肿、降低血压等；而健康人使用后很容易导致脱水，以及钠、钾、氯等矿物质过度丢失，从而引起肌无力、全身疲乏等一系列症状，严重时甚至可诱发心律失常、呼吸抑制和昏迷。有的减肥产品添加了番泻叶、大黄、芒硝、酚酞等导泻剂，减肥者服用这些本用于治疗便秘的药物后，会出现频繁腹泻，使大量水分、营养物质经肠道丢失，从而造成脱水和营养不良。而且服用者一旦停药，体重会迅速反弹。还有些减肥产品添加了甲状腺素、过量咖啡因等，通过提高服用者心率、血压及新陈代谢率，使身体消耗更多热量，实现减重目的；但服用者同时也会出现心慌、心悸、失眠，甚至焦虑、抑郁等并发症。还有的产品则是添加了已被国家禁用的减肥药，如苯丙胺、芬氟拉明、西布曲明等。这些"减肥药"虽然在短期内确实可以使体重下降，但长期使用会带来严重的安全隐患。

专家提醒 即使选择使用减重药物，仍应以科学的饮食、运动和行为治疗为前提和基础，不能本末倒置、盲目依赖药物。药物永远是严格饮食管理、持续规律运动后的补充治疗，指望通过药物一劳永逸地"消灭"肥胖的想法，是不现实、不科学的。

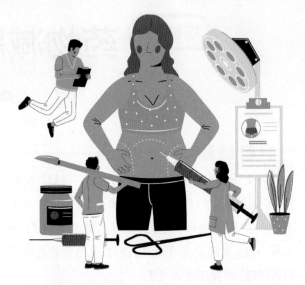

生活实例

小吴一直对自己的身材不满意，她听说做吸脂手术不仅能瘦肚子，抽出来的脂肪还能用来丰胸，心动不已。然而，在搜索吸脂手术信息时，一则"某网红因吸脂术后发生多脏器衰竭而死亡"的新闻，又让她望而却步。

吸脂手术，脂肪细胞"减量"

吸脂，也称脂肪抽吸，是常见的美容外科手术之一。成年人的脂肪细胞数量基本恒定，健身、控制饮食等减肥方法只能缩小脂肪细胞的体积，不能减少脂肪细胞的绝对数量；而吸脂手术则能够直接减少脂肪细胞，从而达到减肥的目的。

吸脂手术最初是用吸脂管直接抽吸皮下脂肪，即"干性吸脂"。为尽量减少术中出血，医生以高频率反复抽入和移出吸脂管，将局部脂肪快速抽吸后，立刻加压包扎。手术时间虽短，但手术范围受限，血肿和失血性休克等并发症的发生率也较高。之后，吸脂手术的方法得到改进，"干性吸脂"被"湿性吸脂"取代。吸脂前，医生先在吸脂区域注射含有局麻药物、肾上腺素和生理盐水的混合液（局麻肿胀液），然后再进行吸脂操作。这样，出血减少了，吸出的脂肪量也增加了。随着技术的发展，吸脂手术进入"肿胀麻醉"时代。吸脂前，医生先在患者的

吸脂减肥，别忽视风险

复旦大学附属中山医院整形外科教授　亓发芝

皮下脂肪层内灌注大量局麻肿胀液，使皮肤表面形成"橘皮征""苍白征"和"涌泉征"后，再进行吸脂操作。这样，不仅提高了手术效率，吸脂量显著增加，手术并发症的发生率也降低了。如今的吸脂术则利用物理切割或能量破坏来分离脂肪并将其吸除，包括负压辅助吸脂（SAL）、动力辅助吸脂（PAL）、水动力辅助吸脂（WAL）、超声辅助吸脂（UAL）、激光辅助溶脂（LAL）等手术方法。

吸脂手术，更适合"局部肥胖者"

从理论上说，有皮下脂肪堆积的部位，均可进行吸脂手术。不过，吸脂手术的范围和脂肪抽吸量都有一定限度，不可能把全身各部位都吸个遍，也不能一次过量抽吸。

因此，吸脂术更适合局部肥胖的患者。全身肥胖者，可考虑在饮食控制、加强运动等非手术减脂手段基础上，配合少数部位的吸脂术，以达到塑形的目的。因肌肉较发达或骨架较大而"显胖"者，通过吸脂很难达到理想效果，不宜进行吸脂手术。

手术有风险，决定须慎重

吸脂手术要求在全身安全的基础上，做到整体协调和局部光滑平整。吸脂手术看起来简单，但要保持局部皮肤平整并不容易。

虽然吸脂手术已经是一种较安全且有效的美容手术，但患者仍不可忽视手术可能带来的风险。一般地说，吸脂术后的并发症分为较常见但较轻微的局部并发症，以及较少发生但严重的并发症，后者严重时可能危及生命。

常见的局部并发症有皮肤高低不平及局部畸形、血肿、皮肤色素沉着、皮肤坏死等，与术中操作不当，抽吸不均，血管、组织过度损伤有关，也与术后没有及时、妥善穿着紧身衣裤有一定关系。

严重的全身并发症有肺动脉栓塞、脂肪栓塞综合征、腹壁及脏器穿孔、低血容量性休克等。预防严重的全身并发症，除依赖术前正确评估和筛查外，围术期体液容量管理、手术医生规范操作等，也都十分关键。

吸脂前，先知晓五点

首先，应听取专业医生的意见，明确自身情况是否适合进行吸脂减肥。其次，吸脂手术应在确保安全的情况下进行，避免过量抽吸。因为该手术的切口虽小，但创面不小，抽吸的范围越大，创伤越大，大面积的创面会造成大量体液丢失，易导致严重的全身并发症。第三，吸脂手术的效果与医生的操作手法、手术经验密切相关，还需要专业的麻醉团队为患者的生命保驾护航，故应选择正规大医院进行手术，以确保手术效果及安全。第四，吸脂术后需要较长时间进行恢复，术后需要坚持穿着塑形衣物，以降低皮下血肿的发生率、帮助恢复皮肤弹性、减少吸脂后皮肤凹凸不平等。第五，保持健康的饮食和运动习惯，避免剩余脂肪细胞体积增大，也是维持吸脂减肥效果的重要环节。

专家简介

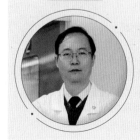

亓发芝　《大众医学》专家顾问团成员，复旦大学附属中山医院整形外科主任、乳腺病诊疗中心副主任、二级教授、博士生导师，中华医学会整形外科学分会常委、中国医师协会美容与整形医师分会常委、乳房整形专业委员会候任主任委员，上海市医学会整形外科专科分会副主任委员，上海市医师协会整形科医师分会副会长。

攻略六： 减重手术，非减肥"捷径"

同济大学附属上海第十人民医院内分泌减重中心教授　朱江帆

生活实例

30岁的郑女士被肥胖困扰多年，减肥"屡试屡败"。她听说减重手术可以帮助她这样的"顽固"肥胖者从根本上减肥，一劳永逸。事实真的如此吗？

手术为什么能减肥

1952年，一位瑞典医生为一名肥胖患者做了小肠切除，以减轻体重，开启了手术治疗肥胖的时代。70年来，减重手术技术不断成熟，目前开展最多的手术方式是胃袖状切除和胃旁路术。

胃袖状切除术是以缩小胃容积为主的手术方式，切除胃底和胃大弯，保持原胃肠道解剖结构，可改变部分胃肠激素水平。术后，患者的体重可明显下降，糖代谢、脂代谢等指标可明显改善。

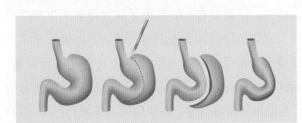

胃旁路手术是限制摄入并减少吸收的手术方式，除减重效果显著外，可改善糖代谢等指标。该手术对2型糖尿病的缓解率较高，可能与其改变胃肠道激素分泌和十二指肠旷置对胰岛细胞功能的影响有关。

减重手术，并非想做就能做

减重手术虽然能快速减轻体重、改善肥胖相关代谢性疾病，如高血压、糖尿病、多囊卵巢综合征、睡眠呼吸暂停综合征等，且减重效果能够持续相当长的时间，但主要适用于16～65岁的重度单纯性肥胖患者（BMI>37.5千克/米^2）及BMI>35千克/米^{2}的糖尿病患者等。实际上，大多数肥胖患者不具备手术适应证，不需要做减重手术。

与此同时，减重手术的风险也不容忽视。虽然有文献指出，减重手术的并发症发生率、死亡率甚至低于常见的阑尾切除手术，但这并不代表减重手术完全没有风险。腹腔镜胃袖状切除术的常见并发症是胃漏和出血；胃旁路手术的常见并发症是内疝、吻合口漏和营养缺乏等；对重度肥胖的患者来说，严重睡眠呼吸暂停、气道狭窄会给手术麻醉带来较大风险。

手术减重，不等于"一劳永逸"

虽然减重手术的减肥效果比较理想，但若患者术后不注意养成良好的饮食习惯，也会"复胖"。减重效果来之不易，一定得珍惜。

专家简介

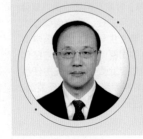

朱江帆　同济大学附属上海第十人民医院内分泌减重中心教授、主任医师、博士生导师，中国研究型医院学会糖尿病与肥胖外科专业委员会主任委员，中国医师协会外科医师分会肥胖与糖尿病外科医师委员会常委。

专家提醒

减重手术后，一定要谨遵医嘱，循序渐进地恢复饮食。由于胃容量缩小了，如果吃得过快、太多，或者吃固体食物过早，容易引起呕吐。若发生持续呕吐，可导致严重营养不良。

中医减肥有妙招

上海中医药大学附属曙光医院内分泌科教授　陆灏

生活实例

　　32岁的陈先生体重80千克，身高172厘米。在朋友的介绍下，他在一家中医院接受了针灸减肥治疗，并配合适当运动和饮食控制。坚持3个疗程后，他的体重减轻了10千克，脂肪肝消失了，精神状态也有了明显改善。

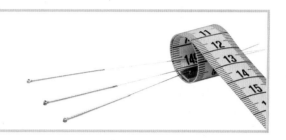

中医治肥胖，重在"治病求本、分类诊治"

　　中医将肥胖者分为"膏人""脂人"和"肉人"三种类型。"膏人"，主要表现为"纵腹垂腴""皮缓、肉不坚"；"脂人"，则是"脂者紧而满""肉坚，皮满"；"肉人"，则指"皮肉不相离""身体容大"。

　　从这些描述中不难看出，同样是肥胖，"膏人"更接近"中心性肥胖"，脂肪含量显著增多，更容易罹患心脑血管疾病、糖尿病等代谢性疾病。而"脂人"和"肉人"，虽然体重超标，但脂肪和肌肉的比例适中，血糖、血脂等代谢指标正常或仅轻度异常。

　　中医认为，肥胖发生与先天禀赋、过食肥甘、缺乏运动、情志所伤、年老体弱等有关；主要病位在脾，与肾关系密切；主要病机为本虚标实，本虚多为脾肾气虚，标实多为气滞、痰湿、血瘀及郁热；形成"肥人多痰""肥人多湿""肥人多气虚"等理论。治疗上强调"治病求本、分类诊治"。

　　如内经中所言，调其阴阳、理其气血，必先别其三形，血之多少，气之清浊，而后调之。中医治疗肥胖病的目的在于"以平为期"，即通过治疗使患者阴阳平衡、气血平衡，体重适中，所谓"各自称其身"，而非一味强调减重。因此，对于肥胖患者而言，维持好代谢平衡，防止并发症，才是减肥的关键。

中医减肥，"多管齐下"

　　首先，控制饮食、加强体力活动是中医治疗肥胖的基石。中医早就认识到，肥贵人，则膏粱之疾也；贵人饮食丰，而劳力少，形体多肥。中医功法不仅增加能量消耗，还兼具"调气、调心、调神"的作用，可使患者达到"身心平衡"。八段锦、太极拳等中医传统功法也常被推荐作为减重的辅助手段。

　　其次，中医治疗肥胖病，重在调理，即"调阴阳、理气血"。药物治疗的原则是"辨证论治"，而非单纯减重。那些号称吃了中药可以快速减肥或者不需要饮食控制的说法，都是无稽之谈。

　　第三，针灸、推拿，以及耳穴、埋线等中医非药物疗法在减重中也可以发挥一定作用，副作用较少，但仍需配合饮食控制、加强运动等措施。世上没有减肥"神药"，也没有"躺着就能减肥"的方法，保持良好的生活方式，辅以合适的治疗方法，才是减肥正途。

专家简介

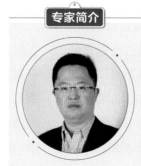

　　陆灏　上海中医药大学附属曙光医院内分泌科主任、主任医师、博士生导师，国家区域中医内分泌诊疗中心负责人，中华中医药学会糖尿病分会副主任委员，中国中西医结合学会内分泌专业委员会常委，上海中医药学会糖尿病分会主任委员，上海市中西医结合学会内分泌专业委员会副主任委员。

攻略八: 减肥"神器"莫轻信

今年20岁的晶晶一直非常向往苗条的身材,想要"纸片人"那样纤细的"小蛮腰""筷子腿"。她明白减肥塑身需要"管住嘴,迈开腿",但她尝试了几次减肥,既难以割舍美食,又懒得运动,均以失败告终。眼看着体形越发"富态",她在网上看到许多据说能"燃烧脂肪、轻松减肥、无副作用"的减肥"神器",决定都买来试试,满心期待着"睡觉也能瘦"。然而,它们真的像广告宣传的那样有效、安全吗?

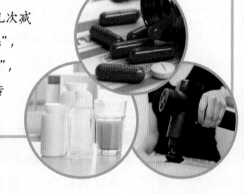

神器 ❶ 暴汗服真的是减肥"神装"吗

专家观点: 暴汗, 减不了脂肪

北京大学第三医院运动医学研究所主任医师常翠青: 首先,出汗多不等于燃脂多。人在运动时,首先消耗的是糖;运动时间达到30分钟以上时,才会消耗脂肪。出汗多少与运动时脂肪的消耗量没有关联,不能作为判断燃脂效果的标准。出汗多时,体重可减轻,但主要原因是人体丢失了体液。其次,大量出汗存在健康隐患。正常成年人的体液量约占体重的60%,如果运动中出汗过多,出汗量达到体重的2%时,会出现轻度脱水,表现为口渴、心率加快、体温升高等。由于汗液中含有电解质,大量出汗会导致一定量的钠、钾和微量元素丢失,容易发生运动性低钠血症,引起恶心、力竭等不适。

神器 ❷ 甩脂机真的是减肥福音吗

专家观点: 使用甩脂机带来的能量消耗微乎其微

上海体育学院运动科学学院教授曹振波: 甩脂机的工作原理是一种全身振动训练,机器通过反复振动对人体神经和肌肉进行刺激,利用共振原理带动机体组织产生一定频率和幅度的抖动。这种抖动本质上是一种被动运动,不依靠人体自身肌肉纤维的主动收缩。运动减脂的主要原理在于通过肌肉主动收缩,增加能量消耗,动员机体的脂肪分解供能,从而达到减脂目的。与运动相比,使用甩脂机带来的能量消耗微乎其微,并不能达到减肥的目的。值得注意的是,甩脂机使用不当会带来一些健康损害,如使用时间过长导致头晕、摔倒等,使用时振动频率过大引起关节磨损、胃肠功能紊乱等。

神器 ❸ 左旋肉碱是减肥"特效药"吗

专家观点：单纯口服左旋肉碱无减肥作用

复旦大学附属华东医院营养科主任医师韩维嘉：左旋肉碱（L-肉碱）是一种能促使体内脂肪转化为能量的类氨基酸，广泛存在于人体细胞内。左旋肉碱的首要功能是作为载体，将长链脂肪酸运送到线粒体内，促进脂肪酸的氧化。因此，它只能将细胞内的脂肪酸"搬"进线粒体，并不参与脂肪动员等过程。也就是说，身体能够消耗多少脂肪，并不取决于左旋肉碱。就像房子能造多高，与搬运砖头的卡车有多少并无关系。所以，单纯口服左旋肉碱对减肥没有任何效果。

神器 ❹ 吃代餐食品减肥比正常饮食更好吗

专家观点：无论吃不吃代餐食品，只要少吃，就能减肥

复旦大学附属中山医院营养科副主任营养师高键：代餐食品是一种含有正常饮食的基本营养素，能够取代部分或全部正餐的食物。代餐食品一般都含有较多膳食纤维，有吸收水分的作用，可以增加胃肠道内食物的体积，增加饱腹感，让人感觉不到饿。各种代餐食品都宣称可以提供3~4小时的饱腹感，但实际上，不同的人对饱腹感的评价差异很大。吃代餐食品能减肥有前提条件，即吃代餐食品时，必须忍住不再吃其他食物。其实，真正让你减肥的不是代餐食品，而是少吃。无论吃不吃代餐食品，只要少吃，使能量消耗大于能量摄入，就能减肥。食用代餐食品减肥成功的，一定是那些吃得少、动得多的人；没有效果的人，多数是因为吃了代餐食品，但是饱腹感不够，又吃了很多其他食物，摄入的总能量并没有减少，自然就达不到减肥的目的。值得注意的是，虽然短期内确实有人能通过食用代餐食品减肥，但几乎没有人能永远用代餐食品代替正常饮食。如果无法忍受代餐食品单调的口味而恢复之前的饮食习惯，体重反弹几乎是无法避免的。

神器 ❺ 筋膜枪能加速燃脂吗

专家观点：筋膜枪无减肥作用，使用不当反伤身

上海体育学院运动科学学院运动康复学系教授王雪强：筋膜枪的原理是局部振动疗法，它通过机械振动将能量施加于肌肉等软组织，以加速血液循环，改善肌肉与神经功能，主要用于缓解肌肉紧张、疼痛等。减肥者单纯使用筋膜枪，而不配合力量训练、有氧训练等科学运动，不可能达到减肥燃脂、增强肌肉力量的目的。而且，筋膜枪应用不当反而会伤身。筋膜枪仅适用于运动后的肌肉放松、缓解局部肌肉酸痛等，并非所有人都可以使用，骨折未愈合、术后早期的人，以及患有静脉血栓、急性肌肉损伤、关节脱位、肿瘤等患者禁用筋膜枪。筋膜枪使用时，不能冲击骨头突起处、靠近器官和主要血管处。而且，无规律的局部振动可能诱发疼痛。因此，大家最好在专业医生指导下应用。若使用筋膜枪后出现疼痛加重，应立即停止使用。**PM**

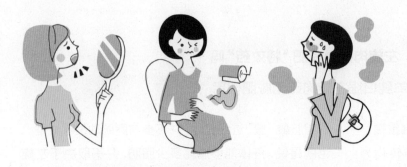

随着"夏季模式"开启，美味的冷饮、烧烤、啤酒，令人欲罢不能的缤纷夜生活纷纷登场。与此同时，湿热的气候、人们饮食和生活习惯的改变，也让痔疮、肛周脓肿、肛瘘、肛周湿疹等肛肠疾病"蠢蠢欲动"，令人苦恼。

炎炎夏日，清肠灭"火"

上海中医药大学附属曙光医院肛肠科主任医师　杨巍

夏季，提防肛肠疾病"骚扰"

中医理论中，痔疮、便秘、腹泻、肛痈（肛周脓肿）和肛瘘等肛肠疾病的发作离不开风、湿、燥、热之邪，以及饮食不节等因素对脏腑功能的影响。

医家朱丹溪曾于《丹溪心法》中言：肛肠疾病无外乎"外伤风、湿，内蕴热毒"。夏季风、湿、热之气盛行，大部分地区持续高温且潮湿、闷热，令不少肛肠疾病患者饱受反复发作之苦。以下这些不良生活习惯，会诱发或加重肛肠疾病。

① 饮食不节

炎炎夏日，人们常感胃口不佳，喜食辛辣食物，以刺激食欲。中医学认为，辛辣食物性燥、属火，常常煎熬胃肠津液，导致燥热内结，发为便秘；或灼伤脉络，生风动血，发为便血；或湿热蕴结肛门而成痈，发为肛周脓肿。

此外，冰镇西瓜、啤酒等亦是夏季饭桌上的"常客"。然而，一时贪凉大快朵颐的后果是胃肠受损，消化功能下降，甚至腹泻频发。大便次数过多、粪便质地稀薄，易诱发痔疮、肛窦炎、肛周脓肿等肛肠疾病。

② 饮食不洁

高温天气为细菌繁殖提供了便利，食物保存较为困难。若进食变质食物，可引发腹泻，进而诱发各类感染性肛肠疾病。

③ 喜静贪凉

"网络、空调、西瓜"，被人们戏称为"夏季三大法宝"。室外骄阳似火，室内凉风阵阵，人们常常贪恋空调房的舒适，久坐于室内，不愿意运动。然而，重力却不曾停止它的作用，久坐者易发生肛周静脉曲张，痔等肛肠疾病易随之而来。从中医角度来说，空调制造的"寒气"与久坐不动引起的气血不畅共同作用，可导致寒凝气滞、脉络瘀阻，促使痔疮等疾病发作。

④ 不良作息

夏季昼长夜短，缤纷多彩的夜生活透支了不少人的睡眠与休息时间，机体免疫力"开起小差"，风、湿、热等外邪乘虚而入，易诱发肛肠疾病。

⑤ 频繁出汗

夏季不可避免的出汗造成的体表潮湿环境，是细菌生长的"温床"。肛周皮肤汗腺分布较多，频繁出汗威胁着肛周皮肤的健康。一方面，既往有肛肠疾病者，尤其是术后患者，伤口周围污染会加重病情。另一方面，肛周闷热、潮湿的环境，可增加毛囊炎、肛周湿疹的发生风险；毛囊炎若处理不当，可能成为肛周脓肿的"导火索"。

及时治疗莫忌讳

❶ 理性对待

若不慎"中招"得了肛肠疾病，首先应理性对待，既不慌张，也不轻视。对许多消化道疾病而言，焦虑情绪可能加重病情。患者不能对肛肠疾病抱以"无所谓"的态度，也不能因为其部位较为隐私，羞于就医，随便买些膏药、栓剂自行治疗，这会导致病情加重，走弯路、吃苦头。比如：痔疮若不及时治疗，反复出血会引起慢性贫血，导致头晕、乏力等，危害健康；肛周毛囊炎若处理不当，会引起肛周脓肿，日久可导致肛瘘，甚至引发败血症；等等。

❷ 正确处理

发现肛周肿物、肿痛、瘙痒、流脓或便血等异常者，应及时就医。

以痔疮为例，在排除恶性疾病的情况下，大部分痔疮不需要手术处理。症状轻微的患者可选择药物治疗，如使用改善微循环、缓解便秘及止痛的药物等，以缓解症状；平时应保持良好的生活和饮食习惯，饮水充足，心情舒畅。需要提醒的是，许多环状外痔患者因便后难以擦拭干净，而使用湿纸巾清洁肛门，久而久之出现了肛周湿疹，这可能是湿纸巾中的刺激成分及使用后肛周潮湿所致。较为合理的方式是用柔软的纸巾轻柔擦拭，每天用温水清洗并擦干。

出现肛周湿疹时，贴身衣物应当选择柔软的棉质材料，以减少织物与皮肤之间的摩擦；尽量避免刺激患处皮肤，清洗病变部位时宜使用温水，切忌使用肥皂水或温度过高的热水，以免破坏肛周皮肤的弱酸性环境而加重病情。值得一提的是，许多患者因为感觉肛周异常瘙痒，常常忍不住搔抓患处皮肤，导致皮肤损伤和感染。当自觉瘙痒难忍时，不可随意挠抓，应当谨遵医嘱涂抹止痒药膏，如肤痔清软膏等。患处皮肤较为敏感，若选择的药膏不对症，效果可能适得其反。也可在中医师指导下选用苦参、白鲜皮、地肤子等中药煎汤坐浴。

遇上肛周毛囊炎或肛周脓肿初起时，除注意局部清洁、避免刺激外，可以选用抗生素类软膏，如红霉素软膏、莫匹罗星软膏等。需要提醒的是，肛周脓肿千万不要自行挤压排脓，该操作有可能导致感染扩散；若局部症状加重或出现发热等全身症状，要尽快就医，必要时需手术切开排脓。

饮食作息需重视

尽管夏季易受肛肠疾病侵扰，但只要改善作息及生活方式，依然可以好好享受夏日生活。

❶ 改变不良饮食习惯

保持良好的饮食习惯、合理的饮食结构及进食规律，有助于改善胃肠道功能，预防和改善便秘。尽管夏季天气炎热，冷饮、啤酒及辛辣饮食十分诱人，但为了肠道健康，仍应多吃富含膳食纤维的新鲜蔬菜及粗杂粮，以促进肠道蠕动，帮助排便。同时要注意食物卫生，适量准备饭菜，并当日吃完，尽量不吃隔夜食物，以预防感染性腹泻。再者，夏季大量出汗易导致缺水、缺钠，应注意及时饮水，每日宜饮用约400毫升淡盐水，以维持电解质平衡。

❷ 培养良好排便习惯

培养每日规律排便的习惯，起床后的直立反射及进食早餐对消化道的刺激，有助于产生便意。切忌抑制或忽视

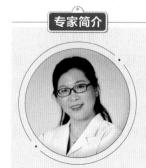

专家简介

杨巍 《大众医学》专家顾问团成员，上海中医药大学附属曙光医院肛肠科主任、主任医师、教授、博士生导师，中国女医师协会肛肠专业委员会会长，中华中医药学会肛肠分会副主任委员，中国中西医结合学会大肠肛门病专业委员会副主任委员。

便意，以免导致直肠对粪便压力刺激的敏感性下降，久而久之易发展为习惯性便秘。另外，排便时间过长、排便时阅读或玩手机、过度用力等都会诱发或加重肛肠疾病，最好将排便时间控制在5分钟之内。

❸ 坚持运动强体魄

即使是炎热的夏季，也应坚持适当锻炼。直肠静脉丛充血扩张、机体免疫功能下降导致的感染，是许多肛肠疾病的诱因，与之相对应的预防措施是改善局部血液循环和提高免疫力，如多做提肛运动，常练太极拳、五禽戏等。

❹ 注意肛周清洁干燥

夏季肛周易滋生细菌，好发肛周湿疹或肛周感染。应注意个人卫生，勤洗澡、勤换内裤，穿着松紧合适的裤子。

清肠利湿，养护有道

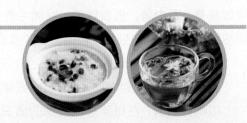

夏季高温多雨，气候潮湿、闷热，机体常受湿热侵袭，许多人不思饮食、腹部胀满、口中黏腻，养护重点在于"清肠利湿"。

①　家常菜　中医学认为"甘可壅中"，即油腻肥甘食物有助湿邪停聚于胃肠，加重胃肠负担。夏季日常饮食应减少肥甘厚味的摄入，可适当多吃苦瓜、山药、薏米、丝瓜等清热利湿的食物，如清炒苦瓜、红豆薏米粥等。

②　药茶方
- 方一　绿茶1克、菱角60克、薏米30克，后两味加水600毫升，煮沸30分钟后加入绿茶，分2次饮用，每日2剂。
- 方二　白扁豆、当归、玫瑰花各10克，加水400毫升，煮沸后小火再煮15分钟，分2次饮用。
- 方三　荷叶、佩兰各5克，洗净后直接泡水代茶饮。

③　药膳
- 当归赤小豆粥　取当归10克，水煎后沥出汁水，加入100克赤小豆煮粥。不仅能清肠利湿，还能缓解痔疮患者的便血、肛周肿痛等症状。
- 荷叶升清包　取带皮猪肉250克洗净、切块，搭配适量素菜（如豆腐干、胡萝卜、青豆、玉米、莲藕、香菇等），加入酱油、白糖、料酒、甜面酱、葱、姜、蒜各少许调味；将糯米（或粳米）75克、八角末适量置于肉和菜上，分成三份，分别用洗净的荷叶包裹，上笼蒸1.5小时即可。此膳滋补而不油腻，可消暑祛湿、补益脾胃。 PM

特别提醒

误区❶：清肠就是通便

市面上销售的"清肠"药茶，大多含有相当剂量的大黄、芒硝、番泻叶等比较"猛"的泻下药，其主要功能是峻下通便，易引起严重腹泻。长期饮用此类药茶易导致机体脱水，还会影响肠道功能，损伤肠黏膜，甚至导致结直肠黑变病。

误区❷：喝清肠利湿茶饮可以减肥

有些重视养生的朋友注意到很多食物（如山楂、荷叶、陈皮、首乌等）具有化浊降脂作用，便认为可以依靠此类茶饮达到减肥瘦身的目的。实际上，这些化浊降脂中药的主要作用是减少脂质吸收或抑制胆固醇合成，并没有直接证据证明其能分解已经形成的脂肪。

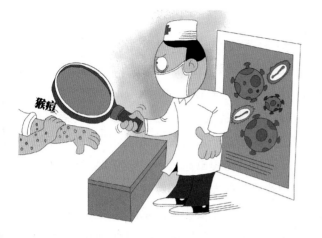

自2022年5月起，全球多个国家出现猴痘疫情，引发了人们对猴痘这种较为陌生的传染病的关注。看到"猴痘"这个名称，相信不少40岁以上的人会联想到自己小时候曾经接种过的一种用来预防天花的疫苗——"牛痘"。

猴痘与天花有什么关系？猴痘与一字之差的水痘有关系吗？感染了猴痘，会有哪些症状？天花是一种很严重的传染病，猴痘是否也同样凶险？1980年，世界卫生组织正式宣布消灭天花，并于1981年停止了牛痘接种。1981年以后出生、没有接种过牛痘的人，是否对猴痘更易感？猴痘有疫苗可预防吗？如果有，现在需要注射猴痘疫苗吗？且听专家分析。

扫描二维码，立即收听

关于猴痘，你需要了解的知识

上海市疾病预防控制中心免疫规划所主任医师　胡家瑜

猴痘与天花是"近亲"

猴痘是一种由病毒引起的人畜共患传染病，其病原体为猴痘病毒。该病毒于1958年被首次发现。当时，研究人员从一群自非洲运往丹麦哥本哈根用于研究的出现"痘状"症状的猴子中分离出该病毒，并将其命名为"猴痘"。虽然猴痘病毒因猴子得名，但其主要宿主是松鼠、冈比亚鼠等啮齿类动物。

猴痘病毒和天花病毒同属痘病毒科、正痘病毒属，这两种病毒在抗原性、生物学特性、形态和结构等方面都十分相似。也就是说，猴痘和天花，是同一家族中的"近亲"。

猴痘与天花虽然典型临床表现相似，但传染源、传播途径、致病性、症状严重程度等，均有较大区别。

首先，猴痘的传染源是染病的动物或人；传播途径主要是人被感染了猴痘病毒的动物咬伤，或接触感染了猴痘病毒的动物的体液、分泌物和血液，人际传播较少见，属于"有限人传人"。而天花的传染源是天花患者；主要通过呼吸道飞沫和直接接触传播，人际传播的"效率"远高于猴痘。

其次，虽然感染后的症状类似，但猴痘的症状明显轻于天花，部分猴痘患者全身性红斑或皮疹并不明显，呈局部或自限性。

第三，人类是天花病毒的唯一宿主，只要人群中天花疫苗接种率达到一定水平，就能阻断病毒传播，这也是人类能够通过接种疫苗消灭天花的重要原因。相比之下，啮齿类动物及很多野生动物都是猴痘病毒的宿主，点多、面广，防控难度大。

猴痘和水痘，并无关联

因猴痘和水痘都可引起"疱疹"症状，故病名中都有"痘"字。不过，猴痘和水痘并无任何关联。猴痘是由猴痘

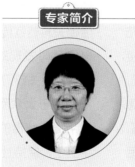

专家简介

胡家瑜　上海市疾病预防控制中心免疫规划所疫苗可预防疾病监测与评价科主任医师，上海市预防医学会流行病学分会、免疫规划分会委员，上海市疾病预防控制标准化技术委员会委员，上海市感染性疾病科临床质量控制中心专家委员会委员。长期从事预防接种、传染病预防工作。

病毒引起的人畜共患传染病；水痘是由水痘－带状疱疹病毒感染引起的一种急性呼吸道传染病，主要症状为遍布全身的斑疹、丘疹、水疱和结痂。

传播范围在扩大，主要存在两种变异株

自20世纪70年代首次证实猴痘病毒可以感染人后，猴痘病例一直在非洲中部和西部地区的热带雨林散发，直到2003年美国出现猴痘疫情。此次全球多国出现猴痘病例，说明猴痘病毒正在扩大其地理传播范围，传播能力在不断增强。

猴痘病毒是一种DNA病毒，而DNA病毒的特点之一是它的基因相对稳定，出现突变的频率通常较低。因此，猴痘病毒不会像新冠病毒那样不断发生突变，很快出现许多变异株。

目前，猴痘病毒主要有两种变异株：一是西非变异株，致病能力弱，患者病死率为1%左右；二是中非变异株，致病能力强，患者病死率约为10%。本次在欧洲确诊的病例是由猴痘病毒的西非变异株引起的。

症状较温和，尚无特效药

人感染猴痘后的临床症状与天花相似，但通常比较温和。潜伏期（从接触到发病的时间）一般为6～13天，也可能为5～21天。潜伏期过后，患者可出现发热、头痛、肌肉痛、背痛、淋巴结肿大、疲惫等症状。在发热后

1～3天内，患者可出现不同程度的皮疹。皮疹通常首先出现在面部，随后蔓延全身；皮疹损害一般呈离心分布，主要出现在掌心和足底；最初为扁平斑丘疹，逐渐变为充满液体的小水疱，再变为脓疱，约10天后结痂，约3周后痂才能完全消失。出现皮疹时，患者具有传染性。症状一般持续2～4周，一直到痂皮脱落、形成新鲜皮肤层为止。重症病例多见于儿童或免疫缺陷者，还与感染者基础健康状况差、暴露于病毒的程度重及并发症严重等有关。

目前治疗猴痘尚无特效药，主要为抗常规病毒药物治疗和对症支持治疗。患者需要注意补充水分和营养，还要加强护理，保持眼、鼻、口腔及皮肤清洁，可适当应用抗生素预防继发性感染。

人际传播效率较低，"性接触传播"须重视

猴痘的传播方式有两种：一种是动物传播给人，这是主要的传播方式；另一种是人际传播，较为少见，且传播效率相对较低。

不过，世界卫生组织发布的信息显示，本次的猴痘疫情非同寻常，除一例外，其他病例均没有猴痘流行地区旅行史，且确诊病例中绝大多数是男性同性恋、双性恋或其他与男性发生性关系的男性。性接触引发的猴痘病毒传播是世界上首次报道的传播途径，值得重视。

输入风险持续存在，防控措施要"到位"

截至目前，我国未报告发现猴痘病例，也没有报告在动物宿主上发现猴痘病毒。不过，传染病是没有国界的，猴痘病毒输入我国的风险将持续存在，随着欧美出现疫情，我国面临的输入性风险也会相应增加。

我国于20世纪80年代初停止接种天花疫苗（牛痘），也就是说，目前40岁以下人群对天花和猴痘普遍没有免疫力。因此，我们在密切关注国际猴痘流行疫情的同时，也应提前做好准备，开展猴痘防治相关科普宣传，加强类似症状病例的监测，开发诊断方法和试剂，以便及时发现输入性病例，阻断传播，防止猴痘在我国出现流行。同时，相关部门也应着手储备疫苗和抗病毒药物。

对于大众而言，也应做好相应的预防措施，如：避免接触可能携带猴痘病毒的动物，避免与感染者直接接触（包括性接触），保持手卫生，保持社交距离，等等。**PM**

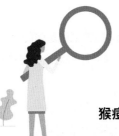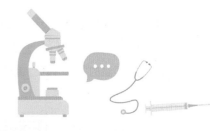

猴痘、天花、水痘的特征与区别

	猴痘	天花	水痘
病原体	猴痘病毒	天花病毒	水痘－带状疱疹病毒
宿主	松鼠、冈比亚鼠等啮齿类动物及不同种类的猴子	人	人
传染源	宿主动物、感染动物和猴痘患者	天花患者	水痘患者、带状疱疹患者
传播途径	①动物传播给人，较多见；②人际传播，包括呼吸道飞沫传播和直接接触传播，较少见	呼吸道飞沫传播和直接接触传播	呼吸道飞沫传播和直接接触传播
基本传染数 R0（平均每位感染者在传染期内使易感者致病的数量）	＜1	4~7	12~14
临床症状	猴痘的皮疹很难与天花区分，但症状明显轻于天花。初期症状包括发热、头痛、肌肉酸痛、背痛、淋巴结肿大等。发热后1~3天内出现不同程度的皮疹，并从面部扩散到身体的其他部位。皮疹可从最初的扁平斑丘疹演变为小水疱，再到脓疱，最后结痂。出现皮疹时，患者具有传染性。症状一般持续2~4周	发病初期症状包括突发寒战、高热、乏力、头痛、四肢及腰背部酸痛等。发热后2~4天出现皮疹，首先发生在舌和口腔黏膜，而后出现在面部和手臂，再迅速扩散到躯干、腿部至肢体末端，包括手掌和足底，24小时内可布满全身。皮肤成批依次出现斑疹、丘疹、疱疹、脓疱，3~4周后逐渐结痂、脱痂，皮肤遗留"痘疤"，俗称"麻斑"	主要症状为发热，皮肤和黏膜成批出现红色斑丘疹、疱疹、痂疹，皮疹呈向心性分布，主要发生在胸、腹、背，四肢少见。为自限性疾病，疱疹消退后一般不留瘢痕
病死率	西非变异株病死率为1%左右，中非变异株病死率为10%左右	重度天花病死率高达30%~50%，轻度天花病死率低于1%	极低
疫苗	研究提示，天花疫苗预防猴痘的有效性为85%左右；Jynneos是全球首个获批的猴痘疫苗，已在美国获准用于预防猴痘和天花	天花疫苗（牛痘）	水痘疫苗

神经发育障碍是常见的儿童精神心理疾病，包括注意缺陷多动障碍、孤独症谱系障碍、抽动障碍、学习障碍等。神经发育障碍病因至今未明，与遗传、环境、心理等多种因素有关。早期诊断和规范治疗是缓解症状、改善预后、提升患儿生活质量的关键，因此，家长早期识别和科学干预尤为重要。

早识别、巧干预，
应对儿童神经发育障碍

复旦大学附属儿科医院心理科主任医师　高鸿云

儿童神经发育障碍之一：多动症

注意缺陷多动障碍俗称"多动症"，是儿童时期最常见的神经发育障碍之一，患病率为6%左右。患儿主要表现为持续存在的注意缺陷、多动、冲动，经常被家长或老师误认为厌学、顽皮，诊断和治疗受到延误，超过一半的患者可持续至青少年和成人期。

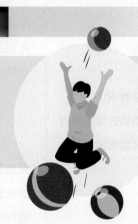

不同年龄，多动症表现各有特点

如果儿童存在下列行为和表现，家长应尽早带其到儿童精神心理科、神经内科、发育行为儿科或儿童保健科就诊，判断是否存在多动症。

●**学龄前儿童**　过分喧闹、捣乱，惹人烦，经常闯祸，被幼儿园老师和同学家长"投诉"。

●**小学生**　上课不专心，坐不住；做作业拖拉磨蹭，粗心大意；好发脾气，自控力差；喜欢插嘴，话多；难以遵守学校纪律；和同伴冲突多；学习成绩与智力不符。

●**中学生**　自觉注意集中时间短，学习效率低下，厌学；做事没有计划和条理；容易冲动、发脾气；同伴关系不良。

家庭干预很重要，
六项注意应牢记

多动症的治疗包括非药物治疗、教育支持和药物治疗。在非药物治疗中，家庭干预尤为重要，家长需要注意以下几方面问题：

●**信任孩子，和孩子结成同盟**　多动症使孩子面对学习和生活时产生困难，单凭孩子自己很难克服，可能使孩

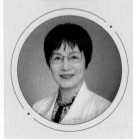

专家简介

高鸿云　复旦大学附属儿科医院心理科主任医师，中国医师协会青春期健康与医学专业委员会心理行为发育学组副组长，中国妇幼保健协会儿童神经发育障碍防治专委会委员，上海市心理卫生学会常务理事，上海市医学会精神医学专科分会综合学组委员，上海市医师协会精神科医师分会委员。擅长儿童青少年各类心理行为问题的诊断和综合治疗。

子丧失信心。家长要信任孩子，相信其内心是要求上进的，这样才能与孩子协同应对困难和挑战，帮助孩子重拾信心。

● 先稳定自身情绪，再帮助孩子
当孩子出现状况时，家长应先给自己10分钟冷静时间，用深呼吸、自我安抚、合理发泄等方法稳定自身情绪后，再帮助孩子。

● 用解决问题代替批评、讲道理
批评或讲道理不能提高孩子解决问题的能力，反而会增加孩子的无力感和自责心理，使孩子更加自卑。家长要根据实际情况协助孩子解决实际问题，包括陪伴、提醒、协商、指导等，以增强其信心，促进其继续努力。

● 合理要求，目标单一、明确　家长应主动和老师协商，制定符合孩子实际能力的要求，将复杂、困难的任务进行数量分割、程度分级和目标简化。比如：作业很多，孩子不想做，家长或老师可以将其分成数个小作业，允许孩子逐个完成，根据完成情况给予奖励。目标应尽量单一，避免又快又好等多重目标，目标之外的问题尽量忽视，防止分散孩子精力，增加其挫败感。目标还应明确、具体，直接针对行动，如用"不离开座位""做完10道题""写字不出格"等具体要求代替"认真""努力""好"等模糊要求。

● 及时表扬、奖励，塑造好习惯　家长要对孩子的努力而不是结果进行表扬和奖励；对难以完成的任务，要提供量化评价，这样做既可以看到孩子的努力和微小的进步，给予相应的激励，也可以让孩子减少"即使努力也没用"的感受，促使孩子有信心继续努力。

● 满足合理需求，帮助孩子摆脱负面影响　多动症患儿和其他孩子一样有心理和成长需求，如玩耍、休闲、交友、充足睡眠和运动、展示能力、被欣赏和肯定等。家长需要在帮助孩子适应学校、社会要求和满足自身需求之间寻求平衡，使孩子相信自己和其他孩子一样有能力，值得被爱，消除自卑和病耻感，拥有健康和快乐。不过，家长也要注意避免过度迁就孩子，背离学校和社会基本准则，超出家庭承受能力。

儿童神经发育障碍之二：孤独症

孤独症谱系障碍俗称"孤独症"或"自闭症"，包括此前所称典型的孤独症、阿斯伯格综合征、不典型孤独症等，患病率为1%左右。孤独症的严重程度差异很大：如果没有恰当干预，病情严重的患儿无法融入普通学校教育，甚至生活无法自理；轻症患儿虽然可以进入普通学校，但经常因各种困扰影响学习、交往和生活。孤独症的治疗主要依赖行为训练和教育干预，早期进行恰当干预可以有效改善预后，提高患儿的社会适应能力和生活质量。

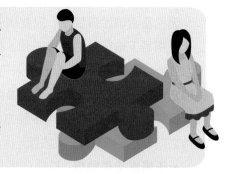

孤独症特征：
社交障碍、刻板重复行为

孤独症的行为特征主要包括社交障碍和刻板重复行为。

社交障碍严重者完全不理睬他人，需要求助时，也仅仅把他人当作工具，如拉住别人的手为其取高处的物品，缺乏眼神交流。患儿语言发育落后，说话晚，语言单调，词汇不足，或重复语言，经常鹦鹉学舌，缺乏主动语言，可以背诵儿歌，却不会回应他人的提问。轻症患儿语言发育的时间基本正常，可以主动和他人交流，也能接受普通学校教育，但是多以自我为中心，无法根据他人反应或环境来调节自己的交流方式和内容，交流常限于表面信息，很难理解言外之意或复杂人际关系，难以和同伴维持友谊。

刻板重复行为表现为刻板重复的语言、动作和执着特殊的兴趣爱好，如沉迷于数字、文字、昆虫或某个特定的事物，很难适应环境或规则的突然变化，容易产生强烈的情绪反应，或者我行我素，经常被当作违纪而遭到批评指责，有些患儿也常被误诊为多动症。重症患儿大多智力水平明显低于常人，较容易被发现异常；轻症患儿的智力正常或接近正常，其表现易被当作内向或性格问题而被忽略。

发现两类异常，须尽早就医

大部分孤独症患儿在婴幼儿期即表现出异常。如果孩子存在以下任何一种表现，家长应及早带孩子就医。

●**发育落后，应会不会** 比如：9个月时，对叫名字经常无反应；12个月时，表达要求时不会看人眼睛；18个月时，还不会用手指物给人看，不会主动叫爸爸或妈妈；2周岁时，不理睬简单的语言指令；3周岁时，不会用完整的语言表达需求。

●**行为特殊，异于同龄** 比如：喜欢看风扇、轮子等快速运动的物体，喜欢旋转物体或自身；执迷于自己感兴趣的事物，可存在某些异于常人的天赋，如数字或文字记忆力好、计算能力强等；不合群，特立独行，在幼儿园不听老师指令，难以融入集体生活；喜欢重复问相同的问题或说某些词语，严重挑食，睡眠困难。

家庭干预，重在准确理解、持之以恒

无论是否确诊孤独症，只要孩子存在类似表现，家长就应在专业人员指导下进行针对性的干预。有效的干预方法有多种，如应用行为分析、结构化教学、早期介入丹佛模式、人际关系发展干预等，每种方法都有相应的关注重点和操作方法。家长选择何种干预方法并不重要，也可以联合应用多种方法，重要的是准确理解和执行，并持之以恒。要点有以下几方面：

●**正确看待孤独症** 孤独症患儿虽然存在异于常人的行为和困难，但也有自身的能力和成长变化，有心理和成长需求，需要获得爱、表扬和安抚，只是他们需要看得见、摸得着和更简单直接的方式，喜欢有明确规则或逻辑的生活。

●**明确干预目标** 孤独症的干预目标不是将孩子改造得像正常人一样，而是使其最大限度地适应社会生活，生活自理应作为优先目标。

●**正确处理干预与生活的关系** 干预即生活，生活即干预，不能割裂开来，干预的过程是陪伴和教导孩子如何生活的过程。要避免

除上课、训练外其他时间放任不管，也要避免生活上包办代替。

●**统一认知，协同合作** 患儿的家庭成员需要在专业人员指导下，统一对孤独症的认识、干预目标和生活安排。如果在具体方法上遇到分歧，家庭成员之间不要相互指责。短暂试错不会影响整体干预效果，只要干预方向正确，就不会走很长的弯路。

●**生活安排有规则、"看得见"** 孤独症患儿喜欢有规则的生活和看得见的指令，家长进行日常生活安排时，要以孩子的现有能力为基础，用其能理解的方式，从孩子喜好的活动开始，让其获得乐趣和成就感，激发其交流动机，培养其恰当的交流方式，帮助其建立服从规则的意识，并严格要求孩子遵守力所能及的基本行为规则。生活干预不仅要培养孩子的学习和交往能力，也要培养其娱乐休闲和独处的能力。家长应允许孩子以自己喜欢的方式休闲娱乐，支持其特殊兴趣，忽视其不影响生活的刻板行为。

●**"细水长流"好于"孤注一掷"** 培养孩子适应社会绝非短期行为，需要相当长的时间。虽然学龄前是干预的关键期，在条件允许时，由父母一方全程陪伴的干预效果更好，但也要以"可持续"为前提，家长应统筹安排，避免在精力、经济和情感上的过度投入，影响家庭的基本生活。

●**定期评估** 家长应定期带孩子复诊，了解孩子的发展变化，检验干预效果，调整干预方案。通常学龄前患儿每3～6个月评估一次，学龄期每年评估一次。

儿童神经发育障碍之三：抽动症

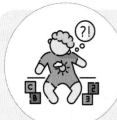

抽动障碍俗称"抽动症"，是指以发作性抽动为特征的一组神经发育障碍，包括短暂性抽动障碍、慢性抽动障碍、妥瑞特（Tourette）综合征等。常见表现有：反复眨眼、翻白眼、皱鼻子、努嘴巴、扭脖子，或甩手跺脚等更为复杂的快速出现的肌肉运动性抽动；反复清嗓、发出短促叫声、说脏话等发声性抽动。抽动的形式可以转换，如从眨眼睛变为皱鼻子或清嗓等。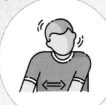

抽动障碍常于儿童期起病，学龄前及学龄期多见。大部分抽动障碍患儿属于短暂性抽动障碍，持续时间少于1年；慢性抽动和托瑞特综合征的持续时间超过1年，通常进入成年期后可减轻或自然缓解。

抽动症患儿常被误诊、误解

儿童抽动症常在感冒、发热或受到精神应激后突然发生。眨眼、清嗓常被当作结膜炎、咽喉炎，家长往往会带孩子去眼科或五官科就诊，但治疗无效；努嘴巴、皱鼻子常被当成坏习惯而遭到家长批评、提醒，结果使抽动行为更加严重。事实上，患儿对抽动行为并不能自主控制，在强压下可能屏住几分钟，但很快就会反跳性加重。

抽动症的诊断依赖典型的抽动症状，但需排除一些可以引发类似抽动症状的疾病，如神经系统疾病、感染性疾病，以及药物或毒物所致的情况。抽动症常常合并其他心理障碍，如强迫症、多动症、焦虑症、抑郁症等，使诊断和治疗更加复杂。因此，家长一旦发现孩子有疑似抽动的症状，要及时带孩子到神经、精神、心理专科就诊，明确诊断。

多数患儿可自愈，家长应给予爱和信任

抽动症的治疗主要包括教育和家庭干预、认知行为治疗、药物治疗。患儿只有在症状显著影响学习、生活和社交，非药物治疗效果不满意时，才需要采用药物治疗，如发声抽动影响上课、腿部抽动导致无法安坐、扭脖子引起颈部疼痛等。教育和家庭干预是抽动症患儿治疗的基本内容。家长需要了解以下几个方面：

● **理解** 家长应告诉孩子，让他知道抽动不是他故意的，不是他的错，以缓解孩子的焦虑。

● **接受** 家长尽量忽视孩子的抽动行为，不提醒，不批评，不安慰，不询问。如果孩子因为抽动在学校受到老师批评或同学嘲笑，家长应向老师解释，尽量取得学校的理解和支持；请老师尽量忽视，不要提醒和过多关注，尽量减少孩子在学校的压力。

● **缓解压力** 家长应先稳定自己的情绪，建立和保持与孩子的坦诚沟通，多倾听，少说教，不唠叨，了解孩子的压力来源，放弃孩子实际做不到的那些要求，多关注优点，帮助孩子解决困难，缓解压力。

● **陪伴和鼓励** 家长应多陪伴孩子，鼓励其参与运动或其他感兴趣的活动，尤其是家庭成员共同进行的体育娱乐活动。应避免孩子过度疲劳、受凉或感冒，适当控制其看电视、电脑和手机的时间，以保证充足的睡眠。🄿🄼

家庭干预数月后，多数患儿的抽动症状通常会逐渐减轻或消失。如果症状持续存在或加重，应及时就诊。
10岁以上儿童可在医生指导下进行自主行为控制训练，有助于缓解或减轻抽动症状。

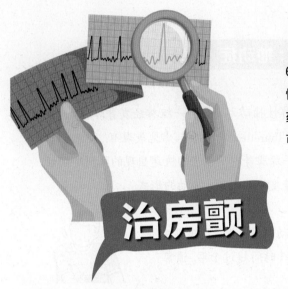

房颤是"心房颤动"的简称，指心房发生频率高达每分钟 350 ～ 600 次颤动，丧失有效的收缩功能。按发作持续时间，房颤可分为阵发性房颤（间断出现，能自行终止）、持续性房颤（持续 1 周以上，除非使用药物或电复律，否则不能自行终止）、持久性房颤（持续 1 年以上，有复律可能）、永久性房颤（持续 1 年以上，无复律可能）等。

治房颤，导管消融有"门槛"

同济大学附属第十人民医院心内科主任医师　唐 恺　徐亚伟

无症状房颤，隐患大

房颤发作时，多数患者有心悸、胸闷、头晕、疲乏等症状，少数患者可无明显症状。房颤若长期持续，易造成心力衰竭。更重要的是，因房颤时心房丧失正常收缩功能，血液容易在心房内淤滞而形成血栓，若血栓脱落，可随血流"漂"到全身各处，堵塞脑动脉、下肢动脉、肠动脉、肾动脉等，从而导致脑栓塞、肢体动脉栓塞、肠动脉栓塞、肾动脉栓塞等，其中脑栓塞最常见且严重。

值得注意的是，房颤的危害与房颤患者是否有症状无关。相对而言，无症状或症状不明显的房颤患者可能因没有不适或感觉尚可而忽视了治疗，隐患更大。

治疗房颤，遵循 4 原则

关于房颤的治疗目标和方法，国内外的指南均推荐：

❶ 积极抗栓治疗，通过药物治疗、左心耳封堵术等，预防全身各脏器的栓塞（尤其是脑栓塞）；

❷ 复律并维持正常窦性心律，包括药物复律、电复律和导管消融等治疗；

❸ 积极控制心率，药物治疗为主，药物治疗无效者可行房室结消融加生理性起搏手术；

❹ 去除诱因，治疗合并症，如减轻体重、戒烟、纠正睡眠呼吸暂停、积极治疗高血压等。

其中，导管消融术在复律和维持窦性心律方面优于药物复律，可明显改善患者的症状和生活质量。

导管消融是一种微创介入治疗手段，通行做法为：经皮肤表面穿刺股静脉等外周静脉，将细长而柔软的导管送入心脏内，通过导管将射频、激光、超声等热能，冷冻能，脉冲能等，作用于心脏的内表面，破坏引起房颤的心肌细胞。

4 类患者可行导管消融术

中华医学会心电生理和起搏分会联合中国医师协会心律学专业委员会发布的《心房颤动：目前的认识和治疗建议 (2021)》指出，是否行导管消融治疗需结合患者年龄、房颤持续时间、左心房大小、心房纤维化程度以及肾功能等因素决定。导管消融术的主要目标是通过复律和维持正常心律，改善患者的症状。一般地说，导管消融治疗主要适用于以下 4 类房颤患者：

1 • 阵发性房颤患者

对阵发性房颤患者而言，导管消融在维持窦性心律、减少房颤负荷、改善症状和运动耐量、提高患者生活质量等方面均明显优于药物治疗。新近研究证实，导管消融术作为症状性阵发性房颤的首选治疗安全有效，为导管消融作为阵发性房颤一线治疗提供了依据。

2 • 持续性房颤患者

随着一系列临床试验的发布及导管消融治疗经验的积累，导管消融术在持续性房颤治疗中的作用得到了肯定。

3 • 房颤伴心衰的患者

近年来，导管消融用于治疗房颤合并心衰者的成功率和围术期并发症发生率，与心功能正常房颤患者相近，患者术后左心室功能、运动耐量、生活质量改善明显。

4 • 房颤伴长间歇（快慢综合征）的患者

这类患者在阵发性房颤发作终止后，可出现持续时间超3秒的窦性停搏，有时伴交界性逸搏，导管消融治疗为这类患者的合理选择。

心房扩大（直径超过55毫米）、纤维化程度高、合并症多的房颤患者，采用导管消融术后复发率较高，手术获益率较低，应选用其他治疗手段。

左心房或左心耳存在血栓的房颤患者，禁行导管消融术。由于导管消融术会激活体内的凝血系统，导致凝血功能亢进，患者术后至少需要进行抗凝治疗2个月，故有抗凝禁忌者不能行导管消融术。

术后，仍需重视治疗和监测

很多患者认为，做了导管消融手术以后就万事大吉了。其实不然。

房颤是一种增龄性疾病，即使导管消融手术成功，随着年龄增长，房颤可能再发，因此患者在术后不可掉以轻心，须定期监测心电图或动态心电图。此外，具有心电图记录功能的智能手表或手环，也可作为居家心电监测的有效工具。同时，患者还应在医生指导下服用药物：

❶ 抗心律失常药物

导管消融术只是处理了引起房颤的病因，让心房有机会恢复正常节律，不再发生房颤。术后短期内，手术效果还不太稳定，一般要2～3个月后才可见效。在这段时间内，部分患者仍有房性早搏、房颤等心律失常，需要在医生指导下服用抗心律失常药物。需要提醒的是，若发生快速房颤，心率超过每分钟120次，血压正常者可口服β受体阻滞剂（如美托洛尔或比索洛尔），以降低心率、缓解症状。

若服药2小时后，心率仍未下降，患者须立即就医。

❷ 抗凝药

无论导管消融手术成功与否，房颤患者仍有发生血栓栓塞的风险。因此，血栓栓塞高风险患者（如65岁以上人群，以及有高血压、心衰、糖尿病、脑卒中、动脉粥样硬化等病史者），在导管消融术后须规范使用抗凝药不少于8周。**PM**

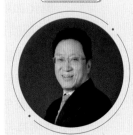

专家简介

徐亚伟 《大众医学》专家顾问团成员，同济大学附属第十人民医院心脏中心主任、主任医师、教授、博士生导师，同济大学医学院泛血管病研究所所长，中国医师协会心血管内科医师分会副会长，上海市医师协会心血管内科医师分会会长，中国医院协会心脏康复管理专业委员会常务副会长兼秘书长，中国胸痛中心、房颤中心联盟副主席，中国房颤中心联盟左心耳封堵工作委员会主任委员。

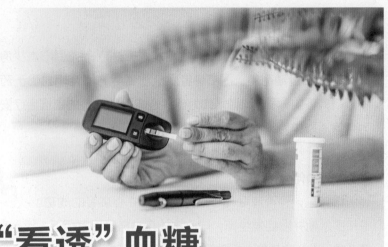

血糖监测是糖尿病综合管理的重要组成部分，与饮食控制、合理运动、糖尿病健康教育及降糖药物治疗一起被称为糖尿病防治的"五驾马车"。如何进行血糖监测？目前临床上有哪些常用的血糖监测指标？它们分别反映什么样的血糖信息？

不同指标，"看透"血糖

上海交通大学附属第六人民医院内分泌代谢科　王 茗　周 健（主任医师）

① "点"血糖指标

所谓"点"血糖指标，是反映某一个特定时间点血糖水平的指标。目前临床上较常用的"点"血糖指标有：空腹血糖（隔夜至少8小时未进食，第二天早餐前测定的血糖）、餐前血糖、餐后2小时血糖（从进食第1口食物开始计算，进食后2小时所测的血糖）、睡前血糖、夜间（一般为凌晨2~3时）血糖。

"点"血糖的检测方法比较简单，患者可以在家用血糖仪进行检测，而后将每次的血糖检查结果记录下来，作为门诊随访时医生评估血糖控制情况的重要依据。

需要注意的是，血糖监测时间点的选择因人而异，患者应根据自身情况及医生建议，合理监测（见表1）。

表1 血糖监测时间点的适用范围

时间	适用范围
餐前	空腹血糖较高，或有低血糖风险时（老年人、血糖控制较好者）
餐后2小时	空腹血糖已经得到良好控制，但糖化血红蛋白仍不达标者；了解饮食和运动对血糖的影响
睡前	注射胰岛素的患者，特别是晚餐前注射胰岛素的患者
夜间	经治疗血糖已接近达标，但空腹血糖仍高，或怀疑有夜间低血糖时
其他	出现低血糖症状时，应及时监测血糖；剧烈运动前后，宜监测血糖

② 糖化血红蛋白（HbA1c）

糖化血红蛋白是葡萄糖与血红蛋白发生反应的产物，能反映近2~3个月的平均血糖水平。长期以来，糖化血红蛋白一直是评估血糖控制水平的"金标准"。已有大量研究表明，糖化血红蛋白超标与糖尿病慢性并发症的发生风险密切相关。因此，监测糖化血红蛋白，并将其控制在正常范围，可在一定程度上控制糖

专家简介

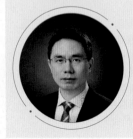

周 健　上海交通大学附属第六人民医院内分泌代谢科副主任、主任医师、教授、博士生导师，上海市医学会糖尿病专科分会副主任委员。擅长糖尿病及其并发症、甲亢、甲减、妊娠期甲状腺疾病、甲状腺结节等疾病的个体化诊治。

尿病并发症的发生、发展。

一般糖尿病患者的糖化血红蛋白控制目标为 7% 以内，年龄大、病程长、有并发症的患者可适当放宽。在糖化血红蛋白未达标前，患者应每 3 个月检测 1 次，达标后可以每 6 个月检测 1 次。糖化血红蛋白不受短期饮食、运动等生活方式变化的影响，因而无需空腹，可以在任意时间检测。不过，它也存在一定的局限性：对糖尿病患者治疗方案调整后的效果评估具有延迟性，不能反映患者的实时血糖水平及短期血糖波动情况，也不能精确反映是否发生过低血糖。

③ 糖化白蛋白（GA）

糖化白蛋白是葡萄糖与白蛋白发生反应的产物，是评价患者短期血糖控制情况的良好指标，能反映患者近 2 ~ 3 周的平均血糖水平。

值得一提的是，糖化白蛋白不受蛋白量变化的影响，在某些特殊情况下（如血液透析等），比糖化血红蛋白更能反映真实的血糖控制情况。同时，糖化白蛋白在糖尿病患者治疗方案调整后的疗效评价及识别应激性高血糖方面也具有显著优势。不过，当患者合并某些影响白蛋白水平的疾病（如肝硬化、肾病综合征等）时，糖化白蛋白对血糖水平的评估则不太准确，参考价值相应降低。此外，糖化白蛋白也不能准确反映血糖波动的特征。

④ 葡萄糖目标范围内时间占比（TIR）

近年来，持续葡萄糖监测技术（CGM）不断发展，逐渐成为血糖监测的主要方法之一。与之相关的血糖指标很多，其中最简单、直观的指标为葡萄糖目标范围内时间占比——TIR。如图所示，TIR 是指 24 小时内葡萄糖在目标范围（通常为 3.9 ~ 10 毫摩 / 升）内的时间占比（%）。TIR 值越高，代表血糖达标时间越长，在监测时间内血糖控制得越稳定（如图中 B 曲线）。

《中国 2 型糖尿病防治指南（2020 版）》将 TIR 纳入血糖控制指标。TIR 的控制目标也应遵循个体化原则，推荐目标值见表 2。

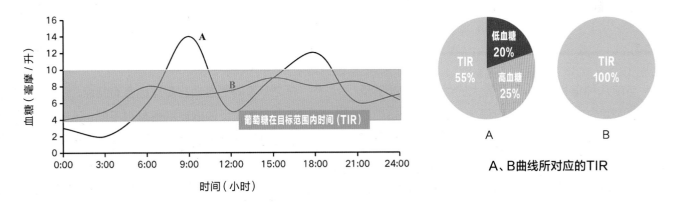

A、B 曲线所对应的 TIR

表 2 成人 1 型和 2 型、老年及高危糖尿病患者 TIR 推荐控制目标值

糖尿病人群	TIR	
	葡萄糖目标范围（毫摩 / 升）	控制目标占比（每日时间）
1 型、2 型糖尿病患者	3.9 ~ 10	>70%（>16 小时 48 分钟）
老年、高危糖尿病患者	3.9 ~ 10	>50%（>12 小时）

注：高危糖尿病指高龄、并发症及合并症多、需要特殊护理等。

情绪障碍，常与肝病相伴

上海中医药大学附属曙光医院肝硬化科主任医师　成 扬

在肝病门诊，经常有患者愁眉苦脸地说："我经常失眠，甚至整夜不能入睡，记忆力也减退了，无法集中精力完成日常工作。""我每天都觉得好累，提不起精神，浑身不舒服。""我经常因为小事而无法控制地发脾气、唉声叹气、伤心流泪。""我经常焦虑、心慌，坐立不安。"……

不少肝病患者伴有多种情绪障碍，如焦虑、烦躁、恐惧、情绪低落、情感淡漠、抑郁等，但常常被忽视。

专家简介

成 扬　上海中医药大学附属曙光医院肝硬化科主任医师、博士生导师，中国中西医结合学会肝病专业委员会委员，上海市中西医结合学会肝病专业委员会委员。擅长中西医结合治疗各种肝胆、胃肠疾病，以及肿瘤和内科杂病。

中医学认为，五脏六腑，形神一体，各有所主，各有所藏，情志与疾病互为因果。情志异常变动可损伤脏腑，引起疾病；患病后，气血运行不畅，也可致情志异常波动。肝主疏泄，不致遏郁，则血脉得畅；心主神明，主明则下安。肝病患者情志不遂，伤及心神，忧思郁结，遏郁肝脾，肝失疏泄，情志郁结，如此往复循环，初则脏腑气机逆乱，血脉不通，日久精血耗损，阴阳失调，疾病丛生。

面对情绪问题，肝病患者日常生活中应注意以下几个方面。

正确认识，树立信心，积极治疗

正确认识疾病是减少担忧、恐慌的基础。只要积极配合治疗，大多数肝病是可防、可治、可控的。比如：脂肪肝经治疗后可以逐步减轻，直至痊愈；乙肝、肝

与前几种指标相比，TIR最大的优势在于能够反映监测时间内血糖控制的平稳程度，提供更加精细的血糖信息，可在一定程度上弥补其他指标的缺陷。不过，TIR目前尚未在临床上广泛应用，随着持续葡萄糖监测技术的不断推进，会逐步进入糖尿病患者的生活。

总之，不同的血糖监测指标各有特点，每个指标适用情况不同，反映的血糖信息也不同，不能互相替代，必要时可选择性联用。在日常生活中，患者应结合自身情况并充分听取医生建议，选取恰当的指标对血糖进行监测，为血糖管理提供更可靠的依据。**PM**

表3　常用血糖监测指标的特点及临床应用

血糖监测指标	特点	临床应用
"点血糖"指标	反映实时血糖水平	根据患者病情和治疗的实际需求制定个体化监测方案与频率
HbA1c	反映近2～3个月的平均血糖水平	制定糖尿病患者降糖方案、评估慢性并发症发生风险的重要依据
GA	反映近2～3周的平均血糖水平	评价短期血糖情况，可以辅助识别应激性高血糖
TIR	反映连续、全面的血糖信息	由持续葡萄糖监测技术衍生的综合血糖评估指标，与HbA1c等互为补充

硬化经治疗后，病情可以得到良好控制；丙肝已可被治愈；等等。因此，肝病患者应该客观、全面地了解自己的病情，树立信心，保持乐观的心态，积极配合治疗。

疏解情志，为肝脏减负

肝喜调达，气机主生主动。对于肝病患者而言，疾病本身伴随肝气郁滞，如不能及时疏解不良情绪，将对身心造成二次"打击"。主动疏解不良情绪，对肝病的预防和治疗都有助益。

日常生活中，肝病患者应注意起居有节，保证充足的睡眠，以保持充沛的工作、学习精力，减少负面情绪的产生；应学会主动向他人倾诉，及时排解不良情绪；可结合自身情况培养几项兴趣爱好，有助于放松身心，避免将注意力过度集中在疾病上。

养生的核心在于养心。修心养身，淡泊宁静，精神内守，病安何来？平时，肝病患者可以通过静坐冥想开解心结，可以通过体育功法（如易筋经、八段锦、六字诀等）调畅身心，也可以通过阅读怡情养性，最终脱愚达智，通晓世间百态，不过分纠结过往，不妄想于未来，活在当下，保持心境平和舒畅。

中医治疗，调脏和情

人终非圣贤，主观情志调节、自我宽慰或未能完全疏解，可请中医师辨证施治，在心理疏导的基础上，配合中医方药调脏和情。同时，亦可配合饮食、经穴

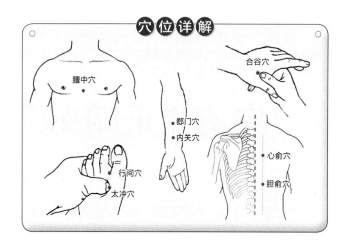

穴位详解

治疗。

若心中郁闷，可用陈皮、佛手、玫瑰花、薤白等泡水代茶饮，用薄荷、柠檬等熏香，揉按胸口膻中穴（位于胸部前正中线上，平第4肋间，两乳头连线之中点），擦推胁肋，扩胸伸展。

若时感肝火、怒气冲天，可用栀子、菊花等泡水代茶饮，点按太冲穴（位于第一、二足趾根部交叉凹陷处）、行间穴（位于第一、二足趾缝纹头凹陷处）。

若紧张、焦虑，可用大麦茶、百合泡水代茶饮，配合呼吸吐纳，点按内关穴（位于腕横纹上三指两条筋索之间凹陷处）、合谷穴（位于手背第一、二掌骨之间，当第二掌骨桡侧中点处）。

若恐惧、担忧，可用熟地、菖蒲、五味子泡水代茶饮，用山药、茯苓、黄米煮粥食用，缓缓交替拍打双肩，敲打胆经（沿外侧裤缝敲打即可），按揉郄门穴（位于前臂掌侧内关穴上四横指处），艾灸心俞穴（位于第五胸椎棘突下旁开两横指处）、胆俞穴（位于第十胸椎棘突下旁开两横指处）。**PM**

延·伸·阅·读

肝病患者出现情绪变化，也可能是疾病进展的信号，患者及家属应该警惕并加以重视，尽快诊治，以免耽误病情。比如：肝炎患者在作息规律、睡眠充足的情况下，出现困倦、精神萎靡、卧床难起等现象，提示有发生重度肝炎的可能；酒精性肝病患者出现记忆力下降、表情淡漠、精神与行为异常等表现，要考虑发生韦尼克脑病的可能；肝硬化患者出现性格反常、行为异常，如情绪突然变得狂躁、经常自言自语或答非所问等，可能发生了肝性脑病，这种情况危险性高，可快速进展为肝昏迷，家属应立即将患者送往医院救治。

在口腔正畸科就诊的孩子们常被医生叮嘱要"好好刷牙"。然而有些孩子，尤其是戴固定矫治器的孩子，觉得自己已经很认真刷牙了，但复诊时还是会被医生"批评"：刷牙没"刷到位"。正畸治疗期间，究竟怎么刷牙才算"到位"？

家有"正畸娃"，刷牙"别白忙"

复旦大学附属口腔医院口腔正畸科副主任医师　李晅

"三区"分治："管控区"清洁难度最大

知己知彼，百战不殆。要刷干净牙，首先要知道戴了托槽以后，牙齿长什么样（图1）。如图所示，牙齿中央粘着托槽，托槽间有弓丝相连，一些地方还有额外的小零件，这些部件将牙齿分为"三区"。黏结托槽的牙面相当于"封控区"，在黏结托槽前，这块牙面经过严格处理，一般来说，只要托槽不脱落，这块牙面被"封印"在托槽下；托槽上下两侧，相当于"防范区"，此处牙面暴露较大，刷牙的重点为"全覆盖、不遗漏"；弓丝下方的牙面相当于"管控区"，食物残渣最易积聚于此，清洁难度最大，刷牙的重点为"动态清洁"。

工欲善其事，必先利其器。合适的清洁工具及正确的刷牙方法是让刷牙事半功倍的重中之重。"防范区"用普通牙刷（小刷头更佳）即可清洁干净，主要考验的是耐心与细致。牙刷的刷毛宜选中等硬度，若选择软毛牙刷，应经常更换。正畸专用牙刷的刷毛长短、硬度与矫治器更契合，有条件者可选用。"防范区"与"封控区"的交界处易藏污纳垢，刷牙时应格外"关照"。"管控区"虽然面积小，但外有弓丝，内有牙缝，左右有托槽"夹击"，最难清洁到位。在认真刷牙的基础上，清洁"管控区"常需借助牙线、牙间刷或冲牙器。牙膏没有特殊要求，可根据个人情况选用牙膏，易龋坏体质者及处

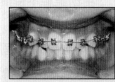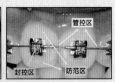

图 1　固定矫治器牙面清洁分区

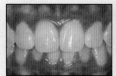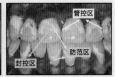

图 2　正畸后牙齿清洁良好及不佳的情况对比

于非高氟区者均可按需选用含氟牙膏。

值得注意的是，正畸治疗是场"持久战"。偶尔清洁不良不会对牙齿的健康与外观产生明显影响，但长此以往，严重者最终可能收获"一口整齐的蛀牙"（图2）。

有效清洁牙齿，牢记3点

① 刷牙频率　牙刷随身带，除每天早、晚刷牙外，进食后（包括早、中、晚餐，及进食有颜色、有味道的饮料后）及复诊前也应刷牙。

② 刷牙时长　无硬性规定。刷牙时间一般应至少持续3分钟以上，才能做到全面清洁。

③ 清洁标准　首次黏结矫治器前，医生会全面清洁牙面。因此，牙齿是否刷干净的标准可以参照矫治器初粘时的状态，牙面及矫治器表面光洁，无食物残渣附着、嵌塞牙缝。一般情况下，只要刷牙方式正确、力度得当，不会影响矫治器的稳定性。定期洗牙也不会伤害矫治器，不会影响矫治疗程。**PM**

免疫抑制时，你需要注意的事

甘肃省人民医院风湿免疫科主任医师　王晋平

系统性红斑狼疮、类风湿关节炎、干燥综合征、皮肌炎等自身免疫性疾病患者常会服用一类叫作"免疫抑制剂"的药物。免疫系统是人体抵抗疾病、维护健康的保障，很多患者会担心：使用免疫抑制剂是否会破坏这一"屏障"？治疗期间，应该如何防范疾病侵袭？

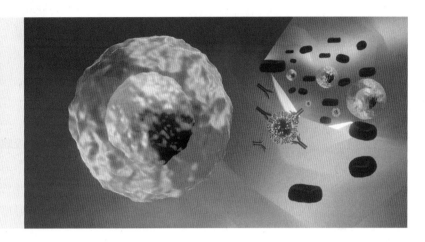

自身免疫性疾病，一场"敌我不分"的"战役"

免疫系统的功能主要为防御、监视和自稳，机体发挥正常免疫功能时，对外来抗原（外来的异种蛋白质及其分解产物）和自身抗原（体内异变的病理性组织和产物）产生免疫反应，可以避免很多疾病的发生。正常情况下，人体免疫系统可以分辨"敌友"，不会"攻击"自身组织和器官，医学上称之为"免疫耐受"。

当免疫功能失调时，可产生异常免疫反应。免疫功能异常一般分为低下、亢进和紊乱。比如：免疫功能低下时，免疫系统无法识别、抵御病原体，机体容易受到病原微生物的侵袭而患病；免疫功能亢进时，免疫系统不分青红皂白，在抵抗疾病的同时，将自身健康组织当作"敌人"来"攻击"，从而损伤自身组织，引发自身免疫性疾病；免疫功能紊乱时，免疫耐受和调节机制失衡，既可出现免疫低下的状态，又可出现免疫亢进的状态。

服用免疫抑制剂，不能"想当然"

自身免疫性疾病是机体免疫耐受机制失调或破坏，对自体组织或器官发生免疫反应，导致组织损伤、器官功能异常的一类疾病。免疫抑制剂是抑制免疫反应的药物，如泼尼松、环孢素、他克莫司、环磷酰胺、硫唑嘌呤等，主要用于治疗自身免疫性疾病、器官移植术后排斥反应等。

人体的免疫系统像紧密联动的网络系统，防御、监视、自稳功能"环环相扣"，牵一发而动全身。使用免疫抑制剂治疗时，无法避开这种"联动"机制，长期应用免疫抑制剂或使用不当，机体正常的免疫反应会被抑制，可能导致其他疾病的发生。

因此，使用免疫抑制剂一定要在医生指导下，根据病情性质、程度、病程，制定合理、有效的用药方案。患者应配合医生做好全程管理，用药期间应严密观察，遵医嘱定期检查和评估免疫功能，根据病情变化，适时调整剂量、品种，最大限度地减少或避免不良反应的发生。值得一提的是，有些患者在看到此类药物说明书上关于各种严重不良反应的介绍后，对用药颇有顾虑，不愿意使用或经常"偷工减料"，甚至稍有不适就停药。实际上，在医生指导下规范用药、密切监测，可以避免或减轻不良反应，疾病的治疗应权衡利弊，不能因小失大。

免疫被"抑制"，预防感染很关键

服用免疫抑制剂期间，患者抵御外来病原体的能力下降，容易发生感染性疾病，且感染后病情往往比一般人群更严重。因此，患者在服药期间应加强防范：注意天气变化，根据气温增减衣物；杜绝熬夜，保持作息规律，保证充足睡眠；避免过量运动或运动量过少，注重劳逸结合；不应过度节食、偏食，应保证营养全面、均衡；戒除烟酒；避免紧张、焦虑、抑郁等不良情绪，保持平和心态，乐观应对疾病；积极治疗糖尿病、高血压等基础疾病；等等。若不慎罹患感冒、咽炎等疾病，不能轻视、疏忽，应及时就医，遵医嘱采取有效应对措施。**PM**

延·伸·阅·读

调节免疫，莫入误区

有些患者不了解系统性红斑狼疮、类风湿关节炎、皮肌炎等自身免疫性疾病与机体免疫功能亢进有关，认为生病了就是"身体虚"，需要"补"。临床上，因盲目服用具有补益作用的中药及保健品等而导致病情加重的病例，不在少数。

对自身免疫性疾病患者而言，如果治疗期间出现免疫低下的情况，不能想当然地自行服用增强免疫的药物或补品，也不能停用免疫抑制剂，而应及时去医院就诊，由医生根据具体病情调整治疗方案或采取合理的治疗措施。

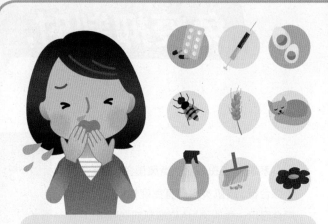

从不过敏的成年人，忽然对花粉过敏了；几乎"痊愈"的过敏性疾病，到了中老年期又"卷土重来"，且越来越频发……这是怎么回事？明明是"过敏绝缘体"，为什么会变成"过敏体质者"？随着年龄增长，过敏为何"阴晴不定"？这背后的原因，需要个体化解读。

没有人是"过敏绝缘体"

很多人认为，过敏是一种疾病，发生了过敏反应，就是生病了。这并不正确。事实上，没有人是"过敏绝缘体"，所有人都会发生过敏反应，只不过有的过敏反应因过于普通而被忽视了。例如：被蚊虫叮咬导致的局部"起包"、发痒，就是最常见的过敏反应。其原理是，蚊虫唾液中的过敏原可使人体产生一种特殊抗体——IgE（免疫球蛋白E），其可使组织中的肥大细胞致敏；当再遇到相同的过敏原（蚊虫唾液）时，便释放组胺等生物活性介质，使局部毛细血管扩张、通透性增强，导致血管内容物渗出，引起局部组织水肿（"起包"），同时刺激局部神经末梢，产生瘙痒感。

蚊虫叮咬所引起的过敏反应"来去匆匆"，一般不会对人体产生伤害，因此没有人将这种症状视为过敏或疾病。从某种程度上看，由于每个人被蚊子叮咬后几乎都会发生这种"起包"、发痒的过敏反应，说明人类本质上都不是"过敏绝缘体"。

"善变"的 过敏性疾病

北京大学基础医学院免疫学系教授　王月丹

过敏与否，受环境和机体免疫功能影响

因蚊虫叮咬引起的过敏反应，其实是人类针对寄生虫抗原的一种保护性防御反应。人体发生过敏反应的过程受免疫系统调节，一般不会随意发生。在面对花粉等过敏原时，一般人不会发生过敏反应，只有部分免疫系统识别或调节功能失调、紊乱者才会发生过敏，这些人常被称为"过敏体质者"。

人体免疫系统的功能和人类生活的环境不断发生着变化，过敏常常发生于以下情况：首先，当初次遇到原来生活环境中不存在的过敏原时，人体往往容易发生过敏。例如：初到某地或在熟悉的生活环境中引入了外来植物，新物种释放的花粉等可导致过敏发生。其次，随着年龄增长，中老年人呼吸道和消化道的黏膜屏障功能发生改变（主要是分泌型免疫球蛋白A产生减少和黏膜屏障功能下降），过敏原更容易通过人体黏膜免疫屏障，从而引发过敏反应；抑制过敏反应的调节性T细胞功能，同样也会随年龄增长而发生变化（一般先增加、后下降）。第三，环境因素对过敏原的修饰作用、感染导致人体免疫系统功能紊乱等引起的免疫病理过程，也是导致过敏发生的重要因素。

"预防"比"脱敏"更重要

引起过敏反应的IgE具有过敏原特异性，利用反复、少量接触过敏原的方法，可以逐渐消耗被IgE致敏的肥大细胞，从而达到脱敏效果，这就是脱敏治疗的原理。在这一过程中，发现过敏原是脱敏治疗的关键。

目前，检测过敏原的方法较多，如皮肤试验（包括点刺试验、皮内试验等）、血清过敏原特异性IgE检测、激发试验（包括结膜激发试验、鼻腔激发试验、支气管激发试验、食物激发试验等）、嗜碱性粒细胞活化试验等。其中，皮肤点刺试验和血清过敏原特异性IgE检测较常用，这两种方法各有优缺点，应相互参考，以增加过敏原检测的准确性。

要避免发生过敏性疾病，"预防"（避免接触过敏原）比脱敏治疗更重要。一则，脱敏治疗有导致过敏的风险；二则，脱敏治疗一段时间后，过敏性疾病可能"卷土重来"。避免接触过敏原和提升人体免疫调节能力，是防治过敏性疾病最有效的措施。**PM**

专家简介

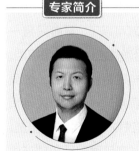

王月丹　北京大学医学部免疫学系副主任、生物医学实验教学中心副主任、病原与免疫学综合实验室主任、教授、博士生导师，中国优生科学协会妇儿免疫学分会副主任委员兼秘书长。主要从事感染与免疫功能调节的研究。

48岁的吴女士患子宫肌瘤多年,月经量一直很多,脸色也一直不太好。近半年来,她经常感到心慌,但休息后可好转,以为是疲劳所致,没有引起重视。一周前,她在做家务时突然感到头晕、心悸,担心自己心脏出了问题,便去医院就诊。心内科医生检查后发现,吴女士有比较严重的贫血,血红蛋白仅65克/升。医生怀疑心脏不适与贫血有关,建议她做进一步检查。吴女士不解:贫血为何会引起心脏不适?

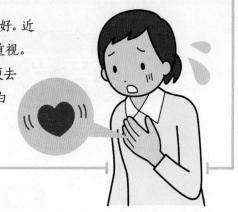

贫血"心"警报

复旦大学上海医学院中西医结合学系副教授 陈 瑜

严重贫血,可"牵连"心脏

出现心慌等不适,人们首先想到的是心脏病。其实,很多疾病都可导致心慌,如甲状腺功能亢进症、高热、低血糖等,贫血也是其中之一。

贫血是指成年男性血红蛋白浓度低于120克/升、女性低于110克/升。按照贫血程度分级,血红蛋白浓度不低于90克/升者属于轻度贫血,60~89克/升者属于中度贫血,30~59克/升者属于重度贫血,低于30克/升者属于极重度贫血。

血液中血红蛋白的主要作用是与氧结合,并将其输送到全身各处组织中,供生命活动所需。如果血红蛋白浓度降低,血液携氧能力下降,可导致机体各器官供氧不足。于是,心脏会代偿性地增加搏动次数,增加排血量,为机体提供足够的氧。不过,心脏的代偿能力是有限的。如果贫血继续加重,心脏搏动次数继续增加,心脏不堪重负,久而久之可引起心肌肥厚,甚至心脏扩大,心肌收缩力下降。若不及时治疗,可发展为贫血性心脏病,甚至充血性心力衰竭。

当然,并非所有贫血患者都会出现心慌症状。通常,轻度贫血患者仅有面部、手部皮肤、睑结膜、口唇、甲床的颜色苍白,以及疲乏、困倦等症状;中、重度贫血患者可出现心慌、气短、头晕、眼花、耳鸣、记忆力减退、注意力不集中、反应迟钝、嗜睡等症状。如果患者身体基础状况良好,能逐步耐受贫血状态,症状可不明显。

治疗贫血,先查原因

发现贫血,并非只要补血就可以了。贫血只是一种症状,需要进一步检查,以明确贫血的性质和原因,再进行针对性治疗。例如:同样是缺铁性贫血,如果是铁摄入不足导致的,患者应调整饮食结构,改善消化和吸收功能,必要时可补充铁剂;如果是痔出血、肠道肿瘤、子宫肌瘤引起月经过多等原因导致铁流失过多,则应积极治疗原发病,而非单纯补铁。

贫血患者应避免过度疲劳、感染等,以免加重心脏负担。仅有心动过速的贫血患者,一般不需要特别处理心脏问题,待贫血纠正后,不适症状会自行缓解;已经出现心脏扩大、心力衰竭者,则需要接受相应的治疗。**PM**

前阵子，一条"15岁女孩抠鼻导致颅内感染"的微博上了热搜：一名叫花花的15岁女孩发现鼻子里长了一个大脓包，将其挤破后用水清洗了鼻腔，不料却导致颅内感染，幸亏救治及时，半个月后才康复出院。

很多网友在看到这条微博后都感到很疑惑：只抠了一下鼻子，怎么会导致颅内感染呢？鼻子和大脑是通的吗？鼻子里的细菌是怎么跑到脑子里去的？在日常生活中，如果遇到了与花花类似的情况，该如何正确处理呢？

抠鼻，为何导致颅内感染

复旦大学附属眼耳鼻喉科医院耳鼻喉科副主任医师　赵可庆

挤脓包，把细菌"挤"进颅内

挤压鼻腔内的脓肿，为什么会导致严重的颅内感染？其背后的原因与鼻腔血液循环的特点相关。打个比方，鼻部的静脉和大脑静脉就像两条河，它们之间有相互连接的支流，即交通支。平时，这两条河各司其职，支流里仅有少量水。当一条河被突然阻断，其中的河水不能顺利通过时，就会经由两条河之间的支流，流入另一条河中。也就是说，正常情况下，鼻部静脉与颅内静脉虽然存在"通道"，但鼻部的血液一般通过正常的渠道回流，很少经由交通支流入颅内。但在用力挤压的情况下，鼻部的血液无法通过正常途径回流，只能进入交通支，最终流入颅内。如果被挤压的局部存在感染，那么其中的细菌就很有可能随着血液蔓延至颅内，引发颅内感染。

面部存在"危险三角区"，处理感染要小心

鼻部及其周围的面部血流都存在上文所描述的特点。因此，医学上将鼻部和上唇之间的这一区域称为"危险三角区"。如果危险三角区内有疖肿等情况，挤压局部可导致带菌的血液进入颅内，造成颅内感染。因此，对发生在这一区域的感染，处理起来要格外当

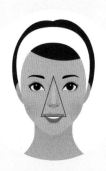

心。正确的处理方式应该是：等待脓肿自行破溃、脓液流出，或者在无菌条件下将其挑破，促进排脓，严禁做挤压的动作。脓液排出后，对局部进行清洁和消毒，在破口处涂上抗生素软膏即可，必要时可在医生指导下短期口服抗生素。**PM**

专家提醒

即使没有鼻腔感染，也应避免抠鼻

经常用手抠鼻容易造成鼻腔皮肤和黏膜损伤，也会将手上的病原体带入鼻腔。正常情况下，完整的皮肤黏膜屏障可在一定程度上阻挡这些病菌"入侵"；当皮肤黏膜屏障遭到破坏，病菌就会乘虚而入，引发鼻部炎症，甚至脓肿。如果鼻腔里存在分泌物或痂皮，可用装有清水或生理盐水的洗鼻器冲洗鼻腔，将其清除，不宜直接用手抠鼻。

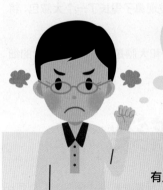

怎样憋一次合格的尿

上海交通大学附属第六人民医院超声医学科
徐燕军　陈 磊（副主任医师）　胡 兵（主任医师）

去医院做超声检查时，医生有时会要求受检者喝水、憋尿。虽然这不是多难的事，但因为有点小尴尬，患者有一些疑问也往往难以启齿。憋尿看似简单，其实是有一定要求的。

1 做超声检查为何要憋尿

并不是所有的超声检查都需要憋尿。需要憋尿的检查项目主要是泌尿生殖系统超声，包括双肾、输尿管、膀胱，男性前列腺，以及女性子宫、附件及盆腔超声。

为什么检查这些器官和部位的时候需要憋尿？这主要与膀胱的特性有关。它的弹性很大，无尿时处于收缩状态，收缩的膀胱和周围含气肠管会阻挡或折射超声探头发出的声波；只有在膀胱保持充盈状态时，医生才能清楚地看到膀胱壁的结构，判断其大小、结构是否正常，有无结石、肿块、憩室等，避免漏诊、误诊。

在前列腺和妇科超声检查中，充盈的膀胱会推开盆腔内的肠管，成为"透声窗"，避免肠道气体的干扰。当声波透过膀胱时，医生能看清膀胱颈下方的前列腺或膀胱后方的子宫、卵巢等器官，便于观察是否存在炎症、结石、钙化等病变。

3 能否用饮料代替水

如果不喜欢喝纯净水或一下子喝不下那么多水，可以喝点糖水或含糖饮料、美式咖啡、茶水等，以加速尿液的生成和排泄。但不能喝碳酸饮料，因为碳酸饮料会在胃肠道内产生大量气体，影响腹部其他脏器（如肝、胆、胰、脾、肾），特别是胰腺和胆囊的检查。

需要提醒的是，需要同时做尿液检查的患者，应在超声检查后再做尿检，以免面临需要再次憋尿的尴尬。

2 憋尿如何把握"度"

当被告知做超声检查需要"憋尿"后，患者的做法并不相同：有人喝完一大杯水后，马上就去做检查；有人感觉喝水后有尿意了，来不及做检查就去排尿了；有人则憋到不能忍受了，才去做检查。实际上，这三种做法都不对。前两种情况尿量不够、膀胱充盈不足；后者尿量过多，膀胱充盈过度。

适度憋尿是指有稍急的尿意。一般地说，受检者平卧时，下腹部轻微隆起呈浅弧形，加压时能下陷，且可以忍受，是膀胱充盈良好的标志；若腹部隆起很高，皮肤紧绷、很硬，稍加压就难以忍受，就是憋得太过了。正确的做法是：检查前先喝水 500 ～ 800 毫升（约 2 瓶矿泉水），中途不排尿，1 小时后再做超声检查。

4 憋不住了怎么办

超声检查等候时间较长时，部分患者可能憋尿已接近极限，但还没轮到检查。

遇到这种情况，患者可以咨询一下护士：还有多久可以轮到，是否可以提前检查。如果需要等待的时间还很长，可以先排尿，然后重新喝水；如果很快就能轮到检查，可尽量忍耐一下，或尝试控制性排尿，先排出少量尿液，再进行超声检查。 PM

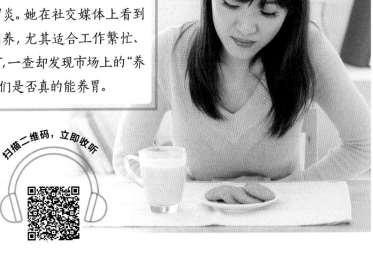

28岁的小金最近总感到胃痛,早上起床后出现恶心、干呕,还常常没有食欲。就医后,她被诊断为患有慢性萎缩性胃炎。她在社交媒体上看到一些人说,有胃病的人可以常吃"养胃饼干"调养,尤其适合工作繁忙、没办法做到规律、健康饮食的人。她想尝试一下,一查却发现市场上的"养胃饼干"种类繁多,不知该怎么选,也不确定它们是否真的能养胃。

扫描二维码,立即收听

"养胃"饼干
真的能养胃吗

◑ 南方医科大学中西医结合医院临床营养科　韦莉萍(教授) 李志刚

随着肠胃疾病越来越普遍和年轻化,市场上一类打着具有"养胃"功能旗号的特殊食品(主要是饼干)引起越来越多人的关注。

形形色色的"养胃"饼干值得选吗

❶ 苏打饼干

有一类所谓的"养胃"饼干,其实就是苏打饼干。苏打饼干可以养胃的说法来源于其中含有碱性的碳酸氢钠,理论上可以中和胃酸,缓解因胃酸分泌过多而产生的"烧心"等症状。

实际上,苏打饼干中和胃酸的作用并不显著,与馒头、面包差不多,甚至还不如烤过的馒头片和面包片,因为淀粉经烤制后形成的糊化层,中和胃酸、抑制胃酸分泌的作用更显著。

更重要的是,口感酥脆的苏打饼干中添加的油脂量相当可观,

专家简介

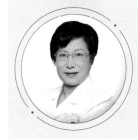

韦莉萍　南方医科大学中西医结合医院临床营养科主任、主任医师,原南方医科大学中医药学院教授、硕士生导师,中国医药教育协会健康服务与职业能力评价中心副主任,中华中医药学会科普分会委员,广东省营养学会公共营养分会常委,广东省公共营养师、健康管理师统编教材主编。擅长糖尿病、甲亢等各类疾病的营养支持和营养干预。

大部分产品的脂肪含量都在30%以上。此外,苏打饼干除了含碳酸氢钠,还加入了适量盐,钠含量很高。如果将其当作"养胃"饼干而经常吃、大量吃,可能造成脂肪、钠盐摄入量超标。

❷ 含有"养胃"中药成分的饼干

有些"养胃"饼干含有一些具有"养胃"功效的中药或药食两用食材,最常见的是猴头菇饼干。猴菇菌(又名猴头菇)是一种药食两用的真菌类食材。中医认为,猴头菇性平、味甘,有养胃、安神之效。《中华本草》记载其健脾养胃,安神。现代医学也证实,猴菇菌中提取的某些成分可改善肠胃道炎症,经常食用猴菇菌对于胃炎和胃溃疡的恢复有一定帮助。

不过,猴头菇饼干是否仍具有上述作用,就要打个问号了。

首先,猴头菇在这类饼干中的含量难以确认。其次,在制作过程中,猴头菇的功效成分有多少可以保留、是否

具有生物活性等，尚无证据证实。第三，为保证口味和口感、延长保存期，这类饼干需要添加脂肪、糖、食用香精、防腐剂等，经常摄入这些添加剂，反而不利于健康。从某品牌猴头菇饼干的食品标签（下图）可见，猴头菇的添加量不明确，糖和脂肪含量很高，能量也很高。常吃这类饼干，不仅难以养胃，还存在诸多健康隐患。

配料表			
小麦粉	白砂糖	起酥油	食用植物油
猴头菇	食用玉米淀粉	全脂奶粉	麦芽糖浆
食用盐	食品添加剂（碳酸氢铵、碳酸氢钠、焦磷酸二氢二钠、香兰素、焦亚硫酸钠）		食品用香精

致敏物质提示：本品含有小麦、乳制品以及起酥油和食品用香精内的大豆原料，此生产线也加工含有蛋制品、芝麻、坚果及花生制品的产品。

营养成分表		
项目/Items	每100克(g)/per 100g	营养素参考值%/NRV%
能量 / energy	2045千焦(kJ)	24%
蛋白质 / protein	6.0克(g)	10%
脂肪 / fat	20.3克(g)	34%
——反式脂肪(酸) / trans fat	0克(g)	
碳水化合物 /carbohydrate	70.1克(g)	23%
钠 / sodium	300毫克(mg)	15%

❸ 抵抗饥饿的"养胃"饼干

有些"养胃"饼干宣称，饥饿时人体会大量分泌胃酸，吃些饼干可以预防胃黏膜损伤，从而起到养胃作用。这种宣传实际上是偷换概念，吃任何食物都可以中和胃酸、缓解饥饿，都可以达到"养胃"目的。与其选择这种价格不便宜、营养成分平平无奇的饼干，水果、坚果、全麦面包、水煮蛋等天然食物无疑是更好的选择。

（真正的养胃"秘籍"）

首先，应戒除不良的饮食和生活习惯，比如：经常吃过烫的食物（如火锅、麻辣烫等）；吃饭不规律，不吃早餐，晚餐过晚；过量饮酒；经常吃烧烤、高盐、过辣等重口味的食物；空腹喝咖啡；吃饭狼吞虎咽、不专心；不良情绪；不注意饮食卫生；滥用药物；等等。

其次，如果出现肠胃不适，应及时去医院做检查，明确病因，并接受规范治疗。

第三，经常按摩腹部，艾灸中脘、足三里、三阴交等穴位，有助于改善消化功能。PM

误解一：

蘑菇表面有白毛是发霉了

—| 生活实例 |—

小郑在买回蘑菇后，发现其表面有一层细小的白毛，看似发霉长毛了，可闻起来感觉还蛮新鲜。她左右为难，扔了可惜，吃了又担心食物中毒，搞不清这种有毛的蘑菇还能不能吃。

—| 专家解惑 |—

蘑菇是一种大型真菌，由菌丝体和子实体组成。菌丝体是它的营养器官，子实体是它的繁殖器官。蘑菇采摘后，在适宜湿度和温度下，会利用自身的营养继续繁殖，长出白色的菌丝，即人们所见的"白毛"。因此，蘑菇表面出现白毛，不是因为发霉了，而是蘑菇本身的一部分，不会对人体健康产生影响。一般情况下，如果储存时间不超过一周，没有异色和异味，有白毛的蘑菇是可以吃的。

不过，如果蘑菇储存时间过长，其营养成分会逐渐流失。如果蘑菇已变软或出现明显软塌，还有异味，则不宜食用。如果蘑菇上长出其他颜色的毛，如灰绿色、灰黑色等，有霉味，说明已有其他真菌滋生，一定不要食用。

误解二：

有"顶花"的黄瓜不能买

—| 生活实例 |—

陈阿姨坚决不买带花的黄瓜，因为她看电视上说，"顶花带刺"的黄瓜都是

被表象"蒙蔽"的 3个食品安全误解

上海市食品研究所教授级高级工程师　马志英

打了激素的，吃了有害健康。有"顶花"的黄瓜真的不能吃吗？

专家解惑

每年冬春季，低温、短日照、弱光等会造成黄瓜生长受阻、雌花数量多、坐果率低等问题。有些菜农会给黄瓜使用植物生长调节剂，也就是网传所谓的"激素"，以促进雌花结瓜，增加产量，从而导致"顶花带刺"的外观。有"顶花"的黄瓜能否食用，归根结底是植物生长调节剂的安全使用问题。

黄瓜用的植物生长调节剂，属于我国农药管理范围。从目前生产情况来看，在黄瓜上使用的主要品种有赤霉素、复硝酚钠、芸苔素内酯等，有促进幼苗生长、雄花增多、果实保绿、延长贮藏时间等作用。如果菜农使用的植物生长调节剂的生产和销售符合生产许可，并经农药检验登记批准，并按国家标准规定的剂量和方法使用，是不会对人体健康产生危害的。

当然，使用植物生长调节剂也可

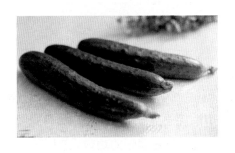

能出现问题。如果生产、销售、使用任一个环节不遵守规定和标准，如无证生产、销售伪劣药物、不按规定的剂量使用等，就可能带来食品安全隐患。

从近年来对黄瓜等果蔬的植物生长调节剂等农药的国家监督检测结果来看，在规范的销售渠道供应的黄瓜，植物生长调节剂的残留合格率高。因此，只要在规范的市场购买黄瓜，即使有"顶花带刺"，也不必避而远之。

误解三：
牛奶不能与柑橘类同食

生活实例

近日，山东一女子同食橘子和牛奶后上吐下泻被送入急诊的新闻登上热搜，引发人们对牛奶、橘子能否同食的讨论。

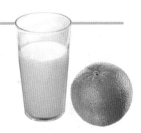

专家解惑

有研究者在玻璃杯里倒入250毫升鲜牛奶，然后倒入新鲜橘子汁，稍后牛奶中出现絮状沉淀。这是因为牛奶中有3%～4%的蛋白质，大部分为酪蛋白。这些蛋白质在偏酸性（pH4.8左右）的溶液中会发生聚集，而橘子汁的pH为3～4，呈明显酸性。

然而，蛋白质在酸性条件下产生的沉淀物不会影响人体的消化吸收。胃液的pH为0.9～1.5，属于强酸性，远高于橘子汁的酸性。也就是说，即便不喝橘子汁，牛奶在进入胃内后，也会发生沉淀，但不影响蛋白质的消化吸收，也不会带来消化不良、呕吐、腹泻等不适。牛奶和橘子汁混合产生的絮状物虽然可能带来感官上的不适，但从食物安全角度而言并没有健康隐患。前文中的女子在同食牛奶和橘子后出现上吐下泻，可能与食物被致病微生物污染等情况有关。**PM**

步入炎热的夏天，许多人开始为减肥忙碌起来，海带、山楂、荷叶、芹菜、黄瓜等天然"刮油"食物被很多人"寄予厚望"。这些传说中的"刮油"神器，是否真的有百利而无一害，不仅能减肥，还能祛湿、养颜、降血脂、降血糖，且人人皆宜呢？

盘点 传说中的"刮油"神器

上海中医药大学附属龙华医院临床营养科　蔡 骏

玉米须利尿排水 非减脂

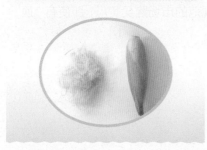

网络上有言论称，用玉米须泡水喝，变废为宝，能祛湿养颜、减肥、降血脂、降血糖。

玉米须在民间素有"龙须"的美称，并有"玉米须，黄金药""一束玉米须，堪称二两金"之说。中医学认为，玉米须味甘、淡，性平，入膀胱、胆经，有利尿、泄热、平肝、利胆的功能。

然而，用玉米须泡水喝并不能减肥。因为肥胖最主要的原因是摄入的能量大于消耗的能量，过多的能量以脂肪的形式储存在体内。玉米须有利尿作用，可以促进体内多余的水分排出体外，但并没有减脂作用，这种只减水分、不减脂肪的"减肥"，对绝大部分肥胖者来说没有任何意义。

值得一提的是，玉米须虽好，但非老少皆宜、越多越好。长期大量饮用玉米须水，可导致小便量增多。低血糖、低血压、脾胃虚寒、尿频尿急者，更应慎饮玉米须水。另外，玉米须不耐保存，非常容易发霉。一旦发现玉米须霉变，千万不能再泡水饮用，以免摄入致癌物黄曲霉毒素。

山楂开胃消食 难减重

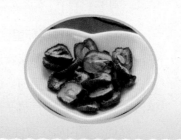

山楂富含维生素C、有机酸等多种物质，具有消食健胃、行气的功效。适当服用山楂有助于消化，可在一定程度上加快新陈代谢，起到轻微的减肥作用。然而，若食用山楂不当，非但不能减肥，反而容易"增肥"。

首先，山楂虽然不甜，但含糖量较高，每100克山楂可提供90千卡（约376.7千焦）能量，约为苹果、梨的2倍。其次，由于山楂口感酸涩，各种山楂制品往往会添加许多糖，无形中增加了山楂的能量。第三，山楂能助消化、消积食，对"吃货"来说，可能导致进食量增加。

山楂消积化滞之力较强，所含的酸性成分较多，忌空腹食用，也不宜一次食用过多，以免引起胃部不适。

荷叶升清降浊 减肥作用有限

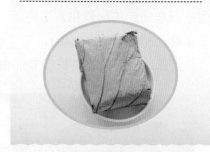

荷叶味苦、涩，性平，为升散消耗之品，气味清香，具有清暑化湿、升发清阳的功效。李时珍评价

荷叶为"生发元气，裨助脾胃"。荷叶能使脾胃气机上升，降湿浊，而辅以减肥。也就是说，荷叶的减肥作用主要通过对脾胃运化功能的整体调节而发挥的。虽说荷叶有一定的辅助减肥作用，但单靠喝荷叶茶来减轻体重，效果极其有限。

荷叶茶不宜长期大量饮用，体质瘦弱、气血虚弱、脾胃虚寒者及经期妇女，更应慎用。

海带软坚散结
但不消脂

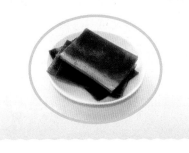

海带又叫昆布，是一种常见的药食同源食物，性味咸、寒，具有软坚散结、消痰利水等功效，作为中药常被用于治疗瘰疬、痰核、乳腺增生等疾病。

海带本身并没有"刮油"的作用，但其含有丰富的膳食纤维，能量低、饱腹感强，适合减肥者食用。

海带含碘量较丰富，除甲状腺功能亢进者要忌食海带外，一般人群吃海带也应注意限量。

芹菜富含膳食纤维
益减肥

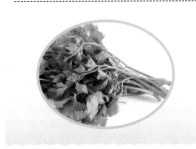

芹菜是一种常见的蔬菜，有平肝清热、祛风利湿的食疗作用，一直被很多人认为是"刮油专业户"。其实，芹菜本身不含任何"刮油"成分，但确实有一定的减肥作用，因为其能量较低且含有丰富的膳食纤维。膳食纤维可增加饱腹感，减轻减肥过程中的饥饿感，亦有助于减少过多高能量食物的摄入。不过，芹菜性味寒凉，脾胃虚弱、中气寒乏、阴虚体寒者不宜多吃，否则容易导致胃寒，影响消化，损伤脾胃。

黄瓜利水饱腹
也需限量

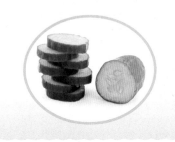

黄瓜具有清热利水、解毒消肿、生津止渴等食疗效果。黄瓜本身并没有"刮油"作用，但它与芹菜一样，能量较低，且含有丰富的膳食纤维。因此，适量食用黄瓜对控制体重是有益的。

黄瓜脆爽可口，一般人群均可食用。适宜摄入量为每天1根（约100克），不宜过多。脾胃虚弱、肺寒咳嗽者应少食黄瓜。PM

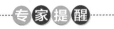
专家提醒

减肥没有所谓的捷径，最根本的方法是限制能量摄入，增加能量消耗，戒烟限酒，保持良好睡眠和心理平衡。

从中医的角度看，很多"刮油"神器不仅是食物，还是药物。通过中医食疗改善健康讲究辨证施膳，不同体质适合不同食物。大家在食用这些药食两用食材时，不能盲目轻信一些夸大宣传，最好在医师指导下因时、因地、因人应用，否则反而可能有害健康，得不偿失。

专家简介

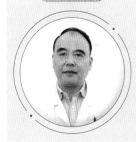

蔡骏 《大众医学》专家顾问团成员，上海中医药大学附属龙华医院临床营养科主任、主任医师、教授，上海市中医药学会养生康复分会主任委员，上海市康复医学会营养康复专业委员会副主任委员，上海市食疗研究会膏方专业委员会副主任委员。擅长治疗甲状腺疾病、消化道肿瘤、糖尿病、血脂异常、高血压、脂肪肝，以及亚健康人群的中西医结合营养调治。

浮瓜沉李，烹制消暑时膳

夏季气候炎热，酷暑难当，人们往往出现食欲差、睡眠浅、精神不佳的情况。七月正是各种瓜类蔬菜大量上市之时，如苦瓜、丝瓜、冬瓜、黄瓜、菜瓜、西葫芦等。瓜类蔬菜富含维生素和矿物质，且性多偏凉，有清热消暑作用，尤其适宜夏天食用。

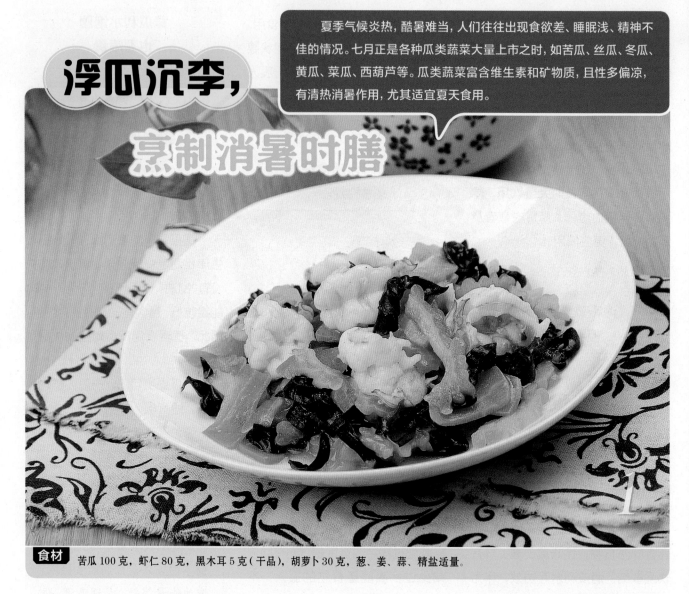

食材 苦瓜100克，虾仁80克，黑木耳5克（干品），胡萝卜30克，葱、姜、蒜、精盐适量。

上海中医药大学副教授　孙丽红
菜肴制作　李纯静（营养师）

清心泻火：四色苦瓜虾仁

中医学认为，苦味食品既能清暑热，又可燥湿邪，有利于恢复脾胃纳运功能。夏季天气炎热，心火旺盛，易出现口舌生疮等症状，可适当吃些苦味食物。

苦瓜具有清暑止渴、清心泻火、解毒明目等功效，适合夏季烦渴、烦闷燥热、疮痈肿痛、胃口欠佳者食用。

做法 将苦瓜洗净，对半剖开、去瓤，斜刀切成片，焯水后捞出，过凉水备用；胡萝卜、蒜切片，葱、姜切末；木耳泡发后，切成丝。炒锅中放油，六七成热后，放入虾仁煸炒至变色，盛出；再倒入油，放葱、姜、蒜和木耳爆香；倒入苦瓜片和胡萝卜片，加盐翻炒，再倒入虾仁，翻炒至熟即可。

食疗功效 虾仁富含蛋白质，易消化，清淡爽口，老幼皆宜，特别适合夏季食用。这款菜肴色泽鲜亮、清爽可口、营养丰富，尤其适合夏季食欲不振者食用。

注意事项 苦瓜性寒凉，胃寒体虚者慎食。

▶解暑润肤：**丝瓜枸杞瘦肉粥**

　　夏季阳光炽热，皮肤易被晒伤。丝瓜汁历来有"美人水"之称，长期食用或用丝瓜液擦脸，能使皮肤变得光滑、细腻，是夏季简便易行的美肤方。《本草纲目》有云："丝瓜，唐宋以前无闻，今南北皆有之，以为常蔬。""其花苞及嫩叶卷须，皆可食也。"丝瓜清香可口，具有清热祛火、解暑除烦等功效，可用于身热烦渴、目赤肿痛等症。

　　做法：将丝瓜去外皮后洗净，切成薄片备用；瘦肉洗净，切成丁；粳米洗净；锅内放适量水，放入瘦肉煮沸，撇去浮沫；倒入粳米煮沸，改小火慢熬30分钟，放入丝瓜稍煮5分钟，撒入枸杞子稍煮，调入盐、芝麻油即可。

　　食疗功效：枸杞子含有丰富的枸杞多糖、胡萝卜素、黄酮类及硒元素等，具有抗氧化功效，有一定的美容、抗衰老作用。这款膳食美味可口，常食可清热化痰、活血解毒，尤其适合皮肤粗糙有晒斑、体弱者食用。

　　注意事项：《本经逢原》云："丝瓜嫩者寒滑，多食泻人。"阳虚怕冷、脾虚易腹泻者，不可多食。

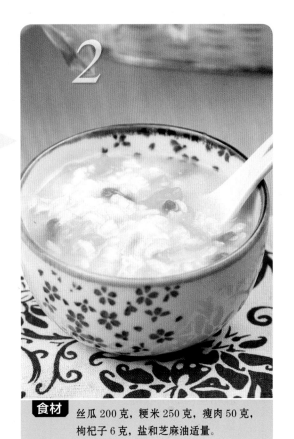

食材　丝瓜200克，粳米250克，瘦肉50克，枸杞子6克，盐和芝麻油适量。

▶除烦助眠：**冬瓜鸭肉汤**

　　每到夏季，很多人常因气候炎热而出现烦躁、睡眠欠安的情况；加之人体新陈代谢加快，能量和精力大量消耗，常感觉精神不济。冬瓜具有生津除烦作用，可炒食、炖小排等，也可煲汤。

　　做法：白鸭洗净、切成小块，焯水后捞出；冬瓜切成1厘米厚的片；酸枣仁、麦冬用纱布包好；莲子去心；待炒锅中油热，加入葱、姜煸香，倒入鸭块翻炒片刻，倒入150毫升啤酒，加足量清水至没过鸭块，再放入药袋和莲子；旺火煮沸后，转文火煲至鸭肉和莲子肉将熟时，放入冬瓜；继续煮至烂熟，取出药袋，加入适量盐和香菜段，即可出锅。

　　食疗功效：冬瓜具有清热消肿、生津除烦的作用，酸枣仁可宁心安神，麦冬可清心除烦、养阴生津，莲子肉可养心安神，鸭肉可滋阴养胃、健脾补虚。夏天热盛伤阴，这款膳食可滋阴清热、宁心安神，尤其适合夏季心烦、失眠、心悸、口干者食用。

　　注意事项：冬瓜性偏凉，体质虚寒、泄泻者少食。**PM**

食材　白鸭1只，冬瓜200克，酸枣仁、麦冬各20克，莲子15克，香菜、葱、姜、盐、啤酒等适量。

洗衣机是家家户户都有的家用电器，随着经济的发展，人们对洗衣机的功能需求不仅局限于洗干净衣服，还有智能化、健康、功能多样化、节能等诉求。面对市面上琳琅满目的洗衣机产品，听着导购员的介绍，看着宣传册上五花八门的专业术语，大家不免有些困惑：该如何选购适合自己的洗衣机呢？

扫描二维码，立即收听

选购洗衣机的"门道"

△ 上海市质量监督检验技术研究院　王 璐 李 嘉

类型如何选

我国市场上的洗衣机主要有波轮全自动洗衣机、滚筒洗衣机和双桶洗衣机三种。

① 波轮全自动洗衣机

优点：价格适中，体积较小，操作方便，可以随时添加衣物，洗净和漂洗效果好，上开盖的设计避免了添加、取出衣物时弯腰的不便，对老年人更友好。

缺点：用水量大，衣物容易缠绕且磨损比较严重，尤其是羊毛、真丝等较"娇贵"材质的衣物，使用波轮全自动洗衣机清洗容易损坏。

② 滚筒洗衣机

优点：用水量少，洗净度高，衣物磨损小（适宜清洗羊毛、真丝等材质的衣物），部分滚筒洗衣机还有干衣功能。

缺点：洗涤时间长，耗电量大，洗涤开始后一般不能添加衣物（现在有一些滚筒洗衣机增加了中途添衣功能）。

③ 双桶洗衣机

优点：价格低廉，操作方便，洗涤时间短，质量轻，易于搬动。

缺点：占地面积较大，用水量大，衣物磨损比较严重。

除上述常见机型外，还有一些其他类型的洗衣机：3千克以下的迷你洗衣机，常用于清洗婴童衣物或贴身衣物，大多带有95℃以上的高温除菌功能；分区洗衣机，包含两个或以上洗衣筒，可以将贴身衣物与其他衣物分开清洗；折叠洗衣机，容量小，便于携带，方便收纳，但大多没有脱水功能。

容量如何选

洗衣机的能效标识标签上，会标注洗涤/脱水容量，比如：洗衣机标示容量为6千克，是指一次可以洗涤或脱水的额定干衣容量为6千克。使用洗衣机时，一次洗涤脱水的衣物重量应小于额定干衣容量。对三口之家而言，6千克左右的洗衣机容量已能满足日常使用需求；四口之家宜选择容量7千克左右的洗衣机；如果人数更多，则需要选择更大容量的洗衣机。

能效意味着什么

每台洗衣机均有能效标识，扫描能效标识上的二维码，可以查看洗衣机备案时的基本信息。洗衣机能效等级分为5级，1级最为节能，5级消耗能源最多。耗电量、用水量是指在一个完整的工作周期内，洗衣机消耗的电量和水量，值越小，说明越节能。洗净比反映了洗衣机将衣服洗干净的能力，值越大，说明洗净能力越强。值得注意的是，滚筒洗衣机和波轮洗衣机使用的参照物不同，两者之间的比较无意义，上述基本信息仅适用于同类型洗衣机之间的比较。

定频、变频如何选

定频洗衣机和变频洗衣机主要的区别在于电动机。电动机是洗衣机运行的主要部件。一般情况下，定频洗衣机比变频洗衣机价格更便宜。但从使用体验上来说，定频洗衣机较费电，噪声更大，洗涤时衣物更容易缠绕。变频洗衣机价格较高，但更节能，噪声较小，对衣物的损伤较小。

干衣机如何选

目前市场上的干衣机，主要有"洗烘一体机"和"组合套装"两种类型。与洗烘一体机相比，洗衣机与烘干机的组合套装是更好的选择。首先，干衣机的烘干效果比洗烘一体机好。其次，洗烘一体机的烘干容量往往是洗涤容量的一半，可能需要多次洗涤、烘干，不方便。第三，洗烘一体机容易在衣物表面留下绒毛，烘干衣服时绒毛会粘在衣物表面，不易清除。第四，洗烘一体机更容易发生故障。

不同类型干衣机比较

	直排式	冷凝式	热泵式
价格	低	中	中
原理	高温烘干	空气冷凝	空气冷凝
对衣物损坏程度	高	中	中
耗能	大	中	中
噪声	大	小	小

"黑科技"洗衣机值得选吗

除常规产品外，现在市场上还出现了很多"黑科技"洗衣机产品，比较常见的有以下几种：

❶"防缠绕"技术

可以防止洗涤时衣物缠绕，能有效减小衣物磨损。消费者可酌情选用。

❷"免清洗"功能

指洗衣机本身不需要清洗。目前很多免清洗洗衣机只能改善洗衣筒内部的卫生问题，若要深度清洗，仍需要拆开进行，只有少数无外筒的洗衣机能真正实现"免清洗"。消费者在选购此类产品时可查看说明书以确认。

❸杀菌功能

其杀菌形式主要包括高温除菌、紫外线除菌、银离子除菌和臭氧除菌。高温除菌仅适用于纯棉衣物；紫外线除菌时间较长；银离子除菌效果较好，但一旦发生泄漏，会对人体和环境造成危害；臭氧会损害人体呼吸道，须注意防止泄漏。选用银离子和臭氧除菌的洗衣机，尤应注意选择可靠产品，并严格按照说明书操作。

选购洗衣机"通用准则"

首先，应选择在正规卖场和电商平台选购标有国家强制性产品认证标志（中国强制认证"CCC"标志）的产品。洗衣机外壳应平整光滑，检验合格证、使用说明书和随机零配件应齐全。

其次，洗衣机应安装在水平而牢固的地面上，确保使用时的用电安全。滚筒洗衣机使用前，应先将运输的固定螺栓拆除。

第三，洗衣机用完后，应及时清洁滤网，不要立即盖上盖子，而应将筒晾干后，再盖上洗衣机盖，以免潮湿环境滋生微生物。

第四，虽然洗衣筒内表面可能看起来干净，但内、外筒之间的缝隙往往容易藏污纳垢，最好定期使用专用清洁剂清洗洗衣机，必要时可请专业人员进行深度清洁。

第五，洗衣机的安全使用年限为8年，超过年限应及时更换。**PM**

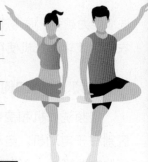

近来，明星刘畊宏的健身直播"火"了，尤其是其自创的"本草纲目健身操"（也称"毽子操"），可谓风靡男女老少。引导很多人跟着健身是好事，但有些人跟着视频跳了几天健身操，发现自己不仅速度、身体协调性跟不上，肌肉还特别酸痛，感觉膝盖都不是自己的了，甚至走路姿势都变成了"鸭子步"。

为什么有些人跟着练习健身操会出现肌肉酸痛、膝关节损伤等不适呢？

扫描二维码，立即收听

跟风健身，需量力而行

🖊 上海体育学院教授　马海峰

练习"毽子操"后，为何出现不适

首先，很多跟风练习"毽子操"的人之前并没有规律运动的习惯，长时间不运动或运动量很低，突然跟着"网红"健身，在有节奏的音乐、活跃的气氛、"教练"的鼓励和引导，以及朋友之间的互动等多方"加持"下，运动强度和量超出了自身所能承受的范围，便容易出现延迟性肌肉酸痛，严重的还可能出现横纹肌溶解症。

其次，"毽子操"的很多动作是小跳跃加大腿抬高伴内外旋转，很多跟练的人因为体力跟不上或髋关节的灵活性不够，在完成动作时会使膝关节和腰椎代偿性活动度增大，而这两个关节主要是稳定关节，活动度过大可能导致膝关节内、外半月板磨损和腰椎间盘被挤压，从而导致膝关节损伤或腰痛。

跟风"网红"健身，有哪些隐患

为了吸引流量和点击量，"网红"健身通常较为注重节奏感、畅快感和训练强度，动作以跳跃类为主，动作设计大开大合，并通过不断互动，吸引大家持续跟随锻炼。然而，跟练者也随之面临一些隐患：

● 大量的跳跃类动作需要一定的平衡能力和心肺能力，老年人及心血管疾病患者盲目跟练，可能存在跌倒及诱发心血管疾病发作的风险。

● 跳跃类动作会增加下肢负荷，体重较大者长时间进行此类运动，可能造成膝关节损伤。

● 正在节食减肥或长时间熬夜者，突然进行较高强度、较长时间的运动，可能导致体内血糖迅速降低，诱发头晕等不适。

跟着"网红"健身，注意这几点

❶ 了解自己的身体和体能状况　评估自己当前的身体状态，掌握健身的基础动作，判断哪些运动方式或动作适合自己。比如：想要跳"毽子操"，首先应掌握正确的动作，提高髋关节灵活度和心肺功能。

❷ 量力而行　最好配备心率表、心率带或其他可穿戴设备，在运动过程中实时观察自己的心率，最好将心率控制在（220－年龄）的55%~70%。

如果没有心率检测设备，运动强度以始终处于运动时能轻松说话的状态为宜。如果能在这样的运动强度下运动半小时，则可逐渐尝试强度更高的健身操。

❸ 充分热身　良好的热身应是达到微微出汗的程度，充分拉伸可有效提高肌肉感受器的功能，让肌肉处在最适合的长度。

❹ 保证运动条件　在家健身也别忘了更换合适的运动服装和运动鞋，选择合适的地点，清除运动场所内可能存在的风险，如移走尖锐物品、整理高低不平的地面、身边没有小孩等。🅿🅼

绝经后，勿忘"取环"

浙江大学附属妇产科医院妇科　赵一祎　李娟清（主任医师）

宫内节育器有"有效期"

宫内节育器是一种放置在子宫腔内的避孕装置，因最早形状呈圆环形而被称为"环"。如今，宫内节育器的形状和材料多种多样，但无论哪一种，都有有效期。比如：带铜 T 形宫内节育器的有效期为 10～15 年，带铜 V 形宫内节育器的有效期为 5～7 年，母体乐的有效期为 5～8 年，宫腔形铜宫内节育器的有效期为 20 年，吉妮环的有效期为 10 年，曼月乐的有效期为 5 年。

超期"服役"的宫内节育器可能会断裂、嵌顿、移位、扭转，有尾丝的宫内节育器还可能引起生殖系统感染。使用带铜宫内节育器时无法进行磁共振检查。因此，"放环"避孕的女性应按时更换或及时取出宫内节育器。女性绝经后无避孕需求，应在停经 6～12 个月时"取环"。

绝经后须尽早"取环"

绝经后女性卵巢萎缩，雌激素水平下降，生殖系统发生退行性变化，子宫萎缩，宫颈变短、变硬。至老年期，宫颈变为扁平，宫颈管狭窄甚至粘连，阴道后穹隆完全消失。有调查发现，绝经不满 2 年者，顺利"取环"的比例为 96.1%；绝经超过 2 年者，"取环"困难的比例达 43.9%。随着绝经时间的延长，宫内节育器嵌顿、断裂及宫颈粘连的发生风险增大，"取环"困难程度逐渐增加，容易发生"取环"失败、子宫穿孔、"环"断裂等情况，严重的可出现"环"穿透子宫肌层游离到盆腹腔，造成感染、出血，甚至危及生命。因此，放置宫内节育器的女性在绝经 1 年内"取环"尤为重要。

"取环"方式有哪些

绝经 1 年内的女性，经超声检查确定宫内节育器位置正常、形状完整后，可选择门诊"取环"。因"取环"时宫腔内情况不可预见，且没有麻醉，故可能存在疼痛、"取环"困难或无法取出等情况。

绝经 1 年以上的女性，宜在宫腔镜直视下"取环"，以便医生明确宫腔形态、宫内节育器的类型和位置，以及子宫内膜情况，评估宫内节育器与宫腔、宫角及子宫肌层的关系，确定有无粘连、嵌顿或残留，避免手术操作的盲目性。宫腔镜手术时使用麻醉，患者可减少痛苦及恐惧。

"取环"后要注意什么

"取环"为宫腔操作，存在感染风险，"取环"后一般需要口服抗生素预防感染。同时，要密切关注腹痛、阴道流血及体温情况，发现异常及时就诊。"取环"后 2 周内不能游泳、盆浴、过性生活。**PM**

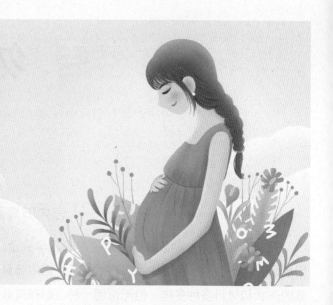

在漫长的妊娠期，孕妇可能会出现各种状况，其中，胎膜早破（俗称"破水"）是孕妈们经常听到的词语之一。胎膜早破是指胎膜在临产前发生自然破裂，可发生于任何孕周，是孕期最常见的并发症。根据发生时间，胎膜早破可分为足月胎膜早破和未足月胎膜早破。孕妈们对待胎膜早破往往有两种相反的心态：有些过分惊慌，要求立刻终止妊娠；有些满不在乎，甚至在"破水"后还淡定地洗完澡，才来就医。实际上，这两种做法均不可取。

胎膜早破，别惊慌也别忽视

华中科技大学同济医学院附属协和医院妇产科副主任医师　王乾华

感染，胎膜早破的首要因素

导致胎膜早破的常见原因有4种：①生殖道感染。一些病原体（如衣原体、B族链球菌等）可侵袭宫颈内口的局部胎膜，使胎膜韧性下降、脆性增加，是造成胎膜早破的首要原因。孕妇一旦发现阴道分泌物异常，应及时就医。②羊膜腔压力过高。有妊娠期糖尿病、巨大儿、羊水过多等情况，可增加羊膜腔压力，诱发胎膜早破。双胎或多胎妊娠也是胎膜早破的高危因素。③外伤。摔倒、撞击等外力冲击腹部，易致胎膜早破。④营养不良。缺乏维生素C和铜、锌等微量元素，可使胎膜脆性增加，易致胎膜早破。多见于妊娠呕吐严重者。

警惕"涓涓细流"似的胎膜早破

胎膜早破的典型症状为突感较多的液体自阴道流出，如泉涌，内裤湿透。典型的胎膜早破易于分辨，但对于"涓涓细流"似的阴道流液，不少孕妇会将其与漏尿或阴道分泌物增多相混淆，常在超声检查时发现羊水明显减少，才被医生告知发生了胎膜早破。因此，当发生阴道流液时，孕妇应提高警惕，在无法自行判断原因的情况下，需及时就医。

鉴别胎膜早破的方法通常有4种：①扩阴器检查，见液体自宫颈口流出或后穹隆有液池形成。②超声检查发现羊水较前明显减少。③由于羊水为碱性，故可用pH试纸检测阴道后穹隆液体，若pH试纸变成蓝色或深绿色，则支持胎膜早破的诊断。但须注意，pH试纸检测可能受血液、尿液等污染而出现假阳性。④阴道液涂片与生化检测等，常用于上述检查不能确诊者。

处理方法因孕周而异

不少孕妈担心：胎膜早破后，羊水会流光吗？通常情况下，羊水不会流光。一方面，羊水分为前羊水和后羊水，前羊水是胎头前面的羊水，量不多。胎膜早破后，前羊水流出，胎头下降，会在一定程度上堵住宫颈口，减少羊水继续流出的速度与量。另一方面，胎儿每天会产出新的羊水。

发生胎膜早破后，医生会根据不同孕周，采取合适的处理方法。

● 足月胎膜早破

无阴道分娩禁忌者，可尝试阴道自然分娩，胎膜早破 2 ~ 12 小时内无明显宫缩者，需积极催产；有手术指征者，应行剖宫产；胎膜早破超 12 小时者，需预防性使用抗菌药物。

● 未足月胎膜早破

不足孕 24 周者，胎儿存活率极低，宜引产；孕 24 ~ 28 周者，根据孕妇及家属意见及当地新生儿抢救能力，酌情进行期待治疗，但应警惕感染等风险；孕 28 ~ 35 周、无感染、无继续妊娠禁忌者，可进行期待治疗，视情况择期分娩；孕 35 ~ 37 周者，处理原则与足月胎膜早破者相同。

期待治疗主要为静脉输注抗菌药物（预防感染）、硫酸镁（保护胎儿脑神经，减少早产儿脑瘫的发生风险）等，必要时给予促胎肺成熟及宫缩抑制剂等。当终止妊娠的益处大于期待治疗时，宜终止妊娠。

足月胎膜早破亦不容"怠慢"

有些孕妈觉得，反正孩子已经足月，发生胎膜早破不要紧。其实不然。

首先，胎膜早破对母婴的首要危害是宫内感染，感染风险随胎膜早破时间的延长而增加。一旦发生严重羊膜炎，可危及母婴生命。同时，胎膜早破孕妇的新生儿罹患感染性疾病的风险高，易发生肺炎、颅内感染、败血症等。

其次，胎膜早破后，在重力及羊水流出时的冲击力的作用下，脐带易脱出宫腔，可能因脐带血管受压而导致胎儿急性缺氧（臀位胎儿尤其如此）。此时若不及时回纳脐带，将危及胎儿生命。

第三，羊水的快速流出可导致宫腔压力骤然改变，易发生胎盘早剥。若胎儿未娩出，胎盘已剥离，胎儿便失去了唯一的"氧气通路"，生命岌岌可危。

因此，任何孕周发生的胎膜早破都不容轻视。胎膜早破者不必惊慌，应立即拨打"120"急救电话，在等待救援过程中，尽可能减少直立行走或坐位，应采取仰卧位，并用小软枕垫高臀部。

牢记四点，远离胎膜早破

1 注意个人卫生，预防和治疗下生殖道感染。

2 孕期注意血糖和体重管理，避免因罹患妊娠期糖尿病而出现巨大儿、羊水过多等情况。

3 妊娠晚期避免性生活、负重和腹部撞击。

4 宫颈功能不全者因宫颈松弛，易发生羊膜囊脱出和感染，继而增加胎膜早破的发生风险，应在孕中期及时行宫颈环扎术。**PM**

这些孩子， 骨密度检查不可少

复旦大学附属儿科医院内分泌遗传代谢科主任医师　罗飞宏

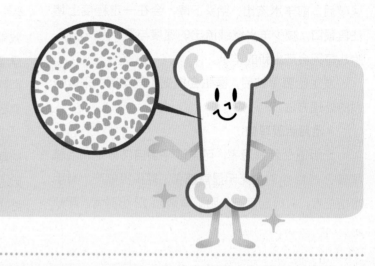

> 在多数人眼中，骨密度检查是老年人的"专利"。实际上，一些儿童也需要进行骨密度检查。

诸多因素影响儿童骨密度

骨骼的主要成分为胶原纤维等有机质和钙盐等无机质，儿童骨骼中有机质占比较成人高，骨骼的弹性和韧性好。骨密度即骨骼的矿物质密度，是反映骨骼强度的一个重要指标。人出生后，骨量逐渐增加，骨密度在儿童期呈稳定增长趋势，至青春期加速增长，一般在 30 岁左右可达峰值，维持一段时间后开始下降。最大骨量（峰值骨量）越低或出现时间越早，将来发生骨质疏松的风险越高。

影响儿童骨密度的因素主要有遗传因素和环境因素（包括营养、运动、疾病、药物等）。其中，遗传因素占 70% ~ 80%，环境因素占 20% ~ 30%。儿童在不同的生长阶段，骨密度的影响因素不尽相同。

有研究发现，早产儿的骨密度低于足月儿；骨密度降低的孕妇所生的孩子，骨密度也较低；混合喂养的婴儿发生骨密度异常的概率高于纯母乳喂养的婴儿。因此，孕前检查、婴儿保健和营养指导十分重要。

研究还发现，生长发育慢或过快的儿童，骨密度异常的发生率明显高于正常发育儿童，前者往往存在营养不良，后者容易出现营养相对不足。挑食等不良饮食习惯直接影响儿童的骨密度水平，健康、均衡的饮食在提高儿童骨密度方面显得至关重要。

户外活动少，特别是在阳光下运动少，会导致维生素 D 缺乏，影响钙、磷代谢，导致骨密度降低。儿童多进行体育锻炼，可以对骨骼产生适度刺激，增加一生中的峰值骨量。在 15 ~ 25 岁获得尽可能高的骨量，对预防骨质疏松症具有重要作用。

除上述因素外，患有慢性疾病、使用一些药物（特别是激素类药物）、外伤等，也会影响骨密度。

专家简介

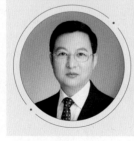

罗飞宏　《大众医学》专家顾问团成员，复旦大学附属儿科医院内分泌遗传代谢科主任、主任医师、博士生导师，中国医师协会青春期健康与医学专业委员会副主任委员、儿科医师分会儿童内分泌遗传代谢专业委员会委员，上海市医师协会医学科普分会副会长，上海市医学会儿科专科分会委员、罕见病专科分会委员。

这些儿童需要查骨密度

骨密度检查可以帮助了解骨质健康状况，如果儿童存在以下几种情况，家长要特别注意，及时带孩子就诊或定期随访，根据医生的建议进行骨密度检查。

❶ 生长迟缓

孩子生长发育落后，明显比同龄孩子矮，青春发育前年身高增长低于5厘米，或青春发育开始后年身高增长低于6厘米，除排查病因外，骨密度检查也是重要内容。

❷ 身体畸形

儿童无明显诱因出现肢体畸形（如鸡胸、O形腿、X形腿等），通常预示着存在维生素D缺乏、骨骼发育障碍、

某些慢性病（特别是肾脏病）的可能性，需要排查病因，骨密度检查是一项重要内容。

❸ 患内分泌疾病或长期用药

患有甲状腺功能减退症、甲状旁腺功能亢进症、库欣综合征、特纳综合征、性早熟等内分泌疾病，可导致骨密度降低。患儿应定期随访，遵医嘱进行相关检查，包括骨密度检查。长期使用糖皮质激素、抗癫痫药、哮喘控制药物、环孢素、甲氨蝶呤等药物，也可能影响骨骼发育，需要定期监测骨密度变化，发现问题及时处理。

❹ 反复骨折

少数儿童可能患有成骨不全症，反复发生骨折，即"脆骨病"。这类患儿的骨密度很低，若未得到合理治疗，通常会导致肢体残疾。

此外，户外活动少、缺乏体育锻炼的儿童，骨密度降低的可能性较大；有家族性骨质疏松症、早发性骨质疏松症、重度骨质疏松症家族史的儿童，存在骨密度减低的风险，也需要定期监测骨密度。

哪种骨密度检查适合儿童

骨密度的测量方法较多。双能X线吸收法是目前公认的骨密度测定的首选方法，是诊断骨质疏松症的"金标准"，可测量各部位的骨密度，还可以进行体成分分析，精度高、误差小、扫

描时间短、辐射剂量小，比较适合儿童。单光子吸收法可测量桡骨或尺骨中远1/3交界处的骨密度值，辐射低、价格低廉，较适合"普查"，缺点是无法分别测量松质骨和皮质骨的骨密度。定量超声法常用于跟骨、髌骨、胫骨等部位的骨密度测量，优点是无辐射、价格低，缺点是只能测量皮质骨的骨密度。

误区分析

误区1：骨密度检查辐射大，对儿童伤害大

分析：目前常用的双能X线吸收法的辐射剂量非常小，不会对儿童产生伤害。测定腰椎和全身骨密度时受到的辐射量为5～6微西弗，远低于横跨大西洋往返飞行所受的辐射量（80微西弗），低于在地球上生活一天所受的天然辐射量。测定前臂骨密度时，所受的辐射量更低，仅为2～3微西弗。

误区2：孩子没有不适，骨密度不会异常

分析：骨钙减少，引起骨骼疼痛时，通常骨密度已严重降低。儿童骨骼中纤维组织多，发生骨量减少、骨密度降低后，可以没有任何不适，只有检查后才能发现。

误区3：经常给孩子补钙，骨密度就不会异常

分析：补充钙质可以增加骨密度，但钙的吸收率个体差异很大，原因是受消化系统功能、体内维生素D水平高低、疾病等多种因素的影响。因此，部分儿童即使常规补钙，骨密度也可能较低。**PM**

┤ 医生手记 ├

　　对绝大多数家庭而言，生育后代是一件轻而易举的事情，但是对28岁的小张来说，却是内心长久的痛。婚后"努力"了一年多，妻子的肚子始终没有"动静"。为了找到不育的原因，夫妻俩做过很多检查，妻子没查出什么问题，小张查出精子质量略差，一直在吃药。为了提高受孕率，夫妻俩特意安排在女方排卵期时过性生活。然而，在"希望"一次又一次落空后，小张感到压力越来越大，不仅对性生活失去了兴趣，还出现了应激性性功能障碍，当妻子告知排卵期到来时，他就会出现性功能障碍。眼见得生育无望、性生活艰难，温馨的家庭生活变得一团糟。

莫让"心病"妨碍生育

北京协和医院泌尿外科教授　李宏军

■ 男性不育，易生"心病"

　　已婚男性生育后代要同时满足两个条件：一是具有良好的性功能，二是必须有足够数量的好精子。不能生育常让男性明显感觉到来自社会和家庭的压力，进而产生紧张、焦虑、忧愁等不良情绪。而这些不良情绪不仅会造成男性神经中枢功能紊乱和内分泌功能失调，导致性功能问题（不射精、勃起功能障碍、逆行射精等），也会使部分男性逐渐对性生活不感兴趣，甚至出现应激性勃起功能障碍。生育问题会导致心理问题，心理问题又会反过来影响生育功能和治疗效果，使问题变得更复杂，最终形成恶性循环。

■ 摆脱焦虑，科学应对

① 调整心态，树立信心

　　不育夫妇要认识到，生育是属于夫妻间的"私事"，不必太在意长辈、亲戚朋友、社会的"关心"和压力，更不要受其影响而"乱了方寸"，要按部就班、有计划地进行治疗或调整。

　　不生育是相对的，医生一般不会轻易给患者下"不能治疗"或"绝对不育"的诊断。从理论上说，男性只要有一个精子就有让配偶自然怀孕和生育的机会，实在不行还可通过医学助孕技术来解决生育问题。

② 适度关注，避免频繁诊疗

　　临床上，一些患者对诊断和治疗过分关注，频繁要求复查、调整药物，甚至马不停蹄地使用试管婴儿技术。实际上，这么做往往"欲速则不达"。患者应在医生指导下进行治疗和复查，一般每2～3个月复诊一次即可。事实上，有些患者是在治疗间歇期让妻子受孕的。

③ 换换环境，放松心情

　　许多患者讲述：他们是在调换工作、改变生活环境、旅游等过程中实现生育愿望的。这说明，适时"换换环境"，改变一下心理状态，有助于提高生育概率。

　　临床上不乏这样一些不育患者：他们多方求治无果，最后丧失信心、放弃治疗，决定领养孩子。之后，妻子竟自然怀孕、生子，可谓"有心栽花花不开，无心插柳柳成荫"。"求子心切"造成的紧张、焦虑等心理问题，在领养孩子后得以彻底摆脱，情绪得以放松，生育问题往往就迎刃而解了。PM

斑贴试验：居家自检不靠谱

上海市皮肤病医院皮肤科副主任医师　邹 颖

> 过敏是非常普遍的皮肤问题，很多人都有接触某种物质后出现过敏的情况，如更换化妆品后面部皮肤过敏等。当出现这些情况后，医生一般会建议过敏者做一次斑贴试验，以明确到底是哪种物质导致的过敏，即查找过敏原。

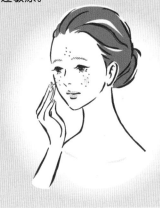

一些过敏者嫌去医院就诊麻烦，便在网上购买了可以在家自检的斑贴试验检测套装。据称，一款检测套装包含30种化妆品中常见过敏原，只需要将其贴在背部，就可以通过皮肤表现（是否红肿等）判断是否过敏。斑贴试验是否可以像新冠病毒抗原检测一样实现居家自检呢？

"斑贴试验"，查过敏原的经典方法

皮肤斑贴试验是确定过敏原的经典方法，适用于多种皮肤过敏问题，如戴金属首饰、涂抹化妆品后出现接触性皮炎，理发师接触染发产品、维修工接触黏合剂、家庭主妇接触各类洗涤产品导致手部湿疹，以及很多不明原因反复发作的皮炎，等等。

斑贴试验的试验物可以是过敏原试剂，也可以是怀疑过敏的具体物质（如某化妆品）。测试时，将试验物敷贴于背部48小时后观察皮肤反应。如出现阳性结果，则提示受试者对该过敏原过敏。皮肤斑贴试验对明确过敏原十分重要，只有明确了过敏原，才能在日常生活中有的放矢地避免接触含此类成分的产品，预防再次发生接触性皮炎等过敏性皮肤病。

居家自检，不靠谱、不可行

由于斑贴试验一般在医院进行，还要在48小时后复诊，不少没有明显不适、只想判断自己是否对某些成分过敏的人不愿意为此专门去医院就诊。针对这种需求，"自检套装"应运而生。那么，斑贴试验是否可自检呢？答案是否定的。斑贴试验是非常专业的皮肤科检查，一定要在专业医务人员的指导下进行。

首先，斑贴试验的过敏原选用，需要由医生根据患者的病史、接触史等综合判定。其次，斑贴试验的操作有非常专业的要求，敷贴、去除、标记等，任何一个环节操作不规范，都会影响测试结果。最关键的是，斑贴试验的结果读取，不是一目了然的"一条杠"或"两条杠"，而是千变万化的皮肤反应，需要具备相当经验的医务人员才能完成。因此，所谓的斑贴试验居家自检，不可靠、不可信、不可行。

做斑贴试验，注意这几点

首先，急性发作期通常不适合做检查，需在炎症消退或缓解后进行。其次，激素等药物可能影响试验结果，患者应向医生说明用药情况。第三，检查期间应保持受试部位干燥，避免清洗和剧烈运动，尤其是敷贴期间，背部不能沾水或出汗过多，以免影响试验结果。第四，检查期间不宜搔抓受试部位，如果在敷贴过程中出现明显烧灼感或不能耐受的瘙痒，应及时与医生联系。**PM**

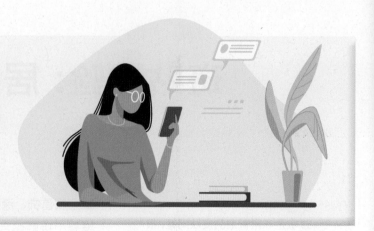

很多人有过这样的经历：每天面对繁重的学习或工作任务，完成时已到入睡时间，但很想放松、娱乐一下，于是拿起手机，结果一发不可收拾……也想过应该放下手机睡觉，毕竟熬夜会影响第二天的学习和工作效率，但正在兴头上，往往停不下来。此刻便要考验个人的自控力了。

提升自控力，
从"延迟满足"开始

北京林业大学应用心理学系　郭甜甜
中国科学院心理研究所　唐义诚　高文斌（研究员）

自控力：延迟满足的能力

自控力，也称自我控制，指的是个体抑制自己即时的冲动或欲望，通过调节自身行为来实现长期目标或获取长远利益的一种能力。一般地说，成年人的自控力强于青少年。

在心理学研究领域，评价自控力有很多专业的方法，如采用量表测量自我控制力和冲动、延迟满足测试、认知任务等。从个人角度来讲，可通过自己的延迟满足水平来评判自控力的强弱。所谓延迟满足，是指愿意为更有价值的长远奖励而放弃即时满足的倾向，并能够在等待中表现出自我控制的能力。延迟满足的关键点是：选择即时的娱乐与满足，还是考虑这件事的长期影响。

设想一种情景：此刻面前放着一块你平时最爱吃的棉花糖，其美味令人"垂涎欲滴"；正准备拿起棉花糖品尝时，有人通知你，如果现在能忍住不吃，15分钟后你可以再得到一块相同的棉花糖。面对这样的情形，你是否会选择等待15分钟，以得到两倍数量的棉花糖呢？

事实上，你可以将摆在面前的棉花糖替换成任意能让自己得到"即时满足"的事物，比如：购买一件心仪已久的物品，玩自己喜欢的手机游戏，"追"自己期待已久的电视连续剧，等等。而等待15分钟后可得到的第二块棉花糖，代表着更长远的收获。能为实

专家简介

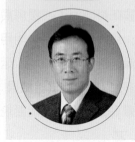

高文斌　中国科学院心理研究所研究员、心理健康促进研究中心主任，中国心理学会心理学普及工作委员会主任、医学心理专业委员会委员，北京心理卫生协会常务理事。长期致力于心理健康促进的理论研究与临床实践。

现长远目标而忍住眼前诱惑、抑制冲动的人，延迟满足的水平更高，个人的自控力更强。等待的时间可以从15分钟延长至1小时、1天、1个月，甚至1年，能等待的时间越久，说明自控力越强。

自控力不佳，可致心理行为问题

心理学上有一个有趣的现象，即每个人心中都存在两个"怪兽"：一个监督我们做出合理、符合长远利益的行为；另一个则催促我们满足自己的冲动和欲望，专注于眼前利益。自我控制能力不佳时，倡导"即时享乐"的"怪兽"占据上风，个体便会沉溺于短期的满足与享受之中，久而久之，可导致一系列问题行为，如网络成瘾、物质滥用、吸烟、饮酒等，还可引发焦虑、抑郁等消极情绪，危害心理健康。

自控力与青少年的健康成长和发展密切相关。有研究显示，自控力强的青少年学业表现更佳，主观幸福感更高，表现出更多的亲社会行为。反之，自控力不佳的个体易于冲动，在与他人交往的过程中，容易发生争执甚至打架斗殴等行为，严重者还有可能走上犯罪道路。

5个提示，提升自控力

自控力会在许多微不足道的小事中得以体现。提升自控力，应从日常生活中的多方面加以注意。

❶ 树立信心，避免畏难情绪

即使个人自控力较差，也必须树立自信心，要认识到自我控制其实并没有想象中的那么难。

❷ 目标适宜，循序渐进

提升自控力的过程应该循序渐进。不要一开始就把目标定得很高，那样反而容易失败，导致对个人自控力的"怀疑"。例如：许多人因肥胖而控制饮食，但饮食结构很难立刻调整到正常水平，为此，一定要设定合理的目标、制定相应的监督策略，才能让提升自控力"落到实处"。

❸ 克制冲动，三思而后行

面对诱惑时，要养成"三思而后行"的习惯，避免因为"即时满足"而影响更长远目标的实现。另外，在日常生活中有意识地控制冲动，也有利于自控力的提高。

❹ 养成规律运动的习惯

能够坚持规律的体育运动，既考验个人的自控力，也是对自控力和意志品质的一种锻炼。有研究发现，受试者坚持运动健身计划的时间越久，他们的自控力就越有提升，表现为更少吸烟、喝酒、吃垃圾食品、发脾气和冲动行事等。

❺ 重视亲子沟通，共同抵制诱惑

青少年自控力通常较差，家长需要给予更多关注。研究显示，父母的教养方式对青少年自控力有一定影响，青少年自控力的提高离不开父母或监护人的引导与培养。青少年面临着来自生理、同伴关系、学习、人格形成等多方面的问题，父母要重视亲子沟通，及时知晓青少年所遇到的种种困惑，并进行有效的引导，帮助他们抵制诱惑，提高自控力，远离各类不良习惯。 **PM**

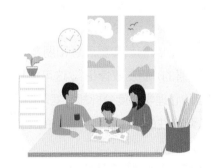

小贴士

"任何能让你离开椅子的活动，都能提高你的意志力储备。"自我控制是与即时满足的斗争，亦是自我的斗争；抵制我们面前的欲望与诱惑，或许亦能成为通向人生理想的阶梯。

"社牛"：不必过度追捧

华东师范大学心理与认知科学学院　欧阳嘉琪　张萌　孟慧（教授）

　　人际交往一直是人们关注的话题，既"社交恐惧症"后，又涌现了"社交牛X症"这一网络热搜词语。与社交恐惧症相反，其是指在社交或社会行为中外向、不怕生、自来熟，乐于表现自己，可以快速与陌生人打成一片的人，具有一定的调侃意味。很多对社交畏首畏尾的人对那些善于社交的"社牛"们羡慕不已，认为他们更自信、乐观，可以在社交中如鱼得水，拥有更多机会。然而，事实真的如此吗？

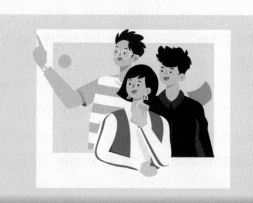

"社牛"，并没有那么"如鱼得水"

　　想象一下，如果真的可以在虚拟世界里定制自己的人格，你更愿意选择什么样的社交属性呢？或许很多人会选择"社牛"的性格，因为他们能迅速与陌生人打成一片，似乎意味着积极、乐观、高情商、善于社交等优点。但事实上，很多社交很牛的人，并没有看起来那么快乐。

　　人们是更倾向于与总处于"聚光灯焦点"中且有很多朋友的"社牛"成为朋友，还是与不善言辞且只有三两朋友的"社恐"成为朋友呢？心理学研究发现，在只能择其一时，人们其实更愿意和朋友数较少的人交朋友，即所谓的"朋友数悖论"。这可能与不少人的认知相悖，但从心理学角度分析却有据可循。

　　首先，人际交往的本质是各种资源的互换。"社牛"的人拥有更多朋友，需要花费更多的资源和精力来维持人际关系，但人的资源和精力往往是有限的，这就导致其对每个朋友所付出的资源和精力相对更少，与朋友之间的联结可能并没有那么紧密。

　　其次，按照自我控制能量理论的观点，人们在完成自我控制任务的过程中，会消耗一定的认知资源。一旦人们处于长时间或需要高强度投入这类任务的情境中，其认知资源会出现短暂性耗竭，进而使人的情绪变得消极、自制力水平降低，甚至引发更多的冲动行为，也会使人体会到"心累"。"社牛"的人有很多朋友，在社交过程中消耗的精力也相应增多，更容易发生认知资源耗竭。可能在别人看不到的深夜，结束社交的"社牛"也会感叹"心好累！"。

面对社交，不妨真诚从容

　　当今时代，人们对发展和维持社交关系的担忧无处不在。其实，"社牛"的社交生活可能并没有很多人想象得那么轻松，大家也没有必要对"社牛"过度追捧或崇拜。

　　在人际交往中，真诚待人、"以心换心"才是最重要，也是最好用的原则。无论是发自内心的真诚微笑还是语言，都会在社交中给对方留下积极的印象，使自己更具有吸引力，更容易被他人喜欢。无论是乐于表现自己的"社牛"，还是不愿意在人前展示自己的"社恐"，都不应该让这些标签成为自己的烦恼和累赘。每个人都具备真诚社交的能力，也都有自己的特色，享受适合自己的社交过程才是真谛。**PM**

在脑卒中患者遗留的功能障碍中，姿势平衡功能障碍占比高达73%，不仅影响患者的独立生活能力和活动范围，阻碍患者步行能力的恢复及偏瘫步态的改善，也使患者发生跌倒的风险增加。姿势控制的强化对改善患者的平衡功能，促进日常活动和步行能力的恢复具有积极意义。

六式太极拳，
改善脑卒中后平衡能力

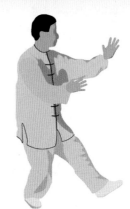

上海中医药大学康复医学院　王晓蕾　甘宜邈　冯 伟（教授）

六式太极拳，锻炼平衡功能的好方法

太极拳包含自发的身体重心转移控制，属于协调性、全身性运动，近几年受到医学研究者的关注，并逐渐地被应用到脑卒中、帕金森病、慢性阻塞性肺疾病等慢性疾病的康复训练中。

研究人员发现，脑卒中患者选择太极拳中的起势、左右野马分鬃、左右倒卷肱、云手、海底针和如封似闭六种动作（即"六式太极拳"）进行训练，可提高其姿势控制能力。

患者做六式太极拳各动作时，都需要保持屈膝半蹲状态，可帮助增加下肢肌群的力量，加强膝与踝关节的稳定性，提高重心转移能力，改善双脚的重量分布。太极拳训练的根基在于下肢的稳定，多加练习可提高姿势平衡功能。

六式太极拳训练主要适用于生命体征平稳，意识清楚，心肺功能良好，无明显感觉、认知、智力障碍的脑卒中恢复期患者。合并严重糖尿病、高血压、严重心肝肾功能不全、严重关节病变、恶性肿瘤的脑卒中患者禁用。

练习六式太极拳，主要"分三步"

训练频率为每周4次。为安全起见，脑卒中患者应在专业人员的指导下进行训练，训练场地应放置凳子。如果患者感觉疲劳或有任何不适（如呼吸不畅等），应立即停止训练。

① 5分钟呼吸放松训练

从站立位腹式呼吸动作，逐渐过渡到双下肢微蹲状态下的腹式呼吸动作。在指导人员的辅助下，将重心调整于双足之间，防止出现依赖健侧下肢负重的代偿动作。将健侧手掌放置于腹部，吸气时手掌随腹部抬高，呼气时手掌随腹部下降，慢慢呼气，使吸气与呼气时间之比逐步达到1:4。

② 30分钟太极拳动作训练

患者依次练习六式太极拳动作，练习过程中要注意动作与呼吸的配合。指导人员进行动作示范，辅助患者进行重心调整，纠正患者的动作。

③ 5分钟休息调整

休息和放松，调匀呼吸。PM

扫描二维码，观看"六式太极拳"视频

前段时间, 毽子操火遍全网。虽然毽子操是一种居家健身的好方法, 但由于其节奏快、强度大, 不适合老年人。老年朋友居家健身, 不妨试试弹力带抗阻锻炼。

老年人居家健身，试试弹力带练习

✍ 上海交通大学体育系教授　王会儒
动作示范　黄雯妍

抗阻运动是肌肉克服外来阻力进行的主动运动, 包括俯卧撑、波比跳等克服自身体重的练习, 以及杠铃、哑铃等借助外界阻力的负重锻炼, 弹力带锻炼属于后者。

弹力带是由乳胶制成的抗阻力训练器械, 通过改变弹力带的伸展长度, 可锻炼肌肉力量。根据弹性系数, 弹力带分为7种阻力级别, 分别用不同的颜色表示, 方便练习者挑选。与杠铃、哑铃相比, 弹力带价格便宜, 方便携带和存放, 可通过自我感觉疲劳程度来控制运动强度, 适合老年人居家锻炼使用。

注意事项
❶ 选择适合自己能力的弹力带型号, 从阻力较低、容易拉伸的级别开始练习。注意弹力带的保质期, 不要使用过期的弹力带, 以免发生锻炼损伤和伤害事故。
❷ 练习前做好关节、肌肉的拉伸等准备活动。
❸ 根据身高调整弹力带的长度, 练习时应握紧弹力带, 不要突然松手。
❹ 掌握好运动频率和运动强度。一般每周练习2次, 不要连续练习。

一、胸前平拉伸

● **练习方法**：把弹力带缠在手上, 置于胸前, 手臂与肩同高(图1-1)。像拉拉力器一样, 把弹力带向两侧平拉(图1-2)。练习10～12次, 休息20秒; 重复3组。
● **主要作用**：锻炼胸大肌和手臂力量, 改善身体姿态。
● **注意事项**：站直, 用手臂和胸大肌的力量把弹力带拉平, 身体其他部位不要用力。

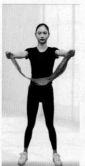
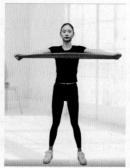

图1-1　　　　图1-2

二、背后平拉伸

● **练习方法**：把弹力带缠在手上, 高举至头顶(图2-1)。屈臂, 在背后把弹力带向两侧平拉, 拉至与肩同高(图2-2)。练习10～12次, 休息20秒; 重复3组。
● **主要作用**：锻炼背阔肌和手臂力量, 预防驼背。
● **注意事项**：站直, 用手臂和背阔肌的力量平拉, 身体其他部位不要用力。

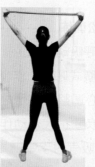
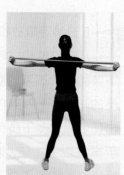

图2-1　　　　图2-2

三、向前平推

● **练习方法：** 把弹力带缠在手上，置于腰部，屈肘，与肩同宽（图3-1）。伸直手臂，向前平推出（图3-2）。练习10~12次，休息20秒；重复3组。

● **主要作用：** 锻炼前锯肌和手臂的力量，改善身体姿态。

● **注意事项：** 站直，把弹力带向前平推，身体其他部位不要用力。

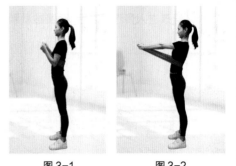

图3-1　　图3-2

四、直立侧拉伸

● **练习方法：** 把弹力带缠在右手，双脚踩住另一端（图4-1）。用腰部的力量把弹力带拉直，使身体回到直立状态（图4-2）。左侧练习6~8次，换右侧练习6~8次，休息20秒；重复3组。

● **主要作用：** 锻炼侧腰部肌群的力量。

● **注意事项：** 用腰部力量拉伸弹力带，手臂不要伸直，身体其他部位不要用力。

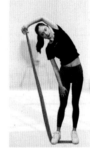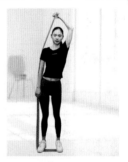

图4-1　　图4-2

五、直臂前平举

● **练习方法：** 把弹力带缠在手上，双脚前后分开，左脚踩住弹力带（图5-1）。双臂向前平拉，把弹力带拉到与肩同高（图5-2）。一侧练习6~8次，换另一侧练习6~8次，休息20秒；重复3组。

● **主要作用：** 锻炼手腕和三角肌的力量，改善身体姿态。

● **注意事项：** 站直，伸直手臂把弹力带拉到与肩同高的位置，身体其他部位不要用力。

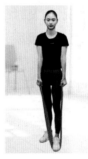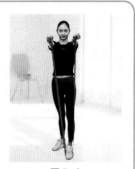

图5-1　　图5-2

六、坐姿脚前屈

● **练习方法：** 坐在垫子上，两腿伸直，把弹力带缠在手上（图6-1）。屈臂，用脚前掌的力量，把弹力带向地面压（图6-2）。练习8~10次，休息20秒；重复3组。

● **主要作用：** 锻炼脚踝和脚趾的力量，提高步态控制能力，预防跌倒。

● **注意事项：** 双腿不要弯曲，整个练习过程中保持躯干直立，始终屈臂、保持弹力带的张力，用脚前掌的力量把弹力带压向地面。**PM**

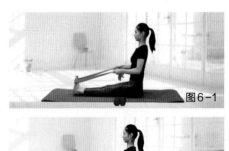

图6-1

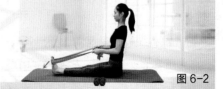

图6-2

> 男孩进入青春期以后，随着雄激素源源不断地产生，阴茎开始发育，阴茎包皮的问题就变得重要起来。

青春期男孩，包皮问题要重视

上海中医药大学附属龙华医院泌尿外科主任医师 郁超

常见问题 包皮过长、包茎

包皮过长是指包皮完全遮盖尿道口，但可向上翻转，显露整个阴茎头（即完全露出冠状沟）。一般而言，婴幼儿期包皮过长不会影响阴茎发育，只要经常上翻、清洗即可，无需过早手术，最好等到阴茎发育基本结束时再考虑是否需要手术。如果反复出现包皮垢增多、包皮龟头炎发作，或包皮完全覆盖尿道外口，导致排尿后包皮腔内积聚尿液等情况，宜及时行包皮环切术。

包茎是指包皮口狭小，包皮包裹尿道口和阴茎头，不能向上翻转，或虽能翻转但不能露出整个阴茎头。对青春期前的男孩而言，包茎可以是生理性的，除非影响排尿或导致感染，一般不用急于手术治疗；若包茎严重且阴茎皮肤过少，影响阴茎发育，则需要及时手术。进入青春期后，阴茎受雄激素影响而快速生长，包茎会限制阴茎发育，造成勃起不适感等情况；同时，皮脂腺分泌变得旺盛，包茎会导致包皮垢堆积，无法有效清洁，造成龟头炎反复发作、包皮龟头粘连、尿路感染、包皮嵌顿等诸多问题。成年后，包茎还会诱发性功能障碍、急慢性前列腺炎、男性不育，甚至阴茎癌。因此，青春期男孩如存在包茎，需要及时行包皮环切术。

少见问题 隐匿阴茎、蹼状阴茎

除上述情况外，还有一些阴茎包皮问题也要手术治疗，如隐匿阴茎和蹼状阴茎。

隐匿阴茎指阴茎大小基本正常，但全部或大部分阴茎藏匿于耻骨前或阴囊皮下组织中，阴茎外观短小，凸出外面的只有部分阴茎体和尖尖的包皮，严重者外观仅仅见到包皮。如果用手按压阴茎根部周围皮肤，阴茎体就会显露出来，但手一放开，阴茎体重新回缩；蹲位或坐位时，阴茎缩进的程度更为明显。

蹼状阴茎又称阴茎阴囊皮肤融合，是指阴囊中缝皮肤与阴茎腹侧皮肤相融合，使阴茎与阴囊未完全分离，呈蹼状，失去了正常阴茎阴囊角的形态。当用手提起阴茎或阴茎勃起时，阴茎和阴囊之间的角度不明显。PM

特别提醒

青春期男孩包皮过长不一定需要手术治疗，但包茎等问题则需要手术治疗。家长应积极关注青春期男孩的生殖器官发育情况，尽早发现问题，及时规范诊治，同时要培养孩子的健康意识，引导孩子保持良好的卫生习惯和生活习惯，包括每天用温水清洗包皮等。

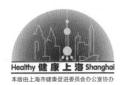

本版由上海市健康促进委员会办公室协办

近年来，中国宝武钢铁集团有限公司一直将员工健康放在重要位置，不断健全健康管理体系，提高员工的健康水平，增强员工的获得感、幸福感和安全感。为了落实中国宝武"十四五"战略规划，更好地满足员工的身心健康需求，该公司还制定了《健康宝武行动计划（2021—2025年）》。

中国宝武：
将健康行动纳入战略规划

本刊记者 王丽云

"健康乐学"：普及健康知识

健康知识普及行动是"健康宝武"的第一行动。多年来，该公司着力加强健康教育培训，打造健康知识普及阵地，建设健康管理服务队伍，探索建立线上和线下双线传播、集中和分散宣传相结合的全员健康教育培训机制。比如：将健康理念、知识和技能纳入员工教育培训计划，通过多种形式和载体推广健康生活方式；依托"中国宝武"微信公众号、《中国宝武报》、智慧工会、宝武微学苑等平台开展健康科普；建设健康食堂，加强膳食指导和营养宣传，促进员工平衡膳食，引导员工参与"三减"（减盐、减油、减糖）行动；将健康管理纳入班组建设，强化急救知识学习；等等。

"健康乐动"：促进全员健身

中国宝武在倡导员工加强运动的基础上，积极提升企业自有体育场所设施利用率，鼓励各单位在工作场所适当开辟健身场地，合理配备小型、便携、易操作的健身器材，开展工间健身活动。该公司一方面注重发挥群团组织优势，广泛开展文体活动，培养员工积极健康的兴趣爱好，鼓励员工至少有1项运动爱好或掌握1项传统运动项目，参加至少1个文体协会组织；另一方面，加强同地区不同单位之间的资源互通、活动互联、员工互动，打造运动会、文化艺术节等群众性品牌赛事，受到了员工的广泛欢迎。该公司还将探索建立健康积分平台等激励机制，引导员工从"要我运动"向"我要运动"转变。

"健康乐心"：维护心理健康

心理平衡是健康四大基石之一。为提高员工的自我心理调适和人际沟通能力，中国宝武依托心理健康讲座、团队拓展活动、体育运动等载体，开展心理健康科普宣传，普及实用有效的心理健康知识和技能。该公司还着手建设员工心理健康服务体系，建立心理援助工作机制，加强人文关怀和心理疏导，并开设了覆盖全公司的24小时心理咨询热线。

"健康乐习"：养成良好习惯

良好的行为习惯在很大程度上可以决定健康。近年来，中国宝武通过各种方式开展健康促进工作，改善工作环境，定期组织体检并不断优化体检项目，主要目的是引导员工养成健康的行为习惯。尤其是该公司推出的疗休养与一线员工全员培训相结合的"修学旅行"新模式，融入了诸多健康元素，为强化员工的健康理念和行为提供了良好环境。

"健康乐享"：完善健康管理

每个人都是自己健康的第一责任人。为帮助员工更好地管理自己的健康，中国宝武积极推动为员工建立健康档案，完善健康保障体系，促进基本医疗保险、大病保险、医疗救助、应急救助、商业健康保险及职工互助的有机衔接。未来，中国宝武将依托"智慧工会"系统建设"互联网＋健康服务"平台，为员工提供一站式、精准化的健康教育、管理和服务。PM

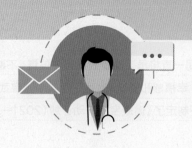

大众 ✚ 导医

网上咨询：popularmedicine@sstp.cn
专家门诊时间以当日挂牌为准

问 抗精子抗体阳性导致不孕怎么治

我结婚 3 年，一直未能怀孕，检查发现抗精子抗体阳性，其他没有明显异常。该怎么治疗呢？

浙江 花女士

复旦大学附属妇产科医院妇科主任医师王凌：精子具有抗原性，人体可能会在血液－睾丸屏障受到破坏、免疫系统异常等情况下产生抗精子抗体，导致不孕不育。男性与女性体内均能检测到抗精子抗体，其是否导致不孕不育，与精子抗体反应的强弱有关。据报道，9%～12.8% 的不育夫妇体内有抗精子抗体，也有 1%～2.5% 的可生育男性与 1.4% 的可生育女性具有该抗体。抗精子抗体相关不孕不育的常用治疗方法包括使用避孕套、药物治疗、辅助生殖技术治疗等。性生活时使用避孕套，避免丈夫精子进入妻子体内，经过一段时间后，待妻子体内的抗精子抗体"消耗殆尽"，有助于增加受孕率。在辅助生殖技术中，单精子卵细胞质内注射等技术可绕过受孕过程中抗精子抗体参与的大多数步骤，对抗精子抗体相关不孕不育疗效较好。

问 介入治疗是怎么治肿瘤的

我妻子患有肝癌，医生说需要采用手术治疗和介入治疗等方法进行综合治疗。什么是介入治疗？它是怎么治疗肿瘤的？

上海 罗先生

复旦大学附属肿瘤医院介入治疗科主任医师李文涛：介入治疗是在医学影像设备的引导下，结合临床治疗学原理，经皮或自然腔道，使用专门的微创器械，对各种疾病进行诊断及治疗。介入治疗是治疗肿瘤的常用方法之一，适用于实体肿瘤的治疗，如肺癌、肝癌、胃癌、大肠癌、胰腺癌等。是否适合使用介入治疗，需要医生对患者的具体病情进行综合评估后确定。

介入治疗可以通过"灌""堵""通""消"等方法治疗肿瘤。"灌"主要指在影像设备引导下，将导管插入肿瘤的营养动脉，把化疗药物等灌注到肿瘤病灶内，精准"打击"病灶，"杀灭"肿瘤细胞。"堵"是指将导管插入肿瘤的营养动脉后，注入栓塞剂（碘油、明胶海绵等），将动脉栓塞，切断肿瘤生长的营养来源，"饿死"肿瘤。"通"是指采用介入方法疏通被肿瘤堵塞或压迫的腔道，如消化道、呼吸道、胆管、输尿管、血管等。"消"主要指消融治疗，如射频消融、微波消融等，将治疗电极等插入肿瘤，用射频、微波等物理能量破坏肿瘤组织。其中，"堵"和"灌"有时可同时进行，协同"作战"；"堵"还可与外科手术治疗相互配合，阻断肿瘤血供，减少术中出血，并使肿瘤缩小，提高手术切除率。比如，经导管肝动脉化疗栓塞术（TACE）已成为治疗肝癌的重要方法之一。

问 儿童患系统性红斑狼疮，生活中该注意什么

我女儿14岁，最近被诊断患有系统性红斑狼疮。听说这病比较难治，目前治疗效果怎么样？日常生活中该注意些什么？

江苏 曹女士

上海市儿童医院肾脏风湿免疫科副主任医师郝胜：系统性红斑狼疮是一种累及全身多系统、多脏器的自身免疫性疾病，多见于育龄期女性，但儿童患者也不少见，占15%~20%。系统性红斑狼疮除引起面部皮肤蝶形红斑外，还可导致全身几乎所有器官损伤，包括肾、肺、肝、肠、脑等。这主要是因为患者体内存在自身抗体，通俗地说，是人体内的部分正常免疫细胞"叛变"，转而攻击自身。患者的病情严重程度取决于这部分"叛变者"的数量和各个器官的"城墙"厚度。治疗该病需要尽可能清除这些"叛变者"，又不误伤正常的免疫细胞。常用治疗药物包括激素等免疫抑制剂和生物制剂。随着医学的进步和药物的研发，系统性红斑狼疮的治疗越来越有效、精准，绝大多数患者都能正常生活。

适度运动和营养均衡有助于延缓疾病发展，改善预后。患儿宜每周进行150~300分钟的中等强度有氧运动，如慢跑、游泳等，避免久坐不动。关节不适的患儿可辅以每周2~3次的力量、柔韧和平衡运动，以增强肌肉和骨骼的力量，防止肌肉萎缩。需要注意的是，在疾病活动期或脏器功能失代偿期，不宜过度运动，要待病情稳定后循序渐进地增加运动量和强度，量力而行。饮食应注意健康、均衡，多摄入富含优质蛋白质、纤维素、多不饱和脂肪酸、维生素、矿物质的食物。食用大蒜、柑橘类水果、欧芹、香菇、花椒等可能会加重病情，宜少吃。

问 患非霍奇金淋巴瘤，需要做造血干细胞移植吗

我患有非霍奇金淋巴瘤，正在接受化疗。听说造血干细胞移植可以治疗这种病，我需不需要做呢？其疗效怎么样？

北京 李先生

北京大学肿瘤医院淋巴肿瘤内科主任医师刘卫平：非霍奇金淋巴瘤是淋巴瘤中最常见的一种类型，包括弥漫大B细胞淋巴瘤、套细胞淋巴瘤、T细胞淋巴瘤等。其中，弥漫大B细胞淋巴瘤占所有淋巴瘤的30%~40%，初治的低危患者在常规化疗后即可获得缓解；初治的高危患者仅采用常规化疗是不够的，即使能完全缓解，持续时间也不会太长，最好通过自体造血干细胞移植巩固疗效；对化疗敏感、治疗后2年以上复发的患者，首选自体造血干细胞移植治疗；治疗后1~2年复发的患者，进行该项治疗的效果尚可；一线治疗无效、对化疗不敏感及治疗后1年内复发的患者，从该项治疗中获益的可能性较小。套细胞淋巴瘤患者宜在常规化疗后进行自体造血干细胞移植，并在移植后维持治疗。T细胞淋巴瘤患者总体预后较差，进行自体造血干细胞移植后，十年总体生存率可达40%以上，获益明显。对大多数复发、难治的淋巴瘤患者而言，若身体状况允许，造血干细胞移植是首选治疗方法。PM

夏天是外出游玩的大好时节，但也是蛇类最活跃的季节。如果不慎被蛇咬伤，如何区分蛇有没有毒？又该如何应急处理呢？且听专家分析。

夏日出游，小心"蛇出没"

山东大学齐鲁医院中毒与职业病科　李雅倩　菅向东（主任医师）

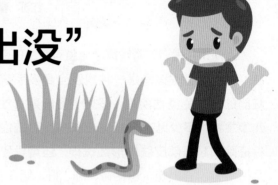

被蛇咬伤，须观察三点

被蛇咬伤后，观察早期皮肤表现及症状，通常要察看牙痕、局部伤情和全身表现，这是鉴别是否为毒蛇咬伤的重要依据。

❶ 牙痕特点

被无毒蛇咬伤后，咬伤部位可见两排细锯齿状浅小牙痕；被毒蛇咬伤后，局部可见两颗较大的、呈"∵"形分布的毒牙咬痕，亦有呈"∷"形的。

❷ 皮肤与局部表现

被无毒蛇咬伤后，局部可有疼痛和出血；数分钟后，疼痛可逐渐减轻或消失，出血可自行停止，无肿胀、坏死。

被毒蛇咬伤后，伤口多有麻木或剧痛，逐渐加重，伤肢迅速肿胀，伤口出血少许或出血不止，部分伤口出现水疱、血疱、瘀斑、溃疡和坏死。

❸ 全身表现

被无毒蛇咬伤后，全身症状不明显，患者可有轻度头晕、恶心、心悸、乏力等，往往是紧张、恐惧所致。

被毒蛇咬伤后，全身症状明显，轻者表现为头晕、头痛、眼睑下垂、视物模糊、吞咽困难、全身肌肉酸痛、恶心呕吐等；严重者可出现胸闷、呼吸困难、昏迷，甚至死亡。

按分泌毒素不同，毒蛇大致分为四类：①神经毒素类，如金环蛇、银环蛇、海蛇等，主要损害神经系统，可引起呼吸和肌肉麻痹；②血液毒素类，如蝰蛇、竹叶青蛇等，主要损害血液及循环系统，可引起凝血功能障碍；③细胞毒素类，如眼镜蛇等，可引起细胞、组织坏死等；④混合毒素类，包括眼镜王蛇、蝮蛇、尖吻蝮蛇等，有两种以上毒素的中毒症状。

专家简介

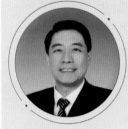

菅向东　山东大学齐鲁医院中毒与职业病科主任、主任医师、教授、博士生导师，中国老年医学学会急诊医学分会副会长，中国毒理学会中毒与救治专业委员会副主任委员，中国医学救援协会灾害救援分会常务理事。擅长农药、酒精、有机溶剂、有毒动植物等所致中毒的诊治。

及时施救，化险为夷

如果在户外游玩时不慎被蛇咬伤，无论蛇是否有毒，均应进行紧急处理。

❶ 远离与呼救

立即远离被蛇咬的地方。如果蛇咬住不放，可用棍棒或其他工具促使其离开。被水蛇（如海蛇）咬伤后，应立即转移至岸边或船上，以免发生溺水。及时向周围人求助，迅速拨打"120"急救电话。

❷ 认蛇

尽量记住蛇的基本特征，如蛇形、蛇头、蛇体和颜色，若有可能，可拍摄致伤蛇的照片。勿企图捕捉或追打蛇，以免二次受伤。

❸ 解压

去除受伤部位的各种受限物品，如戒指、手镯、脚链、手表、较紧的衣裤、鞋子等，以免后续因肢体肿胀而加重局部伤害。

❹ 镇静

被蛇咬伤后，患者须镇静，避免跑、跳等可能加速毒素吸收与扩散的行为。

❺ 制动

尽量完全制动，尤其是受伤肢体的制动，受伤部位保持相对低位（在心脏水平以下）。

❻ 冲洗与包扎

无论蛇是否有毒，被咬伤后，有条件者可采用清水、生理盐水或1：1000高锰酸钾溶液反复冲洗伤口，但不可直接挤压伤口，以免将毒液挤入深部组织。不可用嘴吸取毒液，以免毒素被口腔黏膜吸收。局部消毒后，可用绷带或宽布条包扎，包扎不宜过紧，以能够容纳一指为宜。

❼ 尽快送医救治

在进行简单的急救处理后，尽快将患者送到专业的、有蛇伤救治能力的医院进行诊治。患者应尽早使用抗蛇毒血清，并及时注射破伤风抗毒素，接受综合救治。**PM**

延伸阅读

珍爱生命，远离"毒宠"

初中生小王瞒着家长在网上购买了一条竹叶青蛇。一天晚上，他被"越狱"的竹叶青蛇咬伤了左手，左手臂很快肿胀了起来。家长见状大惊失色，赶紧带着孩子去医院就诊。经过一周的紧急救治后，小王才康复出院。回忆起被蛇咬伤时的情景，他依然心有余悸。

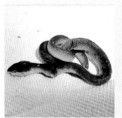 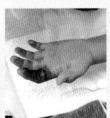 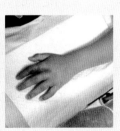

网购的竹叶青蛇　　被咬伤的手指　　肿胀的前臂

［医生的话］ 近年来，通过网络违规销售有毒动物的相关产业悄然兴起，一些在野外生存的毒蛇成了某些人的"宠物"。部分"毒宠"爱好者经常在网络上交流饲养经验与心得，甚至邮寄、出售"毒宠"，造成巨大安全隐患。近年来，因被"毒宠"咬伤而中毒，甚至死亡的案例时有发生。例如：2018年7月，陕西一女青年被网购的银环蛇咬伤后中毒身亡；2019年，山东某小学生先后网购银环蛇和蝮蛇饲养，2次被咬伤，险些致残；等等。在此提醒大家，通过网络售卖毒蛇是违法的，网购毒蛇更不可为。从珍爱生命的角度而言，人人都应远离"毒宠"。

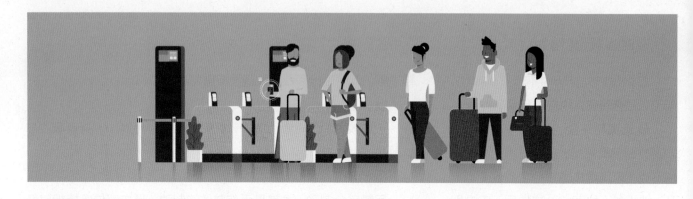

扫描二维码，立即收听

安检仪的辐射，有必要警惕吗

上海市辐射环境监督站高级工程师　戈立新

安检是如今人们生活中习以为常的场景，乘坐火车、飞机、地铁都需要安检。由于大多数安检仪为X射线安检仪，不少人对其可能带来的辐射产生了担忧：安检使用的X射线会危害健康吗？孕妇等特殊人群需要警惕吗？有什么办法能减少辐射？

X 射线安检仪的原理是什么

X 射线安检仪是利用 X 射线的穿透能力和成像原理对物品进行安全检查的一种设备，通过对物品进行扫描，可以清晰地显示包装内物品的影像，进而判断被检物品是否安全。一般采用单能、双能及计算机断层扫描等技术，射线能量一般为 140～160 千电子伏特。

火车站、机场、地铁站常见的柜式 X 射线安检仪是在柜体内安装 X 射线球管，对进入柜体内部的物品进行 X 射线照射检查，由 X 射线源、准直器、传输带、探测器、控制器及信号处理系统等部件组成。工作时，其内置的 X 射线球管产生用于照射物品的 X 射线，通过准直器控制射线照射的区域，将 X 射线由"宽束"变成"窄束"，"窄束"射线投射到物品上并穿透过去，由安装在箱体内的水平与垂直方向的探测器接收，最后由探测器将信息输送到信号处理系统，形成物品的透视图像，供操作人员查看。

柜式 X 射线安检仪有辐射防护措施

柜式 X 射线安检仪的 X 射线源位于外层的屏蔽设施内部，屏蔽设施一般采用 30～43 毫米厚的钢板，不仅能屏蔽辐射，还能起到阻挡人员进入柜体内部的作用。在柜体内部，X 射线的主束区（直射的区域）一般安装 5～6 毫米厚的"L"型铅板，箱体的顶板与两侧的其他区域安装 1 毫米厚的铅板，出入口安装 0.35 毫米左右铅当量的双层铅胶帘，可以屏蔽泄漏到柜体的 X 射线。

目前，在用的 X 射线安检仪均须符合辐射防护要求，X 射线一般不会泄露到柜体外。为进一步降低 X 射线对环境和人体的影响，X 射线安检仪还具备多种防护措施，比如：外表面还贴有电离辐射警告标志，配备了操作人员身份确认功能、钥匙开关控制等，在非必要情况下安检仪不会产生 X 射线；X 射线安检仪设置光电控制开关，正常工作状态下，只有在物品到夏天气温较高，正常出汗是生理现象，但过度出汗或汗液颜色异常则可能是某些疾病的信号。一些人发现自己的衣领、枕头上沾有汗液的地方总是发黄，毛巾没用多久也会变黄，有时内衣也会被汗水染黄。这是怎么回事？

汗液为何 变黄

上海中医药大学附属岳阳中西医结合医院肝病科　唐琴林　赵 钢（主任医师）

黄汗为何出现

"黄汗"一词最早见于汉代名医张仲景的《金匮要略·水气病脉证并治》篇："出汗且沾衣、汗水呈黄色，谓之黄汗。""黄汗为之病，身体肿，发热汗出而渴，状如风水，汗沾衣，色正黄如柏汁，脉自沉。"

汗出色黄、染衣着色，中医谓之为黄汗。黄汗病程数月或数年，长短不一。除汗液发黄外，尚可伴有身热恶风、头面及四肢水肿、腰腿酸痛、下肢怕冷、小便不利等表现。黄汗与黄疸相比较，虽同样可见汗液发黄，但黄汗无身黄、目黄表现。

中医认为，出现黄汗主要是由于湿热郁蒸于肌腠，水湿外泄所致。《医碥》云：水寒遏汗液于肌肉，为热所蒸，而成黄汗。李升玺亦云：大约黄汗由脾胃湿久生热，积热成黄，湿热交蒸而汗出矣！《证治汇补》云：因脾热汗出，入水中浴，为风所闭，热留皮肤所致。脾胃属土，在色为黄。凡水寒郁遏于肌肉，脾胃湿郁生热、湿热交蒸、积热成黄，迫液外泄，而为黄汗；或因水湿郁于肌表，阳气不得外宣，营卫运行受阻，营郁而为热，湿热熏蒸，卫气不固，发热，汗出而色黄。

达 X 射线主束区时才发射 X 射线；等等。

X 射线安检仪在正常工作状态下是安全的

相关部门对机场、地铁站等场所的 X 射线安检仪的辐射监测表明，在正常工作状态下，安检仪柜体顶面、侧面外及工作人员操作位置处的辐射剂量率基本处于环境水平；安检仪行李物品出、入口铅帘外1 米处的辐射剂量率高于环境水平，但未超过每小时5 微戈瑞。

因此，X 射线安检仪在正常工作状态下是安全的，正常通过安检仪所受的辐射剂量远低于《电离辐射防护与辐射源安全基本标准》对公众年平均有效剂量的限值，公众不必担忧。

当然，X 射线安检仪毕竟是一种使用 X 射线的装置，其外表面可能会有极少量的射线泄漏，从辐射防护的最优化原则出发，经常需要安检的人员、孕妇等特殊人群应注意尽量减少辐射剂量，比如：尽量缩短站在安检仪旁等候的时间；严格按照要求从传送带起点处、出口处传送带末端接触行李；放、取行李物品时，尽量站在距铅帘较远处（1 米以外），尤其是铅帘处于掀开状态时，应避免伸手进入检查仓送取行李。

安检门、手持式安检仪无 X 射线辐射危害

安检门的原理是利用电磁场中的磁通量变化探测结果，当人携带一定量的金属通过安检门时，可使安检门中的均匀磁场发生变化，磁通量有所增加，当采集到的信号大于设定值，中央处理器便会发出报警信号。此外，安检人员使用的手持式安检仪也主要用于探测金属物品。这两种安检装置不存在 X 射线辐射，对人体健康的影响非常微小。PM

如何调理黄汗

清利湿热是黄汗的根本治法。黄汗外泄之时，以清热祛湿为主，营卫通、湿热除，则黄汗自愈，可用桂枝加黄芪汤作为基本方。

伴有乏力、苔白腻者，为湿重于热，以茵陈五苓散加黄芩、藿香、佩兰等，以清热化湿、芳香化浊。

口渴、尿赤、发热、舌苔黄腻者为热重于湿，以茵陈蒿汤加土茯苓、滑石、郁金、龙胆草、黄连等，以清利湿热、疏肝利胆、渗利小便、导湿热下行。

神倦乏力，口淡不渴，舌淡苔腻、脉弱，汗出染衣着色，以腋下与前阴大腿根部明显，则多为脾胃虚弱、水湿停滞，复又感受湿热之邪或湿郁化热之证，宜用四君子汤、参苓白术散等，益脾升清、健脾祛湿，以断其源，使脾胃运化、黄汗消除。

除药物治疗外，饮食上可选择一些具有益气健脾、助运利湿的食物，如薏苡仁、小米、黄米、冬瓜、红枣等；尽量避免食用生冷寒凉之物；少吃辛辣、刺激性食物及肥甘厚味等物，以免影响脾的运化升清作用，加重黄汗的进展。

夏季为天暑地湿之季，不宜过分贪凉喜水。汗出后应及时擦身、换衣，保持肌肤干燥清洁，居于干燥通风之处，有利于避免黄汗症状出现。

随着现代医学的发展，对黄汗的原因也有了进一步的了解。因进食大量富含胡萝卜素的果蔬（如橘子、橙、胡萝卜等）可能出现黄汗；青年人汗腺分泌旺盛，夏天汗出过多而未能及时换洗衣裤，也可能会使衣裤出现黄色汗渍。这些现象不影响身体健康，不必过于担心。部分疾病也会引起黄汗症状，需提高警惕，及时就医诊治。

• 胆道疾病

因胆汁无法通过胆道排出，异常升高的胆红素进入循环代谢而出现黄汗。除汗出色黄外，患者还多有右上腹疼痛、乏力倦怠、厌油腻、恶心呕吐、巩膜黄染、皮肤瘙痒、尿黄、大便颜色变浅等症状，常见于肝胆结石、胆道肿瘤等。

• 肝脏疾病

因肝功能受损，肝脏对胆红素的摄取、结合、排泌功能降低，导致血胆红素升高，黄汗由此产生。除黄汗外，患者还伴有皮肤及巩膜黄染、尿黄、肝区不适、腹胀、乏力等症状。常见于各种急慢性病毒性肝炎、酒精性肝病、药物性肝炎、自身免疫性肝病、肝硬化等。

• 感染性疾病

疟疾、败血症、传染性单核细胞增多症、溶血性链球菌感染、支原体感染等急性感染性疾病患者也可见汗液发黄。

• 溶血性疾病

自身免疫性贫血、毒蛇咬伤、阵发性睡眠性血红蛋白尿等溶血性疾病患者，因红细胞大量被破坏，血中间接胆红素浓度过高而致黄汗。除汗液发黄外，患者还可有发热、头痛、腰痛等症状。

• 服用某些药物

可导致黄汗的药物有异烟肼、利福平、水杨酸钠、利巴韦林、磺胺类、氯喹、核黄素、保泰松、华法林等。若在服药期间出现黄汗、黄尿、皮肤变黄等症状，患者应及时咨询医生，以决定是否停用。

若在汗液发黄的同时伴随上述症状，患者应及时至医院进行相关检查。**PM**

郭女士最近一段时间得了"怪毛病"，经常感觉腹中有一股气到处窜，闷胀不适，甚至隐隐作痛。怀着忐忑不安的心情，她到医院仔细检查了一番，却没有发现异常。但是这种莫名的不适感一直困扰着郭女士，她整日忧心忡忡，急躁焦虑，食不知味，以致夜不能寐。后来郭女士去看中医门诊，被告知是"窜气痛"，因气机不畅所致。

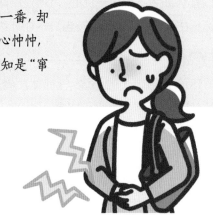

"窜气痛" 是怎么回事

✍ 上海中医药大学附属曙光医院治未病中心　唐嘉仪　张晓天（主任医师）

气机不畅，因郁成疾

中医学认为，肝主疏泄，对全身气机起着疏通、畅达的作用。肝的疏泄功能正常，则气机调畅，气血调和，经络通利。肝的疏泄功能失常有两种：一种是疏泄不及，多因抑郁伤肝，肝气不舒，气机不得畅达，致肝气郁结，表现为闷闷不乐、悲忧欲哭、胸胁胀痛；另一种是疏泄太过，常因暴怒伤肝，或气郁日久化火，导致肝气亢逆，生发太过，表现为急躁易怒、失眠头痛、胸胁窜痛等。

人体之气是生命活动的根本和动力，元代医学名家朱丹溪在《丹溪心法》中写道："气血冲和，万病不生，一有怫郁，诸病生焉。故人身诸病，多生于郁。"当人体气血畅达、调和时，不易患病；但当情绪波动时，郁怒、忧思、恐惧等七情内伤，日久成郁，因郁成疾，则致气机不畅而生百病。腹中或胸胁的"窜气痛"（也称"气窜痛"）只是征兆之一，患者可伴有紧张、焦虑、烦闷等不良情绪，出现睡眠障碍、食欲不振、身体困乏不适等症状。

"七问"气郁体质

事实上，"窜气痛"也是气郁体质人群的一种表现。气郁体质是指由于长期情志不畅和气机郁滞而形成的以性格内向、情绪不稳定、精神抑郁、情感脆弱、敏感多疑、忧愁多虑为主要特征的体质状态。此类人形体以瘦者为多，可出现胸胁胀满或走窜疼痛，经常莫名地唉声叹气，或嗳气呃逆，或喉间有异物感等，睡眠较差，舌淡红、苔薄白，脉弦。气郁体质者对外界环境适应能力较差，不能适应精神刺激、阴雨天气等，易患脏躁、梅核气、百合病及郁证等。

辨识判定气郁体质，可通过以下 7 个问题自测：

❶ 您经常感到闷闷不乐、情绪低沉吗？

❷ 您容易精神紧张、焦虑不安吗？

❸ 您多愁善感、感情脆弱吗？

❹ 您容易感到害怕或受到惊吓吗？

❺ 您胁肋部或乳房胀痛吗？

❻ 您经常无缘无故叹气吗？

❼ 您咽喉部有异物感，且吐之不出、咽之不下吗？

以上有任意 4 个及以上回答"是"者，可判定为气郁体质。

调理体质，预防疾病

气郁体质者不必过于忧心，可通过中医调理改善体质，预防疾病。气的运行主要靠肝疏泄调节，当其不能外达而结聚于内时，便形成"气郁"，故气郁体质者的养生调理重点在"疏肝"。

起居

环境会影响人的心境，气郁体质者应选择宽敞、明亮的居室，急躁易怒者宜选择安静的居室；欣赏节奏欢快、旋律优美的乐曲，有助于舒畅情绪；保持规律的睡眠，睡前避免饮茶、咖啡和可乐等提神醒脑的饮品，可采取睡前泡脚、穴位按摩、喝温牛奶等方式改善睡眠，稳定情绪。

运动

根据自己的身体状况选择合适的锻炼方式，适当参加群众性的体育运动，如跳舞、跑步、登山、游泳等。坚持锻炼不仅能增强体质，还能促进气血运行，调畅气机，改善情绪。

饮食

应少吃酸涩收敛之性的食物，如石榴、杨桃、柠檬、乌梅、酸枣等，以免加重气郁症状；可适当多吃一些黄花菜、白萝卜、海带、橘子、陈皮、橙子、柚子等具有行气解郁作用的食物；用疏肝解郁的玫瑰花、镇静安神的茉莉花等泡茶饮用，有助于调畅情志。

心理

气郁体质者最忌独处、一个人自怨自艾，应尽量增加户外活动和社交，多与家人或朋友交流，减少独处时间；要学会倾诉，打开心扉，切忌把所有事情都闷在心里，遇到困难应主动寻求他人帮助，不要自我困扰；要树立正确的生活态度，学会放下，不一定要事事完美，懂得"大智若愚，难得糊涂"的处世之道，掌握"大事清楚，小事糊涂"的原则；少一些抱怨，多一些理解，以平和的心态面对人、事、物，相信总会有乌云退散的一天。

推拿

可用推拿手法中较为温热、柔和的擦法来擦两侧胁肋部，有助于疏肝理气，适用于肝气郁结引起的腹胀腹痛、胸胁窜痛等。方法：伸直手腕关节并保持一定的紧张度，全掌着力于同侧胁肋部，稍用力加压，以肩关节和肘关节的联合屈伸动作，带动手掌在体表做均匀的直线往返摩擦运动。操作时注意自然呼吸，切忌屏气；摩擦频率为 80 次 / 分左右；可隔着一层单衣操作，如直接接触皮肤，可先在体表涂上润肤油、冬青膏等介质润滑，既防止皮肤破损，也有助于热量渗透。 PM

小贴士

按揉膻中穴

宗气是由自然界清气与脾胃所化生的水谷精气结合而成，积于胸中，出于喉咙，贯心脉而行呼吸。膻中穴是心包募穴，也是宗气的聚集之处，是调理气郁体质的特效穴。募指募集，膻中穴在胸部募集气血精微，向外输送至心包，为心包经提供气血，故称"心包募"。可以通过刺激膻中穴来影响宗气的运行，以此濡润脏腑，增强防御外邪、推动血液运行、输布精微的功能，从而缓解因气郁导致的胸闷、酸胀、窜痛、食后易腹胀、失眠、情绪不稳等症状。

- **取穴** 由锁骨向下数第四条肋骨下间隙，与此齐平的前胸正中线处，即为膻中穴，男性可直接取两乳头连线的中点处。

- **操作方法** 正坐或仰卧，掌根紧贴膻中穴，顺时针按揉 3 ~ 5 分钟，力量不宜过大，以局部发热为宜。

"三窝"指腋窝、肘窝和腘窝。身体的这些凹陷部位不仅有许多穴位，还分布着丰富的神经、血管和淋巴组织，夏季适当拍揉，可起到健体防病的作用。

"拍三窝"，巧防夏季病

🖊 上海中医药大学附属曙光医院针灸科　李 青　沈卫东（主任医师）

"拍三窝"的治疗方法可归属于痧疗术中的"拍痧"疗法。痧疗术，古时又称"砭法"，其历史可追溯至西汉时期。与我们熟悉的"刮痧"类似，"拍痧"使用虚掌或刮痧板，通过拍打，使相应部位皮肤出现潮红或红色粟粒状的充血性改变等。

夏季湿热偏盛，易扰动人体阳气，拍痧疗法以"泻"为主，适于盛夏时节疏泄阳热、清利水湿。

"三窝"之中玄机多

腋窝处为胆经和心经所过，分布有极泉穴、渊腋穴、辄筋穴等穴位。拍腋窝可利胆疏肝、宽胸理气、清心宁神，预防因气候炎热造成的急躁心烦、胸满胁胀等症状。

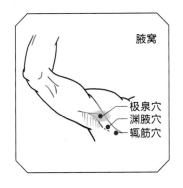

肘窝处为大肠经、肺经和心包经所过，分布有曲池穴、尺泽穴和曲泽穴等。拍肘窝有解热镇静、解表清肺、降逆止呕、和胃宽肠等功效，可预防夏季感冒，以及恶心、呕吐、腹胀、腹泻等胃肠消化系统疾病。其中，曲泽还常用于治疗急性胃肠炎和中暑。

腘窝处为膀胱经和肾经所过，分布有委中穴、委阳穴和阴谷穴等。拍腘窝可益气补阳、固肾培元、强腰壮骨、清热利湿，可减轻因贪凉喜冷所造成的颈肩腰腿不适，还能改善泌尿系统不适症状。

除此"三窝"之外，《黄帝内经》中将"髀窝"（即腹股沟）与以上"三窝"并列。髀窝处为脾经、胃经和肝经所过，分布有气冲穴、急脉穴、冲门穴等。拍髀窝，有润宗筋、理下元、散厥气、健脾化湿、理气解痉等功效，对缓解下肢痹痛、小腹拘挛和女性痛经等，均有一定作用。

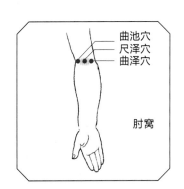

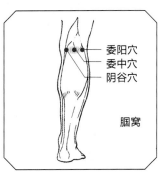

拍痧保健，适度为佳

除以上所述之外，人体腕、肩、髋等大关节和四肢躯干的大多数部位，都可以进行拍痧。通过拍拍打打，不仅可以刺激穴位，还能放松肌肉，提高皮肤温度，促进局部微循环并加速代谢。作为一种家庭保健方法，日常拍痧力度不宜过重，以皮肤潮红、身体微微发热为度，可每日进行。拍痧结束后，需多饮温水，避风寒，注意休息，3～4小时后才可洗浴；若出痧较重，应1～2日后再行洗浴。

需要注意的是，拍痧虽有保健作用，但非万能。夏季养生防病还需做到规律作息、清淡饮食、适度运动等。只有养成良好的生活习惯，才能获得真正的健康。🅿🅼

望舌象，
勿忽视舌下络脉

舌诊是中医诊法中的重要部分，舌质可反映脏腑的虚实，舌苔可反映病邪的深浅和胃气的盛衰。部分人认为，舌诊只需要观察舌质、舌苔即可，但事实上，观察舌下络脉也是舌诊中的重要环节，对辨证有重要意义，是分析身体情况的重要依据。

⚤ 上海中医药大学基础医学院　郭本琼　刘国萍（研究员）
绘图　曹阳

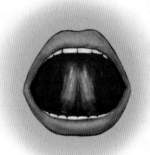

在正常人的舌下，舌系带的左右两侧，各有一条纵行的大络脉，这两条络脉称为舌下络脉。通过观察舌下络脉的形态、颜色、润燥，以及络脉主干的长度、充盈度，可以了解人体气血运行情况和脏腑功能变化。中医认为，人体五脏可以通过经络直接或间接地与舌相联系："心脉系舌本，脾脉连舌本、散舌下，肾脉挟舌本，肝脉绕舌本。"五脏的精气皆可上荣于舌，病变也会反映于舌。近代沪上名医张赞臣认为，舌下经脉与心、肝之经密切关联，身体出现因痰湿内阻而导致的脉道不利，均可反映于舌下络脉。

舌下络脉是舌象的重要组成部分，是舌苔、舌质辨证结果的必要补充，对辨别病邪深浅、邪正消长、脏腑虚实、气血津液的盛衰及病变部位，均具有不可忽视的临床价值。

如何观察舌下络脉

观察舌下络脉，应让患者张口，将舌体向上腭方向翘起，舌尖轻抵上腭，勿用力太过，使舌体自然放松、舌下络脉充分显露。首先观察舌系带两侧大络脉的长短、粗细、颜色，有无怒张、弯曲等异常改变；然后观察周围细小络脉的颜色、形态有无异常。需要注意的是，张口伸舌过久会使舌体颜色改变，影响结果判断，因此每次观察时间以5秒左右为宜。如未看清，可嘱患者先将舌体缩回，5分钟后再进行观察。

在正常情况下，舌下络脉管径不超过2.7毫米，长度不超过舌尖至舌下肉阜连线的3/5，颜色暗红，无分支和紫点，且络脉无怒张、紧束、弯曲、增生，排列有序，绝大多数为单支，极少有双支出现。

望络脉之色，知寒热与病势进展

《素问·皮部论》形容舌下络脉"其色多青则痛，多黑则痹，黄赤则热，多白则寒，五色皆见，则寒热也"。通过观察患者舌下络脉的颜色，可以了解病势与寒热。

● **色红**　当舌下络脉颜色偏红时，可进一步根据颜色，细分热势轻重。舌下络脉色红，提示病情轻，热势不重；络脉色鲜红，伴筋脉粗大，则提示热势渐重。

● **色紫**　舌下络脉呈红绛或紫色，伴络脉粗张，临床意义多与青紫舌相类似，或为痰热内阻、寒凝血瘀之征象；舌下脉络色紫伴筋脉细小、结节迂曲或有紫黑色小疱，属肝气郁结、失于疏泄，多提示体内有气滞血瘀或寒凝血瘀，常见于冠心病、闭经、肝硬化等疾病患者。

- **色淡白** 提示气血不足，多见于贫血、失血患者。
- **色黑** 多提示热壅血瘀或气血闭阻之重症。

望络脉之形，知气血与脏腑功能

望络脉之形，即通过观察患者舌下络脉的长短、粗细、形态、津液润泽度，以及是否有瘀点、瘀斑、红肿等，来观察人体气血运行情况和脏腑功能变化。

- **粗张** 舌下络脉向舌尖延伸，粗长怒张，提示现阶段以邪实为主，多为血热炽盛、邪热上聚之证，临床可见于鼻衄、中风患者。

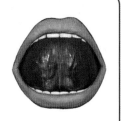

- **增粗** 舌下络脉轻度增粗，络脉前后欠均匀，呈条索状，提示脾胃气虚、血行无力，多为血瘀轻症。

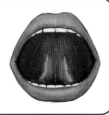

- **形态变化** 舌下络脉弯曲，形如蚯蚓，提示气血亏虚，为血行瘀阻之证；舌下络脉呈结节状或瘤状，提示邪壅血瘀，病势较重。

- **短缩** 舌下络脉短缩不及正常范围，血管细小或时粗时细，充盈不足，色淡白，伴津液不足者，提示现阶段以正虚为主，气血亏虚，无力充盈血脉，临床多见于贫血、吐血、失血及肺痨患者。

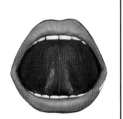

- **润燥** 舌下络脉津液不足，提示阴虚火旺或阴液耗竭；舌下络脉水肿（如右图），提示机体脾、肺、肾三脏功能失司，水湿泛滥。

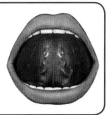

舌下络脉的现代研究

现代研究显示，晚期食管贲门癌、肝癌合并消化道出血患者的舌下静脉通常长而淡，色紫暗，无光泽；肺癌患者舌下络脉曲张程度明显增高。有观点认为，恶性肿瘤患者的舌下络脉变化可能早于舌质、舌色变化，未来或可在恶性肿瘤早期预警方面发挥前瞻性作用。此外，原发性肝癌患者舌下络脉宽度与门静脉、脾静脉内径密切相关，舌下络脉宽度可能对筛查和预测门脉高压症有重要的参考价值。

舌下络脉辨证，需综合分析

舌下络脉显而易见，其颜色、形态、充盈度等极易观察，相较于其他诊断方法，观察舌下络脉有方便、快捷且无创伤之优点。但需要注意的是，观察舌下络脉毕竟仅属望、闻、问、切四诊之一，舌下络脉的形成原因受气滞、寒凝、热郁、痰湿、气虚、阳虚等多种病理因素影响，亦与年龄有密切关系。

高龄老人五脏功能逐渐衰退，往往气血不足，代谢功能减慢，微血管周围结缔组织支持作用与舌下血管纤维的弹力减退，致使瘀血留滞，在舌底表现为瘀点或瘀斑等情况。因此，对舌下络脉的观察还要注意排除年龄因素的影响，临床辨证时需结合其他症状，四诊合参、综合分析。**PM**

产后为何要喝"生化汤"

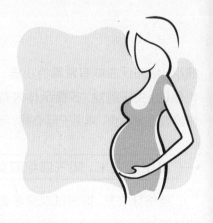

上海中医药大学附属龙华医院妇科　徐莲薇（主任医师）　赵 莉

大部分产妇都听说过"生化汤"，不少孕妇还未生产就到医院配"生化汤"，还有些产妇是在月子会所喝到了"生化汤"。很多人并不清楚它是什么，也不了解其作用。其实，并非所有产妇都需要喝生化汤。

生化汤：生新血、化瘀血

生化汤的使用源远流长，一般认为最早见于《景岳全书·妇人规》。《傅青主女科》则进一步阐释了生化汤的应用、加减和宜忌，认为生化汤是产后女性的"血块圣药"，在原方基础上加黄酒等煎服。

生化汤由当归、川芎、桃仁、炮姜、炙甘草组成，由四物汤化裁而来，针对新产妇失血体虚、多虚多瘀的生理特点，攻补兼施，具有养血祛瘀、温经止痛的功效，能够生新血、化瘀血，契合了"生化"的方义。此方适用于新产妇由于子宫复旧而出现的小腹疼痛，或由于瘀血排出不畅引起的腹痛。

上海市非物质文化遗产"陈氏妇科疗法"对生化汤进行了改良，将炙甘草改为益母草。益母草入心、肝经，具有活血调经作用。现代药理学研究显示，益母草能增加子宫收缩频率，促进产后子宫恢复。生化汤加入益母草后，增强了活血通瘀的作用。

怎样自制生化汤

有些产妇自己购买或要求医生开生化汤，有些月子会所也会给产妇提供生化汤。生化汤组方简单，制作方便，可以购买所需中药后在家制作。

- **材料**　当归24克、川芎9克、桃仁9克、炙甘草3克、炮姜3克。
- **制作**　将以上药物冲洗后置入砂锅或搪瓷锅中，加入适量水（一般超过药面2～3厘米），浸泡30分钟；大火烧开后，小火煎煮30分钟，滤取药液约100毫升；然后加温水适量，依上法煎煮后再次滤取药液，将两次药液混匀。产妇如果畏寒明显，可加入30～50克黄酒同煎；如果恶露中血块较多，可加入益母草15克同煎。

- **用法**　早晚各服一次，每次100毫升，宜饭后温服。产妇如果有便秘症状，可加入适量蜂蜜汁调服。

月子会所提供的生化汤所用药物和剂量不明确，产妇应详细询问相关情况后再决定是否服用。

服用生化汤注意事项

- **时间**　上述三个"版本"的生化汤都可从产后第二天开始服用。

- **剂量**　一般按原方的常规剂量服用，如果产妇出血量多，可以服用半量，等恶露量减少后再用全量。

- **时长**　根据恶露情况而定。恶露是产后从子宫中排出的血液、坏死的

专家简介

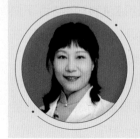

徐莲薇　《大众医学》专家顾问团成员，上海中医药大学附属龙华医院妇科主任、主任医师、教授、博士生导师，上海市中医药学会妇科分会常务副主任委员、生殖医学分会副主任委员，中国中医药信息研究会妇科分会副主任委员，中国中医药研究促进会中西医结合妇产与妇幼保健分会副主任委员，中华中医药学会中医妇科分会常委、生殖医学分会常委。

蜕膜组织等，可分为血性、浆液性、白色恶露。如果产后血性恶露持续10天以上未净，称为"恶露不尽"。因此，正常情况下，产妇服用5～10天生化汤即可；如果长时间恶露不尽，要到医院检查原因后再选择用药。

● **禁忌** 凝血功能障碍、产后大出血、产褥感染、产后厥脱的产妇不宜喝生化汤，应查清原因后再考虑加减用药。

产后三方，各有侧重

有些医生会给产妇开益母草冲剂、产复康颗粒等中成药。这些药与生化汤有何异同？能否与生化汤同服？

选择药物时应考虑几方面因素：患者的生理、病理特点，疾病特性，药物功效。新产妇由于失血、大汗、疼痛等原因，正气虚弱，同时产后子宫中恶露、残留的胞衣需要排出，因而处于"多虚""多瘀"状态，产后调理要兼顾"补虚"和"化瘀"。但不同产妇的"虚"和"瘀"有所偏重，需要根据具体情况选方调理。

● **益母草冲剂** 主要成分是益母草，功效为活血化瘀，在养血、补血方面略有欠缺，适用于以血瘀为主的产妇（主要表现为恶露排出不畅、子宫收缩乏力，可见舌质暗红、有瘀斑或瘀点）。平时月经不调、经下不畅的血瘀明显者也可服用。

● **产复康颗粒** 主要成分是人参、黄芪、白术、熟地黄、当归、何首乌、益母草、黑木耳、蒲黄、桃仁、香附、昆布，攻补兼施，以补气养血为主，适用于产后出血过多、腰腿酸软、倦怠无力的气血俱亏者。

● **生化汤** 药效比较平和，以养血活血、祛瘀生新为主，其中大剂量当归可养血补血，川芎行血活血，桃仁活血化瘀消癥，炮姜温中散寒、温经止血、温胃养胃，炙甘草补脾益气、缓急止痛，适用于产后血虚瘀滞者，更适合兼见虚寒证的患者，患者表现为恶露不尽、小腹冷痛等。

需要提醒的是，这些中成药和中药复方的药物成分有重复之处，患者应看清说明书中的方药组成后，再决定是否合并使用。**PM**

延伸阅读

恶露不尽者如何居家调养

❶ **避免感染** 注意外阴清洁，恶露未尽时禁止盆浴和性生活，以免细菌进入宫腔，造成感染。

❷ **母乳喂养** 婴儿吸吮乳头时，可以反射性地引起产妇垂体释放催产素，促进子宫平滑肌收缩，有助于恶露排出。

❸ **营养均衡** 尽量食用易消化、吸收的食物，避免过于辛辣或寒凉刺激的食物，以免造成热灼伤阴或寒凝胞宫，使恶露难尽，影响子宫复旧。

❹ **舒畅情志** 由于产后性激素水平波动，产妇容易出现情绪低落或剧烈波动、思虑过度。中医学认为，这是产后气血亏虚、心神失养、肝气郁结所致。气机不畅、气血瘀滞会影响恶露排出，因此家庭成员要关注产妇情绪变化，多加开导，产妇自身也应注意调节情绪，保持良好的心态。

❺ **注意休息** 新产妇处于气血不足状态，休息和睡眠是帮助气血恢复、功能修复的好方法。

❻ **定期复查** 子宫复旧不良、子宫内膜炎、宫腔感染等也会引起恶露不尽，产妇应遵医嘱定期复查，及时发现异常。

❼ **食疗调养** 根据产妇寒热虚实的状况，可辨证选用药膳进行调养。比如：腹中寒痛、恶露多块者，可在煮肉汤时加入肉桂3克（后下），配合生化汤服用；瘀血内停、腹痛阵阵、舌暗多瘀点或瘀斑者，可在煮肉汤时加入三棱9克、莪术9克，配合生化汤服用；产后大出血、虚软无力、恶露色淡者，可在黑鱼汤中加入人参15克同煮；情志不畅者，可用玫瑰花6克泡茶饮用。

在花圃、田野、路边常见一种植物，其根茎短缩、肥厚，叶片平滑，叶边缘呈波浪状，有不明显钝齿，名为"车前草"。车前草是一种中药，有利尿通淋、清热去火的作用，适用于治疗尿血、小便不通、目赤肿痛、喉咙痛等疾病，也可食用。

路边的清热药 —— 车前草

上海中医药大学附属市中医医院药剂科副主任药师　朱海青

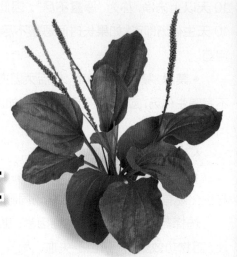

处处有之，易辨识

"采采芣苢，薄言采之；采采芣苢，薄言有之。"《诗经·周南》中的"芣苢"，即为中药车前。古时多黄土泥路，车前常生长在未被车轮碾压的路中或石路缝隙中，故得此名。

车前为多年生草本植物，《本草图经》形容其"处处有之"。其生长范围几乎遍布全国，外观颇具特点而极易辨识，在山野、路旁、花圃、沟旁等潮湿处均可见到，在如今住宅小区的绿化带中也可寻其踪迹。每到端午前后，车前的穗就在基部叶的中间高高耸立，叶片多呈卵形或椭圆形，叶边缘多呈不规则的波状浅齿，通常有 5 ~ 7 条弧形脉。

药食两用，入药亦可入馔

我国自古以来就有以车前的嫩苗叶为食的习俗，《诗经》中就有记载妇人采集车前的情形。车前草幼苗可食用，四五月间采幼嫩苗，用沸水轻煮后，凉拌、蘸酱、炒食、做馅、做汤或和面蒸食均可。

除食用外，车前的功效在中药典籍中有诸多记载。《药性论》记载，其可"治血尿，补五脏，明目，利小便，通五淋"；《滇南本草》中云，车前可"清胃热，明目，利小便，分利五淋、赤白便浊，止水泻，消水肿，退眼赤"。车前全株均可入药，中药车前草、车前子分别为车前的全草和种子，均具有清热、利尿通淋、凉血解毒、祛痰等功效，适用于热淋涩痛、水肿尿少、暑湿泄泻、痰热咳嗽、吐血衄血、痈肿疮毒等疾患。车前草偏于凉血解毒，车前子偏于渗湿通淋。用鲜车前草煎煮外洗，可以治疗血管神经性血肿；以车前草带根浓煎剂泡脚，可治疗足底湿疮；将鲜车前草洗净、捣烂、绞汁服用，或用车前草煎汤代茶饮，可治小儿尿血；等等。

现代药理学研究，车前含有熊果酸、正三十一烷等成分，具有利尿、镇咳、平喘、祛痰、抗炎、调节胃肠道功能等作用。国医大师、上海市名老中医颜德馨教授常用单味车前子代茶饮，用于治疗高血压，并取得显著疗效。颜老认为，车前子具有类似于西药氢氯噻嗪的利尿降压作用，且不必另外补钾。PM

特别提醒

车前草性偏寒，不适合孕妇，以及脾胃虚寒、阳气下陷、肾虚精滑者服用。

眼药水，是否越"辣"越有效

上海中医药大学附属岳阳中西医结合医院眼科主任医师　王一心

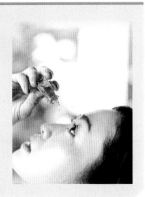

小张经常戴隐形眼镜，日常又频繁使用手机、电脑等电子产品，时间久了，总觉得眼睛酸涩不适。在用过多种眼药水后，她有些疑惑：有的眼药水十分温和，滴进眼睛里没有什么感觉；有的眼药水滴用后清凉感明显，甚至有"辣眼睛"的感觉，眼药水是否越"辣"，效果越好呢？

在日常生活中，许多人常常需要和眼药水"打交道"。滴眼药水可以减轻用眼过度引起的眼疲劳、干涩不适，也可有效缓解因不注意用眼卫生、异物入眼等原因引起的眼部感染及眼部异物感；对于经常佩戴角膜接触镜（如隐形眼镜、"OK镜"等）的人来说，滴眼药水可起到一定的润滑和保护作用。

眼药水以舒适、温和为佳

眼药水品种繁多，使用感也不尽相同。有的眼药水比较温和；有的眼药水含眼用清凉剂，使用后可产生清凉的感觉。

部分人认为，眼药水使用后应感觉清凉舒爽才"过瘾""有效"。其实不然。眼用制剂中常用的冰片、薄荷醇、樟脑等"清凉剂"，仅能暂时缓解眼部不适，长期使用可能增加不良反应的发生风险。因此，好的眼药水应该是温和、舒适的，在酸碱度、渗透压等方面应与泪液接近。

选购眼药水，有何注意事项

不同眼药水中含有的化学成分不同。根据治疗目的，眼药水主要分为两类：一是保健类，主要用于缓解视疲劳；二是治疗类，可用于治疗白内障、青光眼、干眼症等疾病，部分眼科检查和手术所用的眼药水也属于此类。眼病患者应在医生指导下使用眼药水。

选购眼药水时，应留意仔细甄别其所含成分。一些眼药水中含有糖皮质激素，消炎作用较强，但长期滴用可能导致糖皮质激素性青光眼。我们曾遇到过一名患者，他患有过敏性结膜炎。在初次就诊时，医生给他开具了含有糖皮质激素的眼药水，使用后症状很快得到缓解。此后，凡是出现类似症状，他就自行购买该眼药水使用，久而久之便出现了糖皮质激素性青光眼，视野受到很大损害。

此外，眼药水中的防腐剂成分也应引起注意，长期使用含有防腐剂的眼药水，可能会损伤角膜和结膜。

总之，眼药水应该"润眼细无声"，而不是越"辣"越好，选择和滴用都要慎重。**PM**

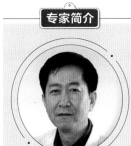

专家简介

王一心　上海中医药大学附属岳阳中西医结合医院眼科主任医师，教育部全国综合防控儿童青少年近视专家宣讲团首批专家，上海市"十佳医生"，上海市中西医结合学会眼科专业委员会副主任委员，上海市中医药学会眼科分会副主任委员。

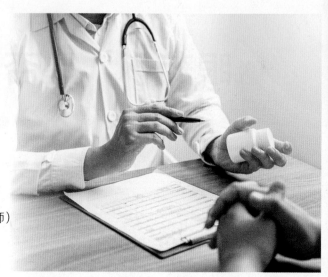

感冒药？止痛药？
傻傻分不清

✍ 同济大学附属第十人民医院药学部　费轶博　沈甫明（主任药师）

┃ 生 活 实 例 ┃

　　王老伯因膝关节痛去医院看病，医生诊断他患有膝骨关节炎，给他开了布洛芬服用。王老伯很疑惑：这不是可以退热的感冒药吗？自己没有发热，为什么要吃这种药呢？他赶紧去咨询医生，医生告诉他，布洛芬是解热镇痛抗炎药，既能治感冒，也能止痛。

◦─ **非甾体抗炎药，可退热、止痛** ─◦

　　非甾体抗炎药，又称解热镇痛抗炎药，具有解热、镇痛作用，还有抗炎、抗血小板聚集等作用。较常见的非甾体抗炎药包括阿司匹林、对乙酰氨基酚、吲哚美辛、布洛芬、塞来昔布等。

❶ 退热

　　普通感冒以鼻咽部黏膜炎症为主要临床表现，包括咳嗽、流涕、打喷嚏及鼻塞等，可伴头痛、发热、肌肉酸痛等全身症状。当患者体温升高时，非甾体抗炎药能将升高的体温恢复至正常，而对正常体温不会产生显著影响。一般地说，当体温低于38℃时，通常以物理降温为主，不主张使用非甾体抗炎药；当体温高于39℃或发热时间过长，且采取其他适当措施未能退热时，可酌情使用非甾体抗炎药。

❷ 止痛

　　非甾体抗炎药具有中等强度的镇痛作用，对缓解炎症和组织损伤引起的疼痛效果较好，可用于临床常见的慢性钝痛，如关节炎、肌肉和血管起源的疼痛、牙痛、痛经、产后疼痛及癌症骨转移痛等的镇痛治疗；它与阿片类药物联合应用，可抑制术后疼痛。但对急性锐痛、严重创伤引起的剧烈疼痛、平滑肌绞痛无效。

　　需要注意的是，非甾体抗炎药应在明确病因和对因治疗的前提下使用，病因不明的疼痛患者应慎用，以免掩盖症状，延误诊治。患有出血性疾病、血小板低以及对此类药物过敏者，应禁用。

用药期间别犯这些"错"

非甾体抗炎药是目前全球使用最多的药物之一，且多为非处方药，其安全性和合理使用问题受到临床医师、药师、患者及社会的普遍关注。

患者在使用此类药物时，须关注以下事项：

- 此类药物较易引起胃肠道不良反应，为减轻胃肠道刺激，应餐后服药。
- 留意可能发生的药物副作用，服药后若出现腹痛、呕血、黑便、尿液异常等，应立即停用。
- 服药期间不要饮酒，以减少胃肠道反应及肝、肾毒性。
- 该类药物大多有"天花板效应"，即在最大剂量的基础上继续增加剂量，不会增加镇痛效果，反而会增加不良反应。当用至较大剂量仍无法有效止痛时，需改用其他药物。
- 这类药物大多有交叉过敏反应，若服用一种非甾体抗炎药发生过敏，不宜再服用同类其他药物。

需要提醒的是，不同种类的非甾体抗炎药，使用方法和副作用略有不同，患者用药前应仔细阅读说明书。比如：此类药物连续使用时间均不应超过1周；对乙酰氨基酚对肝脏有损害，应尽量避免剂量过大、使用时间过长；连续使用酮咯酸氨丁三醇不宜超过5天；等等。

此外，阿司匹林因其抗血小板聚集作用而被大众熟知，更多用于心脑血管疾病的预防，如阿司匹林肠溶片、缓释片等；少数用于感冒、关节炎等的治疗，如阿司匹林泡腾片等。虽然药物成分相同，但用于治疗不同疾病时，用法、用量不同。因此，使用前应注意区分剂型、剂量，以免影响治疗。

不良反应早发现

服用非甾体抗炎药期间，患者要警惕以下这些不良反应，及时采取有效应对措施。

❶ 胃肠功能紊乱

这是最常见的不良反应，包括上腹部不适、恶心、呕吐、消化道出血等。

❷ 皮肤反应

包括皮疹、荨麻疹、瘙痒、剥脱性皮炎、光敏性皮炎等。

❸ 肝、肾损伤

对乙酰氨基酚易导致肝损害，患者可出现恶心、呕吐、尿液发黄、皮肤和巩膜变黄等，少部分易感人群服药后可能出现急性肾损害，表现为排尿减少、下肢水肿等。

❹ 出血

非甾体抗炎药可抑制血小板聚集，延长出血时间，服药期间应留意是否存在牙龈出血等问题。

❺ 心血管副作用

长期使用吲哚美辛可能加重冠心病和高血压，还会影响降压药（如美托洛尔）的疗效。

❻ 神经系统反应

如头晕、嗜睡、感觉异常、耳鸣、听力下降、视物模糊等。

需要注意的是，某些哮喘患者在服用阿司匹林后可出现哮喘发作，称为"阿司匹林哮喘"，故哮喘、过敏性鼻炎患者应慎用阿司匹林。

当然，患者不必因此过度担忧，只要在医生指导下合理用药，一般都是安全的。若在用药过程中出现上述不适症状，应及时就医。**PM**

专家简介

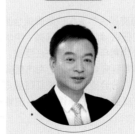

沈甫明　同济大学附属第十人民医院药学部主任、主任药师、教授、博士生导师，中国药理学会常务理事、心血管药理专委会常务理事，上海市医学会临床药学专科分会副主任委员，上海市医院协会临床药事管理专委会副主任委员，上海市药学会药理学专委会副主任委员。

湿疹是常见的皮肤病之一。湿疹的"湿",是指渗出倾向;"疹"是指皮肤表现为红斑、丘疹、斑丘疹,也可以有水疱、糜烂、渗出、脱屑、结痂、苔藓化等多种形态。可以用四个词概况湿疹的特点:对称性、多样性、渗出性、瘙痒感。

对付湿疹,合力而为

上海交通大学医学院附属瑞金医院皮肤科主任医师 曹 华

根据病程,湿疹可分为急性湿疹、亚急性湿疹及慢性湿疹,一般以慢性湿疹居多,患者常常反复发作;根据部位,湿疹可分为面部湿疹、耳部湿疹、手部湿疹、乳房湿疹、阴囊湿疹、外阴湿疹、肛周湿疹等;根据皮损形态,湿疹可分为角化性湿疹、乏脂性湿疹、钱币状湿疹、干性湿疹等。湿疹是内因和外因相互作用基础上的迟发性变态反应,关键环节在于"瘙痒-搔抓循环",导致皮肤屏障破坏。内因包括遗传、某些疾病等。外因包括环境、季节、气候、生活习惯等,如高温,高热、多汗,长期反复搔抓、摩擦,日光照射,接触某些动物皮毛或植物,过度使用肥皂,洗澡过频及水温过高,等等。

湿疹患者应尽可能寻找湿疹发生的原因,可在医生帮助下,对环境、生活习惯、饮食、嗜好、情绪等进行深入分析,并对全身情况进行系统检查,以排查可能的致病因素。日常生活中,湿疹患者首先应对因治疗,避免各种诱因,如热水烫洗、暴力搔抓、过度擦洗或浸泡、接触动物皮毛或花粉等过敏原。在此基础上,患者可使用抗组胺药、糖皮质激素等药物进行治疗。特别是慢性湿疹、顽固性湿疹,常常反复发作、迁延不愈,治疗难度较大,患者更应注意规范治疗。

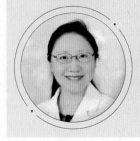

专家简介

曹 华 上海交通大学医学院附属瑞金医院皮肤科副主任、主任医师、博士生导师,中华医学会皮肤性病学分会青年委员会副主任委员,上海市医学会皮肤科专科分会委员,上海市医师协会皮肤与性病科医师分会委员。擅长红斑狼疮、硬皮病、白塞病、皮肌炎、干燥综合征、血管炎等疾病的诊治。

❶ 抗组胺药,有没有用

瘙痒是湿疹最主要的症状之一。皮肤功能失调、pH 变化、外伤、屏障功能障碍、炎症、感染、紫外线等,可直接或间接刺激感觉神经末梢,引起瘙痒;精神紧张亦可诱发、加重瘙痒。抗组胺药是治疗瘙痒的一线药物，兼具抗过敏和抗炎的作用，常用的有西替利嗪、氯雷他定等。

对慢性湿疹患者来说，抗组胺药的使用原则是初始用量要足，维持用药时间要长，连续服用且不间断。当瘙痒、皮损消失后，应维持用药1～2个月，再缓慢减药。

❷ 激素，敢不敢用

早期、足量外用糖皮质激素可以尽早控制炎症，减轻瘙痒，打破"瘙痒－搔抓循环"，阻断病情发展。急性期过后，可选择每周使用2天的间歇疗法，以减少或延迟皮损复发。

外用糖皮质激素药物及剂型的选择，应根据皮损程度而定。比如：治疗手掌、脚掌部位的角化性湿疹，可选用作用相对较强的糖皮质激素软膏封包治疗，如糠酸莫米松软膏；治疗面部、外阴等皮肤薄嫩部位的湿疹，可选用作用较弱的糖皮质激素软膏，如地奈德乳膏、地塞米松软膏等，且不宜长期使用。很多患者担心激素的不良反应。其实，短期外用糖皮质激素治疗湿疹的安全性已得到肯定，每周使用2天、持续4个月也不会导致皮肤萎缩等局部副作用。正确认识外用糖皮质激素在湿疹治疗中的地位和安全性，是保障治疗有效性的必要环节，有助于患者打消激素恐惧心理，提高用药依从性，达到理想的治疗效果。

❸ 皮肤屏障保护剂，要不要用

保湿是预防湿疹复发的关键手段，一定要做好，且应持之以恒。皮肤屏障的重要功能之一是锁水、保湿。当皮肤屏障受损后，水分流失量大大增加，皮肤就会处于经常性缺水状态。

既简单又省钱的保湿方法是喝水。皮肤的水分来自真皮层，真皮层水分来自真皮层内血管中的血液，血液中的水分来自人体每天摄入的水分。轻体力活动的成年男性、女性每日饮水量分别为1700毫升和1500毫升。在足量饮水的基础上，湿疹患者还应选用含有神经酰胺等成分的保湿产品。神经酰胺等皮肤屏障保护剂既能长时间保湿，又有助于修复皮肤屏障，湿疹患者最好一年四季都要穿上皮肤屏障保护剂这件"外套"。PM

延伸阅读

问：紫外线光疗治湿疹效果如何？

答：紫外线可抑制角质细胞，促进T细胞凋亡，减少炎症因子释放，促使胶原酶生成，促进新生血管生成，等等。紫外线光疗的适应证十分广泛，副作用少且可控，是治疗包括湿疹在内的各种急、慢性炎症性皮肤病的有效方法。特别是渗出明显的急性期湿疹，使用紫外线光疗起效快，疗效好。

问：维生素C能不能治疗湿疹？

答：维生素C有助于增强机体免疫力，提高抗氧化能力，但不能治疗皮肤病，对湿疹只能起辅助治疗作用。

问与答

符合对称性、多样性、渗出性、瘙痒感这四个特点的皮肤病，一定是湿疹吗？其实不然。夏天气温高，人体出汗多，脚趾缝、腹股沟、腋下等不透气的部位容易出疹子，也容易被细菌和真菌感染，局部可出现红斑、丘疹、渗出，经常被误诊为湿疹。细菌或真菌涂片、培养等，有助于诊断。若"湿疹"长期不愈，千万不能掉以轻心，需要到皮肤科就诊，排查其他皮肤病。

"年度订阅奖"没抽中? 不要紧,还有一次机会!

为回馈广大订阅读者对本刊的支持与厚爱,本刊第一次"年度订阅奖"获奖名单已于上期公布。目前,奖品正在陆续寄出,请获奖读者注意查收。

没有中奖的读者也不必灰心,下半年还有一次抽奖机会,奖品依然是价值180元的健康图书大礼包1份,内含5本科普图书、1个《大众医学》杂志纪念书签和1个《大众医学》原创帆布袋。

还没有将年度订阅单等信息发给我们的读者,也可以抽空将订阅单拍照上传至本刊微信公众号,附上您的姓名、地址、邮编和手机号,以便我们将您的信息纳入抽奖系统。请放心,您的信息仅用于本次抽奖活动。

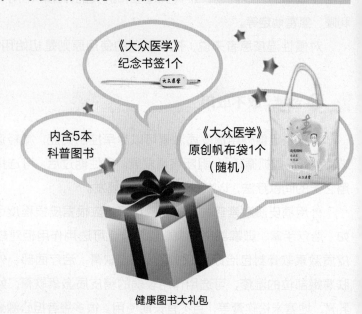

《大众医学》纪念书签1个

内含5本科普图书

《大众医学》原创帆布袋1个（随机）

健康图书大礼包

杂志没收到? 请联系我们

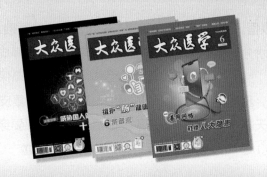

因受上海新冠肺炎疫情影响,上海市内及发往全国各地的物流中断,原定于2022年4月6日、4月29日、5月25日上市的《大众医学》第四、五、六期杂志,无法及时送达广大读者手中,本刊编辑部对此深表歉意。待上海邮政恢复正常工作状态后,我们会第一时间将杂志送出,感谢广大读者的理解和支持!

生命在于运动，
运动要讲科学

刘欣，《大众医学》专家顾问团成员，上海体育科学研究所研究员，上海市市民体质监测指导中心原主任，中国体育科学学会体质与健康分会委员，上海市体育科学学会理事、体育健身研究专业委员会主任委员，上海市健康教育协会副会长，上海市社区体育协会副会长。

8月8日是每年一度的"全民健身日"。"生命在于运动"是大家都很熟悉的一句名言，对人类产生了深刻影响，道出了运动对人体健康的重要性，运动对生命的价值所在。狭义上的"运动"一般指体育活动，但实际上，对生命而言，运动不仅包括宏观的躯体运动，更包括微观的细胞运动、分子运动等诸多运动形式，其本质是机体内有序的新陈代谢过程。因此，不论是令人心跳加速的跑步、打球、"撸铁"，或是看似和缓的太极、气功、瑜伽，都会对人的新陈代谢产生积极影响。人体的大多数器官都具有用进废退的特性，适当的运动刺激对心、肺、运动系统、大脑等的功能都有改善和提升的功效，能延缓衰老、预防疾病。总之，运动虽不能使人长生不老，但能提高生命的质量。特别是当下人们普遍存在久坐少动、吃动不平衡的问题，"生命在于运动"这句名言更具有现实意义。

世界卫生组织将适量运动作为健康的四大基石之一，是基于大量科学研究的。所谓适量运动，是适合运动者自身情况和条件，有助于改善身心状态的体育健身活动。具体而言，是选对项目，且适"度"适"量"。不同的运动项目会对人体产生不同的刺激，具有不同的功效，首先应选对项目。"度"指运动强度，即运动对人体生理刺激的程度。"量"指运动量，是锻炼频次、时间的累计。锻炼应循序渐进，逐步提高，使每次锻炼都达到既有足够生理刺激又力所能及的要求。锻炼切不可"三天打鱼，两天晒网"，一次锻炼的效应是短暂的，只有长期坚持规律的体育活动，健康效应才会明显、持久。

科学运动，还要注意方式、方法，避免损伤。首先，要根据自身身体素质，合理安排锻炼方式和运动量，避免盲目跟风。尤其是平时不经常运动的人要注意循序渐进，可以从简单的居家健身开始，逐渐养成坚持运动的习惯。如果居家久坐，身体功能不活跃，应注意先做一些伸展运动，充分热身。其次，要确保运动环境、装备适宜。第三，要掌握正确的动作要领，形成正确的发力模式；技术动作训练不能急于求成，需要经历一个由分解到整体、由简单到复杂的过程，不断积累、强化。第四，除有氧运动外，还要注重提高速度、力量、耐力、柔韧性等身体素质。进行肌肉力量训练时，尤其要注重核心力量训练。第五，别忽视对"弱势"部位锻炼，如易扭伤的腕、踝关节等。

我运动，我快乐！愿更多的人加入运动健身的行列。PM

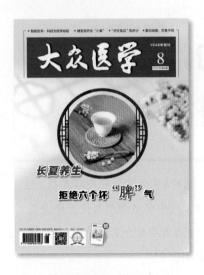

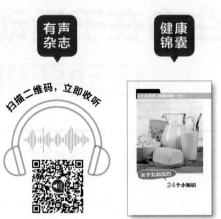

有声杂志

扫描二维码，立即收听

健康锦囊

关于乳制品的 24个小知识

大众医学
官方微信公众号

本期封面、内文部分图片由图虫创意提供

轻松订阅

★ 邮局订阅：邮发代号 4-11
★ 网上订阅：www.popumed.com（《大众医学》网站）/ http://item.zazhipu.com/2000399.html（杂志铺网站）
★ 上门收订：11185（中国邮政集团全国统一客户服务）
★ 本社邮购：021-53203260 / 021-64845191
★ 网上零售：shkxjscbs.tmall.com（上海科学技术出版社天猫旗舰店）
★ 微信订阅：扫描右侧二维码，在线订阅

微信订阅

首届国家期刊奖　第三届中国出版政府奖期刊奖提名奖　新中国60年有影响力的期刊
华东地区优秀期刊　中国百强报刊　上海市健康科普品牌　中国优秀科普期刊

大众医学® （月刊）

2022年第8期 Dazhong Yixue

特别提醒 第9期上市时间：2022年8月25日

顾问委员会
主任委员 王陇德 陈孝平
委 员 （按姓氏拼音排序）
陈君石 陈可冀 曹雪涛 戴尅戎
樊嘉 顾玉东 郭应禄 黄荷凤
廖万清 陆道培 刘允怡 郎景和
宁光 邱贵兴 邱蔚六 阮长耿
沈渔邨 孙燕 汤钊猷 王正国
王正敏 汪忠镐 吴咸中 项坤三
曾溢滔 曾益新 张金哲 赵玉沛
钟南山 周良辅 庄辉

名誉主编 胡锦华

主 编 温泽远
执行主编 贾永兴

编辑部
主任/副主编 黄慧
副主任 王丽云
文字编辑 刘利 张磊 莫丹丹
　　　　 蒋美琴 曹阳
美术编辑 李成俭 陈洁

主 管 上海世纪出版（集团）有限公司
主 办 上海科学技术出版社有限公司

编辑、出版 《大众医学》编辑部
编辑部 （021）53203131
网 址 www.popumed.com
电子信箱 popularmedicine@sstp.cn

邮购部 （021）53203260

营销部
副总监 夏叶玲
客户经理 潘峥 马骏 李海萍
订阅咨询 （021）53203103
　　　　 13816800360
广告总代理 上海高精广告有限公司
电 话 （021）53203105

编辑部、邮购部、营销部地址
上海市闵行区号景路159弄A座9F-10F
邮政编码 201101

发行范围 公开发行
国内发行 上海市报刊发行局、陕西省邮政
　　　　 报刊发行局、重庆市报刊发行局、
　　　　 深圳市报刊发行局等
国内邮发代号 4-11
国内统一连续出版物号 CN 31-1369/R
国际标准连续出版物号 ISSN 1000-8470
国内订购 全国各地邮局
国外发行 中国国际图书贸易总公司
　　　　 （北京邮政399信箱）
国外发行代号 M158

印 刷 杭州日报报业集团盛元印务有限公司
出版日期 7月25日
定 价 15.00元

88页（附赠32开小册子16页）

杂志如有印订质量问题，请寄给编辑部调换

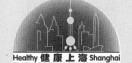

大众医学 —— Healthy 健康上海行动 Shanghai 指定杂志合作媒体

《健康上海行动（2019—2030年）》提出18个重大专项行动、100条举措，将为上海2400多万市民筑牢织密一张"生命健康网"，全方位、全周期、全领域维护与保障市民健康。市民健康水平和健康城市能级的不断提升，需要全社会、全体市民共同参与和努力。《大众医学》作为健康上海行动指定杂志合作媒体，邀您与健康结伴同"行"。

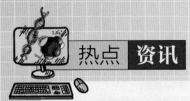
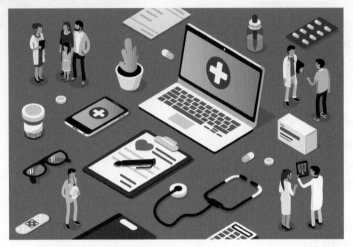

互联网诊疗进入强监管时代

近日，国家卫生健康委员会和国家中医药管理局联合发布的《互联网诊疗监管细则（试行）》提出，医疗机构开展互联网诊疗活动，处方应由接诊医师本人开具，严禁使用人工智能等自动生成处方；医师接诊前需进行实名认证，确保由本人提供诊疗服务；互联网诊疗病历记录按照门诊电子病历的有关规定管理，保存时间不得少于 15 年；等等。

压力大，为何容易"闹肚子"

炎症性肠病主要包括克罗恩病和溃疡性结肠炎，病因不明，患者常常出现肠道炎症、组织损伤、腹痛、体重减轻、直肠出血、疲劳等表现。近期，有研究发现心理状态与克罗恩病发作之间具有明显关联，心理压力过大会破坏回肠屏障功能，同时使肠杆菌数量"飙升"，进一步破坏回肠功能屏障，引发克罗恩病。

猴痘疫情：发生人际传播，严重程度被低估

近期，世界卫生组织突发事件委员会召开关于全球猴痘疫情的会议，世卫组织总干事谭德塞表示：人与人之间的猴痘传播正在进行，其严重程度"可能被低估"；在新受影响的国家中，猴痘疫情仍然主要发生在男男性行为，以及与新的或多个性伴侣发生性行为的人中；在尼日利亚，女性受感染的比例比其他国家高得多，进一步了解疾病的传播情况至关重要；所有国家都必须"保持警惕，加强预防猴痘进一步传播的能力"。

含糖饮料增加绝经女性肝癌风险

近期，哈佛医学院、南卡罗来纳大学的研究人员分析了 90 504 名年龄在 50～79 岁之间的绝经后妇女的日常进食情况与医疗记录，发现含糖饮料与肝癌之间关系密切。与从不喝或每月喝少于 3 杯含糖饮料（每杯约 355 毫升）的人相比，每天喝 1 杯或更多含糖饮料的女性患肝癌的风险高出 78%。

鱼油并非"智商税"

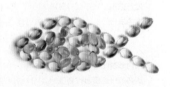

鱼油，即鱼类体内的不饱和脂肪，主要包括 EPA（二十碳五烯酸）和 DHA（二十二碳六烯酸）。近年来，鱼油在国内外保健品市场中热度不减，但其保健效果一直存在争议。近期，美国脂肪酸研究所、波士顿大学、南达科他大学等多单位学者联合研究发现，血液中 DHA 水平较高的人患阿尔茨海默病（AD）的风险降低 49%，增加 DHA 的摄入量可降低患 AD 的风险。研究者建议，高风险人群每日膳食摄入 2 克左右 DHA，或可延缓 AD 的发生。

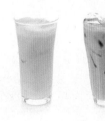
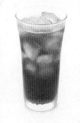

筛查糖尿病，宜从 35 岁开始

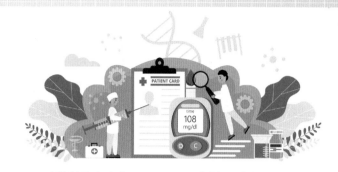

美国糖尿病协会（ADA）近期将开始筛查糖尿病的年龄从 45 岁调至 35 岁，强调筛查年轻糖尿病患者的重要性。近期，上海交通大学医学院附属瑞金医院宁光院士等发表的一项基于全国近 10 万成年人的研究显示，如果从 35 岁起开始筛查糖尿病，可额外识别约 630 万例糖尿病患者和 7230 万名糖尿病前期个体；在农村地区、经济不发达地区及中部地区，额外识别出的糖尿病患者比例更高。

上海大样本研究揭示奥密克戎重症率

近期，中国疾病预防控制中心周报发表了一项由复旦大学附属华山医院张文宏教授和马昕教授领衔的大样本数据研究，首次揭示了非高危新冠病毒奥密克戎变异株感染者的重症率为零。

这项研究纳入了 2022 年 3 月 22 日至 5 月 3 日期间的 33 816 名早期非重症新冠病毒奥密克戎变异株感染者（所有感染者均无基础疾病，或虽有基础疾病但处于稳定期）。在入院初始，将患者分为重型/危重型高危因素组（9260 名）及非高危因素组（24 556 名）。高危组定义为：年龄大于 60 岁；有心脑血管疾病（含高血压）、肺部慢性疾病、糖尿病、慢性肝病、肾脏疾病、肿瘤等基础疾病；免疫功能缺陷。结果显示，总体的重症率为 0.065%（22/33 816），高危组重症率为 0.238%（22/9260），非高危组重症率为 0%（0/24 556）。相比于未进展为重症的患者，进展为重症者的平均年龄较大，未接种疫苗的比例更高。

老年人常做噩梦，或与患帕金森病相关

帕金森病是全世界第二大神经退行性疾病，也是增长最快的神经系统疾病，精准识别早期帕金森病的征兆尤为重要。近期，英国伯明翰大学人类大脑健康中心研究人员发现，老年人（尤其是男性）做噩梦可能是某些神经退行性疾病的早期征兆，70 岁时频繁做噩梦与患帕金森病密切相关，对此有所警觉，并进行针对性治疗，可能有助于延缓帕金森病的发生。

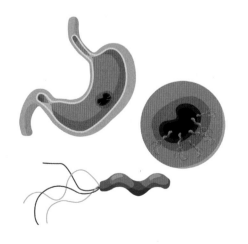

新版幽门螺杆菌感染处理共识发布

近期，由中华医学会消化病学分会幽门螺杆菌（Hp）学组制定的《第六次全国幽门螺杆菌感染处理共识报告（非根除治疗部分）》正式发表。新版共识更为积极地肯定了根除 Hp 为老年人带来的获益；提出根除 Hp 可延缓或阻止胃黏膜萎缩和（或）肠上皮化生的发生、发展，并使部分患者的胃黏膜萎缩甚至肠上皮化生得到逆转，降低胃癌的发生风险；强调家庭成员共同治疗，可阻断 Hp 感染在家庭中的传播；等等。**PM**

（本版内容由本刊编辑部综合摘编）

　　春生、夏长、秋收、冬藏，这是自然界生命活动的规律。人体与之相应，肝主生、心主长、肺主收、肾主藏，而脾主化，它所对应的季节为长夏。中医学认为，一年不止四季，在夏季之后还有一个长夏，处夏秋之交。

　　脾为后天之本、气血生化之源，是人体极为重要的脏器。长夏时节，暑湿之邪为患，易损伤脾，现代生活中的一些不良习惯也会加重脾胃损伤。本刊特邀多位中医学专家介绍长夏养脾的多种方法，以及如何杜绝日常损伤脾胃的坏习惯，希望可以帮助大家养好脾胃，健康过渡到秋季。

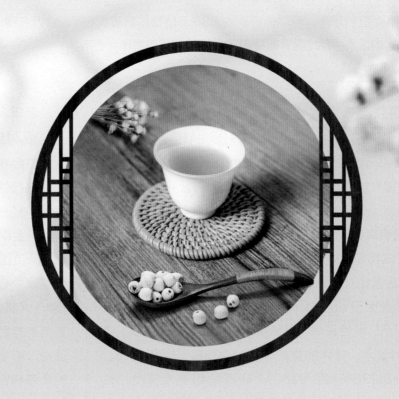

长夏养生，
拒绝六个坏"脾"气

　　策划　本刊编辑部
　　执行　蒋美琴
支持专家　王晓素　王松坡　陈英群　方　泓
　　　　　许　良　朱广家　凌江红　冯　明

长夏养生重养脾

上海中医药大学附属岳阳中西医结合医院消化科　王晓素（主任医师）　何聪

古人有"五行"（木、火、土、金、水）配"五脏"（肝、心、脾、肺、肾）一说，亦有"五行"对"四季"（春、夏、秋、冬）的说法，为了让五数合宜，提出了以"长夏"对应"脾土"，早在《素问·藏气法时论》中就有记载："脾主长夏。"因而，长夏时节的养生重点在于养脾。

湿邪为患，最易伤脾

关于长夏的具体时间有不同说法，一指农历六七月份，一指夏至到处暑时段，一指立秋至秋分时段，现在多指夏秋之交。这一时期多阴雨天气，湿度大，加之暑热阳气仍然旺盛，是全年气候最为潮湿、炎热的时段，故又有"桑拿天""秋老虎"等别称。

夏秋之际，天暑下逼，地湿上腾，水多热蒸，容易化生湿气，故而湿邪所导致的疾病常在此时作祟。湿为阴邪，与水类同，具有重浊、黏滞、趋下的特性，为长夏所主之气，能影响人体气机运行，戕伤人体阳气，其所致病患多起病缓慢，病程较长。脾喜燥恶湿，因而湿邪最易伤及脾脏。湿困于脾，影响脾胃正常功能，如脾主运化的失常、脾主四肢的失职、脾主升清的失能等，可引发多种脾胃疾病。湿邪困阻者常可出现以下症状：湿阻于上，表现为头重如裹，尤其是早晨起来昏蒙眩晕，打不起精神；湿阻于中，表现为食欲不振，饮食逐渐减少，胸脘痞闷；湿阻于下，表现为腹胀、腹泻，大便黏滞不成形，容易粘马桶，女性白带清稀腥秽；湿阻于口舌，表现为口苦、口黏，舌苔白腻或黄腻；湿阻于四肢经络，表现为疲倦乏力、肌肉酸楚、四肢困重；等等。

顺应时节，调养脾胃

长夏应脾而变化，是人体脾脏保健和养治的关键时期。顺应脾脏特性，调节脾胃气机升降运行，恢复脾胃适应自然的能力，可使人保持健康状态。

● **日常起居**　顺应长夏时节的自然变化规律，应夜卧早起；早晚温度开始下降，睡眠休息时最好盖条薄毯，以免着凉引起腹泻；适量运动，以"不累"为标准，以周身微热、尚未出汗为佳；调畅情绪，缓解忧思、烦闷等不良情绪，改善不稳定的精神状态。

● **药膳调补**　长夏应格外注意饮食卫生，顾护脾胃之气，可选择健脾益气、温脾化湿的药膳调补，如茯苓薏仁粥、荸荠萝卜排骨汤、健脾益气糕等。常用健脾益气化湿的药食两用之品有：茯苓、薏苡仁、糯米、白术、山药、莲子、芡实、鸡内金等。

● **外治疗法**　平时可采取按摩、艾灸、足浴等中医外治疗法，达到健脾和胃、温中化湿的效果。如每日按揉丰隆、足三里、脾俞等穴位各100次；每周用艾条悬灸足三里、神阙（即肚脐眼）、阴陵泉等穴位2～3次；每日用生姜、花椒、艾叶、茯苓、白术、藿香等中药煎取汁液后泡脚；等等。

专家简介

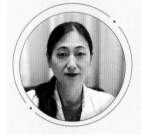

王晓素　上海中医药大学附属岳阳中西医结合医院消化科主任医师、博士生导师，中国中西医结合学会消化内镜专业委员会副主任委员，中华中医药学会脾胃病分会常务委员，世界中医药学会联合会消化病专业委员会常务理事，上海市中医药学会脾胃病分会副主任委员。擅长中医、中西医结合诊治消化系统疾病及消化内镜技术。

坏"脾"气一：

消暑无节制，脾阳很受伤

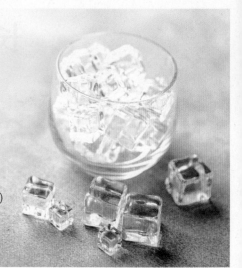

上海交通大学医学院附属第一人民医院中医科　计会红　王松坡（主任医师）

长夏为一年的中轴，此时余暑未消，实际气温尤其是当午温度可能并没有明显降低，甚至立秋之后"秋老虎"肆虐，有些时日感觉更热，很多消暑降温的措施仍在延续。有些人经过一个夏季的"享受"，往往脾胃受损，到长夏之际已或多或少出现一些脾胃虚寒的征象，如果持续过食寒凉消暑之品，则脾阳损伤更甚，引发多种健康问题或疾病隐患。

消暑无度，损伤脾阳

长夏已渐秋时，若消暑无节制，仍然每天食用大量冷饮、凉茶等寒凉之品，易损伤脾阳，导致脾胃虚寒，诱发多种疾病。首先，如果猝然食用过冷食物（如冰镇饮品等），可直接刺激胃部脉络，造成腹部痉挛性疼痛，甚至可导致胃溃疡患者急性穿孔。其次，较长时间、过度进食生冷食物，可导致或加重脾胃虚寒，引起胃肠功能紊乱，出现多种消化不良症状，甚至小腹冷痛、大便溏薄，饮食稍有不慎即致腹泻等。再次，过食寒凉食物可导致寒邪入侵人体、袭扰经脉，机体抵抗力下降，诱发急性胃肠炎等。

此外，脾胃虚寒持续不改善，水谷运化失司，则"水反为湿，谷反为滞"，变生痰浊，停留在机体各个部位，积久不散，从而产生有形的结节、肿块等，引发多种良、恶性疾病。

专家简介

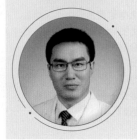

王松坡　上海交通大学医学院附属第一人民医院中医科主任、主任医师、教授、博士后合作导师，中华中医药学会膏方分会常委，世界中医药学会联合会消化病分会常务理事，上海市中西医结合学会消化病分会副主任委员，上海市中医药学会脾胃病分会、中医流派研究分会、膏方分会副主任委员。擅长中医药治疗消化系统疾病和肿瘤。

脾胃虚寒，自诊自查

脾胃虚寒包括脾胃气虚和阳虚内寒两个层次的症情。首先，患者有少气懒言、神疲乏力等全身气虚症状，再加上口淡、口甜、食欲不振（胃口差）、腹胀、便溏等脾胃症状，以及舌淡苔薄、脉细或缓，可判断为脾胃气虚。在此基础上，如果伴有脘腹凉感，怕风怕冷，四肢不温，稍微进食寒凉食物即腹痛、腹泻，喜热饮或得温、得热后症状减轻，可判断为脾胃虚寒。如果舌质淡、舌体胖大有齿痕，苔白、腻或水滑，则更支持脾胃虚寒的诊断。

除平素阳盛壮实体质者外，其他人群均不宜在长夏继续大量食用寒凉之品，特别是素来脾胃虚寒者，应慎食绿豆、薏苡仁、冬瓜、苦瓜、黄瓜、绿豆芽、西瓜、梨、百合、荸荠、罗汉果、鸭肉、河蟹、菊花、金银花、芦根、蒲公英等寒凉食物及中药。

寒凉伤脾，及时调治

长夏之际气候仍较炎热，皮肤腠理开泄，阳随汗泄，再加上多食寒凉消暑之品，易导致脾阳受损。此时应合理调治，改善症状，为"秋收冬藏"打下良好基础。

因过度消暑损伤脾胃者，首先要停止食用寒凉之品，避免进一步损伤脾胃阳气。其次，注意保暖，尤其要避免肚脐、双脚受凉，不要直接面对电扇、空调风口。再次，可适当进食一些偏温热性质的食物，如生姜、大葱、肉桂、小茴香、韭菜、桂圆、芒果、羊肉、鸡肉、小米、山药、白扁豆、大枣等；还可每天用干姜（或生姜）配少量红茶、紫苏叶煎煮成姜茶饮用，可温中散寒、理气和胃；或用适量干姜（或生姜）、红糖煎煮成姜糖水，以温中散寒、补虚和胃。通过上述措施，一般能较快改善因饮食寒凉所致脾胃病症。

日常调理，改善体质

有些人长期脾阳不足，素体虚寒，比一般人更易感受寒邪而患病。中医有"四季脾旺不受邪""内伤脾胃，百病由生"的说法，此类人群切忌无节制贪凉而损伤脾胃阳气，应合理调护，以改善体质。

❶ 生活调摄

平时应忌食生冷瓜果和凉性食物，可适当进食上述性味偏温热之品，尽可能温服、热服，饮食有节，少食多餐，少油腻，食物宜清淡且富含营养；注意保暖，避免受风、受凉；合理、规律安排作息，保证充足睡眠，特别提醒不要睡懒觉，以免影响阳气升发；适当加强锻炼；适度晒太阳（尤其是后背），有助于增强体质，改善脾胃虚寒状况。

❷ 中药调理

根据中医"虚者补之，寒者温之"的原则，脾胃虚寒者应温补脾胃，可根据体质选用香砂六君子汤、人参归脾丸、理中丸、小建中汤等煎剂或中成药健脾温中化湿，以及附子理中丸、四神丸、四逆汤等温补脾肾。

❸ 针灸按摩

针刺、艾灸相关穴位，亦可起到上述作用，如针灸关元、中脘、神阙、足三里等穴位，可温补脾胃、温阳散寒。神阙，别称脐中、气舍，在脐部中央，外敷姜片，隔姜灸之（每天可灸5~10分钟），有扶阳固本、暖脾和胃作用；亦可将手搓热，用手掌按压在神阙穴上，慢慢地环转按揉，每天1~2次，每次5~10分钟。足三里是常用保健穴，民间素有"每天按摩足三里，等于吃只老母鸡"的说法，可每天用艾条温和灸一侧足三里穴10~15分钟，隔日左右交换；也可每天以拇指按揉足三里，或手握空拳，拳眼向下，垂直捶打足三里，一日数十次，有强壮脾胃的作用。

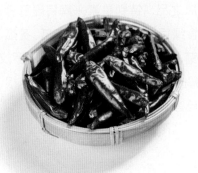

坏"脾"气二：

辛辣增食欲，脾湿易化热

△ 同济大学附属第十人民医院中医科　吕若云　陈英群（主任医师）

长夏时处三伏，酷热难耐，机体消化功能下降，看到平时爱吃的食物也没什么胃口。为刺激食欲，有些人频繁进食辛辣重口味食物，导致脾湿化热，出现四肢困重、口舌甜腻、胃嘈（胃中空虚，似饥非饥，似痛非痛）腹胀、大便黏腻不爽、尿色黄赤等症状。

饮食辛辣，助湿为虐

长夏之际，江南多雨，故"湿"是长夏的特点。脾与长夏同属五行之土，脾脏喜燥恶湿，湿易困脾，与长夏暑湿之令相应，故谓"脾主长夏"。古代医家提出，长夏应健脾祛湿。正常情况下，脾之阴阳协调，脾气健运，则身体水液代谢正常；若脾阳不用，运化失司，水液停滞于体内，则出现饮食减少、胃脘满闷、恶心欲吐、口黏不渴或渴喜热饮、肢体困倦或浮肿、大便溏泻等症状，舌苔厚腻，脉缓。另外，长夏天气炎热且反复无常，人体毛孔大开，水分容易通过出汗、呼吸大量丢失，阳气大量外泄，易致脾胃虚弱，引起脾胃疾病。

此时若为刺激食欲，或因喜食辛辣，进食过多辛辣重口味食物，易助湿生热。一方面，大多数辛辣食物都属温热性质，与炎热气候相结合，易产生"上火"现象，可表现为口腔溃疡、牙龈及咽喉肿痛、嘴唇干裂、鼻腔灼热、大便干燥、小便发黄等；另一方面，辛辣入肺，易导致肺气宣发太过，造成气机耗散，肺为脾之子，若肺气不足，则易子盗母气，从而损伤脾胃运化功能，阻碍体内水液代谢，使其郁而成湿，久则化热，出现身热汗出、恶心纳呆、脘腹痞满、肢体困重、便溏黏腻不爽、小便黄赤等症状。

甘淡清补，多味相宜

长夏饮食养生应以防暑祛湿、健脾和中为主。

❶ 淡补

民间有言："长夏防湿要淡补。"意思是长夏季节气候潮湿，易困脾胃，引起脾胃功能下降，可常服薏苡仁、芡实、赤小豆等淡渗利湿之品，以祛除体内水湿之邪。

❷ 食甘

中医学认为，五味入五脏，甘味补益且入脾，乃实脾佳品。因此，长夏可多食红枣、红薯、玉米、糯米、蜂蜜、南瓜、甜菜等甘味食品，以达到补中益

陈英群　同济大学附属第十人民医院中医科主任、主任医师、博士生导师，中国医师协会中西医结合医师分会综合医院专家委员会委员，上海市中医药学会脑病分会副主任委员、脾胃病分会及神志病分会常委，上海市医师协会中西医结合医师分会、中医师分会委员，上海市中西医结合学会综合医院中西医结合促进委员会委员。

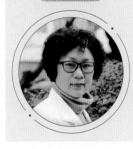

气、调和脾胃之效。

❸ 吃苦

《素问·藏气法时论》中记载："脾欲缓，急食甘以缓之，用苦泻之，甘补之。"通过甘、苦两味之品补泻调节，可平衡脾胃的运化腐熟功能。因此，长夏时节不妨适当食用苦味食品，如苦瓜、莲子心、苦菊、芥蓝、莴笋、荞麦、莜麦、陈皮等，以其寒凉清热之效制衡酷暑炎热之气。但不可过食苦寒之品，尤其是脾胃虚寒者，以免损伤脾阳。

❹ 增咸

长夏汗液流失较多，适当进食咸味食品可补充随汗液流失的电解质，以保证营养均衡。咸味入肾经，有补肾强腰健骨作用，还能软坚散结、清热利湿。咸味食物主要为海产品，如海带、紫菜、牡蛎、海鱼、海虾等。肾为先天之本，肾气足则脾气充；肾主水液代谢，其气化温煦作用可避免水液停滞，有助于脾运化水液，避免水湿困阻于脾。

❺ 添酸

酸味有收涩生津作用，长夏体虚多汗者可食用酸味食物以敛汗，如乌梅、山茱萸等。也可多食酸甘食品，如柠檬、橄榄、山楂、橘子、番茄等，以其酸甘化阴，有助于生津止渴。

亦食亦药，可茶可粥

很多常见的食物亦可作为药品使用，如大名鼎鼎的"藿香正气水"中的藿香，既是一味解暑祛湿、理气和中的中药，又是长夏常见的烹饪佐料，可凉拌、炸炒、煮粥，以其辛香之气增加菜肴风味，同时养生保健。此外，常见的绿豆汤、酸梅汁、金银花茶、薏仁百合粥、冬瓜茶或粥等，亦食亦药，都是清热、解暑、祛湿之佳品，也适合长夏食用。

内外兼治，清热祛湿

长夏时节，可通过饮食和作息调整，配合中医内服、外治手段，积极防治脾胃湿热之证。譬如选取丰隆、解溪、中脘、足三里、阴陵泉等穴位，通过针刺、按摩等方法，达到清热利湿健脾的作用。丰隆穴是胃经络穴，也是除湿祛痰的要穴，位于小腿外侧，外踝尖上8寸，胫骨前缘外二横指处。按摩此穴可健脾化湿。解溪穴是胃经经穴，位于足背与小腿交界处的横纹中央凹陷处。

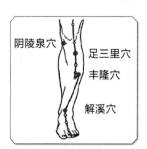

阴陵泉穴　足三里穴　丰隆穴　解溪穴

刺激该穴有舒筋活络、清胃化痰、镇惊安神的作用。中脘穴位于上腹部，胸骨下端和肚脐连线的中点，主治脾胃疾病，为健脾化湿的要穴。足三里穴是保健要穴，位于小腿外侧，犊鼻（外膝眼）下3寸，胫骨前缘外一横指处。按摩此穴能补中益气、通经活络。阴陵泉为脾经穴位，位于小腿内侧，胫骨内侧髁下缘与胫骨内侧缘之间的凹陷处。按摩此穴有助于运中焦、化湿滞、利小便，从而达到排渗脾湿的效果。

湿邪郁而化热者在刺激穴位时，可循经推揉，有清热之效，为泻法。若逆经推揉，则有温里散寒之效，为补法，不适合湿热证。

延伸阅读

脾胃虚弱自查表

● 是否食欲不振，容易消化不良、腹胀不适？

● 是否身材虚胖，尤其是腹部脂肪比较突出？

● 是否大便容易粘马桶，不成形？

● 是否舌苔厚腻，仔细看能发现舌头两侧出现齿痕，类似于锯齿状？

● 是否脸部容易浮肿，下肢容易出现水肿？

● 是否皮肤出油严重，发黄无血色？

● 女性是否出现月经不调、增多，经期延长？

（上述问题有2个或2个以上回答"是"者，即可判断为脾胃虚弱。）

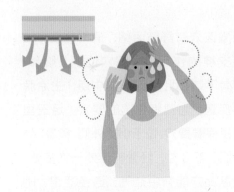

坏"脾"气三：

空调下"飙汗"，寒入脾失健

✍ 上海中医药大学附属龙华医院中医预防保健科主任医师 方 泓

> 对健身爱好者而言，运动后出一身汗感觉身心爽快。在高温环境下健身容易导致出汗过度，气随汗脱，影响健康，因此很多人会选择在空调环境下健身。长夏时节暑气渐消，吹着空调"飙汗"，容易着凉。中医五行学说认为，长夏属脾，寒气入脾，脾失健运会影响消化、吸收等功能。

汗出当风，寒气伤脾

长夏位于夏末秋初，湿热蒸腾是这一时期的典型特征。很多人重视祛暑湿，却忘了防寒湿。

有些人喜欢在空调房间内锻炼身体，大汗淋漓时，对着空调吹，以缓解热感。体温骤降容易导致毛细血管收缩，毛孔紧闭，体温调节功能失调，免疫力下降，引起感冒和腹泻等疾病；低温能使人体交感神经兴奋，胃肠蠕动减慢，导致腹胀等不适。

中医学认为，气随汗脱，气者阳也，人体的阳气也会随之受损。长夏湿盛，锻炼后汗出沾衣，感受湿邪而发病者较多。湿为阴邪，空调寒气亦为阴邪，最易伤阳气，尤其是脾阳，且寒凝气滞，易引起脾气不畅，脾失健运，使消化、吸收功能减退，久之可致气血化生乏源，导致其他脏腑功能低下，易被外邪

侵犯。另外，脾阳不足，升清降浊功能减弱，可见脘腹胀满、食欲不振、口淡无味、胸闷欲吐、大便稀溏，甚至水肿。这些都与寒湿内侵、脾胃功能呆滞、气血生化不足有关。

合理降温，科学健身

环境温度过高时，确实不适合健身锻炼。在空调环境中健身时，应注意以下细节，以避免寒气伤脾。

● 健身房内空调温度不宜调太低，可保持在 26～28℃。

● 运动前做热身准备，运动后调整呼吸节奏，做一些拉伸和放松运动，促进全身血液循环，全程都应避免冷风直吹。

● 健身过程中如果出汗较多，应少量、多次补充水和电解质，不宜饮用冰水和冷饮，并及时擦干汗液，健身结束后更换衣服。

● 健身后体温较高，不宜贪凉吹空调、洗冷水澡，应等体温慢慢恢复至正常后洗澡，水温控制在 35～37℃，以利于体能恢复。

长夏锻炼，健脾助运

长夏健身，应选择可增强脾胃运化功能的舒缓运动，比如瑜伽、慢跑、散步等；体质较强者可选择中等强度的运动，但不可运动过量、汗出过多。室外运动宜选择傍晚时分，在公园、河边等地方进行。运动前可喝些预防中暑的饮料，如盐汽水、绿豆汤等。脾失健运者可选择五禽戏（熊式）、太极拳、八段锦、摩腹、叩齿、六字诀中的"呼"字诀等，有健脾功效，每次锻炼 20～30 分钟为宜。

❶ 八段锦第三式"调理脾胃须单举"

动作：站直，双脚分开与肩同宽。右手掌心向上，举起，五指并拢，指尖朝左，上举至头右上方，同时左手下按，掌心朝下，指尖朝前；上举下按时吸气，复原时

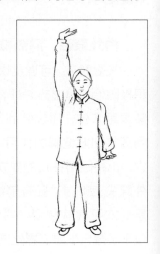

呼气；左右手交替进行，一左一右为1次，共做3～4次。

此锻炼方法具有健脾祛湿、行气和胃的功效。

❷ 五禽戏之熊戏

动作： 包括起势调息、熊戏、引气归元收功三部分。①起势调息：双脚分开，与肩同宽；两手上提，掌心向下，指尖相对，与胸同高，上提时吸气，下按时呼气。②熊戏分熊运和熊晃两部分。

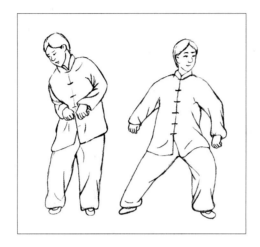

熊运：两掌握空拳垂于下腹部；以腰腹为轴，上体顺时针摇晃，同时两拳随之沿右肋部、上腹部、左肋部、下腹部划圆；上体逆时针摇晃，两掌随之逆向划圆；两拳变掌下落，自然垂于体侧。熊晃：两掌握空拳；重心移至右脚，左髋上提，重心前移至右脚，往前踩地，左肩顺势前摆；上动不停，重心后移，拧腰晃肩，身体左转；左肩下沉，拧腰晃肩，身体右转，重心前移，拳眼相对；顺势提右髋，完成右式；动作结束时，左脚上步，松拳自然垂于两侧。③引气归元：两掌经体侧上举至头顶上方，掌心向下，指尖相对，沿体前缓慢下按至腹前，重复2遍；两手在体前划平弧，掌心相对，与脐平；两掌在腹前合拢，虎口交叉，叠掌，眼微闭静养，调匀呼吸，意守丹田。以上为1遍，每次3遍，每天1次，坚持3个月以上。

熊戏主脾，具有健脾益胃、活血通络、调和气血之功效。可配合《春江花月夜》《高山流水》等乐曲进行。

❸ 六字诀之"呼"字诀

动作： 双脚分开，与肩同宽；双手放在腹前约10厘米位置，掌心向内，五指自然张开，指尖斜相对，目视前下方；缓慢下蹲，双手向前撑成圆形，发出"呼"字音；缓缓起身恢复站姿，双掌内收于脐前。呼气时，腹部鼓起。重复6次为1组，每天2组。"呼"字诀能补益脾气，促进消化。

❹ 摩腹

动作： 坐或站位，双手交叠，掌心紧贴腹部；按顺时针方向摩腹3分钟左右；掌心紧贴肚脐，轻微震颤约3分钟。

饭后散步，并以热手摩腹，长期坚持，可调整胃肠功能，促进食物消化及吸收，防治消化不良和胃肠道慢性疾病。

❺ 叩齿

动作： 摒除杂念，全身放松，口唇轻闭；上下牙齿有节律地互相轻轻叩击36次。

牙齿对脾胃消化、吸收功能有重要助益，叩齿有助于脾胃保健。

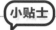

小贴士

寒湿最易侵犯脾胃，导致消化、吸收功能下降，患者可食疗养生。

首先，要以温食为主，宜清淡，少油腻。古人主张长夏饮食应"温暖，不令大饱，时时进之……其于肥腻当戒"，即饮食要稍热一点，不要太寒凉；亦不要吃得太多，但在次数上可稍多一些。在烹调方面，宜多采用拌、蒸、烩、煮等方法。

其次，注重健脾化湿，消食助化。长夏应多吃一些薏苡仁、白扁豆等健脾化湿的食物；山楂泡水喝，有促进食欲、消导食积作用；谷麦芽水煎代茶饮，常用于宿食不化、胀满、泄泻、不思饮食等。

专家简介

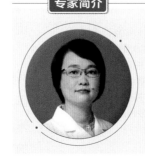

方泓 《大众医学》专家顾问团成员，上海中医药大学附属龙华医院中医预防保健科主任、主任医师、教授，中国民族医药学会热病分会副会长，世界中医药学会联合会呼吸病专业委员会理事、中医治未病专业委员会理事，上海市中医药学会治未病分会副主任委员，上海市食疗研究会理事、呼吸病专业委员会副主任委员。

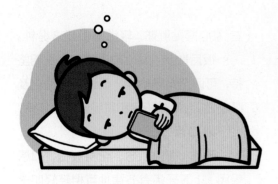

坏"脾"气四：

晚睡变熬夜，脾气常耗伤

上海中医药大学附属市中医医院内科主任医师　许 良

> 长夏之际暑湿盛行，很多人会出现白天打盹、晚上难以入睡的情况。顺应自然界变化规律，这一时期应晚睡早起、适当午睡。但不少人过度"晚睡"，经常熬夜，导致白天更加昏昏欲睡，无精打采，睡眠规律昼夜颠倒；长此以往，出现食欲不振、腹胀腹痛、疲倦乏力，甚至嗳气反酸、大便异常、面色萎黄等脾虚症状。

经常熬夜，耗伤气血

夜间是身心放松、休息的时间，睡得好，免疫力强健，健康有保障。熬夜会使身体疲劳过度、用脑过度，耗伤气血，且不利于脾胃休养。脾为气血生化之源，气血亏虚，则加重脾胃负担，导致脾虚。脾为后天之本，人体后天的生存均赖脾胃得以实现。脾气虚弱者气血生化无源，则会出现上述食欲不振、腹胀腹痛、面色萎黄等症状。

此外，有些人晚睡、熬夜时习惯吃夜宵，特别是有些年轻人大量进食辛辣重口味食物、冰镇饮料等，会进一步损伤脾胃。

长夏晚睡，适可而止

长夏昼长夜短，我国大部分地区气温高、湿度大、闷热难耐，影响睡眠。人们应该适应自然规律，适当晚睡，但不宜过晚，否则不仅会导致精神疲惫、认知功能下降，还会使免疫力下降、患病率上升。

一般而言，中青年人应在晚上10点半前上床睡觉，最晚不超过11点；老年人、儿童应在晚上9点半前上床，最迟不超过10点。白天可睡"子午觉"，即增加半小时午睡时间。

调和脾胃，轻松入睡

"胃不和则卧不安"，脾胃功能较差或因湿邪困脾而患脾胃病者，容易出现睡眠障碍，可选择中医药治疗，调和脾胃。如：党参、黄芪、甘草等有益气健脾和胃作用，秫米粥是和胃安神佳品。

长夏天气湿热，虚阳浮越，易使人心情烦闷，焦虑不安，影响睡眠。人们应保持良好的心情，因为喜悦轻松的情绪可健脾益胃。

进行"内养功"或"放松功"等"静功"练习，可充分放松和入静，达到"恬淡虚无"的境界，对脾胃的养护更佳。每天睡前1小时开始练习，有助于人们尽快进入睡眠状态。

此外，蚊虫也是影响长夏睡眠质量的重要因素。可使用蚊帐或安全、合格的驱蚊产品；在门外挂放菖蒲、艾叶等，在室内摆放一两盆盛开的茉莉花、米兰、玫瑰、夜来香，或种上薄荷草，有一定的驱蚊效果。

专家简介

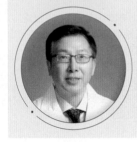

许 良 《大众医学》专家顾问团成员，上海中医药大学附属市中医医院内科主任医师，中国医师协会睡眠医学专业委员会中医学组副主任委员，中华中医药学会神志病分会常委，上海市中医药学会神志病分会副主任委员。

坏"脾"气五：

腹泻当减肥，脾虚雪上霜

江苏省人民医院中医科主任医师　朱广家

饮食不洁，损伤脾胃

腹泻是指大便稀溏、排便次数增加，可分为急性和慢性。急性腹泻多因饮食不洁引起。饮料等食物如果保管不当，容易被细菌等污染，进食后会引起急性肠胃炎，损伤脾胃。

长夏是细菌容易繁殖的时期，尤其需要重视食品卫生：不要进食过期、变质、被污染的食物；冷藏食物时，一定要生、熟食分开存放；食用冷藏食物前，一定要加热彻底。

脾胃失健，常易腹泻

慢性腹泻主要因脾胃功能失健引起。中医学认为，胃主受纳腐熟，脾主运化，人体摄纳食物、消化吸收营养及排泄糟粕的功能由脾胃所主。脾胃功能失健者，这三个方面会出现异常表现，腹泻就是其中之一。

长夏期间，湿气较重，脾胃虚弱的人容易发生腹泻，平素就有慢性腹泻者症状易加重。因此，此类人群首先应调补脾胃功能；其次要注意饮食卫生，进食新鲜、易消化食物。脾胃功能健旺，方能预防腹泻发生。

分型调治，健脾益胃

经常腹泻者，可根据不同症状分型调治，以健益脾胃、助运化湿。

● **脾气虚弱型**　脾胃功能失健所致慢性腹泻患者，主要表现为大便稀溏、饮食减少、脘腹胀满、遇寒加重、舌苔白厚腻，有时伴脐周疼痛。中医分型属脾气虚弱证，患者可选用香砂六君子汤。

● **肝脾不和型**　有些慢性腹泻是因肝旺脾虚所致，患者主要表现为腹胀腹痛、痛则即泻、泻后痛减、情志不畅则加重，工作或生活压力过大、性格急躁易怒的人容易发生。中医分型属肝脾不和证，患者可选用痛泻要方、四逆散、正气天香散。

● **脾肾阳虚型**　有些慢性腹泻是脾肾阳虚所致，患者主要表现为腹痛腹泻（多在黎明前发生）、大便清冷或完谷不化、四肢发冷、腰膝酸软、小便清长。中医分型属脾肾阳虚证，患者可选四神丸为主方，配伍香砂六君子汤使用。

专家提醒

人体营养主要来源于食物，食物营养的消化、吸收主要依赖脾胃。如果患有慢性腹泻，会影响营养吸收，导致人体气血不足，免疫力下降，久而久之会引起贫血、消瘦等多种病症。把这种病态的腹泻当成"减肥的好方法"，是错误且不可取的。

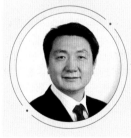

专家简介

朱广家　《大众医学》专家顾问团成员，江苏省人民医院（南京医科大学第一附属医院）中医科主任医师，中华医学会科普分会第九、十届副主任委员，中国医师协会医学科普分会第一届副会长。

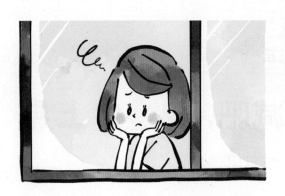

坏"脾"气六：

忧思与烦闷，脾郁不得欢

上海中医药大学附属曙光医院脾胃病科主任医师 凌江红

脾在志为思。在长夏潮湿、闷热的环境中，脾脏易被湿邪困阻，脾气郁结，就会影响人的思考能力，导致思维困顿、不够敏捷，记忆力、分析能力等下降。另外，湿邪也会影响肝的疏泄功能，肝郁气滞，人们往往容易郁闷、烦躁，或总觉得倦怠头昏、肢体乏力、心境低落等，因而有"烦暑""溽暑"之说。

思虑太过，易伤脾胃

"废寝忘食""茶饭不思""吃饭不积极，思想有问题"等词语都体现了中医"思伤脾"的理论。一方面，过度思虑会损伤脾胃，导致脾气郁结，脾运化功能失常，引起食欲不振、不思饮食，甚至腹胀、早饱、大便软烂等消化不良症状；另一方面，思虑太过会暗耗心血，导致心神失养，影响气血化生，引起面色苍白、心悸、失眠、健忘、多梦、消瘦等症状。思伤脾多见于脑力劳动者，如信息技术产业从业人员、青年学生等，他们容易发生功能性消化不良、功能性便秘、肠易激综合征等功能性胃肠病。善于动脑，甚至使用"心术"者，容易伤脾，导致脾虚。

思虑必不可少，但要适度。首先，要劳逸结合，避免用脑过度，并在工作之余适当增加体育锻炼时间，使身体气血运行畅通。例如中医传统养生保健操八段锦、太极拳等，动作舒缓且简单易学，无需器械，不受场地局限。其次，应避免焦虑，注意保持良好心境，稳定情绪，放宽心态，时常自我开导，改掉钻牛角尖的坏习惯。

长夏脾郁，芳香醒脾

长夏暑多夹湿，天气炎热、空气湿度大，湿邪易阻滞人体气机，阻碍脾胃运化，导致"脾郁"。脾郁证是中医特有的病名，别称"思郁"，指由于思虑过度或湿邪困阻等原因，导致脾胃气机郁滞的一系列症状。一方面，脾不能运化水谷，可导致饮食积滞，表现为食欲不振、腹胀、早饱等；另一方面，脾不能运化水湿，痰湿内生，导致"痰郁""湿郁"，常表现为咽部有异物梗塞感、肢体乏力等。如果像林黛玉般多愁善感、敏感多虑，便容易忧思气结，导致脾郁证。

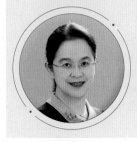

专家简介

凌江红 上海中医药大学附属曙光医院脾胃病科主任医师、教授、博士生导师，世界中医药学会联合会消化病专业委员会理事，中国民族医药学会脾胃病分会常务理事，上海市中医药学会脾胃病分会副主任委员。擅长经方治疗胃肠病、胆胰病、内科杂病、恶性肿瘤等，以及亚健康状态调理。

治疗脾郁证以顺气解郁、疏肝和胃为法则，可用逍遥散、归脾丸等方药。长夏时节，"痰郁""湿郁"明显者，当芳香化湿、醒脾开郁，可用三仁汤、藿朴夏苓汤、香砂六君汤等加减治疗。

平素应做好情绪认知和疏导管理，正面认识和对待自身情绪问题，有效管理好自己的情绪，以缓解不良情绪。如每日静坐或静卧，缓解紧张情绪、疏解内心压力，积极进行心理疏导和调摄。

饮食锻炼，调养脾脏

长夏时节，暑湿易阻碍脾胃，损伤脾阳，从而引起情绪不畅，此时可从调养脾脏的角度来调畅情绪。

首先，避免食用生冷寒凉之品，少食甜食、油腻之品。长夏气候炎热，不少人喜贪凉饮冷以解暑，喝冷饮、吃雪糕、喝冰镇啤酒……殊不知这些习惯最容易损伤脾阳。另外，嗜食甜食、油腻之品，助湿生痰，可加重气机郁滞。长夏宜吃些清热利湿、益气养阴的药食佳品，如海带绿豆汤、赤小豆薏米水、百合莲子粥、山药芡实粥等。

其次，注意适度锻炼。长夏高温，很多人喜欢久居空调房或洗冷水澡，容易损伤人体阳气。中医讲究"天人相应"的养生之道，提倡顺应自然环境和季节气候变化来调整起居。"动则升阳"，长夏不宜长时间待在阴凉的室内，应适当进行体育锻炼。

《小郎中学医记》的作者曾培杰总结过养胃五点和保脾十条：少点、慢点、淡点、软点、暖点，不急、不怨、不怒、不思虑过度、不多言、不过冷、不过湿、不过劳、不过逸、不久坐，这是保养脾胃的精髓。只要注意顾护脾胃，调顺自身情绪，保持恬淡愉悦的平稳心态，便能安然度过长夏，保证身心健康。

综合疗法，调节情绪

除上述药物、饮食、锻炼之法外，中医还有以下多种方法可调节情绪：

❶ 茶疗

如玫瑰花每日6克，代茶饮。玫瑰花味甘，性温，芳香，药性平和，归肝、脾、胃经，主要功效是疏肝、理气、醒脾、畅中，能解肝郁、脾郁。

❷ 情志制约法

基于五行相生相克原理，"怒克思"，可利用激怒人的事物，抑制焦虑、抑郁情绪，恢复脾的功能。

❸ 运动移情法

通过运动转移不良情绪，如太极拳、八段锦、易筋经、五禽戏等均能舒经通络、调理脏腑，化解不良情绪。

❹ 经络按摩

脾郁证者可经常推揉肝经、脾经，如沿大腿、小腿内侧推揉，可疏肝解郁理脾。

❺ 五音疗法

根据中医传统阴阳五行理论和五音对应，用角、徵、宫、商、羽五种不同音调的音乐来治疗疾病。思伤脾致脾虚者可选宫调式曲目，如《秋湖月夜》《鸟投林》等。

❻ 艾灸

膻中穴是气会之穴，胸中之气会于膻中，艾灸该穴可理气解郁、缓解胸闷。

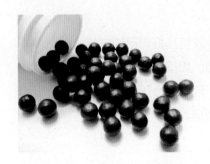

四种"脾丸"，吃对"脾"气

山西省中医院　赵彦鹏　冯 明（主任医师）

脾为后天之本，气血生化之源。中医很重视脾，有很多治疗脾病的中成药和方剂，如健脾丸、醒脾丸、归脾丸、启脾丸、温脾丸、理脾丸等。它们虽一字之差，都能调脾，但功效及适应证却有很大区别。不了解的人用错了，不但不能治病，甚至会出现不良反应。下面详细介绍4种常用"脾丸"的区别。

1 健脾丸

健脾丸由6味药组成：党参、炒白术、炒枳实、陈皮、炒麦芽、炒山楂。按功效，它们可分为3组。第一组：党参健脾益气，白术健脾益气除湿，两者起补益作用，主治脾虚；第二组：麦芽、山楂可消食化积，主治饮食积滞；第三组：陈皮理气除湿、枳实理气除滞，主治饮食积滞所致胀满。可见，健脾丸的主要功效是健脾开胃、消食理气，用于脾虚所致的饮食积滞腹胀者。此方攻补兼施，适合虚实两端者，患者主要表现为平素脾虚纳差、饮食稍多便会产生积滞，积滞日久则生湿，气机阻滞则腹胀。

延伸阅读

健脾丸与人参健脾丸

有些人在使用健脾丸时，会误用人参健脾丸，觉得多了人参会更好一些。其实两者的区别不仅是"人参"二字，功效和主治病症也差别很大。

人参健脾丸由11味药组成：人参、炒白术、茯苓、山药、陈皮、木香、砂仁、炙黄芪、当归、炒酸枣仁、远志。其中，只有3味药和健脾丸相同。这些药物可分成三组：第一组是人参、白术、黄芪、山药，可健脾益气，白术兼有祛湿作用，主治脾虚，与健脾丸相似，但多了黄芪、山药，健脾作用更强；第二组是陈皮、木香、砂仁、茯苓，前三味理气、燥湿、止泻，茯苓祛湿止泻；第三组是当归、酸枣仁、远志，主要功效是养血宁心安神，用量较小，主治脾虚气血不足。可见，人参健脾丸的主要作用是益气健脾、除湿止泻，用于脾虚泄泻者。

从这两药的组成和分析可以看出，两者都用于脾虚，但健脾丸针对脾虚消化不良引起的饮食积滞，或伴腹胀者；人参健脾丸针对脾虚消化不良引起的泄泻或便溏者。

2 醒脾丸

醒脾丸由11味药组成：人参、藿香、橘红、菖蒲、干姜、附子、天麻、莲子肉、茯苓、木香、炙甘草。其中有2组核心药物，可温中散寒、燥湿醒脾。第一组：藿香、橘红和石菖蒲，都有芳香醒脾作用，是此方中起关键作用的药物。脾属土，最忌湿气，湿气易困阻脾胃，导致脾不运化。气味芳香的中药能化湿，所以芳香化湿药能醒脾，即唤醒脾的运化功能，让它工作、运转起来。第二组：干姜和附子，有温里散寒作用。导致脾胃不运化的因素不仅有湿，还有寒，比如素体禀赋虚寒或贪凉饮冷，都易引起脾胃虚寒，脾胃运化需要阳气推动，脾胃虚寒则难以运化。因此，温里散寒的中药能助脾胃运化。

醒脾丸主要用于小儿先天禀赋不足或贪凉饮冷引起的脾胃虚弱证，患者表现为消化不良、面黄肌瘦、精神不振。脾虚气血乏源，方中的人参可健脾益气扶正；长期脾虚的小儿营养不良，容易引起慢惊风，方中的天麻可预防；莲子肉、茯苓、木香，可祛湿理气。

专家提醒

由于醒脾丸目前还没有中成药，有些家长会选用醒脾开胃颗粒，其虽然也有"醒脾"二字，但组成和醒脾丸完全不同。它由9味药组成：谷芽、稻芽、荷叶、香橼、佛手、白芍、甘草、使君子、冬瓜子。荷叶、香橼和佛手有芳香醒脾作用；谷芽和稻芽则是消食化积、促进消化；使君子和冬瓜子的主要作用是杀虫，尤其是消化道寄生虫；白芍和甘草即芍药甘草汤，可治疗腹痛。因此，醒脾开胃颗粒主要用于面黄乏力、食欲低下、腹胀腹痛患者。

③ 归脾丸

归脾丸是经典名方，使用较广泛。它由11味药组成：党参、炒白术、炙黄芪、茯苓、制远志、炒酸枣仁、龙眼肉、当归、木香、大枣、炙甘草。按功效，它们可分为3组。补气药组：党参、炒白术、炙黄芪、茯苓，可益气健脾祛湿；补血药组：龙眼肉、当归、大枣，入心、脾，可补心脾血虚，与补气组药联合，能补心脾气血两虚；安神药组：制远志、炒酸枣仁，可养心安神，主治失眠。因此，归脾丸多用于心脾气血两虚引起的失眠，患者多有气短心悸、失眠多梦、肢倦乏力、头昏头晕、食欲不振等表现。

不同于其他含有消食化滞之品的健脾药，归脾丸是纯补之剂，不适合饮食积滞者服用，否则易滋腻碍脾，导致脾胃运化失司。心脾气血两虚的失眠患者如果伴消化不良、饮食积滞等表现，用归脾丸时应配合消食化滞药。

④ 启脾丸

启脾丸的功效主治和健脾丸较相似，由11味药组成：人参、炒白术、茯苓、甘草、陈皮、山药、炒莲子、炒山楂、炒六神曲、炒麦芽、泽泻，其中包含四君子汤和消积名药焦三仙（焦山楂、焦神曲、焦麦芽）。它有2组药和健脾丸类似：人参和白术能健脾益气，山楂和麦芽能消食，因此都有健脾消食作用。但启脾丸在健脾方面多了茯苓、山药和莲子，在消食方面多了神曲，健脾消食作用更强。另外，健脾丸中有枳实，有理气通下作用，故可消胀，适合脾虚消化不良伴腹胀者；启脾丸的健脾消食和胃作用更强一些。

总之，药物主要用于治病纠偏，上述药物不宜长期服用，祛除疾病后不可再过度使用。正如医圣张仲景在《金匮要略》中所说："四季脾旺不受邪，即勿补之。"日常保养脾胃并非用药物干预或盲目进补，应如《黄帝内经》所言，五谷为养，饮食有节，即通过均衡、合理、有节制的饮食来调养脾胃。 **PM**

专家简介

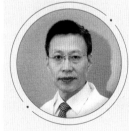

冯明　山西省中医院（山西省中医药研究院）副院长、主任医师、教授，国家中医药管理局中医药文化科普巡讲团成员，山西省医师协会中医医师分会副会长，山西省卫生厅中医药文化建设与科普专家委员会委员，山西省省级健康教育专家。

作为一门新兴的医、理、工高度交叉的学科，智能医学是医学与一系列前沿科技的密切融合，包含人工智能、扩展现实、计算机手术导航、3D打印、机器人、医疗可穿戴设备、云平台、远程医疗、5G医疗等多个领域。智能医学中的"智能"，并不单指"人工智能"，而是包含"人类智能"和"人工智能"两大方向。以下简单介绍智能医学领域的五个前沿方向，其中的一些技术已经应用于临床，服务于患者。

智能医学：科技为医学赋能

华中科技大学同济医学院附属协和医院骨科教授　叶哲伟

医学人工智能：从"对手"到"助手"

1997年，IBM人工智能（AI）"深蓝"战胜了俄罗斯国际象棋大师加里·卡斯帕罗夫；2011年，"深蓝"的后裔"沃森"参加了人类智力竞赛夺得冠军，其获得奖金数超过人类对手的总和，名噪一时。2011年后，"沃森"开始"学医之旅"，先后在纪念斯隆－凯特琳癌症中心（MSK）、梅奥医学中心（Mayo Clinic）、奎斯特诊断公司、得克萨斯大学安德森肿瘤中心等医学机构"学习"，目标是成为一名"将AI认知技术应用于癌症治疗"的虚拟医生，并最终开发了三个独特的肿瘤治疗解决方案，辅助全球各地的医生对肿瘤患者进行诊治。

2016年末至2017年初，围棋人工智能"阿尔法狗"（AlphaGo）与中日韩数十位围棋高手进行快棋对决，连续60局无一败绩；随后，"阿尔法狗"退出围棋界，也开始了它的"学医之旅"。"阿尔法狗"的"后裔"AlphaFold目前已经预测出35万种蛋白质结构，涵盖98.5%的人类蛋白质组及20种生物的蛋白质。《科学》杂志将"人工智能驱动的蛋白质预测"列为2021年度十大科学突破之一。

目前，医学人工智能正在虚拟助理、医学影像、药物挖掘、辅助诊疗、健康管理、医院管理、疾病风险预测、辅助医学研究平台等多个方向快速推进。

以医学影像为例，目前我国医学影像数据的年增长率约为30%，而放射科医师数量的年增长率仅为4.1%，借助人工智能辅助影像科医师进行诊断，是"刚需"，也是大势所趋。人工智能依靠强大的图像识别和深度学习技术，可以很好地解决医学影像大数据人工处理中存在的问题，大大提高数据分析的效率，既能减轻医生的压力，也能提高诊断的效率和准确率。

在疾病风险预测方面，人工智能也正在发挥越来越重要的作用。在我国，心脑血管疾病是健康"头号杀手"，且发病率呈逐年上升趋势，其防控重点在于早发现、早治疗。视网膜血管是人体中唯一能够通过照相机直接拍摄到的血管，观察视网膜血管的状况可以预测未来发生心脑血管疾病的风险。目前，已有科学家建立了人工智能算

专家简介

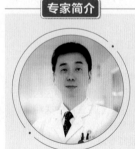

叶哲伟　《大众医学》专家顾问团成员，华中科技大学同济医学院附属协和医院骨科教授、主任医师、博士生导师，武汉智能医学研究院院长，《智能医学》主编，中华医学会医学工程学分会数字骨科学组副组长，中国老年医学学会数字诊疗分会副会长，湖北省智能医学学会会长，武汉医学会智能医学分会主任委员。

法模型，借助眼底照片即可估算未来十年缺血性心脑血管疾病的发生风险。这对早期发现高危人群，早期启动干预措施，进而降低心脑血管疾病的发病率和死亡率具有重要意义。

在医院管理方面，基于人工智能的新一代医院智能管理系统，可以帮助医院从源头重构业务流程，构建以精细化管理为核心的"人＋财＋物＋质量"的一体化管理平台，实现医院全面人力资源管理、医疗护理全面质量管理、全生命周期设备资产管理、全程闭环物资供应链管理、财务与绩效一体化管理及移动办公整合应用，可以很好地解决长期以来医院运营管理的诸多难点和痛点。

脑机接口：从科幻到现实

脑机接口是近年来生命科学最尖端、前沿的研究领域之一。其定义分为三部分：脑、机、接口。脑，是指有机生命形式的脑或神经系统，而非抽象的心智；机，是指处理或计算的设备，其形式包括简单电路、硅基芯片，以及外部的计算或运动设备；接口，是用于信息交换的中介。所以，脑机接口实际上是一个闭环的神经信息通信和控制系统。

研究脑机接口的一个重要初衷是希望解决人类平均寿命快速增长与大脑工作寿命有限之间的矛盾。目前，科学家通过脑机接口，已经可以帮助瘫痪患者通过意念遥控机械臂，完成抓取和进食动作。2014年，在巴西世界杯开幕式上，一名全身瘫痪的小伙在脑机接口和机械外骨骼的帮助下，踢出了当年世界杯的第一球。2021年1月，浙江大学医学院附属第二医院通过"脑机接口技术"帮助因车祸导致四肢完全瘫痪的72岁男子用"意念"控制机械臂，完成握手、拿饮料、吃油条等动作。2021年7月，美国科学家用脑机接口成功将一名瘫痪15年的失语男子的脑电波转化成句子，在电脑屏幕上显现出来，帮助他恢复了"说话"能力。

医学机器人：诊疗、康复、护理、服务"多面手"

医学机器人是多学科研究和发展的成果，是被应用在诊断、治疗、康复、护理和功能辅助等诸多医学领域的机器人。常见的医学机器人包括手术机器

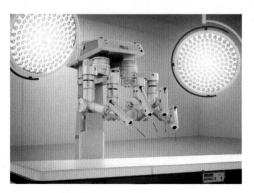

达·芬奇手术机器人

人、康复机器人、辅助机器人、服务机器人等。

● **手术机器人**

手术机器人作为一种工具，旨在扩展人的多种能力，包括提高外科手术操作的精度、灵活性、稳定性、耐疲劳性，以及耐X线辐射能力、拓展手术操作距离，等等。目前应用较为广泛的达·芬奇手术机器人，就是医生通过操控其灵活的机械臂进行各种复杂的手术操作。

脊柱手术机器人不仅可以进行精确的术前手术规划、模拟手术、预测术后效果，还可以在术中进行精确的定位与导航，具有很高的安全性和精准性。全球范围内的数据统计显示，与传统手术相比，机器人辅助脊柱手术患者的住院时间减少27%，并发症发生率减少48%，返修率下降46%，感染率亦明显下降。另外，手术机器人的应用还能大大减少术中X线透视次数（减少50%～74%），显著降

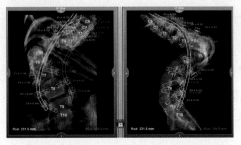

脊柱手术机器人系统制定的脊柱侧弯矫形手术规划，其精细程度已丝毫不逊于外科医生

低对患者和医生造成的辐射损害。

● 外骨骼机器人

我国现有约8000万残疾人，其中肢体残疾者约有2400万。外骨骼机器人能够支撑人体运动，帮助穿戴者完成行走、上下楼梯等动作，不仅可使截瘫患者回归正常的工作和生活，还能使下肢力量不足的老人提高自理能力。在2022年北京冬残奥会火种汇集暨火炬传递起跑仪式上，负责点燃火种台的9位代表中，有一位截瘫患者。他因高空坠落导致截瘫，双下肢失去行走功能，借助外骨骼机器人设备，他迈开双腿，完成了火炬传递。

● 服务机器人

随着全球老龄化不断加剧，医护人员的缺口将越来越大。为应对此问题，积极开发和应用医学服务机器人将是一个良好的解决方案。现有的医学服务机器人已经能做到导诊、照护、医用物品运输、消毒杀菌、远程医疗，甚至医学教学。医学服务机器人具有精密、耐用、环境适应能力强等特点，加之其有强大的学习能力，应用前景十分广阔。随着科技的不断创新，医学服务机器人会出现在越来越多的医院、养老院、社区，甚至家庭中，将成为医疗过程中不可或缺的帮手。

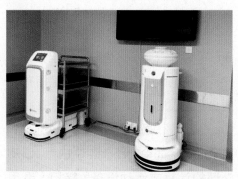

华中科技大学同济医学院附属协和医院手术室的物流机器人、消毒机器人

医学数字孪生：虚实融合，实现手术精准化、远程化

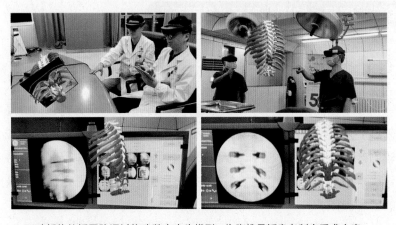

叶哲伟教授团队通过构建数字孪生模型，为胸椎骨折患者制定手术方案

扫描二维码，观看"数字孪生技术介绍"视频

数字模型不仅可以与物理对象形态高度相似，还可以实现性能仿真，几乎可以做到"全要素映射"。这种打通物理世界和数字世界，实现虚实融合的复合技术，被称为"数字孪生"。

"数字孪生"这一术语最初应用于航空航天领域，为的是解决航空航天飞行器的健康维护与保障问题。在医学领域，数字孪生的应用亦日益广泛。比如：在进行复杂手术前，医生可以对病灶建立数字孪生模型，通过仿真确定合理的手术方案；医学专家还可以远程对数字孪生模型进行实时操作，指导现场医生完成手术。

2019年7月17日，我们团队通过采集患者相关部位软硬组织的数字化信息构建数字孪生模型，指导600千米外的恩施咸丰县人民医院的医生成功完成了骨科手术。术后透视显示，手术完全达到预期效果。

扩展现实（简称 XR），是通过计算机将真实与虚拟相结合，打造一个可以进行人机交互的虚拟环境，是 VR（虚拟现实）、AR（增强现实）、MR（混合现实）等多种技术的统称。它通过将三者的视觉交互技术相融合，为体验者带来虚拟世界与现实世界无缝转换的"沉浸感"。扩展现实技术作为元宇宙的技术底座之一，在医学教育培训、医学研究、医学沟通和临床治疗等方面将发挥越来越重要的作用。

● 虚拟现实技术

虚拟现实技术是一种可以创建和体验虚拟世界的计算机仿真系统，它利用计算机生成一种模拟环境，使用户沉浸到该环境中。电脑游戏是生活中常见的虚拟现实场景。在医学领域，通过虚拟现实技术模拟常见手术的虚拟场景，可以对医学生进行教学培训，这种沉浸式的培训方式，能显著提高学习效率和医疗技能。

● 增强现实技术

增强现实技术将真实世界信息和虚拟世界信息综合在一起，可以叠加虚拟信息内容到真实世界中。真实环境和虚拟物体之间重叠之后，能够在同一个画面及空间内同时存在。如：某些视频软件可以给面部叠加眼镜、美颜等，就是典型的增强现实应用场景。进行外科手术时，医生借助增强现实技术，可以将术前构建的3D模型叠加到病灶区，不仅能更直观地观察病灶的组织结构，还能为手术操作提供准确指导，进一步提升手术的安全性和精准性。

● 混合现实技术

混合现实技术是继虚拟现实技术、增强现实技术之后出现的全新数字全息影像技术。该技术最核心的特性是打破了数字的虚拟世界与物理的真实世界的界限，将数字技术多年的量变积累突破到质变。混合现实技术的医疗应用场景很多。以医患沟通为例：医患沟通不畅是造成医患关系紧张的主要原因之一，主要表现在两方面：一是医生与患者之间的医学知识背景和医学信息不对称，二是医生与患者之间缺乏有效沟通。而借助混合现实技术，这些问题就能迎刃而解。混合现实具有立体、逼真、动态等特点，可以进行手术过程演示。医生借助该技术向患者及其家属介绍病情和手术方式，会使医患沟通变得简单、直观、顺畅，大幅提高医患沟通的效率和质量，有效减少纠纷。

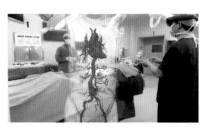

华中科技大学同济医学院附属同济医院心外科程才教授运用混合现实技术观察患者的心脏及大血管系统

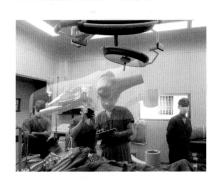

医生运用混合现实技术与患者沟通病情及手术方案

从20世纪60年代开始，以人工智能、互联网、机器人等为代表的新技术开始进入医疗领域，对已有的医学模式带来颠覆性改变：经验性、重复性的操作将越来越多地由机器人和人工智能辅助医师来完成，医生将从实施者、操作者，变成设计者、监督者，医学将进入精准化、智能化、远程化时代。智能医学的崛起，将为医生全方位赋能，并改变医疗手段甚至医疗模式，成为医学创新和改革的强大动力。**PM**

《中国学龄儿童膳食指南（2022）》解读：

健康饮食，受益终身

北京大学公共卫生学院教授　马冠生

学龄儿童是指6周岁至不满18周岁的未成年人。这一年龄段的儿童生长发育迅速，对营养的需求相对较多，充足的营养供应无论对智力还是体格发展都至关重要。学龄期也是行为和生活方式发展、形成的关键时期，能否形成健康的行为和生活方式不仅与儿童阶段的健康息息相关，还会影响其一生的健康和幸福。同时，从小培养孩子健康的饮食行为及营养观，对提升全民健康素质也具有重要意义。为促进我国学龄儿童合理膳食、均衡营养，2022年5月19日，《中国学龄儿童膳食指南（2022）》正式发布。

新版指南有哪些变化和特色？广大家长应如何"食育"，让孩子健康成长、受益终身？本刊特邀中国营养学会副理事长、《中国居民膳食指南（2022）》修订专家委员会副主任马冠生教授进行解读。

四点变化，更具实用性

与《中国学龄儿童膳食指南（2016）》（以下简称"2016版指南"）相比，《中国学龄儿童膳食指南（2022）》（以下简称"新版指南"）主要有四点变化。

首先，增加了科学依据、实践应用和知识链接，核心推荐的五条准则均基于目前的循证研究结果。增加的部分阐明了为什么推荐这些内容，并指导人们在日常生活中如何应用，更具实用性。

其次，新版指南着重强调了提高学龄儿童的营养素养，培养他们的健康饮食行为。中国营养学会还研发了"学龄儿童营养素养评估"应用程序，家长可以对孩子的营养素养进行快速评估，并获知相关干预措施。

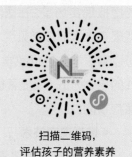

扫描二维码，评估孩子的营养素养

第三，考虑到学龄儿童生长发育过程中与家庭、学校和社会密切相关，新版指南提出了重视营造家庭、学校和社会健康食物环境的措施和建议。

第四，新版指南新增了"中国学龄儿童平衡膳食宝塔"。2016版指南只有中国儿童平衡膳食算盘，没有针对学龄儿童的平衡膳食宝塔。考虑到实际需求及应用，这次修订新增了6～10岁、11～13岁、14～17岁年龄组的中国学龄儿童平衡膳食宝塔，供大家使用和参考。

专家简介

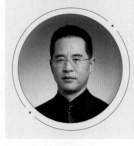

马冠生　《大众医学》专家顾问团成员，北京大学公共卫生学院营养与食品卫生学系主任、教授、博士生导师，中国营养学会副理事长、饮水与健康分会主任委员，国家食物与营养咨询委员会委员，中国科协首席科学传播专家。

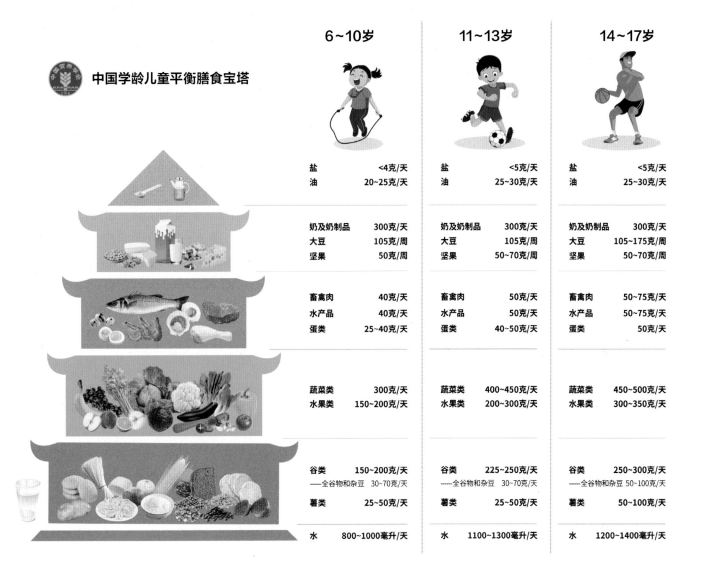

中国学龄儿童平衡膳食宝塔	6~10岁	11~13岁	14~17岁
盐	<4克/天	<5克/天	<5克/天
油	20~25克/天	25~30克/天	25~30克/天
奶及奶制品	300克/天	300克/天	300克/天
大豆	105克/周	105克/周	105~175克/周
坚果	50克/周	50~70克/周	50~70克/周
畜禽肉	40克/天	50克/天	50~75克/天
水产品	40克/天	50克/天	50~75克/天
蛋类	25~40克/天	40~50克/天	50克/天
蔬菜类	300克/天	400~450克/天	450~500克/天
水果类	150~200克/天	200~300克/天	300~350克/天
谷类	150~200克/天	225~250克/天	250~300克/天
——全谷物和杂豆	30~70克/天	30~70克/天	50~100克/天
薯类	25~50克/天	25~50克/天	50~100克/天
水	800~1000毫升/天	1100~1300毫升/天	1200~1400毫升/天

五条准则，助力健康饮食行为养成

准则 ❶ 主动参与食物选择和制作，提高营养素养

总体来说，我国学龄儿童营养素养水平还较低。研究发现，营养素养和学龄儿童的膳食营养摄入密切相关，家庭食物环境会影响学龄儿童的食物选择，学校营养教育有助于改善学龄儿童营养素养和饮食行为。基于这几点，新版指南第一条准则里包含了三层含义：

● 学习营养相关知识，通过认识食物、了解食物与环境及健康的相互关系，同时了解并传承我国的饮食文化，充分认识合理营养的重要性，建立为自己的健康和行为负责的信念。

● 主动参与食物的选择和制作。在这个过程中学会选择食物、合理搭配食物，同时做到不浪费食物。

● 学龄儿童一年有200多天生活在学校，学校和家庭环境对孩子行为和生活方式的发展至关重要。家庭和学校要构建健康的食物环境，除了提供平衡膳食外，还应该通过营养教育、行为示范、制定食物规则等，鼓励和支持学龄儿童提高营养素养，养成健康的饮食行为。

准则 ❷ 吃好早餐，合理选择零食，培养健康饮食行为

一日三餐是保证儿童正常生长发育的物质基础。有证据表明：吃营养充足的早餐可以改善孩子的认知能力；早餐吃得好不仅有助于提高学习效率和成绩，还能降低超重、肥胖的发生风险；在外就餐，常吃快餐，过多摄入高糖、高盐、高脂肪食物，会增加儿童超重、肥胖等慢性病的发生风险。因此，学龄儿童平时应注意以下几点：

● 清淡饮食，不挑食、不偏食，养成健康的饮食行为。

● 做到一日三餐定时定量，饮食规律。

● 早餐至少要包括谷薯类、蔬果类、动物性食物、奶类、大豆和坚果这几类食物中的三类及以上。

● 零食应"零"吃，安排在两餐之间，且应选择清洁卫生、营养丰富的食物作为零食。

● 在外就餐时也应注意合理搭配，少吃高盐、高糖、高脂肪食物。

准则 ❸ 天天喝奶，足量饮水，不喝含糖饮料，禁止饮酒

充足奶制品的摄入可以促进儿童的骨骼健康；水摄入不足会影响儿童的认知能力，同样会影响学习效率和体能；过多摄入含糖饮料会增加儿童患龋齿、肥胖的风险，而足量饮水能减少含糖饮料的摄入；学龄儿童喝酒容易引起中毒及肝脏等器官损伤，并导致学习能力下降，甚至产生暴力行为。因此，学龄儿童应做到以下几点：

● 天天喝奶，每天保证 300 毫升及以上液体奶或相当量的奶制品。

● 主动喝水，每天应喝 800～1400 毫升水，首选白水，不喝或少喝含糖饮料，更不能用含糖饮料代替白水。

● 禁止饮酒或含酒精的饮料，除明显含有酒精的白酒、啤酒外，还有一些"隐性"的含酒精饮料容易被忽视，需要格外警惕。

准则 ❹ 多户外活动，少视屏时间，进行60分钟以上的中高强度身体活动

增加身体活动可以促进学龄儿童的身心健康，还有助于儿童的智力发展，提高学习效率。另外，增加户外活动、减少视屏时间在预防近视方面也发挥着重要作用。

学龄儿童每天应该累积至少 60 分钟的中高强度身体活动，每周至少进行 3 次高强度身体活动，3 次抗阻力性活动和骨质增强型运动，如拉力器或杠铃练习、俯卧撑等，隔天一次。同时，应增加户外活动时间，减少静坐时间，视屏时间每天不应超过 2 小时，越少越好。

此外，家长、学校、社区应共同努力，提供积极的身体活动环境，鼓励孩子掌握一项以上运动技能，如打羽毛球、跑步、游泳等。

准则 ❺ 定期监测体格发育，保证体重适宜增长

目前，我国学龄儿童面临着营养不良、微量营养素不足（隐性饥饿）、超重和肥胖的挑战。学龄儿童超重和肥胖问题凸显，超重和肥胖率已经接近 20%。超重和肥胖会增加儿童期及成年期慢性病的发生风险。因此，对慢性病的防控应该提前。膳食和身体活动是影响学龄儿童肥胖发生、发展的重要因素。基于以上几点，这一准则包含以下几层含义：

● 要定期测量身高、体重，监测孩子的生长发育。身高、体重的测量简便易行，在家里就可以完成。

● 正确认识体形。不同家长对孩子体形的期望不一样，有些家长希望男孩更强壮一些，有些家长希望女孩更苗条一些，这些对于体形的期望会影响孩子的膳食营养摄入。无论男孩、女孩，都要正确认识体形，健康的体形才是美的。有些女孩采用节食等不健康的方式减重，结果导致营养不良、内分泌失调等问题。

● 合理膳食，积极进行身体活动，预防营养不足和超重、肥胖。个人、家庭、学校和社会应共同参与儿童肥胖的防控。**PM**

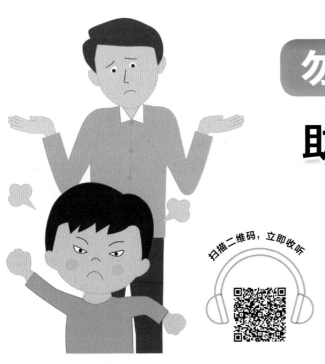

勿入沟通误区，助力孩子成长

扫描二维码，立即收听

生活实例

刘先生的孩子今年9岁，最近，他一直觉得和孩子的相处有点力不从心。孩子刚上小学时，他想让孩子多学点东西，便给孩子报了几个培训班，每个周末都陪孩子东奔西跑。然而，孩子却一点不领情，天天和他闹脾气，培训效果也不佳。"双减"政策实施后，孩子在家的时间增多了，他想多陪孩子看看书、写写作业，孩子却嫌他三句不离"别人家的孩子"，每天宁愿泡在篮球场，也不愿意回家。

李女士发现12岁的女儿对弹钢琴越来越没兴趣，转而对绘画热情十足；在穿衣打扮上，似乎也不喜欢自己为她选的"小淑女"风格，而喜欢款式简单的衣服。于是，她觉得有必要积极"纠正"女儿的想法："学美术又不能上台表演，没什么用处。""你还太小，没有审美眼光，什么都不明白。""听我的就行，妈妈难道不比你懂得多？"渐渐地，李女士发现孩子越来越不喜欢与自己谈心，甚至把母女之间的相处视作负担。她觉得和女儿的交流困难重重，不知如何才能走进孩子的精神世界。

耗费了大量时间和心力，只想和孩子建立良好的亲子关系，孩子却离自己越来越远，不少父母都有类似的苦恼。这到底是哪里出了问题？说到底，是家长和孩子的沟通需要"赋能"了。

赋能的亲子沟通是指父母和孩子之间平等、有效的沟通方式，双方能够积极表达自己的需求，共同进步，这对构建良好的亲子关系非常有利。然而，现在许多父母和孩子的沟通存在问题，不仅使亲子关系变得更糟，对孩子的成长也会产生不利影响。

亲子沟通，勿入常见误区

误区 1 抱有过高期望
"我的孩子必须是最优秀的"

近几年，"鸡娃""海淀区家长"先后成为互联网"热词"。前者是指家长为了让孩子获得成就，不断让孩子参加各种竞赛、加入各类兴趣班的行为；而后者是指本身就是名校毕业的高层次家长，他们为了使孩子享受优质的教育资源，从学区房、双语教育到私立中学，统统给孩子安排妥当。这些"热词"不仅反映了中国家长在新环境下的教育焦虑，更反映了家长们对孩子的过高期望。

对于家长而言，对孩子抱有高期望很正常，但如果脱离了孩子的实际情况，忽略现实存在的障碍，对孩子定下盲目的高要求，就会对孩子的学习和生活产生不良影响。

误区 ❷ 以说教代替沟通
"你应该……你不能……"

"说教式沟通"是中国家长的通病。家长往往喜欢指导孩子，"你应该……"，而不是向孩子提诸如"你可以……"的建议。父母在这样的相处模式中，从一开始就把自己放在了更高的位置，把孩子放在低位，阻碍了亲子间的平等沟通，自然容易引起孩子的反感。

此外，在很多时候，许多父母往往只是机械地向孩子重复一些大道理，而不向孩子揭示其中缘由。如孩子说长大想当歌手，部分父母只告诉孩子这样"没出息"，却不说明"出息"的意义是什么，以及为什么没出息。这不仅不能说服孩子，还可能增强孩子的逆反心理。当父母和孩子的沟通以说教为主时，孩子就会把和父母的相处视为一种负担，不利于良好亲子关系的发展。

误区 ❸ 总为孩子做决定
"孩子不懂，我来决定就好"

家长的另一个常见误区就是喜欢帮孩子做决定。从职业规划到衣食住行，许多家长喜欢把孩子的一切决定权都攥在自己手里，其实，这对孩子的发展是非常不利的。一方面，不利于发展孩子的自主性。孩子成长的目标是成为完整、成熟的社会人，而不是世俗认为成功却无法自理的"巨婴"。根据发展心理学的理论，家长在孩子上小学时就应该鼓励孩子自己做决定，这样在今后的人生中，孩子才会有自己的主见。另一方面，心理学中的自我决定理论认为，当人们将自己的境遇归因为自己的选择时，他们更少抱怨，也更能主动采取行动，以让自己的生活变好。孩子也是这样，当孩子能自己把握人生中的重大选择时，他们会对生活有更强的掌控感，进而更好地规划自己的人生。

不良亲子沟通，消极影响不容忽视

父母作为孩子成长中的最重要角色，当和孩子的相处陷入以上误区时，会对孩子产生哪些影响呢？

影响 ❶ 增加问题行为

青少年时期是孩子产生问题行为的高峰期，如果父母和孩子的相处方式不当，孩子在家庭中无法体验到足够的安全感，就会表现出各种各样的行为问题。心理学研究表明，网络成瘾、吸烟、网络欺凌等问题行为，都与父母的养育方式有关；在家庭中被父母忽视或粗暴对待的孩子，更容易网络成瘾；遭受过父母情感虐待的孩子，更喜欢在网络上攻击他人。

良好的亲子关系是孩子发展过程中的保护性因素。当孩子在学业或生活上遭遇挫折时，良好的亲子关系可以很好地为他们提供支持，使他们不至于表现出问题行为。

影响 ❷ 引发心理问题

亲子关系与孩子的心理健康状态密切相关，不良的亲子关系可能引发孩子的心理问题，从而对孩子产生消极影响。近年来，我国抑郁症的发病年龄呈年轻化倾向，在青少年中，抑郁症检出率高达 24%。心理学研究表明，青少年抑郁症的主要影响因素是父母，父母过度保护、忽视、粗暴养育等不良养育方式都可能增加青少年的抑郁倾向。

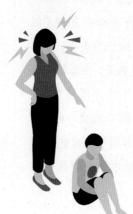

此外，青少年自杀或自伤的现象近年来也有所增加。不良亲子关系会影响青少年的自杀意念（即考虑自杀的心理倾向），是导致青少年自杀或自伤行为的重要风险因素。

如何成为"赋能型"家长

在孩子的成长过程中,如何做到"赋能"亲子沟通,助力孩子成长呢?

❶ 接受孩子的平凡
"平凡之中,亦有闪光之处"

不是每个人都能功成名就,多数人注定要在日常生活点滴中寻找生命的意义。父母应对孩子有客观的认知,不对孩子提不切实际的期望。

同时,也要从内心接纳孩子,不因孩子成绩不好或不够聪明就对孩子产生厌恶心理。依据多元智能理论,人类智能是多元的,家长应寻找孩子独特的闪光点,不可过分依赖和看重智力因素在孩子人生中的作用。

此外,家长也应把"终身成长"的概念带入育儿的过程中,眼前的状态并不是最终状态。心理学家马斯洛提出的需求层次理论认为,每个人都有自我实现的倾向。因此,家长应该相信孩子,相信自己,在亲子相处的过程中时刻传递这种"发展是现在进行时"的想法。只有当家长放下焦虑,对孩子保持好奇和耐心,才能真正为孩子成长"赋能",做孩子的"引路人"。

❷ 和孩子共同体验
"终身学习,与孩子一同成长"

在和孩子相处时,家长应注意不要把自己摆在"高位",坚持和孩子平等沟通,双方共同成长。"纸上得来终觉浅,绝知此事要躬行",对孩子而言,大道理枯燥且空洞,缺乏自己的亲身体验,他们很难相信这些道理的正确性。对家长而言,自己的受教育程度、已有的生活经验都是有限的,亦无法保证这些道理的正确性。何况时代在变化,如果家长将过去的道理不经批判地灌输给孩子,不仅不利于孩子适应社会,还可能阻碍孩子成长。

在和孩子沟通时,家长应尽量与孩子平等地交流

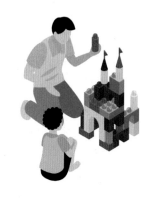

彼此的观点,对对方的观点进行深入思考。必要时,双方可以一起查找一些资料,以探讨、确定谁是对的。家长应该持有"终身学习"的认知,和孩子共同体验、共同成长,这样才能为孩子赋能,使孩子愿意突破常规,使每次的观点博弈都产生收获。

❸ 尊重孩子的选择
"兴趣是最好的老师,鼓励孩子多尝试"

社会是由一个个人构成的,每个人的独特性造就了整个社会的丰富多彩。家长要注意尊重并发扬孩子的个性,将"全面发展"与"个性发展"有机结合起来,尽可能创设适合孩子优势和兴趣的条件,助力孩子成才,而这必须以尊重孩子的选择为前提。

孩子能够大胆尝试各种事物,才能发展出自己的喜好,形成自己的价值观和人生观,从而在以后的人生中能够坚定信念,更好地实现自我价值。

兴趣是最好的老师,家长说再多的道理,都不如孩子"自己喜欢"更能为成长提供动力。因此,家长能做的就是陪伴在孩子身边,鼓励孩子大胆尝试,并为自己的选择承担责任。这样才能培养出一个自主性强的孩子,让孩子掌好人生的"舵"。**PM**

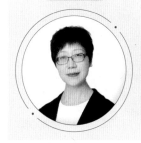

专家简介

史滋福 《大众医学》专家顾问团成员,湖南师范大学心理学系教授、博士生导师,中国心理学会教育心理学专委会、学习心理学专委会委员,湖南省心理学会理事,主要从事教育心理、网络心理和思维心理学的研究。

流行病学调查显示,中国平均每4个成年人中就有1个高血压患者。高血压的主要危害是对全身血管的损害,进而可造成高血压性心脏病、冠心病、主动脉夹层、脑卒中、肾功能损伤等众多器官损害。心血管疾病是我国居民的首位死因,高血压是心血管疾病的第一危险因素。

高血压可引发机体病变与多种并发症

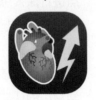

- 左心室肥厚、扩大
- 冠状动脉硬化
- 心衰

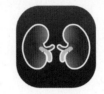

- 肾小球损伤
- 肾动脉硬化
- 肾实质缺血
- 肾功能不全

- 脑部微动脉瘤
- 脑出血、梗死

- 视网膜小动脉硬化
- 眼底出血

拯救"高压"之下的心脏

上海交通大学医学院附属第一人民医院心血管中心　邵 帅　杨文艺（副主任医师）

高血压引发心脏损害

❶ 高血压性心脏病：心脏结构改变

心脏向身体外周泵血时,会受到外周的阻力,如果血压偏高,阻力更大,心脏需要更大的力量才能把血泵出,长此以往会出现心肌变厚、肥大,导致心脏结构改变。在心功能代偿期,心脏超负荷"工作"还能满足身体的需要,患者没有明显症状,做心超检查可被发现左室肥厚,心电图可提示左室高电压。如果高血压持续得不到控制,心脏会继续变大,进入失代偿期,患者可能出现心脏功能衰竭(即心力衰竭),心脏泵血量不能满足身体的需要,典型症状是患者活动量下降。有的患者描述："原本能做很多事,现在走几步就气喘。"这就是心衰症状,是高血压性心脏病发展到晚期的表现。

高血压导致的心脏结构改变还会使心脏电信号发生紊乱,引起多种心律失常。其中危害最大的是房颤,不但影响心脏正常的泵血功能,严重者可能发生心衰;还容易形成心房血栓,栓子脱落后可造成脑梗死等严重事件。高血压是房颤发生的重要危险因素,患者往往会出现心慌、头晕、气短等不适。

❷ 冠心病：心脏血管硬化

冠状动脉是为心脏供血的几支血管的总称。冠

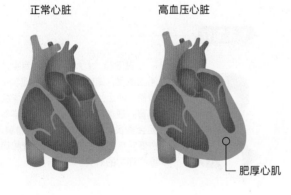

正常心脏　　　高血压心脏

肥厚心肌

心病是冠状动脉在多种致病因素作用下，形成粥样斑块附着在血管内壁，从而导致冠脉狭窄。一般而言，冠脉狭窄程度大于 70% 会影响心肌血供，典型症状是患者活动后出现胸闷、胸痛，即心绞痛；严重者冠脉局部血流完全中断，即发生心肌梗死，主要表现为持续、剧烈胸痛。高血压是冠心病发生的重要危险因素，高压会使血管失去弹性、变硬、狭窄，造成动脉硬化；同时高血压还会损伤血管内膜，使斑块不稳定，一旦斑块破裂，很容易引发血管堵塞，造成急性心肌梗死。

控制血压，降低患心血管病风险

目前仍有很多人对高血压的危害认识不足，自觉没有不适症状，忽视降压治疗；或害怕终身服药，能拖就拖。高血压治疗的必要性不言而喻，控制血压可以大大降低心血管疾病的发病和死亡风险。除健康饮食、适当运动、戒烟限酒、保持良好情绪等改善生活方式的措施外，最重要的治疗方式是坚持规范服用降压药物，使血压维持在正常范围内，目前还没有任何治疗手段可以完全替代药物治疗。大多数原发性高血压没有明确病因，患者需要坚持服药；少部分继发性高血压（如原发性醛固酮增多症、嗜铬细胞瘤、肾动脉狭窄等）患者可通过手术等方法得到根治。

通常情况下，血压降至 140/90 毫米汞柱以下，即为达标。但长期高血压导致严重并发症的患者（如高血压性心脏病），血压控制应更严格，宜降至 130/80 毫米汞柱以下。推荐使用血管紧张素转化酶抑制剂（ACEI）或血管紧张素受体拮抗剂（ARB）类降压药，即"普利"或"沙坦"类药物，可同时起到保护心脏的作用，但这两类药物不能同时服用。

患者如果已经出现胸闷、气喘、下肢水肿等心力衰竭症状，应在医生指导下，使用呋塞米、氢氯噻嗪等利尿剂减轻心脏负荷，使用螺内酯抑制心肌重构，使用沙库巴曲缬沙坦钠（ARNI）等药物改善预后。

监测血压，监控风险

目前我国高血压患者总体知晓率、治疗率和控制率较低，要提升高血压的控制率，首先应该提高知晓率和治疗率。血压监测具有重要意义，不仅能及时发现高血压，还能了解血压控制情况，避免降压治疗期间血压异常波动带来的心血管风险。相比于心脑血管严重疾病给人们生理、心理造成的巨大伤害，监测血压、治疗高血压是代价最小的防治手段之一。

除定期到医院测量血压外，家庭血压监测具有一定优势：可以及时发现和诊治高血压，尤其是发现就诊时血压正常而实际有高血压（即隐匿性高血压）的情况，有助于早期控制心脑血管并发症的风险；能准确、全面地反映日常生活状态下的血压水平，避免在就医时因紧张导致血压升高（即白大衣性高血压）而影响诊断和治疗；能充分了解自己的血压水平，及时发现血压的异常波动，为医生及时调整治疗方案提供可靠依据。此外，24 小时动态血压监测也具有重要意义，可以了解夜间血压变化。近些年的研究证实，白天血压常受到日常活动、精神状态的影响，而夜间血压能更好地预测卒中、心梗等心血管事件的发生风险。

高血压患者不仅要关注血压变化情况，还要注意完善相关检查，定期复查随访，由医生评估心、脑、肾、眼底等靶器官损害情况，必要时调整治疗方案。需要指出的是，为维持心血管健康，患者还应积极防治其他危险因素，如血脂异常、高血糖等。**PM**

生活实例

　　69岁的糖尿病患者李女士近日突然发热，自测体温39℃，感觉身体没有其他不适，就自行服用了退热药，体温下降后不久，又再度升高。如此反复多次，李女士逐渐感觉虚弱无力，第三天出现昏迷，家人急忙将她送到医院救治。

　　经检查，医生发现李女士肺部感染，并发酸中毒。家人不解：肺部感染为何没有咳嗽等症状？为何会引起昏迷？

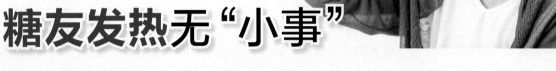

糖友发热无"小事"

🖋 上海交通大学医学院附属第九人民医院内分泌科主任医师　陈凤玲

糖友感染风险高

　　发热是临床常见症状，"感冒发烧"在大多数人的观念中是"小事情""小毛病"，往往不被重视。其实，发热不是小事，而是一种复杂的病理现象，其原因有很多，包括感染、恶性疾病、结缔组织病等。其中，感染是最常见的病因。

　　糖尿病患者发热，尤其不能轻视。

　　一方面，糖尿病患者容易并发其他系统感染，高血糖状态使感染不易控制，机体会出现过度炎症反应，产生"瀑布效应"，损伤全身重要脏器，导致多脏器衰竭，病情危重者甚至死亡；另一方面，感染发热引起的身体应激反应会导致体内激素水平紊乱，对抗胰岛素的作用，使血糖居高不下，糖代谢紊乱，脂肪分解增加，产生大量酮酸，高血糖、高血酮带走体内大量水分，进而引起机体脱水、休克、意识障碍等，可危及生命。因此，患者出现发热症状应及时就医，采取及时、有效的救治措施。

警惕"无症状"感染

　　类似李女士这样的疏忽，在糖尿病患者中其实很常见。糖尿病患者，特别是血糖长期控制不理想的患者，其机体免疫功能下降，容易被感染。在感染的病原体（包括多种病毒、支原体、衣原体、螺旋体、细菌、真菌、结核菌、原虫等）中，有些病原体引起的肺部感染症状较轻，患者仅有轻微咳嗽、干咳或少量咯痰。另外，糖尿病患者或多或少存在血管、神经病变，感受和反应较迟钝，对感染引起的症状感受不明显，即使是一些体表感染，除发热外还会引起红、肿、痛，糖尿病患者有时也难以发现或感受到。因此，他们更易忽视，而耽误了就医。

专家简介

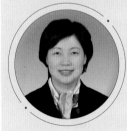

　　陈凤玲　上海交通大学医学院附属第九人民医院内分泌科主任医师、博士生导师，中华医学会内分泌学分会基础学组委员、糖尿病学分会糖尿病与相关内分泌疾病学组委员、中国老年医学学会高尿酸与痛风专家委员会委员。擅长糖尿病、肥胖、甲状腺疾病、骨质疏松、内分泌性高血压等疾病的诊治。

注意身体异常"信号"

　　除呼吸系统感染外，糖尿病患者还会发生其他多种严重而隐匿的疾病。因此，平时不仅要监测、控制血糖，还要注意身体发出的某些"信号"。

❶ 饮食与排便异常

　　由于并发神经病变，糖尿病患者罹患胆囊炎、胰腺炎、胃肠炎、阑尾炎、腹膜炎时，疼痛不如普通人群那样剧烈。如果患者出现发热，伴食欲减退、腹胀、恶心、呕吐、腹泻、便秘、大便性状改变等症状，应予以重视并排查相关病因。

❷ 排尿异常

　　高血糖状态下，糖尿病患者的泌尿系统感染菌群复杂，且容易上行播散，引起肾盂肾炎。有些患者以为尿频、尿多是糖尿病的"正常现象"，且对尿急、尿痛、腰背痛感知迟钝，把发热当成"唯一"症状，忽视了泌尿系统感染的可能性，错失治疗时机。

❸ 足部异常

　　糖尿病并发足部感染发病率高，且很难自行愈合。有些患者因没有疼痛感觉而延误诊治，直至发热持续不退，并发糖尿病酮症酸中毒而就医时，才发现足部感染。因此，糖尿病患者应把脚当成第二张脸，每天"照一照镜子"，观察足部有无红、肿、皮肤损伤等异常改变。

专家提醒 糖尿病患者出现发热，不能"轻敌"，无论患者还是家属，应多注意细节，高度重视精神状态、面容、皮肤、饮食、大小便的变化。同时注意血糖变化，如果血糖显著升高，可能是感染严重的信号，一定要及时就医，不可延误。

糖友退热，没那么简单

　　有些糖尿病患者发热，有明确的原因，如着凉引起的感冒。如果患者精神状态良好，可自己采取一些对症治疗措施。

❶ 注意监测体温

　　如果体温超过38℃，可以服用非处方类非甾体抗炎药（解热镇痛类药物），如对乙酰氨基酚、布洛芬等。

❷ 注意休息，多饮水

　　因为发热会增加身体水分丢失，如果患者没有心功能不全、肾功能衰竭等特殊情况，应尽可能多饮水，但不能以饮料代替水。

❸ 补充维生素C和优质蛋白质

　　可多吃富含维生素C的新鲜蔬菜，如黄瓜、西红柿等；如果空腹血糖低于10毫摩/升，可进食升糖指数较低的水果，如西瓜、草莓、苹果、梨等，一天总量应低于200克。饮食应清淡，忌油腻浓汤，可选择富含优质蛋白质的食物，如牛奶、鸡蛋、瘦肉、鸡肉等，有助于增强机体抗病能力。

❹ 服用中药缓解症状

　　可服用清热解毒、辛温解表的中药，有助于退热、消炎。有些患者对甜味中药有顾虑，其实没必要，大多数中药含糖量很少，可根据说明书判断含糖量，或选择无糖中药。不能选择蜜制中药或含糖较高的膏方，如秋梨膏，其虽能润肺止咳，但属于蜜膏方，不适合糖尿病患者。

❺ 密切监测血糖

　　发热期间，饮食改变、服用药物等多种因素会引起血糖波动、胃肠道不适、进食减少。患者发现血糖偏低时，需减少降糖药用量；血糖升高时，需警惕疾病加重，应及时就医。**PM**

我国每年新增肝癌患者数量约占全世界的50%，大多数患者确诊时已进展至中晚期。肝癌的治疗方法包括手术切除、介入治疗、消融治疗、放射治疗、肝移植等。以往，肝癌的介入治疗主要针对不能手术切除及术后残留或复发等情况，近年来也越来越多地应用于预防肝癌术后复发，延长患者寿命。

术后"介入"，降低肝癌复发风险

⚕ 海军军医大学第三附属医院介入科副主任医师　葛乃建

肝癌介入治疗分三类

介入治疗已被全球公认为肝癌非手术治疗的首选方法，分为介入栓塞、介入放疗、介入化疗三类。

介入栓塞

即肝动脉栓塞术（HAE）：将注药管放置到供给肝癌营养的动脉内，注射栓塞剂，使肝癌组织发生缺血坏死。介入栓塞联合化疗药物"毒杀"癌细胞的方法，称经动脉化疗栓塞术（TACE）。根据所注入化疗药物释放方式的不同，TACE可分为cTACE（将化疗药物与碘化油混匀，形成乳剂，注入肿瘤营养血管）和dTACE（化疗药物被吸附在载药洗脱微球内，注入后药物能缓慢、持续释放）。

介入放疗

即向肝癌的供血动脉中注入放射性药物，对肝癌进行内照射治疗。目前我国试用并引起广泛关注的钇-90（^{90}Y）微球介入治疗（经动脉放射栓塞术，TARE）属于介入栓塞联合肿瘤内放疗的一种方法。

介入化疗

即肝动脉灌注化疗（TAI），是将导管放置在肝癌的供血动脉内，用于灌注化疗药物。肝动脉置管持续化疗灌注（HAIC）是常见的介入化疗方式，可以显著提高部分肝癌患者的肿瘤缩小率。

肝癌介入治疗"三步走"

介入治疗可以让肝癌缩小甚至消失，缓解肝癌引起的不适症状，延长患者的生存时间，也可为手术切除或肝移植创造条件，还可预防术后过早复发。目前，肝癌的各种介入治疗均需要在数字减影血管造影（DSA）下进行。

以TACE为例，医生进行术前准备，对穿刺部位进行消毒、局部麻醉后开始操作。

● **第一步** 在腹股沟或手腕部位的动脉进行穿刺。

● **第二步** 沿着血管置入导丝，让导丝"行走"到肝动脉。

● **第三步** 在导丝的引导下，将导管插入肝癌的供血动脉，退出导丝，经导管向血管内注入栓塞剂、药物等，达到治疗目的。

肝癌术后介入治疗, 可降低复发风险

手术治疗是肝癌患者获得长期生存的重要手段, 而复发是患者术后面临的主要问题。

肝癌切除术后5年内复发、转移率高达40%~70%。复发的高危因素主要包括术前肿瘤多发、肿瘤巨大、有门静脉癌栓、合并微血管侵犯、姑息性手术、术后甲胎蛋白等肿瘤标志物未降至正常范围等。

75%的肝癌肝移植术后复发、转移的患者发生在2年内, 病情进展较为迅速, 中位生存时间仅为7~16个月。高危因素包括肿瘤分期晚、有血管侵犯、血清甲胎蛋白水平高、免疫抑制剂累计用药剂量多等。

对存在上述高危因素、复发风险较高的患者而言, 在完成肝癌手术切除或肝移植后, 介入治疗是预防复发的首选方法。有一项研究将823例肝癌术后患者分为是否做TACE的两组, 进行对比后发现: TACE组患者术后1、3、5年肝癌无复发生存率分别为88.7%、51.9%、44.3%, 无TACE组患者术后1、3、5年肝癌无复发生存率分别为65.7%、38.9%、31.4%, 术后进行介入治疗者的无复发生存率明显优于未进行介入治疗者。

即使是复发风险比较低的患者, 术后进行DSA检查和介入治疗, 也可能进一步降低肝癌的复发风险。患者可以根据自身病情和个人意愿, 在医生指导下做出合适的选择。

术后防复发, 一般进行2次介入治疗

一般情况下, 肝癌患者宜在术后1个月进行第一次介入治疗, 间隔4~6个月进行第二次介入治疗。如果两次均未发现肝癌复发, 可停止介入治疗, 定期随访观察; 若发现肝癌病灶, 则应根据病情制定后续治疗方案。

在介入治疗过程中, DSA检查可以尽早发现术后残癌或复发灶, 采用经动脉化疗栓塞术可控制或消灭肿瘤; 若DSA检查未发现明显病灶, 可进行肝动脉灌注化疗或肝动脉置管持续化疗灌注。

📖 **小贴士**　肝癌术后患者进行介入治疗后, 需要静卧6小时以上, 保持股动脉穿刺侧大腿不弯曲, 以免血液沿动脉穿刺口渗出, 形成血肿。介入治疗过程中应用的化疗药物等, 可能会引起恶心、呕吐或食欲欠佳等不良反应, 一般3天左右即可消失, 无须过分担忧。

介入治疗后, 如何评估及随访

影响肝癌术后介入治疗效果的主要因素有两个: 一是术前高危因素, 二是患者的体能状态、乙肝病毒复制情况(多数肝癌患者存在乙肝病毒感染)和对介入治疗药物的敏感性。

评价疗效可以从患者的自觉症状、一般情况、影像学检查、实验室检查及生存期等多方面综合进行。临床常用的客观指标有肿瘤大小、血供、肿瘤标志物及患者生存期。其中, 生存期是评价疗效最为可靠的依据。

第一次随访一般在介入治疗后4~6周, 复查增强CT、增强磁共振、相关肿瘤标志物、肝肾功能和血常规等。若影像学检查显示仍无复发, 则暂时不需要继续进行介入治疗, 随访时间可间隔1~3个月或更长, 后续再视情况选择相应的随访和治疗方案。**PM**

生活中，"地包天""龅牙""脸歪""小下巴"等面型及伴发的牙齿咬合问题困扰着许多爱美的年轻人，其中一部分仅仅通过正畸治疗难以获得理想疗效，常须进行正颌或正畸正颌联合治疗。什么是正颌治疗？正颌治疗安全吗？进行正畸正颌联合治疗需要做哪些准备？如何正确看待正颌治疗？

关于"正颌"，你应该了解的 7 件事

北京大学口腔医院口腔颌面外科　吴家乐　何 伟　崔念晖（主任医师）

问 1：什么是正颌治疗？

正颌治疗是矫正颌骨畸形的外科手术技术，通过"人为骨折"截开颌骨，再像拼积木一样重新拼对并加以固定，以获得相对满意的面型和理想的咬合关系。

问 2：正颌治疗前后，为什么要进行正畸治疗？

很多求医者都听过正畸正颌联合治疗的说法。为什么在正颌外科手术前后要大费周章地进行正畸治疗呢？事实上，当上下颌骨位置交错时，牙齿为了能够尽可能地咬合在一起，只能"扭着身子、背曲腰弯"，一直处于代偿状态。而正颌手术在移动颌骨的同时，也可以达到移动颌骨上牙齿的目的。在正颌治疗前，正畸治疗的目的是将扭曲的牙齿排列整齐，找到其在颌骨上的理想位置，为移动颌骨获得良好的手术效果提供条件（图1）。正颌手术后的正畸治疗具有锦上添花的作用，一来可以更精细地调整咬合，二来是维持手术效果稳定性的重要手段。

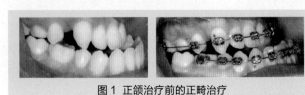

图 1　正颌治疗前的正畸治疗

问 3：哪些人需要进行正颌治疗？

正颌外科手术治疗的常见疾病为因先天或发育等原因导致的各类颌骨畸形。主要包括：

● 颌骨前后方向畸形：如上下颌前突、上颌前突下颌后缩（俗称"突嘴"）、上颌后缩下颌前突（如"鞋拔子"脸、"地包天"）等；

● 颌骨左右水平方向畸形：如面部偏斜、不对称畸形（俗称"脸歪"）等；

● 颌骨上下垂直方向畸形：如长面、短面综合征等；

● 先天性综合征：如颅锁发育不全综合征、半侧颜面发育不全综合征等；

● 继发性颌骨畸形：如唇腭裂继发的"地包天"、外伤继发的各类颌骨畸形等。

问 4：如何把握正颌治疗的最佳时机？

大多数患者应将正颌手术安排在成年后，女性一般应年满16周岁，男性一般应年满18周岁。此时，颌面部及颌骨的生长发育基本停止，医生可以根据患者的容貌特征设计更为合适的手术方案，且手术后患者颌骨不再继续发育，治疗效果也相对稳定。

对于一些因畸形严重而极大影响进食、睡眠等功能及心理健康的青少年而言，可提前至骨骼发育阶段进行正颌治疗，以早期改善其功能、外观及心理问题。

但由于患者的颌骨在术后仍会继续发育，所以常需在成年后进行二次治疗。

问 5：正颌治疗能让人"颜值逆袭"吗？

爱美之心，人皆有之。"变美"通常是患者寻求正颌治疗的主要动机，但严格来说，正颌外科手术并非以"变好看"为目的。

许多经历过正颌外科手术的患者，在严重的颌面部畸形被矫正后，咬合功能和面部外观恢复正常，往往给人一种"丑小鸭"变"白天鹅"的视觉感受。但正颌治疗绝非网传的"换头手术"，作为一种医疗手段，正颌治疗是以健康和功能正常为首要目标的。颌面外科医生并非不愿满足患者对形态美的追求，但绝不会因此无视患者牙齿的基本条件和牙颌功能问题，而一味迎合患者的审美与治疗要求。患者在接受正颌外科手术后，面型改变确实较大，但仍需对这种"变脸"持有正确合理的期望。若期望通过正颌手术实现"颜值逆袭"，甚至想通过正颌治疗打造所谓的"网红脸"，很可能会失望。

问 6：除了"变美"，正颌治疗还有哪些重要作用？

虽然正颌治疗能改善容貌，但手术的真正目的是兼顾功能与美观，甚至在一定程度上，首要解决的是患者牙颌面健康和功能问题。

一方面，错位的牙齿不仅清洁难度大，还易导致龋病和牙周病，影响口腔功能正常发挥，如降低咀嚼效率、影响发音等。正颌外科手术能对患者的咬合关系进行快速、大幅度的调整。当患者的咬合关系恢复正常后，相应的口颌功能问题也能得到改变，不仅"齿如编贝"，还能"齿颊生香"。

另一方面，小下颌畸形患者容易因气管被压迫、变窄而引起鼾症，严重者甚至可能在睡眠过程中出现长时间的呼吸暂停，医学上称为"睡眠呼吸暂低通气综合征"。这是一种全身性疾病，可引起多种慢性疾病，如高血压、冠心病、糖尿病和脑血管病等。正颌外科手术是目前治疗鼾症及睡眠呼吸暂停低通气综合征的有效手段。手术通过前移上下颌和颏部，人为打开小下颌畸形患者的上气道间隙，使呼吸道变得通畅，从而缓解鼾症及睡眠呼吸暂停低通气综合征。

问 7：正颌治疗的大致流程是怎样的？

当患者首次就诊时，医生会对其做出临床评估，结合X线等检查，观察颌骨情况，并制作上、下牙的石膏模型，观察咬合情况。在一系列评估后，医生将与患者商定治疗方案。一般来说，规范的正畸正颌联合治疗周期需要2~3年，治疗期间每1~3个月复诊1次，完整的流程通常包括三个阶段。

● **第一阶段** 术前正畸治疗，一般需要1年至1年半，目的是调整牙齿的位置与排列，让牙齿"回"到正确的位置上。

● **第二阶段** 正颌外科手术治疗，一般需住院7~10天。医生通过口腔内牙床上的切口，将上、下颌骨截开，重新排列颌骨的位置（图2）。此外，正颌外科技术还可以修整面部骨的形态，通过修整下颌角和颏部，改变面部轮廓。

● **第三阶段** 术后正畸治疗，一般需要半年至1年。正畸治疗的"精雕细琢"，可使患者的咬合关系更稳定，面型更和谐。有些牙颌面畸形患者可以略过术前正畸治疗，直接进行正颌外科手术，但术后通常需进行2~3年的正畸治疗。**PM**

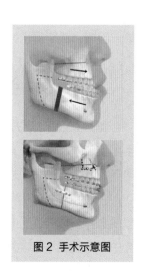

图2 手术示意图

> 在门诊，我们经常会遇到一些患者拿着"类风湿因子阳性"的检查报告，来询问这个指标异常是不是说明患了类风湿关节炎。实际上，类风湿因子阳性并不能与类风湿关节炎画等号。

类风湿因子阳性，就是类风湿关节炎吗

北京协和医院风湿免疫科　赵小学　徐浩杰　赵丽丹（副主任医师）

类风湿因子，非类风关"独有"

类风湿关节炎（简称"类风关"）是一种慢性、自身免疫性疾病，主要累及关节滑膜，呈对称性。如果病情未得到控制，病变会进一步侵蚀到软骨和骨，造成关节破坏，最终导致关节畸形。

类风湿因子（RF）最初于 20 世纪 40 年代被发现，当时主要将其用于类风关的诊断及疗效评估。随着医学的发展，人们开始认识到，RF 阳性不仅可见于类风关患者，也可见于其他疾病患者，如干燥综合征、某些感染性疾病等，甚至少部分健康人（老年人相对常见）也可出现 RF 阳性。因此，不能简单地认为 RF 阳性就是患了类风关。实际上，RF 并不是类风关的特异性诊断指标，RF 阴性不能完全排除类风关，RF 阳性也不能就此确诊类风关。

类风湿因子的"滴度"，更有诊断价值

类风关的诊断，需要结合患者的症状（关节痛，尤其是手指、手掌、手腕等小关节）、查体（关节痛、肿胀，晨起后关节僵硬感）、实验室检查（如 RF 阳性、抗环瓜氨酸肽抗体阳性等）、影像学检查（关节 X 线片、CT 等）等进行综合分析后得出，而不是根据某个单一因素，武断得出结论。

实际上，与 RF 阳性相比，RF 的滴度（数值高低）与类风关的关系更为密切。如果 RF 仅轻度升高，一般不具备确切的临床意义；如果 RF 明显升高（高于参考值 3～5 倍），往往提示类风关可能性大。此外，RF 的滴度水平与类风关的活动程度也呈正相关。RF 持续升高，往往提示类风关处于活动期，发生骨侵蚀的风险较高，患者需要及时就医并接受规范治疗。

不必谈"类风关"色变

类风关的治疗方式包括理疗、药物治疗、外科手术治疗等。其中，药物治疗最为常用且关键，常用药物包括非甾体抗炎药，甲氨蝶呤、来氟米特等 DMARDs 药物（缓解病情抗风湿药），生物制剂，糖皮质激素，以及雷公藤多苷等植物药。药物治疗方案需由临床医生与患者共同协商制定，总的原则是"早期、达标、个体化"，主要目标是达到临床缓解或低疾病活动度，使患者觉得"无痛"或"少痛"，尽可能减轻疾病对患者工作和生活的影响。在治疗过程中，患者需要密切监测病情变化。作为判断疾病活动度的一个常用指标，定期复查 RF 十分必要。

虽然目前类风关尚不能被根治，但随着诊疗水平的不断提升，类风关已经由一种致残率较高的疾病逐渐转变为一种可控的慢性病，越来越多的患者通过按时服药、规律复查，实现了对该病的良好控制。**PM**

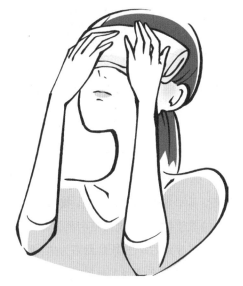

随着网络和视频终端使用的常态化，无数人成了"手机控""屏奴"。数据显示，手机用户平均每日查看手机170次，即每人平均8.47分钟就有一次看手机的举动。殊不知，这些习惯正"蚕食"着眼健康，使干眼症呈年轻化及快速增长趋势。

眼睛也能做"SPA"

上海交通大学医学院附属第一人民医院眼科　郑凯蓉　宫媛媛（主任医师）

雾化治疗：有效改善干眼症状

干眼症多由泪液缺乏和蒸发过强两种因素所致，常见症状有眼部干涩、视疲劳、异物感，有些患者还可出现烧灼感、眼胀、眼痒、眼痛、畏光、视物模糊等，严重者可引起角膜损伤，从而影响视力。治疗干眼症，除注意用眼卫生，避免长时间用眼，必要时遵医嘱使用人工泪液外，临床上还有一种常见的干眼症物理治疗手段，因操作简单、效果柔和而备受患者喜爱，它就是干眼雾化治疗。

干眼雾化治疗通过对睑板腺雾化、加热，以起到缓解干眼症状的作用。一来，雾化颗粒到达眼表，可有效缓解泪腺分泌过少的状况；二来，可促进睑板腺分泌油脂，减少水分蒸发，以达到缓解眼睛干涩的目的。对于不能使用人工泪液的干眼症患者而言，干眼雾化治疗的作用更直接，还可以减少药物相关副作用。完整的干眼雾化治疗包括物理熏蒸、睑板腺按摩、睑缘清洁等步骤，治疗时间约30分钟。

热敷，也有辅助疗效

不少干眼症患者在接受"干眼雾化"治疗后感到非常舒服，便向医生询问：每日用湿毛巾热敷，或购买市面上流行的"蒸汽眼罩"进行热敷，是否同样有效？

毛巾热敷、使用蒸汽眼罩等，均为热敷疗法，有加速眼周血液循环、促进睑板腺功能恢复的作用，有助于缓解眼疲劳、改善干眼症状。每日可热敷眼周1～2次，每次10～15分钟，温度应控制在40～45℃。热敷结束后，可适当按摩眼周，但勿按压眼球。眼周存在炎症或破损者慎用。PM

当心"安静"尿结石"使坏"

北京大学人民医院泌尿外科教授　许清泉

▎生活实例▎

近半年，王先生经常觉得左上腹部胀，血压也有所升高。起初，他以为与劳累有关，但休息后不见好转。在家人的催促下，他去医院就诊，做了B超检查。医生发现他左侧输尿管中有结石，左肾严重积水，肿得像一个大水囊；进一步检查发现，他的左肾已经失去功能，需要手术切除。仔细回想起来，王先生7年前曾因左腰部剧痛就诊，发现左输尿管结石，吃了几天药后腰不疼了，他以为结石治好了，就没有去医院复查。

▎医生的话▎

尿路结石很常见，有多种分类方法。按照成分不同，可以分为含钙结石和不含钙结石，其中含钙结石占多数。按照结石所处位置不同，可以分为肾结石、输尿管结石、膀胱结石和尿道结石等。临床上，尿路结石以肾结石和输尿管结石等上尿路结石为主，膀胱结石（目前主要见于少数前列腺增生的老年男性）和尿道结石等下尿路结石相对少见。

不少人在尿路结石"发作"时感觉疼痛非常剧烈，疼痛消失后和正常人一样，很快就把这件事忘了。那么，以前痛过的尿路结石，现在不痛了，是否意味着痊愈？王先生的例子给尿路结石患者提了一个醒：虽然结石"安静"了，但并不一定能相安无事，有时它们"使坏"的后果很严重。此类尿路结石通常为肾结石和输尿管结石；膀胱结石和尿道结石的症状一般会持续存在或反复出现，若结石未排出，疼痛等症状不会消失，通常不会被忽视。

▶疼痛主要因结石堵塞引起

不同位置的尿路结石，表现有所不同。肾结石和输尿管结石会出现腰部和腹部疼痛，膀胱结石和尿道结石主要表现为排尿异常，如排尿疼痛及排尿困难等。事实上，尿路结石的表现因人而异，即使同一部位的结石，不同患者的表现也可能差别较大。

结石引起的剧烈疼痛通常与结石堵塞输尿管有关。结石堵塞输尿管，使肾脏产生的尿液不能顺利通过输尿管排出，造成尿液在结石上方的尿路管道内积聚，管道内压力显著升高、神经受到牵拉，导致剧烈疼痛。同时，结石堵塞输尿管可造成肾积水，堵塞尿道可使尿液积存在膀胱内而致尿潴留，影响尿液排泄。

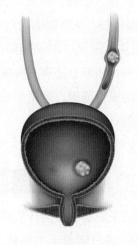
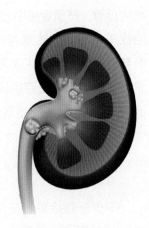

对于肾结石而言，如果结石堵塞于肾盂输尿管连接部，也会出现类似于输尿管结石堵塞时疼痛发作的状况，原理相同。

疼痛缓解或消失，有三种可能

尿路结石患者疼痛缓解或消失，要考虑多方面的因素。

一种情况是通过多喝水及药物治疗，结石已经排出体外，这是大家期待的结果。

但很多情况下，输尿管结石只是出现了松动或位置移动，使得输尿管堵塞状况部分或完全缓解，积聚的尿液通过结石旁边的空隙排出去，上方尿路管道内压力下降，神经牵拉消除，疼痛缓解。

另外，堵塞于肾盂输尿管连接部的肾结石，也可"返回"到"较宽阔"的肾盂内，堵塞解除，疼痛也会缓解或消失。

还有一种情况是：结石堵塞输尿管后，最初数小时内尿路管道内压力迅速升高，疼痛剧烈，随后肾脏会主动"应对"，减少血流和"工作量"，从而使尿量减少，尿路管道内压力逐渐下降。此时，有些人也表现为疼痛缓解，但是结石和肾积水依然存在，危害也依然存在，如果被忽视，肾功能就会受损。

疼痛消失，结石未必排出

影响尿路结石排出的因素包括结石大小、位置高低，排尿管道弹性，以及尿量多少，等等。

结石越小、位置越低，距离肾脏越远，排出的可能性越大。大多数2毫米以下的结石能排出，而6毫米以上的结石多数排不出来。

连接肾脏和膀胱的排尿管道（输尿管）形状和山间公路相似，有些地方弯曲，有些地方狭小，最细处直径大约只有2毫米。这种狭小处在输尿管上段、中段和下段各有一处，如果结石位置低，需要通过的狭小处少，排出的可能性就大，时间也较短。

肾结石及靠近肾脏的中上段输尿管结石，排出时间多数在1周以上，时间长的可能超过1个月。

能不能排石与疼痛症状是否缓解无明显相关性，

患者不能把疼痛消失作为排石的标志。所谓的"安静"，可能是结石"潜伏"下来了。如果结石"潜伏"后不再引发疼痛，患者不加注意，就有可能放任病情发展，以致造成长期肾积水而损害肾功能。

如何应对"安静期"尿路结石

发生尿路结石后，即使经治疗后疼痛消失，患者也应该遵医嘱复诊，进行相关检查，以确认结石是否排出。只有结石排出了，治疗才能告一段落。如果结石没有排出，仍应进行相应的治疗。

发生肾脏小结石，特别是位于肾脏下极的小结石，患者往往没有不适的感觉，可以观察，定期检查。在观察期间，如果疼痛发作、继发尿路感染、出现尿量减少及肾积水等情况，患者需要及时就诊，采取积极措施，清除结石。如果肾结石较大、无法排出，通常需要借助体外冲击波碎石或者微创手术来清除结石。

发生输尿管结石，即使没有疼痛，患者通常也需要积极治疗，因为一旦结石堵塞输尿管，未能及时发现，将可能导致肾功能永久损害。小的输尿管结石如果没有导致肾积水，可进行排石治疗，如多喝水、服用排石药物等，对尿酸结石还可以采取溶石治疗。较大的输尿管结石自然排出的可能性小，通常需要进行体外冲击波碎石或者输尿管镜取石等微创手术，才能清除结石，保持输尿管通畅，保护肾功能。**PM**

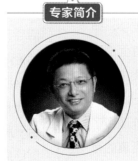

专家简介

许清泉 《大众医学》专家顾问团成员，北京大学人民医院泌尿与碎石中心副主任、教授、主任医师。擅长泌尿系微创手术，尿路结石及肿瘤、肾积水、输尿管狭窄、尿道狭窄等疾病的诊治。

"下颌线"锻炼，小心弄伤关节

广州医科大学附属口腔医院颞下颌关节科主任医师　张清彬
绘图　曹阳

清晰的下颌线令很多爱美者心向往之。为了塑造出清晰的下颌线，"瘦脸针""瘦脸仪"，以及一些宣称能锻炼出优美下颌线的网络教学视频逐渐风行。然而有网友发帖称，跟着某下颌线训练教程进行下颌前伸、伸舌、抬头、颈部前伸等动作，练习一段时间后，出现了嘴巴张不开、不能吃硬物等不适症状，去医院就诊后，被告知患有颞下颌关节紊乱。"下颌线"锻炼是否安全？可否起到瘦脸和塑形的效果？为什么有些人训练后，会出现颞下颌关节紊乱呢？

在如今"骨感美"的风向标下，身材管理成了每个爱美者的必修课。不少人为了小巧的"巴掌脸"，跟着网络视频教程锻炼下颌线，其中动作大致可分为口腔运动类与面部按摩类。口腔运动类锻炼主张进行下颌前伸、抬头、伸舌、颈部前伸等动作，通过锻炼面部肌肉，达到瘦脸效果；面部按摩类主张锻炼者双手对面颈部肌肉进行按压、揉搓。这些近乎"零成本"的简单动作吸引了许多人效仿学习。这些锻炼是否真的有效呢？

口腔运动，能否瘦脸

在咀嚼、社交环境下，口腔每天都会进行上万次的运动。为了维持日常生活所需的口腔活动，翼外肌、咬肌、颞肌等咀嚼肌需要有超强的耐力。如果在日常运动的基础上，再对咀嚼肌施加额外锻炼，如下颌前伸、伸舌运动、抬头与颈部前伸等，就容易导致咀嚼肌疼痛、痉挛，甚至造成口腔颌面部畸形、错𬌗畸形、颞下颌关节紊乱。

● 下颌前伸运动

做"下颌前伸"类动作时，会使部分咀嚼肌拉伸、收缩，其中最主要激活的肌肉为翼外肌。翼外肌连接上颌骨与髁突、关节盘，在颅下颌复杂的功能中起着稳定和控制关节盘活动的重要作用。反复进行下颌前伸，翼外肌容易出现疼痛、痉挛，颞下颌关节盘易向前移位，造成颞下颌关节功能紊乱。

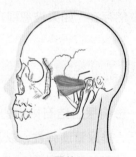

翼外肌

● 伸舌运动

频繁进行"伸舌运动"会激活舌下肌群，其位置在舌下与下颌骨围成的空间中，主要包括下颌舌骨肌、舌骨舌肌、茎突舌骨肌、二腹肌等。过度伸舌运动可造成舌下肌群疼痛，引起"下颌线"内侧疼痛。

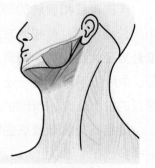

舌下肌群示意图

● **抬头与颈部前伸运动**

反复抬头、将颈部向前伸展会激活颈部肌肉，如胸锁乳突肌（图左）、颈阔肌（图右）。若过度锻炼该肌群，容易导致颈部酸痛。

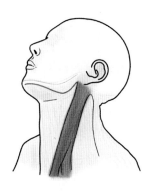
胸锁乳突肌

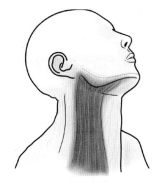
颈阔肌

以上咀嚼肌疼痛、咀嚼肌痉挛均为颞下颌关节紊乱的亚型。咀嚼肌功能紊乱后，可能导致颞下颌关节盘移位，亦会增加颞下颌部位骨关节炎的发生风险。由此可见，口腔运动类锻炼是存在风险的，只有在专业医师的指导下才可适度进行。

有人会问，如果口腔锻炼适度，是否有"瘦脸"的效果呢？答案亦是否定的。任何肌肉进行锻炼都会加强肌肉力量，使肌肉变得更发达、强壮。锻炼咀嚼肌，非但不会"瘦脸"，还会使咀嚼肌所在的颌面部区域更加"饱满"。

总而言之，口腔运动类"瘦下颌线"锻炼存在较大的健康风险，可能会诱发或加重颞下颌关节紊乱，导致张口受限、关节疼痛、脸歪（偏颌畸形），不宜随意进行。

按摩瘦脸，是否有效

除此之外，还有一些面部按摩类"瘦下颌线"锻炼教程，主要动作为双手按压、揉搓咬肌区，提拉眼睑区、下颌骨下缘区等。这类面部按摩类锻炼是否有效呢？

按摩可适度放松该区域的肌肉，使原本紧张、水肿的肌肉得到一定程度的舒缓，作用于同区域腮腺组织的力量可在一定程度上促进腮腺内唾液的排空，在视觉上产生短暂、轻微的"瘦脸"效果。这种短时间内出现的"瘦脸"效果，作用维持时间因人而异。对于因咀嚼肌发达、面部脂肪堆积产生的方脸、圆脸、面部"婴儿肥"者而言，短暂改变软组织状态的"假瘦脸"效果，实际作用并不大。

"瘦脸"诚可贵，安全价更高

在做好手部卫生、力度适中的条件下，进行简单的面部按摩并无坏处。但如果面部肌肉组织发达、脂肪堆积较多，通过简单的锻炼与按摩并不能轻易达到理想效果。

口腔颌面部区域脂肪的多少与全身脂肪量相关，一般不会通过局部锻炼就明显变瘦。有强烈"瘦脸"需求者，可至有正规医疗美容资质的单位咨询、就诊，不宜在无专业医师指导的情况下随意锻炼下颌线。若锻炼过程中出现明显不适，应立即停止，并及时至医院口腔科就诊。PM

购买水果时，大家都希望能挑选到口感好、甜度高、水分足的品种。坊间有不少关于挑选水果的诀窍，比如：橙子要挑"母"的、西瓜要挑"眼"小的、芒果要挑"瘦"的……水果的"长相"与口感真的有关吗？如何挑选口感更佳的水果？

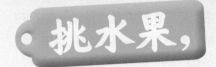

挑水果，掌握这些"看相"本领

西南大学食品科学学院食品工程系副教授　邓丽莉

水果"长相"与口感有关

水果是人体维生素、矿物质、膳食纤维等多种营养素的重要来源，在人们的饮食结构中占重要地位。

水果好吃与否是其品种本身和生长过程中的田间管理、环境因素共同决定的，但感官品质仍是消费者判断水果商品价值的重要参考指标。在不能品尝的情况下，消费者选购水果时常参考的感官品质包括质地（软硬等）、香气、色泽（橙、红、黄、紫、蓝等）、形状、大小等因素，如选购西瓜时听敲击音、选购芒果时闻气味、选购草莓时看颜色等，以判断其好不好吃。

无损检测，给水果"拍X光"

实际上，水果的感官品质在很大程度上与其内在品质密切相关，进行水果采后商品化处理时，可通过测定水果感官指标关联其内在糖酸含量及霉心、果心褐变等内在品质劣变。比如，近两年市场上出现的黄金糖酸比水果，正是利用无损检测技术判断果实的糖酸比；呵福式分选线也是利用无损检测判断苹果是否霉心。

水果无损检测技术是在不损伤或不影响检测水果物理化学性质的前提下，对果实外部和内部品质信息进行收集和分析评价的一种技术。该技术往往基于不同成熟度果实声学特性、力学特性、介电性质和光学特性的不同，判断其内在品质（如糖含量、酸含量、霉心、褐变等）、外观特性（如大小、着色情况，以及腐烂、褐变、疤痕、虫伤、凹陷等表面缺陷），并以此为依据来进行果实成熟度和商品等级的判断。不同水果需选择不同的参考指标或同时参考多个指标。

水果无损检测技术的迅速发展，为实现水果采后增值和减损、加速流通提供了重要保障。

挑水果，一看二闻三摸

市场上销售的水果并非都经过无损检测，消费者购买时，可参考以下指标来判断水果成熟度和食用价值。

● **看颜色**　由于很多水果的成熟伴随果实颜色转变，如：柑橘成熟过程中会发生叶绿素降解和类胡萝卜素合成，逐渐呈现橘红色；蓝莓、苹果等成熟过程中，花色苷会明显积累，呈现红、紫红到蓝等不同颜色。草莓、桑葚、番茄、香蕉等大众水果，其果皮颜色变化与果实成熟时间基本一致，因此可通过颜色直接判断此类果实成熟度。由于各种内在或外在原因，部分水果存在果肉和果皮不同步成熟的特点，如：一些早熟蜜橘品种由于转色期低温积累不足，其果肉成熟早于果皮；部分夏橙的果肉食用品质最佳时，往往果皮却会出现明显的返青现象，外观品质不佳，此时不能单纯以

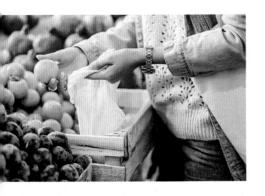

果、菠萝、水蜜桃、苹果等。成熟度过低或过高，果实风味和营养品质往往都不佳。平时食用时多注意对比，可了解这些水果在不同成熟度时的香气差异，从而在下次购买时判断其口感好坏。

● **摸硬度** 很多果实在成熟过程中会出现明显的软化现象，如猕猴桃、柿子、芒果、水蜜桃、杏、香蕉等，食用品质最佳时往往呈现比较有弹性的手感，果实硬度下降。需要强调的是，进入这个阶段的果实往往耐贮性明显降低，食用品质会迅速劣变，不宜大量购买和贮存。

此外，果实的大小、形状、果皮厚度等因素也会影响感官品质。如：香蕉在成熟度低时，往往棱角分明；柑橘类果实的果皮若太厚，食用品质往往不佳；挑选富士等苹果时，条纹果往往比全红果口感好，更甜脆；等等。因此，消费者在挑选水果时，应结合品种特性和成熟特性选择合适的感官评估方法。

果皮颜色判断其食用品质。

● **闻香气** 果实在不同成熟阶段，其挥发性成分（往往与消费者闻到的气味直接相关）不同。因此，可以通过果实气味变化判断其成熟度，如芒

识别表面缺陷，莫入挑选误区

挑选苹果、梨、李子等水果时，应尽量挑选没有磕碰伤的果实。一方面，磕碰位置的果肉易出现褐变，严重影响其口感和风味；另一方面，磕碰以后，病原菌容易侵染果肉，引起腐烂，果实不耐存放。此外，有些消费者购买砂糖橘等柑橘类水果时，喜欢挑选带枝果，残留的果枝往往容易挫伤其他果实，为青霉菌和绿霉菌的侵染提供更多机会。

很多消费者喜欢选购有"芝麻点"的香蕉，其实这些黑点大多由炭疽病引起。炭疽菌的致病力较弱，往往在果实即将成熟，特别是成熟后迅速生长，因此，香蕉表皮开始出现"芝麻点"的时间与达到较高成熟度的时间一致，而不是由于表皮产生黑点，香蕉果实才变甜。香蕉炭疽病是由炭疽刺盘孢菌引起的一种真菌性病害，与动物炭疽病（细菌性病害）不同，不会对人体造成危害。一般而言，表皮有少量黑点的香蕉可以食用，且需要尽快食用，这时香蕉的口感不错。黑点过多的香蕉不宜食用。

后熟水果，转熟后口感更佳

除品种影响外，很多水果口感不佳往往因成熟度不佳引起。但有些完全成熟的水果往往难以储存，消费者在购买后熟水果时，可挑选未完全成熟的果实。

香蕉、芒果、草莓、杨梅、荔枝等水果由于成熟后品质迅速劣变，高成熟度采收不适合大量长途运输或贮藏，往往会适当提前采收（达到一定

成熟度，不是未熟）。需要强调的是，此方法适合芒果、香蕉等典型的呼吸跃变型果实，它们具有后熟特性，即达到一定成熟度后采摘下来，果实可自动完成转熟过程。购买这类水果时，即使成熟度不够，只要放置几天，口感就会变好。

此外，柑橘、草莓等非呼吸跃变型水果没有后熟特性，提前采收后其风味并不会因为贮藏时间延长而提升。但实际生产过程中，成熟度高的草莓耐贮性差，为保证长途运输后到达消费者手里的产品不出现过多腐烂问题，商家会适当提前采收，食用品质不佳。还有些商家为抢占市场而提前采摘，导致果实风味不佳。**PM**

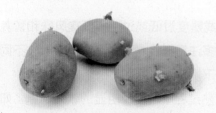

受新冠肺炎疫情防控的影响，很多居民养成了储备食物的习惯。有时储存的食物发芽了，让不少人陷入纠结：这些发芽的蔬菜还能吃吗？

发芽 的蔬菜能吃吗

江苏省农业科学院农产品质量安全与营养研究所副研究员　白红武

扫描二维码，立即收听

经过休眠期的成熟果实或种子充分吸水润涨后，在合适的温度、湿度和氧气浓度等条件下，会萌发幼芽。发芽阶段，植物种子（也可以是茎等其他部位，因种类不同而有差别）内的大量酶被激活，在多种水解酶（如淀粉酶、半纤维素酶、蛋白酶、氧化还原酶等）的作用下发生一系列变化，如淀粉被分解为糊精及葡萄糖，蛋白质被分解成氨基酸，脂肪被分解成甘油和脂肪酸，产生多种维生素，等等。

这些变化是植物为新生命体提供的营养保障，同时也可能产生有害、有毒成分。因此，食物发芽后，能不能食用、有没有营养，应当分类讨论。

这些蔬菜发芽了不能食用

● **土豆**　土豆中含有微量龙葵素，正常情况下含量很低（7毫克/100克），不会对人体健康造成威胁。当土豆度过2个月的休眠期，适宜的光照、温度和湿度等会促使其长出新芽或发绿，龙葵素含量就大大增加。一般来说，当土豆中龙葵素的含量超过20毫克/100克时，就能引起成年人食物中毒。如果误食，不仅会刺激胃肠道黏膜，引起腹泻、呕吐等症状，还可能麻痹呼吸中枢，导致脑水肿等。

● **红薯**　虽然红薯发芽后本身不会产生毒素，但其营养价值会有所下降，质地变干，口感变柴，不宜食用。更须警惕的是，发芽的红薯往往会发生霉变，产生甘薯酮（苦味质）等毒素。甘薯酮及其衍生物——甘薯醇和甘薯宁能耐高温，煮、蒸都不能破坏其毒性。所以，发芽的红薯最好别吃，特别是表面产生黑斑、已经发霉的红薯。

这些蔬菜发芽了不影响食用

洋葱、山药、胡萝卜、芋头、慈姑、荸荠、生姜等块茎蔬菜，发芽后不影响食用。发芽后的姜、葱、蒜虽没有安全问题，但调味成分大大减少，几乎失去调味作用，口感较差。不过，如果大蒜发芽了，可以在阳台上种植，种出的蒜苗营养价值比大蒜高，其中的膳食纤维、维生素含量都有所增加。

这些蔬菜发芽了，营养不降反升

豆类（绿豆、黄豆、豌豆等）发芽后，含有丰富的维生素、氨基酸、矿物质及大量活化酶，营养价值高且均衡，可煮食，也可生吃，更利于营养素的吸收。豆类培育成的幼苗称为芽苗菜。

发芽后的花生可以水培花生芽，其不仅口感清脆，营养价值也高。花生仁中所含的蛋白质被转化成氨基酸，可以被人体更好地吸收。此外，花生芽是一种药食同源食物，富含蛋白质和钾、钙、铁等矿物质，对提高免疫力具有一定作用。不过，发芽的花生周围一般比较潮湿，需要警惕其是否发霉。花生一旦发霉，会产生致癌物黄曲霉毒素，绝不可食用。**PM**

┊延┊伸┊阅┊读┊

容易发芽的蔬菜如何储存

土豆等容易发芽的蔬菜不必放入冰箱，放入扎有小孔的黑色袋子中，避光存放于阴凉、干燥、通风处，可以延缓其发芽，延长保鲜期。

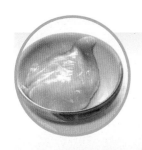

《中国居民膳食指南》作为国人的"吃饭指南"，不仅包括覆盖全人群的膳食指导意见，还提供了可供居民制定每日饮食时参照的平衡膳食宝塔，具有十分重要的指导意义。很多人有这样的困惑：膳食宝塔中推荐的各种食物重量是生重还是熟重？这一重量包括骨头、皮、核之类不可食用的部分吗？同一种食物，生重与熟重该怎么换算呢？

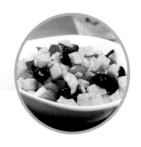

食物的生重与熟重，你了解吗

同济大学附属同济医院营养科　罗斌　吴萍（主任医师）

膳食指南是根据营养科学原则和人体营养需要，结合食物生产供应情况及人群生活实践，提出的食物选择和身体活动的指导意见。很多人已经了解了相关原则和理论，但在实际应用时，可能会遇到以下问题。

量化食物，采用生重还是熟重

很多人在"量化食物"的过程中，不清楚究竟应该采用生重还是熟重，特别是在运用一些营养 App 输入食物重量分析一天食谱时会感到迷茫。由于食物在经不同方式熟制后重量可能会发生变化，故营养学界谈到食物的营养成分时，一般都是指生重。

拿健身人群经常食用的鸡胸肉来举例：100 克去皮生鸡胸肉的能量大约是 110 千卡（1 千卡≈ 4.186 千焦）。在将鸡胸肉制成肉干后，不考虑调料额外带来的小部分能量，100 克鸡胸肉一般会缩水成 50 克鸡肉干，其所含能量不变，重量却减少了一半。如果在输入食物重量时，将 100 克生鸡胸肉误输为熟重 50 克，就会导致计算出的摄入能量仅为 55 千卡，产生很大偏差。

一些自身含水量很少的食物，如干面条、意面、大米等，都会在烹饪后因吸水而变重。比如：100 克生米的能量约为 350 千卡，做成米饭后，熟重约为 250 克，每 100 克米饭所含的能量降到了 140 千卡左右。如果在运用营养 App 输入食物重量分析时，把 100 克生米误解为 100 克米饭，计算所得的摄入能量就比实际减少了 60%。

因此，除少量无法在烹饪前进行称重的食物（比如饭店卖的成品菜或加工食品）外，在分析每日营养摄入时，所有食物都应尽可能在烹饪前称重，以保证精确性。因为食物在加工过程中，水分变化会非常大，以至于在烹饪前和烹饪后的重量相差很大。

"可食部"是指什么

人们吃肉时不可能连肉带骨头全部吃进肚子里，吃桃子时也不会带核一起吃。因此，我们在分析食物的营养成分时，仅针对其可食用的部分，也就是营养学上讲的"可食部"。简单地说，除去如谷壳、果皮、坚果壳、骨头、鱼刺等非可食部分后，剩下的就是食物的可食部分。在实际应用时，由于皮的厚度、核的大小、人们的食用习惯等存在差异，同一种食物的可食部可能存在一定误差。计算营养成分时，大家需要了解每种食物能食用的部分有多少，最好能够直接对可食部进行称重。

生重与熟重如何换算

要将生重换算成熟重，要了解各种食物的生熟比。以最常食用的主食（米、面）为例：一般情况下，能量相同的大米（生重）和米饭（熟重）的比例约为 1∶2.5，即 100 克大米大概可以做成 250 克米饭；面粉（生重）和馒头或花卷（熟重）的比例为 1∶1.5，即 100 克面粉可以做成 150 克馒头或花卷。

一般成年女性每日能量摄入推荐量为 1800 千卡，主食提供的能量一般占一半左右，也就是 900 千卡左右，相当于 10 个交换份（每交换份食物提供 90 千卡能量），按照早、中、晚三餐 3∶4∶3 的比例分配，则三餐分别应摄入 75 克、100 克、75 克主食，这些都是生重。

如果早上吃花卷，应摄入 75 克面粉 ×1.5=110 克花卷，大概相当于中等大小的花卷 1.5 个；中午吃米饭，应摄入 100 克大米 ×2.5=250 克米饭；晚餐吃馒头，应摄入 110 克馒头，也就是中等大小的馒头 1.5 个。

其他食材的生熟比

蔬菜类

品名	生重（克）	汆水后重量（克）	生熟比
青椒	500	500	1∶1
豆角	500	500	1∶1
豇豆	500	500	1∶1
萝卜丝	500	500	1∶1
藕片	500	500	1∶1
圆白菜	500	450	1∶0.9
油麦菜	500	400	1∶0.8
菠菜	500	400	1∶0.8

鱼禽肉类

品名	生重（克）	汆水后重量（克）	生熟比
鸡	500	450	1∶0.9
鸭	500	435	1∶0.87
鱼	500	400	1∶0.8
猪肉	500	410	1∶0.82
虾仁（冻）	500	385	1∶0.77

★ 更多资料可参阅《中国食物成分表》

我们分别以卷心菜和鸡全翅做了一个简单的实验，发现清炒卷心菜的生熟比为 1∶0.95，清蒸鸡全翅的生熟比为 1∶0.875，重量变化均较小。当然，食物的生熟比与烹饪方式关系密切，如果烧烤卷心菜和鸡全翅，因为水分流失很多，生重和熟重的重量差异就会很大。虽然估算生重与熟重存在一定误差，但由于膳食指南推荐的摄入量往往是一个范围，弹性相对较大，知晓这些概念，可以帮助大家更切实地践行平衡膳食。**PM**

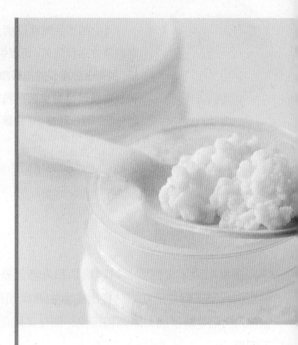

酵母含量为何会超标

酵母是一种单细胞真菌，在有氧和无氧条件下都能存活。它是一种天然发酵剂，可以使面制品蓬松、柔软。

在酸奶的生产加工过程中，并不需要添加酵母。市售酸奶的加工工艺一般分为两种：一种是先进行高温杀菌，杀灭牛奶中的杂菌（包括部分酵母菌），然后加入特定的益生菌种进行发酵，此类酸奶的口味较佳，但保质期较短；另一种是先加入益生菌发酵，然后进行高温灭菌，这种加工方式可以延长酸奶的保质期，同时也会降低口感。

为什么市售的酸奶中会有酵母污染呢？《食品安全国家标准 发酵乳（GB 19302-2010）》中有明确规定，酸奶的酵母含量不得超过 100 菌落形成单位 / 克（毫升）。酸奶中检出酵母超标，一般有以下几种原因：生产酸奶的原料被酵母污染；在酸奶生产加工过程中发生交叉污染，混入了酵母；加工好的酸奶是颇受大众青睐的饮品,但此前有某酸奶酵母含量超标60倍的新闻引起大家担忧:酵母超标的酸奶能喝吗?是否存在健康隐患?家庭自制发酵食品是否也会出现酵母超标?

酵母超标,有何隐患

上海市疾病预防控制中心副主任医师　陆冬磊

酸奶在储存、运输过程中发生外包装破损等情况,导致酸奶被污染;酸奶的存储温度不当,一般需要冷藏保存(4℃以下)的酸奶,如果在室温下存放,酵母等杂菌会迅速生长、繁殖,导致含量超标。

部分酵母菌种可危害健康

自然界中的酵母可以细分为很多种类。目前已知大部分酵母菌种对人体健康没有危害,部分酵母菌种,如近平滑假丝酵母、葡萄汁有孢汉逊酵母、葡萄牙棒孢酵母等,在一定条件下会使人生病,是条件致病菌。这些致病菌对于一些特定人群,如老人、小孩及免疫力低下人群,可能引起腹泻、肠绞痛等胃肠道症状。

作为食品的酵母对人体没有危害,摄入较多也不会产生大的影响。要注意的是,酵母产品中可能含有食品添加剂、残留污染物,用于加工食品时应适当添加。有研究表明,酵母含有大量蛋白质,富含嘌呤,痛风、高尿酸血症患者在急性发作期不宜过多摄入酵母。一般的馒头、面包等食品酵母含量不高,患者可以放心食用,但要避免食用酵母含量严重超标的食品。

教你识别酵母超标酸奶

酵母超标会引起食品变质,影响食品的性状和口味。以酸奶为例,当酵母含量达到10万菌落形成单位/毫升以上时,会出现明显产气或变质状态。变质后的酸奶可发生外观改变,如凝结成块、产生气泡,有时可以观察到乳清分离的现象;也可有气味改变,如没有正常酸奶的乳香及清香,取而代之的是酸味过重,有过度发酵的异味,有时有霉味;或发生口味改变,如发酸、发苦,无法正常食用。

选购酸奶时可以关注以下几点:①观察外包装是否破损,选择包装完整的酸奶;②查看保质期,选购保质期内的酸奶;③打开包装闻一下气味,如果发觉有异味,不可食用;④关注权威部门发布的食品安全信息,避免购买可能存在食品安全问题的酸奶。

自制发酵食品如何避免酵母超标

自制发酵食品,如包子、面包、酸奶等,应关注酵母用量和发酵时间、环境等因素,尽可能避免食品的酵母含量超标。

以自制酸奶为例,主要应关注原料、加工过程及储存等环节:①原料应选用新鲜牛奶,不宜用开封后放置时间过长的奶粉;②不要加入过多的糖和蜂蜜;③一次不要加工太多酸奶,一般1升以下为宜;④发酵前宜先进行高温杀菌,杀灭酵母等杂菌;⑤注意加工温度,一般需保持在40℃左右;⑥发酵时间不宜过长,以免变质,一般为6～8小时;⑦发酵过程中不要打开容器盖子,以免空气中的杂菌混入;⑧存放酸奶的容器需要提前高温消毒,去除可能存在的杂菌;⑨加工好的酸奶需密封冷藏储存,并尽快食用。**PM**

随着食品工业的发展，现在大家吃的很多看似天然的食物其实是加工而成的。比如，牛、羊肉卷是火锅或麻辣烫中最常见的食材，很多人不知道，这些薄薄的肉卷其实并不是由原料牛肉切片而得，而是一种"仿生食品"。仿生食品是一种用人工原料加工制作的、口味类似天然食品的新型食品，外形和口味很像天然食品，但价格更低廉。除常见的牛、羊肉卷外，还包括仿真发菜、仿真鱼翅、仿生鱼子、人造海参等。这些仿生食品是如何制成的？属于假冒伪劣产品吗？是否存在健康隐患？

"仿生食品"知多少

华东理工大学食品科学与工程系教授　刘少伟

仿生食品是如何制成的

● 牛、羊肉卷

火锅中常见的牛、羊肉卷一般并非由纯肉片切成，而是由屠宰分割时产生的边角碎肉添加一些辅料（如TG酶、卡拉胶、肉味香精、色素、大豆蛋白等食品添加剂），经滚揉、腌制、挤压、冷冻成型和切割制成的。这类合成肉制品的特点是下锅后容易散、泡沫多、肉质软烂。

● "骨肉相连"

"骨肉相连"是一种包含脆骨的肉类食品，以鸡腿肉和鸡胸软骨为主要原料，经绞制或切制后添加调味料和其他辅料制成。不过，目前市场上一些低廉肉制品添加的不是真肉，而是鸡皮等边角料或用植物蛋白等人工合成的"蛋白肉"。

● 蟹肉棒

蟹肉棒虽然具有蟹肉的香味、肉质爽滑，但其本质是不含蟹肉的。蟹肉棒的主要成分是鱼糜、淀粉、大豆蛋白和食品添加剂，其中鱼糜的种类会有所不同，

如明太鱼、带鱼等，有些产品可能还会添加鸡肉和猪肉。与之类似，虾丸的主要成分是鱼糜、淀粉、虾味香精等，大多不含虾肉。

● 希鲮鱼

希鲮鱼是一种常见于寿司店和自助餐厅的生鱼片，不少消费者认为这种鱼片天然带有鱼子，实际上这是一种人工合成的食物，主要由青鱼或鲱鱼的鱼皮搭配调味后的鱼子压制而成。虽然鱼子含有丰富的蛋白质、钙、磷、铁、维生素和核黄素等营养素，但胆固醇含量较高，血脂异常者不宜过量食用。

● 手指胡萝卜

手指胡萝卜外表迷你可爱，价格却是普通胡萝卜的好几倍。不少人以为这是胡萝卜的新品种，事实上，手指胡萝卜是由普通胡萝卜切成小段，打磨加工制成的，口感、味道与普通胡萝卜无异。

● 西米、椰果

西米、椰果是奶茶、甜品中常见的配料，白净滑糯的西米不

是一种米，而是由棕榈树类树干或树茎经过浸泡、沉淀、烘干等处理后制成的可食用淀粉。最为传统的是从西谷椰树的木髓部提取的淀粉，经手工加工制成。因此，西米的碳水化合物含量高，蛋白质含量低，营养价值较低。

椰果不是由椰肉直接切割而成，而是葡糖醋杆菌在椰子水中发酵的产物。葡糖醋杆菌利用糖类物质产生细菌纤维素，这些细菌纤维素浮在椰子水的表面，逐渐积累后形成一层厚厚的白色物质，经后续加工即可得到椰果。

● 部分薯片

目前市面上的很多薯片，不是由土豆切片炸制，而是由土豆粉和玉米粉混合，加入调料后制成。当然，无论是土豆直接切片制成，还是其他原料制成，均经过高温加工，油脂含量和钠含量高，营养价值低，不宜经常食用。

● 部分蜂蜜

纯天然蜂蜜口感香甜、富含多种维生素及生物活性成分，营

养价值高。目前市场上人们眼中的"蜂蜜"，其实不少是加工后的蜂蜜产品，如浓缩蜜和勾兑蜜。浓缩蜜是用机器设备蒸发蜂蜜中的水分后制成的，它不易变质，但经高温处理后营养成分有较大损失。勾兑蜜由不同等级的蜂蜜勾兑而成，常见的是把低等蜂蜜掺入高等蜂蜜中，比如洋槐蜜中勾兑油菜蜜，或者将原蜜兑入浓缩蜜以提升蜂蜜品质，从而获得更高的经济收益。

仿生食品有健康隐患吗

仿生食品具有与天然食品原料相似的口感和味道，甚至很多具有独特的风味，这是其中添加了食品添加剂，很多人也就此担心其存在健康隐患。比如，肉类仿生制品中的添加剂一般是复配的肉制品改良剂，起到保水、提高弹性、提高蛋白质凝胶性能等作用。这些添加剂在我国相关食品国家标准中有相应的规定，安全性评价显示，在合理范围内应用对人体并无危害。实际上，仿生食品是否安全，还取决于它的原料是否安全，食品在加工、贮藏、运输、烹饪等过程中是否符合规范。一旦在某一环节中出现疏漏，就可能引起食品安全问题。而食用符合规范的仿生食品，一般不会产生健康隐患。

仿生食品不等于假冒伪劣食品

有些人可能会认为仿生食品是假冒伪劣产品，事实并非如此。

生产仿生食品有一定的必要。比如，我国水产资源丰富，仿生海洋食品的出现在一定程度上促进了海洋食品的发展。大量小型鱼类的刺很多，食用价值较低，使用这些小鱼为原料制作仿生海洋食品，可以解决一些鱼类利用问题。同时，通过与其他原料的复合，可以弥补天然食品中存在的缺陷：脂肪含量较高的鱼类，辅以植物蛋白，可减少脂肪摄入；海洋产品赖氨酸丰富，辅以色氨酸丰富的各类原材料，可制成营养比例更合理、风味更佳的新食品。不仅如此，这样制备出的海洋仿生食品还物美价廉，可满足大众对海产品的需求。

需要注意的是，市售仿生食品的标准不一，有一些不法分子以仿生食品或含有极少量肉的肉制品冒充真正的肉类售卖。还有些商家为了追求高利润，生产仿生食品时，添加剂使用量远远超出规定限度，甚至使用非法添加物。这些仿生食品可能使消费者花冤枉钱或健康受影响，值得警惕。

注意三点，避免"踩雷"

❶ **选择正规渠道** 随着电商的崛起，越来越多的人选择网上购物，遇到价格低廉的仿肉类产品或其他加工类食品，一定要谨慎购买，选择知名、正规商家。小作坊不仅卫生条件堪忧，还可能缺少规范化流程，难以保障食品质量。

❷ **查看食品标签** 每件食品的包装袋上都有食品标签，其中的配料表是按照原料使用量从高到低排序的。在选购仿生食品时，要注意包装袋上的信息，除生产日期与保质期外，还要查看其配料表和营养成分表。以蟹棒为例，应选择第一位是鱼肉的产品，淀粉的排名越靠后越好，优先选择香辛料、色素、防腐剂等食品添加剂少的产品。在食用散装仿生食品前，应观察其是否有松散、异味、异物等异常。

❸ **不宜过量食用** 不少仿生食品的油脂和添加剂含量相对较高，或利用淀粉和胶体制成，偶尔食用没有问题，但不宜经常、大量食用。🅿🅜

民谚云"立夏栽茄子，立秋吃茄子"，立秋这一天蒸茄脯吃是某些地区的民俗。茄子为清热凉血之物，可祛火除燥，能与多种蔬菜、肉类等搭配制作成美味佳肴。民间虽有立秋"贴秋膘"的习俗，但现今肥胖发生率高，大多不再需要贴膘，不妨选用一些中药或药食两用之品，制作几款清爽不腻的立秋养生药膳。

立秋吃茄子，
健康不贴膘

上海中医药大学附属上海市中西医结合医院
营养科　倪国强　蔡 炯（副主任医师）
菜肴制作　李纯静（营养师）

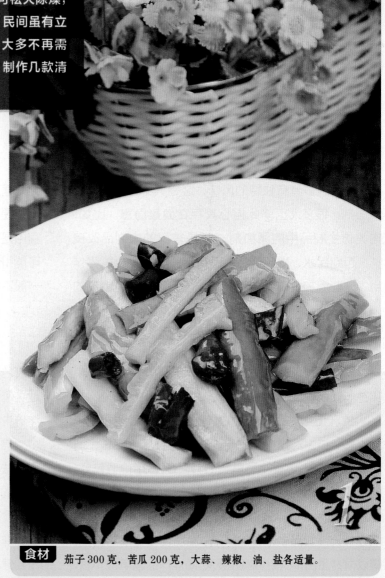

食材　茄子 300 克，苦瓜 200 克，大蒜、辣椒、油、盐各适量。

适合心脑血管病患者食疗

茄子是茄科植物茄的果实，为一年生植物，又叫矮瓜、吊菜子、落苏、茄瓜、昆仑瓜等。因形状、颜色不同，有圆茄、长茄、矮茄、紫茄、白茄等不同种类。

茄子中含有多种生物碱（如胡卢巴碱、水苏碱、胆碱、龙葵素等）、丰富的维生素 P（芦丁）、黄酮苷类活性物质皂草苷，以及维生素 C、E、B 族等，因而被认为有调脂、降压、抗癌、美肤、防止出血、延缓衰老等作用。事实上，正常食用茄子所摄入的这些物质总量并不高，无法起到上述功效，但可用于动脉硬化、高血压、冠心病等患者食疗保健。

怕冷、腹泻者不宜多食

中医学认为，茄子味甘，性寒，入脾、胃、大肠经，具有清热、活血、化瘀、利尿、消肿、宽肠的功效，适合肠风下血、热毒疮痛、皮肤溃疡，以及小便不利导致的腹水、四肢浮肿患者食用。

因茄子性属寒凉，平时经常消化不良、腹泻、大便溏薄、腹冷畏寒的人群不宜多吃，孕妇及经期女子不宜多吃。茄子和蟹类、墨鱼等寒性食物同食，可能引起胃肠不适，甚至造成腹泻、腹痛。

茄子菜式丰富，荤素搭配皆宜，需要注意的是，因其吸油特性，很多菜式热量较高。传统养生提倡"立秋贴秋膘"，但现在更多人需要控制体重、减肥，下面推荐几款用茄子制作的适合立秋时节养生的药膳。

❶ 茄子炒苦瓜

制法 将茄子洗净、切块；苦瓜洗净、切片；大蒜、辣椒洗净，切成碎末；锅中倒油，加入蒜末、辣椒末爆香，然后依次倒入茄子、苦瓜翻炒；茄肉变色、苦瓜变软后，加入盐调味即可。

食疗功效 苦瓜能清心明目、清热消暑、益气养血、增进食欲、缓解疲劳，与茄子同属寒凉食物，两者搭配适合心血管病患者食疗，但体质偏寒者不宜食用。

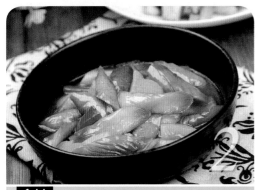

食材 决明子30克，茄子500克，油、葱、姜、淀粉、麻油各适量。

❷ 决明茄子羹

制法 将决明子微炒后加水煮沸，再小火煮30分钟左右，去渣取汁；茄子洗净，切成斜片，倒入油锅中翻炒；将熟时，调入葱末、姜末、淀粉和决明子汁，翻炒片刻，滴少许麻油即可。

食疗功效 此菜肴清热平肝，适合高血压、血脂异常者食疗，有助于改善头目眩晕、失眠多梦、肢体麻木、大便秘结等症状。

❸ 虾仁茄罐

制法 将茄子洗净，削成1厘米厚的圆片，每片切象眼花刀；虾仁洗净，剔除肠线；瘦肉洗净，切成4厘米长丝；冬笋、冬菇洗净后切成丝，然后用开水烫一下，控干水分；炒锅中加油烧温，下茄片炸至金黄色，捞出；倒入虾仁翻炒片刻，捞出；鸡蛋炒成碎块，捞出备用；将肉丝、面酱放入炒锅，加葱末、姜末炒熟，加入虾仁、鸡蛋、冬菇丝、笋丝翻炒，加入料酒、酱油、味精、少许高汤拌匀成馅；碗底铺一片茄子，碗边围上茄片，把馅装入碗内，再盖上一层茄片，上笼蒸熟；取出原汤倒入锅内，将茄子罐倒扣入平盘；淀粉加入冷水搅拌，倒入锅中加热成芡，放花椒油翻炒，将芡汁浇在茄子上即成。

食疗功效 此菜肴色、香、味俱佳，营养丰富，具有健脾宁心、清热凉血的功效。适合动脉硬化、高血压、脑血栓患者食疗。

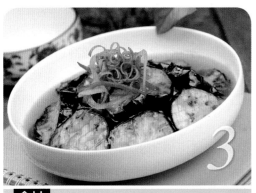

食材 茄子500克，虾仁100克，瘦肉100克，冬笋、冬菇少许，鸡蛋1个，葱末、姜末、料酒、酱油、味精、花椒油、高汤、淀粉各适量。

❹ 茄子蒸菊花

制法 将茄子洗净，切成条状，放入碗中；将菊花洗净，煎煮制成菊花汤，滤去菊花，倒入茄子条中；隔水蒸15~20分钟，放入适量盐、醋、麻油调味。

食疗功效 滋阴平肝、清热明目，肝火旺盛人群、老花眼者可适当多吃。PM

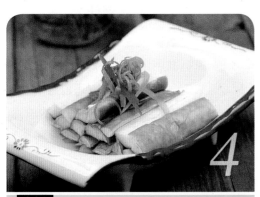

食材 茄子500克，杭白菊20克，盐、醋、麻油各少许。

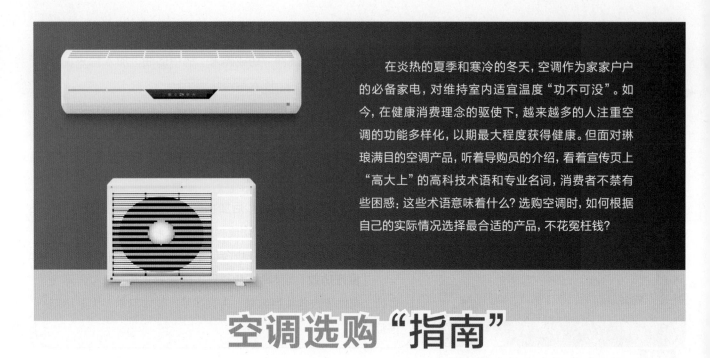

在炎热的夏季和寒冷的冬天，空调作为家家户户的必备家电，对维持室内适宜温度"功不可没"。如今，在健康消费理念的驱使下，越来越多的人注重空调的功能多样化，以期最大程度获得健康。但面对琳琅满目的空调产品，听着导购员的介绍，看着宣传页上"高大上"的高科技术语和专业名词，消费者不禁有些困惑：这些术语意味着什么？选购空调时，如何根据自己的实际情况选择最合适的产品，不花冤枉钱？

空调选购"指南"

⚕ 上海市质量监督检验技术研究院 陈荣 李嘉

空调种类如何选

● 分体式空调

传统的分体式家用空调包括挂壁式空调和落地式空调（空调外机一般安装在室外），安装、维修均较方便，售价较低，经济实惠，但不够美观，尤其是落地式空调还会占用室内空间。

● 多联式空调

随着消费水平的提升，如今选用多联式空调（俗称家用中央空调）的消费者越来越多。相比于传统的分体式空调，多联式空调内机可隐蔽安装在天花板吊顶内，简洁美观，但总体费用会比分体式空调高一倍左右，且维修时对使用影响较大。

这两类空调达到的制冷、制热效果没有太大区别，消费者可以根据消费能力和侧重点理性选择。

制冷量意味着什么

空调产品的制冷量是指空调每秒能在密闭空间内去除的热量总和，也就是提供的冷量，一般用来表示产品规格大小。市场上习惯用匹数来定义空调规格，1匹大约对应2500瓦制冷量，一般可覆盖10～15平方米的使用面积。房间面积越大，选用的空调匹数也应越大。

定频、变频如何选

所谓的"变频空调"是与传统的"定频空调"相比较而产生的概念。我国的入户电网电压为220伏、50赫兹，在这种条件下工作的空调称为"定频空调"。由于供电频率不能改变，定频空调的压缩机转速基本不变，依靠其不断地"开、停"压缩机来调整室内温度，一开一停

之间容易造成室温忽冷忽热，并消耗较多电能。与之相比，变频空调通过变频器改变压缩机供电频率，可调节压缩机转速，从而控制室温，室温波动小、电能消耗少，使用舒适度大大提高。变频空调还可根据环境温度自动选择制热、制冷和除湿模式。

能效意味着什么

最新的空调能效等级评定国家标准用全年能源消耗效率（APF）来定义空调的能效，可以理解为一年中空调制冷或制热获得的总冷、热量与总耗电量的比值，是一个综合性指标，可以更全面地反映空调的性能。APF越大，在制冷（热）量相等时节省的电能就越多。能效等级按照APF的高低划分，1级能

效最高，空调最节能。

由于能效高低与生产成本直接挂钩，高能效空调售价也相应较高。消费者可以根据自身的使用习惯选择。如果平时空调使用频率较高，宜选用高能效空调，节省更多电费；如果使用频率较低，选用一般空调即可。

制冷剂如何选

目前，家用空调产品制冷剂已经从 R22、R410A 逐渐过渡到 R32。R32 制冷剂更环保、性能更好，但具有可燃性。

不过，消费者正常使用空调无须担心，即使在使用时制冷剂泄漏到房间，温度一般也不会达到其起燃点。需要注意的是，消费者不要自行维修带有可燃性制冷剂的空调，以免发生危险。

电辅热是什么功能

电辅热是指空调上附带有电热装置，以配合热泵使用，可以在极端天气条件下提高制热效果。消费者如果发现热泵制热无法达到设定温度时，可开启电辅热。此时，空调耗电量会明显增加。

"黑科技"空调有啥名堂

● 智能空调

随着智能网联技术的发展，智能空调越来越普及。其一般是通过空调集成的通讯模块和互联网连接，消费者可以通过手机 App、语音等方式控制空调，提升使用体验。

● 负离子空调

空气中的负离子浓度是空气质量好坏的标志之一。世界卫生组织规定，当空气中负离子浓度达到 1000～1500 个 / 立方厘米时，才能称之为清新空气；负离子浓度大于 5000 个 / 立方厘米，会对人体起到有益作用。

负离子空调内装有负离子发生器，运行时会产生负离子。不过，负离子不稳定、极易消失，只有不间断地产生，才能保持空气中较高的负离子浓度。

目前，空调相关标准对负离子空调在室内产生负离子的浓度没有考核，所以房间内负离子浓度能达到多少，是否有保健效果，尚无从求证。

● 新风空调

空调运行时，为了保证制冷（热）效果，房间一般相对密闭，时间一长，室内空气会逐渐浑浊，二氧化碳浓度升高，容易使人感到疲劳、困倦。

新风空调能够在调控室内温度的同时，将室外新鲜空气引入室内，降低室内二氧化碳浓度，满足经常开窗通风的需求，有利于健康。在卧室使用，还有助于改善睡眠。

● 自清洁空调

用户清洗空调过滤网比较方便，但清洗换热器比较困难。自清洁空调可以通过换热器凝霜再溶解技术实现换热器的清洁，及时去除换热器上的灰尘，减少细菌等微生物滋生，保障空调送风口清洁和室内环境卫生。

选用空调，注意五点

首先，应选择在正规卖场和电商平台选购标有国家强制性产品认证标志（中国强制认证"CCC"标志）的产品。空调外壳应平整光滑，检验合格证、使用说明书和随机零配件应齐全。

其次，使用空调时，空调温度设置不应与户外环境温度相差过大，以免引起不适。

第三，不宜长时间在密闭环境中使用没有新风功能的空调，要注意定时通风换气，可以将窗户开一道缝，保证空气新鲜。

第四，在空调的使用季节，应定期（如每月1次）查看过滤网的积灰情况，及时清洗。这样不仅可以改善室内空气质量，还可以保证空调的制冷、制热效果。长时间没有使用的空调在启用前最好也清洁一次。

第五，在安装维修方面，目前使用可燃性制冷剂的空调已经十分普及，消费者切勿自行安装、移机、维修，以免发生危险。 PM

儿童减肥，高强度间歇训练有优点

河北师范大学体育学院教授　张海峰

近30年来，全球儿童超重和肥胖发生率持续增长，主要原因与体力活动不足、不健康饮食有关。根据美国运动医学会制定的运动减肥指南，传统的儿童减肥运动处方如下：进行每天30分钟、每周150分钟的中等强度有氧运动，逐渐增加至每天60分钟、每周300分钟，以消耗较多能量。中等强度运动可以达到减肥效果，但需要较大运动量，运动时间较长，不易坚持，大多数超重或肥胖儿童很难保证每天进行60分钟中等强度的体力活动。因此，寻找时间较短、易于坚持且安全有效的运动减肥方法非常必要。近年来，高强度间歇训练因运动时间较短且存在间歇期而备受青睐。

高强度间歇训练易于坚持、安全有效

高强度间歇训练是指进行多次短时间的高强度运动，在每两次高强度运动之间穿插以较低强度运动或完全休息的间歇期，可分为高强度有氧间歇训练和冲刺型间歇训练两类。高强度有氧间歇训练的运动强度一般控制在85%～95%最大心率。肥胖人群的最大心率推算公式为：最大心率=200－0.5×年龄。每组运动时间为3～4分钟，重复4组左右。冲刺型间歇训练的运动强度更大，属于无氧运动，每组运动时间为数秒至数十秒不等，重复几组至几十组不等。

研究证实，运动时间较短、存在间歇期的高强度间歇训练与传统的中等强度持续训练相比，在肥胖控制及诱导代谢适应等方面具有相同的效果。超重和肥胖儿童进行一段时间的高强度间歇训练，可以降低体质指数、减少体脂百分比、改善心血管疾病危险因素。此外，与中等强度持续训练相比，高强度间歇训练对儿童青少年更有吸引力，更容易使他们形成运动习惯并保持到成年期。

通过高强度间歇训练减肥，应循序渐进

超重和肥胖儿童通过高强度有氧间歇训练进行减肥，可选择跑步、游泳、骑自行车、球类等有大肌肉群同时参与的项目，采取85%～95%最大心率高强度运动3～4分钟、间歇休息3分钟的方式，重复完成4组，每周3次。

例如：10岁的肥胖儿童，其最大心率为：200－0.5×10=195次/分钟，高强度运动时的靶心率范围为165～185次/分钟。在训练初期，由于运动能力较低，需要循序渐进：运动时心率从165次/分钟左右开始，训练3～4周后，随着对运动的适应，运动时心率可逐渐升高到185次/分钟左右；训练初期，每次训练可重复完成2组，以后逐渐增加到每次训练重复4组，能坚持的儿童也可重复5～6组。

超重和肥胖儿童运动能力较低，需在家长或专业人员指导和监督下进行训练。出于安全考虑，在训练开始前应进行医学检查，排除高强度运动的禁忌，包括心、脑、肺、肾及运动系统等器质性病变或潜在危险因素。超重和肥胖儿童的体温调节系统发育不成熟，应避免在炎热、潮湿的环境下运动，运动过程中应注意补水。**PM**

异常阴道流血是妇科疾病的常见症状，原因主要包括功能性疾病和器质性疾病。

异常阴道流血背后的"黑手"

上海交通大学医学院附属第一人民医院妇产临床医学中心　张稼闻　俞思慧　邬素芳（主任医师）

功能性疾病：生殖系统出"故障"

● **无排卵性异常子宫出血**　排卵障碍可出现在青春期至绝经前，不同时期的原因可有不同。一般来说，年轻女性的排卵障碍主要因下丘脑－垂体－卵巢轴功能障碍所致，围绝经期女性排卵障碍的原因通常为卵巢储备功能下降。无排卵时，卵巢只分泌雌激素，不分泌孕激素，导致子宫内膜脱落和修复周期不规律且不可预测，患者可有月经周期紊乱、经期长短不一、出血量时多时少的表现。基础体温测量、激素测定、超声及垂体磁共振检查等可明确诊断。无排卵性异常子宫出血的急性期治疗以止血为主；出血停止后，须采用性激素调整月经周期，有生育需求者应进行促排卵治疗。

● **黄体功能不足**　造成黄体功能不足的原因主要为黄体内分泌功能不足和子宫内膜对孕激素反应性下降，表现为月经不规则、周期缩短、不孕或流产等，患者往往因不孕就诊。黄体功能不足的治疗方法主要包括黄体支持（补充黄体酮等）及促进卵泡发育（使用氯米芬等药物）等。

器质性疾病：生殖器官被"入侵"

● **妊娠相关疾病**　育龄期女性出现停经后不规则阴道流血，伴或不伴下腹痛，应首先进行尿妊娠试验、血清人绒毛膜促性腺激素（hCG）水平检测及超声检查，排除宫外孕的可能。孕早期流产所致的停经、阴道流血症状与宫外孕相似，腹痛常位于下腹正中，呈阵发性胀痛，超声检查可见宫内孕囊。妊娠引起的阴道流血患者，首先须明确妊娠部位，再决定是否"保胎"。宫外孕患者需采取药物、手术治疗。

● **生殖系统炎症**　宫颈炎是妇科常见病之一，表现为阴道分泌物增多、阴道不规则流血，可伴泌尿系统感染。盆腔炎性疾病的常见症状为阴道分泌物增多、下腹疼痛（常为持续性，可于活动或性交后加重）、阴道不规则流血和发热等；若经期发病，可有经量增多、经期延长的表现。此外，生殖器官结核也会导致阴道异常流血等症状。确诊生殖系统炎症的患者需根据不同炎症类型与原因，遵医嘱进行局部（如使用阴道栓剂）或全身（如使用口服药）治疗。

● **妇科恶性肿瘤**　宫颈癌是最常见的妇科恶性肿瘤，临床表现包括阴道分泌物增多、阴道流血、疼痛等。早期多为间歇性、无痛性阴道流血，或在性生活后少量阴道流血；晚期可表现为长期、反复阴道流血，量较前增多。围绝经期及绝经后女性还须警惕子宫内膜癌，若出现月经失调或不规则阴道流血，应及时就诊，排查子宫内膜癌及癌前病变。妊娠滋养细胞疾病、子宫肉瘤等也可导致阴道不规则流血。一旦出现疑似妇科恶性肿瘤的相应症状，患者应提高警惕，做到早发现、早诊断、早治疗。

● **其他**　作为女性生殖系统最常见的良性肿瘤，子宫肌瘤是造成经量增多、经期延长的常见原因。子宫内膜息肉、子宫内膜增生、凝血功能障碍等疾病也可导致异常阴道流血，患者应接受相应的治疗。**PM**

┥生活实例┝

一天，门诊室进来一位满头大汗、神情紧张的中年男子。他焦急又略带羞涩地说："不好了，医生，我最近两周同房的时候，射出来的精液都是鲜红色，昨天晚上同房时的精液又像咖啡色，我是不是得了癌症？该怎么办？"

这位患者所述的问题是血精，在泌尿外科及男科门诊中较常见。所谓血精，指的是成年男性在性生活、手淫或遗精时排出的精液中含有血液，可分为肉眼血精和镜下血精。前者是指精液中含有肉眼可见的血液，常因性生活时发现精液颜色异常而就诊；后者是指在显微镜下发现精液中存在红细胞，常因各种原因行精液检查时被发现。

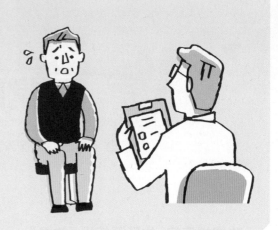

血精"惊魂"

陆军特色医学中心泌尿外科　李彦锋（教授）　毕罡

多数血精为偶发性

血精可发生于男性性发育后的任何年龄段，好发于30～40岁、性活动较活跃的青壮年男性。血精患者主要以精液性状发生变化为主诉，有的患者还有局部疼痛、血尿、尿频、尿急等症状。

大多数患者的血精症状具有一定自限性，可单次偶然发作，多在1个多月后自然消失，称为偶发性血精；少数患者血精反复、频繁发作，称为复发性血精；还有一部分患者血精持续存在，病史可在3个月以上，甚至数年，如果经过1个月以上各类规范药物治疗仍然无效，则可诊断为顽固性血精。

感染、炎症是常见原因

血精的发病原因和机制复杂多样，涉及男性精道远端区域多种先天性及继发性异常改变和疾病。男性精囊、前列腺等部位的肿瘤只是引起血精的病因之一，导致血精的常见原因还有：不良生活方式，感染与炎症，精道梗阻、囊性病变及结石，血管异常，创伤或医源性损伤，全身性疾病，等等。其中，泌尿生殖道感染和炎症占40%以上。

对于40岁以下男性而言，泌尿生殖道感染、炎症是引起血精的常见原因，包括附睾炎、附睾睾丸炎、尿道炎、前列腺炎、精囊炎等，以精囊炎和前列腺炎最为常见——精囊和前列腺过度充血，达到性高潮射精时，肌肉猛烈收缩使器官内压力显著增高，毛细血管破裂出血，导致血精。

偶发性血精通常由不良生活方式或性行为方式诱

发。比如：过量饮酒或进食辛辣食物后进行性活动，过度手淫，长时间禁欲后剧烈性交，过度刺激后性交中断，等等。对复发性血精和顽固性血精，需要考虑局部及全身病理性因素。顽固性血精患者，尤其是年龄大于40岁者，应提高警惕，排查前列腺癌等肿瘤。

发现血精后，患者应及时就诊。医生会对患者进行详细的病史询问及体格检查，并根据患者具体病情，选择血常规、尿常规、凝血功能、尿道拭子培养、精液分析和培养、血清前列腺特异性抗原（PSA）等实验室检验，以及经直肠超声（TRUS）等检查。有的还需要进一步进行盆腔磁共振（MRI）甚至精囊镜手术等检查，以明确病因。

> **小贴士**
>
> ### 如何辨别血精是否持续发生
>
> 出现血精后，若后续排精颜色逐渐转为铁锈色或咖啡色，常提示没有新鲜血液出现，初期的出血在慢慢排出过程中；若持续存在鲜红色血精，常提示有反复出血。

针对病因，"精准"防治

血精的治疗决策取决于其病因和病变性质，医生会综合考虑患者年龄、血精持续时间与复发频率、相关伴随症状等多方面因素，进行相应的治疗。

❶ 消除恐惧心理

大部分血精为良性病变。前列腺癌虽可引起血精，但仅占0.5%。很多血精患者心理负担很重，应了解相关知识，消除恐惧心理，缓解焦虑情绪。

❷ 改善生活方式

大部分血精具有自限性，常在1～2个月内自愈。此类偶发性血精患者应注意以下几点，以避免血精再次发生：①劳逸结合，避免久坐、憋尿，禁烟戒酒，慎食辛辣刺激食物，保持清淡膳食，目的是预防生活和饮食习惯因素诱发的血精；②保持适度、规律的性生活，避免过度手淫、久而不射及性交中断等不良性行为，以预防性生活习惯等因素诱发的血精；③保持个人卫生和会阴部清洁，避免高危性行为，预防因感染因素诱发的血精。

❸ 针对病因治疗

如果血精患者有前列腺炎、附睾炎等疾病，血精的原因可能为感染或炎症，就需要进行抗感染、抗炎等治疗。凝血功能障碍者可发生复发性血精，应通过治疗纠正凝血功能。部分非甾体抗炎药可减轻局部炎症反应，改善症状；5α还原酶抑制剂可作为复发性、顽固性血精的二线治疗用药；一些中药制剂有助于改善症状。

经规范保守治疗无效的顽固性血精患者，应接受经直肠超声、盆腔磁共振等影像学及其他相关检查，在排除恶性肿瘤的基础上，可考虑采用精囊镜技术治疗。借助精囊镜，医生不但可以直接观察射精管、精囊及输精管壶腹部的病变，明确血精的原因，而且可以同时对病变进行相应的治疗。这项技术安全有效，已经成为射精管梗阻、精囊结石、顽固性血精等常见精道疾病的诊治手段。治疗后，患者应观察、随访1～2个月，直至血精症状消失。若血精不再出现，可停止随访；若仍有反复，应进一步诊治或每3～6个月随访一次。PM

> **专家简介**
>
>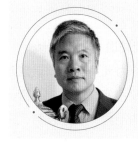
>
> 李彦锋　陆军特色医学中心泌尿外科中心副主任、主任医师、教授、博士生导师，中华医学会男科学分会常委，中国性学会性医学专委会副主任委员，中国中西医结合学会男科专委会副主任委员。擅长男科及泌尿外科各类疑难复杂疾病的诊治。

男孩发育晚，家长要"当心"

中山大学附属第七医院内分泌科　张　珍　李芳萍（主任医师）

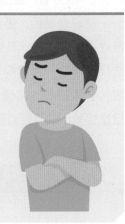

医生手记

　　小蒙到了青春期，同龄男孩都出现声音变粗、胡须生长、喉结增大等男性特征，身高也"蹭蹭地"长，可他说话还是奶声奶气，没有胡须和喉结，身高也长得很慢。现在，17岁的他常被同学嘲笑是"娘娘腔"。当舍友讨论"遗精""勃起"时，他只能尴尬地听着，因为从未经历过这些……后来父母带他到医院咨询，结果被诊断为青春期发育延迟。

　　在医学上，"发育晚"被称为青春期发育迟。男孩青春期发育的标志是：出现睾丸增大、胡须生长等第二性征；身高增长加速，往往1年内身高可增长7～10厘米。如果到了14岁，男孩还未出现睾丸增大及身高迅速增长，就要考虑孩子有无青春期发育延迟的可能。

发育延迟：有暂时的，也有永久的

　　下丘脑－垂体－睾丸轴在男性胎儿期及出生后6个月内处于激活状态，称为"小青春期"；然后转为抑制状态，直到青春期启动时再次激活，促进男性青春期发育。若青春期未正常启动或青春期发育进程受阻，称为青春期发育延迟。其病因复杂，根据发病机制，主要可分为以下四类：

① 体质性青春期生长发育延迟

　　根据国外调查，约占男性青春期发育延迟的53%，为暂时性的，主要表现为"晚发育"。其发病机制尚未完全阐明，可能与遗传或环境因素有关，50%～75%的患儿具有相关家族史，如母亲初潮年龄比同时代同龄女性偏大，或父亲出现青春期变声及生长加速时间延迟。一般地说，此类患儿青春期发育时间虽然会推后，身高增长速度缓慢，但最终能获得青春期发育，长到应有的遗传身高。由于性成熟时间延迟，身高突增出现延迟，身材比同龄者矮小，患儿往往会因此而产生自卑心理。

② 功能性低促性腺激素性性腺功能减退

　　青春期发育延迟的19%为此类型，主要是由于营养不良或慢性疾病影响了下丘脑－垂体－睾丸轴的成熟或抑制下丘脑促性腺激素释放激素的释放，从而出现青春期发育延迟或停滞。去除慢性疾病或营养不良的影响之后，患儿可恢复正常的青春期发育。

③ 低促性腺激素性性腺功能减退

　　青春期发育延迟的12%为此类型，先天发育异常或后天颅脑疾患、损伤导致下丘脑或垂体功能异常，造成永久性的低促性腺激素性性腺功能减退。患儿血清黄体生成素、卵泡刺激素及雄激素水平均明显降低，导致第二性征不发育、成年后不育等问题。

4 **高促性腺激素性性腺功能减退**

青春期发育延迟的 13% 为此类型，是由先天性疾病（如染色体异常）、睾丸损伤或病变等所致。睾丸病变或功能障碍影响雄激素的产生，促性腺激素（黄体生成素和卵泡刺激素）水平可出现反馈性升高。此类患者青春期启动时间可以是正常的，根据睾丸功能缺陷程度的不同，患儿可有不同程度的第二性征发育，但不能够达到完全发育的程度，成年后可发生不育。

此外，约有 3% 的患者不能归于以上任何分类。

对疑似有青春期发育延迟的患儿，家长应密切观察其生长发育情况，必要时带孩子至内分泌科或儿科就诊，以明确病因。千万不可忽视此类疾病，以免错过患儿最佳诊治时机，影响孩子的一生。

提供详细病史，有助医生诊断

男性青春期延迟的诊断及病因鉴别依赖于详细的病史询问、仔细的体格检查和必要的辅助检查。

家长应细心观察孩子的生长发育情况，包括身高增长速度、第二性征是否出现。带孩子就医时，应提供以下信息：①孩子出生时情况，包括母亲孕期身体健康状况，分娩时有无难产与产伤；②孩子有无隐睾、小阴茎；③孩子的饮食、运动、智力及心理等情况，有无营养摄入不足；④孩子有无慢性病史、头颅或睾丸外伤史、嗅觉障碍、肢体畸形等；⑤孩子父母、兄弟姐妹的身高和青春期启动年龄等。

医生会根据病史和体格检查情况，选择必要的辅助检查项目，例如血、尿常规，肝、肾功能，性激素水平，甲状腺功能，头颅磁共振，骨龄等，以进一步明确导致青春期发育延迟的病因。

青春期发育延迟的病因诊断较为复杂，体质性青春期发育延迟与一些低促性腺激素性性腺功能减退的鉴别较为困难。对于暂时难以明确病因者，应随访观察到 18 岁以后，以最终明确诊断。体质性青春期发育延迟的患儿即使不经治疗，也会有青春期发育，随访并不会延误病情。

治疗目标：促进发育，获得生育能力

男性青春期发育延迟治疗的主要目的是：促进第二性征发育，使患儿成年后获得生育能力，解除其发育延迟带来的心理问题。针对不同病因，可采取不同的治疗方法。

体质性青春期发育延迟的患儿有充足的生长潜力，一般无须药物治疗，可进行生活方式干预及随访观察。患儿的营养均衡、睡眠充足及适当运动是青春期发育的必要保障；患儿应每 3 ~ 6 个月到医院随访 1 次，便于医生观察第二性征发育情况。此类患儿多有自卑心理，可接受必要的心理疏导。

功能性低促性腺激素性性腺功能减退患儿的治疗重点在于明确和去除病因，改善营养状况。病因去除或营养状态改善后，青春期生长发育一般会自发出现，最终身高和第二性征发育均与同龄人相似。

低促性腺激素性性腺功能减退患儿可接受雄激素替代治疗，促进第二性征发育。待有生育要求时，改为促性腺激素或脉冲式促性腺激素释放激素治疗，促进精子生成。一般需要终身激素替代治疗，也有部分患者经治疗后下丘脑－垂体－睾丸轴功能可恢复正常。

高促性腺激素性性腺功能减退的病变在于睾丸组织，此类患者一般需要雄激素终身替代治疗，以完善和维持第二性征，维持正常性功能。目前，显微镜下睾丸取精术可使约 40% 的成年患者获得精子，从而通过辅助生殖技术获得后代。**PM**

爱美人士都渴望拥有光滑、细腻的面容,而面部毛孔粗大是最常见的"顽固"皮肤问题之一,其不仅会影响"颜值",还可能使人自信受损,甚至影响社交。

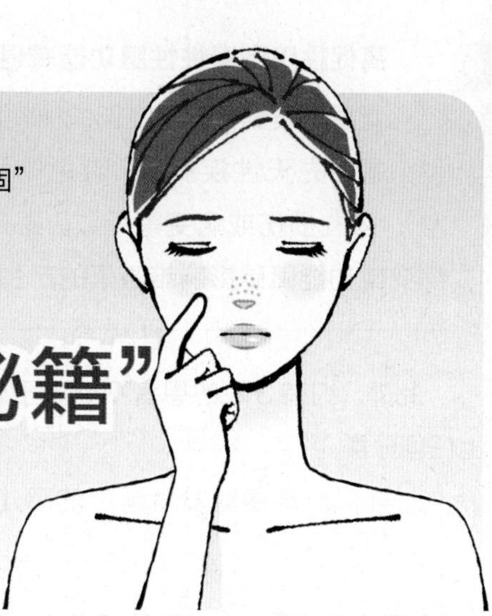

改善毛孔粗大的真假"秘籍"

深圳大学附属华南医院皮肤科 高 琰 邹先彪(主任医师)

毛孔粗大为哪般

目前,毛孔粗大的成因尚不完全明确,可能的影响因素如下:

1 **皮脂分泌量过高** 正常情况下,生理性的皮脂分泌在15~35岁处于最高水平,之后呈稳定下降趋势。当皮脂分泌过多时,人们可能会出现油性皮肤、痤疮、毛孔粗大及脂溢性皮炎等不适。不良的饮食及生活习惯(如经常吃高脂肪食品、熬夜等)、雄激素水平高及外源性刺激物质等因素均可促进面部皮脂分泌。

2 **皮肤衰老导致毛囊周围支持结构弹性丧失** 随着年龄的增长,皮肤会逐渐出现衰老状态,表现为皮肤弹性下降,毛孔周围的弹性降低,毛囊体积随之增大。紫外线照射、环境污染、自然衰老等都可以导致毛囊周围支持结构弹性下降,促使面部毛孔粗大。

3 **皮肤炎症** 面部毛囊、皮脂腺炎症常常会导致局部皮肤组织水肿,使毛囊周围结构发生改变,从而造成毛孔粗大。

毛孔粗大如何解

首先,应去除促成毛孔粗大的因素。比如:避免不良的饮食及生活习惯,保持良好作息;做好防晒措施,预防光老化;及时治疗皮肤炎症;等等。

其次,采用以下一些医疗美容手段,以改善面部毛孔粗大状况。

● **强脉冲光治疗** 可以减轻色素沉着,改善毛细血管扩张,使成纤维细胞活性增加,胶原蛋白和弹性蛋白重新排列,改善肤质,促使面部皮肤光滑。采用强脉冲光治疗后,应注意皮肤保湿,避免用力揉搓皮肤,可选用温和无刺激的护肤品;治疗后一周内尤其注意防晒,以物理防晒为主,如使用遮阳伞、戴帽子等。

● **激光治疗** 可改善弹性纤维的增粗、排列紊乱或聚集成团等,使皮肤发生重塑和重建。此外,激光还能作用于皮脂腺细胞,减少皮脂溢出,间接改善面部毛孔粗大的状况。激光治疗后，应立即冰敷 30～45 分钟，缓解治疗后的疼痛和灼热感，避免用力揉搓皮肤，选用温和无刺激的护肤品，做好面部皮肤保湿及防晒护理。

● **水光针** 利用循环负压吸起皮肤，通过微针将透明质酸等物质注入皮肤特定层次，有效补充透明质酸、多种维生素等营养物质，刺激胶原蛋白生成，改善肤质，减轻皮肤炎症，缩小毛孔。水光针治疗后，应注意避免用力揉搓面部注射部位。治疗 3 天后可以正常化妆，应注意防晒。

● **果酸换肤** 果酸的化学结构为 α-羟基酸，是一种天然有机酸，分子结构小，渗透率高，能快速渗入皮肤真皮层，调节表皮角化过程，使皮脂排泄通畅。果酸换肤是将果酸涂抹在面部，可控地进行皮肤角质剥脱，从而刺激皮肤受损部位胶原蛋白和透明质酸生成，促进皮肤再生；同时促进皮肤新陈代谢，加快黑色素细胞脱落，使皮肤变得光滑细腻，改善毛孔粗大。果酸换肤后，应注意做好保湿及防晒护理，24小时内不能使用彩妆产品，7天内不能泡温泉、洗桑拿，以免面部皮肤发红。

改善毛孔粗大，这些"偏方"有用吗

问：加强清洁能改善毛孔粗大吗？
答：可以。

毛孔粗大者往往皮脂分泌旺盛，更需要注意面部清洁，可定期对面部皮肤进行深层清洁，去除毛孔内的污垢和多余油脂。不过，应注意避免清洁过度，以免损伤皮肤屏障。

问：使用收敛水，真的能收缩毛孔吗？
答：不能。

使用收敛水虽然能起到暂时收紧毛孔的效果，但至多维持几小时。目前市面上的大部分收敛水中含有丙酮、柠檬酸、薄荷醇、酒精等成分，具有一定的刺激性，容易导致面部皮肤出现过敏等问题。使用收敛水还容易使皮肤干燥，进一步破坏水油平衡，削弱皮肤屏障功能，得不偿失。

问：用生蛋清敷脸，能收敛毛孔吗？
答：不能。

网上有很多言论称，生蛋清有紧肤的作用，用其自制面膜，可起到收缩毛孔的作用。然而，所谓的"紧肤"作用来源于其在脸上干燥后带来的紧绷感，收敛毛孔作用是非常短暂的，最多维持几小时，如果没有做好面部皮肤保湿和护理，毛孔反而会因为皮肤缺水而变得更加粗大。此外，有些人容易对鸡蛋清过敏，使用蛋清敷脸后可能出现面部皮肤红斑、瘙痒等过敏症状。

问：用热、冷水交替洗脸，能收缩毛孔吗？
答：不能。

网上有言论称，利用热胀冷缩原理，先用热水洗脸，可促使面部毛孔扩张，从而排出其中的污垢；再用冷水洗脸，可促使毛孔收缩，久而久之，可改善毛孔粗大。实际上，这样用热、冷水交替洗脸不仅不能收敛毛孔，还会加重对面部皮肤的刺激，忽冷忽热的水温可能会破坏皮肤屏障，加重面部缺水，反而促使毛孔粗大，甚至诱发皮肤红斑。**PM**

专家简介

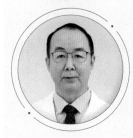
邹先彪 深圳大学附属华南医院皮肤科主任、主任医师，中国中西医结合学会皮肤性病专业委员会常委，中华医学会皮肤性病学分会性病学组委员。擅长银屑病、白癜风、严重痤疮、血管瘤、尖锐湿疣、梅毒、淋病、生殖器疱疹等皮肤性病的诊疗。

很多时候，我们可能有这样一些刻板印象：暴力，包括语言暴力，只存在于破裂的关系中，相爱的人之间应该不存在暴力伤害。然而事实似乎并非如此。人是复杂的、多元的，在生活中，与外界相处时的彬彬有礼不同，不少人在和父母、伴侣沟通时，反而会脾气变差、没有耐心。

相爱的人之间为何容易出现"窝里横"？可以通过注意哪些方面来避免亲密关系中的消极沟通呢？

亲密关系中，
为何常常"窝里横"

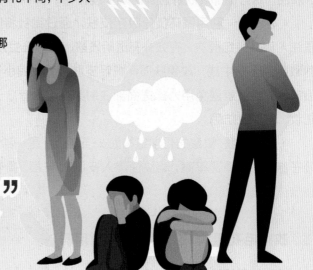

文 中国人民大学心理学系　夏白鹿
北京大学心理与认知科学学院　张　昕（副教授）

"窝里横"：卸下"面具"后的压力释放

人们常常容易伤害亲密的人，这背后的心理学机制是什么？从内因上来看，可能与面对外界时的过分压抑有关。

精神分析学派的代表人物荣格认为，我们每个人都会有一个"人格面具"，这是一种具有社会适应功能的能力，可以使个体更好地适应某些社会角色或身份。例如，在上司面前，我们可能是"吃苦耐劳"的形象；在同事身边，我们可能是令人"如沐春风"的角色……这些"面具"可以使我们更加符合环境要求，也更容易适应环境。不过，"面具"多了，也会起到一些负面

作用。每当人们为了适应社会，而选择一些自己认可的意象（面具）时，就将一些与之对立的、不受社会容许的意象压抑进了潜意识。这一过程其实是非常消耗认知资源的，甚至还有可能被"面具"反噬，迷失自我。

家庭或是一个能让人们卸下一切压抑和面具的地方。人们在家中感到放松，不再需要带着沉重的面具生活。这样一来，放松时表现出的更多的是压抑后的释放。这可能就是在外特别贴心的人，在家里却容易"窝里横"的原因之一。

正视消极沟通，思考交流目的

虽然在一段亲密关系中争吵往往不可避免，但是值得思考的是：通过争吵这一消极的沟通方式，我们希望达到何种目的呢？

如果争吵的目的是说服对方，打败对方，那么你可能会"辩手"附身——站在上帝视角来分析，客观冷静地看清形势，逻辑清晰地抓住破绽……直戳对方

的"痛点"。这样的后果往往是火药味越来越浓，甚至大打出手。

如果争吵的目的是沟通，相互交流情绪，明确需求，求同存异，而非"吵赢"，往往更容易使双方跳出争吵，开启第三视角，去理解对方为什么会有这样的情绪、想法，以及如何改进，等等。

如何应对亲密关系中的消极沟通

面对亲密关系中的消极行为时，应当怎么办呢？简单来说，有效沟通和共情，二者相辅相成，缺一不可。

❶ 共情是有效沟通的基础

如果没有共情，基本不可能达成有效沟通。在亲密关系中，面对争吵，可以试着先从理解对方做起。有时候，争吵太多会陷入一种辩论的陷阱，为"赢"而辩。为了证明"我比你正确""我比你好""我对你错"而引经据典、声嘶力竭，这样的场景在辩论中可能是必要的，在亲密关系中却成了一场南辕北辙的无效沟通，因为一方的胜利必然建立在另一方的失败之上。

在《爱的博弈》中，"爱情教父"John Gottman（约翰·戈特曼）曾经表达过这样的观点：从博弈论的角度来说，如果是一段互相不信任的关系，双方都想要保住自己的最大收益，就需要对方让渡出利益。那么双方之间的关系就会变成"零和博弈"，一方的收益必然意味着另一方的损失，博弈各方的收益和损失相加总和永远为"零"。

与之不同的是，如果彼此之间有信任与爱，便不再只考虑自己利益的最大化，而是可以跳出这种博弈框架，达到共同收益最大化。互相共情、相互理解是信任的大前提，信任和诚信在亲密关系中是打破"零和博弈"的基础。如果双方总想着"东风压倒西风"，唯恐自己吃亏，总想着利用"小聪明""小手段"去使自己获益，那么"零和博弈"甚至"负和博弈"就是必然结局。要想形成双赢局面，需要两个人共同努力，而毁掉这个局面，则一个人足矣。

❷ 有效沟通是共情的保障

试着站在对方的角度看待问题非常重要，尝试思考对方是否需求未得到满足，而非断言对方"无理取闹"。对于心情郁闷的一方来说，合理表达情绪也不容忽视，在心情不佳时，应告知对方原因，适度提出自己的诉求，而不是以攻击的方式盲目宣泄。不妨直说："我最近感到压力比较大，我需要你的支持。""我觉得情绪不太好，你能不能让我单独待一会儿？"坦诚地说出心中想法，更容易获得对方的理解，避免造成剑拔弩张的对立局面。

社会心理学中有一种常用的沟通策略：多用"我"语言，少用"你"语言。所谓"我"语言，指的是以"我"开头的话，例如"我今天心情不好"，是站在自己的角度，描述和自己相关的信息，并提出自己的诉求；而"你"语言则是指以"你"开头的话，更像是一种对对方的要求。这两种方式可以表达相同的意思，但区别主要在于给对方的心理感受。

比方说"我觉得这个菜有点咸了"和"你怎么做菜做这么咸？"两句话，后者更像对对方的批评，并可能激起对方自我防御的回击："我做得一点都不咸，是不是你味觉出问题了？"进而引发矛盾。

总而言之，亲密关系中的消极沟通（或伤人语言）并不可怕，可怕的是不知道如何解决；如果解决得当，则可增加双方的亲密程度。**PM**

在日常生活中，我们常听到身边的老年人感慨："记忆力怎么越来越差了！"随着年龄增长，人的大脑会发生不同程度的退行性改变，表现之一就是记忆力下降。记忆力下降是人体正常衰老过程中不可避免的，有没有办法延缓这一过程呢？

扫描二维码，立即收听

老年人坚持锻炼，有助改善记忆力

上海中医药大学附属龙华医院老年科　顾耘（教授）　罗蔚

研究显示，与体力活动较少的老年人相比，有规律健身习惯的老年人的记忆力、学习能力、注意力和抽象推理能力均明显高于同龄人。体育活动是一种简便、有效的认知过程，对注意力、记忆力、执行能力、身体协调性及平衡能力均有一定促进作用。越来越多的研究证据显示，体育锻炼能改善认知功能，特别是能改善与额叶紧密相关的执行功能，是延缓记忆衰退的一种安全、有效的手段。

1

有氧运动

近年来，越来越多的学者推荐将有氧运动作为直接改善老年痴呆患者认知、记忆、注意力、执行能力及间接提高患者日常生活能力的治疗方法。适合老年人的有氧运动包括快走、慢跑、游泳等。运动时注意控制心率，适宜心率＝（220－年龄）×60%。在进行有氧运动的同时，配合适当的力量训练，有助于提高老年人的整体健康水平。

2

太极拳和八段锦

太极拳动作轻缓，强度适中，姿势优美、连贯。老年人练习时，应身体放松、全神贯注、用意志力而不用蛮力。研究发现，参加太极拳锻炼对提高记忆力可起到积极作用。另有一项研究发现，八段锦练习能够改善轻度认知功能障碍患者的总体认知功能。老年人可选择太极拳、八段锦等进行练习，每次锻炼10～20分钟。

3

手指运动

手指的灵活性与大脑的反应能力密切相关，经常运动手指有助于提高记忆力。老年人可用手指旋转钢球或核桃，或用双手做伸展握拳运动，每次15～20分钟。**PM**

特别提醒

对于老年人而言，长期坚持体育锻炼不仅有助于改善记忆力，还能提高机体适应能力，提高晚年生活质量。除运动外，老年人还应经常动脑、保持健康饮食、戒烟限酒、维持健康体重，只有这样才能更好地维护身心健康。

老年人应尽量"结伴"锻炼，一来可防止发生意外时无人救助；二来可增加社交机会，有益于记忆力的保持。老年人锻炼宜选择适合自己的运动项目，循序渐进，持之以恒。

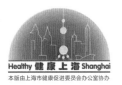

本版由上海市健康促进委员会办公室协办

在《健康上海行动（2019—2030年）》的18项重大行动中，健康知识普及行动位居首位。医疗机构和医务人员是普及健康知识的主力军，近年来，上海市第一人民医院积极推进健康促进工作，成立了健康促进工作委员会、健康促进管理办公室，配合推进健康上海行动相关措施落地，建设"特色科普"矩阵，搭建移动健康演播厅，培养健康教育与健康促进人才，亮点频现，并获得诸多奖项。

上海市第一人民医院：
科普创新亮点多

本刊记者 王丽云

特色科普，让科普更有趣

近几年，上海市第一人民医院强化"特色科普"的理念，通过动态长图、抖音式短视频、漫画长图等新形式，持续改版升级原有健康科普品牌，增设全新策划专辑，形成了有特色的科普教育矩阵，有效促进市民健康理念和健康行为的"知行合一"。例如：以微剧场"现身讲"形式，联动"5·12国际护士节""市民健康科普宣传周"和"医院开放日"等活动，开设"提灯女神""医疗演说家"等科普小黑板专场，累计发布77期；以"沉浸式"微广播的形式开设"公济FM"专栏，与虹口区、松江区融媒体中心联动创建科普图文专栏，独家发布科普广播节目73期；以动态长图、漫画长图为新载体，创新文字科普新形式，发布"特色科普金稿"43期，让科普稿件更具可读性和趣味性，让读者更容易接受；等等。

移动演播厅，助力科普传播

近年来，互联网逐渐成为大众获取健康知识的主要途径，健康视频备受观众喜爱。上海市第一人民医院开设了上海市级公立医院首个"互联网医院＋健康演播厅"移动云享科普平台。健康演播厅包括三大模块：图文科普推送各学科"科普金稿"，视频科普上传并播放优质健康科普视频，演播厅预告定期发布科普信息。为方便病人，该院将健康演播厅链接到医院官方服务号，并探索与各种科普平台融合，多方位、多角度提升健康科普的传播力与影响力。该院的不少老病人都是健康演播厅的"常客"，将预告信息发到朋友圈和亲友群也是他们爱做的事。

卡通"漫漫君"，增强科普互动性

在健康科普产品的输出中，上海市第一人民医院自主设计了"漫漫君"这一卡通科普形象代言人。可爱憨厚的"漫漫君"既是科普内容的辅助讲解者，也是提问方，改变了传统科普单一输出的性质，增强了与观众的互动性。

培育"星推官"，提升科普水平

为更好地开展健康促进工作，上海市第一人民医院以"把科学普及放在与科技创新同等重要位置"为指导，以打造市一医院"健康促进主阵地"、孵化一支"健康科普主力军"为目标，加大青年科普人才培养力度，推选"科普金稿""科普星推官"，培训各科室健康促进专员。在这一系列举措的影响下，该院医务人员投身科普的热情被激发，科普技能和水平也得到了提升。**PM**

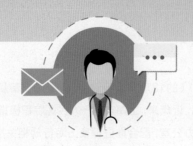

大众 ✚ 导医

网上咨询：popularmedicine@sstp.cn
专家门诊时间以当日挂牌为准

问 精液中无精子，能生育自己的孩子吗

我和妻子结婚 5 年，想要宝宝，却一直没有动静。在双方父母的催促下，我们去医院做了全面检查，结果发现我的精液中没有精子，双侧输精管缺如。我最近看了不少医生，多数医生建议借助精子库的精子生育孩子，但我很难接受。我还能不能拥有自己的孩子？

江苏 温先生

复旦大学附属妇产科医院男科副主任医师梁国庆：双侧输精管缺如属于梗阻性无精症的一种类型，先天性输精管缺如在男性不育症中占 0.4% ~ 2%。

精子在睾丸的生精小管中产生，依次经过附睾、输精管、精囊、射精管、尿道排出体外。输精管缺如的患者，虽然精液中没有精子，但睾丸中很有可能存在正常的生精小管，通过显微镜下睾丸切开取精术可能会获得正常的精子；再结合辅助生殖技术，患者有可能生育自己的孩子。

输精管缺如与胚胎发育障碍、基因突变等因素有关，有研究发现，58% ~ 88% 的先天性输精管缺如患者伴有某些基因的突变，如 *CFTR* 基因等。因此，患者生育前还应进行基因检测，明确可能存在的基因突变，咨询遗传学专家，评估后代的遗传风险。

问 长期服用二甲双胍，需要补充维生素 B_{12} 吗

我患糖尿病已有五六年了，长期服用二甲双胍。听说服用二甲双胍会导致维生素 B_{12} 缺乏，是真的吗？我要不要补充点维生素 B_{12} 呢？

山东 陈先生

山东省济南医院糖尿病诊疗中心主任医师王建华：二甲双胍是 2 型糖尿病的一线基础用药。有研究显示：长期服用二甲双胍可引起血清维生素 B_{12} 和叶酸水平下降，其机制可能与二甲双胍引起的胃

肠道功能紊乱及肠道菌群改变等有关。这种情况在临床上并不常见，多见于长期、大剂量服用二甲双胍的糖尿病患者，尤其是胃肠功能较差的老年患者。

维生素 B_{12} 及叶酸缺乏除了可引起贫血外，还可导致周围神经损害。因此，长期、大剂量（≥ 2000 毫克/天）服用二甲双胍的患者，尤其是老年患者，如果出现贫血或周围神经病变，要注意排查是否存在维生素 B_{12} 缺乏，根据化验结果决定是否补充。在日常饮食中，可以适当多吃些富含维生素 B_{12} 的食物，如奶制品、瘦肉、豆制品等。

问 宝宝半椎体畸形，该怎么治疗

我怀孕近 30 周，前段时间去医院产检，超声检查发现宝宝的脊柱有半椎体畸形。这种畸形是怎么发生的？将来对孩子有哪些影响？应该怎么治疗？

浙江　黄女士

上海交通大学医学院附属上海儿童医学中心骨科主任医师王志刚：半椎体畸形是一种相对少见的先天性脊柱发育畸形，因遗传和环境等因素引起胚胎发育过程中一侧椎体形成障碍所致。在胚胎发育过程中，胎儿的椎体和椎弓均由左右两个软骨骨化中心组成，如果有一个发育不良，则形成半椎体畸形。胎儿半椎体畸形有较典型的超声影像学表现，一般可在孕 20～28 周被发现。

半椎体可累及单个或多个椎体，累及胸椎多见，可引起脊柱不对称生长，常见表现有先天性脊柱侧弯、后凸畸形。半椎体畸形对孩子的影响与受累椎体的位置及数目、是否伴有其他系统和器官异常等有关，一般 25% 不会发展为脊柱侧弯等畸形，50% 进展缓慢，25% 出生后进展迅速。

孩子出生后，家长应注意观察，定期带孩子去医院进行脊柱 X 线等检查，根据具体病情采取相应的治疗。如果病情较轻或进展缓慢，可以在医生指导下选择支具治疗，定期随访。如果病情较重或进展较快，应进行手术治疗。手术治疗的目的有两种：一种是防止畸形进一步加重，另一种是矫正当前存在的畸形。手术方法包括原位融合术、半骨骺阻滞术、非融合生长棒固定术、垂直可扩张的假体钛肋骨固定术、半椎体切除术、椎体切除术等。治疗半椎体畸形，选择最佳手术时机非常重要，需要早期诊断、评估和定期随访，家长不可粗心大意。

问 女孩性早熟的特征有哪些

我女儿今年 9 岁，最近突然长高、长胖了，乳房也开始隆起，会不会发生性早熟？女孩性早熟的特征有哪些？

上海　李女士

上海市儿童医院内分泌科主任医师李嫔：女孩性早熟是指在 8 周岁前出现第二性征或 10 周岁前有月经初潮。主要表现为：乳房首先发育，有乳核形成，局部隆起成小丘，同时乳头、乳晕逐渐增大；内、外生殖器发育增大，小阴唇有色素沉着，阴道出现白色分泌物，同时伴有皮下脂肪重新分布，月经初潮年龄提前；阴毛长出大多在乳房发育后一年左右，腋毛长出更迟，常在月经初潮后出现；身高往往暂时超出同龄儿童。以上发育过程呈持续、进行性发展，直至达到性成熟且具备生育能力，进程快慢因人而异。真性性早熟的孩子，骨龄常明显超过实际年龄，骨骺会加速闭合，身高增长时间缩短，成年后最终身高往往较矮。

儿童性早熟有"真""假"之分。真性性早熟是指人体下丘脑 - 垂体 - 性腺轴功能提前激活，导致性腺发育及功能成熟。假性性早熟是指人体外周血性激素水平明显升高，促使性征提前发育。性早熟不仅会使青春期过早启动，还会影响成年身高及心理行为发展。家长发现孩子有早发育的现象，一定要及时带其就诊，让其视情况接受干预和治疗。**PM**

近来，自我保健领域又出"网红"神器——王不留行籽耳穴贴。据称，将之贴在耳朵上可以刺激相应的穴位，能改善亚健康状态，甚至可缓解许多症状和治疗疾病，比如健忘、头痛、心脏病、胃病、高血压、眩晕、失眠等，可以在日常生活中使用，非常方便。随着它的流行，商家宣传的功效也越来越多，包括去黑眼圈、缓解痛经、改善近视、降肝火等。很多人对此有诸多疑惑：仅凭贴耳朵，真的有这么多神奇的功效吗？为什么是王不留行籽？为什么贴在耳朵上？贴在其他部位有用吗？

扫描二维码，立即收听

五问 王不留行籽耳穴贴

上海中医药大学附属曙光医院　唐嘉仪　张晓天（主任医师）

第一问：王不留行籽耳穴贴究竟有什么用

王不留行籽耳穴贴压是中医针灸学耳针法之一。现代临床研究发现，耳具有"人体穴位的全息缩影"，耳穴不仅与脏腑经络密切相关，还是全身信息的反应点，故而治疗范围广泛。

然而，耳穴贴压疗法并不是能包治百病的灵丹妙药，与其他治疗方法一样，各有千秋，需要根据患者的实际情况，与其他治疗方法相互结合运用，才能发挥更佳的疗效。在临床上，王不留行籽耳穴贴压常用于改善痛症、失眠、便秘、头晕、功能紊乱性疾病和过敏性疾病等。

在日常保健方面，王不留行籽耳穴贴可以用于戒烟、减肥、调理脏腑功能、增强体质等。

第二问：为什么是贴在耳朵上，而不是其他部位

《黄帝内经·灵枢》曰："耳者，宗脉之所聚也。"《厘正按摩要术》提出"耳珠属肾，耳轮属脾，耳上轮属心，耳皮肉属肺，耳背玉楼属肝"，阐明了耳与全身经络气血及五脏六腑都有着密切联系。中医望诊中的"望耳"，就是通过观察耳的形态、色泽等进行疾病的辅助诊断。

现代医学研究表明，耳与脏腑器官在生理和病理上有着密切联系，且具有相对特异性。人体发生疾病时，常会在耳郭的相应部位出现敏感、压痛、充血或皮屑等表现。耳穴在耳郭的分布

类似一个"倒置胎儿"，头部朝下，臀部朝上。与头面部相应的耳穴在耳垂和耳垂附近；与上肢相应的耳穴分布在耳舟；与躯干和下肢相应的耳穴在对耳轮和对耳轮上脚、对耳轮下脚；与内脏相应的耳穴多集中在耳甲艇和耳甲腔；消化道的耳穴环形排列在耳轮脚周围，具体可参考耳穴分布规律图。刺激耳部穴位可以防治疾病，其治疗范围较广，且操作方便。

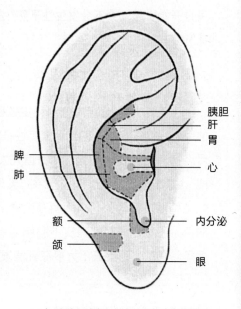

与脏腑器官相对应的耳穴分布规律图

第三问： 为什么是王不留行籽，其他材料可以吗

实际上，可用于耳穴贴压的材料有很多，包括王不留行籽、油菜籽、绿豆、小米、磁珠等。临床上常用王不留行籽，是因为其外观和功效均较为适宜：表面光滑，大小和硬度适宜，且是一味中药材。

《本草纲目》记载"此物性走而不住，虽有王命而不能留其行"，王不留行味苦，性平，归肝、胃经，具有活血通经、下乳消痈、利尿通淋等功效。传统医学中有云"通则不痛"，疾病反映在耳郭相应的位置上常表现为压痛，王不留行具有苦泄宣通之性，且能入血分，直而不守，能通利血脉，故而气血通，则百病愈。

第四问： 王不留行籽耳穴贴压该怎么做

常用的选穴方法有直接观察法和压痛点探查法。

● **直接观察法** 适用于日常预防保健、调理脏腑，可参照耳穴分布图，找到与脏腑相对应的穴位进行贴压。在清洁耳穴周围皮肤后，用前端圆滑的笔状物体在耳部辅助查探，确定穴位。

● **压痛点探查法** 此方法多用于身体患病、出现明显症状时，临床上更常用。具体操作方法：用探查笔以适当且相同的压力在耳郭上进行探查，根据被探查者反应确认的压痛点，即耳穴贴压点。

确定耳穴贴压点后，将胶布剪成0.5厘米×0.5厘米大小，中间置王不留行籽1粒，或选用成品王不留行籽耳穴贴；用镊子将药贴敷于贴压点上，用食、拇指循耳前后按压，至感到贴压部位酸沉麻木，或有胀、痛、灼热感即为"得气"，方能发挥疗效。

贴敷王不留行籽耳穴贴后，每日可自行按压3～5次，每次每穴30～60秒，可每3日更换1次，双耳交替进行。一般10次为一疗程，大部分情况贴敷2～3个疗程后可见明显改善效果。

第五问： 应用王不留行籽耳穴贴时，需要注意什么

❶ 操作前，应对操作者手部和贴压耳穴者耳部进行消毒（如用酒精等），以免感染，应避开有皮肤破损和炎症的地方。

❷ 若耳郭油脂分泌较旺盛，需要先进行清洁，待干燥后再贴压，避免耳穴贴因粘贴不牢固而脱落。

❸ 在贴敷耳穴贴期间应避免泡澡、出汗过多或揉搓耳郭，以免耳穴贴脱落。

❹ 若贴压后皮肤有瘙痒或异常疼痛感，应立即取下，以免引发过敏、炎症反应。

❺ 贴敷后，每日按压的力度应适中，不可为求效果更强而加重力度，以免导致皮肤破损。按压刺激强度应视个人情况而定，一般儿童、孕妇、年老体弱者、神经衰弱者宜用较弱刺激，严重心脏病、高血压患者不宜行强刺激，急性疼痛者宜用较强刺激。

❻ 夏季出汗较多，耳穴贴宜勤换，一般不超过3天即应更换一次。**PM**

专家提醒

习惯性流产者慎用王不留行籽耳穴贴，患有严重器质性病变和伴有重度贫血者不宜使用。首次操作最好在医师或有相关专业知识人员指导下进行，不要盲目自行应用；如贴敷后产生不适，应及时就诊。

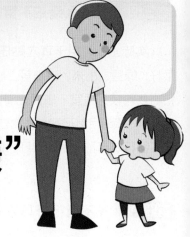

　　父亲中不乏"宠女狂魔"，甚至有些父亲毫不避讳与女儿亲吻等行为。他们认为"女儿是父亲上辈子的情人，我疼她天经地义""孩子还小，亲亲热热怕什么"……这些想法听起来好像挺有道理，实际上却值得商榷。

父亲爱女儿，要学会"避嫌"

上海市儿童医院儿童保健暨发育行为儿科　仇晓艳

性别意识，从2岁开始萌发

　　通常来说，2岁左右的孩子就会意识到男孩和女孩的身体差异。3岁左右，大部分孩子能清晰地表达"我是男孩"或"我是女孩"。

　　4岁左右，孩子的性别意识基本形成，他们会开始通过更加明显的行为来展示他们的"性别认同"，区分哪些是"男孩做的事"或"女孩做的事"。比如：女孩更倾向于玩洋娃娃，男孩更倾向于玩小汽车或士兵打仗的游戏。

正确引导，培养孩子的界限感

　　2~4岁的孩子开始形成性别意识，对异性抱有极强的好奇心和探索欲，家长需要正确引导。比如：教孩子认识自己的身体和异性身体，告诉孩子哪些部位最为隐私，任何人都不能看、不能碰，只有在家里、去卫生间和洗澡时，才能脱衣服，等等。4~6岁是孩子建立性别界限的阶段，家长要告诉孩子与他人亲密的分寸。比如：异性不能触碰自己的隐私部位，也不能对嘴亲吻。日常生活中，家长要慢慢培养孩子的身体界限感和自我保护意识，让孩子对性有正确的认识，从而减少他人的"隐形侵害"。

父女相处，如何把握分寸

　　俗话说，"儿大避母，女大避父"。虽然道理浅显易懂，但不少父母很难把握好分寸。爸爸与女儿相处时，具体应当怎么做呢？

　　一要回避女儿的隐私部位和具有"性意味"的接触。当女儿性别意识萌发后，爸爸们要避免给女儿洗澡、换衣服，这是对女儿身体界限感的尊重，也是性启蒙教育的关键一步。从3岁开始，女孩应该尽量避免与父亲有类似"亲吻"的接触，尤其是嘴对嘴亲吻，否则容易造成困扰，刺激性意识发展。

　　二要避免在女儿面前裸露身体。有些爸爸在家里不太注意穿着，甚至会裸露身体，可能会使女儿的性意识过早被激发。

　　三是要尊重女儿的隐私。孩子3岁之后，家长应学会尊重孩子的意愿，不侵犯孩子的隐私。如果爸爸想进女儿的房间，要先敲门，征得女儿同意。如果女儿在洗澡，爸爸不可以进入浴室。只有尊重孩子的隐私，保持适当的界限，才能促进孩子的身心健康发展。

　　世间所有的爱都是为了相逢，唯有父母与子女的爱是指向分离。孩子是独立的个体，不是父母的私有物。保持分寸，保持距离，是最基本的相处之道。因此，父亲要适时与女儿"划清界限"，学会"避嫌"，掌握相处的分寸。**PM**

晒伤冷敷，不可随意

复旦大学附属华山医院皮肤科主任医师　唐 慧

夏季外出，如果不注意防护，容易被烈日晒伤，导致皮肤红肿、疼痛，甚至起疱、蜕皮。有些人晒伤后会自行用冰块、冷牛奶等冷敷，也有的会涂抹晒伤膏、清凉油、乳液等。这些方法未必合适，应用不当可能引起感染，加重损伤。那么，晒伤后怎样正确冷敷？如何选择敷料？

晒伤后应尽快治疗

日晒伤，又称日光性皮炎或晒斑，是皮肤受到过多紫外线照射引起的炎症反应。任何人长时间、高强度日晒后都可能被晒伤，晒后数小时至十余小时后，皮肤暴露部位会出现境界分明的鲜红色斑块、水肿，伴烧灼和痒痛感，重者可出现水疱、剧烈疼痛、蜕皮，甚至头痛、恶心、畏寒等全身症状。皮肤症状常在24小时左右达到巅峰，随后红斑颜色逐渐变暗，并出现脱屑和色素沉着斑。晒伤通常需要2天至1周以上才能痊愈，少数可遗留色素沉着。

为尽快缓解症状，晒伤后应立刻开始治疗，包括远离阳光、多饮水、冷敷、外用和口服药物等。轻度日晒伤可通过避光、居家冷敷等方式改善，其中合理冷敷在家庭护理中尤为重要；严重日晒伤需要外用及口服药物治疗时，应在皮肤科医生指导下进行。

正确冷敷，加快痊愈

冷敷是日晒伤患者转移到阴凉处或室内后需要做的第一件事，正确冷敷可促进皮肤降温并减轻炎症反应，加快晒伤痊愈。小面积晒伤可使用冷的纯净水湿敷，敷料可选择干净柔软的毛巾、纱布等，或医用冷敷贴；大面积晒伤可用柔和的水流洗冷水澡，以缓解皮肤疼痛和降低体表温度。冷敷时间不宜过长，一般每次10～20分钟，每日可重复2～3次，并避免使用肥皂和沐浴液等沐浴用品。

轻度日晒伤在冷敷后，可适当涂抹温和的保湿乳液，以起到保湿、修复作用，但应先在局部小面积尝试，确定无刺激感后逐步扩大使用面积。

家庭冷敷，谨防感染、过敏

不恰当的冷敷可能导致皮肤感染、过敏性皮炎、刺激性皮炎等并发症，家庭冷敷应注意以下事项：

❶ 切勿将冰块或冰袋直接敷在皮肤上，因为晒伤的皮肤十分脆弱，容易被冻伤。

❷ 不要使用清凉油、酒精或其他含酒精产品涂抹晒伤皮肤，否则会加重皮肤刺激性反应。不要盲目使用成分不明、疗效不确切的晒伤膏，应在皮肤科医生指导下，合理选用正规药物治疗。

❸ 每次冷敷或冷水沐浴后，应当用干净柔软的毛巾轻柔地吸干皮肤，切勿揉搓。

❹ 使用医用冷敷贴前，需在正常皮肤上小面积试用，监测有无红、肿、痒等过敏反应症状。既往有过敏史者禁用。

❺ 如皮肤出现水疱、脱屑等症状，切记不要挑破水疱或撕拉皮屑，应待其自然吸收和愈合。

❻ 如出现皮肤糜烂、水疱、破损，特别是面积较大、较严重时，容易继发感染，不适合家庭冷敷，应立刻用无菌敷料暂时遮盖后尽快就医。出现全身症状时，也应尽快就医。PM

腹泻是儿科常见病，全年均可发病，以夏秋季节较为多见。其主要特点是大便性状改变与大便频率增多，如每天排便3次以上、大便稀薄或呈蛋花汤样等，患儿可伴有食欲不佳、消化不良等。

小儿夏秋腹泻，试试脐疗

上海中医药大学附属曙光医院儿科　张孝文　沈 健（主任医师）

● 小儿腹泻，多因脾胃失调

引起小儿腹泻的最常见原因为细菌或病毒感染。夏季气温高，食物保质期短，细菌繁殖较快，倘若孩子玩耍后洗手不到位，或吃了不干净的瓜果，易导致肠道细菌感染，引发腹泻。秋季腹泻以病毒感染为主，如轮状病毒、诺如病毒、柯萨奇病毒等。

在中医学中，腹泻属于"泄泻"范畴，小儿泄泻是儿童常见疾病。脾主运化，胃主受纳，二者共同作用，运化水谷精微，使气血生化充足，濡养全身。小儿脾常不足，抵抗外邪能力较弱，如果感受外邪或饮食不调，极易损伤脾胃，使脾胃运化失调，水液精微聚集成湿，清浊合聚下迫大肠，故而发为泄泻。

● 脐疗，可健脾、和胃、止泻

中医经络学说认为，人体的脐部乃重要穴位，名曰"神阙"，处于任脉之上。任脉乃人体阴脉之海，联系人体阴经的气血运行。脐部皮肤比较薄弱，血管网络丰富，在此部位用药，有利于药物渗透，散布至全身。中医脐疗历史悠久、方式多样，包括填脐、敷脐、涂脐及脐部拔罐等。小儿泄泻的病机多为感受外邪、暴饮暴食、脾胃虚弱等，通过脐疗可增强脾胃运化功能，升清降浊，以起到健脾、和胃、止泻的作用。与其他治疗方法相比，患儿对脐疗的接受程度更高。

● 巧用脐疗，辨证施治

小儿发生腹泻后，家长应及时带孩子就医。由于小儿具有"稚阴稚阳"的生理特点和"易虚易实，易寒易热"的病理特点，故寒热虚实各不相同，需要辨证施治，选用不同的药物。首次脐疗应在医生指导下进行，后续治疗可由家长在家中自行操作。脐疗操作简单、安全，敷脐后3～4小时即可缓解症状。

专家简介

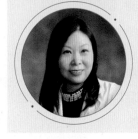

沈 健　上海中医药大学附属曙光医院儿科主任医师，孟河医派第四代传人，海派徐氏儿科第五代传人，中国科普作家协会应急安全与减灾科普专业委员会副主任委员，中国民族医药学会科普分会常务理事，世界中医药学会联合会中医儿童保健与健康专委会理事，中国中西医结合学会儿科专业委员会青年委员。

1

风寒型

症状：泄泻清稀,夹杂泡沫,无臭气,肠鸣腹痛或兼恶寒发热鼻塞,肛周不红,舌苔白腻。

治法：祛风散寒止泻。可取苍术、紫苏、肉桂、砂仁、丁香等,各等份研细末,用藿香正气水调成糊状,敷于神阙穴;或用苍术、藁本各研细末,以2:1的比例,取酒调成糊状,敷于脐中。外加纱布等固定,每日换药一次,每天贴敷1小时,3天为一个疗程。

2

伤食型

症状：口臭厌食,腹胀满,粪便酸臭不成形,或夹杂食物残渣,嗳气,肛周红,夜卧不安,舌苔厚腻或微黄。

治法：消积止泻。可取鸡内金、苍术、陈皮、草果、吴茱萸等,各等份研细末,以温水调成糊状,敷于脐中。外加纱布等固定,每日换药一次,每天贴敷1~2小时,3天为一个疗程。

3

湿热型

症状：泻下色黄,稀薄臭秽,水分较多或如水样,或见少许黏液,伴腹痛、厌食呕恶,口渴,小便短黄,肛周红肿,舌苔黄腻。

治法：清热利湿止泻。可取苍术、黄芩、紫苏、砂仁、木香等,各等份研细末,以温水调成糊状,敷于脐中。外加纱布等固定,每日换药一次,每天贴敷1~2小时,5天为一个疗程。

4

脾虚型

症状：大便稀薄,色淡不臭,多见食后即泻,可伴腹痛,泄后痛减,时轻时重,食欲不振,面色萎黄,神疲乏力,易反复发作,舌淡苔白。

治法：健脾止泻。可取五倍子、砂仁、苍术、肉豆蔻、吴茱萸等,各等份研细末,以醋调成糊状,敷于脐中。外加纱布等固定,每日换药一次,每天贴敷1小时,7天为一个疗程。

5

脾肾阳虚型

症状：形体消瘦,精神萎靡,面目虚浮,囟门凹陷,四肢欠温,舌淡苔白,大便清稀或完谷不化,食后即泻或五更泻,严重者伴有脱肛。

治法：温阳止泻。可取干姜、艾叶、小茴香等,各等份研细末,以鲜姜汁调成糊状,敷于脐中。外加纱布等固定,上置热水袋保温,每日换药一次,每天贴敷半小时,7天为一个疗程。

少数患儿进行脐疗后可能会出现皮肤发红、瘙痒,去除敷药后一般可自行缓解,可适当减少敷药时间或改用温水调制药物。若出现皮肤红疹、水疱或溃破、瘙痒伴疼痛等现象,极个别皮肤娇嫩的小儿皮肤贴敷处出现针尖或米粟样水疱,属药物刺激穴位后的正常反应强表现,仅需保持局部皮肤干燥即可自行缓解。如果灼热感或疼痛感达到难以忍受的程度,要及时揭掉贴敷药物,用清水冲洗局部皮肤,或用硼酸洗液湿敷。不要抓、挠,也不要随意使用肥皂进行局部清洁,或使用其他外用止痒药品,以防感染。若水疱体积较大,其中有渗出或脓性分泌物,或出现皮肤溃烂、出血等现象,应及时前往医院治疗。

● **预防腹泻四项措施** ●

❶**加强运动** 中医认为,正气存内,邪不可干。在日常生活中,家长应鼓励孩子多参加户外活动,适当晒太阳,也可以适当练习八段锦、五禽戏等中医传统功法,以提高免疫力,增强体质。

❷**养成良好的卫生习惯** 家长要以身作则,引导孩子勤洗手、正确洗手,不吃不洁食物。

❸**注意饮食摄入** 过食生冷会导致脾胃功能紊乱,贪食油腻、甜食会助长体内痰湿,引发腹泻。

❹**接种疫苗** 如果孩子体质较弱,反复因感染轮状病毒而发生腹泻,家长可考虑让孩子接种轮状病毒疫苗。接种过疫苗的婴幼儿,即使感染轮状病毒,症状也会大大减轻。**PM**

追根溯源，拒绝"空调病"

上海中医药大学附属曙光医院　李 青　童秋瑜（副主任医师）

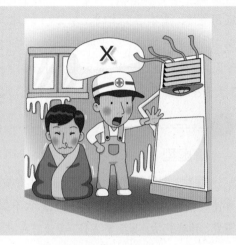

在炎热的夏季，人们常常说"命是空调给的，病也是空调吹的"。"空调病"并非疾病，更确切地说，它是一种由于长期处于空调环境中而出现的一系列不适症状的总称，包括鼻塞、头昏、头痛、打喷嚏等呼吸道症状，皮肤干燥、过敏等皮肤症状，面神经炎、末梢神经炎等神经系统症状，食欲不振、大便溏泄等消化道症状，落枕、颈肩痛、腰痛等肌肉关节不适症状，还有发热、畏寒、四肢沉重，等等。

从中医的角度来说，引起"空调病"的原因大致可归为感受风寒、暑湿、燥邪和"疫疠"。根据原因采取相应的措施，有助于缓解"空调病"的种种不适。

1. 多晒太阳防风寒

"日为太阳之精，其光壮人阳气"，早在两汉先秦时期的《黄帝内经》中，就有关于夏季应当"无厌于日"的记载。背部又称人体的"阳脉之海"，体质虚寒的人夏季适当晒背可起到祛风散寒、补足正气的效果，还可预防呼吸道疾病、减轻肌肉关节不适。晒背可在上午9时左右进行，每次20分钟，同时也需做好防晒措施。

2. 缓降室温防湿遏

夏季，人体顺应天时而"腠理开泄"，阳气浮于体表，内里相对空虚，若突然进入低温的空调房间，极易将湿邪闭阻于体内。关于"暑月受寒"，明代《景岳全书》将其称为"阴暑"，可适量服用藿香正气散类药物加以防治。夏季，空调温度宜设定在26～28℃，避免与室外温差过大。

3. 适度调温防凉燥

现代医学表明，长期处于低温环境可使人体的汗腺与皮脂腺收缩，造成皮肤干燥、发紧及过敏症状。定时关闭空调并保持一定量的户外活动，可以避免这类皮肤问题。户外活动以微微出汗为度，可选择傍晚或清晨进行。若室内空气干燥，可放置一盆凉水或使用加湿器。

4. 定期清洁防疫疠

细菌、病毒等病原微生物可归为中医"疫疠"范畴。研究显示，空调净化装置并不能完全有效过滤室内外新风和室内循环风中的各种粉尘和微生物。可以说，空调管路为空气中微生物繁殖及气溶胶累积提供了条件，这也是"空调病"常有呼吸道表现的原因之一。使用空调时，应经常开窗通风，并定期清洗空调滤网或管路。

5. 穴位针灸三伏贴

冬病夏治是中医的特色诊疗方式，对提高机体免疫力、防治夏季"空调病"有较好的效果。夏季进行日常保健，可经常按揉风池、迎香、太阳等穴位，体质虚寒者还可艾灸大椎、命门、神阙、关元等穴位。在三伏天，也可前往附近的中医院，按疗程接受三伏贴和三伏针治疗。**PM**

扫描二维码，立即收听

盛夏时节温度较高，如何妥善存储中药以免变质，是很多人关心的问题。中药材、煎好的中药汤剂，储存方式各不相同。

盛夏，中药如何保存

上海中医药大学附属市中医医院药剂科副主任药师　朱剑敏

自煎、代煎，汤剂储存有别

煎好的中药汤剂储存较为简单，放入冰箱冷藏即可。如果是自煎的中药汤剂，最好装入密闭容器，或在碗口封上保鲜膜后再放入冰箱，以防和其他食物串味。合格的代煎中药汤剂，在加工过程中经过高温杀菌并密闭灌装，只要不是长时间置于高温环境下暴晒，一般都能保持品质稳定，可置于阴凉处或放入冰箱冷藏。

温度、湿度，影响干药品质

正确储存中药材，首先需要了解影响中药品质的两个因素——温度和湿度。只要控制好温度、湿度，就把中药存储的问题解决了大半。很多人可能会以为，冰箱一定是控制温度的"不二选择"。但需要注意的是，冰箱虽然能有效控制温度，但冷藏空间中湿度很大，储存中药材时需要采取防潮措施。比如，可以把中药材放在密闭的保鲜盒中，放入冰箱冷藏，有条件的可加一些干燥剂；也可以用干净的牛皮纸包裹中药材后，放入冰箱冷藏。

基本上所有中药材都适宜在阴凉、干燥处保存。只要避开日光直射、厨房热源，并远离卫生间、水池等水源，家中的干燥、背阴处均能存放中药。切不可为了煎煮时易于取用，把中药放在厨房。

部分中药的特殊"呵护"方法

空气中的氧气、日光中的紫外线，以及真菌、虫等，也会影响中药的存储，均要引起注意。在中药仓储养护技术中，有一种名为"对抗同贮养护法"的方法。简单来说，就是利用不同品种、不同性能中药中所含的成分，相互制约、牵制，从而降低虫蛀、霉变的发生率。一些居家常用中药材就很适合用这种方法储存。

① **西红花和冬虫夏草：**这两味中药一同存放，可以大大降低冬虫夏草被虫蛀的概率。

② **蜂蜜拌龙眼（桂圆）：**先将龙眼晒至干爽、不粘手，再放入干净的容器中，加入适量蜂蜜拌匀，可以保持龙眼色、味完好。

③ **大蒜和芡实、薏苡仁：**将生大蒜剥成蒜瓣，用干净的纸巾包裹好（可以在纸巾上扎一些小孔，以利于大蒜的气味挥发），放入芡实或薏苡仁（米仁）中，可以起到良好的防虫蛀效果。

④ **花椒和鹿茸：**在存放鹿茸的容器底层铺上一层花椒，密封存放，可以避免鹿茸虫蛀、变色。

⑤ **生姜和蜂蜜：**蜂蜜在夏季存储时，易发酵形成"涌潮"。可以将生姜洗净后，晾干水分，切薄片，铺于蜂蜜表层，再盖严封实，可防止蜂蜜发酵劣变。如果提前未做预防，蜂蜜已发生"涌潮"现象，将姜汁滴入蜂蜜内，可使"涌潮"下落，然后在蜂蜜表层铺些姜片，可防止再次"涌潮"。

⑥ **当归和麝香：**将当归和麝香各分成若干份，分别用干净的纸巾包裹好，以一包当归、一包麝香的顺序依次叠加，放入容器内（最好用瓷罐），盖口用保鲜膜密封包裹，可以保持麝香不变色、不"走味"。**PM**

小儿发热是困扰家长的常见病症,有的长期发热反复不退,有的伴鼻塞、流涕、头痛、身痛、食欲不振、呕吐、腹泻、精神不佳或吵闹不安等症状。炎炎夏日,如果宝宝出现发热,甚至高热,家长往往会苦恼和焦虑,生怕宝宝"烧坏了"。

宝宝夏季发热不用愁,推拿保健助退热

△ 上海中医药大学附属岳阳中西医结合医院推拿科副主任医师　陈志伟

夏季发热常见原因

夏季引起小儿发热的原因有很多,常见以下几种:

● **上呼吸道感染**　由于天气炎热,出汗多,如果空调、电扇使用不当,孩子容易着凉,机体抵抗力下降,会引起上呼吸道感染而致发热。患儿常伴鼻塞、流涕、头痛、身痛、咽痛、咳嗽等症状,甚至引发哮喘、肺炎等严重病症。

● **胃肠道感染**　夏天小儿过食冷饮等寒凉食物,或不慎食用变质食物,导致脾胃受损,免疫力下降,引起胃肠道感染,可造成发热。患儿常伴腹痛、呕吐、腹泻、食欲不振等症状。

● **暑热证**　又称"夏季热",民间称"疰夏"。暑热证是小儿夏季较常见的发热原因,多见于婴幼儿。患儿会长时间发热,体温随气温升降而发生变化,气温越高,体温升高越明显,至秋凉后逐渐痊愈。患儿常伴口渴、多饮、多尿、无汗或少汗等症状。

此外,传染病、其他脏器急慢性感染及一些非感染性慢性病都可引起小儿发热。若孩子发热,家长应及时带患儿去医院明确诊断,以免延误治疗。

夏季发热应及时降温

由于夏天气温较高,不利于散热,容易引起患儿体温调节中枢紊乱,加重病情。因此,无论什么原因引起的发热,首先要及时采取降温措施。

如果患儿体温不超过38.5℃,可以采取洗温水浴的方法,或用温湿的毛巾反复擦拭患儿腋下、腹股沟、颈部等大血管丰富部位,从而起到降温作用。同时,适当给患儿多喝温水,促进其排汗、排尿,也有助于降温。

如果患儿体温超过38.5℃,除物理降温外,还可以服用退热药,如对乙酰氨基酚、布洛芬等,也可联合小儿豉翘颗粒、退热清咽颗粒、蒲地蓝消炎口服液等中成药治疗。如果患儿体温持续不降,或不降反升,家长应及时带其去医院就诊。

很多孩子会抗拒服药,喂药对家长来说是一项比较艰巨的任务;且无论中药、西药,是药三分毒,也让家长比较纠结。中医治疗小儿发热,还可选用推拿疗法。小儿推拿是中医传统疗法之一,通过一些特定的手法作用于患儿体表的特定部位,以调整其机体的生理和病理状态,没有副作用,易被小儿及家长接受。推拿治疗小儿发热属于整体治疗,需要辨证施治。根据病因,小儿发热可分为外感、阴虚、伤食等多种类型,临床常用开天门、推坎宫、揉太阳、清肺经、清天河水、退六腑等基本退热方,再辨证加减其他穴位或部位进行治疗,有较好的退热效果。

家庭保健推拿清热方

除治疗作用外，小儿推拿还有预防保健功效。家长可以学习一些简单的操作方法，在家中给宝宝做保健推拿，从而辅助治疗，也能起到一定的效果。下面介绍一套家庭保健推拿清热方。

❶ 开天门

用拇指指端或螺纹面，从小儿眉心向前发际正中直推，可左右手交替推，每次推30~50下。具有疏风解表、开窍醒脑、镇静安神的功效。

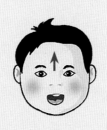

❷ 推坎宫

用两拇指指端或螺纹面，自小儿眉心同时向两侧眉梢分推，称分推坎宫，又称分阴阳，每次各推30~50下。具有疏风解表、醒脑明目、止头痛的功效。

❸ 揉太阳

用两中指或拇指指端，揉小儿两侧眉梢后凹陷处，每次各揉30~50下。具有疏风解表、清热明目、止头痛的功效。

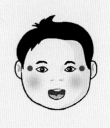

❹ 清天河水

用食、中二指指面，自小儿腕横纹中点向肘横纹中点直推，每次两侧各推300下。具有清热解表、泻火除烦的功效。

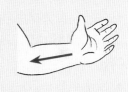

其中，天河水是退热要穴，清天河水具有清热不伤阴的特点，无论虚热还是实热，都可使用。如果单独清天河水来退热，可适当增加操作次数，也有较好的效果。

上述推拿清热方，每日操作1~2次，或每次体温上升到较高值时操作一次，一般半小时左右体温会下降，等下一次体温升高后可重复操作。根据体温升降变化，可以多次操作，一般1~2天体温恢复正常。

小儿保健推拿注意事项

家长给孩子做保健推拿时，要注意以下几个事项：①指甲须修剪圆滑，防止划伤孩子娇嫩的皮肤；②需要使用介质，如葱姜汁、凉水等，以润滑皮肤，提高疗效；③最好在专业推拿医师指导下进行；④该套推拿清热方适合发热初期，体温低于38.5℃的患儿保健和辅助治疗。如果孩子出现高热不退、精神萎靡、嗜睡、狂躁或惊厥等症状，不宜再做保健推拿，须及时送医院救治。**PM**

小儿发热的家庭护理

孩子发热期间，家长要注意家庭护理：①居室要定时通风，保持凉爽；②使用空调、风扇降温时，不能直接吹在孩子身上；③防止室内温度过高，更不能用被子焐热的方式来发汗降温；④孩子发热时出汗多，要及时擦干汗液，更换干爽衣物，防止再次受寒而加重病情；⑤发热时消化功能降低，应给患儿吃易消化、有营养的食物；⑥为防止因发热、出汗多、饮食摄入少而引起的脱水，要适当给小儿补充水分。

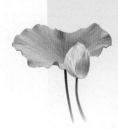

在气候炎热的夏季，人们易受暑热邪气侵袭。中医认为暑为阳邪，其性炎热，常致身热、汗出、心烦、小便短赤、舌红、脉数等。夏日清暑益气，不同祛暑方剂效果各有不同。

夏日清暑，方各不同

安徽中医药大学中医学院教授　朱长刚

清暑益气汤：方有两则，效各不同

夏季解暑良方"清暑益气汤"有两种，分别出自金元时期李东垣的《脾胃论》和清代王孟英的《温热经纬》，均可清暑益气，但侧重点有所不同。

● **《脾胃论》清暑益气汤**　由黄芪、人参、当归、甘草、橘皮等十五味药物组成，可清热益气、化湿生津，适合身热、不思饮食、肢体困倦、口腻、舌质红、苔黄腻、脉虚弱者服用。方中黄芪可益气、固表止汗，为主药；人参、当归、甘草、橘皮补中益气，为辅药；苍术、白术性甘温，升麻、葛根性甘、苦、平，既能解肌清热，又能以风药而胜湿；湿多则饮食不消，故用神曲之甘辛、青皮之辛温以消食行气；黄柏滋阴泻热，再以人参、五味子、麦冬益气养阴；当归补血活血，以救暑热伤肺，共为佐药。

● **《温热经纬》清暑益气汤**　由西洋参、石斛、麦冬等十味药组成，可清暑益气、养阴生津，适合身热、不思饮食、渴欲饮水、气短乏力、舌红苔薄黄、脉细或虚数者服用。方中黄连、竹叶、知母、荷梗、西瓜翠衣清热解暑，其中黄连偏于苦燥，竹叶偏于淡利，知母、荷梗、西瓜翠衣偏于益气生津；麦冬、石斛养阴生津，西洋参、粳米、甘草补益中气；又有知母、荷梗、西瓜翠衣与黄连、竹叶配伍以清热，与麦冬、石斛配伍以益阴。

以上两方均有清暑益气的作用，可治暑病兼气虚证。《温热经纬》之清暑益气汤重在养阴生津，宜用于暑热伤津耗气之证；《脾胃论》清暑益气汤则侧重于健脾燥湿，用治元气亏虚、伤于暑湿者。

暑邪致病多兼夹，清暑名方细分辨

暑邪致病，多有夹杂之证。暑多挟湿，夏季气候炎热，且多雨潮湿，热蒸湿动。受暑邪侵袭者，除发热、烦渴等暑热症状外，常兼见身热不扬、四肢困倦、胸闷呕恶、大便溏泄不爽等湿重表现；且暑气通于心，又易损伤心脉；此外，暑邪易伤津耗气，中暑之后，常有气随汗出，出现气短、乏力等气虚症状。因而若用消暑剂，首先须辨清暑湿邪气的主次、轻重；其次，清暑之剂常配合清心之品，以护心神；再次，养阴不忘益气，常益气、养阴同用。下面介绍几则常用的清暑方，供大家参考。

① 生脉饮

【组成】人参9克、麦冬9克、五味子6克。

【用法】水煎服，日2服，或代茶饮。

【功用】益气生津，敛阴止汗。

【适应证】中暑气阴两虚证。症见汗多神疲、体倦乏力、气短懒言、咽干口渴、舌干红少苔、脉虚数。

【组方分析】方中人参甘温，补益元气、生津液，为主药。麦冬甘寒，养阴清热、润肺生津，为辅药。人参、麦冬合用，则气阴双补，益气生津。五味子酸温，可敛肺止汗、生津止渴，为佐药。三药合用，一补、一润、一敛，益气养阴，生津止渴，敛阴止汗。

❷ —— 清络饮 ——

【组成】鲜荷叶边 6 克、鲜银花 6 克、丝瓜皮 6 克、西瓜翠衣 6 克、鲜扁豆花 6 克、鲜竹叶心（淡竹卷而未放的幼叶）6 克。

【用法】水煎服，日 2 服，或代茶饮。

【功用】祛暑清热。

【适应证】伤暑轻证。症见身热口渴不甚，头目不清。

【组方分析】暑微伤人，邪在浅表，"只以芳香轻药，清肺络中余邪足矣"，不必重剂，以免损伤正气。用鲜银花辛凉芳香，清解暑热；鲜扁豆花芳香清散，解暑化湿，为主药。西瓜翠衣清热解暑，生津解渴，丝瓜皮清肺透络，共为辅药。鲜荷叶边，取其祛暑清热之中而有舒散之意；暑气通心，故用鲜竹叶心清心而利水，共为佐使药。诸药配伍，药性清凉芳香，轻清走上，可清透肺中暑热。本方可代茶饮，故名"清络饮"。

❸ —— 竹叶石膏汤 ——

【组成】竹叶 20 克、石膏 48 克、半夏 12 克、麦冬 24 克、人参 6 克、甘草 6 克、粳米 12 克。

【用法】水煎服，日 2 服，每次 100 ~ 150 毫升。

【功用】可清热生津，益气降逆。

【适应证】暑病余热未清，气津两伤证。症见身热多汗，不思饮食，气逆欲吐，渴欲饮水，舌质红，少苔或薄黄，脉虚数。

【组方分析】方中竹叶、石膏清热，石膏偏于生津，竹叶偏于利水；人参、粳米、甘草益气生津；麦冬滋阴生津；半夏辛苦降逆，和胃止呕。

❹ —— 六一散 ——

【组成】滑石 180 克、甘草 30 克。

【用法】研为细末，每服 9 克，包煎或温开水调下，日 2 服。

【功用】清暑利湿。

【适应证】暑湿证。症见身热烦渴、小便不利或泄泻。

【组方分析】本方主治暑邪挟湿证。方中滑石甘淡性寒，清解暑热，以治暑热烦渴，又可通利水道，使三焦湿热从小便而去，为主药。甘草甘、平、偏凉，能清热泻火，益气和中，与滑石相配，一可使小便通利而津液不伤，二可防滑石之寒伤胃。二药合用，消暑利湿，且药性平和，清热而不留湿，利水而不伤阴，是清暑利湿的著名方剂。

❺ —— 香薷散 ——

【组成】香薷 500 克，白扁豆微炒、厚朴去粗皮姜制各 250 克。

【用法】研为粗末，每服 9 克，水煎服，或加酒少量同煎。

【功用】祛暑解表，化湿和中。

【适应证】阴暑。症见恶寒发热、头重身痛、无汗、腹痛吐泻、胸脘痞闷、舌苔白腻、脉浮。

【组方分析】本方主治夏月乘凉饮冷，外伤风寒，内伤于湿。方中香薷辛温芳香，"乃夏月解表之要药"，解表散寒，祛暑化湿，为主药。厚朴苦、辛、温，行气化湿，为辅药。白扁豆甘、平，健脾和中，兼能渗湿消暑，为佐药。三药配合，外可祛暑解表，内则化湿和中，共奏表里双解之功。

本方经加减（去扁豆，加银花、连翘、鲜扁豆花）后为新加香薷饮，为辛凉轻清之品，药性偏凉，主治夏月感寒、暑湿内蕴、寒轻暑重之证。

夏季常用的清暑剂还有藿香正气口服液（丸），具有解表化湿、理气和中之功效，适宜夏季暑湿所致的感冒，症见头痛、头昏沉、胸膈痞闷、脘腹胀痛、呕吐泄泻。乌梅汤、绿豆汤、冬瓜汤、西瓜汁等饮品亦适合在夏季饮用，可起清暑之效。 **PM**

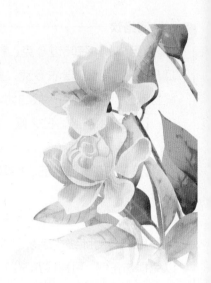

曾几何时，一首《栀子花开》风靡大街小巷。栀子不但花开可爱，而且全身是宝，有非常高的药用价值。夏令时节正是火热多发之季，栀子作为药食两用之品，深受众人喜爱。

夏令时节话 栀子

上海中医药大学附属曙光医院肝病研究所研究员　张 华

药用的栀子又名山栀子，为茜草科植物栀子的干燥成熟果实，叶片较观赏类栀子大。其性寒、味苦，归心、肝、三焦经，具有泻火除烦、清热利湿、凉血解毒的功效，主治热病心烦、湿热黄疸、淋证涩痛、目赤肿痛、火毒疮疡、口疮咽痛等疾患。2020年版《中国药典》已收载含栀子的95个常用中成药制剂，包括栀芩清热合剂、茵栀黄口服液等，足见其应用之广。栀子亦可作为药膳食用。2002年，国家卫生部将栀子列入既是食品又是药品的物品名单。除内服之外，栀子外用还具有消肿止痛的功效，可用于治疗扭挫伤痛。

栀子内服，清热泻火

栀子是中医清热解毒的代表药物，能清三焦火热。在上焦可治胸膈郁热，如栀子豉汤；在中可治中焦结热，如连朴饮；在下可治下焦湿热，如八正散。

● 在外感热病初期，发热、胸闷、心烦者，可用栀子配合豆豉，以透邪泄热、除烦解郁；如见高热、烦躁、神昏等实热火证，可配黄连等泻火而清邪热；终日烦闷、脘腹痞满者，可配厚朴、柴胡，以解郁除满。现代常用栀子治疗抑郁症、失眠等精神心理疾病，以及心绞痛、反流性食管炎、甲亢等胸中烦乱、坐卧不安者。

● 治疗因热毒、实火引起的吐血、鼻衄、尿血、产后出血等，以及目赤肿痛和疮疡肿毒等症时，常将栀子与生地、侧柏叶、丹皮等配伍；治目赤肿痛时，可与菊花、石决明等配伍；治疮疡肿毒，可与黄连、银花、连翘等同用。

● 用于湿热郁结所致的黄疸，症见面目皮肤发黄、食少、呕恶、疲倦者，常将栀子与黄柏、茵陈等同用，可泄热、利湿、退黄，常用方剂有茵陈蒿汤、栀子柏皮汤等。

● 用于肺胃热盛及呼吸道、泌尿系统感染者。配伍麻黄，治疗上呼吸道感染、支气管炎等外感病之发热咳嗽；配伍大黄，治疗肺胃热盛型咽喉病等；配伍滑石、木通，用于湿热淋证、真菌感染等。

栀子外用，消肿镇痛

栀子为民间常用的"吊筋药"，有消肿活络、消炎镇痛的作用，尤其适用于四肢关节附近的肌肉、肌腱损伤。

● 治疗扭、挫伤，可用生栀子研末，加入等量面粉、黄酒（白酒）调匀成糊状，敷于肿痛处。

● 治疗创伤性青紫肿痛，可用栀子粉30~50克，鸡蛋清1个，充分混匀涂抹于患处。

● 治疗烫火伤时，可将栀子适量研细粉，用茶油调后涂患处。

栀子入馔，保健药膳

栀子常见食用方式为代茶饮、煮粥、煮汤，常用于泻火除烦、清热利尿、凉血解毒等。

取10克栀子研粉，粳米100克，可煮成栀子粥，有清热泻火、利湿退黄的功效，常用于黄疸、淋证等；取栀子15克、芽茶（以纤嫩新芽制成的茶叶）5克，可做成栀子茶，有泻火清肝、凉血降压的功效，适用于黄疸、高血压等。栀子也常与茯苓、葛根等同用，用于保健食品配方中。

不同制法，功效各异

栀子生用可清三焦实火，但久服后或脾胃虚寒者服用容易出现恶心、呕吐等不良反应，用焦栀子或将栀子炒制服用，可减轻不良反应。《得配本草》记载了炒黑、盐水炒、乌药拌炒、蒲黄炒等众多炮制品种，沿用至今的炮制方法以炒黄、炒焦、炒炭、姜制为主。

生栀子长于清热泻火、凉血解毒；炒栀子多用于清热解郁；将栀子炒黑成焦栀子后，苦寒之性得以缓和，止血作用增强，多用于血热吐衄、尿血、崩漏；经姜制后，其除烦止呕之功增强，可治呕吐、反胃、嘈杂吞酸等。

花叶果根，均为良药

栀子全身都是宝，除果实外，花、根、叶均有较好的药用价值。

❶ 栀子花

栀子花经炮制后呈淡棕色或棕色，极香，味苦，性寒，归肺、肝经，具有清肺止咳、凉血止血的作用，主要用于治疗肺热咳嗽、鼻衄（鼻出血）等。如治伤风、肺热咳嗽，可用栀子花3朵、蜂蜜少许同煎服；治鼻血不止，可用栀子花数片，焙干为末，吹鼻使用。

❷ 栀子根

栀子根是栀子的干燥根茎，味甘、苦，性寒，归肝、胆、胃经，具有泻火解毒、清热利湿、凉血止血的作用，主要治疗黄疸型肝炎、痢疾、胆囊炎、吐血衄血、风火牙痛、疮痈肿毒、跌打损伤等。煎汤内服一般选择15～30克，外用生品适量。用鲜栀子根60克、白茅根和淡竹叶根各30克、茵陈40克用水煎，可主治急性黄疸型肝炎；鲜栀子根120克水煎，调食盐少许服用，可治风火牙痛。

栀子根在我国华南地区民间应用普遍，尤其在闽南地区，长期作为治疗肝病的首选中药。如厦门中医院全国名老中医康良石的复方栀子根颗粒，可有效治疗乙型肝炎及肝炎后肝纤维化、肝硬化。

❸ 栀子叶

栀子叶苦涩，寒，归肺、肝、肾经，可活血消肿、清热解毒，常用来主治跌打损伤、疔毒、痔疮等病症。内服煎汤常用量为3～9克，也可取适量外用，捣敷或煎水洗。

用栀子叶、菊花各9克，黄芩、龙胆、甘草各6克，以水煎服，可治疗眼红肿痛；栀子叶9克、鸡血藤（鲜）9克、桑叶6克、茜草6克捣碎外敷，可治跌打损伤；栀子叶9克、白花蛇舌草6克、大青叶6克捣碎外敷，可治虫蛇咬伤。

 延伸阅读

栀子为苦寒之品，宜于热证而不宜于寒证，脾胃虚寒、便溏者当慎用。栀子虽为药食两用之品，但仍有一定的肝、肾毒性及副作用，不可滥用。如服用超过30克或长期用药超过6个月，可能造成药物在肝、肾蓄积。使用栀子治疗疾病时，应明确疾病诊断及临床症状，并结合患者体质，控制用量及用药时间，合理配伍。

皮肤消毒剂，你会用吗

北京协和医院药剂科　李若涵　梅 丹（主任药师）

在新冠肺炎疫情常态化防控状态下，消毒剂的使用非常普遍，人们在公共场所都能见到免洗消毒凝胶、消毒液等的身影。同时，日常生活中磕磕碰碰在所难免，许多家庭会常备酒精、碘酒等消毒剂。市面上的皮肤消毒剂种类较多，常用的有哪些？它们的作用有什么区别？使用时有哪些注意事项？

❶ 酒精（乙醇）

酒精是最常用的中效消毒剂，在医疗上常用于皮肤消毒，日常生活中也用于手消毒和物体表面清洁。公共场所和家中常备的免洗消毒凝胶或洗手液的主要成分一般是乙醇。浓度为 70%～75% 的酒精杀菌力最强，比 95% 或 100% 的杀菌效果好，所以选用酒精消毒时，并不是浓度越高越好，皮肤消毒常使用 75% 的酒精。

酒精没有持久活性，且易挥发、刺激性大，不宜用于开放性伤口及眼、鼻、口、会阴等敏感部位的皮肤和黏膜。

❷ 络合碘

络合碘的主要成分为聚维酮碘，曾被称为碘伏，应用普遍。本品可用于皮肤消毒、黏膜冲洗、治疗皮肤感染等，刺激性较碘酒轻。市售络合碘的浓度一般为 0.45%～0.55%，具有广谱、高效、低毒、刺激性小、药效持久、无须脱碘等特点，家中宜常备。本品需要避光、密闭保存。目前常用的络合碘主要有两大类：一类是单方型，即络合碘水溶液，如聚维酮碘溶液；另一类是复合型，即络合碘与乙醇等溶液混合，如安尔碘。对酒精过敏者应避免使用复合型。

❸ 碘酊

碘酊，俗称碘酒，是一种由碘、碘化钾和酒精配置而成的消毒液，为广谱杀菌剂。它通过碘与细菌的蛋白质起碘化反应而杀死细菌，可用于皮肤消毒、治疗皮肤或小伤口感染等。碘酊刺激性较大，因此不宜直接用于破损伤口及黏膜的消毒。

2% 的碘酊可以用作完整皮肤的局部消毒，作用 1 分钟后应使用 70% 的酒精脱碘，否则可能会引起皮肤起疱或脱皮。近年来，碘酊已多被络合碘所取代。

❹ 氯己定

氯己定又名洗必泰，包括醋酸氯己定和葡萄糖酸氯己定，属于低效消毒剂，可用于皮肤及黏膜的消毒。含 0.12% 氯己定的漱口水可以在早晚刷牙后口腔内含漱，低浓度氯己定也被用作角膜接触镜护理液的防腐剂，市售的 0.05% 醋酸氯己定溶液多用于阴道冲洗。需要注意的是，本品与肥皂不得同时使用。

专家简介

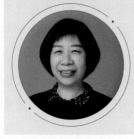

梅 丹 《大众医学》专家顾问团成员，北京协和医院药剂科主任药师，中国药师协会副会长，国家药典委员会委员，中国医院协会药事专委会副主任委员，中国药理学会药源性疾病专委会副主任委员，中国医药创新促进会医药政策专委会副主任委员，中国药品监督管理研究会仿制药一致性评价监管研究专委会副主任委员。

❺ 含氯消毒剂

生活中最常见的含氯消毒剂为"84消毒液"，其主要成分是次氯酸钠水溶液。由于其具有物美价廉、广谱杀菌等优点，被广泛用于医院、家庭的卫生消毒。其原液具有一定的刺激性和腐蚀性，一般不用作皮肤黏膜消毒。同时，本品用于卫生消毒必须经过稀释，使用后需用清水擦拭，进行二次处理。

目前，市面上还出现了一种新型、无味的次氯酸消毒液，可直接用于皮肤、黏膜等部位的消毒，且具有无色、无味、无刺激性、环保的优点，适合家庭和儿童使用。次氯酸消毒液不仅可喷在手上用作免洗洗手液，还可用于果蔬、物品、空气的消毒，且无须稀释。

需要注意的是，含氯消毒剂均不能与酒精及其他消毒剂混用，特别是含有强酸的消毒产品，如洁厕灵等，否则容易生成有毒气体。

❻ 高锰酸钾

高锰酸钾为强氧化剂，具有杀菌和抑菌的作用。高锰酸钾片需要配置成溶液使用，千万不可误服！

使用高锰酸钾消毒时，要严格掌握浓度，针对不同需求采用不同浓度，高浓度溶液有刺激性，会损伤皮肤。以每片0.2克的高锰酸钾外用片为例：用于皮肤消毒时，可以配置成1:2000的水溶液，即1片加水400毫升；用于妇科坐浴时，配成1:5000的水溶液，即1片加水1000毫升。

❼ 双氧水

双氧水为氧化性消毒剂，是过氧化氢的水溶液，适用于对伤口、环境、物体表面等进行消毒，可杀灭肠道致病菌、化脓性球菌等，也可灭活病毒。局部涂抹或冲洗后能产生气泡，有利于清除坏死组织，减轻伤口感染症状。浓度为3%的双氧水常用于耳道消毒。

❽ 季铵盐类化合物

季铵盐类化合物包括苯扎氯铵（洁尔灭）、苯扎溴铵（新洁尔灭）等，可用于皮肤、黏膜和伤口消毒，市售的创可贴里多含有苯扎氯铵。季铵盐类化合物属于阳离子型表面活性剂，与肥皂水等阴离子表面活性剂共用会降低消毒效果，故一般不混用。使用本品可能会引起过敏反应，应避免长期、反复使用。

❾ 硼酸

硼酸洗液可用于皮肤、黏膜、伤口的消毒，临床上也用于湿疹、皮肤感染等的治疗。要避免长期大面积使用，避免接触眼睛和口、鼻黏膜；3岁以下儿童不宜使用。PM

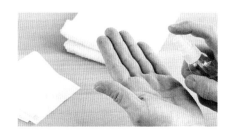

专家提醒

皮肤消毒剂作为居家必备药品，日常使用需要注意以下几点：

1. 放在儿童不易接触的位置。

2. 瓶装、蘸取的皮肤消毒剂，开瓶后的保质期一般为7天；直接倾倒使用的，保质期为30天。

3. 使用前请仔细阅读说明书，非必要不混合使用，以免发生不良反应或安全事故。

延伸阅读

皮肤消毒是预防皮肤和手部微生物感染的重要措施之一，尤其是在新冠肺炎疫情常态化防控的当下，更要注意手卫生。研究发现，用液体肥皂洗15秒钟，可使手上的金黄色葡萄球菌减少77%，洗2分钟可减少85%；用湿巾擦拭或采用免洗手消毒凝胶，除菌效果显著低于洗手。因此，日常生活中，学会并正确洗手很重要。

防治蚊虫叮咬，常备这些药

华中科技大学同济医学院附属协和医院皮肤科教授　冯爱平

夏季炎热，蚊虫滋生，百草茂盛。因气温高，人们穿戴比较少，暴露在外面的皮肤很容易遭到蚊虫叮咬，出现不同程度的过敏症状及皮肤表现。比如：有的可引起皮肤红肿或风团，或风团样小丘疹，上面有小水疱，瘙痒明显，称虫咬皮炎或丘疹性荨麻疹；有的可引起眼睑、口唇或耳朵明显水肿，称为血管性水肿；有的可导致局部红肿、疼痛、瘀斑，称为血管炎；等等。为防治蚊虫叮咬，居家或外出时，可以准备一些常用药品。

① 外用激素软膏

糠酸莫米松、丁酸氢化可的松、地奈德等软膏比较温和，有抗炎及抗过敏等作用，能止痒、消肿，可用于虫咬性皮炎、丘疹性荨麻疹、血管性水肿等。卤米松软膏作用更强，可以快速消炎、止痒、消肿。

② 非激素类软膏

另一类非激素类抗炎药，如他克莫司软膏、比美莫司软膏、克里鹏罗软膏等，也可以用于虫咬性皮炎等。一些中药制剂，如薄荷软膏、复方樟脑软膏等有清凉止痒作用，紫草油有清热解毒、凉血止痛作用，可用于虫咬性皮炎或丘疹性荨麻疹。如果皮肤没有破损，也可使用炉甘石洗剂，其具有清凉止痒的作用。

③ 中药化妆品或油剂

驱蚊花露水是在普通花露水中添加了驱蚊药剂，有驱赶蚊虫、祛痱止痒、清凉舒爽的作用，容易"招"蚊虫的人可预防性喷洒或涂抹。风油精含有丁香、薄荷、樟脑等成分，挥发特殊气味，有一定的驱蚊虫效果，可清凉、止痛、驱风止痒。因其中的樟脑有一定毒性，故一般不宜大面积使用，孕产妇、婴儿也不宜使用。

④ 抗组胺药及抗过敏药

过敏体质的人被蚊虫叮咬后，症状较重或皮损较多，单纯外用药效果不好，需要及时口服抗组胺药，如西替利嗪或氯雷他定，小儿可以选择滴剂或糖浆，有较好的止痒、消炎作用。必要时，可以在医生指导下口服复方甘草酸苷等抗过敏药，以起到较强的抗炎、抗过敏、抗毒等作用。

⑤ 抗生素软膏

被蚊虫叮咬后，搔抓等因素容易引起皮肤细菌感染，可涂抹莫匹罗星软膏或夫西地酸软膏等，一般使用3～5天。如果皮肤被抓破，或局部皮损出现红肿、水疱、糜烂、渗出等，可以用复方黄柏液纱布打湿拧干后局部湿敷，每次敷15分钟，间隔半小时左右可再敷；待渗出减轻或消失后，可使用抗生素软膏或抗过敏药物。

⑥ 特殊药物

如季德胜蛇药。被蜈蚣咬伤或蜜蜂蜇伤等，要及时明确"凶手"，可用清水或肥皂水冲洗伤口后，外涂季德胜蛇药，情况严重的应及时去医院就诊。如果被蜱虫叮咬，不要强行把它拔掉，以免其口器断在皮肤中（可以手术切除），可以用酒精、松香油或生理盐水浸泡，使蜱虫慢慢脱离皮肤。疑似被蜱虫等叮咬后，需要及时到医院检查有无病毒感染，并进行相应治疗。**PM**

铁是合成血红蛋白所必需的原料，缺铁性贫血是由于铁摄入不足、需求增加或丢失过多所致的贫血。虽然缺铁性贫血属于营养性贫血，但并非只发生在经济欠发达地区。事实上，它是广泛影响世界各国的重要健康问题，是发达国家唯一常见的营养缺乏症，也是发展中国家最常见的贫血类型。治疗缺铁性贫血，首先应查找病因，去除病因，同时根据病情补铁。补铁，食补、药补须并重。

贫血补铁，食补还是药补

复旦大学附属华山医院血液科副主任医师　陈勤奋

①. 食物补铁

很多人认为，多吃红枣、阿胶、菠菜就能补铁。其实，这些"补品"含铁量很低。猪肉、牛肉、蛋类、动物血和肝脏等食物，含铁量较丰富，日常饮食中应适当多吃。

②. 药物补铁

治疗性铁剂分为无机铁和有机铁，按应用途径分为口服铁剂和静脉铁剂。口服铁剂中，无机铁以硫酸亚铁为代表，有机铁包括右旋糖酐铁、葡萄糖酸亚铁、山梨醇铁、富马酸亚铁、琥珀酸亚铁和多糖铁复合物等。如果患者胃肠道吸收功能没有问题，首选口服铁剂。不能口服补铁的，可选择静脉铁剂。静脉铁剂主要有蔗糖铁、羧基麦芽糖铁、葡萄糖醛酸铁、低分子右旋糖酐铁、纳米氧化铁和异麦芽糖铁。

一般情况下，铁剂治疗十天半个月即可见效。贫血完全纠正后，患者应在医生指导下视情况继续补铁一段时间，以补充身体的储备铁。切勿盲目补铁、长期补铁，因为机体铁过载会造成脏器功能损害，严重的还需要进行去铁治疗。 **PM**

口服铁剂与静脉铁剂对比

给药途径	优点	缺点
静脉	疗效确定	急性并发症多见（恶心、低血压、过敏反应），氧化应激损伤，加重感染，抑制白细胞功能，铁超载，给药时需要医疗监护
口服	降低静脉铁剂和红细胞生成刺激剂所需剂量；相对安全，给药方便	需要强调患者依从性，胃肠道不良反应发生率较高，疗效不稳定

常用口服铁剂的用法、用量及疗程

常用口服铁剂	含铁量（毫克/片）	用法、用量
多糖铁复合物	150	每次1~2片，每日1次
硫酸亚铁	60	每次1片，每日3次
硫酸亚铁缓释片	50	每次1片，每日1次
富马酸亚铁	60	每次1~2片，每日3次
葡萄糖酸亚铁	36	每次1~2片，每日3次
琥珀酸亚铁	33	每次2片，每日3次
中药补铁剂（如健脾生血片/颗粒）	20（每片或每袋）	每次1~3片或袋，每日3次

专家提醒

缺铁性贫血的诊断和治疗都不难，但确诊后一定要重视，查找并去除病因，及时治疗。不少人，尤其是育龄期女性，发现贫血后不重视，觉得"女人稍有点贫血是正常的"，一直拖到大把脱发了去皮肤科就诊、心悸了去心内科就诊，才被医生建议去血液科就诊。还有人听信某些宣传而食用一些补品，可能既花了冤枉钱，又延误了治疗。

致广大读者的感谢信

受部分地区新冠肺炎疫情影响，本刊2022年4～7期杂志的投递工作受阻，导致读者无法按时收到杂志，编辑部对此深表歉意。虽然疫情导致杂志"姗姗来迟"，但请大家相信，杂志的质量依然有保障，给大家准备的"健康大餐"不会"缩水"。

目前，疫情形势稳定向好，上海邮政正在全力推进杂志的投递工作，相信大家已经陆续收到了杂志。在此，我们要特别感谢广大读者在这段时间里给予我们的理解和支持！这份情谊将激励我们更努力地工作，把更权威的专家请来，把更优质的健康知识呈现给大家！让我们携手同心，与健康同行！

《大众医学》编辑部
2022年7月

老年人要不要打新冠病毒疫苗？
89岁闻玉梅院士"现身说法"

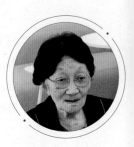

老年人有高血压、糖尿病等慢性病，可以接种新冠病毒疫苗吗？新冠病毒变异了，现在打疫苗还有用吗？许多社区都在开展新冠病毒疫苗接种工作，老年朋友要不要打？针对老年朋友的疑惑，中国工程院院士、复旦大学上海医学院教授、著名病毒学家闻玉梅近期做了回应。

闻院士今年89岁，已完成两剂新冠病毒疫苗的接种。她特别想告诉老年朋友："要从科学角度理解为什么老年人要打疫苗，对老年朋友而言，接种新冠病毒疫苗最重要的获益是可以预防重症乃至死亡。老年人不想给社会、给子女造成负担，接种疫苗是保护自己，也是保护家人。"

针对老年朋友担心的疫苗副作用问题，闻院士坦言："从医学角度看，疫苗对身体而言是'外来物'，身体会对其产生免疫反应，也就是说，打疫苗后有'反应'是正常现象。"

有些老年朋友感到疑惑：新冠病毒变异了，现在打疫苗还有用吗？闻玉梅院士强调："新冠病毒的变异是局部的，整体上没变，因

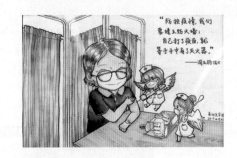

此现在打疫苗依然是有效的。大家可能已经发现，接种新冠病毒疫苗后，也许依然会感染，但不太会出现重症和死亡，这点对老年朋友而言尤其重要。"

情感需要引导，
求助不是懦弱

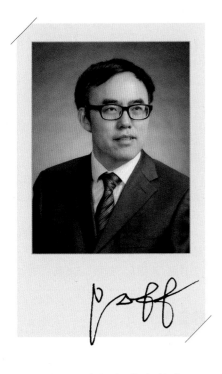

陆林，中国科学院院士，北京大学第六医院院长、精神卫生研究所所长、博士生导师，国家精神心理疾病临床医学研究中心主任，中国疾病预防控制中心精神卫生中心主任。

世界卫生组织发布的《2019年全球自杀状况》报告显示，2019年全球有70多万人死于自杀，平均每100例死亡中就有1例为自杀。新冠肺炎疫情发生以来，导致自杀的高风险因素增加，如失业，经济压力增大，社会交往减少，焦虑、抑郁情绪普遍，等等。这提示我们更应重视自杀的预防。9月10日是世界预防自杀日，针对自杀这一严重的公共卫生问题，世卫组织去年发布的"爱惜生命"指导方法，值得借鉴和推广。

首先，管制药物，管理场所。在我国，相当一部分自杀死亡是农药中毒、安眠药过量所致。国家应加强杀虫剂、灭鼠药等有毒物质的管理，同时加强精神药品等处方药的管理。精神障碍患者的药品应由家属保管，严格按医嘱用药。另外，相关部门应加强管理高楼等自杀多发场所。

其次，媒体应谨慎报道自杀事件。自媒体时代追求观点的新颖独特，部分媒体对自杀事件和行为的过度讨论或不当报道，可能导致大众模仿或盲目效仿自杀行为。因此，应谨慎报道公众人物自杀事件，大众也应减少转发此类报道。媒体应恰当引导大众，如增加报道成功克服自杀念头的案例、如何正确处理心理问题等。

第三，培养青少年社会情感技能。青春期是获得社会情感技能的关键时期，培养青少年的社会情感和生活技能，对预防青少年精神卫生问题的发生至关重要。学校和家庭应加强引导，主动关心青少年心理健康，及早发现并杜绝危险因素。政府应采取行动，加强社会支持服务体系建设，制定对自杀风险的预测、预警及危机救治预案。

第四，及早干预高危因素。既往存在自杀想法和实施行为是未来实施自杀的最高危因素。心理问题的产生通常是循序渐进的，及早识别和干预遇到心理问题的人群，尤其是评估、管理和跟踪曾有自杀意念和行为的高风险人群，对预防自杀有重要意义。很多地区已设立心理援助热线，配备有心理健康专业人员，为处于痛苦中的民众提供心理支持和帮助。

第五，必要时求助专业人员。如果无法通过自己的努力摆脱情绪困扰，严重影响生活质量时，要及时向专业人员求助，这绝不是懦弱的表现。必要时，可在精神科医生指导下使用相应药物。

心理健康素养是不断提升的过程，人们需要自我心理成长，以更好地应对不同的外界压力。在恰当的时间、采用适当的方法进行心理和药物干预，有助于脱离自杀危机。同时，笔者也呼吁相关部门采取行动，制定相关政策和制度，推动国家预防自杀战略体系建设，落实防范自杀的具体工作方案。**PM**

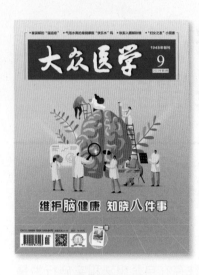

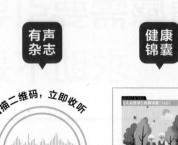

有声
杂志

扫描二维码，立即收听

健康
锦囊

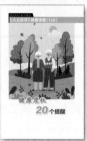

大众医学
官方微信公众号

中国脑健康月：维护脑健康，知晓八件事

　　脑是人体的"司令部"，是神经系统中最高级中枢。大脑一旦发生"故障"，其对人体健康造成的影响不容小觑。每年的9月为"中国脑健康月"，关爱脑健康堪称"头等大事"，是人人都必须做好的"功课"。本刊特邀国内神经内科、神经外科领域的权威专家，就脑健康话题进行分析和解读，希望能帮助大家消除困惑，科学用脑，健康常相伴。

本期封面、内文部分图片由图虫创意提供

轻松
订阅

★ 邮局订阅：邮发代号 4-11
★ 网上订阅：www.popumed.com（《大众医学》网站）/ http://item.zazhipu.com/2000399.html（杂志铺网站）
★ 上门收订：11185（中国邮政集团全国统一客户服务）
★ 本社邮购：021-53203260
★ 网上零售：shkxjscbs.tmall.com（上海科学技术出版社天猫旗舰店）
★ 微信订阅：扫描右侧二维码，在线订阅

微信订阅

特别提醒 第10期上市时间：2022年9月25日

顾问委员会
主任委员　王陇德　陈孝平
委员（按姓氏拼音排序）
陈君石　陈可冀　曹雪涛　戴尅戎
樊嘉　顾玉东　郭应禄　黄荷凤
廖万清　陆道培　刘允怡　郎景和
宁光　邱贵兴　邱蔚六　阮长耿
沈渔邨　孙燕　汤钊猷　王正国
王正敏　汪忠镐　吴咸中　项坤三
曾溢滔　曾益新　张金哲　赵玉沛
钟南山　周良辅　庄辉

名誉主编　胡锦华

主　编　贾永兴

编辑部
主任/副主编　黄慧
副主任　王丽云
文字编辑　刘利　张磊　莫丹丹
　　　　　蒋美琴　曹阳
美术编辑　李成俭　陈洁

主　管　上海世纪出版（集团）有限公司
主　办　上海科学技术出版社有限公司

编辑、出版　《大众医学》编辑部
编辑部　（021）53203131
网　址　www.popumed.com
电子信箱　popularmedicine@sstp.cn

邮购部　（021）53203260

营销部
副总监　夏叶玲
客户经理　潘峥　马骏　李海萍
订阅咨询　（021）53203103
　　　　　13816800360
广告总代理　上海高精广告有限公司
电　话　（021）53203105

编辑部、邮购部、营销部地址
上海市闵行区号景路159弄A座9F-10F
邮政编码　201101

发行范围　公开发行
国内发行　上海市报刊发行局、陕西省邮政
　　　　　报刊发行局、重庆市报刊发行局、
　　　　　深圳市报刊发行局等
国内邮发代号　4-11
国内统一连续出版物号　CN 31-1369/R
国际标准连续出版物号　ISSN 1000-8470
国内订购　全国各地邮局
国外发行　中国国际图书贸易总公司
　　　　　（北京邮政399信箱）
国外发行代号　M158

印　刷　杭州日报报业集团盛元印务有限公司
出版日期　8月25日
定　价　15.00元

88页（附赠32开小册子16页）

杂志如有印订质量问题，请寄给编辑部调换

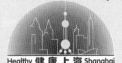

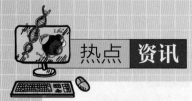
互联网诊疗
进入强监管时代

近日，国家卫生健康委员会和国家中医药管理局联合发布的《互联网诊疗监管细则（试行）》提出，医疗机构开展互联网诊疗活动，处方应由接诊医师本人开具，严禁使用人工智能等自动生成处方；医师接诊前需进行实名认证，确保由本人提供诊疗服务；互联网诊疗病历记录按照门诊电子病历的有关规定管理，保存时间不得少于 15 年；等等。

孕妇接触邻苯二甲酸盐
更易早产

近期，美国国立卫生研究院分析了 6000 多名孕妇的数据发现，怀孕期间接触多种邻苯二甲酸盐的孕妇早产风险增加。邻苯二甲酸盐常见于指甲油、化妆品、洗涤剂和食品包装袋中。孕妇应食用新鲜的、家庭烹饪的食物，少吃带有塑料包装袋的加工食品，尽量减少接触含有邻苯二甲酸盐的物品。

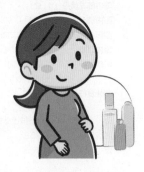

2022 年底将实现全国医保用药范围基本统一

近年来，我国医疗保障事业快速发展，国家医保药品目录实行每年动态调整。在综合考虑各地医保基金承受能力、临床和群众用药习惯、药品更新换代周期等因素的基础上，国家医保局研究制定了地方增补药品三年"消化"计划，即从 2020 年开始，按照第 1 年 40%、第 2 年 40%、第 3 年 20% 的比例，逐步调出原省级药品目录内按规定调增的药品。国家医保局医药服务管理司相关负责人近期介绍，到 2022 年底，全国所有省份将完成地方增补药品"消化"工作，实现全国医保用药范围基本统一。

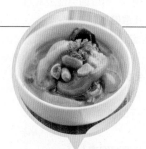

每日三杯茶，
有助预防痴呆

饮茶是预防痴呆症的一种生活方式。近期，复旦大学附属华山医院郁金泰团队研究发现，与不饮茶的人相比，适度饮茶（1～6 杯/天）能显著降低罹患阿尔茨海默病、血管性痴呆的风险；每日饮茶最佳摄入量为 3 杯/天（一杯约为 250 毫升）。

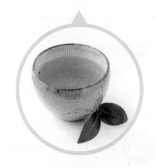

饮食富含脯氨酸，
或会加重抑郁

脯氨酸是一种食物中常见的非必需氨基酸，是胶原蛋白和软骨的重要构成成分，富含脯氨酸的食物有猪蹄、软骨、鸡皮、鱼皮、蹄筋和猪皮等。最近，西班牙的研究人员发现，脯氨酸与抑郁症的严重程度具有相关性。饮食和人体血浆中脯氨酸浓度越高，抑郁症状越严重，这一过程或与肠道菌群的作用有关。

首款国产新冠口服药物获批上市

国家药监局近期根据《药品管理法》相关规定，按照药品特别审批程序进行应急审评审批，附条件批准河南真实生物科技有限公司生产的阿兹夫定片增加治疗新冠病毒肺炎适应证的注册申请，该药成为国内首款自主研发的口服小分子新冠肺炎治疗药物。

夜班工作者, 心脏健康或受损

医院急诊部、出租车司机、便利店员工……"24小时社会"的运转需要无数夜班工作者。近期，上海交通大学医学院附属仁济医院的研究团队发现：长期夜班工作与心梗患者心肌梗死面积增加有关；在心梗发作后 5 年内，夜间工作者发生主要心血管不良事件的风险比日间工作者高 92%。长期夜班会影响生物钟，加重心肌梗死过程中炎症反应，使心肌梗死面积增大，影响心功能，使预后变差。

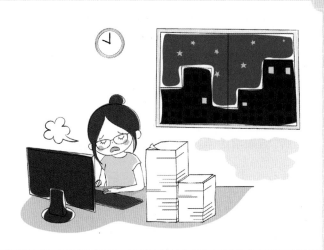

奥密克戎 BA.5 亚分支致病力无明显变化

近期，奥密克戎 BA.4 和 BA.5 亚分支已成为南非、葡萄牙等国家的主要流行毒株，我国多地也相继报告由 BA.5 亚分支输入病例引起的本土疫情。中国疾控中心病毒学首席专家董小平表示，目前数据显示，BA.4 和 BA.5 亚分支的传播力明显提高，但致病力并没有明显增加或减弱，新型冠状病毒肺炎防控方案（第九版）仍然适用。BA.4 和 BA.5 亚分支对老年人和基础病人群仍具较大威胁，接种疫苗对于预防重症和死亡仍然有效。

2 型糖尿病, 加快脑萎缩速度

近期，英国一项大型研究结果显示，与非糖尿病患者相比，2 型糖尿病患者大脑萎缩的速度更快，这可能与 2 型糖尿病患者脑细胞对胰岛素反应异常有关。2 型糖尿病患者应注意生活及饮食方式的调整，将血糖控制在理想水平，以避免"伤及大脑"。

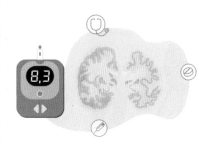

新加坡成立第一家 "粪便银行"

近期，新加坡成立了第一家"粪便银行"，致力于研究和收集人们肠道中的微生物组，并采用与脐带血相似的冷冻技术保存粪便，以确保其不会"变质"。该"粪便银行"鼓励人们在年轻或健康时，将部分粪便存入，未来肠胃若出现健康问题，可用自己的粪便进行粪菌移植等治疗。

国家卫健委等 11 部门发文, 进一步推进医养结合发展

国家卫健委、国家发改委等 11 部门联合发布的《关于进一步推进医养结合发展的指导意见》指出，鼓励医疗卫生机构依法依规在养老服务机构内设立医疗服务站点，提供嵌入式医疗卫生服务；推动医疗卫生机构将上门医疗服务向养老机构拓展，为符合条件的入住养老机构的老年人提供家庭病床、上门巡诊等服务；各地要优化医疗资源布局，通过新建、改扩建、转型发展等方式，加强康复医院、护理院（中心、站）和安宁疗护机构建设，支持老年医学科和安宁疗护科发展，支持医疗资源丰富地区的二级及以下医疗卫生机构转型，开展康复、护理以及医养结合服务；推动建设老年友善医疗卫生机构，方便老年人看病就医。PM

（本版内容由本刊编辑部综合摘编）

脑是人体的"司令部",是神经系统中最高级中枢,人的一举一动、一言一行、所思所想,都受大脑控制。然而,大脑又是脆弱的,既有"内忧",又不乏"外患"。大脑一旦发生"故障",其对人体健康造成的影响不容小觑,有时甚至是致命的。

每年的9月为"中国脑健康月",关爱脑健康堪称"头等大事",是人人都必须做好的"功课"。本刊特邀国内神经内科、神经外科领域的权威专家,就脑健康话题进行分析和解读,希望能帮助大家消除困惑,科学用脑,健康常相伴。

中国脑健康月:

维护脑健康,知晓八件事

策划 本刊编辑部

执行 黄薏 曹阳

支持专家 毛颖 邢宏义 郁金泰 张晓华 朱国行 刘振国 张晓彪 高亮

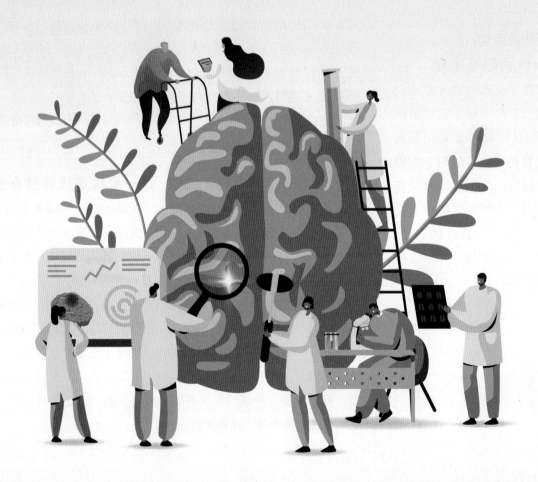

① 人体"司令部"，"牵一发而动全身"

复旦大学附属华山医院神经外科　宋 鹍　毛 颖（教授）

与这个星球上的其他生物相比，人类拥有着无与伦比的智慧，从刀耕火种发展到精耕细作的农业文明，从手工制作发展到机械化、现代化的工业文明，各个行业的科学技术都在迅速发展，而大脑正是一切智慧和创造力的来源。

人脑的平均重量约为1.4千克，只占体重的2%，但其消耗的能量占人体能量消耗的20%~25%。人体各个器官、各个系统之间相互协调、分工合作，依靠的正是以脑为首的神经系统的调节与联系，脑在人体中发挥的作用相当于军队的最高司令部。

"探秘"功能强大的神经中枢

脑位于颅腔内，外有坚硬的颅骨保护，主要分为大脑、小脑和脑干，各个部位"各司其职"。其中，大脑是中枢神经系统最高级的部分，分为端脑和间脑两部分。

● **端脑** 包括左右大脑半球，二者由胼胝体连接。大脑半球是负责调控机体功能的主要器官，也是产生意识、调控运动、学习记忆、语言交流等高级脑功能的神经中枢。大脑半球表面呈现凹凸不平的沟回，借助其沟回特征，大脑半球又被分为额叶、颞叶、顶叶、枕叶和脑岛5部分。在微观层面上，大脑主要由数以万计的神经元和胶质细胞组成。每个神经元都具有许多枝丫状的树突和一条长长的轴突，突起外包裹着髓鞘，起感受刺激和信息传递的作用，形成复杂的神经网络。胶质细胞不参与神经冲动的传导，主要起营养、保护、修复、免疫等作用。

● **间脑** 位于脑干之上、两大脑半球之间，左右各一，两者之间形成的室腔为第三脑室。其结构较复

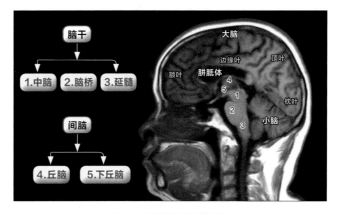

图1　人脑磁共振扫描图像

杂，分为上丘脑、背侧丘脑、后丘脑、底丘脑和下丘脑几部分。间脑各部分都有其特殊功能，主要功能为接受和初步整合躯体性与内脏性感觉冲动，中继给大脑皮质特定感觉区；同时，它又是大脑皮质下自主神经和内分泌的调节中枢。发生间脑损害时，患者往往伴随感觉障碍和自发性感觉过敏，以及自主神经功能与内分泌功能紊乱的现象，如体温、水代谢、睡眠、情绪等多种生理功能异常。

● **脑干** 位于脊髓和间脑之间，呈不规则柱状，自上而下由中脑、脑桥和延髓三部分组成，是大脑、小脑和脊髓之间相互连接的重要通路。脑干的主要功能是维持人体基本的生理过程，包括心跳、呼吸、消化、体温、睡眠等。延髓和脑桥中存在着调节心血管运动、呼吸、吞咽等重要生理活动的反射中枢，若这些中枢受损，将引起心跳停止、血压失衡，危及生命。

专家简介

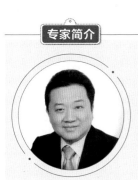

毛 颖　复旦大学附属华山医院院长、神经外科常务副主任、主任医师、教授、博士生导师，中华医学会神经外科学分会候任主任委员、上海市医师协会神经外科医师分会会长。

● **小脑** 位于大脑半球后方，是重要的运动调节中枢，主要功能是维持身体平衡、参与调节肌张力及运动。随着研究的不断发展，小脑参与认知功能整合的证据也越来越多。

认识"肩负重任"的"脑循环"

人脑各部分的组成和功能如此复杂，其营养供给是如何实现的呢？

人脑的耗氧量约为全身耗氧量的 1/5，血流量占全部心输出量的 13%～15%，充足的脑血流量是保证大脑正常活动的首要条件。由于脑组织中几乎没有氧气和葡萄糖的储备，故大脑皮质对缺血、缺氧非常敏感。脑缺氧半分钟或完全阻断脑血流 10 秒后，患者便会昏迷；缺氧 3 分钟，便会造成脑组织不可逆损伤。由此可见，脑血液循环关系到人的生死存亡。除输送营养物质和氧气外，脑血液循环还能带走有害的代谢产物，保持人脑内环境稳定，从而维持人体各项生理功能。

了解"司令部"的"内忧"与"外患"

大脑功能的维持对人体的正常运转是不可或缺的，故抵御细菌、病毒等"外敌"的入侵非常重要。血脑屏障是"司令部"最为严密的防御系统，是一道由脑内毛细血管壁与胶质细胞形成的血液与神经元之间的屏障，以及由脉络丛形成的血浆与脑脊液之间的屏障，可阻挡大部分微生物和毒素、若干大分子和一些化合物从血液进入脑组织，以维持大脑内环境的相对稳定，保护中枢神经系统，降低发生脑损伤的概率。不过，血脑屏障也几乎阻挡了全部大分子药物、大部分小分子药物进入中枢神经系统，从而导致很多脑疾病无法通过药物进行治疗。

除了"外患"，大脑面临的"内忧"也不少。例如：脑血管阻塞或破裂会导致脑卒中；神经元的异常放电会导致癫痫发作；中枢神经系统退行性变可导致很多目前无法治愈的疾病，如阿尔茨海默病、帕金森病；等等。

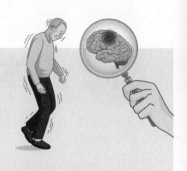

脑卒中（俗称"中风"），又称"急性脑血管病"或"脑血管意外"，是脑血管病变导致脑血液循环异常而引起脑功能障碍的临床综合征，可导致偏瘫、失语、吞咽困难、痴呆、抑郁等危害。

在我国，脑卒中具有发病率高、致残率高、死亡率高、复发率高和经济负担高的"五高"特点，堪称健康"头号杀手"。

脑血管"破"或"堵"，脑卒中"来袭"

脑卒中主要分为出血性（约占 20%）和缺血性（约占 80%）两大类。脑血管破裂可导致出血性脑卒中，主要包括脑出血和蛛网膜下腔出血；脑血管堵塞可导致缺血性脑卒中，主要包括短暂性脑缺血发作（俗称"小中风"）、脑栓塞、脑梗死、腔隙性梗死等。高血压、脑动脉瘤破裂等是导致出血性脑卒中的主要原因，脑动脉粥样硬化、房颤等是导致缺血性脑卒中的主要原因。

早期识别，牢记"BE FAST"口诀

脑卒中的典型症状归纳起来有六点：①瘫：一侧肢体无力、持物困难、行走受限、口角歪斜；②麻：一侧肢体和面部麻木；③痛：突发严重头痛，可伴呕吐；④晕：视物旋转或平衡障碍；⑤说话口齿不清或理解语言困难；⑥突然出现神志模糊或昏迷。

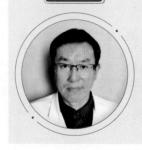

专家简介

邢宏义　华中科技大学同济医学院附属协和医院神经内科主任医师，湖北省神经科学学会常务理事。从事神经病学工作二十余年，长期致力于脑血管病的临床与基础研究。

② 健康"头号杀手"脑卒中，问题出在脑血管

华中科技大学同济医学院附属协和医院
神经内科主任医师　邢宏义

中国卒中学会推荐的快速识别脑卒中方法是"BE FAST"口诀：

- "B"指平衡（Balance）：平衡或协调能力丧失，突然出现步态不稳；
- "E"指眼睛（Eyes）：突然出现视力变化、黑蒙；
- "F"指面部（Face）：面部不对称、口角歪斜；
- "A"指手臂（Arm）：一侧手臂突然无力或麻木，无法顺利举起单手；
- "S"指言语（Speech）：突然说话含糊不清甚至说不出话，不能理解别人的话；
- "T"指时间（Time）：患者一旦出现以上症状，家人应立即拨打120急救电话，将其送至附近有卒中救治能力的医院。

救治脑卒中，"时间就是生命"

对脑卒中患者而言，"时间就是大脑、时间就是生命"。疑似发生脑卒中者，应立即平卧，保持头部不动；家属应立即拨打急救电话，尽快将患者送至医院急救。陪护的家属应知晓患者的病情，以便医生了解患者的确切发病时间、有无高血压史、正在服用何种药物等。头颅CT检查是确诊脑卒中及区分脑卒中类型的有效方法。

❶ 急性脑梗死

急性脑梗死是因脑部血液循环障碍导致局部脑组织发生缺血性坏死或软化。血管病变、血液成分和血流动力学改变是引起脑梗死的主要原因。脑梗死的发病年龄多在50岁以上，患者多有动脉粥样硬化、高血压史，常在安静状态下发病。其临床表现取决于梗死灶的大小和部位，如偏瘫、偏身感觉障碍、失语、共济失调等，部分患者可有头痛、呕吐、昏迷等症状。

起病在6小时内的急性脑梗死患者可进行超早期溶栓治疗，通过输入溶栓药物，使动脉再通，恢复梗死区的血流，挽救尚未死亡的神经细胞。首选药物是重组型纤溶酶原激活剂（rtPA）。起病在12小时内的急性脑梗死患者可以接受血管内介入取栓治疗。

❷ 脑出血

脑出血是指非外伤性脑血管破裂导致的脑实质内出血。急性期的病死率为30%～40%，是脑血管病中死亡率最高的。在脑出血患者中，大脑半球出血约占80%，脑干和小脑出血约占20%。

血压骤升是导致脑出血的最常见原因。患者多在情绪激动、剧烈运动等状态下发病，突发偏瘫、肢体麻木、失语、眩晕，常伴头痛、呕吐，可有血压升高、意识障碍等表现。头颅CT扫描是诊断脑出血安全、有效的方法，可准确、清晰地显示脑出血的部位、出血量等情况。

脑出血的治疗主要包括手术治疗和非手术治疗。有手术指征者，应及时接受外科手术，以清除脑内血肿，保护血肿周围脑组织。无手术指征者，宜卧床休息，进行降血压和颅压、护脑、护胃、护肾等药物治疗。

❸ 蛛网膜下腔出血

原发性蛛网膜下腔出血是大脑表面血管发生破裂后，血液流入蛛网膜下腔导致。常见病因包括颅内动脉瘤、脑血管畸形、高血压、动脉粥样硬化等。

蛛网膜下腔出血多在患者情绪激动或用力等情况下急骤发病。主要症状为突发剧烈头痛，持续不能缓解，伴恶心、呕吐。头颅CT显示蛛网膜下腔内高密度影可帮助确诊。脑血管造影（CTA或DSA）是诊断颅内动脉瘤最有价值的方法，阳性率达95%，还可清晰显示动脉瘤的位置和大小。

蛛网膜下腔出血患者需要绝对安静卧床休息

4~6周，接受镇静、镇痛、调控血压、止血等治疗，避免用力和情绪刺激。如果脑血管造影检查证实是颅内动脉瘤破裂引起，应早期进行手术治疗，将动脉瘤夹闭或栓塞，以排除这颗颅内的"定时炸弹"。

预防脑卒中，六点需注意

脑卒中的危险因素有可干预和不可干预之分。性别、年龄、种族、家族遗传等，属于不可干预的脑卒中危险因素。比如：男性脑卒中的发病率高于女性，脑卒中患者的男女比例为（1.1~1.5）∶1；脑卒中的发病风险随年龄增长而增加，55岁以后，脑卒中的发病风险每10年增加1倍。

可干预的脑卒中危险因素包括高血压、心脏病、糖尿病、血脂异常、高同型半胱氨酸血症、吸烟、酗酒、肥胖、动脉粥样硬化、脑动脉瘤、颈动脉狭窄等。早期发现并控制这些危险因素，有助于预防脑卒中。

❶ 定期体检

40岁以上人群应每年进行一次体检，了解血压、血糖和血脂水平，以及心脏功能有无异常，是否有房颤或颈动脉狭窄，等等。若发现异常，应积极治疗。

❷ 改变不良生活方式

高盐、高脂饮食，运动过少等不良生活方式与脑卒中的发生密切相关。日常膳食应减少胆固醇和钠的摄入量，每日食盐量宜少于6克，并减少酒精摄入。每周坚持3~4次、每次40分钟左右的中等强度有氧运动，如快走、慢跑、骑自行车等。

吸烟可使缺血性卒中的相对危险增加90%，使蛛网膜下腔出血的危险增加近2倍。因此，吸烟者应戒烟，不吸烟者应尽量避免被动吸烟。

❸ 控制血压

高血压是脑卒中最重要的危险因素，我国73%的脑卒中与高血压有关。30岁以上人群每年应至少测量血压1次。高血压患者应接受正规治疗，将血压降至低于140/90毫米汞柱；伴糖尿病或肾病的高血压患者，应将血压进一步降低至130/80毫米汞柱。

❹ 控制血糖

糖尿病是脑卒中的独立危险因素，约20%的糖尿病患者最终将死于脑卒中。糖尿病患者应在医生指导下接受正规治疗，血糖控制目标为糖化血红蛋白<7.0%。

❺ 治疗血脂异常

血脂异常与脑卒中之间存在明显相关性，总胆固醇每升高1毫摩/升，脑卒中的发病风险增加25%。40岁以上男性和绝经后的女性应每年进行血脂检查，脑卒中高危人群宜每3~6个月检测1次血脂。

❻ 重视颈动脉狭窄的处理

颈动脉狭窄与缺血性脑卒中密切相关，患者可在医生指导下服用他汀类药物和（或）阿司匹林进行治疗。颈动脉狭窄超过70%或颈动脉狭窄≥50%伴明显症状者，可考虑行颈动脉内膜剥脱术或颈动脉支架植入术。

不容忽视的"小中风"

短暂性脑缺血发作（TIA），俗称"小中风"，是指脑局部供血受限或中断，导致供血区局限性神经功能缺失，具有突然发作、持续时间短暂（一般为10~15分钟，大多在1小时内，最长不超过24小时）、神经功能可完全恢复、反复发作的特点。

TIA的临床表现多样，比如：颈内动脉系统缺血导致的TIA，多表现为单眼一过性黑蒙、视物不清，一侧面部或肢体的无力或麻木，言语困难；椎基底动脉系统缺血导致的TIA，通常表现为眩晕、头晕、构音障碍、跌倒发作等。虽然TIA导致的神经功能障碍可以完全恢复，但这并不代表它没有危险。实际上，TIA是"中风"的"前奏"；若不予以重视和干预，患者将来发生"中风"的风险很高。

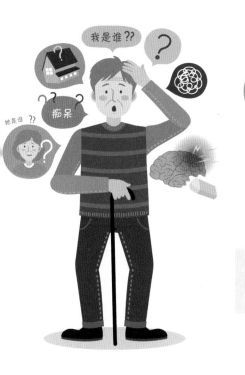

③ 大脑"宕机"早干预，避免痴呆"找上门"

复旦大学附属华山医院神经内科主任医师　郁金泰

随着年龄增长，很多人会有脑子一时"宕机"的情况发生：突然想不起某件事、某个人名，明明话已到嘴边却忘了要说什么……这算不算有问题呢？

偶有"宕机"勿忧虑，持续"失忆"需警惕

人的记忆力受多种因素影响，很难说存在于某个特定的脑区。目前的研究显示，大脑皮质及其下广泛的联络纤维参与了记忆的产生、储存、提取等。人体是极其复杂的系统，任何一个环节失衡，都可能导致记忆短暂丧失，因此，不能将偶尔的大脑"宕机"与认知功能下降，甚至痴呆直接关联起来。

与脑子一时偶发的"宕机"不同，医生更关注的是记忆力减退的发生发展方式、持续时间、严重程度、发作频率和伴随症状。当记忆力下降到干扰日常生活或工作时，方可称为痴呆。从轻度认知障碍进展为痴呆症，往往需要数年时间。

记忆力明显下降，须排除痴呆可能

导致记忆力下降的危险因素有"可调控"与"不可调控"之分。年龄、性别等属于不可调控危险因素。随着年龄增长，记忆力有所减退属于正常现象；但若记忆力衰退超过一定限度，则需要引起重视。突发记忆力减退或记忆力缓慢减退伴进行性或波动性加重、持续时间久，很可能与疾病有关。

痴呆是一种以认知功能缺损为核心症状的获得性智能损害综合征，认知损害可涉及记忆、学习、定向、理解、判断、计算、语言等多方面，在病程某一阶段常伴有精神（情绪）、行为和人格异常。由于医学人文的发展和对患者本人的尊重，在美国精神病学会《精神疾病诊断与统计手册》第5版中，痴呆被描述为"神经认知障碍"。

痴呆起病隐匿，"近事遗忘"是信号

痴呆症起病隐匿，进展较为缓慢，大多数患者去医院就诊时，症状往往已较为严重，错过了最佳诊治时机。

痴呆的早期症状为容易遗忘最近发生的事情（近事遗忘），但对过去的或比较久远的记忆往往能保留，日常生活能力常不受影响。痴呆的早期诊断并不容易：脑脊液检查有一定创伤，PET-CT（正电子发射计算机

专家简介

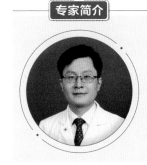

郁金泰　《大众医学》专家顾问团成员，复旦大学附属华山医院神经内科认知障碍亚专科带头人、教授、主任医师、博士生导师，复旦大学神经病学研究所常务副所长，中华医学会行为医学分会委员，中华医学会神经病学分会神经心理与行为学组副组长、青年委员会副主任委员。

断层显像）检查成本高，不适合在大规模人群中推广使用；血浆生物标志物检测无创、简便、经济，已被证实具有较好的诊断价值，但目前尚未在临床普及。

通常，医生需要结合病史、体格检查、神经心理评估、实验室和影像学检查结果进行系统分析，以明确患者是否有痴呆、引起痴呆的可能原因是什么，并在掌握以上信息的基础上，明确痴呆的严重程度、有无精神行为障碍等其他伴随问题。

治疗较困难，部分"可逆转"

痴呆分多种类型，除阿尔茨海默病（老年痴呆）外，还有血管性痴呆、路易体痴呆、额颞叶变性、帕金森病痴呆等。阿尔茨海默病占痴呆的50%～70%，是最常见的痴呆症。在我国60岁及以上人群中，痴呆的发病率约为6.19%；在65岁以上人群中，轻度认知障碍的患病率为20.80%。

阿尔茨海默病发病机制不明，尚缺乏有效的治疗手段，目前仅有5种药物获得美国食品药品管理局（FDA）批准用于改善临床症状，它们分别是胆碱酯酶抑制剂（多奈哌齐、卡巴拉汀、加兰他敏）、谷氨酸受体拮抗剂（美金刚），以及靶向Aβ淀粉样蛋白抗体的新药。

值得一提的是，虽然痴呆治疗较困难、疗效较差，但约10%的痴呆是可逆的，如自身免疫性脑炎、维生素B_{12}缺乏、甲状腺功能减退、神经梅毒等导致的痴呆。及时找到病因并采取针对性治疗，有希望治愈或显著改善这些患者的认知功能，提高生活质量。

痴呆可预防，行动起来

越来越多的研究证实，老年痴呆与慢性病一样是可以预防的。血脂异常、高血压、高血糖、超重、不良生活习惯、不良情绪等，对记忆力下降或痴呆的发生和发展起着推波助澜的作用。我们团队基于前期工作，在国家科技部"十三五"重大慢性非传染性疾病防控研究等重点专项课题的支持下，联合国内外知名学者制定了全球首个《老年痴呆循证预防指南》，有望延缓或预防40%的老年痴呆发生。大家不妨参照以下建议执行，保护认知功能、远离老年痴呆：

1. 做好体重管理。
2. 坚持定期体育锻炼。
3. 多从事刺激性脑力活动，如阅读、下棋等。
4. 不要吸烟，同时也要避免接触环境中的烟草烟雾。
5. 保证充足良好的睡眠，出现睡眠障碍时要咨询医生或及时治疗。
6. 避免罹患糖尿病。
7. 维持脑血管系统良好状态。
8. 保护头部，避免外伤。
9. 晚年保持健康强壮的体魄。
10. 保持健康的生活方式，避免罹患高血压。
11. 避免发生直立性低血压。
12. 保持良好的心理健康状态。
13. 维持心血管系统的良好状态，房颤患者需要应用药物治疗。
14. 放松心情，避免过度紧张。
15. 应尽可能多地接受教育。
16. 定期检测血同型半胱氨酸水平，高同型半胱氨酸血症患者应服用维生素B族和（或）叶酸治疗。
17. 多摄入富含维生素C的食物（如蔬菜、水果等）。
18. 绝经后妇女不宜应用雌激素替代疗法预防老年痴呆。

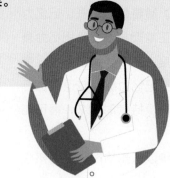

④ 大脑虽有颅骨护，外伤仍是大威胁

上海交通大学医学院附属仁济医院神经外科主任医师　张晓华

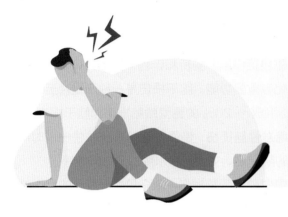

颅脑外伤是最常见的外伤类型之一，在所有外伤中的占比为30%～50%，居第二位，仅次于肢体损伤；但其致残和致死率居第一，是导致45岁以下人群死亡和残疾的主要原因。近年来，随着社会的高速发展、机动车等交通工具的普及，颅脑外伤的发病率逐年上升，预计到2030年，脑外伤仍是神经系统疾病致残的最主要原因。

虽有颅骨保护，大脑仍怕外伤

颅骨虽可在一定程度上保护大脑避免或减轻因外力打击而造成的伤害，但大脑仍是十分"脆弱"的。当头部遭受重创，如高处坠落、车祸、运动损伤等，颅骨会发生骨折。若颅骨只是单纯破裂，患者的病情通常不太严重；但若部分颅骨被推向脑部，则可能导致严重问题，如脑损伤、脑出血、脑组织感染、癫痫发作等。

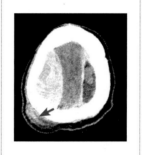

右侧头顶部头皮下血肿
（红色箭头所示）

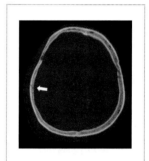

右侧颞骨骨折
（白色箭头所示）

撞伤头部，病情轻重不一

❶ 头皮损伤

头皮是颅脑防御的表面屏障，具有较强的韧性及抗击打能力。当外力撞击导致脑损伤时，头皮可能完整无损或仅有轻微损伤。头皮损伤包括头皮血肿、头皮裂伤和头皮撕脱伤等。其中，头皮血肿又分为皮下血肿、帽状腱膜下血肿和骨膜下血肿。

一般地说，较小的头皮血肿无须特殊治疗，在受伤早期进行冷敷可减少出血及疼痛；1～2日后改为热敷，可促进血肿吸收。血肿较大或发生头皮裂伤、撕脱伤者，须立即前往神经外科急诊进行处理。

❷ 颅骨骨折

头部遭受重创后，颅骨会因发生形变而破裂。成人颅骨的平均厚度为2～6毫米，颞区骨最薄，故此处骨折风险最大。在颅骨骨折中，最常见的骨折部位是顶骨和额骨，其次是颞骨和枕骨骨折；最常见的骨折类型是线形骨折，其次是凹陷性骨折和颅底骨折。颅骨骨折主要表现为损伤处疼痛、肿胀或出血，

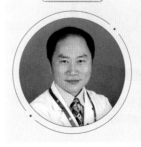

专家简介

张晓华《大众医学》专家顾问团成员，上海交通大学医学院附属仁济医院神经外科主任医师、教授、博士生导师，中华医学会神经外科分会委员，中国医师协会脑血管病、脑肿瘤专业委员会委员，中国医促会颅底外科分会常委，上海市医学会神经外科专科分会常委、脑肿瘤学组副组长。

眼周或耳后瘀斑，鼻、耳出血或流出脑脊液，严重者可出现头晕、意识模糊、晕厥等。

颅骨骨折的治疗方案取决于骨折的类型及部位。如果颅骨只是发生了破裂而无移位，通常不需要治疗，患者在医院留观数小时后即可离院。需要提醒的是，由于颅骨骨折通常在头部遭严重撞击的情况下发生，故伤者的颈椎和胸椎需要保持固定状态，以免造成脊髓损伤。颅骨骨折伴头皮撕裂伤及大出血者，其出血处须进行稳定压迫，并紧急去医院救治。

❸ 创伤性脑损伤

创伤性脑损伤是由头部遭受剧烈打击或震动而引起的脑解剖结构改变、脑生理功能受损。在我国，创伤性脑损伤的主要致伤因素是交通事故（53.0%）、高处坠落或跌倒（28.6%）和暴力事件（6.8%）。

创伤性脑损伤可直接损害中枢神经系统的相关功能，如运动、感觉和自主神经功能等。按损伤发生的时间和类型，创伤性脑损伤可分为原发性和继发性两种。

● **原发性脑损伤** 指头颅受暴力打击后直接造成的脑损伤，主要包括脑震荡、脑挫裂伤、弥漫性轴索损伤、原发性脑干损伤等。

脑震荡是创伤引起的神志改变，标志性症状是意识模糊及遗忘，有时伴（常不伴）先前意识丧失。早期症状包括头痛、头晕、恶心、呕吐、对周围环境缺乏意识等。一般无需特殊治疗，患者卧床休息数日即可恢复。

脑挫裂伤是脑挫伤和脑裂伤的统称，通常发生于暴力打击部位及其对冲部位。

弥漫性轴索损伤是由于头部遭受旋转加速度和／或角加速度暴力时，脑组织内部发生剪切力作用而造成的神经轴索和小血管损伤。

脑干包括中脑、脑桥和延髓，负责人体呼吸、心跳和消化等重要功能。脑干损伤是一种严重甚至致命的损伤，10%～20% 的重型颅脑损伤伴脑干损伤。

● **继发性脑损伤** 是原发性脑损伤发生一段时间后出现的脑受损病变，如脑水肿、颅内血肿等。

颅内血肿是颅脑损伤中最多见、最危险的继发性病变，主要危害是压迫、推移脑组织，引起进行性颅内压增高，甚至形成脑疝，危及患者生命。根据血肿部位，可分为硬膜外血肿、硬膜下血肿和脑内血肿。除少数血肿体积小、代偿能力强、脑水肿反应轻者外，一般均须及时手术，以清除血肿。

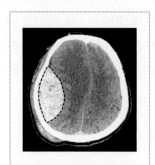
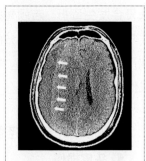

右侧硬膜外血肿（黑色虚线所示）　　右侧额顶颞部硬膜下血肿（白色箭头所示）

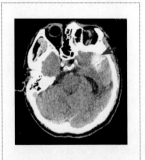
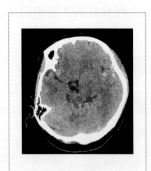

左侧额颞叶脑挫裂伤伴血肿形成（红色箭头所示）　　脑干损伤（红色箭头所示）

预防脑外伤，出行莫大意

据统计，全球每年颅脑损伤患者数量超过5000万，我国颅脑损伤患者数量超过世界上大多数国家。在我国，交通事故、高处坠落或跌倒是导致脑外伤的主要原因，日常生活中应加以预防，比如：骑自行车、摩托车或参加其他可能受伤的运动时，应戴上头盔；驾车或乘车时，应系好安全带；老年人应注意预防跌倒；等等。

5 癫痫非"疯癫"，
而是大脑"兴奋过头"

复旦大学附属华山医院神经内科教授　朱国行

　　突然倒地、意识不清、全身抽搐、口吐白沫，这是大多数人对癫痫的"主要印象"。民间将癫痫称为"羊癫疯"，也是基于癫痫患者的这种表现。癫痫是一种由多种病因引起的慢性脑部疾病，以脑网络异常导致反复性、发作性和短暂性的中枢神经系统功能失常为特征。

　　在我国，癫痫患者并不少见，患病率为 4‰~10‰，年新发病率为30/10万左右。照此估算，我国约有1000万癫痫患者，每年约有40万新发癫痫病例。癫痫在任何年龄、地区和种族人群中均有发病，儿童和青少年、老年人群的发病率较高。近年来，随着我国人口老龄化，脑血管病、痴呆和神经系统退行性疾病的发病率增加，老年人群癫痫的发病率呈上升趋势。

症状变化多端，并非只有"抽搐"

　　很多人认为，只有发生抽搐才是癫痫。事实上，癫痫发作的临床表现多种多样，可涉及感觉、运动、自主神经、意识、情感、记忆、认知及行为等。

　　● **部分运动性发作**　起源于一侧的抽动，涉及一侧面部或肢体远端，有时表现为语言中断；抽搐自拇指沿腕部、肘部和肩部扩展，医学上称为"杰克逊发作"；若发作后遗留暂时性局部肢体无力或轻偏瘫，称为"Todd 瘫痪"。

　　● **部分感觉性发作**　常表现为肢体麻木感、针刺感。

　　● **自主神经性发作**　主要表现为瞳孔扩大、呕吐、烦渴。

　　● **精神记忆情感发作**　主要表现为记忆扭曲、情感异常、错觉、幻觉。

　　● **复杂部分性发作**　部分性发作伴不同程度的意识障碍。

　　● **意识障碍与自动症**　出现情感（恐惧）、认知（似曾相识）和感觉性（幻觉）症状；自动症是在癫痫发作中或发作后、意识模糊状态下，出现一定程度协调性、适应性的无意识活动，并伴有遗忘。

　　● **意识障碍与运动症状**　复杂部分性发作患者开始即表现为意识障碍及各种运动症状，特别是在睡眠中发作时。

癫痫因脑部受损所致，并非"精神病"

　　很多人认为，癫痫很可怕，癫痫患者是精神有问题，是疯子。这种认识是完全错误的。所有大脑部位的损害都可造成癫痫发作，常见的有颞叶和额叶受损。癫痫发作是神经元异常、过度、同步化放电活动所造成的一过性表现，患者并非精神有问题。

专家简介

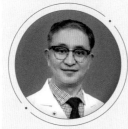

朱国行　复旦大学附属华山医院神经内科教授、主任医师，复旦大学癫痫诊治中心副主任，中华医学会神经病学分会脑电图与癫痫学组委员，上海市医学会脑电图与临床神经生理专科分会第八、九届主任委员，中国抗癫痫协会理事、脑电图与神经生理分会副主任委员、药物治疗专业委员会副主任委员，上海抗癫痫协会秘书长。

癫痫的常见病因包括遗传、结构性、代谢性、免疫性、感染性，有些癫痫患者病因不明。疲劳、睡眠不足、精神压力、自行停药、不规律服药等是导致癫痫发作的常见诱因。

脑电图检查，可帮助确诊

医生诊断癫痫，一般需要结合患者的病史、临床表现和相关检查结果，如脑电图检查、神经影像学检查（如头颅磁共振、CT、PET等）、血液学检查（如血常规、血糖、电解质、肝肾功能、血气、丙酮酸、乳酸等）、尿液检查（如尿常规及遗传代谢病的筛查）、脑脊液检查（排除颅内感染性疾病、诊断某些遗传代谢病）、遗传学检查等，以明确病因，制定个体化的治疗方案。

癫痫发作的本质特征是大脑神经元异常、过度放电，而脑电图检查是反映脑电活动最直观、便捷的方法。因此，脑电图检查是医生诊断癫痫、确定发作类型和癫痫类型的重要手段，也是癫痫患者的常规检查。

个体化治疗，助癫痫患者正常生活

近年来，癫痫的治疗领域有许多进展，如药物治疗、神经调控治疗等。目前常用的治疗方法包括药物治疗、外科治疗（包括神经调控疗法）、生酮饮食等。

药物治疗是最重要和最基本的治疗方法，也是癫痫患者的首选治疗方案。常用的抗发作药物包括丙戊酸、卡马西平、苯妥英钠、苯巴比妥、拉莫三嗪、托吡酯、奥卡西平、左乙拉西坦、拉考沙胺、吡仑帕奈等。医生会根据每个患者的发作特点、病因等，确定个体化的治疗方案，并根据病情决定采取单药治疗或联合治疗。医生选药时，会根据患者的情况与需求，尽量减少药物的副作用。

60%~70%的癫痫患者在经过正规抗癫痫药物治疗后，可实现无发作。也就是说，大多数癫痫患者经过治疗，可以像正常人一样工作和生活。通常情况下，癫痫患者如果持续无发作3年以上，即存在减药和停药的可能性。

外科治疗也是癫痫治疗的重要组成部分，目的是提高患者的生活质量，终止或减少癫痫发作。每一位考虑进行手术治疗的癫痫患者均需要明确手术的具体目标：是终止癫痫发作，还是减少癫痫发作；癫痫发作终止或减轻的概率有多少；是否可以改善生活质量；等等。目前，癫痫手术的适应证尚不统一。切除性手术主要适用于药物治疗失败且致病部位确定的难治性癫痫、有明确病灶的症状性癫痫，同时还需要评估手术是否会造成永久性功能损害，以及这种功能损害对患者生活质量的影响；姑息性手术主要适用于癫痫性脑病和不能行切除性手术的患者。不论是切除性手术，还是姑息性手术，术前均应仔细、充分地评估手术可能给患者带来的获益及风险，医生需要与患者及其监护人充分沟通手术的利弊，共同决定是否手术及手术方案。手术后，患者仍需继续应用抗癫痫药物。

生酮饮食是一种高脂、低碳水化合物、适当蛋白质的饮食模式。这一疗法用于治疗儿童难治性癫痫已有数十年的历史。生酮饮食的食物配比较特殊，开始时较难坚持，但如果癫痫发作控制后，患者多能良好耐受。

大部分癫痫不遗传　　　　　　　　　　　　　　　　

很多患者关心"癫痫到底会不会遗传"。其实，大部分癫痫病例是散发的，并没有家族遗传史；还有很大一部分癫痫患者是有明确病因的，如脑炎、脑外伤、脑肿瘤等，因后天因素引起的癫痫发作，是不会遗传的。随着医疗水平的不断提高，癫痫患者完全可以正常学习、工作和生活，要有自信，不能自卑。全社会应关心癫痫患者，不可歧视他们。

6 手抖人僵"帕金森"，源于黑质"怠了工"

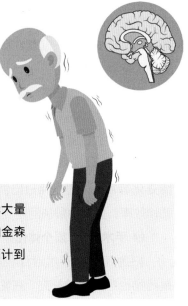

上海交通大学医学院附属新华医院神经内科主任医师　刘振国

帕金森病是一种在中老年人群中常见的神经系统疾病，与中脑黑质多巴胺能神经元大量丢失和神经元胞质内路易小体形成有关。流行病学调查显示，在我国65岁以上人群中，帕金森病的患病率已达1.7%，全国现有超过300万名帕金森病患者。随着我国人口老龄化，预计到2030年，我国帕金森病患者总数将超过500万，占全球帕金森病患者总数的一半以上。

核心症状，"慢、抖、僵"

帕金森病的主要症状包括两大类：运动症状和非运动症状。运动症状是帕金森病的核心症状，概括起来就是"慢、抖、僵"。"慢"指运动迟缓，随意运动减少，动作缓慢、笨拙；"抖"是最常见的症状，医学上称为"静止性震颤"，即患者在安静状态下出现手抖、脚抖，甚至头抖；"僵"指患者有肢体僵硬感和肌强直（被动活动关节时，关节阻力增高）。此外，患者还会出现姿势和步态障碍：行走时，上肢摆臂幅度减小，下肢拖曳，步伐逐渐减小、变慢，容易向前冲，等等。

非运动症状，莫忽视

除运动症状外，帕金森病患者还有许多非运动症状，其中一些症状甚至可以比运动症状早出现十多年，包括感觉障碍（如嗅觉减退、肢体麻木或疼痛等）、睡眠障碍（如快速眼动期睡眠行为障碍、不宁腿综合征、日间嗜睡等）、自主神经功能障碍（如便秘、多汗、流涎、脂溢性皮炎等）和精神障碍（如焦虑、抑郁、认知障碍、幻觉等）。

疑似"帕金森"，尽早就医

出现以上运动和非运动症状者，应尽早就诊，在专科医生指导下进行早期筛查。通过量表评估、步态评估、震颤电图、头颅磁共振、多巴胺转运体功能显像等综合检测手段，结合患者的症状与体征，可使帕金森病的诊断准确率达到90%～95%，同时还可完成疾病进展、运动并发症和非运动症状的全方位评估。

个体化综合治疗，有效控制病情

目前，帕金森病虽然还无法根治，但早期发现、早期诊断、早期干预，可有效改善症状，提高患者的生活质量，延长生存时间。

❶ 药物治疗

药物治疗是帕金森病的首选治疗方式，也是主要治疗手段。常用的西药包括左旋多巴、多巴胺受体激动剂等。中医药治疗对改善帕金森病患者运动症状和非运动症状也有

专家简介

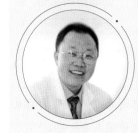

刘振国 《大众医学》专家顾问团成员，上海交通大学医学院附属新华医院神经内科教授、主任医师、博士生导师，国家科技部重点研发计划首席专家，上海市医学会神经内科专科分会副主委，上海市医师协会神经内科医师分会副会长，上海市中西医结合学会慢性神经系统疾病专业委员会主任委员。

一定作用。比如：新华医院的天芪平颤方可改善帕金森病的运动并发症，苁蓉润肠方可缓解帕金森病患者的便秘症状，等等。

服药期间，患者应严格遵医嘱规范用药，定期至专病门诊随访，不宜擅自增减药物或停药。患者可用写日记的方式记录每日服药的时间、种类和剂量，出现的药物不良反应（如口干、恶心、头晕等），以及病情变化等，就诊时携带日记供医生参考，有助于提高就诊效率，更好地解决问题。

❷ 手术治疗，须个体化评估

帕金森病的手术治疗（俗称"脑起搏器"植入）是药物治疗的有效补充。在帕金森病早期阶段，药物治疗效果显著；随着疾病进展，药物疗效会逐渐减退，当药物疗效明显减退或患者出现严重的运动并发症（症状波动或异动症）时，可考虑手术治疗。不过，手术治疗并非人人适用。比如：手术对改善肢体震颤、肌强直等症状效果较好，但对"中轴"症状（如严重的语言障碍、吞咽障碍、步态平衡障碍等）的疗效不显著；对一些非运动症状（如认知障碍等）无明确疗效，甚至有可能使其恶化；非原发性帕金森病的帕金森叠加综合征患者采用手术治疗无效，为手术禁忌证。总

之，帕金森病患者是否适合手术、何时为最佳手术时机，需要由专业医生进行个体化评估后决定。

❸ 非药物治疗，有助改善症状

帕金森病患者可根据不同症状进行康复或运动训练，如步行、太极拳、瑜伽、舞蹈、有氧运动、抗阻训练等。若能每日坚持，有助于提高患者的生活自理能力、改善运动功能，并延长药物的有效作用时间。笔者团队设计了简单易学的"创新型五禽戏"（视频可在"新华PD咨询"微信公众号下载），有助于缓解冻结步态，延缓病情进展。此外，经颅磁刺激技术（TMS）是一种无创的物理治疗方法，有助于改善帕金森病患者的运动和非运动症状。

饮食与服药，几点注意

帕金森病患者可遵循地中海饮食模式，以蔬菜、水果、鱼类、五谷杂粮、坚果和橄榄油为主，每餐不宜吃得过饱，少食多餐为宜。

为避免食物与药物发生相互作用、影响药效的正常发挥，服用左旋多巴的患者应将服药时间安排在饭前半小时或饭后2小时以上；服用司来吉兰等药物者，应避免同时食用富含酪胺酸的食物（如红葡萄酒等）。

调整生活习惯，改善不适症状

❶ 睡眠障碍	❷ 便秘	❸ 排尿障碍	❹ 流涎	❺ 直立性低血压
睡眠质量不佳的患者应保持规律作息，白天避免午睡，睡前避免观看紧张、刺激的电视或电影，可用热水泡脚或听些助眠的音乐，以帮助放松心情、改善睡眠。	便秘严重的患者应进行适度锻炼，以促进肠蠕动；饮食上应增加膳食纤维的摄入，多吃新鲜蔬果，多喝水。	若白天饮水量已充足，睡前不宜大量饮水；勤洗澡，勤排尿，保持外阴清洁，预防尿路感染；症状较严重者可进行膀胱训练及盆底肌训练，以改善排尿障碍。	伴流涎症状者宜进行吞咽训练，以有效清除口腔内的唾液；可随身带一块手帕，用于擦拭口水；睡觉前，可以在枕头上铺一条毛巾，并将头侧向一边睡。	发生过直立性低血压的患者，在起立、坐下过程中，动作要慢，不宜急躁，以防因血压降低而引起头晕，甚至晕厥。

特别提醒 **帕金森病有遗传倾向，但并非唯一病因**
遗传因素虽然在帕金森病的发生中起着重要作用，但并非其唯一病因，年龄、环境等因素也是导致帕金森病的重要原因。帕金森病并不是遗传病，不一定会遗传给后代，只是有帕金森病家族史的人患病概率比普通人高一些。

7 脑内有条"小河流"，循环不畅麻烦多

复旦大学附属中山医院神经外科主任医师　张晓彪

> 每个人的脑内都有一条"小河流"，它就是在脑室、蛛网膜下腔之间循环流动的脑脊液。

"小河流"的循环之路

脑脊液是充满于脑室系统、脊髓中央管和蛛网膜下隙内的无色透明液体，含矿物质、葡萄糖和少量蛋白质，具有缓冲、保护、营养、运输代谢产物，以及维持正常颅内压的作用。成人脑脊液总量约为150毫升，处于不断产生、循行和回流的平衡状态。脑脊液在颅内分泌、流动和再吸收的过程，称为"脑脊液循环"，是人体内重要的循环之一。

脑脊液主要由双侧侧脑室的脉络丛产生。此处产生的脑脊液，经室间孔流入第三脑室，与第三脑室脉络丛产生的脑脊液，一起经中脑导水管进入第四脑室。第四脑室也有脉络丛，也可以产生脑脊液。最终，脑脊液进入蛛网膜下腔，其中一部分会经脊髓中央管进行循环，大部分脑脊液循环到上矢状窦附近，被蛛网膜粒、蛛网膜绒毛吸收进入静脉窦，重新回到血液循环。

"小河流"循环不畅，可致脑积水

当脑脊液分泌过多、循环受阻或吸收障碍时，就容易在脑室系统和蛛网膜下腔积聚过多，引起脑积水，并导致脑室扩大、脑实质减少和颅内压增高。

脑积水有多种分类方法。按照压力，可分为高压性脑积水和正常压力性脑积水。按照脑室系统和蛛网膜下腔是否相交通，可分为交通性脑积水和梗阻性脑积水：交通性脑积水是由于脑脊液产生过多或吸收障碍而形成的脑积水，特点是脑室与蛛网膜下腔之间仍然通畅；梗阻性脑积水是指脑室系统或第四脑室出口有阻塞，脑脊液流至蛛网膜下腔或脑池受阻，导致阻塞部位平面以上脑室系统显著扩大。

脑脊液，蕴含脑的"健康信息"

脑脊液的变化可以反映神经系统的病理性改变，脑脊液检查对中枢神经系统疾病（如中枢神经系统感染、颅内出血等）的诊断具有重要意义。

脑脊液检查包括一般性状观察、细胞计数和分类、生化和免疫学检查、病原学检查等。若怀疑存在中枢神经系统恶性肿瘤，可进行脑脊液脱落细胞学检查。

CT和磁共振检查有助于明确脑脊液循环障碍的病因、类型，并区分其他原因引起的脑室扩大。比如：交通性脑积水在影像学上主要表现为脑室系统普遍扩大，伴脑沟和脑池扩大；梗阻性脑积水在影像学上主要表现为梗阻部位近端的脑室扩大，远端的脑室正常或缩小。与CT相比，磁共振检查能更清晰地显

专家简介

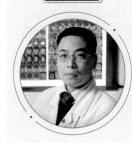

张晓彪　复旦大学附属中山医院神经外科教授、主任医师、博士生导师，复旦大学基础医学院双聘教授，中国医师协会内镜医师分会常委、副总干事，中国医师协会神经内镜专业委员会副主任委员，上海市抗癌协会神经肿瘤分会副主任委员。

示梗阻部位和原因。

脑积水非小事，首选手术治疗

脑积水的临床表现受颅内压力、脑积水部位、病程长短等影响。常见症状包括头痛、颈部疼痛、恶心、呕吐、视物模糊、复视、行走困难等，儿童患者还可出现智力发育迟缓、生长发育障碍等，成人患者还可出现嗜睡、二便失禁和认知功能减退等。此外，正常压力性脑积水患者可出现步态障碍、痴呆、尿失禁"三联征"表现。由于该病多见于老年人，故易与老年痴呆混淆。与老年痴呆不同的是，正常压力性脑积水可诊可治，预后较好。

确诊患有脑积水者，须及时接受治疗，以最大限度地恢复神经功能。手术治疗是首选，主要手术方式包括"疏通""造瘘""分流"三种。

❶ "疏通"

"疏通"，即解除梗阻，手术方式包括中脑导水管成形或扩张术、第四脑室正中孔切开或成形术、切除引起脑脊液循环通路受阻的肿瘤等，是治疗梗阻性脑积水的理想方法。随着神经内镜技术的发展，医生通过微创的神经内镜即可解决脑室各个部位的梗阻，这是首选手术方法。

❷ "造瘘"

"造瘘"，即第三脑室底造瘘术，适用于梗阻发生在第三脑室后部与第四脑室出口之间的脑积水。该术式可恢复接近生理状态的脑脊液循环，且无需植入分流装置。

❸ "分流"

"分流"，即脑脊液分流术，是将脑室或腰大池的脑脊液分流至其他部位，包括脑室腹腔分流术、脑室心房分流术、托氏分流术及其他类型分流术。成功的分流术可以较好地解决脑脊液循环问题，有助于患者神经功能的恢复。

减少脑脊液形成的手术，如脉络丛切除术等，现已较少采用。

脑肿瘤的发病率虽然不高，但由于其长在人体的"司令部"内，位置"特殊"，危害不容小觑。美国的流行病学调查数据显示，成人原发性脑肿瘤的发病率约为2.38／10 000，其中约1/3为恶性；未成年人及儿童的发病率较低，约为0.6／10 000，但60%为恶性。国内的数据与之类似，颅内原发性恶性肿瘤的发病率约为1／10 000。

脑肿瘤有良、恶性之分

据统计，脑肿瘤的病理亚型已超过100种。在原发性脑肿瘤中，高发于成人的主要有脑膜瘤、垂体瘤、神经鞘瘤等，高发于儿童的主要有颅咽管瘤等。值得一提的是，少数良性脑肿瘤，如脑膜瘤、垂体瘤和颅咽管瘤，可出现所谓"交界性"行为，即类似于恶性肿瘤的侵袭性生长。在恶性脑肿瘤中，胶质瘤在成人患者中最为常见，约占1/3；髓母细胞瘤在儿童患者中最常见。值得一提的是，约10%的颅外恶性肿瘤会发生脑转移，如肺癌、乳腺癌、结直肠癌、肾癌、黑色素瘤等。

"颅高压"症状，或是脑肿瘤"信号"

脑肿瘤的症状可分为非特异性症状和特异性症状。非特异性症状主要是肿瘤的占位效应导致颅内压力升高所致，典型表现为头痛、反复呕吐、意识模糊等；肿瘤导致脑积水者，还可能出现痴呆、步行障碍、尿失禁等。

特异性症状主要是肿瘤对脑组织产生刺激和破坏所致，临床表现多样，如：感觉或运动障碍，

专家简介

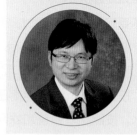

高 亮 同济大学附属第十人民医院神经外科主任医师、教授、博士生导师。擅长复杂颅脑外伤手术和重症监护治疗、高难度脑肿瘤的显微外科治疗、动脉瘤的手术夹闭等。

8 大脑也会长肿瘤，原发、转移均可见

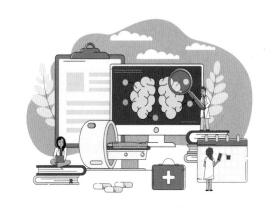

同济大学附属第十人民医院神经外科　陈宋育　高 亮（主任医师）

如手脚麻木、乏力；癫痫发作，典型表现为阵发性肢体抽搐伴意识丧失；精神症状，如短时间内性格改变，暴躁易怒或缄默少言，部分患者可出现幻觉；语言障碍，表现为讲不出话、不会写字或难以理解部分词句的意思；视力下降、视野缺损、面部麻木、听力下降等脑神经受损的表现；眼球震颤、眩晕、精细动作障碍，如走路有"踩棉花感"、用筷子夹菜不准等小脑病变的表现。

良性脑肿瘤，手术是首选

脑膜瘤是常见于成人的良性脑肿瘤，首选治疗方式是通过开颅手术将肿瘤切除。若术后有肿瘤残留或复发，可进行辅助放疗。尽管大多数脑膜瘤是良性病变，但其可能包绕或侵犯重要的神经、血管等结构，增加术中大出血、神经损伤等的发生风险。因此，体积小、无症状的脑膜瘤患者可定期复查磁共振，严密观察病情变化；有症状或随访中发现肿瘤有增大倾向的脑膜瘤患者，应进行手术治疗。

垂体瘤也是常见于成人的良性脑肿瘤，主要分为两类：无功能腺瘤和有功能腺瘤。前者多以压迫症状起病，如视力下降、头痛等。后者则根据其分泌的激素类型而有不同的症状，如：泌乳素型垂体瘤主要表现为泌乳、性欲减退、女性月经紊乱和闭经等；促肾上腺皮质激素型垂体瘤主要表现为向心性肥胖、高血压等；生长激素型垂体瘤会导致儿童出现"巨人症"，成人患者出现肢端肥大（手脚变大）、颜面部骨质和软组织异常生长（鼻子变大、嘴唇变厚、打鼾）等表现。

除泌乳素型垂体瘤首选药物（溴隐亭）治疗外，手术是其他类型垂体瘤的首选治疗方式。随着神经内镜技术的发展，大部分垂体瘤患者可以采用经鼻蝶窦神经内镜手术进行治疗。与传统开颅手术相比，神经内镜手术创伤小、并发症较少，患者总体恢复时间更短。

恶性脑肿瘤，不轻言放弃

脑胶质瘤是最常见的颅内恶性肿瘤，临床表现与其他脑肿瘤类似。按照世界卫生组织的分级，可以将脑胶质瘤从相对良性到高度恶性分为Ⅰ～Ⅳ级。低级别胶质瘤，特别是Ⅰ级肿瘤，手术切除后多可治愈，预后较好；高级别胶质瘤，尤其胶质母细胞瘤（Ⅳ级），主要治疗方式为安全范围内的最大限度手术切除联合术后放化疗。此外，靶向治疗、电场治疗等新型治疗手段亦有一定效果。

脑转移瘤，综合治疗可延长生存期

颅外恶性肿瘤细胞常通过血液循环转移至颅内。在脑转移瘤中，一半以上来源于肺癌；20%以上的肺癌患者会发生脑转移，部分患者甚至以脑转移瘤为首发表现。

治疗脑转移瘤，手术并非首选。一般地说，对放疗敏感的肿瘤，可选择全脑或肿瘤局部放疗；肺癌脑转移患者若存在特定的基因突变，如表皮生长因子受体（FGER）突变等，可选择靶向治疗。脑转移瘤的手术治疗指征是肿瘤≤3个、手术能完全切除、损伤大脑重要功能区的概率低。因肿瘤卒中、梗阻性脑积水等导致颅内高压、脑疝逼近，可能危及患者生命时，应考虑急诊手术减压。**PM**

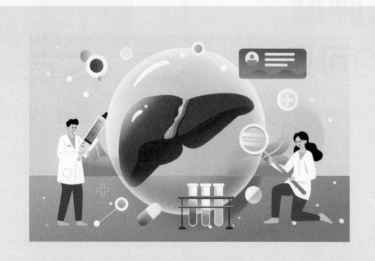

肝脏是人体最大的实质性器官，承担多项重要生理功能。简单地说，肝脏是人体最大的化工厂、发电厂和废物处理厂，其任务多、负荷重，整日默默无闻、任劳任怨。肝脏容易受到多种因素的损害而"生病"，如乙肝、丙肝、酒精性肝病、非酒精性脂肪性肝病、药物性肝病、自身免疫性肝病、遗传代谢性肝病等。同时，肝脏与全身其他器官的关系也非常密切，其他系统的疾病也可能导致肝脏异常。

肝脏异常，
不一定都是肝的错

首都医科大学附属北京友谊医院肝病中心　单　姗　贾继东（教授）

影响肝脏的其他疾病 ① ：血液系统疾病

多种血液系统疾病可累及肝脏，使患者出现肝脾肿大、黄疸、门静脉及肝静脉血栓形成、门脉高压及肝脏铁沉积等表现。

溶血性疾病（即红细胞破坏增多）可导致黄疸。溶血时，胆红素的产生超过转化和排泄，血液中胆红素水平升高，可导致眼睛巩膜和皮肤黄染。此种黄疸的特点是以非结合型胆红素（也称间接胆红素）升高为主。

血液系统疾病所致的球蛋白（特别是免疫球蛋白）升高，容易与自身免疫性肝病相混淆。其中，多克隆性免疫球蛋白升高主要见于自身免疫性肝病，而单克隆性免疫球蛋白升高主要见于多发性骨髓瘤等血液系统疾病。

血液系统肿瘤侵犯肝脏和脾脏可引起肝脾肿大，如白血病、淋巴瘤、真性红细胞增多症、原发性血小板增多症及骨髓纤维化等。对血液、骨髓、淋巴结等进行相关检查，可与肝病引起的肝脾肿大加以区分。

易栓症（容易导致血栓形成的疾病）累及肝脏时，可导致肝脏血管堵塞。患者主要表现为门静脉和肝静脉内血栓形成，急性发病者表现为腹痛、黄疸、肝大、腹水，慢性者可表现为门静脉海绵样变性等。

此外，血色病（铁在肝脏、心脏、胰腺等器官中积蓄过多）可导致肝大、肝功能异常、肝硬化，甚至肝细胞癌；一些卟啉病（由于缺乏某种酶所致的卟啉代谢障碍性疾病）也可导致肝脏异常，患者可有黄疸、腹痛及类似肝硬化的表现。

影响肝脏的其他疾病 ② : 内分泌系统疾病

内分泌器官（甲状腺、肾上腺、卵巢、睾丸等）发生功能障碍时，可影响肝脏，导致转氨酶升高、胆汁淤积、肝细胞脂肪变性、血管损伤及肝占位等。

甲状腺功能亢进症（甲亢）是较常见的引起转氨酶升高的内分泌疾病，主要引起胆汁淤积。甲状腺功能减退症（甲减）、糖尿病、肾上腺皮质功能减退症、嗜铬细胞瘤等内分泌疾病也可引起肝损伤，导致转氨酶升高。

雌激素过多（分泌过多或外源性补充）也是引起肝内胆汁淤积的常见因素。雌激素水平升高还会引起血液高凝状态，增加肝脏血管系统血栓形成的风险。松果体疾病、甲减、2 型糖尿病、多囊卵巢综合征、肾上腺皮质增生症、醛固酮增多症等，可造成激素分泌失衡，引起或加重脂肪肝。

内分泌系统疾病还可引起肝占位性病变。例如：肝局灶性结节性增生与雌激素过多存在关联；部分肝占位是由于内分泌系统恶性肿瘤转移至肝脏所致，如胰岛素瘤、恶性嗜铬细胞瘤等。

影响肝脏的其他疾病 ③ : 循环系统疾病

循环系统功能异常会导致血液运输障碍，引起淤血性或缺血性器官损伤。急、慢性心功能不全所致的淤血性肝损伤比缺血性肝损伤更常见。在严重心功能不全的患者中，淤血性肝病的发病率为 15% ~ 65%，其预后主要取决于其基础心脏疾病，因而治疗也主要针对心脏疾病。急性缺血性肝损伤是由于心输出量急速下降、肝脏血流灌注明显不足所致，以血清转氨酶快速、显著升高为特点，偶可发生急性肝衰竭，应针对导致心衰的病因进行治疗。

遗传性出血性毛细血管扩张症是一种以出血和血管畸形为特征的常染色体显性遗传病。40% ~ 70% 的患者存在肝脏血管畸形，包括肝动脉 - 门静脉分流、肝动脉 - 肝静脉分流及门静脉 - 肝静脉分流，肝功能可受到影响。

影响肝脏的其他疾病 ④ : 自身免疫性疾病

自身免疫性疾病，如系统性红斑狼疮、类风湿关节炎等，可累及肝脏并导致不同程度的肝损伤。约 43% 的自身免疫性疾病患者会出现肝脏生化学指标异常。自身免疫性疾病也可以合并其他肝脏疾病，尤其是自身免疫性肝脏疾病，如自身免疫性肝炎、原发性胆汁性胆管炎及原发性硬化性胆管炎等，诊断和鉴别诊断较为复杂。

此外，治疗此类疾病的药物包括非甾体抗炎药、抗风湿药（如氨甲蝶呤、来氟米特、环磷酰胺等）及生物制剂等，亦可导致肝损伤。 PM

专家简介

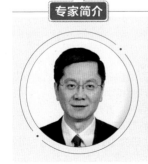

贾继东 首都医科大学附属北京友谊医院肝病中心主任医师、教授、博士生导师，首都医科大学肝硬化及门脉高压诊疗与研究中心主任、中西医结合学系主任，中国医师协会消化科医师分会肝病专业委员会主任委员，中国肝炎防治基金会理事。擅长病毒性肝炎、自身免疫性肝病、胆汁淤积性肝病、遗传代谢性肝病及肝移植前后的诊治。

（王倩怡、段维佳、王宇、赵新颜、欧晓娟、马红、尤红教授对本文亦有贡献）

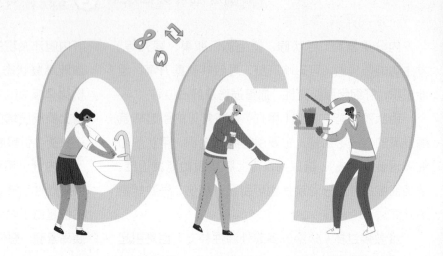

"你是不是有强迫症？"在当今时代，经常有人如此调侃亲友或同事的某些行为。比如：经常担心门没锁好而反复检查，担心电源没关好返回家里查看，担心手没洗干净反复洗手……人们常把爱干净、反复检查门锁、做事小心谨慎、按部就班、追求完美、拘谨多疑等表现自动归类为"强迫症"，这种调侃是善意、轻松的。然而，真正的强迫症可没有那么轻松，它会给人的生活带来很严重的影响，甚至让人失去生活能力。

被误解的"强迫症"

苏州大学教育学院应用心理学研究所教授　童辉杰

"强迫"症状其实很普遍

实际上，80%以上的人有时会有奇怪的、闯入性的想法，例如，一首歌在脑海中不断萦绕，想象自己可能被污染，害怕刀剪伤害他人和孩子，出门后反复担心因门没有锁好会带来严重后果，等等。

过春节的时候，有位母亲再三叮嘱孩子，大年初一早上下床时，一定要右脚先下地，图个吉祥。这个孩子后来每天下床的时候，都要用右脚下床；如果用左脚下床，就会觉得不吉利。这种习俗带来的禁忌，大多有强迫性意义。

有强迫症状不一定是患了强迫症

专家简介

童辉杰　《大众医学》专家顾问团成员，苏州大学教育学院应用心理学研究所副所长、教授、博士生导师，苏州大学人才测评研究所副所长，苏南地区大学生心理健康教育研究中心研究部主任。主要研究方向为心理咨询与测量、人格与社会心理学等。

一般而言，正常人群的强迫症状一般比较轻微，可以自行控制；而强迫症患者的强迫症状更加频繁，程度更加严重，给人带来痛苦，严重影响日常生活。就像很多人日常生活中偶尔会出现抑郁情绪，但并非患了抑郁症，两者的区别在于造成的心理痛苦及影响生活功能的程度。

真正的强迫症很痛苦

强迫症患者脑海中常会反复出现各种各样的强迫观念，且为了减轻强迫观念引起的焦虑，他们又会做出某些强迫行为，如反复洗手，不断检查、计数，等等。有的患者出门时一定要左脚先迈出家门，回家后脱下的鞋一定要头朝东。他明知这样做很可笑，却又无法控制，内心产生强烈的苦恼和痛苦而无法自拔。有的患者因为不断洗手，以至于不能正常上班；有的患者难以控制要掐死自己孩子的可怕念头，以至于不能与之单独相处。

由于强迫症痛苦程度很高，患者往往求诊心切，故寻求咨询治疗的比例很高，约占所有咨询者的16.2%。强迫障碍是仅次于抑郁障碍、酒精依赖和恐怖症的第4种常见心理疾病。好在强迫症并没有污名化的效应，不会像精神分裂症那般让人害怕。

改善强迫症状，试试三种方法

对大多数人来说，有时脑子里出现盘绕不去的强迫观念，或出现一些强迫行为，虽然还没有达到需要去治疗的严重程度，但多少会对自己的生活造成一定困扰。有没有一些办法可以帮助改善这些轻微的强迫症状？

首先，可采用"矛盾意向疗法"。这是著名心理学家弗兰克发明的。这种疗法强调，当出现强迫观念或行为时，我们不应去阻止、控制它，反而应放纵、允许它，甚至鼓励它出现。这是一种反向的、矛盾的做法，乍一听显得有些不可思议，但会使那些强迫观念和行为立刻暴露它的真面目，让我们认识到，这些强迫观念与行为所导致的严重后果几乎是不可能发生的。

比如：如果每天早上下床时，总是想着一定要用右脚先下，就可以尝试用左脚先下，然后看看生活会发生什么样不同寻常的改变。可想而知，生活不会因为这样微不足道的细节而出现任何改变。认识到这一点，就不会再过分在意某些观念和行为。坚持这样做一段

时间，强迫症状就会有所改善。

其次，当出现某种强迫观念或行为时，可以对自己喊"停止"。这种方法在心理治疗中常被用到。当患者出现强迫观念和行为时，治疗师会大声对他喊"停"，要求患者停止思考与行动。在心理治疗中，这种做法是有效的。因此，当出现强迫观念和行为时，对自己喊"停止"也是有一定效果的。每天坚持，主动出击，能在一定程度上改善强迫观念和行为。

此外，很多研究表明，正念训练对抑郁、焦虑和强迫有一定疗效，也值得尝试。PM

延｜伸｜阅｜读

被忽视的强迫型人格障碍

与强迫症不同，强迫型人格障碍是一种人格特征的异常，患者往往追求完美（即常说的"完美主义者"）、追求细节和规则，为人固执僵化、谨慎小心、吝啬节约等，这些特征会在社交、工作等方面造成适应不良，患者往往也会为此感到痛苦和烦恼。不过，这种痛苦和烦恼与强迫症相比，程度比较轻。但是，强迫型人格障碍因为形成了一种人格特征，所以它的出现会更稳定，持续的时间更长。

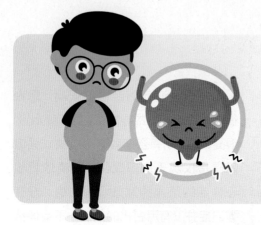

膀胱癌是泌尿系统常见的恶性肿瘤之一，发病率逐年升高。世界卫生组织国际癌症研究机构发布的全球最新癌症数据显示，2020年全球约有57万新发膀胱癌患者，位居男性新发癌症第4位和癌症死亡第8位。中国国家癌症中心的统计数据表明，2016年中国新发膀胱癌超过8万例，位居中国男性癌症发病率第7位。膀胱癌的高发年龄为50~70岁，近年来有年轻化的趋势，男性发病率为女性的3~4倍。

膀胱癌之膀胱"保卫战"

上海交通大学医学院附属第一人民医院泌尿肿瘤外科教授　王翔

膀胱癌发病与多重因素有关

膀胱癌的发生和发展是一个复杂的病理变化过程，具体发病机制尚未阐明，内在的遗传易感因素与外在的环境因素均有重要影响。

吸烟和长期接触工业化学品是两大外在危险因素，也是目前最为肯定的膀胱癌危险因素。约50%的膀胱癌患者有吸烟史，吸烟者罹患膀胱癌的风险比不吸烟者增加2~3倍，吸烟量越大、吸烟年限越长，罹患膀胱癌的风险越高。此外，膀胱内长期存在的慢性炎症、异物（留置导尿管、结石）刺激，与膀胱鳞状细胞癌和腺癌的发生关系密切。

膀胱癌的发生与遗传及基因异常同样密切相关。有癌症家族史者发生膀胱癌的危险性增加2倍；与膀胱癌有关的基因包括 $P53$、$HER-2$、$HRAS$、$BCL-2$ 等，这些基因参与调节细胞生长、DNA修复或凋亡，一旦发生异常，将导致细胞生长失控、肿瘤发生。

易被发现，但很"狡猾"

尿血、便血和咯血，被称为人体健康的三大红色警报，容易引起人们的重视。血尿是膀胱癌患者最常见的症状，故膀胱癌属于较易被早期发现的肿瘤。

80%~90%的膀胱癌患者以间歇性、无痛性的全程肉眼血尿为首发症状。尿色可呈淡红色至深褐色，多为洗肉水色，尿液中可伴血凝块。

膀胱癌虽然容易被发现，但非常"狡猾"，具有"易多发、易复发、易进展、易转移"四大特点。其生物学特性对疗效和预后影响很大，这也促使临床医生和医学科学家们不断研究和探索更为有效、系统性的膀胱癌全程管理和治疗方法。

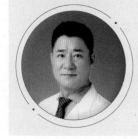

专家简介

王翔　上海交通大学医学院附属第一人民医院泌尿肿瘤外科主任、教授、主任医师、博士生导师，上海市医学会男科专科分会候任主任委员、泌尿外科专科分会委员、中华医学会男科学分会委员、泌尿外科学分会基层学组副组长、中国抗癌协会肿瘤光动力治疗专委会常委。擅长泌尿系统肿瘤及男科疾病的微创手术与综合治疗。

约90%的膀胱癌属于尿路上皮癌，其他少见类型包括腺癌、鳞癌和肉瘤等。根据肿瘤是否侵犯膀胱肌层，可将膀胱癌分为非肌层浸润性膀胱癌（NMIBC）和肌层浸润性膀胱癌（MIBC）两大类。约75%的膀胱癌为早期，即非肌层浸润性膀胱癌，治疗效果较好，通常情况下不需要将膀胱切除，大多数患者只需要接受经尿道的内镜手术即可。不过，在早期膀胱癌患者中，有30%～50%的人会在术后2年内复发。因此，打赢"第一仗"尤为重要。

❶ "辨清敌我"，精准诊断

可引起血尿的疾病很多，肾结石患者可能会在运动后出现血尿，严重尿路感染患者也会出现血尿，但如果出现全程无痛性的肉眼血尿，则很可能是膀胱癌的"信号"。当然，尿液呈红色并不一定都是血尿。进食某些水果（如红心火龙果等）或药物后，也可能出现红色尿液，尿常规检查可帮助鉴别。

尿液分析简单、无创，是膀胱癌诊断和术后随访的重要方法之一。尿液脱落细胞学检查可以在患者尿液中检出癌细胞，是膀胱癌、肾盂癌、输尿管癌等尿路上皮癌的定性诊断方法之一。随着技术的发展，如今的尿液分析不仅可以

提供尿液中红细胞、白细胞等基础信息，还可以检测尿液中脱落的肿瘤细胞及膀胱肿瘤标志物，如核基质蛋白22（NMP22）、膀胱肿瘤抗原（BTA）等。

超声检查是诊断膀胱癌最常用的无创、无辐射检查方法，还可同时检查肾脏、输尿管、前列腺、盆腔、腹膜后淋巴结及其他脏器的情况。我院在国内较早开展超声造影检查（可理解为增强B超），进一步提高了膀胱癌的检出率，并可评估其浸润深度。

CT检查（平扫＋增强扫描）可以发现直径1～5毫米的早期膀胱癌，还可评估其浸润范围、是否侵犯邻近脏器、是否发生远处转移等。CT尿路成像检查（CTU）是一种特殊的增强CT检查，通过采集造影剂在尿路的排泄相完成尿路重建，能显示上尿路、下尿路及其周围淋巴结，以及邻近器官的情况，目前已基本替代传统的静脉肾盂造影（IVU）检查。

磁共振（MRI）检查可评估邻近脏器受侵犯的情况，常被用来判断膀胱癌的分期。

❷ 围歼扫荡，"应清尽清"

"膀胱镜检查＋活检"是诊断膀胱癌的"金标准"。我们团队在临床实践中发现，如果影像学检查发现膀胱内有明确的肿瘤样病变，可以不做膀胱镜检查，直接通过经尿道的电切镜仔细检查，发现肿瘤后，直接将其进行诊断性切除。对非肌层浸润性膀胱癌患者而言，这么做既能达到获取肿瘤标本进行病理诊断的目的，又能同时彻底切除肿瘤，可谓"一箭双雕"，可使患者免受二次手术的痛苦。

恶性程度偏高或过大、多发、无法一次切干净的膀胱癌，需要在首次电切治疗后2～6周进行二次电切，切除深度须达深肌层，以便进一步清除肿瘤，并获得更加准确的病理诊断。

以上是膀胱癌系统性治疗的"首次战役"。接下来，患者仍要与狡猾的膀胱癌继续战斗。

膀胱癌易多发、复发、进展、转移，被称为"最昂贵的癌症之一"。膀胱癌术后5年内的复发率高达24%～84%。因此，即便"初战告捷"，患者仍不能放松警惕，需要进行综合治疗和定期随访。

❶ 灌注治疗＋膀胱镜检查，严防复发

国内外权威指南均推荐，所有非肌层浸润性膀胱癌患者需要进行术后即刻膀胱灌注化疗或定期膀胱灌注治疗，以降低复发风险。

术后即刻灌注化疗能杀灭术中播散和创面残留的肿瘤细胞，显著降低复发率。之后，患者可定期进行膀胱灌注化疗：每周1次，

持续8周;随后每月1次,持续12个月。常用化疗药包括丝裂霉素、吉西他滨、吡柔比星、表柔比星等。

膀胱灌注免疫治疗主要是指卡介苗(BCG)膀胱灌注治疗。国内外指南均推荐,中高危非肌层浸润性膀胱癌或膀胱原位癌患者在经尿道肿瘤切除术后,须使用BCG膀胱灌注治疗,通常在术后2～4周开始。高危膀胱癌患者进行3年的BCG膀胱灌注维持治疗,中危患者进行1年的BCG膀胱灌注维持治疗,可有效防止复发。

值得一提的是,在非肌层浸润性膀胱癌中,原位癌属于特殊类型,细胞分化程度差,属于高度恶性肿瘤,发生肌层浸润的风险高。研究发现,

BCG灌注治疗原位癌的完全缓解率(72%~93%)明显高于膀胱灌注化疗(48%),且能显著降低肿瘤复发和进展风险。因此,膀胱原位癌患者术后应进行BCG灌注治疗。

在进行灌注化疗的同时,患者还应定期(一般每3个月)进行膀胱镜检查。若发现膀胱黏膜可疑病变,须通过活检明确病理结果或同期予以切除。

❷ "多管齐下",进一步降低复发风险

为进一步降低膀胱癌的复发风险,我科采用多学科(MDT)、多手段的治疗模式,为膀胱癌患者制定个体化和"最优化"的治疗方案。比如:针对复发风险较高的膀胱癌患者,采用膀胱动脉介入化疗、膀胱局部放疗、免疫治疗、靶向治疗等手段,以降低复发率、提升总体治疗效果。近期,我科还引进了先进的膀胱癌光动力治疗设备,可有效治疗"潜伏"在膀胱内不易被发现的肿瘤。

上述综合治疗不仅可应用于早期膀胱癌患者,也适用于有强烈的保膀胱意愿、无法接受全膀胱切除治疗的患者,如初发的局限性肌层浸润性膀胱癌、复发的高危型非肌层浸润性膀胱癌。

决战:"弃车保帅"、尿流改道

膀胱癌的"狡猾、凶恶"之处,主要在于"易进展、易转移"。20%～30%的非肌层浸润性膀胱癌可能进展为肌层浸润性膀胱癌,还有一部分患者在初次就诊时就已经是肌层浸润性膀胱癌。

❶ "肌层浸润"首选全膀胱切除术

肌层浸润性膀胱癌的治疗原则是在新辅助化疗(或联合免疫治疗)后,行根治性全膀胱切除术和尿流改道。局部进展期膀胱癌患者采用局部手术治疗联合术前或术后全身系统性治疗,可提高疗效。晚期转移性膀胱癌患者,以全身系统性治疗联合支持治疗为主。

值得一提的是,肌层浸润性膀胱癌的具体治疗方案,需要由患者和医生在充分沟通后共同决定。作为医生,当肿瘤威胁到患者生命时,必须提供专业、合理的诊疗意见,并告知患者不同术式的优缺点。作为患者,应当配合、信任医护人员,认真学习术后造口护理或原位新膀胱的功能训练。只有医患双方通力合作,才能战胜膀胱癌。

❷ 既要"保命",也要"生活质量"

近年来,保留性功能的膀胱切除术(SPC)正日益受到重视。尤其是部分对性功能要求高的男性膀胱癌患者,若肿瘤局限,前列腺、前列腺尿道部及膀胱颈部无肿瘤,可选择保留性功能的膀胱切除术。女性患者若肿瘤未侵犯阴道前壁、宫颈及卵巢,可选择保留神经血管束、子宫、阴道及卵巢。当然,保留性功能的手术应以保证肿瘤根治效果为前提,且术后要规律随访。**PM**

随着技术的发展、新药的研发与应用,膀胱癌的疗效有了很大提升,有效降低了复发率,大大提高了保膀胱和保留盆腔器官的比例,延长了患者的生存时间,提高了患者的生活质量。我们坚信,终有一天会战胜"狡猾"的膀胱癌。

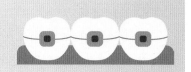

牙齿矫正能促进更好的咬合，使牙齿排列、嘴形、微笑等更加美观。绝大多数人因2~3年的正畸治疗而终身受益，也有人在矫正过程中出现了"牙套脸""黑三角"等问题。正畸为何会带来这些问题？该怎样避免？

"整牙"前，做好"防丑"功课

上海交通大学医学院附属第九人民医院口腔正畸科　袁玲君　房兵（主任医师）

"牙套脸"：咀嚼肌萎缩

所谓"牙套脸"，就是在正畸过程中出现颧骨外弓、脸颊凹陷、下巴视觉缩短等脸形改变。究其原因，可能与患者戴上"牙套"后不敢用力咀嚼，导致颞肌、咬肌等咀嚼肌萎缩、凹陷所致。

| 预 | 防 | 措 | 施 |

面部颧骨高突、下颌宽、咬肌丰满、颊部平坦的成年人，"整牙"过程中可能更容易出现"牙套脸"，短期内可能"变丑"。患者应做好心理准备，但不必过度焦虑，治疗结束后大多可恢复。

"黑三角"：牙龈退缩

当相邻牙颈部与牙冠接触点之间的牙龈缺失达2毫米以上时，会出现肉眼可见的三角形空隙，俗称"黑三角"（如图），不仅影响美观，还易引起食物嵌塞。成人正畸治疗后"黑三角"的发生率为22%~43.7%，以上下前牙区较为常见。

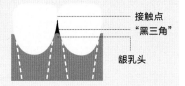

接触点
"黑三角"
龈乳头

切端宽、颈部窄的三角形切牙易出现"黑三角"；切牙前后错位、牙周组织较薄者易发生牙龈退缩，"整牙"后出现"黑三角"的概率较大；牙周病可导致牙龈退缩，龈乳头不能完全覆盖相邻牙间的缝隙时，也会出现"黑三角"。

| 预 | 防 | 措 | 施 |

三角形切牙可先进行邻面适量去釉，以改善牙冠形态；正畸治疗期间，患者应加强口腔卫生工作，有牙周病者应遵医嘱定期进行牙周治疗，降低"黑三角"的发生率。

"色斑牙"：菌斑、脱矿、早期龋

牙齿发黄多因佩戴矫治器后，口腔清洁不到位、牙菌斑滞留所致。有些患者会出现牙齿白斑，多为牙釉质脱矿、早期龋的表现。

牙釉质脱矿多数为轻度或中度，表现为形态不规则的白垩色斑；早期龋的好发部位是矫正器遮挡区及矫正器与牙龈间的牙釉质，这些区域常难以清理，又缺少进食的自洁作用。

| 预 | 防 | 措 | 施 |

正畸治疗前，要了解保持口腔卫生、控制菌斑的重要性；正畸过程中，两餐之间及睡前应少吃含糖食物、碳酸饮料；佩戴固定矫正器者应选择合适的刷牙工具，掌握正确的刷牙方法；可局部使用氟化物，以预防牙釉质脱矿、控制酸蚀面积；等等。

已经出现牙釉质脱矿者，应进行氟化物再矿化治疗；早期龋、有明显龋洞者，需要及时完成龋病充填治疗；复杂、严重的牙釉质变色或缺损者，矫正后需联合冠修复治疗，以恢复牙冠外形和颜色。🅿🅼

> **生活实例**
>
> 　　张先生今年36岁，前不久被诊断患2型糖尿病，既往未使用降糖药物治疗。他的父亲患2型糖尿病15年，长期应用西格列汀、二甲双胍联合甘精胰岛素治疗。最近，父子二人均出现口干、多饮、多尿、体重明显下降等症状，糖化血红蛋白（HbA1c）大于9.0%，空腹血糖波动于12~14毫摩/升。为更好地控制父子二人的血糖，医生建议他们住院，进行短期胰岛素强化治疗。

两类糖友，
短期胰岛素强化治疗获益大

解放军总医院第一医学中心内分泌科教授　母义明

什么是短期胰岛素强化治疗

　　短期胰岛素强化治疗是指糖尿病患者在生活方式干预的基础上，通过每日多次（3~4次）皮下注射胰岛素或使用胰岛素泵持续皮下输注胰岛素，使血糖快速达标的一种治疗方法。

　　短期胰岛素强化治疗可以快速缓解高血糖造成的毒性作用，改善胰岛 B 细胞功能，恢复胰岛素敏感性，从而快速有效地减轻高血糖对人体的危害。部分新诊断的胰岛功能较好的 2 型糖尿病患者进行短期胰岛素强化治疗后，可以摆脱药物治疗，依靠饮食和运动控制血糖达标，有的患者血糖甚至可以长期保持在目标范围。

适用人群及治疗目标是什么

　　适合短期胰岛素强化治疗的患者主要包括以下两类：

① 新诊断的 2 型糖尿病患者，HbA1c ≥ 9.0% 或空腹血糖 ≥ 11.1 毫摩 / 升，伴有明显高血糖症状，如口干、多饮、多尿、体重减轻。

② 接受降糖药物治疗 3 个月以上，出现血糖明显升高、血糖波动较大、高血糖症状或酮症酸中毒的 2 型糖尿病患者。

　　张先生与其父亲分别属于上述两种类型，故医生选择为他们进行短期胰岛素强化治疗。那么，父子二人的治疗目标是否相同呢？

　　张先生是新诊断的 2 型糖尿病患者，相对年轻，体型肥胖，无眼、肾、心、脑等血管并发症，也无高血压、血脂异常等伴发疾病。他可将 2 型糖尿病缓解（即摆脱药物治疗，依靠饮食和运动控制血糖达标）作为短期胰岛素强化治疗的目标，一般空腹血糖的控制目标为 4.4 ~ 6.0 毫摩 / 升，餐后 2 小时血糖的控制目标为低于 8.0 毫摩 / 升。

　　张先生的父亲患糖尿病时间长，年龄较大，合并高血压及冠心病，应把改善胰岛功能作为短期胰岛素强化治疗的目标，一般空腹血糖的控制目标为 4.4 ~ 7.0 毫摩 / 升，餐后 2 小时血糖的控制目标为低于 10.0 毫摩 / 升。

经过约2周的治疗后，张先生及其父亲均在医生指导下逐渐停用胰岛素。张先生在未使用降糖药物的情况下，血糖控制达标，实现了2型糖尿病缓解。其父亲应用西格列汀、二甲双胍联合恩格列净治疗，血糖能控制达标，达到了改善胰岛功能的目的，简化了降糖方案；因停用了胰岛素，低血糖发生风险明显降低。

短期胰岛素强化治疗的三种常见方案

① **"4针方案"**

"4针方案"是胰岛素强化治疗中比较常用的方案。所谓的"4针"是每天三餐前各注射1针短效或速效胰岛素，睡前再加1针中效或长效基础胰岛素。

"4针方案"的最大优势在于方便医生和患者有针对性地调节胰岛素剂量，针对餐时和基础胰岛素的需要，以及饮食量、运动量等因素，及时对胰岛素用量进行精确控制，从而有效控制患者的血糖水平。这种治疗方案每天注射次数较多，需要两种不同的胰岛素，患者要有良好的依从性，比较固定的饮食习惯，且每天活动量变化不能太大。

② **胰岛素泵方案**

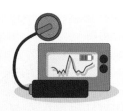

胰岛素泵是人工智能控制的胰岛素输入装置。一般选择速效胰岛素类似物或具有胰岛素泵治疗适应证的短效胰岛素。

胰岛素泵方案是在强化治疗期间让患者佩戴胰岛素泵，是住院患者短期强化治疗的首选，很多1型糖尿病患者、血糖波动大的2型糖尿病患者，或血糖明显升高、HbA1c ≥ 10%的患者，在强化治疗时也适合使用这种方法。其好处在于：胰岛素泵可以模仿人体正常分泌胰岛素的节律，即不进食的时候分泌基础胰岛素，进食时增加分泌，患者的就餐时间和运动时间更有弹性，生活灵活度更大。

胰岛素泵虽然能实现对血糖的自动控制，效果也比较稳定，但治疗费用较高，使用具有局限性。

③ **每日3次注射预混胰岛素类似物**

使用预混胰岛素类似物进行强化治疗，比如各品牌的"30""25""50"等胰岛素产品，在三餐前进行皮下注射。这种方案注射次数少，只需要使用一种胰岛素，但对调整胰岛素剂量的要求较高。

这种简易的强化治疗方案一般适合中度血糖升高（如HbA1c<10%）、低血糖风险小的患者，以及每天早晚注射2次预混胰岛素、午餐后血糖控制不佳者。

短期强化治疗后的注意事项

短期胰岛素强化治疗达标后，患者在日常生活中应注意以下问题：

首先，应进行生活方式干预，包括控制体重、加强运动及控制饮食。

其次，要注意监测血糖，每3个月复查HbA1c水平，至少每年进行一次糖尿病并发症筛查。实现糖尿病缓解的患者，虽然目前不需要应用降糖药物治疗，但不代表今后会长期处于缓解状态，也应坚持监测血糖、定期复查。

第三，严格遵医嘱应用降糖药物。出现心慌、手抖、出冷汗、黑蒙等低血糖症状时，要及时监测血糖，进食糖块等食物缓解低血糖。如果低血糖频繁发作，患者应及时就诊，调整降糖方案。**PM**

"乙肝妈妈"
孕产期两大目标

山东大学第二医院感染及肝病科　薛艳　王磊（主任医师）

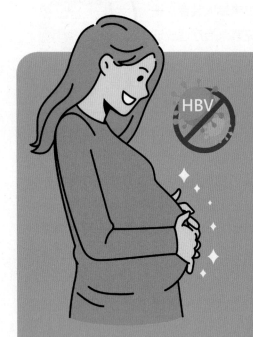

母婴传播是乙肝病毒（HBV）传播的主要途径之一，多发生在以分娩过程为主的围生期，新生儿因接触HBsAg（乙肝病毒表面抗原）阳性母亲的血液和体液而被感染。30%~90%的"乙肝妈妈"可能把乙肝病毒传染给孩子，HBeAg（乙肝病毒e抗原）阳性的"大三阳"患者往往HBV DNA水平高，发生母婴传播的概率高达80%~90%。近年来，随着新生儿乙肝疫苗的普遍接种及母婴阻断措施的全面推广，儿童乙肝病毒感染率已显著降低，但育龄期妇女的HBsAg流行率仍高达7%左右。

除乙肝病毒母婴传播外，孕妇感染乙肝病毒还可能增加流产、早产、妊娠期肝内胆汁淤积症、妊娠期糖尿病、低出生体重儿等不良妊娠结局的发生风险。"乙肝妈妈"最希望实现的两个目标：一是控制自身病情并安全生育，二是保护孩子不被感染。

目标1： 控制自身病情并安全生育

❶ 孕前明确病情，积极治疗

感染乙肝病毒的女性在计划怀孕前，应到医院针对乙肝病毒和肝脏状况进行全面检查，以判断自己是处于慢性乙肝病毒携带状态，还是慢性乙肝或肝硬化状态，并请医生根据实际情况制订相应的治疗和随访方案。前者应定期检查，监测病情变化。后者需要积极进行长期抗病毒治疗，若肝功能异常，还要配合保肝治疗，待病情稳定后再怀孕，以有利于母婴安全；如果处于慢性乙肝合并肝硬化状态，更需要积极、长期抗病毒治疗，并由经验丰富的肝病专科医生进行评估，判断是否适合生育，以及如何创造条件安全生育。

专家简介

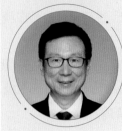

王磊　山东大学第二医院感染及肝病科主任、主任医师、博士生导师，中华医学会感染病学分会常委，中国医师协会感染科医师分会委员，中国药学会药物警戒专业委员会委员，山东省医学会感染病学分会主任委员。擅长各类肝病尤其是病毒性肝炎、自身免疫性肝病的诊治。

❷ 孕期重视病情变化，规范治疗

怀孕后，"乙肝妈妈"要注意调节情绪、合理饮食、适当运动，除产科检查外，还需要定期到肝病专科复查。如有明显乏力、恶心、饮食差、厌油腻、腹胀等消化道症状，以及小便颜色加深、巩膜黄染等，应及时就诊。

随着胎儿生长，孕妇负担会越来越重，免疫状况也在不断发生变化。孕前进行抗病毒治疗的患者，在孕期及产后宜继续治疗，以避免乙肝病毒再激活。孕前处于乙肝病毒携带状态者，孕期若发生乙肝病毒活动，也需要通过抗病毒治疗控制病情。在各种抗病毒药物中，替诺福韦酯、替比夫定等具有良好的母婴安全性，替诺福韦酯为首选。

需要提醒的是，部分在抗病毒治疗期间意外怀孕的"乙肝妈妈"，千万不要因怀孕而停药。如果之前使用替诺福韦酯治疗，可继续妊娠，并继续用药；如果之前使用恩替卡韦等其他药物，一般也可继续妊娠，可换用替诺福韦酯继续治疗。

目标2： 保护孩子不被感染

❶ 新生儿免疫

联合免疫策略（乙肝疫苗＋乙肝免疫球蛋白）是阻断乙肝病毒母婴传播的基石。"乙肝妈妈"生育的新生儿，出生后 12 小时内应尽早肌内注射乙肝免疫球蛋白，同时在不同部位接种乙肝疫苗；出生 1 个月和 6 个月时接种第 2 剂、第 3 剂乙肝疫苗。

婴儿接种第3针乙肝疫苗后 1～2 个月，应检测乙肝病毒表面抗原和抗体。若乙肝病毒表面抗原阴性，乙肝病毒表面抗体＜10 毫单位/毫升，可按0、1、6 月免疫程序再接种3针乙肝疫苗；若乙肝病毒表面抗原阳性，则为免疫失败，应定期监测。

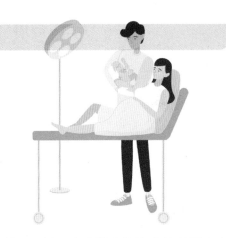

❷ 降低孕晚期HBV DNA水平

孕妇血清 HBV DNA 水平是影响乙肝病毒母婴传播的最主要危险因素，HBV DNA 水平越高，母婴传播率越高。如果孕妇分娩时血清 HBV DNA 水平低于 10^6 国际单位/毫升，新生儿应用乙肝疫苗和乙肝免疫球蛋白联合免疫，发生母婴传播的概率极低。因此，降低孕妇分娩时的血清 HBV DNA 水平，可以进一步减少母婴传播。

孕前进行抗病毒治疗的患者，孕产期应继续治疗。孕前不需要抗病毒治疗的患者，孕期如发现 HBV DNA ＞2×10^5 国际单位/毫升，宜于孕 24～28 周开始进行抗病毒治疗，以最大限度降低体内病毒水平，争取做到母婴"零传播"。有研究表明，孕晚期应用抗病毒药物预防乙肝病毒母婴传播的效果，与孕早期和中期用药没有差异。不过，启动抗病毒治疗的时间应个体化，病毒载量不同，启动抗病毒治疗的时间也应该有所不同。

❸ 合理选择分娩方式

剖宫产不能降低母婴传播率。对"乙肝妈妈"而言，选择自然分娩还是剖宫产，需要由产科医生根据母胎情况而定，不要盲目选择剖宫产。

此外，怀孕期间的子宫侵入性手术，如羊膜腔穿刺术、绒毛膜绒毛取样、胎儿血液取样及微创或开放式胎儿手术，可导致乙肝病毒母婴传播和新生儿免疫预防失败，应尽量避免。**PM**

专家提醒　能不能母乳喂养也是"乙肝妈妈"们普遍关心的问题。只要新生儿在出生后12小时内注射了乙肝免疫球蛋白和乙肝疫苗，就可以对其进行母乳喂养。

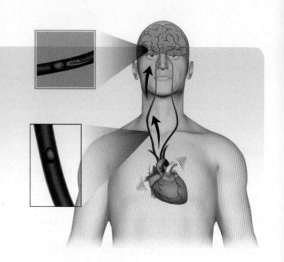

　　心房颤动（简称房颤）是常见的持续性心律失常，我国房颤的患病率为1.6%，估算患病人数高达2000万。随着人口老龄化，未来我国房颤患者数量还将进一步增加。房颤的危害很多，轻者可引起心悸、胸闷、气短等不适；重者可导致脑卒中（脑栓塞），诱发或加重心力衰竭等，致残和致死率较高。

更安全、更舒适，
房颤消融走进"新时代"

上海交通大学医学院附属第一人民医院心内科副主任医师　周根青

导管消融，部分房颤患者的"优选"治疗方案

　　房颤的治疗措施主要包括卒中预防、节律控制、心率控制、合并症和危险因素管理等，分为药物治疗和非药物治疗。其中，导管消融是非药物治疗的主要手段。既往研究显示，导管消融可以改善房颤患者的心功能和预后，提高患者的生活质量。随着技术的不断进步和研究证据的不断积累，房颤导管消融的适用人群不断扩大，指南推荐级别也逐年提高。目前，对药物治疗无效的阵发性房颤和持续性房颤患者，导管消融的推荐级别为一类推荐（首选治疗措施）。

消融虽好，三大"短板"不容忽视

　　首先，经食管心脏超声检查是房颤导管消融术前的必查项目之一，主要作用是明确心房和左心耳是否有血栓。一旦发现血栓，患者就不能进行房颤消融手术。在绝大多数医院，该检查是在患者清醒状态下进行的。食管超声探头较粗，虽然大多数患者可以耐受，但受检者体验不佳是不争的事实，部分患者的不适感甚至超过了导管消融手术。

　　其次，目前我国95%以上的房颤导管消融手术采用局部麻醉联合术中镇静、镇痛。在手术过程中，部分患者容易感到紧张，且仍能感受到胸闷、疼痛等不适，伴随而来的身体移动和不规律呼吸，也影响了消融的精准性和安全性。

　　第三，进行房颤导管消融治疗时，医生需要在患者大腿根部的腹股沟处进行2～3次股静脉穿刺和置管，以建立导管进入心脏的通路。手术结束后，股静脉穿刺处需要进行加压包扎。患者回到病房后，需要用沙袋压迫伤口6小时；术后24小时，如无出血、血肿，患者可正常下地活动。对大部分患者而言，术后制动、平卧等要求是能够耐受和坚持的，但对有些患者而言，这样的要求其实是非常难以做到的，如高龄老人、肥胖者，以及合并心衰、腰椎疾病等情况的患者。

补齐"短板",让消融治疗更安全、舒适

❶ 用心腔内超声代替食管超声,减轻痛苦

近年来,心腔内超声技术被逐渐应用于房颤消融手术中。手术时,医生可以将心腔内超声导管经股静脉放置到右心房等部位进行检查,明确左心房及左心耳是否存在血栓。这不仅可以替代食管超声,避免食管超声检查带来的痛苦,还可以在术中实时监测并发症等情况,进一步提高了手术的安全性。

❷ 用"全麻"代替"局麻",治疗全程无痛苦

在欧美国家,80%以上的房颤消融治疗在全身麻醉(简称"全麻")下进行。但在我国,一般采用局麻,主要原因是医院条件限制。过去,我院为心脏解剖异常、肥胖及特殊医疗需求的房颤患者提供全麻导管消融治疗,目前已逐步拓展到所有适合全麻手术的房颤患者。患者术中无疼痛感、呼吸规律、不易发生身体移动,大大提高了消融导管的稳定性,

手术的安全性和有效性也得到了更好的保障。

❸ 用缝合代替加压包扎,患者术后不再"难熬"

在保证静脉穿刺口良好愈合、不增加相关并发症的发生风险的基础上,显著减少沙袋压迫、下肢制动及卧床的时间,是广大患者的迫切需求。

近年来,笔者团队在国内率先开展房颤消融股静脉缝合术,实现了房颤消融快速康复,显著改善了患者就医体验,陪护家属也轻松许多。用血管缝合代替加压包扎后,伤口即刻止血,且无需拆线;沙袋压迫的时间缩短至2小时;术后2小时,患者可在床上弯腿、翻身;术后6小时,患者即可下地适当活动;留置导尿管的患者,术后6小时即可拔除导尿管,降低了尿路感染的发生风险;由于卧床时间明显缩短,进一步降低了肺部感染、腰椎疾病发生或加重的风险。 PM

答疑解惑

问:七八十岁的老年人有必要做房颤导管消融治疗吗?

答: 目前房颤患者的平均年龄已达75岁,也就是说,绝大多数房颤患者是七八十岁的老人。多项研究显示,老年房颤患者进行导管消融治疗是安全的,有效性与年轻患者类似,获益可能更多。因此,七八十岁的老人如果有房颤且适合做导管消融手术,应积极接受治疗。

问:确诊房颤还不到一年,需要做导管消融治疗吗?

答: 房颤诊治目前已经进入"早期节律控制"时代。多项研究显示,从确诊房颤到接受导管消融治疗的时间在一年以内的患者,复发率更低;长期随访结果显示,导管消融治疗后,房颤相关死亡、脑卒中、住院等风险显著下降。因此,越来越多的心律失常专科医生推荐房颤患者尽早接受导管消融等节律控制治疗。

问:房颤导管消融治疗的复发率高吗?

答: 随着对房颤认识的加深、新技术的应用和治疗经验的不断积累,房颤导管消融治疗的复发率呈逐年下降趋势。总体而言,房颤导管消融术后复发与房颤类型、合并疾病情况、手术经验等均有一定关系。阵发性房颤患者进行一次消融治疗后的复发率为10%~15%,持续性房颤患者进行消融治疗后的复发率上升至15%~20%,长程、持续性房颤患者治疗后的复发率可能更高些;患者合并其他疾病越多,如糖尿病、慢性阻塞性肺疾病、睡眠呼吸暂停综合征等,术后复发的风险越高;经验丰富的医生对手术策略的制定往往更合理、导管操作更稳定、围手术期管理更规范,治疗后的复发率相对较低。

别再轻易"外包"
你的记忆

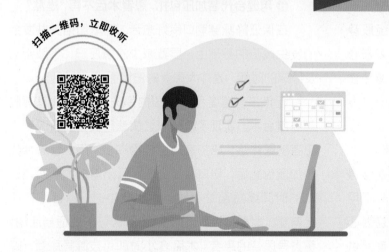

扫描二维码，立即收听

复旦大学附属中山医院神经内科
郭志慧 吴旭青 范 薇（主任医师）

如今，电脑、手机等电子产品的功能越来越强大，人们学习、工作都离不开它们，很多事情想不起来时就查电脑或手机，久而久之便形成依赖。不少人发现，依赖电子产品的"记忆"功能后，越来越多的事情记不住、想不起，甚至连家人的电话号码都背不出，记忆力似乎下降了。

导致记忆力下降的两大原因

经常忘记把东西放在哪里，明明拿着手机却满世界找手机；在熟悉的地方迷路；遇到熟悉的人，一时想不起对方名字；话到嘴边，突然忘了要说什么；打开手机想回复消息，屏幕亮起来的一瞬间，看着满屏图标完全忘了要干什么；取快递"对暗号"时，手机号码后四位"走失"在大脑沟壑里，在一片茫然中无所适从……这些都是记忆力下降的表现，有些因疾病所致，很难恢复；有些因行为习惯等因素所致，是可以恢复的。

事实上，影响记忆力的因素很多，主要分为两大类：病理性因素和非病理性因素。前者是一些影响神经、精神系统的疾病，如人们所熟知的阿尔茨海默病、脑卒中、帕金森病、癫痫、脑外伤、抑郁状态、精神分裂症、睡眠呼吸暂停综合征及长期服用某些药物等。疾病引起的记忆力下降通常与脑部记忆相关区域（如前额叶、内侧颞叶、丘脑和海马）的损伤及神经递质系统功能失调等因素有关。后者则是受社会工作环境、行为习惯等因素影响而出现，例如：现代都市生活中庞杂的信息、繁重的压力和多重任务处理等，会让人对当下体验的注意力分散，越来越容易被倦怠包围，使大脑对当下的信息无法完成编码和提取，从而影响记忆。

记忆"外包"，大脑"懒惰"

所谓"用进废退"，当代人对电子产品过度依赖，使记忆系统变得越来越"懒惰"。当人们用手机、电脑、相机将一些事物记录下来时，相当于在告诉大脑："你没有必要记住。"实际上，这是把大脑的工作"外包"出去，让电子产品代替大脑去"记忆"。由此产生一个悖论：大脑明明卸下了重负，却为何无法继续"前行"？一些研究甚至认为，拍摄太多照片反而有损大脑保留当下体验的能力，相比完全沉浸在体验中的人，频繁停下来拍照的人对事件的回想能力更糟糕。

2011年《科学》杂志曾发表一项研究，提出"Google效应"。该研究发现：由于人们知道现代社会信息永不丢失，可以随时从互联网上或已保存的设备中重新获取，以至于当下人脑无法很好地完成对即时信息的记忆。

揭秘"尴尬"的男性乳房发育

复旦大学附属中山医院整形外科　何安琪　亓发芝（教授）

近日，一位血气方刚的少年至我院门诊就诊，入诊室后，他十分腼腆地说自己是来看乳房问题的。当他揭开上衣后，我们发现类似女性的乳房长在了这个小伙子的身上（图1），这是典型的男性乳房发育表现。这类患者在生活中不少见，但认识到异常且愿意到医院就诊的患者相对较少。

经检查，我们认为患者存在轻度男性乳房发育，遂决定采用抽脂术进行治疗。术后切口微小，胸部外形明显改善（图2）。

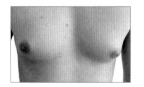
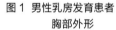
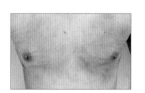

图1　男性乳房发育患者胸部外形　　图2　抽吸术后3天胸部外形

男性乳房发育是什么

男性乳房发育表现为男性单侧或双侧乳房增大，呈女性乳房外貌。部分患者的乳晕下方可触及肿块，伴刺痛。少数人挤压乳头后，可见白色分泌物。由于乳房由乳腺组织和脂肪组织共同组成，肥胖的男性也可能表现为乳房肥大，这在临床上被称为"假性男性乳房发育"。

男性乳房发育是如何发生的

男性乳房发育是由于男性体内雌激素增高或雄激素减少导致的男性乳腺异常发育，可分为生理性、病理性及特发性三种类型。

生理性男性乳房发育是由于部分年龄段男性体内雌激素高于雄激素所致，常见于三个时期：新生儿期、青春期及中年后期。

新生儿期，男婴体内残留母体的雌激素，可有乳房增大的表现，这种情况可随着时间的推移而逐渐消

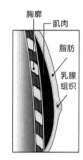
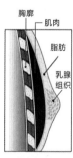
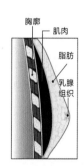

正常男性胸部　　男性乳房发育　　假性男性乳房发育

专注、勤练，远离记忆依赖

如果日常生活中频繁健忘，可以尝试停下正在做的事情，深呼吸，问一下自己刚刚发生了什么，冷静下来后再想一下经常把东西忘在哪里。大脑额叶不仅参与记忆编码及检索，还参与压力调节。平时可以抽空让大脑沉浸于平静的氛围，例如：每天进行冥想、瑜伽，抽出十分钟进行缓慢的深呼吸训练，在自然环境中放空散步，等等。这些练习可增强大脑额叶的功能。

此外，为避免陷入"渴而穿井，斗而铸锥"的困境，平时应尽量减少对电子产品的依赖。生活、工作中应养成勤用脑、深度阅读和思考的习惯，建立并保持有意义的社交，专注于眼前的事情，用心交谈、吃饭、走路、刷牙……用眼睛看，用鼻子嗅，用嘴品，用耳朵听，等等。训练并珍惜专注力，让大脑有能力"生产"关乎自我的记忆，并持续保持这一能力。PM

失。青春发育期，50%~75% 的男孩会出现乳房增大现象，主要与激素刺激、肥胖等因素相关。多数人能自行消退，但乳房肥大一直存在的情况也不在少数。中年后期，男性乳房发育的患病率随年龄增长而逐渐增高，主要是因为睾丸功能退化、体内雄激素水平减少、对促性腺激素的反应降低所致。

病理性男性乳房发育多继发于睾丸源性和肾上腺源性肿瘤、两性畸形、肝硬化、甲亢、甲减等疾病，或因治疗其他疾病而使用影响激素水平的药物导致。

还有一种不明病因的特发性男性乳房发育，现有研究认为可能与类雌激素样环境污染物有一定相关性。

男性乳房发育如何辨识

❶ 观察外形

观察乳房外观，明确是否存在男性乳房发育。

❷ 触诊

乳房主要由乳腺组织（韧）和脂肪组织（软）共同组成。增大的乳房如果以"韧"为主要触感，说明以乳腺实质为主，提示男性乳房发育的可能性较大；若触感以"软"为主，说明以脂肪组织为主，更可能是假性男性乳房发育。

❸ 辅助检查

如果患者自己无法分辨，最好去正规医院就诊，请医生进行体检并开具相关检查，如性激素检测、乳腺超声检查等，以协助诊断。

需要提醒的是，如果触及单侧、质硬、无痛性的乳房肿块，患者须及时去医院就诊，排除男性乳腺癌可能。

男性乳房发育怎么治

❶ 病因治疗

凡是能找到病因的男性乳房发育患者，均应积极治疗原发病。

❷ 药物治疗

排除病理因素导致乳房发育的患者，可在医生指导下使用抑制雌激素的药物进行治疗，使乳腺组织消退。

❸ 手术治疗

手术是治疗男性乳房发育最确切、有效的手段。手术方式以"微创"为主，手术时间短、切口小、操作简便。

目前常用的手术方式是抽吸术和小切口腺体切除术。抽吸术的原理与吸脂术相同，适用于以脂肪为主要成分的男性乳房发育患者。小切口腺体切除术（图 3）适用于以腺体组织为主的男性乳房发育患者，一般通过乳晕下半环形切口进行腺体切除，术后瘢痕不明显。

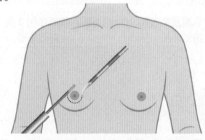

图 3 小切口腺体切除术

值得一提的是，中重度男性乳房发育患者除乳房增大外，还有下垂和皮肤松弛的表现（图 4），单纯微创手术切除无法达到满意疗效，需要通过皮肤去除术将多余的皮肤去除，并对胸大肌外形进行重塑（图 5）。

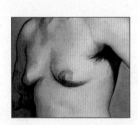 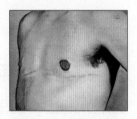

图 4　重度男性乳房　　　图 5　皮肤去除术重塑
　　　发育患者　　　　　　　　胸大肌外形

术后，患者除遵医嘱进行相应的护理外，还应穿弹力紧身衣 4~6 周，避免剧烈活动 6~8 周。之后配合相应的胸肌锻炼及饮食控制，以便获得满意的胸部外形。**PM**

工作紧张、情绪激动、疲劳过度时，有些人会出现面部、四肢等部位的肌肉跳动，通常持续片刻就会恢复正常，一般无大碍。但如果频繁"肉跳"，就要警惕疾病可能。哪些疾病会引起肌肉跳动？何时需要就医？

频繁"肉跳"是何故？

复旦大学附属华山医院神经内科副主任医师　陈嬿

什么是"肉跳"

肌细胞，又称"肌纤维"，具有收缩功能。数条或数十条肌纤维聚集在一起，被一层结缔组织（肌束膜）包围形成肌束，许多肌束组成一块肌肉。

肌束颤动，俗称"肉跳"，是指肌肉静息时自发放电引起肌纤维收缩，出现颤动。轻微的颤动，人能感觉到，但肉眼看不到；较明显的浅表肌肉跳动，肉眼可见。肌束颤动可发生在全身各处，多见于眼睑、四肢等。

日常生活中，人们经常把肌肉跳动和震颤、痉挛等混为一谈。震颤，俗称抖动，因肌肉不自主地反复收缩和松弛引起，是一种有节律的交替摆动动作，常见于帕金森病、甲亢等患者。痉挛，俗称"抽筋"，是指肌肉突然发生不自主的、较大幅度的强烈收缩，常伴疼痛，可导致功能障碍，多发生在面部、四肢等，如面肌痉挛、腿抽筋等。

生理性"肉跳"莫紧张

紧张、焦虑、激动时，剧烈运动或长时间持续活动导致肌肉疲劳时，大量饮用咖啡、浓茶等含兴奋性物质的饮品时，都会出现生理性肌肉跳动。这类肌肉跳动在休息或情绪改善后会好转，称为"良性肌束颤动"。每个人一生中或多或少会有这样的经历，只是平时不在意而已。千万不要把"肉跳"等同于运动神经元病，陷入深深的恐惧之中。过度焦虑、恐惧的心理可导致肌束颤动频繁发生，且范围扩大、程度加重。只有伴随肢体进行性无力、萎缩，以及相应部位"肉跳"时，才须警惕运动神经元病可能。

不"单纯"的"肉跳"须警惕

疾病引起的肌肉跳动多见于周围神经及神经根病变、运动神经元病等。"肉跳"只是其中一个症状，一般不会单独出现，往往伴随其他多种表现。

● **周围神经及神经根病变**　腕管综合征、旋前圆肌综合征、肩胛上神经卡压综合征、梨状肌综合征等造成周围神经卡压，颈椎病、腰椎病等压迫脊髓或神经根，都可引起相应神经支配部位的肌肉跳动，常伴麻木或疼痛、肢体无力等，进展较缓慢。肌电图检查以局部神经源性损害为主，不出现广泛的神经源性损害。影像学检查可明确受损部位，早期识别可以避免不必要的手术治疗。此外，慢性格林巴利综合征等可损害神经根的疾病，也可出现肌肉跳动。

● **运动神经元病（MND）**　近年来，物理学家霍金、抗疫英雄张定宇、京东副总裁蔡磊、机器人科学家彼得等有影响力的运动神经元病患者的经历引发关注，也使这一神经系统的罕见疾病逐渐进入百姓视野。这是一组选择性侵犯上、下运动神经元而引起的神经退行性疾病，俗称"渐冻症"。约70%的患者首先表现为肢体无力、肌肉萎缩，伴相应部位肌束颤动，常从单手开始发病，患者无力持筷子夹菜、虎口肌肉萎缩，可感受或看到上肢肌肉跳动，还可出现声音嘶哑、吞咽困难、喝水呛咳等症状。此病诊断比较复杂，缺少辅助诊断的金标准，主要依靠临床病史，体格检查提示有上、下运动神经元受损体征，肌电图检查可发现广泛的神经源性损害。

总之，发现"肉跳"不必紧张；如果频繁发生，且伴有其他可疑症状时，应就医检查。**PM**

美甲之下，欲盖弥彰的甲真菌病

> 甲真菌病会导致指甲变黄、变灰、粗糙不平，影响美观。一些爱美人士会通过美甲来掩盖"灰指甲"。得了甲真菌病，可以美甲吗？

同济大学附属皮肤病医院真菌病科主任医师　杨连娟

指（趾）甲为何会"变丑"

甲真菌病是由皮肤癣菌、酵母菌和非皮肤癣菌性真菌侵犯甲板、甲下所致的甲感染性疾病。其中，由皮肤癣菌感染引起的甲真菌病被称为甲癣，俗称"灰指甲"。

指（趾）甲由甲母质、甲板、甲床、近端和侧缘甲襞及甲下皮组成。近端甲襞和侧缘甲襞统称为甲周表皮，与甲下皮（位于甲板远端游离缘）一起使指（趾）甲形成相对密闭的局部环境，保护甲母质、甲床免受环境中病原体和有害物质的损伤。

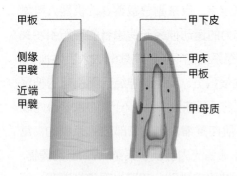

甲真菌病会导致单个或多个甲板颜色、性质和质地改变：不同种类的真菌会产生不同色素，使甲板颜色变白、灰、黄、褐色、灰黑等；真菌会破坏甲的结构，导致甲板粗糙、表面凹凸不平、变形、松脆，以及甲分离、甲床角化过度等，长期不愈还会导致甲板增厚、缺失，不但影响美观，增厚的趾甲还会引起走路疼痛，影响患者生活质量。

美甲可加重甲真菌病

涂指甲油、贴人工甲等美甲手段虽可遮盖变色、变形的指（趾）甲，改善外观，但其隐患不可忽视。指甲油、人工甲中的甲苯磺酰胺甲醛树脂、甲基丙烯酸乙酯和指甲硬化剂中的甲醛等可能会引起过敏反应；去甲油中的丙酮、醋酸及含氢氧化钠的去角质剂对甲周皮肤和指甲有刺激性，常引起甲周皮炎和甲板变脆。

甲真菌病患者在美甲过程中，可能因一些尖锐的修甲工具损伤病甲，破坏其屏障功能，使真菌更易扩散和深入，从而加重病情，影响康复。而且由于指甲油或人工甲的遮盖，患者容易忽略甲真菌病而耽误治疗。

边治疗边美甲，难以"两全"

当发现指（趾）甲变色、变形时，患者应尽早去医院诊治，而不是通过美甲来掩盖。如果确诊甲真菌病，应在医生指导下使用抗真菌药等，尽快控制感染，以免加重或传染其他指（趾）甲、皮肤，甚至家人。

甲真菌病的疗程较长，尤其是整个甲板破坏的病甲，可能需要治疗3～6个月，大拇趾甲的治疗时间更长。治疗过程中，会经常使用外用抗真菌药或进行溶甲、激光等局部治疗，故不宜美甲。

治愈后美甲，谨防"微创伤"

甲真菌病治愈后，也要避免频繁美甲。美甲时需要注意以下几点：①选择正规美甲店，确保美容器械规范消毒或美甲工具专人专用，不能专人专用的工具应使用高压灭菌器消毒；②不要选用过长的人造甲，以免对甲床造成机械性损伤；③在修剪、后推甲皮和去角质时，不要用坚硬的工具，不要过度修剪和去角质；④使用人工甲时，避免过度打磨、锉平指（趾）甲背面，只需去除甲板厚度的5%即可，指（趾）甲过薄会破坏屏障功能；⑤美甲后若出现疼痛、灼热、瘙痒等感染及过敏征象，应立即去除人工甲或指甲油，并去医院就诊。**PM**

最近几十年，慢性非传染性疾病已经成为人类最重要的死亡原因和健康威胁，其中最引人瞩目的当属肥胖及其相关的糖尿病、脂肪肝、血脂异常等代谢病。与此同时，人们开始关注体重、体质指数、腰围等肥胖相关的诊断指标，近年来又出现了"颈围"这一可预测代谢病和心血管疾病的指标。什么是颈围？测量颈围有何意义？

颈围的 健康 "密码"

扫描二维码，立即收听

华中科技大学同济医学院附属协和医院内分泌科主任医师　曾天舒

颈围可弥补BMI和腰围的不足

在现行肥胖诊断标准中，不论是体质指数（BMI），还是反映中央型肥胖的腰围，都只需要简单的体格检查就能测定。

然而，任何检查都不是完美无缺的，BMI和腰围指标也有其局限性。比如：肌肉比例较高的运动员，BMI达到肥胖标准，而实际上并不肥胖；脂肪比例较高的老年女性，BMI可能是正常的，实际已经是肥胖了；腰围受进食、腹胀、排便、呼吸的影响，会使测量值出现一定误差；等等。此时，参考更多指标，综合评估，则有利于提高诊断的准确性。

俗话说："脖子越粗，寿命越短。"人们就此做了不少观察性研究，结果发现颈围和BMI、腰围息息相关，尤其是和腰围具有强烈的正相关。因此，人们认为颈围反映了躯干部分的脂肪分布状况。比较而言，测量颈围比腰围更简便、准确：一来，颈部一般裸露在外，不受着装影响，方便测量；二来，颈围一般不会出现明显变化，更为稳定。

预测代谢病和心血管疾病风险

目前在全球多个国家和种族都观察到，颈围和腰围一样是预测代谢性疾病和心血管疾病的良好指标，甚至优于BMI。

❶ 颈围与心血管疾病的关系

北京的一项社区糖尿病研究发现，腰围和颈围都与心血管事件的发生密切相关。颈围还与颈动脉内中膜厚度密切相关。颈动脉内中膜厚度是已知的早期动脉粥样硬化的指标，因此测量颈围可能有助于尽早发现动脉粥样硬化。

❷ 颈围与代谢病的关系

目前已有大量的人群观察研究支持颈围对代谢综合征的预测价值。代谢综合征是包括肥胖、高血糖、高血压、血脂紊乱等多种心血管疾病危险因素在内的病理状态，胰岛素抵抗是重要基础。颈围增加和代谢相关脂肪性肝病及高尿酸血症密切相关。在肥胖人群中，颈围较粗的肥胖者具有的心血管代谢危险因素比颈围较细的肥胖者明显增加，具体表现为平均动脉压更高、胰岛素抵抗更严重、高密度脂蛋白胆固醇浓度更低、动脉弹性更差。有研究发现，颈围是比腰围更好的预测肥胖者动脉僵硬度的指标。

❸ 颈围与阻塞性睡眠呼吸暂停综合征的关系

颈围还可预测阻塞性睡眠呼吸暂停综合征的发病风险，其作用与腰

专家简介

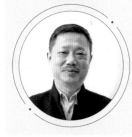

曾天舒　《大众医学》专家顾问团成员，华中科技大学同济医学院附属协和医院内分泌科主任、主任医师、博士生导师，中国医师协会内分泌代谢科医师分会常委，中华医学会内分泌学分会基础学组副组长，中国康复医学会糖尿病预防与康复专业委员会副主任委员，中国老年学和老年医学学会老年病学分会代谢病专委会主任委员，湖北省医学会糖尿病学分会候任主任委员。

围相当，强于 BMI。阻塞性睡眠呼吸暂停综合征导致低氧血症和慢性炎症状态，会增加心血管疾病和代谢综合征的发生风险。

健康颈围，记住这些"密码"

测量颈围有重要意义，但相比 BMI、腰围等指标，颈围研究的时日尚短，还缺乏非常明确的"正常"值或诊断疾病的"切点"值。世界卫生组织建议的健康成人颈围为：男性＜38 厘米，女性＜35 厘米。2019 年亚太心脏病学会大会上发布的研究提出，将男性颈围＞40 厘米、女性颈围＞36 厘米，作为代谢综合征的诊断"切点"。必须指出的是，随着研究的深入和数据的积累，上述数值未来有可能发生变化。

有人可能会问：有没有缩小颈围的方法？从前面的介绍不难知道，颈围与肥胖及脂肪分布密切相关。就像没有专门瘦肚子的秘法一样，也没有专门减颈围的方法。通过科学饮食，包括限制总热量摄入、适宜的营养素搭配、合理的进餐时机，加上持之以恒的有氧和抗阻运动，以及积极健康的心态，维持健康体重，才是减颈围、预防上述疾病的"硬道理"。**PM**

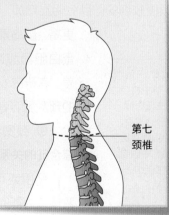

小贴士

颈围的测量方法

直立位，眼睛平视前方，颈部放松，将软尺在第七颈椎（即颈后骨骼最突起处）上缘及喉结（喉软骨突起）下方沿水平方向绕颈一周，以软尺贴于皮肤而不感觉紧绷为度。需要提醒的是，如果患有使颈部变粗的疾病（如甲状腺肿大、颈部肿瘤、颌下肿瘤等），不能用颈围来预测疾病风险。

第七颈椎

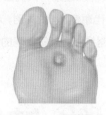
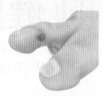

长时间站立、行走的人容易长"鸡眼"，疼痛不适，影响行走。市面上有不少鸡眼贴、鸡眼膏等外用药，怎样正确使用才能有效去除鸡眼，又不会伤到正常皮肤组织？

形如鸡眼，行走疼痛

鸡眼是由于足部皮肤长期受到挤压或摩擦而形成的局限性、圆锥状、角质增生性损害，表面光滑，界限清楚，呈圆形或椭圆形，与皮面相平或稍隆起。角质增生物如针头至蚕豆大小，呈淡黄或深黄色，嵌入皮内，呈楔状向下增生至真皮部，其下有一层灰白色薄膜，即鸡眼滑囊。如果用刀削去表面角质物，中央可见一坚硬的角质栓，周围有一透明的淡黄色环，形状如同鸡眼，故而得名。由于鸡眼的尖端深入真皮乳头部，患者在站立或行走时刺激该处神经末梢，可产生剧烈疼痛而影响走路。

鸡眼好发于足部，以足跖前中部、小趾外侧、趾背及足跟等突出或易受摩擦部位多见，偶见于手部。发生在趾背或跖部的鸡眼表面较硬、有光泽，压迫时会产生疼痛感，称为硬鸡眼；发生于趾间的鸡眼可因汗液浸渍而软化，表面呈白色，称为软鸡眼。

选对药物，可除鸡眼

鸡眼一般使用外用药物治疗，如鸡眼贴、鸡眼膏、水杨酸软膏、40% 尿素软膏等外敷，也可采用激光、冷冻、手术切除等治疗方法。

怎样贴"鸡眼","拔根"不伤脚

同济大学附属第十人民医院皮肤科副主任医师　龚瑜

鸡眼贴、鸡眼膏主要有三大类：一类是医用冷敷足贴，即鸡眼贴，主要成分是薄荷脑，可缓解疼痛，但无法去除鸡眼；一类是水杨酸苯酚贴膏，亦称鸡眼贴、鸡眼膏，主要成分是水杨酸和苯酚，可溶解角质、去除鸡眼；还有一类鸡眼膏是以沙参、丹参、半夏、冰片、乌梅等组成的中成药膏剂，可消肿止痛。因此，选用鸡眼贴、鸡眼膏时，一定要看清成分，按需使用。

贴鸡眼膏，有顺序

水杨酸可溶解角质；苯酚可杀菌，且有一定腐蚀性。所以，使用水杨酸苯酚贴膏、水杨酸软膏时，应按正确顺序进行，在有效治疗的同时，减少不必要的损伤。

❶ 清理角质

先用温水浸泡足部约10分钟，以软化角质，有利于贴膏的固定及药物渗透；然后轻轻刮去鸡眼表面软化的角质，擦干水分。泡足时，水温不要太高，40℃左右为宜，以免烫伤皮肤；如果角质较厚，可适当延长泡脚时间，或使用去角质产品。

❷ 贴鸡眼膏

将贴膏的含药部分（白色圆圈范围内）准确覆盖在鸡眼上，撕去两端盖膜，用胶布粘贴固定。如果鸡眼范围小于"圆圈"，可在鸡眼周围皮肤上垫放小棉球或贴医用无菌胶布，以免正常皮肤被药物腐蚀。若使用的是水杨酸软膏，可先在鸡眼周围皮肤上涂抹凡士林，以保护正常皮肤；再将药膏涂在鸡眼处，覆盖无菌纱布、包扎，或直接贴医用无菌胶布。

❸ 按时换药

贴敷24小时后，如果患处皮肤软化、颜色发白、略感疼痛，可重复上述步骤，更换新的贴膏。如果没有这种现象，可适当延长贴敷时间，2~3天更换一次。如果鸡眼比较严重，可能需要连续贴敷2~3周，直到鸡眼脱落为止。

如果鸡眼周围皮肤不慎被腐蚀，应立即停用药物，对腐蚀部位定期消毒，保持局部皮肤清洁、干燥，尽量不要接触水，以免发生细菌感染。**PM**

专家提醒

鸡眼贴、鸡眼膏等不能用于皮肤破溃处，对水杨酸、苯酚过敏或不耐受的患者应避免使用。用药部位如果有烧灼感、瘙痒和红肿，应立即停用，并将药物冲洗干净。

消除鸡眼并不困难，但病因不除，容易复发，患者要重视预防。平时应减少足部摩擦和压迫，不穿紧、硬的鞋子，鞋内衬以较厚的棉垫或海绵垫；尽量避免长时间行走、站立，适当间歇休息。另外，蹞外翻畸形（俗称"大骨脚"）患者容易发生鸡眼，必要时应矫正。

近来，社交媒体上出现"牛肉被定为致癌物"的说法，让一些"养生达人"对其"忍痛割爱"。很多"无肉不欢"的人十分纠结：牛肉究竟还能不能吃？如何才能在享受美味的同时兼顾健康？

"牛肉致癌"的说法可能源于世界卫生组织（WHO）下属的国际癌症研究机构（IARC）将红肉归入可能致癌物（2A类致癌物），将加工肉制品列为致癌物（1类致癌物）。

根据来源不同，肉类可分为畜肉和禽肉。畜肉指来自哺乳动物的肉，包括猪肉、牛肉、羊肉等。因为哺乳动物肉中富含一种色素蛋白质——肌红蛋白，使之相比于禽肉和鱼肉，颜色偏深、偏红，故俗称"红肉"。

红肉：不应被完全"杜绝"

江苏省苏北人民医院营养科主任医师　赵绮华

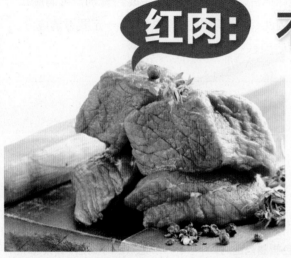

体所有的营养需要。红肉是优质蛋白质的重要来源。红肉中的蛋白质含量为 10% ~ 20%，猪肉平均为 15%，牛肉高达 20%，羊肉介于两者之间。红肉中的矿物质含量为 1% ~ 2%，包括钾、钠、钙、镁、磷、硫、氯、铁、铜、锰、钴、锌等，特别是铁、锌、铜、硒等矿物质，不仅含量丰富，吸收利用率也比植物性食品高。红肉富含 B 族维生素，猪肉的维生素 B_1 含量约为鸡肉的 5 倍，维生素 B_2 含量是鸡肉的 2 倍。

红肉摄入过多有害

以往有研究发现，红肉和加工肉类摄入较多与多种疾病有关，包括肥胖、2 型糖尿病、结直肠癌、心血管疾病等。但是，这并不表示吃一点红肉就会增加患病风险，也不表示应该完全杜绝红肉。食物对健康的影响还取决于摄入食物的量及其成分。只有经常吃、吃过多红肉的人，患病风险才会增加。完全不吃红肉可能导致维生素 B_{12}、铁、锌等摄入不足，也不利于健康。

不应忽视红肉的营养价值

每种食物都有其营养特点，没有一种天然食物所含的营养素能满足人

吃红肉，关键要控制量

首先，要控制摄入量。《中国居民膳食指南（2022 版）》建议，适量吃鱼、禽、蛋、瘦肉，每人每天宜摄入动物性食物 120 ~ 200 克，每周至少 2 次水产品。目前我国居民人均畜禽肉摄入量为每周 280 ~ 525 克，畜、禽、鱼肉的食用比例不适当，畜肉摄入量过高，鱼、禽肉摄入量过低，尤其是年轻一代，几乎是"无肉不欢""见鱼怕刺"。老年人可以少吃红肉，多吃鱼、虾等水产品；儿童青少年，特别是青春期女性和需要补铁的人，可适当多吃红肉。

其次，应通过正规渠道选择检验合格的新鲜肉类，蒸、煮、烩、卤、炖、汆等低温、少油烹调方式是首选。应选择瘦肉，尤其是血脂异常、高血糖、高血压患者应避免摄入肥肉。

第三，控制加工肉类摄入量，尤其应少食用油炸、烟熏和腌制的肉类。**PM**

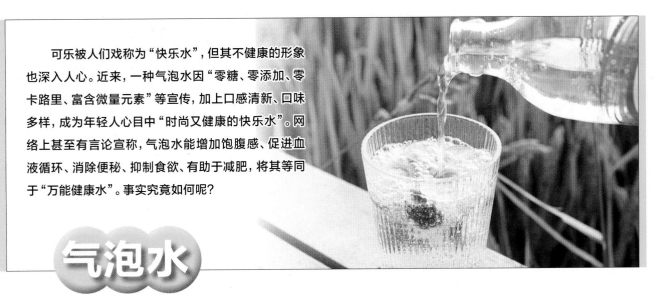

可乐被人们戏称为"快乐水"，但其不健康的形象也深入人心。近来，一种气泡水因"零糖、零添加、零卡路里、富含微量元素"等宣传，加上口感清新、口味多样，成为年轻人心目中"时尚又健康的快乐水"。网络上甚至有言论宣称，气泡水能增加饱腹感、促进血液循环、消除便秘、抑制食欲、有助于减肥，将其等同于"万能健康水"。事实究竟如何呢？

气泡水
真的是健康版"快乐水"吗

浙江大学医学院附属第一医院营养科副主任医师　王 磊

气泡水是人工注入二氧化碳制备成的一种具有清新口感的新型饮料，由于开盖之后会产生丰富、细腻的气泡，故被称为气泡水。

很多人认为，气泡水"零糖、零卡"，不会额外摄入能量，且饮用气泡水后有饱腹感，可起到一定的抑制食欲、控制体重的作用，是一种健康的饮料，但事实并非如此。

气泡水的健康隐患

甜饮料不仅是因为含糖而不健康，更重要的是喜欢饮料的人对甜味可产生依赖，形成"嗜甜"的习惯。有些重度饮料爱好者一旦不喝有甜味的饮料就会出现烦躁、萎靡不振、专注力下降等情况。

虽然大部分气泡水不添加蔗糖和果糖，但却加入了甜度超高的甜味剂。赤藓糖醇是气泡水中应用最多的甜味剂，其甜度约为蔗糖的3倍；其他常用的甜味剂，如阿斯巴甜、甜蜜素、安赛蜜、糖精、三氯蔗糖等，甜度均为蔗糖的数十至数百倍。我国《GB 2760-2014食品安全国家标准 食品添加剂使用标准》对允许使用的甜味剂品种及其使用范围和最大使用量都有具体规定，按标准添加甜味剂的气泡水，是有安全保障的。不过，如果将气泡水当作"健康水"而长期大量饮用，容易降低人对甜味的敏感度，使人对甜味迟钝，甚至养成嗜甜的不良饮食习惯。

此外，气泡水本质上是一种碳酸饮料，如果快速、大量饮用，容易导致胃肠道胀气、不适，消化道溃疡患者更应避免饮用。

对气泡水爱好者的忠告

目前针对气泡水的研究结果有限，其潜在的危害未知，偶尔用来调剂一下口味，是没有问题的。但不能将气泡水当作"健康水"长期大量饮用。如果实在喜欢气泡水爽劲的口感，可以查看其成分表，选择没有添加糖、甜味剂和香精的原味气泡水。**PM**

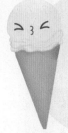

前不久，某国外品牌香草冰淇淋被检测出含有农药环氧乙烷，且环氧乙烷为一类致癌物，引起大众担忧。冰淇淋中为何会有农药残留？环氧乙烷对人体有何危害？

冰淇淋中检出农药，环氧乙烷有多"毒"

上海市疾病预防控制中心化学品毒性检定所副主任技师　吴 燕

广泛应用于消毒灭菌

说起环氧乙烷，很多人对这个化学名词有点陌生，但说到疫情期间每天都离不开的口罩，谁都熟悉不过。现在市面上的口罩就是采用环氧乙烷灭菌的。

环氧乙烷（EO）在消毒灭菌中应用已久，是可靠的化学气体灭菌剂。它在低温下为无色液体，常温下为无色挥发性气体，可用于不耐高温、不耐湿物品的灭菌，可在不损害物品的情况下，杀灭包括芽孢在内的所有微生物。目前，环氧乙烷被广泛应用于医疗器械、织物、塑料制品、金属制品、精密仪器等领域的消毒灭菌，但需要通风一定时间，以去除残留。

中等毒性，可致癌

环氧乙烷具有一定毒性，动物经口半数致死剂量（LD50）为每千克体重72～270毫克，根据急性毒性分级标准，属于中等毒性。它可经呼吸道、消化道进入人体，也可透过衣服、手套而被皮肤吸收。在生产或使用环氧乙烷时，如果设备密闭不严、通风不良或防护不当，可导致急性或慢性中毒，患者可出现头痛、恶心、呕吐、腹泻、呼吸困难、皮肤损伤、肺水肿、肝肾损害、溶血及中枢抑制等。食用后具有遗传毒性（使人体遗传物质受损而造成的毒性作用），长期摄入可致癌。2017年环氧乙烷被世界卫生组织列为一类致癌物，即明确对动物和人类有致癌证据的物质。

或污染原料和包装，使冰淇淋"含毒"

环氧乙烷凭借其杀菌除虫作用，目前仍被应用于处理某些农作物，如谷物、坚果、香料、调料、蔬菜等，以较好地控制虫害，杀死微生物，但必须在限定的范围内使用，并符合残留量的限量标准。

我国仅在处理带有矮腥灰穗病的小麦时，可以使用环氧乙烷进行熏蒸，最大限量按照医疗器械环氧乙烷熏蒸限量要求；欧盟允许将环氧乙烷作为农药应用于茶叶、可可、香料、水果、蔬菜、豆类、谷物等，最大限量为0.02～0.1毫克/千克；美国、加拿大将芝麻、干蔬菜、香草、香料、坚果等的环氧乙烷最大残留量限定为7毫克/千克。

食品中环氧乙烷残留一般不会造成急性中毒事件，但长期大量食用可致癌。我国及欧盟均规定，环氧乙烷不可用于食品熏蒸。因环氧乙烷残留问题被通报的食品安全事件时有发生，涉及全球多个国家和地区。曾被通报过的食品包括坚果、芝麻、大米、茶叶、香辛料、巧克力等。此次涉事的香草冰淇淋两个批次产品分别被检测出环氧乙烷0.071毫克/升、0.072毫克/升，列入不合格食品名单中。据分析，原料或包装污染可能是食品中含有环氧乙烷的主要原因。**PM**

不久前，一则"吃凉拌菜导致肝脏被吃掉1/3"的新闻引发了人们的关注。据报道，广西桂林一位女士经常出现上腹胀痛、恶心，就医后，医生在她的肝脏内找到了一条长达3.5厘米的活体寄生虫，取出后仍在游动。更可怕的是，这条寄生虫已经将其肝脏"吃掉"了1/3。后经多位专家综合判断，这种寄生虫是巨片形吸虫。感染该寄生虫，可能与该女士吃凉拌鱼腥草（折耳根）有关。

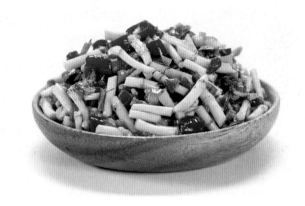

由凉拌菜引发的 寄生虫感染

上海市疾病预防控制中心食品安全科　宋 夏　罗宝章（副主任医师）

为何吃凉拌菜会导致寄生虫感染

说起寄生虫，最为人熟知的是血吸虫和蛔虫。新闻报道中患者感染的片形吸虫（包括肝片吸虫、巨片吸虫等）往往寄生于牛、羊等哺乳动物体内，容易存活在低洼潮湿的沼泽等环境中，牛、羊吃草时较易被感染。

人体感染片形吸虫多因生食水生植物所致。在片形吸虫的自然疫源地，就曾出现过一起聚集性的肝片吸虫疫情。部分农户在鱼腥草水田中施用牛、羊粪便；水田中滋生大量椎实螺；当地居民普遍有食用凉拌鱼腥草的习惯，导致了肝片吸虫病的暴发流行。如果长期生食鱼腥草和饮用生水，就有可能摄入肝片吸虫囊蚴，导致感染。

除了鱼腥草，片形吸虫的囊蚴还可附着在荸荠、菱角、茭白和水芹等水生植物中。人摄入附着了囊蚴且未经加热的水生植物，就有感染寄生虫病的可能。美国多地曾出现某快餐色拉导致环孢子虫感染的病例，就是因为食用了被污染的蔬菜制作的色拉。

此外，还有一些常见食物的寄生虫风险值得引起注意。由于卫生习惯、饮水安全等原因，寄生虫病往往在一些经济不发达的地区流行。但随着社会经济的发展，近年来，讲究保留食材本味的生食或半生食饮食习惯逐渐成为潮流。研究表明，经蒜汁、酱油、醋浸泡30分钟等常见凉拌菜和生食肉类、水产品的处理方式后，寄生虫囊蚴仍然全部存活，由此带来的寄生虫感染风险不容忽视。例如，广受年轻人欢迎的生鱼片、刺身等均存在异尖线虫感染的风险；江浙沪地区有食用醉虾、醉蟹的习惯，容易感染肺吸虫；广东地区喜食"鱼生"，易引起华支睾吸虫、次睾吸虫感染，生食螺肉可导致广东圆线虫感染；等等。

尽量避免生食，预防寄生虫感染

首先，要养成良好的饮食卫生习惯。烹饪时要充分煮熟、烧透，不吃生的或半生的肉类及其制品。尽量改变生食鱼虾的习惯，尤其是淡水鱼虾。

其次，食物加工过程要规范。如果对生食美味确实"欲罢不能"，可以选择相对更安全的深海鱼类，因为深海鱼类经过正规的低温冷冻处理后，其体内所有寄生虫几乎都被杀灭。在厨房鱼虾加工过程中，刀具、砧板及盛放用具都应做到生熟分开，避免混用。处理生的食材尤其是鱼虾后要洗手，处理过程中，也不要用手拿取熟食。

此外，还要尽量避免生食未洗净的蔬菜，不喝生水，以免摄入寄生虫囊蚴或虫卵。 **PM**

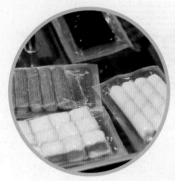

很多人认为,食品经过真空包装,隔绝了氧气,肯定不会坏。事实并非如此。自然界中充满了各种各样的微生物,真空包装之后,需氧菌的生长繁殖被抑制,厌氧菌仍有可能在其中繁殖。更须警惕的是,厌氧菌的生长有时并不会让食物外观出现明显异常,不易被察觉。

别被 真空包装 "麻痹" 了

东南大学公共卫生学院营养与食品卫生系副教授　王少康

真空包装是如何发挥作用的

真空包装技术起源于 20 世纪 40 年代,到 80 年代初期开始在我国发展起来,因其具有成本低、安全性高等优点,近年来应用范围越来越广泛。真空包装亦称减压包装,是指将容器内的空气全部抽出后密封包装,以维持包装内部的低氧状态,达到食品保鲜、防止变质的目的。

首先,在氧气浓度小于 1% 的情况下,好氧微生物的生长繁殖会在很大程度上被抑制。因此,真空包装有利于延长食品的保存期。例如:传统包装牛肉的保存期为 3 天左右,而真空包装可将保存期延长至 13 天左右。

其次,真空包装可防止食品氧化、品质下降。例如:油脂类食品中含有较多不饱和脂肪酸,易在氧气作用下氧化,造成食品变味。

真空包装并非绝对安全

真空包装主要是降低了氧气浓度,抑制需氧菌繁殖,但并不能抑制厌氧菌的繁殖。如果灭菌做得不够彻底,有些许厌氧微生物残留在食品表面,再加上储存不当,真空包装反而会为厌氧微生物提供绝佳的生长繁殖条件。尤其是厌氧菌中的肉毒梭状芽孢杆菌,毒性很强,食用后会对人体产生较大危害。

如何判断真空包装食品是否变质

首先,要查看选购的食品标签上的生产日期、保质期、生产企业、成分表等信息是否齐全。

其次,检查真空包装食品包装外形,这是消费者判断食品是否变质最简便的方法。罐头食品的罐头外观应清洁无垢,封口处要完整,罐头应无变形、胀气、胖听。对于真空包装袋,应注意观察其是否胀袋。

第三,通过气味进行判断。合格的真空包装食品在开启外包装前,不应被闻到内部食物的气味。

真空包装食品也需妥善保存

根据食品种类、包装前处理工艺等的不同,真空包装食品的保存方法与时间期限也有所不同。消费者购买真空包装食品后,要注意根据外包装上的说明妥善保存。例如:真空包装的肉类食品最好冷冻保存;避光保存可抑制龙眼干等真空包装食品的褐变;等等。**PM**

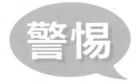

近日，"洗衣液奶茶"这种采用瓶装洗衣液外观进行包装的奶茶，不仅上了热搜，在很多短视频中频频出现，更吸引了不少儿童青少年"玩梗"。有网友担心，这会对小朋友产生"洗衣液可以喝"的误导；也有人认为，这是杞人忧天。事实究竟如何呢？

由"洗衣液奶茶"引发的误导

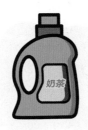

上海交通大学医学院附属新华医院发育行为儿童保健科主任医师　盛晓阳

"洗衣液奶茶"的"走红"，并非因为它的味道多么美味诱人，而是因为其包装的"非主流"。它的外观类似常见的洗衣液包装，会让人产生猎奇心态，并吸引众多网友"打卡"。其实，类似的产品还有不少。比如：有博主分享自己曾经吃过一款"肥皂甜品"，其形状和颜色与真正的香皂别无二致。还有曾经流行过与蜂窝煤外观一模一样的"煤饼蛋糕"等，也属于利用另类外观吸引消费者的食品。不过，这些标新立异的产品往往很快销声匿迹，毕竟它们只是看似"创新"，人们起初会因为觉得好玩、有趣而购买，在满足好奇心后，就不再有继续追捧的动力了。

"另类包装"存隐患

食品的外形和包装是吸引人们关注的重要因素，尤其对于正处在学习阶段，对外界充满好奇的小朋友来说，外形是吸引他们尝试和接受某种食物的原动力。

这些产品受到诟病是因为令其"走红"的另类包装、外观存在不可小觑的风险，容易误导小朋友，甚至成人。对于成人来说，这些食物的外观与洗衣液、肥皂相似，匆忙之间很容易拿错、认错；而对于好奇心旺盛的小朋友而言，他们可能不只是误认，而是误以为那些日化产品也是可以吃的，从而可能误食洗衣液、肥皂等，造成不必要的伤害。

家长应帮助孩子建立正确的食物认知

家长们都希望自己的孩子有健康良好的饮食习惯，不挑食，愿意多吃蔬菜、水果等健康食物。为此，家长首先应教会孩子认识不同种类的食物，比如各种新鲜蔬菜和水果、肉禽蛋鱼等。家长可以带着孩子一起去菜场、一起择菜等，让孩子从外观上熟悉并接受各种天然的食材。那些外观或包装上与日化产品类似的食品很可能混淆幼儿对食品的认知，家长应尽量避免选购。

家长可以指导稍大些的孩子（学龄儿童和青少年）通过查阅食品包装上的营养成分表、配料表等，真正了解食品的成分，从而做出明智的选择。

最后，杜绝此类产品对孩子的误导还需要整个社会的支持，减少不良广告及外观标新立异的食物对孩子选择食物的影响。**PM**

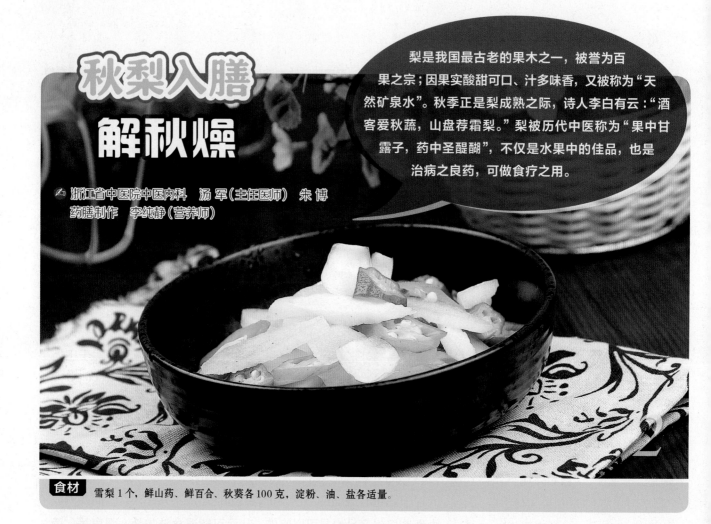

秋梨入膳
解秋燥

✍ 浙江省中医院中医内科　汤 军（主任医师）　朱 博
药膳制作　李纯静（营养师）

梨是我国最古老的果木之一，被誉为百果之宗；因果实酸甜可口、汁多味香，又被称为"天然矿泉水"。秋季正是梨成熟之际，诗人李白有云："酒客爱秋蔬，山盘荐霜梨。"梨被历代中医称为"果中甘露子，药中圣醍醐"，不仅是水果中的佳品，也是治病之良药，可做食疗之用。

食材 雪梨 1 个，鲜山药、鲜百合、秋葵各 100 克，淀粉、油、盐各适量。

润肺降燥，生熟有别

从营养学角度来看，梨富含非可溶性膳食纤维，有利尿通便作用，有助于预防便秘。梨的热量和脂肪含量低，适合减肥者食用。

中医学认为，梨具有润肺降燥、化痰止咳、清热降火之功效，适用于咽干口渴、咳嗽少痰者。李时珍的《本草纲目》亦记载，梨可润肺凉心，消痰降火，解疮毒、酒毒，有较高的药用价值。秋季燥邪为患，很多地区气候干燥，人们常常感觉口干舌燥、皮肤干燥、大便干结、时而干咳，适当食梨可改善秋燥症状。梨生熟有别，"生者清六腑之热，熟者滋五脏之阴"。播音员、老

师等用嗓过度者经常食用熟梨，可养护嗓子。

需要提醒的是，梨性偏寒，多吃易伤脾胃，故脾胃虚寒、肺寒咳嗽、慢性肠炎、手足发冷者应少食；梨含果酸较多，胃酸分泌过多者也不可多食。

品种繁多，雪梨入方

梨为蔷薇科梨属落叶大乔木果树，栽培树种有秋子梨、白梨、沙梨等。因梨树可做嫁接砧木，梨的品种繁多，常见的有：通体光滑的雪梨、果皮粗糙的沙梨、香气扑鼻的香梨、个大汁多的鸭梨、入口酥脆的砀梨等。但大多数食疗、药膳方中使用的是雪梨。

雪梨果肉洁白如玉，似雪如霜，故而得名。它是沙梨的培栽品种，主要分布于长江流域和珠江流域，如著名的"徽州雪梨"。雪梨细脆而嫩、汁多甘甜、气味清香，含糖量 8% ~ 10%，含有营养丰富的矿物质和多种维生素，以及多酚类、黄酮类、熊果苷等功能性成分，具有清心润肺、利便、止咳、润燥清风、醒酒解

介绍用梨等食材制作的3款药膳，适合秋季养生。

① 三白雪梨瘦肉汤

制作方法：雪梨洗净，去核，切块；瘦肉洗净，切块，焯水；白茯苓、生白术、生白芍、生甘草用1000毫升清水浸泡半小时，放入锅中，武火煮沸后，文火煮半小时左右，滤取药汁；将雪梨、瘦肉、药汁一起放入锅中，煮沸后小火慢炖，至梨肉酥软，加盐调味即可。

食疗功效：补气益血，美白润肤。茯苓健脾安神，白术健脾益气，两者均可助消化，共奏"培土（脾）生金（肺）"之效；白芍养血敛阴，能平肝止痛，加上雪梨清润之效，可起到滋养脏腑的作用。四物均为白色，有美白功效，适合秋燥时节食疗养生。

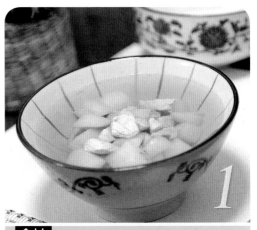

食材 雪梨1个，瘦肉（或排骨）100克，白茯苓、生白术、生白芍各5克，生甘草2克，盐适量。

② 山药百合梨片

制作方法：雪梨洗净，去皮、核，切片；山药洗净，去皮，切片；百合洗净，掰成片；秋葵洗净，切片；锅中加入适量清水，大火烧开，下山药、百合，稍焯捞出；锅置武火上烧热，加入油，下所有食材，略炒，加盐，用水淀粉勾芡，迅速出锅即可。

食疗功效：润肺养阴，补脾益肾。山药健脾补肾、益肺生津，百合润肺止咳、宁心安神，与雪梨协同作用，加强润肺功效。

③ 梨皮饮

制作方法：将梨、橘、白萝卜洗净，取皮，切成丝；与适量清水放入锅中，大火煮沸后，小火煎煮半小时左右，加入冰糖，煮至糖融化即可。

食疗功效：润肺止咳，降气化痰。梨皮偏于润肺、清热、化痰，橘皮偏于健脾、理气、化痰，白萝卜皮偏于消食、顺气、化痰，适合秋燥咳嗽、气滞、食滞、痰滞等症，以及慢性支气管炎、慢性咽炎、支气管哮喘等患者食疗之用。**PM**

毒等功效。中医五行学说认为，白色入肺经，多吃白色食物有养肺作用。

"连皮带肉"，吃法多样

梨的吃法多样，《随息居饮食谱》曰："绞汁服，名天生甘露饮""新产及病后，须蒸熟服之""可捣汁熬膏，亦可酱服"。民间以梨为主要成分的著名药膳有秋梨膏、煨梨方、川贝炖梨等。

梨皮也是一味良药。桑杏汤是一张治疗温病的处方，出自清代吴瑭的《温病条辨》，功效轻宣温燥、润肺止咳，主治外感温燥，症见发热头痛、咽干口渴、干咳无痰或痰少而黏。其中，梨皮味甘，性寒，有润肺生津之效，为臣药。

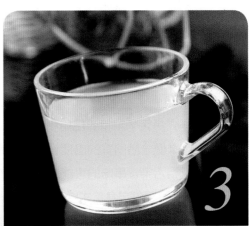

食材 鲜梨皮、鲜橘皮、鲜白萝卜皮各30克，冰糖适量。

由于新冠肺炎疫情的影响，很多家庭有了储备食物的习惯，冰箱和冷柜的销量再创新高。面对琳琅满目的产品和看起来"高大上"的专业术语，消费者该如何选择最适合自己的产品呢？

扫描二维码，立即收听

冰箱选购"指南"（上）

上海市质量监督检验技术研究院　朱浩唯　李嘉

冰箱门体如何选

冰箱按门体和布局方式不同可分为：单门、双门、三门、多门、十字门、对开门冰箱等。

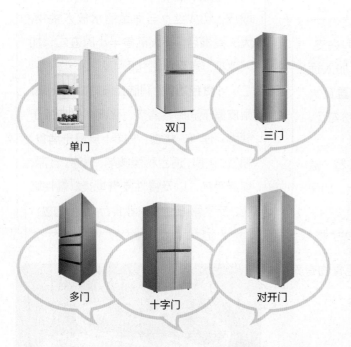

单门

双门

三门

多门

十字门

对开门

门体样式决定了冰箱的使用和存储方式。更多的门体往往可以使分储间室的温度设定更为合理，减少食品之间互相污染、串味的可能，但对家庭空间占用更多。消费者可根据自身需求合理配置。

一般来说，双门冰箱可以满足日常存储要求，价格不贵，分冷藏室和冷冻室。如果人口较多，可以选择对开门、十字对开门或多门冰箱，容积较大，囤货

更方便。多门冰箱功能更多，一般设有变温区，可以自行调节储存温度。

不同传热方式孰优孰劣

根据蒸发器传热方式，可分为直冷式冰箱、风冷式冰箱和混冷式冰箱。

1 直冷式冰箱

● **优点：** 间室与蒸发器之间采用自然对流的传热模式，冰箱内空气湿度较大，食物的水分不易流失，有利于保鲜；制冷原理简单直接，更加节能省电。

● **缺点：** 食物冷却速度慢；冷冻室内壁容易结霜（由结构和制冷原理造成），需要定期进行手动除霜；自然对流使得冰箱冷量分布不均匀，存在冷冻死角，食物降温程度不一致，制冷效果较差。

2 风冷式冰箱

● **优点：** 在间室内部使用风扇进行冷气强制循环，也称无霜冰箱。无霜冰箱的蒸发器常用翅片管式，其上通常还集成电热管，当蒸发器翅片上的霜达到一定厚度时，启动电热管进行除霜，以解决冷冻室结霜的问题；食物冷却

速度快；冰箱内温度分布均匀。

● **缺点：**采用强制对流的传热方式，冷藏室的蔬果容易被风干，用电量较大，噪声相对更大。

③ 混冷式冰箱

● **优点：**采用直冷和风冷相结合的方式进行制冷。冷藏室采用直冷方式，最大限度锁住食物水分，保证食材新鲜；冷冻室采用风冷模式，避免冷冻室结霜。

● **缺点：**价格更高。

不同循环方式的冰箱孰优孰劣

按照循环方式不同，可分为单循环、双循环和多循环冰箱。

① 单循环冰箱

单循环冰箱的冷冻室受控于冷藏室，只要冷藏室温度达到预设值，压缩机就会启动工作，冷冻室也被迫制冷。单循环冰箱结构比较简单，冷冻室缺少独立的温度控制系统，温度控制准确度较差。

② 双循环和多循环冰箱

双循环冰箱和多循环冰箱的各间室之间采用封闭设计，每个间室都有独立的蒸发器，各间室温度控制较精确，且能有效减少各间室之间的串味。

此外，随着科技水平的提升，变频压缩机开始大量应用于冰箱行业。相对于传统的定频压缩机，其在温度波动性、噪声、功耗方面都展现出更优异的性能，但由于控制原理更复杂，价格也更高。

选购冰箱的三点建议

❶ 认准标识和关键参数

选购冰箱时，除必须认准 3C 标志以保证使用安全（可登录国家认证认可监督管理委员会官方网站 www.cnca.gov.cn 查询）外，还应查看产品铭牌，关注相关参数，如产品的噪声、气候类型（T-热带、ST-亚热带、N-温带、SN-亚温带）等进行综合考虑。

此外，消费者还应关注能效标签。可扫描能效标识上的二维码查询备案参数和相关信息，重点关注容积、综合耗电量和能效等级三项指标。其中，综合耗电量数值越小，说明冰箱在实验室条件下耗电越少。能效等级越高，说明在同类型冰箱中其能效利用率越高。根据调查统计，通常人均 60 升即可满足日常需求。用户可根据自身条件和需求进行选择：如果经常去超市采购大量食物，可以选择冷冻室较大的冰箱；对水果蔬菜保鲜有较高要求的，可以选择带有变温室或保鲜室的冰箱。

❷ 选择合适的冷冻温度

冷冻食品的保存期限一般取决于冰箱可达到的最低温度，温度越低，越有利于冷冻食品的保存。目前市场上的冰箱通常为 ∗∗∗ 级，即最低温度可达到 −18℃，部分产品可达到 ∗∗∗∗ 级，即 −24℃。冷冻温度更低的冰箱耗电量、噪声及价格往往更高。需要提醒的是，虽然冷冻室中的肉制品可以储存相当长的时间，但最好不要超过 3 个月，以免影响口感。

❸ 选择合适的辅助功能

目前市场上涌现出不少有辅助功能的新产品，如带有除菌、自动制冰、直饮水、门上吧台、多媒体、WiFi 远程控制、智能物联等功能的冰箱。消费者可根据自身需求、使用习惯和频率以及用户体验理性选购。例如：带有自动制冰、直饮水等功能的冰箱，虽然取用冰块、冰水便捷，但牺牲了存储空间；带有WiFi、蓝牙等功能的产品，方便用户远程操作，但产品能耗增加、对网络稳定性要求提升。而且，带有辅助功能的产品，价格和维护成本都随之明显上升。**PM**

近日，一名男子发帖称，自己并无不洁性生活史，只是使用公共洗衣机洗衣服，竟患上了尖锐湿疣。这一说法是否可信？公共洗衣机是否会引起尖锐湿疣传播？如何安全使用公共洗衣机？

公共洗衣机，是否会"洗出"尖锐湿疣

首都医科大学附属北京佑安医院呼吸与感染疾病科主任医师　李侗曾

HPV传播，通过三种途径

尖锐湿疣，也称肛门生殖器疣，是由人乳头瘤病毒（HPV）感染引起的以皮肤黏膜疣状增生性病变为主的性传播疾病，多发生于生殖器、肛门及其周围，也可累及腹股沟或会阴等区域。该病容易复发，需长时间反复治疗，严重影响患者的生活质量。

目前，已发现HPV有200余种亚型，其中40多种亚型可通过性接触传播，并感染肛门生殖器区。根据致癌风险不同，可将HPV分为低危型和高危型，90%~95%的尖锐湿疣病例是由低危型HPV 6型和11型引起的。人是HPV的唯一天然宿主，感染者是HPV播散源，主要传播途径有三种：

❶ **性传播**　这是最主要的传播途径。异性或同性性行为（包括性交、肛交、口交等）中的皮肤黏膜接触均可能造成感染。

❷ **垂直传播**　即母婴传播，也是主要的传播途径之一。携带病毒的母亲通过胎盘、阴道分娩等途径将病毒传播给新生儿。

❸ **间接接触传播**　少部分患者可能通过非性接触传染而发病。

在理论上，共用毛巾和浴巾可能存在感染HPV的风险，尤其是使用潮湿的毛巾、浴巾直接擦拭身体伤口或者黏膜部位。但是，在实际生活中，其传播概率很低。

公共洗衣机，能否传播HPV

传染性疾病患者如果将沾有血迹和分泌物的内衣等贴身衣物放进洗衣机洗涤，衣物有携带病原体的可能，在理论上具有传播传染病的风险。但目前并无通过衣物、公共洗衣机传播HPV的证据。经过充分清洗和甩干、晾晒后，衣服上HPV存活的可能性微乎其微，通过洗衣机传播传染病的概率非常小。尽管如此，传染病患者仍应尽量不要把贴身衣物放在公共洗衣机中清洗。

如何安全使用公共洗衣机

① 使用前先"自洁"

在上一轮衣物洗涤完成后，使用洗衣机的"自洁"功能，对洗衣机内、外筒进行清洗，尽量消灭其中的病原微生物。

② 提高洗涤时的温度

大部分病原体在温度达到56℃以上一段时间后便会失去活性。如果公共洗衣机具备可调节温度的功能，可将温度选择在60℃以上，并增加洗涤时间。也可在洗涤过程中添加消毒液来减少细菌等微生物对衣物的污染。

③ 贴身衣物尽量手洗

贴身衣物被污染后可能对人体造成感染风险，宜手洗。

④ 清洗后烘干

如果洗衣机有烘干功能，可以将衣物烘干，然后在通风处充分晾晒，以最大限度减少衣服上可能存在的病原微生物。**PM**

夏末秋初，天气开始凉爽，正是适合外出游玩的时节，很多人都会和家人、朋友一起去户外亲近自然。近几年不时有户外游玩者被蜱虫叮咬的报道，被蜱虫叮咬后如果处理不及时，甚至会危及生命。

户外游玩，谨防蜱虫叮咬

上海市疾病预防控制中心病媒生物防制科主任医师　冷培恩

蜱虫一般呈红褐色，长卵圆形，背腹扁平，属节肢动物门、蛛形纲、蜱螨亚纲、蜱目，与蜘蛛是近亲。蜱体可分为颚体和躯体两部分，颚体又叫假头或口器。蜱虫通常为 2～10 毫米大小，专性吸血，雌蜱饱血后体重可增加 100 倍以上。

蜱虫是如何"捕猎"的

蜱虫出没于森林、灌木丛、草原、半荒漠等户外环境，上海多处城市公园和郊野公园中都有蜱虫的踪影。蜱种为长角血蜱、血红扇头蜱和褐黄血蜱。江浙等地山区中，蜱虫的种类更为丰富。

蜱虫常爬到草丛或灌木的顶端等候"猎物"（宿主）的到来，故俗称"草爬子"。蜱对空气中二氧化碳浓度的变化非常敏感。当宿主离得足够近时，它就会伺机爬到宿主身上。有些蜱虫会在较高的树上等待时机并借助风力飘落到宿主身上。蜱虫的宿主范围广泛，包括两栖类、爬行类、鸟类和哺乳类。到达宿主身上后，蜱虫会花很长时间寻找合适的吸血部位，通常选择皮肤较薄、位置比较隐蔽、宿主难以发现或很难主动将其除去的地方，如人的颈部、耳后、腋窝、大腿内侧、阴部和腹股沟等处。

蜱虫口器生有纵向排列的倒刺，刺入皮肤后很难被拔出，且其吸血时分泌的唾液含有促进溶血和抗凝血的物质及类似麻醉剂的物质，因此可以在人或动物身上连续吸血数日而不被发现。

蜱虫叮咬的"威力"不容小觑

蜱虫是多种病原体的贮存宿主，包括细菌、病毒、立克次体、原虫等，蜱虫叮咬可传播发热伴血小板减少综合征、森林脑炎、新疆出血热、莱姆病、巴贝斯虫病、蜱瘫等多种疾病。

蜱虫叮咬处会出现局部红肿、水肿性丘疹或小结节，中央可见叮咬的痕迹或瘀斑，还可能伴有瘙痒、疼痛等。蜱虫的吸血时间较长，因此常可见其吸附在身上。一旦发现蜱虫附着在身上，患者应立即前往医院，让专业医生取出蜱虫。自行取出蜱虫的正确方法：先用酒精浸润叮咬处，再用光滑的尖头镊子夹住蜱的颚体，镊子尽量贴近皮肤，然后 90°扭转，注意避免硬扯，以免将断了的假头留在皮肤里。被蜱虫叮咬后，要做好皮肤清洁，可以使用外用药物治疗；并留心观察身体有无不适，一旦出现持续发热、头痛、肌肉酸痛等症状，应及早就医，并告知医生蜱虫叮咬史。

如何防范蜱虫叮咬

在野外活动时，应尽量避免暴露皮肤，可以戴上四周都有帽檐的帽子，穿长袖衣服和长裤，并扎紧裤管。可在身上涂抹含有避蚊胺的驱蚊剂，或在衣服上喷洒杀虫剂。不要长时间在草丛附近坐着或躺在草地上。离开野外回到住所后，要仔细检查衣服和身上是否有蜱虫。

需要提醒的是，应定期给家中的猫、狗等宠物洗澡，并经常检查其身上是否有蜱虫，重点检查部位为耳内、脖子下、四肢下、阴囊和尾巴下面。若发现宠物身上有蜱虫，应采取正确的方法取蜱，或带其至宠物医院处理。**PM**

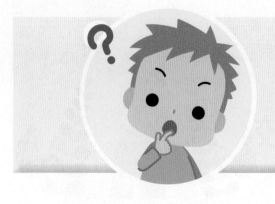

"歪头杀"常被用来形容可爱的人或动物歪头时萌萌的状态。一些家长注意到孩子老喜欢歪着头，怀疑是斜颈或睡觉姿势不当引起，便带孩子去骨科就诊。实际上，一半左右的儿童歪头可能与眼睛相关。孩子之所以总是歪着头看东西，是因为斜视或其他眼病使双眼不平衡，导致了"代偿头位"。

孩子"歪头杀"，警惕眼性歪头

上海市儿童医院眼科主任医师　乔彤

斜视，眼性歪头的常见原因

眼性歪头的最常见原因是斜视。人体控制双眼眼球运动的肌肉有 12 条，如果其中一条肌肉力量过强或过弱，平衡就会被打破。尤其是控制眼球垂直运动或旋转的肌肉出现问题时，两侧眼球就会一高一低，导致斜视。

大部分垂直斜视及小部分水平斜视的孩子，经常采用歪头、侧脸等一些特殊的头位来克服视物时的不适，医学上称作"代偿头位"。这种情况如果不及早矫正，长此以往，容易导致面部不对称、脊柱侧弯等，影响孩子的学习和就业，并引发自卑等心理问题。

斜视导致歪头的常见病因是上斜肌麻痹，包括单侧型、双侧型和隐匿型。患儿歪头时眼位很正，但当头歪向对侧时，对侧眼就上飘，越小的孩子越容易被观察到。

任何一种斜视引起的歪头，都要经过专业医生仔细检查后，才能确定手术和治疗方案。

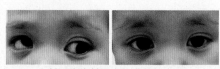

上斜肌麻痹斜视患儿术前与术后

眼性歪头的其他原因

• **先天性上睑下垂** 俗称"天不亮"，指双眼向前平视时，上眼睑遮盖角膜上缘 1.5 ~ 2 毫米，由提上睑肌发育不良、功能不全或消失，导致上睑部分或全部不能提起所致。尤其是单眼被遮盖后，患儿容易出现歪头、仰头视物等情况。先天性上睑下垂可以通过手术矫正。

• **侧视症** 指平时头位正常，眼位和眼球运动、屈光等各项检查都没有异常，但是在专心看手机、电视等电子产品或黑板时，出现面部和眼睛向一侧偏斜的情况。这是因为，一些人习惯用主导眼看东西，头向主导眼侧歪。出现这种情况者，日常生活中应保持正确坐姿，看电脑和电视等电子产品时应保持适当距离，定期去医院检查视力和眼位。

此外，严重倒睫、散光、眼部发育不良等情况也可能导致歪头。**PM**

专家提醒

家长平时一定要注意留心观察，因为孩子刚出现歪头时症状可能不明显，不易被发现。如果孩子出现歪头，家长不能忽视，应尽早带孩子前往医院明确病因，有时需要经过多学科（如骨科、眼科、脑外科等）会诊，以确定治疗方案。

养过猫的人或许会知道，"英短""加菲"等圆脸猫的腮帮子会逐渐长肉，变得圆圆鼓鼓，讨人喜爱，这个过程被称为"发腮"。然而，若类似情况发生在人身上，则会使颜值大打折扣。部分人发现，自己的脸随着年纪增长逐渐变宽，从瓜子脸变成"大饼脸"，令人困扰不已。人为何会"发腮"？该如何应对呢？

"发腮"，是否难以避免

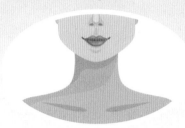

南京医科大学第一附属医院皮肤科　王兆鹏　骆 丹（主任医师）

"发腮"，顾名思义是形容腮帮子像发面一样膨胀变大。人们所说的"腮帮子"，在解剖学上由深至浅，分别为骨骼、肌肉、脂肪和筋膜组织及表面的皮肤，它们的形态共同决定了脸颊外观。

骨骼生长，影响较小

参与形成腮帮的骨骼主要是下颌骨，它在儿童期迅速发育，青春期时发育减缓。在成年后乃至中年，下颌骨仍在缓慢生长，男性可增长 3～6 毫米，女性增长常小于 1 毫米。所以，成年之后开始的"发腮"并不能完全归因于骨骼生长。

面部软组织，随时间逐渐变化

除骨骼生长的因素外，面部肌肉、脂肪、筋膜等软组织也会随时间变化而悄然发生改变。

● **咬肌肥大**　咬肌是一块强有力的肌肉，一日三餐都需要用其咀嚼食物。倘若平时喜食硬物，或有常嚼口香糖等习惯，咬肌会明显增大，导致两腮突出，影响美观。

判断咬肌是否肥大，可用手触摸脸颊两侧，然后咬紧牙关，如果摸到宽大坚硬的肌肉，可判定为咬肌肥大。对于这种情况，注射肉毒毒素可达到瘦脸的效果。不过，如果过量注射肉毒毒素，可能导致肌肉萎缩过多，失去对软组织的支撑力，加重面部下垂。

● **脂肪堆积**　脂肪堆积同样是"发腮"的重要原因之一，且更为常见。除肥胖外，先天性颊脂垫肥大（俗称"婴儿肥"）者明明身材苗条，脸却显得颇为圆润。有这种情况者，可以通过面部吸脂或颊脂垫取出手术加以改善。

● **筋膜松弛**　人到中年，脂肪逐渐在腹部、脸部堆积，随之而来的便是身材发福、面部发腮。然而，部分人减肥之后却发现，变宽的脸并没有"收回去"。这时，我们就要关注最后的"嫌犯"——筋膜组织。

筋膜组织不像肌肉那样容易肥大，也不像脂肪一样易于堆积，它的主要作用是包裹，将脂肪和皮肤固定在深层的肌肉和骨骼上，形成面部的框架。随着年龄增长，胶原蛋白流失，构成筋膜组织的胶原纤维和弹性纤维崩解变性、支撑力下降，面部的软组织开始松弛下垂。除腮帮越来越方之外，法令纹、抬头纹等各种细纹也越来越明显。所以，"发腮"背后最大的"元凶"，其实是衰老。

对抗衰老的手段很多，除常规的补水保湿、补充胶原等手段外，还可根据自身情况选择埋线提拉或拉皮手术，通过收紧或者压缩折叠筋膜组织，来增加对面部软组织的支撑力，使松弛下垂的面部重新变得紧致。

在日常生活中，需要注意少吃过硬的食物，尽量避免一直用单侧牙齿咀嚼，等等。面对外观的改变，不同人有着不同的心态。有人通过化妆与发型来改善外观，有人配合穿搭造型来展现成熟。无论抱有哪种心态，都应该科学地认识这些改变，做出最适合自己的选择，展现自身的美。🅿🅼

妊娠不足 28 周、胎儿体重不足 1 千克而自然终止者，为自然流产。有调查发现，我国育龄期女性发生一次自然流产的风险为 10%～15%；两次及以上自然流产为复发性流产，发生率为 1%～5%。

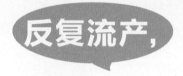

反复流产，可能是甲状腺"作怪"

同济大学附属第一妇婴保健院生殖免疫科主任医师　鲍时华

甲亢、甲减，均可引起流产

自然流产的病因较为复杂，主要包括遗传、内分泌失调、免疫紊乱、感染、女性生殖道解剖结构异常等。其中，内分泌因素主要包括多囊卵巢综合征、黄体功能不全、高泌乳素血症、甲状腺功能异常、糖代谢异常等。近年来，因甲状腺功能异常导致复发性流产的情况较为多见。

甲状腺功能异常主要包括甲状腺功能亢进症（甲亢）、甲状腺功能减退症（甲减）、亚临床甲亢、亚临床甲减及自身免疫性甲状腺疾病。甲亢患者多表现为烦躁、易怒、怕热、多汗、食欲亢进、体重下降、月经周期延长、月经量稀少等。甲减患者主要表现为淡漠、畏寒、乏力、反应迟钝、食欲减退、月经量过多、不孕等。无论甲状腺功能亢进还是减退，都会增加流产的发生风险。

甲减致流产，与甲状腺自身抗体有关

甲减和亚临床甲减不仅可引起流产、早产、产后出血等多种不良妊娠结局，还容易造成孕产妇贫血，严重的可导致死胎、新生儿呼吸窘迫综合征。其导致流产的机制至今尚未完全阐明，目前认为可能与甲状腺自身抗体有关。

甲状腺自身免疫性疾病可导致甲减或亚临床甲减，患者体内存在甲状腺自身抗体，包括抗甲状腺过氧化物酶抗体（TPO-Ab）、抗甲状腺球蛋白抗体（TG-Ab）、促甲状腺激素受体抗体（TR-Ab）。早在 20 世纪 90 年代就有研究者发现，甲状腺自身抗体是不良妊娠结局的独立危险因素。有研究显示，甲状腺自身抗体阳性孕妇的流产率（32%）远高于甲状腺自身抗体阴性的孕妇（16%），甲状腺自身抗体可能是预测流产的敏感指标。另有研究发现，约 28.8% 的反复自然流产患者存在甲状腺自身抗体。

甲亢致流产，与能量代谢失衡有关

甲亢孕妇常发生妊娠高血压综合征、流产、早产、胎膜早破等情况，严重时可出现甲状腺危象。甲亢导致流产的机制主要与能量代谢失衡有关：血循环中较高水平的甲状腺素能增加神经及肌肉的兴奋性，使外周血管痉挛，易诱发宫缩，继而导致流产。

患甲状腺疾病，须治疗后再怀孕

患有甲减的女性，应补充甲状腺素，待甲状腺功能恢复正常后再考虑怀孕。孕期应密切监测甲状腺功能，根据促甲状腺激素等指标的变化，及时调整甲状腺素的剂量。亚临床甲减者也应在医生指导下酌情补充甲状腺素，将促甲状腺激素、甲状腺素等指标控制在合理水平。

患有甲亢的女性，须接受正规治疗，并待病情稳定后再考虑怀孕。孕期应加强甲状腺功能监测。患者常用药物为丙硫氧嘧啶，较为安全，不会增加胎儿畸形和新生儿甲减的发生风险。**PM**

> **专家提醒**
>
> 有甲状腺疾病史、手术史、家族史、自身免疫性疾病史和家族史、不良孕产史或反复自然流产史的女性，孕前应检查甲状腺功能及甲状腺自身抗体，以便早期发现甲状腺疾病并合理干预，预防流产等不良妊娠结局。

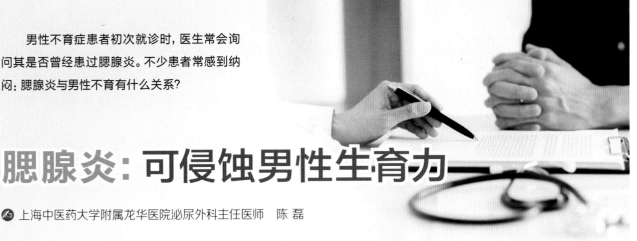

男性不育症患者初次就诊时，医生常会询问其是否曾经患过腮腺炎。不少患者常感到纳闷：腮腺炎与男性不育有什么关系？

腮腺炎：可侵蚀男性生育力

上海中医药大学附属龙华医院泌尿外科主任医师　陈 磊

患腮腺炎，可"牵连"睾丸

睾丸与男性生育能力密切相关，腮腺炎可引起睾丸炎症和损伤，从而影响生育功能。

腮腺炎有多种类型，影响男性生育的是流行性腮腺炎。腮腺炎病毒会侵犯人体的两个敏感器官：一个是腮腺，另一个是睾丸。腮腺炎病毒对睾丸组织有特殊的亲和力，主要侵犯睾丸的生精小管和间质细胞，导致炎性反应，引起生精小管变性、生精细胞缺乏。单侧病变会导致精子数量减少，对男性生育力产生一定影响；双侧病变会造成少精子症或无精子症，引起男子不育症。特别是发生在青春期后的睾丸炎，可能导致睾丸曲细精管上皮细胞和间质细胞损伤，甚至造成睾丸萎缩。

提高警惕，防腮腺炎"祸及"睾丸

首先，要做好腮腺炎的预防。流行性腮腺炎多发于儿童和青少年，接种腮腺炎疫苗能大大减少儿童感染腮腺炎的风险。另外，在病毒性腮腺炎流行期间，应注意个人卫生，室内要经常开窗通风换气。

其次，流行性腮腺炎并发睾丸炎的主要表现为：发病后 1 周左右，肿胀的腮腺开始消肿，睾丸逐渐肿大伴疼痛，疼痛向同侧腹股沟、下腹部放射，阴囊皮肤红肿；随后可再次出现高热、寒战，伴恶心、呕吐，一般持续 3～4 天，重者可持续 1～2 周。并发睾丸炎的患者，特别是青春期后的患者，除积极治疗外，还应定期随访，评估生殖功能。

中西医结合，治疗腮腺炎所致不育

针对腮腺炎所致不育，须根据精液常规等检查结果，采取相应的治疗措施。性激素分泌受影响者，可应用促性腺激素等药物，促进睾丸生精功能，提高精子质量，改善生育能力。少精和弱精子症患者可采用中医中药治疗，以提高精子质量，改善生育力。严重少弱精子症患者可考虑通过辅助生殖技术（即"试管婴儿"）解决生育问题。PM

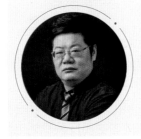

专家简介

陈 磊　上海中医药大学附属龙华医院泌尿外科男科主任、主任医师，中国中西医结合学会男科专业委员会副主任委员，中华中医药学会男科分会副主任委员，中国中药协会男科药物研究专业委员会副主任委员，上海市中医药学会男科分会主任委员，上海市中西医结合学会泌尿男科专业委员会副主任委员、性医学专业委员会副主任委员。

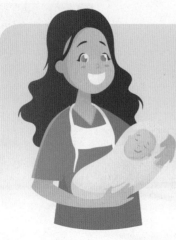

宝宝的降生会给家庭带来无限喜悦，而呵护宝宝健康成长也是每一对父母最大的心愿。新生的宝宝健康状况如何呢？医院的"新生儿检查"会告诉你。宝宝出生后需要接受一些常规检查和评估，目的是筛查一些危及生命或严重影响生长发育的疾病，以确保早期诊断及治疗，最大限度地保障其正常发育。

宝宝降生，要做这些检查

复旦大学附属儿科医院新生儿科　李志华（副主任医师）　曹 云（主任医师）

1. 新生儿Apgar评分

宝宝出生后，医生和助产士会对其出生后1分钟和5分钟的状况进行评分，这称为Apgar（阿普加）评分，是一种简便实用的评估宝宝出生时生命状况和复苏效果的初筛指标。

Apgar评分包括肤色、心率、呼吸、肌张力、对刺激的反应5项内容，每项分别分为0、1、2分，总分即为Apgar评分的分值。若是足月新生儿及晚期早产儿，Apgar评分在8分及以上为正常；7分以下可能存在出生时窒息，需要结合宝宝在宫内的胎心和胎动情况、脐动脉血气分析等综合判断窒息程度。

新生儿Apgar评分

体征	0分	1分	2分
肤色	青紫或苍白	四肢青紫	全身红润
心率	无	<100次/分	>100次/分
呼吸	无	微弱，不规则	良好，哭
肌张力	松软	有些弯曲	动作灵活
对刺激的反应	无反应	反应及哭声弱	哭声响，反应灵敏

2. 新生儿疾病筛查

主要筛查先天性、遗传性疾病，筛查对象是所有出生后72小时（哺乳至少6~8次）的新生儿，方法是检测宝宝的足跟血。目前，我国新生儿疾病筛查的项目主要包括高苯丙氨酸血症、先天性甲状腺功能减退症、葡萄糖-6-磷酸脱氢酶缺乏症、先天性肾上腺皮质增生症；有少数地区采用串联质谱技术，将筛查的范围扩大到几十种氨基酸、有机酸、脂肪酸代谢异常等遗传代谢病。如果发现异常，检测机构会通知家长尽快带孩子至医院复查，让孩子接受进一步诊治。

3. 听力筛查

先天性听力障碍在新生儿中的发病率为0.1%~0.3%。新生儿听力筛查的方法主要包括耳声发射（OAE）和自动听性脑干反应（AABR），前者主要反映耳蜗毛细胞的功能，后者能迅速检测听觉传导的神经通路。新生儿听力筛查一般在宝宝出生后 3～5 天进行；出生 1～2 天的宝宝外耳道油性分泌物及中耳腔的羊水较多，过早筛查容易造成假阳性。

如果第一次检测异常，应在出生后 1～3 个月进行复查；如果仍然异常，要通过中耳声导抗和诊断性听性脑干诱发电位 (ABR) 检查明确诊断，必要时需要进行磁共振检查及相关基因检测。有研究发现，约 60% 的先天性感音神经性耳聋与遗传因素相关。

听力障碍患儿应尽早干预和治疗，以促进听力和语言的正常发育。最佳治疗时间为出生后 3～6 个月。患儿的听力矫正后，还需要进行康复训练。

4. 先天性心脏病筛查

先天性心脏病的发生率约为 1%，其中重症先天性心脏病约占 1/4，是导致婴儿死亡的重要原因之一。从 2016 年起，我国逐步推广通过心脏杂音听诊和经皮血氧饱和度测定的"二项指标"方案进行先天性心脏病筛查，其中任何一项指标阳性，即为筛查阳性。筛查对象是所有新生儿，筛查时间为出生后 6～72 小时（未吸氧或离氧状态至少 12 小时）。**PM**

特别提醒 新生儿期的各项筛查和评估是为了最大限度地保障宝宝健康，对相关疾病进行早诊断、早干预，改善宝宝的预后。家长要认识到这些筛查的必要性和重要性，积极配合完成。

延伸阅读

常见的新生儿疾病筛查项目

高苯丙氨酸血症（苯丙酮尿症）是一种常染色体隐性遗传性氨基酸代谢病。患儿肝脏中代谢苯丙氨酸的相关酶或辅酶缺乏，导致血液中苯丙氨酸浓度增高，尿中排出的苯丙酮酸、苯乙酸等代谢物增多。如果不治疗，3～4 个月后，宝宝会逐渐表现出皮肤变白、头发由黑变黄、全身和尿液有特殊鼠臭味等症状，还会有不同程度的智力和运动发育落后。明确诊断后，患儿需要食用无苯丙氨酸或低苯丙氨酸的特殊奶粉和饮食，并接受药物治疗。

先天性甲状腺功能减退症（呆小症）患儿缺乏甲状腺素，出生时无明显症状，以后可逐渐出现水肿、前囟增宽、黄疸消退延迟、反应低下、便秘、腹胀、皮肤花纹、生长障碍、骨龄延迟、智力发育落后等症状。患儿应及早补充甲状腺素，将甲状腺功能维持在正常水平。

葡萄糖-6-磷酸脱氢酶缺乏症（俗称"蚕豆病"）是葡萄糖-6-磷酸脱氢酶先天性缺陷，在某些诱因（如吃蚕豆或抗疟药、感染等）下可发病，导致溶血。家长应避免给宝宝吃某些食物和药物，以避免发生溶血。

先天性肾上腺皮质增生症患儿的皮质醇、醛固酮、睾酮等激素合成障碍，会导致电解质紊乱、酸中毒、性激素水平异常、色素沉着等，严重时可危及生命。及时补充糖皮质激素和盐皮质激素，并监测各项激素水平，可以较好地维持患儿体格生长和代谢水平。

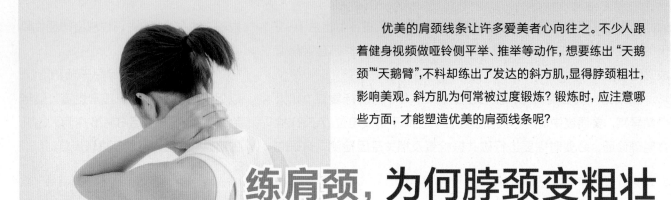

优美的肩颈线条让许多爱美者心向往之。不少人跟着健身视频做哑铃侧平举、推举等动作,想要练出"天鹅颈""天鹅臂",不料却练出了发达的斜方肌,显得脖颈粗壮,影响美观。斜方肌为何常被过度锻炼?锻炼时,应注意哪些方面,才能塑造优美的肩颈线条呢?

练肩颈,为何脖颈变粗壮

◎ 南京体育学院运动健康学院教授　赵 彦

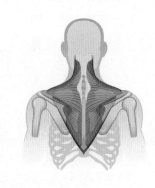

斜方肌位于颈背部,分为上、中、下三束,主要功能包括维持颈部稳定,使颈部伸展、侧屈、向对侧旋转以及使肩胛骨上提(即耸肩)等。若过于发达,则影响美观。

发力方式错误,斜方肌被迫"发达"

初学者在健身时,有时不能正确掌握锻炼肩颈的动作要领,容易错误发力。比如:做三角肌训练时,需要在肩胛骨下沉、稳定的基础上,再做手臂的平举。部分人未明确动作要领或力量不够,在锻炼时往往会伴有耸肩、头前伸等错误动作,此时斜方肌帮助目标肌肉完成了动作,并且发力更多、更主动。也就是说,斜方肌得到了主要训练,从而逐渐发达。

负重训练会带来肌肉围度及力量的增长。但在肩颈训练中,一旦负荷量过大,完成动作时就需要斜方肌和其他部位肌肉更多参与发力,导致斜方肌发达。

塑造优美肩颈,需要正确发力

在"天鹅臂""天鹅颈"及多种肩颈训练中,常见的动作有双臂侧平举、推举、上下摆动等。在做这些动作时,要注意避免耸肩、高低肩、头前伸以及向一侧屈等,以免在不知不觉中反复锻炼斜方肌。

如果在训练时或训练后,斜方肌的酸痛感明显大于目标肌肉,就说明动作发力方式可能出现问题,需要及时纠正。

此外,在训练后需要重视让斜方肌、胸大肌、三角肌等过度紧张的肌肉放松与拉伸,每次15～30秒,重复5～10次。同时,还要注意增强颈椎、腰椎的稳定性,并通过练习肩胛骨后缩等动作,加强肩胛骨稳定性,从而避免耸肩以及头前伸。**PM**

> **特别提醒**
>
> 头的位置与斜方肌上束有着密切关系,头越往前,颈椎以及颈部后侧的肌肉承受的力量会呈几何倍数增加,看似没有做专门的斜方肌训练,实际上是在不知不觉中反复锻炼着斜方肌。日常生活中,长期伏案、背过重的双肩包及单肩包等,都会使斜方肌长时间紧张,应注意避免。

骑行是一项有益身心健康的运动，深受大众喜爱。科学骑行是保证锻炼效果的前提，也是预防运动损伤的关键。常见的不良骑行姿势主要表现在两方面：一是骑车时背部未拱起，抬头看路时颈椎几乎呈90°，长时间保持这个姿势，易出现颈肩部肌肉酸痛；二是车把握得太紧，重心落在手腕上，骑行过程中若不改变握姿，可能出现手掌麻木等不适。

骑行讲科学，健康又安全

天津体育学院运动健康学院　李庆雯（教授）　景岩

车座高度要合适

在骑行过程中，人体通过车座、把手和踏板与自行车结合为一个整体。座高是影响骑行姿势的主要因素之一。车座过高会增加骑行风险；车座过低则会使膝关节受到较大压力，长期"低座骑行"可增加膝关节损伤的发生风险。因此，骑行前应将车座调节到合适的高度。

座高是指自行车曲柄与座管呈一条直线时，车座上表面与处于较低位置的踏板之间的距离（图1）。研究发现，将座高调整至自身下肢长度的90%～95%，骑行姿势较为理想。

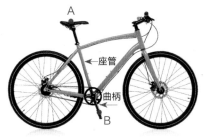

图1 A、B两点间距离为座高

股骨大转子是测量下肢长度的标志，臀部侧面可以摸到的突出的骨骼就是股骨大转子。下肢长度可用股骨大转子与地面的距离来表示（图2）。

此外，还可以通过估算的方法调整车座至合适

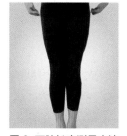

图2 下肢长度测量方法

位置：立于车旁，从腰部向下摸到髋骨上缘，其下一拳的高度与座垫表面平齐时，座垫高度大致适合（图3）。

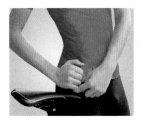

图3 车座高度估算法

骑行姿势要正确

骑行时，上身要保持低位，头部稍前倾、前伸，双臂自然弯曲。身体重心下移，以缓解车子颠簸给身体带来的冲击。放松上半身，双手握把松弛有度，臀部保持稳定。轻松踏蹬，自如操车，避免肌肉紧张。不要将重心放在手腕和手臂上，要利用体重（重心）助踩。

骑行安全要注意

骑行过程中，不可避免会遇到车流、人流、路况复杂等情况，骑行者要有安全意识（如不可抢行等）。要选择安全的路线，在天气状况好时骑车出行，最好结伴骑行。夜间骑行时，自行车或服装上要有安全荧光标志。以健身为目的者，骑行速度宜控制在每小时15～20千米，骑行时间以1～2小时为宜。长时间、长距离骑行时，应备好补给物资和必要装备，骑行过程中注意休息，每骑1小时，下车推行几分钟，然后再骑。骑行后可做一些反向拉伸，例如：骑行时弓背时间较长，骑行结束后应多做腰背部伸展运动。

慢性病（如高血压、冠心病等）患者应在医生指导下进行骑行运动，以免发生摔倒等意外。男性骑车时间不宜过长，因为自行车车座窄小、较硬，加上路面颠簸，长时间骑车会使睾丸、会阴部等受到压迫，导致局部疼痛等不适。**PM**

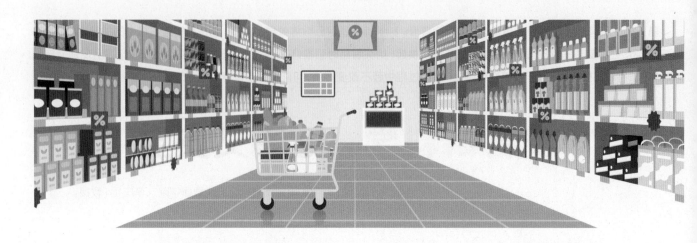

囤货热潮下，小心"松鼠症"

江西师范大学心理学院 刘明矾（教授） 雷婧

┤生活实例├

受疫情影响，张阿姨最近热衷于将冰箱塞得满满当当，还新购入了两个大冰柜，囤积了大量肉类及速冻食品。子女们劝她，食品囤积过久容易变质，不如适量囤货以备不时之需。但张阿姨仍然忍不住不断囤积食物和生活用品，认为这样才有"安全感"。

小陈是一名大学生，钟爱购买各式各样的玩偶。每次出门逛街或者网上购物，总会买回来很多玩偶，寝室的衣柜、书桌、床铺都堆得满满的，影响到了室友们的生活。在屡次商量未果后，室友们对小陈很有意见，寝室矛盾日益激化。

什么是"松鼠症"

在心理学上，这种不停囤积物品的行为被称为"囤积症"，属于强迫及相关障碍的一种。在过冬前，松鼠总会在巢穴中储存很多的松果，坚信某天会用上它们，但实际上最后很少吃。这种行为与囤积症类似，因此人们也把"囤积症"叫作"松鼠症"。如果需要清理这些物品，有"松鼠症"的人就会感到不安。

这类群体对物品存在过度的收集欲，尽管囤积的物品往往价值不高，有些甚至一辈子都可能用不上，但他们无法割舍，导致物品过度泛滥。这样，不仅压缩了自己的生存空间，还可能会侵占他人的生活区域，导致人际关系紧张。同时，堆积的物品也存在卫生或安全隐患。

"松鼠症"为何产生

❶ 对物品情感价值的误解

部分"松鼠"保存的物品一般具有一定情感价值，包含着过往回忆。他们认为，囤积的物品是对事件和人物的重要提醒，如果丢掉这些物品，就好比丢掉了一段记忆，甚至是失去了自己的一部分。

❷ 对物品工具价值的误判

"松鼠"们总是不断囤积那些他们认为"将在日后发挥作用"的东西，尽管这些物品的使用概率非常低，他们也认为应该不断地收集并保留，以备未来需要。这种行为可能与童年的贫困和物资匮乏经历有关。

❸ 完美主义和犹豫不决心理

优柔寡断的决策缺陷是"松鼠症"的标志之一。囤积者担心犯错，害怕丢弃物品所带来的风险，故而采取囤积这种回避行为，来避免在丢弃物品时做出决定。

❹ 安全和控制感的需要

收集和保留物品的行为让囤积者感到安全和可控。当看到一件自己想保留的物品时，"松鼠们"会因对物品的渴望而感到焦虑；如果能够成功获得该物品，焦虑便可以暂时得到缓解。然而，当囤积者注意到此类物品存放过多时，又会开始自我批评，随之而来的羞耻感又会导致控制感的降低。两种状态的循环往复，造成囤积者负面情绪不断累积。

必要囤货与过度囤积，如何分辨

在一些特殊情况下，囤积行为是合理的，甚至是满足生存需要的。部分家庭选择囤积一些日常必备的生活用品、食物罐头等，虽然也许暂时派不上用场，但在有需要时，这些物资储备可解决燃眉之急。所以，囤积行为需要具体情况具体看待，不可一概而论。

如果出现以下几类情况，就需要警惕了：

- 持续地难以丢弃物品，不管实际价值如何。
- 既感到需要积攒物品，又觉得应该丢弃不必要的东西，两种状态循环往复，产生痛苦情绪。
- 难以丢弃物品，导致物品堆积、居所拥挤杂乱。
- 囤积行为导致社交、职业或其他方面的损害，如囤积物品已经变质、有害，却仍然不愿意丢弃等。

如何摆脱"松鼠症"

事实上，这部分人群更加需要亲人、朋友的关爱与包容。囤积行为是内心情感需求的体现，如果盲目地把他们看作精神寄托的囤积物品丢弃，不仅无法帮助他们改变现状，甚至可能导致更为严重的心理问题。以下建议有助于囤积者摆脱困境：

❶ 增强对物品的掌控感

家人、朋友可以帮助囤积者训练这样一种认知："如果我需要这个物品，可以随时找到一个合适的替代品。"令他们明白，这些物品并不是非要大量囤积不可，适量准备就已经足够；如果有需要，完全可以随时购买。

❷ 提高对舍弃行为的耐受性

鼓励囤积者思考，此时若不囤积将带来哪些好处，例如获得更为宽敞的生活空间、更加舒适安全的生活环境等。囤积者可以在内心不断重复模拟将那些"鸡肋"物品丢弃的过程，以提高对舍弃行为的耐受性。

❸ 分类管理物品

家人可以与囤积者共同制定"断舍离"计划，对不同物品进行分类管理，丢弃那些无用之物，留下真正有价值的东西。

例如：容易获得的日常用品，可丢弃；个人爱好、具有纪念意义的物品，适当丢弃重复部分；食品等消耗品，过期就丢弃；等等。

❹ 适当转移注意力

情绪状态不佳时，可以通过阅读、运动、出游、看电影、听音乐等方式，暂时将注意力转移，让自己的情绪稳定下来，缓解内心的焦虑与不安。

❺ 建立高质量的亲密关系

亲密关系指的是非常亲近的家人、伴侣、朋友等，他们是囤积者改变现状的重要动力，可提供关键的情感支持和帮助。**PM**

说谎是一种不想对自己所做的事承担责任的行为，即因不愿承担说实话可能带来的后果而说谎。说谎有客观原因，如来自外界环境的压力过大；也有主观因素，如自我过于弱小，不够自信或强大。当然也有例外，如蒙昧无知说谎、故意说谎、善意说谎等。

孩子说谎，折射哪些问题

上海市妇女儿童发展研究中心副教授　陈彩玉

孩子说谎，分三种情况

❶ **成长中的无意说谎**　3岁左右的孩子，自我意识开始萌芽，逐步能区分"你、我、他"，但对许多具体概念还分不清楚。比如：他们对"我的""我想要的"这两个概念分不清，因此会将不属于自己的物品认为是自己的。这类"说谎"是正常现象，孩子是无意的，家长要理解其产生的原因是孩子的蒙昧无知，不要轻易给孩子贴上"说谎"的标签。

❷ **遮盖行为问题的说谎**　一些儿童存在行为问题，如过度迷恋手机或网络、打游戏、逃课、厌学等，由于担心问题暴露后会受到责罚，于是说谎。这类说谎行为应引起家长的高度重视。一般地说，这类谎言往往有其他"蛛丝马迹"，如孩子白天打瞌睡、精神不振、学习成绩下降、老师和同学反映孩子"不好好学习"等。

❸ **"中间地带"的说谎**　这类说谎，不像行为问题那么严重，但也不能置之不理，多数与家庭教育有关。比如：父母平时管教很严厉，孩子犯了一点小错，怕父母大发雷霆，于是便选择说谎；有些父母不能和孩子平等地进行沟通，不给孩子分辩的机会，孩子"口服心不服"，只能"说谎"应付；等等。

发现孩子说谎，家长要"区别对待"

❶ **了解儿童成长的相关知识**　从幼儿阶段到青春期，儿童身体和心理处于快速生长发育的过程中。家长只有了解这方面的知识，才能更好、更准确地理解儿童的各种行为（包括说谎），也就能采取更科学和有针对性的措施，帮助孩子更好地成长。

❷ **找到孩子说谎的动机**　动机是产生某种行为的根本原因。家长发现孩子说谎后，不妨仔细想一想：孩子为什么会说谎呢？是自身原因导致，还是外界压力所致，或二者兼有？

❸ **帮助孩子克服行为问题**　如果孩子存在沉迷网络或电子游戏、逃课厌学等行为，家长一定要重视，不要一味指责孩子，应尽自己最大努力帮助孩子摆脱不良行为问题，必要时可求助于专业的心理卫生工作者。

❹ **寻找家庭教育的不足**　孩子说谎，家长还要从自身找原因。事实上，孩子说谎问题的背后，往往都能找到家庭教育存在的问题与不足。家长不妨自我反省一番：是不是对孩子过度严厉或过度娇宠和放任？自己是否言行不一致，承诺的事经常不履行？家庭成员教育理念与方法是否存在不一致？家长与孩子之间是否缺少有效的沟通与理解……

❺ **及时纠正孩子的说谎**　当孩子第一次说谎时，家长就要注意。应分析"说谎"的具体原因，是不是认知能力有限、语言表达能力不足、记忆不准确或逆反心理导致，然后根据原因对孩子进行必要的指导。如果孩子说谎是为了掩盖行为问题，如沉迷于游戏、逃学等，家长应尽快帮助他们纠正不良行为。对于"中间地带"说谎，家长要提醒孩子：说谎不是表达个人意见和想法的正确手段，应通过更积极的方式来应对生活中的各类问题。**PM**

> 屈膝肌群，作为伸膝肌群（股四头肌）的拮抗肌群，位于大腿后侧，起于股骨或骨盆，肌束跨越膝关节，止于小腿骨。其主要功能是伸展髋关节和屈曲膝关节，减缓股骨和胫骨的摆动速度，对维持膝关节稳定、防止胫骨过度前移有重要作用。很多人在运动时往往只关注股四头肌的力量，而忽视了屈膝肌群的锻炼。

锻炼屈膝肌，防下肢运动损伤

上海体育学院运动康复学系　王琳（教授）　尹璐璐

屈膝肌疲劳，下肢运动损伤风险增加

股四头肌和腘绳肌是稳定膝关节的一组拮抗肌群，在人体直立、行走、跑跳等动作中，发挥着至关重要的作用。

运动医学方面的研究证明，屈膝肌力量下降、疲劳等可能是造成运动损伤的潜在风险因素。如果腘绳肌与股四头肌力量相差过大，屈伸动作力量不均衡，易导致腘绳肌拉伤。有研究表明，在跑跳运动中，屈膝肌疲劳后会出现髋关节、膝关节屈曲角度减小等"保护性反应"，落地姿势会变得"僵硬"，可造成韧带拉伤等运动损伤。

3个简易动作，锻炼屈膝肌

为预防下肢运动损伤，加强屈膝肌锻炼很有必要。目的主要有三方面：首先是增强腘绳肌的肌力，使其与股四头肌肌力保持相对平衡，降低运动损伤风险；其次是改善屈膝肌耐力，使其能承受更大的负荷，不易于疲劳；三是提高屈膝肌群的柔韧性，增强关节运动的灵活性，提升运动表现。

以下几个简单的动作有助于锻炼屈膝肌。

● **腘绳肌离心训练**　双膝跪于垫上，肩、髋、膝保持直线，固定双侧脚踝（如请人按住双侧脚踝）（图1），缓慢而有控制地让身体前倾下降（图2）。研究表明，这一训练能高效提升腘绳肌力量，有效预防腘绳肌损伤。

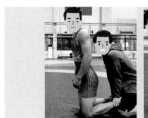

图1　　　　图2

● **俯卧腿弯举**　俯卧于垫上，大腿前侧贴合垫面保持不动，可请人用一定力度下压脚跟，或在双踝绑上沙袋、哑铃等，以增加负重（图3）；向身体后上方屈曲小腿至与地面垂直的位置（图4）。

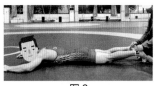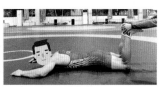

图3　　　　图4

● **哑铃硬拉**　双手握哑铃，双脚分开，自然站立，腰背挺直（图5）；臀部向后顶出同时屈膝，双手持哑铃沿大腿向下移动，直至感到大腿后侧明显的拉伸感（图6）。全程保持背部挺直，然后还原动作至起始位。**PM**

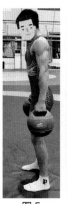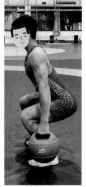

图5　　　　图6

帮青春期孩子 消除孤独感

上海市德育研究协会青春期专业委员会副主任　蒋薇美

青春故事

初二学生小涵：自从上初中后，我心中常涌现出一股说不出的孤独感，讨厌同伴的嬉笑玩耍，对老师和家长的唠叨感到烦躁，对许多新鲜事物感到无趣。我觉得自己失去了小时候的天真活泼、无忧无虑，多了一份冷漠，虽然渴望冲破这种孤独感，但又不知道该怎么办。

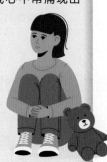

生活中，每个人都有感到孤独的时候。青春期的孩子正处于身心发育、成长变化的时期，常常会因为遭到家长或老师批评、与朋友闹别扭、受到同学们冷嘲热讽或冷落而情绪低落，与周围人有一些疏离感，甚至对同伴、师长产生较强烈的抗拒感。即使是学习成绩优异的孩子，也可能"不合群"，有一种"高处不胜寒"的感觉。青少年经常体验到比较强烈的孤独感或长时间处于孤独的氛围中，容易造成心理伤害，引发躯体疾病，家长要重视并帮助孩子克服和摆脱。

1　鼓励孩子自尊自信

每个孩子都是独一无二的，父母要尽量了解孩子的真实想法和感受，给予尊重和理解，鼓励孩子大胆发表意见、积极表现自我，培养其思考能力、自我管理能力和责任感。即使孩子的生活目标、兴趣爱好、交友态度、个人习惯、穿着打扮等方面与父母不一致，父母也不要粗暴地加以干涉和训斥，而要积极倾听孩子的想法，耐心地给予指导，平等地与其共同探讨"共赢"的解决方案，让孩子感到被尊重和信任。

2　引导孩子结交朋友

每个人都向往与人交往，渴望被人认可。有的孩子虽然很想交朋友，但因为怕别人不理睬，怕被人笑话，怕看错人、交错朋友，而"形单影只"，时常感到孤独。孩子能否以豁达、自尊、自信的态度与人交往，在很大程度上受父母对其态度的影响。父母要鼓励孩子积极主动地结交朋友，引导孩子真诚待人并学会解决人际交往中出现的问题。

3　丰富孩子的课外生活

丰富多彩的课外生活有助于排除孤独感，父母可以根据实际情况给孩子安排多种课外活动。比如：经常与大自然亲密接触，游览名山大川，观赏花鸟虫鱼，会使人感到心旷神怡、心胸开阔；博览群书能开拓人的眼界，丰富人的精神世界，使人懂得为人处事的道理；培养多种兴趣爱好，在音乐、体育、艺术、美术等多种活动中陶冶情操、强健体魄、增加乐趣、锤炼意志；等等。

4　教育孩子宽以待人

人是立体的、多面的，每个人既有长处和优点，也有不足和缺点。父母要让孩子在生活中感受到这一点，引导孩子宽以待人、严以律己，善于发现他人的长处和优势，包容他人的短处和不足；在一些非原则性的事情上，相互理解，换位思考；在别人指出自己缺点时虚心接受，并愿意自我反省和改正，与朋友和同学们共同成长进步。这样，孩子会有越来越多的朋友，也就不会感到孤独。**PM**

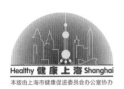

作为一家主要从事现代化中药研发、生产、销售的综合制药企业，上海凯宝药业股份有限公司（以下简称"凯宝药业"）始终秉承"诚信做药、良药救人"的理念，造福百姓。同时，在企业文化建设中，该公司将健康文化放在重要位置，着力打造"五个一"健康文化工程，丰富了员工的文化生活，促进了员工的身心健康发展。

"五位一体"，促进员工健康发展

本刊记者 王丽云

一系列健康文体活动

凯宝药业现有员工500多人，男性占65%左右，近一半员工在40岁以上，高血压、血脂异常等慢性病发生率较高。对此，该公司广泛开展健康知识培训和健康咨询活动（包括"三减三健"、急救、职业病防范、控烟等主题），增设体重秤、血压仪、健身器材等设备，对食堂饭菜采取控盐、控油等措施，帮助员工管理自身健康。

为使员工有更加强健的体魄，更加丰富的文化娱乐活动，更加积极向上的生活态度，凯宝药业多年来坚持开展丰富多彩的健康文体活动，除合唱团、舞蹈队、篮球对抗赛、健康快乐跑、厂庆运动会外，还结合工作性质和内容差异展开有针对性的特色拓展运动、团队建设活动，受到了员工的普遍欢迎。

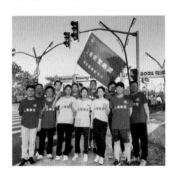

一系列"见面"会

青年骨干是企业的生力军。凯宝药业定期召开不同主题的青年骨干座谈会，通过面对面的交流座谈，了解员工的真实想法，解决员工的实际问题，增强员工的使命感、责任感和岗位引领作用。该公司还通过各种形式的党建会议，共同学习，分享经验，加强沟通，通过榜样的力量激发员工的积极性，树立正能量的工作作风和积极向上的思想风气。每月一次的集体生日会，让员工感受到企业大家庭的关怀和温暖，内心更添了一分坚守的力量。

每年一次主题征文

每个人都需要被"看见"、被肯定。凯宝药业围绕员工实际生活和工作情况，通过每年一个主题、每月一场比赛，动员全体员工积极参与"主题征文+演讲比赛"，为广大员工提供了良好的个人及团队风采展示平台，促进了员工表达能力的提升，为传播正能量、树立正确价值观搭建了桥梁。

每年一场知识竞赛

多年以来，凯宝药业高度重视各项技术比武、技能竞赛，多渠道、全方位助力员工提升知识储备、技能水平和精神风貌。作为一家制药企业，GMP（良好生产规范）是安全生产、产品质量的重要体现。为增强员工的质量意识，激发员工的工作热情和严谨态度，该公司连续举办了11届GMP暨岗位知识竞赛。

一本企业文化内刊

2005年，凯宝药业创办了一本企业内刊——《沟通》，围绕企业正能量、党建引领、红色精神、先进事迹、国家政策等主题，成为员工发表见解、沟通交流、相互学习的重要平台，至今已发布334期，留下了一笔看得见的"文化财富"。PM

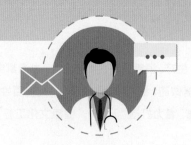

大众➕导医

网上咨询：popularmedicine@SSTP.cn

专家门诊时间以当日挂牌为准

问 入睡困难，有无食疗方能改善

我最近工作压力比较大，有些焦虑、烦躁，虽然每天都挺累的，但晚上躺下后却睡不着，脑海里不由自主地会想工作的事情。有无食疗方能帮助我早点入睡？

上海 熊女士

上海中医药大学附属曙光医院心内科主任医师崔松：从中医角度而言，入睡困难一般与阳气偏旺有关，多见于肝火扰心者；从现代医学角度看，入睡困难多与焦虑有关。

对付入睡困难，应以降火、清热、宁心、安神为主，可用百合花、茉莉花、菊花各2～3克泡茶饮用。百合花可养阴润肺、清心安神，茉莉花可疏肝解郁，菊花可清热降火。也可用玫瑰花、月季花代替茉莉花，它们都有疏肝解郁之功。菊花一般选用白菊花，野菊花的清热降火作用更强，可根据自身情况选用。此外，百合莲子枸杞汤也有安神助眠作用，可以单食；亦可将其作为基础汤料，加入各种食材制作成菜肴。

问 萎缩性胃炎离胃癌有多远

我患有萎缩性胃炎，没有明显症状。听说这病容易发展成胃癌，是这样吗？有什么方法可以预防或延缓胃癌的发生？

浙江 何先生

复旦大学附属肿瘤医院胃外科副主任医师龙子雯：根据萎缩性胃炎的发生部位和免疫学改变，可分为自身免疫性萎缩性胃炎（A型）和多灶性萎缩性胃炎（B型）。A型萎缩性胃炎主要发生在胃体部，患者常伴有恶性贫血和血清胃泌素水平升高，自身抗体呈阳性。B型萎缩性胃炎主要发生在胃窦部，患者血清胃泌素水平低下，自身抗体呈阴性。我国萎缩性胃炎患者以B型居多。目前，多数学者普遍认同胃病的"炎-癌"转化模式，即经历"正常胃黏膜-浅表性胃炎-萎缩性胃炎-癌前病变-胃癌"的过程。研究发现，病程10年以上的萎缩性胃炎患者发生胃癌的概率约为10%，50%的胃癌患者有萎缩性胃炎病史。另有研究显示，A型萎缩性胃炎患者较常人发生胃癌的风险增加1.3～3倍，B型萎缩性胃炎患者患胃癌的风险增加6倍。

萎缩性胃炎的原因较为复杂，包括幽门螺杆菌感染、胆汁反流、遗传和免疫因素、使用某些药物（如阿司匹林、吲哚美辛）、感染（如EB病毒感染）、不良饮食方式、烟酒过量、精神刺激等。对萎缩性胃炎患者而言，规范治疗（如根除幽门螺杆菌等）、定期筛查，可预防或延缓胃癌的发生；即使发生胃癌，也可以做到早发现、早治疗，意义重大。

问 注重饮食营养，为什么还会患缺铁性贫血

我今年40岁，身体一直不错，前不久体检却发现贫血。经进一步检查，医生说我患了缺铁性贫血。听说这是一种"营养性贫血"，我平常挺注重营养均衡的，怎么还会发生缺铁性贫血呢？

上海 王女士

复旦大学附属华山医院血液科副主任医师陈勤奋：铁是合成血红蛋白必需的原料，缺铁性贫血是由于铁摄入不足、需求增加或丢失过多所致的贫血。缺铁性贫血并非只发生在经济欠发达地区，而是广泛影响世界各国的重要健康问题。我国第四次营养调查数据显示，居民缺铁性贫血的患病率为20.1%，2岁以下婴幼儿（31.1%）、60岁以上老年人（29.1%）及15～50岁女性（19.9%）的患病率最高。

缺铁的原因包括三种。①摄入不足：如果饮食中含铁量不足或铁吸收有障碍，就会导致铁摄入不足；猪肉和牛肉等红肉、鸡鸭血、蛋类、动物肝脏等是含铁量比较丰富的食物，长期素食、节食减肥，很容易导致铁摄入量不足；铁的吸收主要在十二指肠完成，胃肠术后、炎症性肠病等患者铁吸收困难，也会导致铁缺乏。②需求增加：青少年、婴幼儿、孕产妇等特殊人群对铁的需求增加，如果不注意增加铁摄入，可能会缺铁。③丢失过多：慢性失血是铁丢失的主要原因，如月经量过多、痔出血、消化道出血等。缺铁性贫血的诊断和治疗都不难，确诊后一定要重视，查找并去除病因，及时治疗。

问 私处的小疙瘩是什么

我每天都会清洗外阴，这两天发现阴唇好像长了个小疙瘩，会不会是尖锐湿疣之类"不好"的毛病？该怎么办呢？

安徽 张女士

复旦大学附属妇产科医院宫颈与阴道早期疾病诊治中心副主任医师丛青：女性外阴长小疙瘩，有多种可能。一是尖锐湿疣：多数与HPV6型、11型感染有关。疣呈乳头状，粉色或皮肤颜色，柔软、潮湿；若较多疣融合，可呈菜花状；通常位于阴唇或阴道开口处，也可位于肛周或肛门内。多数患者无症状，少数可有瘙痒、灼热或压痛，患者需要根据情况进行药物治疗或手术治疗。二是假性湿疣：为鱼子状、绒毛状或息肉状小丘疹，均匀分布在小阴唇内侧，淡红色或苍白色。它是一种生理性表现，不属于性传播疾病，可能与生殖道炎症分泌物刺激有关，一般不需要特殊治疗，如合并阴道外阴炎症，需要进行相应治疗。三是皮肤与毛囊感染：即外阴表面发生的毛囊炎、皮肤脓肿、疖和痈，可酌情进行抗感染治疗，平时应注意外阴清洁。四是前庭大腺囊肿：形成原因是前庭大腺导管开口堵塞，若无症状，无须治疗，平时注意外阴清洁即可。五是生殖器疱疹：因单纯疱疹病毒感染所致，表现为数个1～5毫米的水疱、脓疱，可伴有疼痛，应及时就诊。**PM**

已经习惯于关注各种社会新闻的人们，为什么在看到患者没能得到及时救治、老人独自在家挨饿、无辜女孩被残忍杀害等负面新闻时，会感同身受地愤怒、难过和焦虑呢？在此类社会新闻的评论区，人们纷纷留下"刷新闻刷得我心态好崩""看到这些新闻自己也难过到失眠"等感受。这种体会来源于人人都有的心理——共情。

为何负面新闻 会影响人的情绪

华东师范大学心理与认知科学学院　王妤嫣　吕璐怡　孟慧（教授）

共情的本质究竟是什么

心理学家们对共情有着不同的看法，但概括而言，共情是当人们面对或想象其他人的情绪和遭遇时产生的一种与他人的情感共享。简而言之，共情就是人们能够想他人所想，感受他人所感受，并且清楚地知道，此刻的情绪来源于他人而非自己。

共情实际上是一种涉及人的多方面功能且结构十分复杂的心理现象。大多数学者认同，共情可以分为情感共情和认知共情两部分，情感共情是用与他人相同的情感对事物做出反应，认知共情则是从认知上理解和接纳他人的观点。

共情是每个人的"天赋"

从进化心理学的角度来看，共情是人类为了生存而选择的一种良好的心理品质，其背后是复杂的生物心理学机制。众所周知，大脑是人类一切心理和行为的物质基础，因而情感共情和认知共情也不例外，分别与不同的脑区功能相关联。

如果在一个人产生认知共情时扫描其大脑，我们会发现，情感共情激活的是杏仁核、边缘系统等情绪相关区域，而认知共情激活的脑区主要是与高级认知功能相关的额叶区域。不过，无论哪种共情，都不能只依靠大脑的某一块区域，而是需要激活多个不同的大脑区域相互协作才能发挥作用。

情感共情的产生与神奇的镜像神经元高度关联。顾名思义，镜像神经元好似一面镜子，当我们接收到他人的动作、语言、表情等信息时，会激活大脑的某些区域，使我们能如镜子反射

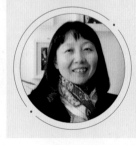

专家简介

孟慧　华东师范大学心理与认知科学学院教授、博士生导师，上海市浦江人才，全国应用心理专业学位研究生教育指导委员会委员、中国社会心理学会理事、管理心理学分会理事，上海应用心理专业学位研究生教育指导委员会主委，上海市社会心理学会副会长，上海市心理学会理事。

般产生与他人相似的情感体验。通常，人们必须接收到外部的直接刺激，镜像神经元才能发挥作用，就像镜子不能无中生有地映照出不在面前的事物一样。

而认知共情则有些不同，它可以在不直接看到他人动作、表情等情绪反应的情境下产生。例如：在阅读一本小说或了解他人的经历时，我们可以根据各种情节线索的描述，通过理性认知或结合自身的经历来推测、理解他人的想法和感受，甚至预测其之后的行为。认知共情实际上是我们常说的"换位思考"能力。

共情是一把双刃剑

共情能力是社会交往的"法宝"。人们通过共情可以更加快速、准确地探知他人的真情实感，掌握与他人建立和保持良好关系的秘诀。

拥有良好共情"天赋"的人，能看到独居老人的困境并为他们多送一口饭食；也能看到癌症患者的难处并为他们提供帮助；还能看到社区工作者的艰辛，做到换位思考、相互体谅。

正因为拥有良好的共情能力，人们才能"看见"他人的苦难，"感受"他人的情绪，人类才能在危机下互相搀扶，携手共渡难关。可以说，共情是我们应该引以为傲的"能力"。

然而，共情如果过度，也会成为一种"伤害"。例如：在新冠肺炎疫情最严重时，人们产生了强烈的焦虑、恐慌等负面情绪。当看到他人因为疫情遭受不幸，那些具有高同情心、高敏感度的人往往会觉得非常难受，甚至会被带入其中，感受到当事人的痛苦，就好像自己也经历了类似的创伤。

而停止刷屏并不意味着结束，那些负面信息和情绪还会停留在他们的脑海中，挥之不去。此时，由共情造成的过度"情感卷入"，成为破坏心境的"罪魁祸首"。因此，必须警惕这种过度共情带来的"替代性创伤"。

防止共情"伤害"三步走

我们需要理性看待和运用共情这种"能力"，在理解、体谅、温暖他人的同时，同样需要重视对自我情绪的管理和保护。具体而言，可以分为以下三步：

第一步，控制每天的信息"摄入量"。有意识地控制社交媒体的使用时间，防止自己为大数据所困，被绑架在无意义的焦虑情绪中。

第二步，转移注意力，将注意力聚焦在实际生活中。可以放一段音乐，进行一场运动，享受一顿美食，培养一项技能，让自己保持对美好事物的感知力。

第三步，获取更多社会支持，创造和谐的人际氛围。拥有良好社会支持的人往往能从社会关系中获取能量，克服种种困难，更好地应对危机。与人相处时，多一句夸赞、多一个微笑、多一些体谅，有助于拉近彼此的关系，化解与他人的矛盾，是我们与他人相处的良方。PM

专家提醒

　　当你用共情"照亮"他人，携手一起走过一段艰难而又特别的时光时，不要忘了维护自己的心理健康。我们既要努力控制各种负面网络信息对心理能量的损耗，又要努力从外部获取更多的能量支持，做到"开源节流"，维持情绪稳定。

在电影或电视剧中，经常可以看到这样的桥段：女主受到意外伤害后，男主直接一个"公主抱"，一路狂奔冲向医院。如此场景令人动容，然而在现实生活中，盲目"公主抱"可能造成二次伤害，加重患者伤势，甚至导致严重后遗症。搬运伤者时，应杜绝哪些错误做法呢？

远离"公主抱"的二次伤害

上海交通大学医学院附属第一人民医院创伤临床医学中心副主任医师 顾 松

拒绝"公主抱"

受伤后，如果患者膝部、腰背部、髋部疼痛明显，活动困难，可能已经发生膝关节、脊柱或骨盆骨折，此时千万不能"公主抱"。

脊柱、骨盆骨折多见于严重车祸、高处坠落等高暴力外伤后。伤者需要严格制动，避免不恰当搬运造成二次损伤。"公主抱"会将患者的腰背部屈曲，引起脊柱各椎体活动，如果不慎压迫脊髓，会造成不可逆的严重损伤，甚至导致患者瘫痪。不稳定型骨盆骨折出血量较大，"公主抱"会进一步加剧骨盆骨折错位，骨折块的移动还会加剧疼痛和大出血，增加致命风险。

膝关节骨折后，"公主抱"动作会导致骨折块不稳定，容易损伤骨折周围的重要神经、血管等结构，从而影响下肢感觉和血运，严重时可导致患者下肢截肢。

避免"爸爸背"

除"公主抱"外，"爸爸背"也是常见的搬运伤者的方式，应用不当同样会造成二次伤害。

受伤后，如果患者颈、腹、腰、背、髋等部位出现明显疼痛、肿胀、瘀斑，可能存在骨折或腹部脏器损伤。此时，千万不能背着患者去医院。因为背运方式无法保证患者颈部、腰背部和髋部的严格固定，背运者行走时晃动可能加重骨折错位，造成神经、脊髓的进一步损伤和骨盆部位大出血。

正确送医，减少二次伤害

遭受严重意外伤害时，应尽快拨打急救电话，在专业人员指导下正确施救，或在具备一定急救知识的基础上进行搬运和施救。

- **下肢损伤** 意外伤害发生后，如果患者不能行走或足部触地用力后特别疼痛，可能发生了下肢骨折。此时千万不能让患者坚持行走，否则可能加重损伤，骨折断端可能会戳伤下肢神经、肌腱和重要血管。正确处理方法是：让患者平躺，在附近找到长条形木板、木杆等物件临时固定患肢，避免骨折端错位加重；将患者于平躺状态下运送至附近就医点，搬运动作要轻柔；如果自行驾车送患者就医，开车时应尽量避免颠簸，尽可能提供宽敞空间，避免触碰到患肢。

- **脊柱、骨盆损伤** 怀疑有脊柱、骨盆损伤时，正确处理方法是：尽快寻找可用于临时固定的高硬度器具或工具作为担架，将患者仰卧固定在临时担架上，并将其头部、颈部、躯干、骨盆以中心直线位置牢靠固定，保持脊柱伸直位；在搬运过程中，动作要轻柔、谨慎，须将患者躯体持续保持伸直状态，搬运人员步伐一致，减少翻转和扭转，减轻患者痛苦，避免二次伤害。

- **腹部损伤** 怀疑腹部脏器损伤时，在搬运过程中，应严格保证患者身体的牢靠固定和平稳移动，避免颠簸、晃动。**PM**

众所周知，节食和运动是科学减肥的两大"法宝"。但是，生活中经常见到一些体质较差的肥胖者，一旦节食或稍微增加点运动量，就会浑身无力、气喘吁吁，容易感冒或肠胃不适。这种让两大减肥"法宝"束手无策的肥胖，就是中医俗称的"虚胖"。

给虚胖者 补点气

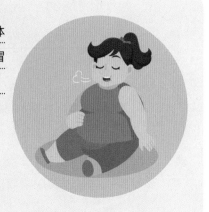

同济大学附属同济医院中医科　董秋安　郭颂铭（主任医师）

体虚者为何会胖

从中医角度来说，虚胖者虚为本、胖为标。那么，其"本虚"是如何导致肥胖的？

脾主运化，脾气虚弱时难以运化水湿，使其留滞体内，化为膏脂而致肥胖；肥胖日久，脾病及肾，进而可出现体胖怕冷、手足冰凉、大便稀烂、小便清长等肾阳不足症状。由此可见，虚胖的"虚"指的是脾气虚弱或脾肾阳虚。

虚胖者还常有如下特征：气虚则皮肤疏松、腠理不固、托举无力，所以虚胖者容易出汗，肌肉比较松软，且容易下垂；脾主肌肉，脾虚肥胖的人容易乏力，稍微活动（增加耗气）就气喘吁吁；脾主运化水谷，脾虚导致的肥胖者往往食量并不大，节食减肥常难以奏效。

中医如何治疗虚胖

中医治疗虚胖注重标本兼治，强调循序渐进，使体重逐渐减轻并接近正常。不应急于求成，快速减重，以免损伤正气，降低体力。

脾气不足的肥胖者，多采用健脾益气、化湿利水的治疗方法，可用参苓白术散合防己黄芪汤加减调理，药用党参、茯苓、白术、黄芪、甘草、生姜、大枣等。脾肾阳虚的肥胖者，多采用补益脾肾、温阳化气的治疗方法，可用真武汤合苓桂术甘汤加减，药用茯苓、芍药、白术、生姜、附子、桂枝、甘草等。除中药汤剂外，还可综合运用针灸、穴位埋线、耳穴、推拿等方法减轻肥胖。

虚胖者不宜节食

节食减肥适合胃火偏旺、食量较大的"实胖"人群，脾气不足、食量不大的虚胖者并不适合节食。相反，虚胖者需保证充足营养和均衡膳食，培养健康饮食习惯。

虚胖者是否可以通过运动增加热量消耗，以达到减肥目的？中医学认为，适度运动可以健运脾胃，促进其运化水谷精微的功能，对减肥有积极作用。但过度运动，尤其是运动量太大导致大汗淋漓、腰酸乏力等，会耗伤阳气，进一步加重脾肾亏虚，不利于虚胖者减肥。

虚胖者宜健脾补气

虚胖者居家保健的原则是健脾补气、温肾化湿。

● **饮食** 应减少油腻、肥甘等高热量食物摄入，宜清淡、低脂饮食；可在中医师指导下食用一些具有减肥（如荷叶、山楂、莱菔子、赤小豆、薏苡仁、决明子、冬瓜皮等）和补气（如黄芪、党参、白术、山药、甘草等）作用的食材制作的药膳；尤其需要注意的是忌食生冷，冷饮会加重阳气耗伤，对虚胖者尤为不利。

● **运动** 根据自身情况可选择散步、快走、慢跑、骑车、八段锦、太极拳等项目；不宜剧烈运动，以防加重气虚、难以耐受；贵在持之以恒，不宜中途中断或时断时续。**PM**

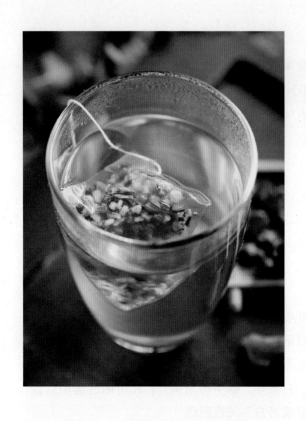

越来越多的人在体检中发现乳腺有结节，市面上也出现不少散结茶、舒结茶、结节通等中药茶饮产品，宣称能消除乳腺结节。事实真的如此吗？

扫描二维码，立即收听

"散结茶"
真能消散乳腺结节吗

上海中医药大学附属龙华医院
中医乳腺科　孟　畑（副主任医师）　陈红风（主任医师）

中药可促进早期乳腺结节消散

女性朋友经常听到或看到"乳腺增生""乳房结节"这样的名词，当下乳腺癌发病率上升，越来越多的女性开始关注和重视乳腺健康。有些女性谈"结"色变，发现结节后四处求医，想方设法"欲除之而后快"。

中医将乳房有大小、形状不一的肿块，且伴疼痛的病症称为"乳癖"，相当于与月经周期相关的乳腺良性增生性疾病。一般来说，直径小于1厘米的乳房肿块，称为"乳腺结节"。它可能是轻度的乳腺增生、乳腺纤维腺瘤、导管内乳头状瘤、积乳囊肿、脂肪坏死等良性病变，也可能是乳腺恶性疾病的早期信号。

从中医角度而言，乳腺结节的发生多因平素情志不畅、久郁伤肝，或受到精神刺激、急躁恼怒，导致肝气郁结，气机阻滞于乳房，经脉阻塞不通而引起。肝气郁久化热，热灼津液为痰，气滞、痰凝、血瘀，皆可形成乳腺结节。因此，选取疏肝解郁、化痰散结的中药配伍使用，可促进乳腺增生性结节消散。

入药与茶饮，功效不能等同

市面上很多"散结茶"的主要成分多为蒲公英、夏枯草、玫瑰花、决明子、茯苓、橘皮、栀子等，这些药物组合而成的茶，真的能消除乳腺结节吗？

蒲公英味苦、甘，性寒，归肝、胃二经，具有清热解毒、散结消肿的功效，可治妇人乳痈肿，散滞气，消恶肿，等等；夏枯草味辛、苦，性寒，归肝、胆经，具有清肝明目、散结消肿的功效。两者可谓"散结茶"的"君药"，共用可增强散结消肿作用。

玫瑰花属于理气类中药，其味甘、微苦，性温，归肝、脾经，具有行气解郁、和血止痛的功效；橘皮即陈皮，味苦、辛，性温，归脾、肺经，具有理气健脾、燥湿化痰的功效，其辛散苦泻之性能散结、消痈。两者多行疏肝理气之功，可改善肝气郁滞引起的乳腺结节。

决明子味甘、苦、咸，性微寒，归肝、大肠经，具有清肝明目、润肠通便的功效，能清泻肝火；栀子味苦，性寒，归心、肺、三焦经，具有泻火除烦、清热利湿、凉血解毒的功效。两者可清泻肝火，改善肝火旺盛引起的乳腺结节。

茯苓味甘、淡，性平，归肝、肺、脾、肾经，具有利水渗湿、健脾宁心的功效，可辅佐其他药物，有助于化痰散结。

以上药味虽可从不同角度消散乳腺结节，但是中药的入药功效和普通茶饮功效不能等同。首先，市面上的"散结茶"一般每小袋为 4 ~ 15 克；而治疗乳腺结节的中药复方里的单味药量可达 9 ~ 15 克，通常由 6 ~ 10 味中药组成的复方总剂量为 45 ~ 150 克，是小袋散结茶的十余倍。其次，将 1 袋药茶冲泡后，每杯水 150 ~ 200 毫升，平均每袋 2 ~ 3 泡，共 300 ~ 600 毫升；而中药汤剂经头煎、二煎后浓缩为 300 ~ 400 毫升，两者的药物浓度也是不同的。再者，中药汤剂的煎煮温度和泡茶水温不同，药物的有效成分析出力度也不同。综上可见，中药有散结功效，但作为茶饮未必能达到相同疗效。

●⋯⋯ 无须治疗时，可尝试药茶保健

有些人饮用"散结茶"后，感觉乳腺结节好转，这是何故？其实，女性因月经、情绪改变等因素，乳腺会随激素水平变化而发生改变，轻度的乳腺增生可能会好转。

那么，乳腺结节患者是否都可以饮用药茶保健呢？发现乳腺结节后，患者应先到医院就诊，必要时进行乳腺超声、钼靶等检查。当确诊患有轻度乳腺增生而无需治疗时，可尝试饮用"散结茶"。在选择和使用药茶时，应注意以下事项：

❶ 辨证选择合适的"散结茶"，除蒲公英、夏枯草为大多数"散结茶"的基础药味外，肝郁火旺者可加决明子、栀子等清肝泻火药，肝气不舒、忧愁抑郁者可加玫瑰花、橘皮等疏肝理气药，脾虚湿重者可加茯苓、薏苡仁等健脾利湿、化痰散结药。

❷ 疏肝清热类茶饮中，寒凉药、辛散药居多，不宜长期服用。

❸ 月经来潮前一周，乳房胀痛明显、结节加重者，可连续饮用至月经来潮；经期应暂停服用。

❹ 部分患者对中药成分敏感，如果饮用后出现瘙痒、胃部不适等症状，应停止服用。PM

专家简介

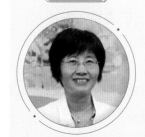

陈红风　上海中医药大学附属龙华医院中医乳腺科主任医师、博士生导师，中华中医药学会乳腺病分会副主任委员，世界中医药学会联合会外科专业委员会副会长，上海市中医药学会中医乳腺病分会主任委员，上海市中西医结合学会乳腺病专业委员会副主任委员。

胃强脾弱"吃不胖",何解

首都医科大学附属北京中医医院消化科主任医师　刘 汶

生活实例

小王,人到中年,平日里明明吃得很多,却怎么也"吃不胖",平时面色较白,常有体虚乏力等表现,受凉之后易感冒,进食生冷油腻食物后容易腹泻。小王来到中医院,被告知"吃不胖"的原因为"胃强脾弱"。这是为什么呢?

脾胃维持人体消化吸收功能

脾、胃在五行中同属于"土"。中医认为,天人相应,人就像一个小宇宙。脾胃把吃进去的食物进行消化、吸收,再转化成营养物质滋养全身,就像大地能够滋养万物,故脾、胃属"土"。

脾和胃是互相表里的脏腑,脾属脏,属阴;胃属腑,属阳。脾主运化,胃主受纳、腐熟水谷。脾主升清,胃主降浊,进入人体的水谷在胃里经过消化、研磨,再经过脾的运化将其布散到全身。内而五脏六腑,外而四肢百骸。

《黄帝内经》云:"饮入于胃,游溢精气,上输于脾,脾气散精,上归于肺,通调水道,下输膀胱,水精四布,五经并行。"说的就是脾胃运化水谷、转输精微的生理过程。脾和胃,一阴一阳,一脏一腑,一运一纳,一升一降,共同维持着人体正常的消化、吸收功能。

胃强脾弱,受纳有余而运化不足

若脾胃功能良好,便可以将吃进去的食物化生为气血,滋养全身;但如果吃得多却不胖,则可能为脾胃失和,胃强脾弱。

"吃得多"是胃气强的表现,胃的受纳功能强,进食较多;但同时若脾气虚弱,运化功能较差,不能将食物运化为精微物质,无法起到营养作用,依然容易出现体虚消瘦、气血不足等表现,如面色苍白或萎黄、动则汗出、体虚易感、易腹泻等。

胃强脾弱亦可能与年老体弱、脏腑功能虚弱等多种因素有关。平时嗜食辛辣、刺激食物易导致胃火亢盛;情志不畅易致肝郁化火,横逆犯胃,伤及脾阴;饮食不节、嗜烟嗜酒过度等,也易形成胃强脾弱、阴虚肠燥;等等。

调整生活方式,兼以食疗调养

若要养护脾胃,日常生活中应注意保持生活作息规律,饮食上宜以清淡为主,保持粗细、荤素搭配均衡,少油、少盐、少糖;烹饪方式以蒸、煮、炖、汆为主,少吃烧烤、烟熏、腌制食物;多吃蔬菜、水果,以增加维生素、微量元素、膳食纤维的摄入;不可暴饮暴食、嗜烟嗜酒,忌食生冷、油腻、辛辣刺激性食物。此外,还要注意情绪舒畅,不宜动怒,宜保持心态平和。平时可根据自己的身体情况选择适合自己的运动方式,勤锻炼身体,增强体质。

推荐一些食疗方:

● 脾气虚弱者,常见面色萎黄、气短乏力、腹胀纳差、大便稀溏等,可用山药、薏米、莲子、扁豆、芡实、大枣各30~60克,加上适量粳米,熬粥食用,可健脾益气、强身健体。

● 阴虚肠燥者,常见头晕耳鸣、口干舌燥、腰酸乏力、五心烦热、潮热盗汗、大便干结等,可用麦冬、石斛、玄参、生地黄、桑葚各10~30克,煮水代茶饮。

● 肝气郁结者,常见平时心情不佳、爱生闷气,有时急躁易怒、两胁胀痛、乳房胀痛、少腹胀痛、胃胀、胃痛、大便不调、女子月经不调等,可用玫瑰花、绿萼梅、月季花各10克,泡水代茶饮。PM

> 熏蒸法是以中医理论为指导，利用中药煮沸后产生的气雾进行熏蒸的一种中医外治疗法，借药力、热力直接作用于患处，从而达到缓解不适症状的目的。

秋燥护鼻窍，熏鼻有讲究

上海中医药大学附属曙光医院呼吸内科副主任医师　徐贵华

中药熏鼻，通窍利鼻

秋天，许多鼻炎患者容易出现鼻塞、流涕等症状，用具有宣肺通窍作用的中药熏鼻，有助于促进鼻部炎症消退，改善鼻塞等症状。

选用清热解毒、化湿通窍类的中草药，如苍耳子、白芷、细辛、薄荷、黄芩、蒲公英等，煎煮后熏蒸或熏洗鼻腔，可起到清热解毒、通窍利鼻之功效。

取辛夷、苍耳子、细辛、薄荷各15克，玄参20克，甘草10克，放入锅中，加水500毫升，浸泡半小时；用文火煎熬15～20分钟，关火。用药液熏鼻腔，直至药液变凉。1剂药可煎4次，早晚各熏蒸1次；5剂药为1个疗程，连用2～4个疗程。在熏蒸时，为避免烫伤，可适当控制距离。

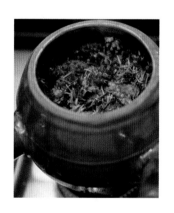

温度、时间需注意

❶ 熏蒸时间不宜超过半小时，初次熏蒸时间可适度缩短。具体温度和时间可根据病人的体质、耐受程度而定。

❷ 注意防止烫伤，熏蒸温度以38℃～42℃为宜。

❸ 熏蒸过程中，若出现恶心、呕吐、胸闷、气促、心跳加快、出虚汗、头晕等不适，应立即停止熏蒸。

❹ 熏蒸过程中及熏蒸后，应适当饮水。

❺ 老人和儿童熏蒸时，应有专人陪护。

❻ 熏蒸后不宜立即出门；外出时应注意保暖，避免因冷空气刺激而导致鼻炎发作。**PM**

特别提醒

采用中药熏蒸治疗鼻炎，不失为一种简便、有效的治疗方法。但此种方法并非人人适用，以下情况不宜进行中药熏蒸治疗：

饥饿时，饭后半小时内，过度疲劳、年龄过大或体质特别虚弱者，经期及妊娠期女性，高血压、严重心脏病、重度贫血患者，有严重出血倾向者，局部有开放性创口或感染性病灶者，对所用中药过敏者。

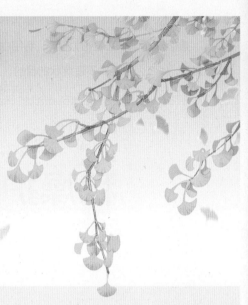

初秋如约而至，夏季已悄然"翻篇"。在夏季，湿邪是常见的致病因素之一。秋季气候干燥，燥邪当令，平素湿气重者在秋燥之时该如何养生？

湿重者，秋季宜养脾胃

上海中医药大学附属市中医医院治未病科副主任医师　张 毅

湿分内外，其性重浊

湿邪具有"重、浊、黏、滞、趋下"的特点，可分为外湿和内湿。生活在我国南方比较潮湿地区或长期处于潮湿环境中的人，容易感受湿邪（外湿）。脾为后天之本，主运化，吃进去的水谷通过脾的运化功能来滋养、防卫身体。当脾的功能下降时，水湿积聚于体内，就容易成为内湿。

湿重者，容易出现肢体困顿的表现，像裹了湿头巾、戴了脚镣一样；饮食减少，胃脘满闷；出汗有气味，耳朵、眼睛等部位分泌物较多，带下黏稠、有腥气；大便不成形，有排便不尽感，部分人会出现大便"挂壁"的表现。

湿为阴邪，有向下的趋势。湿气较重者在下肢、阴部等部位容易出现湿疹；肚子、臀部脂肪容易堆积，即形成所谓的"梨形"身材；患糖尿病、高血压、高脂血症、冠心病、脂肪肝等代谢性疾病的风险也较高。

秋燥时节，勿忘护脾

在秋高气爽、气候干燥的时节，受外湿所扰者的不适症状可能有所缓解；但脾的运化功能不佳，仍易引起内湿积聚，出现腹胀、便溏、食欲不振、消瘦、倦怠乏力、下肢水肿等症状。所以，湿重者在秋季需要注意调养脾胃。

❶ 饮食"清补"

初秋时节，暑湿之气仍有残留，不宜食用过多油腻之品，宜以清补为主。可适当多吃小米、薏米、绿豆、豆腐、萝卜、丝瓜、冬瓜、铁棍山药等。舌苔厚腻、纳食不香者，可用陈皮泡水代茶饮用，以理气健脾、燥湿化痰。

❷ 中药调理，健脾化湿

藿香正气散由大腹皮、白芷、紫苏、茯苓等药物配伍而成，可解表化湿、理气和中。二陈汤组方中的半夏、陈皮皆以陈久者为佳，故方名"二陈"，可燥湿化痰、理气和中，常用于痰湿证，症见咳嗽痰多、色白易咯、恶心呕吐、胸膈痞闷等。

❸ 穴位保健，培土生金

足三里是足阳明胃经的重要穴位，经常按压可起健脾益胃、燥化脾湿、生发胃气。丰隆穴位于足阳明胃经上，胃经浊气在此沉降，按摩丰隆穴有助于化痰降浊。

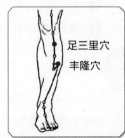

足三里穴
丰隆穴

早秋时节，可以适当增强运动强度，有助于调畅气血。肝气不疏也会影响脾胃功能，致使水湿内生，故日常生活中宜保持乐观向上的积极情绪，使人体上下气机贯通。**PM**

小茴香是一味常见的药食同源之品，其茎叶可入菜，果实可入药，亦可调味。民间称其为"妇女之友"，它究竟有何功效？

"妇女之友"小茴香

山东中医药大学　丁兆平

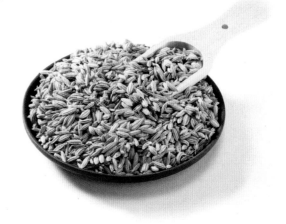

调鼎香料，亦食亦药

小茴香，原名怀香，北宋药物学家苏颂曾在《本草图经》中引用陶弘景的说法："煮臭肉，下少许，无臭气，臭酱入末亦香，故曰茴香。"小茴香的香味主要来自其所含的挥发油，主要成分为茴香醚、小茴香酮、甲基胡椒酚、茴香醛等。植物小茴香具有蔬菜与调味品的双重身份：其茎叶（又称"茴香菜"）特有的香味适合与肉类搭配，调制成面食馅料；其果实（又称"茴香籽"）常用于烹煮荤菜，尤其适宜于猪、牛、羊肉等"红肉"，可去腥、解腻、增香。

茴香菜富含膳食纤维、热量低，可缓解胃肠胀气、增强消化功能。其性温，一般人群可经常食用；实热体质、平时容易上火者，应少食；寒凉体质，平时怕冷、容易着凉者，可适当多食。

在我国，茴香籽多作为调料使用，同时也是一味典型的温热性药材，名"小茴香"。中药药性理论认为，小茴香味辛，性温，归肝、肾、脾、胃经，具有散寒止痛、理气和胃的功效，常用于治疗寒邪所致病痛。

散寒"暖男"，调经止痛

女性有特殊的经、孕、胎、产生理过程，易受寒而导致多种疾病发生。许多因寒邪所致的妇科疾病，中医往往采用温宫散寒的治法，经常用到这味散寒暖肾的小茴香，它恰似一枚"暖男"，因而获得"妇女之友"的美称。小茴香常用于治疗妇科痛经，还可用于女性宫寒（肾阳不足）引起的不孕。

中药香药大都具有止痛作用，小茴香亦如此，其止痛功效得到名医运用，创制出外科名方"茴香散"，可治疗腹痛、牙痛等。

因寒致痛，"暖方"可止

①　调经止痛方

取小茴香 15 克、当归 12 克、枳壳 9 克，浸泡后煎煮取汁，每天早晚各服 1 次。具有祛寒暖宫、调经止痛作用，适用于寒凝痛经甚至闭经者。

②　暖胃止痛方

取小茴香、干姜、木香各 10 克，甘草 6 克，浸透后煎煮取汁，分 2～3 次，饭前服用。适用于寒凝气滞所致胃脘疼痛、得温则舒者，或易恶心、呕吐、口泛清水者。**PM**

专家提醒

小茴香属于辛温香料，孕妇食用后易导致便秘，多食还可能导致胎动不安，应少食。

近期，我国科学家发现的新冠病毒肺炎治疗新药千金藤素获国家发明专利授权。千金藤素是中药千金藤的有效成分。受报道影响，千金藤在中药材市场中的价格水涨船高；更有不少人买来千金藤，用其叶片泡水代茶饮，希望能预防新冠病毒肺炎、增强免疫力。这一做法是否安全、有效？

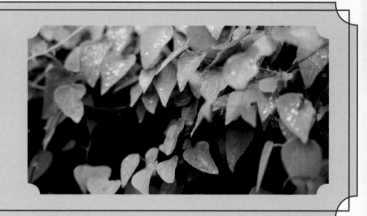

扫描二维码，立即收听

千金藤泡水，功效几何

安徽中医药大学第一附属医院制剂中心　朋汤义（教授）　朱伯阳

千金藤素从何而来

中药千金藤为防己科千金藤属植物千金藤的根或茎叶，是一种较为常见的植物，在全国各地多有种植，也常见于山坡路边、草丛或山地丘陵地灌木丛中。

千金藤素是从中提取的一种生物碱，具有消炎、抑菌、调节免疫功能等作用。早在二十世纪四五十年代，千金藤素就已被用作抗结核药物使用，但效果不佳。如今在临床中，常将千金藤素用于提升白细胞，尤其适用于经过肿瘤放疗后白细胞降低的患者。

泡水饮用，防疫效微

有关千金藤的记载首见于《本草拾遗》一书，云其"霍乱中恶，矢行虚劳虐瘴，痰嗽不利，痈肿大毒，药石发，癫痫，悉主之"。

千金藤有清热解毒、祛风止痛、利水消肿之功，在治疗咽喉肿痛、毒蛇咬伤、胃痛、水肿等方面疗效优越。其性苦、辛、寒，有很好的清热降火功效，适用于热性体质和上火的人群，但脾胃虚寒者及孕妇禁止使用。

《本草纲目》中记载，千金藤有小毒。使用小剂量千金藤泡水饮用虽不会对人体造成影响，但水中残留的生物碱的量很少，很难起到预防新冠病毒肺炎的作用；如果用于泡水的千金藤剂量较大，泡水后渗出的毒性成分也随之增多，很可能会适得其反，引起身体不适。

药有偏性，不可随意服用

《药治通法补遗》云："是药三分毒。"是药便会有几分偏性，对证为药，不对证则为毒。在用药方面，应当遵从医嘱，切勿随意自行选择服用。

因此，无论是从安全性、有效性，还是从中药功效方面考量，都不建议长期直接用千金藤泡水服用。**PM**

> 很多人在处理食材时，会将乌贼（墨鱼）中间的一块大骨头直接丢弃。实际上，这块骨头是一味良药。

海鲜"废料"中的固涩药——海螵蛸

上海中医药大学附属岳阳中西医结合医院药剂科副主任药师　徐熠

形似螵蛸，椭圆扁平

海螵蛸因形似放大版的螵蛸（螳螂的卵块）而得名，原名"乌贼鱼骨"，始载于《神农本草经》，《素问》称其为乌鲗骨，《中药志》中称其为墨鱼盖。并不是所有的乌贼内壳都能被称为海螵蛸，入药用的是乌贼科动物无针乌贼或金乌贼两个品种的干燥内壳。

内服外敷，作用几何

海螵蛸性味咸、涩、微温，归肝、肾经，有制酸止痛、固精止带、收敛止血、收湿敛疮的功效。煎汤内服时，用量为10～30克，研末内服时常取1.5～3克，也可研末外用。

❶ 制酸止痛

海螵蛸的成分中，80%以上为碳酸钙，能起到制酸止痛的作用，被誉为"制酸之王"。配以中药煅瓦楞子，能够缓解因胃酸分泌过多而引起的烧心、反酸、胃脘疼痛等症状。

❷ 固精止带

海螵蛸具有补肾固经、收涩之效，可以固精止带。将海螵蛸与山茱萸、菟丝子、沙苑子等药物配伍使用，可益肾固精；与白芷、血余炭等配伍，可治疗妇女赤白带下。

❸ 收敛止血

海螵蛸味咸、涩，益肝肾，敛肝和血，调冲任、止崩漏。《本草纲目》中提到，海螵蛸能"诸血病皆治"，可治疗崩漏下血、外伤出血、肺胃出血等多种出血疾患。

将海螵蛸和白及研末同服，可治疗胃出血、吐血、便血；将海螵蛸同槐花研末，一同吹入鼻，可止鼻血；海螵蛸末用生地黄汁调服，可治疗小便血淋；海螵蛸、当归、鹿茸、阿胶、蒲黄同用，可治妇人漏下不止。

❹ 收湿敛疮

海螵蛸研末外敷，可收湿敛疮，常用于治疗皮肤湿毒所致的疮疡流水、日久不愈，如湿疹、脚癣等。

不同炮制方法，功效各有不同

海螵蛸有不同的炮制方法，功效也各有不同。生海螵蛸长于固精止带、制酸止痛，常用于治疗梦遗滑精、赤白带下、胃痛吐酸等病症；炒海螵蛸长于收敛止血、止带、敛疮，对创伤出血、疮疡湿疹，以及女子崩漏下血、赤白带下等，效果较好；煅海螵蛸的止血、止带、敛疮作用比炒海螵蛸更强。**PM**

专家提醒

　　海螵蛸性微温，易伤阴助热，阴虚多热者长期服用会引起胃肠功能失调，出现便秘等问题。

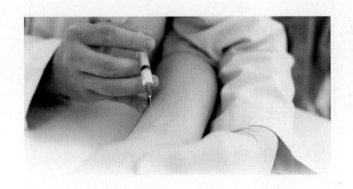

药物皮试 知多少

复旦大学附属华山医院药剂科主任药师　李中东

2022年4月，某地一女主持人在住院期间疑因用药引起心律失常致心源性猝死，引起不少人关注，亲友曾怀疑是医生为其换用抗生素莫西沙星后未做皮试导致。在常用的抗菌药物中，哪些可能会引起猝死等严重不良反应？使用哪些药物前需要做皮试呢？

药物皮试，遵指导

药物皮试，是药物皮肤过敏试验的简称。根据国家卫健委发布的2021年版《β内酰胺类抗菌药物皮肤试验指导原则》，有皮试要求的为青霉素类和部分头孢类抗菌药。

在常用抗菌药物中，同属β内酰胺类抗菌药的青霉素类和头孢类引起猝死等严重不良反应的报道较多。青霉素类，如青霉素钾、普鲁卡因青霉素、阿莫西林、氨苄西林、氯唑西林等，在注射或口服用药前需要做皮试。头孢类，如头孢曲松钠、头孢唑林、头孢哌酮等，使用前多数不用做皮试，仅少数需要做皮试。

为安全起见，在使用青霉素类或部分头孢类药品前，医院采用青霉素G皮试液（500单位/毫升）、头孢皮试液（2毫克/毫升）为患者做皮试。15～20分钟后，若皮试局部皮丘直径比注射皮丘扩大超过3毫米，或伴红晕、痒感等症状，则皮试为阳性，表示患者对该药物有过敏可能。

没有皮试要求的其他抗菌药物，也有导致过敏性休克或猝死的案例发生，如环丙沙星、左氧氟沙星、诺氟沙星、莫西沙星、洛美沙星、加替沙星，阿奇霉素、链霉素、庆大霉素，复方新诺明，四环素类，两性霉素B，等等。这些药用后需要警惕，出现异常及时就诊。

特别提醒 皮试的目的是为了确保患者用药安全，防范或减少药物过敏导致的严重危险或猝死。不过，即使皮肤过敏试验阴性，也不能确保用药万无一失，因为引起过敏反应的因素是多方面的。

皮试误区，要避免

误区1： 皮试可以预测所有过敏反应

分析： 皮试预测的是IgE（免疫球蛋白E）介导的速发型过敏反应，有助于减少过敏性休克的发生，但对抗体、免疫复合物或T细胞介导的其他过敏反应没有预测作用。因此，皮试阴性者，用药后仍可能发生过敏反应。

误区2： 一次皮试阳性，表明终身不能再用这种药

分析： 人体对某种药物是否过敏，并非一成不变。先前皮试过敏的，一段时间后可能不过敏；而原先不过

敏者，隔段时间又可能过敏了。其原因很复杂，可能与体质及免疫状况变化，以及药品质量、药物纯度、分解产物和杂质等因素有关。

误区3：注射青霉素要做皮试，口服不需要

分析： 口服青霉素也可能引发过敏性休克，因服用阿莫西林未做皮试而死亡的报道时有发生。虽然青霉素本身并非过敏原，导致猝死的概率也很低，但由于其引起的过敏反应快速发展且病情急重，为安全起见，患者服药前应做皮试。

误区4：只要用药剂量小，过敏反应就少

分析： 过敏性休克的发生与药品剂量大小关系不明显，无论何种青霉素制剂、何种给药途径，即使极微量，都能引起过敏者猝死。患者可在数分钟内呼吸困难、血压下降、昏迷，若不及时抢救，可能导致死亡。

安全提示，早知道

提示1：皮试有局限，阴性或成安全隐患

大多数人使用青霉素类和头孢类药品是安全的，但也有人存在发生过敏性休克的危险。即使皮试阴性，安全亦是相对的。更换药物品种、生产厂家或批号，要重做皮试；若3日以上未用青霉素，再次使用前应做皮试。

提示2：防交叉过敏，确保安全是根本

对青霉素过敏者，应用头孢类抗菌药发生过敏的概率为5%～7%。对一种头孢类药物过敏者，对其他头孢类药物也可能过敏。对头孢类药物过敏者，多数对青霉素也过敏，有青霉素过敏史者不宜用头孢类药物。

提示3：使用头孢类，仅两种情况需要皮试

头孢类抗菌药物导致过敏性休克的概率为0.001%～0.1%，使用前是否需要做皮试一直有争议。2021年版《β内酰胺类抗菌药物皮肤试验指导原则》不推荐使用头孢类之前常规进行皮试。有过敏性鼻炎、过敏性哮喘、特应性皮炎、食物过敏、其他药物过敏史的患者，也不需要常规进行皮试。需要进行皮试的情况仅两种：一是既往有明确的青霉素类或头孢类药物速发型过敏史者，二是药品说明书中规定需要做皮试的。

提示4：皮试前，要避开三个"坑"

首先，皮试也有诱发严重过敏反应甚至导致休克的可能，患者应在正规医疗机构做皮试。其次，有些药物会抑制皮试反应，干扰皮试结果，导致假阴性，需要做皮试的患者须注意：使用第一代抗组胺药者，须停药2～3天；使用第二代抗组胺药者，须停药3～7天；服用糖皮质激素、丙咪嗪或吩噻嗪等精神类药品者，须停药至少7天；使用β受体阻滞剂或血管紧张素转化酶抑制剂者，至少停药24小时。第三，哮喘发作时，不宜做皮试。

提示5：注意观察用药后反应

用药后莫大意，要养成观察用药反应的习惯。若在医院使用青霉素类药物，可就地观察15分钟以上，无反应方可离开。**PM**

特别提醒 除青霉素类和头孢类药物外，使用其他药物后，也要注意观察可能出现的过敏反应。若出现皮疹、瘙痒、风团、恶心、呕吐、腹痛、腹泻、憋气、呼吸困难、面色苍白、心悸、大汗、头晕等症状，应立即停药。如果反应轻微，且备有抗过敏药（如氯雷他定、氯苯那敏、西替利嗪等），可立即按说明书的用法服用。如果出现胸闷、气短、面色苍白、出冷汗、手脚冰凉、血压下降等表现，应立即去医院接受救治。

当罹患角膜炎、结膜炎、泪囊炎、青光眼等眼病时，医生会根据病情为患者开具一些眼用制剂，主要有滴眼液和眼膏。它们的使用和保存各有特点，需要多加注意。

会用、会存 眼药

△上海交通大学医学院附属第一人民医院临床药学科　戚晨冬　武正华（副主任药师）

眼药使用步骤

❶ 用药前，先清洗双手，核对药品名称。

❷ 如果使用的是水溶性滴眼液，应查看其是否澄清透明，如果出现絮状物，则不宜使用。如果是混悬型滴眼液，使用前应用力摇匀。

❸ 平躺或头稍向后仰，用一手食指或中指轻轻将下眼睑拉开，另一手滴入滴眼液，或均匀、拉线状涂入眼膏。然后闭上眼睛保持1～2分钟，并转动眼球，使滴眼液或眼膏均匀分布在眼睛表面。

❹ 使用滴眼液后，在闭眼的同时，应该用手指在内眼角与鼻梁交界处按压1～2分钟，目的是防止药物经鼻泪管进入体内，减少局部不适及全身不良反应。

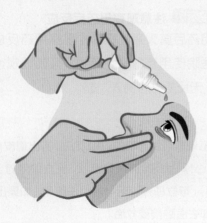

多种眼药，如何"混用"

如果需要同时使用多种滴眼液或眼膏，顺序一般是：先用滴眼液，后用眼膏；先用水溶性滴眼液，后用混悬型滴眼液。不同滴眼液或眼膏的使用间隔时间宜在20分钟以上。由于眼膏较黏稠，影响视觉，且起效慢，维持时间长，一般为临睡前使用。

眼药保存，注意这些问题

❶ 即便滴眼液的保质期很长，但开封后的保存期也只有一个月，个别滴眼液开封后的保存期更短。

❷ 有些滴眼液需要冷藏保存，使用前要将其从冰箱中取出，在室温下放置一段时间，以减轻对眼的刺激。**PM**

小贴士

使用滴眼液时，瓶口不可接触眼睛及其周围部位，以免药液被污染。如果患者只有一只眼睛患病，但医生要求两只眼睛都用药时，为预防交叉感染，一般宜先对健康的眼睛给药，再对患眼给药。

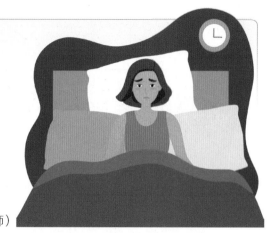

失眠主要包括入睡困难（超过30分钟才能入睡）、睡眠维持困难（醒后超过30分钟才能再次入睡）和早醒（比平时醒来提前30分钟以上）等。

要睡眠，"药"知道

🔷 上海交通大学医学院附属瑞金医院神经内科　尹 豆　王 刚（主任医师）

慢性失眠（失眠超过 6 个月）可导致焦虑、抑郁、记忆力下降、体重增加、心律不齐等，危害身心健康。服药是治疗失眠的主要方法，常用药物有镇静催眠药和抗抑郁药等，作用机制和适应证各不相同。失眠患者应到医院神经内科或睡眠专科就诊，由医生进行综合评估后，选择适合的药物并规范服用。

①. 镇静催眠药

镇静催眠药包括苯二氮䓬类和非苯二氮䓬类。

● 苯二氮䓬类药物具有镇静、抗焦虑和松弛肌肉的作用，作用时间较长，患者耐受性较好，常用的有艾司唑仑、阿普唑仑、氯硝西泮等。艾司唑仑主要适用于早醒、夜间易醒的患者，阿普唑仑、氯硝西泮适用于伴有焦虑症状的患者。该类药物的常见不良反应有头痛、头晕等，因其具有肌肉松弛作用，故患者服药期间应注意预防夜间跌倒；肝肾功能损害、重症肌无力、闭角型青光眼等患者应慎用。

● 非苯二氮䓬类药物包括唑吡坦、佐匹克隆、扎来普隆等，催眠作用较单一，作用时间短，适合入睡困难和睡眠维持困难的患者，不良反应相对较少。

②. 抗抑郁药

抗抑郁药也常被用于治疗失眠，包括三环类（如阿米替林、多塞平）、去甲肾上腺素和特异性 5- 羟色胺再摄取抑制剂（如米氮平）、选择性 5- 羟色胺再摄取抑制剂（如曲唑酮），主要用于失眠伴抑郁、焦虑者。

阿米替林可缩短睡眠潜伏期，延长睡眠时间，提高睡眠效率，但不良反应较多，如头晕、口干、直立性低血压、心动过速、排尿困难等，严重心脏病、癫痫、青光眼、甲亢等患者禁用。多塞平能提高睡眠效率、增加睡眠总时间，抑制睡眠中觉醒和早醒，但对改善入睡潜伏期作用小，主要适用于睡眠维持困难的患者，常见不良反应为思睡、镇静和头痛。米氮平适合浅睡和早醒患者，其半衰期较长，可能会造成次日过度镇静。曲唑酮可缩短睡眠潜伏期，改善睡眠连续性，主要不良反应为直立性低血压。PM

专家提醒

有些人认为每天必须睡满8小时，否则就是没睡好。其实，大多数成年人每天睡6～8小时就够了，少数人所需的睡眠时间更短（4～5小时）。太在意睡眠时长，反而会引起焦虑等情绪，影响睡眠质量。很多人因担心服用安眠药会上瘾而拒绝用药，被迫忍受失眠的折磨。实际上，服药一段时间、睡眠得到改善后，可以在医生指导下逐渐停药。

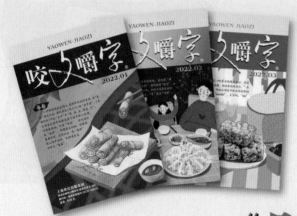
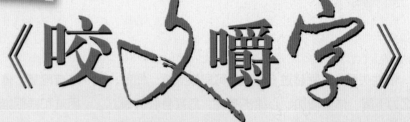

敬告读者

　　每一个月，《大众医学》都会带给您权威、实用、最新的保健知识。出版前，每篇文章都经过严格审查和内容核实。我们刊出这些文章，并不是要取代看病就医，而是希望帮助大家开阔眼界，让自己更健康。由于个体差异，文章所介绍的医疗、保健手段并不能适合每一位读者，尤其是在诊断或治疗疾病时。任何想法和尝试，您都应该和医生讨论，权衡利弊。

敬告本刊作者

　　1. 本刊稿件一律不退，敬请自留底稿。从稿件投到本刊之日起，三个月后未得录用通知，方可另行处理。如需退稿（照片和插图），请注明。

　　2. 稿件从发表之日起，其专有出版权、汇编权、网络传播权、翻译权和表演权即授予本刊，同时许可本刊转授第三方使用。本刊支付的稿费包含汇编图书稿费和信息网络传播的使用费。

　　3. 根据需要，本刊刊登的稿件（文、图、照片等）将在本刊或主办本刊的上海科学技术出版社的网站、微信公众号等平台上传播宣传。

　　4. 本刊作者保证来稿中没有侵犯他人著作权或其他权利的内容，并将对此承担责任。本刊为科普期刊，不刊登论文，不收取版面费、审稿费。

　　5. 对上述合作条件若有异议，请在来稿时声明，否则将视作同意。

现代针刺麻醉，
书写针尖下的生命奇迹

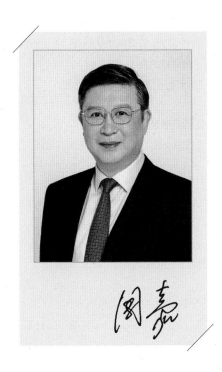

周嘉，上海中医药大学附属岳阳中西医结合医院院长、胸心外科主任医师、二级教授、博士生导师，上海市领军人才，中国中西医结合医师协会心胸外科专业委员会主任委员，中国针灸学会针刺麻醉分会副主任委员，中华中医药学会介入心脏病学分会副主任委员，中国医院协会中医医院分会副主任委员，上海市中医药学会和中西医结合学会副会长。

针刺麻醉是中国现代医学史上最具原创性的技术之一，它将古老的针刺技术与现代麻醉技术相结合，被证实具有与现代麻醉类似的镇静、镇痛、稳定内环境、保护脏器等作用。1958 年，上海市第一人民医院完成了国内首例针刺麻醉扁桃体摘除手术，正式开创了针刺麻醉这一全新领域。二十世纪六七十年代，这项技术曾"红极一时"，国内各大医院竞相开展针刺麻醉手术，手术总量超过 200 万例，手术种类高达 90 余种。电影《无影灯下颂银针》讲述的就是这种不需要注射麻醉药、单纯靠针刺进行镇痛即可施行手术的神奇技术。随着时间的推移，单纯针刺麻醉的弊端渐渐显露，如不具备肌肉松弛作用，无法达到完全镇痛、镇静的效果，基础研究薄弱，手术适应证把握不精确，等等。20 世纪 80 年代以后，针刺麻醉逐渐式微。

作为一名心胸外科医生，每当看到患者对全身麻醉反应大、术后恢复不佳，或因身体状况无法耐受全身麻醉、对麻醉药过敏等而失去手术机会时，我总会感到十分惋惜，总希望能为他们做点什么。经过反复思考和论证，"针刺麻醉"这项几乎濒临失传的中医技术进入了我的视野：既然单纯针刺麻醉有缺陷、全身麻醉有不足，是否可以将"针"和"药"联合起来，达到"取长补短"的效果呢？

为了验证这个假设，我和我的团队从难度最大的心脏手术入手，经过反复探索和实践，成功将"针刺麻醉心脏手术"改良为"浅睡眠、自主呼吸状态下的针药复合麻醉心脏手术"，并提出"针药复合"的现代针刺麻醉理念。

随着研究的不断深入，我们发现现代针刺麻醉技术具有更为广阔的应用前景：不仅可用于术中镇痛，还可用于术后镇痛，可使术后镇痛泵的用药量减少 80%；不仅可用于心肺手术，还可用于颅脑、腹部和盆腔、肛肠、四肢等部位的手术；等等。临床研究证实，无气管插管的现代针刺麻醉与常规气管插管全身麻醉相比，不仅能减少 70% 左右的麻醉药使用量，还能有效减轻术后疼痛、降低围术期并发症的发生率、缩短患者的住院天数和降低医疗费用。

迄今为止，我们团队已开展了数万例各类现代针刺麻醉手术，并确定了现代针刺麻醉的优势病种、围术期临床路径、临床应用规范和手术指南等。

现代针刺麻醉是中医传承创新、中西医结合并重发展的典范。上海是针刺麻醉技术的发源地，如今，这项技术从这里再次出发，走向全国、走向世界。**PM**

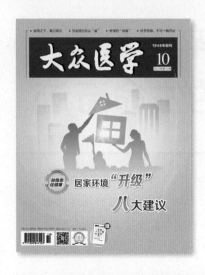

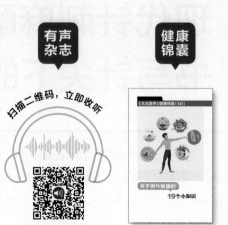

扫描二维码，立即收听

有声杂志

健康锦囊

《大众医学》健康锦囊(141)

关于男性健康的 19个小知识

大众医学
官方微信公众号

特别关注

**除隐患、促健康：
居家环境"升级"
八大建议**

城市居民大部分时间在室内活动，居室环境质量不仅会影响人的生活质量，更关乎人的身心健康。如何从源头上避免室内各种污染源，科学合理地做好日常清洁，消灭蚊蝇、蟑螂等"不速之客"，选好家居用品，以及避免伤害、保证安全，一直是大众十分关注的问题。本刊特邀相关领域专家支招，希望能帮助大家打造健康、安全、温馨的居家环境。

本期封面、内文部分图片由图虫创意提供

轻松订阅

★ 邮局订阅：邮发代号 4-11
★ 网上订阅：www.popumed.com（《大众医学》网站）/ http://item.zazhipu.com/2000399.html（杂志铺网站）
★ 上门收订：11185（中国邮政集团全国统一客户服务）
★ 本社邮购：021-53203260
★ 网上零售：shkxjscbs.tmall.com（上海科学技术出版社天猫旗舰店）
★ 微信订阅：扫描右侧二维码，在线订阅

微信订阅

首届国家期刊奖　第三届中国出版政府奖期刊奖提名奖　新中国60年有影响力的期刊
华东地区优秀期刊　中国百强报刊　上海市健康科普品牌　中国优秀科普期刊

大众医学®（月刊）

2022年第10期 Dazhong Yixue

顾问委员会
主任委员　王陇德　陈孝平
委 员（按姓氏拼音排序）
陈君石　陈可冀　曹雪涛　戴尅戎
樊嘉　顾玉东　郭应禄　黄荷凤
廖万清　陆道培　刘允怡　郎景和
宁光　邱贵兴　邱蔚六　阮长耿
沈渔邨　孙燕　汤钊猷　王正国
王正敏　汪忠镐　吴咸中　项坤三
曾溢滔　曾益新　张金哲　赵玉沛
钟南山　周良辅　庄辉

名誉主编　胡锦华
主　编　贾永兴

编辑部
主任/副主编　黄蕙
副主任　王丽云
文字编辑　刘利　张磊　莫丹丹
蒋美琴　曹阳
美术编辑　李成俭　陈洁

主　管　上海世纪出版（集团）有限公司
主　办　上海科学技术出版社有限公司

编辑、出版　《大众医学》编辑部
编辑部　（021）53203131
网　址　www.popumed.com
电子信箱　popularmedicine@sstp.cn

邮购部　（021）53203260

营销部
副总监　夏叶玲
客户经理　潘峥　马骏
订阅咨询　（021）53203103
13816800360
广告总代理　上海高精广告有限公司
电　话　（021）53203105

编辑部、邮购部、营销部地址
上海市闵行区号景路159弄A座9F-10F
邮政编码　201101

发行范围　公开发行
国内发行　上海市报刊发行局
国内邮发代号　4-11
国内统一连续出版物号　CN 31-1369/R
国际标准连续出版物号　ISSN 1000-8470
国内订购　全国各地邮局
国外发行　中国国际图书贸易总公司
（北京邮政399信箱）
国外发行代号　M158

印　刷　杭州日报报业集团盛元印务有限公司
出版日期　9月25日
定　价　15.00元

88页（附赠32开小册子16页）

杂志如有印订质量问题，请寄给编辑部调换

特别提醒 第11期上市时间：2022年10月25日

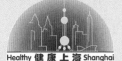

大众医学──Healthy 健康上海行动 Shanghai 指定杂志合作媒体

《健康上海行动（2019—2030年）》提出18个重大专项行动、100条举措，将为上海2400多万市民筑牢织密一张"生命健康网"，全方位、全周期、全领域维护与保障市民健康。市民健康水平和健康城市能级的不断提升，需要全社会、全体市民共同参与和努力。《大众医学》作为健康上海行动指定杂志合作媒体，邀您与健康结伴同"行"。

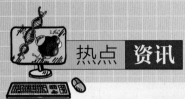
气候变化，加剧超半数传染病

今年入夏以来，我国高温日多，覆盖范围广，多地最高气温破历史极值，高温天气综合强度为1961年有完整记录以来最强。近期，发表在英国《自然·气候变化》上的一篇研究结果显示，持续的气候变化对人类健康构成风险。

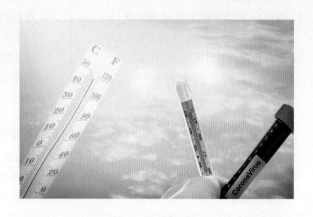

研究指出，在全球已知的375种人类传染病中，有218种（58%）因气候灾害而出现某种程度的加剧。气候变暖拓展了可传播莱姆病、登革热、疟疾等疾病生物的活动区域。部分灾害让人更接近病媒生物和病原体，比如：风暴、洪水和海平面上升可能导致人们流离失所，进而诱发拉沙热和军团病；土地用途变化促使人类侵占荒地，可能导致埃博拉出血热等疾病暴发。此外，降雨量和气温变化不仅影响流感和新冠等病毒的传播能力，还易影响人类的社交聚会活动。极端高温迫使人们待在室内，在通风不良的情况下可进一步增加疾病传播风险。

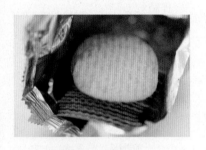

"超加工"食物，越吃越"呆"

高糖、高脂、高钠、高能量的"超加工"食物（如薯片、曲奇等）很容易诱发炎症反应，加速大脑的神经衰退和血管病变。近期，天津医科大学公共卫生学院的王耀刚教授研究发现，"超加工"食物摄入较多与患痴呆风险升高之间存在正相关。食品在多次加工的过程中，可能会存在某些危害健康的物质，从而引起脑损伤，影响认知功能。

"零糖"甜味剂，影响肠道菌群、改变血糖

随着健康意识的提高，人们越来越注意在饮食中遵循少糖原则。人造甜味剂具有味甜、不能被人体转化等特点，因此常被认为是一种"零糖""零卡"的健康食品添加剂，用于饮料、甜点等食品中。

近期，以色列魏茨曼科学研究所的研究人员发现，人工甜味剂在体内并非无害。食用人工甜味剂后，肠道微生物的组成、功能及分泌到外周血中的分子都会出现明显变化，且与血糖反应的变化高度相关。人体肠道微生物对每一种甜味剂都相当敏感，其中糖精和三氯蔗糖对健康成年人葡萄糖耐量的影响尤其显著。甜味剂可能通过影响肠道微生物而改变人体血糖水平。

虾、芒果和贝，国人最常见的食物过敏原

一项通过对中国不同人群食物过敏数据进行的研究发现，不同于欧洲常见的花生、大豆等过敏

原食物，国人常见的过敏原食物从高到低排序依次为虾、芒果、贝类、鸡蛋、鱼、牛肉、牛奶和羊肉，以动物性食物为主；过敏反应主要有皮疹（63.7%）、口腔过敏症状（20.6%）等。

1型糖尿病患者，需定期检查甲状腺

近期，一项研究证实，1型糖尿病患者的自身免疫功能异常会导致其他自身免疫性疾病的产生，1型糖尿病是甲状腺功能减退症的重要危险因素。因此，1型糖尿病患者应定期进行甲状腺功能检查，尤其是年轻患者，应早诊断、早治疗。

食物温度超54℃，促使食管鳞癌发生和转移

每年有超25万中国人罹患食管癌，其中鳞癌占90%以上。热饮、热食是导致患食管鳞癌的重要危险因素，细胞表面上的温度敏感相关基因 *TRPV2* 在受到伤害性高温（>52℃）等理化刺激后会被激活。近期，中国科学院广州生物医药与健康研究院李志远教授研究团队发现，在受到54℃热刺激之后，*TRPV2* 基因可能促使食管鳞癌的发生和转移。

我国疫苗监管体系通过世界卫生组织新一轮评估

2022年8月23日，世界卫生组织（WHO）宣布中国通过疫苗国家监管体系（NRA）评估。我国疫苗监管体系已于2011年、2014年先后两次通过评估，在2022年7月迎来了WHO升级评估标准后的新一轮全面评估。此次评估指标大幅增加，内容更加全面，标准更加严格。这次评估结果，不仅意味着我国拥有稳定、运行良好且完整统一的监管体系，能确保在我国生产、进口或流通的疫苗质量可控、安全、有效，也是我国疫苗出口全球的重要基础。

含糖饮料，被低估的痛风危险因素

近年来，高尿酸血症呈现年轻化趋势，早发性痛风患者越来越受到关注。研究数据显示，近60%的中国痛风患者在40岁之前首次出现痛风发作。近期，来自中山大学孙逸仙医院风湿内科的戴冽教授团队对中国痛风患者的进食频率进行了问卷调查，结果显示，男性早发痛风患者倾向于食用更多的含糖饮料、红肉、牛奶和奶制品。含糖饮料摄入量越高，血清尿酸水平越高，越容易肥胖。除其他常见的痛风饮食风险因素（如酒精、红肉、海鲜等）外，摄入高含糖饮料的危害同样不容小觑。

剖宫产儿，日后患心血管疾病的风险较高

近期，澳大利亚一项研究显示，经剖宫产出生的儿童患心血管疾病的风险与顺产儿童相比更高。研究人员评估了澳大利亚近1900名儿童的7项心血管疾病风险指标，发现剖宫产儿童在腰围、收缩压、高密度脂蛋白胆固醇、脂肪质量指数等指标上的风险评分都较高，日后患心血管疾病及肥胖的风险高于顺产儿童。研究者表示，顺产过程会使新生儿接触母亲体内的微生物群，可降低新生儿肠道中有害菌群的水平，提高新生儿免疫力。PM

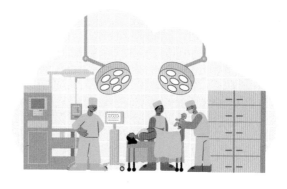

（本版内容由本刊编辑部综合摘编）

　　10月10日是世界居室卫生日,设立这一节日旨在引起人们对室内环境的高度重视。城市居民大部分时间在室内活动,居室环境质量不仅会影响人的生活质量,更关乎人的身心健康。如何从源头上避免室内各种污染源,科学合理地做好日常清洁,消灭蚊蝇、蟑螂等"不速之客",选好家居用品,以及避免伤害、保证安全,一直是大众十分关注的问题。本刊特邀相关领域专家支招,希望能帮助大家打造健康、安全、温馨的居家环境。

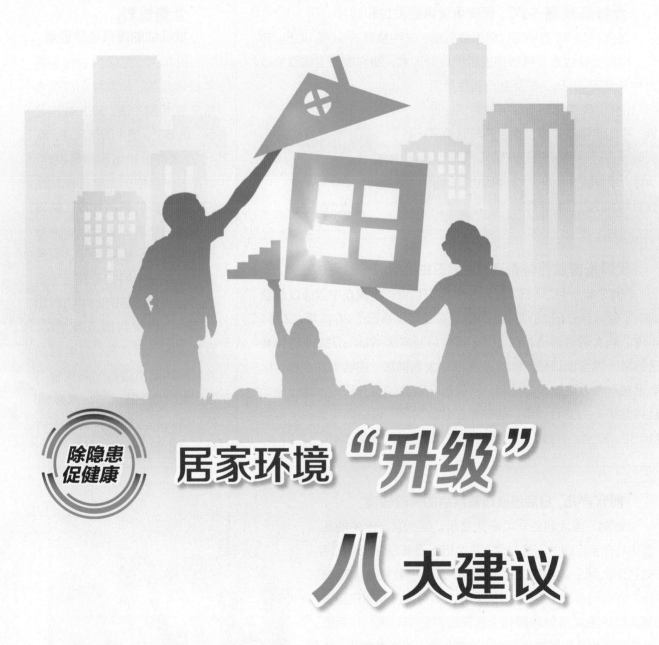

除隐患 促健康

居家环境"升级"八大建议

策划　本刊编辑部

执行　莫丹丹

支持专家　张金良　阚海东　张晓波　许慧慧

刘起勇　王宝军　朱　瑾　彭娟娟

避免光污染，营造健康光环境

中国环境科学研究院研究员 张金良

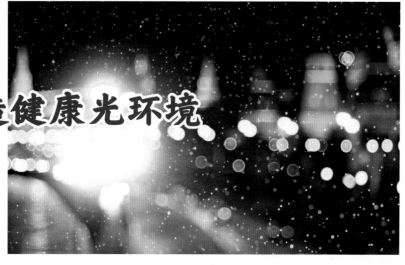

人工照明让人类在一定程度上改变了"日出而作，日落而息"的生活模式，延长了人类的活动时间，扩大了人类的活动范围。然而，绚丽的灯光在提供便利的同时也带来了一种新的污染。城市越来越亮，伴随而来的光污染也日益严重。2022年8月起，《上海市环境保护条例》新增了防治"光污染"的内容，成为我国首部纳入光污染治理的地方性环境保护法规。比起室外环境，居室内的光污染往往被很多人忽视。

光分为红外线、紫外线和可见光。可见光的波长范围是770～390纳米，波长不同，引起人眼的颜色感觉不同，按照波长从短到长，分别是紫、蓝、青、绿、黄、橙、红7色。红外线和紫外线是不可见光，波长比可见光更长的是红外线（0.76～400微米），更短的是紫外线（10～400纳米）。

光污染泛指影响自然环境，或者对人类正常生活、工作、休息和娱乐带来不利影响，损害人们观察物体的能力，引起人体不适和损害人体健康的各种光。

室内光污染从何而来

室内光污染主要是白光污染和彩光污染。白光污染是指由室内材料反射产生的光线，彩光污染是家中安装的各种彩色光源引起的光污染。

室内光污染产生的主要原因有：①室内装饰材料中高反光材料的运用易形成白光污染，常用的有镜面、釉面砖墙，磨光大理石，各种涂料，等等；②室内灯光配置设计和灯具选择不合理，可形成彩光污染，电视、电脑等带屏幕的电器也是彩光污染的主要来源；③受室外人工照明的影响，如果居室窗帘遮光效果不佳，易造成夜间室外强光透射；④室内的照明灯具配置与使用不当，使局部光线过亮或过暗，不能满足照明的需求，或形成强光、眩光和频闪光等，影响人的视觉功能。

光污染的危害不容小觑

● **白光污染** 能刺激人体视网膜，使眼睛疲劳，甚至导致视觉功能降低。长时间接触白光污染会造成视网膜和虹膜不同程度损害，致视力下降，白内障的发病率升高。有专家认为，我国中学生

专家简介

张金良 中国环境科学研究院研究员，中国环境学会环境风险专业委员会副主任委员，中华预防医学会环境卫生分会副主任委员，中国毒理学会环境与生态毒理专业委员会常委，全国爱卫会爱国卫生专家委员会委员。长期从事环境流行病学研究和生活环境相关科普创作。

的高近视率与视觉环境密不可分。白光污染还会使人头晕、心烦，引发失眠、食欲下降、情绪低落、身体乏力等症状。需要提醒的是，洁白的书本用纸反射系数高达 90%，长时间注视也会对视力造成不利影响。

● **彩光污染** 普通的白炽灯光有固定的波长，大多数灯具的波长则因颜色而异，有些灯具不仅能发出可见光，还能发出不可见光。研究表明，彩光污染不仅影响人的生理功能，还会影响心理健康，干扰中枢神经系统，甚至造成更严重的健康损害。一些蓝紫色灯可能形成紫外线，作用于中枢神经系统，可引起头痛、头晕、体温升高等；作用于眼部，可引起结膜炎、角膜炎，诱发白内障。红光灯可以发出红外线，易被含水量高的眼球吸收，眼组织长期吸收红外线可产生慢性损伤，包括视网膜灼伤、晶状体损伤（白内障）等。

● **强光** 人的眼睛通过瞳孔的调节作用，对一定范围内的光照都能适应。但是，如果光线过强，则会对人体健康产生不良影响。例如，持续使用"浴霸"等辅助设备，强光会刺激人的中枢神经系统，引起头晕目眩、失眠、注意力不集中、食欲下降等症状。如果夜晚长时间受强光影响，可诱发神经衰弱、失眠，打乱人体正常生理节律。

● **眩光** 眩光是指在视野中的局部使人眼无法适应的光亮，或在空间或时间上存在极大的亮度变化，引起人们视觉不适或视物不清。电子产品的显示屏往往带有眩光，这是使用电子产品易引发视疲劳的"罪魁祸首"之一。

两大策略，减少光污染

❶

优化室内装修布置，营造适宜光环境

在室内装修布置方面，应注意以下几点：

● 尽量避免使用反射系数较高的光亮材料和刺眼颜色，选择光反射系数低的亚光砖，颜色以米黄、浅蓝等浅色为主；书房和儿童房尽量用地板代替地砖；避免大面积使用白色和金属色瓷砖。

● 设计居室照明方案时应充分考虑视觉舒适度，满足不同场景的照明需求。按照房间的功能划分确定照明用光，保证各功能区的照度，避免过亮或过暗；选择质量可靠、光源稳定、照度合适、灯光柔和的灯具，尽量避免彩色光源；光线照射方向和光线强弱要适宜，避免直射眼睛。

● 尽量选择能遮光的窗帘，对有强光照射的窗户，可以设置附有遮光布的双层窗帘。

❷

保持良好用灯习惯

平时良好的用灯习惯也是保护人们免受光污染"侵袭"的重要方面，具体应注意以下几点：

● 巧用二次照明，避免强光直射入眼，例如，如果灯具的照射方向可调整，可以将灯光打到天花板后反射下来。

● 如果家中使用了抛光瓷砖，平时在家最好尽量开亮度较小的灯；如果光源较多，可以安装调光器控制亮度和开关；睡觉时应关灯。

● 在较暗的环境中使用电子产品，来自屏幕的眩光会更明显，可以通过调整环境亮度使视野中各种光线亮度趋向一致，以减少眩光的影响。例如：不在关灯后使用手机，看电视时打开背景灯或在旁边放置一盏日光灯。

● 在浴霸下洗澡最好不超过 40 分钟；给婴幼儿洗澡时，不要把浴盆放在浴霸正下方，也不要让孩子仰面躺在浴盆里，以免其直视强光源。

● 孩子学习时使用照度良好的台灯，不宜用昏黄的顶灯等"将就"。

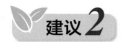

建议 2

控制污染源，保持空气清新

复旦大学公共卫生学院教授　阚海东

随着科学技术的进步与发展，我国人民生活水平不断提高，大众对环境与健康也愈发重视。过去30多年以来，我国快速的工业化进程和经济发展造成了较为严重的空气污染。目前，人们普遍对室外空气污染的关注度较高，却往往忽视室内空气污染。事实上，普通居民每天大部分时间都在室内度过。因此，室内空气质量的好坏与公众健康状况息息相关，控制室内空气污染对人体健康至关重要。

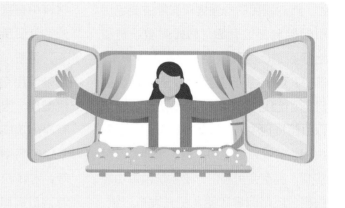

室内空气污染从何而来

室内空气中的污染物既有化学性污染物（如悬浮颗粒物、气态污染物等），也有生物性污染物（如细菌、病毒等），还有放射性污染物。

● **悬浮颗粒物**　包括空气动力学直径小于等于 2.5 微米的细颗粒物（$PM_{2.5}$），以及空气动力学直径小于等于 10 微米的可吸入颗粒物（PM_{10}），等等。其主要来源包括厨房烹饪产生的油烟、烟草燃烧、固体燃料（如煤和柴草）的燃烧等，后者在农村地区较为普遍，当地居民往往利用固体燃料进行取暖和烹饪。

● **气态污染物**　包括甲醛、苯、总挥发性有机化合物（TVOC）等，其主要来源是装修装饰材料、建筑材料、家具、生活用品等；也包括一氧化碳、臭氧、二氧化氮和二氧化硫等，其主要来源是室内燃料燃烧、室外空气等；还包括二氧化碳，其主要来源于人体呼吸和灶具燃烧、采暖等。

● **放射性污染物**　主要包括放射性氡及其子体。其主要来源于建材石材、地基，如大理石、花岗岩、石膏、水泥等，由放射性元素镭衰变产生，是目前自然界唯一的天然放射性惰性气体。

室内空气污染可谓"慢性毒药"

空气质量对人体健康有直接影响，既往大量医学研究证据表明，短期或长期暴露于空气污染物，可显著升高多种疾病的死亡风险、住院率及门急诊就诊人次等。室内空间是居民停留时间最长的环境场所，因此，室内空气污染对人体健康的影响不容忽视。

最新的《全球疾病负担研究》估

专家简介

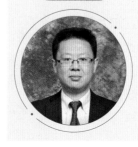

阚海东　《大众医学》专家顾问团成员，复旦大学公共卫生学院副院长、教授、博士生导师，教育部"长江学者"特聘教授，国家环境与健康专家咨询委员会委员。长期从事空气污染、全球气候变化与人体健康相关研究。

计，2019 年全球固体燃料燃烧相关的室内 $PM_{2.5}$ 污染已导致约 231 万人死亡，占全死因的 4.1%。$PM_{2.5}$ 不仅仅影响呼吸系统健康，如可导致或加重慢性阻塞性肺疾病、下呼吸道感染和哮喘等疾病，也与患冠心病、卒中、糖尿病等心血管和代谢系统疾病密切相关，是隐形的健康杀手。此外，甲醛也是住宅室内空气中重要且危害严重的污染物，其对居民的急性健康影响主要包括引起接触部位刺激，例如刺激眼睛和上呼吸道，导致流泪、打喷嚏、咳嗽、恶心、呼吸困难甚至死亡，长期暴露则可能引起过敏和癌症。苯及苯系物可以引起慢性中毒，导致神经衰弱，出现失眠、头痛、记忆力减退、精神萎靡等症状，甚至会引起内分泌系统及肾功能损害，还可能导致胎儿生长发育迟缓，造成中枢神经系统功能障碍等先天性缺陷。TVOC 则可能损害人体中枢神经系统、免疫系统、消化系统的功能，并具有致畸性。放射性污染物氡及其衰变后的子体进入人体后可形成"内辐射"（即放射性物质进入人体后自发衰变放射出电离辐射），严重损伤人体组织和器官，目前已知氡是造成肺癌的第二大原因，仅次于吸烟。

三管齐下，改善室内空气质量

2022 年 7 月发布的《室内空气质量标准》（GB/T 18883-2022）对室内空气质量提出了更高的要求。作为普通居民，可以通过以下几方面改善室内空气质量。

首先，从源头控制是降低室内空气污染最根本和最有效的措施。禁止在室内吸烟，避免使用固体燃料进行烹饪或取暖，室内烹饪时减少煎、炒，尽量选用蒸、煮等做法，都可以有效避免悬浮颗粒物的产生。在对住宅进行装修时，选择有资质、正规的装修公司，购买正规厂家生产的绿色环保型建筑材料，例如天然木质，避免使用含有挥发性有机物的装修建材。

其次，注重通风换气。清除室内挥发性有机污染物，通风是最便捷有效的方式。通过室内外空气的流通，稀释室内空气污染的浓度，排出有害气体，改善空气质量。房屋装修后，不要急于入住，应该将门窗、箱柜门打开，加速室内外空气交换，促进室内装修装饰材料中有害物质的释放、排除。应当注意的是，开窗通风应当在室外空气质量较好的情况下进行，否则反而会引入室外的空气污染物。

第三，合理使用空气净化设备。目前已有充分的科学证据表明，正确使用空气净化设备，可以有效降低室内空气污染水平，保护居民健康。因此，在办公室和家庭室内，可以使用空气净化器或者带有净化功能的新风装置。

空气净化器的主要净化对象包括颗粒物、气态污染物和微生物等。对颗粒物，主要有过滤吸附和静电式两种净化方式，其中高效滤网也被称为 HEPA，它可以有效降低室内颗粒物浓度；对气态污染物，主要通过活性炭、化合物反应、经典高压分解或化学催化的方式进行净化；对微生物，往往通过滤网拦截或静电去除。

消费者在选购空气净化器时，应认准贴有中国环境标志的产品，再根据自身情况进行具体选择。一般宜选择兼具去除悬浮颗粒物及气态污染物（如甲醛、TVOC 等）的净化器；若需要放在卧室，宜选择噪声较小的产品；若家中有儿童、哮喘病人等敏感人群，宜选择不产生臭氧的纯物理吸附式净化器。

此外，如有条件也可以安装新风系统，即在密闭环境中，借助设备将室外的空气输送至室内，同时将室内不新鲜的空气排出室外。事实上，安装有净化设备的新风系统，可以使室内空气得到更充分的净化。

专家提醒

良好的室内环境能够使人身心健康。养成科学的生活习惯，提高室内环境保护意识，是对自身健康负责的体现。从源头控制室内空气污染物的产生，在日常生活中经常开窗通风换气，并借助科学的技术手段进行综合防护，可有效改善居室空气质量，构建有益健康的居住环境。

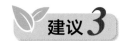

建议 3

消除装修隐患，要讲策略

上海市质量监督检验技术研究院 张 敏 张晓波（高级工程师） 言 彬

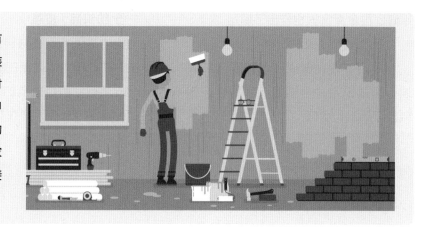

世界卫生组织的研究表明，全球约有一半人口受室内环境污染的困扰，室内装修是污染源之一。前期装修用到的一些材料，如人造板、涂料、胶黏剂等会释放甲醛、苯、甲苯、二甲苯、挥发性有机化合物（VOC）等有害物质；后期软装修时，家具、纺织品还可能引入重金属、芳香胺等接触式污染物，影响人的健康。

装修隐患从何而来

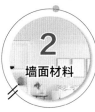

1 人造板材　2 墙面材料　3 陶瓷砖／天然石材　4 纺织品／皮革

❶ 人造板材

人造板材的生产过程中，使用的黏合剂主要有四种：脲醛树脂、酚醛树脂、三聚氰胺甲醛树脂、二苯基甲烷二异氰酸酯（MDI）。前三者的原料中都含有甲醛，因而用它们黏合的板材在使用过程中会不断释放甲醛。其中，脲醛树脂中的甲醛含量最高。MDI作为一种新型胶，虽然不含甲醛，但仍存在一定毒性，可导致中度眼刺激和轻微皮肤刺激，造成皮肤过敏。

由于木材本身结构不同，所用的黏合剂的量是不一样的。大致的胶用量排序是：密度板（即纤维板）＞刨花板＞细木工板（即大芯板）＞胶合板＞多层实木接板＞贴面板＞实木板。

❷ 墙面材料

居室内使用最多的墙面材料是内墙涂料。国家标准（GB 18582-2020）对建筑用墙面涂料的游离甲醛、挥发性有机化合物、苯系物总量都作出了限制规定。一般正规品牌的内墙涂料甲醛含

专家简介

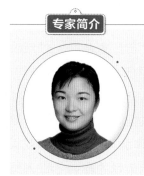

张晓波　上海市质量监督检验技术研究院高级工程师，主要从事室内环境空气的检测、监控和评价，家具、建材及装饰装修材料的质量检验和监督检测。

量极少，大部分可以做到不含甲醛。比较容易忽视的是，在做墙面处理时，腻子粉中往往需要掺入一定量的胶黏剂，即使使用成品腻子膏，其中也含有一定量的胶黏剂，如果胶黏剂的质量不好，其中的有害物质含量会相对较高。

另一个常用的墙面材料为墙纸。墙纸本身可能含有一定量的污染物，国家标准（GB 18585-2001）对墙纸中甲醛、重金属含量也作出了规定。

❸ 陶瓷砖 / 天然石材

人们往往会选择陶瓷砖或天然大理石来铺贴地面、墙面。这类装饰材料具有防水、耐磨、易打理、无化学污染的优点，但可能存在放射性问题。

放射性对人体的作用包括外照射和内照射两种。外照射主要是指材料中放射性元素直接照射人体后产生一种生物效应，会对神经系统、造血器官、消化系统和生殖系统造成伤害。长期小剂量外照射会引起皮肤辐射损伤、白内障、基因突变，甚至诱发癌症，导致胎儿先天畸形。内照射主要由天然放射性核素铀、镭、钾等的衰变产物氡引起。人体吸入氡后，氡及其衍生物会不断在呼吸道表面沉积，并在局部区域内逐渐积累，对人体尤其是上呼吸道、肺部产生很强的内照射，造成慢性危害。

❹ 纺织品 / 皮革

室内常见的软装材料包括纺织品及皮革，它们可能分解产生芳香胺，是危害人体健康的主要隐患。芳香胺的释放量也是我国纺织品及皮革行业重点规范的技术指标。另外，为提高软装面料的阻燃性能，不良商家还可能在其中添加禁用的阻燃整理剂。

三大策略，避免装修隐患

❶ 合理设计，简洁装修

要想避免装修带来的健康隐患，应在装修设计阶段从源头加以控制。比如：考虑室内装饰材料的承载率，尽量减少污染源，因为装修越是复杂，所需要使用的材料越多，造成室内污染的可能性就越大。需要注意的是，即便选购的人造板单件质量检测合格，但如果使用的数目较多，集合后也可能存在甲醛等污染物超标的风险。

❷ 因"地"制宜，科学选材

在购买装饰材料时，应根据实际应用场景选择合适的材料。比如，因地暖会使地面温度较高而加剧甲醛的释放，故在地暖上方铺设地砖比复合地板更安全，甲醛释放量更低；儿童家具宜选择水性漆或清漆，避免溶剂挥发和重金属污染；如果衣帽间储物空间较大，选择金属材料作为隔板，比复合板材更能降低化学污染物的释放；等等。

在选购建材时，应关注材料外包装上是否有绿色认证标识、相关污染控制标准等，最好向商家索要有害物质的检测报告。

比如，选择石材时，应留意商品外包装上是否印有强制性标准GB6566-2010《建筑材料放射性核素限量》。

大理石、花岗石、天然矿物装饰品等原料本身可能含有天然放射性核素，最好不要大面积使用。陶瓷砖、石膏制品、卫生洁具（如台盆、坐便器等）在加工过程中可能发生放射性核素富集，应选择质量有保证的渠道和品牌购买。

在选择墙纸时，应重点关注使用的胶黏剂，确保其成分合规，不要被各种植物胶、糯米胶等看似安全无害的商品名称误导。

❸ 住前空置，清除污染

目前装修产生的某些有害物质难以被完全杜绝，装修结束后，装修房应空置一段时间，通过通风换气、使用空气净化器、放置活性炭吸附等方式尽量减少有害物质。在一年中，消除装修产生的污染，以夏季通风更有效。这是因为，室内温度越高，建材和家具中有害物质的释放速度就越快，大量的污染物被释放，通过不断的空气置换，能有效缩短室内空气污染周期。如果装修在冬季结束，可以通过地暖或其他制热设备提高室内温度，加快有害物质的释放。可以请专业人员上门检测，待有害物质浓度降低到安全阈值后再入住。

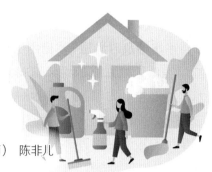

科学清洁，勿忘卫生死角

上海市疾病预防控制中心健康危害因素监测与控制所环境健康科　许慧慧（主任医师）　陈非儿

家庭清洁工作是保持居家环境卫生的重要保障。传染病的传播虽然与环境卫生因素有关，但在很大程度上取决于人们的卫生习惯和卫生意识。定期进行居家清洁消毒，能有效预防传染病的发生和传染。在家中，那些处于隐蔽角落、平常看不见的污垢往往会被人们忽略，而它们正是藏污纳垢的"重灾区"，需要被格外清洁，因为各种微生物潜藏其中，伺机侵袭人们的健康。

卫生间：
看起来不脏不等于干净

卫生间潮湿、温暖，很容易造成微生物等生长繁殖，藏污纳垢。因此，必须定期清洁消毒及通风干燥，以下几个"重点对象"应格外注意。

● **马桶**　使用完马桶后，应先盖上马桶盖再冲水。因为人体排泄物中含有不少病原体，盖上马桶盖可以避免在冲水时病原体被水流形成的气压裹挟，喷溅到空气中，污染卫生间环境。不要忘记清洁马桶圈、马桶盖及马桶刷；如果使用马桶垫圈，要定期更换或清洗、消毒。定期使用洁厕剂和消毒剂对马桶进行刷洗、消毒。

● **花洒**　人们几乎每天都要使用花洒沐浴，却很少有人专门清洁花洒，因

为它看起来并不脏。日复一日的水流冲洗，使花洒内部极为潮湿，加之难以接触阳光，为微生物的繁殖提供了机会。有研究显示，花洒中分枝杆菌等细菌及真菌的检出率较高。这些微生物可随着喷射的水流接触人体或飘浮在空气中，会引起皮肤问题、呼吸道过敏反应或炎症。

宜每周清洗花洒一次。将花洒浸泡在加有清洁剂或消毒剂的清水中10分钟，然后使用硬毛刷刷洗喷头，再用清水冲洗干净。如果花洒因水垢积聚而出水不畅，可在水中加入小苏打，将花洒浸泡2小时，待水垢软化后再用硬毛刷刷洗。

● **浴缸**　浴缸虽然看起来很干净，但在使用后容易积存皂垢、体脂、皮屑、毛发等污垢，引起微生物滋生。有研究发现，约26%的浴缸中检出可致皮肤感染的金黄色葡萄球菌。宜每周清洁浴缸一次。清洗浴缸前，先喷洒热水以软化皂垢，然后用蘸有清洁剂的抹布擦洗，用清水冲洗干净后，再用干毛巾将浴缸壁擦干。

厨房：厨余垃圾早清理，用具定期更换

厨房产生的垃圾不仅容易腐烂变质，成为细菌滋生的温床，还会散发出难闻的气味，招来苍蝇、蟑螂等，要及时清理。使用有盖垃圾桶能在一定程度上减轻异味。以下几点常被忽视，值得留心。

专家简介

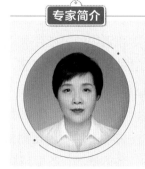

许慧慧　上海市疾病预防控制中心健康危害因素监测与控制所环境健康科主任、主任医师，国家卫健委环境健康标准委员会委员，中华预防医学会农村饮水与环境卫生专委会常委、环境卫生分会委员，中国学生营养与健康促进会学校饮水与环境健康分会理事，上海市预防医学会环境卫生专委会副主任委员。

● **水槽及时清理** 水槽用于洗碗、洗菜等，是微生物的绝佳藏身之地。水槽中的食物残渣，尤其是水槽漏塞过滤器中长时间处于湿润状态的杂物，如果没有被及时清理，很容易滋生微生物。黏附在水槽壁上的微生物，可能会随着清洗时的水流沾到手或食材上。如果不注意手部清洁或烹饪过程中杀菌不彻底，微生物便会趁机进入人体，危害健康。为确保水槽清洁，可在每天结束使用后，用蘸有稀释后消毒液的钢丝球或专用刷清洗水槽。每次使用水槽后，应及时将水槽漏塞取出，清理干净。

● **抹布定期更换** 抹布吸水吸油性好，人们使用抹布后如果没有及时清理，抹布上沾染的水渍、油渍、污垢就成了天然的微生物培养基。《中国家庭厨房卫生调查白皮书》报告显示，抹布所含微生物的数量随着使用时间增加而增加，一块常见大小的抹布表面细菌总量最高可达 5000 亿个，其中包含沙门菌、大肠杆菌、念珠菌等 19 种条件致病菌。每次使用抹布后，均应使用洗洁精或肥皂彻底清洗，并放置在通风良好、阳光照射处晾晒。棉质抹布吸水性更好，更易受到微生物的"青睐"，故使用 1~2 个月就应更换，化纤抹布最多可使用 3~4 个月。

● **案板勿忘清洁** 每次使用案板后，可用刀把案板上的残留物刮干净，再用专门的洗碗巾彻底清洗。使用直接进口食物专用案板前，应用纯净水或温开水冲刷案板。最好选择能悬挂的案板，以便清洗后悬挂放置在通风处，使其快速干燥，避免微生物滋生。

选择自带抗菌功能的案板可在一定程度上抑制微生物滋生。一般使用 2 年左右，案板上的微生物会明显增多。因此，案板的使用年限不应超过 2 年。如果案板表面发灰、发绿、出现黑点或散发霉味，说明已经霉变，应立即更换。

家用电器：勿忘定期清洁，谨防二次污染

● **空调** 空调的散热片和滤网上会沉积灰尘和水分，容易滋生细菌、尘螨、病毒等微生物。当空调开启时，细菌、尘螨等微生物及其代谢副产物便会随气流扩散到室内，不仅降低室内空气清洁度，还可能使人出现打喷嚏、流鼻涕等呼吸道过敏症状，甚至引发呼吸道疾病。

空调需要定期清洁，长时间未用的空调"复工"前，一定要做好清洁工作。清洗空调时，先将空调设置为制冷模式并开机运行 10 分钟，待空调产生冷凝水后切断电源，再用蘸有专用洗涤剂的抹布清洁防尘罩表面，取出空调滤网并用清水冲洗，随后清洗散热片。清洁散热片时，先将专用清洁剂均匀喷涂在散热片上，保持半小时，以软化散热片上的污垢，然后再开启空调，运行半小时左右，以排出散热片上的污垢。也可请专业人员清洗空调。

● **洗衣机** 洗衣机内部残留的衣物絮状物、灰尘等，长时间处于潮湿状态，会助长微生物繁殖。相关研究发现，洗衣机槽内可检出铜绿假单胞菌、大肠杆菌、金黄色葡萄球菌、真菌等。同时，衣物携带的微生物还可能造成交叉感染。若长期不清洁，洗衣机槽内会散发霉味，甚至导致衣物洗涤后出现霉斑，造成二次污染，影响人们的皮肤健康。

洗涤结束后，应打开洗衣机盖，以保持机身内通风干燥。如果机身内的滤网可以取下，最好每次使用后清除其中的杂物。清洁洗衣机时，可在机筒内加入专用清洁剂或消毒剂，再开启洗衣程序，使之"空载"。此外，内衣、袜子等贴身衣物最好单独洗涤或手洗，以免交叉感染。

● **净水器** 每次使用净水器时，宜先排出一段初滤水，并排尽净水器内的隔夜存水。因为净水器在不使用时，过滤水在机器内部静止，如果没有除菌装置，容易滋生细菌，引起二次污染。滤芯的吸附过滤能力有一定限度，使用过久不仅不能再发挥作用，还可能将已经截留的污染物释放到过滤水中，反而造成污染。所以，应按照产品说明书的要求定期更换滤芯。更换时，宜使用与原来型号、规格一致的滤芯，不要用其他品牌的滤芯替代。

蚊、蝇、蟑、螨是家中最常见的"不速之客"，让人不胜其扰。如何免受其"骚扰"，将这些无处不在的害虫一网打尽？

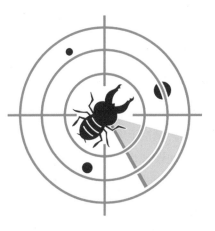

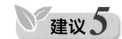

外防内清，摆脱蚊蝇蟑螨

中国疾病预防控制中心传染病预防控制所媒介生物控制室
刘起勇（研究员）　任东升

防蚊：三道防线，阻止"入侵"

蚊虫是家里最常见的"入侵者"，也是人类健康的"大敌"，全球每年有数十万人因蚊虫叮咬而感染蚊媒传染病死亡。家庭防控蚊虫有三道防线：房屋的纱门、纱窗等防蚊设施，灭蚊药物（包括蚊香、杀虫气雾剂等），蚊帐。

门窗严实，有纱门、纱窗等防蚊设施，是有效防止蚊虫入侵的首要条件。人们住在这种房屋里，只要平时注意随手关门，便能显著降低蚊虫进入屋内的概率。即使在蚊虫猖獗的夏天，大多数时候室内也难以见到蚊虫。如果偶然有蚊虫进入室内，就要采取第二道防线，使用含有驱杀蚊虫成分的杀虫剂和蚊香。需要提醒的是，应严格按照说明使用。卧室中使用蚊帐也能有效避免蚊虫叮咬。此外，家中积水是蚊虫滋生的大本营，应及时清理。

防蝇：清理垃圾，保持卫生

蝇类是人们生活中常见的卫生害虫，在卫生条件较差的环境中更常见。生活中常见的蝇类有家蝇、大头金蝇、丝光绿蝇、夏厕蝇、厩腐蝇等。它们虽然不叮咬人，但四处乱飞的"嗡嗡"声给人带来困扰，同时还会传播多种病原体，包括霍乱弧菌、伤寒杆菌、痢疾杆菌及寄生虫等，危害人类健康，必须加以控制。

跟蚊虫一样，家庭中预防和控制蝇类，首要的是加强防蝇设施，包括安装纱门、纱窗等，防止其进入室内，这对于飞虫都是有效的。

专家简介

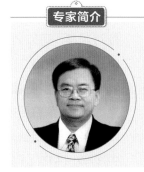

刘起勇　中国疾病预防控制中心传染病预防控制所媒介生物控制室主任、所长助理、研究员、博士生导师，国家973计划首席科学家，世界卫生组织媒介生物监测与管理合作中心主任，《中国媒介生物学及控制杂志》主编。

蝇类一般白天活动，个头比蚊虫大，且飞行时有明显的响声，易于被发现。但蝇类的飞翔能力比蚊虫强，活动范围更大。如果蝇类进入家中，最简单快捷的方法是拿苍蝇拍将其消灭。如果没有苍蝇拍，可以用杀虫气雾剂。总的来说，蝇类的室内防控比蚊虫简单，更易见到效果。平时要及时清理室内的垃圾，尤其是厨余垃圾，减少室内对蝇类的吸引物；可使用防蝇罩，避免蝇类污染食物。

灭蟑：巧用饵剂，事半功倍

蟑螂是城市家庭中的主要卫生害虫，一旦侵入家庭，如果不被杀灭，会越来越多，生命力非常顽强。蟑螂的躯体、皮屑、粪便和虫卵均有较强的致敏性，可引起过敏性哮喘、皮炎等，更为严重的是蟑螂携带大量病原体，可传播多种疾病。

蟑螂进入室内的途径主要有两条：一是下水道活动，一些蟑螂可以通过下水道迁入室内；二是物品中带入，蟑螂可以混在人们从超市或菜场购买的物品中被带入家中。蟑螂被称为"打不死的小强"，很多人苦恼于家中蟑螂很难除尽。其实，彻底根除蟑螂的最好办法是使用杀蟑胶饵或杀蟑颗粒剂，按照说明书正确使用，把药剂施放到蟑螂栖息地，基本都能一网打尽。在使用杀蟑胶饵诱杀蟑螂时，首先要找到蟑螂藏匿的地方，精准施药，投放原则是少量、多点分散。蟑螂一般在厨房灶台、地板或墙角、橱柜及其背面的缝隙出没，一些小家电（如风扇）内也可能藏匿蟑螂，插座周围、门框缝隙、墙壁缝隙等处都是蟑螂喜欢聚集的地方。在这些位置施放充足的饵剂，可以获得理想的灭蟑效果。需要提醒的是，灭蟑饵剂属于农药，有微毒，人们使用饵剂时不要接触食物和餐具，触碰饵剂后要洗手。

此外，平时应及时清理垃圾，尤其是厨房水槽与食物残渣，家里的杂物也应定时清理。

除螨：重在纺织品

螨虫是呈蠕虫状的微小节肢动物，身长 0.1～1 毫米，多为 0.5 毫米左右。世界上已经被发现的螨虫有三万多种，其中尘螨、蠕形螨、恙螨、疥螨等可危害人类健康。尘螨可以引起人体的过敏反应；蠕形螨寄生于人体皮肤，可引起酒糟鼻或皮肤潮红、瘙痒；恙螨可以传播恙虫病；疥螨可导致伴剧烈瘙痒的顽固性皮肤病，即疥疮。人们日常所说的螨虫，通常指居室内的螨虫，即尘螨。如何控制尘螨，是许多家庭十分关心的问题。

尘螨是室内最常见的一类螨虫，已发现的有 34 种，室内最常见的是粉尘螨和户尘螨。它们最喜欢生活在枕头、枕巾、被子、衣服等纺织品中，以人类或宠物的汗液、分泌物和脱落的皮屑为食。尘螨最大的危害在于，不论是活体还是尸体、分泌物、排泄物等，都能引起过敏反应。人们最常见的几种过敏反应（过敏性哮喘、过敏性鼻炎和过敏性皮炎）大多与尘螨有关，它还可能引发荨麻疹和特异性皮炎。

螨虫在居家环境中普遍存在，对于健康的成年人而言，如果未曾出现尘螨过敏，不必专门除螨，平时保持日常清洁、通风，定期晾晒被褥即可。如果对尘螨过敏，就必须采取强有力的除螨措施。常用的杀灭尘螨的办法有：

①降低室内相对湿度，将相对湿度控制在 50% 以下是控制螨及其过敏原水平的最有效方法，采用高性能吸湿机和空调降低相对湿度，可以显著减少螨虫。②通过日晒或紫外线灯照射杀死螨虫。③用 55℃ 以上的热水清洗床上用品等家居纺织品。④地毯、窗帘和家庭装饰织物为螨繁殖提供了理想条件，可以将地毯换为硬面，窗帘更换为百叶窗，减少家庭装饰织物，抑制螨虫滋生。⑤如果使用地毯，应每周吸尘清洁一次。⑥在 -17～-20℃ 冰箱中冷冻小件物品（如枕头、特殊衣物等）至少 24 小时。

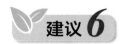

建议 **6**

慧选纺织品，兼顾舒适与美观

国家纺织制品质量监督检验中心研究员　王宝军

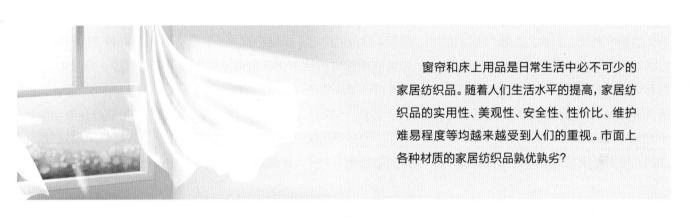

窗帘和床上用品是日常生活中必不可少的家居纺织品。随着人们生活水平的提高，家居纺织品的实用性、美观性、安全性、性价比、维护难易程度等均越来越受到人们的重视。市面上各种材质的家居纺织品孰优孰劣？

不同窗帘有何特色

● **涤纶（聚酯纤维）窗帘**　涤纶面料是目前窗帘使用最广泛的一种布艺，可加工成多种花色、结构，如仿丝、仿麻、仿毛等风格，风格多样，性价比较高。涤纶窗帘强度高，弹性垂感好，耐洗耐用，尺寸稳定性好，不易发霉和被蛀，易洗快干，但吸湿性、透气性较弱，容易产生静电。

● **纯棉及混纺窗帘**　纯棉布是最传统的窗帘面料，属于天然纤维，因此吸湿、透气性能好，风格朴实自然、质地柔软。纯棉及棉麻布不会产生静电，但不耐晒、易缩水、易起皱变形。因此，最常见的是棉或麻与涤纶混纺而成的混纺窗帘，其挺括有型，不易起皱，容易清洗，干得也很快。

● **亚麻窗帘**　亚麻布表面具有不规则的凹凸纹理，风格质朴天然。亚麻

窗帘散热性好，使用寿命长，但垂感差，容易褶皱和缩水，清洗时应小心轻柔，洗后熨烫更好。不过，市面上宣称的"亚麻窗帘"其实大部分是含涤纶或纯涤纶的，只是有亚麻布艺的风格。

● **真丝窗帘**　真丝是指桑蚕丝，真丝绸缎窗帘丝面光滑细腻、富有光泽质感、有垂感，显得飘逸华丽，尤其是天鹅绒窗帘表面有一层致密的立绒，使整个绒面厚实、富有弹性，垂感十足，更显华贵。其吸湿散湿、散热性好，隔音、隔热性也强。但真丝窗帘不耐晒，因此应搭配遮光衬或遮光帘使用。此外，真丝窗帘易起皱、缩水，需要干洗。真丝窗帘价格较高，市面上的真丝窗帘有些是涤纶长丝仿真丝窗帘，其具有类似真丝的外观、光泽和手感，但价格要低很多。

专家简介

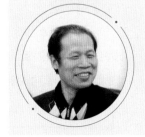

王宝军　中国纺织科学研究院标准化研究所／国家纺织制品质量监督检验中心研究员，全国纺织品标准化技术委员会委员，中国消费者协会专家委员会委员。长期从事纺织品标准化与测试技术研究和测试技术管理工作。

●**绒面窗帘** 指起绒、拉绒、割绒或植绒布窗帘，其表面呈现致密、丰润的绒毛，柔软厚实，立体感强，手感细腻，垂坠感好，吸音、隔热、遮光效果好。但绒面窗帘有倒顺毛现象，易产生静电，易吸附灰尘，需要经常清洗且清洗不便。

●**纱帘** 纱帘常与布艺窗帘同时使用，其柔软、飘逸、轻盈的质地具有若隐若现的朦胧美感，可以给居室增添柔和、温馨、浪漫的氛围。传统纱帘的材质是纯棉麻纱织物，目前基本都是涤纶长丝织物，并多以印花、绣花、贴花、剪花等绚丽多彩的轻薄织物制作。纱帘在清洗时应轻柔。

选择哪种窗帘，因人而异

哪种窗帘最好，很难一概而论。各类窗帘在外观、质感、功能、耐用性、价格等方面有很大区别，消费者可根据居室情况、功能需求、个人偏好、经济条件等综合考虑选购。例如：如果偏重于遮阳，可选择质地密实厚重的窗帘，深色（特别是黑色）窗帘遮光、防紫外线更胜一筹；并不厚实的窗帘搭配深色纱帘也可以达到遮阳效果；涂银（银灰色涂层）布窗帘遮光、防紫外线效果较好，也比较轻薄。如果侧重于性价比，化纤窗帘品种繁多，花色牢固，尺寸稳定，耐用性好，清洗方便，是不错的选择。

此外，一些消费者认为选择具有阻燃性的窗帘能避免安全隐患。其实，公共场所的窗帘对阻燃性要求比较高，需经过阻燃处理，但因为阻燃剂不利于人体健康，故家用窗帘并不适合阻燃处理。

床上用品，各有千秋

通常贴身使用的床品选用纯棉或涤棉（混纺，但含棉量较高）布更舒适，如床单、被套等；而被面、床罩等则主要考虑结实耐用、美观，一般可采用涤棉或涤纶等面料；以往被面多选用真丝绸缎，以显华丽富贵，但现在多用一体式被套，可选用涤纶或锦纶仿丝绸。夏季用苎麻、亚麻或麻混纺面料的床单更凉爽。

被子的种类很多。传统的棉被虽然有很多优点，但市场上已经不多见。蚕丝被轻薄的外形、极佳的保暖性使它博得很多人的青睐。棉被和蚕丝被时间长了会被压实，保暖性和舒适度下降，需要经常晾晒（不宜曝晒）使其蓬松。羊毛被由于羊毛纤维天然卷曲，富有弹性，令人感觉舒适保暖；羽绒被蓬松，具有极高的保暖性。羊毛被和羽绒被应经常放到阴凉处通风干燥，避免虫蛀和产生异味。

多孔被（如七孔、九孔）是近些年销量不错的品种，其"孔"是指填充絮片采用的涤纶纤维具有的"空腔"数量，这种纤维一般还有三维螺旋卷曲结构，因此弹性、蓬松性和保暖性都很高。

市场上还有一种仿丝绵的化纤被，其填充物采用超细涤纶纤维，具有高弹、高蓬松和高保暖的特性。多孔被和仿丝绵被清洗方便，可以机洗。当然，不管使用哪种床上用品，都应勤洗勤换、多晾晒。

在选购床上用品时，首先，要查标识看包装，如果标识内容不全、不标准，要慎重购买，避免三无产品；其次，应查看做工，触摸质地，质量好的产品质地细腻、印花清晰、富有光泽；第三，应闻闻是否有异味，如果在加工过程中工艺不过关，就会残留较多化学成分，有异味。

专家提醒

市场上有些家居纺织品宣称采用了特殊加工，具有防紫外线、保暖、调温、耐污、易去污、远红外保健、释放负离子等性能。消费者购买时，应查看其是否有正规机构的检测报告，并理性看待。

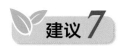
巧用绿植，为居室添活力

上海市绿化管理指导站高级工程师　朱 瑾

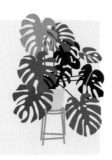

与植物相伴，是延续人和自然交流的过程。随着生活水平的日渐提高，在家中摆放几盆植物是很多人进行室内装饰的重要选择。植物的外观形态和色彩不仅具有很强的装饰性，堪称家居软装的点睛之笔，还能为室内环境点缀生机，令人有置身于大自然之感。

家居植物如何选

首先，需要根据不同的家居环境和植物的生长需求，大致选定植物的类别。一般来说，室内空间的阳光直射时间较短，适合选择对光照需求不高的观叶植物和一部分开花植物；而阳台位置晒到阳光的时间比较长，可以选择大部分开花、结果的植物。

● 客厅空间比较宽敞，可以挑选植株比较高大、叶片硕大的琴叶榕、幸福树、绿宝、巴西铁等植物。

● 安祖花（红掌）、观赏凤梨类、仙客来、安库杜鹃等喜欢明亮散射光的中型开花植物，可以用来布置飘窗、客厅茶几。

● 文竹、菖蒲、苔藓等小型观叶植物枝叶苍翠欲滴，占用空间很小，适合摆放在书房，作为书桌装饰。在读书之余转目案头绿色，可有效缓解视力疲劳。

● 卫生间一般以灯光照明为主，环境空间相对较封闭，可以选择绿萝、富贵竹等能够忍受低光照的水培植物，它们在这样的环境中仍能保持低速生长。

● 卧室是家中最为私密的空间，人们在卧室内休息时，偏好保持较长时间的黑暗环境，而植物的生长离不开光照，因此不宜在卧室内摆放植物。

其次，家居植物的选择，需要考虑家庭成员的特点和喜好。仙人掌、三角梅等有刺的植物，以及圣诞花、滴水观音等，汁液有一定毒性，如果家中有低龄幼童，应避免选择，或避开孩子经常活动的地方摆放。老年人可以在光照充足的阳台开辟一小块阳台菜园，栽种五色椒、樱桃番茄、香菜等，融观赏和采收乐趣为一体。

第三，宜根据植物特性定期修整。家庭室内空间有限，当植物经过一段时间生长后，株形扩大，需要及时翻盆，清理花盆内过多的根系，修剪过长的枝条，让植物继续保持适合居室的姿态和造型，并与室内其他家具比例协调，保持美感。

居家栽培植物，乐趣多多

家庭植物栽培不仅能美化居室环境，还能缓解压力，舒缓和调节情绪。在繁忙的都市生活中，观察植物的生长变化、花朵绽放、果实成熟，都是不错的"治愈"方式。

加入家庭园艺的队伍，利用家中现成的植物材料就能进行。如家中常见的绿豆、黄豆等，可以用来发绿豆芽、黄豆芽；紫角叶（木耳菜）、蕹菜（空心菜）、水芹等蔬菜的茎秆经剪切、扦插，非常容易生根成活；红薯、生姜、萝卜等根茎类植物，也比较容易栽培。此外，家居栽培植物的容器不局限于花盆，可以灵活运用生活中现有的器物，如糖果罐、无纺布手提袋、闲置雨鞋等。将居家植物和日常用品相搭配，更具有浓郁的生活气息。

专家简介

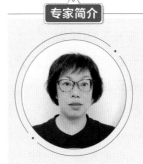

朱 瑾　上海市绿化指导站高级工程师，上海市绿化养护技术管理专家库专家。从事绿化专业工作二十余年，在研究植物与健康方面具有丰富的经验。

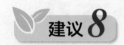

加强防护，打造"安全港湾"

上海市疾病预防控制中心慢性非传染病与伤害防治所伤害预防控制科　徐乃婷　彭娟娟（主任医师）　高宁

家被认为是"安全的港湾"，但我们的家真的足够安全吗？或许并不尽然。家中可能潜伏着众多安全隐患，可引起跌倒、窒息、烧烫伤等伤害，尤其对特殊人群危害巨大。

• 儿童 研究显示，近50%的儿童伤害发生在家中。儿童身体小，幼儿通常头部较大、重心高，机体的耐受能力远不如成人，易受伤；在认知上，儿童对世界充满好奇，喜欢探索和模仿，通常不能认识和预见危险，易做出危险行为。对成人来说安全的家，可能对孩子并不安全。

• 老人 随着年龄的增长，老年人的身体功能和健康状况都会发生改变，如视力、平衡能力和反应能力逐渐下降，骨骼、关节、韧带、肌肉的结构和功能有损害及退化，因而不能及时判断环境危险或障碍并做出应对。对老年人而言，曾经看似安全的居室可能变得"陷阱重重"。在我国，跌倒是65岁以上老年人伤害死亡的首位原因，家中是老年人跌倒最主要的发生地点。

• 孕妇 怀孕后，安全度过孕期是准妈妈乃至全家最盼望的事。准妈妈出行时往往会留意身边的环境，小心保护好肚子里的宝宝。然而回到家中后，由于环境熟悉，反而容易放松警惕，可能会发生严重伤害。孕妇在家中常因滑倒跌倒、碰撞到尖锐物品、登高爬低等造成身体不适。怀孕后，孕妇可以根据身体情况适当减少家务劳动，特别是在孕晚期，应避免登高爬低和搬运重物等动作，以免造成早产等严重后果。常用衣物、食品、餐具等物品，应放在易于取放处。

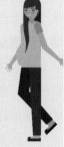

善用防护用品，为孩子创造安全乐园

为了儿童的健康成长，家长不能因为惧怕伤害的发生就将孩子当作笼中鸟关起来，在认真监护、开展安全教育的同时，可以通过改造居家环境、使用防护用品将危险降低，为孩子营造一个更安全的家。比如：购买适合儿童的家具，挑选安全、质量可靠的玩具、工具，收好家中的电线、绳子。另外，还可使用一些简单、有效的防护用品。

❶ 电源及接线板插口罩：避免触电

为避免儿童触电，有孩子的家庭在装修时宜选择带有开关的插座，不用时关闭电源。为避免孩子误触家中的插座、接线板而导致触电，可以用安全保护罩堵住未使用的插座空洞，或使用塑料插口罩。

② 窗户安全护栏和窗户锁：预防坠落

为预防儿童从窗户坠落，有孩子的家庭应安装安全护栏，栏杆间的距离不应超过 10 厘米。如果条件不允许安装安全护栏，可以选用窗户锁（"窗止"），以防止窗户打开超过 10 厘米。

③ 抽屉锁：减少攀爬

儿童可以爬到打开的抽屉上，并以抽屉为踏板爬到高处，容易发生跌落；如果家具未固定牢固而倾翻，还会引发更严重的伤害。家长平时可以使用抽屉锁，避免儿童拉开抽屉。

④ 门防护贴：不怕夹手

关门不慎，有时会夹到手指。为防止孩子被门夹伤，家长可以选购相应的防护产品。这类产品有很多，最简单的一种 C 形泡沫块，夹在门边缘，即可防止门完全关上。

⑤ 安全锁扣：防止倾翻

家具和电视机意外翻倒压到孩子，可能会导致严重伤亡。对衣柜、书柜、斗柜等存在倾翻危险的家具，有必要通过支架或安全带扣将它们与墙壁连接固定。对放置在桌子上的电视机，可以用安全带将其固定，以免孩子爬上桌子玩耍时，电视机倾倒压到孩子。

适老化改造，就在细节中

适老化改造是指通过某些设施及产品来缓解因高龄、失能、残疾带来的居家生活或活动障碍，改造范围主要包括地面、门、卧室、厨房和卫生间等。有些人认为，适老化改造是一项巨大的工程，需要对家中硬件装修大幅改动。实际上，只要做出一些简单易操作的改变，就能提升老人的生活品质。比如：添置生活辅助设备（如拐杖、助浴椅等），增加智能设备（如感应灯、报警器、可视监控等），都是适老化改造的一部分。

从伤害预防的角度，减少老年人跌倒风险是改造的重要目标，最好先对居家环境进行评估。评估时一般将家中环境分为七大类：楼梯楼道、家中通道、客厅、卧室、卫生间、厨房、阳台。主要涉及五大方面：通道空间是否无障碍，地面是否平整、干燥、防滑，照明是否充足且方便控制，家具设计是否适合老年人，是否存在要登高取物等坠落风险。

● **楼梯楼道** 应无障碍，不要在楼道口、门口堆放东西；修理松动的栏杆，确保老人走路时可以借助栏杆保持平衡。

● **家中通道** 应检查通道是否通畅；家中若有宠物，应给宠物戴上响铃。

● **客厅** 应注意检查家具摆放位置，避免老年人行走时被绊倒；使用高度和软硬度适宜的沙发和有扶手的椅子。

● **卧室** 将灯具开关放在床边伸手可以碰到的地方；安装小夜灯便于老人夜间如厕；床的高度要便于老人上、下床。

● **卫生间** 卫生间是老人活动较频繁的场所，也是最容易受伤的地方。卫生间的地面应防滑，且保持干燥；最好在卫生间内多安装扶手，如浴缸旁和马桶旁；浴缸内或淋浴室地板上应放置防滑橡胶垫，淋浴房应配备助浴椅。

● **厨房** 加设中部柜或调整常用物品的摆放，物品应放置在较低的、方便取用的高度和位置；老人如需登高取物，应使用防滑性好、带有扶手的梯凳；及时将溅在地上的水或油擦干。

● **阳台** 为避免老人跌倒坠落，应加高阳台栏杆，栏杆高度要高过腰部；及时整理阳台杂物；尽量铺设防滑地砖或放置防滑垫，并保持干燥。**PM**

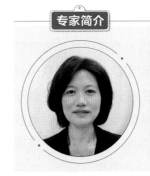

专家简介

彭娟娟 上海市疾病预防控制中心慢性非传染病与伤害防治所伤害预防控制科主任、主任医师，中华预防医学会伤害预防与控制分会委员，上海市预防医学会慢性非传染性疾病专委会委员。从事伤害监测与干预工作，组织实施伤害门急诊、住院病例登记和产品伤害监测，开展预防老年人跌倒、小学生跌倒或跌落，以及儿童道路交通安全等干预项目。

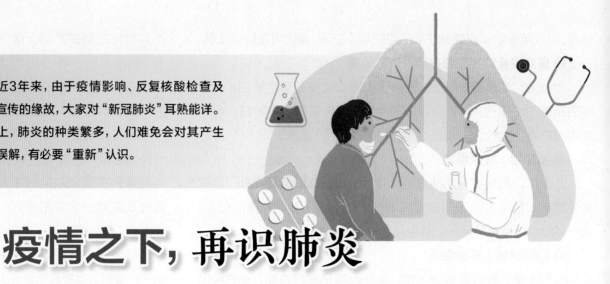

近3年来，由于疫情影响、反复核酸检查及媒体宣传的缘故，大家对"新冠肺炎"耳熟能详。事实上，肺炎的种类繁多，人们难免会对其产生一些误解，有必要"重新"认识。

疫情之下，再识肺炎

复旦大学附属中山医院呼吸与危重症医学科主任医师　宋元林

肺炎是一类疾病的总称

历史上最早记录肺炎症状的是公元前希波克拉底时代，当时将有胸痛症状的疾病都归入"肺周围炎"的范畴。19世纪法国医生雷奈克发明了听诊器，并在其著作《论听诊法》中描述多种胸部疾病的常见听诊音，自此摒弃"肺周围炎"的诊断，使"肺炎"范畴更加清晰。1895年X线的发明及此后在医学上的应用，为肺炎的诊断提供了很大帮助。

肺炎是指致病微生物（病原体）在肺部增殖、释放毒素，或其他物质（如抗原、生化物质等）导致终末气道、肺泡、肺间质出现渗出性或增殖性炎症病变的总称。影像学表现为片状、斑片状、结节状病灶，或肺叶乃至全肺的炎症样改变；症状有咳嗽、咯痰、发热、气急、胸痛等。

肺炎发生的原因，包括呼吸道吸入病原体和食管反流误吸等。自出生后，人体呼吸系统就通过呼吸与外界交通，进行通气和换气，因此容易经呼吸道感染病原体或接触抗原、生化物质等，从而诱发肺部炎症性疾病。另外，有基础疾病的患者在某些因素影响下，内源性病原体增殖，也会引起肺炎。可导致肺炎的病原体包括细菌、病毒、支原体、衣原体、真菌等，据此，肺炎可分为细菌性肺炎、病毒性肺炎、支原体肺炎等。

此外，根据炎症浸润部位，肺炎可分为大叶性肺炎、小叶性肺炎、间质性肺炎等。根据发生场所，肺炎可以划分为社区获得性肺炎、医院获得性肺炎等。

肺炎常"恃强凌弱"

致病微生物广泛存在于大自然中，人体内也有不少条件致病菌可引起肺炎，免疫系统构建的"铜墙铁壁"可将这些危险因素扼杀于"摇篮"中。因此，一般情况下人们即使接触病原体，也不会罹患肺炎。儿童、老年人、基础疾病患者、长期使用免疫抑制剂者的呼吸系统免疫防御功能有缺陷或功能不全，是肺炎易感人群；普通人群在过度疲劳、精神紧张等因素长期作用下，免疫力低下，也容易发生肺炎。

然而，是否发生肺炎还跟所接触的病原体类型有关，传染性较强的病原体（如新型冠状病毒等）对任何人群都易感。呼吸道新发传染性疾病可引起肺炎或重症肺炎，危及生命。如：历史上著名的大流感——1918 年的"西班牙大流感",全球死亡人数超过 5000 万；1968 年首先在香港发现的甲型 H3N2 流感,造成全球约 100 万人死亡；2003 年的 SARS("非典")死亡率高达 10.8%；2019 年末开始的新冠病毒感染,至今发病人数超过 6 亿,老年人、基础疾病患者等免疫力低下者发生重症肺炎的风险高。

具有传染性的病原体包括流感病毒、禽流感病毒、新冠病毒、白喉棒状杆菌、麻疹病毒、结核分枝杆菌等,可通过人传人、动物传人、物传人等方式传染,传播途径往往与飞沫传播、接触传播等有关。这也是新冠肺炎疫情期间,号召大家戴口罩、勤洗手、常通风的原因。

患者症状各异,须警惕重症

大多数肺炎患者有咳嗽、咯痰、发热等症状,因肺炎类型、病情轻重、发病人群的不同,患者还会有其他不同表现。如：金黄色葡萄球菌感染者,可有高热、咯血等症状；新冠病毒、流感病毒感染者可出现流感样症状,包括咽痛、头痛、四肢肌肉酸痛等,有些患者会出现嗅觉、味觉丧失；血氧饱和度低、肺实质渗出明显者,可出现气急、呼吸困难等症状；有胸腔积液者,若处于胸膜炎早期,可有胸痛症状；并发肺脓肿者,呼出的气体可有脓臭味；有些老年人(尤其是长期卧床者)发生肺炎后,可无咳嗽、咯痰、发热症状,而出现体温偏低、神志淡漠、食欲不振、乏力等不典型症状。

诊断肺炎一般并不困难,根据上述症状结合胸部 X 线或 CT 检查,以及实验室检查,基本可以明确。需要特别注意的是,如果出现呼吸急促、口唇发绀、活动后明显气急、咯血、四肢湿冷、呼吸微弱、尿量减少等症状,提示存在缺氧、低血压或活动性出血等危急重症,患者应尽快就医,及时接受有效的对症治疗。

肺炎"家族"庞大,精准诊断为先

肺炎"家族"庞大,治疗不能"一刀切",需要先进行详细评估、精准诊断,再分层处理、对症下药。

❶ 判断有无传染性

医生首先会根据患者的流行病学史等信息,判断有无传染性。如果怀疑是传染性疾病,应先隔离管理,再进一步检查,以明确诊断。如怀疑新冠病毒感染,患者需要在发热门诊的隔离区等待,进一步通过核酸检测等检查明确诊断。

❷ 评估危重程度

发现肺炎后,需要评估危重程度,以判断是否需要住院或住重症监护病房(ICU)。重症肺炎病死率高,患者原则上需要入住 ICU 进行治疗。目前有专门评估肺炎严重程度的指标,包括呼吸频率、血氧饱和度、白细胞计数、体温、血压、血液生化指标和专业评分等。是否存在低氧血症和低血压,可作为简便评估肺炎患者危重程度的指标。

❸ 分清病原体类型

治疗肺炎前,还要分清病原体类型。有些病原体具有典型感染途径,如：宿舍、酒店的通风或淋浴管道内易滋生嗜肺军团菌,感染入住者；饲养鹦鹉等鸟类者,易感染鹦鹉热衣原体；饲养鸽子者,容易罹患隐球菌肺炎；在农场接触绵羊者,需要注意伯纳立克次体

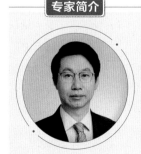

专家简介

宋元林 《大众医学》专家顾问团成员,复旦大学附属中山医院呼吸与危重症医学科主任、主任医师、博士生导师、教授,上海市呼吸病研究所副所长,上海市肺部炎症与损伤重点实验室主任,中华医学会呼吸病学分会常委,中国医师协会呼吸医师分会常委,上海市医学会呼吸病学专科分会候任主任委员,亚太呼吸病学会感染学组组长。

感染引起的发热（Q热）。有些肺炎的发生与地理位置有关，如广西地区的马尔尼菲蓝状菌引起的肺炎、美国西南地区的球孢子菌肺炎等。有些病原体的感染与特定人群有关，如：免疫抑制患者可出现巨细胞病毒、耶氏肺孢子菌感染；老年人脑卒中后，口腔分泌物容易反流入气管，引起厌氧菌感染；酗酒、受凉或淋雨后，容易出现肺炎球菌感染；等等。

还有很多病原体没有明确感染途径，医生一般可根据病史、起病特点、实验室检查等综合评估判断。尤其是病原体检测，包括痰液涂片和培养、血液培养（体温高于38.5℃）等，可明确诊断。切记：尽量在使用抗生素之前留取标本，否则标本的阳性率会明显下降。此外，诊断军团菌感染，可以检测尿抗原；诊断真菌感染，可做（1，3）-β-D葡聚糖试验（G试验）、半乳甘露聚糖试验（GM试验）；诊断隐球菌感染，可做乳胶凝集试验；诊断结核分枝杆菌感染，可采用聚合酶链反应（PCR）技术；等等。更新的检查方法如二代测序，可以在重症肺炎、免疫抑制宿主肺炎、常规检测阴性但怀疑感染者，以及排除病原体感染等情况下使用，具有灵敏度高、阳性率高、覆盖病原微生物广等特点，缺点是价格高、易出现假阳性等，需要合理使用。

分层管理，对症下药

除传染性疾病患者需要到隔离病房、重症肺炎患者需要到ICU治疗外，中度肺炎患者可住普通病房、轻度肺炎患者可在门诊治疗。

病毒性肺炎患者，可根据病毒类型选用不同的抗病毒药物。对细菌性肺炎患者，医生一般根据抗生素特性、病原体类型、是否耐药、肝肾功能、是否过敏等选择组合不同的抗感染治疗方案，同时注意药物副作用及相互作用。如果患者90天内使用过抗生素、近1个月内住过院、有基础呼吸系统疾病（如慢性阻塞性肺疾病、支气管扩张症）或患医院获得性肺炎，往往存在耐药菌感染的可能性，在选择抗生素时需要谨慎。

除抗感染治疗外，患者还需要根据具体病情接受对症和支持治疗，包括吸氧、补液维持水电解质和酸碱平衡、营养支持、痰液引流、支气管扩张等。重症肺炎患者在需要时还要使用激素、低分子肝素，在严重缺氧时需采用俯卧位通气、高流量吸氧，或呼吸机无创通气、有创通气，甚至体外膜肺氧合（ECMO）等。

总体而言，肺炎的治疗时间为5~7天，有基础疾病者会延长到2~3周。如果治疗3天后症状没有好转，需要考虑诊断是否正确、是否非感染性疾病、抗生素选用是否合适、引流是否通畅等问题，应进一步寻找原因。

预防肺炎，两大"法器"

大多数肺炎患者经治疗后可顺利康复，但重症肺炎患者死亡率高，尤其是高龄、慢性基础疾病患者等易感人群更应加强预防。

❶ 接种疫苗　目前儿童7价、成人23价肺炎球菌疫苗可用于预防肺炎球菌肺炎，一般只需要接种一次。流感疫苗可用于预防流感，秋冬季节流感来临前，高危人群尤应做好预防接种。新冠病毒疫苗接种可降低感染的危重程度和病死率。

❷ 生活防护　认识肺炎发生的"三部曲"——自身免疫力下降、接触有风险的病原体、出现肺炎症状，做好生活防护。适当开展户外活动，保持环境清洁，养成良好的生活习惯（包括饮食习惯等），戒烟戒酒，有助于增强呼吸道免疫力。应避免"一感冒就吃抗生素"的不良习惯，减少发生菌群紊乱和产生耐药菌的风险。**PM**

很多女性的皮肤都曾有过这样一些表现：感觉面部皮肤很薄，脸经常红红的；脸部有紧绷、干燥、瘙痒、刺痛的感觉，受水、风、冷、热等刺激后又红又痒，使用含有酒精的护肤品后刺痛更明显；皮肤干燥起皮屑，使用保湿护肤品不能缓解；以前使用后不过敏的护肤品，现在用起来会有刺痛、瘙痒等不适感；等等。如果出现上述表现，往往提示敏感性皮肤。受环境污染、精神压力增加等因素影响，敏感性皮肤发生率逐渐升高，患者以女性为主，亚洲女性的发生率为40%~56%，我国女性约为36%。

敏感性皮肤是皮肤在生理或病理条件下发生的一种高反应状态，主要发生于面部，通常在受到物理、化学、精神等刺激后出现不同程度的灼热、刺痛、瘙痒及紧绷感，持续数分钟至数小时，患者常常不能耐受普通护肤品。敏感性皮肤的外观大多基本正常，少数人面部皮肤可出现片状或弥漫性潮红、红斑、毛细血管扩张，可伴干燥、细小鳞屑。

敏感性皮肤分先天性和后天获得性两种，以后天获得性居多。在秋冬季节，冷风的刺激可加重敏感性皮肤的症状。另外，敏感性皮肤严重者，日久可产生敏感、焦虑、抑郁等心理问题。

对付"敏感肌"重在修复"屏障"

⚖ 江苏省人民医院皮肤科教授　骆 丹

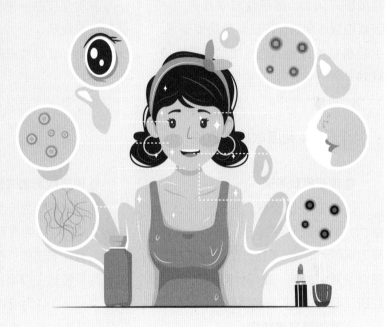

敏感性皮肤的内外诱因

导致敏感性皮肤的因素主要有内因和外因。

●内因　指个体因素，主要包括遗传、年龄、性别、激素水平和精神因素（如焦虑、抑郁等）等。近年的研究表明，敏感性皮肤与遗传相关，年轻人发病率高于老年人，女性高于男性。精神压力可反射性地引起神经降压肽释放，引发敏感性皮肤。

●外因　下列因素均可引发或加重敏感性皮肤：①物理因素，如季节交替、温度变化、日晒等；②化学因素，如接触化妆品、清洁用品、消毒产品、雾霾、灰尘、尾气等；③医源性因素，如外用维 A 酸等刺激性药物，局部长期大量外用糖皮质激素，某些激光治疗术后，等等。

> **·小贴士·**
>
> 敏感性皮肤也可继发于某些皮肤病。约66%的特应性皮炎女性患者和57%的玫瑰痤疮患者存在皮肤敏感状态，痤疮、接触性皮炎、湿疹等也可引发敏感性皮肤。此类患者应在医生指导下积极治疗原有皮肤病，兼顾敏感性皮肤的治疗。

皮肤屏障功能受损：导致敏感性皮肤的第一步

所谓"皮肤屏障"，顾名思义，就是保护皮肤自身的一层屏障。如同皮肤表面的"多层砖墙结构"，皮肤屏障由角质细胞（好比"砖头"）和细胞间脂质（好比"水泥"）等构成，就像铠甲一样保护着皮肤。皮肤屏障功能受损往往是很多皮肤病发生的第一步。目前研究认为，敏感性皮肤是在内外因素相互作用下，皮肤屏障功能受损，引起感觉神经传入信号增加，导致皮肤对外界刺激的反应性增强，引发的一种皮肤免疫炎症反应。

首先是皮肤屏障功能损伤。敏感性皮肤角质层结构不完整，表皮细胞间脂质含量不平衡，均可导致对皮肤有保护作用的神经酰胺含量减少。皮肤生理指标测试表明：敏感性皮肤经表皮失水率增加，角质层含水量降低，均提示屏障功能受损。由于皮肤表面温度过低或过高（低于34℃或高于42℃）都会延迟皮肤屏障修复，故环境温度可引发或加重敏感性皮肤。

其次是皮肤感觉神经功能失调，表现为温度变化引起烧灼、刺痛及瘙痒症状。

最后，敏感性皮肤的发生还与血管反应性增高、免疫和炎症反应有关。

4个步骤，判断敏感性皮肤

❶ 观察症状表现

诊断敏感性皮肤，首先要看主观症状，即皮肤受到物理、化学、精神等因素刺激时，是否易出现灼热、刺痛、瘙痒及紧绷感等，是否伴有皮肤潮红、红斑、毛细血管扩张和鳞屑。

❷ 排除原发皮肤病

要排除可引起敏感性皮肤的原发疾病，如玫瑰痤疮、脂溢性皮炎、激素依赖性皮炎、接触性皮炎、特应性皮炎及肿胀性红斑狼疮等。

❸ 做皮肤刺激试验

刺激试验作为一种半主观的方法目前已经被广泛用于敏感性皮肤的判定，常用的有乳酸刺痛试验、辣椒素试验等。

乳酸刺痛试验：在室温下，将50微升的10%乳酸溶液涂抹于鼻唇沟及任意一侧面颊，分别在2.5分钟和5分钟后根据自觉症状进行评分：0分为没有刺痛感，1分为轻度刺痛，2分为中度刺痛，3分为重度刺痛。将两次分数相加，总分≥3分者为乳酸刺痛反应阳性，提示可能为敏感性皮肤。

辣椒素试验：是评价感觉神经性敏感性皮肤的方法。将直径为0.8厘米的两层滤纸放置于一侧鼻唇沟外约1厘米处及任意一侧面颊，将50微升浓度为0.1‰的辣椒素溶液置于滤纸上。根据灼痛感进行评分，灼痛感觉持续>30秒且评分≥3分者，为阳性。

❹ 进行皮肤生理指标测试

皮肤各项生理指标可较好地反映敏感性皮肤的严重程度或治疗效果，常用的有经表皮失水率、角质层含水量、pH、皮脂、皮肤红斑指数、局部血流速度等。

专家简介

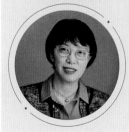

骆丹 《大众医学》专家顾问团成员，江苏省人民医院皮肤科主任医师、教授、博士生导师，中国老年医学学会老年病分会常委、皮肤病专业委员会主任委员，中国女医师协会皮肤病专委会主任委员，中国医师协会皮肤科医师分会第四届委员会常委。擅长皮肤科常见病和疑难病的诊治，尤其是与医学美容有关的皮肤问题。

5条建议，应对敏感性皮肤

治疗敏感性皮肤的总体原则是管理好日常生活、促进皮肤屏障修复、降低神经血管高反应性和控制炎症反应等，以提高皮肤的耐受性为目的。

1 调整心态，保持良好生活方式

敏感性皮肤极易反复发作，情绪波动可触发，因此调整心态十分重要，要树立战胜疾病的信心，保持平和、乐观、轻松的心态。同时，应避免熬夜，保证充足的睡眠，提高自身抵抗力。可多饮水，多吃富含水分的水果，如梨、甘蔗、柑橘等；避免吃刺激性的食物，如葱、姜、蒜、浓茶、酒等；少吃甜食、油腻食品等。

2 避免各种触发性因素

机械摩擦、冷热刺激、紫外线照射等是常见的触发因素。在阳光强烈时外出要注意防晒，尽量选用不含香精或对氨基苯甲酸的物理性防晒霜；避免待在密闭的热环境中；在空气污染较严重的天气，应减少户外活动；避免皮肤接触刺激性物品，如硫黄皂、醋、盐、磨砂膏等；避免伤害性的护肤方法，如去角质、使用撕拉面膜等；避免过多使用化妆品。

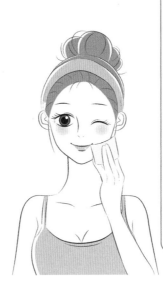

3 合理护肤，避免乱用护肤品

修复受损的皮肤屏障是治疗敏感性皮肤的重要措施。合理护肤要遵循温和清洁、舒缓保湿、严格防晒的原则，宜选用经过试验和临床验证、安全性好的具有修复皮肤屏障作用的护肤品。宜用温水洁面，每日洁面次数不宜过多，可选择温和保湿型的洁面乳。尽量避免使用含酒精、维A酸、水杨酸等刺激性配方的护肤品；换用新的护肤品时，一次只用一种，以便皮肤敏感发作时排查触发因素。注意补水和保湿，用完喷雾或化妆水后立即涂抹保湿乳液或乳霜等。皮肤敏感发作期间，应停用所有不能耐受的化妆品，使皮肤有休息缓冲的时间。

4 选用物理治疗和药物治疗

对热刺激敏感的患者，可通过冷喷、冷敷等低温物理疗法收缩扩张的毛细血管，达到减轻炎症的目的。光疗对敏感性皮肤也有一定作用：红光具有抗炎和促进皮肤屏障修复的作用；黄光可促进细胞新陈代谢，降低末梢神经纤维兴奋性，对敏感性皮肤的各种症状起到缓解和治疗作用。

症状严重者可酌情配合药物治疗。灼热、刺痛、瘙痒及紧绷感显著者可选择抗炎、抗组胺类药物治疗；伴有较严重焦虑、抑郁情绪者，可酌情使用抗焦虑和抑郁类药物。

5 树立信心，配合医生治疗

患者要树立信心，积极配合医生治疗，定期随访，尽量使皮肤维持在良好的状态；同时，要做好打"持久战"的思想准备，病程越长的患者修复期越长，少则半年，多则3年左右。**PM**

自我管理，
心衰患者的必修课

上海交通大学医学院附属第一人民医院心内科主任医师　李红莉

心力衰竭（简称"心衰"）是多种原因导致心脏结构和（或）功能异常，使心室收缩和（或）舒张功能发生障碍，从而引起的一组复杂临床综合征。随着年龄增长，心衰的患病率呈上升趋势，据保守估计，我国现有 2100 万慢性心衰患者。相关研究显示，心衰患者的五年死亡率高达 67%，与恶性肿瘤相当，危害不容小觑。随着医疗水平的提高，大部分心衰患者的存活率已得到显著改善。

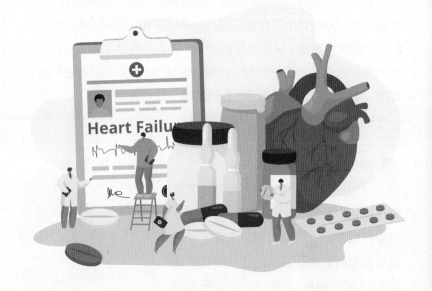

认识心衰，早期干预

心衰的典型表现为气促、端坐呼吸、阵发性夜间呼吸困难、运动耐量降低、乏力、疲劳、锻炼后恢复时间增加、脚踝肿胀等。体格检查可见颈静脉充盈或怒张、心尖搏动移位等表现。心肌梗死、高血压、冠心病、糖尿病、酒精滥用、慢性肾病患者，以及有心肌病或猝死家族史者，是心衰的高危人群，应定期去医院随访，以便及早发现心衰，及时进行干预。

心衰的严重程度，通常采用 NYHA 心功能分级法，分为 1～4级。1级：患者日常活动量不受限制，一般活动不引起乏力、呼吸困难等心衰症状；2级：患者体力活动轻度受限，休息时无自觉症状，一般活动可出现心衰症状；3级：患者体力活动明显受限，稍活动即引起心衰症状；4级：患者不能从事任何体力活动，休息状态下也存在心衰症状，活动后加重。这种分级方法的缺点是仅凭患者的主观感受和（或）医生的主观评价。

"6分钟步行试验"通过评估慢性心衰患者的运动耐力来评价心衰严重程度，简单易行、安全方便。具体方法：测定患者在平直走廊尽快行走 6 分钟的距离：<150 米为重度心衰，150～450 米为中度心衰，>450 米为轻度心衰。

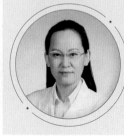

李红莉　上海交通大学医学院附属第一人民医院心内科主任医师、教授、博士生导师，中国医师协会心血管医师分会联络与国际合作工作委员会委员，上海市医学会心血管专科分会第十一届委员会委员、心力衰竭学组副组长。在心力衰竭的诊治、管理、评估、预防、康复等方面具有丰富经验。

对心衰患者而言，恰当的自我管理对延缓心功能恶化至关重要。患者应了解怎么做是有益的，并在医生指导下进行自我监测和管理。有效的自我管理可使心衰患者有更好的生活质量、更低的再入院率和更低的死亡率。

❶ 了解病情，配合治疗

患者应了解自身心力衰竭的原因、症状和治疗措施，以及心力衰竭发生和发展的过程及预后，主动参与到疾病的管理中。比如：既往心肌梗死病史是心衰的主要原因，劳累、情绪激动、呼吸道感染等可导致心衰发作或加重；当出现胸闷、呼吸困难、咳嗽、咯痰、下肢水肿等症状时，患者应主动就诊，寻求心衰专科医生的帮助。

❷ 合理饮食，戒烟戒酒

心衰患者的饮食应富含营养、清淡少盐，每日盐摄入量应少于5克。地中海饮食模式和抑制高血压的饮食模式有助于预防心衰发作、改善预后。这些饮食模式都强调水果、蔬菜、全谷物和豆类的摄入，并限制饱和脂肪酸的摄入。

由于体内液体容量不足或过量都会导致心衰发作或加重，故患者应学会根据体重调整液体摄入量。比如：当发生严重心衰或低钠血症时，每天液体摄入量应控制在1500～2000毫升，避免因大量液体摄入而加重心衰症状；在高温天或遇到呕吐等情况时，宜适当增加液体摄入量，避免发生脱水。

吸烟、饮酒均可导致心衰加重，患者应戒烟（包括电子烟）；限制酒精摄入，最好戒酒，尤其是酒精性心肌病患者。

❸ 适当运动，促进康复

患者应了解日常活动和体育锻炼的重要性，在医生指导下根据身体状况制定合理的锻炼计划，并根据自身症状和情况调整体力活动的强度。有氧运动是慢性心衰患者运动康复的主要形式。运动种类包括走路、骑自行车、游泳、爬楼梯、打太极拳等。运动时间为30～60分钟，包括运动前热身和运动后整理活动，体力衰弱的患者可延长热身时间，减少运动时间。运动频率为每周3～5次。运动强度可参照心率或自感劳累分级评分等确定。

❹ 遵医嘱用药，多了解注意事项

患者应了解坚持长期服药的益处、药物相关副作用、服用剂量、最佳时间安排、漏服药物时该怎么做、服用多种药物有哪些注意事项、出现常见药物副作用时该如何处理等知识。存在服药障碍者，可使用分装便携药盒或电子提醒设备等辅助工具。

❺ 树立信心，避免不良情绪

心衰患者应树立信心，认识到即便患病，也一样可以过上美好生活，要对未来充满希望。当出现抑郁、焦虑或情绪低落等心理问题时，患者应主动寻求家人、社会和医生的帮助。

❻ 出行做好准备，避免发生意外

当患者计划外出旅游时，须告知医生，并与医生讨论长途旅行、在国外停留，或者暴露在阳光、高湿、高温或高海拔地区可能遇到的问题及应对措施。患者应随身携带疾病相关信息资料（药物清单等），并将药物放在手提行李中，以便按时服药。

❼ 病情变化，尽早就医

患者应了解当出现哪些情况时，说明病情发生了变化，需紧急就医。比如：当出现活动后气促、夜间睡眠中憋气、运动量降低、乏力、疲劳、脚踝肿胀等症状时，往往提示病情可能加重，患者需要及时去心衰专科门诊就诊。 PM

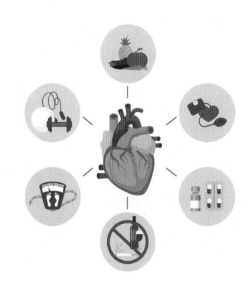

胰岛素治疗是糖尿病患者血糖管理的重要组成部分,而胰岛素注射技术是胰岛素治疗的基础,不规范的胰岛素注射方式可能引起皮下脂肪增生,其已成为胰岛素治疗过程中的常见并发症之一。

打胰岛素,警惕皮下脂肪增生

上海交通大学医学院附属第六人民医院内分泌代谢科　王 茗　周 健(主任医师)

皮下脂肪增生的特点:厚、韧、肿

皮下脂肪增生的临床表现为:胰岛素注射部位皮肤增厚,由软变韧,呈橡皮样肿胀,压之无痛;肿胀部位缺乏正常组织的柔软性,可活动,但难以被挤压到一处;偶见暗褐色色素沉着(如图所示)。

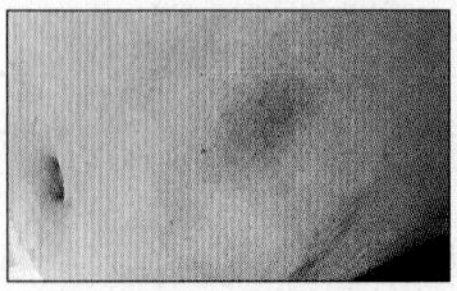

目前,临床上多依靠视诊和触诊进行皮下脂肪增生的诊断。患者亦可通过"看一看""摸一摸"发现较为明显的皮下脂肪增生。

对无法看到或触摸到的皮下脂肪增生,可借助超声检查来诊断。常见的皮下脂肪增生类型见下表。

类型	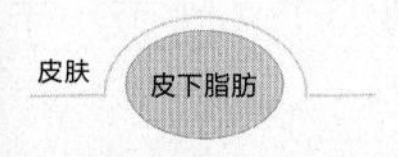 皮肤 皮下脂肪	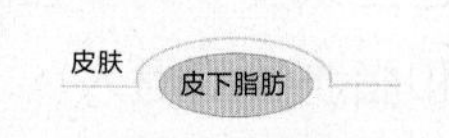 皮肤 皮下脂肪	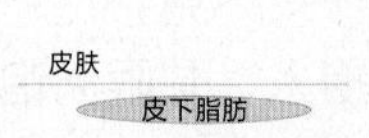 皮肤 皮下脂肪
特点	突出皮肤表面	几乎与皮肤齐平	与皮肤齐平
肉眼可见	很容易	困难	几乎不可见
可触及	很容易	困难	几乎触不到

预防要点:正确轮换注射部位,避免针头重复使用

皮下脂肪增生除影响美观外,还会影响注射部位胰岛素的吸收,进而增加胰岛素用量,导致医疗费用增加。此外,皮下脂肪增生还易导致血糖波动大,增加低血糖及糖尿病并发症的发生风险。因此,使用胰岛素的糖尿病患者应对皮下脂肪增生引起足够重视。

应对皮下脂肪增生最有效的措施是预防。《胰岛素注射相关皮下脂肪增生防治中国专家共识》根据胰岛素治疗患者的皮下脂肪增生情况,提出三级预防建议。

已发生皮下脂肪增生的患者一般无须特殊治疗。通常情况下,在停止胰岛素注射后,增生的皮下脂肪可逐渐消退。如果皮下脂肪增生长时间不消退,或影响美观,患者可酌情考虑手术治疗。PM

一级预防:
尚未发生皮下脂肪增生的患者,要注意轮换注射部位,避免针头重复使用。

二级预防:
皮下脂肪增生早期的患者,应定期自我检查及随访,及时干预,避免加重。

三级预防:
皮下脂肪增生明显的患者,应避免注射到皮下脂肪增生部位,并正确轮换注射部位;当胰岛素注射由皮下脂肪增生部位转移至正常部位时,应注意根据血糖监测结果调整胰岛素剂量,以免血糖波动过大。

"两点一线"，

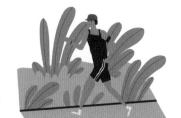

"治"好了他的酒精肝

上海交通大学医学院附属新华医院消化科　陈光榆　范建高（主任医师）

【医生手记】

5年前，李先生37岁，因体检发现丙氨酸转氨酶（ALT）、天冬氨酸转氨酶（AST）、γ-谷氨酰转移酶（GGT）升高及轻度脂肪肝而到医院就诊。询问病史发现：李先生因工作原因应酬较多，经常饮酒，很少运动，近年来体重逐渐增加，无其他慢性肝病史。我们判断他患有酒精性肝病（俗称"酒精肝"），嘱其戒酒、控制饮食、增加运动，并定期复诊。

其后几年，李先生多次下决心控制饮酒、增加运动，无奈身不由己，总是在"拉锯战"中来回摇摆，肝功能、甘油三酯、总胆固醇、低密度脂蛋白胆固醇等指标一直在"高位"波动。其间，他还出现了睡眠呼吸暂停的现象，采用运动减肥和家庭呼吸机治疗后有所好转，但肝功能异常、脂肪肝仍然存在。

去年，李先生因工作调动去了外地，业余时间充裕起来，他开始改变生活方式，少饮酒、多运动，转氨酶有所降低，但仍偏高。今年，因受新冠肺炎疫情影响，他的生活变成上班、回家"两点一线"，工作日每天跑步5千米，周末约上三五好友一起爬山，不再饮酒。前不久，他发来体检报告，兴奋地说："我这次体检，居然所有指标都正常了！现在我的体力越来越好，这种感觉真棒！"

酒精肝是由于长期过量饮酒导致的一系列肝脏疾病：初期为脂肪肝，患者无明显症状，仅体检发现异常；进而可发展为酒精性肝炎，轻则乏力、食欲不振伴右上腹不适，重则皮肤和眼睛黄染、双下肢水肿；当出现意识异常（肝性脑病）、腹胀如鼓（腹水）、呕血等并发症时，往往已经到了肝硬化阶段。慢性酗酒者中，10%～20%会进展为肝硬化。酒精肝的发生与酒精摄入总量、饮酒习惯、遗传因素等相关。我国酒精肝患病率存在地区差异，与各地的人均酒精消耗量、饮酒人群比例成正比。

治疗酒精肝，戒酒是关键

饮酒伤肝，是因酒中所含的酒精（乙醇）及其在体内代谢产物（乙醛和乙酸）对肝细胞具有毒性，影响肝脏的代谢和解毒功能，造成脂肪代谢异常（血脂异常）、糖代谢异常（肝性糖尿病）、尿酸代谢异常（痛风）、营养不良、维生素缺乏等。治疗酒精肝，戒酒和限酒是关键。如果戒酒困难，可到医院寻求专业帮助。戒酒时，饮食应注意营养均衡，宜选择富含优质蛋白质、不饱和脂肪酸、多种维生素和微量元素的食物。同时，应进行简单易行的运动锻炼。

部分酒精肝患者需要药物治疗

除补充复合维生素类非处方药外，轻症酒精肝患者并不需要药物治疗，重症酒精性肝炎患者可使用保肝药和激素治疗。保肝药种类繁多，疗效因人而异，患者需在医生指导下选择，坚持服用至少1年；部分患者使用激素治疗有效，可提高生存率。

所谓的解酒药，并不能避免酒精伤肝

目前市面上所谓的"解酒药"，主要作用无外乎促进酒精排泄、快速醒酒、缓解醉酒不适，但无论饮酒前或饮酒后服用，都不能改变酒精必经肝脏代谢这一事实，无法从根本上避免酒精对肝脏的毒性作用。国家药监部门至今没有批准任何一种药品作为"解酒药"。**PM**

牙龈鼓包 ➤ 怎么"破"

浙江大学医学院附属口腔医院牙周学科　戴安娜　李晓军（主任医师）
绘图　戴安娜

在口腔科门诊，经常会遇到因牙龈鼓包的患者前来问诊：

"医生啊，我牙龈旁边经常会鼓包，有时候还有黄色的液体流出来。我用牙签把包挑破，它就消下去了，但是过几天又会鼓起来。这两天我的牙龈又肿又痛，难受得厉害，而且我感觉牙齿都有点松动了。医生，我的牙龈为什么总是鼓包啊？"

"医生，我这颗牙齿旁边的牙龈表面有个小疱，都快一年了，不痛不痒，有时候会消下去一些，有时候会变大，大起来还会流脓水。我以为只是个溃疡，但怎么也好不了。您帮我检查一下，看看该怎么办？"

"医生，我下面大牙痛了两天了！今天早上照镜子的时候，发现最里面牙齿边上的牙龈肿起来了，现在牙齿根本不能咬东西，一咬就痛。"

这些患者都表现为牙龈"鼓包"或"长疱"，却是由不同原因导致的，下面就来逐个"破解"。

位置不同，病因有别

牙龈上的包或疱基本上都是脓疱，主要因细菌感染导致的炎症反应而形成。根据细菌感染和炎症发生的位置不同，常见病因有以下三种：

① 牙周脓肿

牙周脓肿出现在牙齿周围的牙龈上，呈椭圆形突起，按之疼痛，轻轻按压牙龈可能有淡黄色脓液渗出。牙齿和牙龈之间有一个凹槽形的"小口袋"，叫"牙周袋"，里面藏了很多细菌，它们会产生炎性代谢产物。一般情况下，这些炎性产物可通过牙周袋的袋口排出。当牙周袋太深或迂回曲折时，炎性产物不能顺利从袋口排出，牙龈便会慢慢鼓起，逐渐形成牙周脓肿。牙周脓肿如果不处理，可能自行破溃排脓和消退，但往往会复发。

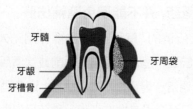

牙髓
牙周袋
牙龈
牙槽骨

② 智齿冠周炎

智齿冠周炎是发生在智齿周围的炎症，尤其容易发生在无法正常萌出的智齿周围。智齿在萌出过程中，有部分牙冠被牙龈覆盖，这部分牙龈和牙齿之间形成一个"小口袋"，称为"盲袋"，其中往往藏有许多细菌和食物残渣。当免疫力下降或细菌毒力增强时，此处会发生炎症，引起智齿周围牙龈肿胀、疼痛，还可能导致吞咽疼痛、张不大嘴等。特别是在经常熬夜、身体疲劳等情况下，机体难以抵挡细菌的大量繁殖和入侵，智齿冠周炎更易发生。

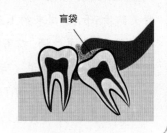

盲袋

③ **根尖周炎**

根尖周炎导致的牙龈鼓包往往位于病变牙根对应的牙龈，表现为米粒大的小脓疱，按压时会有脓液渗出。小脓疱对应部位的牙齿通常可见龋病，咀嚼食物时可有疼痛表现。

顾名思义，根尖周炎是发生在牙齿根尖周围组织的炎症，位置较深。为什么会导致牙龈鼓包呢？如果龋病没有及时治疗，细菌感染易

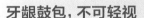

侵入牙髓，再进一步扩散到根尖周组织，层层深入，最终会破坏根尖周围骨头。也就是说，细菌不仅会"啃食"牙神经，还会"吃掉"牙根周围的骨头。当产生的脓液越来越多时，需要一个释放的"出口"，牙龈就成为其理想选择。于是细菌不断"打地道"，向外扩展"地盘"，最终在牙龈上长出小脓疱，形成"瘘管"或"窦道"。

牙龈鼓包，不可轻视

不同病因所致的牙龈鼓包，其危害相似，都会影响咀嚼功能，使患者在咀嚼时出现牙龈或牙齿疼痛，对日常进食造成困扰。牙龈鼓包如果不及时处置，可能导致感染扩散，当感染波及面部，会导致一侧面部肿大，有时还会伴全身发热症状。牙周脓肿和根尖周炎如果不治疗，久而久之会导致牙齿松动，甚至脱落、保留无望等严重后果。因此，出现牙龈鼓包或长疱时，应尽早到医院检查和治疗。

彻底治疗，避免复发

看到此处，有些患者可能会问：既然牙龈鼓包是细菌导致的炎症，是不是吃点消炎药就好了呢？戳破后挤出脓液，是不是"好得快"？

如果仅仅挤破脓疱，"治标不治本"，脓液还会继续产生，没过多久牙龈又会鼓起来，且戳、挤造成的牙龈伤口会增加感染风险。只有去除根本病因，才能"治标又治本"。因此，患者应积极配合医生的治疗方案，彻底消除隐患。

在智齿冠周炎的急性期，可局部冲洗、使用抗菌漱口液或口服抗菌药治疗。当炎症转入慢性期，应尽早拔除智齿，从根本上防止智齿冠周炎的复发。

牙周脓肿和根尖周炎的治疗方案，往往需要根据医生检查及X线摄片结果来定夺：破坏严重、无保留价值的患牙应尽早拔除，拔除后3个月可修复缺失牙；若

患牙仍有保留价值，可进行相应的治疗。

治疗牙周脓肿，可先通过局部冲洗、引流，达到止痛、防止感染扩散的效果，但这只是"缓兵之计"。如果深牙周袋依然存在，脓肿可能"卷土重来"。因此，彻底的牙周治疗是必要的，可通过基础治疗配合必要的手术治疗，消除深牙周袋。细菌失去大量繁殖的场所，牙龈反复鼓包、流脓的问题就彻底"破解"了。

对根尖周炎，可通过根管治疗、根尖周手术控制感染，使牙龈表面的瘘管逐渐愈合。 PM

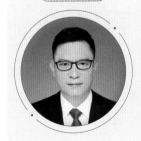

专家简介

李晓军 《大众医学》专家顾问团成员，浙江大学医学院附属口腔医院牙周学科主任、主任医师，中华口腔医学会牙周病学专业委员会常委，中国整形美容协会牙颌颜面分会常务理事，中华医学会激光医学分会口腔五官科学组委员，浙江省口腔医学会牙周病学专业委员会副主任委员，浙江省医师协会口腔医师分会理事。

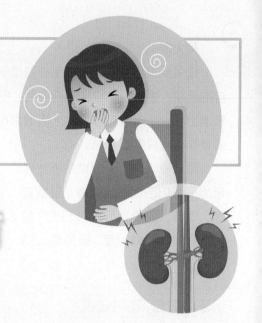

生活实例

最近一段时间，23岁的林小姐时常感觉恶心欲吐，排除怀孕的可能后，她以为得了胃病，自己买来胃药吃，但不见好转，后来去医院检查，被发现患了"肾衰竭"。林小姐十分害怕，又满是疑惑：年纪轻轻，怎么毫无征兆就肾衰竭了？明明是肾病，为何会出现胃病症状？

披着"胃"衣的肾病

🖊 上海交通大学医学院附属仁济医院肾脏科主任医师　王 琴

悄无声息，猝然发难

正常人有两个肾脏，形如蚕豆，位于后背脊柱两侧。肾脏是人体重要的脏器，有很多功能，包括调节水、电解质和酸碱平衡，排泄代谢废物，内分泌功能，等等，以维持生命活动必需的"稳态"。肾脏功能损伤，患者会出现排尿困难、代谢废物堆积等问题，可危及生命。各种肾脏疾病发展到终末期，出现肾功能部分或全部丧失的病理状态，称为"肾衰竭"，可分为急性肾衰竭和慢性肾衰竭。

❶ 急性肾衰竭

急性肾衰竭病情急骤，通常因大量失血、体液丢失、心功能衰竭等导致肾脏血液供应不足，或结石、肿瘤等导致肾后性梗阻，或急性肾病、肾脏受毒物伤害导致急性肾衰竭。及时去除病因，部分患者的病情可得到改善。

❷ 慢性肾衰竭

慢性肾衰竭更为常见，主要原因为各种原发或继发的慢性肾脏疾病，随着疾病进展，肾功能逐渐减退，最终造成不可逆的肾衰竭。这些慢性肾脏病起病十分隐匿，早期症状既不突出，也不典型，往往会被忽视。随着时间的推移，疾病悄然无声地发展着，当患者出现明显不适到医院就诊时，很多已经发生肾衰竭了。因此，慢性肾病常被称为"隐匿的杀手"。

多种"伪装"，迷人眼目

肾衰竭可累及全身多个系统、不同脏器组织，临床表现多种多样，患者常会误以为是其他疾病，就诊容易跑错科室。

① "胃"衣：恶心、呕吐

肾衰竭最常见的临床表现是恶心、呕吐、胃纳减退。这是因为，肾功能损伤后，机体代谢产生的肌酐、尿素氮等废物在体内堆积，刺激消化道；电解质和酸碱平衡失调，合并代谢性酸中毒，可引起恶心、呕吐等消化道症状。此类症状不典型，很多患者没有重视，或误以为得了胃病而首先就诊于消化科，延误了早期诊治的时机。

② **"心"衣：胸闷、心悸**

有些肾衰竭患者会出现心悸、胸闷、气促等心血管系统的症状，甚至出现严重心律失常或心功能衰竭，危及生命。这些症状可能与患者尿量减少、电解质紊乱、毒素堆积等多重因素作用相关。

③ **"弱"衣：倦怠、乏力**

倦怠、乏力等不具特征性的症状平时十分常见，更易被忽视或误诊。慢性肾衰竭时，体内毒素逐渐蓄积，会导致患者日渐疲惫、倦怠、乏力、精神不振。另外，促红细胞生成素分泌减少导致的肾性贫血，电解质紊乱导致的低钾血症，也会加重这些症状。

④ **"皮"衣：瘙痒难止**

毒素沉积在皮肤下，刺激周围感觉神经末梢，可引起全身瘙痒，但没有皮疹、斑块等局部皮损表现。皮肤瘙痒难耐是尿毒症患者的常见症状，即使使用止痒药物也往往无法缓解。

⑤ **"神"衣：坐立不安**

毒素在体内不断蓄积，影响中枢神经系统时，可导致患者坐立不安、注意力不集中、记忆力下降，甚至出现胡言乱语、昏迷等重症表现。

异常"信号"，及早识别

肾衰竭的诊断并不难，通过验血检查肾功能就能快速识别，难的是早期发现。能否在肾病早期明确诊断，并采取有效治疗措施，对防止肾衰竭的发生和发展至关重要。肾病早期有哪些征兆呢？

● **排尿异常** 因肾脏损伤，"过滤"功能下降，红细胞、蛋白质等成分漏出至尿液中，肾病患者会出现洗肉水样尿、酱油色尿等尿色改变，以及尿中泡沫增加且不易消散的"蛋白尿"现象。蛋白质漏出还可导致血浆白蛋白降低，使水分潴留在体内，患者排尿次数和尿量明显减少。

此外，一些肾病会导致肾小管对尿液的重吸收功能障碍，患者夜间排尿次数增加，甚至影响睡眠。

● **水肿** 水肿是肾病患者的常见症状，多发生于眼睑、颜面、足踝、腿部等组织疏松或低垂部位，有晨轻暮重的特点。

● **头晕、头痛** 肾病和高血压可以互为因果：高血压可导致肾血管硬化；肾病也可因肾素-血管紧张素系统激活导致血压升高，难以控制。有些肾病患者会出现头晕、头痛等症状。

● **腰酸、腰痛** 有些肾病会导致患者腰部酸胀、疼痛，如肾结石、肾肿瘤、肾囊肿等，但这些症状可由劳累、运动等因素诱发，易被忽视。PM

专家提醒

为早期发现肾病，预防慢性肾衰竭的发生，应定期（至少每年1次）进行尿液、血液和超声检查，有助于筛查出大部分肾病；如果出现上述肾病症状，应及时就诊。在日常生活中，应做到合理饮食，科学锻炼，戒烟限酒，控制体重，不经常熬夜，不乱用药物，避免使用肾毒性药物。

专家简介

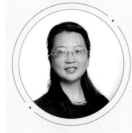

王琴 上海交通大学医学院附属仁济医院肾脏科主任医师，中华医学会肾脏病学分会青年委员，中国中药协会肾病中药发展研究专业委员会委员，上海市康复医学会肾脏康复专业委员会常委，上海市中西医结合学会肾病专业委员会委员。擅长急、慢性肾脏病的诊治。

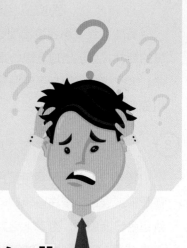

平时不太照镜子的小刘在拍摄证件照时，听到摄影师随口说了一句"你左脸比右脸大，看着不对称"。回家以后，他仔细观察和回忆了一下，发现自己的左脸确实要比右脸大不少，且左脸似乎从几年前就开始变大，左眼球也有点突出。为弄清左脸变大的缘由，他连忙去医院就诊，并做了头颅三维CT检查。几天后，小刘拿到了检查报告，上面写着"疑似骨纤维异常增殖症"，令从未听说过这种病的他一头雾水……

面部不对称，
警惕颅颌面"骨纤"

上海交通大学医学院附属第九人民医院整复外科　方 斌　曹德君（副主任医师）

"大小脸"，主要原因有两种

面部不对称是整形外科的热门话题，经常有患者在就诊时抱怨自己"大小脸"，严重影响颜值。就形成机制而言，软组织和骨组织异常均可导致面部不对称。

软组织导致的面部不对称主要包括单侧咬肌肥大和单侧颜面萎缩。前者因咀嚼肌发育不协调所致，与进食种类和进食习惯有关，必要时可定期注射肉毒毒素（俗称"瘦脸针"）进行治疗；后者是一种特发性疾病，可通过多次脂肪移植加以改善。

骨组织导致的面部不对称，主要由骨组织发育异常或受损所致，有先天性的（如偏颌、半面短小），也有后天性的（如外伤、手术等）。治疗方法包括正颌手术、截骨或截骨重排、人工材料植入等。

值得注意的是：有一类骨组织导致的面部不对称经常被忽视：患者自青少年时期开始，半边脸无痛性缓慢变大，继而出现骨骼偏斜，面部明显不对称。在排除其他疾病后，须警惕是否为颅颌面骨纤维异常增殖症（简称骨纤）。

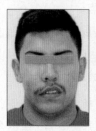
患者面部明显
不对称

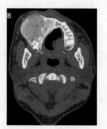
CT 检查显示颅颌面
骨纤维异常增殖

骨纤多在青少年时期发病

骨纤维异常增殖症是一种病因不明、缓慢进展的良性骨纤维组织疾病，病理特征为正常骨组织被发育不良的化生骨和纤维组织代替，可发生于全身骨骼系统。最常见的症状是骨损害引起的局部畸形及功能障碍，部分患者可伴有内分泌系统异常。骨纤通常在青少年时期发病，进展缓慢，大多数病例于青春期后稳定。颅颌面骨骼是骨纤的好发部位，半数以上骨纤发生于此处。颅颌面骨纤可局限于单个骨块

（单发型），也可累及多个骨块（多发型）。主要表现为颅面部受累骨骼缓慢膨胀性生长，造成面部不对称或变形扭曲。临床症状与病灶的部位、大小及进展情况有关：发生于眼眶，可导致视力减退、视野受损、眼球突出；发生于上下颌骨，可造成半侧面部肥大、颌骨偏斜、咬合功能受损；发生于颅骨，可引起前额、颅顶局部膨隆。少数严重病例若任其发展，可出现"巨颅"和"狮面"。因此，当发现面部形态异常或出现功能障碍时，患者不可掉以轻心，应及时就医。

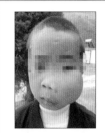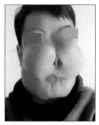

颅颌面骨纤导致半侧面部肥大（左）和"狮面"畸形（右）

"疾徐"有别，对症"下药"

同位素骨扫描可以检测骨纤病灶的代谢活性和蔓延程度，据此可将骨纤分为生长型（缓慢增长）、侵袭型（快速生长）和静止型（稳定不增长）。

患有生长型和侵袭型骨纤，通常选择药物治疗，如双膦酸盐、维生素D类似物、地诺单抗等。药物治疗能在一定程度上促使骨纤病灶缩小、侵袭活性下降、骨转换标志物好转，但治疗过程中应注意可能出现的并发症和后遗症。

静止型骨纤的病灶处于稳定状态，若已引起局部形态异常或功能障碍，患者可接受手术治疗。手术时，参照正常侧，对患侧变形的骨质进行削除、打磨，以恢复功能、改善外观。

骨纤手术，须"软硬兼施"

传统的骨纤手术主要依赖外科医生的经验，较难做到尽善尽美，也可能对重要解剖结构造成损伤。如今，借助三维导航技术，医生可在术前扫描患者健康侧的骨骼轮廓，运用镜面翻转成像技术，获得患者病灶侧骨骼轮廓效果图，随后以此为模板，运用手术导航系统，对病灶骨质进行切除和雕塑，大大提高了手术的精确性、安全性和可预测性。为达到理想的整体美容效果，可能还需要联合应用其他整形技术，如轮廓手术、正颌手术、颏成形术等。

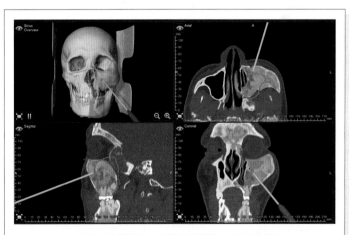

三维导航骨纤手术，导航探针检测病灶切除范围

由于在骨纤的作用下，头面部软组织会因牵张而变形，故在切除硬组织后，还要完成局部软组织复位。比如：局部软组织明显松垂者，可加做面颊部悬吊手术；局部脂肪组织明显冗余者，可加做脂肪抽吸手术或颊脂肪垫部分去除术，以改善面部对称性。

骨纤的治疗是一项复杂的工程，医生需要在平衡功能与美学的基础上，综合运用颅颌面相关技术，紧密结合计算机辅助的数字化外科技术等，制定个性化治疗方案，方能取得令人满意的疗效。PM

"气死人" 并非玩笑话

复旦大学附属华东医院急诊科 赵澐（主任医师） 韩蕊

人们在表达情绪时，经常会说"气死我了"，可人真的能被气死吗？《三国演义》里，周瑜仰天长叹"既生瑜，何生亮"后，吐血而亡。影视剧中，长辈被气得捂住胸口，跌坐沙发，直冒冷汗，等送到医院时已昏迷不醒。现实中，也会听到、看到这样的新闻：与人争吵后，老人突然倒地，抢救无效死亡……

扫描二维码，立即收听

猝死的部分诱因

情绪激动　劳累　手术

饮酒　吸烟

肥胖　感冒　妊娠分娩

"气死人" 的真真假假

暴怒会诱发猝死，这不是开玩笑。我国有流行病学研究显示，在猝死（最多见的为心源性猝死，占57.76%）的诱因中，排名第一的是情绪激动。为什么生气能诱发猝死？人体在暴怒下会发生怎样的变化？

❶ 心绞痛、心梗、心源性猝死

人在暴怒时，交感神经兴奋，儿茶酚胺分泌过多，血管过度收缩，给心脏供血、供氧的冠状动脉发生痉挛，血小板聚集，增加血液黏稠性，容易形成血栓。这些因素都可导致心脏缺血、缺氧，使患者出现胸闷、胸痛等症状。尤其是冠心病、糖尿病、高血压患者，冠状动脉存在不同程度的狭窄，暴怒易成为"压死骆驼的最后一根稻草"，使冠状动脉堵塞，引起心绞痛，甚至心肌梗死。

此外，情绪激动时心跳加快，心肌耗氧量增加，

可导致恶性心律失常（如室颤等），甚至心搏骤停，引起猝死。

❷ 脑卒中

人在情绪激动时，肾上腺素分泌增多，交感神经兴奋，血管收缩，血压会上升。就像水管内压力突增，水管会爆裂一样，血压骤升是对血管壁承受能力的考验。有高血压、糖尿病、血脂异常、血管斑块者，血管弹性较差，当脑血管难以承受突增的压力而被"撑破"时，便会发生脑卒中，可危及生命。

❸ 消化道出血

在影视剧和表情包中，经常可看到被气得吐血的画面，其实这是对生气程度的一种夸张表现手法。生气真的会大口吐血吗？会的，但发生概率很小。在暴怒状态下，人体会产生应激反应，引起胃黏膜急性出血，或诱发溃疡出血等，一般以黑便为主；肝硬化门静脉高压症患者暴怒时，可导致胃底－食管静脉曲

专家简介

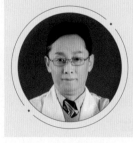

赵澐 复旦大学附属华东医院急诊科主任、主任医师，上海市医学会急诊医学专科分会委员，上海市医师协会急诊科医师分会委员。擅长急危重症疾病的诊治，尤其是心力衰竭、重症肺炎、上消化道大出血、急性中毒等。

张破裂出血，表现为呕吐鲜血，甚至呈喷射状，有生命危险。

❹ 呼吸性碱中毒

我们在急诊经常会遇到这样的患者：突发胸闷气促、呼吸困难、四肢麻木，甚至抽搐，被救护车送到医院。患者多为青年女性，家人往往很紧张。我们通常都会问家属：发病前是不是吵过架？有没有情绪激动？家属很惊讶，医生怎么一看就知道！

其实，这种表现是情绪激动，大声吵闹、哭泣后，二氧化碳排出过多而导致的一种疾病，叫"呼吸性碱中毒"，也称"高通气综合征"。看似凶险，一般无生命危险。治疗方法很简单，用一个塑料袋套住口鼻后呼吸，把呼出的二氧化碳重新吸回去，通常 5 ~ 10 分钟就可缓解。

"气出来的病"真不少 　　除上述骤然发生、可危及生命的疾病外，情绪激动还会诱发其他多种急、慢性疾病，称其为健康"杀手"并不为过。

1 突然失明

情绪激动会使肾上腺素分泌增加，导致视网膜上的小动脉痉挛，血流缓慢，使视网膜供氧暂时不足，视力急速下降，甚至失明。有些人情绪激动时眼压骤然升高，会诱发急性青光眼，导致视物模糊甚至失明，较难恢复。

2 突然耳聋

人在情绪激动时，交感神经兴奋性增高，内耳血管过度收缩，血液循环障碍，导致缺血、缺氧，进而使听觉细胞受损，听力减退甚至丧失。此类耳聋起病迅速、发展极快，从出现症状到听力减弱甚至丧失的时间很短，数分钟到 48 小时不等。多见于 40 岁以上中老年人，以女性居多。

3 胃病

"气得吐血"不常见，但经常生气的确会"伤胃"。胃功能跟情绪之间的关系密切。很多人有这样的体会：生气、忧虑时吃不下饭，心情愉悦时胃口大开。长期处在气愤、忧虑的情绪下，容易产生功能性胃病、胆汁反流、消化道溃疡等疾病。

4 肿瘤

心理学上，有一种性格称"C 型性格"，"C"是英语"癌症"（cancer）的首字母，故又称"癌症性格"。这类性格的人平时爱生闷气、容易悲伤、敏感易怒、容易受挫、遇事非常悲观消极、长期压抑不良情绪等。研究表明，C 型性格的人患癌概率比一般人群高 3 倍以上。

癌症发病机制非常复杂，偶尔的不良情绪不会直接引发癌症，但很多研究证实不良情绪与肿瘤发生有一定相关性，可能与生气时产生过多的儿茶酚胺等激素有关。这些激素分泌增加会使人体处于应激状态，免疫力下降，肿瘤细胞很可能"乘虚而入"。

5 妇科与乳腺病

长期情绪不稳定可导致内分泌失调，激素分泌和代谢紊乱，引起妇科或乳腺疾病，如雌激素水平过高与子宫肌瘤、乳腺增生、乳腺结节的发生有关。流行病学研究证实，易怒、焦虑、抑郁的人更易罹患乳腺肿瘤。**PM**

专家提醒　　生气有害健康，大家平时应注意调节情绪，保持乐观、平和的心态，高血压、冠心病、脑血管病、肝硬化、消化性溃疡、青光眼等患者更要避免情绪激动。

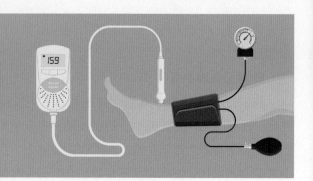

说到测血压，大家都会习惯性地撸起袖子，但有些情况还需要撩起裤腿，测量下肢血压。什么是下肢血压？哪些情况下需要测下肢血压？

测"腿压"，
下肢缺血早发现

上海交通大学医学院附属第九人民医院血管外科副主任医师　叶开创

血管堵塞会影响血压

在了解下肢血压前，先来回顾一下什么是血压，以及影响血压的因素有哪些。

心脏搏动使血液在血管内持续流动时对血管壁产生的压力，称为血压。平时所说的血压一般指动脉压，即流动的血液对动脉壁产生的压力。由于暴露上肢更为便捷，且上臂的肱动脉相对浅表，临床上往往以测量肱动脉压力来衡量血压高低。

肱动脉血压是否正常，至少取决于三个方面：

心脏搏动功能的强弱、血液量的多少，以及从心脏到肱动脉这一段动脉管道是否有堵塞。由此可见，血压可以反映动脉管道是否堵塞。从心脏到肘部肱动脉这一段动脉的某一处狭窄，影响血流灌注，肱动脉血压会下降，且患侧低于另一侧。如左侧锁骨下动脉狭窄、主动脉夹层等，是常见的左侧血压明显低于右侧的原因（正常情况下，左侧血压比右侧低5～10毫米汞柱）。

"腿压"可反应下肢动脉病变

有肱动脉这一上肢动脉血压，同样也有下肢动脉血压，即"腿压"。下肢血压有大腿部位股浅动脉压力、小腿近端腘动脉压力，以及胫前、胫后动脉压力，血压从大腿至小腿呈逐渐下降趋势。正常情况下，成人下肢血压略高于上肢（腘动脉血压比肱动脉高20～40毫米汞柱），双侧没有明显差异。

双下肢血压如果出现明显差异，往往提示血压较低一侧的动脉可能存在狭窄。如果同侧下肢血压从大腿到小腿呈断崖式下降，往往提示这段动脉存在狭窄甚至堵塞的可能，如下肢动脉硬化闭塞症、血栓闭塞性脉管炎等下肢动脉病变。因此，测量"腿压"有助于发现此类疾病。

踝肱指数比较"上下压"

由于下肢踝部最易暴露、距离心脏最远且动脉相对浅表，往往被用于测量下肢动脉压力，评估下肢动脉病变。如踝肱指数（ABI），是踝部胫前动脉或胫后

动脉血压最高值与肱动脉血压最高值的比值。它通过对比上肢动脉血压来评估下肢动脉血压是否正常，从而反映下肢动脉是否存在狭窄、堵塞。

正常情况下，肱动脉血压和下肢踝部动脉血压水平接近，踝肱指数正常值为 0.9 ~ 1.3（图1）。如果踝部动脉血压下降，肱动脉血压不变，踝肱指数低于 0.9，提示下肢动脉可能存在狭窄、堵塞，流经下肢动脉的供血减少。该值越低，提示下肢动脉狭窄程度越严重。踝肱指数低于 0.6，提示中度缺血；低于 0.3，提示重度缺血。此外，踝肱指数也可能高于正常值，多见于糖尿病、慢性肾功能不全患者。

高危人群应测量踝肱指数

下肢动脉狭窄、堵塞者，早期表现为下肢（尤其是脚趾）发麻、发冷，严重者出现"间歇性跛行"，即行走一段路后腿脚无力、酸痛，不得不停下来休息一会儿，然后可继续行走，如此反复；下肢动脉广泛堵塞，引起严重供血不足，导致患者休息时下肢也会疼痛，足趾疼痛、溃疡，甚至坏死、溃烂。

为了早期发现下肢动脉狭窄、堵塞，及时采取有效治疗措施，从而避免出现严重缺血，高危人群应积极进行相关筛查，如测量踝肱指数等。高危人群包括：55 岁以上中老年人，尤其是吸烟者；高血压、血脂异常、高血糖患者；腿脚发冷、发麻，尤其是双侧下肢感觉不一样者。

测量下肢血压"分步走"

踝部胫前动脉和胫后动脉不如肱动脉表浅，普通血压计测量下肢血压也不如上肢准确，因此测量下肢动脉血压往往需要借助特殊的测量仪器，具体操作过程如下：

❶ 受检者应穿着薄裤子，平卧于检查床上休息 3 ~ 5 分钟。

❷ 检查者将测量袖带依次固定于受检者两侧上臂和踝部以上位置，测量双侧肱动脉和踝部胫前动脉及胫后动脉血压，然后计算踝肱指数。

❸ 如果踝肱指数正常，即可结束测量；如果踝肱指数低于 0.9，需要继续进行"节段性压力测定"，即测量双下肢不同部位的动脉血压，包括大腿根部、大腿远端、膝关节以下。该项检查可进一步明确狭窄、堵塞动脉的大致位置，确定哪根动脉有狭窄、堵塞病变。如图 2 箭头所指，左侧膝关节以下动脉血压 116 毫米汞柱，对侧为 163 毫米汞柱，提示左侧腘动脉存在狭窄、堵塞性病变。

因此，通过踝肱指数测算和节段性压力测定，在了解是否有高血压病的基础上，还可获得以下疾病信息：双侧上肢血压是否相当，可明确是否存在一侧上肢动脉狭窄、堵塞；双侧下肢同一平面的血压是否相当，可明确是否存在一侧下肢动脉狭窄、堵塞；同侧下肢不同平面的血压差是否合理，可明确下肢动脉狭窄、堵塞的位置和严重程度。这一检查方法无创、快速、便捷、可重复性强，被广泛应用于下肢动脉病变的筛查、诊断和随访。 **PM**

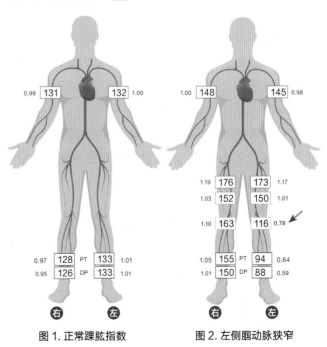

图 1. 正常踝肱指数　　图 2. 左侧腘动脉狭窄

由于工作繁忙或不擅长厨艺，很多人几乎不做饭；但随着人们健康意识的增强，在外就餐和外卖食品的健康隐患令人担忧，而炒菜机的出现似乎为这一问题提供了两全其美的解决方案。近年来，可实现自动化炒菜的炒菜机不仅在要求快速出餐和标准化的餐饮行业越来越普遍，也逐渐走入家庭厨房。

炒菜机是如何炒菜的？真的像商家宣称的那样无油烟、更健康吗？普通家庭值得入手吗？

"懒人福音"

炒菜机值得入手吗 ✍ 胡钊浩

疑问一： 炒菜机是如何炒菜的？

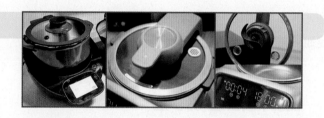

原理：

炒菜机的原理其实并不复杂，通常主要由平板电脑、电磁炉、炒锅、搅拌器等组成。平板电脑控制烹饪程序及烹饪过程中电磁炉的温度和时间。启动后，搅拌器及炒锅通过转动模拟传统烹饪过程中锅铲翻动食材的效果。炒菜机能胜任的菜系很多，大部分炒菜和炖菜都不在话下。

操作流程：

按照菜谱处理好食材，在炒菜机的智能显示屏上选择相应的菜谱，根据提示放入食材与调料，启动烹饪程序，最后出锅装盘即可。

疑问二： 炒菜机做出的菜好吃吗？

如果菜肴的好吃程度满分是 10 分，那么餐厅大厨的水平是 8～9 分，而笔者使用过的几款炒菜机大约能达到 6 分，部分炖菜甚至能达到 7 分的效果，但不同炒菜机之间的差异较大。

就烹饪技术层面而言，菜做得好吃与否，主要与火候控制和菜谱有关。炒菜机相比于传统烹饪方式，具有以下局限性：

❶ 火力太小

例如，部分商家为了节约成本，使用功率较小的电磁炉，就很难做好需要大火料理的菜肴。此外，因为炒菜机炒锅在烹饪过程中是封闭的，出于安全考虑和防止焦煳，厂家通常会避免锅内温度过高，这样可能影响成品的口感。

❷ 自动搅拌器不如锅铲灵活

炒菜时，锅铲充分翻动食材是保证菜肴口味的前提。比如，炒面、米粉时用筷子翻炒往往比用锅铲翻炒更好吃、入味。通过自动旋转的搅拌器翻炒，很难媲美手工翻动的效果。

❸ 菜谱研发与定位限制

炒菜机自带菜谱，其质量与商家的前期投入有关，花更多的费用与专业厨师合作，经多次反复测试研发出的菜谱自然会更好吃，但产品价格也相应"水涨船高"。

另外，炒菜机作为面向大众的产品，往往会在菜谱上尽量简化。因此，同一道菜，炒菜机做出的菜肴与专业厨师做的必然有一定差距。

由于硬件和产品定位的限制，再加上消费者选择的调料、食材，以及对原料的处理差异（如刀工差异等）等因素，炒菜机很难与专业厨师媲美，但质量可靠的产品可以达到一般家庭的烹饪水平。

疑问三： 炒菜机做出的菜更健康吗？

这一问题的答案并不是绝对的。首先，相比于在外就餐或选择外卖，使用炒菜机，食材、调料等都由自己掌控，相对而言更安全。其次，炒菜机菜谱中的糖、油、盐等都有明确的克数，会提醒人们在添加时注意用量，比大多数人烹饪时凭感觉随意添加更可控一些。当然，这并不是炒菜机的特殊优势，做出的菜肴健康与否更多的还是取决于使用者是否选择健康的食材和少放油、盐、糖。

疑问四： 炒菜机真的不会产生油烟吗？

油烟是由于油温过高，超过烟点导致的，与厨具本身无关。也就是说，只要烹饪时油温过高，都会产生油烟。而炒菜机宣称"无油烟"，是因为它可以在烹饪过程中更智能、精确地控制锅内温度，尽量避免锅内温度过高。实际操作时，如果没有严格按照提示和配方操作，如食材分量较少或未能及时下料等，可能导致少量油烟产生。此外，烹饪时使用者无须守在旁边，相比于传统烹饪方式，的确减少了油烟的吸入。

疑问五： 炒菜机值得入手吗？

炒菜机是否值得入手，需要结合自身的需求综合考量。炒菜机的优点是方便、快捷、省时、省力。在烹饪过程中，既不用人力翻炒、守在锅前，也不会出现边看菜谱边手忙脚乱操作、被油溅到的窘境。因此，炒菜机更适合厨艺"小白"，可以让他们不用考虑火候与配方的问题，降低做饭门槛和"翻车"概率。

但炒菜机并不能完全"解放双手"，除翻炒与调节火候这部分工作外，人们依然还需要洗菜、切菜等，对于不少人的全自动化烹饪预期，炒菜机目前还达不到。可见，炒菜机属于有用但性价比偏低的厨房电器，相比于传统的电磁炉、炒锅，炒菜机的价格贵 5～10 倍，甚至更高。实际上，中低端价位的产品并不太好用。

如果决定入手，在选购时应注意搭载电磁炉的功率是否够大、翻炒是否均匀，是否有温控和安全保障设置，内置菜谱是否合乎口味，是否支持根据自己的口味自定义菜谱，等等。**PM**

│专│家│点│评│

北京大学公共卫生学院营养与食品卫生学系教授 马冠生

不论是用炒菜机做菜，还是在外就餐、选择外卖，健康与否的关键是食材的选择和烹饪过程。不论使用什么工具，科学烹调，应注意以下4个关键点：①选择新鲜、卫生的食材，确保来源可靠，远离"三无"食品和原料；②注意不同种类、颜色、口味食物的搭配；③多选炖、煮、煎，少选油炸、爆炒等菜系，尽量保留食物的营养价值，避免产生有害物质；④少用油、盐、糖，"重口味"饭菜虽然吃起来可口，但长期如此，损害的是家人和自己的健康。其实，口味清淡一点，保留食材原有的滋味，也可以做出美味佳肴。

误食脱氧剂，危害有多大

上海市食品研究所教授级高级工程师　马志英

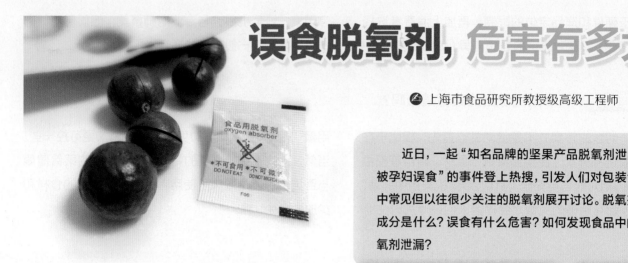

近日，一起"知名品牌的坚果产品脱氧剂泄漏，被孕妇误食"的事件登上热搜，引发人们对包装食品中常见但以往很少关注的脱氧剂展开讨论。脱氧剂的成分是什么？误食有什么危害？如何发现食品中的脱氧剂泄漏？

在许多糕点、坚果、粮食等食品包装里一般会有一个独立的小包装袋，上面有"食品脱氧剂""不可食用"等字样，这些脱氧剂究竟是什么呢？

脱氧剂大多是还原性铁粉

目前市场上的食品脱氧剂有许多类型，其中使用最普遍的是铁系通用型脱氧剂。这种脱氧剂的主要原料是还原性铁粉，同时还会添加活性炭、氯化钠、二氧化硅、水等辅助成分，混合后按一定比例充填到透气的包材中。

除铁系脱氧剂外，其他食品脱氧剂还有：不含金属物质的有机系脱氧剂，主要成分是抗坏血酸钠、焦性没食子酸、酶类等；亚硫酸盐脱氧剂，以连二亚硫酸盐为主剂，以氢氧化钙和活性炭为副剂，可在有水的环境中发生氧化反应。

脱氧剂，食品的保鲜"卫士"

月饼等高碳水化合物食品十分容易被真菌等微生物污染而变质。为了延长保质期，将食品密封包装起来，放入脱氧剂后，还原性铁粉会在食盐、水等辅料协助下和氧气发生化学反应，消耗密封包装中的氧气，从而形成一个无氧的密封环境，抑制真菌等需氧微生物的生长繁殖，达到防腐的作用。

同样，坚果类食品的油脂含量较高，这些油脂成分很容易在有氧环境中发生氧化变质，产生难闻的"哈喇味"。而采用密封包装加脱氧剂，造成无氧密封环境，可避免油脂氧化变质，延长坚果等高脂肪食品的保质期。脱氧剂应用在粮食制品中，还可以避免各种虫类的危害。

误食脱氧剂的危害，视情况而定

误食脱氧剂对身体的影响视脱氧剂的类型、成分及摄入剂量而定。

有机系脱氧剂的主要原料是抗坏血酸钠、茶多酚等，误食后一般对身体的影响不大。

铁系脱氧剂的成分毒性也较小，少量误食对身体危害不大。一般少量误食后，可以多饮水，加快排泄，自我观察一段时间，如果没有明显不适，不必就医。不过，这些脱氧剂原料大多是不可食用的化学物质，如果误食的剂量超过人体最大耐受量，也会造成中毒。

铁系脱氧剂和氧气及水会发生放热反应，误食量大时可造成人体局部温度过高，要特别注意。一旦误食大量铁系脱氧剂，应立即就医，千万别擅自大量喝水、喝醋等，因为这样会加剧放热反应。

以连二亚硫酸盐为主剂的脱氧剂有毒性，对消化道黏膜有刺激性，一旦误食，应及时催吐，并立即前往医院就诊。最好带上误食的脱氧剂，以便医生迅速诊断。

留心观察，谨防脱氧剂误食

前文中新闻所述的脱氧剂泄漏事件，据生产商称，系产品生产过程中误切脱氧剂包装袋使其破损所致。实际上，脱氧剂在生产或使用过程中的泄漏事故时有发生，食品行业内称为"漏粉"，一直是行业关注的焦点。

消费者应及时发现食品中脱氧剂的泄漏，避免误食。

首先，打开密封包装后，应及时取出脱氧剂。因为一旦打开密封包装，脱氧剂就不能再发挥保鲜作用。其次，食用时要观察脱氧剂周围的食品表面是否有异物，一旦发现有黑粉、白色颗粒物等，应及时停止食用并向有关部门反映。在烹饪预包装食品时，有些人会将脱氧剂连同食物一起误倒进锅里，这种情况下，这锅食物最好不要食用。PM

延·伸·阅·读

脱氧剂的"兄弟"——干燥剂

不少消费者分不清脱氧剂和干燥剂，认为它们都是放在食品包装里的，应该差不多。其实，它们的成分和作用完全不一样。

脱氧剂的主要作用是脱除产品包装中的氧气，抑制食品中需氧微生物和害虫的生长，防止食品氧化变质。大部分脱氧剂的成分相对比较安全。而干燥剂的作用主要是吸除食品包装中的水分，让食物保持酥脆可口的口感。简单来说，脱氧剂除氧，干燥剂除水。

干燥剂的种类比脱氧剂多，食品中常用的干燥剂包括两类：第一类是化学干燥剂，如氧化钙、氯化钙等，通过与水结合生成水合物进行干燥；第二类是物理干燥剂，如硅胶与活性氧化铝等，通过吸附水分进行干燥。这些成分都是不可食用的。

相比之下，化学干燥剂的危害较大，比如食品包装中常用的氧化钙干燥剂，在一些调味紫菜片、脱水蔬菜等包装中经常可以看到它们的身影。氧化钙就是大家熟悉的生石灰或石灰，一旦遇水，会发生剧烈的放热反应，误食可导致消化道灼伤。

若不慎误服干燥剂，应视干燥剂类型不同而处理。如果误食硅胶干燥剂，一般危害不大，不必担心。因为这种干燥剂在胃肠道不能被吸收，可经粪便排出体外，对人体没有毒性。不过，幼儿误食硅胶干燥剂，需要注意有无误吸，以免引起窒息。

如果误食生石灰类化学干燥剂，应先催吐，尽量将胃中没有完全吸收的干燥剂呕出；不能饮水，否则会造成消化道灼伤。可口服牛奶或鸡蛋清，并立即就医。

胶带捆蔬菜的"甲醛之忧"

山东省标准化研究院高级工程师　李倩

在超市和农贸市场，商家常将绿叶菜、豇豆等蔬菜用胶带捆扎成束销售。这样既方便消费者购买，又能避免顾客过分挑拣造成蔬菜损失。近些年来，网络上有捆扎蔬菜的胶带"甲醛超标10倍""长期食用这样的蔬菜可能致癌"的说法。这种信息给不少消费者带来了困惑：购买捆扎蔬菜，真的有这么大风险吗？

甲醛究竟是"何方妖孽"

要阐明上述问题，首先需要了解"甲醛"是什么。甲醛是一种无色气体，在木材加工业中用于生产脲醛树脂及酚醛树脂；在服装加工业中用于防皱、防缩、阻燃，保持印花、染色的耐久性，改善手感；甲醛水溶液还可防腐杀菌。

甲醛对眼、皮肤黏膜等有刺激性，吸入高浓度甲醛可引起呼吸道水肿、头痛、恶心、呕吐、心悸等，皮肤接触甲醛可引起过敏性皮炎、色斑、坏死。高浓度甲醛还可导致基因突变。

捆扎胶带的甲醛含量有多高

捆扎蔬菜的胶带是涂过黏合剂的塑料膜。塑料膜和黏合剂都是聚合物，它们在常温条件下很稳定，发生降解释放大量甲醛的可能性极小。

专业机构曾对农产品专用捆扎带的甲醛含量进行调查和检测，发现绝大多数甲醛残留量不超过2毫克/千克，远低于国家规定的食品接触性黏合剂中甲醛最大残留量15毫克/千克；仅极个别甲醛超标，经研判，其可能来源于工业胶带小作坊。这说明，正规胶带产品的甲醛含量是符合国家标准要求的。

胶带捆扎会使蔬菜中残留多少甲醛

以往有调查对胶带捆扎蔬菜的甲醛含量进行检测，结果表明，不同实验室测定的样品中甲醛含量均较低，绝大多数样品的甲醛含量低于检出限值。本文作者将不同类型的蔬菜捆扎部位取下后，进行甲醛含量检测，结果与其他研究一致，大多数样品甲醛含量低至检测不出，少量可检出的样品甲醛含量也极低。

吃胶带捆扎的蔬菜是安全的

每日摄入多少剂量的甲醛，会对人体产生实质性危害？甲醛的每日允许摄入量为每千克体重0.2毫克。按照一个体重为60千克的成年人计算，每日甲醛摄入量只要不超过12毫克，就不会对健康产生影响。大部分食物的甲醛本底含量都很低，用胶带捆扎蔬菜所致的甲醛残留量也极低，因此消费者不必担心。

此外，甲醛易溶于水，高温时易挥发，摘菜（去外叶、去皮）、水洗和烹饪都是去除甲醛的有效方法。如果实在担心，可以将接触胶带的蔬菜部位切除。**PM**

延伸阅读

微量甲醛存在于很多天然食物中

微量甲醛普遍存在于水产品、水果、蔬菜、牛奶等食品中。不同食品中产生甲醛的机制不同。例如：鱼肉中的氧化三甲胺会在酶或微生物的作用下分解产生甲醛；蔬菜通过呼吸作用，在细胞代谢过程中产生微量甲醛。一般来说，绝大多数新鲜果蔬的甲醛含量都在1毫克/千克以下，最高不会超过5毫克/千克。

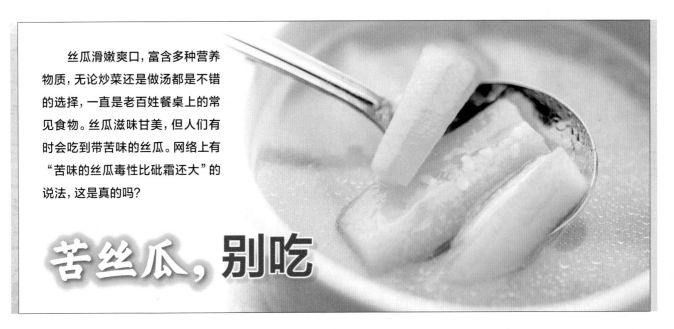

丝瓜滑嫩爽口，富含多种营养物质，无论炒菜还是做汤都是不错的选择，一直是老百姓餐桌上的常见食物。丝瓜滋味甘美，但人们有时会吃到带苦味的丝瓜。网络上有"苦味的丝瓜毒性比砒霜还大"的说法，这是真的吗？

苦丝瓜，别吃

△ 上海中医药大学食品卫生与营养学教研室副教授　孙丽红

丝瓜的苦味从何而来

目前的研究发现，丝瓜发苦主要有两种原因。

❶ 授粉时串粉

丝瓜发苦，可能是不同品种丝瓜之间授粉时串粉所致。这种苦味一般来源于其所含的糖苷生物碱，它是一类含氮的碱性有机化合物，味苦，大多数不溶或难溶于水，对人体有毒性。

其实，有些食物天然自带苦味，如苦瓜的苦味主要来源于其中的苦瓜苷，是可以食用的。正常情况下，丝瓜、黄瓜、冬瓜、南瓜等含有极少量的糖苷生物碱。因为含量很低，通常不会影响口味，食用后也不会对人体健康造成危害。但如果其中的糖苷生物碱含量过高，就会发苦，危害健康。

糖苷生物碱能与人体细胞生物膜上的甾醇类成分连接，形成凝聚物，这种凝聚作用最终可导致生物膜破裂。糖苷生物碱还能抑制人体内胆碱酯酶的活性，使乙酰胆碱大量积累，导致机体神经兴奋性增强，引起一系列中毒症状，轻则引起口干、头晕、恶心等不适，重则导致呕吐、腹痛、腹泻、脱水等。

❷ 受生长环境影响

丝瓜在生长过程中受周围环境影响，也可能产生苦味，比如：氮肥施用过多，有机肥和磷钾肥用量偏少，水分不足，等等。这种情况下长成的苦味丝瓜通常是无毒的。

苦味丝瓜最好别吃

因糖苷生物碱难溶于水，且受热后不易被分解，所以家庭常用的洗涤和烹调方法均难以将其去除。虽然有些苦味丝瓜可能无毒，但消费者无法分辨丝瓜产生苦味的原因，故最好不要食用苦味丝瓜，以免中毒。

苦味丝瓜与正常丝瓜在外形上很难区别。要鉴别丝瓜是否有毒，可以用手捏一捏丝瓜，如果感觉瓜体很硬，有可能是苦的，最好不要购买；买回丝瓜后，可以切一小块瓜肉，用舌尖舔尝一下，如果有苦味，则不能食用。**PM**

小贴士

有些丝瓜老熟后，内部的瓜瓤会变成坚韧的网状纤维，即丝瓜络，在传统医学中常用于通经络、消肿胀、化痰湿，也能作沐浴时擦身之用，或用于清洁餐具。

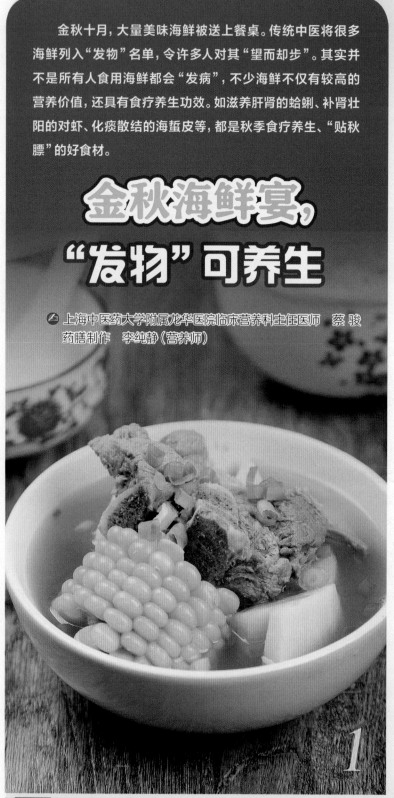

金秋十月，大量美味海鲜被送上餐桌。传统中医将很多海鲜列入"发物"名单，令许多人对其"望而却步"。其实并不是所有人食用海鲜都会"发病"，不少海鲜不仅有较高的营养价值，还具有食疗养生功效。如滋养肝肾的蛤蜊、补肾壮阳的对虾、化痰散结的海蜇皮等，都是秋季食疗养生、"贴秋膘"的好食材。

金秋海鲜宴，"发物"可养生

上海中医药大学附属龙华医院临床营养科主任医师　蔡 骏

药膳制作　李纯静（营养师）

食材 排骨350克，莲藕250克，干章鱼1只，玉米100克，料酒、陈皮、生姜、盐各适量。

海鲜富含矿物质

海鲜主要指海洋动物食料，包括鱼类、虾类、贝类等，肉质软嫩细腻，口感鲜美。相比陆地上的动物性食物，海鲜具有高蛋白质、高矿物质、低饱和脂肪酸等营养特征，且富含人体不可或缺的二十碳五烯酸（EPA）、二十二碳六烯酸（DHA）等不饱和脂肪酸。

磷虾、鳕鱼、红鱼、甜虾、红虾、白虾等富含钙，牡蛎、海星、贻贝、海肠等富含锌，海参、海蜇、干贝、三文鱼、海虾、海蟹、海螺等富含碘，鲍鱼、鲽鱼等富含钾，海蟹、海螺、牡蛎、海星子等富含硒，海鱼子、海蟹肉、爬虾、海星子等富含锰，等等。这些矿物质在维护人体代谢中扮演着不可缺少的角色。

忌口因人而异

传统中医所说的"发物"，是指动风生痰、发毒助火、助邪之品，容易诱发旧疾，加重新病，包括海鲜类食物。然而，目前营养学和医学研究中缺乏"发物"致病的循证医学证据，没有对"发物"的清晰定义。因此，饮食宜忌不能人云亦云，盲目忌口。

食用海鲜应因人、因病、因治而异。例如：甲状腺功能亢进症患者应禁食富含碘的海鲜；克汀病、缺碘性甲状腺肿患者应多食海产品；虾、蟹等海产品多属高嘌呤食物，经人体代谢会形成尿酸，高尿酸血症、痛风患者应忌食或少食。从中医角度而言，海鲜大多性偏寒凉，如海蟹、蛤肉、蚌类、海蜇等，脾胃虚寒者应少食，或蘸姜汁食用，以温却寒。

● 秋季养阴润燥美食

❶ 莲藕章鱼玉米排骨汤

制作方法：排骨洗净，斩段，焯水后捞起沥干；莲藕去皮，切块；干章鱼泡发后切小块；玉米切小段。锅内加水煮沸，放入上述食材及陈皮、生姜、料酒，武火煮沸，转文火煲煮1小时，加盐调味即成。

食疗功效：本汤取秋季时令食材，海陆、荤素搭配，香浓可口，具有补中益气、养血健骨、滋润肌肤的功效，且补而不燥、润而不腻，适合秋季食疗。

❷ 南瓜番茄海鲜羹

制作方法：番茄切片；南瓜去皮，切小块；鱼柳切薄片，虾仁、鱿鱼切粒或片，与蚬肉一起用料酒、胡椒粉、盐、蛋清、生粉拌匀，放置10分钟，入沸水焯烫，捞出沥干；热锅冷油入葱段、姜丝爆香，入番茄、南瓜翻炒，加足量水煮沸，放入海鲜，大火煮5分钟，勾芡，改文火煮10分钟，加盐调味后出锅。

食疗功效：此羹色泽艳丽，口感香滑鲜甜，具有健胃益脾、滋阴润燥、润肤美颜的功效，为金秋养生食疗佳肴，男女老少皆宜。

❸ 麦冬芹菜鱼片粥

制作方法：龙利鱼洗净，去骨，切片，放入碗内，加葱花、姜末、料酒拌匀，静置30分钟；粳米淘净；麦冬煎汤取汁，与粳米一起倒入电饭煲，加适量水煮至黏稠；芹菜洗净，连叶切小段，与姜片、料酒、胡椒粉、鱼片一起放入电饭煲，轻轻拌匀，加盖继续煮开，待鱼熟透，加盐调味，撒上葱花，淋上芝麻油即成。

食疗功效：此粥色泽翠白相间，鲜香顺口，具有补脾益气、养阴生津、泽肤祛燥的功效，一般人群均可食用，尤其适合久病体虚、血虚头晕、气短乏力、食少纳呆者秋季食疗。**PM**

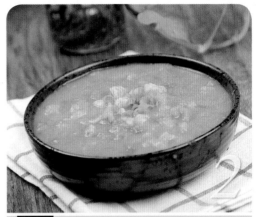

食材 番茄300克，南瓜250克，鱼柳200克，鲜虾仁、蚬肉、鲜鱿鱼各100克，食用油、蛋清、葱、生姜、盐、料酒、胡椒粉、生粉各适量。

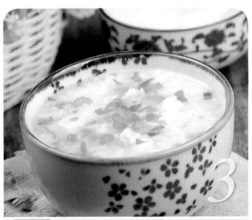

食材 麦冬20克，龙利鱼（或鲅鱼等）100克，粳米100克，芹菜50克，生姜、盐、料酒、葱、芝麻油各适量。

专家提醒

海鲜干货如果储存不当，或在半加工过程中形成大量亚硝酸盐，食用后可能有害健康。要选购相对新鲜、含亚硝酸盐较少的海产品，合理储存，且储存时间不宜过长；烹饪前须浸泡较长时间，并充分加热，以减少亚硝酸盐含量。

扫描二维码，立即收听

如何选择适合自己的冰箱和冷柜？上期介绍了不同类型冰箱的优缺点及选购注意事项，本期介绍目前市面上出现的新功能冰箱间室，以及选购冷柜的"门道"。

冰箱选购"指南"（下）

✍ 上海市质量监督检验技术研究院　朱浩唯　李嘉

新功能冰箱间室有何优势

随着用户需求的丰富和升级，在传统的冷藏室和冷冻室基础上，拥有各种各样新功能的冰箱间室陆续步入市场。目前市面上的新功能冰箱间室主要有以下几种：

冻鲜室　冻鲜室的冷冻速度比普通冷冻室更快，可以有效减少食物中冰晶的形成，尤其更适合肉类食品的保存。冻鲜室保存的肉类解冻后不会有血汁流出，色泽保持较好，且营养成分流失更少。而传统冷冻室里储存的肉类由于冷冻过程中缓慢的温度波动，更容易在酶和微生物的作用下发生腐败变质。

"零度保鲜"室　"零度保鲜"室是通过冰箱内置电脑芯片对温度和湿度的精确控制，确保间室温度无限接近0℃，但不低于0℃，且能保持稳定的相对湿度，既能最大限度地延长食物的保鲜时间，又能防止食物内部水分结冰而导致食物结构破坏、感官品质下降和营养流失。"零度保鲜"室尤其适合保存短期内即烹饪的新鲜肉类，可以确保其处于低温而易切的状态。

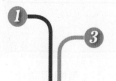
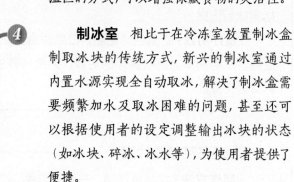

变温室　变温室，顾名思义，使用者可以根据需求自行调节间室的温度。如果使用者觉得冷藏室或冷冻室空间不够，可以将变温室调节至冷藏温区或冷冻温区。现在有些冰箱的变温室调节范围非常大，最高可至10℃，最低可至−20℃。通过这种自行调整温区的方式，可以增强保藏食物的灵活性。

制冰室　相比于在冷冻室放置制冰盒制取冰块的传统方式，新兴的制冰室通过内置水源实现全自动取冰，解决了制冰盒需要频繁加水及取冰困难的问题，甚至还可以根据使用者的设定调整输出冰块的状态（如冰块、碎冰、冰水等），为使用者提供了便捷。

冷柜，扩容冰箱的好帮手

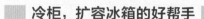

冷柜主要通过间室周围布置的蒸发盘管对内部空间进行降温。由于新冠肺炎疫情的影响，很多家庭对冷藏存储空间的需求增加。相比于更换大容积冰箱所需的费用及搬运难度，买一台冷柜不失为一种经济便捷的选择。消费者可根据自身需求选择合适的产品。

传统的冷柜多为顶开式的卧式冷柜，一般存储空间较大，可以缓解冷藏空间不够的问题。有些卧式冷柜有冷藏区和冷冻区2个独立的空间，可以满足分区储存肉制品和蔬菜、水果的需求。

卧式冷柜也存在一些缺陷：内部缺少分层，储藏物品时容易杂乱和无序，不便于存取；占地面积较大，且是顶开式，顶部无法摆放物品，对小户型家庭不太"友好"。针对卧式冷柜的这些缺陷，近几年，立式冷柜开始流行起来。其占地面积较小且采用侧开门的方式，空间利用更为合理。同时，其内部空间可以分很多层，更便于分类储藏。 **PM**

性用品，如何选得合适、用得健康

中山大学附属第一医院男科　周明宽　涂响安（教授）

网上或线下商店销售的性用品种类繁多，有的声称具有"满足需要""增加夫妻生活情趣""延时""增强性功能"等效果。有需要的消费者该如何选择性用品？使用时如何保证其卫生和安全？

勿被"功效"引诱

选择性用品前，消费者应充分了解产品特性，结合个人需求挑选适合自己的产品。一些商家宣传性用品有这样那样的功能，但其实际上并不具备治疗作用，消费者不能对其抱有"过高"的期望。如果确实存在性功能方面的问题，最好咨询专业医生，听取他们的意见。例如，"疗效安全套"声称具有"延时""增强性功能"等功效。其实，它并没有那么"神奇"，只是在安全套内壁涂了一层具有麻醉作用的药物（如利多卡因、丁卡因等）而已。这类局部麻醉药可降低男性龟头的敏感性，从而起到一定的延缓射精的作用。使用正规厂家生产的"疗效安全套"，安全性有一定保障，但要注意本人是否对所含药物成分过敏。至于"增强性功能"，更是夸大宣传，"疗效安全套"根本不具备这种功效。

选择合格产品

很多消费者有疑问：选购性用品，线下实体店和网店哪一个更可靠呢？简单的回答是：线下购买更直观，线上购买更便于保护隐私。

由于性用品具有很强的私人专属性，不得试用或使用后无法退货，所以无论是线上还是线下购买，都要通过正规渠道购买合格产品。可查看产品标签和说明书，看有无厂家地址及联系方式，是否有相关批文，是否对产品的使用方法和注意事项进行详细说明，等等。拿到商品后，要仔细检查包装的完好性。

健康安全使用

使用性用品前，应详细阅读产品说明书。现在很多性用品是电子产品，需要使用电池或外接电源，购买时一定要选择符合相关标准的正规合格产品，在使用过程中要注意用电安全。一些性用品需要配合润滑液使用，以减少摩擦对黏膜或皮肤的损伤。一些情趣用品可能会带有声音效果，使用者需要选择合适的环境，避免产生不必要的尴尬。另外，性用品要专人专用，不得混用，以免导致性传播疾病的传染。

用完性用品后，应按照说明书中提供的方法进行清洁和保存，避免细菌滋生等问题。

对一些"功能性"性用品，应在咨询医生后使用，且要掌握正确方法。例如：勃起硬度较差、服药治疗效果不佳者，可在医生指导下尝试可增加勃起硬度的装置，如真空负压助勃装置等。使用过程中，一定要注意负压的强度和时间，如果用到紧缩环或张力环，每次使用时间不要超过30分钟。**PM**

专家简介

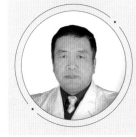

涂响安　中山大学附属第一医院男科主任医师、东院泌尿外科主任、博士生导师，中国性学会男性生殖分会副主任委员，广东省临床医学学会男性健康专业委员会主任委员，广东省医学会男科学分会常委兼手术学组副组长。擅长泌尿男科疾病的诊治，尤其是显微微创男科手术。

前列腺增生症是中老年男性的常见慢性病,患病率随年龄增长而增加:60岁以上为59.8%,70岁以上为73.9%,80岁以上高达84.2%。增生后的前列腺可压迫尿道,造成尿频、尿急、排尿不畅、夜尿增多等症状,进而可导致排尿困难,甚至可引起尿潴留、血尿、尿路结石等并发症。既然前列腺增生难以"躲过",中老年男性应该如何合理应对、解决排尿问题呢?

解决排尿问题,
让前列腺"不老"

⬛ 海军军医大学附属公利医院泌尿外科
徐冀东 郑景存(副主任医师) 王 忠(主任医师)

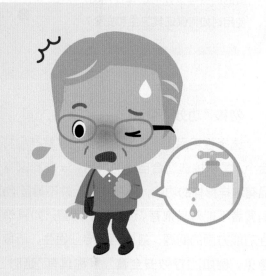

提升前列腺健康意识,纠正错误观念

中老年男性对前列腺增生的"忽视"具有一定普遍性。一些人受传统观念影响,认为年纪大了排尿不好是正常现象,特别是与同龄人交流后,知道大家都有类似症状,于是觉得"没什么大不了的",即使前列腺增生已导致尿频、尿急、排尿不畅等症状,也未加诊治。还有一部分前列腺增生患者听信"吃药没啥效果""千万不能手术,某某手术后身体出了问题"等片面说法,对前列腺增生的治疗"望而却步"。

上述情形导致患者对前列腺增生重视不够,未采取必要的应对措施,包括改良生活习惯、药物干预、手术干预等,导致排尿困难等症状加重,甚至出现并发症,错过最佳治疗时机。一些患者在初诊时就已发生尿潴留、膀胱结石、血尿、肾积水、尿路感染、腹股沟疝等前列腺增生并发症,严重者甚至出现膀胱功能失代偿等泌尿生殖系统功能障碍,大大增加了后续治疗的难度和风险。

结合病情,选择观察、药物或手术

前列腺增生患者身体状况迥异,前列腺大小和形状、梗阻程度、是否影响膀胱功能等情况也各有不同,因此,制定个体化的治疗方案非常关键,与治疗效果密切相关。

确定治疗方案时,有几个重要问题需要考虑。首先,要排查前列腺癌。其次,要排查是否伴有基础疾病,其严重程度和治疗情况如何。若存在多种疾病,需要综合考虑,抓住主要矛盾,在治疗时分清轻重缓急。

一般地说，尿频、尿急、夜尿增多等下尿路症状较轻，生活质量尚未受到明显影响的患者，可采取观察等待的办法，通过自我保健和定期复查、随访来监测病情变化。

尿频、尿急、排尿不畅、夜尿增多等症状较明显，对正常生活影响较大者，需要进行药物治疗，并观察疗效。常用药物包括 α 受体阻滞剂、5α-还原酶抑制剂、植物制剂等。α 受体阻滞剂具有起效快的特点，能快速改善排尿症状；5α-还原酶抑制剂长期服用可在一定程度上缩小前列腺体积，改善下尿路症状，延缓疾病进展；植物制剂对前列腺增生也有一定效果。患者应在医生指导下，根据具体情况服用一种或几种药物。

如果药物治疗效果不佳，或出现相关并发症（如反复尿潴留等），则需要考虑微创手术治疗。很多前列腺增生患者（尤其是高龄男性）对微创手术存在顾虑，其实大可不必。前列腺增生的微创技术，如钬激光前列腺剜除术、等离子前列腺剜除术等，经多年临床实践证明安全可靠，具有手术时间短、创伤小、出血少、恢复快等优点，疗效确切，术后不易复发。

另外，一些前列腺增生患者伴有不同程度的慢性疾病，如高血压、冠心病、糖尿病、脑梗死、慢阻肺、帕金森病等，为避免使用更多药物，也可考虑微创手术治疗。

高龄、体弱多病者，也可接受微创手术

过去，需要手术治疗但身体状况较差、高龄的前列腺增生患者，常因不能耐受长时间全身麻醉而无法接受手术治疗，往往需要长期留置导尿管，严重影响生活质量。随着技术的进步，现在这些体弱多病、高龄患者也可通过微创手术治疗前列腺增生，解除下尿路梗阻等问题。另外，还可以在局部麻醉下通过后尿道切开、置入支架解决尿潴留等难题，恢复自然排尿，免除终身插尿管之苦。

避免有害前列腺健康的生活嗜好，定期体检

积极预防、早诊断、早治疗是应对前列腺增生的最佳策略。

前列腺有"三怕"：怕酒、怕辛辣、怕久坐。然而，现实生活中，很多中老年男性喜欢饮酒、吃辛辣食物、长时间坐着打牌。这些不良生活习惯养成已久，可加剧前列腺增生的进展。因此，中老年男性要有前列腺保健的意识，努力保持良好的生活方式，克服不利于前列腺健康的习惯，做到不饮酒、不吸烟、少吃刺激性饮食、避免久坐、适当运动等。

同时，应坚持定期体检，包括前列腺B超、前列腺特异性抗原、尿常规、直肠指检等检查，及早发现问题。只要能提高前列腺健康意识，合理应对排尿问题，每位男性都可拥有一颗"不老"的前列腺。**PM**

专家简介

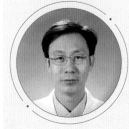

王忠 《大众医学》专家顾问团成员，海军军医大学附属公利医院泌尿外科男科学部主任、主任医师、教授、博士生导师，中华医学会男科学分会副主任委员，中国医师协会泌尿外科医师分会委员，上海市医学会泌尿外科专科分会委员，上海中西医结合学会泌尿男科专业委员会主任委员。

反复尿感，
只抗感染够不够

复旦大学附属妇产科医院
中西医结合妇科 李 君 王文君（主任医师）

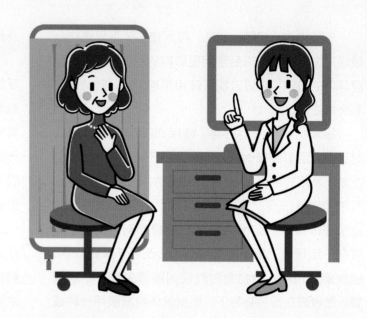

┤ 医 生 手 记 ├

　　张女士今年58岁，绝经9年，事业稳定，家庭幸福，但美中不足的是她有一"难言之隐"：经常有阴道干燥、灼热，白带发黄、增多，还有反复尿路感染症状，即尿频、尿急、尿痛。

　　张女士发生尿路感染，从刚绝经时就初见端倪。身为医务工作者，她在治疗上还是很重视的。一开始，考虑存在细菌感染，用了抗生素治疗，效果还不错。不过，随着时间的推移，尿路感染越来越频繁，再用抗生素治疗，效果一次不如一次，严重影响日常生活。

　　2年前，心灰意冷之际，张女士寻求我们的帮助，我们诊断她罹患"绝经泌尿生殖综合征"。在排除性激素治疗禁忌后，张女士接受了阴道局部雌激素用药配合抗生素抗感染治疗，终于控制了尿路感染。停用抗生素后，尿路感染未复发。1年前，她因游泳偶发一次尿路感染，经短暂抗生素治疗后即被有效控制，不再像以往那样反复发作了。

什么是绝经泌尿生殖综合征

　　绝经泌尿生殖综合征是指绝经过渡期及绝经后期妇女因缺乏雌激素等引起的生殖道、泌尿道萎缩及性功能障碍等症状和体征的集合。生殖系统症状包括外阴、阴道有干涩、烧灼感，阴道缺乏黏液所致的性生活障碍；泌尿系统症状包括反复下尿路感染导致的尿急、尿痛等。

原因：雌激素水平下降

　　为什么绝经过渡期及绝经后期妇女容易出现绝经泌尿生殖综合征呢？这是因为，女性的外阴、阴道、尿道、盆底组织均受雌激素的调控，"一荣俱荣，一损俱损"。女性一般40多岁逐渐进入绝经过渡期，卵巢功能开始减退；到50岁左右，卵巢功能衰竭、月经停止。卵巢功能从减退至衰竭，会使机体出现一系列雌激素缺乏的表现。

　　健康的育龄期女性体内雌激素水平正常，阴道和尿道有一定的自净能力，对致病菌有防御作用。而中老年女性体内雌激素水平下降，阴道和尿道失去了雌激素的保护和防御作用，黏膜萎缩、抵抗力下降，容易发生感染。

有调查数据显示，50%以上的绝经后女性存在泌尿生殖道萎缩所致的相关症状，如外阴和阴道疼痛、阴道干涩及瘙痒、白带增多、性生活困难、尿频、尿急、夜尿次数增多等。随着年龄增长，特别是盆底支持结构的萎缩，老年女性还容易发生阴道脱垂、子宫脱垂等盆底功能障碍性疾病。

治疗：抗生素"治标"，雌激素"治本"

绝经是个渐进的过程，是女性一生必经的阶段，其所导致的一系列症状是可以管理、控制和改善的。绝经泌尿生殖综合征对中老年女性的日常生活影响颇大，要引起足够重视。与张女士的情况类似，很多患者在前期治疗中，仅使用抗生素。当然，如果出现尿路感染或阴道感染，抗感染治疗是必要的。但为何感染控制后，还是反复发作呢？

从上述绝经泌尿生殖综合征的病因分析不难判断，抗生素只可治标，而雌激素类药物则是治本良药。因缺乏雌激素所致的老年性阴道炎、尿道炎患者，在抗生素治疗期间，症状可能会缓解，但若不采用雌激素治疗，通常会复发。

人们普遍对激素治疗有一定的恐惧心理，而绝经激素治疗是目前公认的最有效的治疗绝经相关症状的方法。《中国绝经管理与绝经激素治疗指南》指出：卵巢功能衰退后出现三大症状（潮热、盗汗等血管舒缩症状，阴道干燥、性交疼痛等泌尿生殖道萎缩症状，低骨量及骨质疏松）的人群，宜尽早启动激素治疗。研究表明，使用天然雌激素、孕激素，不会增加子宫内膜癌、乳腺癌等肿瘤的发生风险。在没有禁忌证的前提下，医生会综合评估患者的病情，制定合适的治疗方案，并定期监测患者的全身情况。

使用雌激素，宜局部用药

绝经激素治疗的用药方式有口服、经皮和局部三种，以泌尿生殖道萎缩症状为主的患者，宜选择经阴道给药。

目前，我国常用的经阴道给药的雌激素制剂有普罗雌烯阴道胶丸、雌三醇乳膏、结合雌激素软膏等。一般用药方案为每天1次，连续使用2周，症状缓解后改为每周2次。

是否在使用雌激素的基础上加用孕激素，需要由医生判断。一般短期（3～6个月）局部应用雌激素制剂，不需要加用孕激素。长期使用雌激素制剂者，应由医生根据症状及治疗的获益和风险制定个体化的治疗方案，治疗过程中应定期监测子宫内膜等状况。**PM**

专家提醒

绝经过渡期及绝经后期女性在日常生活中，应多了解绝经期相关疾病的医学知识，做到规律生活，平衡膳食，适当锻炼，保持乐观心态，注意个人卫生。发现泌尿生殖道相关症状后，应及时就医，通过规范治疗尽快摆脱疾病困扰，享受金秋年华。

专家简介

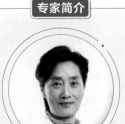

王文君　《大众医学》专家顾问团成员，复旦大学附属妇产科医院中西医结合妇科主任医师、博士生导师，世界中医药学会联合会生殖医学专业委员会常务理事，中国优生优育协会助孕与优生专业委员会常委，上海市中西医结合学会理事、不孕不育专业委员会副主任委员、心身医学专业委员会副主任委员。

近年来，儿童青少年脊柱相关疾病呈现发病率快速上升、发病年龄逐步下降的趋势，其中危害最严重的是脊柱侧弯。有数据显示，脊柱侧弯已成为继肥胖症、近视之后我国儿童青少年的第三大高发疾病。目前，我国中小学生发生脊柱侧弯的人数已超过 500 万。

青少年脊柱侧弯，何时须手术

⚇ 上海交通大学医学院附属上海儿童医学中心骨科主任医师　王志刚

诊断：外观检查加影像学评估

正常情况下，脊柱位于人体躯干正中，从背面看呈一条直线。若脊柱的一个或数个节段在冠状面上偏离中线、向侧方弯曲，呈现带有弧度的"C"形或"S"形，称脊柱侧弯。这是一种复杂的三维畸形，采用 Cobb 法测量站立正位 X 线影像的脊柱侧方弯曲，若 Cobb 角大于 10°，可诊断为脊柱侧弯。

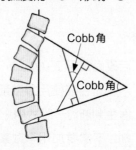

脊柱侧弯患者常因外观异常而就诊，主要包括躯干偏移、腰部不对称、双肩不一样高、一侧肩胛骨比另一侧突出、弯腰时"剃刀背"明显等。

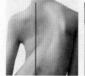 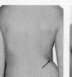

| 躯干偏移 | 腰部不对称 | 双肩不平 | 弯腰时"剃刀背"明显 |

青少年脊柱侧弯的确诊需要专业的骨科医生进行评估，包括外观评估和影像学评估。近年来，我院引进了先进的全身骨骼三维成像系统（EOS），特别适合脊柱、下肢畸形或肿瘤的儿童青少年患者：患者采用站立姿势进行摄片，可以真正反映人体在重力状态下的骨骼病变与畸形；全身骨骼三维成像检查可在 10 秒内完成，患者受到的辐射仅为普通摄片的 1/20。

病因：多数不明确

脊柱侧弯包括特发性、先天性（先天性脊柱畸形）、非结构性（与不良姿势、肌肉痉挛等有关），以及继发于某些疾病（如肌肉萎缩症、脊髓灰质炎、脑瘫、马方综合征、脊柱肿瘤等）的脊柱侧弯。其中，特发性脊柱侧弯最常见，约占 65%，多发生于 10 岁以上至发育成熟前的青少年。该病病因尚不明确，多数患者有遗传基础，潜在病因包括脊柱周围肌肉发育不平衡、神经协调异常、生物学因素等。

青少年脊柱侧弯若不及时干预和治疗，可能会引起脊柱重度侧弯、扭曲，胸廓变形，影响青少年的躯干外观，由之引发的社交困难、自卑情绪往往对青少年的心理健康有重大负面影响。同时，较严重的脊柱侧弯还可导致疼痛、肺功能障碍和残疾，影响青少年的身体健康。

不同类型和程度的脊柱侧弯，治疗原则和方法不尽相同。大部分脊柱侧弯患者通过正规的保守治疗可有效延缓病情进展，少数病情严重者需要适时接受手术治疗。

❶ 侧弯＜20°

患者应密切观察病情变化，每4～6个月去医院进行体格检查和影像学检查；在医生指导下进行必要的康复训练（脊柱周围肌肉训练、呼吸训练等），以延缓病情进展。因多数轻度脊柱侧弯往往不会进展，因此观察也是一种有效的治疗方法。

❷ 侧弯 20°～40°

为尽量避免手术、有效控制病情进展，脊柱侧弯在20°～40°的患者通常需要进行支具治疗，同时辅以康复训练。患者每天需要佩戴支具22～23小时（除洗澡、运动外），每3～6个月复查一次。

❸ 侧弯＞40°

如果腰椎段侧弯＞40°、胸椎段侧弯＞45°，患者往往有明显的躯干偏移，畸形将在成年后继续加重，并继发脊柱退行性变，严重影响外观及生活质量，需要手术治疗。后路脊柱三维矫形技术可选择性融合部分畸形的脊椎，保留正常脊椎的活动度，既能最大限度地矫正畸形，又更多地保留脊柱活动节段及柔韧性，提高患者的生活质量。部分患者的脊柱侧弯由相关疾病所致，往往畸形严重、进展快，手术难度更大，在纠正畸形的同时，还要重建躯干的平衡性。

术后早期进行功能锻炼，有利于减轻疼痛、促进功能恢复、减少并发症、缩短住院时间。患者术后还应在骨科、康复科医生指导下进行科学的康复训练。家长应根据患儿的年龄、发育情况和心理状况等，对其进行心理教育和辅导，促进孩子的心理健康。**PM**

病例1:

12岁女孩，术前脊柱侧弯65°，采用后路胸椎选择性融合脊柱侧弯三维矫形内固定术，保留了腰椎活动度，术后外观纠正满意，功能恢复理想。

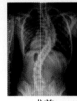 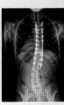

术前　　　　术后

病例2:

13岁女孩，患马方综合征合并脊柱侧弯，术前脊柱侧弯81°，经后路松解选择性融合脊柱侧弯三维矫形内固定术，术后畸形矫正理想，外观纠正满意，功能恢复理想。

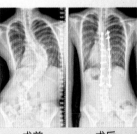

术前　　　　术后

专家简介

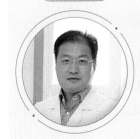

王志刚　上海交通大学医学院附属上海儿童医学中心骨科主任、主任医师，中华医学会小儿外科学分会骨科学组副组长，中国医师协会骨科医师分会小儿骨科工作委员会委员，上海市医学会小儿外科专科分会委员，上海市医师协会骨科医师分会委员，中国残疾人康复协会肢体残疾康复专业委员会委员，中国康复医学会儿童康复专业委员会委员。擅长儿童青少年脊柱畸形、髋关节异常、马蹄内翻足、扁平外翻足、脑瘫、骨折、骨肿瘤等疾病的诊治。

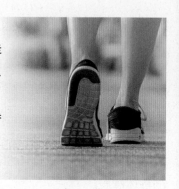

扫描二维码，立即收听

我国素有"饭后百步走，能活九十九"的说法。健步走运动简便易行，深受中老年人青睐。早晨或傍晚，在公园里、健身步道、街道上，随处可见人们走路健身的身影。那么，健步走和随便走走有何区别？衡量健步走锻炼效果的参考指标是步数吗？怎样走才能达到良好的健身效果？

掌握 4 个关键词，"走"出健康

上海交通大学体育系教授　王会儒

随着生活方式的改变，"管住嘴，迈开腿"已成为维护健康的重要措施。"健步走"运动是一种以健身为目的、方式介于散步和竞走之间的有氧运动，其动作的基本要点是：抬头挺胸，迈大步向前走，步频较快，双臂跟随身体摆动。实际上，健步走需要全身协调配合，并不是随意散步。事实上，健步走作为一项有氧运动，其健身效果的评价要遵循有氧运动的标准，包括运动时间、运动强度、运动频度等。抓住以下几个关键词，有助于掌握健步走的要领，"走"出健康。

关键词 *1*：步速

要点：由慢到快，逐步增加至 130 ~ 145 步 / 分钟

健步走的步速一般遵循从慢到快、逐步增加的原则。有专家提出，普通人健步走时的步速可从 102 ~ 115 步 / 分钟开始，逐渐增加到 130 ~ 145 步 / 分钟。如果是年老体弱者，可根据个人实际情况相应降低步速。

要准确测量步速，需要借助运动手环或智能手表等工具。健步走的步速相当于匆忙行走，接近于小跑，行走中没有精力和他人闲聊。由于各种智能手环或运动手表价格差别大、质量不一，出汗后容易产生误差，所以只能作为参考之用。控制步速的更加简单有效的做法是：先设计好健步走的路线，如从家里到某个公园或某条马路，往返约 3 千米左右，用 40 分钟左右时间走完。

关键词 *2*：姿势

要点：一般不必在意，可适度增加步幅

很多人为了让健步走取得更好的效果，非常希望掌握"标准的姿势"，往往存在以下疑问：是脚跟先着地，还是脚前掌先着地，或整个脚掌着地？其实，对于普通人而言，不必考虑这个问题，因为健步走不同于跑步，不需要有过多顾虑。

健身步的主要作用是促进机体代谢和循环功能。在姿势方面，如果有意识地把大腿抬高一点儿，增加一点步幅，则有助于增强腿部力量和平衡能力，提高对姿势的控制性，对中老年人预防跌倒有益。

另外，健步走的路面应尽量平整，最好在健身步道上走；要穿合适的运动鞋；不要边走边聊天，把健步走变成闲逛，就起不到运动效果。

如果肥胖或患有糖尿病足、膝关节炎等疾病，进行健步走锻炼前，应听取医生的意见，不仅要注意科学合理的走路姿势，还要对运动强度、时间等进行相应的个性化调整。

关键词 *3*：步数

要点：8000 步"正好"，10 000 步亦可

很多项目的运动量是通过距离来衡量的。比如：在马拉松运动中，全程马拉松距离为 42.195 千米，半程马拉松为 21.0975 千米，四分马拉松为 10.548 千米。同理，在健步走时，也可预设一个运动距离。现实中，人们习惯用步数来计算距离，如 8000 步或 10 000 步等。

世界卫生组织最新身体活动指南建议所有成年人，包括慢性病患者或残障人士，每周至少进行 150 ~ 300 分钟的中、高强度有氧运动。有研究机构调查发现，对于成年人来说，每天健步走 8000 步，除可达到世界卫生组织的推荐运动标准外，还能有效降低全因死亡率和心血管疾病的发生风险。因此，可将 8000 步作为健步走锻炼的一个基本指标。

另外，健步走并非时间越长、距离越远越好，中老年人每日健步走的时间不宜超过 1.5 小时，距离不超过 10 000 步。当然，有规律健步走习惯的人每天走 10 000 步及以上也是可行的。

关键词 *4*：时间

要点：防治慢性病，每次 30 ~ 45 分钟；减脂，每次 45 ~ 60 分钟

确定适合的健步走时间，首先要搞清健步走的目的是什么，其次要考虑年龄等因素。

如果是以保持健康，防治高血压、血脂异常、糖尿病等慢性病为目的，那么，进行中等强度的有氧运动是必要的。建议在中等运动强度下，每次健步走 30 ~ 45 分钟，每周 3 ~ 5 次。很多人抱怨健步走后"没感觉"，其实，达到中等强度后，健步走才会"有感觉"。在中等运动强度下，心率应保持在最大心率的 65% ~ 85%，即 (220-年龄) × (65% ~ 85%)。以一位 60 岁的运动者为例，其最大心率为 160 次/分钟，那么在进行中等强度的有氧运动时，理想的心率是 104 ~ 136 次/分钟。另外，中等强度还可以通过出汗和呼吸进行简易判断：出汗了，但不是微微出汗，也不是大汗淋漓；呼吸时有点气喘，不能和人进行正常的聊天。当然，判断出汗情况还要考虑到天气因素的影响。

如果是为了减脂、控制体重，那么每次健步走的时长是重要指标。

人体的所有活动都离不开能量供应：最直接的供能物质是三磷酸腺苷（ATP），但维持时间很短，仅在 10 秒以内；接下来主要是由碳水化合物转化的糖原和葡萄糖供能，可以维持 30 分钟左右；之后，脂肪成为主要供能物质；最后，蛋白质成为主要供能物质。因此，如果以燃烧脂肪为目的，需要保持较长的运动时间，目的是让脂肪供能，每次健步走的时间宜维持在 45 ~ 60 分钟，每周 3 ~ 5 次，运动强度为中低强度；如果希望进一步提升减脂效果，最好结合适当的力量练习，"增肌减脂"是较为理想的方法。**PM**

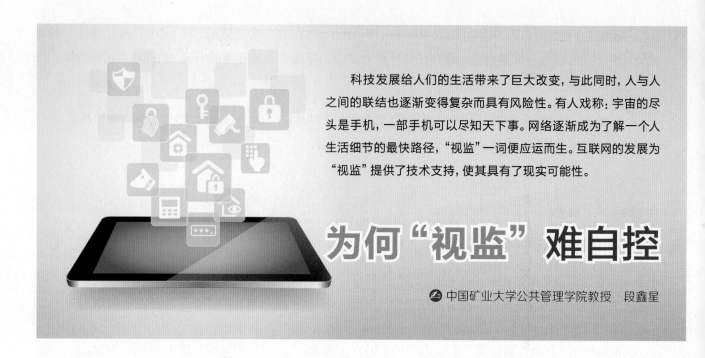

科技发展给人们的生活带来了巨大改变，与此同时，人与人之间的联结也逐渐变得复杂而具有风险性。有人戏称：宇宙的尽头是手机，一部手机可以尽知天下事。网络逐渐成为了解一个人生活细节的最快路径，"视监"一词便应运而生。互联网的发展为"视监"提供了技术支持，使其具有了现实可能性。

为何"视监"难自控

中国矿业大学公共管理学院教授　段鑫星

这样的经验我们大部分人都有：翻看我们在意的人的社交软件信息，关注其每一条动态，甚至不自觉地打开相关者的朋友圈或微博，认真浏览每一条发布的信息，这种悄悄的窥探与注视被称为"视监"。

被人"视监"，对方不仅会默默地关注你的每一条动态，关注与你有关的每一个细节，甚至可以通过与你相关的人或事，进行进一步深挖细掘。

"视监"对象，往往为"重要角色"

在"视监"他人时，"视监"者往往有一种上瘾的感觉。被"视监"的对象往往为"视监"者生活中的"重要角色"（如前任、暗恋对象等）。比如，一个失恋的人通过"视监"前男友达到"自我催眠"的效果，在观察中不仅满足了自己的好奇心，还会感到与对方保持着心理联结，从心理上产生一体感与依存感，满足了自己的愿望。然而，如果不仅关注前任，还关注与前任相关的人，比如通过"视监"前男友的现任进行自我比较，则增加了一份攀比欲与窥探欲。莫名的比较与妒忌，会引发不甘、愤怒等负面情绪。

部分人可能会"视监"自己的亲人，比如时刻关注父母、孩子、兄弟姐妹的动态等，这种行为往往与内心难以表达的牵挂相关。尤其是在现代社会的快速发展下，两代人之间容易出现代沟，彼此之间难以实现顺畅沟通。通常父母"视监"子女较为常见，想要通过网络来时刻了解对方的生活。在现实生活中，这样的家庭往往亲

专家简介

段鑫星　中国矿业大学公共管理学院教授、博士生导师，中国矿业大学学术委员会副主任，江苏省第五届科普首席专家，江苏省巾帼建功先进个人，首届全国大学生心理健康教育先进个人。主要从事公共行政、应急与安全心理、领导科学与艺术、大学生心理健康与危机干预、管理心理等研究。

子关系并不顺畅。

"视监"舍友、同学，则往往与竞争相关。比如：看到舍友看起来漫不经心，却考出了傲人的成绩，于是"视监"

对方的日常动态，怀疑同学背着自己努力。这种行为不仅会使对方有被冒犯的感觉，还会影响现实的人际关系。

"视监"偶像、网红等，既满足自己的好奇心与虚荣心，又能在粉丝讨论中增强话题感，在"粉圈"显示自己具有"地位"。

"视监"，不同于日常关注

"视监"并不等同于日常关注，二者之间存在一条心理边界。越过边界，就是难以自控的"上瘾性视监"。心理学认为，人类所有的行为都是强化的结果，当我们把"视监"他人纳入日常行为时，"视监"就已经成为生活中的重要组成部分。

值得关注的是，那些关注前任动态的"视监"者，往往缺乏体面的分手。常常是一方选择退出，另外一方不甘；或者一方负气分手后产生后悔心理，想通过"视监"让对方一直存在于自己想象的现实中。而"视监"子女的父母，往往没有与孩子建立互相尊重的关系，想了解孩子，却没有选择恰当的方式，孩子一旦知晓后，心里会更不舒服，更容易产生隐私被侵犯的感觉。同学关系中的"视监"，也容易令对方产生被冒犯的感觉。

理性思考，专注自身

其实，在每个人的潜意识中，都会因他人与自身不同而产生好奇心，只不过大多数人产生一闪而过的念头，并无行动；而具有强烈窥探欲的人则会通过诸如此类的行为，来获得心理满足感与主观幸福感。

"视监"者通常自我概念、自我价值感、自我评价都相对较低。但人是有选择权的，意识到自己正处于"视监"他人的状态时，我们需要理性思考，直面现实，接受现实。能够建构自己良好生活的人通常不会花时间在窥探他人身上，与其"视监"他人，不如发展自己，让自己成为一个值得被爱、被尊重的人。

当一种习惯固定之后，想要改变其实并不容易。当发觉"视监"他人已经成为自己生活的一部分时，首先要做的是重新规划自己的日常生活，有意识地

降低此类行为的频率，把"视监"他人转变为运动、学习等其他习惯。如果仍然难以自控，甚至可以给自己一剂"猛药"，将对方从好友列表中删除。 PM

被他人"视监"时，可以做些什么？

"视监"者往往如同长在暗处的眼睛，被"视监"的人会有不适感、不安全感与失控感。如何合理维护自我边界，远离社交"视监"，不仅是个人议题，也是社会问题。

网络时代，每个人都要学会自我保护。比如：减少在公共社交平台上发布私密的个人动态，以降低对方的兴趣；发布社交动态时，谨防引起"视监"者的误读，避免激发"视监"者的某种情绪；等等。

当"视监"行为引起你的不适后，需直截了当地对"视监"者说"不"，必要时可直接删除对方。"简单粗暴"的拒绝态度对隐藏于网络后的"视监"者而言，本身就是一种回击。

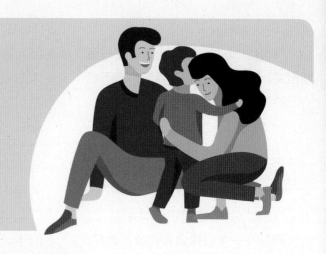

心理学家将亲社会行为定义为：任何符合社会期望，且对他人、社会有益的行为或趋向，也称向社会行为、利他行为。例如：帮助、安慰、捐助或救助他人；与他人合作、分享；赞扬他人，使他人愉快；等等。换句话讲，亲社会行为是从他人利益出发，以帮助他人为最终目的，并不是为得到奖赏或避免惩罚而做出的行为。

培养亲社会行为，

助孩子健康成长

⬢ 贵州师范大学教育学院　宋光辉
教师教育学院教授　吴 红

亲社会行为，有利儿童人际关系和心理健康

儿童很早就可表现出合作、分享、安慰等亲社会行为。儿童的亲社会行为是一步步发展的。最初往往是出于实用和享乐的目的，如为了"好吃的"而去帮助他人；渐渐地，会开始关注他人的需要，在意社会的评价；再进一步，会对他人产生同情心；最终，会形成相应的价值观，表现出富有责任心强、尊重他人等宝贵的品质。

儿童一出生就处于各种社会关系中，亲社会行为是个体维持良好人际关系的重要基础。研究发现，亲社会行为水平较高的儿童，更容易被同伴接纳且更受欢迎，亲社会行为水平较低的儿童不容易被同伴喜欢且更容易被拒绝。促进儿童亲社会行为的发展，有助于儿童的人际交往与社会适应，可为儿童的终身发展奠定基础。

亲社会行为与儿童的心理健康密切相关。研究发现，儿童所属圈子的亲社会行为越高，对儿童自尊及幸福感的发展越好。亲社会行为的缺失与儿童的攻击性行为、抑郁、孤独感等高度相关，而亲社会行为水平较高的儿童攻击性行为较少，也较不容易出现抑郁等问题。

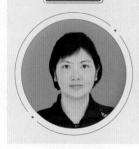

专家简介

吴 红　贵州师范大学教师教育学院教授，贵州省家庭教育指导中心副主任，贵州省家庭教育专家库核心专家，贵州省教育厅关工委家庭教育指导专家顾问。主要从事儿童青少年心理发展与教育研究。

儿童的亲社会行为受家庭影响

家庭是儿童最初的"社会化"场所，父母的教养方式、彼此间的关系都会影响孩子的亲社会行为。

1. 父母的教养方式 孩子出现"不听话"的行为时，父母采取"循循善诱"的方式引导孩子，而不是采取"打骂教育"等树立权威的方式来约束孩子，有利于培养孩子的亲社会行为。

"民主养育型"的父母趋向于培养利他的孩子，他们会经常对孩子的积极行为进行表扬、奖赏和鼓励，为孩子提供更多表现亲社会行为的机会。另外，父母养育的一致性也很重要，比如在鼓励孩子的亲社会行为方面，家庭成员在教育过程中的态度要保持一致。

2. 父母之间的关系 父母温暖和谐的婚姻，可以让孩子"耳濡目染"，学习有效的情绪管理策略，提升情绪理解和调控能力，从而表现较多的亲社会行为。婚姻质量高的父母，更倾向于与孩子进行高质量的亲密互动，从而培养其人际交往的独立性与主动性，增进他们的互助行为。

3种方式，培养亲社会行为

孩子的亲社会行为不是与生俱来的，可以通过后天的教育和培养获得。

1. 适度表扬 适当的表扬对于塑造儿童行为和培养良好品德具有重要作用，家长正确地使用表扬手段，可以在教育子女的过程中收到良好的效果。在成长与发展的过程中，孩子期望得到成人的认可。当孩子做出助人、合作等行为时，家长应适时加以表扬，使孩子的行为得到积极反馈，从而强化他们的亲社会行为。同时，表扬还有助于帮助孩子建立自信心，增加安全感，激发创造性，改善人际关系，等等。

2. 榜样示范 儿童亲社会行为的学习和形成，主要来源于观察和模仿。榜样在儿童亲社会行为形成中占有重要的地位。榜样示范比言语指导对儿童更为有效。除以身作则外，父母要善于为儿童塑造或挖掘一些具体、生动的榜样，激发其效仿行为。比如：讲故事时，可把其中榜样助人的情境、具体方式和行为从故事中抽出来讲给孩子听；还可问孩子"这种情形下你会怎么做"等问题，然后把榜样在具体情境中的做法与孩子的行为进行对照，使其明白自己与榜样的差距，从而进行学习和模仿。

3. 培养共情 共情指一个人体验和感受他人情绪的能力。儿童的亲社会行为与其共情能力密切相关，具有良好共情能力的儿童能更好地做出亲社会行为，对他人更加亲切、友好。父母在日常生活中要注意培养孩子换位思考的能力，提高孩子"设身处地"地理解和感受他人所感所想的能力。以下方式也可提高孩子的共情能力：让孩子学会识别常见的消极和积极情绪，掌握倾听技巧，学会从善意的角度理解他人的行为，学会观察他人的肢体语言，等等。研究表明，接触暴力视频、游戏等会导致个体的共情水平下降。因此，家长要尽量让孩子远离带有暴力性质的影视作品和电子游戏等。**PM**

随着年龄的增长，很多人苦恼地发现，虽然工作、生活中接触到的人越来越多，可自己能交心的朋友却越来越少。与周围的人礼貌相处，但彼此之间好像总带着一丝隔阂，保持着微妙的距离。曾经无话不谈的好友，或因忙碌，或因生活轨迹不同，如今也有了距离。当自己想要和他人分享心情时，翻着聊天软件的通讯录，却不知道该点开谁的对话框。

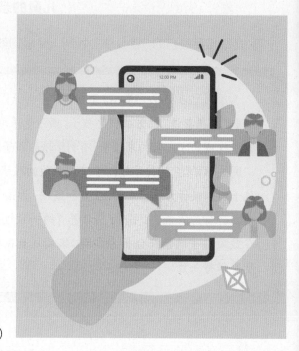

同伴依恋，帮你摆脱"越长大越孤单"

华东师范大学心理与认知科学学院　刘白万星　郭艳婷　孟　慧（教授）

然而，无论是在生活还是工作中，人们都渴望和追求一种稳定、坚实的友谊，这种友谊不需要每天联系，但彼此一直陪伴着对方，只要一方需要，对方就一定会有所回应。其实，这样安全的朋友关系属于亲密关系的一种，即"同伴依恋"。

同伴依恋是如何形成的

依恋是婴儿与主要养育者（通常是母亲）之间的一种强力联结，这种联结有助于他们更好地为人处世。尽管亲子依恋对一个人的影响深远，但从儿童晚期开始，同伴对于个体发展的重要性与日俱增。

进入青少年期，个体与同龄人交往的时间显著增加，同时自主性和独立性的发展使青少年开始摆脱父母的控制，减少对父母的依赖。因此，依恋关系就会从父母转向同伴，或者成为父母、家庭关系的一种扩展，用以满足青少年的安全、情感需求。同伴依恋的形成意味着个体与同伴之间建立起了分享亲密感受，以及相互给予温暖与支持的关系。

回首学校生活，在吵吵闹闹的课余时间，我们被一些伙伴吸引，伴随着更多的接触和交流，逐渐形成温暖的感受和亲密的关系。我们无话不谈，共享欢乐与难过，暴露脆弱和无助，这都是曾拥有同伴依恋的证明。

同伴依恋是人生的"宝藏"

同伴满足了人们对亲密感、安全感和信任的需要，同时也是人们社会支持的重要来源和心理社会适应的重要保护因素。建立良好联结的同伴依恋，会带来以下三方面积极影响。

首先，同伴依恋可以提供有效的情感支持。生活中，人们难免会体验到各种负面情绪，和同伴倾诉是排解这些情绪的最常用方法之一。善于与同伴沟通、信任同伴的人，或拥有良好同伴依恋关系的人，更能远离焦虑、抑郁和孤独感等负面情绪。

其次，良好的同伴依恋关系有助于提升主观幸福感。人们难过时希望有人安慰，开心时希望与人分享。而同伴是分享生活信息的重要对象。良好的同伴依恋关系可以帮助人们满足亲密和归属的需要，增进互助行为和自尊感，体验更多的积极情绪，从而提升对生活和生命的总体评价。

第三，与依恋对象的关系会对人际交往产生积极影响。良好的同伴依恋带来的自尊感和价值感，会使人更容易信赖他人，因而也更容易适应与他人的关系。

四条策略，收获同伴依恋

成年后，人们面对缩小的交友圈、短暂又疏离的友谊和逐渐消失的朋友，一段友谊的开始和维护好像变得非常困难。

在友情看似脆弱的成人世界中，如何做才更有可能收获良好而持久的同伴依恋呢？

❶ 看到身边的人

空间和地理位置的接近为关系的建立和维护提供了便利。例如：最近有朋友和我说，以往他只和家人、老同学、同事打交道，今年由于新冠肺炎疫情的影响，左邻右舍有了更多交集，于是结识了很多新朋友，感觉很开心。放下对身份的桎梏，多了解身边的人（他们可能是同学、邻居、同事或者周围商店的员工），更容易找到合适的共同话题，促进一段关系的形成和发展。

❷ 寻找相似的人

豆瓣网有个小组叫作"我们应该成为朋友"，有7000多人参与了这场关于交友的实验。组长在小组简介中说，发帖人列出对于自己最重要的十点内容，如果回帖人觉得自己每一点都匹配，可以留言回复。发帖人认可后，两人可以私下联系，约定后续活动。组长相信，是相似性让人们成为朋友。

随着年龄的增长，人们不仅会被与自己相似的外表或经历所吸引，还更容易被有相似态度和价值观的人吸引。明确自己的态度和价值观后，通过各种渠道寻找相似的人，更容易进行进一步交流和使感情增进。

❸ 创造共同回忆

当我们和一些人开始建立初步友谊后，想继续发展同伴依恋时，可以试着拓展关系的联结，创造更多的共同回忆。某些行动值得一试，比如主动约对方去做双方都感兴趣的事情，或主动提出一个小小的请求，试着"麻烦"一下对方。如果一个人愿意牺牲自己的时间伸出援手，说明对方愿意被你"麻烦"，这是友谊的积极信号。随着双方共同回忆的增加，彼此之间的联系和亲密感受也会更加深刻。

❹ 耐心对待关系

随着关系的深入，双方的深度互动也会增加。深度互动涉及价值观层面的碰撞，可以更加了解双方是否契合。人们可能会逐渐发现一些对方与自己的不同之处，甚至也可能产生一些分歧或争议。面对分歧时，我们可以保持真诚和耐心，对关系多一点信任，试着去了解对方的想法。事实上，分歧或争议可以增进双方对彼此的认识，分歧的有效处理会使同伴依恋变得更"醇厚"。

虽说"越长大越孤单"是很多人都有的普遍感受，但如若拥有一份稳定、安全的同伴依恋关系，互相理解、认可和投入爱，就能收获陪伴，获得亲密与温暖，远离孤独。**PM**

如何收获良好的同伴依恋？	① 看到身边的人
	② 寻找相似的人
	③ 创造共同回忆
	④ 耐心对待关系

盘点关于护肤的"真假箴言"（上）

复旦大学附属华山医院皮肤科 刘 芳 杜 娟（副主任医师）

科学护肤是收获皮肤健康与美丽的前提。对于日常护肤和选用护肤产品，网络上出现了众多流传甚广的"箴言"，这些说法究竟是否可信呢？

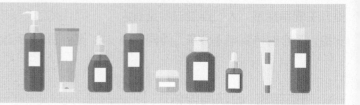

说法❶："不含化学物质""无化学成分添加"的护肤品更安全

专家点评： 不管合成还是天然，不致敏、有效果的成分就是"好成分"。

其实，市面上并不存在真正的"不添加任何化学成分"的化妆品（包括护肤品）。人们对所谓"化学添加"的担忧大多来自其中的人工合成成分，但人工合成成分并不代表着不安全，天然成分也并不意味着百利无害。

在我国，化妆品生产均须遵守《化妆品安全技术规范》，其中的禁用物质是指不能作为化妆品生产原料（即组分）在化妆品中添加的物质，这类"化学成分"确实值得警惕。而自然环境中存在的某些物质（如重金属等），由于技术的局限，目前无法完全避免将其作为杂质带入化妆品中，国家有限量规定的应符合其规定；未规定限量的，应进行安全性风险评估，确保在一般使用条件下，不会对人体健康产生危害。

可见，化妆品中的成分究竟来自人工合成还是自然环境并不重要，消费者应该关注的是某种成分是否容易致敏、实际护肤效果如何，以及添加量是否符合规范，而不是盲目追捧那些以"不添加任何化学成分"为营销口号的产品。需要提醒的是，不论使用任何化妆品，一旦发生不良反应，都应前往正规医院就诊，通过化验和医生诊断判别原因。

说法❷：自制"天然护肤品"比工业护肤品更安全、有效

专家点评： 自制护肤品反而更容易出现问题。

化妆品的生产有完备的生产工艺流程和质量管理体系，对原料加工、灌装包装、产品检验等环节均有严格的控制措施。不少人喜欢用牛奶、蛋清、芦荟、珍珠粉、蜂蜜等自制护肤品，认为这样更安全、放心。殊不知，自制的护肤品常存在以下问题：

首先，卫生状况难以保障。自制过程缺乏正规的杀菌、防腐处理，制成的化妆品含菌量可能超标，且极容易在不知不觉中腐败变质。

其次，成分混杂，易导致过敏。化妆品在研发中，往往与药品一样需要经过长时间的配方研制、调试过程，通过多次临床试验（如皮肤测试等），才能被批准上市。而自制化妆品没有经过调试就直接使用，可能因剂量不当或含有刺激性成分引起接触性皮炎，或因含有光敏性成分引起日光性皮炎。此外，自制化妆品使用的原料没有经过加工、提纯，其中是否混合有毒有害成分不得而知，有潜在风险。

再次，不易吸收，常难收获功效。自制的护肤品没有经过萃取、提炼等工艺加工，往往颗粒粗大、分子量较大，不仅不易被皮肤吸收，还可能堵塞毛孔而造成粉刺。

说法❸："防辐射化妆品"能隔离电子产品的辐射
专家点评：没必要使用"防辐射化妆品"。

随着电子产品使用频率的增加，人们对电磁辐射危害及健康防护的关注与日俱增，化妆品商家也借机推出各种"防辐射化妆品""隔离霜"。

实际上，符合产品标准的电子产品没有电磁辐射危害，消费者不必过于担忧。所谓的"防辐射化妆品"大多是披了"马甲"的防晒修色霜，仅有防晒和修饰肤色的作用，至于防辐射效果，则没有确切的证据支持。

说法❹：护肤品见效越快越好
专家点评：见效快要么是假象，要么暗藏隐患。

皮肤的一个代谢周期是 28 天，也就是说，大约一个月才能完成一次更新，而皮肤的变化常需要更长时间才能被人们感知。因此，护肤品需要长期坚持使用（以月、季度为单位积累）才能看到明显效果。一些调理问题的产品（如抗衰老、淡斑、祛痘等）可能需要更长时间才能见效。

有些护肤品令消费者感觉见效很快，往往可能是如下原因：敏感性肌肤在停用不适合自己的产品，换成适宜产品后，炎症反应得以缓解，发红、肿胀等现象消失；一些护肤品添加了某些激素等违规成分，虽然短期内可能看似效果显著，但会对皮肤造成长远的伤害。

说法❺：好的护肤品令人即使熬夜也颜值"在线"
专家点评：只注重外调，忽视内养，难达到预期护肤效果。

皮肤健康很大程度上取决于身体状况，内调与外养是护肤的两个重要方面。熬夜、吃垃圾食品等不健康的生活方式带来的不仅是黑眼圈、皮肤暗沉等表面改变，更重要的是还会引起内分泌失调等全身性问题，而这些又会反过来造成长痘、色斑等皮肤损害。仅仅涂抹护肤品不能改变这种恶性循环。

说法❻：使用医用护肤产品更安全、有效
专家点评："医用护肤品"并不存在。

根据国家药品监督管理局颁布的《化妆品卫生监督条例》，化妆品分为非特殊用途化妆品和特殊用途化妆品。在国家法规层面，其实并没有"医用护肤品"这个分类。网上不少人追捧的"械字号面膜"这一概念其实并不存在，它实际上是医用敷料，属于医疗器械范畴。

2020 年国家药品监督管理局还特别发布公告表示：医疗器械产品不能用"面膜"作为名称，"妆"字号面膜也不能宣称"医学护肤品"。

有些人在皮肤疾病治愈后仍然使用医用药膏、敷料等，以图安心。其实这样反而不利于皮肤健康。医用敷料、药膏等可添加的成分有限，功效也相对单一，只能解决肌肤在特殊时期的一些特殊问题，如修复皮肤屏障、缓解皮肤炎症反应等，而且需要在医生指导下规范使用，并不适合健康皮肤的日常保养。患者使用后，一旦皮肤恢复健康，应选用日常护肤产品。**PM**

全身"到处痛"，运动助康复

解放军总医院第一医学中心风湿免疫科副主任医师　梁东风

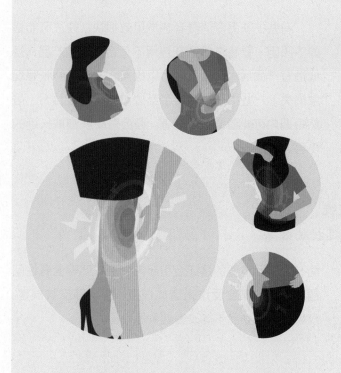

生活实例

张女士近两年工作压力较大，不巧的是身体也不太好，常感觉不是这里痛就是那里痛，疼痛波及颈、肩、腰、背、胳膊、腿等各部位。有时是关节痛，有时是肌肉痛，有时又搞不清到底是哪里痛，常伴有身体酸、沉、麻、胀等感觉。这让她很郁闷，晚上经常睡不好觉，白天感觉疲乏无力，什么都不想干，记忆力也跟着变差，老感觉脑子转不过来……她还怕风、怕凉，常感觉凉风往骨头里钻，夏天也要穿长衣长裤。张女士到医院检查后，被诊断患有纤维肌痛综合征。

医生的话： 纤维肌痛综合征也称纤维肌痛，主要症状是慢性广泛性疼痛，常伴有疲劳感、睡眠障碍、认知问题、头痛、怕凉、烦躁、郁闷等多种表现。纤维肌痛综合征的发生与精神心理等多种因素作用下导致的识别、传递和处理伤害性刺激的神经回路功能失调相关。该病很常见，是发病率仅次于腰痛和骨关节炎的第三大常见肌肉骨骼疾病，女性与男性患病比例约为 3∶1，容易发生于工作压力大或经历负性生活事件后出现焦虑、抑郁者，以及产后女性，等等。

纤维肌痛主要表现：多部位慢性疼痛

全身多部位慢性疼痛是纤维肌痛综合征的主要特征。患者常自述在某次外伤、受凉之后出现疼痛，其后疼痛范围逐渐扩展，但医生仔细询问病史，往往发现其发病前曾因负性生活事件导致情绪低落或焦虑。

疼痛可遍布全身各处，关节、肌肉、皮肤或躯体的任何部位都可以出现疼痛，以颈、肩、背部疼痛最为常见。疼痛性质多种多样，可呈酸痛、痉挛牵扯痛、刺痛、抽痛、跳痛、胀痛等。劳累、应激、精神压力等可加重病情，特别是受凉、吹风、阴雨天气常导致病情加重，患者往往认为自己得了"风湿"。

约90%的患者伴有睡眠障碍，可表现为入睡困难、多梦、噩梦、易醒、失眠等。很多患者感觉睡眠不充分，常有夜间半梦半醒的感觉，不确定自己是睡着了还是没睡着，清晨醒后仍有明显疲倦感，常觉得比睡前更累。多数患者主诉容易疲劳，出现不同程度的劳动能力下降，很多患者甚至因此无法坚持正常工作。

纤维肌痛综合征主要通过主观症状进行诊断，目前尚未发现能够用于诊断的化验检查指标。其症状与强直性脊柱炎、类风湿关节炎、焦虑或抑郁、肌筋膜炎、骨关节炎、骨质疏松症、颈椎病、椎间盘突出等多种疾病有相似之处，进行相关检查有助于排除这些疾病。

运动是主要治疗手段

纤维肌痛综合征患者的疼痛并非是炎症、损伤或肿瘤引起的，而是精神心理因素造成的中枢神经对疼痛的调控障碍所致，因此，减轻压力、改善睡眠、加强运动对缓解病情非常重要，特别是运动锻炼对本病疗效显著。

运动治疗的主要方法包括有氧运动、力量练习和灵活性练习等，可减轻疼痛、疲劳、身体部位僵硬、情绪障碍等主要症状，提高生活质量。有氧运动是指全身大肌肉群参与的反复的周期性节律性运动，主要形式有慢跑、快走、游泳、骑车等。力量练习是指利用肌肉的等长、等张、离心或向心收缩来增强肌肉力量的练习，常利用弹力带、哑铃、自身体重作为负荷进行练习。灵活性练习包括改善关节活动度和软组织柔韧性的练习，对维持正常姿势、机体完成各种活动具有重要意义。

太极拳、瑜伽、健身气功等运动方式可通过躯体运动、呼吸练习和冥想来获得"心身合一"的效果，具有促进躯体和心理健康的作用，均已应用于纤维肌痛患者并取得较好效果。

纤维肌痛综合征患者进行运动，应遵循个体化原则和循序渐进原则，要做好准备活动和放松活动，以降低运动损伤的发生风险。患者刚开始实施运动计划时，一次运动时间不宜过长，可将一天内的运动计划分成多次进行，但每次运动时间不宜少于10分钟。这种"少量多次"的锻炼方式，既能起到运动康复的效果，又可防止运动过度。

患者应区分运动导致的疲劳与纤维肌痛综合征的疲劳症状。运动导致的适度疲劳是有益的，且可恢复，即经过睡眠、休息后可恢复；而纤维肌痛综合征的疲劳症状，即使经过睡眠、休息后也无法减轻。🅿🅼

有氧运动

运动治疗的主要方法

力量练习　灵活性练习

在各种各样的疼痛病中，背痛似乎比较少见，尤其是一些奇怪的背痛，常令人摸不着头脑，却可能是某些凶险的疾病引起的，如心绞痛、心肌梗死、主动脉夹层、胆囊炎、胰腺炎等。如何识别这些背痛？出现哪些情况时需要尽快就医？

奇怪的"背痛"

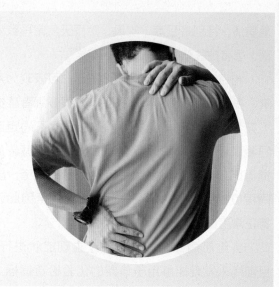

⚕ 上海交通大学医学院附属瑞金医院急诊科副主任医师 盛慧球

持续背痛，要查原因

背部疼痛一般由机械性因素、强直性脊柱炎、急性脊髓炎、脊柱肿瘤、内脏疾病等所致。其中，机械性背痛最多见，如由于年龄增长导致椎体退行性变化，反复轻微损伤导致背部皮肤、肌肉或筋膜损伤，引起背痛；内脏疾病引起的背痛多见于心绞痛、心肌梗死、主动脉夹层、胆囊炎、胰腺炎、肾结石、肾盂肾炎、消化道溃疡及穿孔等，疼痛可放射至背部；多发性骨髓瘤、腹膜后肿瘤、淋巴瘤、前列腺肿瘤骨转移等肿瘤性疾病亦可导致背痛，疼痛往往会持续加重；发生在背部的带状疱疹、椎旁脓肿、化脓性骨髓炎、脊柱结核等感染性疾病，也可引起背痛；强直性脊柱炎、反应性关节炎、肠病性关节炎、弥漫性特发性骨肥厚症、变形性骨炎等，可引起特异性腰背痛。

如果背部疼痛呈一过性，可自行缓解，则一般不存在危险因素。如果背痛持续存在，甚至逐渐加重，要根据背痛特点、详细病史，以及全面的体格检查和必要的辅助检查来明确背痛原因，并及时采取有效措施，缓解疼痛。

危险背痛，尽快就医

内脏疾病所致背痛易被误诊，可能延误某些凶险疾病的救治，如心绞痛、心肌梗死、主动脉夹层、急性胰腺炎等疾病所致背痛，要尽快就医，明确诊断，并及时采取相应的治疗措施。

❶ 心绞痛、心肌梗死

心绞痛或心肌梗死引起的背痛是一种放射痛，多位于后背上方，患者可有阵发性或持续性心前区、胸骨后压迫性或紧缩性闷痛，同时伴恶心、呕吐、大汗、心悸等，严重者可产生濒临死亡的恐惧感。心电图检查和血清心肌蛋白检测，可以明确诊断。肥胖、吸烟、糖尿病、高血压、血脂异常、体力活动少、有冠状动脉粥样硬化性心脏病家族史的高危人群，出现上述症状要警惕心绞痛或心肌梗死。

如果怀疑是心绞痛或心肌梗死，患者应立即休息，停止一切活动，去除情绪激动、饱食等诱发因素；舌下含服硝酸甘油片 0.3 ~ 0.6 毫克，为避免药物引起的直立性低血压，患者服药后应立即卧床；如果家中有备用的阿司匹林片，无消化道出血或过敏等禁忌证者，可一次口服 300 毫克。如果症状不能缓解，应赶紧到医院急诊；即使症状缓解、疼痛消失，也应择期到医院就诊检查。

❷ 主动脉夹层

主动脉夹层又称主动脉夹层动脉瘤，是由于血液通过动脉内膜破口处进入主动脉中层，形成夹层血肿，并延伸剥离内膜和中层而引起的严重心血管急症。如果主动脉夹层发生在胸主动脉，除剧烈胸痛外，患者常有背部疼痛，且疼痛一开始就达到高峰，呈撕裂样剧痛，其特点是症状严重而体征不明显。主动脉夹层因撕裂累及范围不同，症状有所差别，常伴主动脉夹层导致的脏器缺血症状，如腹痛、腰痛、下肢疼痛或暂时性瘫痪，以及晕厥、出汗、四肢皮肤湿冷等症状。

此病预后差，死亡率高。有高血压、动脉粥样硬化和结缔组织病者是主动脉夹层的高危人群，平时应将收缩压控制在 130 毫米汞柱以下，首选 β 受体阻滞剂（如阿替洛尔、美托洛尔、普萘洛尔等）治疗；保持大便通畅，以避免用力排便。

患者若在家出现上述症状，应即刻卧床休息，避免用力；可口服降压药，将收缩压控制在 110 ~ 120 毫米汞柱，心率低于 60 次 / 分，以防主动脉夹层破裂导致大出血；拨打急救电话，尽快就医。早发现、早干预可以避免严重不良后果。

❸ 胰腺炎

由于胰腺位于后腹膜，急性胰腺炎发作时，除中上腹痛、腹胀、恶心、呕吐外，患者常有腰背部疼痛（多为酸痛）、腹部膨隆；如果病情持续进展，严重者可并发多脏器功能衰竭，表现为呼吸困难、心率快、少尿或无尿、发热等，可危及生命。

急性胰腺炎好发于胆囊结石、血脂异常、长期饮酒、甲状旁腺腺瘤导致高钙血症的患者，暴饮暴食、高脂饮食、大量饮酒是常见的诱发因素。

上述高危人群如果出现疑似急性胰腺炎的症状，应立即禁食，并去医院急诊科就诊。

❹ 胆囊炎

胆囊炎常在进食油腻食物、疲劳时易发作，主要表现为上腹部、右上腹阵发性绞痛，向右侧肩、背部放射，可伴恶心、呕吐、腹胀、发热、黄疸症状，且有反复发作的特点。右上腹有压痛点（即深吸气时胆囊部位压痛明显）是胆囊炎发作的典型体征。胆囊炎一般不会有生命危险，但并发急性梗阻性化脓性胆管炎等急重症者，如不及时治疗，可有生命危险。胆囊结石是胆囊炎最常见的病因，患者平时应避免暴饮暴食和进食油腻食物，尤其是晚餐不宜过饱，可减少胆囊炎急性发作。

胆囊炎急性发作时，患者应禁食，并尽快至医院急诊科就诊。

总之，对有潜在致命性危险因素的特殊背痛，患者要及早识别，避免因漏诊、误诊而错失最佳治疗时机。**PM**

青少年"举杯"须谨慎

上海市长宁区新泾镇社区卫生服务中心副主任医师　周祥俊

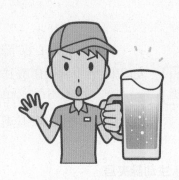

随着年龄增长，青少年逐步形成自己的"朋友圈"，常常与同学、朋友聚会。有"宴"就有"酒"，尤其对男孩而言，饮酒似乎是走入社会、走向成熟、彰显男性魅力的重要表现。一项对北京、上海、广州三地青少年饮酒状况的调查显示：青少年饮酒现象普遍存在，超过一半（52.5%）的中学生曾经喝过酒，且15.0%的中学生喝醉过；同时，青少年饮酒还存在低龄化现象，在饮酒的中学生中，26.5%在10岁以前就尝试过饮酒。青少年"把酒言欢"背后，将付出怎样的健康代价呢？

代价❶：器官功能受损，生长发育受影响

饮酒后，90%以上的酒精将在小肠中被吸收。进入血液中的酒精，除极少数（约10%）通过尿、汗和呼吸排出外，90%要经过肝脏代谢。

青少年发育尚未完全，各器官功能不完善，对酒精的耐受力更低，肝脏的"解酒"能力更差，如果经常饮酒，更容易引发酒精中毒及器官功能损害，可能增加未来患肝硬化、胃癌、心血管病等疾病的风险。同时，长期饮酒所导致的代谢改变，还可引起蛋白质、维生素及矿物质缺乏，影响生长发育。

代价❷：中枢神经系统受伤，学习能力降低

少量饮酒时，人会出现"丧失理智"和"难以克制"的情况，表现为所谓的"兴奋"现象，并有头晕、恶心、呕吐等症状。大量饮酒可导致语无伦次、步履不稳、动作不协调、嗜睡、昏迷等症状，严重者可因呼吸中枢麻痹而死亡。

青少年的神经系统尚未发育成熟，即使一次少量饮酒，也容易对神经系统产生损害。青春期是脑容量扩充、学习和认知能力飞速发展的时期，在这一时期过量饮酒，将造成脑容量减少和脑发育不良，导致注意力分散、记忆力减退、学习能力降低等。

代价❸：情绪和行为失控，成瘾及精神障碍

青少年自制能力差，酒后容易行为失控，导致应付愤怒、焦躁或沮丧等情绪的能力下降，与家人、朋友沟通的能力也大受影响。青少年酒后的这些变化，可诱发各种事故，如暴力伤害、交通事故、自杀等。

研究发现，开始饮酒行为的年龄越小，将来酗酒、酒精成瘾的可能性越大。而长期、大量饮酒引起神经系统广泛和严重损害，可导致各种精神障碍，包括成瘾、戒断综合征、焦虑、抑郁等。

代价❹：烟酒"同行"，危害加倍

吸烟和饮酒常如影随形。有调查发现，吸烟的青少年往往饮酒，而饮酒的青少年大多吸烟。烟、酒"同吸同饮"的危害更大。

许多研究表明，烟、酒可能成为导致青少年滥用药物、毒品的入门物质。在烟、酒共同刺激下，一些青少年的心理防线不断瓦解，各类违禁药物甚至毒品很有可能乘虚而入，最终导致违法犯罪行为。那时，悔之晚矣！

为了身心健康，青少年请慎重"举杯"，自觉不饮酒。同时，长辈们不要给孩子传授所谓的饮酒经验，不要在孩子面前饮酒，不要给孩子尝试饮酒的机会，更不要迁就孩子饮酒的要求。🅿️🅼

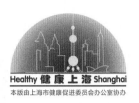
Healthy 健康上海 Shanghai
本版由上海市健康促进委员会办公室协办

多措并举，助职工健身健心

本刊记者　王丽云

上海嘉里食品工业有限公司位于浦东新区，主营业务为生产、加工、销售食用油及相关产品，有500多名职工。一线职工大部分工作时间需要在生产现场，身心健康受环境等诸多因素影响；二线职工在办公室、实验室工作，部分缺乏运动，容易出现亚健康。该公司十分关注职工健康，从几年前就对职工体检反馈情况等进行分析，发现部分职工存在高血压、脂肪肝、超重与肥胖、血脂异常等问题，且呈年轻化趋势。为促进职工身心健康，该公司结合企业自身特点和职工健康需求，制定了多元化、常态化的干预措施和健康活动方案。通过几年来的努力，职工的总体健康状况明显改善，归属感和满意度持续上升，干事创业、爱岗奉献的热情得到进一步激发。

营造健康环境，为职工健康提供保障

● 提倡全员禁烟

职工中吸烟的人不在少数，该公司以开展健康活动为契机，在全厂区禁止吸烟的基础上，提倡全员禁烟，号召吸烟的职工少吸烟、不吸烟。

● 丰富食堂菜品

作为食品企业，该公司尤为注重合理膳食，食堂的菜品每天不重样，保证荤素搭配、营养均衡，让职工吃得健康。

● 开辟活动场所

为方便开展各类活动，该公司打造了集学习教育、文体活动、职工议事、共享服务、普惠服务于一体的"创新理想家园"。创新理想家园位于研发楼一楼，面积约500平方米，是集智慧天地、党建室、爱心妈咪小屋、健身房、乐器室、咖啡吧为一体的综合性功能区。在生产厂区，也设有阅览室、乒乓球室及多个休息区。

● 配备安防用品

为保障职工在日常科研、生产工作中的安全，该公司各部门和工段都备有安全防护用品、急救药品，并定期更换。

开展健康活动，提升职工健康意识

● 定期组织体检

该公司每年安排职工进行健康体检，促使职工对自身健康状况有更清晰的认识，引导大家进行健康规划。同时，职工体检中发现的问题也是该公司制定健康活动计划的依据之一。

● 开展系列培训

安全生产是企业的基本要求，该公司定期开展系列培训，涉及急救、职业病防治、消防安全、灭火演习等多方面课程，使职工统一思想，认识安全生产和身心健康的重要性。

● 组织职工做工间操

为缓解工作疲劳，打破久坐、单一的工作模式，该公司倡导各部门组织职工学习广播体操，每天利用工作间隙锻炼身体。

● 组织各类文体活动

在广泛调研的基础上，该公司根据职工意愿，定期开展各类文体活动，包括运动会、红歌赛、食品安全知识竞赛、徒步比赛、棋牌比赛、球类（乒乓球、羽毛球、篮球）比赛、技能比武、旅游等。多样化的活动为职工丰富生活、放松身心、养成健康习惯提供了机会和载体，同时也起到了凝聚人心、塑造良好精神风貌的作用。近年来，职工的健康意识不断提高，参与各类活动的热情高涨，主动参与度持续攀升。PM

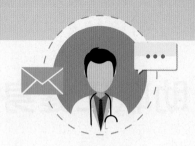

大众 ✚ 导医

网上咨询：popularmedicine@sstp.cn

专家门诊时间以当日挂牌为准

问 患有子宫内膜异位症，怎么才能怀孕、预防流产

我备孕许久无果，前段时间好不容易怀孕，却发生了自然流产。去医院检查发现，我患有子宫内膜异位症。该怎么治疗才能成功怀孕并预防流产呢？

江西 贺女士

同济大学附属第一妇婴保健院生殖免疫科主任医师鲍时华：子宫内膜是覆盖在子宫腔的组织，在雌、孕激素调控下发生周期性改变，定期脱落，形成月经。如果子宫内膜长到子宫体以外，如卵巢、宫骶韧带、腹膜等部位，则称为子宫内膜异位症，患者主要表现为继发性痛经、月经异常、不孕等。

有生育需求的患者可采用以下治疗方法：症状较轻者可采用"期待疗法"，仅针对症状（如痛经）治疗，正常备孕；怀孕困难者可尝试在排卵后使用孕激素治疗，以改善子宫内膜容受性和黄体功能；排卵不正常、月经紊乱的患者，可口服短效避孕药，经2～3个月经周期后尽快试孕，必要时可以进行促排卵治疗；痛经严重但达不到手术指征的患者，可以短期应用假绝经疗法，停药后尽快试孕；卵巢囊肿较大的患者可考虑接受手术治疗，剥离病灶；年龄较大（35岁以上）或卵巢储备功能低的患者，宜采用辅助生殖技术助孕。经治疗怀孕后，患者应接受适当的黄体支持治疗，以改善黄体功能，降低流产风险。

问 长期服用吗啡止痛，会不会成瘾

我丈夫患有癌症，因疼痛较为严重而服用吗啡镇痛，用了一段时间后，需要增加剂量才能维持疗效。长期服用吗啡会成瘾吗？需要增加剂量是否意味着产生了耐药？

浙江 刘女士

复旦大学附属肿瘤医院麻醉科主任医师许平波：吗啡等强阿片类镇痛药是治疗中、重度癌痛的首选药物，镇痛作用强，持续时间短，长期使用有成瘾性，是国家严格管控的麻醉药品，须在医生指导下使用，停药时需要逐渐减量。对存在癌痛的患者而言，治疗的关键是控制疼痛，提高生活质量，对成瘾性的问题不需要有太多顾虑。

服用阿片类镇痛药一段时间后，患者可能需要增加药物剂量，这是由于疼痛的强度增加或产生了耐药。为减少耐药，患者可在医生指导下有针对性地加用非甾体抗炎药、抗抑郁药、抗惊厥药等药物，采用神经阻滞、化学或物理毁损的方法，改变给药方式，定期更换阿片类镇痛药的种类，以保证镇痛效果。

问 糖尿病患者该怎么吃水果

前不久，我体检时被发现患了糖尿病，开始了"少吃多动"的生活。我以前很喜欢吃水果，但现在不敢吃了。听说糖尿病患者是可以吃水果的，具体要怎么吃才能不影响血糖控制呢？

上海　丁女士

上海交通大学医学院附属第六人民医院内分泌代谢科主任医师包玉倩：糖尿病患者是可以吃水果的，新鲜水果富含维生素、矿物质和膳食纤维，对改善糖尿病患者的整体健康状况有好处。对大多数糖尿病患者而言，只要把握好以下几点原则，可以既享受食用水果的好处与乐趣，又能控制好血糖。

第一，看血糖。一般而言，如果空腹血糖在 7 毫摩 / 升以下，餐后 2 小时血糖在 10 毫摩 / 升以下，血糖稳定，短期内没有太大波动，可以限量食用水果。血糖控制不理想的患者，可先将番茄、黄瓜等蔬菜当水果吃，待血糖稳定后再适当食用水果。

第二，选品种。患者在选择水果时应参考其 GI（血糖指数）和 GL（血糖负荷）值，优先选择低 GI（＜55）和低 GL（＜10）的水果，如苹果、牛油果、桃子、梨、樱桃、柚子、草莓、橙、香蕉、柑等。

第三，注意总量。根据不同水果对血糖的影响，患者每天可食用 150 ～ 200 克水果，同时应减少 25 克主食，以使每日摄入的总能量保持不变。

第四，选对时间。一般宜在两餐之间（如上午 10 时、下午 3 时）或睡前一小时吃水果，以下午 3 时为佳，因为此时血糖大多比较稳定，且午餐与晚餐间隔时间较久，适当加餐既可预防低血糖，又可保证血糖不发生大的波动。

此外，糖尿病患者还应该注意摸索规律，在吃水果前和吃水果后 2 小时测血糖，了解血糖波动情况，判断自己是否可以吃某类水果，以及吃的量是否合适。

问 头皮经常长疙瘩是什么原因

我的头皮经常长疙瘩和脓包，有时候会因梳头而破损、出血。我挺爱干净的，为什么还会这样呢？

北京　王先生

北京大学人民医院皮肤科主任医师张建中：头皮长疙瘩，一般与三种皮肤病有关。第一种是毛囊炎，主要表现为头皮上有多个红疙瘩，伴轻微疼痛和瘙痒，一段时间后有脓液或坚硬的"白头"出现。毛囊炎与感染有关，头皮油脂分泌旺盛，容易受细菌和真菌"青睐"，平时不注重头皮卫生、经常熬夜、饮食油腻等会增加毛囊炎的发生率。第二种是脂溢性皮炎，主要特征是头皮上有红色斑块，头皮屑较大，发根处油腻。这种情况与真菌感染有关，尤其是男性。第三种是银屑病，表现为头上不断有白色皮屑脱落，脱屑处皮肤发红，可有圆形红斑，隐隐有出血、化脓迹象。如果头皮经常长疙瘩或脓包，最好去医院皮肤科就诊，明确诊断，进行有针对性的治疗或护理，同时要注意改变不良生活方式。**PM**

　　不少近视的人在看手机时，由于距离较近，眼睛十分容易疲劳，此时摘下眼镜也能看得清，而且眼睛会感觉舒服些。但也有人担心这样眼镜时戴时不戴，近视度数会升高，尤其是高度近视者。那么，近视者看手机究竟是否应该摘下眼镜呢？

近视者看手机，是否该摘下眼镜

上海交通大学医学院附属仁济医院眼科主任医师　陶 晨

看近物是否戴镜，眼睛有何不同

　　要厘清这一问题，首先需要了解眼睛在看远和看近物时有何不同。眼睛就像一台精密的照相机，通过对目标物体进行聚焦视物。视力正常者在看远处物体时，睫状肌放松，晶状体变平，屈光度减低，将外界远处的平行光聚焦到视网膜上，形成清晰的图像。而看近处物体时，睫状肌收缩，晶状体变凸，屈光度增加（调节作用），同时眼球会相应内转，确保双眼能同时注视近处目标。

　　近视者戴眼镜时，眼睛视近、视远时的改变与视力正常者一样。如果不戴眼镜，看近物时，在眼前一定距离以内，双眼无须进行任何调节，就能看清。这个距离被称为近视眼的近点，通常是近视度数的倒数。譬如，近视 300 度（-3.00）的近点是约 33 厘米（1/3 米）。近视度数越深，近点越近。

　　这是否意味着近视者看近点以内的物体就不需要戴眼镜了呢？事实并非如此，需要根据近视者的年龄和近视度数综合判断。

看近物是否应戴镜，视年龄、度数而定

　　● **40 岁以下近视者**　40 岁以下者处于眼睛具有正常调节功能的年龄阶段，此时无论看近看远都应戴上眼镜。由于调节功能正常，看近物时睫状肌会收缩，使晶状体变凸，同时联合眼球内转，形成双眼视。如果不使用调节功能，也就是在看近物时不戴眼镜，不但容易导致眼睛凑得很近，引起视疲劳，而且没有发生眼球内转，就不能形成双眼视，容易造成单眼注视。这非常不利于双眼屈光平衡，尤其是青少年处于屈光发育时期，容易造成两眼的屈光度差异，影响双眼视觉。

　　● **40 岁以上近视者**　这一年龄段人群处于眼部调节功能减弱的阶段，如果近视度数不深（如 400 度以下），看近物时可以不戴眼镜，眼睛会感觉更放松；如果度数较深，看近物时则需要戴眼镜。比如：一位 1000 度（-10.00）的近视患者，如果摘掉眼镜看近物，近点的距离只有 10 厘米，需要凑得非常近才能看清，长时间用眼很容易导致视疲劳。

　　近视者上了一定年纪会自然地出现老花眼，可以选择看近时戴一副度数比较浅的近视眼镜来弥补老视引起的近距离阅读困难。也可以配一副渐进多焦镜片，兼顾看远、看近的需求。 PM

看手机，注意"四不"

　　❶ 不宜长时间使用手机，如需学习、办公，最好在电脑上进行，并注意定时休息，放松眼睛。

　　❷ 不宜在晃动的地铁、公交车厢里使用手机，因为抖动的屏幕容易加重视疲劳。

　　❸ 不宜在黑暗的环境中使用手机。很多人习惯在关灯后、睡觉前躺在床上玩手机，这样容易造成视疲劳。

　　❹ 不宜将手机作为婴幼儿的玩具。需要提醒的是，不少大人会边抱着孩子边看手机，这样往往使孩子与手机的距离非常近，会严重影响孩子的视力健康。

热销"熬夜水"，功效几何

北京中医药大学中医学院教授　杨桢

"没有过不完的早，只有熬不完的夜""熬最晚的夜，喝最补的水"……从难以入眠时想来一杯的"安睡水"，到饭前来一片有助消化的"热控片"，现代社会中，各种痛点都可以成为消费新浪潮下的"弄潮儿"。年轻人既是熬夜的主力军，又是"亚健康"的主要群体。为了满足更多年轻人的养生需求，"熬夜水"也顺利"出圈"。近期，便利店中悄然出现了多款由人参等中药泡制而成的"熬夜水"，称可以帮助熬夜的人快速恢复元气。这类"熬夜水"的保健作用如何呢？

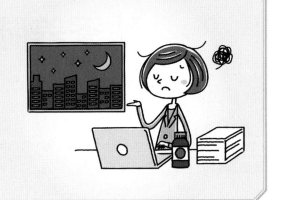

"开盖即饮"，非人人皆宜、一喝见效

便利店所售"熬夜水"的主要配方是人参。一方面，人参是滋补中药，很多年轻人即便没吃过，在耳濡目染下也对其有着天然的好感；另一方面，在频繁熬夜的生活节奏下，此类产品在一定程度上缓解了"养生焦虑"，满足了年轻群体的养生需求和心理慰藉。此外，这种"开盖即饮"的人参水更契合年轻人快节奏的生活习惯，因此成了很多"熬夜党"的共同选择。

事实上，人参确实具有较高的养生价值，主要用于入药，食疗中偶有使用。但每个人的身体状况差异较大，食用人参并非人人皆宜。人参确能补气，主要适用于脾肺气虚证，年少体壮、食欲旺盛、体热之人一般不宜使用。若不考虑自身情况而盲目补气，反而可能伤及身体。

此外，若要喝人参植物饮料来对抗熬夜的危害，也并非一喝见效。短期内仅靠饮用人参水所能起到的养生、治病作用均有限；长期饮用人参饮品还可能引起不良反应。如果需要用人参治病、调补，应在医生指导下使用。

总之，"人参饮料"与"凉茶饮料"相似，虽然可以解渴、具有一定养生价值，但并非人人皆宜，且不宜长期大量饮用。患有某些疾病及体虚者，更应该谨慎选择饮品。

起居有常，方可保健

中医讲究天人合一，良好的作息应为早睡早起，日出而作、日落而息。《内经》云"人卧则血归于肝"，意为晚上是机体自我修复的关键时期，肝脏开始过滤气血，肾脏开始产生精气，如果此时得不到休息，那么对身体的危害是很大的。日夜颠倒不仅可能使人出现精神萎靡的症状，对人的日常生活和工作也会产生不良影响，甚至导致各种疾病。

长期熬夜带来的伤害难以逆转，即便使用药物补虚、喝"熬夜水"减轻疲乏，也只能起到有限的缓解作用。"起居有常，饮食有节"，晚上11时至凌晨1时的"子时觉"尤为重要，在晚上11时之前就寝，才是养生保健的正确选择。**PM**

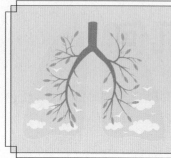

在中医五行理论中，五脏（肝、心、脾、肺、肾）分别与季节（春、夏、长夏、秋、冬）相对应，秋季对应人体的肺脏。秋天气候干燥，而肺是喜欢湿润、不喜干燥的娇嫩脏器，因而秋季是养肺的重要时节。从现代医学角度解释，当环境相对湿度降低时，可吸入颗粒物增多，病毒繁殖力、传播力也会增加；干燥的空气会使气道黏膜内环境出现变化，呼吸系统抵抗力下降，最终导致疾病，或使原有呼吸系统疾病加重。养肺是秋季保健的重点。

秋季养肺，不可一概而论

上海中医药大学附属龙华医院肺病科　解诗韵　郭晓燕（主任医师）

中医中的养肺之法有许多讲究，如润肺、养肺、补肺、清肺及宣肺等，不同的肺部状态适合不同的保健方式，不可一概而论。不同的养肺方法有什么区别？分别适合怎样的体质呢？

润肺之法，重在润燥

润肺指清润肺燥。秋天气候干燥，燥邪易通过口鼻侵犯肺部，从而引起口鼻干燥、声音嘶哑、干咳少痰、皮肤干燥等症状。燥邪又有温燥与凉燥之分，根据地域划分，一般认为南方多温燥，北方多凉燥；根据时节划分，一般在气候温热的初秋多为温燥，在天气渐凉的深秋多为凉燥。当然，每个人的体质不同，若需具体分辨温燥还是凉燥，还需结合舌苔、脉象进行具体分析。

预防秋燥，润肺不可忽视。平素可以多吃雪梨、银耳、百合、莲子、莲藕、白萝卜等食物，避免食用辛辣刺激、油炸之品，以防耗伤肺津。以下分享两个温燥、凉燥者皆宜服用的食疗方：

❶ 罗汉果杏仁猪肺汤

【食材】罗汉果1个，南杏仁15克，猪肺250克。

【做法】①将处理好的猪肺切小块，洗净，余水，备用。②锅中加入油，将猪肺块、姜放入锅内，炒至咖啡色。③锅内加入清水、罗汉果、杏仁，烧开后用小火炖1~2小时。④加入适量盐调味，拌匀，即可食用。

【功效】罗汉果可以润肺化痰、生津止咳，杏仁可润肺平喘。此方具有滋阴润肺、化痰止咳的功效。

❷ 莲子百合瘦肉煲

【食材】百合30克，莲子30克，猪瘦肉300克。

【做法】①莲子泡2小时，百合洗净、泡开。②猪瘦肉切条，用料酒、姜片腌制。③锅中加冷水，放入猪瘦肉、莲子、百合、姜，大火烧开，去浮沫。④将所有食材放入砂锅炖煮3小时，调味即可。

【功效】百合润肺止咳，莲子补中养神。此方可润燥滋阴。

养肺之法，重在养阴

养肺主要在于滋养肺阴。肺病日久，容易耗伤肺阴，因此很多慢性肺病患者会出现肺阴亏虚的表现，如干咳少痰或痰中带血、口干咽燥、午后颧红、潮热盗汗、形体消瘦等。此时宜以滋养肺阴为主。

天冬玉竹老鸭汤

【食材】天冬30克，玉竹30克，老鸭一只。

【做法】①选老鸭一只，去毛及脏器，洗净，氽水，备用。②砂锅中倒入清水烧开，放入天冬、玉竹、老鸭、姜片，淋适量料酒，烧开后用小火煮1~2小时。③加入适量盐调味，拌匀，出锅前撒上葱花即可。

【功效】天冬具有养阴清热、润肺滋肾的功效，玉竹具有养阴润燥、生津止渴的作用。此方有清热养阴、润肺补肾的功效，对病后体质虚弱亦有调理作用，适合慢性肺病患者食用，以起滋补之效。

补肺之法，重在补气

补肺即补益肺气之法，适合有声音低怯、倦怠懒言、乏力气短等表现，且平素容易感冒的人群。

这类人群可以尝试服用以下食疗方：

黄芪党参乌鸡汤

【食材】黄芪15克，党参15克，大枣6颗，乌鸡半只。

【做法】①将黄芪、党参洗净，备用；大枣洗净去核，备用。②乌鸡洗净后切块，用料酒腌制，氽水，备用。③锅中加入清水烧开，放入黄芪、党参、大枣、乌鸡块、姜片，水开后小火炖煮1~2小时。④加入适量盐调味，即可食用。

【功效】黄芪可以补气固表，党参具有补中益气、健脾益肺的作用。此方虽有补益肺气、增强抵抗力的作用，但不适用于阴虚体质及处于疾病急性期的患者。

清肺之法，重在泻热

中医中的"清肺"，并非大众以为的帮助清除吸入肺中的烟草或PM$_{2.5}$颗粒，而是指清泄肺热。肺热者常有发热、咳嗽咯痰、痰色黄质黏、胸闷等表现，此时需用清肺药物治疗。清肺中药性味多苦寒，服用日久易伤胃，不宜长期使用。肺热者可尝试这则比较平和的食疗方，以辅助清肺热：

芦根薏米汤

【食材】鲜芦根50克，薏米30克，冰糖适量。

【做法】①芦根洗净，切段；薏米洗净，备用。②锅内加水适量，大火烧开，放入芦根，小火煮30分钟；去渣，再加入薏米煮至熟烂，服时酌加适量冰糖。③每日1~2剂，服用3~5天。

【功效】芦根清热生津、除烦止呕，薏米解毒排脓。此方可清肺化痰、平喘止咳。芦根性寒凉，脾胃虚寒的人群不宜服用。

宣肺之法，重在宣发

宣肺是指帮助恢复肺宣发功能的治疗方法。中医认为，肺主宣发，意为肺气具有向上、向外布散的功能；若该功能异常，则会出现发热恶寒、咳嗽、头身疼痛等表现，多见于感冒初期。这类人群可尝试以下茶饮：

桔梗甘草茶

【食材】桔梗、甘草各10克。

【做法】先将桔梗、甘草洗净，放入茶包，加入适量沸水冲泡，拌匀即可饮用。

【功效】桔梗具有宣肺、利咽、祛痰、排脓的作用；配以甘草，有助于肺气宣发。**PM**

> 在应用针灸、按摩等外治方法治疗疾病时，很多人本能地认为应在患处取穴，"哪里不好治哪里"。但从中医理论而言，并非如此，不仅可在患处及其附近取穴，还可在远道取穴，亦可远近结合。

远道取穴，痛亦可缓

✎ 上海市针灸经络研究所研究员　马晓芃

局部病变，亦需整体考虑

中医的基本特点之一就是"整体观念"：人体是一个有机的整体，局部病理变化往往与全身脏腑、阴阳、气血盛衰有关。因此，在取穴治疗时，对于局部病变，需要从整体考虑，确定治疗方法。

远道取穴，是在距离病痛较远的部位取穴而治疗疾病的一种方法，临床常用，包括"上病下取、下病上取""左病右取，右病左取"等。《灵枢·终始》云："病在上者，下取之；病在下者，高取之；病在头者，取之足；病在腰者，取之腘。"因为这种方法取穴与病位相隔较远，所以又叫"远道刺"。"经脉所过，主治所及"，刺激经络远端的穴位，可以通过经络系统的传导，影响与之相关的组织器官，从而治疗疾病。

中医古籍《四总穴歌》中有云："肚腹三里留，腰背委中求，头项寻列缺，面口合谷收。"

● **肚腹三里留**　腹部不适时，如胃痛、腹痛、腹胀、腹泻等，均可取足三里穴治疗。足三里是足阳明胃经的穴位，几乎所有的胃肠道疾病都可对足三里施治。此外，由于脾胃为后天之本、气血生化之源，可以腐熟水谷、化生气血以充养全身，因此刺激足三里穴可以强壮脾胃、益气养血，有很好的保健强壮功效，非常适合体质虚弱、抵抗力低下的人，所以民间有"常按足三里，胜吃老母鸡"的说法。

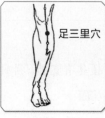
足三里穴

● **腰背委中求**　腰背部疾病，如急性腰扭伤、坐骨神经痛、腰肌劳损、腰椎间盘突出症等，均可取腘窝正中的委中穴治疗。作为足太阳膀胱经的合穴，委中穴是膀胱经气血的汇合之处，膀胱经脉气至此盛大，刺激委中穴能疏调腰背经脉之气，有通经活络、强健腰背的作用。

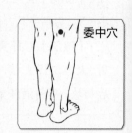
委中穴

● **头项寻列缺**　头项部不适，如头痛项强、偏头痛、颈椎病、落枕等，可取列缺穴治疗。手腕处的列缺穴是手太阴肺经的络穴，肺经循行虽然不过头部，但仍能治疗头项部的病症。其能联络大肠经，通调大肠经与肺经两经的经气，也可治疗这两经的相关病症。

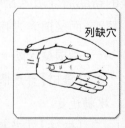
列缺穴

● **面口合谷收**　面口部各种病症，如视疲劳、目干目痛、鼻炎、鼻塞、鼻出血、耳鸣、耳聋、牙痛、口腔溃疡、面神经麻痹等，均可以取合谷穴（虎口）治疗。合谷穴所在的经脉是手阳明大肠经，其循行从手走向头面部，故所行之处的病症均可用合谷穴治疗，有行气通络、疏风止痛的作用。

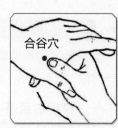
合谷穴

常见急性疼痛，如何远道取穴

临床应用时，远道取穴常常与局部取穴相配合。一般而言，急性病症，如急性疼痛，尤其适合应用远道取穴，往往立竿见影、一穴见效。现简单介绍几种常见急性疼痛的远道取穴方法。

❶ 急性胃痛

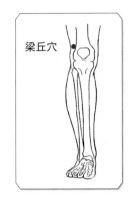

如果饮食不合理，加之感受寒凉冷气，很容易发生急性胃痛，这种疼痛通常非常剧烈。此时，可速取梁丘穴治疗，可以针刺，也可以持续掐按穴位，以缓解疼痛。梁丘穴位于大腿前面，当髂前上棘与髌底外侧端的连线上，髌底上2寸，是足阳明胃经的穴位，有理气、止痛、和胃之功，主治胃痛等症。

❷ 痛经

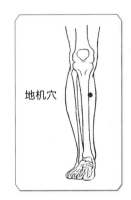

缓解痛经的中医方法有很多，按摩"地机穴"是其中一个较为简便的方法。突然腹痛难忍时，勿忘按摩地机穴。地机穴在小腿内侧，内踝尖与阴陵泉的连线上，阴陵泉下3寸。此穴可健脾理血、调理胞宫，是缓解痛经的经验穴之一。应急之时，可以用食指指腹点按地机穴周围，寻找最敏感点，然后用拇指指腹重按敏感点止痛，按压力度以能忍受为度。有条件时可以艾灸或针刺地机穴治疗，可以更快速地达到止痛效果。

❸ 落枕

很多人都有落枕的经历，入睡前没有任何症状，晨起后却突然发现脖子不能转动、项背部酸痛明显。此时要尽快治疗，治得越早，疗效越好，可取落枕穴。此穴也叫外劳宫，位于手背侧，在第2、3掌骨间，指掌关节后约0.5寸处，按之有

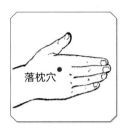

明显的酸痛感。针刺落枕穴得气（患者有酸、麻、胀、重等感觉，行针者则觉得针下沉紧）后，患者活动颈项部，哪个方向痛就向着哪个方向活动，慢慢加大活动范围。每隔3分钟运针一次，一般治疗一次即愈。

如果没时间去医院针灸，也可自我按摩。按摩时要边按压同侧落枕穴（以穴位处有酸胀感为度）边活动颈项部。一般按摩5~10分钟，可明显缓解疼痛。除了落枕穴，还可以根据情况选用养老、外丘等远道穴位治疗。

❹ 咽喉肿痛

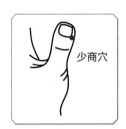

日常生活中，嗓子红肿疼痛时有发生。对于感冒、上火引起的咽喉肿痛，少商穴点刺放血疗效较好。少商位于手指，在拇指的桡侧，距离指甲角0.1寸处，可清泄肺火、解毒消肿，是治疗咽喉肿痛的常用效穴。治疗时可取三棱针或注射器针头点刺放血。放血前注意要先搓揉少商穴，促进血液循环，使其局部充血，然后再点刺；血珠冒出后再用手挤捏，使出血量加大，然后用酒精棉球擦拭，继续挤捏出血，反复操作，至不出血为止。一般操作结束，能感觉到咽喉部有放松感。如效果不明显，再选取另一侧少商穴放血。需注意的是，此类放血疗法宜寻求专业医师帮助，不宜贸然自行操作。

远道取穴的方法很多，临床上常用的对应取穴法，以及耳针、腕踝针等，都属于远道取穴。远道取穴体现了中医"治病求本"的思想，即治疗疾病时不要囿于局部症状，而要以小见大，透过现象看本质，抓住疾病的根本，综合考量制定治疗方案，才能效如桴鼓。PM

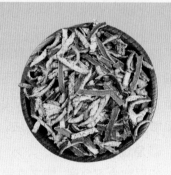

中药应用历史悠久，是中医用以防病治病、养生保健的有力武器。不少中药来源、外观均十分相似，但功效并不相同，存在品种、原产地复杂，同名异物、同物异名、别名繁多等问题，若区分不当可能会造成中药误用、混用。比如：桂枝与肉桂，橘皮与青皮，鳖甲与龟甲，等等。

扫描二维码，立即收听

相似中药，功效不同

上海中医药大学中药学院教授　袁　颖

桂之入药，部位不同

桂在我国文献中有着悠久的记载历史，中国古代很早就用桂皮作为调味品、香料等。在长期的食用过程中，人们发现了桂的医疗作用，药用部位不同，功效亦有所差异。

桂枝与肉桂

桂枝与肉桂均来自樟科常绿乔木植物肉桂，桂枝为嫩枝，肉桂为树皮。桂枝与肉桂均有散寒、温经、助阳的作用，常用于脘腹冷痛、寒湿痹痛、胸痹等。但中医认为，枝类药物性发散，善行走于四肢经络，桂枝可散寒解表、温通经脉，多用于风寒表证、寒邪凝滞气血所致的关节疼痛及痛经等；肉桂辛热，主温中止痛，且能下行而补肾阳，又可引火归原、温煦气血，多用于阳虚诸证。

桂皮

人们日常所指之桂皮，一类是加工肉桂所剩下的脚料或枝皮，另一类是同属其他种（如天竺桂、阴香、细叶香桂、柴桂等）的干皮或枝皮，民间更多将桂皮用于香料或调料。

桂花

历代诗文中的"桂"多指岩桂、丹桂、桂花。如西汉淮南小山《招隐士》赋云："桂树丛生兮，山之幽。"此桂为木樨科植物，与樟科肉桂有很大差别。桂花性辛温，有止咳之效。

橘之药用，制法不一

来源相同、药用部位基本相同，只因采集时间、炮制方法不同，就使得药性有所差异，这在中药中也不鲜见。青皮、陈皮、橘红、枳实与枳壳等就是其中的代表药物。

青皮

青皮是用橘的幼果或未成熟果实的果皮所制。古人云："青皮如人当年少，血气方刚；陈皮如年至老成，则燥急之气已化。"青皮行气力量较强，又称为破气，且善于疏肝理气，常用于肝气郁滞证（可见胁肋胀痛、乳房胀痛），食积气滞证（可见脘腹胀痛等），甚至气滞较重而致血瘀证（可见癥瘕痞块等）也可应用。

陈皮

陈皮的药用历史悠久，为芸香科常绿小乔木植物橘及其栽培变种的成熟果皮。尤以广东新会所产质量最优，为道地药材，又名广陈皮、新会皮。陈皮长于行脾胃之气，作用温和，凡脾胃气滞之证皆可选用；又能燥湿化痰，适用于湿痰、寒痰咳嗽之证。《药鉴》中云"陈皮须用隔年陈"，采收的橘皮一般当年不入药，需要贮存一段时间进行"陈化"，使药性更为醇和后再应用，故药名为陈皮。

橘红

现行《中国药典》规定，橘红为橘及其栽培变种的干燥外层果皮，即橘皮去白留红者为橘红。因此，陈皮与橘红是两味药。橘红一般在果实成熟时取新鲜橘皮，用刀削取外层果皮，晾干或晒干入药。其温燥之性胜于橘皮，可燥湿化痰、发表散寒，适用于外感风寒咳嗽痰多者。

化橘红

化橘红为芸香科植物化州柚或柚的未成熟或接近成熟的外层果皮。橘、柚类植物在相当长的一段历史时期区分不明显，自清代以后，化橘红的应用逐渐增加，成为主流品种，橘类橘红反而少用。不论饮片还是中成药，均主要使用化橘红。化橘红性味辛、苦、温，归肺脾经，可理气宽中、燥湿化痰，常用于湿痰、寒痰咳嗽，食积引起的呕恶、胸闷，等等。

背壳入药，来源有别

龟甲、鳖甲等中药来源于动物。龟鳖类动物是地球上古老的物种之一，早在殷商时期，便有甲骨文刻在龟甲或兽骨上。动物的壳入药（如龟甲、鳖甲、牡蛎等）被称为"介类"药，并有"介类潜阳"之说。龟鳖均为爬行动物，水陆两栖，本草记载"生池泽"。龟甲和鳖甲功效有相似之处，均可滋阴潜阳，入药时一般都经砂炒或醋淬后使用，适用于肝肾阴虚所致阴虚内热、阴虚风动、阴虚阳亢诸证。

龟甲

为龟科动物乌龟的腹甲及背甲，有角质板和骨板，质地坚硬。龟甲长于滋肾养肝健骨，故多用于肝肾阴虚之筋骨痿弱；又能养血补心，用于惊悸、失眠、健忘；亦可固经止血，用于妇女月经不调、崩漏。

鳖甲

为鳖科动物鳖的背甲，无角质板，被有革质软皮，边缘具柔软的较厚结缔组织，俗称裙边，为可食用部分。鳖甲有软坚散结作用，常用于治疗肝脾肿大、肝硬化等疾病。鳖甲的养阴清热作用也胜龟甲一筹，治疗阴虚内热的名方清骨散、青蒿鳖甲汤都用之为主药。

红豆入药，亦需分辨

赤小豆与赤豆

明代以前，多数本草文献中记载的赤小豆来源于赤豆；而李时珍《本草纲目》中，则认为赤小豆的功效比赤豆好；目前一般认为，赤小豆和赤豆功效类似，差异不大。现行《中国药典》规定，赤小豆来源于豆科植物赤小豆或赤豆，可利水消肿、解毒、利湿退黄，可见赤小豆的两种来源都可作为药用或食用。

相思子

此外，古诗中"红豆生南国"的"红豆"，一般认为是指豆科红豆属植物相思子。《本草纲目》中记其别名"红豆"，形容"其子大如小豆，半截红色，半截黑色，彼人以嵌首饰"。明代《植物名实图考》中指出："医肆以相思子半红半黑者充之（赤小豆），殊误人病。"说明当时有混用的情况。相思子含多种毒性蛋白，有毒，不可食用。PM

中医认为，"痰"是体内津液代谢失常出现的病理产物，同时也是致病因素，可分为"有形之痰"与"无形之痰"。"有形之痰"指可以看到具体实物的痰，譬如咯出的痰液；"无形之痰"指表现上具有痰邪致病的特点，用化痰药物治疗有效，却又只见其症、不见其形。看不到实质的痰饮，亦可使人致病，故其又称"内痰"。

"暗中作祟"的 无形之痰

上海中医药大学附属市中医医院脑病科　李文涛（主任医师）　张凌凌

无形之痰，如何形成

"肺为水之上源，脾为水之中源，肾为水之下源"，痰主要由人体水液停滞聚集形成，与肺、脾、肾关系最为密切。饮食水液入胃以后，通过脾的运化功能，转化为水谷精微和津液，然后向上运输到肺脏；肺的宣发肃降功能，可将津液向上、向外布散，向下输降到肾脏及大肠；肾主水，通过肾的蒸化作用，将水液中的糟粕化为尿液排出体外，同时推动体内津液在五脏四肢之间运行。

因此，饮食、情志、劳倦、久病等诸多因素引起的脾虚不能运化，肺气虚不能宣发肃降，肾虚不能蒸化水液，等等，都会导致水液聚集成痰。另外，外界湿邪侵入人体，停聚在经络关节，也易成痰。

痰凝各处，致病不同

痰邪致病广泛、变化多端，故有"百病皆因痰作祟""怪病多责于痰"之说。

相对多见于体形偏胖，有脘腹满闷、头身困重等症状，有舌胖、齿痕、苔腻、脉滑之人。

人体各个系统的疾病都可能由无形之痰引起，除痰在脾胃、运化失调易引起多种消化系统疾病外，还常见神经系统疾病（如眩晕、卒中、痴呆、癫痫、晕厥、休克等）、心血管系统疾病（心悸、心肌缺血、心衰等）、呼吸系统疾病（咳嗽、支气管炎、哮喘等）。

此外，痰气凝结于咽喉者，喉中常有异物感、咳不出来、吞不下去，又称"梅核气"；痰在颈部，易

专家简介

李文涛　上海中医药大学附属市中医医院脑病科主任、主任医师、博士生导师，上海市中医药学会神经内科分会副主任委员，上海市中西医结合学会慢性神经系统疾病专委会副主任委员。擅长中西医结合诊治各种神经内科疑难病。

出现瘿病（甲状腺疾病）；痰在四肢关节，易致关节炎症、水肿等；痰在经络，易致蛇串疮（带状疱疹）、瘰疬痰核（淋巴结结核、肿大等）等；痰在脉管，易致筋瘤（下肢静脉曲张）。

症见不同，方亦不同

无形之痰常与其他病邪一同侵犯人体，所致症状各不相同，在治疗时常需要兼顾同治。

若风痰上扰，容易导致头晕目眩、半身不遂、语言謇涩、肢体麻木、口角流涎、手足抖动、烦躁易怒等症状，可以选用半夏白术天麻汤、羚角钩藤汤，以熄风化痰。

若痰热为患，导致面红、咽干、身热、便秘、口渴、胸闷、气促，或心下痞闷、按之则痛，或见心烦、失眠等症状，此时宜用清气化痰丸、小陷胸汤等，以清热化痰。

若痰阻脑窍，导致癫狂痫厥、精神失常、神情呆滞、心悸怔忡、失眠多梦等症状，需化痰开窍，可选用苏合香丸、牛黄丸、定痫丸、导痰汤等。

若气滞痰阻，导致胸闷、咽部似有物阻、颈部甲状腺肿大、情志不畅时症情加重，可选用半夏厚朴汤或四海舒郁丸加减，以理气化痰。

若痰瘀阻滞，导致胸痛、胸闷、呕恶等症状，可选用瓜蒌薤白半夏汤合桃红四物汤，以痰瘀同治。

若痰湿中阻，导致胃脘痞闷、恶心呕吐、腹胀且有肠鸣音、食少神疲、身重嗜睡、便溏等症状，可用二陈汤、温胆汤等加减，以燥湿化痰。

若阴虚痰燥，导致胸痛、咽喉干燥，或低热潮热、大便干燥、舌红而干等，可选用贝母瓜蒌散等，以润燥化痰。

若痰阻日久，导致瘰疬、结节、肿块，或骨节冷痹，皮色不变，关节肿大、变形等，可选用消瘰丸等，以软坚化痰。

追根溯源，标本兼治

在中药中，有不少可以起到化痰作用的药物，譬如温化寒痰的半夏、天南星、陈皮、干姜等，以及清化热痰的川贝母、前胡、胖大海等。除直接化痰外，中医更注重标本兼治，针对痰液产生的原因辨证施治、治病求本。

"脾为生痰之源""痰为湿之聚"，痰湿与脾胃运化关系尤为密切，治疗时常加用党参、白术、茯苓、山药、薏米、玉米须等健脾化湿药物。"病痰饮者，当以温药和之"，痰为湿聚，属于阴液停滞，可以用温阳药物化解，选用附子、干姜、桂枝等药物温化寒痰。

日常调护，以防无形之痰

中医注重治未病，人们日常应注重调护，预防无形之痰的形成与加重。在日常生活中可注意以下几点：

❶ 保持心情舒畅，以使肝气运行顺畅，气机升降协调，水液规律运行，痰浊不停聚于体内。

❷ 饮食有节，口味清淡，进食时间规律。需注意少吃生冷寒凉、油腻、甜腻之品及酸味收涩的食物，少喝饮料、奶茶，戒烟戒酒，以使脾胃健运、水谷运化正常。平素宜注意食补，可适当多吃薏米、赤小豆、山药、芡实、冬瓜等食物，以健脾利湿。

❸ 避免久坐不动，需规律作息、合理锻炼，以使正气存内，痰邪不侵。

❹ 日常生活中需注意避免风寒侵扰、淋雨等，注意保暖，保持居住环境干燥。可适当多晒太阳，以提升阳气。PM

注意缺陷多动障碍，俗称多动症，是儿童常见的神经发育障碍性疾病。该病多见于学龄期儿童，70%的患儿症状持续到青春期，30%~50%的患儿症状持续到成年期。目前，我国多动症的患病率为6.26%，约有2300万儿童和青少年患者，但就诊率只有10%。

患多动症，药物治疗很重要

上海市儿童医院儿童保健暨发育行为儿科主任医师　王 瑜

治疗不足，可能影响患儿一生

多动症是一种影响终身的慢性疾病，可对患者及家庭产生广泛而消极的影响：学习成绩差、自卑、社交困难等贯穿整个学业过程；儿童易出现行为问题，如说谎、盗窃和破坏秩序等；青少年可能有不当行为，如校园欺凌、物质滥用、吸烟、吸毒，甚至犯罪；成人学历低、职业层次低，由于缺乏专注力，容易失业；等等。

治疗不足会给多动症患儿带来终身影响，家长应科学认识这一疾病，及时带孩子就诊，并在医生指导下根据孩子的病情合理治疗，包括家庭干预、教育支持和药物治疗等。药物治疗可以较快地减轻患儿的症状，是目前治疗多动症的重要方法。只要遵医嘱用药，按时随访监测，药物治疗是安全的，利大于弊，家长可以放心。

两种药物，可治疗多动症"病变"

多动症是如何发生的呢？打个比方：我们的大脑发出指令后，需要一些"信号兵"传递指令，"运兵车"

会将"信号兵"从一个神经细胞运送到下一个神经细胞，待"信号兵"将指令告诉下一个神经细胞的"看门人"后，再把它送回去。多动症患儿大脑中的"运兵车"特别活跃，"信号兵"还没来得及跟"看门人"说话，就被运回去了。因此，患儿会表现出自控能力差、无目的的多动、注意力涣散等。治疗多动症的药物可以让大脑中负责控制行为的神经递质恢复到正常水平。也就是

专家简介

王 瑜　上海市儿童医院儿童保健暨发育行为儿科主任医师、硕士生导师，中华医学会儿科学分会儿童保健学组青年委员会委员，中国妇幼保健协会自闭症防治专委会委员，上海市医学会儿科专科分会发育行为儿科学组副组长，精神医学专科分会儿童青少年精神病学组委员，上海市微量元素学会理事。擅长儿童发育行为疾病的诊治。

说，"运兵车"能让"信号兵"跟"看门人"说完话以后再将它送回去，从而减轻患儿的相关症状。

目前，我国治疗多动症的药物有两种：一种是中枢神经兴奋剂盐酸哌甲酯缓释片，另一种是非中枢神经兴奋剂盐酸托莫西汀。医生会制定个体化的综合治疗方案，患儿及家长要长期坚持，才能取得显著、持久的疗效。一般情况下，药物治疗应持续至少3个月以上，医生会根据疗效和病情变化调整治疗周期。

药物治疗的益处是能够控制患儿的症状，使家庭干预、教育支持、心理咨询等得以顺利实施。对多动症患儿来说，药物治疗在改善注意缺陷、降低活动水平和冲动、提高学习成绩、改善人际关系等方面有肯定的疗效：可以增加注意力的持久性，改善书写和运动的协调性，提高学习效率；改善情绪控制能力，提

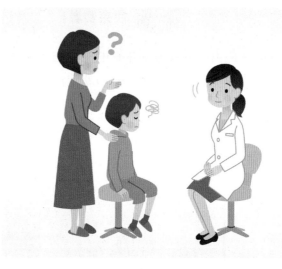

高同伴的接受度；减少冲动、过度兴奋、敌对和违抗，进而减少被惩罚的次数，有助于提高自尊心和自信心；等等。

药物治疗会导致成瘾吗

多动症患儿家长最担心的莫过于药物的成瘾性。虽然哌甲酯属于精神麻醉类药品，但其在多动症治疗中的疗效和安全性是得到长期验证的。患儿只要接受正规治疗，遵医嘱用药，家长就不必担心。

发生不良反应怎么办

药物进入人体后发挥治疗作用的同时，也可能出现一些可预见的不良反应。治疗多动症的药物会在少数患儿中引起一些常见的不良反应，如胃口差、入睡困难或嗜睡、感觉口渴、不感到饿、腹痛、头痛等。

通常学龄前患儿的不良反应略多一些。不良反应常出现在开始服药后2～4周，多为轻度和暂时性的，在坚持服药后会逐渐消退。患儿出现不良反应时，家长不要紧张，可视情应对：

① 如果患儿的症状轻微，家长应鼓励孩子继续服药，有些症状在服药一段时间后会自行消失。

② 部分患儿服药初期会出现体重减轻的情况，在服药一段时间后（一般为3个月），随着食欲不振、胃肠道不适症状改善，体重可恢复至正常。另外，家长可通过加餐的方法来保证孩子的正常摄入量。

③ 如果患儿的不良反应较重，家长不要自行为孩子减药、停药或换药，应及时带孩子就诊，听从医生的指导。PM

快来看看！"年度订阅奖"获奖名单里有您吗？

为回馈广大订阅读者对本刊的支持与厚爱，2022 年度第 2 次"年度订阅奖"获奖名单已出炉! 下列 50 位幸运读者获得由《大众医学》资深编辑精心挑选的价值180 元的健康图书大礼包 1 份、《大众医学》杂志纪念书签 1 个、《大众医学》原创帆布袋 1 个。

2 《大众医学》纪念书签 1 个

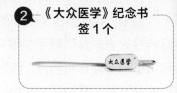

1 健康图书大礼包 1 份（5 本科普图书，随机）

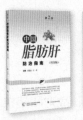 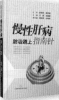 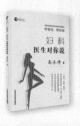 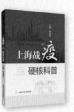 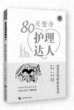 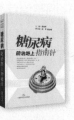

《中国脂肪肝防治指南（科普版）》　《慢性肝病防治路上指南针》　《妇科医生对你说》　《上海战"疫"硬核科普》　《80 天变身护理达人》　《糖尿病防治路上指南针》

3 《大众医学》原创帆布袋 1 个（随机）

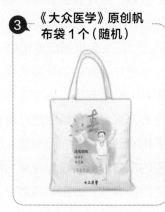

"年度订阅奖"获奖名单

曹勤健（上 海）	常 琦（福 建）	陈剑立（上 海）	陈燕平（安 徽）	丁伯伦（福 建）	冯林岗（上 海）
高秀玉（河 北）	高振国（上 海）	郭松林（上 海）	黄骏先（安 徽）	黄秀颖（江 苏）	黄志明（上 海）
季 旭（江 苏）	江爱明（上 海）	蒋益兴（四 川）	金祖辉（江 苏）	李本强（内蒙古）	李 锋（上 海）
李美宁（上 海）	李素珍（上 海）	李仲华（上 海）	刘 勇（上 海）	刘 远（天 津）	娄金娣（上 海）
陆亚虎（江 苏）	吕仁序（山 东）	马晓光（黑龙江）	马用揆（上 海）	沈惠民（上 海）	施铁强（福 建）
宋风贞（山 西）	宋科炳（贵 州）	孙 先（上 海）	唐敦图（江 苏）	王敏军（上 海）	王盛泉（四 川）
吴新林（青 海）	吴子良（浙 江）	夏建军（上 海）	徐芳荣（重 庆）	张德茹（上 海）	张光华（北 京）
张锦标（江 苏）	张 锰（江 苏）	张雍源（上 海）	赵锦明（安 徽）	周国琴（上 海）	周永珠（山 西）
朱恒道（江 苏）	朱忠耀（浙 江）				

中医药，
阻挡糖尿病的"脚步"

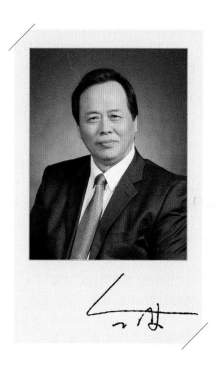

仝小林，中国科学院院士，中医内科学家，中国中医科学院广安门医院代谢病研究所所长。长期致力于中医药传承与创新研究，有机融合中医"调态"、西医"打靶"策略，首创"态靶辨治"理论体系；擅长中医治疗糖尿病及其并发症、甲状腺疾病、代谢综合征等内分泌疾病及内科疑难杂症。

糖尿病是严重危害人类健康的慢性病之一，我国成人糖尿病患病率已超过10%。除庞大的糖尿病患者群体外，我国还有约1.7亿人存在糖耐量异常，约2700万人存在空腹血糖受损，他们都处于"糖尿病前期"，如再不加干预，将可能成为糖尿病患者。中医药对糖尿病前期的防治作用显著，具有简、便、验、廉的优势，是阻挡糖尿病"脚步"的有力武器。

曾有观念认为：中医只能改善疾病症状，不能改变异常的化验指标，比如血糖。其实不然，大量现代药理研究证实中药能有效降糖。笔者经多年临床研究，总结出了"酸苦制甜"的降糖经验，"苦"味中药黄连、黄芩等，"酸"味中药酸枣仁、五味子等，均能有效制衡糖尿病这一"甜病"。笔者

治疗糖尿病，对初诊、未用过西药的患者，先选择中药降糖；治疗3个月后，对降糖效果不理想的少数患者，才考虑加用西药。多年临床经验证明，中医药降糖疗效确切，在改善症状、证候的同时，也能降低血糖等指标。此外，对糖尿病前期患者进行中医药治疗，可降低其进展为糖尿病的风险。

在日常生活中，糖尿病前期患者可运用中医药预防糖尿病。

一是食疗。根据"酸苦制甜"理论，糖尿病前期患者可多食苦瓜、山楂、乌梅等味苦或酸的食物，也可用药食同源的桑叶、苦丁等泡水代茶饮，以辅助降糖。现代医学研究证明，桑叶提取物可通过抑制小肠 α-糖苷酶的活性，降低餐后血糖；苦瓜可刺激胰岛 B 细胞活性，增加胰岛素的分泌。不过，苦寒之品易伤脾胃，不宜长期单独、大量使用，以免引起胃胀不舒、食欲下降、恶心呕吐等不适。食用上述酸、苦之物时，可与生姜同服。生姜性

辛温，一方面可以保护脾胃；另一方面，辛与苦味搭配，辛开苦降，可调畅中焦气机，改善胃肠功能。

二是中医外治法。比如：泡脚时加入生姜、艾叶、桂枝、透骨草等，以活血通络；盘腿打坐时，通过压麻双腿后瞬间放松，促进血液微循环；坚持刮痧，按揉和敲打脾、胃经的穴位，如足三里、阴陵泉、丰隆、三阴交等，可起到健脾、利湿、降浊的功效。这些中医外治法能推动人体气血流动，促进机体对血糖的利用。此外，糖尿病前期患者可进行传统体育运动，如八段锦、易筋经、太极拳、五禽戏等。这些运动强度不大，动作缓慢而协调，适合各年龄段患者。

需要提醒的是，在糖尿病前期，患者就应开始预防糖尿病血管并发症，尤其是合并高血压、血脂异常、高尿酸血症者更应重视。可以在医生指导下服用小剂量活血化瘀的中药，如三七粉、水蛭粉或丹参粉，有助于保护血管，预防并发症。**PM**

创刊于1948年

Contents 目次 2022 年 11 月

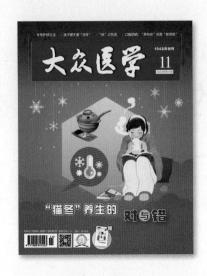

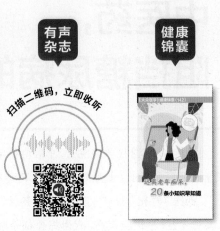

有声
杂志

扫描二维码，立即收听

健康
锦囊

大众医学
官方微信公众号

特别关注

"猫冬"养生的对与错

中医学认为，冬季主"藏"，养生宜顺应自然规律，着眼于"藏"。但是，随着生活条件改善、社会发展需要，人们在冬季的生活、工作状态与其他季节已没有多大差别，许多传统的"冬藏"养生方法难以推行。那么，"猫冬"已经不合时宜了吗？事实上，不少人对"冬藏"存在一些误解，"藏"法亦有对错。

本期封面、内文部分图片由图虫创意提供

轻松
订阅

★ 邮局订阅：邮发代号 4-11
★ 网上订阅：www.popumed.com（《大众医学》网站）/ http://item.zazhipu.com/2000399.html（杂志铺网站）
★ 上门收订：11185（中国邮政集团全国统一客户服务）
★ 本社邮购：021-53203260
★ 网上零售：shkxjscbs.tmall.com（上海科学技术出版社天猫旗舰店）
★ 微信订阅：扫描右侧二维码，在线订阅

微信订阅

特别提醒　第12期上市时间：2022年11月25日

顾问委员会
主任委员　王陇德　陈孝平
委　员（按姓氏拼音排序）
陈君石　陈可冀　曹雪涛　戴尅戎
樊嘉　顾玉东　郭应禄　黄荷凤
廖万清　陆道培　刘允怡　郎景和
宁光　邱贵兴　邱蔚六　阮长耿
沈渔邨　孙燕　汤钊猷　王正国
王正敏　汪忠镐　吴咸中　项坤三
曾溢滔　曾益新　张金哲　赵玉沛
钟南山　周良辅　庄辉

名誉主编　胡锦华
主　编　贾永兴

编辑部
主任/副主编　黄慧
副主任　王丽云
文字编辑　刘利　张磊　莫丹丹
蒋美琴　曹阳
美术编辑　李成俭　陈洁

主　管　上海世纪出版（集团）有限公司
主　办　上海科学技术出版社有限公司

编辑、出版　《大众医学》编辑部
编辑部　（021）53203131
网　址　www.popumed.com
电子信箱　popularmedicine@sstp.cn

邮购部　（021）53203260

营销部
副总监　夏叶玲
客户经理　潘峥　马骏
订阅咨询　（021）53203103
13816800360
广告总代理　上海高精广告有限公司
电　话　（021）53203105

编辑部、邮购部、营销部地址
上海市闵行区号景路159弄A座9F-10F
邮政编码　201101

发行范围　公开发行
国内发行　上海市报刊发行局
国内邮发代号　4-11
国内统一连续出版物号　CN 31-1369/R
国际标准连续出版物号　ISSN 1000-8470
国内订购　全国各地邮局
国外发行　中国国际图书贸易总公司
（北京邮政399信箱）
国外发行代号　M158

印　刷　杭州日报报业集团盛元印务有限公司
出版日期　10月25日
定　价　15.00元

88页（附赠32开小册子16页）

杂志如有印订质量问题，请寄给编辑部调换

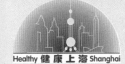

大众医学——Healthy 健康上海行动 Shanghai 指定杂志合作媒体

《健康上海行动（2019—2030年）》提出18个重大专项行动、100条举措，将为上海2400多万市民筑牢织密一张"生命健康网"，全方位、全周期、全领域维护与保障市民健康。市民健康水平和健康城市能级的不断提升，需要全社会、全体市民共同参与和努力。《大众医学》作为健康上海行动指定杂志合作媒体，邀您与健康结伴同"行"。

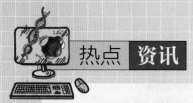
记录精彩瞬间，让经典成为永恒！
国内首部"健康科普脱口秀"图书在沪首发

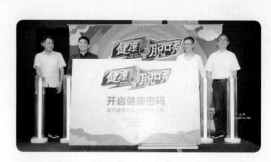

9月19日下午，由上海市健康促进委员会办公室、上海教育电视台、上海科学技术出版社共同主办的《健康脱口秀》新书首发仪式在上海中心朵云书院举行。

2021年，上海市卫生健康委、上海市健康促进委员会办公室与上海教育电视台共同推出国内首档大型健康科普电视脱口秀节目《健康脱口秀》。一批年轻医务人员走上舞台，以科学的姿势吐槽，用健康的金句辟谣，让广大市民在笑声中走出健康误区，在欢乐中掌握"健康密码"。

2022年，《健康脱口秀》同名图书应运而生，以通俗易懂、诙谐幽默的文字，辅以现场花絮、选手优享视频、嘉宾金句点评、网友"爆梗"留言，生动再现24组选手在《健康脱口秀》舞台上的精彩演绎，主题涵盖运动健身、职场健康、公共卫生和饮食营养四大版块。而选手们分享的参赛手记，也从一个个侧面展现年轻医务人员对健康脱口秀这一"跨界融合"的新型科普形式从"拒绝"到"热爱"的心路历程。

健康中国，科普有我！
武汉协和医院第六届微信科普大赛成功举办

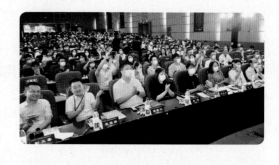

9月22日下午，华中科技大学同济医学院附属协和医院第六届微信科普大赛暨第三届云科普大赛举行。《健康报》社副总编辑杨秋兰，湖北省卫健委宣传处处长刘敏，本刊副主编、编辑部主任黄蕙，华中科技大学党委宣传部副部长顾馨江，湖北广电大健康发展中心副主任顾凯等，受邀参加本次大赛并担任评委。

本届大赛气氛热烈、精彩纷呈。由协和医院党委宣传部策划、协和C.P.R乐队创作并演绎的全国首支原创科普歌曲《健康之光》正式发布。赛场上，10支科普战队同场竞技，围绕癌症攻克、慢病管理、疾病预防等热点话题，用演讲、情景剧、短视频、改编歌曲等形式进行科普，让医学知识轻松走进观众心里，呈现了一场有趣、有料的健康科普视听盛宴。

据悉，本届科普大赛从策划、启动到决赛历时4个月，共征集科普作品316个，作品总访问量突破1.46亿次，投票量超6400万。自2017年至今，武汉协和医院已连续举办六届微信科普大赛，该项赛事已成为湖北乃至全国的一个金色文化品牌。

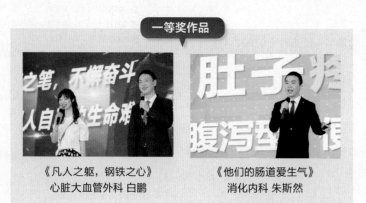

一等奖作品

《凡人之躯，钢铁之心》
心脏大血管外科 白鹏

《他们的肠道爱生气》
消化内科 朱斯然

2035 年左右，我国 60 岁及以上老年人口将突破 4 亿

国家卫生健康委员会公布的数据显示：我国老龄化呈现数量多、速度快、差异大、任务重的形势和特点。截至 2021 年底，全国 60 岁及以上老年人口达 2.67 亿，占总人口的 18.9%；65 岁及以上老年人口达 2 亿以上，占总人口的 14.2%。据测算，预计"十四五"时期，60 岁及以上老年人口总量将突破 3 亿，占比将超过 20%，进入中度老龄化阶段；2035 年左右，60 岁及以上老年人口将突破 4 亿，在总人口中的占比将超过 30%，进入重度老龄化阶段。

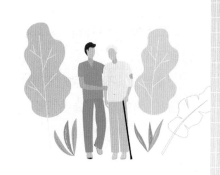

全自动核酸检测平台获批上市

近日，由上海之江生物研发的"小青耕"全自动核酸检测平台获国家药监局批准上市。这一台设备仅重 45 千克，可放置桌面，具有体积小、自动化程度高的优势，能自动完成核酸检测全流程。全自动核酸检测平台无人值守也可检测，可有效缓解核酸检测专业人员数量不足的压力。

大脑"连轴转"或会堆积毒素

人在长时间思考后常常感到疲惫，可能是大脑堆积了很多潜在的"毒性物质"。近期一项研究发现，疲劳和神经系统代谢物有显著关联。当大脑持续进行高强度的认知工作后，潜在的"有害物质"谷氨酸会积聚在大脑的前额叶皮质，影响决策能力。研究人员提醒，当感到大脑疲劳时停止工作，有助于保护大脑功能的完整性；大脑疲惫时，慎做任何重要决定。

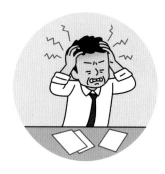

在大自然漫步 1 小时，可显著缓解压力

近期，德国研究团队发现，在大自然步行 1 小时后，参与压力处理的大脑区域活动就会减少；在心理和生理指标评估中，均可观察到大自然对注意力恢复、缓解压力具有一定好处，可帮助心率、血压和与压力相关的激素皮质醇降低。花时间亲近大自然可提高工作记忆能力，恢复定向注意力，减少负面情绪和压力。

O 型血者，中风风险或较低

近期，美国马里兰大学医学院的研究人员发现，血型可能与发生早期中风的风险有关。A 型血的人在 60 岁之前患中风的风险最高，而 O 型血的人患中风的风险最低。先前也有研究表明，A 型血的人腿部发生血栓的风险略高。研究人员表示，形成这种差别的机制尚不确定，可能与血栓形成的过程有关，后续仍然需要更多研究来阐明其中机制。虽然血型无法改变，但可以通过控制其他危险因素（如高血压、糖尿病、高胆固醇水平、吸烟和肥胖等）来降低中风发生的风险。**PM**

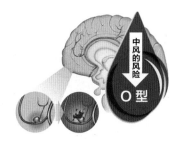

（本版内容由本刊编辑部综合摘编）

冬季来临，气温下降，很多人不愿起床、不愿出门、不愿运动，只想窝在家里"猫冬"。中医学认为，冬季主"藏"，养生宜顺应自然规律，着眼于"藏"。但是，随着生活条件改善、社会发展需要，人们在冬季的生活、工作状态与其他季节已没有多大差别，许多传统的"冬藏"养生方法难以推行。那么，"猫冬"已经不合时宜了吗？

事实上，不少人对"冬藏"存在一些误解，"藏"法亦有对错。本刊特邀养生专家介绍适应现代社会的"猫冬"养生方法，去伪存真，健康过冬。

"猫冬"养生的对与错

策划　本刊编辑部

执行　蒋美琴

支持专家　周时高　张雯静　陈咸川

窦丹波　周恩超　吴卫兵

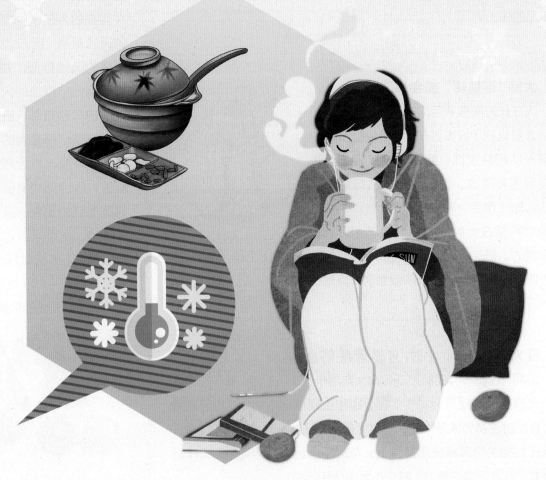

冬季养生在于"藏"

上海中医药大学附属龙华医院内科主任医师　周时高

受中国古代"天人合一"哲学思想的影响,中医学强调"天人相应"的整体观,即人与自然相应、人与社会协调。自然界万物生长有春生、夏长、秋收、冬藏的规律。《素问·金匮真言论》指出,人以"五脏应四时,各有收受",冬季应人体肾脏,肾的功能具有潜藏("肾藏精")特性,故冬季养生首要在于"藏"。

"藏"是一个意象化的概念,应用于养生,应着重于三点:第一,避免人体阳气外泄与耗散;第二,肾藏精,宜固精敛阴;第三,阴阳调和,互根互用。《素问·四气调神大论》认为:冬季当避寒祛湿,以顾护阳气,并使神志伏匿,情志舒畅而静逸,以适天时闭藏之期。冬季养生的基本原则是顺应体内阳气的潜藏,以神安气顺、固精护阳为根本,以"藏"为关键。具体"藏"法,可从以下几方面着手。

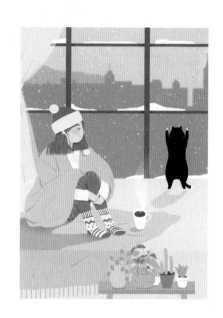

调畅情志,助阴阳调和

为保证冬令阳气伏藏,首先要做到心神宁静、情绪安定、减少私欲、心情舒畅。其次,冬天夜长昼短,日照减少,万物凋零,人们往往睹物念身,容易造成情绪低落,产生"季节性抑郁"。

当处于紧张、激动、焦虑、悲伤、抑郁等状态时,应学会调节情绪,必要时咨询相关专业医生,尽快恢复舒畅、平静、安宁的心情,以达到"无扰乎阳"、阴阳调和的状态。

防寒保暖,避阳气耗散

随着物质条件的改善,空调、暖气等各类取暖设备已成为人们过冬的必备物件,客观上为"冬藏"避寒创造了有利条件。但需注意避其弊端:①居室每日应安排一定时间通风换气,尽量保持空气清新;②取暖要适度,居室温度不宜过高,以免体内阳气升发过度,潜藏不足;③久居空调房干燥环境者应适当饮水,以防耗伤阴津。

此外,夜愈深则寒气愈重,熬夜易耗伤阳气。冬季应顺从"藏"的特点,晚上早点休息,避免阳气耗散。"早卧晚起,必待日光"也是防寒保暖、顾护阳气的基本措施。

专家简介

周时高　上海中医药大学附属龙华医院内科主任医师、教授,国家中医药管理局重点学科中医养生学学科带头人,中华中医药学会健康管理分会常委,世界中医药学会联合会老年医学分会理事,上海传统医学工程协会膏方分会会长。

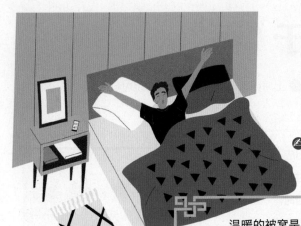

早睡晚起：
冬季"赖床"的对与错

🖊 上海中医药大学附属市中医医院神志病科（失眠科）主任医师　张雯静

温暖的被窝是冬天起床的一大"阻碍"，有些退休的老人、放假的学生、休息的上班族喜欢"赖床"不起，甚至整天缩在被窝里。中医学认为，冬季应早睡晚起，适当延长睡眠时间。"赖床"与"早睡晚起"有何不同？冬季"赖床"会影响健康吗？

✔ "两头延长"，并非一味"赖床"

冬季气温降低，白昼时间减少，人们应该顺应自然界的变化规律，早卧晚起，适度延长睡眠时间，以养精蓄锐、休养生息。但睡眠时间延长多少、怎么延长很重要：成年人的睡眠时间为 6～8 小时，冬季可适度延长 0.5～1 小时；应早点睡、晚点起，"两头"增加睡眠总时长，而不是一味地晚起。

冬令进补，重藏精潜阳

如今，冬令进补、冬季膏方等已成为很多人冬藏养生的重要途径。或许有人会问：现代人"三高"现象越来越多，还有必要进补吗？

实际上，"冬藏"作为冬季养生的核心原则适用于所有人。冬藏养生包括针对性的食补、药疗等冬令进补方法，可起到固精敛阴、潜阳安神、化湿祛瘀等功效，也可调整体质偏颇，但须在专业医生指导下进行。

冬练三九，防阳气外泄

冬天气候寒冷，大多数人不愿意参加体育运动。俗话说，夏练三伏，冬练三九。冬季坚持适量锻炼，有益于身体健康。但需要注意以下几点：

❶ 不宜太早晨练，冬季早晨气温较低、寒气较重，过早晨练容易导致血管收缩，造成血压波动，甚至引发心脑血管意外，中老年人尤应注意。

❷ 不可运动过量，切忌大汗淋漓，以免因腠理疏松而导致阳气外泄、耗损。

❸ 选择空气好、阳光充足的户外场地进行锻炼，如遇雨雪、雾霾天气，应在室内活动。

✔ 一老一小，适当"赖床"护肾阳

"一老一小"人群，在遵循早睡的基础上，宜适度"赖床"。老年人肾气相对不足，儿童的生长发育有赖于肾气充沛，冬季顺应自然规律，可养护肾阳。

① 老年人

老年人血管弹性减退，冬季适当赖一会儿床，等太阳升起、自然界阳气上升后，再缓慢起床为宜。记住一个养生小口诀："太阳升，缓缓起；床边坐，温水喝。"老年人起床时应先从卧位缓慢起身转为坐位，在床边坐数分钟后，再下床洗漱，同时可以喝一小杯温水。

② 儿童

儿童处于生长发育期，"睡足"特别重要。家长不要粗暴、快速地叫醒孩子，恰当的做法是：缓缓打开窗帘，让光线照到孩子身上，用舒缓的音乐或轻柔的语音唤醒孩子，并允许他适度赖床，可以用温热的毛巾擦拭孩子的手、脸，帮助他慢慢醒来。

✖ 变身"床懒"，影响睡眠与健康

冬季气候寒冷，有些人整天窝在床上看电视、刷手机，就像树懒一样，变身为"床懒"。

然而，整天赖在床上不仅会影响胃

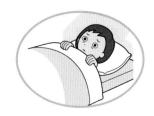

肠功能，长此以往容易造成消化系统疾病，如胃炎、胆囊炎等，还会影响夜间睡眠，久而久之可能导致失眠，进一步影响健康。

天寒地冻，克服"赖床"坏习惯

以下几个小方法，可帮助大家在寒冷的冬天不"赖床"。

❶ 为第二天设定一个小目标，可以是工作、学习方面的，也可以是生活方面的，如品尝美味的早餐、与好友一起散步等，让第二天变得可期待，产生起床的意愿，避免因逃避、无所事事而赖床。

❷ 临睡前，将手机、电视遥控器等物品放置于卧室外。这样既可避免使用电子产品对夜间睡眠的影响，又能防止醒后在床上看手机、电视，不愿意起床。

❸ 有条件者，可借助智能家居系统定时打开窗帘，让自然光线进入室内，如果能伴有轻柔音乐，唤醒效果更佳。

❹ 醒后不立即起床，可以搓暖双手、按摩耳郭、拉耳垂、伸懒腰、按压后腰等。肾主骨，开窍于耳，起床前做做"按摩操"，既能舒筋活络，又能顾护肾气。

专家简介

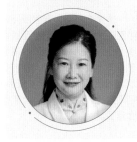

张雯静 上海中医药大学附属市中医医院神志病科（失眠科）主任医师，中国医师协会睡眠医学专业委员会青年医师工作委员会副主任委员，中国睡眠研究会中医睡眠医学专业委员会秘书，上海市中医药学会神志病分会常委。

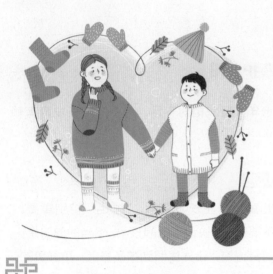

避寒就温：
"藏身"保暖的对与错

上海中医药大学附属岳阳中西医结合医院老年病科主任医师　陈咸川

"冬藏"其实有三个境界：第一个境界是"藏身"。不少动物有冬眠的习性，即巢穴而居，以减少身体热量散失。人的"藏身"是多待在室内比较温暖的环境中，同时注意保暖，户外活动时做好防风、防冻措施。第二个境界是"藏精"。"精"是人体所有精微物质的总称，是维持人体正常生命活动的基础，冬季"藏精"既可维持身体健康，又能为来年劳作打下坚实基础。第三个境界是"藏神"，是冬藏的最高境界。"神"包含了人的精神、意识和思维活动，冬季控制好精神、情志、欲望，可避免阳气升浮外越，从而达到"阴平阳秘，精神乃治"的状态。

✓ 适寒温，添衣被

冬季"藏身"的本意是保暖，做到适寒温、添衣被，外出活动时更应做好保暖措施。

● **头暖**　头为诸阳之会，中医奉为精明之府、五体之尊；头部是大脑中枢神经的所在地，毛发多、皮肤薄、血管粗，散发的热量也较多。头部受到寒凉刺激后，易引起感冒、头痛、鼻炎、血压升高等。因此，严冬季节外出时，应戴好帽子、围巾、口罩等。

● **足暖**　足是人之根，人体十二经脉中，有六条经脉系于足部。足部受寒后，会导致人体抵抗力降低，引发呼吸道感染等。很多老年人在冬季感觉下肢发凉，除患有基础疾病（如血管病变、周围神经病变等）外，也与年老体弱、阳气不足有关，可采用行走、足底按摩、热水泡脚等方法加以改善，并保持鞋袜干燥。

● **背暖**　背部是人体的阳中之阳，背部正中是督脉循行部位，脊柱两旁的足太阳膀胱经与五脏六腑关系极为密切。若风寒之邪通过背部侵入，易损伤阳气，引发下肢肌肉及关节不适。寒冬暖背，除可穿上御寒背心外，还可多晒太阳。

● **颈暖**　颈部上承头部，下连身体躯干，受寒后会导致局部血管收缩，引起眩晕、头痛等不适症状。因此，冬季可准备一条温暖柔软的围巾，对颈部保暖大有益处。

● **鼻暖**　鼻为肺之窍，守好这道门，可预防呼吸系统疾病。寒凉季节外出时，应戴好口罩。此外，每天早晚用双手拇指外侧沿鼻梁、鼻翼两侧上下按摩30次左右，接着按鼻翼两侧的迎香穴15～

专家简介

陈咸川　《大众医学》专家顾问团成员，上海中医药大学附属岳阳中西医结合医院老年病科主任医师、教授，中国老年学和老年医学学会中西医结合分会常委，上海市中医药学会心病分会副主任委员，上海市中西医结合学会虚证与老年医学专业委员会常委。

20次，可促进气血流通，增强鼻部耐寒能力。

●耳暖 耳为宗脉之所聚，十二经脉皆通过于耳。耳部受寒可见耳部胀痛、头痛等。可准备宽大的帽子和围巾，确保耳暖。

●腰暖 腰为肾之府，肾为先天之本，腰部受寒凉刺激可牵连先天之本，或刺激神经产生下肢不适症状。及时增添衣被或佩戴有保暖作用的腰围等，有助于腰部保暖。

✓ 居室保暖，不忘通风

一般而言，冬季家庭居室环境温度宜保持在15～20℃。由于室外气温偏低，人们待在室内的时间大大增加；又因畏寒，很多人不愿意开窗通风，导致室内空气混浊，空气质量下降；加上空调、暖气的普及，室内空气干燥，可能导致咽干、咽痛、头痛、胸闷、气短、乏力、精神不振等不适。因此，冬季一定要保持居室空气流通，每天宜开窗通风2次，每次半小时左右。

✓ 饮食御寒，忌食生冷

合理饮食也是冬季保暖的一大措施，可适当多进食高蛋白质食品和豆类食品，以补充维生素和矿物质。鸡肉、羊肉、猪肉、鸡蛋、海参、核桃、板栗、桂圆、红枣、鱼类、芝麻、新鲜蔬菜等，均为冬季适宜食物。同时，饮食忌生冷，以免加重畏寒。此外，对怕冷的老年人而言，冬季膏方调补不失为一个很好的选择。

✗ 不当保暖，有害健康

冬季防寒保暖固然重要，但以下错误做法应当摈弃。

①饮酒御寒

有些人认为饮酒能御寒。实际上，酒精摄入可导致热量散发，使身体发凉。

②过食温补食物

有些人为了御寒，常吃辛辣食物或自行服用温热性药物，导致火热妄行，引发咽干口燥、鼻出血、便秘等"上火"症状。

③过度保暖

儿童和青少年新陈代谢旺盛，不宜过度保暖。"妈妈觉得你冷"是坊间的一句戏言，也是如今较为普遍的现象。其实，孩子的感受往往与父母不同，过度关怀并不利于孩子的健康成长。

④久居空调房内

长时间使用空调、油汀、地暖等，可使居室环境湿度过低，导致口干、咽干等不适，也易诱发疾病。居家可配备湿度仪和加湿器，使室内湿度保持在45%～65%。

⑤不当使用取暖设备

老年人对温度敏感性减弱，使用取暖设备时应特别小心，以免被烫伤。使用暖手宝、暖脚宝等电暖产品时，要检查线路、电源等，确保设备安全；不能通宵使用电热毯，婴幼儿及生活无法自理者不能使用电热毯。

冬令进补：温补驱寒的对与错

上海中医药大学附属曙光医院传统中医科主任医师　窦丹波

冬三月是一年四季中保养、积蓄的最佳时机。我国传统养生方法中素有冬季温补的习惯，认为冬天应该多吃温热性质的食物，以提高身体的耐寒能力。根据"虚则补之，寒则温之"的原则，冬季进行针对性的温补，能扶持虚弱、改善功能、防病强身。但也有些人因盲目温补而导致"上火"等不良反应。

✓ 虚寒人群适合温补

温补是冬季常用的进补手段，主要选择性质温热的药物和食物对虚寒人群进行调整和治疗。一般来说，年老体弱、大病初愈、久病之人及素体畏寒怕冷人群适宜冬季温补。温补过程中应注意以下事项：

❶ **缓图久功**　虚弱状态的形成一般都是长期的，故进补宜少量、持续。如果一味加大剂量以期速效，往往"欲速不达"，造成"上火"、滋腻碍胃等问题。比如：长期少量服用人参对气虚人群有帮助，但短期用量过大会引起失眠、鼻衄（俗称"鼻出血"）、血压升高等一系列副作用。

❷ **注意脾胃功能**　温补类药物或食物多属滋腻厚味之品，久病体弱的虚证患者进补，尤应关注消化吸收功能。如果进补不当，"虚不受补"，则不收其利反受其害。进补期间，日常饮食也应避免过食生冷、辛辣、油腻之品等，以免妨碍补药吸收。

❸ **排除禁忌**　慢性病发作期患者、阴虚内热人群、急性病（如感冒、发热等）患者，不宜进补；进补过程中急性发病的患者，须暂停进补，待痊愈后继续；小儿为纯阳之体，处于生长发育旺盛时期，无疾病、体弱等特殊情况的小儿不宜进补。

❹ **因地制宜**　地域、环境不同，进补方式也不尽相同。我国北方冬季寒冷干燥，南方冬季寒湿重，用药有区别。东南沿海地区人群不宜使用过多辛热之品，否则容易出现上火的情况。

✓ 温补食物，应有"侧重"

具有温补作用的食物有羊肉、鸡肉、栗子、南瓜、糯米、燕麦、甘薯、韭菜、桂圆、山药、当归、红枣等；花椒、大蒜、葱、韭菜、姜，以及咖喱等调味品也是温热性质的。温补药物更多，如红参、黄芪、当归等，方剂有治疗脾胃虚寒的理中汤、补血的四物汤、治疗肾气虚寒的右归丸等。

不同人群选择温补食物应有所侧重，如：身体虚弱、畏寒怕冷者可以选择鸡肉、羊肉、蹄筋等炖煮，配合少量药物（如当归、肉苁蓉、巴戟天等）；贫血者可选择牛羊肉、鸡鸭血、蛋黄、菠菜、黄豆、芝麻、黑木耳等；脾胃虚弱的小儿应以健脾胃为主，可食山药、茯苓、山楂、白术、陈皮等；学业紧张的学生因睡眠不足、心脾不足，可选择莲子、酸枣仁、五味子等，以养心安神。

若温补后引起口腔溃疡、口干、便秘、烦热等上火症状,可在医生指导下采取以下措施:

● **查找其他原因**　寻找可能导致上火的其他原因,并加以避免。比如:进补时饮食不当、同时服用其他药物、过度取暖等。

● **调整药量**　在医生指导下适当减少药物剂量,必要时暂停。

● **调整饮食**　清淡饮食,可适当食用具有一定降火作用的食物,如百合、莲子、绿豆、苦瓜、丝瓜、黄瓜、芹菜、芥蓝、竹笋、鸭肉、梨、苹果等。避免进食辛辣、香燥、油腻等容易导致上火的食物。适当多饮水,也可饮苦丁茶、绿茶、菊花茶等清热茶饮。

● **药物治疗**　服药后胃脘饱胀不适者,可用陈皮泡茶饮用。有上火症状者,可用麦冬、桑葚、菊花、芦根、薄荷等煎泡代茶饮;症状明显者,可在医师指导下选用黄连上清丸、牛黄解毒片、龙胆泻肝丸等中成药对症治疗。

✕ 不分虚实,盲目进补

一般而言,冬天人体脾胃运化功能旺,食欲好,此时进补能更好地吸收和发挥作用;根据时脏对应理论,冬季属肾,肾主藏精,故冬季为进补的最佳季节,能促使营养物质最大限度地贮存于体内,起到"填精"效果。

不少人一到冬天就开始食用具有补益作用的食物或药物,其实并非所有人群都需要或适合冬令进补。

进补的首要原则是:虚则补之,不虚不补。所谓"虚",指的是人体存在气血阴阳的不足或相关功能的虚衰减退,是进补的前提。冬季进补能改善虚损状态,有利于来年阳气生发和功能恢复。如果体质不虚,或是单纯的"实证"、邪气致病者,盲目进补不仅碍胃和无效,还会"助邪""恋邪",使原有病情迁延难愈,甚至恶化。

✕ 不分寒热,一味温补

中医学将进补方法分为温补、滋补、平补、清补等。不同情况要选择合理的进补方法,如:虚寒体质者阳气虚弱,应选择温补,可用巴戟天、菟丝子等温阳助阳;身体虚弱、功能低下者应选择滋补,补益气血、填精益髓,气虚者可用人参、黄芪等补气,血虚者可用熟地、当归等补血,阴虚者可用麦冬、山茱萸等滋阴;体质寒热偏性不明显者应选择阴阳平衡的平补;等等。

冬季进补不能一味温补,即使针对适宜人群温补用药,也需合理配伍养阴润燥之品,避免"上火"症状。中医学理论有"春夏养阳,秋冬养阴"之说。所谓"秋冬养阴",强调的是"滋补",体现在用药上

为填精益髓,以滋补气血津液,因而冬季应适当滋阴。现在冬季室内环境往往过于温暖、干燥,使"秋冬养阴"多了新的含义。

专家简介

窦丹波　上海中医药大学附属曙光医院传统中医科主任、主任医师、教授、博士生导师,上海中医药大学中医国际标准化研究所副所长,上海市中医药学会络病分会委员、瘀证分会委员。

中医五行学说认为，五色入五脏，黑色与肾相对应，故在冬季封藏之时，多吃些黑色食物，可以补养肾脏。是否所有人都适合在冬季补肾？只要是黑色食物都有补肾功效呢？

冬藏补肾：
冬季吃"黑"的对与错

江苏省中医院肾内科　周恩超（主任医师）雍　晨

✔ 补肾并非人人皆宜

顺应四时变化来调养人体的精神气血，是最省时省力的养生法门。冬季对应肾，亦是养肾填精的好时机。不少人对补肾"情有独钟"，但并非所有人都需要补肾。哪些人群适合冬季补肾呢？

① 经常熬夜的年轻人

现代人起居失节、经常熬夜，暗耗肝肾之阴，往往年纪轻轻就出现腰酸乏力、脱发、头发早白，甚至耳鸣、听力减退等症状，这类人群尤需注意补肾。

② 妊娠前后及围绝经期女性

女性胎产对身体是一次重大考验，流产多次的女性往往常年腰酸怕冷，妊娠期间脱发者亦比比皆是；绝经前后的女性往往会出现头晕耳鸣、腰膝酸软、烘热汗出、五心烦热、失眠多寐等肾阴虚症状，需要补肾。

③ 老年人

随着年龄增长，身体功能逐渐减退，骨质疏松、关节疼痛常接踵而至，亦需补肾。与前两类人群相比，老年人补肾应当和缓，否则虚不受补，难以消化，反而成为负担。

✔ 适当食用可补肾的黑色食物

黑色对应五行之水，归肾，肾为精血之海，大多数黑色食物富含各种精微物质，能够补肾填精。中医学所指的"黑色食物"并不局限于黑色，紫色、深褐色的各种天然植物也属于这一范畴，如：粮食类的黑豆、黑米、黑芝麻等；水产类的黑鱼、泥鳅、鳖、海参、紫菜、海带等；畜禽类的乌骨鸡等；蔬菜类的黑蒜、黑木耳、香菇等；果品类的黑枸杞、乌梅等。常见的补肾黑色食物目前主要有以下几种：

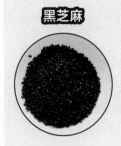

黑芝麻　性平，味甘，入肝、肾二经，有补肝肾、益精血、润肠燥的功效，脱发、须发早白、发质干枯没有光泽及大便秘结者尤为适用。黑芝麻连皮一起吃不易消化，碾碎、磨粉食用效果更佳。

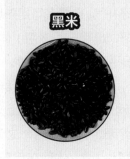

黑米　别名紫米，性平，味甘，有补益气血、暖胃健脾、滋补肝肾的功效，尤其适合肾虚兼脾胃虚弱、血虚者。可用其煮粥或饭。

桑葚
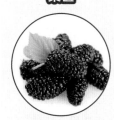
性寒，味甘、酸，入肝、肾二经，是一味药食两用的补肾佳品，有滋阴补血、生津润燥的功效。洗净生吃即可。

核桃
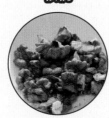
性温，味甘，入肾、肺、大肠经，有补肾、固精、强腰、润肺、定喘、润肠、通便等功效。核桃颜色并不深沉，但补肾固精作用不小，常用于肾虚腰痛怕冷者。可与黑芝麻合用，捣烂做成丸子，每日服食。

乌骨鸡
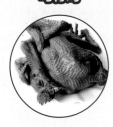
性平，味甘，入肝、肾、肺经，有补肝肾、益气血、退虚热的功效。与植物食材不同，乌骨鸡是血肉有情之品，补养肝肾精血的力度更大。李时珍谓其"补虚劳羸弱，益产妇"，适合一切虚损之人，尤其是病后、产后体质虚弱、气血不足的人群。

黑豆
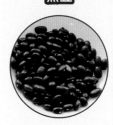
性平，味甘，入脾、肾二经，可暖肠胃、明目活血，久服健脾益肾、乌发润肤，平时可制成豆浆或馒头食用。

专家提醒

　　随着食品加工技术的不断发展，很多加工食品中常常通过添加色素、植物炭黑等给食物添色，如黑色蛋糕、黑色冰淇淋等，但对身体并无益处，更无补肾功效，平时应尽量减少食用。

✖ 此肾非彼肾，肾病患者莫乱补

　　既然很多黑色食物能够滋养肾脏，肾病患者是不是更应该多吃黑色食物呢？其实不然。肾病是各种原因引起的肾脏结构和功能障碍，与中医学的"肾虚"是两个不同的概念，不能画等号。肾病患者虽多伴肾虚表现，但并非所有患者都存在肾虚。而且，即使肾病患者存在肾虚表现，若进补不当，非但于事无补，还可能进一步损伤肾脏。因此，肾病患者盲目补肾是不可取的。

　　中医学将疾病分为虚证和实证两大类，虚者当补益，实者当祛邪，二者治疗有先后，不可混乱。肾病患者多见虚实夹杂之症，治疗更为棘手，补之不当反增邪气，如：慢性肾功能衰竭患者往往脾胃运化功能不佳，体内代谢产物难以排出，若盲目进补，不仅不能消化吸收，反而增加肾脏负担，加重病势。因此，肾病患

者应了解自身体质和疾病特殊性，由医生决定是否需要进补、如何进补。

　　值得一提的是，肾病患者选择黑色食物也要谨慎。比如：黑芝麻富含钾，有高钾血症者应当注意；香菇嘌呤含量高，高尿酸血症或痛风者亦须小心；黑枸杞偏凉且容易滋腻，"湿重"及运化不佳者应少食；桑葚性偏凉，阳气不足者应少食。

专家简介

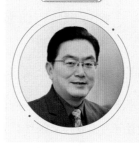

　　周恩超　江苏省中医院（南京中医药大学附属医院）副院长、主任医师、博士生导师，中华中医药学会肾病分会副主任委员，中国中医药研究促进会肾病分会常务理事，中国民族医药学会肾病分会常务理事，江苏省中西医结合学会肾病分会副主任委员。

冬练三九：耐寒锻炼的对与错

上海体育学院运动康复系教授　吴卫兵

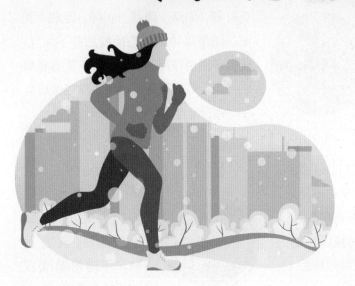

俗话说，春捂秋冻、冬练三九。耐寒锻炼是一种人为干预的锻炼方式，旨在提高机体适应寒冷环境的能力。秋冬是锻炼耐寒能力的最佳季节，有计划地进行耐寒锻炼对人体循环、呼吸和免疫等多个系统均有益，可综合提高身体抵御寒冷的能力，从而达到强身健体、增强抗病能力的目的。

✗ 过度保暖，耐寒能力下降

在寒冬腊月，人们大多长时间待在温暖的室内，有些怕冷的女性朋友还会使用暖身贴、暖手宝等取暖"神器"。殊不知，这些做法会导致身体耐寒能力下降，使人更"怕冷"。

人体有一套完整的体温调节系统，使体温维持在 37℃左右，以保证大脑、心脏等重要器官正常运转。

当人体处于寒冷环境中，皮肤和深层温度传感器接收到冷刺激信号后，会在中枢神经的调节下做出一系列反应，如收缩血管以减少热量散发、促进脂肪分解产热等等。过度保暖会阻断机体接收外界温度变化的刺激，削弱体温调节系统对温度的调节能力，降低机体的耐寒能力。

✓ 三类人群，宜加强耐寒锻炼

耐寒锻炼的益处较多，可提高人体对低温环境的适应能力。三类人群通过耐寒锻炼可获得更佳的锻炼效果：

① 畏寒、容易手脚冰凉者，耐寒锻炼可加强四肢末端的血液循环。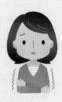

② 抵抗力较弱、容易生病的儿童，耐寒锻炼可增强免疫力。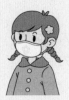

③ 中老年人，尤其是患慢性疾病者，耐寒锻炼可增强机体抗病能力。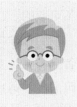

专家提醒

耐寒锻炼应循序渐进。每个人对寒冷的耐受程度不同，耐受极限较低的人群在训练时应密切关注自身情况，若无法承受，应终止训练。

✔ 锻炼方法因人而异

① 冷水锻炼

用冷水清洗局部或全身。先用冷毛巾清洁头面部，由上到下；再清洁四肢，由近端到远端，逐渐扩展到末端。体质较好、耐受程度较高者，可进行全身大面积冷水浴，同时活动手脚，促进肢体末端血液循环。一般从夏秋季开始锻炼，每天2~3次，每次10~15分钟。温度由高到低，循序渐进，以10~15℃为宜。

② 冷空气锻炼

多接触冷空气，每天至少2小时。在寒冷空气中进行体育锻炼，可增强身体对外界温度变化的适应能力。可在室外进行体育锻炼和文娱活动，如快走、慢跑、跳绳、游泳、练气功、打太极拳等，量力而行。不宜外出或活动不便者，可经常打开窗户通风，在窗前做深呼吸，增加冷空气对呼吸系统的刺激。

③ 综合锻炼

采用两种或两种以上锻炼方法，或者以其中一种方法为主，配合其他方法，如：每日冷水锻炼，配合户外锻炼，保证身体有足够的时间接触冷水和冷空气。

✖ 盲目锻炼，易引发疾病

耐寒锻炼虽好，但并非人人皆宜。寒冷是一种强烈的外界刺激，易诱发和加重某些疾病。过敏性鼻炎和哮喘患者要注意保暖，避免寒冷刺激诱发疾病，不宜进行耐寒锻炼；患有严重基础疾病者，在进行耐寒锻炼前须进行系统评估，以免导致意外发生。

此外，错误的耐寒训练不仅不能提高身体素质，还会损害健康。

❶ 盲目"抗冻"

要逐渐适应温度变化，从秋天开始培养身体的适应能力，如比他人迟添衣、少添衣，适当耐寒，循序渐进；冬天较冷时，可保持初冬的穿衣水平，不宜穿短袖、短裤外出；外出活动仍要注意防护，加强对手足、耳朵和面部的保暖，防止皮肤冻伤。

❷ 在恶劣天气下锻炼

户外耐寒锻炼应选择风和日丽时；早晨锻炼，宜在太阳升起后进行；寒潮来临时，须加强防护；大风、雨雪天气时，不宜进行户外锻炼。

❸ 剧烈运动

运动前要充分热身，运动量要适当，以微微出汗为宜，避免高强度、过量运动；运动时切忌大口呼吸，宜采用鼻或口鼻混合呼吸，减轻冷空气对呼吸道的刺激；训练要循序渐进，环境温度逐渐从高至低，训练强度逐渐从弱至强，体力负荷由小至大，持续时间由短至长且不宜过长，以免导致身体不适。**PM**

专家简介

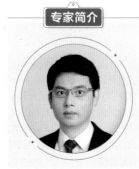

吴卫兵 上海体育学院运动康复系主任、教授、博士生导师，教育部运动康复专业虚拟教研室负责人，中国学生体育协会运动损伤防护与康复委员会副主任委员。

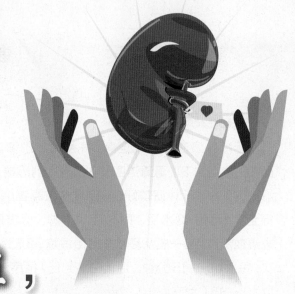

人类的器官移植曾一度被认为是科幻小说、神话故事中才有的情节。直到近代，随着外科技术的快速发展和免疫抑制剂的出现，这一"幻想"最终成为现实。作为现代医学最成功的典范之一，器官移植已成为治疗终末期器官衰竭的有效手段。在各种类型的器官移植中，肾移植开展得最早、例数最多、技术最成熟。那么关于肾移植，您了解多少呢？

扫描二维码，立即收听

关于**肾移植**，你应该知道的**8**件事

🔊 复旦大学附属中山医院泌尿外科教授　朱同玉

① 肾移植的前世今生

肾移植俗称"换肾"，是将健康的肾脏通过外科手术移植到尿毒症患者体内，替代患者已经失去功能的肾脏的一种治疗手段。肾移植与血液透析、腹膜透析一样，都是尿毒症患者的肾脏替代治疗方法，也是目前公认的治疗尿毒症的首选方法。

目前，肾移植已经是非常成熟的临床技术，但是肾移植的发展历程是曲折而艰难的。国外肾移植的起步时间比我国要早，早期的肾移植探索是在动物间进行的，移植肾存活时间都很短，均以失败告终。

随着 20 世纪法国医生卡雷尔（Carrel）解决了血管吻合技术，英国生物学家开创了移植免疫学，以及各种免疫抑制剂的临床使用，肾移植的障碍才逐步被清除，肾移植得以逐渐开展。

我国的肾移植起步于 20 世纪 50 年代。1960 年，我国完成了首例尸体供肾移植。1974 年，复旦大学附属中山医院熊汝成教授成功完成了国内首例长期存活（受者存活 9 年）的尸体供肾移植手术。随后，国内多家医院相继成功开展了肾移植手术。随着 2007 年《人体器官移植条例》的颁布，以及 2015 年起全面停止使用司法途径的人体器官来源，我国器官移植事业实现了器官来源的根本转型，走上了规范化、法治化发展的轨道。目前，我们每年开展的肾移植数量已经突破 1 万例，造福了大量尿毒症患者。

专家简介

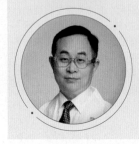

朱同玉　复旦大学上海医学院副院长，上海市器官移植重点实验室主任，上海市肾移植质控中心主任，复旦大学附属中山医院泌尿外科教授、博士生导师，第十三届全国政协委员，上海市优秀学科带头人，上海市领军人才，上海市医学会器官移植专科分会前任主任委员，中国医师协会器官移植医师分会常委、肾移植学组副主委。

② 把握肾移植的最佳时机

病情进展到终末期肾功能衰竭阶段的患者，可以考虑接受肾移植手术。但肾移植的最佳时机，应依据患者的年龄、身体健康状况、原发肾病类型、肾移植意愿等具体情况而定，不能一概而论，也没有固化的标准。

对绝大多数尿毒症患者来说，抢先肾移植（肾移植术前不接受透析治疗）目前被认为是有益的。研究证实，相较移植前接受过透析治疗的患者，接受抢先肾移植的患者移植肾功能丢失的风险降低了25%～27%。抢先肾移植之所以有此优势，原因可能是其降低了移植肾功能恢复延迟及急性排斥反应的发生率。对少数患者而言，在肾移植前接受透析治疗可能比接受抢先肾移植的获益更大。比如：肾病综合征患者由于血液为高凝状态，直接进行肾移植容易出现移植肾血栓形成，而透析治疗一段时间后再进行肾移植，可减少移植肾血栓形成的发生风险。

如果短期内没有合适的供肾来源，可选择透析作为肾脏替代治疗。至于选择腹透还是血透，需要综合考虑患者的个人意愿、治疗的有效性与便利性、并发症情况、社会经济学、透析中心因素等各种情况。

总之，对于正在接受透析治疗或准备开始透析治疗而又没有肾移植禁忌证的患者而言，越早接受肾移植越好，因为透析时间越长，移植肾的长期存活率越低。

③ 肾移植并非"想做就能做"

对想要接受肾移植手术的患者而言，术前还有很多准备工作需要完善，并非"想做就能做"。根据供肾来源不同，肾移植可分为活体亲属供肾移植（以下简称"亲属肾移植"）和公民逝世后器官捐献的肾移植（即常说的"DCD供肾移植"）。

准备接受肾移植的患者，首先需要进行详细的术前检查，并由肾移植专科医师进行术前全面评估；在排除手术禁忌证后，才可进行肾移植手术。

尽管DCD供肾移植是肾移植的主要方式，但由于亲属肾移植相较DCD供肾移植更有优势（活体捐献的肾脏质量更好、组织配型更好等），无论从短期还是长期随访来看，亲属肾移植的疗效更好。尤其是在克服了因供受者ABO血型不相容而不能进行移植的免疫学障碍后，亲属肾移植有了更加广阔的适用范围。

与DCD供肾移植不同，亲属肾移植不需要长久的等待时间。但亲属肾移植具有特殊性，既要确保供肾者是健康的，还要确保受者没有肾移植的禁忌证，术前检查和评估更为全面和细致。除供者和受者需要进行一系列的身体检查和评估外，还需要通过非常严格的伦理学审批。只有在通过以上一系列评估与严格审查后，才可以进行亲属肾移植。

④ 肾移植手术不难，但仅是"万里长征第一步"

做好术前登记及准备，等到合适的肾源后，患者便可接受肾移植手术了。随着医疗水平的提高、肾移植专科医生临床经验的积累、器官保存技术的改善，以及强效免疫抑制药物的应用，肾移植手术的成功率和移植肾的存活率已得到显著提高。

然而，移植肾的长期存活涉及的因素很多，包括免疫抑制方案的调整、心脑血管并发症的防治、排斥反应及感染的防治、移植肾肾炎复发或新发肾炎的防治等等。

所以，肾移植手术的成功只是"万里长征第一步"，术后的长期随访、患者的自我管理、医患的密切配合，都是保障移植肾长期存活的关键。

⑤ 免疫抑制剂是一把"双刃剑"，合理使用很关键

肾移植术后，机体的免疫系统会将移植肾视为一种"异己成分"，进而发动针对移植肾的攻击和破坏。如果不服用免疫抑制剂，移植肾将会发生排斥反应，进而出现功能丢失。因此，肾移植患者需要长期乃至终身服用免疫抑制剂，以预防移植肾的排斥反应。

免疫抑制剂对肾移植患者而言是一把"双刃剑"，药量不足易导致移植肾发生排斥反应，服药过量又易出现药物不良反应及免疫力的过度抑制。

目前临床上常用的口服免疫抑制剂种类较多，为更好地预防移植肾排斥反应，通常需要联合使用几类药物，以"扬长避短"，在维持足够免疫抑制的前提下，尽量减少药物的不良反应。

肾移植患者需要长期服用免疫抑制剂，不可擅自停药，也不能自行调整药物的剂量和种类。由于个体差异，不同患者的免疫抑制方案有所不同；即使是相同的免疫抑制剂组合，也可能因性别、年龄、体重、基因、移植后时间等存在差异而导致不同患者使用的药物剂量有所不同。

要评价免疫抑制剂的使用剂量是否合适，需要考虑的因素很多，如免疫抑制剂在血液中的药物浓度（简称"血药浓度"）、细胞免疫学检测指标、免疫抑制剂的组合使用方案等。这就要求患者在肾移植术后坚持遵医嘱服药，定期随访、复查，以便医生能根据各项检查指标及具体情况，及时调整免疫抑制方案；医生一旦发现问题，也可以及时处理，从而延长移植肾的存活时间。

⑥ "知己知彼"，异常情况早发现

肾移植患者术后应做好自我监测和管理，每天将体重、24小时尿量、体温、血压、心率、服药情况等记录在监测表格上，以便了解自己的病情变化。患者一旦出现以下异常情况，应及时就诊：

❶ 排斥反应

• 急性排斥反应是肾移植术后最常见的排斥反应，可发生于移植后的任何阶段，多发生于移植后3个月内，主要原因是免疫抑制剂剂量不足。患者若出现不明原因尿量减少、体重增加、血压升高、血肌酐升高等，应高度怀疑发生了急性排斥反应。此时，患者应及时就医，因为若得不到及时处理，可能会导致移植肾功能的严重损害，甚至移植肾功能丢失。

• 慢性排斥反应一般发生于肾移植半年以后，是影响移植肾长期存活的主要因素，患者主要表现为出现蛋白尿、高血压、移植肾功能进行性减退等。

• 急性和慢性排斥反应主要通过移植肾穿刺活检来明确诊断。

❷ 感染

肾移植术后免疫抑制药物的长期使用，可使患者的免疫功能受到抑制，某些对正常人群微不足道的病原体也会导致肾移植患者发生感染，严重时可能会威胁移植肾功能，甚至患者的生命安全。因此，肾移植患者一定要注意防护，避免发生感染，自觉戴好口罩，如有发热等不适，应及时就诊。

7 儿童肾移植，需要更多关注

相较于成人肾移植，儿童肾移植所受的关注较少。实际上，尿毒症严重影响患儿的生长发育、骨代谢及生命安全。如果不接受透析治疗或肾移植，患儿难以生存，更谈不上健康成长。对尿毒症患儿而言，肾移植的预后优于透析治疗。一项大型长期研究分析了5961例尿毒症患儿的预后，与等待肾移植的患儿相比，接受肾移植患儿的死亡率明显下降；相较于透析患儿，肾移植患儿的预期寿命更长。

与成人肾移植不同，肾移植患儿的生理和心理成长需要得到更多关注。慢性肾病患儿的生长发育受多种因素影响，尽管患儿的肾功能在移植后恢复正常，但生长激素分泌往往不足，血清钙、磷、甲状旁腺激素和维生素D水平紊乱也很常见，这些都会增加患儿发生生长迟缓、骨质疏松或佝偻病的风险。此外，随着年龄增长，青少年患者可能很难接受免疫抑制药物对外貌的影响，如体重增加、库欣面容（满月脸等）、

痤疮和牙龈增生等，以及伴随而来的心理压力及其对自我形象的影响，这些可能会影响患者坚持使用免疫抑制剂。

近年来，儿童肾移植的存活率已大大提高。由于各种原因，我国尿毒症患儿肾移植的比例较低。资料显示，美国儿童肾移植占所有肾移植的1/4，我国儿童肾移植仅占所有肾移植的6.6%。

为什么儿童肾移植在我国发展得如此缓慢？是儿童肾移植手术难度太大吗？不是。

事实上，从外科角度来讲，虽然儿童肾移植手术的难度确实较成人肾移植要高，但远远难不倒我国众多优秀的外科医生。阻碍儿童肾移植发展的，关键还是家庭和社会对儿童肾移植的认识不足。近年来，随着我国公民对器官捐献的认识不断提高、器官捐献事业的快速发展，儿童肾移植的发展也迎来了机遇，但仍然需要得到更多关注。

8 器官捐献，留给世界的最后一份礼物

经过50多年的发展，我国的肾移植数量呈现逐年递增趋势，但肾移植领域仍面临很多难题，最大的瓶颈仍然是供肾短缺问题，而供需严重不平衡极大地限制了肾移植的广泛开展。

近年来，国家对器官移植领域的不规范行为进行整顿，出台了一系列法律法规，以杜绝器官买卖。2007年，国务院正式公布了《人体器官移植条例》，该条例明确规定了活体肾移植的范围；2009年，卫生部制定了《关于规范活体器官移植的若干规定》，进一步对《人体器官移植条例》中的条款进行了详细说明。同时，法律还规定活体器官捐献应当遵循自愿、无偿的原则。

公民逝世后器官捐献是指公民去世后，将其功能良好的器官或组织，以自愿、无偿的方式捐献，用于救治因器官衰竭而需要器官移植的患者，使其

能够延续生命或改善生活质量。我国每年约有30万名器官衰竭患者，但仅有1万多名患者接受了器官移植手术，还有大量患者在等待。器官捐献是挽救生命的崇高行为，也使器官捐献者的生命以另一种形式获得了"重生"。PM

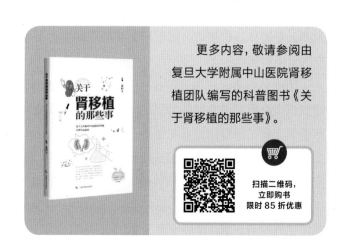

更多内容，敬请参阅由复旦大学附属中山医院肾移植团队编写的科普图书《关于肾移植的那些事》。

扫描二维码，
立即购书
限时85折优惠

冬季 护肺之法

扫描二维码，立即收听

上海中医药大学附属龙华医院肺病科　张惠勇（主任医师）　徐向前

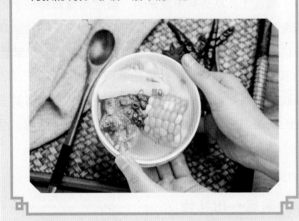

随着冬季到来，很多呼吸道传染病（如流感、肺炎等）逐渐多发。很多人因生活作息不规律、睡眠不足等原因导致免疫系统功能下降，稍有风吹草动就容易"中招"。在此时节，我们该如何预防调养、护肺"治未病"呢？

肺为娇脏，保湿润燥

中医认为肺"喜润恶燥"，而秋冬正是燥邪盛行的季节。人体感受燥邪后津液匮乏，容易出现干咳无痰、声音沙哑、喉咙肿痛、口干、鼻咽干燥，甚至口腔溃疡等症状；更有甚者，夜间气喘频频发作，无法安心入睡。平时体质较差者，咳嗽日久很可能转变为慢性支气管炎等疾病。

阴虚体质者、户外工作者、平时说话较多者、习惯熬夜者及喜好进食燥热食品的人，较易在冬季受燥邪侵袭，此时保湿润燥非常重要。可通过往地面洒些水、在角落放置一盆水保湿或使用空气加湿器等，使室内保持一定的湿度。即便气候寒冷，也要注意通风换气，每日开窗2～3次，每次通风15分钟，以保持室内空气的清新度，减少细菌滋生。

补脾益肺，饮食调养

脾胃被称为"后天之本"，冬季养肺，饮食调养也非常重要。中医认为，辛味属肺金，酸味属肝木。依照"五行学说"理论，冬季的饮食应谨守"润"字，贯彻"少辛增酸"与"防燥护阴"的原则。饮食宜均衡、清淡、易消化，避免多食煎、炒、烤、炸食品以及辛辣食物；多吃新鲜水果和蔬菜，以补充维生素与纤维素，有利于大便畅通、肺气宣通，使肺与大肠的功能相互调节。此外，中医认为，烟系火毒之品，最伤肺津；酒乃湿热之媒，可酿生湿热痰浊：故应戒烟限酒。

冬季可适当多吃芝麻、核桃、糯米、蜂蜜、银耳、香蕉等食物；也可选用百合、麦冬、沙参、玄参、石斛、杏仁、川贝母等煲汤，适当配入党参、黄芪、山药、莲子、芡实、大枣、甘草等补脾益肺之品，可补脾胃、使肺气充沛，以增强抗病能力。中医认为白色食物（如萝卜、梨、荸荠、藕、莲子等）有润肺生津之效，可以适当多食。

经常感到四肢无力、精神疲乏、声音低微、易出虚汗者，大多属于气虚，可选黄豆、山药、大枣、栗子、胡萝卜、牛肉等食物；容易疲倦、腰膝酸软、小便频、夜尿多，甚至面色淡白、手脚冰冷、下肢浮肿者，多为肾虚，宜食羊肉、狗肉、韭菜、辣椒、鹿茸等食物；面色萎黄、口唇苍白、头晕眼花、心悸失眠的人，多属于血虚，可选服酸枣、葡萄、黑芝麻、牛羊肝等食物。

民间的许多谚语及验方中也颇有养生的学问，如"冬吃萝卜夏吃姜，不劳医生开药方"，萝卜具有很强的行气功能，可止咳化痰、除燥生津，适合此时食用；冬季民间多食赤豆粥及"腊八粥"，热粥易消化吸收，有增加热量、补充营养的功能，冬季宜多食。此外，还可在医生指导下服用有养心除烦功效的小麦粥、养阴固肾的胡桃粥、健脾养胃的茯苓粥、益精养阴的芝麻粥、消食化痰的萝卜粥、益气养阴的大枣粥，以及合适的茶饮、汤品。

[玄桔麦冬茶] 玄参5克、桔梗5克、麦冬10克、射干10克、沙参10克，煮开后当茶饮，适用于干咳、声哑、咽痛初起者。如有咽痛，可加银花15克。	[胖大海茶] 胖大海5克，开水泡后代茶饮，可利咽润喉。
	[太百瘦肉汤] 太子参100克、百合50克、罗汉果半个、猪瘦肉150克；将猪瘦肉洗净，太子参、百合、罗汉果洗净，放入锅内，加清水适量，武火煮滚后，改文火煲1~2小时，调味食用。此汤可清润肺燥、益肺生津，适合气虚肺燥、咳喘气短、口干、咳嗽咽干者饮用。
[乌梅橄榄茶] 乌梅3~5枚、橄榄3~5枚，加水煮开后代茶饮，可生津利咽，适用于咽干舌燥者。	

运动健肺，适度锻炼

坚持体育锻炼是提高人体免疫力的途径之一，但运动并非万能，也并非每种体质、每时每刻都适合高强度运动。若运动方法不当，反而容易收效甚微，甚则适得其反。

冬天气候严寒，出门要注意防寒保暖，避免与冷空气直接接触，雾霾天应尽量少出门。在户外运动时，尤其需注意头部保暖。中医认为"头为诸阳之会"，头部保暖可保护人体阳气不大量散失。所以选择合适的帽子十分重要，可避免运动后防护不当引发感冒。

锻炼时需遵循适度、持续和循序渐进等原则，避免锻炼间隔太长或强度太大。可根据自身情况选择适合自己的运动方式，如呼吸操、扩胸运动、腹式呼吸、八段锦、太极拳等。一般运动规律为：年轻多动，年长少动；肥人多动，瘦人少动；寒人多动，热人少动；壮者多动，弱者少动；健者多动，病者少动；脑力劳动者肢体多动，体力劳动者肢体少动。

患有慢性肺部疾病的患者也要注意适度锻炼，平时居家可锻炼邵氏保肺功。邵氏保肺功由上海中医药大学附属龙华医院全国名老中医邵长荣教授创制，结合气功和呼吸操的原理步骤，整理创制呼吸锻炼功法，把练意志、练吐纳和手足躯体的体操活动配合起来，锻炼呼吸肌，从而达到强身健体、预防疾病的功效。

内外皆养，扶助正气

《黄帝内经》云"正气存内，邪不可干"。中医认为，人体与自然是一个有机的整体，人体的生理活动随着自然季节气候的变化而变化。冬季气候寒冷干燥，万物潜伏闭藏。人体阳气收藏，阴气当令，脏腑功能活动减弱，气血趋向于里，体表卫气不足，因此扶助正气至关重要。

春生、夏长、秋收、冬藏。冬季是一年四季中进补最好的季节，冬令进补，膏方为宜。膏方不仅可通过秋冬的调理来改善体质，还可以减少一些疾病（如老慢支、感冒、哮喘等）在冬天的发作概率，改善症状，缓解病情。膏方进补，针对不同体质的人群，选料不同，功效不同，均旨在"扶正固本、调整阴阳"。患有呼吸系统慢性病的患者也可治病与进补并行，增强体质，帮助疾病治疗。

此外，还可通过针灸、穴位注射、三九贴敷、耳穴治疗、中医定向透药等治疗手段提高机体免疫力，增强抗病能力。在呼吸道疾病高发期间，最好不要去人多的地方，应佩戴口罩，保持社交距离。如果出现咳嗽、发热等症状，应及时就医。PM

专家简介

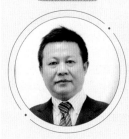

张惠勇 《大众医学》专家顾问团成员，上海中医药大学附属龙华医院肺病科主任、主任医师、二级教授、博士生导师、肺病学科带头人，上海市名中医，中华中医药学会肺系病分会副主任委员，中国防痨协会中西医结合专业分会主任委员，上海中医药学会呼吸病专业委员会主任委员。

生活实例

37岁的刘先生是一名程序员，结束了一天繁重的工作后，他感到颈部僵硬、酸胀不适，便像往常一样到附近的养生馆做颈肩按摩，以缓解疲劳。回家后，刘先生感觉头颈部疼痛不适，以为是按摩后的正常反应，便没有就医。半夜醒来，他感觉头痛欲裂，左侧肢体不能活动，家人立刻将他送往医院。

医生检查后发现，刘先生右侧大面积脑梗死。没有高血压、血脂异常等疾病，年纪轻轻怎么会脑梗死？颈动脉增强CT检查显示：右侧颈动脉夹层。医生了解病史后认为，刘先生这次发病与按摩不当有关。这是怎么回事？

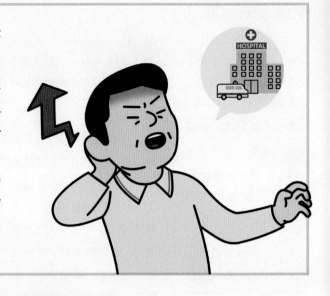

颈部按摩慎"下手"，动脉撕裂易卒中

海军军医大学第一附属医院血管外科　陆清声（主任医师）　李大志

什么是颈动脉夹层

动脉管壁分为内、中、外三层，颈动脉夹层是指管壁内层被撕裂后与中层分离，血液顺着裂口流入管壁内层与中层之间的夹层，像劈竹子一样把动脉壁的内层与中层进一步劈开。夹层内的血液向管腔挤压，会导致颈动脉狭窄甚至闭塞；向外挤压，会导致夹层扩张，甚至血管破裂出血。

颈动脉包括颈总动脉、颈内动脉和颈外动脉，是供应脑组织最重要的血管。颈动脉夹层易造成颈动脉闭塞，引发大面积脑梗死，可危及生命。像刘先生一样的年轻患者往往存在这样的困惑：平时身体好好的，为何莫名其妙发生脑卒中了？事实上，一次不专业的颈部按摩、颈部突然过度伸展或旋转、颈部扭伤或外伤、剧烈咳嗽或呕吐等，都可能引发颈动脉夹层，从而导致脑卒中。

专家简介

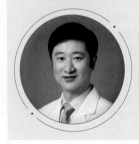

陆清声　《大众医学》专家顾问团成员，海军军医大学第一附属医院血管外科主任、主任医师、教授、博士生导师，国际血管联盟青年委员会主席、中国医师协会腔内血管学专业委员会总干事、常委及血管外科分会青年委员会副主任委员。擅长复杂主动脉瘤、主动脉夹层的微创腔内治疗，以及下肢深静脉血栓、下肢动脉、颈动脉疾病等复杂性血管疾病的诊治。

警惕剧烈的"偏头痛"

发生颈动脉夹层时会有哪些症状？

首先是疼痛，出现在发生颈动脉夹层的一侧，可从颈部一直蔓延到头部、面部。很局限的颈动脉夹层，疼痛可以很轻微，甚至不痛；急性发作期的疼痛往往很剧烈，如果发生动脉破裂出血，患者会感到头痛欲裂，难以忍受。

其次是脑缺血症状，如果造成颈动脉闭塞，患者会出现偏瘫、视物异常、伸舌侧偏、眼睑下垂等症状；严重者可直接导致大面积脑梗死或失血性休克，在很短时间内死亡。

发现夹层，防栓防"裂"

发现颈动脉夹层后，患者难免会担心动脉堵塞或破裂出血，引起脑卒中，希望能将裂口填补住，以绝后患。颈动脉夹层的治疗方法主要分为药物和介入治疗，医生会根据患者病情选择合适的治疗方案。单纯药物治疗主要针对无症状患者，且其夹层很局限、没有引起颈动脉严重狭窄或明显扩张。但是，药物治疗不能完全避免病情进展，患者要遵循医嘱定期随访，必要时接受介入治疗。

❶ 控制血压

对颈动脉夹层患者而言，为防止已经撕开的夹层进一步加重，不仅要把血压控制在正常范围内，还要避免血压过度波动。患者家里要备一个血压计，早、中、晚各测一次血压；在医生指导下用药，不能自作主张地停药、加药；避免紧张情绪和"发脾气"，以免血压"飙升"。

❷ 抗栓治疗

包括抗血小板和抗凝治疗，可配合介入治疗使用。主要应用于以下情况：急性期颈动脉夹层患者可使用抗血小板药或抗凝药，以防止夹层内形成血栓；颈动脉重度狭窄，存在不稳定血栓、管腔内血栓或假性动脉瘤者，须进行抗凝治疗，以降低脑卒中发病风险；术前准备阶段使用这类药物，以防止血栓造成动脉闭塞，影响手术；支架置入术后，患者需要服用抗血小板药物，避免支架内血栓形成。

❸ 腔内介入治疗

即通过血管腔内介入技术，在夹层的裂口处放置一枚或多枚支架，使血液不再经颈动脉裂口流入夹层，同时将颈动脉撑开，恢复正常血流，防止颈动脉闭塞。急性期患者，慢性期患者出现药物治疗不能改善的症状、在随访过程中发现夹层有进展或已经造成颈动脉狭窄，都应进行支架治疗，以免病情进一步恶化。

颈部按摩须慎重

高血压、动脉粥样硬化是颈动脉夹层的高危因素，合理控制血压、血脂，有助于避免颈动脉夹层发生。同时，应避免颈部外伤等各种诱发因素，平时尽量不进行高风险运动，活动颈部时不要过度后仰或左右转动；如果需要长时间保持仰头动作，可在后颈部垫一个软垫，尽量缩小后仰角度，减少颈动脉受压及受伤风险。

需要提醒的是，不少年轻人因工作紧张、繁忙，喜欢用按摩的方式缓解疲劳，但不恰当的颈部按摩可能导致颈动脉夹层，继而引起脑卒中。日常保健按摩时，动作要轻柔，可以按摩颈后部，避免按摩颈部两侧，尤其不能让非专业的按摩师随便"按"。**PM**

"双抗"策略，
阻止乙肝"三部曲"

解放军总医院第五医学中心肝病医学部主任医师　杨永平

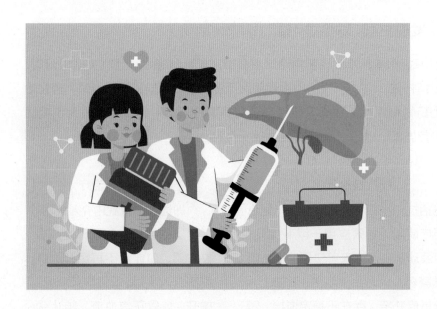

肝癌是全球最常见的恶性肿瘤之一，病死率高，居我国癌症死因的第二位。我国 70% ~ 80% 的肝癌患者在诊断时已是中晚期，丧失了根治机会。尽管分子靶向药物治疗和免疫治疗为中晚期肝癌患者带来了曙光，但其目前对患者总体生存期的延长还是非常有限的。我国肝癌的最主要原因是慢性乙肝病毒感染和肝纤维化持续进展，众所周知的"乙肝三部曲"即指慢性乙型肝炎、肝硬化、肝癌。未经抗病毒治疗的慢性乙肝患者的肝硬化年发生率为 2% ~ 10%，肝硬化患者的肝癌年发生率为 3% ~ 6%。

针对慢性乙肝病毒感染的抗病毒治疗虽可显著降低患者的肝癌发生率，但仍较高，因此迫切需要采取有效的措施预防或进一步降低其发生率。同时进行抗病毒治疗和抗纤维化治疗的"双抗"疗法，可同时抑制乙肝病毒复制和阻止肝纤维化进展。目前尚无抗纤维化的合成药物（西药）正式获批应用于临床，而中医药因"多靶点、多途径"的整体治疗特点，在阻断甚至逆转肝纤维化方面有着独到的优势，如复方鳖甲软肝片、扶正化瘀胶囊、安络化纤丸等。笔者团队历时 9 年的系列研究为中西医结合的"双抗"策略降低肝癌发生率提供了高等级循证医学证据。

"双抗"治疗，提高肝纤维化逆转率

笔者团队的研究结果显示：治疗 72 周后，联合应用恩替卡韦抗病毒治疗和复方鳖甲软肝片的乙肝肝纤维化患者，其肝纤维化逆转率为 59%，明显高于单独抗病毒治疗"（"单抗"）组的 46%；而在 388 名接受治疗时已处于肝硬化阶段的患者中，联合使用恩替卡韦和复方鳖甲软肝片的肝硬化逆转率为 54%。由此可见，中西医结合治疗可逆转慢性乙肝患者的肝纤维化甚至肝硬化进程。

我们通过前后对照的三次肝组织病理学研究，证实了"双抗"治疗持续 5 年以上，可将肝纤维化逆转率从"单抗"的 59% 提升至 77%，这也是肝纤维化甚至肝硬化经过长期治疗可逆转的又一强有力的证据。

肝弹性检测是判断肝纤维化、肝硬化程度的重要方法，我们研究了慢性乙肝患者肝弹性检测值（LSM）变化与肝组织学之间的关联，发现 LSM 下降存在三方面原因：一是肝脏炎症改善，二是肝脏纤维化逆转，三是多次测量导致的随机衰减。因此，在治疗过程中，不能因为 LSM 有所下降就判断为肝纤维化逆转。但是如果"双抗"治疗 72 周以上，肝功能持续正常，HBV DNA 测不到，LSM 下降至 5.4 千帕以下，就可认为获得了显著的疗效。这项研究可以优化慢性乙肝患者肝组织学改变的监测策略。

"双抗"治疗，降低肝癌发生率

进一步研究结果显示：慢性乙肝患者接受"双抗"治疗 5 年以上，累积肝癌发病率为 4.8%，而接受"单抗"治疗者的肝癌发病率为 9.3%。由此可见，"双抗"治疗可使慢性乙肝患者的肝癌发生风险下降 50% 左右。"双抗"疗法也可显著降低肝脏相关死亡的累积发生率。我们还发现，接受"单抗"治疗但未能获得肝纤维化逆转的患者，及时加用抗纤维化中药治疗，仍可进一步降低肝癌的发生率。

哪些患者可以采取"双抗"治疗

"双抗"治疗的适应性很广，慢性乙肝患者，若年龄 >45 岁，肝弹性检测值 ≥ 13.0 千帕，HBV DNA 阳性，采用"双抗"治疗均能获益。

为了进一步降低肝癌的发生风险，初次治疗的慢性乙肝患者，如果存在肝硬化（肝纤维化评分为 5 或 6 分）或 LSM 值 ≥ 13.0 千帕，应接受抗病毒联合抗纤维化治疗，疗程最长可至 5 年；如果无肝硬化（肝纤维化评分为 3 或 4 分）或 LSM 值 <13.0 千帕，应接受上述"双抗"治疗至少 72 周或直至肝纤维化消退。如果治疗后不能达到病毒学应答（HBV DNA 水平下降等），应调整抗病毒药物。对于肝纤维化程度较轻的患者（肝纤维化评分 <3 分），"双抗"治疗是否能降低其肝癌发生风险，还有待进一步研究。

"双抗"治疗的安全性较高，患者的非肝癌发生率、非肝脏相关死亡率及不良反应发生率均不高于"单抗"治疗。**PM**

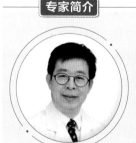

专家简介

杨永平 解放军总医院第五医学中心肝病医学部主任、主任医师、教授、博士生导师，中国研究型医院学会肝病专业委员会主任委员，北京医学会肝病学分会副主任委员，北京中西医结合学会肝病专业委员会副主任委员。长期从事阻断、逆转肝纤维化和终末期肝病的基础与临床研究，擅长各种肝病的诊治。

专家感言

中医药在肝纤维化的治疗方面有优势，但诸多因素使相关临床研究缺乏具有国际标准的高级别循证医学证据。笔者团队基于多中心前瞻性随机双盲安慰剂对照研究及后续开放队列研究的系列结果，回答了"中药如何有效、为什么有效、如何使用"的问题，为慢性肝病的精准治疗开辟了新的道路。

体检发现血糖高，这些疑问你有吗

山东省济南医院糖尿病诊疗中心主任医师　王建华

生活实例

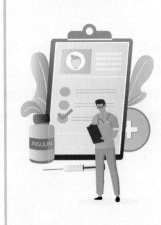

老张、老王、老李、老赵既是一个单位的老同事，又是相交多年的好友。前不久，老张因近期明显消瘦、口渴多饮、全身乏力去医院检查，发现血糖高（空腹血糖14.8毫摩/升），被确诊为"糖尿病"，住进了医院。老王、老李、老赵探视完老张后，也决定去医院查体，看看有没有糖尿病。真是无巧不成书，体检结果出来后，三人空腹血糖都有些高，老王8.1毫摩/升、老李7.2毫摩/升、老刘7.6毫摩/升，但都没有"三多一少"（即多饮、多食、多尿、体重减轻）的症状。那么，他们三人是不是都患有糖尿病呢？

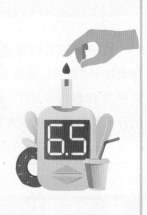

问题 1：三人能否确诊糖尿病？

在回答这个问题之前，先简单学习一下相关基础知识：正常人空腹血糖为 3.9 ~ 6.1 毫摩 / 升、餐后 2 小时血糖 < 7.8 毫摩 / 升；糖尿病患者空腹血糖 ≥7.0 毫摩 / 升、餐后 2 小时血糖 ≥ 11.1 毫摩 / 升。如果血糖介于正常人和糖尿病患者之间，即空腹血糖在 6.1 ~ 7.0 毫摩 / 升，餐后 2 小时血糖在 7.8 ~ 11.1 毫摩 / 升，属于正常人迈向糖尿病的中间过渡阶段，我们称之为"糖尿病前期"。

糖尿病的诊断，按照患者有没有症状，分为两种情况：

❶ 如果有"三多一少"症状，只要空腹血糖 ≥7.0 毫摩 / 升，或糖耐量试验（OGTT）2 小时血糖 ≥ 11.1 毫摩 / 升，或随机血糖 ≥ 11.1 毫摩 / 升，便可确诊为糖尿病。

❷ 如果没有"三多一少"症状，则需要择日再化验一次血糖，必须有两次血糖结果达到上述标准，方可诊断为糖尿病。

老王、老李、老赵三人虽然空腹血糖均超过 7.0 毫摩 / 升，但由于没有"三多一少"症状，因此还不能就此确诊为糖尿病，需要择日行"糖耐量试验"。他们的检查结果如下：

老王空腹血糖 7.8 毫摩 / 升，服糖后 2 小时血糖 14.2 毫摩 / 升，两次血糖结果均达到诊断标准，可以确诊糖尿病。

老李空腹血糖 6.6 毫摩 / 升，服糖后 2 小时血糖 9.4 毫摩 / 升。他的血糖虽高于正常，但无论是空腹还是餐后血糖，均未达到糖尿病的诊断标准，目前处于"糖尿病前期"。

老赵空腹血糖 5.7 毫摩 / 升，服糖后 2 小时血糖 7.2 毫摩 / 升，均在正常范围，可以排除糖尿病。后经了解得知，老赵上次体检时感冒未愈，当时血糖高可能与发热等应激因素刺激有关。

糖尿病的诊断貌似简单,其实有很多"陷阱",稍不留意就可能导致误诊或漏诊。具体应注意以下几点:

❶
不能完全凭症状诊断糖尿病

糖尿病的典型症状是"三多一少",但不能根据有无"三多一少"来确诊或排除糖尿病。这是因为,一些血糖轻度升高的早期糖尿病患者(尤其是老年糖尿病患者)往往没有明显自觉症状,如果完全凭"三多一少"症状来诊断,这部分患者很容易被漏诊。另外,"口渴、多饮、多尿"也并非糖尿病患者的专利,某些其他内分泌疾病(如"尿崩症")也可出现类似症状,因此,"三多一少"症状只能作为糖尿病的诊断线索,而不是必要条件。诊断糖尿病,关键看血糖。

❷
不能把"尿糖"阳性作为糖尿病的诊断依据

正常情况下,从肾小球滤出的葡萄糖几乎都在流经肾小管时被重吸收,因此,正常人尿糖为阴性。只有当血糖明显升高,超过了"肾糖阈"(即肾脏排糖时的血糖阈值,一般为10.0毫摩/升),才会出现尿糖阳性。由此可知,血糖轻度升高(7.0~10.0毫摩/升,达不到肾糖阈)的糖尿病患者,仅查尿糖往往反映不出来。另外,妊娠期妇女、有肾小管病变或服用相关药物者,尽管其血糖是正常的,但由于肾小管的回吸收功能下降,尿糖也可呈阳性。因此,不能凭"尿糖"阳性与否来确诊或排除糖尿病。

❸
不能只查空腹血糖,还要测餐后血糖

在糖尿病早期阶段,如果仅查空腹血糖,不查餐后血糖,很容易导致漏诊。大量临床证据表明,常规检测餐后血糖可使糖尿病的诊断平均提前3年。因此,筛查糖尿病,一定不能忽视餐后血糖。

❹
不能以血糖仪的结果作为糖尿病的诊断依据

诊断糖尿病要根据静脉"血浆"(指将全血离心去除红细胞等有形成分后剩余的部分)的血糖测定结果,而血糖仪测的是末梢毛细血管的全血血糖,它比静脉血浆的血糖值低10%~15%。如果用血糖仪的检测结果来判断是否患有糖尿病,很容易使那些空腹血糖轻度升高的早期糖尿病患者被漏诊。因此,血糖仪只能用于居家自我血糖监测,其检查结果不能作为糖尿病的诊断依据。

❺
需要排除"应激因素"引起的一过性高血糖

许多应激因素,如高热、重症感染、急性心梗、脑卒中、严重创伤、大手术等,均可刺激糖皮质激素、儿茶酚胺等升糖激素分泌增加,引起血糖升高。"应激性高血糖"不是糖尿病,这种血糖升高往往呈一过性,随着应激状态的解除,患者血糖可恢复正常。

问题 **3** : 确诊糖尿病之后该怎么办?

确诊糖尿病仅仅是第一步。接下来,医生还要结合患者的家族史、患病经过、临床表现、胰岛分泌功能、糖尿病自身抗体及相关基因检测结果,对糖尿病进行分型,以便精准施治并预测其未来转归。如果忽视糖尿病分型,把"1型糖尿病"误当成"2型糖尿病",不仅治疗无效,还会延误病情,甚至酿成严重后果。除分型外,还要针对糖尿病可能涉及的各种急、慢性并发症(心、脑、肾、眼、下肢血管、周围神经等部位的并发症)进行全面检查,以便早期发现、早期治疗,改善预后。**PM**

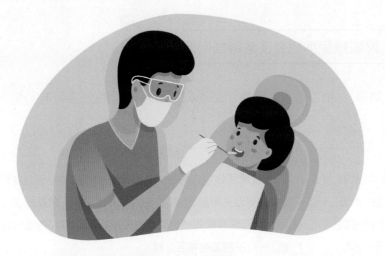

洗牙是维护口腔健康的有效措施之一，口腔医生建议成人每年至少洗一次牙。那么，儿童是否需要洗牙？现在市面上出现不少儿童专用冲牙器，在家"洗牙"是否安全有效？

孩子要不要"洗牙"

复旦大学附属口腔医院口腔预防科主任医师　王艳

发现牙石、菌斑和色渍，需要洗牙

不少成年人惧怕洗牙，对儿童洗牙的安全性甚为担忧，认为乳牙的牙釉质较薄，容易受损，且儿童一般没有牙结石，没必要洗牙。事实真的如此吗？

儿童的饮食结构较为精细，甜食、甜饮料等的摄入偏多，且多数儿童还没有养成良好的口腔卫生习惯，没有掌握正确的刷牙方法，容易导致食物色素沉着、软垢堆积，久而久之会在牙齿表面和牙龈附近形成牙菌斑，甚至牙结石，引发龋病和牙龈炎症。第四次全国口腔健康流行病学调查显示：12岁儿童牙石检出率为61.3%，15岁少儿牙石检出率为73.6%。可见，牙结石并不是成年人的"专利"。儿童应该每半年做一次口腔检查，根据医生建议决定是否需要洗牙。

我们常说的洗牙，医学术语叫"龈上洁治术"，是用洁治器械去除牙龈上的牙石、菌斑和色渍，并抛光牙面，以延缓菌斑和牙石再次沉积。牙石是牢牢沉积在牙面上的矿化"小石头"；菌斑是黏附在牙面、牙缝里，不能被水冲去或漱掉的细菌性斑块，人们会感觉牙齿怎么也刷不干净，总有一层黏糊糊的东西粘在牙齿上；色渍是沉积在牙面上的一些黑、黄色的外源性色素。

如果发现儿童牙齿上有牙石、菌斑和色渍，可能需要洗牙。

洗牙前需要了解的"知识点"

儿童洗牙和成年人一样，可能出现疼痛和牙龈出血的情况，还有一些特殊注意事项，家长应充分了解并与孩子沟通。

● 在洗牙前，医生会仔细询问孩子的全身情况和疾病史，特别是有无先天性心脑血管病、糖尿病、血液系统疾病等，应在全身疾病稳定的情况下洗牙。必要时，须进行血常规和凝血功能检查，以减少出血风险。

● 如果牙面上没有牙石，仅有菌斑和色素，医生一般会用橡皮杯、抛光杯及抛光膏对牙齿表面进行清洁、抛光，孩子的不适感比较轻，容易接受。如果有牙石，需要进行超声波龈上洁治，会有"滋滋滋"的噪声，可能引起牙齿或牙龈不适。洗牙前，家长要和孩子耐心且充分沟通，消除他们的紧张情绪。

● 洗完牙半个小时后才可以饮水，2小时后才能进食，3天内不要进食太甜、太酸、太刺激的食物，以免牙齿出现敏感症状。

● 洗牙后24小时内，如果牙龈有轻微出血，一般会自行缓解，不必太过担心，也不要频繁吐口水。如果孩子长时间出血不止，家长应及时带其到医院就诊，排除全身性疾病或凝血障碍等问题。

特别提醒 儿童口腔内有活动性出血的伤口，或年龄太小、容易呛水，或过于紧张害怕、不能配合，不适合洗牙。

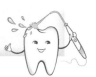

"家庭洗牙"，要选"温和"冲牙器

相比龈上洁治术，不少人倾向于日常使用更为温和的冲牙器清洁牙齿，将其作为"家庭洗牙"方式。现在市面上出现不少儿童冲牙器，很多家长犹豫不决：是否有必要购买使用？

冲牙器是一种新型的口腔清洁工具，给水施以一定的压力，喷射出具有一定冲击力的高速水柱，从而清洁牙齿，尤其是对牙缝内的食物残渣及牙齿上附着的牙菌斑等有一定清洁作用，可弥补刷牙的不足。对于正在做正畸治疗的儿童，冲牙器对牙刷不易清洁到的托槽和牙面帮助会更大。但是冲牙器不能代替刷牙，切不可因为使用了冲牙器而忽视刷牙。

儿童处于生长发育期，骨骼尚未定型，牙龈等组织比成人脆弱。儿童冲牙器的种类很多，家长要根据冲牙器的特性，结合儿童的年龄，尽量选择喷力适当温和的冲牙器。值得注意的是，如果孩子有呼吸系统方面的问题，容易呛咳，则不宜使用冲牙器。

正确使用冲牙器

冲牙器操作简单，家长可借此帮助孩子进行口腔护理，一些动手能力强的孩子可在家长指导下自己使用。一般情况下，3～7岁的儿童必须在家长看护及指导下使用冲牙器，8岁及以上儿童可独立使用。使用冲牙器过程中需要注意以下几点：

● 选择合适的水。一般宜使用洁净的自来水或纯净水，5%以下的盐水或稀释的漱口水（漱口水与水的比例不超过1:1），水温不超过40℃。

● 刚开始使用冲牙器时，一定要从最弱的档位开始，逐渐适应后，再选择较强的档位。

● 冲洗时可以微微闭合嘴唇，防止水溅到身上，同时还能达到漱口的效果。

● 掌握正确的冲洗姿势：不要将喷嘴出水孔贴着牙齿，应保持0.5厘米左右的距离；对着牙齿缝冲洗，使水柱与牙齿表面保持垂直，不要从上往下斜着冲洗牙齿，以免过度冲洗牙龈及冲击口腔内壁。

● 避免长时间冲洗同一位置，以免磨损牙齿及牙龈。

● 不要过高频率使用冲牙器，通常一天不宜超过3次。

● 定期更换冲牙器喷嘴，一般3～6个月更换一次。

● 定期检查牙龈是否红肿，出现不适应停止使用冲牙器，必要时就医检查。**PM**

专家简介

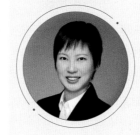

王艳 复旦大学附属口腔医院口腔预防科主任医师，中华口腔医学会口腔预防医学专业委员会常委，中华预防医学会口腔卫生保健专委会委员，中国卫生信息与健康医疗大数据学会口腔健康大数据专科联盟秘书长、常委，上海市口腔医学会口腔科普专委会副主任委员、口腔预防医学专委会常委。

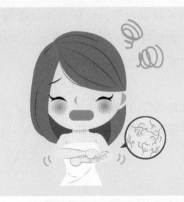
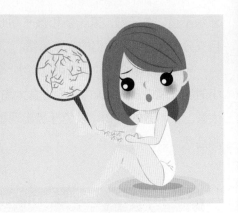

坊间戏言：入秋后皮肤干燥瘙痒如同"秋风起，蟹脚痒"一般准时。有些人的皮肤不仅干燥，还会脱屑，严重者如同"蜕皮"一般，皮屑沾满衣物，脱下衣裤时如"雪花飘飞"。此时，除季节更替导致的皮肤脱屑外，还要警惕某些皮肤病"藏匿"其中。

秋冬"蜕皮"，警惕这些皮肤病

上海交通大学医学院附属瑞金医院皮肤科　周建诚　李 霞（副主任医师）

"砖墙"屏障的正常脱屑不必担心

健康的皮肤坚韧、柔软，具有一定的张力和弹性，由外而内分为表皮、真皮和皮下组织。表皮最外层为角质层，是防止外界物质进入人体和体内水分丢失，维系皮肤天然屏障作用的关键。角质层的"砖墙结构"是皮肤屏障的第一道防线：角质形成细胞是"砖块"，角质层内的脂质、水分与自然保湿因子为"灰浆"。角质层结构完整、含水量充足时，角质层间的"灰浆"更牢固，屏障功能更稳固，从而维持皮肤光滑细腻、富有弹性的外观。

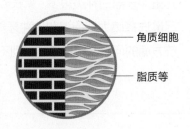

角质细胞

脂质等

皮肤的正常新陈代谢过程中也存在脱屑：角质形成细胞不断角化、成熟，由基底层到达角质层，周期为 26 ～ 28 天，最后产物为"死亡"的角质细胞，因此，这些细胞量少且在不知不觉中脱落，属于生理性脱屑。

警惕会脱屑的皮肤病

病理性脱屑分为外因和内因两种情况：一种是由于季节、护理不当等外因造成皮肤屏障功能受损；另一种是由于一些皮肤疾病（所谓的内因）导致角质形成细胞结构、功能异常，引起明显脱屑，甚至脱皮。秋冬皮肤脱屑，人们首先想到的原因往往是气候干燥，但也不能忽视一些疾病因素。

银屑病

银屑病俗称"牛皮癣"，是常见的表现为脱屑的皮肤病之一，冬季易复发或加重。其典型皮损表现为红色斑点或斑块上附着银白色的鳞屑，与疾病导致皮肤增殖过快、角化过度及角化不全有关。患者的表皮更替时间明显缩短，为 3 ～ 4 天，故脱屑非常明显，且部分可呈云母、蛎壳样大片脱屑，严重困扰患者。这些鳞屑有以下特点：用钝器刮鳞屑时呈层状剥脱，就像在刮凝固的蜡烛油一般；剥去覆于红斑上的鳞屑后，会出现点状出血。

② 癣病

皮肤癣菌病是由皮肤癣菌感染所致的常见感染性皮肤病，多在夏秋发病。根据感染部位有不同命名：位于臀部、腹股沟处，称为股癣；位于躯干、四肢，称为体癣；位于手、足部位，称为手、足癣；等等。

体癣和股癣的典型皮损为边界清楚且不断向外扩大的红色环状斑块、丘疹、水疱，中间趋于消退，周边有细薄鳞屑，通常瘙痒明显。

手癣和足癣临床表现多样，有的表现为水疱型，有的表现为鳞屑角化，还有的会导致指（趾）缝浸渍糜烂。鳞屑角化型手、足癣好发于掌跖部和足跟，这与皮肤癣菌感染导致皮肤屏障受损、手足部位角质层较厚且水含量严重缺乏有关，感染部位皮肤呈弥漫性粗糙、增厚、干燥，冬季容易发生皲裂甚至出血，可伴疼痛。

③ 鱼鳞病

鱼鳞病是一类较常见的遗传性皮肤病，表现为大片鱼鳞样脱屑。鱼鳞病有多种分型，最常见的是寻常型鱼鳞病，其典型皮损是淡褐色至深褐色菱形或多角形鳞屑，中央固着，周边微翘起，如鱼鳞状。症状较轻的患者可表现为冬季皮肤干燥，表面有细碎的糠秕状鳞屑，严重者可表现为类似银屑病样的大片脱屑。

④ 脂溢性皮炎

脂溢性皮炎也可导致脱屑，典型皮损为境界清楚的斑片或块状薄斑，从粉黄、暗红到红棕色，可有糠样或薄片状油腻鳞屑，一般分布于皮脂分泌旺盛的部位。此病多见于代谢旺盛的青壮年，常合并头屑多。

保湿润肤，修复皮肤屏障

秋冬空气干燥，皮肤含水量低；低温使皮肤血管进一步收缩，皮脂腺得不到血液供应，代谢变慢，皮脂分泌减少，"砖墙结构"中"灰浆"的质与量都会受损；某些皮肤疾病导致皮肤屏障功能受损，在多重因素作用下，皮肤出现失水、干燥、脱屑等症状。不论是外因还是内因引起，保湿润肤都可改善症状。一方面，要尽量避免导致皮肤角质层"灰浆"流失的因素；另一方面，可根据皮肤情况选择合适的保湿润肤品，以保护及修复皮肤屏障。

❶ **环境"加湿"** 使皮肤感觉舒适的空气相对湿度在50%~60%，冬季空气湿度大多低于20%，封闭的暖空调房间更低，使用加湿器等可改善室内环境湿度。

❷ **洗浴得当** 很多人喜欢在冬天洗热水澡甚至泡澡，如果洗澡时间太长、水温太高，或使用清洁力强的沐浴露，会过度洗去角质层表面的皮脂膜和水溶性天然保湿因子，破坏皮肤屏障功能，加重干燥、脱屑。因此，要控制好洗浴时间、频率和水温。

❸ **重视防晒** 很多人到了冬季就不再关注皮肤防晒问题，其实冬季的紫外线强度只比夏季减弱20%左右，长时间的紫外线暴露会破坏皮肤屏障，影响皮脂分泌，从而导致皮肤干燥、脱屑。

❹ **使用保湿剂** 使用具有修复皮肤屏障功效的保湿润肤剂，使皮肤保持滋润、舒适状态。皮肤病患者可在使用外用治疗药物30~60分钟后，再使用保湿剂。

❺ **治疗皮肤病** 积极治疗皮肤病，反复不愈者应到医院就诊，排查原因，接受有效的系统治疗，控制病情，修复皮肤屏障。

皮屑虽轻如鸿毛，落于心头却重如顽石。科学护理，积极治疗，让这个冬季无"屑"可击。**PM**

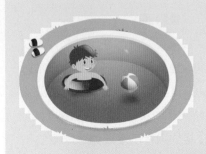

今年10岁的小军最近脚底长出很多小疙瘩，妈妈带他到医院就诊，医生检查后告知，小军得了跖疣，是感染人乳头瘤病毒（HPV）所致。小军妈妈一下子联想到与这种病毒有关的宫颈癌，非常紧张和困惑：儿子是怎么感染HPV的？

医生仔细询问了小军近期的生活情况，得知他在暑期上了游泳班，推断他可能是在游泳馆感染了HPV。小军妈妈很担心：跖疣会癌变吗？

脚底长疙瘩，
感染"致癌"病毒？

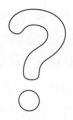

上海市皮肤病医院皮肤性病科副主任医师　顾昕

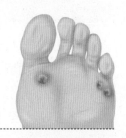

足部感染HPV，可引起跖疣

跖疣是发生在足底的由人乳头瘤病毒（HPV）感染引起的良性上皮增生，常发生在足部受力点（如前脚掌靠近大踇趾部位、脚后跟）。跖疣初起时为一细小丘疹，后逐渐增大，表面角化，粗糙不平，呈圆形，边界清楚，周围绕以增厚的角质环，可单发或多发；因足底压力作用，跖疣多形成扁平的乳头状角质增生，用力按压或行走时有不同程度的疼痛，严重者影响行走，干扰正常生活和工作；剥去角质层后，

其下有疏松的角质软芯，边缘有散在的小黑头，是乳头血管破裂出血点；有时数个疣体聚集在一起或互相融合形成角质增厚斑块，呈镶嵌状，故又称"镶嵌疣"。

跖疣多见于儿童和青年，可能与免疫系统不成熟或运动相关的反复微损伤有关，外伤、摩擦和足部多汗为诱因。HPV通过直接或间接接触，从皮肤表面的细小伤口进入皮肤内部，并在其中繁殖。正常情况下，人体内的免疫细胞可将HPV杀灭；但当免疫力下降时，此消"敌"长，病毒会增殖产生跖疣。

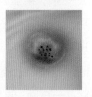

护好"屏障"，可挡住病毒

作为一种病毒感染导致的疾病，跖疣的主要危害是具有传染性。常见的传播途径包括与跖疣患者共用鞋袜，经常光脚在公共浴池、游泳池等地面行走，到足浴店泡脚、修脚。病毒还可传染身体其他部位（又称"自体接种传播"），变成其他类型的疣，如手背、面部的"扁平疣"，眼睑、颈部的"丝状疣"，等等。

预防跖疣的主要措施是防止感染HPV，应采取以下措施：①皮肤是一道天然"屏障"，可以阻挡病毒入侵，所以平时应防止足部皮肤破损；②养成良好的个人卫生习惯，如保持皮肤清洁、勤换鞋袜、不光脚走路、不共用足浴盆及修脚工具等；③免疫力是第二道"屏障"，应树立健康生活方式，增强免疫力，有助于杀灭入侵病毒。与患者同住的家人尤其要注意防护。

别把跖疣当"鸡眼"挖

人们对跖疣了解不足，有些人将其当作"鸡眼"抠挖、剜除，有些人用涂抹药膏"软化"疣体。这不仅无法控制病情，还可能加重感染，传播病毒。目前治疗跖疣以破坏疣体、调节局部皮肤免疫反应为主要手段，包括物理和药物治疗。这些方法各有优缺点，可根据病情选择合适的治疗方案，但不能避免复发。

① 物理治疗	冷冻疗法	用液氮冷冻皮损组织，使疣体坏死、脱落。此法方便，但疗程较长，一次冷冻往往不能使疣体完全脱落，还需进行第二次或多次治疗；对面积较大、融合成片的疣体效果欠佳
	激光和电灼治疗	通过高温烧灼皮损、灼毁疣体，使组织坏死、脱落。体积较小和数量较少的疣体，一次治疗即可。治疗后需要2~4周创面修复过程，其间应注意预防伤口感染
	光动力疗法	通过光动力反应产生活性单态氧选择性破坏病变组织，可用于难治性及复发性跖疣的治疗，预处理（比如激光、电灼、火针等）联合光动力治疗能有效提高疗效。一般需要多次治疗，且费用较昂贵
	手术治疗	手术可有效治疗跖疣；怀疑有恶变者，手术后可进一步行病理检查
② 药物治疗	外用药物	包括氟尿嘧啶软膏、咪喹莫特乳膏、斑蝥素乳膏、水杨酸溶液、水杨酸火棉胶溶液、三氯醋酸溶液、维A酸类药膏等。治疗前应将疣体在温水中浸泡几分钟，使皮肤表面角质软化，待干燥后使用溶液或乳膏外涂、封包，以促进药物渗透，促使表皮脱落。药物治疗起效较慢，周期较长，一般需要持续治疗1~3个月。外用药物对皮肤具有一定腐蚀性，涂药期间应注意控制涂抹范围，保护周围正常皮肤组织
	注射药物	在疣体基底部注射0.1%博来霉素生理盐水或0.05%平阳霉素普鲁卡因液，也可在皮损内注射干扰素（适用于难治性跖疣）等

HPV与跖疣、宫颈癌，"亲疏"有别

很多女性听到HPV就会联想到宫颈癌，跖疣和宫颈癌都是感染HPV引起的，那么跖疣是否会癌变？女性跖疣患者是否容易患宫颈癌？其实没必要过度担忧，跖疣一般不会发生癌变，也不会引起宫颈癌。

HPV有100多种亚型，主要感染人类的皮肤和黏膜，不同亚型对不同部位"亲疏"有别，会造成不同的疾病表现。跖疣和宫颈癌患者感染的HPV亚型不同。跖疣患者感染的病毒亚型多为HPV1、2、4等低危型，宫颈癌患者感染的病毒亚型多为HPV16、18、31、33、56、58等高危型。因此，罹患跖疣不会增加宫颈癌的发病风险。**PM**

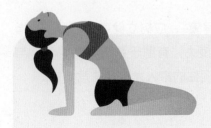

罚跪的痛，现在几乎没人会体验了。但有些人在运动中会遭遇因"下跪"姿势所致的膝关节疼痛甚至损伤。跪姿运动并不少见，会给膝关节带来哪些损伤？应该如何避免？

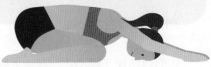

请收好你的膝盖，
远离"下跪"之伤

上海交通大学医学院附属第九人民医院骨科 李慧武（主任医师） 张恒辉

跪姿运动，膝关节"压力"倍增

膝关节是人体最大、最强壮的关节，主要由股骨下端、胫骨上端和髌骨（俗称"膝盖骨"）组成，周围的韧带、肌腱等软组织将它们连接在一起，使膝关节可以移动并保持对线良好、结构稳定，保护膝关节免受损伤。此外，关节囊内的游离软骨——半月板也是膝关节的关键结构，这种凝胶状的弹性纤维组织将安全和减震系统融为一体，可以防止骨头末端相互撞击和摩擦，并缓冲影响膝关节的震动，吸收部分压力。

膝关节是一个铰链式关节，可以屈伸和旋转。人们在完成站立、行走、奔跑、跳跃、下蹲等动作时，都离不开它。膝关节可以承受很大范围的压力，站立时承受约 80% 的体重，行走时承受约 3 倍的体重，跑步时会承受 10 倍的体重。人们在做跪姿运动时，如膝关节需要屈曲，静止状态承受的压力约为体重的 8 倍；髌骨承受的拉力和压力通常可达到体重的 4~5 倍；胫骨上端与地面接触，承受的压力和摩擦力显著增加；重心落在膝关节的跪姿运动，会使膝关节承受的压力最高达体重的 24 倍。

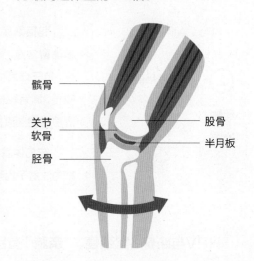

髌骨
关节软骨
胫骨
股骨
半月板

跪姿伤膝，四处"破坏"

说到跪姿运动，大家最常想到的是瑜伽中跪着进行的一些动作。其实跪姿运动有很多种，比如跪姿下腰、跪姿抬腿、跪姿弓步拉伸、负重跪蹲、跪姿俯卧撑、跪姿平板支撑等，有助于增强肌肉力量、爆发力和灵活性。进行跪姿运动时，有时需要双膝着地，有时单膝着地；膝关节有时固定不动，有时屈伸运动。不同的运动方式可能损伤膝关节的不同部位，引发不同的病症。

● **髌股关节疼痛** 髌骨位于膝关节的前方，是一块游离的骨头，"盖"在股骨下端，组成"髌股关节"。跪姿运动常会增加膝关节应力，有时会导致关节前端隐隐作痛，即髌股关节痛。长期刺激或不当运动导致髌骨软骨面慢性损伤，甚至引起髌骨软化症，日常活动（如下蹲、上下楼梯或久坐后站起）会加剧疼痛。

● **慢性退行性半月板撕裂** 半月板位于胫骨上端和股骨下端之间，内、外各有一块，相当于缓冲垫。跪姿运动时，过大的应力作用于半月板，可加速其退化或发生撕裂。

● **骨关节炎** 跪姿运动可以加重或诱发膝骨关节炎，甚至影响膝关节活动功能。

锻炼"心机"，有效"避损"

为避免损伤膝关节，进行跪姿运动时须记住以下几条"小心机"：

❶ 热身伸展	膝关节周围的肌肉紧绷有时会导致或加重关节疼痛，臀部和脚踝紧绷时会影响膝关节活动。运动前应先进行热身，如原地踏步、交替抬膝、坐位伸膝、旋转脚踝等，可伸展关节、放松肌肉，改善膝关节的活动度，有助于膝关节适应跪姿运动，保证运动安全。
❷ 佩戴护膝	可使用较厚的瑜伽垫，避免膝关节与地面"硬碰硬"；佩戴护膝可以给膝关节提供额外的支撑，有助于关节保持在正确的位置，减少运动损伤。
❸ 循序渐进	初练者不宜进行高强度的跪姿运动，如负重跪蹲、跪姿俯卧撑、跪姿平板支撑等；应循序渐进，从中、低强度的运动开始，如跪姿下腰、跪姿抬腿等，然后逐渐增加速度、距离、重量等。
❹ 适量练习	每次练习不宜超过1小时，一次高强度运动之后应休息2~3天。
❺ 避免扭转	跪姿状态下应尽量使膝关节保持良好的对合关系，避免扭转关节的运动，以免加重磨损。

特 别 提 醒 有膝关节病变者不宜进行跪姿运动。

强健肌肉，保护关节

无论是跪姿运动，还是其他运动，都不能完全避免膝关节受伤。除上述注意事项外，还应定期锻炼膝关节周围的肌肉、韧带，有助于保持关节稳定并以正确的方式移动，防止受伤。抗阻运动（如举重、弓步等）可以增强膝关节周围的肌肉力量，如股四头肌、腘绳肌、小腿肌肉等。

此外，定期锻炼以保持腿部、臀部和核心肌群的强壮，也有助于预防运动损伤。较弱的臀部肌肉可能导致膝关节承受更大的压力，引起膝部不适。**PM**

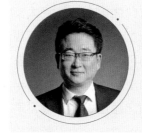

专家简介

李慧武 上海交通大学医学院附属第九人民医院骨科副主任、主任医师、博士生导师，中华医学会骨科分会关节学组委员、青年委员会委员，中国医师协会骨科医师分会数字医学学组副组长，中国研究型医院学会关节外科学专委会常委，上海市生物医学工程学会骨关节专委会主任委员。擅长髋、膝关节疾病的诊断及治疗。

┤生活实例├

李先生在一次郊游自行车骑行后突然出现血尿。医生询问病史后发现，李先生2个月前曾因良性前列腺增生做过经尿道前列腺电切手术。在完善相关检查、排除了结石和肿瘤等原因后，医生诊断他患有前列腺增生术后血尿。鉴于血尿颜色不深，医生建议他近期避免骑行。经过1周的观察后，李先生的血尿症状逐渐消失了。

┤医生的话├

前列腺增生是引起50岁以上男性排尿障碍的常见疾病之一，手术治疗是最为有效的治疗手段。经尿道前列腺电切术（TURP）因损伤小、适应证广、恢复快等优势，是目前治疗良性前列腺增生的"金标准"。

血尿是前列腺增生术后最常见的并发症之一，既可以发生在术后住院期间，也可以发生在出院后3个月内或更长时间。

前列腺增生术后，血尿怎么"看"

北京大学第三医院泌尿外科　刘泽南　何继德　卢 剑（教授）

哪些因素可致术后血尿

前列腺增生切除术后 3 个月至半年左右，手术切除的创面会逐渐被附近的尿道黏膜上皮爬行修复，重新形成光滑完整的尿道前列腺部黏膜。前列腺增生切除术后血尿的发生需要考虑以下这些因素。

❶ 基础疾病

有研究指出，合并心脏病、高血压、糖尿病等基础疾病的患者发生术后血尿的风险较高。高血压患者若术后血压控制不佳，前列腺表面小血管内皮功能损伤，脆性增加，容易致创面出血；糖尿病患者持续的高血糖状态可引起血管内皮细胞功能障碍，患者免疫力低下易伴发泌尿系感染，均可导致术后创面的愈合不良。此外，部分术前长期口服抗凝药物的患者若术后过早恢复用药，也可引起未完全愈合的创面出血。

❷ 生活方式

术后 3 个月内不恰当的生活方式可致创面愈合不良，引起血尿。术后过早从事重体力活动、骑车、提重物、长跑、性生活方式不恰当等，均可使前列腺局部充血加重，使术后创面受到挤压和牵拉而引起出血。另外，便秘、咳嗽时用力不当会引起腹压增加，使术后前列腺创面血管重新开放而引起出血。

3条建议，预防和应对术后血尿

❶ 控制基础疾病，合理用药

慢性病患者应重视血压及血糖水平的控制，避免发生泌尿系统感染。术前长期口服抗凝药物的患者，术后用药需遵医嘱。术前体积较大的前列腺增生患者，术后可服用非那雄胺等 5α 还原酶抑制剂，以抑制前列腺组织微血管再生，减少术后血尿的发生风险。

❷ 注意生活方式

多饮水，多进食新鲜水果、蔬菜和粗纤维类食物，不饮酒，少食辛辣刺激性食物，必要时口服缓泻药物，保持大便通畅。术后 3 个月内避免重体力劳动和容易挤压会阴部的动作，如长时间蹲坐、骑车等，忌盆浴和过早恢复性生活。及时补充水分，避免长时间憋尿。

❸ 科学处理血尿

前列腺增生术后血尿，多表现为镜下血尿或者少量肉眼血尿。血尿颜色较淡者，经观察、对症治疗后，绝大多数可自行缓解；尿色鲜红、伴有血块者，需要采取重新留置导尿管、持续膀胱冲洗等措施，防止继续出血；血尿持续加重、无好转时，需要二次手术止血。术后半年以后发生的血尿，需要警惕前列腺癌的可能性，患者应去医院进行前列腺特异性抗原、前列腺B超等检查。**PM**

痰是气管、支气管的分泌物或肺泡内的渗出液，借助咳嗽将其排出称为咯痰。当呼吸道发生炎症时，黏膜充血、水肿，黏液分泌增多；毛细血管壁通透性增加，浆液渗出。含红细胞、白细胞、吞噬细胞、纤维蛋白等的渗出物与黏液、被吸入的尘埃和某些组织破坏物等混合，形成痰液。痰液成分的差异会造成其颜色变化，是初步判别患者可能罹患哪种疾病的线索。

"痰"之色变

上海交通大学医学院附属第一人民医院呼吸与危重症医学科副主任医师　包登平

1 白色或无色痰

有些人认为，痰液呈白色或无色，很干净，说明没有感染，不要紧。这种观点是错误的。健康人很少有痰，如果痰液增加，即使是白色或无色，也要引起警惕。患急性支气管炎、支气管哮喘、大叶性肺炎初期、慢性咽炎、慢性支气管炎、肺结核等时，都可能产生白色或无色痰液。

2 黄色脓性痰

黄色痰液多见于呼吸道细菌性感染；如果合并发热或咳嗽加剧，患者应当及时就诊，必要时加用抗菌药物治疗。如果痰液大量增加，静置后出现分层现象（上层为泡沫，中层为浆液或浆液脓性，下层为坏死物质），要警惕可能患有支气管扩张、肺脓肿和支气管胸膜瘘。

3 灰黑色痰

灰黑色痰是由于吸入大量灰尘或长期吸烟导致，首先要警惕职业性粉尘暴露。

排除这一因素后，患者应调整不良生活习惯，尽可能戒烟，避免烟草中有害物质进一步破坏肺部。

4 鲜红或暗红色痰

血性痰是由于呼吸道黏膜受损或血液渗入肺泡所致，痰液呈鲜红或暗红色。患了呼吸道感染（例如支气管扩张）、肺癌、肺血管疾病都可能引起血性痰。

需要指出的是，除肺外，其他脏器功能异常也会引起血性痰。例如：心功能衰竭患者会咯淡粉色血性痰；肝功能衰竭患者凝血功能异常，会导致痰中带血；鼻衄（俗称"流鼻血"）患者如果鼻血从后咽腔流入气道，通过咯痰排出，也会形成血性痰。所以出现血性痰，应去医院进行必要检查。

5 其他特殊颜色的痰

如果患者出现铁锈色痰，要警惕可能患有肺炎球菌肺炎；出现黄绿色或翠绿色痰，提示可能存在铜绿假单胞菌（又称"绿脓杆菌"）感染；痰白、黏稠，且牵拉成丝，难以咯出，提示可能有真菌感染；大量稀薄浆液性痰中含粉皮样物，提示可能患有棘球蚴病（包虫病）。 PM

专家提醒　痰液变化是身体发出的报警信号，痰液过多或颜色不正常者，要引起足够的重视，早诊早治，避免延误病情而导致不良后果。

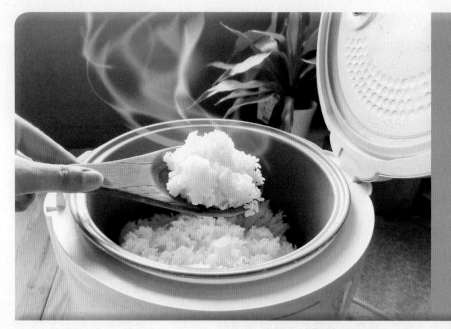

电饭锅几乎是家家都有的必备家电，对于爱吃米饭的人来说，更是每天都要使用。但是，很少有人关注电饭锅的使用注意事项。比如：不同内胆材质的电饭锅有不同特点，并非都是煮饭、煲汤的"全才"；不恰当的清洗可能导致内胆涂层脱落或损坏，甚至使有害物质迁移，危害健康；等等。俗话说"一口好锅成就一碗好饭"。恰当地选择和使用电饭锅，能让我们吃得更安全、健康。

选用电饭锅有学问

上海市质量监督检验技术研究院　田 波

电饭锅：顶起厨房的"一片天"

电饭锅是一种利用电热烹饪食物的电器，工作温度大多在100℃左右，一般能够进行蒸、煮、炖、煨、焖等多种烹饪方式，且能够保温。使用电饭锅相对清洁卫生，没有油烟污染，省时省力，它是家务劳动现代化不可缺少的用具之一。

根据加热方式的不同，电饭锅可以分为以下几种：

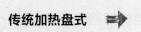 **传统加热盘式** ➡ 即电饭锅的加热元件为电热盘。电热盘是一个内嵌电热管的铝合金圆盘，内锅置于其上，取下内锅就可以看见电热盘。这是最常见加热方式的电饭锅。

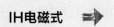 **IH电磁式** ➡ 即通过电磁线圈接通交变电流，直接对锅体金属内胆进行环绕立体加热，烹饪速度更快，锅内食物受热更均匀。

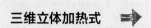 **三维立体加热式** ➡ 这种电饭锅可以通过上盖、侧壁和加热盘同时对内胆进行加热，内锅受热均匀，煮的米饭口感更好。

不同内胆，孰优孰劣

● 铝制内胆

铝制内胆的外观比较美观，制造时往往需要添加其他金属或合金进行复合打造，是比较传统的一种内胆材质，适合用来煮饭。铝制的电饭锅内胆导热性比较好，热量传导比较均匀，因而内部食物受热也比较均匀。需要注意的是，应尽量选择带有涂层的铝制内胆，因为这种内胆的使用寿命比较长，且能避免铝溶出带来的健康隐患。

- **不锈钢内胆**

不锈钢材质的内胆耐用性较高，具有一定的抗氧化和耐腐蚀能力，且一般内表面没有涂层，不会出现涂层脱落的情况，但容易粘锅。使用之后应先用清水浸泡，以便于清理。需要注意的是，应选择304食用级的不锈钢内胆。

- **复合多层材料内胆**

这种内胆由多种材料融合而成，外层是复合钢材，内部是不粘涂层材料，导热性能比较好，且不会粘锅。根据内部添加的复合材料不同而命名，如常见的黑晶内胆、陶晶内胆等都属于复合多层材料内胆。黑晶内胆表面采用强度比较高的合金材料，耐磨性能较好，也比较好清理；陶晶内胆表面添加了一层天然的陶瓷材料，比较防刮耐磨。

- **陶瓷内胆**

陶瓷内胆使用的材质属于一种天然的无机材料，安全无毒，硬度较高，在抗氧化、耐腐蚀方面比较有优势，且保温性能更好。这种内胆除可以用来煮饭外，还适合用来煲汤，能够有效保证食物中的营养不流失，且煮出的食物在口感方面也更好。

选购电饭锅，注意这四点

选购电饭锅最重要的是确保其在使用过程中安全可靠，但器具是否安全，并不是简单看外观就能判断，选购时可以注意以下几点：

1 电饭锅是纳入CCC认证目录的产品，同时具备能效标识，选购时需认清产品是否标注CCC标识和能效标识。

2 应根据家庭成员数量确定电饭锅的功率，如500瓦/1.5升的电饭锅一般适合三口之家使用，而700瓦/1.8升的电饭锅更适合5人及以上的家庭选用。

3 从不同角度检查是否有划伤、变形，各零部件的接合处是否光滑、整齐，不粘涂层是否均匀，等等。内锅应圆正，没有外伤，将内锅放入锅体内，用手左右转动几下，若锅底与电热板间摩擦力较大，表示两者接触良好。

4 用手感觉一下锅盖开关时磁钢吸合是否顺畅，按下、打开时有无清脆的"嗒"声。功能正常的电饭锅通电后指示灯应立刻亮起来，不应出现闪烁。开关及功能按键应弹跳良好、灵活等。**PM**

延伸阅读

电饭锅清洗有窍门

不少家庭习惯用钢丝球清洗电饭锅，久而久之，内胆会出现刮痕，不粘涂层被破坏甚至脱落。其实，电饭锅内胆也需要"保养"，尤其应注意清洁方式。首先，不能用钢丝球刷洗内胆，因为强力的机械摩擦会刮坏内胆，尤其是现在大多数电饭锅都带有不粘涂层。涂层被破坏后，不仅会出现粘锅，还会影响传热，缩短电饭锅的使用寿命，脱落的涂层物质进入食物，还可能危害健康。正确的清洁方式是：遇到难以清除的污物时，用水浸泡一段时间，待其软化后用软布轻轻擦拭洗去。其次，为延长电饭锅的使用寿命，平时应注意"热锅热水洗，冷锅冷水洗"，洗后用干净柔软的抹布将水分擦干。

此外，电饭锅内胆涂层的聚四乙烯成分容易受到酸性物质腐蚀，如果经常烹饪带酸味的食物（如枸杞粥、梨汤等），涂层更容易受到破坏。一旦涂层脱落，为了家人的健康，最好更换新的内胆，或对腐蚀部分进行修复后再使用。

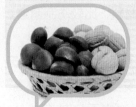

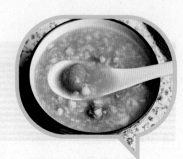

坚果富含多种营养素和生物活性物质，深受大众青睐。市面上很多坚果产品以烘炒、油炸和盐焗等加工方式多见，但不少人认为坚果生吃更有营养。事实究竟如何？

坚果 **生吃** 好，还是 **熟吃** 好？

重庆医科大学公共卫生与管理学院营养与食品卫生学　张 雨　赵 勇（教授）

生熟坚果，营养变化

烘烤、煎炒、油炸等加工过程会赋予坚果不同香味，引起人们的食欲；水分含量减少，可使坚果变得松脆可口。但热加工通常会影响坚果的某些营养物质含量，如：维生素被破坏、酚类和酮类等活性物质含量下降、饱和脂肪酸含量增加等等。

以花生为例：研究发现，热加工后，花生中的多不饱和脂肪酸（PUFA）含量下降，饱和脂肪酸（SFA）含量增高；氨基酸含量下降，如油炸后总游离氨基酸下降 45.1%；维生素被高温破坏（如维生素 B_1 减少 80%），蛋白质、膳食纤维被部分碳化；水煮和油炸后，花生总酚分别损失 25.5% 和 5.7%；经焙烤或油炸后，会产生杂环化合物，如吡嗪（只存在于烤花生中）、呋喃衍生物、丙烯酰胺、5- 羟甲基糠醛（HMF）等潜在有害成分。

需要指出的是，这些营养物质含量的变化几乎在所有食物的热加工过程中都会发生，故应理性看待生、熟坚果营养价值的差别。

生吃熟吃，各有所长

大多数坚果有生吃和熟吃两种选择。生吃可更大限度保证营养成分不受破坏和流失，更好地为人体补充营养物质，核桃、栗子、花生、瓜子等都可以生吃。不过，生坚果多含鞣酸等植物酸，食用过多可能诱发呕吐、腹胀和食欲减退等不良反应；生坚果质地较硬，不易被消化，食用过多可能引起腹胀、腹痛等消化不良症状，胃肠功能不好的人应少吃。

有些坚果则不能生吃。白果（银杏）含氢氰酸、银杏酸、银杏二酚等有毒物质，生食可能导致中毒；炒熟后毒性降低，但也不能一次食用过多。腰果的果壳和种皮有毒，且果仁中含有多种过敏原，过敏体质者食用后可能引起一定的过敏反应，也不能生吃。实际上，从食品安全、口感及人们的饮食习惯等角度来说，大多数坚果更适合熟吃。**PM**

坚果熟吃要考虑加工方式，以水煮、烘焙或干炒，且不添加食盐、香精和糖等调味品者为优，不当的加工方式可能产生不利健康的物质。此外，"开口坚果"更容易附着灰尘和杂质等有害物质；其富含的脂类物质接触空气后，更易发生氧化、酸败；调味品易渗透进果仁中，增加其摄入量。所以，核桃、碧根果、板栗等应尽量选购"闭口"产品，花生、瓜子等应尽量选购带壳加工的产品。

随着冰箱和家用微波炉的普及，各类保鲜膜成为冷藏保鲜和微波加热食物时的标配。保鲜膜为人们的生活带来不少便利，但如果使用不当，有可能带来健康危害。很多人保存食物时习惯用保鲜膜包裹，殊不知保鲜膜有各种材质之分，适用范围不尽相同。市场上琳琅满目的各种保鲜膜有什么区别？该如何选择？

食品保鲜膜，你真的了解吗

上海交通大学农业与生物学院食品科学与工程系　岳 进（副研究员） 闵甜甜

保鲜膜：给食物穿上"防护衣"

保鲜膜是透明的塑料薄膜，具有一定的透气性和密封效果，可以将食物与外界环境有效隔离，其主要作用包括：①防止食物表面水分散失，避免影响食物的外观、品质和风味；②减少周围环境中的细菌污染食物，有利于食物储存；③减少食物与环境空气中的氧气接触，防止食物氧化和腐败变质；④防止食物之间的风味相互影响，也就是人们常说的"串味"。当然，让保鲜膜真正发挥"保鲜"效用的前提是正确选用。

保鲜膜"家族"有哪些成员

不同材料制成的保鲜膜性能不同，适用范围有所不同。如何挑选保鲜膜是一门学问。

●聚乙烯（PE）保鲜膜

PE 保鲜膜在超市中最为常见，它是以聚乙烯为原料生产的。

优点： 生产过程中不需要添加增塑剂，化学性质较稳定，安全无毒。

缺点： 耐热性较差，不能放入微波炉中加热。

适用范围： 包裹或覆盖在水果、肉类、糕点等食材表面冷藏保鲜。

●聚氯乙烯（PVC）保鲜膜

PVC 保鲜膜由氯乙烯（VC）单体加聚合成的高分子化合物制成。

优点： 透明性好，弹性好，不易破裂。

缺点： PVC 是一种硬质塑料，本身不够柔韧，在生产过程中需要添加一定量的塑化剂。塑化剂属于油溶性物质，PVC 保鲜膜与油脂类食品接触时，塑化剂可能会融出，尤其当加热至高温时，会加速塑化剂向食品迁移，带来健康危害。

适用范围： PVC 保鲜膜的外包装上一般都有"不能接触带油脂食物""不得微波炉加热""不得高温使用"等警示语。

●聚偏二氯乙烯（PVDC）保鲜膜

PVDC 保鲜膜又被称为"微波炉保鲜膜"。

优点： 稳定性好，可耐 140℃高温和 − 60℃低温，可在微波炉中加热或放入冰箱冷冻。

缺点： 成本较高，价格较贵。

适用范围： 多适用于包装熟食、火腿等对包装阻隔性能要求较高的食品。

●聚丙烯（PP）保鲜膜

PP 保鲜膜在市面上出现比较早，其安全无毒、耐热性好，可以放进微波炉中加热。但由于 PP 材质制成保鲜膜后自黏性较差，现在更多地用于保鲜袋和保鲜盒。

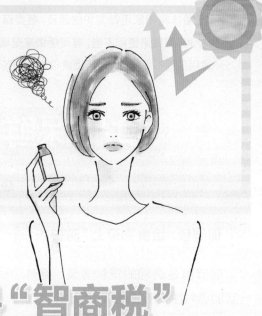

阳光中的紫外线一年四季都存在，防晒不仅仅是夏季的"必修课"。近年来，针对爱美人士日益增长的防晒需求，很多口服防晒产品（如防晒片、防晒胶囊等）应运而生，商家宣称"出门前吃一粒，可以有效防晒8小时，无惧阳光""可吃出白嫩，减少色斑"等。很多消费者认为口服防晒产品比涂抹防晒霜和"全副武装"方便，且避免了过敏问题，但又对其防晒效果和安全性感到怀疑。那么，这种产品是如何防晒的？到底是不是"智商税"？

扫描二维码，立即收听

口服防晒：

"黑科技"还是"智商税"

首都医科大学宣武医院皮肤科 邹祖鹏 朱 威（主任医师）

口服防晒产品成分是什么

目前市面上的口服防晒产品成分复杂，包括栀子花提取物、藏红花提取物、玫瑰花提取物、决明子提取物、绿茶萃取液、红橙提取物、维生素 C、维生素 E、维生素 B_{12}、麦芽糊精、柠檬酸、胡萝卜素、叶黄素、番茄红素、虾青素、红橙萃取物、巴西莓、石榴鞣花酸、米葡萄糖脑苷脂、松树皮萃取物等。功效成分以抗氧化成分为主，人体的抗氧化能力是抵御环境损害的重要防御机制。因而修复细胞损伤和抗氧化的成分确实存在一定的光保护作用，如类胡萝卜素、多酚类、栀子花提取物、玫瑰花提取物、虾青素等可抑制人体内的氧化应激，减少皮肤损伤，起到辅助美白的作用。白绒水龙骨提取物是被研究最多的口服防晒"明星"成分，其有效成分是一种多酚类物质，具有较强的抗氧化作用，可以中和体内的自由基，减少紫外线对皮肤的损伤。

此外，一些与防晒没有直接关系的成分也在口服防晒产品的列表中出现，如藏红花（主要作用是活血化瘀，促进血液循环）提取物、胶原肽等。

选用保鲜膜，注意这几点

消费者在购买保鲜膜时，首先应注意保鲜膜的包装标识，如材质、种类、适用范围，是否可以微波加热，适用温度，等等。

使用保鲜膜时应注意以下几点：

❶ 加热油脂含量较高的食物时，应先去除保鲜膜，以防止保鲜膜中的有害物质迁移至食品中。

❷ 加热保鲜膜覆盖的食物时，可以在保鲜膜上扎几个小孔，有利于水分蒸发，防止因气体膨胀使保鲜膜破裂。

❸ 香蕉、西红柿、猕猴桃等水果在储存过程中会释放具有催熟作用的乙烯气体，应避免使用保鲜膜包裹这类水果，否则会加速其成熟和衰老，容易腐烂变质。**PM**

"抗氧化"与"防晒"不是同一个概念

防晒防的是紫外线。紫外线照射对人的影响是多方面的,不仅会导致皮肤晒伤和晒黑,还会让皮肤产生大量自由基,导致细胞膜的过氧化反应,使黑色素细胞产生更多的黑色素,并上移至角质层,造成色素沉淀,长时间大量接触紫外线还会引起皮肤衰老和皮肤癌的发生。实际上,减少光损害的措施分为三个步骤:一是由衣物、眼镜、伞等直接遮挡,避免皮肤接触紫外线;二是涂抹在皮肤表面的化妆品中的物理性或化学性物质吸收或反射紫外线;三是通过维生素 C、维生素 E 等抗氧化剂淬灭或中和自由基,从而减少或修复自由基对皮肤细胞的损伤。我国《皮肤防晒专家共识(2017 版)》提及,口服药物或食物补充剂,可以通过对抗光氧化损伤、修复细胞膜和 DNA、减少炎症反应等途径,减轻光损伤。因此,防晒和抗氧化是两个不同的概念。简而言之,前者是避免紫外线伤害,后者则通常是指对已经晒伤皮肤的修复作用。商家无疑是在此偷换了概念,口服防晒产品并非直接防晒,而是将抗氧化成分的晒后修复作用加入"防晒新理念"中。

口服防晒产品,效果不靠谱

首先,防晒化妆品在我国属于必须经过相关部门的严格测试和审评才能获批上市的特殊用途化妆品,该类产品指必须以涂抹或喷洒方式在皮肤表面使用的产品,其批准文号为"国妆特字 G+8 位数字"。显然,口服类防晒产品不属于防晒化妆品,尚没有相关产品标准。而如果属于保健品,则其外包装上需标有"国食健注"或"食健备",但目前我国并没有口服防晒类的保健品分类,更没有科学论证表明口服防晒丸、防晒糖等能对人体发挥防晒作用。

其次,通常产品成分表中排名越靠前的含量占比越高。从口服防晒产品的成分表可以看出,其主要成分大多是淀粉,至于抗氧化的有效成分究竟占比多少不得而知。

第三,口服产品经过胃肠道的消化、分解、吸收,进入血液循环,其中为数不多的抗氧化成分只有微量能最终到达皮肤表面,而又有多少能被皮肤吸收发挥作用,吸收后能维持多长时间,均有待科学试验进一步加以验证。

因此,单纯通过口服防晒产品难以达到理想的防晒效果。美国食品药品管理局(FDA)认为,没有口服药片或胶囊可以替代防晒霜。近年来,我国国家药品监督管理总局数次发布了防晒提醒:物理防晒(使用遮阳伞、戴遮阳帽等)和化学防晒(涂抹防晒霜)仍是防晒最有效的措施。

盲目服用存在安全风险

由于口服防晒产品没有经过科学验证,故无法确定其疗效和安全性。有研究发现,口服含白绒水龙骨的防晒产品,可引起头晕和嗜睡;过量服用含黄体酮的防晒产品,可使女性出现长痘、月经不调等问题;过多服用维生素含量高的防晒产品,会增加结石、溶血等的发生风险。2019 年,美国 FDA 发出警告函,点名批评了四款畅销的口服防晒产品,并指出这类产品既达不到现阶段的防晒有效性标准,也不符合食品药品安全标准,有效性和使用后的安全性均无法得到保障,盲目应用反而会影响健康,得不偿失。

防晒的正确"姿势": "ABC防晒法"

"防晒做不对,皮肤老十岁",日常防晒应遵循世界卫生组织(WHO)倡导的 ABC 原则:A(Avoid)指规避性防晒,即减少外出,尤其是早上 10 点至下午 4 点之间;B(Block)指遮挡性防晒,即使用符合防晒指数 UPF 标准的帽子、墨镜、衣物、伞等物品(当 UPF 值大于 40,且紫外线的透过率小于 5% 时,可称为防紫外线辐射产品);C(Cream)指化妆品防晒,即出门前 20 ~ 30 分钟涂抹防晒霜,用量达到 2 毫克 / 平方厘米,每 2 ~ 3 小时补涂一次。**PM**

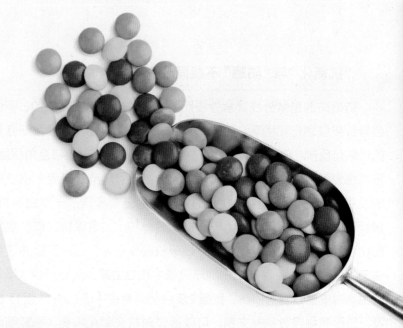

近日新闻报道，某家知名美国公司生产的彩虹糖中二氧化钛含量过高，使二氧化钛被推上风口浪尖，"某品牌彩虹糖被指控可致DNA发生改变"的消息登上网络热搜。很多消费者不禁担忧：二氧化钛究竟是什么物质？为什么会出现在彩虹糖中？它真的能使人的遗传物质发生改变吗？

彩虹糖 中为何惊现二氧化钛

复旦大学公共卫生学院　杨若茹　厉曙光（教授）

二氧化钛：常用的增白剂

中国人吃美食讲究色香味俱全，"大如苋实白如玉，滑欲流匙香满屋""新津韭黄天下无，色如鹅黄三尺余"。这些对于食物色泽外观的描写，无一不体现了消费者对食物"卖相"美观的追求。食品添加剂恰是为改善食品品质和色、香、味，以及为防腐、保鲜和加工工艺的需要而加入食品中的物质，使用时不应对人体产生任何健康危害。

二氧化钛（TiO_2）是一种白色粉末，无异味。自1969年欧盟批准二氧化钛作为食品添加剂至今，已有50余年的应用历史。其常作为色素用于果酱、坚果、巧克力、糖果、固体饮料、果冻、饼干和膨化食品等制作过程中。彩虹糖中添加二氧化钛不仅有增白、着色作用，还可以改善糖果的色泽及外观，使产品变得更有光泽。

二氧化钛安全性尚不明确

过去数十年间，二氧化钛的安全性一直备受争议。有研究对口香糖中的二氧化钛进入人体后的吸收和分布情况进行分析，发现这些微小的二氧化钛经口摄入人体后，在胃肠道转运过程中从食物中释放出来，到达肠黏膜，然后向其他器官扩散。小鼠实验发现，长期摄取二氧化钛可能会影响肠道，改变微生物群，诱发炎症，进而增加结直肠癌和炎症性肠病的发生风险。另有体外实验表明，二氧化钛可诱导人类肠上皮细胞DNA链断裂，染色体异常改变增加。此外，二氧化钛还可抑制肠上皮细胞的生长和吸收

专家简介

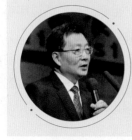

厉曙光　复旦大学公共卫生学院营养与食品卫生教研室教授、博士生导师，中国食品科技学会理事，上海市食品学会理事，上海市营养学会理事，上海市食疗学会理事。1994年起享受国务院政府特殊津贴，主要从事食品安全和营养健康等科研和教学工作。

能力。不过，目前大多数研究多集中在工业级二氧化钛的毒性作用，对食品级二氧化钛的风险性评价比较缺乏。欧洲食品安全局公布的大部分安全性审查结果，虽不排除二氧化钛具有遗传毒性，但并没有发现摄入二氧化钛有直接的毒性或伤害风险。

二氧化钛在食品中的添加有限量

抛开摄入剂量探讨二氧化钛的毒性是不科学的。美国食品药品管理局（FDA）规定，二氧化钛可以作为所有食品的色素，每千克食品允许添加最多1克二氧化钛。

在我国《食品安全国家标准 食品添加剂使用标准》（GB 2760-2014）中，二氧化钛是允许使用的食品添加剂，且是唯一被允许添加的白色着色剂。在果类、熟制坚果与籽类（仅限油炸坚果与籽类）、果冻、膨化食品和除胶基糖果以外的其他糖果中的最大使用量可达10克/千克，而在糖果和巧克力制品中的使用量要求是"按生产需要适量使用"。

因此，彩虹糖中添加二氧化钛并不违规，但如果超量添加，就可能对人体健康造成不利影响。

消费者不必对二氧化钛过分担忧

食品添加剂在被批准使用之前，需要经过很多科学研究评估，经历一系列严格的审批流程。我国对二氧化钛的适用范围有明确规定，对部分品种和品类有一定限量，且二氧化钛只是食品的添加剂，而非主要成分，消费者摄入的量通常非常少。因此，消费者不必对这类添加二氧化钛的食物感到恐慌，应该理性看待。

"望闻问切"，避免此类健康隐患

消费者平时该如何鉴别和避免食品添加剂超标的健康隐患呢？

1 "望"　观察食品的形态外观，过于艳丽或过于白亮以致颜色不自然的食品，可能存在漂白剂、增白剂、色素等超量使用的情况。

2 "闻"　闻食品是否有异味，如刺鼻的劣质香精味等。

3 "问"　询问销售商是否有供货商的卫生许可证、食品质量检验报告等，尤其应提防小作坊式加工企业的产品，警惕价格明显低于一般水平的食品。

4 "切"　检查食物质感是否存在异常，如甲醛超标的水发产品很容易被捏碎等。

通过上述方法，消费者可以尽量避免买到食品添加剂超标或使用非法添加物的食品。应注意的是，由于二氧化钛等着色剂广泛用于巧克力、糖果和冰淇淋等食品中，儿童的暴露风险可能高于一般人群。因此，家长要帮助儿童青少年树立食品安全意识，尽量少吃此类加工食品。PM

专家提醒

如今，食品添加剂在琳琅满目的各种食品中扮演着不可或缺的角色。作为消费者，树立食品安全意识是有必要的，但也不必谈"剂"色变，如临大敌。实际上，此次"彩虹糖中惊现二氧化钛"引发的关注将会促进食品添加剂的升级与迭代，通过这样的争议和讨论，不仅能在一定程度上提升消费者的食品安全素养，也对我国食品行业的科学发展具有一定的积极意义。

柚子，又名文旦，因"柚子"与"佑子"同音，民间寓意保佑儿女平安吉祥，备受人们喜爱。柚子肉酸甜多汁，是秋冬养生佳果，除大家熟悉的蜂蜜柚子茶外，还可制成多款保健功效佳、色香味美的食疗药膳。

柚子大餐，消食化痰

🖊 上海中医药大学营养教研室副教授　孙丽红
药膳制作　李纯静（营养师）

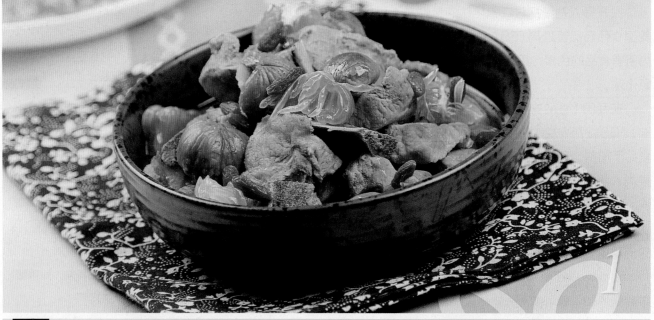

食材　排骨 500 克，板栗肉 10 个，柚子肉 50 克，枸杞子 10 克，葱、姜、八角、红辣椒、冰糖、料酒、生抽、盐各适量。

柚肉健脾消食，柚皮理气化痰

柚子含有丰富的蛋白质、维生素 C、钙、镁等营养素，还富含有机酸、类胰岛素、柚皮苷、多糖等成分，高血压、糖尿病、血管硬化等疾病患者经常食用，有一定的保健作用。

柚子肉可直接食用；柚子皮可泡茶饮用，加工后也可食用。中医学认为，柚子果肉有止咳平喘、润肺清肠、健脾消食等功效，适用于咳喘、食欲不振、腹胀等症。柚子皮香味幽雅清淡，风干后可作为药材使用，有理气化痰、散寒燥湿等功效，主治胸闷气滞、胃痛、咳嗽气喘等症。

空腹、过量食用易损伤脾胃

有些喜欢吃柚子的人，一天一个柚子不在话下。殊不知，过量食用有一定隐患。柚子肉性寒凉，空腹或过量食用易损伤脾胃，一天食用量不宜超过 1/4 个（中等大小）。

需要提醒的是，服用他汀类调脂药物和靶向药物的患者不宜吃西柚（葡萄柚）。因为西柚含有大量的呋喃香豆素，会抑制人体内一种代谢酶，从而影响部分他汀类药物和靶向药物的代谢，使血液中药物浓度升高，增加产生不良反应的风险。

① 柚香板栗烧排骨

制作方法 将排骨洗净，切成块，倒入锅中，加水煮开后撇去浮沫；热锅中放入冰糖，小火加热，慢慢融化；倒入排骨、料酒翻炒至金黄色，加入葱、姜、红辣椒、八角炒出香味，加水煮开；加入生抽、板栗肉，炖至将熟时，加入柚子肉、枸杞子，收浓汤汁，加少许盐即可。

食疗功效 排骨中蛋白质、脂肪含量丰富，味道鲜美；枸杞子补益肝肾，是冬季常用养生佳品；栗子有"铁杆庄稼"之称，富含碳水化合物，能供给人体较多的热能，有助于冬季御寒，中医认为其可益气健脾、补肾强筋骨。此药膳补肾健脾，适合冬季食疗，中老年人及体质虚弱、腰腿疼痛、怕冷、消瘦者可常食。

② 五彩柚饭

制作方法 将胡萝卜切成丁；柚子肉撕成小块；陈皮泡软，切成细丝；锅热后加入油，放入豌豆、胡萝卜和玉米粒翻炒片刻，加水，煮约2分钟后捞出；锅内加油，放入鸡丁翻炒片刻，加入陈皮、豌豆、胡萝卜和玉米粒继续翻炒，加少许盐调味；倒入米饭炒散，加少许酱油翻炒均匀，加入柚子肉拌匀后出锅，撒上黑芝麻。

食疗功效 陈皮乃药食两用食材，具有理气健脾、燥湿化痰的功效；柚子肉理气化痰润肺，和陈皮共用，可增强健脾化痰之功；鸡肉营养丰富，所含蛋白质易被人体消化吸收，为冬季上好的补益食物；冬季与五行中肾相应，黑色入肾，黑芝麻可补肾、益精血、润肠燥，尤其适合于冬季食疗。这款炒饭色香味、营养俱佳，理气健脾、润肺益肾，尤其适合咳嗽有痰、食欲欠佳者及老年人保健食疗。

③ 柚皮消食茶

制作方法 将柚子皮洗净，切成小块；锅内加入约800毫升清水，放入上述食材，煮沸后改小火再煮15分钟；滤取药汁，代茶饮。

食疗功效 柚子皮具有宽中理气消食作用；鸡内金为常用消食中药，可运脾健胃；山楂可消食积、化滞瘀。此茶饮健胃消食，老少咸宜，尤其适合消化不良、食欲不振人群。**PM**

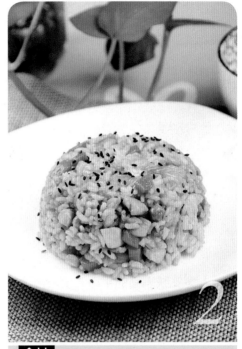

食材 米饭300克，鸡丁100克，柚子肉50克，豌豆30克，胡萝卜30克，玉米粒30克，陈皮10克，黑芝麻6克，油、盐、酱油各适量。

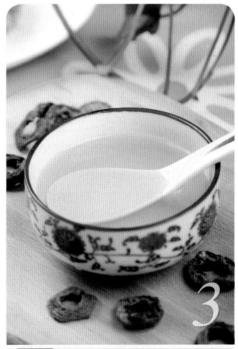

食材 柚子皮15克（鲜品30克），鸡内金10克，山楂15克。

每到秋冬之交或春夏之交，气温多变，尤其是昼夜温差很大，不少人都有难以及时根据气温增减衣物的困扰。于是，宣称具有"智能调温""蓄热调温""37 ℃恒温"等功能的"黑科技"服装应运而生。面对价格不菲的各种调温服装，消费者在感到心动的同时也不禁怀疑：这种服装是如何实现调温的？值得购买吗？

扫描二维码，立即收听

冬暖夏凉的

"自动调温"服装靠谱吗

国家纺织制品质量监督检验中心研究员　王宝军

调温作用依赖于"相变材料"

人类皮肤表面的平均温度一般为33℃左右，当身体任何部位的皮肤温度波动在3.0 ℃以下时，人感觉舒适；若温度波动范围超过4.5 ℃，人就感到冷或热。很多物质存在固、液、气三种形态，在不同环境温度下相态会发生转换，甚至固态内部结构（如分子排列、结晶度等）也会发生变化。相变材料在相态转换过程中，能从环境中吸收或释放热量，但其本身温度基本不变。

利用这一特点，选择相变温度范围接近人体皮肤温度变化范围的相变材料，在纤维加工或织物加工时，将其织入中空纤维的空隙中，或利用微胶囊等技术将其包裹后加入织物再制成服装。这样的服装在外界温度突然变化时能维持服装表面温度基本稳定，在人体与环境之间起到缓冲作用，使人体处于舒适的温度范围，尤其可以在极端环境条件下满足人体需要。这就是调温纺织品设计的基本原理和初衷。

调温服装：实际效果不佳

虽然调温服装存在一定的理论基础，但在实际应用中，其效果并没有宣传的那样好。

首先，调温服装对相变材料的要求非常苛刻，如合适的相变温度、储热能力强、相变中体积变化小、相变可逆性好、导热快、相变速度快、密度大体积小、价格低等，要找到各方面都合适的材料并不容易。比

如：不同相变材料的相变温度是不同的，目前常用的有18～29℃、27～38℃、32～43 ℃这几种，只有当环境温度在此范围内时它们才会发生相变。

其次，调温服装在技术上受到很大限制。例如：纤维中相变材料微胶囊的添加量一多，纤维的强度、弹性、韧性，以及产品的耐磨性、耐洗性、耐干洗性、手感等，均会下降。

第三，受成本限制，调温服装实际应用"调温纤维"的比例是有限的。为尽可能减少对产品其他性能的影响并降低成本，市面上的调温服装大多只是添加了相变材料。如果选用的相变材料和添加量并不理想，调温效果就势必大打折扣。

第四，从相变材料的使用角度来看，只有环境温度变化时，相变材料才会发生相变而吸热或放热，当外界温度持续不变时，相变材料就失去了作用。例如：某调温服装使用的相变材料熔融温度是29℃，结晶温度是18℃。人穿着这种服装，当环境温度是23℃左右时，人感觉舒适。当环境温度升高至29℃以上时，相变材料吸热熔融；当环境温度低于18℃时，相变材料放热结晶。此时，穿着者不会有突然变热或变冷的感觉。但如果环境温度上升到29℃以上或下降到18℃以下后就不再变化，相变材料就不会再吸热或放热，穿着者还是会感到闷热或寒冷。

因此，调温纺织品目前在技术和实际应用上仍存在较大局限性，商家宣称的调温效果很难实现。**PM**

"假胯宽"：爱美女性的"心结"

上海中医药大学附属龙华医院骨伤科主任医师　张 霆

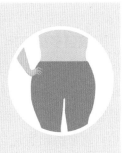

人们通常所说的"胯宽"是指两侧髋骨上沿（即髂嵴）之间的宽度。如果髋骨下方的股骨大转子部位（相当于大腿根部的地方）显得很突出，视觉上明显大于"胯宽"，则俗称为"假胯宽"。

"假胯宽"可在一定程度上影响形体美观。健康美观的腰胯部的外观是：腰部较窄，两侧向下逐步增宽、弧度圆润，经过两侧股骨大转子部位后，逐步缩窄，整体轮廓圆润。而"假胯宽"的典型形态是：股骨大转子位置突然突起，腿根部肥胖，显得不太协调。"假胯宽"往往伴随腰粗、腿粗等问题。

"假胯宽"是怎么形成的

"假胯宽"以女性多见，多数属于"生理变化"。

❶ **长期久坐和缺乏运动**　久坐使臀部后外侧的肌肉长期被拉长，再加上缺乏运动，肌肉松软无力，臀部肌肉轮廓会由饱满变得凹陷，股骨大转子处突起变得明显，形成"假胯宽"。

❷ **怀孕、分娩**　怀孕分娩的过程可造成女性骨盆结构松弛、臀部脂肪组织堆积，形成"假胯宽"。另外，受分娩影响，部分产后女性膝外翻的角度增大，股骨大转子处也会变得突出。

❸ **肥胖、局部脂肪堆积**　受激素分泌影响，女性的脂肪易堆积在臀部、大腿、腰等部位。当脂肪堆积在大腿根部时，可能造成"假胯宽"的形态。

❹ **不良走路姿势**　走路时双腿呈内旋状态（即"内八字"），可使大腿根部外侧肌肉越来越发达，久而久之可能形成"假胯宽"。

❺ **某些骨科疾病**　部分髋关节疾病（如先天性髋关节发育不良）可导致"假胯宽"。

5 条措施应对"假胯宽"

❶ **避免久坐，多运动**　避免久坐、加强锻炼有助于预防"假胯宽"。世界卫生组织建议：成年人应限制久坐时间，并用任何强度（包括较低强度）的身体活动代替久坐；一周应至少进行 150 ~ 300 分钟的中等强度有氧运动。在此基础上，加强腰、臀、腿部的锻炼，效果更佳。

❷ **产后进行康复锻炼**　产妇应避免长期卧床或久坐，尽早进行康复锻炼，包括腰腹部肌肉锻炼，以及收腹提肛、骨盆收缩等，以预防或减轻"假胯宽"。

❸ **减脂，改善体形**　臀部、大腿赘肉较多者，可通过控制饮食、运动锻炼等手段进行减肥。同时，可进行有针对性的锻炼，包括锻炼腰、背、腹、臀部的肌肉，拉伸大腿肌群。要真正起到塑形作用，单一锻炼臀部肌肉无效，要进行下腰部、骨盆、大腿等部位的整体锻炼。锻炼要循序渐进、长期坚持。锻炼后，可配合局部中医刮痧或精油按摩等，加快局部皮下脂肪及肌纤维内脂肪组织的代谢。

❹ **保持良好行走姿势**　走路姿势呈"内八字"者，可采取步态练习纠正。据笔者观察，现在很少有女性行走时存在严重的内、外八字状态，轻度足尖内外旋并不会引起髋部大范围变化。当然，无论是否存在"假胯宽"，良好的行走姿势对仪态美都至关重要。

❺ **治疗骨科疾病**　由髋关节先天性发育不良等疾病导致的"假胯宽"患者，重点是治疗疾病和保护髋关节功能，生活中应避免过度负重及髋关节过度活动，可进行非负重状态下的腰、髋、下肢拉伸锻炼。**PM**

妇女第一瘤 "画像"

浙江大学医学院附属妇产科医院教授　石一复

关于子宫肌瘤这一"千年古病","30 岁以上妇女中每 5 位就有 1 位患有子宫肌瘤"的说法早已过时,这是百余年前国外对 30 岁以上女性死亡后解剖所得的数据,但一直沿用至今。如今,随着检查手段的多样化及技术水平的提高,人们发现子宫肌瘤的发生率高达 60% 或更高,可称"妇女第一瘤"。对女性朋友们而言,熟悉又陌生的子宫肌瘤到底有哪些特点? 发现子宫肌瘤后,该如何对待它们呢?

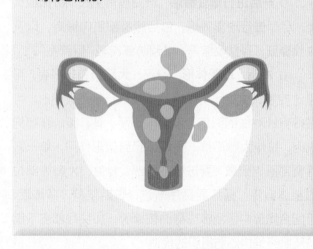

瘤体大小不一

子宫肌瘤的大小不一。最小的子宫肌瘤仅在显微镜下才能被发现,称为"镜下肌瘤";其逐步增大,先至肉眼可见的"种子肌瘤",再至如米粒、绿豆、赤豆、黄豆、花生、鸽蛋、鸡蛋、小拳头等大小;如孕五六个月大小的子宫肌瘤已很少见,如足月妊娠大小的甚为罕见。随着医疗技术的进步,现在多数子宫肌瘤在直径不足 1 厘米时即可被发现。

数目多少不定

子宫肌瘤的数目多少不定。如果只有 1 个,称为单发肌瘤;有 2 个及以上,称多发性肌瘤。多发性肌瘤较为多见,手术摘除两三个、七八个,在临床上很常见。北京协和医院 2011 年曾报道一例一次摘除 419 个肌瘤的病例,患者于两年后成功分娩。

好发于中青年

子宫肌瘤好发于中青年女性,多数患者年龄在 30 ~ 45 岁;也有少数十几岁少女患子宫肌瘤的报道。通常在女性绝经后,子宫肌瘤会逐步缩小;如果绝经后肌瘤反而增大,要特别重视,及时就医。

生长部位多样

顾名思义,子宫肌瘤生长在子宫上,主要在子宫的肌层,称肌壁间肌瘤;若向表面方向生长或突出表面,称浆膜下肌瘤;若向子宫内膜方向生长和突向子宫腔,称黏膜下肌瘤。除上述三种主要类型外,子宫肌瘤还可寄生或转移到其他部位,如子宫阔韧带等,称寄生性或转移性肌瘤。

症状变化多端

子宫肌瘤可不引起症状,也可引起月经变化(包括月经量增多、月经期延长、月经周期缩短、痛经等)、白带异常、腰部酸痛、下腹坠胀等症状。子宫肌瘤压迫膀胱、输尿管可引起尿频、排尿不畅,压迫直肠可导致便秘、排便疼痛,压迫输卵管引起的输卵管炎症、宫腔变形等可致不孕或流产。子宫肌瘤患者怀孕后,若出现腹痛、发热、肌瘤部位压痛等症状,要警惕"红色变性"（因肌瘤剖面呈暗红色而得名，与肌瘤增大、血液供应不足等有关），也要注意子宫肌瘤蒂扭转等急腹症；产后可有恶露排出异常、感染、贫血等现象。经手术摘除肌瘤的患者，孕期有发生子宫破裂的可能。

诊断以超声为主

妇科超声检查是诊断子宫肌瘤的常用方法。大多数子宫肌瘤患者没有明显症状，往往在体检时被偶然发现；部分患者因相关症状就诊，经妇科检查和超声检查发现。必要时可选用腹腔镜、宫腔镜、磁共振、CT 等检查方法辅助诊断。

治疗应个体化、人性化

子宫肌瘤的治疗方法较多，各有利弊及适应证、禁忌证。医生应遵循规范化、个体化、人性化和微创化的原则，根据患者的年龄、肌瘤大小和数目、肌瘤生长部位、症状轻重、生育情况、卵巢功能、经济情况、治疗意愿等全面考虑，制订最优治疗方案。

❶ 期待观察

即定期随访、静观其变，适用于肌瘤小、无症状、无变化、近绝经者。患者每 3 ～ 6 个月进行一次妇科彩超检查及妇科检查即可。

❷ 药物治疗

治疗子宫肌瘤的药物以激素类、止血药、中药为主，主要作用是缓解症状、促使肌瘤缩小、延缓病情进展、纠正贫血等。患者应在医生指导下用药，注意相关副作用。经药物治疗后肌瘤完全消失者甚少。

❸ 手术治疗

以下情况一般需要手术治疗：

- 子宫肌瘤引起月经过多或长期不规则子宫出血，造成贫血等，经药物治疗无效。

- 肌瘤巨大，压迫症状严重。

- 疑有恶变，如肌瘤增大速度加快、变软、疼痛等。

- 子宫增大超过怀孕 3 个月大小。

- 子宫黏膜下肌瘤在宫腔内、肌瘤有蒂，或 50% 以上在宫腔内。

- 有生育需求的年轻女性，即使肌瘤不大、症状较轻，也应考虑手术摘除肌瘤。

- 绝经后，肌瘤不缩小，反而增大。

- 发生肌瘤蒂扭转、坏死等急腹症。

- 特殊部位的子宫肌瘤，如宫颈肌瘤、阔韧带肌瘤等。

手术方法包括肌瘤摘除、子宫切除等，可采用经腹、经阴道、腹腔镜、宫腔镜等不同方式，应根据患者具体情况而定。

❹ 其他局部治疗

包括射频、微波、消融、冷冻治疗，子宫内膜切除，子宫动脉结扎，等等，主要针对较小的子宫肌瘤或月经量过多（通过破坏子宫内膜达到使月经量减少的目的）的患者。

❺ 带药宫内节育器

如采用左炔诺孕酮宫内节育系统（曼月乐），可控制月经量。

❻ 针刺、艾灸

主要对月经量过多、痛经等症状起缓解作用，现已少用。**PM**

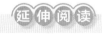

延伸阅读

子宫肌瘤的复发与新发

子宫肌瘤复发指肌瘤未切除干净或有残留，后来又长大。子宫肌瘤术后，子宫其他部位长出肌瘤，或原有小肌瘤逐渐增大，不能称为复发，而是再生、新发。实际上，子宫肌瘤复发很少见，再生、新发较常见。

叶酸是胚胎发育所必需的一种 B 族维生素（维生素 B$_9$）。人体不能合成叶酸，只能从天然食物或通过膳食补充剂获取。为满足胎儿生长发育需要，女性怀孕后对叶酸的需求量大增，必须从孕前就开始补充。复旦大学附属儿科医院的一项最新研究发现，围孕期补充叶酸不仅有助于预防胎儿神经管畸形，还能预防胎儿先天性心脏病（以下简称先心病）。

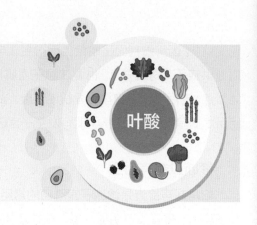

备孕补叶酸，预防先心病

　复旦大学附属儿科医院教授　黄国英　严卫丽

"老知识"：补叶酸预防神经管畸形

围孕期增补叶酸预防神经管畸形的价值已经得到广泛认可和推广应用，我国从 1993 年开始逐步推行一系列政策，鼓励备孕妇女增补叶酸。从孕前 3 个月开始，每天补充 0.4 毫克叶酸，可使子代神经管畸形的发生减少 50%～70%。对此，世界卫生组织有 3 条推荐：①红细胞叶酸浓度是反映围孕期女性叶酸营养水平的最佳指标；②备孕期女性每天增补 0.4 毫克叶酸，持续至少 3 个月，并延续至整个孕期；③红细胞叶酸浓度达到 906 纳摩/升（400 纳克/毫升），方可充分发挥预防神经管畸形的作用。

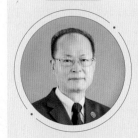

专家简介

黄国英　复旦大学附属儿科医院院长、主任医师、教授、博士生导师，上海市出生缺陷防治重点实验室主任，国家重点研发计划项目首席科学家，中国医师协会儿科医师分会候任会长，中华医学会儿科学分会副主任委员。聚焦先心病和川崎病冠状动脉病变的临床与基础研究，在国际上首创新生儿先心病"双指标筛查方案"。

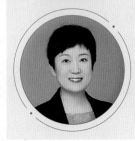

专家简介

严卫丽　复旦大学附属儿科医院临床试验中心主任、教授、研究员、博士生导师，从事流行病学与卫生统计学研究，主持上海孕前亲子队列（SPCC）建设，研究生命早期环境、遗传、营养等因素暴露交互作用与出生缺陷、儿童疾病的关系及一级预防策略。

"新证据"：补叶酸预防先心病

许多资料显示，围孕期叶酸摄入不足可能增加子代先心病的发生风险。相关研究大多采用血清叶酸浓度作为评价围孕期或妊娠期母亲叶酸状态的指标，由于血清叶酸水平受膳食影响，波动较大，不能反映体内稳定的叶酸水平，因此不同研究之间常常得出不一致的结论。为更好地回答这一科学问题，我们团队建立了一个从孕前开始的大型前瞻性队列（上海孕前亲子队列，SPCC），采用红细胞叶酸浓度这一评价叶酸水平的"金标准"，观察在先心病发病关键窗口期及其之前，母亲的叶酸水平与子代先心病的量效关系。

这项研究首次阐明了母亲围孕期红细胞叶酸浓度升高对子代先心病的保护作用，为通过增补叶酸实现先心病的有效预防提供了高质量的证据：母体红细胞叶酸浓度每升高100纳摩/升，与子代先心病风险降低7%相关；红细胞叶酸浓度达到世界卫生组织推荐的预防神经管畸形的临界值906纳摩/升，可使人群先心病发生率降低51.3%；如果达到1360纳摩/升（600纳克/毫升），预防先心病可能有更多获益。

我国备孕人群叶酸补充率低

基于上海孕前亲子队列的数据还显示：在备孕阶段主动规律服用叶酸补充剂的女性不足三成，孕前90%的妻子和95%的丈夫体内红细胞叶酸浓度未达到世界卫生组织推荐的水平。由此可以推测，我国其他地区的情况也不容乐观。

怀孕后开始补充，为时已晚

胚胎神经管闭合和心脏等重要脏器形成，通常发生在胚胎形成1个月前后，相当于末次月经后42天左右。这时，很多女性尚不知道自己已经怀孕，且通过增补叶酸提高红细胞叶酸浓度至推荐标准需要2～3个月，因此待知道怀孕后再增补叶酸，常常已经错过了预防神经管畸形和先心病的最佳时机。从孕前开始增补叶酸，服用安全剂量和足够时间，使红细胞叶酸水平达标，才能有效发挥预防作用。育龄夫妇在结婚登记或孕前检查时，最好检测一次红细胞叶酸浓度，及时增补叶酸，在怀孕前"达标"。

增补叶酸，该补多少、补多久

每天补充0.4～0.8毫克叶酸，是经过验证的安全剂量。以安全剂量补充足够的时间（2～3个月），达标后维持该剂量，可以使红细胞叶酸浓度维持在一个稳定而安全的水平。补够3个月，检测红细胞叶酸浓度后再怀孕，是明智的做法。

世界卫生组织推荐，围孕期女性应从孕前至少3个月开始补充叶酸，直到怀孕满3个月。有相关高危因素（如夫妻二人中一方有神经管缺陷，曾怀过或生育过神经管缺陷患儿，有先天性心脏病、唇腭裂等出生缺陷家族史，等等）的女性，应在医生指导下增加叶酸剂量。

为满足母儿对叶酸的需求，在孕中、晚期和哺乳期，孕产妇应继续补充叶酸，直至产后3个月。**PM**

两项指标，筛查新生儿先心病

先天性心脏病是常见的出生缺陷之一，在活产新生儿中的发病率超过8‰，是5岁以下儿童的重要死因。如果能够得到早期诊断和及时治疗，先天性心脏病患儿大多可以获得良好的治疗效果，并可以像正常孩子一样生活、学习、成长。复旦大学附属儿科医院黄国英团队于2014年创建了"新生儿先心病双指标筛查方案"，联合应用"血氧饱和度"和"心脏杂音"两项指标，实现了急需干预的新生儿危重先心病的早期筛查。方法为：在新生儿出生后6～72小时，先用听诊器给新生儿进行心脏听诊，再用血氧饱和度仪器"扫一扫"。该方法简便易行，没有创伤，重症、危重病例的检出率高达93%以上。近年来，这一方案已在全国推广，使众多先心病患儿在生命早期得到了有效救治。

男人打呼噜影响"性"福

⬆ 上海交通大学医学院附属国际和平妇幼保健院辅助生殖科副主任医师 吴正沐

┤生活实例├

高先生人到中年，由于平时应酬多、运动少，体重在不知不觉中"超标"了。近两年，妻子总是在半夜里被他的呼噜声吵醒。妻子告诉他：他的呼噜声很响，且他打呼噜时好像有段时间"不呼吸"，隔了好一会才"续上一口气来"……高先生认为打呼噜就是这样的，并没有重视。最近一段时间，高先生在和妻子过性生活时经常发生勃起障碍问题，让两个人都很扫兴。经检查，医生诊断他患有肥胖、勃起功能障碍、睡眠呼吸暂停综合征。

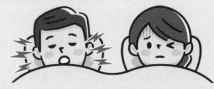

医生的话

临床实践中，如果发现勃起功能障碍患者同时存在肥胖问题，医生往往会询问其夜间是否打呼噜，尤其是打呼噜过程中是否有憋气现象。如果患者不仅打呼噜，还伴有长时间憋气现象，则可能患有睡眠呼吸暂停综合征。

肥胖是引发睡眠呼吸暂停综合征的主要原因。夜间睡眠时，患者的自我调节作用减弱，气道不通畅，表现为打鼾且鼾声不规律，自觉憋气，甚至反复被憋醒。反复呼吸暂停可引起缺氧，患者睡眠质量差，且白天容易出现嗜睡、无力、头晕等症状。

近年来的研究发现，男性睡眠呼吸暂停综合征患者易合并勃起功能障碍，但发生机制尚不明确。

▓ 3 条措施：减少打呼噜，改善性功能

① ── **"管住嘴，迈开腿"，努力减重**

肥胖既是引起睡眠呼吸暂停综合征的重要原因，也是引起勃起功能障碍的危险因素之一。因此，减重是治疗睡眠呼吸暂停综合征伴勃起功能障碍的重要方法。饮食控制和体育锻炼是减重的两大措施，只要能坚持做到"管住嘴，迈开腿"，便能有效控制体重。

② ── **改善睡眠姿势，戒烟限酒**

睡觉打鼾者，应采用侧卧位睡眠，调整枕头到合适的高度，保持气道通畅，以减少打鼾。饮酒和吸烟都会引发或加重打鼾，且都是勃起功能障碍的危险因素，患者应戒烟限酒。

③ ── **接受针对性治疗**

患者可服用改善勃起功能的药物（如西地那非等）等进行治疗。同时应至正规医院呼吸科就诊，针对睡眠呼吸暂停综合征进行治疗。持续气道正压通气可保证睡眠时的呼吸通畅和氧气供应，是治疗睡眠呼吸暂停综合征的首选方法。有研究显示，经持续气道正压通气疗法治疗后，部分患者的勃起功能可得到一定改善。**PM**

锻炼呼吸肌，提升运动能力

北京体育大学中国运动与健康研究院　帅贞瑜　包大鹏（研究员）

人的呼吸肌群在安静状态下是放松的，就像一个有节律的"风箱"，肺通过呼吸运动不停地吸入和呼出空气。当人体开始运动时，呼吸的频率与深度会增加；随着运动强度不断提升，当呼吸无法跟上运动节奏时，人就会有喘不过气来的感觉。为此，需要针对呼吸肌进行训练。

练习呼吸肌，改善肺功能

人体的有氧运动能力是靠摄取氧、转运氧和利用氧三个环节共同支撑的，针对任何一个环节的训练都可提高人体的有氧运动能力。

人体的摄氧量与肺功能显著相关，而肺作为主要的呼吸器官是依靠呼吸肌的运动完成氧气摄入的。因此，呼吸肌训练可以提高肺功能，进而提高人体的有氧运动能力。

两个训练方法，锻炼呼吸肌

❶ 吹气球，训练呼气肌

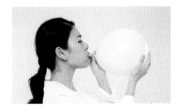

选择一个大小和弹性比较适中的气球。练习者深吸一口气，嘴包紧气球口，缓慢地将气吹入气球，时间控制在 3～4 秒。

❷ 呼吸训练器，训练吸气肌

练习者可借助呼吸训练器完成呼吸训练，普通的呼吸训练器可通过网购等方式获得。训练器通常专门用于训练吸气肌，其在吸气时增加了阻力设置，呼气时则没有阻力。

利用呼吸训练器进行吸气肌训练时，确定训练负荷极为重要。我们通常以最大口腔吸气压力（MIP）反映吸气肌的力量，练习前应根据 MIP 确定吸气肌的训练负荷。

锻炼时，练习者将训练器上自带的咬嘴放在嘴里，包裹住咬嘴后，以尽可能快的速度、用最大力量吸气，呼气阶段

应缓慢放松，每次吸气与呼气要足够深。

刚开始训练时，可将训练器的阻力档位调节到较小的位置，如果能一次轻松完成 30 次呼吸，可增加阻力；当阻力增加至一次最多只能完成 30 次呼吸时，此时的阻力为最佳负荷。以此阻力进行 30 次呼吸练习，每天 2 组，每周锻炼 3～5 次。经过一段时间训练后，如果感觉在这一负荷下可轻松完成 30 次呼吸，可适当调高阻力。

平时缺乏锻炼者或呼吸系统疾病患者，可降低要求，循序渐进地锻炼。 **PM**

小贴士

练习中需要注意的问题

呼吸肌训练过程中可能会诱发头晕，这是由于过度换气等原因造成的。如果感觉不适，可稍暂停。在短时间练习中，这种情况是无害的，且随着训练进展，症状可有所减轻。

专家简介

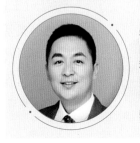

包大鹏　北京体育大学研究员、博士生导师，中国现代五项运动协会医学科研委员会主任委员，中国体育科学学会青年委员，中国康复医学会肿瘤康复委员会常委。

日常生活中，我们有时会遇到一些性格偏离正常的人。这种异常往往是一种心理障碍，专业术语称人格障碍或病态人格。人格障碍指一个人长期稳定的行为特征与正常人或所处文化环境相比有很大差异，不仅给自己带来烦恼与痛苦，也会影响学习、工作和生活，常见的包括强迫型人格障碍、边缘型人格障碍、回避型人格障碍等。世界卫生组织的报告显示，人格障碍的发生率在11%左右。

正视 人格障碍

苏州大学教育学院应用心理学研究所教授　童辉杰

以下是几种典型的人格障碍患者：

李女士是部门主管，作为一名典型的"完美主义者"，她做事十分刻板，很难变通，有时一个汇报工作的PPT甚至会让同事一天修改几十次。由于对工作过于专注，以至难以顾及家庭，李女士最终离婚。其后，她更是以工作为寄托，常常加班，她的严苛作风让同事关系逐渐恶化，最终上司只好将她调离岗位。心理咨询师评估，她有强迫型人格障碍。

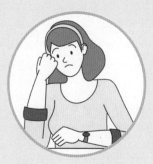

胡先生已经36岁，还没有结婚，也放弃了结婚的念头，任其父母唠叨，甚至逃避与父母见面。他从第一次恋爱失败后，便失去了自信，认为自己根本没有吸引力，平时除了上班，没有任何社交活动。他害怕和逃避社交，是因为在这些场合自己容易害羞并被

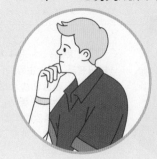

人取笑。胡先生形单影只，没有一个亲密朋友，与亲戚的关系也很冷淡。这是回避型人格障碍的表现。

赵先生的女友张女士非常黏人，经常抱怨他嫌弃自己，担心迟早会被抛弃，情绪反复无常，脾气很大，甚至多次割

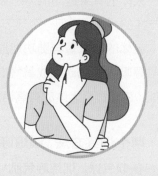

腕自杀。这样的女友令赵先生感到"窒息"。张女士这种情况是一种边缘型人格障碍。

19岁的小钟因为殴打母亲被扭送派出所，引起学校与社区注意。他在小学时就不遵守学校规章制度，经常迟到、早退，后来加入街头流氓团伙，吸烟、喝酒、打群架是"家常便饭"。他冲动易怒，常常做出格的事，并且不知悔改。这是反社会型人格障碍的表现。

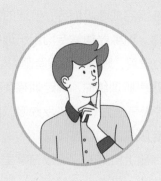

人格障碍是怎样形成的

有研究证据认为，遗传对人格特征的影响占全部因素的30%~40%。人格障碍也是一种人格特征，只是偏离正常而已，同样也与遗传有关。如果一个人的父母或亲属患有人格障碍，其患人格障碍的概率明显增加。

除遗传原因外，不良的幼年生长环境、父母教养方式等都会对人格产生影响。有研究表明，父母关系不和睦家庭的子女人格障碍的患病率是和睦家庭的2.5倍，单亲家庭子女的人格障碍患病率为双亲家庭的5.9倍。

由于人格障碍往往从小时候就开始形成并出现端倪，所以早期生长环境显得非常重要。受到创伤、挫折、虐待、忽略等不良体验，是人格障碍形成的重要风险因素。

前文提到的患有边缘型人格障碍的张女士，幼年时代就遭受过虐待与性侵犯，这种创伤性经历对她的影响很大。那位殴打母亲的反社会型人格障碍患者小钟，从小就与单亲母亲艰难生活，在他的生命中没有父亲作为男性榜样的引领。李女士从小就受到父母极为严苛的管教，她的强迫型人格障碍与此有关。胡先生在少年时长期沉溺于游戏、动漫，不爱学习，一直是个"不听话"的孩子，他的回避型人格障碍与父母的过度关爱有关。由此可见，人格障碍的形成，是遗传因素与后天环境交互作用的结果。

改善人格障碍，前提是正视问题

人格障碍多与吸毒、暴力、自杀、酗酒等行为高度相关。人格障碍的治疗相对比较困难，一方面，人格障碍患者很难认识到自己的问题，并不觉得自己有什么不正常；另一方面，人格障碍往往是从小形成的，一般需要长期治疗。

人格障碍患者的自我教育与自我校正是很重要的。比如，认识到自己的性格偏离正常，正视它，而不是否认它；积极学习有关知识，了解一些校正自己行为的常识与方法，并且尝试去改变自己，长期坚持；必要时寻求专业心理咨询师的帮助并配合治疗；等等。

改善人格障碍，不同疗法显神通

虽然治疗困难，但人格障碍并非"绝症"，是有希望通过治疗改善的。例如，有研究表明，认知行为疗法对强迫型人格障碍有效。边缘型人格障碍患者，特别是一些长期有自杀倾向的患者进行辩证行为疗法，有明显改善效果，可使其自杀行为明显减少。反社会型人格障碍的吸毒者在进行团体治疗后，明显减少了吸毒行为。另外，巢形疗法是一种全新的治疗理论，旨在调整个体的个人环境，能够改善患者的一些症状或行为。

此外，周围亲友的理解、关怀和帮助等也有助于改善人格障碍。**PM**

专家简介

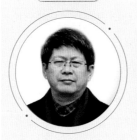

童辉杰 《大众医学》专家顾问团成员，苏州大学教育学院应用心理学研究所副所长、教授、博士生导师，苏州大学人才测评研究所副所长，苏南地区大学生心理健康教育研究中心研究部主任，历任中国社会心理学会常务理事、江苏省社会心理学会副会长、国际中华应用心理学会常务理事等。主要研究方向为心理咨询与测量、人格与社会心理学等。

在生活中，很多家长发现，2～4岁的孩子常常因为谁先开门、谁先关灯这种小事而闹别扭，也会因为某样东西没有放在"规定"的地方而哭闹；他们似乎变得有些任性、不讲道理，一切都得按照他的意思来，否则就会无休止地发脾气。有说法称，这些情况常常是因为孩子正处于"秩序敏感期"。今天，我们就来聊一聊这个话题。

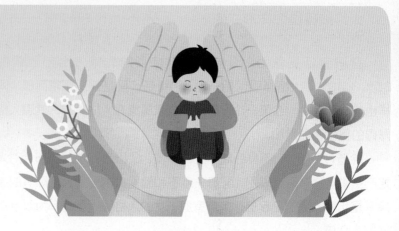

"难搞"的儿童秩序敏感期

中南大学湘雅二医院精神病学科主任医师 高雪屏

何为"秩序敏感期"

秩序是我们生活中的基本规则。概括来说，是指通过时空形式所表现出的事物或要素间和谐统一的运动状态，具体表现形态有均衡、比例、对称、节奏、韵律等。万物生长都离不开秩序。当要求的秩序被理解、认同和遵守时，就会使人感到快乐和满足。

秩序敏感期是指儿童对秩序极端敏感的一个非常重要和神秘的时期，通常产生于2～4岁。意大利著名教育家蒙特梭利在对儿童的观察中发现，幼儿需要一个有秩序的环境来帮助他认识事物、熟悉环境。一旦他所熟悉的环境消失，就会令他无所适从，进而感到焦虑、害怕，甚至哭泣、大发脾气。对秩序的要求是幼儿极为明显的一种敏感力，在秩序敏感期内的幼儿主要表现为喜欢按照自己的秩序做事，秩序一旦被破坏，就会哭闹。

儿童的"内""外"秩序感

蒙特梭利认为，儿童具有两重秩序感，即内部秩序感与外部秩序感。内部秩序感使儿童意识到自己身体的各个部分及它们的相对位置关系，这种感知也可称为"内部定向"；外部秩序感则指他们对外部世界存在的规律和关系的感知与理解。

孩子从2岁开始慢慢地从内部秩序感转为外部秩序感，对自己所感知的事物有强烈追求秩序化的欲望，如果没有达到自己的秩序要求，就会表现出不安、焦虑，甚至极端的应激反应。

这种对环境中秩序的需求是大自然赋予儿童的本能，他们总是通过物体的外部秩序来认识他周围的环境，并理解他自身与环境的关系。儿童对秩序的热爱在2岁之后表现得特别明显，但这种秩序感不是长期的，持续一段时间后就会消失。

秩序敏感期有哪些表现

❶ 秩序的萌芽

在胚胎和婴儿初期，幼小的生命已经对秩序产生了极微弱的、无意识的生物感应。胎儿会由于怀孕母亲的身体不适和情绪失调而产生躁动和不安，出生2个月的婴儿会因为看到对称和比例均衡的人脸而显露出高兴和激情，这种情绪是婴儿对获得了一种自然感性秩序需要满足的表达，是安全感的外露。

❷ 执拗敏感期

1~3岁的幼儿逐渐由向内的秩序感转向向外的秩序感，有强烈的追求外在事物秩序化的欲望，对物品摆放的位置、动作发生的顺序、人物的呈现、物品的所有权等有着近乎苛刻的要求。若遭到"挑战"，他们就会感到不安、焦虑，甚至表现出极端的激烈反应。由于部分幼儿在这一时期表现得难以变通甚至不可理喻，故也可称之为"执拗敏感期"。

❸ 完美敏感期

执拗敏感期过后，3~4岁的幼儿会出现追求秩序完美的关键期（可与执拗敏感期同时出现），即完美敏感期。在此阶段，幼儿对秩序的敏感会上升到对规则的要求：无论在什么地方，我遵守规则，你也必须遵守规则，人人都要遵守规则。

❹ 审美敏感期

5岁之后，由于幼儿对秩序关系的感受越来越明确和深入，会对时空秩序感和具有美感价值的秩序感（即秩序美感）特别关注。当他们画画时，会注意结构比例是否合理，比如近大远小等；当他们搭积木时，也会注重空间结构的美感；等等。因此，这一阶段也可称为审美敏感期。

孩子处于秩序敏感期，家长如何应对

● **尊重孩子的秩序感**　处于秩序敏感期的儿童一定要按照自己的秩序感做事，其实是在发展和建构自我意识。在这一重要时期，很多家长不理解孩子的这些行为，往往认为是孩子无理取闹，采取吼骂、体罚的方式对待，这对孩子的成长是不利的。对孩子来说，打破秩序感会引起焦虑及痛苦。

此时恰当的做法是，家长应尊重孩子的选择，尽量满足其合理需求，帮助孩子顺利地度过这个重要的时期。

● **营造有序整洁的生活环境**　在日常生活中，家长要为孩子营造一个温馨、整洁、有序的生活环境。例如：玩具要及时归位，家里的衣服不乱扔，不让孩子频繁更换生活环境，等等。家长可以给孩子建立有序的生活，如睡前仪式、吃饭仪式，每次都尽可能统一步骤，让孩子可以掌控。这种做法不仅可以满足孩子对秩序感的要求，还有利于培养他们的好习惯。

● **接纳孩子的情绪而非行为**　如果孩子的要求十分过分、没办法满足，该怎么办？对待这种情况，家长首先要理解孩子这些看似执拗的行为及情绪是因为正处于秩序敏感期，而非毫无缘由的无理取闹。对于孩子不合理的要求，家长可以态度平和地拒绝。面对孩子被拒绝之后可能出现的号啕大哭或其他种种激烈行为，家长可以抱着孩子，允许孩子把情绪释放出去，孩子也会逐渐明白行为的界限。相反，如果父母事事顺着孩子，可能使孩子形成任性、执拗的性格。

人的存在是一种秩序的存在。秩序感的形成对个人的成长及社会的发展至关重要。秩序敏感期是孩子成长路上必不可少的阶段，代表着孩子正在通过自己的逻辑构建自己的秩序世界，形成自我安全感。家长要多一些耐心，接纳孩子的情绪，顺应孩子的规律，尊重孩子的行为习惯，引导他们建立正确的规则意识，帮孩子顺利度过秩序敏感期。**PM**

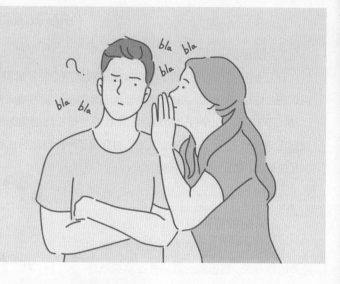

近年来，相关部门在发布官方通报时，常常会在最后加上一句——"希望广大市民不信谣，不传谣"。在信息飞速传播的自媒体时代，人人都可发声，各类谣言也屡禁不止。除少部分谣言可使造谣者从中获利外，大部分谣言似乎并不能为造谣者带来好处，有人却依然乐此不疲，这是出于何种心态？在生活中，应如何辨别谣言，不被谣言所扰呢？

学做谣言"粉碎机"

南京理工大学社会学系副教授　张　田

不信谣，不传谣，虽是我们应尽的义务，但践行起来却没那么容易。

从逻辑上来说，如果我们已经知道某件事情是"谣言"，自然不会相信它，也不会去传播它；相反，当我们已经相信了某种说法时，就不再将其认定为"谣言"，这时去传播它，从主观上来说并非"传谣"。想要避免谣言的危害，需要从"造谣者"的角度出发，探讨造谣者的心态和目的。

造谣者，常有三种心态

博眼球

网络社会也是"流量社会"。有些人希望通过夸大其词甚至颠倒是非的谣言来博取他人眼球，赚取更多流量，这种套路在互联网上并不鲜见。例如：有些人在短视频、自媒体平台上先通过制造谣言"圈粉"，待时机成熟，便开始"带货"获利。

刷存在

除了从中牟利，还有部分人造谣的目的在于"刷存在感"。这类人在生活中总是期待别人的重视，当他们觉得自己没有得到足够的关注时，就会通过包括造谣在内的一系列行为来尝试吸引他人的注意力，让他人觉得自己有"内部消息"，从而满足被人关注的需求。

泄私愤

在生活中，我们还会看到这样一类造谣者：他们觉得自己受到了不公正的待遇，对他人、社会都有不满；其中部分人为了发泄心中的负面情绪，故意颠倒黑白，通过造谣行为引导他人也产生不满心理，以达到报复的目的。

那么，面对社会上的这些谣言，我们要如何应对呢？从本质上来说，谣言也是一种信息，其传播无非依靠三个要素：输出者、接收者和传播媒介。应对社会上的这些谣言，也可从这些方面入手。

▌不信谣

在著名的谣言传播公式 $R=i×a$ 中，"R"表示该谣言对受众的影响程度，"i"表示事件的重要程度，"a"表示信息的模糊程度。如果此事件的重要程度很低（即"i"很小，如某个遥远的部落中发生了某件和我们毫不相关的事情）、模糊程度很低（即"a"很低，如已经有明确的官方通报和科学结论），那么这个信息无论是不是谣言，都不会对受众造成太大影响。

从公式中我们可以发现，当一个事件产生时，其重要程度"i"已经确定；如果要避免被相关谣言蒙蔽，就需要降低信息的模糊程度，即尽可能降低"a"的水平，这需要我们尽可能去寻找权威、有依据的信息，如官方的通报、科学的研究、专家的建议等。

▌不传谣

在自媒体时代，每个人都会成为信息的制造者和传播者，一言一行都可能对他人造成影响。笔者和团队曾在教育、体育等领域做过研究，探讨微博评论对读者的影响。结果发现，相比微博内容本身，微博评论有时对读者的影响更大。作为信息的接收者，我们一定要明辨是非、谨言慎行，如在转发、评论微博时，要尽可能核实信息的准确性，做到三思而后行，避免再次传播不实信息而对他人造成不良影响。

从传播媒介的角度来说，现在绝大多数的谣言是通过网络媒体传播的。这就要求网络媒体承担起监管责任，加大审核力度，对发布于媒体平台的谣言信息要及时处理；对于民众关心的社会事件，如果暂时不能确认其真实性，也要承担起提醒义务，提醒信息受众明辨是非，避免虚假消息的误导。对民众关注的社会事件不藏着、不掖着，做到"真相走在谣言前面"，才能避免谣言造成消极影响。

要避免谣言的不良影响，离不开多方的努力。既需要谣言制造者"管住嘴"，不再造谣生事；也需要广大民众"擦亮眼"，识别信息真实性；还需要媒体和相关部门迈开"监管之腿"，承担监管责任，加大审核力度，对那些发布于媒体平台的谣言信息及时处理。谣言止于智者，愿人人都能成为谣言的"粉碎机"。**PM**

延伸阅读

不生产谣言，从自身做起

网络社会下，每个人都可以是信息的输出者，有时可能会因为一些原因不慎夸大其词，在一定程度上无意中助长了谣言的产生与传播。从信息输出者的角度来说，每个人都应该警惕上文中提及的"博眼球""刷存在"等心理。每当在生活中想要获取更多关注时，应意识到通过颠倒黑白炮制出的"爆炸性"消息终有被识破的一天，"流量神话"终会破灭，名誉也会扫地，类似案例并不鲜见；想通过传播不确定的消息"刷存在感"时，也应意识到所谓的"被关注"只是"被围观"，在他人看来可能仅仅是茶余饭后的笑料。通过造谣"泄私愤"更是不可取的做法，如遇到不公正的事件，务必要提升法律意识。造谣生事非但不能帮助自己得到公平公正的待遇，还有可能因此面临法律的制裁。

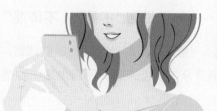

明明手机没有提醒，却每隔几分钟就要打开手机，看有没有错过什么重要消息；平时总是静不下心来，喜欢不断在手机上刷新信息、追踪"朋友圈"的动向；感觉精力越来越不集中，工作和生活都受到了严重影响……如果您有上述表现，您可能患有"错失焦虑"。

忍不住刷手机，当心患"错失焦虑"

湖南师范大学心理学系教授　史滋福

"错失焦虑"指人们因为担心错过或失去什么而感到焦虑的一种状态。在新媒体背景下，"错失焦虑"主要表现为：个体为了与他人保持同步，获得有关他人的最新信息，从而不断刷新社交媒体；个体为了解最新的新闻等资讯而不断"刷屏"；等等。

研究发现，"错失焦虑"主要和人格特质有关。喜欢社交、外向、热情的个体，"错失焦虑"水平往往较高；人际互动缺乏、个体基本的归属感等社会需要的受满足程度越低，"错失焦虑"水平往往越高。

"错失焦虑"的2种消极后果

❶ 增加手机成瘾风险

研究表明，"错失焦虑"是手机成瘾的重要预测因素。有较高水平"错失焦虑"的人，由于不获取信息就会感到失落和焦虑，会将大量时间花费在手机上，不停刷新、获取新内容，如最新的新闻、热点，以及亲朋好友的动态，等等。这些新内容的获得可使人感到愉悦，形成一种奖赏机制，进一步增加频繁使用手机的可能性。长此以往，就会形成问题性的手机使用方式，不断重复"使用手机—焦虑—使用手机"的恶性循环，最终导致手机成瘾。

❷ 引起情绪问题，影响正常生活

研究发现，"错失焦虑"水平高的人，其抑郁和压力水平更高，生活满意度和心理幸福感较低，且缺乏人际安全感。另外，研究表明，"错失焦虑"会导致人的注意力分散，如导致学习或工作时无法专心、开车时容易分心等问题。

3条建议，应对"错失焦虑"

❶ 适当远离手机

在新媒体环境下，手机可随时随地提供海量的信息。获取的信息越多，涉及的信息范围越广，对新信息的渴望就越强。手机使用程度越高，越可能增加"错失焦虑"。因此，我们应培养良好的运动习惯和健康的兴趣爱好，控制手机使用时长，课余时间多看书、多做运动，减少手机的使用。

❷ 从关注他人转向关注自身

"错失焦虑"的发生与过多关注他人和其他的事有关。主动减少对他人的关注，把注意力转到经营好自己的生活上来，努力"为自己生活"，提高个人的生活满意度和幸福感，使自己不再为"错失"某些人和事而感到焦虑。

❸ 增加面对面人际互动

人都有"归属的需要"，如果在现实生活中无法获得与他人的互动，就需要不断借助社交媒体来满足这一需要。因此，增加现实生活中面对面的人际互动是避免"错失焦虑"的良方。比如，多参加聚会，一起和朋友出游等，以预防"错失焦虑"。**PM**

盘点关于护肤的"真假箴言"（下）

复旦大学附属华山医院皮肤科　刘 芳　杜 娟（副主任医师）

> 科学护肤是收获皮肤健康与美丽的前提。对于日常护肤和选用护肤产品，网络上出现了众多流传甚广的"箴言"，这些说法究竟是否可信呢？

"无水配方"的产品品质更高、效果更好

有些消费者担心护肤品含有大量水分，会令有效成分被稀释，进而弱化产品效果。于是一些商家顺势提出了"无水配方"概念，宣称这类产品更精纯、更有效。但成分表中没有水，不代表产品生产过程中没加水，更多时候只不过是给水换了个"马甲"，以"溶胞物""滤液""提取液""提取物"等身份出现在成分表中。本质上水还在，只不过把加水的节点从产品前移到了原料环节，与大众玩了一个文字游戏。

使用"敏感性肤质"专用护肤品肯定更安全

所谓"敏感性肤质"专用护肤品，一般是指一些不含香料、酒精、色素及防腐剂的护肤品，使用后可以帮助恢复皮肤屏障，对问题肌肤起到一定的保护和修复作用。研究表明，这类护肤品对敏感性皮肤的临床症状有改善作用。对一般人群而言，由于这类护肤品的成分往往比较简单，缺乏相应的功效成分，故不能满足不同类型肌肤的护肤需求（如控油、美白等）。

科学护肤最重要的是确定肤质，了解自己的皮肤特点，根据不同肤质选择相应的护肤品。如果想要避免过敏，可以先在耳朵背后或手臂内侧小范围试用，无过敏反应后再使用；如果怀疑自己是"敏感肌"，应由专业医生进行判断。

日常护肤，使用更温和的"婴幼儿专用"产品更好

婴幼儿皮肤娇嫩、细腻、敏感而富于弹性，皮肤分泌保护油脂和供给皮肤营养的情况都和成人有很大区别。市场上的"婴幼儿专用"护肤品一般成分较为简单，水油配比也更适合婴幼儿；但若成人使用，其刺激性、致敏性虽然较低，却往往仅能发挥基本的保湿作用，不能完全满足成人肌肤的多种需求。

一些短视频平台流行的"可以吃的护肤品"更安全

某种产品"可以吃"，只能说明人体消化系统对这种原料不排斥，并不代表皮肤可以吸收或耐受。即使"可以吃"，如果护肤品没有严格按照生产规范经萃取、提炼等工艺加工，未经临床试验合格后就上市，不仅可能因颗粒粗大、分子量较大而不易被皮肤吸收，甚至堵塞毛孔造成粉刺，还可能引起接触性皮炎等，损伤皮肤屏障。

涂抹护肤品时拍打皮肤可以帮助吸收

皮肤由外至内分为表皮层、真皮层、皮下组织，而表皮又分为角质层、颗粒层、棘层和基底层。最外层的角质层由7~10层角质细胞叠成，大多数护肤品成分分子量较大，基本不可能通过拍打使其穿透。因此，就算用再大力拍打，也不可能使皮肤额外吸收更多的护肤品。至于为何拍打会使人感觉护肤品吸收变快了，主要是因为拍打加速水分蒸发，让人造成了错觉。**PM**

张先生是位运动爱好者,长期坚持游泳。近来,他经常感觉肩部疼痛不适,不仅干扰游泳时做动作,也影响日常生活。到医院检查后,医生诊断他患有肩峰下撞击综合征。

肩胛肌训练,
助肩痛康复

🖊 滨州医学院康复医学院　付一峰
国家体育总局运动医学研究所主任医师　周敬滨

肩峰下撞击综合征是肩关节在上举过程中出现的肩袖肌腱反复与喙肩弓碰撞的现象。在肩痛患者中,肩峰下撞击综合征发病率最高,占肩痛主诉的44%～65%,一般好发于手臂长时间置于头顶的体力工作者或重复进行手臂过头顶运动的人群,如游泳、排球和网球等运动爱好者。

肩峰下撞击综合征是一种慢性损害过程,如果不加干预,往往随着年龄增长而逐渐加重。其病情发展可分为三个阶段:第一阶段为急性滑囊炎伴随肩峰下水肿和出血,患者主要为25岁以下的年轻人;第二阶段表现为肩袖肌腱纤维化和肌腱炎,患者年龄多在25～40岁;第三阶段表现为骨赘的形成及肩袖部分撕裂进展为全层撕裂,多发生在40岁以上患者。

处于第一和第二阶段的肩峰下撞击综合征患者,可考虑进行保守治疗。作为保守治疗的主要内容,肩胛肌群强化训练可增加肩胛骨的后倾角度与肩部的稳定性,改善肩峰下撞击综合征患者的肩部疼痛症状,提高功能水平。

---

❶ 肩胛肌群拉伸训练

胸小肌拉伸:站立位,手臂靠墙,肘部屈曲90°;身体前倾或向前迈步。

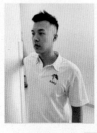

肩后拉伸:坐位,手臂屈曲并水平内收,伸展肩后部。

肩胛提肌拉伸:坐位,患侧肩部的手位于两肩胛骨之间,将颈椎向健侧侧屈。

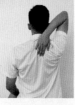

背阔肌拉伸:坐位,患侧肩部的手置于两肩胛骨之间,另一手支撑肘部并进行躯干侧屈、轻微旋转和屈曲。

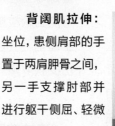

上述拉伸训练每日3～5次,每次持续30秒。

❷ 肩胛肌群抗阻训练

肩抗阻内旋:站位,肩置于中立位;弹力带水平固定在腰部高度;固定肘部进行肩部内旋。

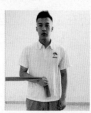
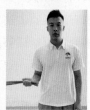

肩抗阻外旋:站位,肩置于中立位;弹力带水平固定在腰部高度;固定肘部进行肩部外旋。

肩胛位抗阻外展:站位,肘部伸直,弹力带固定在脚下,同时抬高肩部。

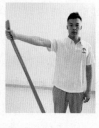

上述抗阻训练每次3组,每组10～20次;若可以顺利完成3组、每组20次的训练,可改用磅数更高的弹力带进行训练。**PM**

患腱鞘炎，练练 5 个手部动作

上海体育学院运动康复学系　胡浩宇　王雪强（教授）

腱鞘炎是一种常见的疾病，因发病部位不同症状各异，最常见的是腕关节部的桡骨茎突腱鞘炎。此处生理空间狭窄，是腱鞘炎的高发部位，表现为桡骨茎突周围有明显疼痛和拇指活动受限。桡骨茎突腱鞘炎好发人群为哺乳期、经常抱孩子和端提重物较多的女性，以及长期使用电脑工作的人群。

桡骨茎突腱鞘炎的自查方法：将拇指紧握在其他四指内，向小指侧做屈腕动作，若桡骨茎突处出现剧烈疼痛，即为阳性。

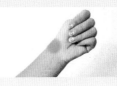 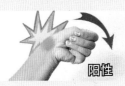

阳性

研究表明，桡骨茎突腱鞘炎患者适当进行手部功能锻炼，可有效促进康复。

桡骨茎突腱鞘炎急性发作时，往往"一动就痛"，同时伴局部肿胀、热感等。此时不宜进行功能锻炼，要减少手指活动，充分休息，并进行冰敷（15～20分钟）；必要时可佩戴护具，以减少腕部的不良应力，有利于炎症消退。

待患处肌腱肿胀及热感消失后，可进行功能锻炼（手部活动时仍有明显疼痛不影响），通过拉伸手腕周围的肌肉组织，帮助恢复手腕活动度。

● 牵拉手腕

健侧手掰患侧手指前段，使手背尽量背伸，患侧肘关节保持伸直。保持10~15秒；然后反过来再做1次。每天3组，每组3次。

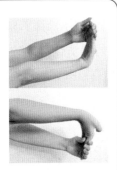

● 手腕屈曲训练

拿起水瓶，把手臂放在椅背上，掌心朝上，手腕做屈曲运动，以较快速度举起水瓶，再慢慢放下。每天3组，每组10次。

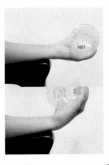

● 手腕伸展训练

拿起水瓶，把胳膊放在椅背上，掌心朝下，用手腕的力量以较快速度将水瓶举起，再慢慢放下。每天3组，每组10次。

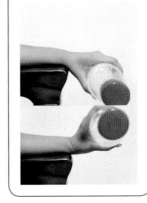

● 手腕径向强化训练

拿起水瓶，把胳膊放在椅背上，掌心向着侧面，通过手腕上下活动来举起水瓶，快举慢放。每天3组，每组10次。

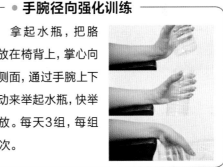

● 前臂旋转练习

屈肘90°，小臂向前伸出，五指并拢，伸直手指；掌心向下保持5秒，然后缓慢向外旋转使掌心向上，保持5秒；练习过程中，肘关节始终紧贴身体。每天3组，每组10次。 **PM**

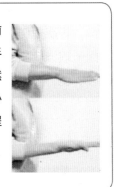

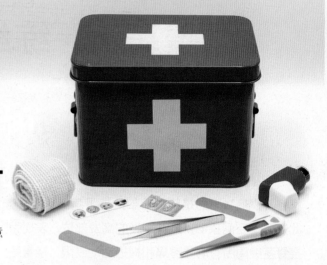

烧烫伤、异物窒息等是常见的居家伤害。掌握正确的意外伤害处理办法，有助于将伤害造成的危害降到最低。

居家伤害 妥善应对

湖南省人民医院急诊医学科　张兴文（主任医师）　杨佳意

烧烫伤：冲、脱、泡、盖、送

冲

远离热源，用自来水冲洗烧烫伤的部位，可降低皮肤温度，减少对皮肤深层组织的损害，还可止痛、减少渗出和肿胀。应坚持冲洗20分钟以上，直到刺痛烧灼感缓解为止。皮肤有破损时不可用水流直接冲洗伤口。

脱

及时将伤口处的衣物等脱下，受伤部位如有戒指、手镯等物品应立即取下，以免伤口肿胀后难以脱卸。

泡

将烧烫伤部位放入凉水中浸泡降温，浸泡时间一般以疼痛显著减轻为止，多需0.5~1小时或更长。若浸泡不便，可用冷毛巾等敷于创面。

盖

用干净布料简单包扎伤口，尽量不使用易掉毛的布料，四肢创面也可暴露不覆盖。

送

烧烫伤严重者，应立即去医院就诊。如烫伤局部无水肿，仅皮肤发红，可不去医院就诊。

特别提醒

烧烫伤局部不涂抹有颜色的药物，以免妨碍医生对创面的观察；不涂抹不易清除的酱油、香油、牙膏等，以免妨碍清创和导致污染；不挤压或撕破水疱；不要直接用冰块冷敷创面。

异物窒息：掌握海姆立克急救法

当异物阻塞气管时，人会感到呼吸困难和异物梗阻感，严重时可导致窒息。异物窒息是十分凶险的情况，无论吸入的是什么类型的异物，都应迅速呼叫救护车，同时采用海姆立克急救法（腹部冲击方法）进行自救。方法是：一手握拳，拳眼置于腹部脐上两横指（约2厘米）处；另一手包住握拳手。双手连续、快速、用力向后上方冲击腹部，直到异物排出。若有他人帮助，抢救者应站在患者背后，用双臂环绕患者腰部，一手握拳，另一手的手掌压在握拳手上，使拇指关节突出部位顶住患者腹部正中线脐上部位，连续快速向内、向上推压冲击 6～10 次，直至排出异物。

特别提醒

预防异物窒息，应养成良好的进食习惯，吃饭时细嚼慢咽，避免说话、跑跳。特殊人群尤其应注意预防，如年老或年幼者在食用坚果、果冻等食物时，需有旁人关照，以免发生危险。

鱼刺卡喉：莫信"土办法"

鱼刺卡喉后，若不及时取出，可因异物感染引起颈深部的脓肿，进而发展成败血症、脓毒血症等。

当鱼刺卡在口咽处时，可以尝试用力咳嗽。此时鱼刺所处的部位较浅，细小的鱼刺可以顺着气流脱落。如果鱼刺较大，可能卡在扁桃体、扁桃体周围和舌根浅部。可张口用手电筒查看，明确鱼刺所在位置后，让身边的人借助镊子等工具小心取出，切忌自行抠喉。

如果以上两步都不行，说明鱼刺很可能已处于咽喉部，特别是出现剧烈的刺痛感，且刺痛来源于颈部或胸部时，患者应立即就医。

特别提醒

鱼刺卡喉者不能盲目偏信"土办法"，喝醋不能软化鱼刺；吞饭可能会将位置较浅处的刺推到更深处，且会划伤周围的黏膜。

刺伤：清理伤口需耐心

刺伤伤口往往深又窄，易发生破伤风梭菌感染。当伤口残留微小的异物时，如仙人掌刺等，可以用胶带粘取；对稍大的长条形异物，可以尝试使用镊子和针取出。如果异物在指甲下方，应先剪去指甲。清除

异物后，用碘伏或酒精清洁和消毒。如果无法自行将异物完全清除，清除后疼痛反而加剧，或出现感染，患者应及时就医。

化学品中毒：及时清除毒物

● **误服含氯消毒剂**

误服含氯消毒剂，如 84 消毒液、漂白粉等，可致口咽、食管和胃有烧灼感，出现恶心、呕吐、烧心、反酸等，严重时可导致循环衰竭、多器官功能衰竭，甚至死亡。如果误服消毒剂浓度低、剂量小，可立即口服 100～200 毫升牛奶、蛋清或氢氧化铝凝胶；误服消毒剂浓度高、剂量大者，应在紧急处理后即去医院救治。

次氯酸消毒剂溅入眼睛会引起眼部烧灼感、疼痛、畏光、流泪，应用流动清水或生理盐水持续冲洗 15 分钟以上。该消毒剂接触皮肤，可导致局部皮肤出现水疱、红肿、皮疹等，应用大量清水清洗。

● **水银温度计破损**

水银温度计破损后，为避免不必要的危险，可以按照以下步骤进行处理：戴上口罩及橡胶手套进行清理，避免皮肤直接接触水银；打开门窗，通风换气，至少 24 小时；如果汞珠落在地毯等织物上，要立刻将其拿到室外通风处晾晒；如有儿童误吞水银，家人应先清除玻璃碴，然后喂其蛋清或牛奶，以中和毒性、保护胃黏膜，同时陪其立即就医。

动物咬伤：及时接种疫苗

所有哺乳动物对狂犬病病毒均易感，犬科、猫科及翼手目动物是狂犬病病毒的极易感动物，包括犬、狐、狼、猫和蝙蝠等。小型啮齿类动物及兔形目动物感染狂犬病的概率极低，包括松鼠、小鼠、大鼠、仓鼠、兔等。人被可能传播狂犬病的动物咬伤、抓伤、舔舐破损皮肤等，可能患狂犬病，需要根据情况立即用肥皂水或其他弱碱性清洗剂和流动的清水，交替清洗伤口，持续至少 15 分钟。然后，去医院接种狂犬疫苗。**PM**

对家长而言，与进入青春期的孩子维持良好的亲子关系，这是一种挑战。他们需要学习，了解这一阶段孩子的行为特点，这样才能更好地理解孩子。

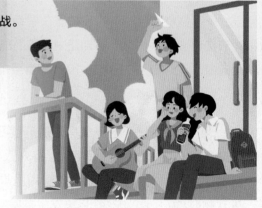

青春期行为 **6** 大特点

上海市精神卫生中心儿少科副主任医师　江文庆

特点❶：情绪体验强烈，喜怒无常

进入青春期的孩子对情绪的体验更加强烈。他们会因一次成功而兴奋不已，也会因微不足道的错误而意志消沉，还可能因小小的不公而愤愤不平。这些强烈的情感体验让他们显得喜怒无常。他们与这些不同的情绪"相处"，从中学习，并且逐渐学会情绪调节。不过，当孩子出现强烈而持续的痛苦感，有自伤的念头或行为时，家长要及时关注这些情绪，与其沟通并妥善处理。

特点❷：思维积极、活跃，喜欢辩论

青春期孩子的大脑逐渐发育完善，他们的思维更加积极、活跃，有能力进行更加理智、抽象的思考，这些是积极的表现。有些青少年因此而更喜欢辩论，对身边的事物带有批判性的眼光，容易固执己见，也属于正常行为。但当孩子对社会规则产生固执的质疑，故意找"权威人士（家长、老师）"麻烦时，家长就要注意其是否存在异常言行。

特点❸：在外"精致"，在家"邋遢"

青春期孩子的自我意识逐渐增强，外出时比较注重外表，在家中却显得懒散、邋遢，疏于自我照料和环境管理。这一点往往成为亲子冲突的起点。实际上，这种对"内"的懒散和凌乱与对"外"所表现的积极、注重形象并不矛盾，家长需要理解、接纳和引导。只有当孩子的懒散严重影响学习和生活时，如迟到、无法完成作业、房间一片狼藉，甚至把食物放到发霉了，家长就需要考虑其是否存在异常。

特点❹：重视隐私，需要独立空间

青春期孩子希望有独立的空间，喜欢锁门，要求家长敲门和尊重隐私。有的青少年可能在私密空间里尝试喝酒、吸烟。互联网时代，青少年通常喜欢在自己的空间里花更多时间上网，这都是正常的。如果孩子出现异常行为，包括与家人绝对隔绝、沟通困难，为隐瞒自己的行为或逃避惩罚而频繁撒谎，对烟酒或网络过度沉迷，等等，家长就应当重视了。

特点❺：对性感兴趣

随着性发育，青春期的孩子会通过各种媒介寻找性方面的知识，互联网也使这个过程变得便利，男孩之间有时会进行与性相关的讨论和打闹，这些都是正常行为，家长要理解和宽容。当孩子这种探索跨界，或出现不当的性相关行为时，家长要引起重视。

特点❻：与父母的冲突增加

总体而言，处于青春期的孩子与父母亲的冲突更多。有专家认为，青春期孩子与父母每周发生 2~3 次亲子冲突属于正常范围。这种冲突虽然最常表现为孩子与家长之间的问题，但实际上是孩子成长过程中的发展和困扰。家长可以从"与孩子冲突的对立面"中抽身出来，把冲突看作自己理解和帮助孩子成长的机会。认识青春期的行为特点，是家长帮助孩子的第一步。家长只有理解孩子在这一特殊阶段的特点和需求，才会放弃批判，屏弃刻板要求，对孩子予以包容。如此，孩子才能感到被接纳，亲子关系才会更融洽。**PM**

将员工安全、健康 放在首位

本刊记者 王丽云

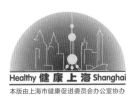

Healthy 健康上海 Shanghai
本版由上海市健康促进委员会办公室协办

位于上海市金山工业区的上海百特医疗用品有限公司成立于1995年，目前有600多名员工，主要生产静脉输液产品，包括葡萄糖、氯化钠、甘露醇、乳酸钠林格和甲硝唑等。作为一家医疗用品公司，其对员工的健康状况相当重视，始终将"为员工创造安全、健康的工作环境"作为重中之重，建立了健康促进工作领导小组，制定了相关规章制度，采取一系列措施促进员工健康发展，提高员工健康素质。

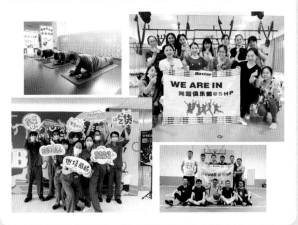

营造健康的工作环境

健康环境是保障健康的基础，该公司从多方面为员工营造健康的工作环境。

在自然环境方面，按照《上海市公共场所控制吸烟条例》的要求全面禁烟，打造无烟工厂，并对吸烟的员工提供戒烟指导，帮助他们减少烟草危害；严格按照相关要求处理生产过程中产生的废物，规范废水、废气排放；定期监测噪声、饮用水；垃圾分类存放，每日清理；请专业人员除"四害"（蚊、蝇、鼠、蟑）；按照疫情防控要求进行区域消毒、增加测温装置、设置就餐间隔等；完善职业危害防护和急救设施；等等。

在人文环境方面，该公司着力建设健康场所，包括运动场、饮料吧、健康角（购置血压计、体重秤等）、咖啡厅（增加阅读区，提供健康书刊）、信息公示栏等，为员工运动、健康监测、休闲娱乐、获取健康知识等提供便利。

开展丰富的健康活动

首先，该公司每年组织员工体检，对员工进行健康调查，了解员工的健康状况和需求，并请专业人员为员工提供咨询服务，解答员工常见的健康疑问。在此基础上，该公司针对员工中较为常见的健康问题，结合不同群体、不同季节等因素，制订计划，开展相关健康宣传和促进活动，改善员工健康状况。比如：针对脂肪肝、血脂异常发生率较高的情况，开展"少油少盐、管住嘴，科学运动、迈开腿"的宣传和"健康膳食"、餐饮供应商考察、健康饮食月、夜宵品鉴等主题活动；针对颈椎病较为多见的情况，开展"肩颈健康"专题讲座，给员工配备笔记本电脑支架；为缓解工作疲劳，鼓励员工做工间操或选择其他形式的工间休息活动。

为了丰富员工的业余生活，促进健康行为的养成，该公司成立了多个运动俱乐部（包括游泳、足球、乒乓球、羽毛球、篮球等）和舞蹈俱乐部，方便有共同兴趣爱好的员工找到"组织"，开心运动。在每年的健康运动月，健步走、周周挑战赛等各类运动和比赛更是精彩纷呈，几乎所有员工都参与其中。此外，该公司还将职业危害防护、意外伤害预防、急救培训、无偿献血、环境保护等，融入相关培训、演习、知识竞赛和主题活动中，引导员工增强健康意识、提高健康素质。

近年来的调查显示，员工在慢性病患病率、吸烟率、二手烟暴露率、健康状况自评及健康知识知晓率等方面有所改善，健康促进工作成效初显。**PM**

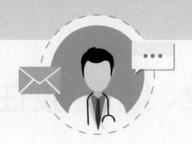

大众 ✚ 导医

网上咨询：popularmedicine@sstp.cn

专家门诊时间以当日挂牌为准

问 体检发现乳腺结节怎么办

我前几天去医院体检，乳腺超声检查发现多个无回声，结论显示"双侧乳腺多发结节"。这些结节是良性还是恶性的？要不要进一步检查，以排查乳腺癌？

江苏 张女士

同济大学附属第一妇婴保健院乳腺科主任医师庄志刚：乳腺结节不是一种疾病，而是一种影像学检查发现的"现象"。乳腺小叶增生、乳腺囊肿、乳腺纤维腺瘤、浆细胞性乳腺炎、乳腺癌等，都可能表现为乳腺结节。因此，乳腺结节可以是良性的，也可以是恶性的。

判断乳腺结节是否危险，主要看其 BI-RADS（乳腺影像报告和数据系统）分级，可分为 0～6 级。0 级表示无法确定出了什么问题，需要重新检查或通过其他影像学检查诊断。1 级表示正常。2 级表示良性病变，患者每 6～12 个月随访一次即可。3 级表示大概率为良性病变，恶性可能极低，患者应每 3～6 个月随访一次。4 级表示可疑的恶性病灶，宜通过活检、病理检查确诊，其中，4a 代表低度可疑，4b 代表中度可疑，4c 代表高度可疑。5 级表示恶性可能性极高（大于 95%），需要尽快活检。6 级表示已经确诊为恶性肿瘤。对一般人而言，应重点看报告结论中的 BI-RADS 分级，如果是 1～3级，定期随访即可；如果是 4 级及以上，应提高警惕，去医院乳腺外科或普外科进行进一步诊治。

问 口腔正畸前，为什么要先治牙周病

我今年 32 岁，牙齿不太整齐，想矫正一下。去医院就诊后，医生说我有牙周病，需要先治疗牙周病，然后再进行正畸治疗。这是为什么？

上海 李先生

上海交通大学医学院附属第九人民医院口腔正畸科副主任医师夏伦果：近年来，越来越多的成年人要求进行口腔正畸治疗，而牙周病在成人中具有很高的患病率，为了正畸治疗能够顺利进行，有效控制牙周病很重要。如果在存在牙周病的情况下进行正畸治疗，"移动"牙齿后容易造成牙齿松动，甚至导致牙齿脱落。在正畸治疗过程中，患者也应密切关注牙周健康，保持口腔卫生，预防牙周病。若出现牙龈萎缩或自觉牙齿松动，要及时就诊。正畸治疗结束后，为维持矫正效果，维护牙周健康也是重中之重。

其实，牙周病本身就是一种需要终身治疗、控制的慢性病，即便不进行正畸治疗，也需要注意牙周护理，科学防治。

问 喝茶对健康有益还是有害

我比较喜欢喝茶，但有闺蜜说茶喝多了也会影响健康。事实到底是怎样的呢？哪些情况下应该少喝点茶？

北京 王女士

北京协和医院临床营养科教授于康：我国茶文化源远流长，很多人都有喝茶的习惯，常喝茶对健康有诸多益处。前不久，国外一项研究发现，喝红茶与总死亡风险降低有关：与不喝茶者相比，每日喝茶1杯、2～3杯、4～5杯、6～7杯及8～9杯的受试者死亡风险分别降低5%、13%、12%、12%和9%；每日喝茶2杯以上与心血管疾病死亡风险降低相关。研究者分析后认为，喝茶的益处与茶叶中所含的多酚类物质有关。其实，喝茶还有很多好处：茶多酚具有抗氧化性，有助于清除自由基，抗衰老；茶叶中的咖啡碱能使人精神振奋，适量饮茶有助于增强思维和记忆能力；咖啡碱有利尿作用，可减少有害物质在肾脏中滞留的时间；咖啡碱可加速乳酸排出，有助于消除疲劳；茶叶中的咖啡碱、维生素 B_1、维生素 C 等物质能增加胃液分泌，增强机体分解脂肪的能力。

茶叶虽好，但女性朋友在以下四个特殊时期应尽量少喝茶：一是月经期，月经期会消耗部分铁，茶叶中鞣酸含量高，会减少人体对铁的吸收。二是妊娠期，茶叶中的咖啡碱会增加孕妇的尿量和心率，加重肾脏和心脏负担。三是临产前，茶叶中的咖啡碱会兴奋中枢神经，容易导致失眠，若孕妇在产前睡眠不足，可能会造成分娩时体力不支。四是更年期，更年期女性常有头晕、乏力、心跳加快、易怒、睡眠差等现象，过多喝茶可能会加重这些症状。

问 宝宝黄疸，要不要停母乳

我家宝宝足月、纯母乳喂养的，能吃会睡，快满月了，可还有些黄疸表现。网上有帖子说，宝宝黄疸可能与母乳喂养有关，需要停止母乳喂养。这种说法正确吗？

浙江 曹女士

上海市儿童医院主任护师、国际认证泌乳顾问龚梅：可以继续母乳喂养。绝大多数新生儿黄疸属于生理性黄疸、母乳不足性黄疸、母乳性黄疸，少数属于病理性黄疸。无论宝宝属于哪一种黄疸，都不需要"断奶"。病理性黄疸一般在出生后24小时内出现，进展快，持续时间长，有时消退后又出现，需要及时诊治。生理性黄疸主要是暂时性血胆红素升高引起的巩膜、皮肤黄染，一般在出生后2～3天出现，4～6天达高峰，足月儿10～14天消退，早产儿3～4周消退。对母乳不足性黄疸，只要找出原因，提升奶量，即可促进宝宝黄疸消退。母乳性黄疸常见于纯母乳喂养、母乳喂养充足、体重增长好、反应佳的宝宝，常在3个月左右消退。对这三种黄疸，妈妈们不必过度担心，平常注意观察即可。如果宝宝会吃、会哭、会拉、会睡，说明一般情况良好；如果宝宝反应差，不吃、不哭、不睡或嗜睡、大小便不正常，黄疸发展较快，皮肤黄染发展到手臂、手心、小腿、脚心，家长应及时带宝宝就医。**PM**

你是否有这样的经历：明明不想出门，但为了表现得合群，仍然答应了单位同事外出聚餐的邀请；比起与他人沟通，更喜欢自己独处，却被周围的人认为性格开朗外向；在社交场合爱说爱笑，但结束之后感到筋疲力尽……如果有，那么说明你可能是一名"假性外向"者。生活中的假性外向者其实很多，为什么他们会假装外向呢？

为何很多人总在"假装外向"

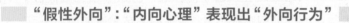

华东师范大学心理与认知科学学院　王浩狄　黎璇　孟慧（教授）

"假性外向"："内向心理"表现出"外向行为"

人有内向和外向两种心理倾向。内向的人更重视自己的主观世界，好沉思、善内省，但也可能存在孤僻、缺乏人际自信而易害羞的特点；与之相对应，外向的人更重视外在世界，爱社交、性格活跃、开朗，但也可能存在容易粗心大意和爱发脾气等特点。每个人都拥有自己独特的心理倾向，从而表现出不同的外部行为。假性外向是指内向的人表现出外向者所经常表现出的行为，从而使内部心理倾向与外在行为不一致。

"假装外向"，出于三种需要

❶ 满足某种社会规范的需要

在不同的社会环境中，有着不同的行为规范。就像正式场合需要穿西装、系领带一样，在有些社会环境中（如商务社交），需要个体表现出更为外显的外向行为，以满足社会规范的需要。而外向的个体也能在这种社会规范中受益，就像父母可能更容易关注爱哭闹的孩子，而不是安静的孩子。在这些林林总总的规范中，不少人选择表现出外向行为，以迎合社会某种规范的需要。

❷ 应对社会变化的需要

过去，人们一直生活在"熟人社会"中。彼此有来往的，通常是熟识的人，见面、相处的机会很多，不需要花很多精力让对方记住自己，也不需要刻意花时间去经营彼此的关系。然而，随着工业化的发展、现代化的推进，大量来自五湖四海的人汇聚到城市生活，形成了一个互不认识的"陌生人社会"。在这样的社会中，人们感受到了如影随形的孤独和不安，渴望与他人建立联结。

于是，人们必须比从前更主动地与人互动，更积极地表现自我，才能被他人看见和记住，进而与他人建立联结。因此，即使是内向、不擅长社交，甚至"社恐"的人，也会感受到要做出改变的推力，使他们迈出令自己不安的一步，走出舒适圈，努力表现得更外向一些。

❸ 满足个人的目标或需求

有研究表明，即使是一个非常内向的人也会为了满足环境需求或个人目标而采取外向的行为，而这种与性格不符的行为并不罕见。例如：在课堂上，外向的学生可能会约束自己想与别人说话的行为，以免受到指责；而内向的人可能会强迫自己积极主动发言，让自己表现得更出色，获得老师的青睐。

假装外向，带来三种后果

❶ 可能积极的情绪体验

当内向的人表现出外向的行为时，能收获这种外向行为所带来的奖励与回报。例如：人们通过表现健谈的状态得到他人对自己的积极评价，从而收获了积极的情绪体验。当人们在人际之间表现得更加积极主动，为自己争取到一定利益时，也会收获努力后的满足感。

❷ 自我背叛感

有些内向的人认为这种刻意强迫自己表现得很外向的行为，会给自己造成一种"虚假感"。尤其是当他们表现出外向的时间大大超过了自己最舒适的状态时，就会产生困惑：我是谁？究竟哪一面才是真正的我？我是不是在演戏？那个外向的我，并不是真的我吧？我变得不像原来的我了……

❸ 心理能量的耗竭

在人际互动时，为了表现出外向，内向的人需要调用更多的认知资源去调控自己的言行举止，克服遵循原有内向模式的冲动。因此，他们会比改变之前消耗更多的认知资源，时间一长，便容易感到疲惫不堪。况且，他们通常不只是让自己的言行看起来更外向，还要调动自己的情绪，"说服"自己：此刻的心境是热情而开放的，因而导致更多的情绪资源损耗。

反特质努力假说认为，不一致的人格状态比一致的人格状态需要耗费更多的努力。在这个过程中，人们需要控制自己的认知、情绪等各种资源，久而久之，就会造成"心累"。

内向外向，不妨坦然接受

避免假性外向可能带来的消极影响，需要放平心态，听从内心的声音。重要的是认识到，努力进行自我控制和改变不一定是坏事。表现出与自身性格不符的外向行为，有可能是人们积极主动面对世界变化的举动，是人们进入"陌生人社会"后自我发展出的适应性的一面，而非对真实自我的背叛。

人类的人格是多面的，且具有适应性。应当认识到：内向的一面是你，外向的一面虽然看起来是工具性的，但使用这一工具的仍是你。你可以选择内向的自己，在变化的环境中发现自己独特的价值；也可以选择外向的自己，让自己更好地适应现今的社会交往、更多地满足自己的需求。

因此，我们要做的只是放平心态，时常听听内心的声音，找到自己改变的节奏。当内心感到疲惫时，对自己轻轻地说声"没关系，谢谢你"，同时给自己一些休息的空间，让自己好好恢复。**PM**

社会竞争日趋激烈，生活压力越来越大，很多人劳累后时常会感叹：感觉身体被掏空。这是怎么回事？

"身体被掏空"，该用什么"填"

上海中医药大学附属市中医医院肾内科主任医师　龚学忠

为何劳累后感觉"身体被掏空"

从某种意义上来说，生命其实是一个顺应天时规律不断"生""长""收""藏"，同时又不断"消耗"的过程。《素问·经脉别论》提道："故春秋冬夏，四时阴阳，生病起于过用，此为常也。"中医认为，过劳是常见的致病因素，劳则气耗，积劳成疾。

过劳包括形劳、神劳和肾劳三个方面：第一，久立伤骨，久行伤筋，从事体力劳动的人，若耗力过度，则会劳伤形体，积劳成疾；有基础疾病或大病初愈的人，病后体虚，若勉强劳作则易致病，此为"形劳"。第二，心藏神，脾主思，脑力劳动者容易思虑劳神，此为"神劳"。第三，肾藏精，精宜藏，若房事不节则肾精、肾气耗伤，动摇身体的根本，此为"肾劳"。

古代生产力低下，人们在劳作时容易过劳伤筋，更多见的是体力上的过劳；现代人除工作时间过长、劳动强度过大外，还存在心理压力过重、持续高强度消耗精力，使体内能量出现严重"赤字"，入不敷出，呈现亚健康状态，甚至导致身体潜藏的疾病复发或突然恶化。

辨识常见过劳症状

过劳伤精耗气，可影响全身脏腑功能。当出现以下症状时，要警惕过劳：

❶ 过度疲劳会让身体能量供应不足，出现周身乏力、腰酸体倦、无精打采、记忆力减退等。

❷ 过度消耗精力，使人神志不稳，导致情绪波动大、容易暴躁，或时时悲观、焦虑等。

❸ 过劳会破坏人体生理规律，影响睡眠质量，甚至出现失眠多梦、心悸、活动后气短等。

❹ 过劳影响肠胃运化功能，可出现食欲不振、口苦口干、容易胀气、大便黏腻等。

❺ 过劳耗伤气血阴津，导致肾精

专家简介

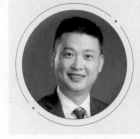

龚学忠　上海中医药大学附属市中医医院肾内科主任、主任医师、教授、博士生导师，中华中医药学会中医体质分会常委、补肾活血分会常委，中国中药协会肾病专委会常委、青委会副主任委员，上海市中医药学会肾病分会副主任委员，上海市中西医结合学会血液净化专委会常委。

不足，可出现头晕耳鸣、头胀头痛，活动后多汗、盗汗，小便色黄、排尿不畅，等等；女性可能出现月经不规律、过早闭经等；男性容易出现晨勃减少、早泄、梦遗等。

填补"亏空"，缓解"过劳"

身体出现"亏空"的感觉，有哪些方法可以"填补"呢？一般来说，缓解过劳最直接的办法是及时休息、放缓生活节奏。此外，还可采取以下调养方法，防病强身。

① 食疗补肾

肾主藏精，为先天之本，协调一身脏腑之阴阳，故又称"五脏气血阴阳之本"，调养过劳应以肾为主。一些药食同源的食材有助于改善疲劳，如：黄芪能益气健脾，枸杞子能滋补肝肾，可泡茶、煲汤饮用；银耳厚肠胃，桂圆补肾温阳，可煲汤做羹；蜂蜜、西洋参片、人参粉等适合虚损人群益气养阴，可冲服；桑葚、黑芝麻、韭菜等食材有补肾作用，可适当多吃；豆腐、牛奶、鲫鱼、泥鳅等有补益作用，是缓解疲劳的常用食材。

② 经穴养生

草药足浴、经穴按摩、灸疗等都可缓解过劳症状，但需较长时间坚持。使用草药足浴时，可将草药打粉后用沸水

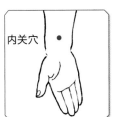
内关穴

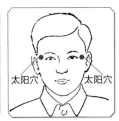
太阳穴　太阳穴

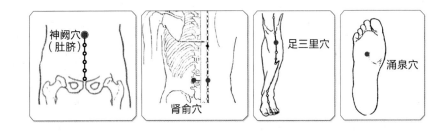
神阙穴（肚脐）　肾俞穴　足三里穴　涌泉穴

冲泡片刻，待水温合适后泡脚；或将草药煎煮，用温水稀释后泡脚。

可改善过劳症状的常用穴位有：按摩内关穴、太阳穴，可改善焦虑；双手搓热后掌心覆盖在神阙穴，顺时针揉摩腹部，可健运脾胃、汇聚元气；按摩腰后部的肾俞穴，可刺激肾气生发，增强体质；点按足三里穴，可增强气血，缓解疲劳；时常按摩涌泉穴，可强腰膝、助睡眠；等等。

③ 三伏贴与膏方调养

根据《素问·四气调神论》"春夏养阳，秋冬养阴"的补养原则，可顺应四时阴阳变化规律进行调养，如冬病夏治"三伏贴"、冬季膏方等，简便易行，有助于缓解过劳、体虚的症状。

④ 生活、心理调摄

孙思邈在《备急千金要方·道林养性》中说："养生养性之道，常欲小劳，但莫大疲及强所不能堪耳。"古人主张劳逸"中和"，有常有节。缓解疲劳的最好方法是躺下来放松肢体，或安枕大睡，往往一觉醒来倦意全消；另外，听音乐、练书法、绘画、散步等也有缓解生理疲劳之功效。

百病生于气，《灵枢·本神》曰："愁忧者，气闭塞而不行。"即便处于高压力环境下，保持乐观心态、愉悦心情，也有助于缓解身体疲劳。外不劳形于事，内无思想之患；以恬愉为务，以自得为功。当人的心情处在平静状态时，气血运行流畅，生命活动正常，可使身体快速恢复健康状态。[PM]

专家提醒

采用上述自我保健方法后，如果神疲乏力不能缓解，患者应及时到医院诊治，排查器质性疾病，规范治疗。

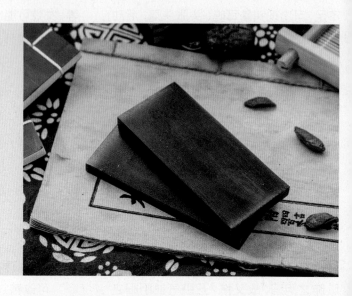

中医认为"天人合一"，春生、夏长、秋收、冬藏，人们的养生法则也需顺应四季变化而改变。《素问·四气调神大论》提出"春夏养阳、秋冬养阴"，意为春夏养阳，可助生长之气；秋冬养阴，以助收藏之气。秋冬时节气温逐渐降低，阳气下沉，人体随之变为闭藏状态，此时为进补的好时机。部分人选择在此时大量进补"血肉有情之品"（如鹿茸、阿胶、牛羊肉等），以滋补强壮、填精益血。但事实上，补益过度也不利于健康。

扫描二维码，立即收听

"血肉有情"，补宜适度

海南省中医院治未病科　吴小文　程亚伟（主任医师）

何为"血肉有情之品"

中医在长期的医疗实践和"取象比类"思想模式的影响下，产生了"以骨补骨""以血补血""以髓补髓"之说。孙思邈在《千金翼方》中首先提出"血肉有情"的概念，认为牛羊肉、阿胶、鹿茸等动物类食品及药品能滋补强壮、填精益血，可补充五脏亏损，改善人体衰弱状态。

《黄帝内经》提出：形不足者，温之以气，精不足者，补之以味。血肉有情之品多入行肝肾或脾胃二经，对虚劳、血枯等虚损之证疗效较好。与其他草本中药相比，这一类药品及食品更能与有形之精血"声气相应"，药效要远强于草木类补益中药，具有填精益髓、温阳补气之功效。

有情之品，不可过量

在秋冬之际合理进补，不仅可以弥补夏季的过度消耗，还能增强人体对寒冷天气的适应能力，为平安过冬做好准备。俗语说"心急吃不了热豆腐"，养生亦是如此。如果天气一凉就忙着多吃牛羊肉、鹿茸、阿胶等

药食，不仅达不到理想中的效果，还可能弄巧成拙，影响脾胃功能。

究其原因，在度过酷暑难耐的夏季后，人们常常因为"苦夏"、过食生冷、贪凉等原因存在不同程度的脾

胃功能减弱。此时，如果大量进食过于滋补之品，会进一步加重脾胃负担，可能出现消化功能紊乱，不仅摄入的营养物质无法被吸收和利用，腹胀、厌食、腹痛、腹泻等不适也会"找上门来"。

除影响脾胃消化功能以外，过量进补还易使脂肪堆积，引起肥胖；在未辨明身体虚实的情况下盲目进补，易致"上火"；当患有外感疾病（如感冒、咳嗽等）尚未痊愈，此时更不适合服用滋补的药膳，贸然补虚易使病邪留在体内，疾病难以痊愈，甚则加重病情。此外，青少年进补过多容易影响身体正常发育，导致骨龄偏大、骨骺闭合等，使正常身高受到影响。

进补时，须遵循因人、因病、因地、因时而异的辨证施补原则。在秋冬之际，可根据不同时期选择不同的药膳进补。

因时而补，循序渐进

① 初秋之时先清补

经历夏季后，机体的脾胃功能尚虚，所以进补当以适度为原则，先调理脾胃。初秋宜以清补为主，可适当食用健脾、清热之品（如芡实山药糊、薏苡仁粥等），以消除夏日酷暑的"后遗症"，为仲、晚秋乃至冬季进补奠定基础。

② 仲秋之时宜平补

仲秋进补宜遵循"和中、润补"原则。"和"意为所食食品的性味不能大热大寒、大辛大咸，相互之间应协调和谐；饮食应循中庸之道，时间、饥饱、寒热等要适当，一日三餐不可忽早忽晚，食量也不能忽多忽少，等等。

此时气候干燥，人体常有"津干液燥"的征象，出现口鼻咽干燥、皮肤干裂等表现。对此，在选择药膳时，可选择具有滋阴润燥功效的食物或药物，以起"润补"之效，如百合粳米粥、银百秋梨羹等。

③ 晚秋之时可滋补

秋冬交替之际天气渐渐转寒，此时进补要以益气散寒、滋补为主要原则。肺主气，又为娇脏，易感受外邪而致虚，进补时可选用具有补肺益气功效的食物（如核桃、生姜等）。经过前期的清补、平补，此时的脾胃消化功能已渐渐转佳，可适量进食滋补之品，如牛肉芡实羹等。经过初秋、仲秋的准备工作后，脾胃健运，入冬就可放心进补，帮助抵御严寒。

因人而补，法各不同

除了要根据不同时期进补，还要根据个人体质，选择不同的药物或食物。

如气虚体质者，常感乏力、气短、疲劳，活动时更甚，可食用黄芪鸡肉汤；阴虚体质，易"上火"者，常感手足心热、咽干口燥、心烦、盗汗，可食用阿胶莲子粥；阳虚体质者，常出现畏寒怕冷、手脚冰凉、尿频、常腹泻、出汗多等症状，可食用鹿茸羊肉汤；瘀血体质者，表现为面色口唇晦暗，舌紫暗或有瘀点瘀斑，可有头、胸、胁、腹、四肢等处刺痛且夜间加重，女性生理期容易痛经，可食用田七乌鸡汤。PM

青黛，画眉之墨入药来

海军军医大学中医系中药方剂教研室　张慧卿（副教授）　向兴

"回眸一笑百媚生，六宫粉黛无颜色"，白居易笔下的杨贵妃回眸一笑娇媚百生，美丽的容颜使后宫其他妃嫔尽失光彩。诗句中的"粉黛"是指古代女子的化妆品，以粉抹脸，白璧无瑕；以黛描眉，眉目如画。

刘熙所著《释名》云："灭去眉毛，以此代之，故谓之黛。"这用来描眉的"黛"便是青黛。青黛不仅是古代的画眉之墨，也是一味中药，具有清热凉血之功。

"青黛"出于蓝

青黛，初听就有种"天青色等烟雨"的朦胧感。这么有诗意的古代化妆品，其实是从一些名为"蓝"的植物（如十字花科菘蓝、爵床科马蓝、蓼科蓼蓝等）茎叶中提取的一种色素成分。夏、秋季采收植物茎叶，加水浸泡，至叶腐烂、茎脱皮时，捞去枝条，加入石灰充分搅拌，至浸液成紫红色时，捞取液面泡沫，晒干即为青黛，下方的沉淀物则为常用于染布的蓝靛。

这个制作过程还产生了一句非常有名的谚语"青出于蓝而胜于蓝"。"青"指青黛，本源的意思是指青黛是从几种名为"蓝"草的植物中提取而来，但其颜色要比原本的"蓝"更深，即古人所说的青色（现代的青黑色）。在《劝学》一书中，荀子用青黛指代那些在学术上有所建树的后起之秀，而用蓝草指代他们的老师，比喻学生超过老师或后人胜过前人。

画眉之墨，亦可入药

除了画眉、染色，青黛也是一味常用中药，入药始载于唐代《药性论》。其性味咸寒，具有清热解毒、凉血消斑、清肝泻火等功效。临床常用于治疗温病热盛、血热出血、小儿惊痫、疮疡肿毒等。

青黛不仅可以内服，外用亦可发挥其清热解毒的功效。对腮腺炎、丹毒、银屑病、带状疱疹、疖肿、烧烫伤、毒虫咬伤等，可用香油、凡士林与青黛调敷外用。

青黛还是临床常用的抗肿瘤中药，其含有明确抗肿瘤作用的靛玉红成分。青黛及相关制剂已被广泛用于白血病、鼻咽癌、肺癌、食管癌等多种肿瘤的治疗。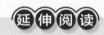

延伸阅读

青出于蓝，"蓝"亦为药

虽说"青出于蓝而胜于蓝"，但"蓝"本身也可入药。人们认知度颇高的中药板蓝根、大青叶，与青黛"本是同根生"。板蓝根为十字花科菘蓝的地下根，大青叶则为其地上的叶。

大青叶、板蓝根、青黛三者同出一源，功效亦相近，皆有清热解毒、凉血之效。板蓝根、大青叶更常用于感冒发热，很多治疗风热感冒的中成药中都有它们的身影。大青叶长于凉血消斑，对温病热毒发斑者较为适宜；板蓝根长于解毒利咽，对感冒致咽喉肿痛者较为适宜；青黛长于清肝定惊，对肝火犯肺咳嗽及高热抽搐者较为适宜。

咳嗽是常见病症，一年四季都可发生，尤其气温波动大的时期高发。为此而就诊的患者十有八九会说："咳嗽好难受，给我开点止咳药吧！"其实，普通感冒所致咳嗽没必要立刻用止咳药。这时，掐准"止咳穴"可挑起大梁，有助于咳嗽病症的康复。

掐准"止咳穴"，咳嗽早消停

上海市针灸经络研究所　包春辉（副研究员）　胡旻琦

止咳"万金油"

从病位上讲，咳嗽是肺脏功能失常的外在表现；从病因病机上讲，外感六淫和内伤脏腑，均可导致肺失宣肃而肺气上逆作声，咯吐痰液，发生咳嗽。但无论是哪种咳嗽，按压胸背部和颈项部的肺俞穴、膻中穴、天突穴，都可疏通局部气血，通经活络，从而减轻咳嗽症状。

● 肺俞穴

肺俞穴位于背部，低头时项部最高骨性突起为第七颈椎棘突，其下第三个突起即第三胸椎棘突，下方凹陷处与肩胛骨内侧缘水平连线的中点（即脊柱旁开1.5寸）处。按摩时，端坐或俯卧，用指腹揉压该穴。

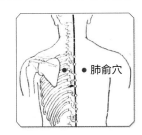

● 膻中穴

膻中穴位于胸部前正中线上，平第四肋间。可用按揉法（用中指指端按揉）或分推法（用双手拇指指腹自膻中穴向外分推）刺激该穴。

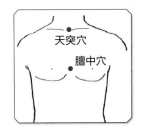

● 天突穴

天突穴位于颈部前正中线上，胸骨上窝中央，左右胸锁乳突肌之间。按摩时，仰卧或端坐，以中指指腹按压该穴。

辨寒热，配穴位

中药处方讲究配伍，穴位按摩也是如此。除上述"止咳穴"外，还可根据咳嗽的伴随症状，进行寒热辨证，配伍以下穴位联合按摩。

❶ 风寒咳嗽

当风寒袭肺引发咳嗽时，患者多表现为咳嗽声重，咯痰稀薄、色白，恶寒或发热，无汗。可按摩风门穴、列缺穴，以祛风散寒。

● 风门穴

位于背部第二胸椎棘突下，旁开1.5寸，取穴方法可参考肺俞穴。可用拇指指腹揉压风门穴。

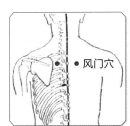

● 列缺穴

位于手腕处，两手虎口相交，一手食指压在另一手腕桡骨茎突上，指尖所指小凹陷处即为列缺穴。一手轻握拳，拳心向上，用另一手拇指指端前缘边掐边揉列缺穴，使局部肌肉包括肌腱来回移动，以出现酸胀感为宜。

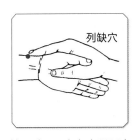

❷ 风热咳嗽

当风热犯肺引发咳嗽时，患者多表现为咳嗽气粗，咯痰黏白或黄，发热伴微恶风寒，口微渴。可按摩大椎穴、尺泽穴，以疏风清热。

● 大椎穴

位于背部后正中线上，第七颈椎棘突下凹陷中。可用拇指指端按揉大椎穴；或用提捏法（食指和中指屈曲，蘸清水后，提捏大椎穴部位的皮肤），直到局部皮肤变红或出现小出血点（出痧）为止。

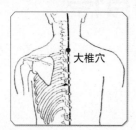

● 尺泽穴

位于肘部，微曲肘，肘横纹上，肱二头肌桡侧（外侧）凹陷处。可用拇指指腹揉压尺泽穴。

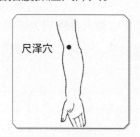

按穴止咳注意事项

● 按摩时，用力要均匀、柔和，逐渐由轻到重，使力量渗透入穴位下方的局部组织，不可用暴力猛然按压。

● 按摩宜每日2～3次，每穴3～5分钟；点按时，每隔10秒钟放松一次。

● 如果腧穴所在部位有感染、肿块、创伤等病变，不宜按摩。

● 咳嗽伴发热超过38.5℃、胸痛等症状，或咳嗽持续不缓解，应及时就医，明确诊断，积极治疗，不能盲目依赖按摩止咳。**PM**

> 肾是人体最为重要的脏腑之一，乃先天之本。肾气是否充盈，对人体健康有着举足轻重的影响。早在《内经·素问》中，就阐述了人体衰老原因："肾气衰，精气亏，天癸竭"，强调"肾气有余，气脉常勇"是延年益寿的首要条件。
>
> 中医认为，肾主藏精，开窍于耳，通过按摩耳朵可起固肾养肾之效，且对全身经络及五脏六腑都有一定的保健效果，可助养生防病。

耳非孤立，肾之开窍

耳朵在人体并非孤立。耳经络是全身经络的连续部分，耳郭与机体内脏、五官及穴位等存在经络传感的联系。现代研究发现，耳是"人体穴位的全息缩影"，是人体健康状况在局部的缩小反映。

观察耳朵有助于诊疗疾病的历史可以追溯到我国古代，成书于战国时代的医籍《灵枢经》中。书中记载耳与经络具有关联，"一身之气贯于耳"，当人体内脏或某系统发生病变时，会通过经络影响到耳部，往往会在耳郭一定部位出现压痛敏感点，皮肤变形、变色，或出现鳞屑、充血、丘疹等反应。这些现象既可作为诊断疾病的参考，又可通过刺激这些部位以防治疾病，所以这些点又有"阳性点""压痛点""良导点""敏感点"等别称。

摩耳之法，贵在坚持

有人说，耳朵那么小，如何按摩呢？其实很简单，搓、擦、提、压、捏、捻之法均可，强度要适当，其效贵在坚持。具体来说，摩耳可分为以下几个步骤：

① 鸣天鼓

天鼓意为耳中之声。以两掌紧贴耳部，以拇指和小指固定，掌心将耳孔盖严；其余三指一起或分指交错叩击头后枕骨部（脑户、风府、哑门穴），可闻及耳中有"咚咚"鸣响，有如击鼓。长期坚持可宁眩聪耳、提神醒脑，不仅可养生保健，对耳鸣、眩晕、失眠、头痛、神经衰弱等病症也有良好改善效果。

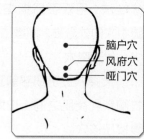

摩耳养生，固肾养肾

✍ 合肥市第一人民医院中医科副主任医师　程超超

② 推耳后

用两手中指指面，分别置于两耳后，沿翳风、瘛脉、颅息等穴位上下来回各推擦 20～30 次，力度适中，反复推擦直至耳部皮肤局部变热，长期坚持有助于起滋肾养肝、降低血压之效。

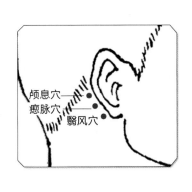
颅息穴
瘛脉穴
翳风穴

③ 扫外耳

以双手把耳朵由后向前扫动，这时会听到"嚓嚓"的声音。每次 20 下，每日数次，长期坚持可起到强肾健身之效。

④ 拔双耳

两食指伸直，分别伸入两耳孔，旋转 180°，反复 3 次后，立即拔出，可闻及耳中"啪啪"鸣响，每次拔 3～6 次。长期坚持拔双耳可使听觉灵敏，并有健脑之功，可在一定程度上改善神经衰弱、健忘等，增强记忆力。

⑤ 拎耳屏

耳屏是耳朵前的小凸起。用食指、拇指捏住耳屏向外提拉，手法由轻到重，牵拉的力量以不痛为限，每次 3～5 分钟，可有效治疗头痛、头昏、神经衰弱、耳鸣等病症。

⑥ 摩耳轮

以食指贴于耳郭内层，拇指贴于耳郭外层进行捏揉 2～5 分钟，以耳部感到发热为止，可起健脑、强肾、聪耳、明目之功，可防治阳痿、尿频、便秘、腰腿痛、颈椎病、心慌、胸闷、头痛、头昏等病症。

按摩耳朵需长期坚持才能起到明显效果，可根据自身情况选择最适合自己的按摩方法。

摩耳预防常见病

① 失眠

用拇指、食指对压耳郭上的三角窝、对耳屏等处。每部位揉按 10～30 次，每日 2～4 次，双耳交替进行，有助于改善睡眠质量。

② 痛经

用拇指、食指对压耳郭上的三角窝、对耳屏、耳垂背面外侧部等处重点按压。用力适中、均匀，每部

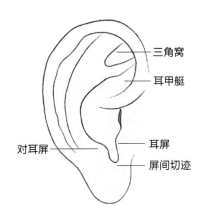
三角窝
耳甲艇
对耳屏
耳屏
屏间切迹

位揉按 20～40 次，每日 3～5 次，双耳交替进行，长期坚持有助于缓解经期不适症状。

③ 肥胖

用拇指、食指对压在耳郭上的三角窝、耳甲艇、屏间切迹、耳屏等处。一压一松，用力适中均匀，双耳交替，每部位揉按 10～35 次，饭前、饭后进行，有助于调节脏腑功能，提升减肥效果。**PM**

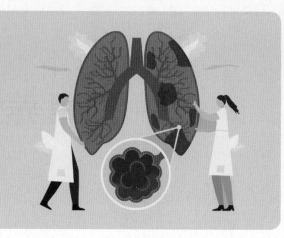

　　慢性阻塞性肺疾病（COPD）简称"慢阻肺"，是一种由吸入烟草、刺激性气体及粉尘等引起的气道慢性炎症性疾病，以气流受限为主要特征，常见的呼吸道症状包括咳嗽、咯痰、呼吸困难等。2020年的数据显示，慢阻肺已位居全球死亡原因的第3位。虽然该病不能根治，但有效防治可缓解症状，减少急性加重，延缓肺功能恶化，改善生活质量，增强运动能力，延长生存期。

多药"协同作战"，对抗慢阻肺

复旦大学附属中山医院呼吸科主任医师　顾宇彤

四类药物"搭配"，使慢阻肺"维稳"

　　在慢阻肺稳定期进行规范治疗可以有效预防急性发作，措施主要包括药物治疗、康复、氧疗和手术（如肺大疱摘除术）等。治疗药物主要有四类：第一类为吸入性糖皮质激素，如氟替卡松、布地奈德等；第二类为肾上腺素能 β_2 受体激动剂，如沙丁胺醇、特布他林、福莫特罗、沙美特罗、茚达特罗等；第三类为胆碱能 M 受体阻断剂（抗胆碱药），如噻托溴铵、乌美溴胺、异丙托溴铵等；第四类为茶碱类药物，如氨茶碱、二羟丙茶碱（喘定）等。糖皮质激素具有抗炎作用；肾上腺素能 β_2 受体激动剂和胆碱能 M 受体阻断剂主要起舒张支气管的作用，长效优于短效；茶碱类药物的支气管舒张作用不及前两者，目前仅作为吸入治疗效果不好或不能吸入患者的备用选择。

　　慢阻肺发病机制复杂，联合使用不同作用机制的药物可以更好地发挥"协同作战"的作用，特别是将两种或三种药按最佳剂量搭配，装在一个吸入装置中。比如：茚达特罗格隆溴铵吸入粉雾剂、乌美溴铵维兰特罗吸入粉雾剂和格隆溴铵福莫特罗吸入气雾剂，是长效肾上腺素能 β_2 受体激动剂和胆碱能 M 受体阻断剂复方制剂，两药协同舒

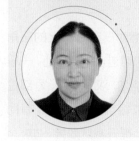

专家简介

　　顾宇彤　复旦大学附属中山医院呼吸内科主任医师、肺功能室副主任，中华医学会老年医学分会慢阻肺学组委员，中国颗粒学会吸入颗粒专委会委员。擅长慢阻肺、哮喘、咳嗽、肺动脉栓塞等肺血管病、肺部肿瘤和肺部感染的诊治，急慢性呼吸衰竭的抢救，以及肺功能检查和报告分析。

张支气管，可起到1加1大于2的作用，是慢阻肺的基础用药，适合中度以上慢阻肺患者；布地格福吸入气雾剂和氟替美维吸入粉雾剂，是吸入性糖皮质激素、长效肾上腺素能 β_2 受体激动剂和胆碱能 M 受体阻断剂复方制剂，适用于合并哮喘或反复急性加重的重度、极重度慢阻肺患者。

慢阻肺的药物治疗应个体化，医生会根据患者的肺功能分级、近一年急性加重的次数和临床症状的严重程度制订治疗方案，并根据患者对药物的反应（如疗效、副作用等）调整用药。长期坚持用药才能取得稳定的疗效，患者切忌在症状改善后自行停药。

小贴士

除上述四类药物外，慢阻肺患者还可酌情使用化痰药、镇咳药等。痰黏难咯的患者可用化痰药，如按柠蒎、乙酰半胱氨酸或氨溴索。痰少、咳嗽剧烈的患者可用复方甲氧那明等复方制剂缓解症状；应慎用可待因等强效镇咳药，以免影响咯痰。合并心脏病的患者联用 β_1 受体阻滞剂（如美托洛尔等）可以减轻 β_2 受体激动剂引起的心跳快等副作用，减少因心脏问题引起的死亡等不良事件，利大于弊。

用药方式首选"吸入"

吸入药物可直接到达气道和肺组织，用很少的药量就能发挥治疗作用，起效速度与静脉滴注相似，快于口服，副作用较全身用药少。有人看到一些慢阻肺患者一旦吸上药便停不掉，担心吸入治疗会像吸烟一样上瘾。其实不然，吸烟上瘾是因为烟草中的尼古丁有成瘾性，而不是由于吸入方式本身所致。慢阻肺患者吸入的药物主要为支气管扩张剂和激素类抗炎药，都不会使人成瘾。

患者进行吸入治疗，要选择合适的装置，学会正确的吸入方式。使用定量压力气雾剂和软雾剂时，需要手揿和吸气同步，吸气要深、长、慢，吸足后屏气数秒再呼气；使用粉雾剂需要一定的吸气流速，要爆发力吸长气后屏气数秒，患者肺功能很差或严重急性发作时可能吸不动（吸药后反扣装置，有药粉出现），会影响疗效。

吸入含激素的制剂后，要立刻"深漱喉"，以清除咽部残留的药物，否则容易导致声音嘶哑、口咽真菌感染等。

及时"加码"，控制急性加重

慢阻肺患者平均每年发生0.5～3.5次急性加重。慢阻肺急性加重严重影响肺功能和生活质量，是患者死亡的主要原因。

一旦出现咳嗽加重、痰量增多或黄脓痰、气急加重、伴或不伴喘鸣及发热等症状，提示急性发作。患者可以根据以往经验，用一些消炎、止咳、化痰和平喘的药物；如果短期（2～3天）内不好转或症状加重，要及时就诊；如果出现口唇发紫、嗜睡、双下肢浮肿等症状，可能发生呼吸衰竭或心功能不全，需要紧急救治，否则会贻误抢救时机。急性加重期的主要治疗方法有：增加支气管扩张剂种类和剂量，有条件者可选用雾化溶液分次吸入治疗；口服或静脉使用茶碱和糖皮质激素。有感染征象（如黄脓痰、发热等）的患者需要使用抗生素。缺氧的患者需要进行家庭氧疗或无创通气治疗。

呼吸道感染是慢阻肺急性加重的常见原因。因反复感染诱发急性加重的患者可使用细菌溶解产物或胸腺肽提高免疫功能，也可通过接种流感疫苗和肺炎球菌疫苗预防感染。**PM**

化疗反应大，要不要"忍"

山东第一医科大学附属肿瘤医院消化肿瘤内科副主任医师　石 焕

┤ 医生手记 ├

张女士患有胃癌，2年前接受了手术治疗，1年后发生复发和转移，经历了化疗、放疗、靶向治疗和免疫治疗的艰辛历程。不幸的是，她的治疗效果一直不太好，病情进展较快，且副作用较为明显，恶心、呕吐等消化道反应较重。刚开始，她一直默默忍耐；随着时间的推迟和痛苦的延续，她对化疗产生了比较强的抗拒心理，想放弃治疗。前段时间，她女儿因此打电话向我咨询，问我有没有什么方法能减轻副作用、提高疗效、延缓病情进展。

我总结了一下，张女士既往用过的控制恶心、呕吐的药物比较简单，仅甲氧氯普胺（胃复安）、帕洛诺司琼两种。经过方案调整（应用白蛋白结合型紫杉醇静脉输液配合腹腔灌注治疗）和应用止吐效果较好的奈妥匹坦帕洛诺司琼胶囊，张女士的恶心、呕吐症状大大减轻，腹水也得到了有效控制。现在，她的食欲不错，吃饭香了，体重也增加了，摆脱了轮椅，最重要的是摆脱了对化疗的恐惧心理。

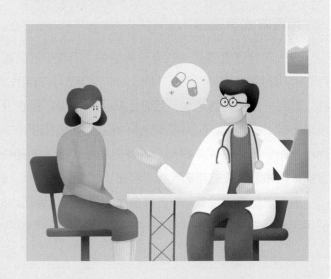

化疗药可分六大类

化疗是非常重要的肿瘤治疗手段，即使如今已经进入免疫治疗时代，化疗仍是肿瘤治疗的"基石"之一。

化疗药物有很多种，根据药物的来源和作用机制等不同，可以分为六大类：

❶ 烷化剂

通过作用于细胞的DNA，影响细胞的分裂、增殖，达到抗肿瘤效果。常用的有环磷酰胺、异环磷酰胺等。

❷ 抗代谢类化疗药

这类药物的结构和人体的代谢物有差异，可以与之竞争相关受体和酶，阻止机体的相关代谢反应。常用的有氟尿嘧啶、氨甲蝶呤等。

❸ 抗癌抗生素类化疗药

这是一类来源于微生物的抗肿瘤物质，多由放线菌所产生。常用的有丝裂霉素、阿霉素、平阳霉素等。

❹ 植物类化疗药

这类药物是从植物的提取物中得到的半成品，通过影响细胞中微丝、微管的聚合或解聚，起到抗肿瘤作用。常用的有长春新碱、紫杉醇等。

❺ 激素类化疗药

常用的有甲地孕酮、安宫黄体酮、泼尼松等。

❻ 其他类化疗药

常用的有顺铂、卡铂、奥沙利铂等，其作用机制是引起 DNA 链间的交联，影响 DNA 模板的功能，从而抑制 DNA 的合成。

不同化疗药的副作用相似

虽然不同种类的化疗药物作用机制不同，但是副作用相似，常见的副作用包括消化道反应（恶心、呕吐、便秘、腹胀、厌食、腹泻等）、骨髓毒性（白细胞、红细胞、血小板降低，低到一定程度会导致感染、贫血、出血等症状）、肝肾功能受损、心肌细胞受损、皮肤色素沉着、脱发等。在临床工作中，医生会根据患者的病情、年龄、有无基础疾病，以及不同化疗药物的副作用和适应证等，选择适合患者的治疗方案，争取达到疗效好、副作用小的目标，也就是我们常说的个体化治疗。

预防加监测，减轻化疗副作用

化疗过程中，医生对患者病情和药物副作用的综合评估很重要，对副作用的预处理和监测也很重要。

医生对不同化疗药物的特性非常了解，往往会提前采取措施，减轻副作用的发生，也就是预处理。比如：在使用一些恶心、呕吐风险较高的药物（如激素、5- 羟色胺受体拮抗剂、神经激肽 –1 受体拮抗剂等）之前，应用止吐药物进行预处理，大多数患者会免受恶心、呕吐之苦。也有一些患者仍会出现较为严重的恶心、呕吐症状，此时一定要及时和医生沟通，告知医生自己的不适发生在何时，是用药当时出现的急性反应，还是用药结束后出现的延迟性反应，持续时间有多长，是否伴随便秘等情况。医生会针对患者的具体情况，调整止吐药的种类和应用时长，加用通便药物，等等。

一般来说，患者在化疗前及化疗后每周都要化验血常规，目的是检测有没有出现骨髓毒性，以便及时处理。目前治疗骨髓毒性的药物有人们俗称的"升白针"（治疗白细胞偏低）、"升血小板针"（纠正血小板下降）、"升红细胞针"（纠正贫血）。经过及时的检测和处理，大多数患者能够避免出现严重的血细胞降低。

目前唯一没有很好预防措施的是化疗药导致的脱发。其实，并非所有化疗药物都会导致脱发。一般来说，蒽环类（阿霉素、表阿霉素等）、紫杉类（紫杉醇、多西他赛等）、植物碱类（长春瑞滨等）药物会导致比较严重的脱发。注重形象的患者可以在用药前向医生了解化疗药物导致脱发的风险，提前剪去长发并准备好假发，以减轻大量脱发对自己的刺激。▣

医学的发展日新月异，目前化疗过程中的副作用是可控的，肿瘤患者不需要一味忍耐。出现副作用后，患者及家属应及时告知医生，医生会给您一个满意的解决方案。

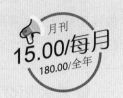
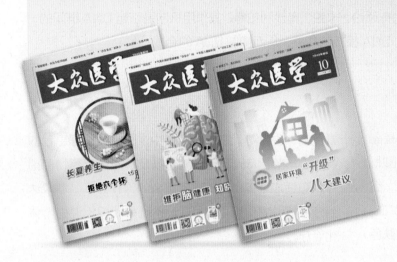

敬告读者

每一个月，《大众医学》都会带给您权威、实用、最新的保健知识。出版前，每篇文章都经过严格审查和内容核实。我们刊出这些文章，并不是要取代看病就医，而是希望帮助大家开阔眼界，让自己更健康。由于个体差异，文章所介绍的医疗、保健手段并不能适合每一位读者，尤其是在诊断或治疗疾病时。任何想法和尝试，您都应该和医生讨论，权衡利弊。

敬告本刊作者

1. 本刊稿件一律不退，敬请自留底稿。从稿件投到本刊之日起，三个月后未得录用通知，方可另行处理。如需退稿（照片和插图），请注明。

2. 稿件从发表之日起，其专有出版权、汇编权、网络传播权、翻译权和表演权即授予本刊，同时许可本刊转授第三方使用。本刊支付的稿费包含汇编图书稿费和信息网络传播的使用费。

3. 根据需要，本刊刊登的稿件（文、图、照片等）将在本刊或主办本刊的上海科学技术出版社的网站、微信公众号等平台上传播宣传。

4. 本刊作者保证来稿中没有侵犯他人著作权或其他权利的内容，并将对此承担责任。本刊为科普期刊，不刊登论文，不收取版面费、审稿费。

5. 对上述合作条件若有异议，请在来稿时声明，否则将视作同意。

辨证养生，自然之道

胡鸿毅，上海市卫生健康委员会副主任，上海市中医药管理局副局长，中华中医药学会副会长，上海市中医药学会会长，《辞海》（中医卷）主编。

党的二十大报告指出，要推进健康中国建设，促进中医药传承创新发展。中医药作为打开中华文明宝库的"钥匙"，简便效验且不失古朴之美，不仅治病救人，更关乎养生强身，医理精深又贴近生活，对增进民生福祉、提高人民生活品质发挥着独特和越来越重要的作用。中医药是讲究人与自然和谐共生、尊重自然、顺应自然、整体统一的医学，既是健康的学问，更是中国人的生命智慧，也必将为我们的生活带来一种新的视角、新的模式。有关中医药养生的话题，我有几点想与大家分享。

一是关于"滋补"的问题。说起如何养护人的"精气神"，我们自然会想到"补药"，但这绝对不是养生的全部。《黄帝内经》认为，人体内部有一种生化和制约并存的自稳调节机制，"阴平阳秘"的平和状态才最为重要。与其强调"补"，不如多关注"调"，不能把中药当成一般"营养品"来对待。通过中医药，使机体产生更多有利于自身调节、控制、修复的物质，达到防病治病的效果，这种自然之美、间接之美正是中医具有独到"魅力"的地方。

二是有关"调理"的问题。中医养生尤重养神，"精神内守，病安从来"。"养生先养心"，治病更重治神，方能使人体气血和畅、五脏安宁、精神内守，真气从之，为长寿之关键。人的精神气血是有限的，要处处注意摄养爱护，保持对"真善美"的追求和积极向上的世界观，使之多贮存、少消耗。

三是关于"非药物"和"个性化"的问题。要改善体质状态，除药食外，亦需要通过针灸、导引（如易筋经、八段锦、太极拳、练功十八法等）这些非药物的方法来增强体质。中医讲究个性化，在选择运动方式时要结合自身状态，"动而中节"，不可过度。就像喜剧电影《大李小李和老李》中的情节，在宣传全民体育运动时，也鼓励老李这样的体育"落后分子"选择他所喜爱的"慢腾腾"的太极拳。

最后，谈谈"用药必须中病即止"的问题。养生最忌讳的就是对"药物"的依赖，我们要把药物调养作为"自然的助手"来看待，避免过度用药、损伤正气。调至"十之八九"之时，宜留下空间，以便激发人体的自我康复能力。

中国式现代化是人与自然和谐共生的现代化，中医药一定会为人类卫生健康共同体贡献出中国智慧、中国方案、中国力量。**PM**

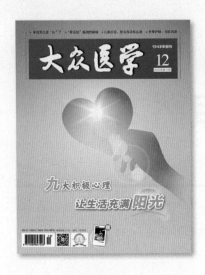

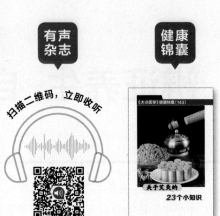

有声杂志

扫描二维码，立即收听

健康锦囊

《大众医学》健康锦囊（143）

关于艾灸的 **23个小知识**

大众医学
官方微信公众号

 特别关注

九大积极心理，让生活充满阳光

现代人生活节奏快，生活压力大，面对的心理困扰多，更需要关注积极心理。积极心理，可以让人更乐观地面对压力，更游刃有余地应对生活中的挑战，获得更高的生活满意度。那么，哪些积极心理最值得拥有？如何培养这些积极心理特质？如何利用积极心理应对生活中的各种问题？本刊特邀心理学、精神医学领域知名专家进行分析。

本期封面、内文部分图片由图虫创意提供

 轻松订阅

★ 邮局订阅：邮发代号 4-11
★ 网上订阅：www.popumed.com（《大众医学》网站）/ http://item.zazhipu.com/2000399.html（杂志铺网站）
★ 上门收订：11185（中国邮政集团全国统一客户服务）
★ 本社邮购：021-53203260
★ 网上零售：shkxjscbs.tmall.com（上海科学技术出版社天猫旗舰店）
★ 微信订阅：扫描右侧二维码，在线订阅

微信订阅

首届国家期刊奖　第三届中国出版政府奖期刊奖提名奖　新中国60年有影响力的期刊
华东地区优秀期刊　中国百强报刊　上海市健康科普品牌　中国优秀科普期刊

大众医学®（月刊）

2022年第12期　Dazhong Yixue

特别提醒　2023 年第 1 期上市时间：
2023 年 1 月 10 日

顾问委员会
主任委员　王陇德　陈孝平
委　员（按姓氏拼音排序）
陈君石　陈可冀　曹雪涛　戴尅戎
樊嘉　顾玉东　郭应禄　黄荷凤
廖万清　陆道培　刘允怡　郎景和
宁光　邱贵兴　邱蔚六　阮长耿
沈渔邨　孙燕　汤钊猷　王正国
王正敏　汪忠镐　吴咸中　项坤三
曾溢滔　曾益新　张金哲　赵玉沛
钟南山　周良辅　庄辉

名誉主编　胡锦华
主　编　贾永兴

编辑部
主任/副主编　黄蕙
副主任　王丽云
文字编辑　刘利　张磊　莫丹丹
　　　　　蒋美琴　曹阳
美术编辑　李成俭　陈洁

主　管　上海世纪出版（集团）有限公司
主　办　上海科学技术出版社有限公司

编辑、出版　《大众医学》编辑部
编辑部　（021）53203131
网　址　www.popumed.com
电子信箱　popularmedicine@sstp.cn

邮购部　（021）53203260

营销部
副总监　夏叶玲
客户经理　潘峥　马骏
订阅咨询　（021）53203103
　　　　　13816800360
广告总代理　上海高精广告有限公司
电　话　（021）53203105

编辑部、邮购部、营销部地址
上海市闵行区号景路159弄A座9F-10F
邮政编码　201101

发行范围　公开发行
国内发行　上海市报刊发行局
国内邮发代号　4-11
国内统一连续出版物号　CN 31-1369/R
国际标准连续出版物号　ISSN 1000-8470
国内订购　全国各地邮局
国外发行　中国国际图书贸易总公司
　　　　　（北京邮政399信箱）
国外发行代号　M158

印　刷　杭州日报报业集团盛元印务有限公司
出版日期　当月1日
定　价　15.00元

88页（附赠32开小册子16页）

杂志如有印订质量问题，请寄给编辑部调换

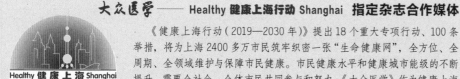

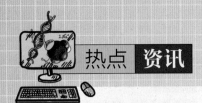
上海将电子烟纳入公共场所禁烟范围

电子烟使用率呈现逐年增长趋势，尤其青少年人群的电子烟使用率增长更为明显。电子烟可增加心血管疾病和肺部疾病的发生风险，其中含有的尼古丁成分具有很强的成瘾性，可影响儿童青少年的大脑发育，导致学习障碍和焦虑症。

自 2022 年 10 月 28 日起，《上海市公共场所控制吸烟条例》修正案正式施行，将电子烟纳入公共场所禁烟范围，全市室内公共场所、室内工作场所、公共交通工具内及部分公共场所的室外区域禁止吸烟（包括电子烟），进一步打造社会共治的无烟城市。

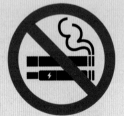

电子烟纳入公共场所禁烟范围
上海市人大常委会通过《上海市公共场所控制吸烟条例》修正案

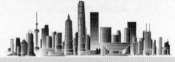

禁止吸烟
NO SMOKING

违者个人最高罚款二百元，场所最高罚款三万元
投诉电话：12345 戒烟热线：12320
室内公共场所、室内工作场所、公共交通工具内
及部分公共场所的室外区域禁止吸烟（包括电子烟）

上海市健康促进委员会

我国开展健康中国行动中医药健康促进专项活动

健康中国行动推进办、国家卫生健康委办公厅、国家中医药局办公室近日联合印发《健康中国行动中医药健康促进专项活动实施方案》，围绕八个方面内容分别做出具体安排。例如：在妇幼保健机构全面开展中医药服务；支持有条件的中医医院托管或举办养老机构，鼓励创建具有中医药特色的医养结合示范机构；在二级以上中医医院广泛开展卒中、高血压、糖尿病等慢病门诊服务；支持中医医院对慢病患者建立中医健康档案，开具中医健康处方。

据介绍，专项活动为期 3 年，总体目标为：中医治未病理念融入健康促进全过程、重大疾病防治全过程、疾病诊疗全过程；中医药健康服务能力明显增强，公民中医药健康文化素养水平持续提高；人民群众多层次、多样化中医药健康服务需求基本得到满足。

爱"抖腿"，并非一无是处

"抖腿"作为一种公认的"不良习惯"，在生活中常常受人诟病。然而近期一项研究结果显示，"抖腿"并非一无是处。美国休斯敦大学的研究学者发现，"抖腿"是一项极为有效的坐姿减肥法。坐着上 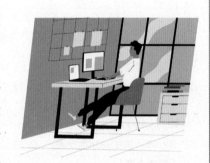 下抖腿，可激活小腿后侧的比目鱼肌，不仅能使局部的氧化代谢水平提高 2 ～ 3 倍，还能改善全身脂质和血糖平衡，可让人在不知不觉中增加能量消耗。

上海首试"看病按疗效付费"模式

传统的医保支付方式（如"按项目付费"等）可能会产生"大处方""大检查"等过度医疗行为，引起医疗资源浪费、参保人多花钱、医保基金多支出等。近日，上海市医保局、卫健委、中医药管理局、财政局印发《关于开展中医优势病种按疗效价值付费试点工作的通知》，选择 22 家中医、中西医结合医院作为首批试点单位，以 22 个中医优势病种作为第一批试点病种，涉及骨伤、肛肠、儿科、皮肤科、妇科、针灸、推拿、心脑血管病、肾病、周围血管病等多领域，开展按疗效价值付费试点。

缺乏睡眠者,可能变"自私"

人们在生活中常常有这种感觉,睡眠质量与心情密切相关。近期,一项研究结果发现,睡眠不足会削弱人类互相帮助的意愿,使人们变得不慷慨,甚至更加自私。研究数据显示,78%的受试者缺乏睡眠之后帮助他人的意愿明显减少,不再善解人意。良好的睡眠不仅对个人有利,也可以使我们向身边的亲人、朋友释放更多的善意,构建更和谐的关系。

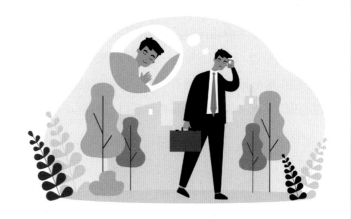

频繁使用化学直发产品或增加患子宫癌风险

美国国立卫生研究院近期研究发现,频繁使用化学直发产品的女性患子宫癌的风险更高。研究结果显示:频繁使用直发产品(一年中超过4次)的女性患子宫癌的可能性是不使用该类产品者的2倍多。此项研究中未显示其他美发产品(如染发剂、漂白剂、亮发剂、烫发剂等)与子宫癌具有关联。

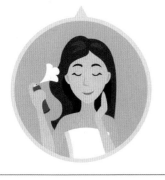

新冠病毒无症状感染者不会发生持续性后遗症

新冠肺炎后遗症又称"新冠长期症状",可能反复发作,持续数周、数月甚至更长时间。近期,英国格拉斯哥大学的研究人员发现,新冠病毒无症状感染者不会发生持续性后遗症,感染之前接种疫苗可降低某些后遗症出现的风险。

研究人员表示,是否有后遗症与新冠病毒感染的严重程度有关,持续后遗症主要发生于住院的新冠肺炎重症患者,包括一些高龄和有基础疾病的人群。一般接种过新冠病毒疫苗后,发生新冠肺炎后遗症的风险要远远低于那些未接种的人。

"胶囊医生"有望代替肠镜检查

传统结肠镜检查会给患者带来不适感,胶囊内镜可以降低使用者的不适程度。然而,目前临床使用的胶囊内镜在获取肠道组织时易造成撕裂和粘连等问题,不用于活检采样。

近期,天津大学宋智斌团队研发出的新型活检胶囊机器人,能够高速切取结肠内可疑病变组织,避免现有活检方式存在的组织撕裂等问题,有望进一步提高胃肠疾病诊疗水平。

明星不得为药品、医疗器械、保健食品广告代言

近期,《关于进一步规范明星广告代言活动的指导意见》实施,明确规定明星不得为药品、医疗器械、保健食品和具有特殊医学用途的配方食品进行广告代言。 PM

(本版内容由本刊编辑部综合摘编)

近年来，积极心理学蓬勃发展。积极心理学倡导人们关注心理中积极的一面，充分调动人性中积极向上的特质，来应对生活中的各种问题和挑战。现代人生活节奏快，生活压力大，面对的心理困扰多，更需要关注积极心理。积极心理，可以让人更乐观地面对压力，更游刃有余地应对生活中的挑战，获得更高的生活满意度。那么，哪些积极心理最值得拥有？如何培养这些积极心理特质？如何利用积极心理应对生活中的各种问题？本刊特邀心理学、精神医学领域知名专家进行分析。

九大积极心理
让生活充满阳光

 策划 本刊编辑部
执行 刘利
支持专家 肖蓉 崔丽娟 黄希庭 刘明矾 高文斌
王育梅 苑成梅 史滋福 刘电芝

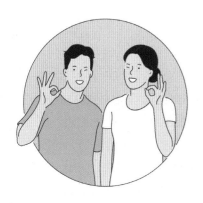

① 乐观之心：
从容面对生活中的波折

南方医科大学心理学系教授　肖 蓉

人们通常认为，乐观是一种积极的心态和面对生活的积极态度，乐观的人总是会充满希望和信心。从心理学角度讲，乐观是一种与个人期望密切相关的主观心境或态度。同样一件客观事实，由于期望不同，人们对它具有不同的认知和评价，从而产生与之相对应的态度或心境：如果评价对自己有利，就会产生乐观心态，反之则产生悲观情绪。

乐观的形成和发展受性格特点、遗传因素的影响。有些人"生来"情绪欠稳定，做事较冲动，认知上较偏激，看待事物容易以偏概全，容易感到悲观、泄气；有些人天性比较积极、乐观，情绪比较稳定。外在因素，如家庭环境、教养方式等，也会影响乐观心态的形成。遗传因素无法改变，家庭环境也非个人所能掌控，但人的性格并非一成不变。我们可以基于生活的需要，适应环境，不断调整性格、认知，培养乐观精神。

乐观的三大积极意义

❶ 有助于面对波折

人生道路难免曲折，任何成功都离不开挫折的考验。要想战胜困难，乐观的心态必不可少，它能帮助我们树立信心，提升战胜困难的勇气，取得学业、事业上的成功。

❷ 有利于健康长寿

很多研究发现，乐观者更加长寿。乐观的人睡眠更好，认知更灵活，心态更积极，情绪更平和，不容易急躁，患心血管病、心理疾病等相关疾病的风险更低，有利健康长寿。

❸ 有助于提高适应能力

乐观的人更加自信、坚韧，情绪更稳定，更容易适应环境，能更好地与他人进行互动，从而建立起良好的人际关系。

六条建议，培养乐观心态

❶ 明确乐观的意义，勇于表达自己

人们应了解乐观的诸多作用，懂得其对个人发展的重要意义，这样才会更主动积极地通过生活中的点点滴滴，有意识地培养乐观精神。勇于表达自我是形成乐观心态的一种积极行为，即使表达后没有得到应有的回应和结果，也是一种自我锻炼。当你能更好地表达自己的观点和意见时，就会更加自信和富有勇气，从而变得更加乐观。

专家简介

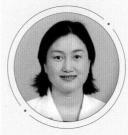

肖 蓉　南方医科大学心理学系副主任、教授，广东省心理学会心理测量专业委员会常委。擅长不同人群的心理健康状况评估、人格与智力评估及职业心理评估，对处理婚恋情感、人际交往、挫折应对、青少年心理等方面的问题有较丰富的经验。

❷ 转变状态，远离自责

很多人面对困难和挫折时，会不由自主地自责，觉得自己"没用"。自责无助于解决问题，对战胜困难没有任何好处，只会使人更消极、悲观。在生活中，一旦发现自己自责时，不妨转变一下目前的状态，如锻炼身体，参加娱乐活动，听听音乐，与朋友相约散步、爬山，等等，让自己在这些活动中"忘记"自责。

❸ 适时放松，强身健体

没有遇到困难和挫折时，人们通常会表现得较为乐观。但是，人生不可能都是坦途，当面对困难和挫折时，很多人就会神经紧绷、愁眉不展，变得悲观。此时，不要过于强求自己，可暂时放下眼前的事，适当放松身心，为自己"充充电"。同时，可通过运动增强体质，培养乐观精神和战胜困难的勇气。当我们以饱满的精神、更强的信心面对困难时，更容易取得成功；克服困难后，乐观心态会得到进一步强化和巩固。

❹ 使用积极的语言和暗示

生活中，要有意识地培养积极乐观的个性，可通过积极的语言和暗示来促进乐观心态的形成，尽量少说、不说消极的话。不管在什么情境下，都要学会用积极的语言来表达想法和意见，从而在潜移默化之下，让心情变得更加轻松、乐观。平时可以多说一些自我肯定的话语，比如："我能行""我可以胜任""任务一定能完成""做得很不错，下次再来"……

❺ 学会忍耐，保持心态平和

乐观的人一般善于忍耐。有时，一些挫折和困难的发生，是因为个人能力不足或时机不成熟。这种情况下，忍耐能帮助人们学会"等待"，在困境中保持相对平和的心态，更加乐观。在忍耐中，也要给自己一些积极的鼓励，比如俗话说的"梅花香自苦寒来""吃得苦中苦，方为人上人"。当然，忍耐不是逆来顺受、胆小懦弱，要加以区分。

❻ 懂得知足，心情乐观

知足者常乐。我们要看到生活中积极的一面，懂得知足，珍惜和欣赏自己所拥有的，这样的心态能让我们保持幸福感和乐观心情。

坚韧，在心理学上称为"心理韧性"，是一种极其重要的心理品质。心理韧性较高的人，能承受较高水平的压力和挫折，在逆境中能表现出更多的积极行为、更少的消极行为，更容易走出逆境，从挫折中恢复过来。心理韧性的形成往往与"逆境"是分不开的：逆境之中的人不断克服困难、战胜挫折，不断积累心理资源，最终可拥有良好的抗挫折能力和心理韧性。儿童青少年时期是磨炼心理韧性的最佳时机；成年之后，也可通过科学的方法、长期的努力提高心理韧性。

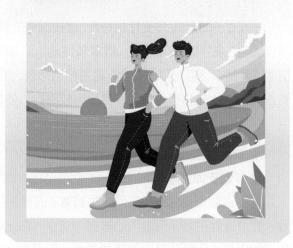

心理韧性，有助于战胜困难、发挥潜能

人在未成年时大多生活在父母的庇护之下，但总有一天会长大，要独立在社会上打拼。成人世界里，没有父母长辈的照顾和呵护，又面临复杂的人际关系、富有挑战性的工作环境，以及更多需要担负的责任，如果缺乏足够的心理韧性，就会难以应对，甚至一蹶不振，对未来失去信心。

逆境常有，人生不会一帆风顺。良好的心理韧性意味着更强的抗击打能力，能帮助人们战胜挫折，渡过难关，走出逆境。同时，有了心理韧性，在充满竞争的环境中，人才能保持高昂的斗志，发挥潜能，充分展现自我，实现个人价值。

② 坚韧之心：面对逆境的力量之源

华东师范大学心理与认知科学学院应用心理学系教授　崔丽娟

四个提醒，积累心理韧性

❶ 因材施教，磨炼韧性

每个人的具体情况不同，锻炼心理韧性的方式也应有所不同。例如：在培养孩子心理韧性时，家长不妨因材施教。有些孩子相对"皮实"，在面对挫折时会变得更加坚强，家长不妨给他们更多"自由发挥"的空间，甚至可以适当给他们提供更多的压力场景，进一步锻炼他们的心理韧性。有的孩子比较"脆弱"，如敏感、自卑、缺乏自信等，往往经历一点小挫折就可能"起不来"。对这类孩子，千万不要操之过急，要把握好度，慢慢地让他们适应挫折的环境，多加引导，逐步帮助他们建立起面对困难的信心。

❷ 积极应对，发挥挫折正效应

在一定意义上，挫折也是有价值的。在儿童青少年的成长过程中，家长不应让他们在一个完全"真空"的环境中成长；如果逆境被家长"屏蔽"了，孩子就失去了磨炼心理韧性和成长的机会。每一个人都要长大，无论顺境还是逆境，终要自己去应对。孩子们在逆境中成长，有助于学习应对挫折的方法；在应对中，孩子们的心理免疫力、抗击打能力都能得到增强。一个没有在成长过程中应对挫折经验的人，遇到困难时可能会陷入忙乱，不知所措，甚至为此罹患心理疾病。总之，挫折有助于心理韧性的培养。

❸ 避免挫折负效应，在困难中也要坚定信心

虽说失败是成功之母，但如果一个人总是经历失败，从未感受过努力后的成长和收获，就可能逐渐失去自信，产生自我否定，形成自己无论怎样努力也无法改变现状的"不可控认知"，最终导致放弃努力的"习得性无助"。显然，这无益于磨炼心理韧性。因此，要尽可能避免挫折的负效应。在逆境中，也要看到希望，在胜利"曙光"的指引下，逐步建立起战胜困难的信心。

❹ 日积月累，不断进步

心理韧性无法速成，是一点一滴积累起来的。在日常生活中，应有意识地增强自己的心理韧性。"体育精神"是突破自我、挑战未来的精神，运动不仅能强健体魄，还可增强意志，要多参加体育运动，提升抗挫折能力。不要与他人做比较，要"自己和自己比"，这样才能保持良好心态，建立自信心，有利于培养心理韧性。总之，路在脚下，每天都要有所行动，有所进步，有所成长，日久才能"脱胎换骨"。

专家简介

崔丽娟　华东师范大学心理与认知科学学院应用心理学系教授、博士生导师，中国社会心理学会副会长，中国心理学会社会心理学专业委员会主任委员，上海市社会心理学学会会长。擅长社会心理学、老年心理学的教学和研究。

③ 勇敢之心：
平凡生活也需要勇气

重庆第二师范学院教师教育学院心理系副教授　程翠萍
西南大学心理学部资深教授　黄希庭

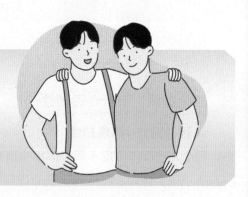

勇气是生命的源泉，没有了它，生命就会枯萎。勇气是人面对困难时表现出的以坚守、突破、担当等为特点的一种心理品质。在面对困难时，人们需要勇气。实际上，即使是在日常平凡生活中，人们也需要追求理想的勇气、应对挫折的勇气、冒险创新的勇气、敢于承担的勇气。

勇气，带来三种力量

❶ 引领人生的力量

人生的道路并不平坦，勇气能够增加个体克服困难的自信心。特别是当个体对某些事情深感恐惧、无法突破内心障碍的时候，勇气就成了激发积极自我认知和评价的"催产素"，它将引导个体达成相应的人生目标。

❷ 激发创新的力量

心理学研究证实，问题解决和创新应对与个人的勇气水平呈显著正相关。人生充满挑战，有勇气者往往具有突出的学业和工作成就，其原因是勇气往往能促使人用创新的方法来解决学业和工作中遇到的困难。

❸ 获取成功和幸福的力量

一些跟踪研究结果显示，勇气得分高的人，生活中成功的机会更多，且能感受到更多的幸福感。不论是婚恋还是工作，有勇气的人常常会主动承担责任，迎难而上，从而给婚恋对象或合作伙伴带来更多的幸福体验和积极感受。

三个因素，影响勇气的养成

❶ 言语

有研究者探索了言语对勇气产生的激发作用。比如，观看比赛时，人们总是向自己支持的队员呼喊"加油"，希望他们能鼓起勇气战胜对方；反之，悲观泄气的言语，会使人丧失斗志和克服困难的勇气。言语不仅包括"说话"，还包括"内部言语"。例如：座右铭、写日记就是用书面语言来培养勇气的好方法。

❷ 交友

孔子在《论语·季氏》中说："益者三友，损者三友。友直，友谅，友多闻，益矣。友便辟，友善柔，友便佞，损矣。"其大意是：有益的朋友有三类，有害的朋友有三类。与正直、诚恳、见闻知识广博的人交朋友是有益的；与虚伪做作、谄媚逢迎、花言巧语的人交朋友是有害的。正直、诚恳、见闻知识广博者，其勇气必然可嘉；虚伪做作、谄媚逢迎、花言巧语者，往往缺乏正直和勇气。近朱者赤，近墨者黑，交"益友"，不交损友，才有助于勇气的养成。

❸ 品格

外因通过内因而起作用，勇气的养成也是如此。品格是从意志的角度对个体性格的描述。具有积极品格（如主动性、坚韧性及果断性）的人会主动承担责任，挑战困难；在他们看来，无论是感情的挫折、事业上的坎坷，还是某个选择的失误，都可为自己的成长积累经验，增加和磨炼个人的勇气。相反，易受暗示、有依赖性、优柔寡断、拖沓的人在生活中容易错失良机或半途而废，有可能导致"缺乏勇气"。

人生不同时期，提升勇气的策略不同

❶ 儿童期：鼓励自立，培育勇气

儿童期是勇气品格形成的关键期，家长可从训练孩子的生活技能、合理安排孩子的学习和生活、鼓励孩子投身社会实践三个方面着手。

其一，训练孩子学会基本的生活技能，让他们有意识地去完成力所能及的事。孩子不可能永远生活在家庭和学校的"温室"中，终究要离开家庭和学校的呵护，家长和老师应帮助孩子从小树立自立意识，激发其大胆认识和接触外部世界的勇气。其二，教孩子安排自己的学习和生活，让他们能自主决策学习和生活中的事，提高动手能力和解决问题的能力，在问题解决过程中强化其勇气。其三，鼓励孩子大胆投身社会实践，在参与社会生活中反复锻炼自立精神；鼓励孩子积极参与校内外组织的野营、生存考验等素质拓展活动，训练孩子独立面对陌生、困难情境的勇气。

❷ 青春期：深度共情，增强勇气

处于青春期的个体，情感丰富且情绪非常容易波动，容易受外部环境的影响。这个阶段增强勇气的可行策略是深度"共情"，即对他人情绪状态深度理解、共鸣，并加以分享。教育者可引导处于青春期的青少年品读传统经典书籍中先贤的勇气事迹，建议其观看优秀影视作品中勇者的榜样行为，等等。透过一个个鲜活的勇者形象，帮助青少年领悟勇气的价值，并从中产生深度的情感共鸣，从而增强做出勇敢行为的情绪动力。当然，勇气不是冲动盲目、大胆妄为，这一点青少年尤其需要注意避免。

❸ 成年期：尝试改变，提升勇气

成年人已然形成相对固定的生活方式，所以容易被困在自己的舒适区。这个时期，提升的勇气最佳方式是走出自己的舒适区，尝试探索未知领域的新事物，丰富人生变化的不同体验。不可否认的是，人们走出舒适区，起初可能会畏缩，甚至原地踏步，但每一次大大小小的尝试和改变都可能带来不一样的人生机遇。例如：下决心戒除一个不良习惯，学习一项全新的技能……这些改变不仅能提升我们的生活质量，还可帮助我们建立突破自我的勇气，更好地适应生活中的潮起潮落。

❹ 老年期：积极暗示，保持勇气

老年人身体各项功能显著下降，往往受到各种身心疾病的困扰，要考虑生老病死等问题。在这一阶段，积极的自我暗示对提升勇气、积极面对老年生活大有裨益。研究证明，老年人中普遍存在与年龄相关的一系列"刻板印象"，如"人老了，各方面都不行了"等，积极暗示可提升老年人对自我的正面感知，增强他们对自我价值的肯定，进而改善身心健康。因此，老年人可常常暗示自己"老年人一样可以活出精彩"等积极观念，这样有助于更好地面对生活中遇到的各种挑战。

专家简介

黄希庭　西南大学心理学部资深教授、博士生导师，重庆心理学会名誉理事长，中国心理学会第七届、第八届理事会副理事长。研究兴趣及方向为人格心理学、时间心理学等。

④ 专注之心：聚焦当下，心理更宁静

📝 江西师范大学心理学院 刘明矾（教授） 熊根玲

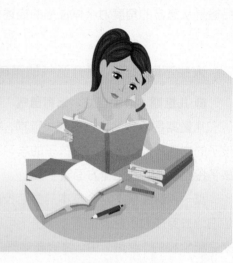

小宁是一位大学生，近来，她发现自己专注力远不如从前了。打算聚精会神看会儿书时，突然想起要刷刷微博、微信，看看有没有"新信息"；坐下来学习一会儿后，又想到用抖音短视频来"犒劳"自己一番，于是一个接一个看，不知不觉已到吃饭时间……过多的分心打乱了预定的学习和生活节奏，她感觉自己的时间被分割得支离破碎，很难专注地做完一件事。为此，她常感焦虑，希望重新找回当初备战高考时的那份专注。

专注力是一种心无杂念、"活在当下"的能力，既不执着于已然发生的事，亦不忧虑尚未到来的事，只专心于"此时此刻"：工作时专心工作，玩乐时专心玩乐……处于专注状态时，人的心灵是祥和宁静的，精神状态是和谐统一的。然而，随着信息时代的到来，人们的专注力受到了挑战，保持专注成了"奢望"。

三个因素，影响专注

❶ 外部环境

人的注意力资源是有限的。处于专注状态时，注意力就像一束光，聚集在"有价值"的事情上。随着信息时代的来临，手机、电脑、电视等"屏幕时间"不断抢夺着人们的注意力资源，从而让注意力之光更加分散、暗淡。各种诱惑和琐碎的事物分散了我们的注意力，让我们在各种"轻松而容易的事"里流连忘返，难以持久地将注意力放在更重要的事情上。

❷ 自控力

自控力是指一个人抵制各种诱惑，始终如一地朝着目标前进的自我调节和控制能力。浮躁、喧嚣的环境会打破人们内心的平静，自控力不足者容易在"岔路口"迷失方向，从而面临专注力下降带来的一系列问题。

❸ 任务的难度

在完成某项任务时，人的专注力会随着任务的难度水平而"波动"。任务过于简单、"无聊"时，人们的注意力很容易分散到其他事情中，从而表现得"不够专注"；面临的任务过于艰难时，人们容易急于求成，或产生畏难情绪、逃避心理，都不利于专注。

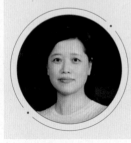

刘明矾 江西师范大学心理学院教授、博士生导师，心理技术与应用研究所所长，教育部心理健康教育教学指导委员会委员，江西省高校人文社科重点基地心理健康教育研究中心主任。擅长青少年情绪障碍的评估和心理干预。

专注带来两种"效果"

❶ 带来更高的工作和学习效率

工作时露出"不如摸会儿鱼"的想法，学习时抱怨"眼看着书，知识却不进脑子"……其实，这些都是不专注的表现。心理学研究表明，注意力分散会导致记忆力下降；专注力下降还会使人观察、思考、解读事件时"流于表面"，长此以往，思考能力也会退化。良好的记忆力和思考能力是工作、学习的"基础"，保持专注才能达到事半功倍的效果。

❷ 带来更多的愉悦感和幸福感

专注力下降会给生活带来一系列困扰，影响人们的情绪，可导致焦虑等心理问题。而当我们专心致志做一件事时，就会不知不觉沉浸其中，处于一种"忘我"的状态。在此状态中，我们能充分利用当前的一切资源，包括时间资源、记忆力和思考力资源等，迸发出更大的能量，取得更多的"成就"，从中获得满足感、成就感，并体会到愉悦感和幸福感。

四条建议，提升专注力

现代社会中各种"诱惑"纷繁而复杂，如何才能静下心来而聚焦当下呢？

❶ 以目标为中心，一次只做一件事

生活中，要学会自觉抵御与目标无关或偏离目标的各种诱惑。例如：关闭各种手机提示音和弹窗，暂时为手机"断网"；清理与工作无关的干扰性因素，保持工作区域整洁、干净；将工作学习和娱乐分开，工作时间全身心投入工作，下班后就不要再惦记工作中的事；等等。另外，在开始一项任务前，应为自己设定一个合理的"截止时间"，做到"今日事，今日毕"。

❷ 自我激励，保持"动机水平"

动机是人们实现目标的内部动力，是人类大部分行为的基础。心理学研究证实，动机水平过低，不利于专注力的保持，工作和学习效率无法达到最佳状态。因此，可根据个人情况时不时进行一些"自我激励"，比如将一句特别能激励你的格言设置为手机或电脑屏保等，以保持较高的动机水平。

❸ 强身健体，身心一体

训练专注力不仅需要从心理层面克服困难，还需具备良好的身体素质。加强身体锻炼，保持良好生活习惯，规律作息，方能为专注力训练夯实基础，打牢地基。研究发现，瑜伽、太极拳等"身心"运动，既能强身健体，又能在一定程度上锻炼人们"精神集中"的能力，坚持练习有助于提升专注力。

❹ 正念练习，提升专注

正念作为一种新的认知疗法，源于佛教的冥想，是一种修炼心性的方法，也可以被看作是一种集中注意力的方法。正念可定义为"将当下的注意力集中于个体的体验上，不做评判"。换句话说，就是专注于当下，感知自己身处哪里、在做什么，所感所想，但对此不做解释和评价，也不过度反应。可充分运用触觉、听觉、视觉、味觉和嗅觉，慢慢体会、感知周围的事物，做到活在当下，悦纳自己。

除了自我练习外，还可在专业人士指导下进行各种正念训练，如静坐、正念呼吸、身体扫描练习、正念瑜伽等。通过正念练习，人可达到一种高度觉知、平衡、放松的状态，调动自身内在力量，提升专注力。

⑤ 决断之心：行动比纠结更重要

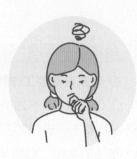

中国科学院心理研究所 高文斌（研究员） 于音 唐义诚

在《现代汉语词典》中，"纠结"的解释为"思绪纷乱，心情烦闷"。面对生活中大大小小的选择时，很多人会出现拿不定主意、陷入纠结的情况。比如：又到吃饭时间，是去餐馆A还是餐馆B；拿到多家公司的录用通知，是选择工作A还是工作B；等等。相比过去，现代人面临更多选择，也意味着要经历更多的纠结。

过度纠结，不利于身心健康

在面临选择时，人体会产生压力反应，容易凭感觉做出本能的选择。但很快内心理性的"小人"站了出来，说道："再想想吧，也许另一个选择的结果会更好！"于是我们的思绪开始蔓延，各种想法浮现，纠结开始了。

随着纠结时间的延长，尤其是面临重大选择时，人们会花大量时间去思考问题，做出初步的选择，然后再推翻……如此反复。长时间的压力状态让睡眠、饮食等生活秩序受到干扰，身心健康也受到影响，可能会导致免疫、消化、心血管等系统功能紊乱。

如果纠结一直得不到消除，压力持续时间足够长、强度足够大，身体的资源将会逐步耗尽，进入"疲惫阶段"。在慢性应激之下，身体各系统功能受到损害，免疫力下降。这是危险的信号，身体最容易在这个阶段出现问题，不仅会引起焦虑、抑郁等心理问题，还可导致躯体疾病。

纠结的三大原因和应对之法

● 原因1：想做出最好的选择

正因为希望做出最科学、理性、正确的选择，所以往往难以做出决断，从而导致纠结。

事实上，每个人都想做出最好的选择，但人的认知具有局限性，加之各种情绪干扰，往往无法做出绝对理性的选择。为此，要做好心理准备：自己的选择必然是不完美、不充分的；无论做出哪种选择，都可能遇到挫折，只是选择不同，相应的挫折也不同。与其纠结于各种选项，不如把精力放在如何提升解决问题的能力上。谨记：没有一帆风顺的人生，不同的路途会有不一样的风景。

● 原因2：害怕承担后果

有时，阻碍人们做出选择的是害怕承担不可预期的后果。由于害怕"担责"，所以表现为纠结。

要知道，世界上人们做出的所有选择，其结果都是无法确定的，因为没有人可以预知未来。我们能把握的是做出选择后如何面对可能出现的不利结果。要努力去争取更好的结果，也要学会接受无法改变的事实。一位哲学家说："凡不能毁灭我的，必将使我强大。"事物都有两面性，换个视角看待问题，就会得出不一样的结论。选择的结果不尽如人意时，不妨把它看作是磨炼自己的好机会，眼下的困境也许正是命运给自己的礼物！

不妨走出舒适圈，大胆进行一些尝试，锻炼自己的决断能力。允许自己有闪念间的后悔，更重要的是学会在每一次选择后吸取教训、总结经验；承认自己局限性的同时，不断拓展认知边界，提高认知水平，然后坚定地向前行动，继续"披荆斩棘"。

● 原因3：不愿有所放弃

有些选择会相互冲突，如果不愿意有所放弃，就会陷入纠结之中。生活中，要学会有所放弃，"鱼和熊掌不可兼得"，有失才能有得。至于到底选择甲还是乙，更多取决于自己的真实想法和生活目标。应明确自己真正想要的是什么，理清哪些选择对自己更重要且更符合自己的目标，听从内心的呼唤。

在判断自己人生目标时，可参考心理学家马斯洛提出的"需求层次理论"。他认为人的动机由需求决定，并将需求分为五个层次，分别是生理需求、安全需求、归属与爱的需求、尊重需求、自我实现的需求。人们可以结合现阶段的具体情况，找到最符合自己现状的需求和目标，并以此为标杆，做出合理的选择，放弃次要的选择。

两条建议：做决断，免纠结

❶ 行动起来

"与其坐而论道，不如起而行之。"头脑中的混沌无助于做出更佳的选择。要行动起来——可以进行信息收集，也可以向有经验的人请教，或者借助网络查找相关信息……需要注意的是，最终的决定一定要亲自做出，因为没有人能为自己选择的结果负责。

做选择的时候，头脑中的几个选项难免"打架"，不妨把每个选择的利与弊罗列出来，选择总体上利最多、弊最少的选项。如果仍难以做出选择，可以为每个选项的好处"打分"、弊端"扣分"，最终选择得分最高的那个选项。

当然，不是每次选择都需要如此烦琐，一些结果无关紧要的事件，甚至可以用"投硬币"的方法做出选择。当然，即使让运气做出了选择，很多人还是会产生"如果选择另一个会更好"等念头，这是正常现象，因为未选择的情况还没有发生，无法预知其结果。此时，需要告诉自己：接纳目前已做选择将产生的结果，因为有所行动更为重要。

❷ 四步决策

心理学家认为，决策过程分为四步：面临选择、分析选项、做出选择与接受结果。

首先，面临选择时，可尝试"选项消失法"，即先放下现有的选项，进行一番思索和挖掘，看有没有其他新的选择。这样可以避免将自己限制在"非此即彼"的思维方式中，忽略其他可能性。

其次，分析选项时，可以将目光放长远一些。设想一下：半年、一年、五年甚至十年之后，自己会如何看待当下做出的选择？

再次，做出选择时，要牢记"没有最好的选择，只有适合自己的选择"。可以梳理一下自己的人生观与价值观。例如：自己想成为什么样的人，理想的生活状态和生活方式是什么样的，人生的目标是什么，当理清这些基本问题后，很多问题也就有了答案。通过梳理人生目标，如果发现已做出的选择偏离了"初心"，可做出调整，并做出更合理的选择，从而让自己重新回到符合人生目标的道路上。

最后，要接受决策的结果。做出选择前，可以预想一下选择的最坏结果；如果最差的情况自己都能接受，那还担心什么呢？一旦做出了决策，就要坦然接受其结果。

不要再纠结，要敢于决断和承担选择的结果，并为自己的选择负责。行动起来，才能拥抱未来！

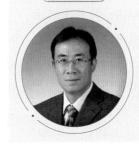

专家简介

高文斌 中国科学院心理研究所研究员、心理健康促进研究中心主任，中国心理学会心理学普及工作委员会主任、医学心理专业委员会委员，北京心理卫生协会常务理事。长期致力于心理健康促进的理论研究与临床实践。

6 宽容之心：远离负性情绪的良药

河北医科大学第一医院精神卫生中心主任医师　王育梅

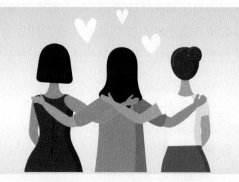

> 宽容是一种心态，是一种对不同观念和行为的包容态度。在与他人交往过程中，由于每个人的生活状态、生活习惯、行为方式等不同，人们对同一事物或对象往往会有不同的态度、理解、认识、应对和处理方式，为避免彼此之间不必要的矛盾冲突，采取不严厉、不苛求、包容、原谅的理性方法和态度就是宽容。

宽容：既"宽"亦"容"

宽容中的"宽"字，最早来源于孔子所提出的宽恕思想："其恕乎！己所不欲，勿施于人。"它的含义在于"恕"：自己不想要的，也不要施加在别人身上。由此可见，儒家所提倡的宽容是一种换位思考、推己及人的精神：考虑自己利益的同时，也要考虑别人的利益；自己不想做的、不愿意承受的，也要替别人着想，不强加给别人。其更进一步的道德理念就是严于律己、宽以待人。孔子把能不能严格要求自己看作"君子"和"小人"的重要区别。他认为，对自己严格、对别人宽容的人才是真正的君子；反之，对别人严格、对自己很宽松，则是小人的做法。

宽容中的"容"字，最早来自老子在《道德经》中的一句话："知常容，容乃公，公乃全，全乃天，天乃道，道乃久，没身不殆。"这句话的含义是：知晓了自然规律就会包容万物，而有了包容之心才能坦然公正，坦然公正才能看事物全面，看事物全面才能真正懂得天地间的规律、规则，懂得天地间的规律、规则才能明白恒久不变的道理，而这就会使人终身不遭受危险了。可见，道家所提倡的宽容是求同存异，它是在人们知晓了事物的普遍规律、特点后所产生的对事物差异性的包容，而有了包容之心就会在对人对事时坦然、公正。

上述两种思想逐步融合发展，后来逐渐形成了人们日常所说的"宽容"。

宽容：利交往，利身心

宽容有助于建立积极的人际关系。现实生活中，人们通常倾向于宽容那些与自己关系比较亲密的人，而对与自己距离较远者或陌生人，则比较难以做到宽容。这种倾向往往会限制、影响与他人的关系。其实，我们完全能在与他人发生矛盾之后，主动改变思维模式，采取一些积极的行动，包括：将原本消极的情绪逐渐转化为中性、

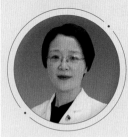

王育梅　河北医科大学第一医院精神卫生中心心境障碍科主任、主任医师、博士生导师，河北医科大学精神卫生系副主任，河北省医学会精神病学分会青年学组组长，河北省中西医结合学会睡眠医学专业委员会副主任委员。擅长心身疾病、睡眠障碍、双相情感障碍等的诊治。

积极情绪；在态度上表现出同情、爱心；在行为上愿意与对方共同参与某些活动，提出建议；等等。这样做就可能改变与他人的敌对状态，打断人际冲突事件的恶性循环，拉近与他人之间的距离。愿意宽容"冒犯者"的人，通常更容易与他人重建友谊；相反，不能对他人冒犯以至伤害行为做出宽容，彼此间的关系会进一步疏远，最终导致其终结。

宽容不仅有助于维护良好的人际关系，还有助于维护和促进身心健康。研究发现：宽容可使个体释放愤怒和仇恨等消极情绪，减少攻击行为；有助于建立与他人良好的人际互动，增加正性情感，使人保持平和的心境；等等。相反，不能宽容的人往往缺少积极的人际关系，不仅会带来压抑、无助等负性情绪，还会影响身心健康。究其原因，人的心理和生理健康是相互关联、相互影响的，过于苛求别人的人必定经常处于紧张的心理状态和人际关系之中：紧张心理的刺激会影响内分泌功能，而内分泌功能的改变反过来又会加强紧张状态，最终形成恶性循环，危害健康。

四个阶段，培养宽容之心

心理学研究者提出了宽容的"干预模型"，将其分为四个阶段：体验伤害阶段，决定宽容阶段，实施宽容阶段，收获成果及深化宽容阶段。

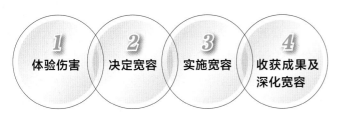

● 阶段一：体验伤害

在这一阶段，个体要认识、体会和接纳自己在受到伤害后可能出现的一些消极反应，如愤怒、羞愧、对伤害事件的过度关注或回想、拿自己的不幸与冒犯者的"幸运"做比较等等。只有认识到自身存在的这些消极情绪和认知，才能做出改变，进而促使消极情绪得到宣泄。

● 阶段二：决定宽容

在这一阶段，个体应重新审视自己的所作所为，当现有应对策略对当前的情景不起作用，即不能解决现有问题时，可考虑将"宽容"作为解决问题的一种策略。不妨思考：通过宽容他人的方式，是否有助于解决问题？是否能让事情有一个更好的结局？如果觉得具有可行性，就要"承诺"自己会努力去宽容。

● 阶段三：实施宽容

在这一阶段，可通过宣泄不良情绪等方式，让自己不再纠缠于曾受到怎样的伤害等问题，而是能主动地站在对方的角度考虑问题，理解对方的"难处"，与对方共情，并重新构建对他人的认知，增加对对方的同情。最终，自己忍受一些痛苦，宽容他人，放弃报复，从而获得内心的平静。

● 阶段四：收获成果及深化宽容

首先，要思考经历磨难和给予宽容带给自己的积极影响；其次，要认识到每个人都是不完美的，有时自己也需要得到他人的宽容；最后，要认识到他人也会像自己一样受到伤害，自己并非"孤立无援"，应该放下这件事，树立新的生活目标。

经过以上几个阶段，个体对冒犯者的消极情绪会逐渐减少，积极情绪逐渐增加，心理状态得以改善，内心得以释然，从而在心底真正宽容冒犯者，而宽容之心也随之得到培养。

> **小贴士**
>
> 在日常生活中践行宽容时也要记住，任何宽容都是有限度、有条件的，无限的宽容、退让是不存在的。孔子就曾质疑："以德报怨，何以报德？"并主张"以直报怨，以德报德"，要求人们在懂得宽以待人的同时，也应懂得疾恶如仇，对待仇怨要从公正的原则出发，该怎样对待就怎样对待。只有做到当宽则宽、当严则严、抑恶扬善，才是真正的宽容。

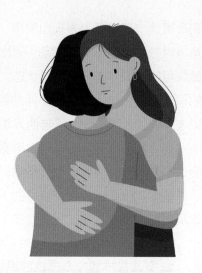

⑦ 友爱之心：让人际互动"更上一层楼"

上海市精神卫生中心　丁 菲　苑成梅（主任医师）

> 早在两千多年前，孔子就提出了他的核心思想"仁"，即"仁者爱人"。而所谓"君子之道"，就是将友爱之心始终贯穿于人际交往中。友爱既是对社会道德规范的服从，也是人际交往的准则。在家庭中，友爱是孝顺父母、尊重兄长；在外面，友爱是对朋友以礼相待。

从心理学角度讲，"友爱之心"不仅是礼貌、乐于助人这类"表象"，也是一种人格特质。友爱的人往往具备以下几个特点：①拥有积极友善的生活态度；②具有共情（能设身处地体会他人感受）能力和情绪调节能力；③拥有自己值得被爱和尊重的核心信念；④相对不害怕受到伤害，对失去和牺牲的容忍度更高。

友爱的人所具备的心理特点，能让他们在人际关系处理中更少地陷入"僵局"：他们愿意为维护良好人际关系而付出，也相信自己值得受到他人的爱和尊重；他们有解决困难的能力和自信，面对人际危机时更坦然，被挑衅或受到外界刺激时更少被激惹；对他人更为尊重，更少逼迫他人；等等。

友爱之心，具备三种力量

❶ 友爱能带给人爱和归属感

《鲁滨孙漂流记》中有一个令人印象深刻的场景：在荒岛上，没有人跟鲁滨孙交流，于是他用椰子壳和足球垒了一个"人"，每天都跟他说话，就像同伴在身边一样。人是群居动物，不可能"独自生存"，我们既需要人际关系，也需要爱和归属感。可见，友爱是人类的天然需求。在人际互动中，我们既要考虑满足自己对友爱的需求，也要考虑他人对友爱的需求，这样才能形成良性的人际互动。

❷ 友爱是人际关系的"润滑剂"

两个人发生冲突时，一个充满提防的人容易计较个人得失，表现得敏感、愤怒；一味提防会让人更多地考虑自我保护，而代价可能是人际关系受到伤害。相比之下，怀有友爱之心者，即使感受到强烈的负面情绪，也会考虑对方的难处和困境，从而采取更合适、得体、有

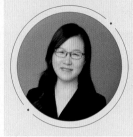

专家简介

苑成梅　上海市精神卫生中心临床心理科副主任、主任医师，中国医药教育协会心理与精神健康教育委员会常委，中国睡眠研究会睡眠医学教育专委会常委，中国医师协会精神科医师分会睡眠障碍学组委员，中国心理卫生协会精神分析专委会委员。擅长睡眠障碍、情绪障碍的心理干预。

利于解决问题和深化人际关系的方式来表达自己。当然，"友爱"并不意味着没有自己的想法，也不是一味讨好别人。

友爱之心是放下心理防御，给予对方共情和关注；友爱之心是付出，能为对方做出榜样。当两个人关系疏远时，友爱的一方能够控制好自己，主动付出共情，为拉近与对方的距离而付出努力。而这种努力是能够被对方感受到的，并给其带来一定的"安全感"，从而令其更容易敞开心扉、放下防御、展露真实的自我，最终让人际交往中的"裂痕"得以弥合。

❸ 友爱是排解内心孤独的钥匙

伴随现代科技发展，社交途径便捷化、网络化，人际交往可以超越时空限制。然而，新技术、新设备并没有加深人与人之间的交往，反而使其渐趋快餐化、冷漠化。周围的信息变多了，人与人之间的情感联结却越来越少；社交平台越来越热闹，内心的孤独感却与日俱增……那么，有没有一条有效的途径可以使人际关系得到实质性改善呢？答案在于"友爱之心"。

友爱是接纳、相信和关怀，无论是面对面交往还是通过网络进行互动，友爱都拥有改变关系状态的巨大能量。它能帮你更好地向他人表达自己的观点，影响、感染他人，让他们愿意为良好的人际关系做出努力。友爱是一种适时送给他人的温暖，能让被网络隔离的人际关系得到"升华"。

四条提示，"释放"友爱之心

"友爱"既与先天气质有关，也受后天的影响。有些人生来具备关爱他人的倾向，但一个人完全可以通过后天努力和选择而成为"友爱之人"。

改变思维，放下防御

很多时候，人们都开启着自我防御的"保护状态"。在这种状态下，人们很少去想："我能做什么，才能让自己和他人感受更好？"而是更多地想着："我能做什么，才能避免他人伤害到我？"于是，其行为自然也会受到影响：在人际关系中，经常试图通过愤怒、指责、歧视等的表达，来获得暂时性的"掌控感"，甚至会"先下手为强"，迫不及待地伤害对方，以避免自己成为被伤害的一方。

我们要意识到这种自我防御机制的存在，改变思维方式，适时放下"提防之心"，让友爱之心部分或全部取代它。这样的尝试，往往会让人际互动变得"焕然一新"。

消除负性情绪

负性情绪的存在，会影响和抵消友爱之心。试想，当人们被负面情绪淹没时，谁还会设身处地考虑别人的感受？谁又会为处理好彼此之间的关系而付出？因此，我们平时就要做好"功课"：学会宣泄不良情绪，掌握心理调适的技巧，维持平和心态，为友爱之心创造条件。

尊重他人，平等待人

尊重和平等是人际交往的首要原则，要求双方的地位是对等的，关爱是互相的，付出是同等的。不管与谁交往，都要做到尊重他人，平等待人，这是友爱之心得以传递的前提。只有在互相尊重和平等的人际交往中，双方的互动和往来才会得到加深。

爱自己，爱他人

友爱，始于爱己，终于爱人。友爱的基础是自爱。友爱的感情首先发于个人的内心，然后才能延伸到外界。亚里士多德认为：友爱源于母爱，母爱是天性，总是以爱为喜悦，并不期求孩子的回报。因此，"友爱更在于去爱，而不是被爱。"

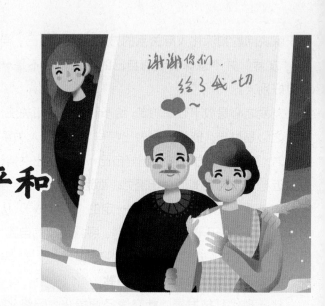

⑧ 感激之心：
懂得感恩，心态更平和

湖南师范大学心理学系教授　史滋福

哲学家西塞罗说："感恩不仅是最大的美德，更是所有美德之母。"我国传统俗语则言："滴水之恩，当涌泉相报。"感恩在生活中无处不在，无时不在，对建构幸福生活起着至关重要的作用。

两个要点，理解感恩

❶ 感恩是关注生活的积极面

积极心理学家马丁·塞利格曼曾经做过一个小实验：他给自己的学生布置了一个叫"三件好事"的任务，学生们需要在每天睡前花 10 分钟写下当天发生的"三件好事"，并记录它们发生的原因。比如：好事是"朋友给我买了冰激凌"，原因可以是"因为我的朋友总是很体贴"或"朋友很喜欢我"。这个任务刚开始做起来会有些别扭，但他向学生强调：一定要坚持一个星期，之后就会变得容易起来。接下来的变化很惊人，塞利格曼发现，那些坚持每天回忆"好事"的

同学，在 6 个月之后拥有更低的抑郁水平和更高的幸福感。

上述实验中对"好事"的回忆，其实就是感恩的一个方面，即人们对自己所拥有事物的欣赏，对事物积极面的关注。在日常生活中，大多数人之所以感觉过得"不开心"，就是因为过多关注事物消极的方面，而对好的一面却关注得很少。从进化的角度讲，这是合理的，因为对负面信息的关注可以避免我们在未来重蹈覆辙；但从情绪的角度看，这会导致我们产生焦虑、抑郁等消极情绪，进而使我们丧失生命的意义感，降低幸福感。

❷ 感恩是对他人付出的肯定

心理学家罗伯特·埃蒙斯认为，感恩的情感来自两个信息处理阶段：①肯定生活中的"善"或美好的事物；②认识到这种"善"至少部分来源于他人的给予。也就是说，感恩除了包括关注生活中的积极面外，还包括对他人帮助的肯定，以及具有主动给予他人回报的意愿和行动。

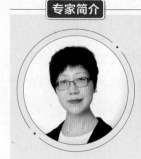

专家简介

史滋福　湖南师范大学心理学系教授、博士生导师，中国心理学会教育心理学专委会委员，湖南省心理学会理事，湖南省普通高校青年骨干教师。擅长思维心理学、网络心理和学习心理等领域的教学和研究。

想象这样一个场景：早上起床，发现伴侣已经做好了早餐，但他给你准备的是油条，而你昨天刚说过自己"不爱吃油条"。这时，是责怪伴侣做了你不爱吃的食物，还是夸奖他辛勤地做好了早餐呢？

心理学研究发现，此时选择夸奖对方，你和伴侣的互动和感情会更好。诚然，伴侣选择的食物不是你所喜欢的，但他提前起来为一家人准备早餐，是实实在在的付出。责怪会让他觉得你过于严苛，付出没有得到回报，以后提前起床做早餐的积极性就会降低；相反，夸奖是对他行为的一种正向反馈，他不仅会感到高兴，还会虚心听取建议，下次把油条换成你爱吃的食物。

感恩，为积极生活赋能

首先，感恩能促进身心健康。心理学研究发现，感恩与心理健康有很强的相关性。习惯于感恩的人较少体验到抑郁等负性情绪，减少了抑郁、焦虑等心理疾病发生的可能性。经常体验感恩可以让人身心更健康，适应能力更强，促使人健康发展。感恩还有助于拓展认知方式，增强思维的灵活性，建构个人的心理和社会资源。

其次，感恩能提升主观幸福感。研究发现，感恩是主观幸福感的重要预测因素。感恩水平高的人，往往拥有更多的积极情绪，对世界有更积极的认知，因而更容易体验到生活的快乐感和满足感，更大限度地提高主观幸福感。

最后，感恩还能促进自我和谐与社会和谐。感恩强调人与人之间互相帮助时产生的积极体验。这类体验是人际关系的"润滑剂"，也是促进社会合作的"黏合剂"。从个人的角度来看，大家更愿意和懂得感恩的人合作；遇到困难时，也更愿意向他们伸出援助之手。人们具有较高感恩水平时，彼此间的人际沟通会更顺利，社会交往和合作会更频繁、积极，这对人际和谐非常有利。

三个方法，学会感恩

❶ 改变思维的锚点

人们之所以不懂得感恩，是因为把思维锚定在了消极的事物上。提升感恩能力，需要把思维从消极面调整到积极面上来。

重要的不是遭遇了什么，而是自己心里愿意感受到什么。生活中有很多不顺心的地方，至少有关爱我们的亲人和朋友；遭遇挫折时，不妨抬眼看看蓝蓝的天空、郁郁葱葱的树木……一粥一饭，一草一木，但凡拥有，都值得感恩。改变思维的锚点，看到事物积极的一面，做个生活中的有心人，拥有获得感和满足感，感恩之心便会油然而生。

❷ 养成感恩的习惯

就像塞利格曼的实验一样，要想培养感恩之心，我们需要养成一些感恩的小习惯。一是回忆。那些在生活中帮助过我们的人，无论他们的举动是大是小，我们都应该常常惦记，这有利于培养我们的感恩之心。二是记感恩日记。这就是塞利格曼实验中的方法，每天选择一个固定的时间，写下当天发生的值得自己感谢、感恩的事情：可以是天边乍现的彩虹，也可以是陌生人的一个微笑，等等。记录这些人和事，可以帮助我们获得持久的感恩情绪，同时也会增加我们在相似情景下帮助他人的频率。

❸ 在付出中体验价值

感恩虽然是一种情绪体验，但也要通过人与人之间的付出和互动来体现。施恩者提供帮助，受恩者也要用行动表达感谢，如对施恩者说"谢谢"、写一封感谢信等。应该主动去帮助他人、回馈社会，在付出中体验自己的价值。真实的感恩一定是双向的，无论是施恩者还是受恩者，感恩都是付出和收获的循环过程。通过付出，我们的感恩之心也会被不断强化。

⑨ 幸福之心：需要个人主动争取

✎ 苏州大学教育学院心理系　张雨晴　刘电芝（教授）

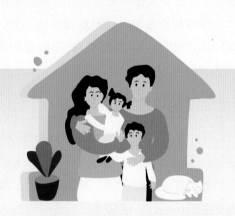

> 拥有幸福是每个人心中的渴望，追求幸福是人类永恒的生活主题，和谐幸福是每个家庭和社会的美好愿景。在心理学中，不同研究者对"幸福"的理解不同，主要有主观幸福感、心理幸福感和综合幸福感三种观点。

主观幸福感的哲学渊源是"快乐论"，持该观点的研究者认为：幸福是一种主观心理体验，即个体依据自己设定的标准对生活质量所做的整体评价，衡量标准包括生活满意度如何、情感体验是否积极等。心理幸福感的哲学渊源是"实现论"，认为衡量幸福是有客观规定的，即个人的需要是否得到满足，潜能是否得以实现。综合幸福感则整合了以上两种观点，认为幸福感既要考虑人的主观感受，也要强调客观标准。

影响幸福感的五个因素

迄今为止，大部分心理学研究者认为：幸福感的获得是个体内在因素（价值观、内控性、自我效能）与外部客观因素（社会支持、物质条件）交互作用的结果，其中，个人内在因素是改变幸福感水平的关键。

❶ 社会支持

社会支持包括亲朋好友、同事、同学及其他人对个人的主观和客观上的支持。许多研究表明，社会支持与幸福感呈显著正相关，社会支持越多，相应的积极体验越多，心理状态越好，体会到的幸福感也越高。

❷ 物质条件

有研究者对物质条件与幸福感的关系进行了研究，发现幸福感与物质条件有关，但是，当物质条件达到一定程度后，幸福感并不随物质水平的提高而提升。

❸ 价值观

虽然幸福感需要一定外部客观因素作为基础，但心理学家长期研究后认为，外部客观因素对幸福感只有中等程度的影响，影响幸福感的关键因素是个人的价值观。一个人是否感到幸福，并非完全由发生在其身上的事件所决定，往往取决于他对事件的看法和解释：同是半杯水，有人嫌弃"怎么只有半杯"，有人认为"还有半杯，真不错"，观点不同，他们从中获得的

专家简介

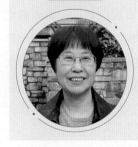

刘电芝　苏州大学应用心理学研究所所长、孤独症研究中心主任、教授、博士生导师、中国心理学会理事、心理学质性研究专业委员会主任委员。长期从事心理学的教学和科研工作。

"幸福感"也不同。

❹ 内控性

心理学将人的性格特点分为内控性和外控性两种。内控性的人认为成功是由个人的努力和能力等内在因素带来的，相信付出能得到回报，自己能掌握自己的命运，他们也会因此产生更多的乐观情感，能更多地体验到幸福感。外控性的人则过分强调外部因素，如背景、运气等，忽视个人能力和努力的作用，容易产生消极情感，从而更少体验到幸福感。

❺ 自我效能（自信心）

心理学研究发现，自我效能影响个体的幸福感。自我效能是指人们对自己能完成某个任务、实现某个目标的能力的信心，相当于人们常说的"自信心"。一个人的自我效能感会影响其思想和行动，从而进一步影响个人的处境。例如：同样面对一个生活事件，自我效能感（自信心）高的个体，往往对自己的能力和取得成功的信心越高，也更愿意为了实现目标而付出努力，从而更可能解决问题、取得成功，并从中获得幸福感。

四条建议，拥抱幸福

幸福不仅是一种渴望和憧憬，也是完全可以通过个人努力追求和得到的。那么，拥有幸福之心的秘诀在哪里呢？

❶ 憧憬相伴，目标相随

每个人都要有自己的发展方向和人生目标。我们应当坚守自己的憧憬，建立向憧憬靠近的近期目标和远期目标。无论现状如何，都要确信自己在努力和奋斗，确信自己走在通往梦想的路上。不妨经常将自己憧憬的梦想逼真、生动地进行一番构想，激励自己继续努力和坚持。有憧憬相伴，有目标相随，幸福感自然会升高。

❸ 平衡心态，合理比较

是否能适时调整心态、调适心理，是一个人能否体验到幸福感的关键因素之一。在与他人比较时，人们不可避免地会产生心态上的不平衡。这时，应学会自我调适心理，明白有些既定的现实是自己无法改变的，但只要努力，自己也可以生活得很好。换个角度，不妨用自己的昨天和今天进行比较，就会发现自己的生活、工作状况确实是进步了。心态平衡，主观上的幸福感体验就会更多。

❷ 以诚相待，人际和谐

人们在人际适应方面的心理体验与幸福感息息相关。在社会生活和工作中，我们应该努力与周围的人搞好关系，以诚相待。只有拥有了和谐的人际关系，才能舒心地生活与工作。同时，每个人都应该与家人保持联络，与亲人相互关心和支持。与人交往和谐，幸福感也就"上去了"。

❹ 珍惜拥有，知足常乐

知足充裕体验反映的是人们对自身所拥有的客观物质条件的心理体验。想要提升幸福感，就要明白"知足常乐"的道理。要对自己的现实状况持积极肯定的态度，珍惜现在拥有的精神及物质财富。也许现实确实存在不足，但这恰好说明现状存在一定的提升空间，只要努力，未来一定比现在更美好。感到知足，觉得生活充裕，幸福感也就高了。PM

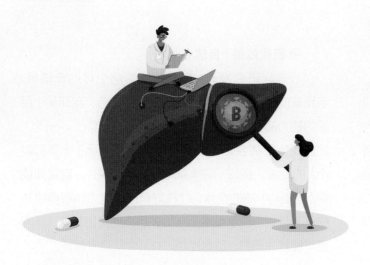

扩大乙肝治疗，减少肝癌发生

中国工程院院士　庄　辉

乙肝抗病毒标准在变化

2007 年以前，国内外《慢性乙型肝炎诊治指南》（以下简称《指南》）建议的抗病毒治疗标准是"三高"：① 高水平乙肝病毒核酸（HBV DNA），即 HBeAg（乙肝病毒 e 抗原）阳性、血清 HBV DNA ≥ 20 万拷贝 / 毫升，或 HBeAg 阴性、血清 HBV DNA ≥ 2 万拷贝 / 毫升；②高水平血清丙氨酸转氨酶（ALT），即 ALT ≥正常值上限 2 倍；③高度肝组织学病变，有明显炎症和肝纤维化。但后来发现，此治疗标准太高，使相当一部分应该接受抗病毒治疗的慢性乙肝病人未能及时接受治疗，最后发生肝癌等肝病而死亡。有研究报告，在乙肝相关肝癌死亡的病人中，不符合治疗标准的慢性乙肝病人占 53% ~ 80%。

因此，国内外《指南》逐步降低慢性乙肝的治疗标准。比如：欧洲肝病学会 2017 年《指南》将启动治疗的血清 HBV DNA 水平降至 ≥ 2000 国际单位 / 毫升（1 国际单位 ≈ 5.6 拷贝），不到原先标准的 1/10，ALT 大于正常值上限即治疗，为原先标准的 1/2；美国肝病学会 2018 年《指南》将 ALT 正常值上限由原来的 40 单位 / 升，降至男性 35 单位 / 升、女性 25 单位 / 升；我国 2019 年《指南》建议，只要血清 HBV DNA 阳性、ALT 持续异常且排除其他原因引起的，即可进行抗病毒治疗。

乙肝抗病毒标准需要进一步降低

尽管国内外《指南》先后降低了慢性乙肝的治疗标准，但乙肝相关的肝癌发病率和死亡率仍居高不下，在乙肝相关肝癌死亡病人中，不符合现行国内外《指南》治疗标准的慢性乙肝病人占 33.5% ~ 64.0%。这说明还需要进一步降低治疗标准，扩大治疗适应证。

2016 年世界卫生组织提出"到 2030 年消除病毒性肝炎公共卫生危害"的目标，要求到 2030 年，乙肝诊断率和治疗率分别达到 90% 和 80%，乙肝新发病降低 90%，死亡减少 65%。但目前我国乙肝诊断率仅为 22%，治疗率仅为 17%，离世界卫生组织的目标还有很大差距。如果我国继续执行现在的乙肝防治策略，估计要到 2051 年才能实现世界卫生组织提出的目标。

专家简介

庄　辉　中国工程院院士，《大众医学》杂志顾问委员会委员，北京大学医学部基础医学院病原生物学系和感染病中心教授、博士生导师，中华医学会肝病学分会名誉主任委员，《中国病毒病杂志》《中国预防医学杂志》《中国病原生物学杂志》主编。

扩大乙肝治疗4条建议

目前一线抗乙肝病毒药物（如恩替卡韦、替诺福韦酯和丙酚替诺福韦等）抗病毒能力强、耐药发生率低、耐受性好、副作用发生率低、安全性良好、价格便宜,长期治疗可使肝纤维化逆转并降低肝硬化和肝癌的发生率,符合成本效益比。因此,今年2月中华医学会肝病学分会发布了《扩大慢性乙型肝炎抗病毒治疗的专家意见》,其中与扩大乙肝治疗直接相关的共有4条意见：

1 血清HBV DNA阳性者,ALT持续高于治疗阈值（男性30单位/升、女性19单位/升）,1年内连续随访3次以上,每次至少间隔3个月,且排除其他原因引起的,可行抗病毒治疗。

研究发现,ALT高正常值（20～40单位/升）的慢性乙肝病人,其肝组织学有显著炎症和肝纤维化率,以及肝癌、并发症、肝病相关死亡和肝移植率明显高于ALT低正常值（20单位/升以下）的病人,降低抗病毒治疗的ALT阈值,可使更多病人接受治疗。

2 血清HBV DNA阳性者,无论ALT水平高低,只要符合下列情况之一,可行抗病毒治疗：①有乙肝肝硬化或肝癌家族史；②年龄>30岁；③无创指标或肝组织学检查提示肝脏存在明显炎症或纤维化。

有多项研究报告,有乙肝肝硬化或肝癌家族史是发生肝癌的独立危险因素,有家族史的慢性乙肝病人发生肝癌的风险较无家族史者高2倍以上。此外,年龄也是发生肝癌的独立危险因素,与30岁以下人群比较,30以上人群的肝癌、病毒性肝炎和慢性肝病死亡率明显上升。

3 随访1年以上,HBV DNA和ALT模式难以确定且未经治疗的"不确定期"慢性乙肝病人,可行抗病毒治疗。

慢性乙肝病毒感染的自然史一般可分为4期,即免疫耐受期、免疫活动期、非活动期和再活动期,各期有特定的诊断标准。一般真正的免疫耐受期和非活动期病人不宜治疗,免疫活动期和再活动期病人应治疗。但有27.8%～50.9%的慢性乙肝病人不符合这4期的诊断标准,因此不能归于这4期,称为"不确定期"。对"不确定期"病人的随访发现,其肝癌发生率较非活动期病人高4.5～14倍,且年龄越大、HBV DNA或ALT水平越高,发生肝癌的风险越高。因此,"不确定期"病人应进行抗病毒治疗。

4 抗病毒治疗1年以上但仍存在低病毒血症的慢性乙肝病人,可以换用或加用强效、低耐药核苷（酸）类似物（如恩替卡韦、替诺福韦酯或丙酚替诺福韦等）治疗,或者联合聚乙二醇化干扰素治疗。

所谓低病毒血症,是指接受恩替卡韦、替诺福韦酯或丙酚替诺福韦等一线抗病毒药物治疗,且依从性好的慢性乙肝病人,治疗1年以上,用高灵敏度的定量核酸测定方法仍可检测到HBV DNA,但HBV DNA低于2000国际单位/毫升。多项研究报告,用现有一线抗病毒药物治疗1年,有10%～36%的慢性乙肝病人仍可检测到血清HBV DNA,这些病人发生肝纤维化进展、肝硬化和肝癌的风险明显高于治疗后血清HBV DNA检测不到的病人。但换用或加用强效、低耐药核苷（酸）类似物,或联合聚乙二醇化干扰素治疗后,有相当比例的病人血清HBV DNA检测不到。**PM**

 专家感言 目前慢性乙肝治疗的总趋势是：由扩大治疗逐渐过渡到"全部治疗"策略。如果今后有新的乙肝抗病毒药物,可在有限时间内清除乙肝病毒,慢性乙肝的治疗将像丙肝那样采取"全部治疗"策略,从而实现世界卫生组织提出的"到2030年消除病毒性肝炎公共卫生危害"的目标。

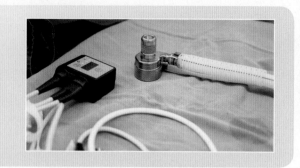

前不久热播的第五季《脱口秀大会》上，戴着"人工心脏"参赛的选手——王十七的励志人生感动了不少网友。大家对每隔8小时就要换一块电池的全磁悬浮人工心脏好奇不已。究竟什么是人工心脏？它能完全代替心脏的"工作"吗？

小小装置，开启"心"动力

华中科技大学附属协和医院心血管外科　董念国（主任医师）　孙永丰

心力衰竭，还能"再救一下"

在人口老龄化和代谢危险因素持续流行的双重压力下，全球心力衰竭发病率、死亡率不断增长。2021年《中国心血管健康与疾病报告》显示，预计我国心力衰竭人数达890万。在规范化抗心衰药物（GDMT）治疗下，心力衰竭患者1年死亡率为23%，再次住院率为24%～29%。终末期心力衰竭患者单纯药物治疗效果不佳，1年死亡率高达75%。

心脏移植是目前治疗终末期心力衰竭最为有效的方法，而供体心脏的严重短缺是限制心脏移植发展的瓶颈。在等待心脏移植的过程中，约有20%患者死亡，合并病理性肥胖、重度肺动脉高压、肾功能不全的患者及高龄患者的移植机会更加渺茫。人工心脏为重症心力衰竭患者提供了一种新的治疗选择，可以显著改善此类患者的心室功能，起到过渡或部分替代心脏移植的作用，是无法接受心脏移植的终末期心力衰竭患者的重要治疗方式。

哪边衰竭，"救"哪边

人工心脏是一种可部分辅助或完全替代心脏泵血功能，有效维持血液循环的医疗器械。主要分为心室辅助装置（VAD）和全人工心脏（TAH）两大类。目前临床应用最广的人工心脏系统是心室辅助装置，包括左心室辅助装置（LVAD）、右心室辅助装置（RVAD）、介入式心室辅助装置（pVAD）、双心室辅助装置（BiVAD）。全人工心脏能够替代心脏的全部功能，但因诸多现存问题，其应用仍处于临床试验阶段。

LVAD从左心室引流通过血泵输向主动脉，RVAD从右心室引流通过血泵输向肺动脉，分别辅助左、右心室。双心室衰竭的患者可同时使用左、右心室辅助装置，达成双心室辅助的效果；也可使用全人工心脏完全替代衰竭的心脏，为全身提供血液循环的动力。

专家简介

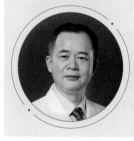

董念国　华中科技大学附属协和医院心血管外科主任、主任医师、博士生导师、教授，中华医学会胸心血管外科学分会副主任委员、心脏瓣膜病外科学组组长，中国医师协会心血管外科医师分会副会长、心力衰竭外科治疗专委会主任委员。

既是过渡手段，亦可永久支持

大部分心衰患者为左心室衰竭，故 LVAD 是心室辅助装置中最常用的。估计全球 LVAD 植入例数已超过 10 万，截至目前，国内共有 16 家医院开展了近 100 例 LVAD 植入手术。

LVAD 既可作为心脏移植前的桥接治疗（BTT）和终点治疗（DT），又可作为治疗方案决策前的桥接治疗（BTD）及恢复前的桥接治疗（BTR）。桥接治疗是一种过渡手段，患者等到供心或心功能恢复后可"撤机"；终点治疗则是"永久替代"治疗。

LVAD 的适用人群包括以下几类：

❶	**等待心脏移植的过渡期患者**	帮助等待供体的患者，或有急性感染、多器官功能不全等不能立即进行心脏移植的患者顺利度过过渡期。
❷	**心肌功能恢复期患者**	当患者心脏手术后发生严重低心排血量、暴发性心肌炎、扩张型心肌病、急性广泛性心肌梗死、顽固性恶性心律失常导致心力衰竭，或心脏移植后供心心力衰竭时，LVAD可使心功能明显恢复。对此类患者进行LVAD植入方案设计时，要求易于植入和取出，并尽可能减少心脏损伤，便于后期"撤机"。
❸	**需要永久性治疗的患者**	主要用于不适合心脏移植的终末期心力衰竭患者。
❹	**伴肺动脉高压的终末期心力衰竭患者**	终末期心力衰竭患者伴肺动脉高压为心肺移植的禁忌证，长时间的心室辅助治疗可有效改善患者的肺动脉高压状况。

需要提醒的是，LVAD 植入手术也有禁忌证：

● 年龄大于 70 岁者一般不宜应用，但随着 LVAD 迭代升级及围术期管理水平的提高，高龄已成为相对禁忌。

● 严重阻塞性肺疾病、心脏畸形或病变未能纠正、有主动脉机械瓣、感染性心内膜炎、急性脑损伤、败血症、凝血机制紊乱、全身性感染、恶性肿瘤，以及严重肝、肾功能衰竭等患者。

"拆解"人工心脏

典型的人工心脏系统由血泵、驱动装置、监控系统、能源四个部分构成，其中血泵是整个系统的最关键部件。根据工作原理，血泵可分为搏动泵（第一代）、轴流泵（第二代）及离心泵（第三代）。离心泵利用离心力将左心室的血液抽出并灌注到主动脉（如图），从而达到部分替代左心室功能的作用。通常采用磁悬浮和液力悬浮技术，没有机械轴承，进一步减少了并发症。目前国产最小人工心脏的血泵如核桃大小，重量小于 100 克。

根据主体所在位置，人工心脏又分为植入式和体外式两种：植入式人工心脏针对终末期慢性心衰患者，用于长期的心脏功能替代或支持，通常将血泵植入胸腔内近心尖位置；体外式人工心脏则适用于各种原因导致的严重急性心衰患者、高危经皮冠脉支架植入患者及心源性休克患者的中短期心脏功能支持。

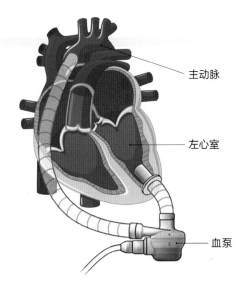

主动脉

左心室

血泵

了解"使用说明"

人工心脏是一个复杂的医疗器械，患者使用前需要进行系统学习和培训，了解以下注意事项：

1 防止出口感染

泵缆感染是LVAD系统的致命弱点，植入后3年内发生率为15%~40%。患者或照护人员日常应确保传导线不受损伤，且固定在腹壁上，避免扭结或拉动传导线。平时还应使用无菌垫（0.5%氯己定+70%酒精处理）擦洗传导线出口周围的皮肤：无感染的出口部位，密封敷料每周更换2次，或透明敷料每周更换1次；有感染或分泌物者需要频繁更换敷料，每天1~2次。

2 保障设备安全

目前的LVAD装置要靠随身携带的体外电池供电，通常配有2~3块电池，1块电池的"续航时间"为8~10小时；也有配备两组电池的，一组电池可持续工作17小时以上，须根据电池情况及时更换、充电。植入者一般不能盆浴、游泳，但可淋浴；不能去磁共振室及高压氧治疗室；应尽量避开有强烈电波发生及高电压的地方，如手机信号站、变电站等。

3 正确进行心肺复苏

LVAD植入者的心肺复苏需要注意：第一接触者应先检查患者，如果见患者呼吸停止或濒死呼吸、无应答反应、面色苍白，可确定其生命体征消失；暴露患者腹部，检查从其腹壁引出的传导线是否完整；发现患者无生命迹象时，立即开始心肺复苏，并联系LVAD手术医院。目前认为，对LVAD植入者进行徒手胸外按压是安全的。

长期管理防"隐患"

人工心脏的适应证趋向于病情更加稳定的患者，既往诸多绝对禁忌证亦逐步转为相对禁忌。其植入术后相关并发症较前已明显下降，但仍然存在，并且针对某些具体问题也没有准确的预测指标及有效的治疗手段。

根据目前的VAD管理共识，植入术后为防止发生低压、血栓和出血，患者应在医生指导下采取必要的监测和治疗措施。做好长期管理，才能"长治久安"。

1 防低压

目前LVAD主要为恒定式血流，而非生理性脉动血流，因此植入者脉压很低，一般脉搏不可触及，约50%的患者可使用普通臂式电子血压测量仪测得血压。LVAD植入者的平均压最佳控制目标为70~90毫米汞柱，如果平均压<60毫米汞柱会导致血流低灌注，不能满足人体所需。

2 防血栓

为预防血栓的形成，应该根据LVAD植入者个体情况及设备类型，使用华法林、阿司匹林等抗凝和抗血小板聚集药物治疗，将国际标准化比值（INR）水平维持于2.0~3.0。平时需要监测INR，每周至少1次，感染期间INR波动大，应遵医嘱更频繁监测。

3 防出血

LVAD植入者的出血事件发生率为22%~44%，多不致命，大出血占LVAD植入者死亡原因的2%。出血的原因包括抗凝和抗血小板治疗、获得性血管性血友病综合征、可能因动脉搏动性下降而出现的动静脉畸形等，应注意防范。

随着技术发展及围术期管理水平的不断提高，现今人工心脏植入数量已超过心脏移植。据全球报道病例数据统计，近期生存率不低于心脏移植，未来将为更多心力衰竭患者带来帮助。🅿🅜

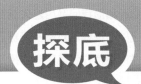

众所周知，深呼吸可缓解紧张情绪，经常做深呼吸训练有助于改善肺功能。但坊间有传言：老年人不宜做深呼吸，因为过度深呼吸可能导致血管剧烈收缩，诱发心脑血管事件。真的如此危险吗？

心脑血管病患者的"深呼吸"

同济大学附属同济医院康复医学中心主任医师　沈玉芹

缓解压力，改善呼吸肌力量

深呼吸是指在全身放松的状态下，深吸气后，再用力呼气。一般建议缓慢呼吸，有缩唇呼吸和腹式呼吸等。

❶ 缩唇呼吸	❷ 腹式呼吸
嘴唇半闭（缩唇）时呼气，类似于吹口哨的嘴形，使气体均匀地从两唇间缓缓吹出；吸气时闭嘴，用鼻缓慢吸气，稍屏气后缩唇呼气。吸与呼时间比为1∶2。	取坐位，左手置于胸前，右手置于腹部，感受胸腹起伏；用鼻子慢慢深吸气，同时尽力将腹部鼓起；然后以嘴慢慢呼气（口形为鱼口状），同时收腹，尽量延长呼气时间。

深呼吸训练可以把肺里塌陷的小气道打开，提高肺活量，同时强健呼吸肌力量，从而增强肺的通气和换气功能，提高摄氧量，改善运动耐力和生活质量；具有降低交感神经活性、提高迷走神经张力等作用，有助于缓解压力、调节情绪、改善睡眠。不仅适用于心脑血管病、肺病、手术后、长期卧床、衰弱、焦虑抑郁等患者，也适用于正常人群。

深呼吸不是"憋气"

有研究发现，高血压、冠心病患者过度深呼吸会诱发心脑血管收缩，有致命危险，因此有人认为心脑血管病患者不宜进行深呼吸锻炼。其实不然，大家可能把深呼吸与憋气混淆了。

有些人训练时过度深呼吸，会出现憋气现象，这对心脑血管病患者、老年人而言是有一定风险的。但深呼吸不是憋气，缓慢而深长的呼吸，可以改善交感神经与副交感神经的平衡状态，有助于心脑血管维持正常的收缩与舒张功能，不会造成老年人心脑血管剧烈收缩，诱发急性血管事件。因此，老年人、心脑血管病患者可以放心地进行深呼吸锻炼。

安全训练勿"憋气"

深呼吸是一种简单易行、安全有效的锻炼方法，只要方法得当，提倡广大心脑血管病患者日常进行深呼吸锻炼，在训练过程中要注意以下几点：

❶ **避免憋气**　憋气可导致腹腔内压力增大，膈肌上抬，使胸腔内压力增大，导致回心血量减少，从而使血压降低，造成心、脑、肾等重要脏器供血不足。

❷ **避免过度频繁深呼吸**　持续过快、过深地呼吸可导致呼吸性碱中毒，引起手脚麻木、嘴巴发麻、手脚抽搐呈"鸡爪样"、肌肉痉挛等症状，严重者会出现意识障碍。一旦出现过度深呼吸症状，需要及时减慢呼吸频率、降低呼吸深度，或停止深呼吸锻炼；必要时口周套个纸袋（或塑料袋、口罩等）呼吸，以减少二氧化碳排出。

❸ **循序渐进**　按照循序渐进的原则，由易到难，由弱到强。深呼吸适宜强度以没有导致训练者头晕目眩、麻木、气喘等症状为标准，自我感觉处于可耐受状态。

需要指出的是，心、肺功能较差者首次进行深呼吸锻炼时，可到专业机构（如康复科）进行评估，在专科医生指导下进行。**PM**

近年来，肝硬化患者的糖尿病患病率日益增加，同时患有肝硬化和糖尿病的患者面临的诊断和治疗问题也越来越突出。因此，中国医药生物技术协会慢病管理分会组织多领域专家，聚焦肝硬化患者糖尿病的分型、血糖管理对策及降糖药物的选用，形成了《肝硬化合并糖尿病患者血糖管理专家共识》。本刊特邀该共识的发起人和共同通信作者范建高教授及其团队进行详细分析，希望能帮助肝硬化合并糖尿病的患者更好地降糖、护肝，提高生活质量。

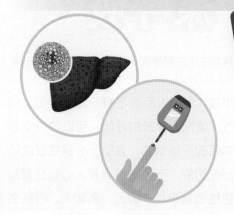

肝硬化、糖尿病共存，
降糖、护肝"两手抓"

上海交通大学医学院附属新华医院内分泌科副主任医师　杨　震
上海交通大学医学院附属新华医院消化内科主任医师　范建高

肝硬化、糖尿病常"共生"

2型糖尿病和肝硬化是两种常见的慢性病，常合并存在。一方面，肝硬化影响糖代谢，会促进糖尿病的发生，肝硬化患者的糖尿病患病率为30.7%，显著高于普通人群的11.2%；另一方面，糖尿病是慢性肝病患者发生肝硬化的危险因素，2型糖尿病患者的肝硬化患病率为2.6%，也高于普通人群的0.84%。

非酒精性脂肪性肝病（以下简称脂肪肝）是当前慢性肝病的主要类型，与2型糖尿病互为因果。合并2型糖尿病、脂肪肝的患者，肝硬化发病率显著增高。荟萃分析表明，全球2型糖尿病患者的脂肪肝、肝硬化患病率分别高达55.5%、4.8%。脂肪肝是当前全球2型糖尿病和肝硬化病例不断增加的重要原因，我国肝硬化和糖尿病的患病率都显著高于全球平均水平，两者并存的患者数量巨大。

肝硬化、糖尿病共存，更依赖降糖治疗

合并肝硬化的糖尿病患者，其临床特征与普通2型糖尿病有所不同：第一，大约半数患者存在营养不良和肌肉衰减综合征（简称"肌少症"）；第二，部分患者存在中度至重度肝功能损伤；第三，经常发生低血糖反应。

肝脏在机体葡萄糖稳态中起着关键作用，发生肝硬化后，患者的肝糖原储备减少，合并糖尿病时空腹血糖升高并不明显，但餐后高血糖明显。由于肝硬化时糖异生活跃、并存肌少症、应用某些促进糖异生

的降糖药物和进食减少等因素，患者的血糖波动大，容易发生低血糖，特别是夜间低血糖。

尽管限热量饮食和体育锻炼是2型糖尿病患者的基本治疗措施，但这些措施并不适合所有合并肝硬化的糖尿病患者。低热量饮食可能会加剧患者已经存在的营养不良，而肌少症、全身虚弱、下肢水肿和腹水可能会阻碍体育锻炼的开展。因此，合并肝硬化（特别是失代偿期肝硬化）的糖尿病患者，更依赖降糖药物治疗。

血糖控制目标可酌情放宽

肝硬化合并糖尿病，特别是肝源性糖尿病患者，容易出现夜间低血糖，需要按照肝功能分级和年龄确定血糖控制目标。

肝功能良好的非老年肝硬化患者，血糖控制目标与无肝硬化的患者相同。

肝功能异常的肝硬化患者，预后主要取决于肝病并发症，而非心血管事件。这些患者的餐前毛细血管血糖（指尖血糖）宜维持在 5.5～11.0 毫摩/升，特别是采用胰岛素治疗期间。注射速效胰岛素的失代偿期肝硬化患者更容易出现餐后迟发低血糖现象，需要密切监测血糖。

年龄≥65 岁的老年肝硬化合并糖尿病患者常有多种基础疾病，认知能力和自我管理能力下降，预期寿命较短，宜适当放宽血糖、血压和血脂等控制目标。2021 年美国糖尿病协会发布的"老年 2 型糖尿病患者医疗护理标准"建议，伴有慢性疾病的 2 型糖尿病患者，其控制目标可以设定为：糖化血红蛋白（HbA1c）＜8.0%，空腹血糖和餐前血糖为 5.0～8.3 毫摩/升，血压＜140/90 毫米汞柱，并且可以应用他汀类药物治疗血脂紊乱（除非有禁忌证或不能耐受应用他汀类药物）。这一标准同样可供合并代偿期肝硬化的老年 2 型糖尿病患者参考。

选择降糖药须慎重

降糖治疗必须考虑肝硬化对药物的影响。比如：注射胰岛素的患者，可因肝细胞数量减少、功能减退及门体分流而影响胰岛素代谢，会增加低血糖的发生风险，导致胰岛素需求量多变且难以预估；服用二甲双胍等药物可能增加乳酸性酸中毒、低血压等的发生风险。此外，低白蛋白血症会增加高蛋白结合药物的游离血浆浓度，某些口服降糖药还具有肝毒性。

当前，降糖药的种类很多，对合并肝硬化、糖尿病的患者而言，理想的口服降糖药应具有肝脏代谢少、血浆蛋白结合率低、半衰期短、无低血糖或肝毒性风险等优点。如果患者的肝功能正常，可以使用各类降糖药；肝功能轻度损伤者，要禁用或慎用格列奈类和磺脲类药物；肝功能中度损伤者，只能使用二肽基肽酶Ⅳ抑制剂、阿卡波糖和胰岛素；肝功能重度损伤者，只能使用胰岛素。

● 小贴士 2型糖尿病患者通常需要同时应用调脂的他汀类药物、抗血小板聚集的阿司匹林和降低血压的血管紧张素转化酶抑制剂等，以防治心血管疾病及其并发症。合并肝硬化、糖尿病的患者选择这些药物时，同样需要综合考虑肝病原因、肝功能和年龄等因素。肝功能良好或仅轻度损伤的患者可以使用这些药物。

营养要保证

合并肝硬化、糖尿病患者的总体治疗原则为综合治疗，首先针对病因治疗，同时防治并发症。

一般情况较差的患者宜卧床休息，尤其是肝硬化腹水患者。营养治疗有助于降低患者的病残率和死亡率。

处于肝硬化代偿期的患者宜进行轻度体育锻炼，通过运动和饮食治疗控制体重，以治疗糖尿病，与一般糖尿病患者相似。应注意的是，要保持适量的蛋白质摄入（每天 1.2～1.5 克/千克理想体重）。

合并营养不良或肌少症的患者，应进行营养支持治疗，通过夜间加餐缩短夜间禁食时间，促进蛋白质合成，并避免饥饿状态。**PM**

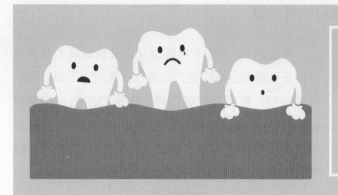

牙齿怎么变"长"了

△ 上海交通大学医学院附属第九人民医院牙周病科主任医师　宋忠臣

牙龈退缩,并非老年人"专利"

牙龈退缩指牙龈边缘向牙根方向退缩,致使牙根暴露,看上去好像牙齿变长了。随着口腔医学知识的普及,人们对口腔健康日趋关注,许多中青年人发现牙龈退缩,担心牙齿提前"衰老"。确实,牙龈退缩多见于老年人,但它并不一定是增龄性改变,可由多种因素独立或相互促进造成。无论人们的口腔卫生是否良好,在各年龄段均可发生牙龈退缩。造成牙龈退缩的因素很多,主要包括以下几种:

❶ 刷牙不当

牙龈退缩的最常见原因是刷牙不当,如使用过硬的牙刷、过于粗糙的牙膏、不恰当的拉锯式横刷法或"野蛮"刷牙等。有些人非常重视口腔健康,使用多种清洁口腔的工具,但用法不当或过于频繁地清洁口腔,也可能造成牙龈退缩。

❷ 假牙刺激

佩戴假牙的患者,如果使用的修复体设计不当,会对牙龈造成压迫刺激,也可导致相应位点的牙龈退缩。

❸ 牙周炎

牙龈退缩是牙周炎的常见伴发病变之一,堆积于牙龈边缘的菌斑可刺激局部牙龈组织发生色、形、质的改变。菌斑钙化后形成难以去除的牙石,可压迫牙龈组织,且菌斑中的毒性物质也会损害牙龈组织,引起结构破坏,导致牙龈退缩。此外,牙周炎经治疗后,肿胀的牙龈炎症消退,也会导致部分牙龈退缩和牙根暴露。

❹ 畸形与薄弱

牙列错位畸形,牙龈、牙槽骨薄弱,以及存在骨开窗、骨开裂者是牙龈退缩的高危人群,且在正畸治疗中更易发生牙龈退缩。此类人群在正畸治疗前须合理制定正畸方案,必要时联合牙周手术治疗,以避免牙龈退缩。

"马甲"掉了,牙齿易受伤

牙龈退缩的临床表现呈现多样化,个体差异较大:

❶ 有些人的病情进行性发展,牙龈退缩逐渐加重;有些人很长一段时间内病情无明显变化。

❷ 有些人的病变范围较广,多个

牙位甚至整个牙列发生牙龈退缩；有些人病变范围局限，仅个别牙位发生牙龈退缩。

牙龈包裹着牙齿，像"马甲"一样护其健康。不断加重的牙龈退缩可导致牙本质暴露，继而造成牙根面敏感，遇冷、热等刺激时产生酸、痛等不适症状；牙齿之间的缝隙增宽，引起食物嵌塞，长此以往易导致暴露的牙根面发生根面龋甚至环状龋，危害口腔健康。

治与不治，"区别对待"

牙龈退缩是否需要治疗、怎样治疗，应根据病因"区别对待"，如：掌握正确的口腔清洁方法，定期检查假牙等修复体，积极防治牙周炎，等等，从而避免刺激、损伤牙龈组织。

❶ 牙周炎患者的防治措施

维护口腔卫生、仔细清洁菌斑是预防牙周炎患者牙龈退缩的最好方法。口腔卫生维护不佳的患者进行合理有效的牙周序列治疗，有助于掌握正确的牙周维护方法，消除牙龈炎症。牙周炎经治疗稳定后，会出现不同程度的牙龈退缩：如果表现为轻度、均匀的牙龈退缩，或无症状的静止性牙龈退缩，可暂不处理，随访观察；其间可能出现因牙龈退缩所致的牙根面敏感，患者可尝试使用脱敏牙膏刷牙或含氟矿化液含漱，必要时进行脱敏治疗；如果牙龈退缩持续进展，应仔细寻找原因，并对因治疗，如改正口腔不良习惯、去除不良修复体、调整咬合力或正畸应力、修整系带附丽等。

❷ 特殊需求者的手术治疗

除危害口腔健康外，牙龈退缩还会影响美观，有特殊需求者可进行手术治疗。比如：局限于个别牙或少数牙颊侧的牙龈退缩患者，如果牙周健康，可根据实际情况，选择合适的膜龈手术覆盖暴露的牙根面；牙槽骨板太薄或牙龈组织菲薄者，可采用引导性骨再生术治疗。

需要指出的是，若无明确病因，一旦发生较广泛的牙龈退缩，牙龈要恢复到原有高度，以目前的医疗水平难以实现。因此对于这类牙龈退缩，当前仍以防止其加重为主要策略。

任其退缩，牙齿会掉吗

对有些病情进展缓慢的患者，通常医生会嘱其随访观察，无须治疗。但患者仍会忧心：牙龈退缩会不会导致该部位的牙齿松动、脱落？

事实上，牙齿松动、脱落的根源在于牙槽骨。如果把牙齿比作一棵树，它扎根在牙槽骨中，当牙槽骨吸收使牙周支持组织减少时，"土壤"流失、松动，会导致牙齿松动，甚至脱落。牙龈退缩不严重时，不会导致牙齿松动。但是当牙龈退缩到一定程度，对应位点的牙槽骨可能存在骨吸收，该位点的牙齿可能会松动，需要定期进行牙周维护，预防局部炎症导致牙槽骨吸收。

总之，对牙龈退缩不必畏惧，也不能轻视。积极预防，科学治疗，才能维护口腔健康。 PM

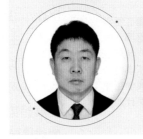

专家简介

宋忠臣 上海交通大学医学院附属第九人民医院牙周病科主任、主任医师、博士生导师，上海交通大学口腔医学院口腔医学系副主任，中华口腔医学会牙周病学专业委员会常委，上海市口腔医学会牙周病学专业委员会副主任委员。主要从事牙周炎与系统性疾病关系、牙周组织再生方面的研究，以及中重度牙周炎的序列治疗及牙周多学科联合治疗。

自1980年以来，我国进行的多次糖尿病流行病学调查显示，老年人（≥60岁）糖尿病患病率明显升高。按照2017年的调查结果，我国老年人的糖尿病患病率为30%，较1980年的4.3%增长6倍多；此外，还有47%的糖尿病前期患者。也就是说，我国3/4的老年人存在糖代谢异常。65~79岁是目前所知糖尿病患病率最高的年龄段。当前，恰逢1950—1970年（我国出生人口最多的阶段）出生的人已经或即将步入老年，进入糖尿病高发年龄段。因此，我国仍将面临糖尿病患病人数剧增的局面。那么，老年糖尿病患者有哪些特点？病情管理现状如何？不同患者的血糖控制目标有哪些差异？本刊特邀权威专家进行分析。

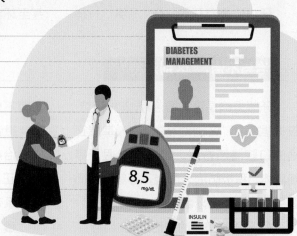

老年糖友，
如何设定自己的"目标"

解放军总医院第二医学中心内分泌科主任医师　田 慧

老年糖友多病共存，病情管理欠佳

老年糖尿病患者中，约30%在60岁之前发病（简称"老糖"），糖尿病病程长短不一，历经的治疗和血糖控制情况各有不同，已有糖尿病并发症的严重程度也不同；另70%是进入老年后被确诊的（简称"新糖"），受糖尿病直接损害（糖尿病并发症）的程度轻于"老糖"，糖调节能力（胰岛功能）好于"老糖"。无论"老糖"还是"新糖"，他们同处于老年期，合并高血压、血脂异常、腹型肥胖、高尿酸血症等动脉粥样硬化性心血管病变（ASCVD）风险因素的机会相同，多病共存是普遍现象。

受多种因素影响，进入老年后，每个人衰老的进程差异很大，老年退行性疾病也会不同程度地影响防病、治病的主动性，加上我国老年人自我健康管理的理念和水平差异也很大，老年糖尿病患者存在"三低"现象：诊断率低、治疗率低、达标率低，均低于50%。由此而致的糖尿病相关病死率和病残率显著升高，主要是缺血性心脑血管病变（心肌梗死、脑卒中）、肾功能衰竭、糖尿病足（严重的需要截肢）、糖尿病视网膜病变（严重的会失明）等并发症，其发生、发展趋势不容乐观。总体而言，我国老年糖尿病患者的病情管理水平欠佳。

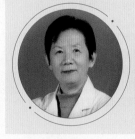

专家简介

田 慧　解放军总医院第二医学中心内分泌科教授、主任医师，中国老年医学学会常务理事、老年内分泌代谢分会名誉会长。从事内分泌代谢专业临床、科研、教学工作40年，侧重于糖尿病及相关代谢异常早期防治的临床研究。

降糖获益、风险不同，血糖控制目标须个性化

虽然糖尿病的诊断标准不随年龄增长而变化，但每个人的血管和脏器承受高血糖的能力受多种因素影响，病变、表现各有不同。每个老年糖尿病患者的病程、胰岛功能、并发症、心血管风险因素、脏器功能受损等情况相差很大，预期寿命及承受高血糖的状态（血糖高低、持续时间）、对降血糖的获益和风险（低血糖）也各有不同，因此需要制定个性化的降糖目标。

① ● 理想控制目标

总的来说，血糖越接近正常水平，糖尿病并发症和脏器功能损伤的发生风险越低。理想的血糖控制目标是：空腹血糖 < 6.2 毫摩 / 升，餐后 2 小时血糖 < 8 毫摩 / 升，糖化血红蛋白（HbA1c）≤ 6.5%，餐前至餐后血糖波动 < 2.2 毫摩 / 升，全天血糖波动 < 4.4 毫摩 / 升。这一标准适用于糖尿病前期，以及不用降糖药或仅单药治疗的早期糖尿病患者。

② ● 良好控制目标

与理想的血糖控制目标相比，可略放宽一些，目前推荐的良好血糖控制目标为：空腹血糖 4.4 ~ 6.5 毫摩 / 升，餐后 2 小时血糖 < 10 毫摩 / 升，HbA1c ≤ 7.0%，餐前至餐后血糖波动 < 4 毫摩 / 升，全天血糖波动 < 4.4 毫摩 / 升。这一标准适用于大多数老年糖尿病患者，目标是预防并发症的发生。

个性化的降糖目标

③ ● 可接受目标

预期寿命 < 5 年、伴有影响寿命的疾病、有严重低血糖史、反复感染、急性心脑血管病、急性病入院治疗期间、完全丧失自我管理能力、缺少良好护理的患者，应以避免高血糖造成直接损害为目标，将血糖控制在空腹血糖 5.0 ~ 8.5 毫摩 / 升，餐后 2 小时血糖 < 13.9 毫摩 / 升，HbA1c 为 8.0% ~ 8.5%，全天血糖波动 < 6 毫摩 / 升，是可接受的目标。

④ ● 中间过渡阶段

介于良好与可接受目标之间的血糖水平，处于中间过渡阶段的患者，可通过逐步调整，进入良好控制水平，目标是延缓并发症的发生、发展。适用于预期生存期 > 5 年、有中等程度并发症及伴发疾病、有低血糖风险、应用胰岛素促泌剂类降糖药物或以多次胰岛素注射治疗为主、自我管理能力欠佳的患者。

现实生活中，很多糖尿病患者血糖控制不佳，且平时不监测血糖，他们除口渴、乏力外，无其他症状，因此不在乎。实际上，慢性病的进展、结局需要患者自我把握，虽然"是否得病"与遗传（基因）背景有很大关系，但"能否治好病、不受其害"则取决于患者的主观意识和行为把控。认真学习糖尿病防治知识并落实于行动中，数十年没并发症的"健康老年糖友"比比皆是；不管不顾，只求眼前痛快，不到十年就"出状况"的糖友也很常见。

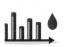

老年糖友要"四会"

糖尿病的治疗原则也无年龄差异,"五驾马车"是共同方略。其中,学习糖尿病防治知识、血糖监测、饮食管理和运动治疗是基础治疗,降糖药物治疗是辅助治疗。《中国老年2型糖尿病防治临床指南(2022年版)》特别提出,糖尿病教育应使患者达到"四会",即会生活(饮食、运动),会自我监测血糖,会吃药,会就诊,特别是对初诊患者。"会生活"的老年患者一般血糖控制得较好;不监测血糖的患者预后好坏未知;能对饮食变化通过自我调整降糖药维持血糖稳定的,可称为"专家"。

使用降糖药,应了解五个问题

降糖西药的临床应用以胰岛素诞生(1921年)为标志,至今已超过100年。前70年中,降糖药物主要包括胰岛素、胰岛素促泌剂(磺脲类)和二甲双胍;近30年来,相关研究进展很快,已有九大类数十种降糖制剂用于临床。关于自己所用的降糖药,患者需要了解以下五个方面:

① 作用时间

药物的作用时间涉及服药的次数和与进餐的关系。比如:短效格列奈类(瑞格列奈、那格列奈等)需要三餐前即时服用,磺脲类(格列美脲等)、二肽基肽酶Ⅳ抑制剂(利格列汀)等长效制剂,一般为每日早餐前服用。

② 主要降糖机制

患者应了解所用降糖药的主要作用机制。比如:糖苷酶抑制剂(阿卡波糖等)通过与胃肠道的糖苷酶结合,延缓主食的消化吸收过程,起到降低餐后血糖的作用。服用时,需要与第一口主食同服。糖尿病患者进餐时,应该先汤、菜,后主食,故服用阿卡波糖需要等到吃主食时,与第一口同服。

③ 主要副作用

患者应了解所用降糖药的主要副作用,并注意预防。比如:胰岛素制剂、磺脲类和格列奈类都有引起低血糖的风险,使用期间要注意预防低血糖,并学会如何纠正;二甲双胍、钠-葡萄糖共转运蛋白2(SGLT2)抑制剂都有降体重作用,不适宜低体重患者;二甲双胍、糖苷酶抑制剂的胃肠道反应较重,需要采取小剂量起步、逐渐加量适应的模式;服用SGLT2抑制剂时,患者每天经肾脏排出70~100克葡萄糖,一定要多喝水,促进尿液排出,避免发生泌尿生殖道感染;等等。

④ 降糖效果与饮食的关系

患者应通过监测血糖了解所用降糖药的效果,及其与进食的品种、多少的关系。比如:服用相同降糖药时,进食同样重量的大米、面粉做出的米饭和面条,餐后血糖有什么差异;菜肴对血糖影响如何;自己适当增减降糖药剂量,能否平衡这些变化,保持血糖稳定。

⑤ 药物相互关系

患者使用降糖药的同时,还可能使用其他药物,应注意合理安排用药时间,并观察其他药物对降糖药的效果有无影响。比如:喹诺酮类抗菌药(沙星类)会使血糖升高,别嘌呤醇会使血糖降低,等等。 **PM**

专家提醒 需要特别强调的是,目前临床应用的降糖药均无肾毒性,但70%左右的药物从肾脏排泄,故会受到肾功能的影响。当患者肌酐清除率降至60毫升/分时,一些降糖药要减量或停用,以免发生药物蓄积。

贴膜几乎是手机必备之品，主要目的是减少手机屏幕损伤，延长其使用寿命，以及增加手机美观性，等等。但有传言称，手机贴膜会伤害眼睛，这是真的吗？也有商家推出防蓝光的护眼贴膜，它真的能保护眼睛吗？

揭开手机贴膜的"眼伤"

⚕ 复旦大学附属眼耳鼻喉科医院眼科副主任医师　李美燕

参数一：透光率

宜选透光率高的薄膜

屏幕发出的光，在手机贴膜材料中传播时的吸收率较空气中高，因此手机贴膜后屏幕亮度会有一定程度的下降。这种下降幅度用科学的指标衡量，称为"透光率"。透光率越高，对原画质的清晰度影响越小。目前常用的手机贴膜透光率大多在90%左右，有些商家声称其贴膜透光率达到98%以上，但实际效果如何不得而知。

目前市面上手机贴膜的品种很多，主要有钢化玻璃膜、PET（聚对苯二甲酸乙二醇酯，俗称"涤纶树脂"）材质膜，以及特殊用途的保护膜，如磨砂膜、防偷窥膜等。从护眼角度来讲，要选择透光率较高的保护膜，如较薄的钢化膜，不宜使用明显影响透光率的贴膜。如果贴膜较厚，或采用特殊材质（如磨砂膜、防偷窥膜），会使透光率明显下降，使人看屏幕时不自觉地更加注视，导致睫状肌长时间处于紧张状态，从而引起或加重近视。

参数二：折射率

折射效应微乎其微

还有一些人认为，手机贴膜可使光线发生折射，长时间使用会加重视疲劳。由于光线在贴膜和空气中的折射率不同，在通过手机贴膜时确实会发生折射。目前市面上大部分钢化膜的厚度在0.2～0.4毫米，折射引起的效应微乎其微。事实上，长时间使用手机引起视疲劳、加重近视，主要与不健康用眼习惯有关，和贴膜并无太大关系。

参数三：防蓝光

护眼效果未证实

市面上有一些特殊的护眼膜（如防蓝光膜），商家称其可预防近视。事实真的如此吗？首先，经实验发现，一些防蓝光膜并无防蓝光效果；其次，目前尚无证据说明蓝光有明确的诱导近视作用，更缺乏严谨的循证研究证明防蓝光具有预防或减轻近视的作用；最后，防蓝光膜透光率比普通钢化膜低，会使人看屏幕更加费力，反而可能"伤眼"。**PM**

专家提醒

"管住手机"才是护眼关键

总而言之，普通手机贴膜对视觉的损害远低于手机屏幕本身。预防和延缓近视的发生、发展，关键在于"管住手机"，保持科学的用眼习惯。比如：眼睛与手机屏幕保持较远的距离，避免长时间注视手机屏幕，不要在黑暗或者照明条件不良的环境中看手机，等等。

需要提醒的是，手机贴膜使用一段时间后，可能出现划痕，影响手机成像效果，使人容易产生视疲劳，长此以往会影响视力。因此，如果使用手机贴膜，要定期更换，出现划痕、磨损后要及时更换。

医|生|手|记

最近，一位朋友告诉我，一个多月前，他在吃晚饭时突然觉得肚子痛，本来想忍忍，没想到后来痛得不行，就差在地上打滚了。家人见状，连忙把他送到了医院。在急诊室折腾了大半夜，又是检查，又是输液，总算止住了痛。医生告诉他，这是输尿管结石引起的肾绞痛。我问他："那结石排出来了吗？"他自信地回答道："我感觉排掉了，因为在医院'挂水'了，也吃药了，最重要的是直到现在都没再痛过了。"我又问："你是看到结石排出来了，还是去复查了？"他满脸疑惑："我不是已经好了吗？为啥还需要复查？"

肾绞痛发作后，只要不痛就没事了吗？当然不是！不痛，只是结石暂时"不动"了，并不代表结石已经排出体外；只要哪天它又开始移动了，那么疼痛就会"卷土重来"。

只要不痛，
输尿管结石就不用管吗

复旦大学附属中山医院泌尿外科　陈艳云　郭剑明（主任医师）

肾绞痛常由输尿管结石引起

人体泌尿系统由肾脏、膀胱、输尿管及尿道组成。长在泌尿系统的结石，被称为泌尿系统结石，俗称"尿路结石"。尿路结石的命名很直观，位于哪个部位，就以该部位命名，如肾结石、输尿管结石、膀胱结石、尿道结石。

尿路结石的常见症状包括疼痛和血尿；并发感染时，可有尿频、尿急、尿痛和发热症状；若结石梗阻引起严重肾积水，患侧腰部或上腹部偏外侧可摸到包块。体检可有肾区叩击痛、输尿管行径区压痛等。部分尿路结石患者可以没有任何症状。

引起肾绞痛的一般是位于输尿管的结石。当结石在肾盂、输尿管内快速移动或突发嵌顿，可引起输尿管梗阻，输尿管压力快速升高会导致输尿管和肾集合系统扩张，从而引发肾绞痛。除疼痛和血尿外，患者还可有恶心、呕吐、腹胀等症状。

初次发生肾绞痛的患者一般都不知道这是怎么回事，常误以为是阑尾炎、吃坏肚子、胃痛等；有些患者还伴有血尿，尤其是运动后小便里有血，更加惊

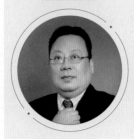

专家简介

郭剑明　复旦大学附属中山医院泌尿外科主任、教授、博士生导师，上海市医学会泌尿外科专科分会副主委，上海市抗癌协会泌尿肿瘤专委会副主委，上海市中西医结合泌尿男科分会副主委，中国医师协会泌尿外科医师分会常委，中华医学会泌尿外科分会肿瘤学组委员，中国抗癌协会泌尿男生殖系肿瘤专委会常委。

慌失措。而当他们到了医院，也是一头雾水，不知道该看什么科室。告诉大家一个简单的方法：只要与小便有关的，直接挂泌尿外科，如血尿、尿频、尿急、尿痛等；如果只有疼痛，可至急诊或门诊的预检台，由专业医务人员推荐就诊科室。

曾经发生过肾绞痛的患者，若疼痛能忍受，可先服用止痛药，再去泌尿外科门诊（部分医院有泌尿外科结石专病门诊）就诊，由医生评估是否需要进一步治疗。若疼痛不能忍受，可直接去急诊诊治。

肾绞痛发作后，复查不可少

肾绞痛发作后，不管有没有再出现疼痛，患者都应在2～3周后去医院复查。国外有研究显示，肾绞痛缓解（疼痛缓解超过72小时）不一定意味着输尿管结石已经排出。临床上，因肾绞痛发作后未及时复查和干预，当再次出现疼痛后才发现结石较之前增大了许多，使原本只需要通过非手术治疗就能自行排出结石的"小毛病"，变成了不得不进行手术干预的"大麻烦"。因此，患者切不可轻视小小的尿路结石，应定期复查、适时干预，以免延误病情，引发肾积水，甚至影响肾功能。

输尿管结石，部分需干预

尿路结石是否需要治疗，取决于结石大小及部位、医院的设备条件、医生的技术水平、患者的全身情况和治疗意愿、所需费用等。输尿管结石的自然通过率取决于结石的大小，结石越小，自然通过率越高。直径2毫米以下的输尿管结石，只有5%的患者需要干预；直径4毫米以上的输尿管结石，有50%以上的患者需要干预。干预手段主要分为手术治疗和保守治疗。

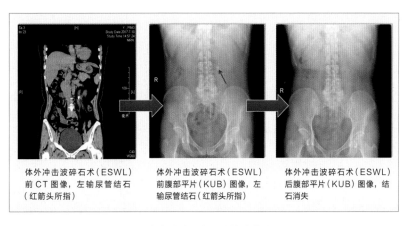

体外冲击波碎石术（ESWL）前CT图像，左输尿管结石（红箭头所指）　体外冲击波碎石术（ESWL）前腹部平片（KUB）图像，左输尿管结石（红箭头所指）　体外冲击波碎石术（ESWL）后腹部平片（KUB）图像，结石消失

体外冲击波碎石术治疗输尿管结石

● 手术治疗

经尿道输尿管镜碎石术适用于治疗输尿管中、下段结石，经尿道输尿管软镜碎石术适用于治疗肾盂肾盏结石及输尿管上段结石，体外冲击波碎石术是治疗2厘米以下肾结石和1厘米以下输尿管结石的首选方法，物理振动排石术可帮助排出6毫米以下的小结石。

● 保守治疗

主要包括药物治疗和饮食疗法。前者主要包括溶石疗法（枸橼酸钾，主要用于非钙性结石）、排石疗法（水化、中药排石、α_1受体阻滞剂等）和防石疗法（枸橼酸氢钾钠颗粒等）。后者主要包括水化（大量饮水，保持每日尿量2000毫升以上）、限制草酸摄入（少吃菠菜、浓茶、巧克力、草莓、各种坚果等）、限制蛋白质和钠的摄入、尿酸结石患者采用低嘌呤饮食（忌食动物内脏、海鲜、肉类、鱼虾等）、适当补充枸橼酸钾（如柑橘类水果等）等。**PM**

下周有个项目需要连续加班、熬夜,小杨未雨绸缪,趁着周末休息,每天睡十几个小时,想用预先"储存"睡眠的方式给身体"充足电"。周一起床去上班时,他感觉浑身没力气,昏昏沉沉,晚上熬夜时仍感困倦、疲惫。

小李周五熬了个通宵,周末在家睡得昏天黑地,想把睡眠不足"欠的债"给补回来。睡了十几个小时,他还是感觉"没睡够",接下来的几天一直哈欠连天,没有精神。

林女士最近常感疲惫无力,便每天早睡晚起,睡眠时间将近10小时,但白天还是感觉困倦乏力、想睡觉。于是她到医院就诊,想找医生开点中药补一补。医生给她做了检查,发现其甲状腺功能减退,让她到内分泌科治疗。

陈先生最近经常不分场合就"睡觉",有时感觉四肢无力,甚至说不出话来。到医院做了相关检查后,医生告诉他,这是发作性睡病的表现,平时不能开车,否则会有危险。

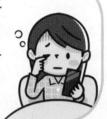

扫描二维码,立即收听

越睡越累 ➤ 是什么"病"

复旦大学附属华山医院神经内科副主任医师　王剑虹

缺乏睡眠会令人困倦疲乏,但这些越睡越累的"病"是怎么回事?睡眠时间过长会危害健康吗?

越睡越累的"真相"

导致越睡越累或越睡越困的原因可分为两大类:一是睡眠习惯不当,二是某些疾病。

❶ 睡眠不能"预存"和"偿还"

睡眠无法预存,不能像银行的钱一样进行等价兑换,"欠觉"也不一定要等量偿还。也就是说,熬夜前后无节制补眠的方法并不可取。因为人体生物钟负责调节清醒和睡眠,以及与之匹配的内分泌、免疫系统平衡,与生物钟不符的睡眠往往会使人越睡越累。

当夜幕降临时,人体生物钟会促使褪黑素分泌逐渐增多,使人感到困倦。如果此时人们能进入睡眠,特别是深睡眠,其内分泌和免疫系统发挥作用,机体各脏器生理功能处于修复和调整状态,可恢复精力,巩固记忆;维持免疫和内分泌平衡,减少疾病发生;加强新陈代谢,促进机体焕发新生。因此,与昼夜平衡、自然规律匹配的优质夜间睡眠,被人们称作"黄金睡眠""美容觉""世界上最珍贵且免费的补药"等。

当太阳升起时,人体生物钟会向大脑和全身所有组织器官发出"清醒"的指令,这些组织器官的细胞活动会自动结束睡眠状态,为新一天的生活做好准备。如果这时人们呼呼大睡,只能让身体肌肉和大脑得到放松,恢复部分体力和精力,其他系统(如免疫系统、内分泌系统、皮肤等)则进入白天的"清醒"状态,无法配合睡眠进行修复和调整。此时的睡眠只有休息作用,失去了维持内分泌和免疫平衡、促进皮肤代谢等功效,睡眠作用大打折扣。

总之，长期"晚睡晚起"，与生物钟"对着干"，机体得不到充分的休整，容易造成功能紊乱（即亚健康），进一步发展将导致疾病。此外，睡眠时间过长会抑制肌肉和大脑的兴奋，降低新陈代谢，使人昏沉、无精打采。

❷ 警惕疾病引起的"假睡眠"

有些人"睡眠时间长""爱睡觉"其实是一种嗜睡症状，往往由疾病所致，如甲状腺功能减退症、营养不良、糖尿病、肥胖、脑血管病、发作性睡病等。

因此，没有熬夜等不良作息习惯者出现嗜睡症状，应及时就医，早诊早治，才能恢复正常睡眠。

"拯救"睡眠的方法

无论何种原因引起的越睡越累，都不应在白天无节制"补觉"，而应恢复并坚持正确的睡眠规律，使生物钟重回正轨。

● **尽量"收复"夜间睡眠** 深入了解熬夜危害，尽量不熬夜、少熬夜。如果不能避免熬夜，尽量在凌晨1点前上床休息，能够正常入睡的人仍可"收复"部分免疫和内分泌调节作用。

● **避免"报复性"恶补睡眠** 有些人熬到下半夜或通宵后，白天睡七八个小时，一直睡到中午甚至下午，导致晚上睡不着，特别是失眠患者，容易造成恶性循环，影响和破坏夜间睡眠，得不偿失。

● **白天"短补"，晚上"长补"** 正确的补觉方法是：熬夜后的白天可短时间补觉，午睡时长应控制在25~40分钟以内，尽量把补觉时间放到第二天晚上，使机体重新跟上生物钟的节奏。如果周一到周五的睡眠时间得不到充分保证，都有"缺觉"现象，可在周末晚起1~2小时补觉。

人有睡眠周期，先开始浅睡眠，逐渐进入深睡眠。当周末有大把时间白天睡觉时，如果在深睡眠中醒来，脑子会更昏沉，越睡越累、越睡越蒙，睡眠作用适得其反。所以，午睡需要控制时间，在深度睡眠发生前醒来，能快速恢复身体能量和大脑活力，清醒、高效地投入工作、生活中。**PM**

什么是发作性睡病

发作性睡病是一种与遗传和环境因素有关的慢性睡眠障碍，以不可抗拒的短时睡眠发作为主要表现，具有以下三个特点：

❶ 不分场合地快速入睡

比如：在高速公路上开车，突然睡着了，导致交通事故；上一秒正在听领导讲工作安排，下一秒居然呼呼大睡；看精彩球赛、吃饭、走路时都能睡着……

❷ 猝倒发作

情绪激动时，尤其是大笑时，突然肌肉无力，典型表现为头往下垂、身体前倾、手臂下垂、膝盖弯曲，严重者可跌倒，持续时间短，多在几分钟内自行恢复。

❸ 睡眠瘫痪

睡眠瘫痪是刚刚要睡着或将醒未醒时出现的一种恐怖体验，患者突然动弹不得，不能讲话，不能深呼吸或睁开眼睛，常伴有幻觉，且多为不愉快的体验。

发作性睡病使患者夜间睡不好、白天不分场合睡大觉，影响正常学习、工作和社交，甚至导致危险事件。出现上述症状时，患者可到医院进行睡眠监测，明确诊断后可通过药物治疗控制症状，改善生活质量。此外，发作性睡病患者应避免从事驾驶、高空作业等危险性工作。

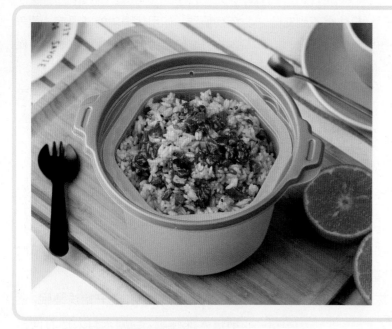

随着人们生活水平的提高和工作节奏的加快，方便食品需求量日益增加，作为主食的米饭方便化成为趋势。很多人平时工作繁忙，亲自下厨的时间有限，加之不少年轻人并不擅长厨艺，包含菜品的自热米饭套餐（也称方便米饭）既省时省力，味道不错，又方便携带和保存，俘获了很多上班族和厨房"小白"的芳心。尤其是近年来，由于新冠肺炎疫情的影响，自热米饭更成为很多家庭的必备"囤粮"。然而，近来有人发现自热米饭中的大米似乎与平常食用的大米不一样。这种米究竟有何特殊之处？营养价值和安全性如何？是否存在健康隐患？

自热米饭的 米中"乾坤"

浙江大学生物系统工程与食品科学学院教授　沈立荣

疑问一： 自热米饭中的大米与天然大米有何区别？

人们平常煮饭的过程是天然大米由生变熟的过程。而自热米饭则是用热水将原本已经熟了的米制品加热泡发，如同将隔夜饭重新加热，只需十几分钟就能食用，方便快捷。

这类方便米包里的大米不是天然大米，而是以天然大米为主要原料制作的"人造大米"。不使用原始颗粒的天然大米，主要是因为根据自热米饭的存储条件和食用方式，天然大米难以快速煮熟、入口即食。这与传统的方便食品——方便面情况不同。方便面经过油炸，泡水后会复原，但大米经油炸或干燥后再泡水，口感与米饭差异很大。因此，自热米饭中的米是将天然大米磨成米粉，加水做成米糊，蒸熟烘干，压制成大米的形状，最后抛光而成。也就是说，自热米饭里的大米是已经煮熟的"人造大米"（也称"重组米"）。

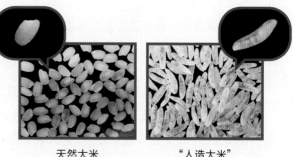
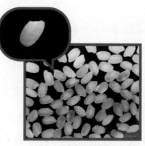

天然大米　　　　"人造大米"

人们平时吃的天然大米经过精制加工，去除了大部分种皮和胚芽，一头尖一头圆，尖的那头是胚芽坑留下的尖角。而自热米饭里的人造大米则是完整椭圆形，大小比较均匀，虽然也有跟大米类似的外形，但其米粒两头都是圆的，并不具备天然大米的细部特征。

在放大 10 000 倍的电子显微镜下，可以看见天然大米的淀粉结构类似砖瓦房，是一块块"砖"堆砌起来的；而自热米饭的大米淀粉

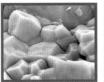 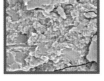

天然大米　　　　"人造大米"

结构像河边的碎石滩，支离破碎、大小不一，因为它们是由淀粉和多种添加剂配方重组加工制成，原有的淀粉结构已经被破坏。

疑问二：　自热米饭中的大米为何要添加其他成分？

查看自热米饭米包的配料表可见，除大米外，还常常包含食用玉米淀粉、糯米、马铃薯淀粉、单双甘油脂肪酸酯、磷酸二氢钙等成分。这是因为，磨碎后再重组的大米与天然大米制作的米饭在口感、香味上有一定差异，这也是一些消费者认为其没有嚼劲、不够香的原因。为改善口感，重组大米生产过程中会添加食用玉米淀粉、糯米粉、马铃薯粉、魔芋精粉等。

单双甘油脂肪酸酯是一种乳化剂，在饼干、糕点、面包等食品中很常见，可以改善食物的口感，也能让挤压形成的米粒表面更光滑；磷酸二氢钙可以改善食品的黏着力和持水性，属于一种稳定剂，也常见于米面制品。这些食品添加剂可以说是生产"人造大米"必不可少的，也是国家标准中允许在食品中使用的，在合理使用的情况下，对人体并没有危害。

疑问三：　自热米饭中的大米是否存在健康隐患？

首先，这种"人造大米"中原有的大米营养成分已经被破坏。除淀粉外，大米还含有人体必需的多种矿物质和维生素，这种"回锅饭"经过二次烹饪，会流失 B 族维生素等营养成分。

其次，单双甘油脂肪酸酯作为一种油脂，会使人体内脂肪酸含量增加，糖尿病及血脂异常患者应尽量少摄入。

第三，自热米饭属于预制菜范畴，目前尚无相关国家标准，并未要求生产企业在配料表中注明产品中的米饭到底是"天然大米"还是"工程米""重组米"；同时，"重组米"也没有对应的标准，没有明确能否添加大米之外的原料或食品添加剂，只有地方标准、企业标准和团体标准。由于"重组米"是用大米和其他成分再加工而成的，可能会使用品质稍差一些的大米。不过，就"重组米"工艺本身而言，如果生产企业不偷工减料、不以次充好、不滥用添加剂、卫生状况达标，并不存在额外的安全隐患。

需要提醒的是，"重组米"是工业化生产的加工食品，与天然食品在口感、香味、营养构成上有一定差异，主要是为满足特殊人群或特定情况下方便即食的膳食需求而制造的，如野外旅行等，可偶尔食用，如果将之当作正餐经常食用，可能会引起营养不良、体重增加等。因为自热米饭中的菜品和大米经过加工，营养成分均会有所流失，难以与新鲜食物媲美，且菜品为迎合大众口味及延长保存期，脂肪、盐的含量往往较高，不利于健康。消费者应客观看待此类产品，按需选择，选购时应注意查看其包装上的生产许可、执行标准、营养标签、配料表是否规范。**PM**

专家简介

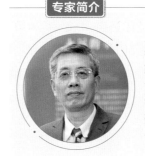

沈立荣　浙江大学生物系统工程与食品科学学院教授、博士生导师，中国营养学会营养转化医学分会理事，浙江省农业科学院质量营养研究所特聘研究员，浙江省食品安全专家委员会专家，浙江省食品科技学会理事，杭州市食品药品安全应急专家委员会副主任，杭州市食品营养学会理事长。长期从事食品营养健康与食品安全基础研究和应用开发工作。

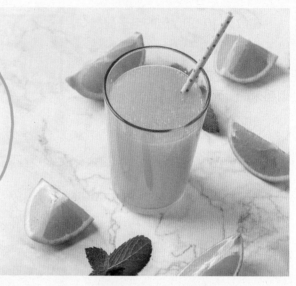

果汁是很多人喜爱的饮料，尤其是含有果肉颗粒的悬浮型饮料，因具有类似鲜榨果汁的口感、令人感到更加"货真价实"而备受青睐。近来，网上有言论称："天然鲜榨果汁中的果粒均会沉淀在杯底，而悬浮型果汁的果粒却均匀悬浮在饮料中，因为其中添加了增稠剂或胶体，喝这种饮料就像吃塑料一样，会危害健康。"这种饮料是如何实现果粒悬浮的？真的会对健康产生不良影响吗？

饮料中的 果粒 是怎么 悬浮 的

华东理工大学食品科学与工程系教授 刘少伟

悬浮型果粒饮料作为一个独特的饮料品种，自20世纪80年代问世以来，已走过40多年的历程。由于其具有真实感强、外观漂亮、营养丰富、饮用方便等特点，深受消费者的喜爱，目前有柑橘、椰果、明列子、马蹄、芦荟、葡萄、桃子等一系列悬浮果粒产品，多年来稳占饮料市场的一席之地。

实现悬浮，主要靠悬浮剂

悬浮型果粒饮料是在果汁中加入水果的囊胞或果肉颗粒，通过糖酸液调配制得的产品。它要求果汁含量不少于10%，果粒含量不少于5%。悬浮在饮料中的果粒，不仅使饮料具备天然而直观的感观，更能取得消费者的认同，还丰富了饮料的口感和风味，提高了饮料的营养价值。

使果粒悬浮的原理主要是使果粒密度近似于饮料（即悬浮液）的密度，实际上是一种微碎凝胶对果粒的支撑现象。一般情况下，饮料中的固态颗粒因各自密度不同，很容易分层或沉淀，可采用以下三种方法使之均匀悬浮：

① 尽可能减小颗粒直径。

② 调节饮料的密度，使液体密度与颗粒接近（一般是调节糖液的浓度和果汁的含量）。

③ 使用悬浮剂，使饮料的黏度增加，降低内容物的沉降速度。

由于在实际生产过程中有些粒胞不可能经过细化处理，故只能通过添加合适的悬浮剂或调节饮料浓度使粒胞悬浮均匀。

从理论上讲，一切能产生凝胶的单体或复合胶都可用作悬浮剂，但真正能作为悬浮剂在生产中应用的胶体必须具备以下几个条件：

● 符合食品添加剂的安全性要求。

● 具有很好的风味释放性能，口感优良。

● 具有优越的耐酸热分解能力。

● 抗析水性能强。

● 便于工艺操作。

● 需要使用的量较少，具有较好的经济性能。

常用的悬浮剂

● 海藻酸钠

海藻酸钠是从藻类中提取的多糖类物质，主要由甘露糖醛酸和古洛糖醛酸单体组成。从不同海藻中提取的海藻酸钠中两种单体的含量比例不尽相同，这会影响产品的理化性质：高甘露糖醛酸海藻酸钠形成的凝胶强度高、易碎，有较好的热稳定性；高古洛糖醛酸海藻酸钠形成的凝胶比较软，热稳定性差，但弹性和冻融稳定性较好。

● 琼脂、卡拉胶

琼脂有较好的透明度和悬浮性能，口感爽滑，但耐酸、耐热性太差，在酸性条件下极易降解失效。用琼脂作为悬浮剂的饮料有时在受到机械振动后，胶体的凝胶状态会被破坏，析出部分自由水，在饮料上部出现一段既不含悬浮剂，又不含果粒的透明层，与下部饮料形成明显界限（即析水现象），同时产生絮状的胶体凝聚物，易被消费者误认为饮料变质。因此，严格掌握工艺温度和高温持续时间、选择合适的酸味剂和pH值是琼脂悬浮作用成功的关键。琼脂和羧甲基纤维素钠组合，制得的产品清亮透明，稳定性较佳。卡拉胶的性能与琼脂类似。

● 结冷胶

结冷胶是一种微生物多糖，分为高酰基和低酰基两种。低酰基结冷胶形成的凝胶结实、有脆性，类似于琼脂，具有良好的承托力，可以使饮料保持良好的流动性，在酸性条件下也很稳定，因此在果粒悬浮饮料中有很好的应用价值。高酰基结冷胶在低浓度时能发挥良好的悬浮作用，具有用量省、耐热、抗析水、不挂壁等优点，更适合应用于在乳品中悬浮果肉。

● 黄原胶

黄原胶是从微生物中发现的中性水溶性多糖。它的显著特征是与甘露聚糖混合后，黏度明显增加，故两者的复合物能用作果粒饮料悬浮剂，其中广泛应用的有黄原胶-魔芋胶及黄原胶-槐豆胶两种组合。黄原胶虽然悬浮性较强，但流动性差，颜色比较深，不透明。以黄原胶-甘露聚糖类胶体作为悬浮剂时，其凝胶作用主要是靠两种胶体经物理嵌合及氢键缔合而形成，若在形成凝胶后受到稍强的机械振荡，氢键很容易遭到破坏，产生析水或沉淀；此时稍加摇动，便可使颗粒均匀，不会破坏凝胶现象。

● 果胶

果胶是从柑橘果皮等中提取的一种植物胶，分为高酯果胶和低酯果胶。高酯果胶依靠氢键与糖、酸结合形成凝胶，要求饮料的糖浓度较高，一般难以在悬浮饮料中应用。而低酯果胶只需有一定浓度的阳离子就可以在少糖或无糖条件下形成凝胶。低酯果胶用于悬浮饮料的优点是口感爽滑，耐酸性强，适合在酸性饮料中使用；缺点是添加量较大，价格偏高。

悬浮饮料与塑料无关

上述几种常见的悬浮剂均是从天然植物、微生物等中提取而成的，属于多糖类物质，与塑料并无关系，属于符合国家标准的食品添加剂。严格按照标准中的规定范围和用量使用食品添加剂是安全的。

需要注意的是，选购食品应尽量选择正规渠道购买正规厂商生产的产品，不能贪图便宜而购买三无产品，毕竟不法商家滥用食品添加剂甚至使用非法添加物的情况还是存在的。

消费者在购买悬浮型果粒饮料时，可以通过一些简易的方法判断其质量好坏：①将一把囊胞果粒甩出去，应分散不粘连；②将囊胞果粒用剪刀剪开，横截面应平整无凹痕，感观比较饱满；③果粒色泽应与原料本身颜色相符，无明显褐变或灰暗；④果粒口味应与原料口味相同，无明显异味。**PM**

传统的食品包装仅用作保护食品免受机械损伤和微生物污染，功能较为单一，保鲜能力有限，且不可生物降解，大量使用和丢弃给生态环境带来了沉重负担。随着科技的发展和先进材料的开发、应用，食品包装的功能得到进一步细化和提升，活性包装、智能包装和可食性包装等新型包装应运而生。

新型包装：食品升级"防护衣"

上海交通大学农业与生物学院食品科学与工程系
岳 进（副研究员） 闵甜甜

活性包装：保鲜功能升级

活性包装是指通过在包装中添加活性成分来改善包装中气体环境、湿度和微生物等条件，以保持食品品质和营养价值，延长货架期或改善安全性、感官特性的新型包装方式。活性包装可分为释放型和吸收型，前者通过释放功能性活性成分到食品包装内环境中保鲜，后者通过吸收包装内环境的一些有害物质延缓食品变质。根据包装材料中添加的活性物质类型，活性包装有抗菌包装、抗氧化包装、乙烯清除包装、氧气清除包装及二氧化碳释放包装等几种类型。例如：在包装中添加具有抗菌和抗氧化作用的天然植物精油或多酚活性物质，添加乙烯抑制剂以延缓水果的衰老和变质，等等。

智能包装：精确反映食物新鲜程度

智能包装是在传统包装基础上结合物理、化学、计算机等技术，使其可以感知、监控、记录食物品质变化或食物所处环境（温度、湿度、气体等）变化，并将信息传递给消费者，帮助判断食品品质的包装技术。智能包装能及时而直观地反映食物的新鲜程度，包括微生物含量指示包装、pH指示包装、温度指示包装、湿度指示包装及时间指示包装等形式。比如：包装与微生物检测技术相结合，当食品中微生物增长至一定水平时，会引起外包装的颜色变化；时间－温度指示型通过时间温度积累效应指示食品的温度变化历程；利用指示剂从还原状态到氧化状态时的颜色（从白色或粉色变为蓝色）反映包装中的氧气含量变化；通过pH试纸、酶及化学试剂发生反应而产生的颜色变化判断密封包装是否泄露；利用H_2S（硫化氢）与肌红蛋白可形成绿色的硫化肌红蛋白，反映肉类和蛋类的新鲜程度；等等。目前也有一种智能变色标签能综合反映食物的可食用性。该标签的初始颜色为土黄色，当变为橘红色时，表明包装内食品质量下降，提醒消费者尽快食用；当颜色变为紫色时，说明食品变质严重，提示消费者不可食用。

可食性包装：方便环保，避免污染

可食性包装覆盖在食物表面，不仅可以在一定程度上隔绝食物和空气的接触，避免细菌入侵，还能锁住水分，最大的优势是可食用，有助于解决废物处理难题。可食性包装材料主要以蛋白质、多糖、植物纤维素及脂类等可被人体消化吸收的天然物质为基材，通过各物质分子间的相互作用，形成具有多孔网络结构的包装材料。不过，由于天然材料对水分较为敏感，目前可食性包装材料的阻水性较差，通常在成膜过程中添加脂类等物质来提高可食性包装膜的阻水性能。**PM**

近日，某著名调味品企业因被曝光在国内销售的酱油含多种添加剂，在国外销售的产品却"零添加"而被质疑"双标"。这一事件引发了人们对酱油品质的关注，主打产品以"零添加"为卖点的酱油品牌销量激增。很多消费者认为，添加了多种食品添加剂的酱油不健康、不安全；也有人认为，"零添加"的工业产品压根不存在，实际上是为营销而鼓吹的伪概念。那么，事实究竟如何呢？

"零添加" 酱油的真相

上海市食品研究所教授级高级工程师　马志英

疑问一： 含添加剂的酱油是否不安全？

酱油的主要原料是水、大豆、小麦和食盐，其总重量的 90% 以上是这些原料经酿造后的提取液。我国相关标准规定，酱油中可以添加以下 4 种食品添加剂：①增鲜剂：如谷氨酸钠（味精）、呈味核苷酸二钠等，可使酱油的鲜味大大提升。②甜味剂：可使酱油的咸味变得柔和鲜美、丰富醇厚，目前使用较多的是三氯蔗糖，其甜度是蔗糖的数百倍，我国允许在酱油中的最大使用量为 0.25 克/千克。③焦糖色素：酱油中的老抽常用其增色，由于焦糖色素含有少量 4-甲基咪唑，曾经引起对其致癌性的质疑。后经进一步研究，世界有关权威机构均确认焦糖色素是安全的，我国标准中没有设定其使用限量。④防腐剂：酱油中允许使用的防腐剂有山梨酸钾、苯甲酸钠和丙酸钠等。我国标准对山梨酸钾、苯甲酸钠的最大用量限制为 1 克/千克，这些防腐剂在世界各国广泛使用。添加这些食品添加剂可以改善酱油的色、香、味，延长保质期，但添加剂总量一般不会超过酱油总量的 5%，只要不超过标准限量，对人体健康不会产生危害。

疑问二： 酱油可以实现真正"零添加"吗？

不添加食品添加剂的酱油在生产技术上可以做到。大豆经发酵后会产生有鲜味的氨基酸，酱油的氨基酸态氮含量越高，味道越鲜美。在酿造过程中，酿好的酱油需要分批从发酵缸中抽取出来，其中第一次提炼出的酱油被称为"头抽"。头抽酱油的氨基酸态氮含量较高，可以不加增鲜剂。至于三氯蔗糖等甜味剂，可以不添加或用白砂糖代替。生抽可以不加焦糖色素，而老抽则较难做到。酱油是微生物发酵的产物，在生产和储存过程中可能会受杂菌污染。如果不添加防腐剂，可以通过提高盐浓度增强抑菌能力，但口感会特别咸。也可以采取其他抑菌技术，但成本会有所增加。

疑问三： "零添加"酱油更好吗？

其实，为满足消费者的多元化需求，目前国内外市场上均有"零添加"酱油的身影。不过，受使用场景、消费水平和口味习惯的影响，国内含添加剂的配制酱油销量往往更高。

传统的天然酿造酱油生产过程耗时长、难以规模化，使用食品添加剂可以压缩生产周期、降低成本。

"零添加"酱油与普通酱油相比，价格往往较高，保质期较短，且因不含甜味剂而口感稍逊色。此外，有些以"零添加"为噱头的酱油氨基酸态氮含量低、咸而不鲜，品质甚至不及含添加剂的配制酱油。当然，在氨基酸态氮等质量指标优良的情况下，真正做到"零添加"的酱油是更好的选择。**PM**

冬季气候寒冷干燥，人们摄入新鲜蔬菜、水果的种类和数量较少，再加上进行户外运动的时间受限制，较易发生便秘。另外，部分人有冬令进补的传统食养习惯，如果盲目进补，可引起消化不良，容易上火，也会发生便秘。用应季食材冬笋做几道美食，有助于预防和改善冬季便秘。

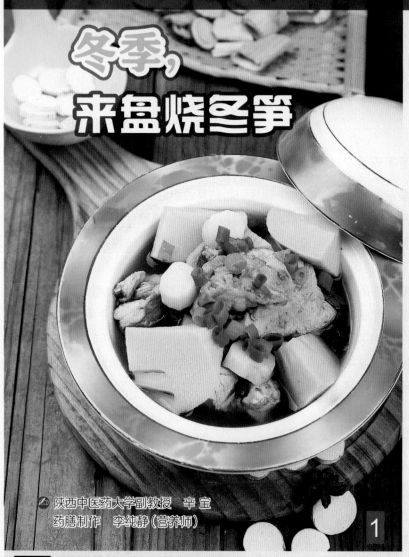

冬季，来盘烧冬笋

陕西中医药大学副教授　辛宝
药膳制作　李纯静（营养师）

食材 冬笋 200 克，排骨 500 克，山药 20 克，肉苁蓉 15 克，牛膝 15 克，枳壳 5 克，姜 1 块，大葱 1 根，八角 1 个，香叶 4 片，盐、胡椒粉适量。

"刮油水"，通肠胃

竹笋一年四季都有，但唯有春笋、冬笋味道佳，其中又以冬笋肉质最鲜美。冬笋是竹的嫩芽，与春笋不同，它"低调"地长在地下，尚未破土而出，呈枣核形（即两头小、中间大），外壳（皮）略带茸毛，皮黄白色，肉淡白色。提到冬笋，不少人会直摇头："'吃一餐笋，刮三天油'，实在没啥吃头。"其实冬笋的营养价值很高，素有"金衣白玉，蔬中一绝"的美誉。它富含多种蛋白质和氨基酸，

可搭配各种肉类烹饪，味道鲜美；富含膳食纤维，有助消化，预防便秘。

从中医角度来讲，冬笋味甘，性微寒，归胃、肺经，具有滋阴凉血、和中润肠、清热化痰、解渴除烦、益气健脾、开胃消食、宽肠利膈、利尿通便、养肝明目、消油腻等功效，主治食欲不振、胃口不开、脘痞胸闷、大便秘结、痰涎壅滞、形体肥胖等病症。外感风热或肺热咳嗽、痰多色黄、发热口渴、小便不利者食用，可改善症状；对肥胖、冠心病、高血压、糖尿病和动脉硬化等患者有一定的食疗作用。

吃冬笋，要适量

喜爱冬笋者常隔三岔五食用，甚至一顿吃掉一大盘。但冬笋性寒，粗纤维含量高，过量食用容易诱发胃肠不适。因此要注意以下食用禁忌：

❶ 每次不宜超过 150 克，每周可食用 2 次。

❷ 尽量不要与生冷食物同时食用，尤其是体质偏寒者，以免引起腹痛、腹泻等胃肠不适。

❸ 胃肠道疾病患者不可多食，严重胃或十二指肠溃疡、胃出血、肝硬化、食管静脉曲张、慢性肠炎、腹泻等疾病患者应忌食；过敏体质者应慎食。

❹ 烹制冬笋前最好先焯水，去掉部分草酸，以利于消化吸收。

① 冬笋苁蓉排骨煲

制作方法：排骨用清水浸泡半小时，焯水，捞出；冬笋切滚刀块，焯水，捞出备用；排骨下油锅炒至变色，加入冬笋块、山药、肉苁蓉、牛膝、枳壳、姜片、葱段、八角、香叶和适量清水，大火煮沸，转到砂锅内，煲 60 分钟左右，加盐、胡椒粉调味即可。

食疗功效：山药可益气健脾、补肾益肺，肉苁蓉可补肾壮阳、益精滑肠，牛膝可补肝肾、强筋骨、逐瘀通经，枳壳可理气宽中、行气消胀，四者与冬笋同用，共奏温补壮阳、消食通便之效。该煲浓香滋润，适合阳虚体弱者、老年人食疗，症见腰酸腿软、面色无华、怕冷、头晕、阳虚便秘等。

② 冬笋玉竹老鸭汤

制作方法：老鸭洗净，剁成小块；冬笋去皮，切成块；锅内倒入清水煮沸，把鸭块放入锅中煮 10 分钟左右捞出；冬笋焯水，捞出放到冷水里，浸泡片刻后捞出，沥干；将鸭块、冬笋块、玉竹、姜片放入锅中，倒入清水，大火煮开后改小火煲 2 小时左右，加盐、鸡精、胡椒粉调味，撒上葱末即可。

食疗功效：鸭肉可益气养阴、健脾养胃，冬笋可清热除烦、润肠通便，玉竹可养阴润燥、生津止渴，药食合用，共奏益气养阴、润肠通便之效。该汤清润鲜美，适合气血不足、阴虚津亏者食疗，症见口干舌燥、毛发干枯、皮肤皲裂、大便秘结（阴虚便秘）等。

③ 杞菊烧冬笋

制作方法：冬笋切成菱形块，焯水，捞出，沥干，入油锅低温炸成金黄色，捞出；锅中加清汤、冬笋、枸杞子、麦冬、菊花、栀子，旺火烧开后改小火，加入调料，熬至卤汁干即可。

食疗功效：枸杞子可滋补肝肾、益精明目，麦冬可养阴润肺、清心除烦，菊花可疏风清热、平肝明目，栀子可泻火除烦、清热凉血，四者与冬笋同用，共奏滋阴养肝明目、清热通便之效。适合阴虚火旺者食疗，症见心烦气躁、身热面赤、眼睛干涩、腹胀便秘（热秘）、小便赤涩等。该药膳多用寒凉之药，虚寒怕冷者不宜食用。 **PM**

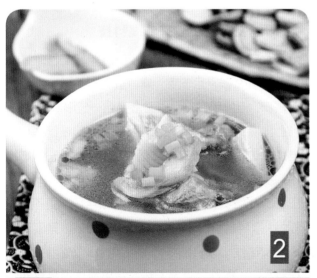

食材 老鸭半只（约 400 克），冬笋 200 克，玉竹 15 克，姜片、葱末、盐、鸡精、胡椒粉各适量。

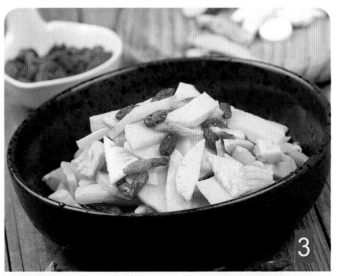

食材 冬笋 300 克，枸杞子 10 克，麦冬 10 克，鲜菊花 5 克（干品 3 克），栀子 3 克，盐、酱油、糖、醋、味精各适量。

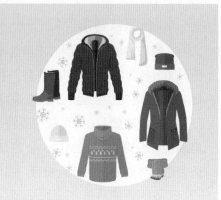

进入寒冬，大家都穿上了厚厚的冬装。如今，既能御寒保暖又轻便美观成为人们对冬季服装的需求，而随着科技的发展，号称"黑科技"御寒神器的"自发热"服装成为热门商品。各种"自发热"产品琳琅满目，"德绒发热纤维""高分子石墨烯""远红外"等看起来"高大上"的宣传语令人眼花缭乱。这些"自发热"产品是如何发挥作用的？真的又轻薄又保暖吗？是否值得入手？

扫描二维码，立即收听

探秘"自发热"服装

国家纺织制品质量监督检验中心研究员　王宝军

目前市面上宣传的所谓"自发热"服装主要有3类：吸湿发热类、远红外类和电加热类。

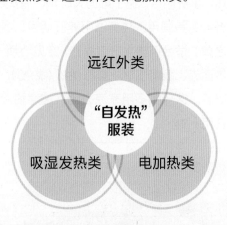

远红外类

"自发热"服装

吸湿发热类　电加热类

"自发热"服装多为吸湿发热类产品

目前市场上宣称的"自发热"服装大多数属于吸湿发热类产品。这类服装应用的原理是：当环境中的水分子被纤维中大分子上的极性基团吸引而与之结合时，动能会转换为热能，释放热量，这就是"吸湿发热"。所有纤维从相对干燥的环境到相对潮湿的环境，都会吸收空气中或人体蒸发的水分，产生吸湿发热现象，区别在于不同纤维吸湿发热的程度不同，纤维回潮率越大，吸湿越多，放热越多。天然纤维吸湿发热性能相对较强，其中尤以羊毛纤维更为明显。

"吸湿发热纤维"并非高科技

常规的天然纤维虽然自身就具有吸湿发热性能，但发热程度有限，且羊毛、麻、蚕丝的吸湿发热程度虽然较高，但应用在贴身衣物上受到一定限制。因此，市场上出现了专门的"吸湿发热纤维"，即在某些化学纤维加工过程中进行改造或添加某些化学成分，增加其中的极性基团，提高吸湿性，从而增加发热。这种加工工艺在纺织品行业其实并不是新手段，更不足以被称为"黑科技"。所谓的"自发热"服装，其实就是用吸湿发热性比较强的纤维制成的，以改性腈纶、涤纶材料为主，称其为吸湿发热服装更能体现其真实特性。"自发热"服装的说法是不科学的，是一种偷换概念的营销手段。

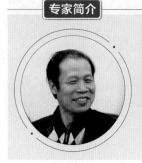

专家简介

王宝军　中国纺织科学研究院标准化研究所／国家纺织制品质量监督检验中心研究员，全国纺织品标准化技术委员会委员，中国消费者协会专家委员会委员。长期从事纺织品标准化与测试技术研究和测试技术管理工作。

"吸湿发热纤维"检测有效≠实际有效

目前有一些吸湿发热类服装商家提供了反映产品发热性能的检测报告，对消费者产生了一定误导。因为吸湿发热性能的标准检测方法是先将样品烘干后再放入湿度为90%的高湿环境中，检测其吸湿过程中样品的温度变化。

这与实际穿着该服装的情况有明显差距：首先，实际穿着时一般不会先将衣物烘干再穿，服装在穿着前往往就已经从环境中充分吸湿，而正常穿着时人体表面只有少量汗液，湿度不会比环境湿度大很多，因此实际的吸湿发热量极其有限；其次，纤维吸湿的过程中，发热在几分钟内就达到极限，而后迅速衰减，因为纤维吸湿达到饱和后就不会再吸收水分，也就不会继续发热。

"吸湿发热纤维"反而会吸热

吸湿发热纤维吸湿达到饱和后不会再吸收水分，而在环境湿度降低时纤维中饱和的水分会逐渐散失，放湿过程必然伴随着吸热过程。秋冬季的环境温度远低于人体温度，故在"吸热散湿"过程中，纤维只能吸收人体散发的热量，此时人体反而会感觉到寒意。也就是说，吸湿发热纤维其实一直在"吸湿－放热－散湿－吸热"的过程中循环，商家只描述其前半部分发热的过程，没有介绍后半部分带走热量的过程。

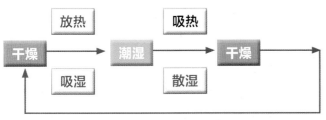

吸湿发热纤维的"吸湿－散湿"循环

远红外服装：其实不属于自发热"家族"

远红外服装采用自身具有吸收和发射远红外线能力的纺织品制成。其实这种产品在20世纪90年代末就出现了，直到近年来才有人将远红外产品归为"自发热"产品，多半是一种迎合热点的营销方式。其保

暖作用主要源于两方面：反射人体发出的远红外线，阻止人体热量向外部散发；发射远红外线，使人体细胞发生共振而产生一定的热效应。

不过，"远红外服装一定比普通服装更保暖"的说法并不科学。这是因为，宣称"添加了远红外陶瓷粉末"并不意味着一定具备良好的远红外性能，其效果与陶瓷粉的种类、配方和粒径均有直接关系，判断此类服装的保暖性，还要从多个维度、结合多种因素综合判断。

电加热服装：发热程度可控

前些年，服装领域一直试图开发出日常生活可用的电加热服装以防严寒，但因为金属加热丝不能洗涤又易断，难以推广应用。

随着科技的进步，近年来研发的导电纤维（如碳纤维、石墨烯纤维等）已广泛应用于棉服甚至内衣。在服装面料中加入这种导电纤维，再外接电源（类似于充电宝或纽扣电池），打开电源后，服装就会发热。区别于前两类服装的是，它属于主动发热，且加热程度可控，穿着者可根据需要调节发热量。不过，也有消费者担心其用电安全、健康影响等问题。

选择保暖衣物，蓬松性和厚度是首要考量

实际上，轻薄与保暖很难兼得。判断一件服装的保暖程度，最重要的是看其蓬松性和厚度。在同样重量的情况下，衣物越蓬松越保暖；在同样蓬松度的情况下，衣物越厚越保暖。因为空气在服装内可以起到隔热作用，既蓬松又厚实的服装中有大量空气，保暖性更好。相比之下，吸湿发热等带来的那点热量几乎可以忽略不计，只是商家为了增加卖点而已。

服装行业增加衣物蓬松性和厚实程度的方法有很多，例如：采用三维卷曲纤维、中空纤维、超细纤维，织物表面起绒，添加填充物，等等。消费者在选购保暖衣物时，应理性消费，根据穿着环境和身体素质选择适合自己的服装，不轻易相信虚假炒作、误导性概念宣传，不盲目跟风。**PM**

胃肠镜检查前，为何要做"无关"检查

同济大学附属第十人民医院消化内科主任医师　周莹群

胃肠镜检查是诊断消化系统疾病的常用手段。不少患者在进行胃肠镜检查前被要求进行心电图、血常规、凝血功能、传染病等检查。不少患者感到纳闷：胃肠镜检查本身就是一项诊断疾病的检查，为什么还要做这些看起来和消化科疾病没什么关系的检查呢？这是因为，医生需要根据这些检查结果，评估患者是否适合进行胃肠镜检查，并制定合适的处理方案，以确保患者的安全。

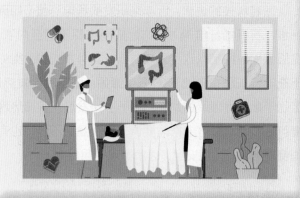

血常规

血常规作为最基本的一项血液检查，可以提供很多临床信息。例如：白细胞水平升高可以反映体内存在炎症；血红蛋白水平能很好地反映有无贫血及体内失血的程度；血小板参与机体的凝血功能，如果血小板含量严重降低，人体的凝血功能会受到一定影响。

凝血功能

凝血功能是用来评估是否容易出血或出血是否容易自行停止的指标。在消化内镜操作过程中，有些患者需要治疗，如进行活检、切除息肉等。这些操作可能会形成创面，如果凝血功能较差，可能会导致出血量较多，甚至引发大出血，危及生命。有些患者长期服用阿司匹林、华法林等抗凝药物，或者有隐性出血性疾病，如血友病，检测凝血功能可以评估术中的出血风险。

心肌标志物

心肌标志物检查涉及的指标主要有肌钙蛋白、肌红蛋白、脑钠肽等，这些是反映心脏疾病的生物化学指标。心肌标志物的升高对心肌缺血、心律失常、心肌梗死有一定的诊断价值。心肌标志物明显升高的患者，一般需要在排除心血管系统疾病后再择期进行胃肠镜检查。

传染病标志物

目前主要筛查的传染病项目包括乙肝、丙肝、梅毒、艾滋病。提前进行传染病筛查是对患者及医务人员的双向保护。筛查项目阳性的患者使用的内镜会经过特殊消毒，防止感染其他患者和医务人员。

血电解质、心电图

进行无痛胃肠镜检查，还需要做血电解质和心电图检查。电解质检查一般包括钾、钠、钙、氯、镁等各项指标。患者在进行肠镜检查前需服用泻药清肠，有可能引发电解质紊乱，此时进行无痛胃肠镜检查，易引发恶性心律失常。

进行无痛胃肠镜检查时，需要进行静脉麻醉，存在一定的麻醉风险。心电图检查可以及时排查心律失常、心肌缺血及心肌梗死等情况，以便麻醉医生更好地评估患者是否适合无痛胃肠镜检查，并根据患者的一般情况制定合适的麻醉方案。PM

检查前列腺，
因何要做经直肠超声

海军军医大学第二附属医院泌尿外科副主任医师　阴 雷

┨生活实例┠

　　卢先生最近参加单位体检，在进行腹部超声检查时，医生告知他有前列腺增生和结节，建议他去医院泌尿外科就诊。卢先生到泌尿外科就诊后，医生建议他做经直肠前列腺超声检查。卢先生很疑惑：已经做了腹部超声，为何还要做经直肠超声？临床上，在进行前列腺疾病检查时，很多患者对腹部超声和经直肠超声检查存在混淆和不解。其实，二者各有优缺点。

腹部、经直肠超声各有优缺点

　　腹部超声检查是临床上最常用的检查手段之一，是泌尿外科医生对患者进行前列腺体检和疾病筛查的有效工具。腹部超声检查的优点是经济、方便、无创伤，对前列腺增生、前列腺囊肿、前列腺钙化等良性病变的判断准确；不足之处在于，对前列腺恶性病变的诊断准确性要差于经直肠超声检查和前列腺磁共振检查。因此，当腹部超声检查发现前列腺内有可疑的结节时，往往需通过经直肠超声或前列腺磁共振等检查来进一步明确诊断。

　　腹部超声是利用探头在腹部皮肤表面进行检查，超声探头与前列腺之间的组织较多，一些局部因素会阻碍超声波穿透，使前列腺结构不能清晰显示，因此常常会影响检查结果的准确性。这些局部因素包括：腹部皮下脂肪组织过厚，肠管内气体较多，患者检查前憋尿不充分、膀胱不充盈，等等。当这些因素影响判断时，医生往往会安排患者接受经直肠超声检查。

　　经直肠超声采用特制的杆状探头检查前列腺。检查时，医生将探头置入患者直肠，此时探头与前列腺之间仅相隔一层薄薄的直肠肠壁组织。相比腹部超声

检查，经直肠超声检查中局部脂肪、气体及膀胱充盈因素对超声波的干扰明显减少，医生对前列腺体积、形态和结构的判断更为准确。同时，经直肠超声还可以对临近前列腺的精囊结构进行检查。

　　需要说明的是，经直肠超声也有不足之处。首先，经直肠超声属于侵入性检查，一些较容易紧张的患者接受检查时可能会有不适感。其次，一些有肛门、直肠手术病史或局部症状的患者，不适合接受经直肠超声检查。

4 种情形，须做经直肠超声检查

　　临床上，当需要准确了解关于前列腺的相关信息时，医生往往会安排患者接受经直肠超声检查，一般包括以下几种情况：

　　❶ 需要准确测量前列腺体积，作为制定良性前列腺增生手术方案的参考。

　　❷ 需要准确测量前列腺体积，进而推导出 PSA（前列腺特异性抗原）密度。PSA 密度由血液 tPSA（总前列腺特异性抗原）的数值除以前列腺体积得来，是临床上判断前列腺癌风险的重要指标，常用来鉴别良性前列腺增生和前列腺癌。

　　❸ 对于一些合并血精、少精、弱精等生殖系统症状的前列腺疾病患者，利用经直肠超声探头，可同时检查前列腺及其周围结构，包括精囊和输精管等，有助于诊断或排除精囊炎、精囊结石、精囊囊肿、精囊肿瘤等相关疾病。

　　❹ 当患者的各项临床指标提示患前列腺癌的风险较大时，医生可以在经直肠超声引导下，进行前列腺穿刺活检操作。**PM**

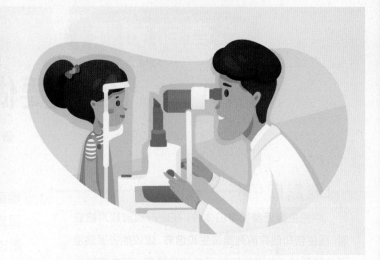

儿童青少年近视问题一直备受关注，尤其是近几年来受网课增加等因素的影响，近视发病情况更加严峻：发生率增加，发病年龄提前，进展速度加快。目前，矫治儿童近视的方法较多，常用的有普通框架眼镜、低浓度阿托品滴眼液、角膜塑形镜（OK镜）、离焦眼镜、多焦软镜、多焦RGP（硬性透气性角膜接触镜）。它们各有什么特点？家长该如何为孩子选择呢？

儿童近视，矫治方法怎么选

上海市儿童医院眼科　骆文婷　乔彤（主任医师）

① 普通框架眼镜

普通框架眼镜是矫治近视的经典方法，使用方便，易被患儿接受。近视儿童及时戴镜后，能使物像清晰地聚焦在视网膜上，形成清晰视觉，解除视疲劳。其缺点是：戴镜视野小，不适合高度散光和屈光参差大的患儿；仅能光学矫正，没有控制近视进展的作用。

② 低浓度阿托品滴眼液

低浓度阿托品能在一定程度上延缓近视的进展。其作用机制为：增加眼底脉络膜的血供，延缓近视度数增长。目前，临床上最常用于治疗或控制近视的阿托品浓度为0.01%，其副作用最小且疗效确切。

一年近视增长超过75度，或初发近视小于9岁的儿童，可以考虑使用低浓度阿托品滴眼液。每晚睡前使用1次，通常需要连续使用2～3年。患青光眼或有青光眼倾向、对莨菪类生物碱过敏、存在脑外伤的儿童禁用。

低浓度阿托品滴眼液的优点是使用简便；缺点是虽可以用于控制近视进展，但近视儿童仍然需要戴框架眼镜或OK镜等才能满足日常用眼需求。其主要不良反应为畏光、近距离调节作用不足、眼睑及结膜过敏反应等。大约10%的患儿对阿托品没有应答，因此不是每位患儿使用低浓度阿托品滴眼液都有效。

③ 角膜塑形镜（OK镜）

角膜塑形镜通过重塑角膜形态、形成周边离焦环达到控制近视进展的效果。多项研究显示，其可使近视进展延缓35%～80%，是目前光学矫正手段中控制近视最有效的方法。它是一种特殊的硬性角膜接触镜，采用特殊的逆几何形态设计，内表面由多个弧段组成，戴镜时，镜片与泪液层分布不均，由此产生流体力学效应，改变角膜几何形态，从而控制近视度数增长。

OK镜适用于8岁以上近视进展快的儿童，近视度数500度以下、散光250度以下且无明显眼表疾病；斜视患儿也适用。其优点是近视控制效果好，白天不需要戴眼镜，可满足儿童运动、学习和生活的需要。缺点是价格昂贵，需要在成人监管下使用，且需要进行镜片护理和频繁复查（每年7次）。

OK镜属于Ⅲ类医疗器械，必须在正规医疗机构由眼科医生验配。如有眼红、眼痛、眼分泌物增多、严重眼部过敏等情况，应立即停戴，并及时就诊。

离焦眼镜适用于不愿意或无法戴OK镜的近视儿童。其优点是使用方便，易被患儿及家长接受。缺点是价格较高，不适用于显性斜视及斜视术后儿童。

⑤

多焦软镜

多焦软镜控制近视的原理类似于OK镜，控制效果略低于OK镜。它与OK镜最大的区别是：多焦软镜是日戴型，而OK镜属于夜戴型。

多焦软镜的优点包括：没有年龄限制；适用屈光度较广泛，近视100～1000度均适用；使用日抛型多焦软镜不需要护理液，其不会发生与护理液相关的过敏反应；舒适度较OK镜高，适应周期更短。其缺点是价格较高，且镜片直径大，戴镜难度较OK镜大，以及戴镜时不能游泳。

④

离焦眼镜

离焦眼镜是指在普通单焦点框架眼镜的基础上，周边焦点前移。两者最大的区别在于，离焦眼镜具有多焦点，佩戴时可避免光线投射到周边视网膜后。离焦眼镜可分为多点离焦眼镜及周边离焦眼镜，都有一定的近视控制作用，但整体控制效果低于OK镜。

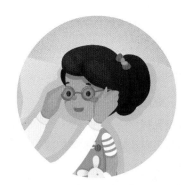

⑥

多焦RGP

多焦RGP进入市场时间较短，使用人群较少，近视控制原理类似于多焦软镜。因其具备RGP的特点，故适用光度较多焦软镜更大。

多焦RGP的优点是适用于高度散光的近视儿童。由于其材质为硬性，佩戴后异物感强，舒适性差，且为日戴型，因此选择多焦RGP控制近视的儿童较少。此外，其不适合剧烈运动时佩戴，否则镜片容易丢失。PM

专家提醒　很多家长认为，孩子近视后戴眼镜度数会加深，因此不让孩子戴眼镜。其实，孩子近视后不矫治，好比寒冬腊月不穿棉衣。临床上，近视100多度时不戴眼镜，半年后复查已进展为200度的很常见。很多孩子哪怕只有100度近视，也无法看清黑板，结果长期眯眼，导致调节痉挛，近视度数快速进展。

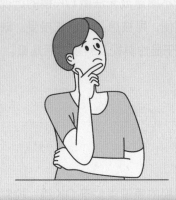

由于社会习俗与伦理习惯的影响，我国有相当一部分女性忍受着私处肿痛、瘙痒的痛苦。她们羞于向他人倾诉或去医院就诊，往往选择独自忍受。引起私处肿痛、瘙痒的疾病统称为外阴阴道疾病，患者主要表现为外阴瘙痒、疼痛、烧灼感，可伴有分泌物异常，外阴皮肤可有红肿、破溃、色素沉着或减退等变化；部分患者的症状在性生活、排尿或排便时加重。其实，患病后只要及时就诊，接受规范治疗，就可以解除这种令人坐立难安的私处痛痒。根据病因，外阴阴道疾病大致可分为四类。

私处痛痒，坐立难安

山东大学齐鲁医院妇产科　王星雨　张师前（主任医师）

1. 外阴及阴道炎症

❶ 感染性阴道炎

感染性阴道炎是常见的妇科感染性疾病，患者多伴有外阴瘙痒及阴道分泌物异常，其中滴虫性阴道炎、外阴阴道假丝酵母菌病、细菌性阴道炎等较为常见。

常见感染性阴道炎

疾病	滴虫性阴道炎	外阴阴道假丝酵母菌病	细菌性阴道炎
病原体	阴道毛滴虫	假丝酵母菌	乳酸杆菌减少、厌氧菌增加所致的内源性混合感染
外阴症状	无或轻度瘙痒	重度瘙痒、烧灼感	轻度瘙痒
阴道分泌物	稀薄脓性，泡沫状，有异味	豆渣状或凝乳样	鱼腥臭味，稀薄
诊断方法	显微镜下见活动的阴道毛滴虫	分泌物中查见假丝酵母菌的芽孢或假菌丝	分泌物中查见线索细胞
治疗原则	口服抗滴虫药，性伴侣同时接受治疗	使用抗真菌药物，以局部用药为主，辅以全身用药	首选甲硝唑

❷ 非特异性外阴炎

这是一种由经血、尿液、粪便、卫生巾等非病原体因素导致的外阴皮肤黏膜炎症。

急性期可见外阴充血、红肿，严重者可伴有溃疡、湿疹；慢性患者皮肤增厚、粗糙，甚至产生苔藓样变。非特异性外阴炎的主要治疗方式为去除病因，保持外阴清洁、干燥。

❸ 前庭大腺炎症

前庭大腺又称巴氏腺，位于阴道口两侧，开口于阴道前庭，主要功能为分泌黏液，润滑阴道和外阴。腺体开口若阻塞，可形成前庭大腺囊肿或脓肿，多见于育龄期女性。前庭大腺囊肿的表现各异，包括无症状、肿胀感、继发感染形成脓肿等。前庭大腺脓肿的主要症状是外阴出现疼痛性包块，可伴有红斑、水肿及脓点。除保持外阴清洁等一般治疗外，前庭大腺囊肿患者若无症状，可随访观察。前庭大腺脓肿患者，若无全身症状，可采用坐浴等局部治疗方法；若出现全身感染症状，需要使用抗生素治疗；必要时，需要进行切开引流或造瘘等手术治疗。

2. 外阴色素减退性疾病

这是一组以外阴瘙痒为主要症状、外阴皮肤色素减退为主要体征的外阴皮肤疾病，目前病因尚不明确，可能与免疫、性激素、遗传等因素相关。外阴色素减退性疾病主要包括外阴慢性单纯性苔藓、外阴硬化性苔藓、扁平苔藓等，发病年龄多在40岁之后和青春期，患者有外阴病变区瘙痒、灼烧感及性交痛等症状，可发生对称性外阴萎缩。

该病的一般治疗方法为保持外阴皮肤清洁干燥，少食辛辣，不用刺激性药物或肥皂清洗外阴；局部药物治疗可改善症状，但需要长期用药，可选用丙酸睾酮、黄体酮、糖皮质激素或免疫抑制剂等；病情较为严重者可口服阿维A；极个别严重患者可考虑物理治疗（超声治疗、激光治疗等）或手术治疗。

3. 外阴肿瘤

外阴良性肿瘤较为少见，多无外阴瘙痒、疼痛等不适症状，可扪及外阴肿块，治疗原则多以手术切除为主。

外阴恶性肿瘤以鳞状细胞癌最为常见，主要症状为外阴瘙痒、局部肿块或破溃，合并感染或较晚期者可出现疼痛、渗液和出血。早期患者以手术治疗为主，晚期患者需要结合手术和放、化疗。外阴恶性肿瘤的预后与分期有关，早发现、早治疗有助于提高患者生存率。

4. 特发性外阴疼痛

另有一类外阴疼痛疾病，表现为外阴持续性疼痛和灼痛感，但患者无客观体征，可分为外阴前庭炎综合征和外阴感觉不良，无明确病因。外阴前庭炎综合征主要表现为前庭区持续性或阵发性疼痛，性交、步行等可加重疼痛。外阴感觉不良好发于绝经后妇女，表现为持续性、非激惹性外阴灼痛和钝痛，但外阴外观无异常。部分患者的症状可自行缓解，治疗措施多以对症治疗为主，比如：保持外阴清洁，性交前使用局部麻醉剂、润滑油，口服小剂量抗抑郁药，局部神经阻滞，等等。应用上述方法后疼痛仍无法缓解者，可考虑前庭切除等手术治疗。**PM**

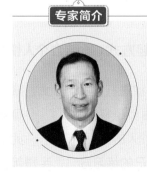

专家简介

张师前 《大众医学》专家顾问团成员，山东大学齐鲁医院妇产科主任医师、教授、博士生导师，中国医师协会微无创医学专业委员会妇科肿瘤学组组长，中国抗癌协会妇科肿瘤专业委员会副主任委员，中国优生科学协会生殖道疾病诊治分会副主任委员、肿瘤生殖学分会候任主任委员。

科学蹲起：强健你的双腿

上海体育学院　陈志力　黎涌明（教授）
动作示范：侯有为

蹲起是一个有着悠久历史的抗阻练习动作。无论对于运动员还是普通健身爱好者而言，蹲起都是提升下肢力量、增加肌肉围度，乃至预防运动损伤的最佳练习动作之一。人老腿先老，长期坚持做蹲起运动，不仅能增强腿部肌肉力量，提高身体核心的稳定性，还可增强心肺功能，延缓衰老。

以正确的动作进行蹲起训练可带来诸多益处，而不合理或错误的动作则会增加运动损伤风险。

蹲起幅度：适合的才是最好的

下蹲的幅度与蹲起训练效果及预防相关运动损伤密切关联。根据膝关节的屈曲幅度，可以将蹲起分为1/4蹲、半蹲、平行蹲和全幅度蹲四种。日常所说的"深蹲"，严格地说属于平行蹲。

从刺激肌肉生长的角度来看，更深幅度的蹲起对股四头肌和臀肌的刺激程度更大，增加肌肉横截面、提升下肢肌力和相关运动表现的效果更佳。

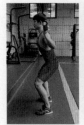 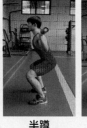 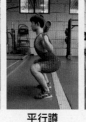 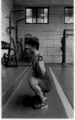

| 1/4蹲 | 半蹲 | 平行蹲 | 全幅度蹲 |

很多人会有疑惑和担心：进行蹲起练习，尤其是做深蹲动作时，会不会伤害膝关节？生物力学研究表明，膝关节屈曲角度越大，前、后交叉韧带所受的力反而趋于平稳，甚至下降，这意味着深蹲并不是导致膝关节损伤的主要因素。深蹲后出现关节酸痛，更多的是由于半月板、软组织受压迫所致，并非因为关节结构受到损伤。练习深蹲时，腿部后侧肌群（如腘绳肌和臀肌）能得到更好的刺激，这些肌群可对膝关节起到重要的保护作用。

需要注意的是，在进行较大负重的蹲起练习时，出于安全考虑，下蹲的幅度需要加以控制，以免发生意外。有膝关节伤病史或进行术后康复的人群要避免下蹲幅度过大，可选择1/4蹲、半蹲。

蹲起方式：须结合个人情况选择

蹲起练习可以徒手进行，也可借助器械进行。蹲起练习中使用的器械包括史密斯架、自由负重杠铃、菱形架、哑铃等。进行蹲起锻炼时，要结合个人的体质、健康状况、肌肉力量等因素，选择适合自己的练习方式，循序渐进地锻炼。

❶ 徒手蹲起

此方式简便易行，但锻炼效果弱于负重蹲起。徒手蹲起上身的变式主要有：两手臂平行伸直、手掌交叉置于脑后、手臂交叉置于胸前等；下身的变式主要是蹲的深度变化、蹲起时脚跟着地和离地等。

❷ 使用哑铃等重物的蹲起

此方式练习方便，适用于初学者和场地条件有限的人群。练习时，双手捧着一个哑铃（或矿泉水瓶等重物），置于胸前位置，然后进行负重蹲起练习。另外，也可双手各握一个哑铃，手臂自然下垂，置于身体两侧，完成蹲起动作。

❸ 借助杠铃进行蹲起练习

这是常见的蹲起锻炼方式，锻炼效果较佳。根据杠铃的位置是处于颈前还是颈后，可以分为杠铃颈前蹲起和杠铃颈后蹲起。颈前蹲起时，躯干接近于与地面垂直，对股四头肌等大腿前侧肌肉群的锻炼效果较好；颈后蹲起对臀部和大腿后部肌肉的锻炼效果更好。

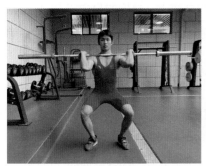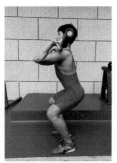

颈前蹲起正面　　　　　　颈前蹲起侧面

根据杠铃位置的高低，颈后蹲起又分为颈后高杆位蹲起和颈后低杆位蹲起。初学者可从颈后高杆位蹲起开始，练习时，将杠铃放置在颈后斜方肌上束，高于三角肌后束顶部处，这一姿势能收紧背部肌肉，使胸椎处于中立位，并减轻腰部受力。如果是低杆位蹲起，杠铃则放置在斜方肌中束，这种方式的蹲起能让经验丰富的练习者蹲起更大的重量，但对上肢柔韧性要求更高，对腰部的压力也更大，因此不适合初学者。

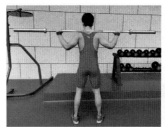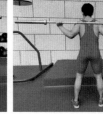

颈后高杆位蹲起　　　　　　颈后低杆位蹲起

练习者要选择合适的杠铃重量，最轻的杠铃杆在5千克以下，负重蹲起并不难。不要为了追求锻炼效果而选择重量过大的杠铃，那样会导致左右腿非同时发力、臀部先起等动作代偿，增加运动损伤的发生风险。为了使训练过程更安全，练习者（尤其是初学者）可使用固定轨迹器械（如史密斯架）进行杠铃蹲起练习。如条件允许，可在专业人员或同伴的监护下进行蹲起练习。

蹲起技术：掌握动作要领

不管是徒手还是借助器械，一次完整的蹲起都可分为三个环节：准备、下蹲和上蹲。

❶ 准备

站立位，练习者双脚间距约与肩同宽，脚尖外展约30°。大于肩宽的站距会使大腿内收肌受到更大的牵拉力。

❷ 下蹲

练习者全程保持全脚掌接触地面，眼睛平视前方，腹部收紧，背部平直，避免身体明显前倾，然后有控制地屈髋屈膝，缓慢下蹲。一般地说，下蹲至大腿与地面平行（平行蹲）即可，更大幅度的蹲起对关节活动度要求更高。膝关节需要始终沿着脚尖方向运动，且下蹲时膝关节不要明显超过脚尖。

❸ 上蹲

练习者继续保持全脚掌接触地面，眼睛平视前方，腹部收紧，背部平直，避免身体重心摇晃；手臂要紧绷，尤其是负重蹲起时（以控制住杠铃或哑铃）；下肢用力蹬伸，回到起始高度。确保臀部和躯干同时向上运动，避免出现臀部先起、躯干后起的现象，以免增加腰部损伤的发生风险。**PM**

近年来，随着网络的发展，不少曝光"渣男""渣女"的行为引起广泛关注，容易"被渣"的"吸渣体质"也引起探讨。"吸渣体质"意指那些在亲密关系中易被"渣男""渣女"吸引、受其伤害者的性格特质。不少人认为，类似"体质"的形成与多种原因有关，具有低自尊、习惯性讨好等特点。真的存在"吸渣体质"吗？"吸渣体质"者具有怎样的性格特征，该如何跳出"陷阱"呢？

扫描二维码，立即收听

如何摆脱"吸渣体质"

中国矿业大学公共管理学院教授　段鑫星

"被渣者"，有何性格特质

每个人都期待自己可以拥有一份美好纯洁、天长地久的爱情，而这一切的前提是学会自我保护、慧眼识人，能在相处中发现对方的核心品质。辨别"渣男""渣女"，有助于保护自己在感情中不受伤害。

人终其一生都走在了解自己的路上，而恋人往往是我们的一面镜子。透过这面镜子，我们可以发现深层次的自我，看到内心深处的匮乏及暗藏的期待。因此，通过爱情，爱的是恋人，看到的是自己。

从此点切入，那些具有"吸渣体质"的女性，常常具有以下特征：

❶ 缺爱与安全感

因为爱的匮乏，会把需求误以为是爱，对于恋人的甜言蜜语、小恩小惠完全没有抵抗力，甚至被反复欺骗后依然会选择性遗忘与原谅。

❷ 恋爱经验单纯

这类人的原生家庭教育方式往往较为传统，管束较多，父母要求较严，因此其恋爱经验较少，容易被"花式"表白感动，以为遇到真命天子。

❸ 依赖型人格

这类人独立性弱，独立思考能力不足，期待遇到另一半可以免除生活的艰辛，缺乏奋斗精神。

❹ "圣母心"泛滥

这类人总想以"拯救者"的姿态出现在婚恋中，认为自己可以感化与感动对方，明知对方是"渣男"，也相信自己可变"渣男"为"暖男"。

❺ 讨好型人格

一味讨好对方，即使已经感受到对方的"渣"（如在亲密关系中的忠诚度、责任心不足等），依然一味讨好，期待对方为自己的付出感动。

❻ 自我价值感低

这类人往往在情感中容易被 PUA（通过心理控制，让对方感情崩溃，失去理性），明知被情感操控，却依然难以脱离。

同样的，容易被"渣女"吸引的男性通常也有类似特点：缺乏相应的社会阅历与生活经验，同时又渴望快速"脱单"。常常具有以下特征：

● **恋爱经验与社会经验相对匮乏** 当对方示弱时，常常贸然想要充当保护者的角色，看不到对方假装爱意背后的掠夺。

● **自信不足** 常常表现为过度自负与过度自卑，是不自信的一体两面。

● **目标性、理性、自控力均较弱** 不知道自己想要什么，在急于"脱单"的情况下很容易成为"猎物"。

"鉴渣"之后，如何"避渣"

我们都希望拥有一双慧眼，能够避免在亲密关系中受到伤害，这就要求我们要学会辨别。如果在一段关系中，对方常常坚持不负责、不承诺、不拒绝的"三不原则"，却又坚持要性（不要负责）、要爱（不要付出）、要自由（不要专一）的"三要策略"，在亲密关系中没有付出时间、真诚与金钱，表达出的爱只限于甜言蜜语、空头许诺，甚至口头打压、挤兑、贬损等，一味索取，享受对方的付出……这时，需要心生警惕。

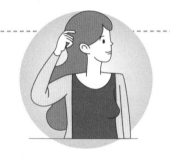

首先，遇到这种情况，无论是男性还是女性，都要及时"抽离"，快速"止损"，绝不能在原地反复纠结"为什么遇到'渣'的是我"。

很多人感觉自己付出了感情、金钱及宝贵的青春时光，因此对于一段感情的抽离总是十分不舍。其实，这些都是成长的代价，也是为爱而付的学费。果断告别，是即便困难也必须做到的第一步。

第二步，在抽离之后应态度坚定，不抱幻想，不心慈手软，不回头也不接受挽回。在亲密关系中，"渣"的性格特点发生改变的概率极低，会对恋人造成极大的心理内耗与情感伤害。

第三步，增强爱的能力，好的感情是双向奔赴、共同成长、彼此成就、各自强大的。其中必然有正确的三观作为基础，彼此情投意合、志同道合，在积极关注对方的同时让自己变得更好。爱是关心、尊重、理解、包容与成长，好的爱情对双方都具有滋养功能。反之，如果在一段感情中变得谨小慎微，甚至陷入自我怀疑、自我否定，那么这大都是被情感操控与贬损的不良亲密关系，这类不健康的关系会消耗爱的能力。

第四步，拓展自我边界，积极参加团体活动，增强自己的社会功能。当拥有了更多自信和更多社会经验时，被"渣"的概率会相应降低。期待大家不断自我提升，成就更好的自己。 **PM**

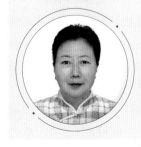

专家简介

段鑫星 中国矿业大学公共管理学院教授、博士生导师，中国矿业大学学术委员会副主任，江苏省首席科普专家，江苏省巾帼建功先进个人，首届全国大学生心理健康教育先进个人。主要从事公共行政、应急与安全心理、领导科学与艺术、大学生心理健康与危机干预、管理心理的研究。

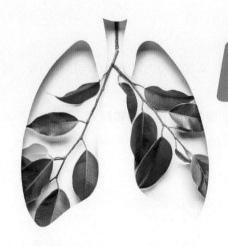

有氧运动、呼吸训练，
助慢阻肺康复

上海体育学院　郑亚楠　王雪强（教授）

慢性阻塞性肺疾病（简称"慢阻肺"）是一种常见的、可预防和治疗的慢性气道疾病，其主要症状是慢性咳嗽、咯痰和呼吸困难。慢阻肺严重影响患者的生活质量，给患者及其家庭带来沉重的经济负担。我国40岁以上人群慢阻肺患病率从2007年的8.2%上升到2017年的13.7%，未来发病率还将进一步上升。康复治疗在慢阻肺非药物治疗中占举足轻重的地位，可减轻呼吸困难症状、提高运动耐力、改善生活质量、减轻焦虑和抑郁症状。康复治疗的具体措施包括有氧运动、呼吸训练等。

小贴士

慢阻肺患者康复治疗相对禁忌证包括：存在不稳定心绞痛、严重心律失常、心功能不全、未经控制的高血压，影响运动的神经肌肉疾病、关节病变、周围血管疾病，以及严重的认知功能障碍、精神障碍，等等。

有氧运动，增强心肺耐力

慢阻肺患者通常缺乏身体活动，存在肌肉退化、功能障碍及代谢失衡等一系列问题。与健康人相比，慢阻肺患者久坐不动的时间更长，体力活动明显减少，甚至可能加快肺功能下降的速度。有氧运动与耐力训练是慢阻肺患者心肺康复方案的重要组成部分，目的在于提高机体有氧代谢能力和全身耐力。一般推荐以下运动项目：

步行及功率自行车

通过多行走增强体能，往往是提高患者有氧运动能力的第一步。步行及功率自行车容易开展和坚持，便于自我训练，且安全有效。

水中运动

水中运动，如水中步行训练、水中慢跑、水中功率自行车等，在增强心肺耐力的同时，能增加呼吸肌力量，且对关节和脊柱的冲击性小。心肺功能较好、无心律失常发作的患者可考虑游泳，运动前需要进行运动心肺功能评估。

舞蹈练习

广场舞等舞蹈练习是中低强度的全身有氧运动方式，适合病情稳定的患者。患者运动时要注意自我监护，避免发生意外。

以上几种运动方式，可采取中低强度间歇运动的模式：运动5分钟为一个回合，然后短暂休息1~2分钟，接着进行下一回合的运动；总时间可控制在20~60分钟。运动后，应关注自身反应，必要时适当调整运动的强度和时间。每周运动3~5次，以5次为佳。

为降低运动可能诱发的危险，一定要注意自我监护。运动中如果出现胸部不适、头晕、眩晕、明显气短等表现，要立即停止运动；如果经休息后症状不能缓解，要及时就医。

呼吸训练，提升呼吸功能

呼吸肌功能下降是导致慢阻肺患者肺通气功能不足、气促的常见原因之一。正确的呼吸训练可增加横膈、胸廓的活动度，改善肺通气功能，增加肺活量，缓解呼吸困难和紧张焦虑，清除分泌物，减少残气量和无效腔，提高呼吸效率和运动耐力。

目前应用较多的呼吸训练方式包括腹式呼吸、缩唇呼吸、主动循环呼吸训练、全身性呼吸体操。如何进行呼吸练习呢？具体的方法和注意事项如下：

1 腹式呼吸

处于舒适放松的体位（半卧位或坐位），双手平放于腹部，保持双肩和上胸部放松，闭口经鼻吸气，感受吸气时腹部缓缓鼓起，最大吸气末屏气 2～3 秒；然后将气体缓慢匀速地呼出，呼气时腹部慢慢收缩。建议练习时间：每次 5～10 分钟，每天 2 次，每周 5 天。

2 缩唇呼吸

体位同腹式呼吸，保持躯干自然放松，经鼻吸气；呼气时缩唇如吹口哨状，持续缓慢吐气，将气体缓慢、匀速呼出；吸气和呼气时间比保持在 1：2 或 1：3。建议练习时间：每次 5～10 分钟，每天 2 次，每周 5 天。

在进行一些导致呼吸频率加快、呼吸困难的运动及活动后，可以采用缩唇呼吸和腹式呼吸来调整呼吸。

3 主动循环呼吸训练

主要包括以下 3 部分：

● 呼吸控制训练　处于舒适体位，放松上胸部和肩部，用自己的节奏平静呼吸，尽量使用下胸部和膈肌来完成呼吸，用鼻慢慢吸气，在最大吸气末屏气 3 秒；然后口唇缓缓吐气，吐气时长控制在 3～5 秒。

● 胸廓扩张训练　进行呼吸控制训练后，缓慢深吸气，促进胸廓大幅度扩张，在深吸气末屏气 2～3 秒，然后慢慢呼气。可以将双手放于胸廓处，感受吸气时胸廓向外扩张，呼气时胸廓内收。

● 用力呼气　嘴巴张开呈 O 形，腹部肌肉收缩，做出用力呵气动作（像给镜子呵出雾一样呵气）。

可先进行呼吸控制训练 1～2 次，然后进行胸廓扩张训练 2～3 次，再进行 1 次用力呵气动作；也可根据自身情况随机组合。建议练习时间：每次 5～10 分钟，每天 2 次，每周 5 天。这项练习有助于排出气道分泌物，维持呼吸道通畅。

4 全身性呼吸体操

在腹式呼吸练习的基础上，结合扩胸、弯腰、下蹲等体操运动，可起到进一步改善肺功能和增强体力的作用。传统健身功法"六字诀"，以呼吸吐纳为主要手段，"嘘、呵、呼、呬、吹、嘻"六字呼吸和发音相结合，配合圆柔舒缓的形体动作，是一套安全易学、简单有效的呼吸体操。**PM**

小贴士

呼吸训练注意事项

❶ 尽可能放松头、颈、肩和嘴唇，鼻吸气时注意嘴唇紧闭，避免张口吸气。

❷ 尽量避免过浅、过快的呼吸方式。这种不良呼吸方式可能会造成头晕、头痛、易疲劳等症状。

❸ 注意保持呼吸缓慢且顺畅，不要憋气，以免增加心血管疾病的发生风险。

几乎每个家庭都有一些常备药物，如果存放不当，孩子误服药物，家人可能会担惊受怕。发现孩子可能误服药物时，应该如何处理？哪些情况需要就医？即使孩子短期内没有出现明显异常，家长还是会担心将来有隐患，如何判断误服药物对孩子的危害呢？

孩子误服药物怎么办

上海市儿童医院急诊科主任医师　黄玉娟

误服药物，先辨"真假"

幼儿不能准确描述是否误服药物，有时可能"虚惊一场"。家长发现可疑迹象时不要慌乱，应先通过以下方法来判断误服可能，便于采取进一步的救治措施。

❶ 认真检查，寻找蛛丝马迹

如果家长暂时离开，返回时发现地面、孩子周围有散落的药物，应立即检查孩子双手、口唇及周围，及时取掉其手中可能残余的药物；让孩子张开嘴，察看其口唇、口腔黏膜及舌面有无药物残留或相应的颜色改变；近距离闻一下其口腔及呕吐物有无相应药物气味，观察呕吐物中是否有与药物相近的颜色；核查药物数量，是否存在缺失及缺失数量。

❷ 依据反常症状，判断误服可能

孩子周围没有明显误服迹象，但出现反常症状时，家长要警惕误服药物可能。比如：多数药物有一定苦涩味，孩子误服后会出现恶心、呕吐、流口水增多及哭闹等表现；出现与平日反常的精神状态，兴致不高，走路摇晃、跌倒，逐渐出现昏睡、不易唤醒等表现；出现反常的兴奋、哭闹，无法被正常哄睡，且没有其他明确原因，家中有相应的精神类药物；等等。家长遇到此类情况，要第一时间核对药品数量，及时带孩子就医。

怀疑孩子误服药物而没有明确证据时，可到医院做相关检查，客观求证。比如：洗胃，检查胃内容物中是否有药物残渣，或与药物相同的气味、颜色；抽血、留取尿液标本，送毒物鉴定中心检测；等等。

发现误服，立即行动

发现孩子有明显的误服药物迹象后，家长应立即按顺序采取以下处理措施：

❶ 去除残留药物

家长需要立刻仔细检查孩子口腔，如果有尚未吞咽的药物，尽可能去除；如果孩子双手有药物残留，也要清洗干净，避免误服。

❷ 催吐

家长可采取催吐的方法，让孩子第一时间尽量排出误服入胃内的药物，以阻止其吸收。催吐需要尽早进行，对2岁以下婴幼儿，家长可刺激其咽部使其将药物呕吐出来；对2岁以上幼儿，家长可先给其饮用大量清水，然后刺激其咽部催吐。需要提醒的是，如果孩子误服具有腐蚀作用（如强酸、强碱）的外用药物，或处于无意识状态等特殊情况，不宜催吐。

家长需要明确孩子所误服药物的名称、性质和大致数量。如果是孩子平常服用的药物，且副作用不大，误服剂量为平时的2~3倍，多数可居家观察（特殊药物除外，如强心类、化疗药物等），查看说明书上的药物半衰期，在未来数天内停用该药物。如果服用剂量很大或无法明确药物性质和剂量，家长应携带孩子及误服药物、包装盒到医院就诊。如果是年龄较小的幼儿误服家中大人的药物，家长也应尽快带孩子就诊。

小贴士

误服药物的危害主要基于其性质和数量，如果药物本身副作用小（如水溶性维生素类），且误服剂量不大，则产生的危害较小；反之，药物本身具有特殊效用，且副作用较大（如免疫抑制剂、精神类药物等），则误服产生的危害较大。

药物对孩子的危害可分为短期危害和长期危害：短期危害常表现为多种急性期症状，如皮疹、恶心、呕吐、腹泻、嗜睡及烦躁不安等；长期危害主要表现为脏器功能损害，如肝、肾功能及心肌损害等。

家长如果担心药物长期危害或不了解其危害，可携带药物咨询医生，在医生指导下采取相应的防范措施。比如：在一段时期内，注意观察孩子是否有异常表现；定期带孩子到医院检查身体；等等。

药物中毒，症状多样

孩子误服药物后，可能引起药物中毒，短期内或较长时间后会出现以下多系统症状，严重者出现休克症状，表现为面色苍白、四肢末端湿冷、意识淡漠或失去意识等，血压快速下降。

● **消化系统症状** 药物刺激胃肠道黏膜，孩子会出现腹痛、恶心、呕吐和腹泻等症状；部分孩子腹痛剧烈，表现为身体屈曲、哭吵明显且不易安抚；可出现水样便，严重者有脱水表现，如口唇干裂、眼眶凹陷、尿量减少等；有些药物损害肝脏，孩子会出现食欲减退、皮肤黄染等症状。

● **心血管系统症状** 常表现为心率加快、心律不规则，孩子感觉胸闷、气短等，有些孩子因此而烦躁不安、拍打胸口、面色苍白、出汗等，年龄较大的孩子会有"肚子不舒服""肚子疼""不能呼吸"等不太准确的描述。

● **呼吸系统症状** 部分药物可引起呼吸抑制，导致浅慢呼吸；部分药物可使呼吸增快，导致气促等。

● **神经系统症状** 部分镇静类药物可使孩子出现嗜睡、意识丧失、不能言语、呼吸微弱、呼吸变慢、头晕、恶心等症状，严重者呼吸停止；神经兴奋类药物可使孩子出现烦躁不安、焦虑及躁狂等症状。

● **泌尿系统症状** 多数药物经肾脏进行代谢，肾脏受损伤时，孩子会出现少尿、无尿等症状。

总之，若孩子误服药物后出现异常症状，家长应带孩子到医院就诊，便于医生及时采取必要的治疗措施，以免孩子遭受严重损害。如果患儿意识状态差、无反应，出现休克表现或严重呼吸抑制、频繁呕吐、呕血及剧烈腹痛等，需要即刻就医。**PM**

专家简介

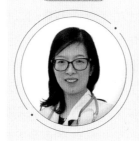

黄玉娟 上海市儿童医院急诊科主任医师，上海市医学会儿科专科分会青年委员会副主任委员，中国妇幼保健协会精准医学专业委员会委员，中华医学会儿科学分会心血管学组功能性心血管病协作组委员，中国医师协会儿科医师分会儿童晕厥专业委员会委员、儿童重症医师分会委员。擅长儿童晕厥、危重症抢救，以及川崎病、儿童心律失常等疾病的诊治。

青少年，该如何对性负责

同济大学附属第一妇婴保健院计划生育科副主任医师　王玉楣

青春故事

前不久，有位女士来到我的门诊，想为读高三的女儿开点黄体酮调经。我问道："小姑娘有没有男朋友？有没有过亲密行为？"她迟疑了一下，摇了摇头。我请她带女儿一起来就诊，因为诊治月经紊乱，需要先排除怀孕。她拒绝了，认为女儿不可能怀孕。半个月后，迟迟不来月经的女孩终于在母亲陪同下来就诊，B超检查显示，女孩的子宫内已经有了孕囊。

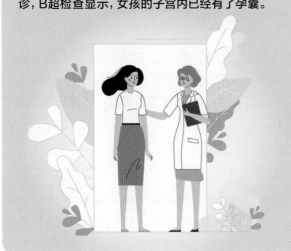

青少年意外怀孕，伤害巨大

询问性生活史，是妇科疾病诊治中的一个必要环节。到妇科就诊的青少年女性，多为月经紊乱，偶尔也有妇科炎症。患者有无性生活史，会影响检查方式和医生对病情的判断。实际上，由于初次性行为发生年龄提前，青少年女性出现月经紊乱，需要考虑怀孕的可能性。有调查显示，我国24岁以下未婚青少年女性人工流产数占人工流产总数的40%以上，其中19%有多次人工流产经历。

意外怀孕的伤害是巨大的。青少年意外怀孕后，一方面在情绪上会陷入深深的自责，可能会对今后的两性正常交往产生消极影响；另一方面，人工流产可能导致术中出血、感染、子宫穿孔、宫颈裂伤等近期并发症，以及月经异常、宫腔粘连、慢性盆腔炎、子宫内膜异位症、不孕等远期并发症，影响健康。

性教育，需要家校共同参与

青少年过早发生性行为、意外怀孕的背后，是性教育、性知识的缺乏。80%的青少年流产者不使用或使用低效避孕方法（如安全期避孕法、服用紧急避孕药等），40%的青少年流产者不了解人工流产的危害，甚至把它当成一种避孕方式。给孩子适时、科学的性教育，使青少年了解生理健康知识，避免过早性行为，知晓科学避孕方法，提高防范性侵害、性骚扰的自我保护意识和能力，进而维护身心健康，是家庭和学校共同的责任。

对青少年开展性教育，家长和学校应传递如下核心信息，青少年自身也应加强学习：

❶ 延迟首次性行为的时间，让自己生理、心理成熟一些再开始体验。

❷ 要有责任心，对自己和他人负责。遇到困惑、疑问，应向值得信赖的父母、老师、专业人士等咨询，或查阅图书、权威资料等，获取正确的信息。

❸ 拒绝无保护性生活，学习科学的避孕方法和预防性传播疾病的方法，避免意外怀孕。

❹ 发现意外怀孕后，一定要到正规医院做人工流产，以保障安全、减少并发症。术后，应落实安全可靠的避孕措施，避免再次意外怀孕和反复流产。**PM**

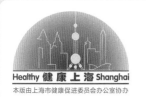

Healthy 健康上海 Shanghai
本版由上海市健康促进委员会办公室协办

"要充分利用黄金抢救时间，开展现场救护……"一场应急救护知识与技能培训正在进行，授课老师正为职工示范心肺复苏方法。这是上海上药康希诺生物制药有限公司（以下简称"上药康希诺"）创建健康企业的缩影。作为一家以病毒载体制备为核心技术的新冠疫苗生产企业，上药康希诺自2021年成立以来，高起点谋划"健康企业"创建工作，秉承大健康理念，聚焦健康环境、健康文化、健康服务等方面，倡导健康的工作和生活方式，为职工健康保驾护航。

聚焦环境、文化、服务，
为职工健康护航

本刊记者　王丽云

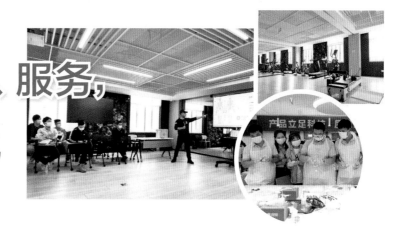

健康环境舒适、舒心

走进上药康希诺，宽敞明亮的现代化厂房与宽阔整洁的道路相得益彰。在硬件方面，该公司聚焦健康支持性环境，完善休息区、职工书屋、妈咪小屋、健身房等各类设施建设，为职工提供健康、舒适、舒心的工作和业余活动环境。同时，该公司依托 AIoT（人工智能物联网）医药联合创新实验室，探索运用行为规范人工智能识别、效果视觉检测、系统预测性维护等智能手段，保障生产场景中的职工安全，并通过开展岗位安全"啄木鸟"、职业卫生和职业病防治法培训等内容丰富、形式多样的活动，加强职工的安全理念、安全意识和风险防范能力。

健康文化融入企业文化

健康企业建设离不开健康文化。在上药康希诺"至正、至慎、至臻、至善、至悦"的"五至"文化理念中，"至悦"即为"幸福引领员工共创共享"，而健康是其中的重要内容。该公司通过一系列活动将健康文化融入企业文化，不断丰富职工的业余生活，营造"快乐工作，健康生活"的良好氛围，倡导职工积极践行健康生活方式。这些活动包括成立摄影、篮球、羽毛球等兴趣小组，举办乒乓球比赛、"中秋 DIY 活动""元宵喜乐会""六一儿童节创意秀"，打造"能力健康、情感健康、情绪健康、价值健康"的"四维"心理健康服务体系，等等。

健康服务多样、有效

"我们每年开展作业场所职业危害因素检测，建立职业健康监护档案，员工体检率100%。"上药康希诺工会负责人介绍。除关注职业健康外，该公司还以职工为中心，加强健康饮食、健康居住、健康运动、健康心理等多层次的健康服务，提升职工健康水平和幸福指数。比如：开放食堂 24 小时就餐窗口，严控餐食品质；协调筹措百余套住房，满足职工的租住需求；定期开展"中医健康进企业"服务，邀请专家指导职工如何健康养生，为职工进行推拿与理疗服务；定期安排理发师上门提供"暖剪"服务；开展"冬送温暖、夏送清凉"等慰问活动；等等。不少员工坦言，公司的健康服务多样又有效，大家从中收获良多。PM

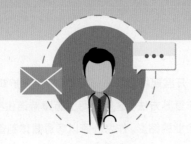

大众 ✚ 导医

网上咨询：popularmedicine@sstp.cn
专家门诊时间以当日挂牌为准

问 孩子嗓子不舒服，原因怎么是过敏性鼻炎呢

我女儿最近有点咳嗽，早晨起床后比较明显，我感觉她总想"清嗓子"。去医院就诊后，医生说我女儿患有过敏性鼻炎。这是怎么回事？听说过敏性鼻炎不好治，该怎么办呢？

上海 申女士

上海交通大学医学院附属上海儿童医学中心呼吸内科主任医师殷勇：儿童过敏性鼻炎的症状和体征有很大变异，多数不典型，包括鼻子不适、咽部不适、眼部异常和全身症状等。鼻子不适主要表现为鼻痒、鼻塞、打喷嚏、流清水样鼻涕等；有些患儿由于鼻痒不适而经常揉鼻子，甚至表现为一些鼻子的怪异动作；极少数患儿的症状是流清鼻涕，若继发感染，鼻涕可为黏性或脓性分泌物。由于鼻分泌物可向后倒流向咽部，故患儿可产生咽部不适的感觉，常表现为不断发出"清嗓"样的咳嗽，以清晨更为明显，有时这种不典型的咳嗽可为儿童过敏性鼻炎的主要症状。一些患儿可能还会有眼部症状，如眼痒、结膜充血、流泪等，甚至由于经常用手揉眼而引起结膜炎；由于下眼睑肿胀，患儿经常出现明显的黑眼圈。此外，慢性过敏性鼻炎还可引起一些全身症状，如乏力、食欲不佳、睡眠障碍、生长发育迟缓等。

目前，过敏性鼻炎没有特效根治方法。日常生活中，孩子应尽量避免接触过敏原，外出时可戴口罩。若过敏性鼻炎发作，应及时进行鼻腔冲洗和药物治疗，以缓解症状，减少病毒和细菌的定植，预防感染。

问 长期没有性生活会老得快吗

听说长期没有性生活的女性老得快，会提前绝经。这种说法正确吗？

江西 贺女士

复旦大学附属妇产科医院宫颈与阴道早期疾病诊治中心、宫腔及输卵管疾病诊治中心副主任医师陈丽梅：多数女性所说的"老得快"，是指提早进入更年期、提前绝经。因为雌激素是维持女性体态和皮肤弹性的一个重要因素，而绝经意味着卵巢功能衰竭，不再分泌雌激素。正常情况下，下丘脑-垂体-卵巢轴有序地调控，保证卵巢正常分泌激素、月经规律来潮，其中任何一个环节出问题，都会影响卵巢的功能。总的来说，影响卵巢功能的因素多样而复杂，有年龄、遗传、医源性（如卵巢手术等）、感染、自身免疫、环境、社会心理因素等。和谐健康的两性关系，包括性生活，对女性的心情、内分泌都有一定好处。但是，女性的整体情绪和内分泌不取决于性生活，性生活与卵巢功能没有直接关系。

问 头屑产生的原因有哪些

最近一段时间，我的头屑比较多，感觉头发也较油腻，试用过两种去屑洗发水，效果都不太好。头屑产生的原因有哪些？该如何选择去屑洗发水呢？

上海 李先生

复旦大学附属华山医院皮肤科教授吴文育： 目前的研究表明，头屑的形成受很多因素影响，包括微生物（马拉色菌等）、环境、气候、内分泌、饮食、压力、疾病等。首先，马拉色菌在头皮定植，通常被认为是头屑问题的头号原因。当头皮健康时，油脂和马拉色菌和平相处；一旦头皮屏障受损，以头皮油脂为食的马拉色菌就会非常活跃，深入头皮，加剧头皮炎症，引起更严重的头皮屏障受损，导致头屑、头皮瘙痒等问题。其次，当皮脂腺分泌的油脂过多时，会影响局部菌群平衡，使头发油腻，严重的会导致脂溢性皮炎和脱发。第

三，冬天湿度较低，皮脂含量低，容易造成头皮屏障功能障碍，导致头屑；夏天的日晒、高温可使皮脂腺分泌的油脂过多，也影响头皮健康。此外，频繁更换洗发水等外界刺激，也可能引起头屑、头皮瘙痒等问题。

用去屑洗发水洗头，可以去除头皮上过多的油脂，减少马拉色菌过度繁殖，进而减少头屑的产生。去屑洗发水最常用的有效成分有四种：吡硫翁锌、吡啶酮乙醇胺盐、酮康唑和二硫化硒。其中，吡硫翁锌和吡啶酮乙醇胺盐是日常洗发产品中广泛使用的去屑剂；酮康唑和二硫化硒洗剂都是药物，而非普通洗发水，需要在医生指导下使用。需要注意的是，去屑洗发水一周用一次即可。如果长期使用，会破坏头皮的正常菌群平衡，反而使头屑增多。如果使用去屑洗发水后，头屑、头皮瘙痒仍然严重，应及时去皮肤科就诊，查明原因后遵医嘱进行治疗。

问 哪些食物富含膳食纤维

我最近看到一篇文章称，每天多摄入8克膳食纤维，可使2型糖尿病、大肠癌、冠心病的死亡率下降5%～27%。那么，我们每天应该摄入多少膳食纤维？哪些食物富含膳食纤维？如何才能摄入足够的膳食纤维呢？

北京 彭先生

北京协和医院临床营养科教授于康： 《中国居民膳食营养素参考摄入量》推荐：没有特殊禁忌疾病的成人每天应摄入膳食纤维25～30克。而有调查显示，我国居民的平均膳食纤维摄入量还不到建议摄入量的一半，达到标准的人不足5%。富含膳

食纤维的食物大致可分为三类。第一类是杂粮，如玉米、高粱米、糙米、燕麦、荞麦、豌豆等。第二类是高纤维的蔬果，如彩椒、笋类、荷兰豆、莴苣、油菜、菠菜、红薯叶、梨、苹果、金橘、番石榴、香蕉等。第三类是菌藻类，如口蘑、香菇、海带、紫菜、木耳等。

想摄入足够的膳食纤维，可先从主食下手，改变只吃精米白面的习惯，可参考如下一日三餐的主食搭配方案：早餐用生燕麦搭配250毫升牛奶煮粥；午餐的精细主食减量，换成玉米、红薯等；晚餐用大米、黑米和杂豆煮成杂粮饭。如果要吃够25克膳食纤维，每天还要加上一盘绿叶菜，以及一个水果（300克左右）。PM

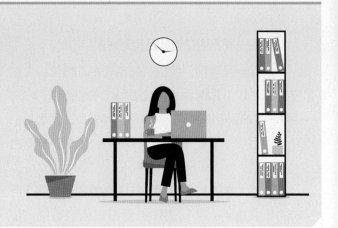

生活实例

吴女士是一位职场精英，平时敬业又自律，"朝七晚十"是她的工作日常。然而，"人生赢家"的光鲜外表掩盖不了她焦灼不安的内心，一旦停下手头的工作，她就宛如被抽离了氧气，自责、焦虑到无法呼吸。周末的夜晚，当她再次因为加班而拒绝女儿讲故事的要求后，突然发现自己离女儿的世界越来越远。意外的是，在悲伤之余，她竟然感到一丝轻松，因为她可以进一步减少陪伴女儿的时间，全身心地投入工作。

"工作狂"为何 工作"成瘾"

华东师范大学心理与认知科学学院　权 丽　陈 曦　孟 慧（教授）

吴女士的经历很多人都不陌生，在这个"996"盛行、几乎人人都在"内卷"的时代，"工作狂"就像一场席卷于城市的流行病，让很多人对工作欲罢不能。在不少人的观念里，工作是为了获取劳动报酬，而工作本身可能吸引力不大。那些沉迷工作的人究竟是如何工作成瘾的呢？

"工作狂"的真实"画像"

对工作强大的内在驱动、持续且无法克制地思考工作、不工作时就产生负面感受及过度工作都是"工作狂"的写照。工作狂的内在驱动状态使他们会时常听到一个声音对自己说："你应该工作。"即便没有经济压力，也没有外界逼迫，他们还是会被这股力量推动着不断行进。他们追求的，可能不是"工作"本身，而是一种"我在工作"的状态。

"工作狂"的典型表现是持续、无法克制地思考工作。比如：他们会对工作做出非理性的过度承诺，甘愿加班，极度专注；下班以后，还会不断地反刍

细节，穷思竭虑。研究者对此有个贴切的形容："即使身体缺席，也要在心理上工作。"

一旦停止工作，"工作狂"们甚至会感受到痛苦。这种痛苦，有时是内疚，有时是焦虑，有时是沮丧和愤怒。而让他们持续工作、无法停歇的源头，与其说是追求"工作中的乐趣"，不如说是逃避"不工作的痛苦"。"应该"工作的背面，是他们很难接受自己"在休息"。他们在工作上投入了超额的时间和精力，以至于工作和生活的界限越来越模糊。即便身处休闲聚会时，他们也可能打开电脑、完成个任务；即便发展兴趣爱好，他们也会考虑是否能在打球、赏花时跟客户增加交流，促成合作。

总的来说，如果你总是觉得自己"应该"工作，控制不了投入工作的想法和行动，一旦没法工作就内疚、焦虑，那么你就很有可能已经成为"工作狂"了。

造就"工作狂"的三大推手

究竟是什么造就了"工作狂"？心理学家们从如下三个方面发现了诸多线索：

共性的人格特质

"工作狂"们都拥有这些或积极、或消极的特征：追求成就感，拥有很强的自尊心、责任感，精力充沛，更固执，更有控制欲，类似完美主义和强迫人格。

相似的社会文化环境

"工作狂"们被这样的环境塑造着：可能是童年艰辛，见证并习得了父母拼命工作的样子；可能是逃避亲密关系，只有勤奋工作才能获得成就感和心理安慰，减轻愧疚；也可能在狼性的公司文化下，面临激烈的同伴竞争和"赢家通吃"的组织政策。

一种"行为强化"的过程

与其他成瘾行为类似，"工作狂"的形成也可能是一种"行为强化"的过程：起初，某个具体的外部诱因引发了他们的过度工作，而过度工作又恰好缓解了他们当下的焦虑，帮助他们获得了外部的"奖赏"，即成就感、控制感、升职加薪等；而后，这种行为屡屡得到强化，他们就成了"自发工作停不下来"的人。

成为"工作狂"，意味着负重前行

"工作狂"在被称赞"敬业""上进"、取得工作成就的同时，往往会有这样的感受：一开始，投入工作让他们感觉很满足；但很快，冲动和高涨的情绪退去，开始被不工作时的焦虑折磨，被迫朝着一个又一个目标全速前进……

长此以往，这种沉迷工作、罔顾生活的状态会给自己和周围人带来怎样的影响，可能连"工作狂"本人都没注意到：包袱变重，压力变大，因为过度工作而忽视健康，身心健康水平越来越差；由于什么工作都亲力亲为或工作强度过大，所以很难与同事们高效协作；与家人的沟通不畅，给爱人的支持不足，甚至让孩子感到越来越孤单和焦虑；等等。

平衡工作与生活，需要自我管理

努力工作是必要的，但工作并不是为了证明自己有多聪明、努力，而是为了创造价值。唯有投入地工作、心安理得地休息和享受生活，才是真正的人生智慧。

大家平时应有意识地注意"工作狂"的信号，比如：工作匆忙，需要控制感，完美主义，被人际关系困扰，过度工作，难以放松和玩乐，因心系工作或疲惫不堪而忽略家人或自我，不耐烦，易怒，自卑，等等。一旦觉察到这些，需要及时调整。比如：调整工作安排，向他人寻求帮助；多参加体育运动等放松身心的活动；尽可能不在晚上工作，避免熬夜；等等。也可以进一步寻求专业的心理咨询，探讨过度工作背后的问题。

此外，管理者对工作进行优化设计，对员工进行培训和支持，强制要求员工休假，实施灵活的考勤制度，鼓励员工投入家庭活动，规定每晚固定时间前离开公司，等等，都有助于减少过度工作对员工产生的恶劣影响。**PM**

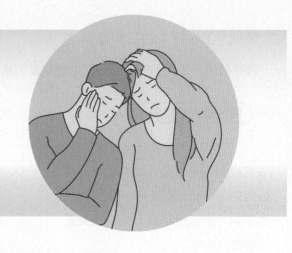

懒得说话、不爱运动、工作不积极、动不动就喊累……很多人把这些特征定义为"懒"，但这些也可能是"气虚"的表现，中医常用"少气懒言"来形容。气虚与懒惰有何区别？如何改善这类气虚症状？

别把气虚当成"懒"

上海中医药大学附属龙华医院脾胃病科副主任医师　朱凌宇

什么是气虚

众所周知，古希腊人创造了"原子"（atom）这个概念，它的意思是"不可分割"，是组成世间万物的最小单位。与此同时，古代中国人创造了"气"这个概念，也是组成世间万物的基本单位。

作为世界万物的一员，人体亦由气构成。在中医学理论中，人体的气一分为三——肾中精气、脾胃吸收运化的水谷之气和肺吸入的清气。肾中精气又被称为"先天之本"，决定人体先天禀赋的强弱、生长发育的迟速。脾胃吸收运化的水谷之气被称为"后天之本"，指从各种食物中摄取的营养素，摄入的食物种类越宽泛，身体就越健康。肺吸入的清气生成"宗气"，参与人体的各种功能代谢，是生命存在的基本要素之一。

由此可见，"气虚"主要指组成人体的物质基础出现欠缺，可表现为身体虚弱、易于感冒、形体消瘦、四肢乏力、语声低微、面色苍白、呼吸短促、动则汗出、头晕健忘、心悸、饮食减少、大便溏薄、小便频数而清、白带清稀量多等。

如何识别气虚与懒惰

从上述气虚的表现来看，有些症状确实容易被误认为懒惰。两者的区别在于：懒惰并非因物质基础欠缺所致，而是不喜欢费体力或脑力。换言之，气虚是客观因素所致，懒惰是主观问题。

日常生活中有不少这样的例子：感冒、发热一周后，病虽好了，做事情却提不起劲来；有些人稍微活动一下就会出汗，感觉心跳加速、没有力气，甚至面色苍白；手术后的患者、刚分娩的女性，即使有很强的做事动机，却力有不逮；等等。这些都不可能是懒惰，而是基础物质受损了，是气虚的表现。

确实存在气虚者，不必勉强去做"费力"的事情，旁人也不应指责其"懒惰"。相反，一个人身心健全，却不思进取、不爱动脑、不爱活动，就要考虑是懒惰。此时，不能以气虚为借口，逃避问题。

哪些原因可导致气虚

气虚常因先天不足、营养不良、年老虚弱、久病未愈、大手术后及疲劳过度等导致，可归纳为"源缺乏"和"流太过"两大类。"源缺乏"主要指摄入不足，如营养不良、先天不足等；"流太过"指消耗太多，如疲劳过度、大手术后等。

有些人两者兼而有之，譬如"女运动员三联征"，以膳食紊乱、闭经和骨质疏松为主要表现。芭蕾舞演员、部分女运动员需要保持身材苗条，会刻意控制热量摄入，但她们活动消耗大于常人，长期"节源开流"，容易诱发气虚，进一步发展，可出现闭经等症状。这类闭经通常伴有雌激素水平下降，雌激素对骨骼的保护作用被削弱，易引起骨质疏松，患者在剧烈运动时可能发生应力性骨折（又称"疲劳性骨折"）。

怎样调理气虚

中医调理气虚需要从两方面着手：一是生活方式调整，二是药物调理。生活方式调整需要从营养、运动、睡眠、心理等方面多管齐下。

❶ 均衡营养

中医学强调"五味入五脏"，又说"五谷为养，五果为助，五畜为益，五菜为充"，意为食物种类越多越好，肉、蛋、奶、蔬菜、瓜果等都得吃。每天的食物种类应超过12种，一周超过25种。

❷ 适当运动

很多人以为气虚应该多休息、少劳动，殊不知休息也应有度。中医有"久坐伤肉""久卧伤气""久视伤血"的说法，不少人也有这样的体会：周末"刷剧""葛优躺"两天后，感觉更累了，周一上班完全没有"战斗力"；相反，周末出去运动一下，会感觉更有精神。气虚者应遵循"欲常动，但不可大疲"的运动原则，强调中等量运动，不要过激，太极拳、瑜伽、健身操、慢跑等都是不错的选择。

❸ 睡眠充足

应规律作息，早睡早起，最好保证每天7~9小时的睡眠时间。睡眠不足会使人无精打采，甚至出现气虚的表现，长期睡眠被剥夺还会使人精神崩溃。如果存在睡眠障碍，应及时诊治。唐代名医孙思邈认为"能息心，自瞑目"，主张"先睡心，后睡眼"。睡觉时不要考虑太多，心安静下来了，便能顺利入睡。

❹ 调节情绪

《黄帝内经》中有"怒伤肝、喜伤心、思伤脾、忧伤肺、恐伤肾"的记载，认为情绪跌宕会引起各种虚损病症。此外，中医还有"怒则气上、喜则气缓、思则气结、悲则气消、恐则气下、惊则气乱"的说法，认为情绪过激会引起气机（气的运动）失常。比如：怒而吐血的周瑜、因中举而欣喜致疯的范进、郁郁寡欢的林黛玉等，都是比较典型的因情绪激荡而伤身的例子。气虚者应心怀淡泊，常常喜悦，调节情绪，保持平和心态。

❺ 药物调补

虚者补之，气虚者的药物调理原则即补气。中医学认为，药食同源，食补也可以达到补气效果，鸡肉、猪肉、牛肉、羊肉、蛋类、糯米、小米、土豆、南瓜等均有补益作用。中药调理可选择单药，如人参、太子参、党参、黄芪、黄精、白术、茯苓、甘草等；也可选择经典名方，如四君子汤、六君子汤、八珍汤、十全大补汤等。 **PM**

入冬后，空气寒冷且较为干燥，再加上空气污染等因素的影响，人们常常皮肤干痒。此时人体的皮脂分泌逐渐减少，水分流失增加，故而皮肤明显较春夏干燥。尤其是老年人，皮脂腺功能下降，皮肤屏障功能减退，会比其他人群更容易出现皮肤粗糙、皲裂、瘙痒等表现。

中医认为，皮肤的弹性、润泽度都离不开阴血津液的滋润。冬季护肤，除使用护肤品外，适当补充一些药食同源之品或服用中药内调，也十分重要。

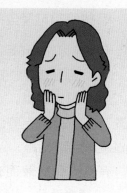

冬季护肤，勿忘内调

上海市第七人民医院传统医学科副主任医师　张晓丹

病形之外，实发于内

朱丹溪曰"阳常有余，阴常不足"，其中的"阴"作为生命活动的物质基础不断消耗，易损难复，如不注意保养，则易不足。皮肤作为人体最外层的器官，容易受到外界包括六淫邪气在内的侵袭，阴血津液也容易随之损耗。"病形之外，实发于内"，皮肤疾患虽大多发在体表，但重视脏腑与气血的调养才是养肤的本质。

气血　中医学认为，气与血是构成人体的两大类基本物质。《内经》指出："人之所有者，血与气耳。"气属阳，血属阴，气以推动、温煦为主，血以营养、滋润为主。气血运行不畅、经脉不通或气虚推动无力，则易导致瘀血内停，阴血不能营养颜面肌肤，出现面色不华及色斑。

肺　《素问·六节藏象论》云："肺者，气之本，魄之处也，其华在毛，其充在皮。"肺主皮毛，主宣发肃降，通调水道。人体通过肺的宣发作用，将气血和津液输布到皮肤毫毛，滋养周身皮肤肌肉，使皮肤水嫩而富有弹性。肺主气，助心行血，肺气充足可使面色红润，若耗气失血而致气血不能上荣于面，则可见面色淡白或苍白、"干燥无泽"、失去弹性。同时，肺与大肠相表里，腑气不通，宿便堆积肠中，秽浊之气上行熏蒸，也可引起皮肤粗糙、晦暗、长斑等问题。

脾　脾为后天之本，是生血统血、运化水谷精微和水湿、升清降浊的重要脏腑。脾的功能正常，则可配合其他脏腑完成正常的水液代谢，滋润肌肤。同时，脾为气血生化之源，脾胃功能良好，皮肤肌肉可以得到充分营养，面色也会"白里透红"。反之，若脾失健运，气血不足，皮肤肌肉失于濡养，会导致皮肤萎黄少泽、面部皱纹、肌肉松弛，甚者口唇干裂、脱皮等。

心　《素问·六节藏象论》曰："心者，生之本，神之变，其华在面，其充在血脉。"面部皮肤的色泽荣枯是心气、心血盛衰的反映。若心血不足，脉失充盈，则面色淡白无华，甚至枯槁。同时，心主血脉、神志，如果心血瘀阻，则见面色青紫；若心主神志功能异常，则会引起失眠多梦，易使面容憔悴。

肝	肝主疏泄、藏血。如肝失疏泄或郁久化火，灼伤阴血，血弱亏虚，久则易面部干枯、面色无华、皱纹丛生；如肝气不调，血行不畅，则易面色发青、	眼眶发黑，出现黑斑。尤其女性以肝为先天之本，应更重视疏肝补血，保持全身气血通畅可以有效延缓衰老。
肾	肾藏精，为先天之本，源于先天，养于后天。若肾精旺盛，则人体精力充沛，则头发乌黑浓密，	牙齿坚固，容光焕发。但若肾精亏虚，则易容颜早衰、肌肤晦暗，出现面部色斑或面色黧黑等。

秋冬护肤，内外兼养

● **顾护脾胃** 在饮食调护上，要忌辛辣、刺激性食物，顾护脾胃。可适当多吃新鲜蔬果，如：胡萝卜能养血明目、健脾消食、补气生血，菠菜能养血润燥、清胃通肠，银耳、百合可滋阴润燥，黑芝麻可补益精血、润燥滑肠，山药可补脾养胃、生津益肺，莲子补脾益肾、养心安神，芡实补脾止泻、益肾固精，石斛补益脾胃、滋阴生津，扁豆有止泄泻、暖脾胃之功，等等。

● **药食润燥** 使用一些补血养阴的中药，可起养血润燥止痒之效，常用的有熟地、当归、黄芪、鸡血藤、防风、荆芥等。此外，桑葚补血滋阴、生津止渴，红枣养血祛风，桂圆温补精血，葛根粉、藕粉滋阴生津，大家可根据喜好选择食用。

● **补虚益精** 秋冬护肤必须做到保其精、润其血，方能使皮肤有所充养。平时可服用一些药食同源的食物来填补肾精，比如：核桃仁性温，能补益肾精、养血固精、润肠通便；枸杞子性平，能滋肾精、补肝血，主治肝肾阴虚及早衰症；山药性平，能补肾气滋肾阴，并兼收涩之性，主治肾虚遗精，带下尿频。

● **起居有常** 生活习惯对皮肤状态也有重要影响。日常生活中应避免熬夜、工作紧张等不良因素，并坚持适度运动。睡眠质量不佳者可用玫瑰花瓣进行足浴，按压神门穴、内关穴、三阴交等穴位助眠。

● **皮肤护理** 冬季气候干燥，干性皮肤者宜选滋润保湿型护肤品，尤其是老年人。若已经出现皮肤干燥甚至瘙痒等表现，可用凡士林软膏、维生素E霜、尿素软膏等护肤剂改善症状。冬季虽然日照较弱，但户外运动或者长时间户外工作者仍需涂抹防晒霜，避免紫外线辐射造成永久性皮肤损伤，如色素沉着等。**PM**

养颜食疗方

❶ 红枣茯苓枸杞粥

取红枣20枚、茯苓30克、枸杞10克、糯米100克，水适量。将红枣洗净、剖开、去核，将茯苓捣碎或粉碎，与枸杞、粳米共煮成粥，可代早餐食。红枣养血和胃，茯苓健脾，枸杞养肝，三者同服可增加皮肤弹性和光泽，起到养颜美容作用。

❷ 当归玫瑰红豆糕

取当归30克、玫瑰花9克、红豆250克。将当归装袋，和玫瑰花、红豆加水煮烂，用料理机打成泥，加适

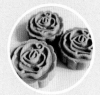

量黄油和少量炼乳炒至融合后，用模具压制成型。当归养血活血，玫瑰花疏肝活血，红豆滋养补血，三者同服有助于减轻气血不足所致的皮肤色斑。

❸ 桂圆莲子芡实薏苡汤

取桂圆30克、莲子50克、芡实50克、薏苡仁100克，水适量。将以上材料洗净入锅，加适量水，大火烧开后文火煎煮1小时。桂圆调和气血、薏苡仁健脾利湿，常服可以使面色白嫩、润泽细腻；桂圆和莲子均有安神功效，对长期睡眠不佳引起的面色憔悴有改善作用。

炖天麻是部分地区的特色美食，当地人采挖新鲜天麻后炖汤喝、炖鸡吃，还有不少人把天麻当作补药来吃。天麻究竟有何功效？炖食天麻有哪些注意事项？

亦食亦药，天麻别乱炖

上海中医药大学教授　王海颖

息风止痉"定风草"

天麻是一味常用中药，为兰科多年寄生植物天麻的干燥块茎，原植物无根、叶，块茎呈卵圆形或椭圆形。其主要有效成分为天麻素，茎、花、果实中均含有一定量天麻素，种子中含量较少。天麻可在立冬后至次年清明前采挖：冬季茎枯时采挖者名"冬麻"，质量优良，天麻素含量最高；春季发芽时至抽苔后采挖者名"春麻"，质量较差，天麻素含量迅速下降。因此，最佳采集时间应为立冬前后。

天麻味甘，性平，归肝经，具有平肝潜阳、息风止痉、祛风通络的功效，故有"定风草"之称。作为中药，它善治肝风兼夹痰湿病症，主要用于小儿惊风、癫痫抽搐、风湿痹痛，以及肝阳上亢所致头痛、眩晕、肢体麻木等。

品种不同，功效相似

在近代天麻栽培出现之前，历史上一直应用的是野生天麻。目前市面上热销的天麻品种主要为红天麻、乌天麻和杂交天麻，国内多地都有种植。栽培天麻与野生天麻的功效基本相同或相似，但不少栽培品种的天麻素含量明显高于野生品种。

野生乌天麻以其麻体形态好、折干率高、品质优良、野生区域和数量少等原因，价格比人工栽培的红天麻、黄天麻高出 3 ~ 4 倍，备受消费者青睐。

食疗须对症

天麻同葛根、刺梨一样，是常用的药食两用植物。在民间，自古以来就有天麻同豆腐、鱼和鸡等食材一同炖食的做法，具有悠久的食疗历史，主要因其富含人体必需氨基酸、蛋白质和多糖等。从现代药理研究来看，天麻素有镇静、安眠、抗惊厥及镇痛作用，能调节神经衰弱、预防癫痫发作、改善认知功能等，对高血压、冠心病、老年性痴呆、脑动脉硬化、梅尼埃病等患者有一定保健作用，此类疾病患者可经常食用天麻。

天麻煮豆腐，苦凉可口，具有潜阳平肝、息风止痉的功效，适用于肝风上扰者，症见头目眩晕、头重如裹；天麻炖鸡，有养血补气之效，可缓解眩晕；天麻鱼头作为传统菜肴，有提神健脑之效，适用于风湿头痛者。由此可见，天麻本身没有滋补作用，与其一同炖食的鸡、鱼等食材发挥了补气血的作用。

需要注意的是，天麻素并不稳定，遇热容易被破坏，所以用天麻煲汤时，应在出锅前半小时加入，以减少天麻素的损失。

食用有禁忌

天麻并非适用于所有人，不能随便吃。《本草新编》认为："天麻最能祛外束之邪，逐内闭之痰，而气血两虚之人，断不可轻用。"《本草经疏》提道："凡病人觉津液衰少，口干舌燥，咽干作痛，大便闭涩，病火炎头晕，血虚头痛……皆禁用之。"

天麻用量不宜过大，一般每次 3 ~ 10 克为宜，研末冲服则每次 1 ~ 1.5 克，超剂量服用可能导致肝、肾功能损害。在实际使用中，存在天麻不良反应的报道，甚至有大量服用引起心律失常而致死的情况。天麻有明显的抑制中枢神经作用，故昏迷患者禁用；天麻还可减慢心率、降低血压，故心动过缓、低血压患者不宜长期大量服用。**PM**

"还阳卧"助眠？ 并非"万能"

中国中医科学院医学实验中心　代金刚（研究员）　王　颖

近期，网络上常见有关"还阳卧"睡姿的推荐（仰卧、两腿打开、两脚脚心相对、两手放在小腹附近）。有观点认为，这种睡姿可使双手双脚感觉温暖，使得阳气和肾气充盈；也有人称，照做之后腰部疼痛不舒。"还阳卧"是否可助眠保健？是否人人可"卧"呢？

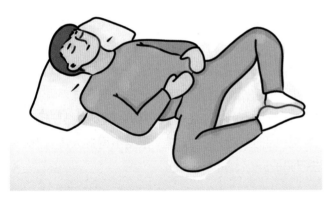

"还阳卧"，益处几何

"还阳卧"为传统的修炼方法，其动作要领为身体自然平躺，髋关节放松，双腿似环，两脚心相对，脚后跟最好直对会阴，两手心放于大腿根部附近，掌心向着腹部。持此法10～20分钟，再放松5～10分钟，再重复做1～2次。这种仰卧式与床面接触面积大，身体所受压力小，可使身体放松，安神助眠。

当人体处于此姿势时，大腿内侧肌肉拉伸，可刺激肝肾经络，促进全身气血运行；脚心与涌泉穴相对，掌心与关元穴相对，构成循环，有助于肾气充盈、阳气升发。肾阳为一身阳气之本，"五脏之阳气，非此不能发也"。练习还阳卧可使脏腑、形体、官窍得以充盈，使气机运行畅通无阻，人体之气充沛。

练习还阳卧时，还需调息静神。吸气时，意念随气的吸入下沉于腹部；呼气时，心中杂念随浊气排出体外。一呼一吸间，身体与精神均得以放松，达到"形神共养""形与神俱"的目的，起到生阳气、宁心神、提高机体免疫力、祛病强身、益寿延年的作用。

有助眠之功，非"万能"之法

需要注意的是，还阳卧不是"万能公式"，并非人人适用。练习还阳卧时，需两脚心相对、髋关节打开，以刺激大腿部肌肉，产生牵拉感，以此达到缓解肌肉紧张、疏通经络的作用。腰椎间盘突出症患者髋关节活动受限，若强行拉伸会使疼痛感加重，不利于恢复。因此，腰椎受损、腰肌劳损的患者不宜进行还阳卧练习。 PM

小贴士

握固也可助眠

握固是指大拇指屈曲，其余四个手指弯曲。简单来讲就是握拳，把大拇指握在里面。握固之法，有静心安魂、固护精气、明目延年及辟邪防毒的作用，是良好睡眠所必需的条件之一，对"精气神"的固守具有一定益处。如果因练功而有睡意，则顺应自然，不必勉强继续坚持。

现今社会，人们生活水平逐渐提高，很多人都开始对养生调护格外关注。有人认为，脾胃娇嫩，在脾胃不适时应多吃质软的食物；也有人认为，养胃并非一味进食温软食物，长期进食质软食物反而容易使脾胃运化功能下降。两种观点似乎都有一定的道理，那么，应当如何正确调养脾胃呢？

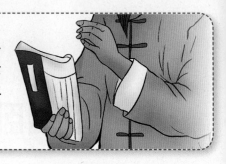

调理脾胃，不能一味"服软"

海南医学院中医学院　张绚　宫爱民（教授）

在传统医学中，脾的生理功能主要为运化水谷精微，而胃的生理功能主要为受纳腐熟水谷。《黄帝内经》云："饮入于胃，脾气散精，游溢精气，上输于脾，脾气散精，上归于肺，通调水道，下输膀胱。"讲的就是脾胃功能运作的过程，即饮食入口，经过胃之受纳、腐熟功能，转换为精微物质，上输于脾，脾将其中的水谷精微消化吸收，输布五脏，以此滋养全身。

从中医学整体观念出发，人与自然为一个整体，在调理脾胃上应考虑到周围自然环境的变化，同时人体存在着较大的个体差异，不能一味追求偏食温软食物的"养胃"之法。调养脾胃需要遵循三因制宜的原则，即因人制宜、因时制宜、因地制宜，根据不同的人体状况、气候和地理情况进行调护。

因人制宜，根据体质量体裁衣

养胃应当从人出发，因人而异，不同类型的人在饮食方面多有差别。从年龄来看，儿童和老人的养胃之法就多有差异；在性别方面，男女生理也各有特点。

儿童

小儿多脏腑娇嫩，形气未充，其脾胃功能尚未健全，若饮食过度，便会损伤脾胃，进而影响健康。故小儿饮食宜健脾消食，如食粥、山楂等。再者，小儿为"纯阳之体"，不宜吃辛热、补气、温里、助阳和滋腻的食物或补品，否则极易形成营养过剩或导致消化不良、食欲不振。

老人

老年人气血不足，脾胃多虚弱，消化功能减退，故饮食宜软烂、易消化，多以清补饮食为主，每餐"七分饱"为宜。忌辛辣大热之味，否则会刺激脾胃，耗伤津液，还可蕴成内热。此外，饮酒过量也会伤肝和脾胃，易诱发高血压及卒中，故应戒烟、限酒。

女性

女性多赋阴柔之气，以肝为先天，以阴血为本，宜多食红糖、桂圆、红枣等补血之品。特别是孕妇身体虚弱，易耗伤气血，应合理调配膳食，可多食大麦以益气止渴，食血肉有情之品（如阿胶、鸡蛋等）来补益气血。

男性

中医认为食物的颜色和人体五脏相对应，黑色食物有补肾之功。男性以肾为先天，多禀阳刚之气，以精气为本，可多食黑米、黑木耳等。

此外，中医学还认为养胃应从人的体质出发，不同体质的人在饮食方面也应当注意。比如：痰瘀体质的人不应多食湿热之品，以免湿热困脾，脾生痰湿；血虚体质者，宜补养气血，如可食当归生姜羊肉羹；等等。

因时制宜，四季更替顺时调整

"春生夏长，秋收冬藏。"自然界存在四季更替变化，影响着人体的生理病理，导致人也产生了相应的节律性变化。

春季

春季生机勃勃，万物生发，饮食方面可以辛、甘为主，以辛助阳之生发，宜加用薄荷、荆芥之类辛温药物，顺"春生"之性；以甘滋补脾胃，在甘平或甘温之剂中增加辛温药物，则辛散甘养，补中有散，疏肝健脾。同时，要忌食酸性食物，因其收敛的特性，多不利于阳气生发、肝气疏泄。

夏季

夏季气候炎热，万物茂盛，人体津液易于外漏，可多用益气健脾之品，也可适量进食酸性物质，防止阳气外泄。应少食生冷滋腻，以免湿邪侵入或留滞，损伤脾阳。

秋季

秋季气候干燥，万物肃杀，燥邪易耗伤津液，饮食上要以养阴清热、润燥止渴为主，可多食雪梨、百合等，中药佐以生地黄、玉竹、女贞子等以滋肾益阴。

冬季

冬季阳气潜藏，阴寒盛于外，当注意敛阳护阴，以养藏为本。饮食宜温热，若进补温性食物以助阳气生化，需佐以续断、杜仲等温阳之品。应忌食燥热辛辣之品，防止化热伤阴。

因地制宜，一方水土养一方人

因地制宜是中医学的重要原则，不同地区的自然环境（如气候、水土、生活习惯等）对人体的生理活动和病理变化有着不同的影响，也影响了饮食的不同偏好。

《素问·阴阳应象大论》提出"东方生风、南方生热、西方生燥、北方生寒、中央生湿"。人体常因地理环境不同、气候差异而形成生理上的差异。北方寒冷干燥，其人体格多壮实，在进补时可选温热之品，还宜加生津养阴之药，如麦冬、天冬、天花粉等；南方潮湿多雨，其人体格较瘦小，用药宜加薏苡仁、茯苓、白术等淡渗利湿化痰之品。

《素问·五常政大论》也提出"西北之气散而寒之，东南之气收而温之"。言下之意是，西北地区地势高，气候较为寒凉，寒性收引使腠理束闭，人体阳气不能温煦肌表则外寒，阳气郁结则化热，容易形成表寒里热的病变，因而饮食宜偏向辛温或生津润燥之品；东南沿海地区地势低，气候以温热为主，人肌表腠理大开，而后阳气随汗出而泄，容易造成表虚里寒的病变，故饮食偏向收敛、清淡除湿。 **PM**

专家提醒

合理的饮食习惯，对于调养和改善身体功能有着药疗所不能达到的效果。因此，养胃亦不是仅仅进食温软食物，而是需要做到饮食有度，注意饮食禁忌。遵循三因制宜原则，科学合理饮食，对调整机体阴阳平衡以及延年益寿等方面都具有积极作用。

"1日3次"的服药要求十分常见。有些患者认为,"1日"指一个白天,药物应在早、中、晚三餐前后服用;也有些患者认为,"1日"有24小时,应该每隔8小时服1次药。哪种观点正确呢?

扫描二维码,立即收听

"1日3次",你可能吃错了

上海交通大学医学院附属瑞金医院药剂科副主任药师　石浩强

服药间隔时间关系血药浓度

血浆药物浓度下降一半所需要的时间称为药物代谢半衰期。为维持平稳的血药浓度,保证药效持续发挥,部分药物需要1日多次给药,如1日2次(bid)、1日3次(tid)、1日4次(qid)等。服用药物不但要确保剂量准确,还要注意用药时机与间隔时间是否合理。对于需要1日多次给药的药物,如果给药间隔时间太短,可能导致血浆药物浓度过高,尤其是治疗窗口较"窄"(即有效浓度与中毒剂量比较接近)的药物,可能诱发中毒反应。相反,给药间隔时间过长,可能导致血药浓度过低,从而影响药效。

可见,从维持血药浓度来讲,"1日3次"的最佳给药间隔时间为8小时。但在实际用药过程中,还要考虑人们的起居习惯、饮食对药物的影响、治疗目的、药物不良反应等众多因素。比如:有些人夜间睡眠时间较长,尤其是儿童,如果严格间隔8小时给药,会影响其睡眠;老年人记忆力减退,容易忘记服药,随餐服用便于记忆和养成习惯,有助于提高用药依从性;有些药物(如降糖药、促消化药等)能否充分、合理发挥药效,与进食时间密切相关,应根据三餐规律来服用;等等。

因此,"1日3次"的给药间隔时间应综合分析,权衡利弊而定。

多数药物可三餐前后服用

事实上,大多数"1日3次"服用的药物无须严格按照每8小时1次服用,部分药物可在三餐前后服用。其中有些药物必须在餐前或餐后服用,有些药物则没有严格要求,可根据个人习惯而定。

① 餐前服用

一般而言,对胃黏膜无刺激且吸收受同食食物影响较为明显的药物,或直接作用于胃部而起效的药物,可在餐前服用。比如:促胃动力药多潘立酮、莫沙必利、伊托必利等,应在餐前15～30分钟服用;抗酸药氢氧化铝等,应在餐前10分钟服用;降压药卡托普利宜在餐前1小时空腹服用,以免食物影响药物吸收;等等。

由于血糖会受饮食影响,糖尿病患者为稳定控制血糖,可在进餐前服用降糖药。如:磺脲类药物格列吡嗪,需要"1日3次"给药时,应在餐前30分钟服用;非磺脲类胰岛素促泌剂瑞格列奈宜在餐前15分钟内服用,有利于餐后血糖控制;等等。

此外,为使肠溶制剂更快地进入碱性环境的肠道中崩解释放,此类药物也应空腹服用,如二甲双胍肠溶片、双氯芬酸钠肠溶片等。

❷ 餐时服用

有些药物适合在进餐时服用。比如：糖苷酶抑制剂阿卡波糖需要与第一口主食同服，以减慢来自碳水化合物的葡萄糖降解和吸收入血的速度，从而降低餐后血糖；保肝药多烯磷脂酰胆碱宜随餐服用，空腹服用可能引起胃肠道反应，餐后服用可能影响吸收；抗心律失常药普萘洛尔可在餐前或餐时服用，若餐后服用，吸收率明显下降；抗癫痫药苯妥英钠应在进餐时

或餐后立即服用，以减轻胃肠反应；等等。

❸ 餐后服用

有些促消化药应餐后服用，如复方消化酶、复方阿嗪米特等；对胃部刺激较强的药物适合餐后服用，如铁剂、非甾体抗炎药（如阿司匹林普通片等）、治疗心绞痛的药物曲美他嗪等；有些糖尿病患者餐前服用二甲双胍会出现恶心、呕吐等明显的消化道反应，可在餐后立即服用；等等。此类药物一般在餐后30分钟服用。

少数药物须每隔 8 小时服用

如果按照一日三餐的时间间隔给药，白天两次给药时间可能仅间隔 4～5 小时，而晚餐与第二日早餐的间隔时间可长达 14 小时左右，这会导致有些药物白天血药浓度偏高，后半夜和清晨血药浓度过低，不仅影响药效，还会增加不良反应的发生率。以下这些药物须每隔 8 小时给药：

❶ 时间依赖性抗菌药

"1日3次"给药的药物中，应尽可能按照间隔8小时使用一次的药物主要是抗菌药，且绝大部分为时间依赖性抗菌药，尤其是医嘱为"q8h"时，即严格间隔8小时给药。事实上，时间依赖性抗菌药（包括β内酰胺类、大环内酯类、磺胺甲噁唑、万古霉素等）的杀菌、抑菌效果主要取决于血药浓度高于最低抑菌浓度（MIC）所维持的时间。为更好地发挥其抗菌作用，使血药浓度始终保持在有效浓度，须严格控制给药时间。

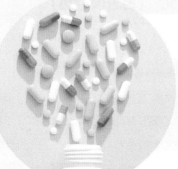

❷ 激素类药物

如孕激素地屈孕酮，需要1日3次给药时，应每隔8小时用药，才能稳定维持体内激素水平。

❸ 抗甲状腺药物

治疗甲状腺功能亢进的丙硫氧嘧啶，使用时一般将每天的总剂量分3次给药，每次给药间隔时间约为8小时。

❹ 抗癫痫药物

1日3次给药时，为保持血药浓度稳定，大部分抗癫痫药应尽可能间隔8小时服用。 PM

专家提醒

很多药物药名相同、剂型不同，给药时间有差异。为保证用药安全性，患者在服药前务必仔细阅读说明书。有些药品说明书会明确说明是三餐时服用，还是每隔8小时服用；有些会注明"餐前15～30分钟服用""餐后30分钟服用"；等等。尤其是在自行购买同名药物时，患者应看清、弄懂服药时间，必要时咨询医生或药师。

2022年总目录

2022年总目录

2022年总目录

2023年《大众医学》杂志，您订阅了吗

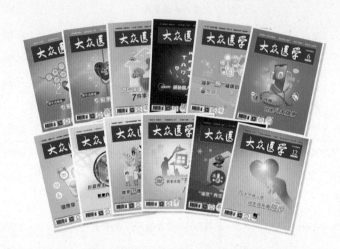

亲爱的读者朋友们，当您拿到本期杂志的时候，2022年已近尾声。喜欢《大众医学》杂志的您，一定已经早早订好了2023年杂志了吧？

2023年，我们依然会尽心尽力为大家精心准备丰富多彩的月度健康大餐——纸质期刊、健康锦囊别册、精华版有声杂志、"名医说"音视频。

我们的新媒体矩阵——官方网站、官方微博、官方微信、今日头条号等，也会在手机端陪伴大家，随时随地为大家带来权威、靠谱的医学科普知识。

2023年，我们依然会举办"年度订阅奖"抽奖活动。今年获奖的读者一定对我们精心准备的大礼包印象深刻吧！

如果您还没来得及订阅杂志，现在依然能通过以下方式订阅。

★ 邮局订阅：邮发代号4-11
★ 网上订阅：《大众医学》官方网站、杂志铺网站
★ 上门收订：11185（中国邮政集团全国统一客户服务）
★ 上海科学技术出版社邮购：021-64845191 / 021-64089888-81826
★ 网上零售：shkxjscbs. tmall.com（上海科学技术出版社天猫旗舰店）
★ 微信订阅：扫描二维码，在线订阅

扫描二维码
在线订阅

敬告读者

由于2023年杂志收订工作结束较晚，2023年第1期《大众医学》杂志上市时间有所调整，敬请留意。

2023年第1期：2023年1月10日上市

2023年第2期起，当月1日上市

《大众医学》编辑部

敬告读者

每一个月，《大众医学》都会带给您权威、实用、最新的保健知识。出版前，每篇文章都经过严格审查和内容核实。我们刊出这些文章，并不是要取代看病就医，而是希望帮助大家开阔眼界，让自己更健康。由于个体差异，文章所介绍的医疗、保健手段并不能适合每一位读者，尤其是在诊断或治疗疾病时。任何想法和尝试，您都应该和医生讨论，权衡利弊。

敬告本刊作者

1. 本刊稿件一律不退，敬请自留底稿。从稿件投到本刊之日起，三个月后未得录用通知，方可另行处理。如需退稿（照片和插图），请注明。

2. 稿件从发表之日起，其专有出版权、汇编权、网络传播权、翻译权和表演权即授予本刊，同时许可本刊转授第三方使用。本刊支付的稿费包含汇编图书稿费和信息网络传播的使用费。

3. 根据需要，本刊刊登的稿件（文、图、照片等）将在本刊或主办本刊的上海科学技术出版社的网站、微信公众号等平台上传播宣传。

4. 本刊作者保证来稿中没有侵犯他人著作权或其他权利的内容，并将对此承担责任。本刊为科普期刊，不刊登论文，不收取版面费、审稿费。

5. 对上述合作条件若有异议，请在来稿时声明，否则将视作同意。